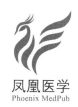

凤凰医学
Phoenix MedPub

Clinical Nursing Skills and Techniques

临床护理技能与技巧

（原著第9版）

原 著 者　[美]安妮·格里芬·佩里（Anne Griffin Perry）

　　　　　[美]帕特里夏·A. 波特（Patricia A. Potter）

　　　　　[美]温迪·R. 奥斯滕多夫（Wendy R. Ostendorf）

学术秘书　[美]南希·拉普兰特（Nancy Laplante）

主　　审　霍孝蓉

主　　译　陈　雁　李国宏　段培蓓

副 主 译　陈玉红　郭秀君　李　梅　陈　璐

江苏凤凰科学技术出版社·南京

图书在版编目（CIP）数据

临床护理技能与技巧：原著第 9 版 /（美）安妮·格里芬·佩里，（美）帕特里夏·A.波特，（美）温迪·R.奥斯滕多夫著；陈雁，李国宏，段培蓓主译 . — 南京：江苏凤凰科学技术出版社，2022.11
ISBN 978-7-5713-1474-3

Ⅰ.①临…　Ⅱ.①安…②帕…③温…④陈…⑤李…⑥段…　Ⅲ.①护理学　Ⅳ.①R47

中国版本图书馆 CIP 数据核字（2020）第 190568 号

江苏省版权局著作合同登记号：图字 -10-2018-542

临床护理技能与技巧（原著第 9 版）

原　著　者	[美]安妮·格里芬·佩里（Anne Griffin Perry）
	[美]帕特里夏·A.波特（Patricia A. Potter）
	[美]温迪·R.奥斯滕多夫（Wendy R. Ostendorf）
主　　　译	陈　雁　李国宏　段培蓓
项 目 策 划	驰康传媒
责 任 编 辑	钱新艳
助 理 编 辑	杨　卿
责 任 校 对	仲　敏
责 任 监 制	刘文洋

出 版 发 行	江苏凤凰科学技术出版社
出版社地址	南京市湖南路 1 号 A 楼，邮编：210009
出版社网址	http://www.pspress.cn
排　　　版	驰康（北京）文化传媒有限公司
印　　　刷	南京新洲印刷有限公司

开　　　本	889mm×1 194mm　1/16
印　　　张	84.25
插　　　页	4
字　　　数	2 200 000
版　　　次	2022 年 11 月第 1 版
印　　　次	2022 年 11 月第 1 次印刷

标 准 书 号	ISBN 978-7-5713-1474-3
定　　　价	398.00 元（精）

图书如有印装质量问题，可随时向我社印务部调换。

Elsevier (Singapore) Pte Ltd.
3 Killiney Road
#08-01 Winsland House I Singapore 239519
Tel: (65) 6349-0200
Fax: (65) 6733-1817

This translation of Clinical Nursing Skills and Techniques, ninth edition by Anne Griffin Perry, Patricia A. Potter and Wendy R. Ostendorf was undertaken by Phoenix Science Press, Ltd. and is published by arrangement with Elsevier (Singapore) Pte Ltd.

Clinical Nursing Skills and Techniques, ninth edition by Anne Griffin Perry, Patricia A. Potter and Wendy R. Ostendorf 由江苏凤凰科学技术出版社进行翻译，并根据江苏凤凰科学技术出版社与爱思唯尔（新加坡）私人有限公司的协议约定出版。

《临床护理技能与技巧》（原著第9版）（陈雁、李国宏、段培蓓主译）

ISBN: 978-7-5713-1474-3

Copyright 2020 by Elsevier (Singapore) Pte Ltd. and Phoenix Science Press, Ltd.

致　谢

像以往一样，这本书是献给我的孩子们的。作为他们的母亲，我感到无比快乐、荣耀和自豪。他们和他们的爱人是我的希望。随着他们的成长，事物变迁，我现在把这本书献给：

我的女儿 Rebecca Lacey Perry Bryan；她的丈夫 Robert Donald Bryan；他们的 3 个女儿：Cora Elizabeth Bryan、Amalie Mary Bryan 和 Noelle Anne Bryan，还有他们的儿子 Shepherd Charles Bryan。

还有我的儿子 Mitch Perry-Cox 和他的爱人 Samuel Perry-Cox。

——Anne Griffin Perry

我想把这本新版的教科书献给 Barnes-Jewish 医院的优秀专业护士。能和这么多才华横溢的人共事是我的荣幸。

他们每天都在激励着我。

——Patricia A. Potter

对于 Toba 和 Harris，他们从未见过这样的成就，但他们会为因为这本书能影响到现在和未来的护士而感到骄傲。还有一如既往支持，给予我包容的丈夫也一定会有同感。

——Wendy R. Ostendorf

译者名单

主　审　霍孝蓉

主　译　陈　雁　李国宏　段培蓓

副主译　陈玉红　郭秀君　李　梅　陈　璐

译校者

南京鼓楼医院

刘晶晶　李　秀　陈　璐　陈　雁　房　芳　徐国梅　董晓莉　魏　敏

东南大学附属中大医院

李梦婷　李国宏　封海霞　徐翠荣

江苏省中医院

王　琰　朱春勤　肖　蕾　段培蓓　修闽宁　夏　超　徐中芹　龚秀琴

南京市中医院

王　莹　李　燕　李　健　吴　琼　沈　媛　孟亚慧　郭秀君　嵇　灵

南京市儿童医院

朱　艳　孙小静　李　梅　温尊甲　詹志恒

南京市第一医院

王　蔚　杨　光　何　佳　陈玉红　俞　瑾　嵇曼菲

原著者名单

主编

Anne Griffin Perry, RN, MSN, EdD, FAAN
Professor Emerita
School of Nursing
Southern Illinois University—Edwardsville
Edwardsville, Illinois

Patricia A. Potter, RN, MSN, PhD, FAAN
Director of Research
Patient Care Services
Barnes-Jewish Hospital
St. Louis, Missouri

Wendy R. Ostendorf, RN, MS, EdD, CNE
Professor of Nursing
Neumann University
Aston, Pennsylvania

学术秘书

Nancy Laplante, PhD, RN, AHN-BC
Associate Professor of Nursing
School of Nursing
Widener University
Chester, Pennsylvania

编著者

Michelle Aebersold, PhD, RN, CHSE, FAAN
Clinical Associate Professor
Director, Simulation and Educational Innovations
University of Michigan School of Nursing
Ann Arbor, Michigan

Marianne Banas, MSN, RN, CCTN, CWCN
Staff Nurse
University of Chicago Hospitals
Chicago, Illinois

Hope V. Bussenius, DNP, APRN, FNP-BC
Assistant Professor
Nell Hodgson Woodruff School of Nursing
Emory University
Atlanta, Georgia

Janice C. Colwell, RN, MS, CWOCN, FAAN
Advanced Practice Nurse, Ostomy and Wound Care
Department of Surgery
The University of Chicago Medicine
Chicago, Illinois

Jane Fellows, MSN, CWOCN
Wound/Ostomy CNS
Advanced Clinical Practice
Duke University Health System
Durham, North Carolina

Susan Jane Fetzer, BA, BSN, MSN, MBA, PhD
Professor
Department of Nursing
College of Health and Human Services
University of New Hampshire
Durham, New Hampshire

Paula Gray, DNP, CRNP, NP-C
Director, Family (Individual Across the Lifespan) CRNP
    Program
Clinical Assistant Professor of Nursing
Widener University School of Nursing
Chester, Pennsylvania

Stephanie Jeffers, PhD, RN
Assistant Professor
Widener University School of Nursing
Chester, Pennsylvania

Alaine Kamm, BSN, MSN
Nurse Practitioner
General Surgery
The University of Chicago Medicine
Chicago, Illinois

Lori Klingman, MSN, RN
Nurse Educator/Faculty Advisor
Ohio Valley Hospital
McKees Rocks, Pennsylvania

Stephen D. Krau, PhD, CNE
Associate Professor
School of Nursing
Vanderbilt University Medical Center
Nashville, Tennessee

Carol Ann Liebold, RN, BSN, CRNI
President/Owner
CarolAnn Liebold, Inc.
Earlton, New York

Nelda K. Martin, RN, ANP-BC, CCNS
Adult Nurse Practitioner/Clinical Nurse Specialist
Heart and Vascular Center
Barnes-Jewish Hospital at Washington University Medical
    Center
St. Louis, Missouri

**Kristen L. Mauk, PhD, DNP, RN, CRRN, GCNS-BC,
GNP-BC, ACHPN, FAAN**
Professor of Nursing
Director, RN-BSN and MSN programs
Colorado Christian University;
President, International Rehabilitation Consultants/Senior Care
    Central
Ridgway, Colorado

Angela McConachie, FNP, DNP
Assistant Professor
Faculty
Goldfarb School of Nursing at Barnes-Jewish College
St. Louis, Missouri

**Jennifer Painter, MSN, APRN, CNS, RN-BC,
OCN, AOCNS**
Staff Education Specialist
Nursing School/Faculty Affiliations Coordinator
Student Nurse Extern Program Coordinator
Nursing Development and Education
Institute for Learning, Leadership, & Development (iLead)
John H. Ammon Education Center
Newark, Delaware

**Ann Petlin, RN, MSN, CCNS, CCRN-CSC,
ACNS-BC, PCCN**
Clinical Nurse Specialist
Cardiothoracic Surgery
Barnes-Jewish Hospital
St. Louis, Missouri

Theresa Pietsch, PhD, RN, CRRN, CNE
Associate Professor
Neumann University
Aston, Pennsylvania

Diane Rudolphi, MS, RN
Master Instructor
University of Delaware School of Nursing
Newark, Delaware

Jacqueline Raybuck Saleeby, PhD, RN, BCCS
Associate Professor
Catherine McAuley School of Nursing
Maryville University
St. Louis, Missouri

**Felicia Schaps, MSN-Ed, BSN, RN, CRNI,
  OCN, CNSC, IgCN**
Director of Nursing Operations
BioScrip, Inc.
Washington, D.C.

Amy Spencer, MSN, RN-BC
Staff Development Specialist
Christiana Care Health Systems
Newark, Delaware

C.J. Wright-Boon, RN, MSN
Assistant Professor
Saint Francis Medical Center College of Nursing
Peoria, Illinois

Rita Wunderlich, RN, PhD, CNE
Associate Professor
Catherine McAuley School of Nursing
Maryville University
St. Louis, Missouri

先前版本编著者

我们要感谢在《临床护理技能与技巧》先前版本编著中做出贡献的人士，名单如下：

Jeannette Adams, PhD, MSN, APRN, CRNI
Della Aridge, RN, MSN
Elizabeth A. Ayello, PhD, MS, BSN, RN, CS, CWOCN
Sylvia K. Baird, BSN, MM
Nicole Bartow, RN, MSN
Margaret Benz, RN, MSN, CSANP
Barbara J. Berger, MSN, RN
Lyndal Guenther Brand, RN, BSN, MSN
Peggy Breckinridge, RN, BSN, MSN, FNP
Victoria M. Brown, RN, BSN, MSN, PhD
Gina Bufe, RN, BSN, MSN(R), PhD, CS
Gale Carli, MSN, MHed, BSN, RN
Ellen Carson, PhD
Maureen Carty, MSN, OCN
Aurelie Chinn, RN, MSN
Mary F. Clarke, MA, RN
Janice C. Colwell, RN, MS, CWOCN
Charlene Compher, PhD, RD, CNSC, LDN, FADA
Kelly Jo Cone, RN, BSN, MS, PhD, CNE
Dorothy McDonnell Cooke, RN, PhD
Eileen Costantinou, RN, BSN, MSN
Sheila A. Cunningham, RN, BSN, MSN
Pamela A. Cupec, RN, MS, ONC, CRRN, ACM
Ruth Curchoe, RN, MSN, CIC
Rick Daniels, RN, BSN, MSN, PhD
Mardell Davis, RN, MSN, CETN
Carolyn Ruppel d'Avis, RN, BSN, MSN
Patricia A. Dettenmeier, RN, BSN, MSN(R), CCRN
Wanda Cleveland Dubuisson, BSN, MN
Sharon J. Edwards, RN, MSN, PhD
Martha E. Elkin, RN, MSN

Deborah Oldenburg Erickson, RN, BSN, MSN
Debra Farrell, BSN, CNOR
Linda Fasciani, RN, BSN, MSN
Jane Fellows, RN, MSN, CWOCN
Susan Jane Fetzer, RN, BA, BSN, MSN, MBA, PhD
Cathy Flasar, MSN, APRN, BC, FNP
Marlene S. Foreman, BSN, MN, RNCS
Carol P. Fray, RN, MA
Leah W. Frederick, RN, MS, CIC
Kathleen Gerhart-Gibson, MSN, RN, CCRN
Paula Goldberg, RN, MS, MSN
Thelma Halberstadt, EdD, MS, BS, RN
Amy Hall, PhD, MS, BSN, RN
Roberta L. Harrison, PhD, RN, CRRN
Linda C. Haynes, PhD, RN
Diane Hildwein, RN, BC, MA
Maureen B. Huhmann, MS, RD
Nancy C. Jackson, RN, BSN, MSN, CCRN
Ruth L. Jilka, RD, CDE
Teresa M. Johnson, RN, MSN, CCRN
Judith Ann Kilpatrick, RN, DNSC
Carl Kirton, RN, BSN, MA, CCRN, ACRN, ANP
Lori Klingman, MSN, RN
Marilee Kuhrik, RN, MSN, PhD
Nancy S. Kuhrik, RN, MSN, PhD
Diane M. Kyle, RN, BSN, MS
Nancy Laplante, PhD, RN, AHN-BC
Louise K. Leitao, RN(c), BSN, MA
Gail B. Lewis, RN, MSN
Ruth Ludwick, PhD, MSN, BSN, RNC, CNS

Mary Kay Macheca, MSN(R), RN, CS, ANP, CDE
Jill Feldman Malen, RN, MS, NS, ANP
Mary K. Mantese, RN, MSN
Elizabeth Mantych, RN, MSN
Tina Marrelli, MSN, MA, RN
Nelda K. Martin, APRN, BC, CCNS, ANP
Kristin L. Mauk, PhD, DNP, RN, CRRN, GCNS-BC, GNP-BC, FAAN
Mary Mercer, RN, MSN
Rita Mertig, MS, BSN, RNC, CNS
Norma Metheny, PhD, MSN, BSN, FAAN
Mary Dee Miller, RN, BSN, MS, CIC
Sharon M.J. Muhs, MSN, RN
Kathleen Mulryan, RN, BSN, MSN
Lynne M. Murphy, RN, MSN
Elaine K. Neel, RN, BSN, MSN
Meghan G. Noble, PhD, RN
Marsha Evans Orr, RN, BS, MS, CS
Pamela L. Ostby, RN, MSN, OCN®
Dula F. Pacquiao, EdD, RN, CTN
Jeanne Marie Papa, MBE, MSN, ACNP-BC, CCRN
Sharon Phelps, RN, BSN, MS
Catherine A. Robinson, BA, RN
Judith Roos, RN, MSN
Mary Jane Ruhland, MSN, RN, BC
Jan Rumfelt, RNC, MSN, EdD
Jacqueline Raybuck Saleeby, PhD, RN, CS
Linette M. Sarti, RN, BSN, CNOR
Phyllis Ann Schiavone, MSN, CRNP
Lois Schick, MN, MBA, CPAN, CAPA
Kelly M. Schwartz, RN, BSN
April Sieh, RN, BSN, MSN

作者介绍

ANNE GRIFFIN PERRY, RN, MSN, EdD, FAAN

Anne G. Perry 博士，南伊利诺伊大学－爱德华兹名誉教授，美国护理学会成员。她在密歇根大学获得护理学学士学位，在圣路易斯大学获得护理学硕士学位，在南伊利诺伊大学－爱德华兹获得教育学博士学位。Perry 博士是一位作品丰富、有影响力的作家和演说家。写作 35 年多，她的作品包括 4 本有影响力的教科书（《护理实践要点》、《护理学基础》、《护理干预和临床技能》、《临床护理技能与技巧》）和众多期刊论文、摘要、护理研究和教育基金。她在美国和国际会议上发表了大量学术性发言。她是莫斯比护理视频技能和在线护理技能的几个主要顾问之一。

Perry 博士对护理教育充满激情，自 1973 以来一直从事教育工作，她首先是一名讲师，然后在圣路易斯大学护理学院担任教授和各种领导角色。她是南伊利诺伊大学－爱德华兹教授、副院长和执行院长。作为临床工作者和研究者，Perry 博士对肺部护理和护理语言发展的贡献涉及研究和政策制定领域。她发表了关于机械通气撤机、使用治疗干预评分系统、危重护理和护理诊断的建立的研究结果。

PATRICIA A. POTTER, RN, MSN, PhD, FAAN

Patricia Potter 博士在西雅图华盛顿大学获得护理学学士学位，在密苏里圣路易斯大学获得护理学硕士及博士学位。她是一位工作超过 30 年、具有创造性的作者，她的成就主要包括 4 本教科书（《护理实践要点》、《护理学基础》、《护理干预和临床技能》、《临床护理技能与技巧》）和在众多专业期刊上的学术研究成果。作为管理者、教育家和研究中心主任，她一直是循证实践和质量改进的倡导者。

Potter 博士一生致力于护理教育、实践和研究。她在巴恩斯医院护理学院和圣路易斯大学任教 10 年。她参与了各种各样的管理和行政工作，最终成为巴恩斯医院护理实践中心主任。她致力于研究护理实践标准，以及对患者检查结果的评估——定义护理实践。她近期的研究方向一直在护理领域，特别是癌症家庭护理、癌症患者的症状、跌倒预防以及疲劳对护士的影响。最近，Potter 博士与同事合作开发了一个住院患者创新病房，其目的是将目前的证据纳入一个独特的工作团队的选择和开发中，并创建一个护理服务模式和创新的护理实践。Potter 博士目前是巴恩斯医院的患者护理服务研究中心主任。

WENDY R. OSTENDORF, RN, MS, EdD, CNE

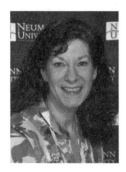

Wendy R. Ostendorf 博士在维拉诺瓦大学获得护理学学士学位，在德拉瓦大学获得硕士学位，在萨拉索塔大学获得教育学博士学位。她曾在宾夕法尼亚州阿斯顿的诺伊曼大学护理和健康科学系担任护理学教授。她为多部护理教材贡献了 30 多章，并担任两本教材（《护理干预和临床技能》、《临床护理技能与技巧》）的主要作者。她在许多权威学术期刊上发表了超过 25 篇论文。

在专业方面，Ostendorf 博士在儿科和成人重症监护方面取得了重要成就。她任教 35 年，几十年来作为临床工作的实践者，她的教育经历影响了她的教学哲学和对护理专业的看法。Ostendorf 博士目前的研究方向是护理学科的发展史。

审校专家

Michelle Aebersold, PhD, RN, CHSE, FAAN
Clinical Associate Professor
Director, Simulation and Educational Innovations
University of Michigan School of Nursing
Ann Arbor, Michigan

Margaret Barnes, DNP, MSN, RN
Assistant Professor
Indiana Wesleyan University
Marion, Indiana

Karen Benjamin, RN, MSN
RN Educator
University of Wyoming
Laramie, Wyoming

Nakia Best, MSN, RN
PhD Student/Teaching Fellow
University of North Carolina Chapel Hill School of Nursing
Chapel Hill, North Carolina

Anna M. Bruch, RN, MSN
Nursing Professor
Illinois Valley Community College
Oglesby, Illinois

Jennifer A. Brunworth, MSN, RN
Coordinator, Nursing Learning Lab
Clinical Assistant Professor of Nursing
Maryville University
St. Louis, Missouri

Patricia C. Buchsel, RN, MSN, OCN, FAAN
Clinical Instructor
Seattle University of Nursing
Seattle, Washington

Kimberly Clevenger, EdD, MSN, RN, BC
Associate Professor of Nursing
Morehead State University
Morehead, Kentucky

Eileen Costantinou, MSN, RN, BC
Practice Specialist/Senior Coordinator
Barnes-Jewish Hospital
St. Louis, Missouri

Holly Diesel, BA, BSN, MSN, PhD
Associate Professor
Goldfarb School of Nursing at Barnes-Jewish College
St. Louis, Missouri

Julie Eddins, MSN, AG-ACNP-BC, CRNI
Orthopedic Reconstruction Nurse Practitioner
Barnes-Jewish Hospital
St. Louis, Missouri

Yvette Egan, RN, BSN, MS
Clinical Assistant Professor
University of Wisconsin Madison School of Nursing
University of Wisconsin
Madison, Wisconsin

Amber Essman, DNP, MSN, FNP-BC, CNE
Visiting Professor, RN to BSN Online Postlicensure Program
Chamberlain College of Nursing
Grove City, Ohio

Margaret M. Gingrich, RN, MSN, CRNP
Professor of Nursing
Harrisburg Community College
Harrisburg, Pennsylvania

Karen F. Gonzol, BSN, MSN, RN
Retired
Eleanor Wade Custer School of Nursing
Shenandoah University
Winchester, Virginia

Teresa J. Green, MSN, RN, FNP-BC
Associate Professor of Nursing
Morehead State University
Morehead, Kentucky

Jacqueline Guhde, MSN, RN, CNS
Senior Instructor
University of Akron
Akron, Ohio

Kandi Hudson, EdD, RN, CMSRN, CNE
Associate Professor
The Community College of Baltimore County—Essex Campus
Baltimore, Maryland

Vickey Keathley, BSN, MSN, RN
ABSN Clinical Nurse Educator
Duke School of Nursing
Durham, North Carolina

Christina D. Keller, RN, MSN, CHSE
Instructor
Radford University Clinical Simulation Center
Radford University
Radford, Virginia

Lori L. Kelly, BSN, MSN, MBA
Associate Professor of Nursing
Aquinas College School of Nursing
Nashville, Tennessee

Patricia T. Ketchum, MSN
Director of Nursing Laboratories and Lecturer in Nursing
Oakland University School of Nursing
Rochester, Michigan

Vicky J. King, RN, MS, CNE
Nursing Faculty
Cochise College
Sierra Vista, Arizona

Jean LaFollette, RN, BSN, MSN
Instructor, Family Health and Community Health Nursing
Southern Illinois University—Edwardsville
Edwardsville, Illinois

Diana R. Mager, RN, BSN, MSN, DNP, Board Certified Home Health Nursing
Assistant Professor
Fairfield University School of Nursing
Fairfield, Connecticut

Sheila Matye, DNP, CNE
Web Developer and Manager of Curriculum & Instruction
Chamberlain College of Nursing
Downers Grove, Illinois

Janis Longfield McMillan, RN, MSN, CNE
Assistant Clinical Professor
Northern Arizona University
Flagstaff, Arizona

Sarah Newton, PhD, RN
Director of Undergraduate Programs
School of Nursing
Oakland University
Rochester, Michigan

Rebecca Otten, EdD, MSN, BAHA, RN
Associate Professors, Coordinator Pre-Licensure Programs
California State University, Fullerton
Fullerton, California

Patricia Pence, BSN, MSN, PhD
Nursing Professor
Illinois Valley Community College
Oglesby, Illinois

Jill R. Reed, PhD, APRN-NP
Assistant Professor
UMNC College of Nursing—Kearney Division
Kearney, Nebraska

Diane Rudolphi, MS, RN
Master Instructor
University of Delaware School of Nursing
Newark, Delaware

Susan Scholtz, RN, PhD, School Nursing Certificate
Associate Professor of Nursing
Moravian College
Bethlehem, Pennsylvania

Benjamin A. Smallheer, PhD, RN, ACNP-BC, CCRN
Assistant Professor of Nursing
Vanderbilt University School of Nursing
Nashville, Tennessee

Lynette Tanaka, MSN, RN
Assistant Teaching Professor
College of Nursing
University of Missouri—St. Louis
St. Louis, Missouri

Lynne L. Tier, MSN, RN
Assistant Director of Simulation
Adventist University of Health Sciences
Orlando, Florida

Heidi Tymkew, PT, DPT, MHS, CCS
Clinical Specialist
Barnes-Jewish Hospital, Department of Rehabilitation
St. Louis, Missouri

Susan A. Wheaton, RN, BSN, MSN
Lecture/Learning Resource Director
University of Maine
Orono, Maine

Paige D. Wimberley, PhD, APRN, CNS-BC, CNE
Associate Professor of Nursing
Arkansas State University
Jonesboro, Arkansas

Aimee Woda, PhD, RN, MSC
Assistant Professor
Marquette University
Milwaukee, Wisconsin

Lea Wood, DNP, MS(N), BSN-RN
Director of Simulation/Assistant Teaching Professor
University of Missouri
Columbia, Missouri

Jean Yockey, MSN, FNP, CNE
Assistant Professor
University of South Dakota
Vermillion, South Dakota

Melody Ziobro, RN, MS
Assistant Professor of Nursing
Morrisville State College
Morrisville, New York

临床审校专家

Keith D. Lamb, RRT
Specialist, Surgical Critical Care/Trauma
Christiana Care Health Systems
Newark, Delaware

Manju Maliakal, MSN, CMSRN
Administrative Supervisor
Baylor Scott and White Health
Carrollton, Texas

Marion F. Winkler, PhD, RD, LDN, CNSC
Surgical Nutrition Specialist and Associate Professor of Surgery
Rhode Island Hospital, Department of Surgery
Nutritional Support Service and Alpert Medical School of
    Brown University
Providence, Rhode Island

译者序

"没有全民健康，就没有全面小康。"护理工作是卫生健康事业的重要组成部分，护理人员在维护人类健康方面发挥着不可替代的作用。当前，医学护理领域的发展日新月异，医学护理的专业知识和最佳实践在不断变化。作为一名优秀的护理人员，需要具备评判性思维，掌握循证方法，以结合专业知识、患者的价值观和现有的医疗资源，做出正确的护理决策来解决临床问题。

本着为临床护士提供更科学更易掌握的理论知识及操作技能的教材，陈雁、李国宏、段培蓓等专家精心编译了《临床护理技能与技巧》（原著第9版）。本书是基于循证理念，旨在将最佳实践转变为临床实用方法。每个章节都参照护理程序的五个步骤——评估、诊断、计划、实施、评价进行表述，以图文并茂的形式呈现，具有很强的临床实用性。另外，本书不仅涵盖了护理专业知识与技能，而且还融合了护理心理、护理管理、护理决策等内容，可为护理人员更全面专业地照护患者提供科学依据及指导。

春风化雨润无声，医学无界共繁荣。我希望本书经过专家们本土化后，能够帮助我国广大医护人员掌握科学的工作思路和方法，解决临床实际问题，提高核心技术与能力。同时，我也希望本书的出版能让东西方思维擦出火花，临床护理人员通过借鉴本书并结合具体工作，启发创新性思维，开辟一条具有中国特色的护理事业发展之路！

中华护理学会理事长　吴欣娟

译者前言

随着医疗水平的提高及生物－心理－社会医学模式的发展，我国的护理理念发生了根本性的转变，护理行业已进入专业化时代，护理学科的发展面临着机遇和挑战。培养具有高素质、高实践能力的应用型护理人才对高等护理教育和护理学科的发展具有重要意义。

护理学科是一门具有社会性、专业性、实践性的理论学科，实践是护理过程中最为重要的一部分。我国护理人才培养由于受到传统医学模式的影响，长期沿用"基础课－专业课－集中实习"的三段式培养模式，实践与理论教育缺乏紧密联系。相比之下，美国的护理本科教育采用理论教学与实践教学紧密结合、交替进行的人才培养模式，注重提高学生的临床能力、评判性思维能力、人际交往能力、管理能力、科研能力等核心能力，也重视发展人文教育，培养学生伦理道德、人文关怀等职业道德素质，可为我国护理教育的发展提供借鉴。

美国南伊利诺伊大学护理学院护理专家 Anne Griffin Perry 和密苏里州圣路易斯巴恩斯医院的护理专家 Patricia A. Potter 等人共同编写出版的第 9 版《临床护理技能与技巧》（*Clinical Nursing Skills and Techniques*）紧跟医疗体系改革步伐，为满足社会发展需求而革新，包含临床新仪器、新技术的应用及专科护理知识。除必备的临床护理能力和卫生保健知识外，还向读者灌注心理、人文素质教育等相关知识。本书共有 15 个单元，每个章节的编写体例都参照护理程序的五个步骤，详细拆分每一个护理环节，同时穿插简明清晰的插图及配套视频解说，具有较强的实用性，体现了现代临床护理技术的发展趋势，对于临床实践工作具有重要参考价值。此外，护理职业素养，例如，循证护理的意识，以患者为中心的护理价值观，评判性思维培养及有效沟通模式的建立贯穿于每一个章节。章节末尾均附有临床实际案例思考，有利于读者更好地将理论与实际相结合。考虑到文化及医疗环境背景的差异性，译者们在翻译本书的过程中根据我国技术分类特点做了适当调整，可为临床护理工作提供明确的指导。

本书的翻译工作主要由南京鼓楼医院、东南大学附属中大医院、江苏省中医院、南京市中医院、南京市儿童医院及南京市第一医院的临床护理骨干承担，期间得到了临床相关科室医疗专家的大力支持，在此谨致以诚挚的感谢！在翻译过程中，我们力求准确贴切，如仍有疏漏之处，敬请批评指正。

陈 雁 李国宏 段培蓓

给学生的前言

本书中构建了许多特征，帮助您识别关键信息，并更有效地学习。

学习目标：强调该章节的主要学习目标。

▶ 技能和步骤

技能 22.1　注射准备：安瓿和密封瓶
操作指南 22.1　在一个注射器中混合注射药物
技能 22.2　执行皮内注射
技能 22.3　执行皮下注射
技能 22.4　执行肌内注射
技能 22.5　执脉推注给药
技能 22.6　执行背负式、间歇输液器和微型输液泵静脉给药
技能 22.7　执行连续皮下给药

▶ 学习目标

学习本章节后，护士能够具备如下能力：
• 正确从密封玻璃瓶和安瓿中抽取配制注射药物。
• 识别每种注射给药途径的优缺点和风险。
• 评价每种注射给药途径的有效性和结果。
• 解释注射时选择大小合适的注射器和针头的重要性。
• 讨论选择注射部位时需要考虑的因素。
• 讨论注射时提高患者舒适度的方法。
• 正确执行皮内注射、皮下注射和肌内注射。
• 比较三种不同静脉注射途径的风险。
• 正确通过静脉背负式、间断性输液或静脉推注正确地进行静脉用药。

• 开始、维持和中断一个持续皮下输注。

▶ 目的

注射给药是指药物通过注射途径进入到人体组织和循环系统。注射药物比口服药物吸收更快。当患者呕吐或不能吞咽、需要药物快速起效和（或）当患者不能口服液体时通常使用注射途径给药。注射给药途径是带有侵入性的，因此比其他非注射途径给药风险更大（见第21章）。

每种注射途径都需要一定的技巧，以确保药物达到合适的位置。有四种注射给药途径：
1. 皮下注射：将药液注入皮下组织中。
2. 肌内注射：将药液注入肌肉组织中。
3. 皮内注射：将药液注入皮肤的表皮以下的真皮。
4. 静脉注射或输注：将药液注入静脉。

▶ 护理标准

• 联邦医疗保险和医疗补助服务中心，2015——药物的制备和管理
• 美国静脉输液协会，2016——输液护理标准
• 安全用药机构，2011、2012、2015——安全用药的制备
• 联合委员会，2016——患者识别

▶ 实践准则

在注射药物时，要与跨专业团队清楚地沟

652

第22章　注 射 给 药

步骤	要点说明
16. 注射过程：	
a. 对于正常体格的患者，用非惯用手固定注射部位皮肤或绷紧注射部位的皮肤。	针更容易穿透紧缩的皮肤。绷紧皮肤可抬高皮下组织并减少皮肤的敏感性。
b. 将针头快速、稳固地以45°～90°角刺入皮肤（见插图）。然后松开紧缩的皮肤。其他情况：使用注射笔或注射胰岛素时，在注射药物过程中要继续模捏皮肤。	快速、稳固地刺入可以减少不适。将药物注射到被压缩的组织中会刺激神经纤维。选取正确的角度可以防止药液注入肌肉。
c. 对于肥胖的患者，捏住注射部位的皮肤，90°进针，刺入组织褶皱中。	肥胖患者皮下组织上有脂肪层。
d. 针头进入皮肤后，用非惯用手握住针筒的下端保证注射器稳定，将惯用手移到柱塞末端，并缓慢注入药物几秒钟以上（见插图）。注射肝素时，须注射30秒以上（Akbari Sari et al.，2014；Sanof-Aventis，2014），避免移动注射器。	注射器的移动可能会导致针头的错位，引起患者不适缓慢注射药物可以减少患者的不适感。
临床决策点：针头进入皮下后，没有必要回抽注射器，因为皮下注射刺穿血管的情况非常罕见。因此，注射肝素和胰岛素时，并不推荐回抽（Lilley et al.，2012）。	
e. 迅速拔针，同时将消毒棉签或纱布轻压在注射部位。	绷紧注射部位周围的皮肤组织可以最大限度地减少患者拔针时的不适。干燥纱布可以减少酒精对受损皮肤的刺激。
17. 可以对注射部位适度按压，但禁止揉搓。如果给予肝素，则需按压酒精棉签或纱布30～60秒。	有利于促进药物吸收。揉搓会损伤皮下组织。充分按压可以防止注射部位出血。
18. 帮助患者采取舒适的体位。	提高患者舒适度。
19. 丢弃无盖针/带有护套的针头（见插图），将注射器丢弃在利器盒中。	防止利器伤。回套针头会增加针刺伤的风险（OSHA）。

临床决策点：强调在完成操作时要考虑的事项，以确保结果有效和促进安全。

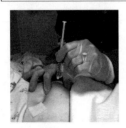

步骤16b　皮下注射。针的长度和进针角度取决于皮肤厚度

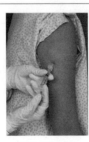

步骤16d　缓慢地注射药物

大量插图：展示操作步骤，以便更深入地理解。

步骤	要点说明
i. 将针头上的管道连接到输液泵的管道上并打开开关。	允许进行药物管理。
j. 将针头等锐器弃于利器盒，取下手套并执行手卫生。	防止意外针刺伤，并遵循 CDC 关于处置锐器的指导原则（OSHA, n.d.）。
k. 在离开患者前检查注射部位并指示患者告知您该部位是否变红或开始泄漏。	每当发生红肿或泄漏时，用新针头启动新位置。如果部位没有并发症，每 2 ～ 7 天旋转针头（Alexander et al., 2014；Arthur, 2015；INS, 2016）。
l. 观察患者几分钟，是否有过敏反应。	呼吸困难、喘鸣和循环衰竭是严重过敏反应的征兆。
10. 终止 CSQI。	
a. 如果可以终止，确认终止顺序并建立用药管理的替代方法。	如果在停用 CSQI 后需要服药，则通常需要采用不同的药物和（或）途径来继续管理患者的疾病或疼痛。
b. 停止输液泵。	防止药物溢出。
c. 执行手卫生并使用干净的手套。	遵循疾病预防控制中心的建议，以防止意外暴露于血液和体液（OSHA, n.d.）。
d. 取下敷料时不要移动或取出针头。正确丢弃。	暴露针头。
临床决策点：如果部位被感染了，用酒精和消毒液清洁。	如果该部位是擦伤（磨损）的话，应用三联抗生素膏。
e. 从针翼上取出胶带，并以插入的角度将针拔出。	尽可能减少患者的不适。
f. 在注射部位应用温和的压力直到没有液体渗出皮肤。	如果皮肤保持干燥，敷料会粘附在部位上。
g. 将小的无菌纱布敷料或粘接绷带应用于该部位。	防止细菌进入穿刺部位。
11. 将针头和注射器弃于利器盒。	防止意外针刺伤，遵循疾病预防控制中心处置锐器指南（OSHA, n.d.）。
12. 脱下手套并进行手卫生。	减少微生物传播。

护理评价

1. 评估患者对药物治疗的反应。	决定治疗的效果。减少或缺乏对药物的反应可能表明患者没有接受足下组织的药物治疗（例如泵故障、药物在现场泄漏）。
2. 至少每 4 小时评估一次红、痛、引流或肿胀的部位。	提示注射部位的感染。
3. 使用反馈式教学："我要确定你知晓你正在注射入体内的药物治疗。用你自己的话告诉我为什么你要持续输液来接受你的药物治疗。"如果患者或居家照护者不能正确反馈，立即调整或重新制订指导计划，以保证其正确掌握。	确定患者和居家照护者对指导内容的理解水平。

非预期结果	相关措施
1. 患者主诉局部有疼痛或烧灼感；注射部位出现红色、肿胀或泄漏，表明潜在的感染或针移位。	● 移除针头或在其他部位插入新针头。 ● 如果你怀疑感染，继续监测原注射部位的感染迹象，并通知医疗提供者。

非预期结果 / 相关措施：帮助预见问题并做出适当的反应。

步骤	要点说明
2. 患者有药物过敏反应的迹象。	● 立即按照机构政策或指导方针停止给药为适当的反应（例如过敏反应、抗组胺药如苯海拉明或肾上腺素）和药品不良反应进行报告。 ● 立即向患者的照护者通知不良反应。 ● 将过敏信息添加至病历中。
3. CSQI 脱落。	● 停止输液泵，在现场施加压力直至没有液体渗出皮肤，用纱布或胶布绷带覆盖该部位，并启用新的部位。 ● 评估患者以确定不接受药物治疗的效果（例如，用年龄适当的疼痛量表评估患者的疼痛程度，获得血糖水平）。

记录与报告：对每种技能进行指导，详细说明如何记录与报告。

记录与报告

● 在启动 CSQI 之后，立即在电子健康档案上记录关于治疗的药物、剂量、时间、流程、地点、日期和药物泵型，并签名。

● 如果是阿片类药物，请按照指导政策记录排出物。

● 每 4 小时或根据机构政策记录一次患者对药物的反应以及注射部位的表现。

● 将患者的教学过程、有效性以及患者对治疗的反应记录在电子健康档案中。

● 根据机构政策，向患者的医疗提供者报告任何来自治疗的副反应或者注射部位的感染。患者的病情往往表明需要额外的内科治疗。

注意事项：提示特殊宣教以及儿科、老年科和居家护理人群所需的操作注意事项。

注意事项

健康教育

● 指导患者戴上带有医疗信息的医用警示手环，其包括疾病（例如糖尿病）、过敏症和泵制造商的联系电话，以便提供技术支持。

● 如果他们可要离开家的话，指导患者携带备用电池和额外的药物。

● 接受胰岛素治疗的患者需要加强糖尿病管理教育（注释 22.8）。

● 不要使泵接触到水或暴露于射线中。

儿科患者

● CSQI 改善了儿童和青少年的血糖控制。可以降低严重低血糖、导管部位感染和体重增加的发生率（Hockenberry 和 Wilson, 2015）。

注释 22.8 持续皮下输注胰岛素患者的教育问题

■ 血糖监测。
■ 膳食计划与食物选择。
■ 把锻炼纳入日常生活。
■ 胰岛素泵的流程与使用。
■ 疾病指南和管理。
■ 治疗抗血糖。
■ 高血糖的预防与处理。
■ 预防感染，特别是在 CSQI 输液部位。
■ 泵故障时问题解决与决策技巧。
■ 注意事项（例如，洗澡和睡觉时使用泵）。

改编自 American Diabetes Association（ADA）：Standards of medical care in diabetes—2014, Diabetes Care 37（1）：S14, 2014；Heinemann l, et al：Insulin pump risks and benefits：a clinical appraisal of pump safety, standards, adverse event reporting and research needs, Diabetes Care 38（4）：716, 2015.

CSQI：持续皮下输注

● 胰岛素泵为青少年提供了更多的灵活性，使用 CSQI 需要儿童和家庭教育的配合。（Hockenberry 和 Wilson, 2015）。

● 每隔 48 ～ 72 小时或者在第一次炎症迹象时清洁和更换 CSQI 部位（Hockenberry 和 Wilson, 2015）。

老年患者

● CSQI 为脱水老年患者提供等渗静脉溶液，称为皮下注射疗法。这种提供水合作用的方法避免了将患者从家中或长期护理机构转移至急诊医院的需要。医疗供者可以命令使用透

给教师的前言

技术和知识的发展影响着我们向护理学生讲授临床技能的方式，并提高了对每一位患者的护理质量。然而，准确地实施护理操作是一个称职的护士必备的技能。他们应具有批判性思维，在正确的时间提出正确的问题，并做出及时的决定。这个结果是该新版本背后的驱动因素。

在这第 9 版的《临床护理技能与技巧》中，我们为教科书创造了一种非常不同的格式。每个章节开篇向学生介绍一些关键概念：实践标准、实践准则、循证护理实践、以患者为中心的护理，以及安全指南。这些已经形成一个易于快速阅读的格式。我们的新方法强调简化这些重要的概念。

此外，这些概念符合护理质量及安全教育（Quality and Safety Education for Nurses，QSEN）倡议。第一章循证护理实践，为学生理解和使用每一章所包含的循证实践信息提供依据。

所有的主题和技能，包括样本文档，已经更新到护理实践的最新标准中。

你的学生会发现，这一版本的《临床护理技能与技巧》提供了一个全面的资源，将很好地服务于他们的护理教育及临床实习生涯。

传统特色

- 涵盖超过 200 种初级、中级和高级护理技能和步骤。
- 五步护理程序格式提供了一个一致的演示，帮助学生在学习每种技能的同时应用该过程。
- 以技能和步骤清单及学习目标为每章开篇。
- 超过 1 200 张全彩照片和图画帮助学生掌握所涵盖的材料。
- 每个章节的循证护理实践部分向学生介绍最新的科学证据。对最近的研究结果进行讨论，并探讨其对患者护理的影响。
- 以患者为中心的护理部分使学生认识到在尊重患者的文化偏好、价值观和需求（QSEN 核心能力）的基础上，将患者作为伙伴，以一种富有同情心和协调的方式执行技能的重要性。
- 安全指南部分涵盖了对每章所涉及的特定技能（QSEN 核心能力）的安全执行的全球建议。
- 在技能内给出每个步骤的理由，以便学生了解每种技能的原因和方法。基本原理包括引用当前的文献资料。
- 授权与合作部分定义了患者护理团队内的沟通及授权护理辅助人员时护士的职责。
- 临床决策点提醒学生影响患者治疗结果的关键步骤，并帮助他们根据需要改善护理以满足个别患者的需要。
- 护理评价部分强调学生必须采取的步骤来评价所执行的技能的结果。
- 反馈式教学包括在每个评价部分，在这里我们演示给学生如何恰当地反馈问题。

● 记录与报告部分遵循评价讨论并提醒学生在每种情况下应该记录哪些信息。

● 非预期结果和相关措施部分告知学生警惕潜在的问题，并帮助他们确定适当的护理干预。

● 注意事项部分包含在为特定人群或特定环境执行技能时的特殊考虑，包括健康教育注意事项、儿科患者注意事项、老年患者注意事项和居家护理注意事项。

● 术语表定义了所有关键术语。

● 与第 8 版一样，《临床护理技能与技巧》的图片是可用的。

该版本的创新之处：

● 护理标准部分总结了最新的基于循证和（或）为每个章节推荐的技能而专业临床标准。

● 实践准则部分强调了适用于一章内的所有技能的关键护理原则。

● 拓展和提高的章节练习包括临床案例分析、SBAR 沟通的例子以及复习题。

目　录

第 8 单元　药物治疗

第 9 单元　氧合作用

第 15 单元　居家护理

第1单元

医疗保健体系下的患者支持

第1章

循证护理实践

▶ 概述

　　目的
　　护理标准
　　实践准则
　　持续循证护理实践的变革

▶ 学习目标

　　学习本章节后，护士能够具备如下能力：
　　● 讨论如何运用科学证据提高护理技能的相关性及其有效性。
　　● 解释研究和非研究型证据之间的差异。
　　● 描述循证实践的 6 个步骤。
　　● 解释一个 PICO（T）问题的各个组成部分。
　　● 讨论评判文献证据的过程。
　　● 确定评价文献时要评判的因素。
　　● 探讨在护理实践中应用证据的方法。
　　● 解释确认一个循证实践效果的重要性。

▶ 目的

　　护理的未来：引领变革、促进健康，护士与医师及其他医务工作者充分合作，重新构建美国医疗保健服务体系，这是美国国家医学院（Institute of Medicine，IOM）2010 年报告中的关键信息之一。为了让患者获得更好的转归，新知识必须转变为临床实用的方法，然后在整个卫生保健团队内实施，并评价实施的效果及健康结局（Stevens，2013）。护理的定位就是通过循证实践（evidence-based practice，EBP），引导变革并促进健康。循证实践就是一个让护士更加自主改变医疗保健实践的过程，是一个通过结合临床专业知识、患者的倾向和价值观以及现有的医疗资源，做出护理决策，解决临床实践问题的方法（Melnyk 和 Fineout-Overholt，2014）。通过使用现有的和相关的科学证据，护士能够确保对患者所实施的技能和程序是包括效率性、患者安全性和临床有效性的最佳实践。

▶ 护理标准

　　护理质量及安全教育（Quality and Safety Education for Nurses，QSEN）机构：Pre-Licensure KSA's，2014——循证实践能力

▶ 实践准则

　　凯西在肿瘤医学中心工作，患者因为白血病、淋巴瘤等癌症在那里接受化疗和放疗。因为化疗，许多患者的血小板计数和凝血因子下降，增加了出血的风险。凯西最近护理的一位 42 岁的女性患者，她在试图去卫生间时摔倒，头撞到了床架上，导致严重

3

的颅内出血。凯西与两位护士讨论了这一情况，并问道："我们怎样才能减少肿瘤患者的跌倒和受伤次数？"该中心的护理专家告诉凯西："我听说某一个外科病区通过每小时巡视来预防跌倒，现在我们思考一下这个问题，与目前的跌倒预防措施相比，每小时的巡视会影响成人肿瘤患者住院期间跌倒的发生率吗？"当意识到现有的跌倒预防措施并不能有效地减少跌倒的发生时，该小组一致认为这是一个需要循证的问题。

这一临床案例研究强调了专业护士如何解决临床实践中遇到的问题。

循证护理实践是护士对护理患者的方式做出明智决定的过程，始于提出临床问题。临床问题引导凯西和她的同事从研究文献、临床论文、质量改进数据、风险管理趋势以及护理专家的意见中寻找证据。然后护士在诸如本案例中跌倒预防的实践中应用证据，并做出适当的、有理有据的改变。

本教科书中，所有护理程序要素都是循证的。例如，执行手卫生所需时间的长短、确定胃饲管位置的技术、以及肌内注射的技术，都是以证据为基础的。临床研究指导了如何实施这些护理程序。在实践中使用这些证据使医务人员能够为患者和家庭提供最优质的护理。

优质护理服务

美国护士协会报告中指出：当今医疗保健的重点是以证据为基础的质量改进和医疗保健转化，强调了重新设计有效、安全、高效护理的必要性（Stevens，2013）。优质护理服务是指为个体和群体提供的护理服务，促进了预期的健康结局，并与临床专业知识相一致，而循证护理实践的使用是实现优质护理服务的关键（IOM，2013）。以可靠的方式实施已知可行的实践或护理程序（基于证据）是"优质护理"

的特点。应用新知识的实践需要一种系统的方法，将证据应用于临床、教育和管理实践。循证护理实践是护理质量和安全教育的能力之一，QSEN项目的目标是为护士准备知识、技能和态度，以不断提高他们工作的医疗保健系统的质量和安全性（QSEN，2014）。也许，循证护理实践最重要的是，这个过程鼓励所有的医务人员质疑实践和使用证据来决定哪些干预措施能产生最佳结果。护士在病床边扮演重要角色，质疑过时的、不合逻辑的或不安全的做法，然后采取基于证据的干预措施，这将改变患者的健康状况并达到预期的结果。

证据案例

循证护理实践是制订准确、及时和恰当的临床决策的指南，是将最新的医疗保健科学知识应用于患者的跨专业的过程。例如，使用滑板代替人工抬举的方法将患者从床上转移至担架上，应用基于研究的Braden量表来常规评估患者皮肤破损的风险，这些都是临床应用证据的例子。这本教科书演示了如何在护理程序或技能中使用证据，并提供科学的指导方针来更有效地实施护理技能和改善患者的预后。

作为一名专业护士，需要不断更新知识，了解最新的证据。通常，新生会勤奋地阅读教科书及发给他们的科学文献。一本好的教科书在出版时就将现行的证据纳入实践指南和护理技能中。然而，教科书依赖于科学文献，等到出版时有些信息可能会过时。几乎所有涉及护理实践的课题都有护理和保健的文章。每日都有新的研究报告。虽然护理实践的科学基础已有所增长，但由于研究结果不确定或一些实践方法还未被研究，导致这些实践不是"基于研究"（基于精心设计的研究结果）的。例如，过去护士每日更换静脉注射部位的敷料并应用抗生素软膏，来减少穿刺部位感染的发生率。然而，当时没有证据支持这种做法。静脉注射的护理是基于传统。最近的研究表明：局部应用抗生素并没有任何益处；除非敷料污染或不能再用，否则每日敷料更换也无益处。目前的护理标准是用洗必泰消毒液，而不是抗生素软膏来清洗成人静脉注射部位；如果敷料潮湿、松动和（或）明显污染，需立即更换；并且至少每5～7日需更换一次（INS，2011）。我们面临的挑战是如何在合适的时间获得最佳的、最新的患者护理信息。

最好的证据来源于科学期刊中报道的精心设计的、系统实施的研究。然而，许多医疗机构没有一个可以帮助员工在实践中采纳新证据的流程。与教育机构不同，临床实践中的护士可能不容易获得科学文献数据库。相反，他们通常以传统的方式、个人偏好或便利与否为依据来照顾患者。临床中，基于研究的实践往往会遇到障碍，因此管理者提供一个有利的环境，并适当地促进变革显得尤为重要。研究人员发现，医疗机构中的领导作用对于护理工作中实施循证护理实践的过程至关重要（Sandstrom et al.，2011）。一些医院已经成立了护士委员会来领导实施和研究促进最佳护理标准的措施。以医院为基础的护理研究中心有助于循证护理实践文化的保持，这种文化也是医院申请磁性医院认证与再认证时需要关注的（Ingersoll et al.，2010）。

循证护理实践的一个独特之处在于它包含多个证据来源。当一个实践问题没有研究证据来解答时，护士有一系列非研究证据可以利用（Dearholt et al.，2012）。非研究证据包括研究共识或声明、一般文献综述、质量改进和风险管理数据、回顾性或当前的统计报表以及临床医师的专业知识。非研究证据有助于告知你临床实践中的问题（例如，跌倒或感染发生率），但谨记，不单纯依赖非研究证据至关重要。基于研究的证据可能更及时、准确、有用。当遇到临床问题时，找出所有的证据来源，以确定最佳的患者护理方案。

即使应用了最好的证据，实施过程和结果也会因为患者的价值观、偏好、顾虑和（或）期望而有所不同。运用批判性思维能力来确定证据与患者和临床情况的相关性和适用性。例如，一些研究表明，信仰能够正面影响和促进患者身心健康及健康促进行为（Conway-Phillips 和 Janusek，2014；White，2013）。但是如果患者不愿意讨论，护士又不能确定他/她的信仰的时候，尝试使用精神心理干预是不恰当的。利用临床专业知识，并考虑患者的文化、价值观和偏好，确保在实践中使用的新证据既合乎伦理又适用。循证护理实践需要良好的护理判断，而不是盲目地应用发现的研究证据。

循证实践步骤

循证护理实践的应用有不同的模型。约翰·霍普金斯模型包括3个阶段：实践问题、证据和转化（practice question, evidence, and translation，PET）（Dearholt 和 Dang，2012）。PET 模型包括18个步骤。Melnyk 和 Fineout-Overholt（2014）描述的模型更加简单，包括6个步骤：①提出临床问题。②检索适用于该问题的最相关、最佳的证据。③批判地评价证据。④将证据与临床专业知识、患者偏好、价值观加以应用或整合，以便做出临床实践决策或变更。⑤评价循证实践的决策或变更。⑥交流推广循证实践结果。

提出临床问题

提出临床问题尤其重要，因为问题的提出推动着循证护理实践过程中的其余步骤（Dearholt 和 Dang，2012）。护士每日实施干预（例如，提供舒适护理、伤口护理、心理支持），问题也随之而来："我们为什么要使用这种方法？""还有更好的方法吗？""这个环节会引起患者的不适，还有其他选择吗？"护理患者时要时刻思考实践活动。质疑没有意义或需要明确的护理实践。咨询其他学科的同事，他们的看法可能有助于你明确临床问题。正如之前案例提示的：考虑一个费时、费钱或不合逻辑的护理问题或领域。通常联合委员会（The

Joint Commission，TJC）标准（例如，年度患者安全目标）会给患者护理问题的提出带来灵感。

临床问题通常是由某一问题或关注的某一知识点而产生的。当你关心患者或注意到护理单元的某一趋势时，问题就会产生。例如，当护理一位意识障碍患者时，可能会将问题聚焦于："给意识障碍患者进行口腔护理时使用哪一种抗感染解决方案最佳？"焦点问题的趋势包括：护理单元内，患者皮肤或组织的压力性损伤或尿路感染的发生率增加；一旦就某个主题的新信息提出质疑时，即可触发以知识为导向的循证。例如："目前有哪些证据可以减少中心静脉导管相关血流感染？"重要的知识通常来源于相关标准和实践指南，这些标准和指南则由以下国家机构颁布，例如：美国卫生保健研究与质量机构（Agency for Healthcare Research and Quality，AHRQ）、美国静脉输液协会（INS）、美国危重症护理协会（American Association of Critical Care Nurses，AACN）和美国国家压疮咨询小组（NPUAP，2016）。

临床问题有两种形式：前景问题和背景问题（Dearholt 和 Dang，2012；Straus，2011）。好比森林和树木，背景问题正如我们看到的森林，条件或观点普遍而宽泛。例如，哪些干预措施能减少肿瘤患者的跌倒发生率？知道了这个问题的答案，也就知道了问题的概念或相关主题的基础知识（如跌倒，肿瘤患者跌倒的原因及跌倒发生率）。而前景问题让我们可以更仔细地观察森林中的树木。这类问题更加明确，包括了具体的对比（Dearholt 和 Dang，2012）。前景问题会比较两个干预措施中，哪一项能更有效地解决实践问题。例如："与标准的跌倒预防措施相比，每小时巡视是否会影响跌倒的发生率？"背景问题可以促进检索文献时，探索更多的选择，而前景问题更关注感兴趣领域的精确的、有限的证据。日常临床实践中，明确前景问题，有助于限定文献查阅的范围。

使用 PICO 格式时，一个好的前景问题就会言辞清晰，注释 1.1 总结了 PICO 问题的基本组成。在 PICO 问题中使用关键词，因为只搜索与 PICO 问题相关的文章，更便于在科学文献中寻找相关证据。PICO 问题中使用的词汇是文献检索的关键。PICO 问题举例如下：硬膜外镇痛（I）与患者自控镇痛相比，（C）是否能改善腹部手术患者（P）疼痛的严重程度（O）？与电话回访系统（C）相比，病例管理模型（I）能否改善内科患者（P）的服药依从性（O）？

注释 1.1　PICO 问题构建	
P	**患者、人群或问题** *简明扼要。根据年龄、性别、种族、疾病或症状来确定患者。*
I	**干预措施或感兴趣的问题** *哪一种干预措施在实践中更值得应用？可以是一种治疗，也可以是临床、教育或管理干预措施，护理过程，还可以是教育策略或评估方法。*
C	**干预措施的比较** *是否存在可比性的干预措施？目前实践中更倾向使用哪种护理标准或干预措施？*
O	**结果（可衡量的）** *通过干预（例如，改变患者的行为、生活质量、体检结果、患者的认知、不良事件的发生率及成本），期望达到或观察到哪些结果？*
T	**时间（临床问题的选择性组成部分）**

改 编 自 Dearholt SL, Dang D: *Johns Hopkins nursing evidence-based practice: model and guidelines*, ed 2, Indianapolis, 2012, Sigma Theta Tau International; Purdue Libraries: *Evidence-based practice*, http://guides.lib.purdue.edu/content.php?pid=296535&sid=2435417, 2014. Accessed July 6, 2015; and University of Illinois at Chicago: *Evidence-based medicine*, PICO,2015, http://researchguides.uic.edu/c.php?g=252338&p=1683349. Accessed July 6, 2015.

PICO 问题中还有一个附加条目：时间（T）。PICO 问题中增加一个时间因素（PICOT），可以进一步缩小问题的范围。例如，时间可能是指何时使用干预措施或达到效果的时间范围。

如：硬膜外镇痛（I）与患者自控镇痛（C）相比，会影响腹部手术患者（P）术后48小时内（T）的疼痛严重程度（O）吗？

精心设计的PICO问题无需包含完整的4个元素。例如，当PICO问题探究意义时，对照干预是不合适的。例如，为临终关怀患者提供亲身护理（I）的居家照护者（P）会感到焦虑（O）吗？同样，如果没有对照的干预措施，只有护理标准，那么（C）也不需要对照干预。人群、干预措施或兴趣的问题，以及结局指标对一个精心设计的干预型PICO问题至关重要。

一个构建清晰的PICO问题，有助于明确具体的临床、教育或管理问题中的知识缺口。当深思熟虑的问题形成后，在检索文献时临床实践缺乏的证据类型会更加清晰。不同类型的知识缺口如下所示：

● 诊断：诊断性测试的选择和解释的问题。如：一次性口腔温度计与口腔电子温度计相比，哪一个能更准确地测量气管插管患者的体温？

● 预后：关于患者可能的临床结局问题。如：穿持续压力袜与弹力袜相比，哪一个更能有效地降低手术患者深静脉血栓的发生率？

● 治疗：选择最有效的治疗方式的问题。如：哪种肠道治疗方案能最有效地缓解因应用阿片类药物治疗慢性肿瘤患者疼痛引起的便秘？

● 预防：疾病风险的筛查和预防问题。如：与健康宣教手册相比，蕴含教育信息的社会媒体的运用，能否提高男性青少年注射人类乳头瘤病毒疫苗的依从性？

● 教育：为同事、患者或家庭成员提供最佳教育策略的问题。如：与宣教手册相比，动机访谈能否提高低文化水平成人治疗性饮食的教育效果？

● 意义：探究某种现象的含义问题。如：宫颈癌患者如何看待她们的生活质量？

寻找最佳证据

一旦有了明确的PICO问题，就可以检索证据。大量的研究和非研究资源可以帮助检索，包括政府和专业网站、机构操作手册、性能改进报告和电子书目数据库。寻找恰当证据的过程中可以寻求帮助。与专业人员合作进行文献检索是一种不错的方法。如果没有，可向医疗机构内的高级实践护士或教职工寻求帮助。

专业人员更了解PICO问题相关文献的检索数据库（注释1.2）。这些数据库是已发表的

注释1.2	可检索的科学文献数据库及网址
CINAHL	护理和综合医疗保健的累积索引文献，EBSCO护理资源数据库，包括护理研究、综合医疗保健和生物医学 http://www.cinahl.com
MEDLINE	美国国家图书馆®，书目数据库，包含超过2 200万篇的关注生命科学的生物医学期刊参考文献 http://www.nlm.nih.gov/bsd/pmresources.html
EMBASE	生物医学和药学研究，生物医学、药物和医疗器械会议的摘要和论文 http://www.embase.com
PsycINFO	心理学与社会行为科学书目资源 http://www.apa.org/psycinfo
Cochrane交流系统评价数据库	协会定期更新系统综述全文，包括完整的全文及草案 http://community.cochrane.org/cochrane-reviews
国家指南中心	循证医学实践指南的公共资源。提供关于临床指南及其更新的结构摘要及精简版指南。由卫生保健研究与质量机构提供 http://www.guideline.gov/index.aspx
PubMed	美国国立医学健康科学图书馆；从MEDLINE、生命科学杂志及在线书籍中免费获取超过2 400万份生物医学文献引文 http://www.nlm.nih.gov

科学研究（包括同行评议）的资料库。同行评议的文章更可取，因为它已经被熟悉文章主题或对象的专家小组评估过。与专业人员合作，将PICO问题的要素翻译成需检索的最佳文献的语言或关键词，将检索到最佳的证据文献。例如，考虑一下这个PICO问题：动机访谈（I）与媒体教学（C）相比，能否改善肿瘤患者（P）对化疗药物的依从性（O）？关键词包括肿瘤患者、动机访谈、媒体教学、化疗和依从性。一个优秀的专业人员会推荐使用需要搜索的数据库的索引语言或限制性词汇表。限制性词汇表又称为医学主题词表（Medical Subject Headings，MeSH®），每年美国国立医学图书馆中更新，包含超过22万个术语（US National Library of Medicine，2015）。与在谷歌或雅虎中使用简单的关键词组合搜索相比，医学主题词的正确使用更有助于全面和集中地搜索文献。在之前的例子中，可以用"肿瘤"来代替"癌症"，用"顺应性"来代替"依从性"，这样更符合数据库语言。

检索数据库时输入关键字以搜索文章。因为已发表文章中的词汇经常是概念不清的，所以选择的词有时对一个作者是一个意义，对另一个作者来说又是一个截然不同的概念。每个关键字均生成一组文章。例如，在PubMed数据库中检索"肿瘤患者"，有超过19.6万篇文章。检索"依从性"，产生99 631篇文章，检索"化疗"，有超过260万篇文章。这是一个很大的阅读量！在本例中，希望只查阅同时包含这3个主题词的文章。有几种方法可以将这些数以千计的文章减少到易于管理的数量。一是使用布尔连接符或搜索限制功能。通过将PICO问题中的关键词与使用布尔运算符"and"结合，可以缩小搜索范围。例如，通过输入"肿瘤患者与化疗与依从性"的组合，检索文献数据库，将获得所有只包含3个词条的文章的列表。在本例中有661篇文章，仍然有些多。专业人员还可以演示如何使用搜索限制功能。通过限制某些类别，可以进一步缩小搜索范围，

如文章的发表时间、研究类型、英文出版物或患者的年龄。在本例中，只要限定人类、5年、英语和临床试验，就只能搜索到73篇文章。使用布尔连接符和搜索限制可以将文章的数量减少至可管理的数字，便于PICO问题的检索。

图1.1中的金字塔列出了在检索中获得的可用科学证据的分级。重要的是要分清研究的类型，以便识别和选取最佳的科学证据。最强等级的证据在金字塔的最顶端，最弱的在最底部。应用Ⅰ至Ⅷ级证据分级，对检索到的文献进行评定。图1.1从最高等级的系统综述开始，描述了证据等级结构中的研究类型，并提供了实例。

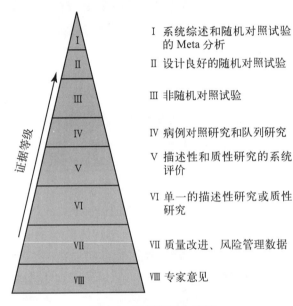

图1.1　证据等级金字塔

如果PICO问题检索出了一篇系统综述，那可喜可贺，因为它是临床问题的最佳答案。研究者提出了同样的问题，研究了所有设计良好的相关研究，制订了详细、全面的研究计划和搜索策略，通过识别、评价和综合所有主题相关的研究来减少偏倚（Uman，2011）。研究者在检索中可设定检索的研究类型。系统综述阐明了所检索问题的证据是否存在，以及它是否支持实践中的改变。对设计良好的研究进行系统综述，为不同干预措施的有效性提供了最

佳证据。Meta 分析是利用统计技术对系统综述中的研究数据进行分析，确定了证据的统计学强度。

随机对照试验（randomized controlled trial, RCT）是用于测试疗法并确定因果关系的正式实验。研究者通过与常规的护理标准比较，测试干预措施（例如，移动设备或新的伤口敷料）的效果。随机对照试验中，研究人员将研究对象随机分配至实验组或对照组。也就是说，所有研究对象都有同等的机会被分配至任一组。这样一来，两个组的差别就不会很大。治疗组接受试验性干预，同时对照组接受常规护理标准。两组均测量相同的结局指标，以确定试验性干预是否有效。随机对照试验结束后，研究者可以了解干预措施是否会比传统护理标准产生更好的效果。随机对照试验是临床试验中的一种，一个或多个研究对象被分配至一项或多项干预组中，以评估这些干预措施对健康相关的生物医学或行为产生的影响（NIH，2014）。

更多时候，护理文献中的文章都是非随机对照试验（即类实验性研究）或描述性研究。尽管这些类型研究的证据水平低于随机对照研究，但相关的研究结果也有助于回答 PICO 问题。例如，如果类实验性研究产生了积极的临床效果，即使没有统计学上的差异，基于可靠的证据，临床改变也是值得考虑的。

临床专家意见在证据等级金字塔的底部，但并不意味着专家意见是弱的证据来源。临床专家经常应用证据指导实践，对于临床问题他们有丰富的经验。

评价证据

个案研究中，肿瘤科的护士们召开了部门实践委员会（unit practice committee，UPC）会议。会上凯西和她的同事们认为纳入跨专业团队（药剂科和理疗科）的主要成员十分重要。然后，UPC 使用快速评估清单对文章进行了仔细的评价。评估了证据的强度并综合调查结果后，他们认为有证据表明，实施重点患者每小时巡视评估可以预防跌倒。小组成员注意到：有一篇文献建议白天每小时巡视和晚夜间每 2 小时巡视。另一篇文章总结了急救医院患者的跌倒风险，并介绍了护理重点评估的因素，如药物（如抗组胺药、镇静剂、止痛药和止吐药）。

批判性评价和分析获得的证据需要一个系统的方法。必须对每个证据来源（例如，期刊文章、临床指南、专家共识）进行评价，确定其价值、可行性和证据的有效性，以便进行实践改革。评价证据后需确定其是否可以回答临床问题。通过检查每篇文章的每一个元素，使用一种不会让你失望的方法非常重要。使用关键评估单（critical appraisal checklists）可以快速查看检索到的每篇文章，并回答以下 4 个重要问题（Centre for Evidence-Based Medicine，2014）：①研究是否涉及一个明确的焦点问题？②研究是否使用有效的方法来解决这个问题？③研究结果是否有效且重要？④这些有效而重要的结果能否为患者提供更好的护理？

很多组织机构使用评估单（图 1.2）记录文章的评价。通过研究者提出的问题是否清晰明了来开始文章的评价。文章是否清楚地解释了研究目的、解决的研究问题及研究目标？本文的目的与你的临床问题有关吗？其次，研究是精心设计的吗？回答这些问题需要知道研究的类型，使用证据等级金字塔。例如，评价一篇随机对照试验的文章，要关注研究对象是否随机分组，研究对象的样本是否足够大到可以检测干预措施的有效性，用什么方法来实现干预和衡量效果，所有的研究对象的结局都是以同样的标准衡量的吗？反之，如果阅读定性研究，研究者是否纳入了足够数量和代表性的对象，研究方法中是否对调查结果进行了彻底和客观的审查？设计不良的研究不能为他们所提供的证据给予明确的支持。

快速评价模式样表

- 为什么要做这项研究？（是否明确解释了研究目的？）
- 研究结果是否有效？
  - 研究对象如何选择的？样本量多少？
  - 研究工具是否有效、可靠？
  - 研究方法是否符合研究的目的？
  - 如何确保数据的准确性和完整性？
  - 研究结果与研究数据是否相符？
- 研究结果如何，是否重要？
  - 是
  - 否
  - 不确定
- 研究结论是否确定？
- 研究结果是否具有一致性、逻辑性和可重复性？
- 研究结果是否合理可信？
- 研究结果与该领域之前的研究比较如何？
- 研究结果是否有助于照顾患者？
- 研究结果是否适用于临床患者？
- 在实践中如何运用研究结果？
- 在应用研究结果时如何考虑患者及家属的价值观？
- 在临床环境中，是否有相应的资源实施此方法？

图 1.2　快速评价模式举例

改编自 *Melnyk B, et al: Evidence-based practice in nursing and health care: a guide to best practice, ed 3, Philadelphia, 2014, Wolters Kluwer; and Fineout-Overholt E, et al: Evidence-based practice step by step: critical appraisal of the evidence, Part 1, Am J Nurs 110(7):47, 2010.*

　　每阅读完一篇文章，紧接着就会问：结果是什么，是否重要？研究结果是否适用于当前患者和实践环境？对于随机对照试验，干预措施能否有助于决定在实践中应用的合理性。统计分析是很有帮助的。例如，如果表明干预措施具有"统计学意义"，则提示干预是有成效的。如果没有统计学差异，可以认为干预无效。然而，如果干预没有统计学意义但可以改善结果，则仍然可以认为它具有临床价值。对于描述性研究，要判断其是否与 PICO 问题相关。例如，研究对象的人口学特征是否与临床患者相似？

　　此外，还可选择阅读实践主题与 PICO 问题相关的临床文章。临床文章并未按其证据水平分级，但其可以提供有用的信息，特别是在决定是否实施与主题相关的改变时。学习如何阅读研究和临床文章，了解每一个常见的元素，可以帮助评价文章是否完整及解释的是否清楚。文章应包括以下组成部分：

- 摘要：简明的摘要可以提示文章是以研究还是临床为基础。摘要总结了研究或临床主题的目的，主要的主题或结果，以及实践的意义。
- 前言：文章的目的及对读者的重要性。通常有简短的讨论，从作者角度来论证该主题的重要性。

　　阅读完摘要和前言后，决定是否继续阅读整篇文章。判断文章的主题是否与 PICO 问题类似，能否提供有用的信息。值得注意的是，研究的问题不必完全一致，但要足够相关，可以提供有用的信息。如果是这种情况，可继续阅读文章的下一部分：

- 文献综述或背景：一个好的作者会提供一个详细的科学背景或主题相关的临床信息。解释作者进行临床主题研究或报告的原因。或许文章本身并不如预期那样解决 PICO 问题，但可能会引导你去寻找其他更有用的文章。文献综述阐明了所研究问题的研究基础。
- 文章叙述部分：文章的"中间部分"并不等同于叙述部分，取决于是基于临床还是研究（Melnyk 和 Fineout-Overholt，2014）。临床文章描述一个临床主题，通常包括对患者群体的描述，某种疾病或健康问题的本质，对患者及护理的影响。临床文章经常描述治疗方法或新技术的运用。一篇研究型文章描述了研究的进行过程，包括研究目的、研究设计方法及研究结果。研究型文章的叙述包含如下几个标准：
- 陈述目的：解释研究的重点或目的，确定研究的概念。
- 方法或设计：阐述研究是如何组织和进行来回答研究的问题。从中可以了解研究的类型（即随机对照试验、病例对照研究或定性研究）及研究样本的数量。在卫生保健研究中，研

表 1.1 证据等级中的研究类型

研究类型	描述	举例
系统综述或Meta 分析	作者或专家小组针对某一具体的临床问题,对随机对照研究(和其他类型的研究)进行评价,总结当前的科学研究状况。Meta 分析是将所有研究的数据综合起来进行统计分析	本研究旨在探讨 Braden 量表在长期照护中应用的有效性。从 9 份发表的研究中选取 11 组数据进行分析,涉及 40 361 名研究对象。鉴于其特异性和阳性预测值较低,Braden 量表在长期照护中的适用性仍值得商榷。这意味着测试结果为阳性的研究对象发生压力性损伤风险的可能性较高;然而,实际上 Braden 量表结果为阳性,发生压力性损伤的概率较低(Wilchesky 和 Lungu,2015)
随机对照试验	通过与常规护理标准比较,来检验不同干预措施的效果。将研究对象随机分为对照组(接受标准护理)和治疗组(接受实验性干预),测量相同的指标,来观察效果是否有差异	本研究以患者满意度为重点,评估提供临床护士照片对住院患者回忆的影响。研究分为 3 个小组。对照组接受常规的护理;第二组采用印有临床护理小组成员姓名和职务的讲义;第三组的讲义则包括临床护理小组成员的姓名、职务及照片。在患者出院前调查其回忆临床护士的能力并评定其与护理小组的沟通质量。收到讲义中有照片的患者明显能根据照片正确地识别更多的临床护士,并能正确说出姓名。沟通质量组间没有差异(Appel et al.,2015)
类实验性研究	该研究方法试图表明某种干预会产生特定的结果。该类研究的实施,未遵从可行性、合乎伦理性及研究对象分组的随机性(Dearholt et al.,2012)	医院定期监测重症监护病房的呼吸机相关肺炎(ventilator-associated pneumonia,VAP)的发生率。这个项目研究如果停止监测,VAP 的发病率会怎样。A 组 ICU 监测中断了 1 年,B 组 ICU 则继续监测。A 组 VAP 的发生率、死亡率和患者住院时间均增加。监测为质量持续改进提供重要的数据反馈(Bénet et al.,2012)
病例对照或队列研究	一组暴露于某种因素(例如肥胖),另一组没有,从而判定暴露因素与预测变量间是否有关联(例如,运动方式、家族史、抑郁史)	观察主管护师(nurse practitioner,NP)和助理医师(physician assistant,PA)直接参与 ICU 患者护理的效果。主管护师或助理医师直接参与护理的患者,急性生理评分和机械通气率均低于未直接参与组。结果显示主管护师或助理医师是 ICU 团队的安全辅助。研究结果支持主管护师或助理医师管理危重患者(Costa et al.,2014)
描述性研究	描述研究中的概念,有时还研究某一概念的发生率、数量级及特征	本研究评估化疗患者发生感染的危险因素。从病历中收集数据。化疗患者感染的危险因素包括服用烷基化剂和罹患糖尿病(Park et al.,2015)
质性研究	研究个体对所经历的健康问题、生活事件及其相关背景的认知。通过大量访谈研究对象获得描述数据。为了全面、充分的描述,会鼓励研究对象讲述他们经历的事件或情况	对腹部手术后患者及相关医务工作者进行访谈分析,建立腹部手术后恢复的概念框架。重要的概念有"能量水平""疼痛感""一般耐力"和"日常执行力"。研究人员发现,目前尚无测量涵盖上述概念的有关恢复的工具(Lee et al.,2015)
临床专家	护理单元的临床专家是了解当前证据的绝佳途径。临床专家经常撰写临床主题的文章,并在文章中应用证据	介绍如何充分应用研究结果和个人经验,既能帮助导师制中的导师,又能帮助护士充分学习导师的经验(Nooe 和 Kautz,2015)

对象有时包括患者、家属或医护人员。研究方法中的语言有时会使人困惑，解释研究设计的细节，尽量减少偏倚，以获得尽可能准确的结果。借助于全体成员来帮助解释此部分。

● 结果或结论：临床研究文章的总结部分。作者在临床文章中阐述了研究主题的临床意义。在研究型文章中，作者阐述了研究问题的结果及答案。例如，在定性研究中，研究人员分析研究者对主题和想法的描述，并加以总结归纳，对所收集的数据没有进行统计分析。定量研究包括对研究对象的完整描述和对结果的统计分析。熟悉常见的统计术语很重要（注释1.3）。一个好的研究者会在结果部分指出研究的局限性。文章的局限性有助于决定是否要将该文章中的证据应用于实践。

临床意义：研究文章包括解释研究结果是否有临床意义的部分。研究者解释如何将研究结果应用于此类型研究对象的临床实践中。

评论每篇文章，完成批判性评估清单。可以使用Ⅰ～Ⅷ的证据等级金字塔对每篇文章的证据水平和强度进行分析（图1.1）。在循证实践过程中，还可运用此方法与同事共同评价多

注释1.3　常用统计术语

样本量：研究个体的数量（n）。

显著性：测量研究结果由干预措施所引起的可能性，而非偶然。大多数研究者将显著性水平 p 值设为 0.05 或 0.01。例如，如果干预的影响（例如，每小时巡视）在 $p < 0.05$ 时具有显著差异，这意味着可能发生跌倒的概率小于 5%；因此，该干预措施在减少跌倒的发生方面确实有 95% 的可能性。当研究结果的 p 值（0.61）大于设定的值（如 p 值为 0.05），研究者可以得出结论，研究结果可能是偶然的，干预没有产生效果。

置信区间（confidence interval, CI）：临床医师进行干预研究，估计得到的结果的范围（如均值区间）（Fineout-Overholt et al., 2010）。置信区间代表研究效应的精确性。95% 置信区间意味着结果有 95% 的可能性在研究的范围内。

效应大小：当干预效果在统计学上是显著性的，并不一定意味着干预在决策中是重要的或有用的，只是表明可能会产生差异。大于 0.05 被认为有显著的效果。

篇文章。每人阅读一篇文章，然后，以小组形式共同探讨总的研究结果。在评价证据后，改变实践的建议不应只依赖于单一的研究或单个专家的意见（Poe 和 White，2010）。回顾了所有证据后，需要讨论第三个重要的问题：结果能否帮助护理患者？

应用批判性思维来评价证据的科学性及其对关注问题的答案。科学上的严谨性是研究结果有效、可靠及与感兴趣的患者群体相关程度。根据患者的意愿和偏好来考虑证据。对某一主要领域文章的综合回顾有助于迅速得出结论。作为临床医师需决定是否要将证据应用于一个特定的患者或一群通常存在复杂病史及反应模式的患者（Melnyk 和 Fineout-Overholt，2014）。伦理上要考虑对患者有益而无害的证据。确定证据是否相关，是否容易适用于当前的临床实践及是否有可能改善患者的结局。

有时则没有足够的或没有证据来回答 PICO 问题。由于证据薄弱、结果不一或缺乏，并不能保证证据应用的效果。

证据应用-项目管理

如果文献回顾和评价产生的证据能够回答临床问题，并提供了可以应用于实践的证据，下一步即实施循证实践过程。循证实践团队须能够管理循证实践项目（如新的跌倒预防措施）以确保项目的完成及将证据应用于日常实践（Poe 和 White，2010）。换言之，团队必须成功地引入实践改变。成功的循证实践过程包括以下内容：

1. 发起者（例如高级实践护士、护士长或高级职称护士），他们有义务和专长使项目成功。

2. 具备足够的资源完成项目，包括时间（例如工作人员有时间参加会议、收集数据），所有团队成员的支持，实施单元的基础设施（例如操作程序、单元设置）及设备与用品（视项目而定）。

3. 明确要衡量的结果，以确定循证实践改变是否成功（结果是研究问题的一个组成部分，

团队必须知道如何一致的度量结果）。注：应在试验前监测基础结果指标，以确定干预是否导致改变。

4.项目时间安排。建议应包含至少3个月的预实验，并收集结果。

5.沟通和定向计划。重要的是要确保所有参与循证实践的工作人员接受相关信息及教育（如有必要），以便能够进行实践改变。

在上述案例中，肿瘤单元实践委员会完成了文献回顾。护理专家领导团队，依据证据、团队成员的经验、对单位跌倒发生率的回顾以及对患者跌倒危险因素的了解，委员会建议为该单元拟定新的跌倒预防方案。实践委员会还建议试行新计划3个月。该循证实践项目包括一些特征，该单元的患者在白天和夜晚的所有时间都有可能发生跌倒；因此，将实现全天候的每小时巡视。在证据回顾中，团队发现需要针对关键的跌倒危险因素开发跌倒筛查工具及进行护理评估。注册护士将全面实时跟踪了解肿瘤患者，并对患者跌倒危险因素进行重点评估，比如文献中发现的因素有下肢无力、步态障碍、全身疲劳及抗组胺药物的使用。护士告知每个患者其跌倒的风险。

项目应以一种与所有相关学科的现有实践相结合的方式应用证据。

上述案例中，如果发现肿瘤患者处于跌倒高风险状态，将咨询理疗师，评估患者下肢力量和整体平衡，并提出治疗建议。药房将在用药记录上做出标记，以便护士在输血前监测应用抗组胺药的患者。护理辅助人员（nursing assistive personnel，NAP）将在空闲时巡视观察患者，以满足其如厕需求，确保舒适，没有其他的需要。患者会被告知，每小时会有人来巡视。

实践委员会与护士长协商，提出试验计划，并获批准以推进项目。实践委员会与护士长合作，创建护士培训计划，设定试点计划开始的时间。开始前，护理专家收集过去3个月跌倒的发生率及危害的数据作为基线数据。为了评估程序试点的过程，小组还将进行所有工作人员的简短调查，以确定他们对计划的反应和接受程度。

组织良好的循证实践项目管理计划十分重要。如果实践改变的障碍过大，实践改变实施起来可能比较困难。例如，如果肿瘤医学中心的跌倒预防计划对工作人员来说太难完成、人手不足或者不是所有的工作人员都能参加培训，那么这个计划可能就不会成功。

测量结果

在循证实践试点项目中，收集结果的方法至关重要，包括数据收集的方法和保证可靠一致的数据收集流程。

1.计划如何收集基线数据来评估实践变化的效果（例如，肿瘤护理专家将使用该单位的月度质量报告，包括跌倒发生率和跌倒相关伤害发生率。护理专家在计划实施前收集3个月的数据。当试点项目开始，护理专家将继续收集每月跌倒发生率和跌倒相关的伤害发生率。

a.明确要测量哪些结果以及如何一致地收集这些指标（例如，测量疼痛的敏感度使用自我报告的疼痛量表；测量患者每次行走的距离确定活动能力）。

b.确保结果是可测量的（注释1.4）。使用量表（如疼痛和 Braden 量表），生理指标（如体温、血压、脉氧），测量工具及性能改善报告。

c.选择收集成本不高的结果。如果可以的话，使用现有设备。

d.对团队成员数据收集和记录的方法进行培训。

e.限制数据收集工作人员的数量，以确保测量的准确性和一致性，数据收集的方式、时间、频率及精确度一致。

f.创建一种记录所有数据的方法。

循证护理实践改变的目的是通过运用证据促进最佳结局，确保最高的护理质量（Poe 和 White，2010）。在实施实践改变前后，适当的规划是必不可少的。一旦开始实施干预，要密切监测项目，并考虑相关工作人员和患者的反应。

注释1.4　测量结果

结果	测量结果
跌倒发生	跌倒指数，跌倒受伤
用药依从性	药物计数，患者自我报告，药物处方数量
出院指导的学习（具体主题）	患者调查，包括相关主题的问题；护士对患者技术评估（运用评定量表）
感染发生	实验室每月感染监测报告及感染发生率

评估实践决策或改变

实施实践改变后，下一步是评估结果。通过分析试点项目之前和实践期间收集的数据结果以完成实践评估。评估结果以确定实践改变使情况改善程度。例如，在应用新的静脉穿刺透明敷料后，研究人员分析了相关数据，其中包括移位和静脉炎的发生率和评分。研究结果表明应用新敷料减少了导管脱落的发生率及静脉炎的发生率及严重程度。此项目建议继续应用新敷料。使用新方法对临床患者进行用药和时间管理教育，通过电话回访了解给药剂量和次数。但是，患者无法解释可能的副作用。循证实践项目研究者创建了关于药物常见副作用的单页要点，并继续对试点进行3个月的评估。

评估完成后，必须决定继续实施、修订或停止实践改变。不仅要考虑结果是否满意，而且还要关注患者、家属或工作人员是否因改变而受到其他方面的影响。循证实践改变需要统计人员对团队及团队成员收集的大量数据进行分析。确保使用可靠的资源并全面检查所有的数据。

肿瘤医学中心循证实践委员会确保在实施跌倒预防计划之前，已经制订了相应的结果监测方法。跌倒发生率和伤害发生率从每月质量监测报告中收集，包括项目实施前后3个月的相关数据。循证实践委员会指定3名工作人员在第1个月和第3个月调查相关工作人员，以了解他们对新项目的反应。在实施计划3个月后，肿瘤医学中心对情况谨慎乐观。跌倒的平均发生率从5.1%降至3.9%；而且伤害发生率也有所下降，从实施前3个月的2%，到项目开始后降至1%。虽然这不是评价的结果，但护士们观察到患者使用呼叫铃的情况有所下降，这是因为他们知道护士和护理辅助人员会经常巡视。对护士和理疗工作人员的调查显示，大多数人对此都很热情，并赞同每小时巡视成为例行的实践部分。护士能够观察到，跌倒预防计划改善了患者的结局，患者较少的呼叫也给予他们更多的时间来协调护理。

沟通及传播实践改变

在启动新的跌倒预防计划6个月后，肿瘤科的跌倒指数继续保持低位。此外，还改善了患者的满意度。凯西在医院出版的《护理实践》中提交了巡视计划的摘要。肿瘤科循证实践项目的结果使每小时巡视计划得以在医院范围内运用发展。其他单元回顾文献，以制订满足其特定患者需求的护理评估。肿瘤科系统的、设计良好的循证实践项目为医院其他护理单元建立了循证标准。

在应用证据后，重要的是要将实践的改变和结果传达给护士和其他医护人员。无论结果成功与否，均应如此。多种途径可以传播循证护理实践的结果：同行交流，大会分享，在工作坊或研讨会上展现，壁报展示，发表文章。作为一名专业人士，有责任传达有关护理实践的重要信息。分享证据和实践改变的影响可激励卫生保健中的其他人员，并使他们对工作单位的潜在实践改进感到兴奋。当成功运用循证护理实践的思维方式时，讨论现有的证据并继续寻求解决患者护理问题的方法就变得非常自然了。

▶ **持续循证护理实践的变革**

在卫生保健环境中实施循证护理实践的改变需要时间和承诺来做好。更困难的是进行持续的改进。Chambers 等（2013）将其描述为一个重要的、动态可持续性的过程。这一过程包括继续学习和解决问题，不断调整干预措施，使其继续适应患者的实践环境和需要，并不断改进，而不是随着时间的推移使效果递减。循证护理实践的能力要求致力于学习新的科学知识，与团队合作，在实践中适当地应用和更新干预措施，然后找到维持有效干预措施的方法。患者期望护理专业人员能见多识广，运用最安全和最恰当的干预措施。运用证据可以提高护理实践，改善患者的预后。

▶ **临床案例分析**

由护士、理疗师和整形外科医师组成的整形专业团队在探讨全髋关节置换患者的护理问题。外科医师认为患者在出院前应达到更高的活动水平。由于手术患者的增加，理疗师无法及时关注所有患者。护士们注意到患者家庭成员对患者康复的促进作用较为关注。一位注册护士分享了患者女儿花时间指导父亲，可以帮助父亲走得更远。团队想了解家庭成员是否能成为参与的资源。他们想用循证的方法来改善患者的护理。

1. 将骨科团队感兴趣的临床问题写成 PICO 格式。

2. 实践委员会主席与医院图书管理员联系，在文献检索方面进行合作，查找与 PICO 问题相关的文章。护士告诉图书管理员，团队想知道是否有证据证明他们的方法可以改善患者的活动度。管理员帮助护士从将要搜索的数据库中选择索引语言。为图书管理员制订活动度相关检索主题词，可以有哪些选项？

3. 工作人员开会审查文献回顾所得的文章。每个成员都选择一篇文章进行审阅。理疗师回顾并提出一项关于对膝关节置换手术患者进行教育方法测试的研究。患者被随机分配至两组：一组接受标准的手术患者健康教育手册，另一组由患者的家庭主要照护者参加术前教育培训班。比较两组患者住院时间及术后活动度。

a. 理疗师审查的研究属于什么类型的研究？

b. 列出该研究可能对多学科团队规划其循证护理实践项目有帮助的两个原因。

c. 列出该研究可能对多学科团队规划其循证护理实践项目没有帮助的两个原因。

4. 列出多学科成员可能采用的衡量活动度的两种方式，以及他们如何在团队中做出决定。

▶ **复习题**

1. 将循证实践步骤按正确顺序排列：

A._____用主题词和限制功能检索文献从而收集证据

B._____评估实践改变的结果

C._____在期刊中报告调查结果

D._____更改实践协议应用证据

E._____明确实践问题并列出 PICO 格式

F._____评价文献回顾所得文章，并对现有证据进行批判

2. 外科护理单元的护理专家审查了在循证护理实践项目中收集的证据。循证护理实践团队应用证据，术后患者全天候应用镇痛药取代传统的必要时用药。全天候镇痛药的使用始于 9 月。

a. 复习图表，描述镇痛剂量和疼痛评分的变化

b. 解释变化是否如循证护理实践改变所预期

	6月	7月	8月	9月	10月	11月
术后48小时内平均每人每日用药剂量疼痛均数	8.5	9.0	8.1	10.1	11.4	12.0
术后24小时	5.4	5.1	4.8	4.1	3.7	3.5
术后48小时	4.9	4.2	4.6	3.9	4.1	3.3

3.医疗单位的循证护理实践委员会选择PICO格式的问题，审查评价了证据，准备好进行循证护理实践项目。以下哪些因素对管理循证护理实践项目至关重要？（选择所有符合条件的选项）

A.足够数量的文章为临床问题提供证据

B.项目发起者的承诺及专业技能保证项目成功

C.完成项目所需的资源

D.试点项目的时间安排

E.足够多的测量指标，以确定循证护理实践的改变是否成功

第 2 章

入院、转运、出院

▶ 技能和步骤

技能 2.1　患者入院

技能 2.2　患者转运

技能 2.3　患者出院

▶ 学习目标

学习本章节后，护士能够具备如下能力：

● 描述急诊室患者在入院、转运和出院过程中，沟通在维持护理连续性中扮演的角色。

● 阐述出院计划的目的和重要性。

● 明确出院计划过程中患者的需要。

● 阐述患者家属在入院、转运或出院过程中的作用。

▶ 目的

对护士而言，协调资源、计划患者从入院到出院的护理或护理级别的过渡十分重要。护士识别患者现有的卫生保健需求及预测身体、心理和社会方面的损害对患者恢复正常活动的影响。在护理计划中纳入合适的家庭成员，提供干预措施，包括健康教育，并协助患者获得卫生保健资源。

▶ 护理标准

● TJC，2016——确认患者身份和药物治疗

● TJC，2016——入院评估，约束和有效沟通

● QSEN，2014——以患者为中心的护理技能

▶ 实践准则

● 患者和家属应该共同参与护理，分担决策过程。

● 患者护理必须整合各种资源、服务、健康护理实践者和护理等级，确保护理的连续性。

● 过渡护理包括采取护理措施以确保患者在不同的环境和护理级别间转运时的护理的协调性和连续性。

● 过渡护理要重视沟通，确保患者安全。

● 出院计划从入院时开始，或者更早于门诊或检验中心就诊时。

▶ 以患者为中心的护理

● 在美国，由于以下一种或多种因素，很多人面临着更大的健康挑战：种族或文化群体；宗教；社会经济地位；性别；年龄；精神健康；认知、感觉或身体残疾；性取向或性别认同；地理位置；或其他的与歧视或排斥历史性相关的特征（USDHHS，2015）。入院评估必须包含患者的文化信仰和行为，以便提供以患者为中心的护理。

● 了解文化差异如何影响评估患者和家庭、护理方法、以及在出入院期间的健康宣教。让患者和居家照护者参与护理活动决策十分

重要。

• 询问患者喜欢的沟通方式或语言，适当调整护理方法以满足患者需求。语言服务的获取不足危害患者的预后（NQF，2012）。

▶ 循证护理实践

护理交接过程中，护士与护士的交接（例如，轮班或转运至其他服务机构）可能会造成重要信息的缺如、遗漏和护理错误（Staggers和Blaz，2013）。

• 口头交接在除信息传递以外还有其重要功能，应在实践中保留。需要从以患者为中心的角度分析交接。交接方式要根据护士工作环境及需要恰当选择（Staggers和Blaz，2013）。

• 有效的交接可以更好地传达患者跌倒风险或潜在的皮肤完整性受损的风险，有助于预防患者跌倒受伤或发生压力性损伤。此外，有效的交接可以提高患者关于用药的沟通，减少给药错误（Vandenberg，2013）。

• 使用标准的交接班模式可以减少交接相关的错误，有助于确保关键信息的传达（Zou和Zhang，2016）。

给药单核查包括创建最可能准确的患者所有用药列表，包括药物名称、剂量、频率和途径；并将该列表与医师的入院、转运和（或）出院单进行比较，目的是为在医院内的所有过渡期的患者提供正确的药物（IHI，2016）。

• 给药单核查避免给药错误，如遗漏，重复，剂量错误，或药物相互作用（Kwan et al.，2013；TJC，2016a）。

• 患者入院时护士或药房需要与患者一同检查药物。出院时再次检查，并告知出院后药物提供者，以确保他们理解所做的任何更改。这是减少不良药物事件和改善患者预后的必要措施（TJC，2016a）。

• 系统的文献回顾表明，针对高危人群如老年人、合并症患者和多种药物使用者的药物整合方案，对减少药物不良事件有很大的影响（Mueller et al.，2012）。

• 成功的药物整合干预包括加强药房工作人员的参与度。

▶ 安全指南

• 确定患者是否有感知或沟通的需要（例如助听器、眼镜，需要翻译）。

• 确定患者是否使用任何辅助设备，并确保其安全使用。

• 筛查所有入院患者可能的出院健康护理需求，以确保提供恰当的健康教育，使患者安全出院。

• 患者、居家照护者和相关的卫生保健专业人员及早制订护理计划以促进患者在卫生保健系统内顺利过渡。

• 考虑患者的教育背景、健康知识水平和理解宣教的能力。

• 协调为患者的护理需求提供帮助的医护人员，制订出院护理计划，确保向家庭或医疗机构间的安全转运。

• 帮助其他医务人员（如营养师、社会工作者、药剂师、理疗师）评估患者在卫生保健系统内转运需要的适当的卫生资源。

技能 2.1　患者入院

患者进入卫生保健系统有多种方式（如医院、门诊、私人诊所）。入院过程通常是患者在卫生保健机构的第一次体验。卫生保健机构有常规收治患者的程序（注释2.1）。多数患者通过预定的入院程序进入卫生保健系统，通常需要进行全面的登记注册。然而，有些患者需要紧急入院。急诊入院的患者，往往不能在入院处进行同样的入院登记程序。意识水平、疼痛或其他症状可能会阻碍患者成为可靠的信息来源。工作人员忙于照顾患者时，家庭成员通常为医院记录提供相关信息。相反地，在进养老院之前，自我护理受限的老年患者要进行广泛的筛查。

入院处工作人员、秘书和技术人员是参与

初步接收过程的人员，如面谈患者和审查有关保险、人口数据和机构程序的信息。技术人员通常收集常规标本和执行筛查程序，如心电图。护士执行入院护理评估（见第6章）。

注释2.1　卫生保健系统常规入院程序

- 将患者安置在适当的接收区域。
- 阐述患者的权利（CMS，2009）和预立医疗指示的要点。
- 介绍相关卫生保健机构政策、程序和房间环境。
- 评估患者的卫生保健问题和需要（包括发生跌倒、压力性损伤和过敏的风险）。
- 初步检测和筛选（根据每个机构和患者情况具体化）。
- 制订以患者为中心的护理计划。
- 确定患者卫生保健支付来源。

住院处人员角色

住院处人员在为患者提供安全、合法权益和隐私方面的信息时，保持礼貌和专业的态度。私人会谈区为患者和家庭成员提供透露重要识别信息的场所，包括患者完整的法定姓名、年龄、出生日期、地址、近亲、健康照护者、宗教偏好、职业和保险的类型。当患者有严重的听力障碍时，家庭成员或语言病理学家可以帮助提供信息。如果患者不会说英语，应有专业的翻译在入院过程中给予帮助。

住院处人员在患者的身份识别腕带上清晰地标明患者的全名、医院或机构病案号、医疗服务人员和出生日期。医疗服务人员在进行治疗或操作时使用身份识别腕带信息来确认患者的身份。在许多机构中，身份腕带包括患者唯一的条形码，可以很容易地在预约程序中识别患者身份。条形码腕带通常是在入院的时候创建的，具体的信息根据患者的需要不断更新（Torres，2012）。如果患者是无意识的，除非有家庭成员在场或有条形码系统，否则不能执行身份识别。医院工作人员在机构的"新闻封锁"或"不公布"程序下，为犯罪受害者提供匿名身份识别带。

患者的合法权益通过指导患者或其法定监护人阅读一般治疗同意书实现。医疗保险和医疗补助服务中心（CMS）（2012a）要求所有患者在入院时接受与他们的卫生保健服务有关的权利信息；否则医院将不会收到服务报销（注释2.2）。医疗补助服务中心要求可提供的信息有多种语言和备用格式（例如，音频、视频或书面）。其他监管机构，如联合委员会也要求各机构提供具体的患者权利（注释2.3）。每个机构都有阐述患者权利和护士责任的政策和程序，以确保那些权利。

注释2.2　医疗保险和医疗补助服务中心定义的患者权利

联邦管理法规第42篇，第4章，第482章节第2部分，482.13参与条件：患者权利。

标准1：告知权利

- 医院必须保护和促进患者的权利。
- 医院必须在可能或适当的情况下，在提供或停止患者护理之前，及时告知每位患者，这是患者权利的典型体现。
- 医院必须有一个及时解决患者不满的程序，并且必须告知患者与谁联系解决。

标准2：行使权利

- 患者有权参与制订和实施护理计划。
- 患者或其代表有权就其护理做出知情决定。
- 患者的权利包括了解自身的健康状况，参与护理计划和治疗，并能够要求或拒绝治疗。不得将这一权利阐述为在医学上提供不必要或不恰当的治疗或服务机制。
- 患者有权制订预立医疗照护指示，医院的工作人员和提供护理的医务人员遵守这些指示。
- 患者有权让其选择的家庭成员或代表和其私人的医护人员及时知晓患者入院。

标准3：隐私与安全

- 患者有权享有个人隐私。
- 患者有权在安全的环境下接受护理。
- 患者有权免于一切形式的虐待或骚扰。

标准4：患者记录的保密性

- 患者具有临床记录保密的权利。

● 患者有权在合理的时间范围内查阅其临床记录中包含的信息。

标准5：约束或隔离

● 患者有权免于身体或精神上的虐待和体罚。

● 患者有权不受任何形式的约束或隔离，如这些形式不是医疗上必要的或是被工作人员作为胁迫、惩戒、方便或报复的一种手段。约束是用任何手动方法、物理或机械装置、材料或设备，固定或降低患者自由移动其手臂、腿、身体或头部的能力。约束用药用于管理患者行为或限制患者的运动自由，而不是患者的医疗或精神状况的标准治疗或剂量。隔离是患者独自在一个房间或区域内的非自愿限制，患者由于身体原因不能离开。

● 约束不包括一些设备，如整形外科使用的设备、外科敷料或绷带、防护头盔，或如进行例行体格检查或测试、防止患者坠床或允许患者参与没有身体伤害风险的活动（不包括转运）等涉及限制患者身体的方式。

● 只有在需要改善患者的舒适和限制较少的干预措施无效的情况下才能使用约束或隔离。

● 只有当发现其他限制较少的措施在保护患者或其他人不受伤害方面无效，并遵守医师或其他授权的独立从业者决定的情况下，才应选择使用约束或隔离。

● 此决定不能作为常规或基础需要（即PRN，长期备用医嘱）。如果其他人而不是患者的治疗医师或医护人员决定约束或隔离，必须尽快与患者的治疗医师协商。

● 使用约束或隔离必须：
  ● 根据书面修改过的患者的护理计划。
  ● 尽可能以最不受限制的方式执行。
  ● 根据安全和恰当的限制技术。
  ● 尽早解除。

● 必须对被约束或隔离患者的病情进行持续性地评估、监测和再评估。

● 所有直接接触患者的工作人员都必须持续接受恰当和安全使用约束和隔离的教育和培训。

改 编 自 Centers for Medicare and Medicaid Services: Medicare and Medicaid programs, hospital conditions of participation: patients' rights; final rule, *Fed Reg* 71(236): 71426, 2009.

注释2.3 联合委员会患者的权利标准

● 获得适当护理水平的权利。
● 获得安全护理的权利。
● 文化价值及宗教信仰的被尊重。
● 隐私。
● 为了记录而不是为了识别、诊断和治疗患者的同意书。
● 患者信息的保密原则。
● 告知未预料到的结果。
● 潜在滥用现象的识别和预防。
● 参与临床护理决策。
● 临床研究的风险与获益的知情。
● 临终护理。
● 预立医疗照护指示。
● 器官获取。
● 预立医疗照护指示并被遵从的权利。
● 避免不必要的约束。
● 各种操作的知情同意。
● 拒绝护理的权利。
● 减轻或消除疼痛的权利。
● 与行政职能科室间的沟通。
● 教育。

引 自 The Joint Commission(TJC): Comprehensive accreditation manual for hospitals, Chicago, IL, 2016, The Commission.

1991年12月1日生效的《患者自我决定权法》要求所有接受医疗保健和医疗补助的医院向患者提供接受或拒绝医疗的权利。在注册时，患者收到有关预立医疗照护指示的信息，如果他们想讨论预立医疗照护指示，则引用适当的资源或在制订完成预立医疗照护指示（注释2.4）中提供帮助。

入院时患者还必须收到关于健康保险可转移性和责任法案（HIPAA）的信息。2003年完成的一项联邦法律旨在保护患者健康信息的隐私，被称为健康信息保护[美国卫生和人类服务部（USDHHS），2003]。健康信息是指由医护人员、健康计划、公共卫生机构、雇主、人寿保险、学校或大学、保健信息中心所创建或接收的任何形式的任何信息（口头或记录的），涉及任何个人的过去、现在或将来的身体或精神健康状况；或向个人提供卫生保健服务；或

注释2.4　预立医疗指示

- 预立医疗指示是为患者提供未来医疗服务的指导文件，或个人在丧失决策能力时指定另一个人做出的医疗决策。
- 当患者无法说话或做出决定时，预立医疗指示可以传达患者在继续医疗护理中的选择。
- 预立医疗指示包括生前遗嘱、医疗服务授权书或经公证的手写文件。
- 患者的病历中能够获取预立医疗指示文件的副本。如果没有，应将预立医疗指示的内容记录在病历中，并要求家庭成员将预立医疗指示文件送往医院。
- 参与的医护人员被告知患者的预立医疗指示。
- 医务人员与患者或其遗产的继承人有关的人员均不应是预立医疗指示的证人。社会工作者经常满足此要求。

过去、现在或将来向个人提供卫生保健服务的费用（HIPAA，2009）。个人可识别的健康信息是健康信息的子集，包括个人人口统计信息（例如，年龄、身份证号、电子邮件地址）。HIPAA的3个主要概念是：①机构必须告知患者他们拥有的隐私权，以及该机构将如何处理他们的健康信息。②机构和医护人员只为治疗、支付或卫生保健的目的使用或披露患者的健康信息。③医护人员在需要知情的情况下，提供最少的必要信息达到使用的目的。除了现有的法律之外，新的提案还包括允许患者知道谁访问了他们的信息（USDHHS，2011）。了解特定机构HIPAA相关的策略和程序。

护士角色

在进行患者护理之前，护士应完成全面的护理评估，审查任何的预立医疗照护指示，并确保完成必要的诊断项目。如果患者在入院前正在接受社区卫生保健服务（如居家保健服务、长期照护），则该社区卫生保健服务机构的护士应向接收该患者机构的护士提供患者的病情，送往急诊的原因等必要的信息，以获得连续性的护理（Toles et al.，2012）。

入院接收人员与护士合作，确保患者的房间分配基于患者的病情、保健需要、发展水平、活动水平、预期住院时间和个人偏好。例如，对于病情危重、存在跌倒风险和接受多种治疗的老年患者，最好安排在距离护士站较近的病房内。护士应确定患者有无过敏史，如果有的话，在患者身上放置过敏腕带，并在病历中正确记录过敏史。

当患者通过急诊入院时，护士应通知相关护理单元，并报告患者的入院资料，包括其姓名；入院医师或医护人员；主诉；采取的治疗或检查结果，诊断和患者病情相关信息（例如，最初的生命体征、过敏史、意识水平、静脉输液）。陪同人员应将患者和家属带至相关护理单元，并向护士介绍患者的护理情况。急诊科护士与护士分享有关患者的行为（例如焦虑、恐惧或知识水平等），以促进护理工作的连续性，并帮助患者和家庭应对新的环境。

许多患者提前几日去医院进行必要的术前诊断测试。在某些情况下，这些患者及其家庭成员也要参加术前健康教育课程。有些患者在到达医院或外科手术中心时，才第一次与医护人员接触。入院、接受手术或治疗均在"同一日"完成。护士提供关于手术或治疗目的，准备程序，术前、术后护理的基本说明。入院及同意书、诊断测试、术前患者教育（见第37章）及指导，通常是在实际手术的前一日完成。如果护士能够提前几日见到患者，他们可以使用各种资源，如课程、录像、宣教小册子，以及电话回访进行耐心教学。

护士应积极协调所有患者的初始入院流程。患者的病情影响入院活动的范围和类型。护士始终要考虑到患者的疲劳和舒适程度。例如，当危重患者入院时，患者会立即接受大量的检查和治疗。护士可能没有时间帮助患者和家庭成员适应，或者了解患者的恐惧和担忧。当患者择期入院治疗时，护士有更多的时间为其做入院心理准备。患者在家中的早期心理准备，可以更好地适应住院治疗。

授权与合作

在进入卫生保健机构期间完成护理评估的技能不能授权给护理辅助人员。护士指导护理辅助人员完成以下工作：

- 准备入院前病房所需的设备。
- 收集并保管患者的个人护理物品。
- 护送患者和家属至护理单元。
- 采集标本。

用物准备

- 病员服
- 便盆和尿壶（必要时）
- 洗脸盆、浴巾和毛巾
- 盥洗用品（如肥皂、牙膏、手卫生液；在某些医院可选）
- 面纸
- 水壶和饮水杯
- 弯盘或污物盘
- 一次性温度计（见机构政策）
- 血压计
- 听诊器
- 清洁手套
- 脉搏氧饱和度仪（非必需）
- 文件表格（见机构政策）

步骤	要点说明

病房准备

步骤	要点说明
1. 执行手卫生，准备病房设备和家具。如果患者能走动，将床调整至最低水平的位置。如果患者由平车送入病房，请将床调高至与平车平行。将被套拉至床尾。病房家具的摆放利于患者进入床单元。调节病室灯光、温度和通风。	通过防止入院期间的延误来促进患者的舒适。合适的床位减少了患者在转移过程中跌倒的可能性，也降低了工作人员协助患者卧床背部损伤的风险。
2. 确保设备工作正常。病房内配有特殊设备（如负压吸引装置、氧气供应装置或静脉输液架）。	防止即时治疗的延迟，保证照护者之间的平稳过渡。

护理评估

步骤	要点说明
1. 根据机构政策，使用至少两种方式核对患者身份信息（例如，姓名和生日，或者姓名和病案号）。	确保患者正确。符合联合委员会标准并保证患者安全（TJC，2016）。
2. 亲切问候患者和家庭成员。介绍自己的姓名和职位；解释在患者护理中的工作职责。	提供个性化护理，减轻患者入院焦虑，阐明护士的角色，促进患者需求。
3. 如果患者不能说、读或理解英语，安排专业翻译人员协助进行护理评估。当需要即时翻译、翻译不常见的内容或不常遇到的语言（USDHHS，OPHS，2001）时，可使用电话口译服务作为补充系统。	最好由家庭成员进行翻译，以促进有效沟通。
4. 当患者听力严重受损时，可能需要言语治疗师的帮助。	言语治疗师可能会有增强听力的设备或资源，以促进交流而获得评估数据。
5. 评估患者的一般情况。注意身体不适的症状或体征（见第6章）。	提供基线评估资料。
临床决策点：如果患者有急性的身体问题，推迟常规的入院流程和护理病史采集，直至患者的急性问题得到解决，身体状况满足入院条件。此时要时刻关注患者急性的身体状况的评估。	

步骤	要点说明
6. 通过询问健康认知问题，评估患者理解和实施健康信息的能力。例如："你自己填写医疗表格有多少把握？"（Wallace et al.，2006）。REALM-SF 是一个可靠和有效的工具，列出 7 个单词让患者阅读，以确定他们分级模式下的健康认知水平（如三年级，四至六年级，七年级，八年级和高中）（AHRQ，2015a）。	这有助于确定患者的阅读水平，进而选择适当的教育材料和教学方法，如反馈式教学（AHRQ，2015a）。
7. 通过观察语言和非语言行为以及对问候和解释的反应，评估患者和家庭成员的心理状况。	焦虑会影响患者如何适应医疗卫生环境和如何保持相关的指导。
8. 评估生命体征（见第 5 章），身高和体重（见第 6 章），患者的不适程度（使用 0 ～ 10 级）（见第 16 章）。	提供基线数据，便于与以后的检查结果比较。确定患者的资料是否位于正常范围内。
9. 依据医疗机构政策分级标准评估患者跌倒风险。请患者在床尾行走，注意观察患者的步态和移动。考虑患者的危险因素 [例如，个体内在因素：合并症（神经系统疾病）、肌肉无力、步态不稳和尿失禁（de Jong et al.，2013；Spoelstra et al.，2011）；短暂的因素：体位性低血压、多重用药和使用高危药物（如止痛药、抗高血压药物）（Chang et al.，2011）]。	让患者行走可以更客观地评估患者的步态和耐力水平，这比询问患者是否有步行限制更为准确。为确定患者的伤害风险，以及是否需要采取跌倒预防措施提供数据。对于紧急入院的患者，应在 24 小时内完成跌倒风险评估（TJC，2016b）。
10. 请家庭成员或朋友离开房间，除非患者希望其帮助更换病员服。关闭门窗。协助患者更换病员服，保持舒适体位。	保护隐私并为患者检查做准备。
11. 患者入院后应尽快获取病史，运用医院护理标准（如功能性健康模式）。包括以下内容：	注册护士（TJC，2016a）对每位患者进行入院评估准备。每个机构设定完成入院评估的时间框架（24 小时内）。
a. 患者对疾病和卫生保健需求的感知。	建立患者临床状况基线资料。
b. 既往史。	
c. 现有的症状、体征和住院原因。	确定患者病情恶化时的症状和体征。
d. 根据一定的标准（例如排泄、呼吸、营养和新陈代谢、活动和锻炼、自我概念、价值观和信仰、文化因素、社会支持和认知功能等）完成对患者健康状况的检查。	提供一个全面的患者健康状况资料和对现存的健康问题的反馈。
e. 疾病风险因素。	制订预防性护理措施，并为患者提供健康促进行为的教育。
f. 过敏史，包括过敏物质的类型和对患者之前经历过的过敏反应的描述。	患者往往对药物或物质敏感，而不是真正的过敏；这需要辨别清楚。详细说明所有过敏原以防止意外暴露。
临床决策点：为患者提供过敏警示手环，列出过敏的食物、药品、乳胶或其他物质；根据医疗机构政策记录过敏。	
g. 详细的用药史，包括处方药、非处方药（over-the-counter，OTC）和替代疗法，如中药和激素。	评估药物间相互作用，往往可以解释患者的一些症状和体征。
h. 患者对健康问题的认知和对护理的期望。	尽可能地识别和满足患者的期望。
12. 使用清洁手套。对适当的身体系统进行体格评估（见第 6 章）。如果入院时没有留取尿标本，指导患者如何留取。如需要血标本的采集或实施检查应提前告知。	为明确健康问题提供客观数据。操作前未履行告知，患者会产生焦虑。患者的准备可以缓解焦虑。

步骤	要点说明
a. 入院时首先评估患者的皮肤完整性和当前的皮肤破溃。应用压疮风险评估表，如 Braden 评分，评估潜在皮肤破溃的风险。评估完成后，执行手卫生。	提供预防压力性损伤的基线数据，并确定患者入院时是否存在社区获得性的压力性损伤。现存的压力性损伤必须在入院后 24 小时内记录（CMS，2008）。患者在住院期间产生的压力性损伤被认为是不良事件，并成为其照顾机构的经济责任（CMS，2008）。
b. 一些医院要求评估外科住院患者是否存在阻塞性睡眠呼吸暂停（obstructive sleep apnea，OSA）的风险（见第 37 章）。请参见机构政策。如果有的话，可以使用 STOP-Bang 问卷评估。	STOP-Bang 问卷评分已在肥胖和病态肥胖的外科患者中证实。为识别严重的 OSA，STOP-Bang 问卷得 4 分具有 88% 高灵敏度。对于确定严重的 OSA，评分 6 分更加专业（Chung et al.，2013）。能够进行适当的术后观察。OSA 是一种潜在的严重的睡眠障碍，睡眠期间呼吸反复停止和开始。在麻醉和镇静苏醒过程中，外科 OSA 患者存在喉部肌肉松弛和气道堵塞的危险（D'Arcy，2013）。
13. 查看医嘱，以便立即采取治疗措施。	延迟会引发患者的病情恶化。
14. 询问患者确定其对卫生保健和护理需求或期望的价值观："您认为住院对您有多大帮助？您希望在住院期间会发生什么？对您来说，在这里的满意的护理什么是重要的？"注意：把这些问题融入体格检查中。	以患者为中心的护理需要结合患者的需要、偏好和价值观（QSEN，2014）。
15. 将患者安置在护理单元。	
a. 介绍进入病房的工作人员。如果患者不另行说明，通常按姓氏来介绍患者。	帮助患者识别照护者，以示对患者的尊重。
b. 告知患者和家庭成员病区护士长的名字，并解释护士长在解决问题中的角色。	提供患者和家庭成员沟通问题的方式。
c. 解释探视时间及其目的（例如，为治疗护理和患者休息提供时间）。	提供信息，提高家属遵守探视时间政策的意愿。
d. 解释医疗机构的吸烟政策，如果需要，为患者和家庭成员明确可以吸烟的区域。	禁止在医院范围内吸烟的政策是必需的。有些医院会设有指定的吸烟区。
e. 展示设备的使用（例如，床、床上桌、灯）。	患者安全取决于患者对设备的正确理解和使用。
f. 向患者说明如何使用呼叫灯，并将其放置在一个方便的位置。让患者演示使用。与患者讨论其具体的跌倒风险因素，并鼓励患者在下床时求助。	确保患者知道为什么和如何求助。
g. 护送患者至卫生间（如果能走动）。	患者的安全部分取决于如何使用卫生间的设施。
临床决策点：确保患者知道在卫生间里如何求助（卫生间中通常有紧急呼叫指示灯）。	
h. 向患者和家庭成员解释进餐时间和食物。	家庭成员通常希望晚上去帮助患者进食。
i. 介绍提供的服务（例如，牧师、美容店、活动疗法）。	为患者决策提供选择。

护理诊断

● 焦虑	● 恐惧	● 有受伤的危险
● 急性疼痛	● 个人或家庭应对无效	● 有跌倒的危险
● 慢性疼痛	● 无能为力感	● 缺乏医院流程和治疗计划的相关知识
根据患者的状况或需求，个体化处理其相关因素 / 危险因素。		

步骤	要点说明

护理计划

完成下列步骤后所能达到的预期结果：	
● 患者能够说出治疗计划和程序的目的及时间安排。	了解治疗计划能让患者有更好的控制感，减少对未知事物的焦虑。
● 患者演示在需要帮助时如何呼叫护士。	跌倒通常发生在患者试图在没有帮助的情况下下床。
● 患者可以在没有障碍的房间里走动（如果条件允许）。	确保患者在房间内的安全与活动。
● 患者可以安全有效地使用房间里的设备。	用来护理患者的设备经常造成危险；有助于减轻焦虑。
● 患者能够说出对医疗机构吸烟政策的理解，探视时间，进餐时间和相关服务。	对医院政策的了解有助于患者适应卫生保健环境。
● 患者主诉舒适度的提高。	基本的疼痛和舒适的护理措施是有效的。

护理措施

1. 执行手卫生。通过检查家庭用药清单是否有重复，遗漏，或与新开药物潜在的药物相互作用来完成患者的药物核对。根据医护人员的治疗顺序更新药品清单。遵循医疗机构政策。	入院时给药单核查有助于确保患者服用正确的药物，避免给药错误（TJC，2016a）。
2. 告知患者下一班或第2日的程序或治疗计划（例如，医护人员或营养师的访问）。这些会随着患者状况而有所变化。	患者有权被告知操作或治疗计划。能够预见计划中的治疗可以减少焦虑。
3. 执行基础的舒适护理措施（体位、病室温度）和给予镇疼药物（遵医嘱）。取下并处理手套。	确保患者能够参与治疗和健康教育。
4. 完成患者和居家照护者的学习准备和学习需求评估。	确定患者和居家照护者的健康教育需求和学习偏好。
5. 为患者和居家照护者提供有关护理程序或治疗方法咨询的机会，并分享他们的个人护理目标（如果患者没有回应或无法理解，与居家照护者一同向患者解释）。	明确患者的期望和消除一些误会。与患者一同制订临床决策。
6. 清点患者选择留在床边的贵重物品。列出患者衣服和贵重物品的清单（见机构政策）。将贵重物品放在机构保险柜或移交给家庭成员。	设立贵重物品存放账户，以防止损失。
7. 确保患者和家庭成员在需要时单独相处。	患者在入院时往往存在压力和疲劳感。为患者和家属提供做出临床决策的时间。
8. 确保呼叫灯在患者容易接触到的区域和病床保持在一个较低的水平位。	确保患者安全。
9. 执行手卫生。	减少微生物传播。

步骤	要点说明

护理评价

步骤	要点说明
1. 通过讨论和提问，患者能够自己复述跌倒的风险因素、医院规章制度、检查和操作。	通过反馈进一步明确患者对医院相关事宜的学习和理解程度。
2. 让患者用 0 ~ 10 级对疼痛的程度进行评分。	确定疼痛程度是否降低。
3. 让患者演示呼叫灯的使用。	通过演示明确患者的学习效果。
4. 密切关注患者独立行走的能力。	为判断患者是否可以安全走动并无损伤提供数据。
5. 定期检查病室的设置。	确保护理区域没有障碍物。
6. **使用反馈式教学**："如果您在下床时需要协助，我想确保您知道如何使用呼叫灯联系护士。您能教我如何使用它，并告诉我何时可以使用它吗？"如果患者或居家照护者不能正确反馈，立即调整或重新制订指导计划，以保证其正确掌握。	确定患者和居家照护者对指导内容的理解水平。
非预期结果	**相关措施**
1. 患者无法复述理解医院政策（例如探视、吸烟）或不知道检查和操作的目的或时间表。	● 安排患者的后续治疗。 ● 根据不同患者的个体情况集中给予教学。如果家属有助于患者的教学，可以将其纳入进来。
2. 患者变得焦躁不安，表达对疾病的担忧，或身体动作中显现出紧张。	● 给患者时间表达恐惧和担忧。 ● 给予关爱和同情，使患者愿意沟通交流。
3. 患者跌倒或受伤。	● 及时满足患者的生理需要。 ● 告知医护人员患者发生受伤或跌倒。 ● 重新评估患者的环境，根据需要改变护理计划，确保住院环境没有安全隐患。 ● 完成事件 / 不良事件的报告。

记录与报告

● 采用合适的电子健康档案或表单记录患者的病史和评估资料。开始制订护理计划。

● 记录对患者和居家照护者学习情况的评价。

● 如果患者有预立医疗指示，请将复印件放在病历中。在没有预立医疗指示的情况下，在病历中记录该指令的实质内容（TJC，2016a）。

● 患者一旦来到病区，应及时通知医护人员；报告之前所有异常的结果。如果患者进入病区前没有提供入院安全指导，病区需要给予相关指导。

注意事项

健康教育

● 向患者解释，每个班次都会有不同的护士给予护理。解释每个班次的时间及相应负责的护士。

● 健康教育贯穿于整个入院过程。提供有关身体评估结果、跌倒风险、患者疾病的性质、诊断计划和治疗程序、药物、护理目标和住院常规的信息。

● 在紧急情况下，或者患者不能执行基本的护理时，指导居家照护者关于患者护理程序和常规的基本原理。

儿科患者

● 住院对儿童来说是严重的危机，由于与父母分离、失去控制、身体伤害和疼痛，儿童会感受到一定的压力。分离性焦虑最常见，贯穿婴儿中期至整个幼儿期，特别是年龄在 16 ～ 30 个月。学龄前儿童能够较好地接受短暂性分离，但是他们的叛逆行为却比年幼的孩子难以察觉（例如，拒绝吃饭、难以入睡、不合群）。学龄期儿童能够应对分离，但更需要来自父母的安全感和指导（Hockenberry 和 Wilson，2015）。

● 解释医疗机构的住宿和来访政策。允许和鼓励家长参与患儿的照顾。允许父母协助日常护理活动（如洗浴、进食），尽可能在整个护理过程中，父母都可以陪伴患儿。

● 入院评估时，父母的加入是必不可少的，因为他们可以为患儿的正常行为和疾病所造成的偏差提供信息资源。

老年患者

● 住院的老年人经历身体功能下降，如新出现的尿失禁、营养不良、病情恶化、压力性损伤和跌倒。维持功能状态的干预（例如理疗、营养咨询）需要提供跨学科的协同护理（Touhy 和 Jett，2014）。

● 通常新入院、不熟悉周围环境、有急性疾病、服用 4 种或更多的药物，或最近被转移的患者易发生跌倒。视力的下降往往会导致住院的老年患者发生跌倒（Touhy 和 Jett，2014）。

技能 2.2　患者转运

患者被转运至不同的护理单元和机构，以接受不同形式和级别的治疗和服务，提供更接近居家的持续的基础照顾。当转运患者时，通过提高连续护理的过渡来确保护理的连续性。医疗转运的目标是持续健康照护，避免治疗的中断或遗漏一些掩盖疾病恢复的事项。及早与医护人员和跨学科团队成员合作，确保有效的患者转运与最佳的患者结局。有证据表明，多学科专业人员的参与是必要的，与医护人员相

比，他们可提供更综合的护理，特别是对于有复杂的生理、心理和社会需要的患者（Toscan et al.，2012）。

当患者在不同病区或不同医疗机构之间转运进行诊断、治疗和持续护理时，每一次转运都存在安全隐患。患者转运时，不同护理单元工作人员之间以及医护团队之间的交接沟通，可能不会涵盖患者所有的重要信息，或者信息被误解。交接包括多种功能，从指导、教学到团队建设，但最重要的功能是信息的处理：保证重要数据的交接，确保患者的安全（Halm，2013）。不标准的交接或交接过程中出现的可变的因素都会导致差错的发生，护理的遗漏，治疗的延误，重复工作导致的效率低下，治疗的不当，轻微或重大损害的不良事件，延长住院时间，增加再入院率和增加住院费用（Blouin，2011；Riesenberg et al.，2010）。

向另一护理单元交接患者时，必须清楚地传达患者的护理、治疗、服务和当前病情情况，以及近期或预期变化，以达到患者的安全目标（TJC，2016a）。整个医疗机构中，医疗政策和操作程序通常是相似的。为防止沟通失败，以结构化沟通开始，通常使用识别必要信息的标准流程来确保可靠的交接。高度可靠的交接包含 3 个关键要素（Halm，2013）：①卫生保健小组成员之间面对面的双向沟通。②结构合理的书面表单、图表或核查表中至少应该包含交接双方医师共同认可的关于患者精神状态的基本信息。③交接时要"有意识的捕捉患者信息"，这就意味着临床医师在交接患者时要分享患者现存的临床问题和可能的诊断（前瞻性），而不是仅仅列出患者的已有问题和完成的治疗（回顾性），这与交接错误相关。

助记方式，例如 SBAR（现状、背景、评估、建议）或"I PASS the BATON"（介绍、患者、评估、情况、安全考虑、背景、行动、时间设置、所有者、下一步）用于转运的沟通模式，可根据不同的临床区域和（或）目的进行个性化的修改。

27

在急诊科，当患者在不同医疗机构间转诊时，护士按照紧急医疗和劳动法（EMTALA）完成转运（CMS，2012b）。EMTALA 劳动法是一项联邦法律，保护患者不被违背其意愿的转运，规定了如何完成适当的机构间转运。适当的转运包括以下步骤：

- 告知患者转运的风险和好处；
- 获得患者的书面知情同意；
- 要求转运医院提供能力范围内的治疗；
- 接收的医疗机构要有床位和具备治疗该疾病能力的医务人员，接受患者的转运并提供治疗；
- 复印所有病历，包括转运表单，由转运医疗机构送往接收医疗机构；
- 由具备转运资格的医务人员和转运医疗设备（如配备高级心脏生命支持和基础生命支持的救护车）转运患者。

虽然这项法律主要影响急诊科，但对于了解该法律对住院患者在医疗机构之间的转运政策是非常重要的。许多医疗机构均采取相同的政策进行患者的转运。

授权与合作

转运期间的评估和决策不能授权给护理辅助人员。护士指导护理辅助人员完成以下工作：

- 协助患者穿衣。
- 保管好患者的个人物品和患者随行医疗设备。
- 护送患者至护理单元或待转运区域。

用物准备

- 转运表单
- 医疗记录的复印文件，如病历、放射胶片、实验室检验结果（视情况而定）
- 特殊医疗设备：轮椅或担架、污物盆、便盆和尿壶、氧气瓶和氧气导管、输液架、心电监护仪和急救药物

步骤	要点说明

护理评估

步骤	要点说明
1. 根据机构政策，使用至少两种方式核对患者身份信息（例如，姓名和生日，或者姓名和病案号）。	确保患者正确。符合联合委员会标准并保证患者安全（TJC，2016a）。
2. 从转出医疗机构的医护人员那里获取和审查转运医嘱，包括接收医疗机构的名称（必要时）、接收医疗机构的医护人员的名字及患者稳定转运的申明。	医护人员在解除患者的医疗护理服务和安排患者接受医疗服务上负有法律责任。患者有合法的权利拒绝转运。
3. 医护人员与跨学科团队成员合作，评估患者需要转运的因素（例如，病情变化、医疗机构可以提供的服务、患者或家庭成员对所在地的偏好）。	患者需要获得有最佳医疗资源的机构，来满足医疗服务的需要。医护人员确定患者在转运过程中机体生理的稳定性。
4. 个性化评估有过渡期护理问题的高危人群（例如，有多种健康问题的老年人、抑郁症患者、非英语语言患者、感觉障碍患者和低收入患者）。	识别有过渡期护理问题风险的患者，可以更好地进行持续护理和改善患者结局（Touhy 和 Jett，2014）。患者在到达接收医疗机构时，可能需要必要的一些咨询（如护士长、心理学家）。
5. 详细解释转运目的，安排时间讨论患者和家庭成员对环境变化的感受。必要时，获得患者的书面同意才能转运。如患者不同意，也可获得患者家庭成员的同意。	及时告知患者转运计划（TJC，2016b）。患者需要充分的心理准备。如果在患者及其家庭成员无法同意的紧急情况下，放弃征得患者知情同意，并根据要求转运的医护人员的临床判断将患者转运至更高护理水平的医疗机构。

步骤	要点说明
6. 评估患者目前的身体状况并确定转运的方法。当患者被转运至一个新的医疗机构，评估转运方式及转运工具（如轮椅或担架）（见机构政策）。	确定患者病情稳定性。患者的病情经常变化很快，影响转运期间的稳定性和所需的支持类型。
临床决策点：确定患者的健康状态和安全性是否需要生命支持设备。协助转运的人员需要接受生命支持技术方面的培训。在转运至新医疗机构时，需要配备生命支持设备的转运车。	
7. 评估患者是否需要止痛药或控制症状的其他药物。	确保患者在转运过程中的舒适度。
8. 确保工作人员根据患者的需要，通知患者家庭成员或其他重要人员。	提供与家庭成员或其他重要人员的沟通，帮助患者对转运的情绪和心理进行调整（TJC，2016b）。

护理诊断

● 焦虑	● 恐惧	● 迁居应激综合征
● 缺乏转运的相关知识	● 无能为力感	
根据患者的状况或需求，个体化处理其相关因素 / 危险因素。		

护理计划

1. 完成下列步骤后所能达到的预期结果：	
● 患者的生命体征和生理状态在转运后保持不变。	安排治疗计划，以免中断患者转运期间的生理支持。
● 患者在转运过程中未发生任何损伤。	采取安全措施，确保将患者从轮椅或担架成功转运至转运车。
● 患者或家庭成员理解转运的目的和转运过程。	患者及家属的理解能够为患者的转运带来安全感。
● 转出医疗机构的工作人员需要将患者之前的护理计划（纸质版）交给接收医疗机构的护士。	确保护理的连续性。
2. 选择合适的转运车将患者转运至接收的医疗机构（可能需要社会工作者的参与）。	转运不能有延迟，使患者能够在任何时候都有机会获得所有必要的资源。
3. 当患者被转运至新医疗机构时，联系接受医疗并安排合适的床位。确认接收医疗机构愿意接收患者（通常由社会工作者或出院协调员完成）。	防止患者转运至目的地时出现延迟。确保接收医疗机构有床位和相关资质人员来治疗患者。医院也同意提前转运。

护理措施

1. 确保患者记录是完整的，包括个性化护理措施的护理计划。	确保接收医疗机构获得转运患者准确的信息。
2. 根据医疗机构政策完成护理转运表单。当患者转运至不同的护理单元时，整个医疗护理记录跟随患者至相应的护理单元。	表格总结了患者相关的护理需求，确保护理的连续性并防止不必要的重复服务。
3. 根据医疗机构政策完成药物核对。检查患者目前的转运医嘱，针对最近的用药记录和原始的家庭用药清单，将更新的药物列表提供给下一位护士。	转运过程中开具的医嘱可能会遗漏掉必要的药物，不必要的重复现有治疗方法，或药物剂量不正确（AHRQ，2015b）。确保患者在新的医疗机构接受正确的药物治疗，减少用药错误（TJC，2016a）。

步骤	要点说明
4. 护理辅助人员收集患者的个人护理物品、衣物和贵重物品。检查整个病房和所有的存储区域。将这些物品放入手提箱或箱子中以确保安全。	防止转运过程中物品的丢失。
5. 预测患者在转运前或期间经常发生的问题。执行必要的护理措施，如吸痰或更换敷料。	确保患者在转运过程中的舒适和安全。
6. 使用安全的操作技术协助患者转运至担架或轮椅（见第11章）。	院外转运更建议使用担架将患者转运至转运车里。
7. 做好患者生理稳定性的最终评估并记录。	最大限度地减少患者在转运过程中并发症的发生风险。
临床决策点：优先评估转运患者的生命体征，保持呼吸道通畅，开放的静脉通路，准确的输液速度及意识水平。	
8. 院外转运时，陪同患者至转运车。	确保有资质的医务人员在场，在患者离开医疗机构或护理单元之前。
9. 通知接收医疗机构/护理单元，告知即将进行转运和患者目前的状态（见机构政策）。	通知责任护士或即将照顾患者的护士，确保在患者到达时实施更好的连续性护理。

护理评价

1. 在最后评估期间，将数据与以前的评估结果进行比较。	确定患者的病情是否发生改变。
2. 检查患者在担架/轮椅上体位是否安全。	安全的体位可以降低转运过程中发生伤害的风险。
3. 确保转运设备性能良好。	如在整个转运过程中，氧气输送设备是维持患者安全的一部分。
4. 通过患者讨论和提问让患者了解转运和转运程序。	反馈有助于患者的学习。
5. 确定接收医疗机构/护理单元的护士是否对患者的护理有疑问。	明确转运交接期间的有效沟通和提供连续性的护理。
6. **使用反馈式教学**："你是否明白为什么被转运至新的护理单元。你能告诉我为什么你要被转运，你的新护理单元是什么？"如果患者或居家照护者不能正确反馈，立即调整或重新制订指导计划，以保证其正确掌握。	确定患者和居家照护者对指导内容的理解水平。
非预期结果	相关措施
1. 准备转运过程中患者的身体状况发生恶化。	● 立即通知医师。 ● 启动干预措施以稳定患者的病情。
2. 患者对转运存在困惑或不确定。	● 进一步解释。
3. 接收人员误解患者的护理方向。	● 转出医疗机构护士或保健提供者需要打电话确认有没有患者护理方面的疑问。

记录与报告

● 护士采用合适的转运表单记录转运患者的情况，包括生命体征和患者病情的其他评估结果，护理计划，转运的日期和时间，以及转运方式。

● 记录对患者和居家照护者学习情况的评价。

● 接收患者的护士需记录患者到达机构或护理单元的日期和时间、转运原因、转运方式、患者的情况，并在患者抵达时给予的护理措施。

注意事项

健康教育

● 转运经常给患者和家庭成员带来焦虑。仔细反复解释说明转运，使患者和居家照护者能更好地理解。在这种情况下，一定要很耐心地向患者解释转运的相关事宜。

儿科患者

● 儿童需要父母的安慰和安全感；因此，要确保父母充分了解转运。让年龄较大的儿童参与关于转运的讨论。允许家长陪同患儿进行转运。

老年患者

● 老年人的院外转运是存在一定的压力的。在将老年人转运至新的医疗机构时，确保患者可以获得重要的支持人员和适应全新的环境。还要确保患者能够记得重要的事件并有机会做出护理决策（Touhy 和 Jett，2014）。

长期照护

● 重要的是，患者要获得适合他们身心健康需要的健康服务水平。在参与转运的过程中，社会工作者或出院计划者要确保转运至合适的长期照护机构。

● 在患者抵达长期照护机构时，完成居民评估。该评估工具包含基本资料收集、居民评估协议和国家操作指南中指定的使用指南（Touhy 和 Jett，2014）。

● 成功地将患者转运至长期照护医疗机构的重要组成部分是准确地交接药物清单和预立医疗指示。使用标准的转运表单更有利于交接双方沟通的准确性（Mueller et al.，2012；Toles et al.，2012）。

技能 2.3　患者出院

早期和全面的出院计划有助于患者或住院患者从卫生保健机构过渡至能够自我护理阶段，无论是过渡至家庭还是其他照护机构。出院计划的总目标是在患者患病的各个阶段提供最合适的护理。美国卫生与公众服务部（USDHHS）

（2014）的出院计划包括：

● 确定患者出院后合适的医院 / 机构。

● 确定患者从急症诊疗医院 / 急症后续诊疗机构顺利、安全地过渡至出院后的目的地。

● 确定患者出院前后相关需求，进行准备并解决。

出院计划是全面和跨学科性的，包括所有照护患者的护士。每一位住院患者都需要参与到自己的出院计划中，这对于永久性转运至不同的医疗机构的患者来说，同样重要。在急性护理环境中停留时间越短，出院计划也就越困难，但却更重要。联合委员会确定了全面出院计划要素内容（注释 2.5）。

> **注释 2.5　联合委员会关于出院计划的建议**
>
> ● 满足患者的沟通需求，包括患者的首选语言和任何感觉或沟通障碍。
> ● 确保为患者和家庭成员提供语言服务。
> ● 积极参与患者和家庭成员的出院计划和指导。
> ● 提供满足患者需要的出院指导。
> ● 使用图片、图表或示例来进行健康指导的说明。
> ● 出院指导符合患者健康认知能力的需求。
> ● 指导材料应在五年级或较低的阅读水平。
> ● 确定能够满足患者特殊需求的随访服务提供者。
> ● 列出能够提供随访服务人员的清单，提供满足患者沟通、文化、宗教、移居和其他服务。
> ● 将患者转诊给合适的护理提供者（例如，社区诊所）。

改编自 The Joint Commission(TJC): Advancing effective communication, cultural competence, and patient-and family-centered care: a roadmap for hospitals, Oakbrook Terrace, IL, 2011, The Joint Commission.

制订一项患者和医护人员都接受的出院计划是必要的（TJC，2015）。有效的出院计划让患者准备承担自我护理任务，或为居家照护者提供所需的支持，从而减少再次入院，促进患者的最佳康复（Rutherford et al.，2013）。出院过程是简单或复杂的，包括 3 个阶段：急性期、过渡期和持续护理期。在急性期，医疗护理问题主导着出院计划。在过渡期，对急性护理的需要仍然存在，但其紧迫性下降，患者开始解决和计划他们未来的卫生保健需求。在持续护理期，患者能够参与计划和实施出院后所需的持续护理活动。在医院，这3个阶段可能会很快发生，甚至在几小时之内发生。

沟通是有效出院计划的最大挑战。患者和家庭成员应是出院计划过程的全程参与者，因此，应参与医疗保健安全有效过渡的讨论（AHRQ，2013）。当卫生保健团队成员在轮班结束交班时的沟通、协商或进行会议，都要始终围绕患者的出院准备工作这一中心话题。如果团队中有出院协调员或个案管理者，则沟通会更有效。卫生保健团队的所有工作人员都应在患者出院时全面评估患者的需求，确定现有和需要的医疗资源，并将患者和家庭成员与这些医疗资源（例如，社区机构、上门送餐服务、康复中心）联系起来。工作人员还应酌情协调服务（如居家护理），并跟踪患者出院后的情况。

出院对于患者和家庭成员来说是有压力的。在患者出院之前，患者和家庭成员需要具备居家护理的知识和技能。他们还应了解身体可能出现的问题。如果没有必需的设备和专业的医疗资源，患者在出院前就有可能面临失去获得康复的风险。不了解患者健康问题的禁忌证或影响往往会导致患者发生并发症。不完善的出院计划会忽略患者在家中的需要，增加患者过早再次住院的概率。

授权与合作

护理辅助人员不可以进行出院患者的评估、护理计划和健康指导。护士指导护理辅助人员完成以下工作：

- 收集保管好患者的个人物品和患者需要带回家或新机构的物品。
- 将患者转移至出院转运车。

用物准备

- 轮椅或担架
- 出院文件（见机构政策）
- 出院健康指导
- 塑料袋（用于存放患者个人物品）

步骤	要点说明

护理评估

步骤	要点说明
1. 根据机构政策，使用至少两种方式核对患者身份信息（例如，姓名和生日，或者姓名和病案号）。	确保患者正确。符合联合委员会标准并保证患者安全（TJC，2016a）。
2. 从入院起，根据以前的护理数据评估患者的出院需要，包括评估患者的生理状况、功能状况、社会心理支持系统、经济来源、健康价值观、文化和种族背景、教育水平以及护理的障碍。在不同的班次期间，同样需要回顾患者之前的评估数据（例如，体格检查和患者与医护人员之间的讨论）。出院计划要适于患者的文化认知（例如，了解患者在出院后继续诊疗的偏好和价值观）。	出院计划开始于入院，并贯穿患者整个住院过程中，实现患者达到最优的出院状态。出院计划的评估要确定患者出院后持续护理的需求（USDHHS，2014）。
3. 确定可能增加患者出院后再入院的危险因素（TJC，2013）：与再入院概率高的相关诊断（如心力衰竭、慢性肺部疾病）；合并症；大量药物的使用；再入院史、心理社会和情感因素（如与精神健康、人际关系或家庭事务有关的问题）；缺乏提供护理支持或帮助的居家照护者；年龄；财务紧张，贫乏的居住环境（如供水、供暖）。	护士能够在患者住院期间优先考虑再次入院危险因素的干预措施。这些因素均影响患者身体或心理的出院准备能力和居家照护者进行居家护理的能力和准备状态。

步骤	要点说明
4. 如果患者出院后回家，应尽快评估患者和居家照护者的学习需求（如心理活动技能、药物管理、症状识别）。让患者和居家照护者对出院引起关注，让他们成为出院教学计划的合作伙伴。	提高对卫生保健需求的了解，以及在家中实现自我照顾的能力。将居家照护者纳入教学课程中，为患者提供可用的资源。让患者和家庭成员参与评估，实现以患者和家庭为中心的护理（TJC，2015）。
5. 评估目前学习的障碍（如年龄、是否疲劳、疼痛、学习动力的缺乏）。评估患者的健康认知能力（见技能2.1，护理评估，步骤6）。	明确健康指导的时间和方法。根据不同个体的学习风格，选取不同类型的教育材料。如使用书面材料，应确保其根据适当的阅读水平编写。
6. 请患者和（或）居家照护者描述家庭环境，评估可能干扰自我照顾的环境因素，如房间大小、轮椅出入口、楼梯、灯光、浴室设施（在转诊时，居家护理护士通常协助评估）。	患者的居家环境会导致安全风险或自我照顾问题（见第43章）。及早识别这些因素，可以安排居家健康转诊。
7. 与跨学科小组合作，评估出院后患者的预期需求及其居家护理的医疗保险报销资格。询问："患者是否有损害或疾病，使其难以离家（例如，需要辅助设备，如轮椅或助行器；需要使用特殊的转运；需要居家照护者的协助）？"患者是否有"必需的技术性操作"，需要特定的卫生保健人员提供服务？	这些条件是居家护理服务医疗保险报销所必需的。患者必须有"必需的技术性操作"，需要由执业护士、言语治疗师或理疗师来执行，还必须要有医嘱。
8. 评估患者和家庭成员对院外持续保健需求的看法。评估居家照护者对患者的照顾能力，包括他们的社会和社区支持水平，以及他们管理患者出院后多种药物的能力。	居家照护是一个高度紧张的体验。没有适当照护准备的家庭成员经常无法满足患者的需要，这会导致患者不必要的再次入院。
临床决策点：通常需要分别与患者和家庭成员交谈，以了解其真正的担忧或疑虑。	
9. 评估患者接受健康问题及有关限制问题。	患者的意愿会影响治疗的依从性。

护理诊断

● 焦虑	● 维护健康无效	● 迁居应激综合征
● 照护者角色紧张	● 家庭运行中断	● 自理能力缺陷：进食，如厕，更衣／梳洗，沐浴／卫生
● 缺乏居家护理限制的相关知识	● 维护健康增强的趋势	
根据患者的状况或需求，个体化处理其相关因素／危险因素。		

护理计划

1. 完成下列步骤后所能达到的预期结果：	
● 患者或居家照护者解释医疗保健如何在家里（或其他机构）继续，观察哪些问题和做什么，患者需要何种治疗或药物，何时进行下一次医疗预约。	增加居家（或其他机构）护理不中断的可能，并减少意外再次入院的可能性。
● 患者能够演示自我照护的活动（或居家照护者能够给予护理措施）。	反馈确保学习效果。
● 在居家环境中，应移除阻碍患者移动和对移动有危险的物体。	患者往往身体虚弱或疾病导致身体的变化，容易受到伤害。

步骤	要点说明

护理措施

步骤	要点说明
1. 出院前一日准备：	
a. 与患者和家庭成员合作，确定如何改变居家的物理设置，以满足患者的需要（见第43章）。	保持患者的独立程度和在安全环境中保持功能的能力。
b. 为患者和居家照护者提供社区卫生保健资源的信息（如医疗设备公司、上门送餐服务、成人日托服务）。通常在患者住院期间就要提供这方面的信息。	社区资源可以提供患者或家庭成员无法提供的服务。
c. 在住院期间尽快与患者和家庭成员进行健康教学项目。涵盖的主题有：描述在家中会是什么样的生活；检查药物和剂量；可能出现的健康问题的迹象；解释检查的结果；解释如何治疗或使用居家医疗设备；核实因健康改变而产生的限制行为；以及何时进行随访（AHRQ，2013）。使用恰当的材料，如小册子、图书或多媒体资源。将互联网上可靠和最新的资源推荐给患者。	为患者提供机会练习新技能，提问，并获得必要的反馈，以确保学习效果。书面和口头形式教学的结合能有效提高患者满意度和对知识的掌握（TJC，2015）。在某些机构中，可以使用电子程序来定制适于患者个体的媒体指导。
d. 向其他卫生保健团队成员传达患者和居家照护者对教学和出院计划的反馈。	实现个体化出院计划，促进患者康复的连续性。
2. 出院当日流程：	
a. 鼓励患者和居家照护者提出问题或讨论与居家护理有关的问题。最后给患者提供一个机会来演示学习技能。	允许对先前讨论的信息进行最后的说明，有助于缓解患者焦虑。
b. 查看医师的出院医药处方、治疗的变化或需要的特殊医疗设备（确保医嘱尽可能提前下达）。在患者到家前安排好设备（如病床、氧气）的运送和安装。	只有医师批准才能出院。在出院前提前查看医嘱可处理好最后的治疗或操作。
c. 确定患者或家庭成员是否已安排好患者的转运事宜。	出院时患者的病情决定转运的方法。
d. 协助患者更换衣物和打包所有个人物品，注意隐私的保护。检查衣柜和抽屉内患者所有物品是否全部收拾完。获得患者签署的贵重物品清单副本，由相关管理员将贵重物品交付给患者。	防止个人物品丢失。患者签字确认收到物品，避免患者损失的责任。
e. 根据医疗机构政策完成药物核对。检查出院药物医嘱、用药记录和家庭用药清单。为患者提供医药处方或由药房工作人员分发药物。提供对促进安全用药自我管理所需信息的最后审查。	减少用药错误的风险，并确保患者在家中接受正确的药物治疗（TJC，2016a）。在出院时新的药物治疗方案可能会无意中忽略掉患者必需的药物，不必要的重复现有的治疗方案，或不正确的剂量（AHRQ，2015b）。让患者提供反馈，以确定患者对药物的掌握情况。
f. 医护人员提供关于随访的相关信息。	为患者提供出院后如果出现问题的联络方式。确保护理的延续性，以防止再次住院。
g. 联系医疗机构财务办公室，以确定患者是否需要完成医疗费用支付的安排。安排患者或家庭成员访问财务办公室。	许多患者担心医疗机构是否接受保险或其他付款形式。
h. 使用推车转移患者的物品。为患者准备轮椅。用救护车及救护担架运送患者离开。	提供安全的转运。

步骤	要点说明
i. 应用安全的患者转运技术协助患者转移至轮椅或担架（见第11章）。护送患者至其他机构接收部门（见机构政策）（见插图）。锁定轮椅车轮。协助患者转移至转运车。协助将患者个人物品放置于转运车上。	防止护士和患者受到伤害。医疗机构政策规定应护送患者，以确保安全出院。一旦患者安全转运至转运车上，医疗机构的责任便结束。
j. 返回护理单元。通知出入院处或相关部门患者出院的时间。通知保洁人员做好患者病室的清洁处理。	为下一位患者的入住做好准备。

护理评价

1. 让患者或居家照护者描述疾病的性质、治疗和药物，以及需要向医护人员报告的症状或体征。	评价患者或居家照护者的学习情况。
2. 让患者或居家照护者演示将在家中继续的治疗。	患者的反馈演示用以评估学习的效果。
3. 居家护理护士需要检查患者的家里，找出对患者构成风险的障碍，并建议改善。	提供连续性护理。
4. **使用反馈式教学**："我想确保你知道何时进行随访预约。你能告诉我，你何时回来复诊吗？"如果患者或居家照护者不能正确反馈，立刻调整或重新制订指导计划，以保证其正确掌握。	确定患者和居家照护者对指导内容的理解水平。
非预期结果	相关措施
1. 患者或居家照护者无法复述或演示自我护理措施。	● 提供即时的解释或额外的指导。 ● 计划额外的时间来解释治疗措施。 ● 请患者解释操作的哪个方面很难执行以及为什么。 ● 如果患者或居家照护者仍然无法正确地实施护理措施，需要转诊至居家护理服务。
2. 患者的居家环境仍然存在一定的风险因素。	● 再次评估环境风险因素未改善的原因。 ● 居家护理护士将解决问题，寻求合适的解决方案。
3. 患者或居家照护者抗拒出院计划，并且拒绝接受家中照顾需求的新角色任务。	● 联系其他照护资源（如社会工作者、居家护理、教牧关怀）。

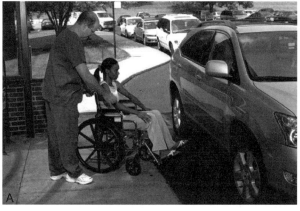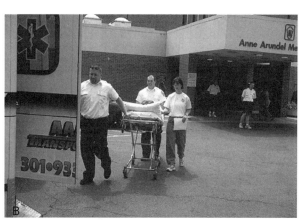

步骤 2i　A. 护士使用轮椅护送患者至出院转运车　B. 许多患者由担架转送出院

记录与报告

- 完成患者出院小结（注释2.6）。交给患者一份签名的出院小结复印件。
- 在电子健康档案或表单中记录未解决的问题和为解决此问题的安排。
- 在护理记录或图表中记录患者出院时的生命体征和健康问题状况。
- 记录对患者和居家照护者学习情况的评价。

注意事项

健康教育

- 在开始进行指导之前，评估患者的疲劳和疼痛水平。将重点放在重要的教学主题上。

儿科患者

- 一旦居家照护者学会了如何执行必要的照护者技能，让他们在患儿返回家之前亲自实施照护技能。许多医院都会安排居家照护者有一段照护技能实验期，要求居家照护者在患儿出院前主导患儿的照护（Hockenberry和Wilson，2015）。
- 与患儿和家长合作完成出院计划。80%以上的患儿出院程序是比较简单的，不需要复杂的宣教或安排（Gibbens，2010）。

老年患者

- 老年人更有兴趣于出院后社区资源和社会支持信息（Price，2011）。
- 老年人及居家照护者经常高估患者出院后照护的能力。老年人及居家照护者希望出院后的居家照护技能不应涵盖相关医院内的护理操作。及时转诊至居家护理服务，以解决与患者功能下降相关的需求，防止再次入院。

居家护理

- 评估可协助的主要居家照护者（如配偶或朋友）及其照护技能：评估可用于提供护理的时间，照护的能力和意愿，情绪和体力，对照护要求的了解以及与患者保持的关系类型。评估额外的资源，包括可以提供帮助的朋友或邻居。

- 告知患者或居家照护者和患者的医护人员关于是否接受患者进入居家护理机构的决定。

注释2.6　出院小结书的内容

- 出院的方式：步行、轮椅、担架。
- 自我照护行为的指导：活动；饮食；药物；特殊治疗，如伤口护理，置入导管的自我护理，气管切开护理。
- 核对患者出院药物清单的药物剂量，频率，用药方式，用药变化的原因或新的处方药物。
- 严密观察药物反应或并发症的症状和体征。
- 患者应知道正常的症状和体征。
- 所需设备的正确设置。
- 已安排好的随访预约。
- 医护人员和（或）护理单元及其联系信息。
- 解释相关的急救程序。
- 患者的签名，表示对相关指导的理解。

改编自 Louden K：Creating a better discharge summary, ACP Hospitalist 3：1，2009；National Quality Forum（NQF）：National voluntary consensus report, standards for public reporting of patient safety information：a consensus report, Washington, DC, 2010, NQF.

▶临床案例分析

一名寡妇，69岁，因"左脑卒中"被送至急诊监护病房。患者有糖尿病和关节炎的病史。她能够参与许多护理活动，但需要饮食协助。她姐姐将是她的居家照护者。入院评估显示其左髋部皮肤破溃，评估为1级压力性损伤。入院带入的药物有二甲双胍、赖诺普利和St. John's Wort。3日后，她被转至康复科。药物有二甲双胍、赖诺普利和华法林。脑卒中导致其左侧身体功能衰弱，可能需要助行器。

1. 在患者入院评估中，哪些物理评估结果要优先记录，为什么？

2. 在患者转科期间，与康复科护士交接应告知能够反映潜在风险的关键信息有哪些？

3. 患者转入康复科时，护士进行评估，计划在2周内出院。患者将会回家，并与她的姐姐同住至少1个月。评估期间，护士了解到姐姐担忧自己是否能够护理患者。姐姐存在心力衰竭和活动耐力受限。评估还显示，患者左髋部皮肤已经恢复。患者将被训练安全地使用助行器进行康复。书写 SBAR 来传达这种情况。

▶复习题

1. 护士正在接收由急诊科送入的患者。护士应采取哪些步骤来确保患者安全入院？（选择所有符合条件的选项）

　　A. 从患者处获得患者的用药清单

　　B. 请家庭成员进行口译服务

　　C. 确定患者的健康认知水平

　　D. 尽快获得患者的病史

　　E. 24 小时后评估皮肤的完整性

2. 护士带教实习护士，实习护士询问何时进行给药单核查。护士告诉她进行的时刻有：（选择所有符合条件的选项）

　　A. 入院时

　　B. 转至另一级别的护理

　　C. 每次换班时

　　D. 出院时

　　E. 每 24 小时一次

3. 护士正在为患者出院做准备。下列哪些要素是重要的？（选择所有符合条件的选项）

　　A. 审查医嘱

　　B. 安排转运

　　C. 完成给药单核查

　　D. 回顾出院指导

　　E. 开始出院计划

第 3 章
沟通与合作

▶ 技能和步骤

技能 3.1　建立护患关系
技能 3.2　与面对困境的患者沟通
技能 3.3　与认知障碍的患者沟通
技能 3.4　与同事沟通

▶ 学习目标

学习本章节后，护士能够具备如下能力：
● 确定用于治疗性沟通的指导方针。
● 解释沟通的过程。
● 明确治疗性沟通的目的及护患关系各阶段的沟通。
● 培养护患关系各阶段治疗性沟通技巧。
● 培养与焦虑、愤怒和抑郁情绪导致的难以应付的患者的治疗性沟通技巧。
● 培养与认知障碍患者沟通的治疗性沟通技巧。
● 培养与同事有效沟通的技巧。

▶ 目的

沟通是人与人之间或多人之间的互动。有效的沟通对护理服务的提供和患者对护理的满意度产生积极的影响。护士履行有效沟通的对象不仅是患者，还包括家庭成员或其他重要的人和卫生保健小组的所有成员。本章的目的是提供培养有效沟通技巧的框架，这对于提供以患者为中心的护理是必不可少的。

▶ 护理标准

● 联合委员会，2016——国家患者安全目标1：提高识别患者的准确性
● 联合委员会，2016——国家患者安全目标2：提高护士之间沟通的有效性
● 美国卫生和人类服务部，2013——卫生和卫生保健中的文化和语言适当服务的国家标准

▶ 实践准则

● 护士必须掌握治疗性沟通的原则，有效地实施沟通技巧，具备想要提高沟通技巧的态度（Sherwood et al.，2014）。
● 沟通是人与人之间或多人之间的一种互动，它涉及信息发出者和接收者之间的信息交换，包括通过语言（文字或书面语言）和非语言（行为）沟通表达出的情感、理念和想法（图3.1）。
● 建立并理解与患者互动的目的，这是有效沟通的本质。
● 沟通技巧提供信息和舒适，促进理解，澄清错误消息，帮助制订护理计划，促进跨学科协作，并通过对患者进行宣教促进健康。
● 沟通包括口头和书面语言的沟通。以口头语言传达信息的一方需注意其声音的音调、音量和节奏（语调或语速）以便准确地传递

信息。

● 非语言沟通是个体在不使用语言的情况下传递消息的所有行为。这种沟通方式包括身体运动、体态、个人空间和接触。注意肢体语言，包括姿势、体位、手势、眼神接触、面部表情和动作。确保非语言沟通与口头语言一致以明确表达意思。

● 了解自己对患者或情况的态度。注意你的个人感受以控制如何沟通问题。

▶ 以患者为中心的护理

● 治疗性沟通使护士能够提供"以患者为中心"的护理，即尊重和回应患者的个人偏好、需要、价值观，并确保以患者的价值观指导临床决策（Institute of Medicine，2001）。它也可以与医护人员建立积极的关系，并提高患者对治疗方案的依从性。

● 患者、其他重要人员与医护人员合作做出有关健康和疾病的护理决定。益处包括提高护理的满意度、自我效能感、生活质量和授权护理管理的能力（Boykins，2014；Jahne，2015；Wittenberg-Lyles et al.，2013）。

● 在建立治疗性护患关系和规划患者的护

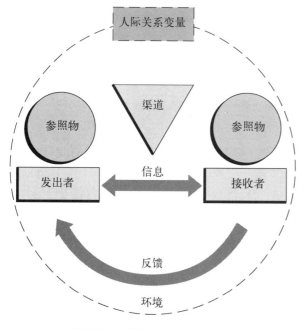

图3.1　沟通是一个双向的过程

理时，需重视评估患者及家庭成员的偏好、价值观和信念（Webster，2013）。

● 了解文化影响患者的方式及其对患者健康的认知和价值观的影响。护士需要用不同的态度来对待不同背景的患者。

● 注意文化差异，例如触摸的使用、宗教和种族习俗，因为这些将影响沟通的方式（图3.2）。

● 注意患者可能拥有的文化规范或价值观（如眼神接触）以避免对非语言线索的误解（见技能3.1）。

● 采取灵活、尊重的态度，同时表现出对患者的关心，以消除因文化差异而产生的沟通障碍。

● 使用语言帮助时：① 提供易于理解的印刷和多媒体材料，并使用卫生保健机构服务区域居民常用的语言标示（USDHHS，2013）。② 在使用口译时直接与患者和家庭成员对话；不要向译员直接提问或评论。注意确定患者是否理解（注释3.1）。

▶ 循证护理实践

最近的研究调查了用于与不同发展水平的人或与生理或精神疾病有关的沟通困难者进行有效沟通的具体干预措施（Lancioni et al.，2012；Lawet al.，2014）。

● 实施言语和语言治疗干预计划帮助脑损

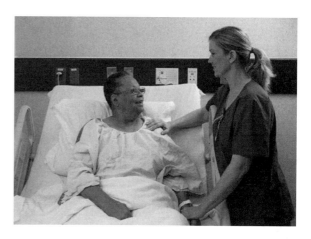

图3.2　开放的、放松的姿势表达兴趣

注释3.1　针对不同语言患者的特殊处理方法

- 使用关心的语气和面部表情来帮助患者缓解恐惧和焦虑。
- 语速慢、清楚，但不要大声。
- 使用手势、图片和角色扮演来帮助患者理解。
- 如有必要，使用不同的方式重复信息。
- 留意和使用患者似乎能够理解并经常使用的词语。
- 保持信息的简单化，并经常重复。
- 避免使用患者可能不理解的医学术语。
- 使用适当的语言词典，医学翻译人员或由家庭成员制作的卡片来传达关键的短语。

引自 Giger J：Transcultural nursing：assessment and interventions，ed 6，Stlouis，2013，mosby.

伤的患者最大限度地发挥沟通的技巧（Blake et al.，2013；Pennington et al.，2004）。

- 信息和通信技术，包括使用电话、电视、收音机、电脑和手持设备来提供信息，促进严重精神疾病患者治疗的依从性。这些方法可以帮助那些难以记住吃药和（或）预约时间的精神疾病患者（Kauppi et al.，2014）。
- 医护人员有效的沟通和支持通常会减少接受癌症治疗患者的心理困扰。医护人员可以从特定的沟通技能训练中受益，以便与癌症患者进行更多治疗上的互动（Moore et al.，2015）。
- 医护人员需要考虑老年人对以人为中心的交流的需要并与其建立人际关系。具体的策略包括使用听觉支持、非语言沟通匹配语言沟通、文化能力和以沟通为工具促使居民参与和提高功能独立性（Williams，2013）。
- 使用书面教育材料进行交流，强调信息的可读性和语言的通俗易懂。清晰的沟通所传递的信息会影响患者的理解并导致后续的行为变化（Genova et al.，2014；USDHHS，2013）。

▶ 安全指南

- 倾听患者如何沟通，包括沟通的内容、语言和非语言信息。有些患者可以毫无困难地清楚表达自己。然而，间接和非语言的线索能传达患者的需要（如疼痛、感知的压力）。
- 控制影响或阻碍沟通的外部因素，如自然环境（房间温度、隐私问题）及心理环境（护士和患者的情绪状态）。当与患者谈论个人问题时，注意保护其隐私。
- 尝试让居家照护者参加教学以强化指示的内容，并使用适当的书面和多媒体材料。当患者返回家中时，居家照护者要提供必要的支持。
- 控制噪声水平，与患者沟通时中断谈话也很重要，以最大程度地维护隐私界限（Wittenberg-Lyles et al.，2013）。
- 确立和理解互动的目的是有效沟通的本质。
- 根据患者的病情和反应指导互动。患者的需要仍然是重点。例如，确定互动的目的是患者健康教育；然而，患者刚刚了解到心爱的人的死亡，并表示有必要谈论死亡。首先帮助他或她处理悲痛，保持灵活和创造性的互动。或者，如果患者抱怨疼痛加重，需提供止痛药。
- 与同事沟通时，注意清楚的沟通，识别和报告可能会危及患者安全的差错及失误（Sherwood et al.，2014）。

技能 3.1　建立护患关系

治疗性护患关系是护理的基础，涉及使用各种以患者为中心的治疗性沟通技巧（注释3.2）。在护理中，沟通是必不可少的，因为患者、家庭和医护人员之间的有效沟通是优质护理服务的重要组成部分（Bramhall，2014；Hemsley et al.，2012）。护士进行治疗性沟通的首要目标是促进患者的健康和个人成长。治疗性沟通使患者能够做出决定，但不同于社交沟通的是，它是以患者为中心，以专业人员有限的信息披露为目标。

社交沟通包括平等的个人信息披露的机会，双方均寻求个人需求的满足（Keltner et

注释3.2 治疗性沟通技巧

技巧：倾听

定义：一种接收信息和检查对收到的消息进行反馈的积极过程。

举例：考虑到患者的文化习俗，保持适当的眼神接触，并能够接受非语言沟通。

治疗价值：非语言沟通传达你对患者的兴趣和接纳。

非治疗性威胁：倾听失败，打断患者。

技巧：广泛的开头

定义：鼓励患者选择讨论的主题。

举例："您能告诉我您在想什么吗？"

治疗价值：表明对患者主动性的接纳。

非治疗性威胁：护士主导互动，拒绝回应。

技巧：重述

定义：复述患者表达的主要思想。

举例："您说您的母亲在您5岁时离开了您。"

治疗价值：表明正在倾听、确认、强化，或呼吁注意一些已经讲过的重要的事情。

非治疗性威胁：未确认解释的信息；主观判断；安慰；防御。

技巧：阐明

定义：试图提高对患者的语言、模糊或不明确的想法的理解，或者要求患者解释他的意思。

举例："我不太明白您的意思。您能再说一次吗？"

治疗价值：有助于阐明患者的感觉、想法和看法，并提供患者与其行动间明确的联系。

非治疗性威胁：探讨失败；假装理解。

技巧：反思

定义：直接回顾患者的想法、感觉、问题或内容。

举例："您感到紧张和焦虑，这与您昨晚和妹妹的谈话有关吗？"

治疗价值：验证你对患者说话的理解，并表示移情、同理心、尊重。

非治疗性威胁：对患者的反应印象刻板，思考时间、思考程度不恰当，不适合患者的文化经验和教育水平。

技巧：幽默

定义：通过喜剧的乐趣来释放不完美的能量。

举例："这给了'放轻松'一个全新的定义。"

治疗价值：通过对压抑事物的意识来促进了解，解决悖论，缓和攻击性，揭示新的选择，提升洞察力；是一种公众可接受的升华形式。

非治疗性威胁：滥用；贬低患者；掩护以避免治疗性亲密。

技巧：告知

定义：演示技能或提供信息。

举例："我认为这将有助于您更好地了解药物作用的原理。"

治疗价值：对健康教育中患者的健康和自我照顾相关方面有帮助。

非治疗性威胁：提供建议。

技巧：聚焦

定义：问问题或陈述，帮助患者阐述重要的主题。

举例："我认为我们更多地谈论您与您父亲的关系是有益的。"

治疗价值：允许患者讨论与问题相关的核心问题，并保持沟通过程的目标导向。

非治疗性威胁：允许抽象和概括；更换主题。

技巧：分享看法

定义：请患者核实护士对其想法或感受的理解。

举例："您在笑，但我感觉到您真的很生我的气。"

治疗价值：传达对患者的理解，并可能借此梳理混乱的沟通。

非治疗性威胁：挑战性的患者；接受书面回应；安慰；测试；防御。

技巧：识别主题

定义：澄清患者在护患关系中反复出现的潜在的或已出现的问题。

举例："我注意到，在您描述的所有关系中，您都被他伤害或拒绝。您认为这是一个潜在的问题吗？"

治疗价值：更好地促进患者对重要问题的探索和理解。

非治疗性威胁：给出建议；安慰；反对。

技巧：沉默

定义：由于治疗性原因使用沉默或非语言沟通。

举例：坐在患者旁边，运用非语言交流兴趣和参与。

治疗价值：给予患者时间思考和获得见解，减慢互动的步伐，鼓励患者开始谈话并向患者表达支持、理解和接纳。

非治疗性威胁：询问患者及询问"为什么"的反应；未能打破非治疗性的沉默。

技巧：建议

定义：提供可供选择的想法以解决患者考虑的问题。

举例："你有没有想过安排您每日的用药计划？例如，你可以使用药丸容器，整理每日或每周服用的药物。"

治疗价值：增加患者的感知选项或选择。

非治疗性威胁：提供建议，不恰当的时机；主观判断。

改编自 Keltner N et al：Psychiatric nursing，ed 6，St Louis，2011，Mosby.

al.，2015）。护士不需要经常与患者分享他们个人生活的私密细节。然而，他们在某些特定情况下谨慎地使用个人自我暴露（例如，外部兴趣，对当地新闻的想法，作为护士的经验）。个人自我暴露对以下目标有益：①教育患者；②与患者建立治疗联盟；③鼓励患者独立（Halter，2014）。有时候，移情对于建立和维持护患关系是必不可少的。移情是敏感的，它传达了对患者或家庭成员情感的理解，并向他们表达这种理解。

治疗性沟通的障碍包括发表意见，提供虚假的安慰，发表虚伪或不真诚的评论，自我辩解，表示赞同或反对，刻板印象，并询问："为什么？"因为使用"为什么"问题会导致患者的防御性增加，从而阻碍沟通。治疗性护患关系应以目标为导向，患者向富有成效的人际功能模式迈进。

授权与合作

所有医护人员都必须实施有效的沟通。建立治疗性沟通的技巧不能直接交给护理辅助人员。护士指导护理辅助人员完成以下工作：

● 与患者进行语言和非语言交流的正确方法。

● 与患者的沟通保密。

● 安排合适的环境以确保隐私性和保密性。

● 关于与存在认知或感知功能障碍、老年人、儿童、焦虑和潜在暴力倾向的患者进行沟通的特殊考虑。

步骤	要点说明

护理评估

步骤	要点说明
1. 准备治疗性沟通的熟悉阶段。制订个性化的患者目标，考虑时间分配（例如，患者的敏锐度和医疗优先级），制订初步的计划，做好心理准备，以保持头脑清醒，避免其他问题或干扰。选择与临床情况最相关的评估问题。	准备是计划沟通过程的一部分，以促进互动。规划熟悉阶段有助于识别实际或潜在的问题、当前的健康状况、经验。在没有准备的情况下，会出现非正式的、没有目标导向的沟通风险。
2. 告知患者自己的姓名并介绍自己及在卫生保健团队中的作用（"您好，我的名字是简·史密斯，我今天是您的管床护士……"）。使用明确的、具体的沟通方法，包括语言和非语言沟通（例如，良好的眼神接触、放松、舒适的站位），提供信息和澄清问题（图3.2）。同时创造一种温暖和接纳的气氛。	合适的语言和非语言沟通表达热情和尊重，有助于建立融洽的护患关系。护士与患者互动沟通的质量对患者的预后有重要影响（O'Hagen et al.，2014）。
3. 在最初的互动过程中评估以下内容：患者需求、应对策略、防御和适应方式。	患者反应中经常出现的主题有助于确定与其健康状况相关的问题领域（例如，回避问题、索取信息、表达损失）。
4. 确定患者的沟通需求（例如，经常使用呼叫灯、哭泣、不了解疾病或刚入院的患者）。	有意义的个性化沟通对需要支持、安慰、知识或鼓励的患者有益。
5. 评估患者需要医疗保健的原因。询问患者的健康状况、生活方式、支持系统、健康和疾病的模式、优缺点。	疾病的本质影响患者的应对能力、沟通需求和关注的有效性。例如，害怕诊断为癌症的患者和需要接受关节置换术的患者可能有不同的需求和担忧。

步骤	要点说明
6. 评估通常影响护士和患者沟通相关的因素。影响因素包括认知、价值观和信仰，情绪，社会文化背景，疾病严重程度，知识，年龄；语言能力，角色和关系，环境设置，身体舒适度（见插图）。	沟通是受人际关系和内心影响的动态过程。通过评估影响沟通的因素，可以更准确地评估患者对健康状况的感知（Cronenwett et al.，2007）。
7. 评估与患者沟通的个人障碍（例如，对患者病情的偏见，缺乏经验的焦虑）。	障碍影响你表达同情和关心，以及获得相关的评估信息。
8. 评估患者的语言和讲话能力。患者是否很难找到用准确的语言符号表示的相关语言及想法？患者在表达语言和接收信息方面有困难吗？患者的主要语言是什么？	评估确定需要特殊技术来满足特定患者的需求：如英语能力有限、听力障碍或读写水平有限的患者（USDHHS，2013）。使用的特殊技术如画板、电脑、手语或医学翻译（见插图）。
9. 评估患者的读写能力。患者是否略过不常见或艰涩的词语，避免提问，或讨论疾病有关的概念存在困难？通过问以下问题来评估健康素养："您有几次请人帮助阅读医院的材料？""您有多少把握自己填写医疗表格？""由于对书面信息理解困难，你有几次在了解自己的健康状况时遇到问题？"（Chew et al.，2004）。可选择：使用机构提供的标准化读写能力评估工具，如成人医学素养快速评估（REALM）（Davis et al.，1993）或成人功能性健康素养测试（TOFHLA），也有西班牙语的版本（STOFHLA）（Parker et al.，1995；Smith et al.，2012；Thomason et al.，2015）。	健康素养直接影响健康结果。评估患者的健康素养水平可使护士设计更有效的沟通和更有耐心的教学方法（Thomason et al.，2015）。这3项健康素养问卷能够有效地筛查一般术前患者的健康素养不足（Chew et al.，2004）。
10. 评估患者的听力。确保助听器在佩戴时能正常工作。确保患者听到并理解语言（见第19章）。	听力障碍患者需要技术来提高听力接收能力（例如，用正常的语气面对面与患者讲话）。
11. 观察患者的沟通方式和语言或非言语行为（如手势、语调、眼神交流）。	观察确定要使用的沟通类型和方式。

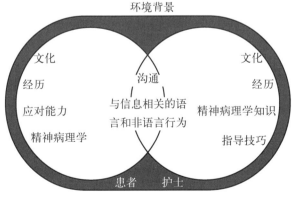

步骤6 治疗性沟通环境的重要影响因素

（改编自 Keltner N et al：Psychiatric nursing，ed 6，St Louis，2011，Mosby.）

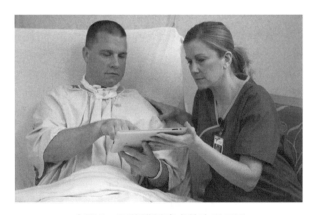

步骤8 不能讲话患者的沟通工具

步骤	要点说明
12. 评估资源有如下选择性沟通方法：	
a. 回顾医疗记录中的信息，并回顾过去与患者的沟通经验。	完全依靠患者的信息限制了互动的质量。额外的资源提供了对最佳沟通方法的洞察。
b. 就患者的病情、问题和印象，与家庭成员、健康照护者和其他卫生保健团队成员进行商议。	与卫生保健小组成员的协作有助于护士在知识整合的基础上对患者做出反应。经过患者允许后，可从家庭成员那里获取信息，并保护患者的隐私（Boykins, 2014）。
13. 在开始建立护患关系的工作阶段之前，评估患者是否愿意努力实现目标。"我们想和您一起努力改善您的健康。告诉我您的目标是什么或者您觉得什么对您的恢复很重要"。	通过有效的沟通技巧，如重述和澄清来确定和商定患者的目标。
14. 考虑患者何时出院或从卫生保健机构转移，并与患者和居家照护者分享这些信息。	护士可以预判与患者的合作时间，以及何时终止关系。

护理诊断

● 焦虑	● 社交障碍	● 不依从行为
● 缺乏沟通技巧的相关知识	● 语言沟通障碍	● 决策增强的趋势
● 恐惧	● 应对无效	
根据患者的状况或需求，个体化处理其相关因素 / 危险因素。		

护理计划

1. 完成下列步骤后所能达到的预期结果：	
● 患者清楚地表达想法、恐惧和忧虑，提出问题，公开表达焦虑的缓解。	一旦患者能够直接谈论情绪，重点应是如何更有效地应对情绪（Keltner et al., 2015）。提问显示了沟通的开放性。
● 认同并实现患者的医疗保健目标。	互动仍然是以患者为中心。
● 患者用语言表达对护士所传达信息的理解。	提供了一种建立信任的方式，并为患者决策提供知识基础。
2. 在进入工作阶段之前，患者进行身体的准备（例如，提供止痛措施，提供卫生或清洁措施），提供安静的环境，保护隐私，并在开始讨论之前减少干扰或中断。	满足基本的需求，创造与外界互动的环境，减少患者谈话的干扰和中断。
3. 工作阶段	
a. 使用适当的沟通工具，如平板电脑或其他电子设备，用于那些母语非英语的患者。	平板电脑等电子设备有助于交流和提供翻译资源。
b. 准备开放式问题以确定切实可行的计划，满足患者的健康目标（例如，"让我们更多地谈谈您先前所讲的这次住院 / 访问卫生保健机构的目标"）。	开放式问题可促进目标的实现，避免误解。

步骤	要点说明

护理措施

步骤	要点说明
1. 工作阶段：观察患者的非语言行为，包括肢体语言。如果语言行为与非语言行为不符，需寻求患者的澄清。	患者语言和非语言行为的一致性确保收到信息的正确性。
2. 如果需要分享信息，应解释互动的目的。	信息和解释可以减少对未知的焦虑。
3. 继续使用治疗性沟通技巧（见注释3.2）。	与患者进行开放、互动的交流，并将其作为讨论的重点。
4. 确定患者寻求医疗保健方面的期望。	确定期望传达了对患者需求的兴趣。
5. 鼓励患者在沟通过程中随时要求澄清。	这给患者一种控制感，保持沟通渠道畅通。
6. 设定共同的目标。	
a. 使用治疗性沟通技巧，如重述、反映和释义，以确定和阐明实现共同设定目标的策略。	为使护士和患者之间的沟通有效，两者均需要具备参与交际互动所需的技能和知识。
b. 讨论并优先考虑的问题领域。	对患者耐心、客观、支持，可减少患者的焦虑。
c. 向患者提供信息，帮助其表达需求和感受。	患者能够对帮助做出反应，基于目标制订可行的解决方案，并充分参与患者的康复实施计划。
d. 谨慎恰当地提出问题。每次问患者一个问题并给予其足够的时间回答。使用直接问题且尽可能地使用开放式语句，比如"告诉我您今天的感受"。	这有助于患者表达自我，并使护士获得有关患者需求和担忧的详细信息。
临床决策点：避免询问可能还没有向患者透露的信息（例如，人类免疫缺陷病毒的状态、诊断测试结果）。避免问"为什么"的问题；这会增加患者的防备，阻碍沟通。	
e. 避免沟通障碍（见注释3.2）。	沟通障碍导致信息未被接收、被扭曲或误解。
7. 终止阶段：与患者沟通。	
a. 准备总结、综合与患者护理相关的信息（例如，"一旦您回家维持健康状况，您有什么后续计划"？）。	通过总结和综合信息进行有效的沟通，以加强行为的改变。
b. 使用治疗性沟通技巧讨论出院或终止等问题，并就患者特定的想法及行为改变指导讨论。	巩固工作阶段所学的行为或技能。
c. 与患者总结在互动过程中所讨论的内容，包括达成的目标。	护患带着相同的想法离开标志着互动的结束，终止阶段包括对既定目标进展情况的评估和总结。提供结束和相互理解的感觉。

护理评价

步骤	要点说明
1. 观察患者对护士语言和非语言沟通的反应，注意其在适应阶段分享信息和问题的意愿。	语言和非语言的反馈显示患者沟通的兴趣和意愿，反映其形成治疗性关系的能力。
2. 注意护士对患者及患者对护士的反应。反思与患者建立融洽关系所使用的治疗性沟通技巧的有效性。	某人使用治疗性沟通技巧能力的敏感性有助于提高在必要时调整技巧的能力。
3. 在工作阶段，评估患者为达到目标而努力的能力。得出反馈（语言和非语言）以确定成功达成目标。评估患者与确定目标有关的健康状况。如果患者目标未达成，重新评估并确定障碍。	反馈是评估新行为的重要步骤。如果不能达成目标，则需要进行修改。
4. 在终止阶段总结和重申。强化患者的优势，概述仍然需要努力的问题，制订行动计划。	评估患者在实现一致目标方面的进展情况。

步骤	要点说明
5. **使用反馈式教学**："我想确保您了解出院后的行动计划。我们是在考虑您迄今的进步和优势及局限性的基础上制订的。请描述您的行动计划。"如果患者或居家照护者不能正确反馈，立即调整或重新制订指导计划，以保证其正确掌握。	确定患者和居家照护者对指导内容的理解水平。

非预期结果	相关措施
1. 患者继续以语言和非语言形式表达焦虑、恐惧、愤怒、意识模糊、不信任和无助的情绪。患者经常对内在、外在因素及线索做出反应。	● 重新评估患者的焦虑、恐惧和不信任程度。试图确定引起焦虑或恐惧的原因。 ● 稍后向患者重复信息。 ● 确定影响清晰沟通的因素（例如，文化问题、语言问题、读写问题、体力限度）。
2. 护士和患者之间的反馈表明缺乏理解和有效的沟通。	● 评估和消除诸如文化水平、外语问题等沟通障碍（USDHHS，2013）。 ● 如果可能，请使用其他方法重复信息。 ● 考虑文化规范，如眼神接触、使用接触、个人空间和非语言行为（Giger，2013）。 ● 避免使用患者不理解的医学术语。
3. 护士无法获取有关患者的想法、恐惧和顾虑的信息。沟通技巧并不能促进患者公开沟通的意愿。因没有建立信任、确定目标，故无法实现。	● 使用其他沟通技巧，以促进患者开放性沟通的意愿。 ● 向患者提供可供交谈的专业人士，以获得必要的信息。
4. 居家照护者替患者回答问题，即使患者有能力回答。	● 直接使用患者的名字提问。 ● 承认居家照护者给予的回答；然后说明你对患者的反应感兴趣。 ● 在居家照护者离开或鼓励居家照护者休息一下去喝杯咖啡或进餐后，重新开始沟通。

记录与报告

● 在护理记录单上记录与患者健康相关的沟通，对疾病或治疗以及表现出理解或缺乏理解的反应（包括语言和非语言线索）。

● 记录教学反馈和对教学计划的更改。

● 通过患者的语言和非语言行为向卫生保健小组成员报告所获得的相关信息。

注意事项

健康教育

● 使用手势、图片和角色扮演来帮助患者理解。注意患者的读写能力；确定患者是否能够充分地获得健康信息且使用患者似乎能理解并经常使用的词语。

● 实施个性化的患者教学以满足患者的需要，始终以满足患者学习需求为目的进行教学，并考虑其首选的学习方法。

儿科患者

● 与儿童交流需要从儿童的角度理解情感和思维过程（Hockenberry 和 Wilson，2015）。

● 根据儿童的理解程度（年龄和发展水平）使用儿童熟悉的词汇，且交流时尽量与患者视线平齐。

● 了解儿童的认知、发育和功能水平，选择最合适的沟通技巧。适合年龄的一些沟通技巧包括讲故事和画画（Hockenberry 和 Wilson，2015）。

老年患者

●注意任何认知或感觉障碍的患者。对每位患者单独评估，避免对有认知或感觉障碍的老年人（Touhy 和 Jett，2014）予以刻板印象。

●了解老年人有效的沟通技巧、历史和个性在提供患者及治疗反应方面的重要价值。对早期防御的回归是正常的，要适应这类人群，特别是在面对疾病的时候。

●确保有视觉或听觉障碍的老年患者使用辅助设备，如眼镜、大字排版的阅读材料或助听器以协助沟通（Touhy 和 Jett，2014）。

居家护理

●确定患者的主要居家照护者，运用技术评估其对患者病情的理解程度。

●将沟通纳入患者的日常活动（如沐浴和穿衣）。

技能 3.2　与面对困境的患者沟通

在卫生保健环境中，患者有时会因各种原因而难以应付，因而会经历焦虑、愤怒和抑郁。通过有效的沟通，可以帮助患者减少或管理其无效的应对症状和行为。导致焦虑的因素如新确诊的疾病、与亲人的分离、与诊断测试或外科手术相关的风险，以及预期寿命的改变。患者如何成功地应对焦虑，部分取决于之前的经验、其他压力源的存在、导致焦虑的事件的意义以及支持性资源的可用性。焦虑的 4 个阶段及相应的行为表现分为：轻度、中度、重度、恐慌（注释 3.3）。

愤怒是与潜在的暴力相关的共同的潜在因素。患者因各种原因而生气，愤怒通常与患者的疾病经历直接相关，或者与以前的问题有关。在卫生保健环境中，护士经常与患者接触，因此常成为其愤怒的对象。了解如何使用"缓和技术"是管理愤怒或暴力患者的有用技术，有助于确保其他患者和医护人员安全的卫生保健环境。

抑郁症是一种情绪状态，不仅仅是悲伤，

注释 3.3　焦虑的行为表现：焦虑的阶段	
轻度焦虑	**重度焦虑**
●听觉和视觉的感知增强	●关注零碎的细节
●人际关系的意识增强	●头痛、恶心、头晕
●警觉性提高	●无法看到细节之间的联系
●能够解决问题	●记忆力减退
中度焦虑	
●选择性注意力不集中	**焦虑恐慌状态**
●感知域下降	●无法注意周围环境
●只关注相关信息	●恐惧感
●肌肉紧张、出汗	●无法处理任何问题

它是一种常见的精神状态，影响个人在日常活动中发挥作用的能力。抑郁症有很多症状，最常见的是冷漠、悲伤、疲劳、内疚、注意力不集中、睡眠障碍和自杀念头。抑郁症影响主观和客观的行为及患者自述身体的不适感增加（注释 3.4）。有些患者在抑郁时会感到焦虑。

注释 3.4　抑郁症状	
常见症状	**其他症状**
●冷漠	●疲劳
●社会化减少	●日常生活活动减少
●悲伤	●自杀念头
●睡眠障碍	●性欲减退
●绝望	●感觉不适应
●无助	●躁动
●无价值感	●自我贬低
●内疚	●自发性哭泣
●愤怒	●依赖性、被动性

引自 Keltner N et al：Psychiatric nursing，ed 6，St Louis，2011，Mosby.

授权与合作

与难以应对的患者沟通的技巧不能委派给护理辅助人员。护士指导护理辅助人员完成以下工作：

●与焦虑、愤怒或抑郁的患者进行语言和非语言沟通所需的基本沟通技巧。

●他们作为护士的角色使用"缓和技术"。

●为自己和其他患者采取适当的安全措施。

步骤	要点说明

护理评估

步骤	要点说明
1. 提供简短的介绍、自我介绍，解释互动的目的。	无效的应对行为可能会限制患者所能理解的信息量。
2. 评估影响与患者沟通的因素（例如，环境、时间、他人在场、价值观、经验、因焦虑加剧而需要个人空间）。	确定有效的沟通策略。
3. 评估导致患者焦虑的可能因素（如住院、未知的诊断、疲劳）。	了解焦虑的根源有助于患者的支持和沟通。
4. 与家庭成员讨论患者焦虑、愤怒或抑郁的可能原因，如有必要，包括既往史。	从家庭角度收集患者的信息很有益，因为家庭可提供新的信息或了解情况（Keltner et al., 2015）。
5. 观察表明患者焦虑的身体、行为和语言线索，如口干、手掌出汗、说话的语气、频繁使用呼叫灯、难以集中注意力、紧握双手，以及诸如"我害怕"等之类的陈述。	焦虑干扰常规的沟通方式，从而干扰患者的护理和治疗，极度焦虑还会干扰患者的理解力、注意力和解决问题的能力。
6. 评估表明患者抑郁的身体、行为和语言线索，如悲伤、流泪、难以集中注意力、身体不适的报告增加，以及诸如"我很悲伤、抑郁"之类的陈述。	抑郁症干扰常规的沟通方式，从而干扰患者的护理和治疗。严重的抑郁症干扰患者的理解力、注意力和解决问题的能力。
7. 评估导致患者抑郁症的可能因素（例如，急性或慢性疾病、个人的弱点、最近的损失）。	患者的抑郁状态有时是未知的。了解抑郁症的可能原因有助于患者的支持和沟通。
8. 观察患者表现出愤怒的行为（如踱步、握拳、大声说话、扔东西）和愤怒的表达方式（如反复询问护士、不遵循要求、爆发攻击性、威胁）。	愤怒是对挫折感的正常表达或对威胁的反应。然而，它的表达常常干扰或阻碍沟通和互动。
9. 评估影响愤怒患者沟通的因素，如拒绝遵守治疗目标、使用讽刺或敌对态度、情绪低落或情感上的不成熟。	准确地评估阻碍或促进沟通的情况及患者的经历。
10. 评估可获得的资源（如社会工作者、教牧关怀或家庭成员）以帮助与有潜在暴力倾向的患者沟通。	有助于明确处理患者愤怒的原因和干预措施。
11. 评估可能导致暴力行为的潜在医疗状况。	患有创伤性脑损伤、痴呆、药物或酒精戒断等疾病的患者可能会表现出敌对、攻击性的行为。
临床决策点：一些暴力行为（例如，身体攻击）可能无法缓和紧张的情况。当这种潜在情况存在时，应明确可以寻求帮助的对象，如训练有素的心理技术人员、安保人员，以确保人身安全。	

护理诊断

● 焦虑	● 绝望	● 无效性角色行为
● 决策冲突	● 语言沟通障碍	● 有对他人施行暴力的危险
● 防卫性应对	● 应对无效	● 有对自己施行暴力的危险
根据患者的状况或需求，个体化处理其相关因素 / 危险因素。		

护理计划

1. 完成下列步骤后所能达到的预期结果：	
● 患者讨论引起焦虑、愤怒或抑郁的因素。	能反映出患者信任理解和坦诚沟通方面的成功。

步骤	要点说明
● 患者能够讨论应对焦虑、愤怒或抑郁的方法。	获取资源（例如，使用深呼吸练习，引导意象），以应对引起焦虑、愤怒或抑郁的情况。
● 患者自述焦虑或抑郁的感觉减少。	沟通技巧可以缓解与焦虑和抑郁相关的症状，使患者关注问题。
临床决策点:首先认同和照顾焦虑患者身体和情绪的不适，但避免过度关注身体不适。专注于理解患者，提供反馈，帮助解决问题，提供温暖和接纳的氛围。	
● 患者不再表现出语言和非言语的愤怒。	缓和技术成功地使患者以建设性的方式表达愤怒。
2. 通过考虑患者的目标、时间分配和资源准备治疗性干预。	让患者建立融洽的关系，感受平静，并开始分析焦虑的来源。
3. 在与焦虑、愤怒或抑郁的患者沟通时，认识到个人的焦虑程度，有意识地保持镇静（慢慢地深呼吸，放松盆底肌肉），注意那些表示自己焦虑的非语言线索（例如肢体语言、姿势、言语节奏），避免带有偏见。	护士的焦虑会增加患者的焦虑；护士的个人感受和价值观可能会对患者的互动产生负面影响。
4. 准备安静的区域，允许有足够的个人空间。	减少刺激有镇静作用；侵犯个人空间会增加焦虑、愤怒或抑郁。
临床决策点:首先认同和照顾抑郁症患者的身体和情绪不适，但避免对身体不适的详述，专注于理解患者，提供反馈，帮助解决问题。	
5. 对愤怒的患者做好缓和准备。	
a. 停下来收集自己的想法、感觉和反应。	认识和控制你的反应有助于更具建设性的互动。
b. 确定患者在说什么。	澄清患者的需要或担心可能有助于缓解病情。
c. 环境准备，以使有潜在暴力的患者逐步降级：	有潜在暴力的患者需要在一个减少刺激的环境中，保护自己和他人免受伤害。鼓励患者表达愤怒，而不是激怒他。
（1）鼓励其他人，特别是那些引起愤怒的人们离开房间或区域。	避免向患者施压；如果愤怒变得失控要防止受伤。
（2）保持足够的距离和开放的出口。自己站到最靠近门的位置，以便逃离潜在的暴力环境；不要阻塞出口，让患者觉得逃生是无法实现的。	防止护士和患者被困住，如果被困住可能会引起剧烈的爆发；确保护患双方的安全。
（3）当愤怒开始扰乱他人时，关门。这在患者变得激动时尤为重要。	激动和焦虑可以传播给他人。一些医院的房间配备了安全窗户和摄像头以便观察患者。
临床决策点:有些患者互相干扰，特别是那些过度活跃、侵扰的、威胁的或表现出怪异行为的患者。对于这些患者，首先要尝试最少限制性的措施，然后再使用比如隔离等限制性的措施。	
（4）减少室内干扰因素（如噪声、气流、光线不足）。	减少可能加剧愤怒的刺激物。

护理措施

1. 使用适当的非语言行为和积极的倾听技巧，如在床边陪伴患者，保持放松的姿势；专注于了解患者的问题。	患者经历情绪紧张的状况可能无法理解口头传递的信息；对患者的非语言信息表现出兴趣并帮助其缓解焦虑。

步骤	要点说明
2. 使用适当的语言技巧，简明精确地回应焦虑的患者。采用简短的陈述，承认当前的感觉状态并为患者提供指导，例如，"在我看来您很着急"或者"我注意到您似乎想独处。您想去您的房间休息吗？"	促进有效的沟通，以便患者可以探讨焦虑、愤怒或抑郁症的原因。适当的技术和陈述提供了保证。
3. 帮助患者获得其他应对策略，如渐进式放松、缓慢深呼吸练习和视觉想象（见第16章）。	应对策略为非药物机制可帮助患者减轻焦虑和抑郁，并在某些情况下减少愤怒。
4. 提供必要的舒适措施，如止痛药、体位或卫生。	疼痛会加剧患者的焦虑或抑郁，并会导致其愤怒。
5. 采用开放性问题，如"告诉我您的感受"或"您看起来很悲伤，告诉我您的悲伤"。	鼓励患者继续交谈，促进其对症状的深入讨论。
6. 鼓励并奖励小的决定和独立的行动。必要时，做出患者不准备做的决定。描述不需要决策的情况。	抑郁症患者往往过于依赖和优柔寡断。
7. 接纳患者，关注其积极方面，提供积极的反馈。	抑郁症患者的自尊往往较低；该方法有助于关注他们的长处。
8. 诚实和移情。	诚实和移情促进信任的发展。
临床决策点：如果患者可能抑郁，询问其自杀念头。询问"您有没有想过要伤害自己？告诉我您会怎样处理？"如果有这样的想法，咨询机构内精神卫生专业人员。抑郁症患者的自杀风险增加。其他危险因素包括一般医疗条件、绝望、男性性别和年龄增长。计划越完善，自杀的风险就越大（Keltner et al., 2015）。	
9. 对愤怒患者的缓和技巧。	
a. 保持个人空间；如有必要和其他人在一起，并保持房间的门开着；处在患者和出口之间的位置。	使用个人空间可能有助于消除患者的愤怒；如果患者继续升级变得暴力，定位可促进医护人员的安全。
b. 保持非威胁性的语言和非语言的方法：用一种平静、安心的语调，使用开放性肢体语言，关心的、非威胁的面部表情，张开双臂，放松姿势，保持安全距离。使用缓慢而慎重的手势，而非突然的、生硬的动作。	减少信息误解的机会，减少威胁。为患者创造接纳的氛围，放松的气氛可防止冲突进一步升级。
c. 使用治疗性沉默，让患者发泄情绪；使用主动倾听帮助理解；勿与患者争辩。	经常缓和愤怒。愤怒消耗情绪和体力；患者用尽动力和精力来维持高水平的愤怒，争论使愤怒升级。
d. 回应治疗上的愤怒；避免变得防御或愤怒，并鼓励口头表达愤怒。	有些抑郁的患者会生气；需理解愤怒是抑郁症的症状。言语表达常能减少紧张。
e. 回答问题时要冷静和诚实。如果患者问的是权力斗争类型的问题（挑战或对抗类型）（例如，"谁说你是负责人？"），通过提供清晰、简明的期望来重新定向和设置限制。告知患者潜在的后果，听起来避免威胁性，如果患者不改变行为会导致的后果。	平静、清晰的沟通方式有助于设置对权力斗争类型问题的限制，为互动提供结构，并帮助缓解愤怒（Halter, 2014）。
f. 如果患者口头威胁要伤害他人，保持冷静而专业，继续限制不适当的行为。	愤怒的患者失去了理性处理信息的能力，因此可能通过恐吓冲动地表达愤怒。
临床决策点：如果患者在出院时对他人有即刻的伤害，通知相关部门（如护士长、安全部门）。一个有潜在暴力的患者可能具有冲动性和爆发性；因此，护士需要掌握个人安全技能，并且在这种情况下避免接触。	
g. 如果患者表现的冷静，愤怒被平息，寻找其他方式来发泄愤怒的情绪。	与患者进行处理可以防止未来的情感爆发，教导患者处理愤怒的有效方式。

步骤	要点说明

护理评价

步骤	要点说明
1. 观察反映焦虑、愤怒或抑郁持续存在的生理体征和症状或行为。	观察沟通计划中患者情绪的缓解程度。
2. 请患者描述如何应对未来的焦虑、抑郁或愤怒，并对自己的照顾做出决定。	衡量患者承担更多健康促进行为的能力。
3. 评估患者讨论引起焦虑、抑郁或愤怒因素的能力。	衡量患者参与或关注领域的能力。
4. 注意患者回答问题和解决问题的能力。	确定愤怒是否减轻，使患者能够专注于其他应对技能。
5. 与患者讨论未来的应对方法，并对自己的照顾做出决定。	讨论衡量患者承担更多健康促进行为的能力。
6. **使用反馈式教学**："我想确定的是，除了药物治疗之外，我还解释了一些能帮助您控制焦虑的方法。描述一下我们讨论过的将帮助您控制焦虑的一些练习。"如果患者或居家照护者不能正确反馈，立即调整或重新制订指导计划，以保证其正确掌握。	确定患者和居家照护者对指导内容的理解水平。

非预期结果	相关措施
1. 生理体征和焦虑、愤怒症状继续存在；互动增加了患者的焦虑、愤怒；焦虑、愤怒的根源没有解决。	● 使用重新聚焦或分散注意力的技巧，如放松或引导意象，以减少焦虑（Halter，2014）。 ● 重新评估消除或改变焦虑、愤怒的因素。 ● 保持冷静、坚定的方向。对于焦虑、激动升级的行为遵医嘱用药。 ● 确保必要时有同事提供帮助。
2. 患者回避护士集中讨论的努力或无法讨论真正的问题，很难做出决定；焦虑、愤怒、抑郁继续存在，阻碍问题的解决。	● 与患者沟通时要明确、直接，避免误解。 ● 适当的使用触摸有助于控制恐慌情绪。
3. 抑郁行为继续存在；互动缓解抑郁症状无效或患者报告有自杀意念。	● 继续使用治疗性沟通技巧，但尝试不同的技术。 ● 请患者与精神卫生专业人员咨询关于使用药物或正规的心理治疗来治疗抑郁症。 ● 请患者到精神卫生专业人员处进行评估，并可能需要住院进行精神治疗。

记录与报告

● 记录患者焦虑、愤怒、抑郁的原因，并在流程图或护理记录单中记录出现的症状和行为。

● 在护理记录单中记录使用的缓和技术及患者的反应。

● 报告缓解焦虑、愤怒、抑郁使用的方法及患者的反应，以确保护士间的持续性护理。

● 报告使用的缓和技术和患者的反应。

● 记录对患者和居家照护者学习情况的评价。

注意事项

健康教育

● 教育患者和居家照护者，以确定可能的焦虑来源，如疾病、住院、知识缺乏或其他已知的压力源，使患者了解焦虑，增加对焦虑情绪的控制感。

● 经历情绪化症状的患者并不总能理解指导。关注理解患者；提供反馈，帮助解决问题；提供安全、温暖和接纳的氛围。

● 教育患者和居家照护者，以确定可能导致愤怒爆发的因素，如不恰当的应对技能、承受挫折的能力低、疾病、住院、知识缺乏，或其他已知的压力源可能会给患者一种控制感。

● 一旦愤怒被解除，教导患者新的适应方法来应对愤怒。

● 指导患者和居家照护者找出抑郁的可能来源。对抑郁的了解增加了患者对抑郁情绪的控制感。

儿科患者

● 儿童经常通过身体和行为体征表现焦虑，但却无法口头表达焦虑。有些患儿通过不安的行为、身体上的不适或行为退化来表达焦虑。注意儿童在患病或住院期间的行为改变（Hockenberry 和 Wilson，2015）。

● 为儿童表现出的不恰当的行为设置限制，例如超时。立即应用此类限制，因为儿童对自己的行为有较少的内部控制（Hockenberry 和 Wilson，2015）。

● 儿童常常表现出与成人不同的抑郁症状。他们通过身体（增加的身体不适）和行为（较差的学校表现，社交孤立）表现抑郁，往往无法口头表达。有些患儿通过不安的行为或行为退化来表达抑郁。因此，需重视儿童在生病或住院期间的行为变化（Hockenberry 和 Wilson，2015）。

老年患者

● 焦虑是老年人最常见的症状之一。患者经常会仪式性地以某种方式进行活动。焦虑是由于特定事件或一般的变化模式（如健康水平下降）而产生的（Touhy 和 Jett，2014）。

● 心理社会因素，如焦虑和意识模糊，缺乏灵活性和长期照护设施的空间组织是减少社会接触的因素，从而阻碍与同龄人和卫生保健提供者的沟通。这导致孤独感、无聊和焦虑的增加。

● 被社会隔离的老年人有多种医疗问题，更可能存在焦虑或抑郁症状。此外，他们不太可能寻求照顾这些症状。

● 老年人的抑郁是一个主要的健康问题。重要的是要区分抑郁症和潜在的医疗疾病，如认知障碍（Touhy 和 Jett，2014）。

● 由于生命伴侣的丧失、健康状况、独立性、社会支持系统或经济损失，老年人的自杀风险增加（Keltner et al.，2015）。

居家护理

● 预期的居家护理访问可能会增加患者的焦虑，导致症状恶化。所以有些患者要避免这些访问（Halter，2014）。

● 护士针对潜在的暴力患者或居家照护者的人身安全，扩展至所有的卫生保健环境，包括患者家中。评估患者的家庭和物理环境，包括可能的出口。护士在患者家中照顾患者，可能会处于潜在的危险情况中，因为没有其他工作人员的支持。如果感到不安全，请勿进入患者家中；必要时求救。

● 抑郁症通常存在于居家护理环境中。教育居家照护者如何识别症状，并根据患者的行为、认知及身体损害来管理抑郁症。

技能 3.3　与认知障碍的患者沟通

沟通和表达自己的行为受个人能力的影响。认知障碍患者对护士构成了挑战，因为这些患者可能存在残疾，对沟通产生负面影响（Carlsson et al.，2014；Lancioni et al.，2012；McGhee，2011）。急性认知障碍或谵妄大部分是可逆的，可能是由感染、多重用药和新陈代谢变化等状况引起。一旦病因被发现并治疗，患者的精神状态就会恢复到基础状态。慢性认知障碍是不可逆转和渐进性的，其中包括痴呆症（阿尔茨海默病、血管性痴呆、额颞型痴呆症）、颅脑外伤（颅脑损伤）和人类免疫缺陷病毒（human immunodeficiency virus, HIV）相关的认知功能障碍。

认知障碍伴随着沟通缺陷，阻碍了患者主动交谈和参与自我护理的能力。由于与这些患者互动非常耗时，他们可能被剥夺了与他人的接触，从而导致抑郁症、分离和孤立。同时，也可能面临身体状况的变化，如感染、跌倒、受伤和营养不良。

缺乏高质量的护患互动和沟通可能会对患者的预后产生负面影响。以患者为中心的方法在评估患者的沟通能力时，需强调每个患者的独特性和个体性。

授权与合作

与认知障碍患者有效沟通的技巧不能交给护理辅助人员。护士指导护理辅助人员完成以下工作：

- 与认知障碍患者进行语言和非语言沟通所需的适当沟通技巧。
- 患者认知障碍的可能原因、症状和体征。

步骤	要点说明

护理评估

步骤	要点说明
1. 首次接触患者，当面评估患者可能存在的认知障碍、身体行为和语言线索。评估患者（人物、地点、时间）的定位状态，进行小型心理测试（见第6章）。	如果意外地触摸到患者或从后面靠近患者，可能会使患者受到惊吓。如果患者无法思考、说话或理解，需要调整沟通策略以有效沟通。
2. 评估导致患者认知障碍的可能因素（例如，急性或慢性疾病、发热、药物、液体和电解质失衡）。	了解智力衰退的可能原因，有助于与卫生保健团队讨论合适的治疗方法，并对短期和长期的沟通策略产生指导意义。
3. 评估影响与患者沟通的因素（例如，环境、时间、他人在场、价值观、经历、先前的感觉缺失、注意力不集中等）。	了解影响沟通的因素有助于确定有效的沟通策略（Hemsley et al.，2012）。
4. 与家庭成员或照护者讨论患者认知障碍的可能原因，包括目前的疾病、持续的时间、治疗方案和既往史。	从家庭角度收集患者的信息很有用，因为家庭成员提供新的信息或了解情况。确认患者的基线精神状态很重要。
5. 与家人讨论患者通常如何与他们沟通。考虑以下问题："患者是否失去了思路，难以有条理地组织语言？需要更多的时间来理解对方在说什么？咒骂或使用攻击性的语言？"（Mayo Clinic，2016）。	预测患者的沟通模式，以便使用有效的沟通策略。
6. 确定与患者沟通最有效的方法（例如，语言或书面沟通，图像板）。	知道如何进行更好的沟通，如何使用其他沟通方式来帮助确定患者需要。

护理诊断

● 急性意识障碍	● 社交障碍	● 应对无效
● 决策冲突	● 语言沟通障碍	● 无效性角色行为
● 绝望		
根据患者的状况或需求，个体化处理其相关因素/危险因素。		

护理计划

1. 完成下列步骤后所能达到的预期结果：	
● 患者能够向护士表达身体和情绪不适的需求。	由于认知障碍的局限性，使用相关的沟通技巧可以使患者能够有效地表达需求（例如，生理和情感上的不适）。

步骤	要点说明
2. 准备沟通时，要考虑认知障碍的类型、沟通的障碍、时间分配和资源。	有效的沟通可以与患者建立融洽的关系，进行良好的护患互动。
3. 非语言线索会影响与认知障碍患者的沟通（例如肢体语言、姿势、语言节奏），避免带有偏见。	与认知障碍患者沟通的挫败感可能对患者的互动产生负面影响。
4. 环境准备时提供一个安静平和的区域；减少外界噪声等干扰。	减少刺激有镇静作用。确保环境安静，免受干扰，以增强交流体验。

护理措施

1. 从前面靠近患者，采用面对面的方式交谈。	该策略避免让患者感到吃惊，有助于确保患者看到和听到。
2. 提供简短、简单的介绍。自我介绍，表示尊重，解释互动的目的。	与认知障碍相关的症状限制患者能够理解的信息量。
3. 适当使用非语言行为和积极的聆听技巧，如在床边陪伴患者或恰当地使用触摸。	使用非语言信息对患者表达兴趣和同情心。使用触摸可能有助于集中注意力、安抚。
4. 使用简明的语言技巧对患者做出反应（Mayo Clinic, 2016）。使用简单的语言，放慢语速并使用简短、简单的句子。询问是或否的问题。	适当的技术和陈述为认知障碍患者提供了保证。
5. 一次提出一个问题，并给予回答的时间。避免催促、打断患者。	给患者时间来处理信息和反应。
6. 用稳定的声音重复句子，避免提高声音或太快地猜测患者试图想表达的意思。	重复使患者有时间做出反应；如果曲解了患者的信息，或者迫使其做出回应，患者可能会感到沮丧。
7. 使用增强和辅助通信设备（AAC），如象形网格、Talking mats 软件、辅助交流工具和 iPads，以方便沟通。	Talking mats 软件是使用图片符号的通讯辅助工具，以便患者可以通过视觉图像表达情感（McGhee，2011）。
8. 确保患者佩戴眼镜或助听器以帮助沟通。	有些认知障碍的患者忘记使用眼镜或助听器，需要提醒他们使用这些来提高沟通的清晰度。
9. 如果患者犯了错误，不要与其争辩或试图纠正患者。	争吵会导致更多的挫折与不安感。
10. 与患者保持有意义的互动，并根据患者的舒适程度和能力使用创造性的沟通方式。	有意义的互动可以帮助患者融入家庭、社区和周围的环境，并有助于减少孤立感和脱离感。
11. 使用个性化的应对策略，如渐进放松、缓慢深呼吸练习或视觉图像。	有助于减少与沟通混乱和沟通困难相关的焦虑。

护理评价

1. 观察患者对发送和接收的信息的清晰和理解的反应。	观察确定认知障碍患者能够表达自我的程度。
2. 观察语言和非语言行为。	观察表明患者是否舒适及需求是否满足。
3. **使用反馈式教学**："我想确定我解释了图片板将如何帮助您与您的家人沟通。告诉我如何使用图片板来告诉您的妻子您想洗澡或一起散步？"如果患者或居家照护者不能正确反馈，立即调整或重新制订指导计划，以保证其正确掌握。	确定患者和居家照护者对指导内容的理解水平。

步骤	要点说明

非预期结果	相关措施
1. 发送和接收的信息不被理解。	● 在与认知障碍患者互动时，继续使用治疗性沟通技巧，有创造性地使用替代策略（例如，涉及家庭成员）。
2. 患者变得沮丧，与护士的沟通变得更具挑战性。	● 以成人的口吻对患者说话，并给予时间处理信息。 ● 使用语言和非语言的方式来表达对患者沮丧的共鸣。 ● 允许适当的休息；经常尝试进行互动，以尽量减少社会孤立。

记录与报告

● 在护理记录单中记录患者表现出的客观和主观行为（与认知功能障碍相关）。

● 记录与报告沟通的方式和患者反应。

● 记录对患者和居家照护者学习情况的评价。

注意事项

健康教育

● 教育患者和居家照护者如何使用各种方法进行沟通，如绘画板或辅助交流设备。

● 考虑与患者的认知状况有关的注意力及记忆障碍，进行教学修改（例如，一次只提供少量的材料；使用简单和简短的短语；根据需要重复信息）。

儿科患者

● 儿童可能由于急性或慢性代谢或神经系统状况而表现出认知障碍。与儿童的沟通策略应考虑到他们的发育水平，并对无法阅读的患儿使用图片和图画。

老年患者

● 许多老年人存在认知障碍，这对评估的可靠性构成严重障碍。因此，使用有效的语言和非语言沟通策略显得尤为重要。沟通不畅会影响治疗，导致焦虑和挫败感增加。

● 有认知障碍的患者可能表现出发怒的行为，以回应真实或感知的挫折。使用分散注意力技术，将一个认知障碍的老年患者从令人不安的刺激中移除或将患者重新定向至令人愉悦的活动（Touhy 和 Jett，2014）。

居家护理

● 在考虑到认知及生理损害的情况下，根据患者表现出的行为来管理护理。包括居家照护者和朋友使用有效的沟通策略。

技能 3.4　与同事沟通

在卫生保健环境中，沟通是日常实践的关键部分。护士与患者、跨学科健康护理团队成员和外部同事通过面对面、电话和书面进行沟通。这些互动的质量是预防错误，明确、理解和遵守治疗计划和患者结局的关键组成部分。然而，在卫生保健环境中，沟通问题是常见的，沟通失败会造成严重的后果（Judd，2013；Norgaard et al.，2012）。专业委员会出版的国家患者安全目标，其中之一是"提高护士之间沟通的有效性"（TJC，2016）。医师、护士和其他卫生保健专业人员之间的协作提高了团队成员对彼此知识和技能的认识，从而导致决策制订和患者结局的持续改进。此外，团队合作对患者的优质护理服务至关重要。了解医护团队成员之间沟通方式的差异，并采取恰当的沟通方式与团队成员进行有效的互动（Cronenwett et al.，2007；Happell et al.，2014）。

同事间的矛盾会间接影响治疗性护患关系，对护理的传递和患者及医护人员的满意度产生负面影响（Happell et al.，2014；Moore et al.，2015）。因此，有必要用有效的沟通去解决卫生保健团队成员之间的冲突。运用冲突解决技巧的形式进行良好的沟通可以降低冲突的风险及其负面影响。

　　SBAR（现状 - 背景 - 评估 - 建议）标准化沟通模式，以优化卫生保健小组成员之间的有效沟通。应用 SBAR 的护士在访问医师或其他专业同事以及在制订基于可靠评估的建议时准备得更好。护士对自己的判定更有信心可促进良好的患者结局（Novak 和 Fairchild，2012；DeMeester et al.，2013）。通过使用结构化沟通技术改善沟通，包括应用 SBAR 框架进行床边报告，以简化信息交流和促进患者安全（例如，传达关于检查结果或药物的准确信息）

（Boykins，2014）。有证据表明，床边报告给接班护士提供了直接观察患者与询问病情的机会。这种互动促进了交接班之间的责任制。使用 SBAR 进行床边报告和有效沟通有助于减少不良事件，提高患者和家庭成员的满意度（Cornell et al.，2014；Novak 和 Fairchild，2012）。

授权与合作

　　与同事有效沟通的技巧可以交给护理辅助人员。护士指导护理辅助人员完成以下工作：

● 与同事有效交流所需的适当的语言和非语言沟通技巧。

步骤	要点说明

护理评估

1. 确定与同事互动的目的。	这为互动奠定了基础；沟通交流的所有成员都知道谈话的目的。
2. 评估影响与他人沟通的因素（例如，环境、时间、他人的文化信仰和价值观、以前的经验）。	评估可以准确地评价沟通的障碍或可能需要考虑的问题，以保持开放、通畅的沟通渠道。
3. 考虑这种情况下的紧张程度；是否感受到威胁？	感觉受到威胁会导致交感神经的应激反应，会损害判断、情绪控制和清晰沟通的能力。

护理诊断

● 决策冲突	● 缺乏沟通的相关知识	● 社交障碍
● 恐惧	● 无效性角色行为	● 语言沟通障碍
● 应对无效		
根据患者的状况或需求，个体化处理其相关因素 / 危险因素。		

护理计划

1. 准备与可能存在不同需求或关注的卫生保健团队成员沟通。举例：试着放松并有意识地放松盆底肌肉以缓解压力。	有效的沟通促使卫生保健团队建立融洽的关系，并进行高质量的互动。调整自己的沟通方式（如放松），以满足卫生保健团队的需要。
2. 注意非语言暗示会影响与他人的沟通且避免带有偏见。	沟通中的挫折可能会产生负面影响。
3. 物理环境的准备；一个安静的环境，减少外部噪声等干扰。	考虑的因素包括隐私、噪声控制、座位空间、方便性，以确保有效的团队合作所需的空间。
4. 认识到卫生保健团队成员之间的等级差异是有效沟通和协作的共同障碍。	高层人员个人的恐吓行为会阻碍开放性沟通。

护理措施

1. 从正面靠近同事，面对面交流，并保持适当的眼神交流。	该策略可以确保同事看到和听到你，并传达尊重的态度。
2. 提供简短、简单的介绍；自我介绍，解释互动的目的。	此策略可确保同事理解互动的目的。
3. 注意自己的肢体语言和语调。采取开放式的立场；切勿在胸前抱臂。	非语言信息传达共鸣。注意非语言沟通方式会对他人产生的影响。
4. 确认并回应一系列的观点，允许各方有平等的时间参与表达观点。	了解他人的观点，支持协作和团队合作的价值。
5. 使用语言沟通技巧，如：询问开放式问题；不要假设；勿打断、责怪他人；提供反馈。使用主动倾听和识别非语言触发，必要时要求澄清。	有效的沟通技巧应用于沟通和解决冲突。
6. 使用各种工作场所的书面沟通方法（例如，口头、书面说明、备忘录、信件、图表、图解）。	标准化的沟通，如SBAR的沟通方式，有助于简化信息交流，促进患者安全。
7. 鼓励讨论积极和消极的情绪，以增加双方表达关注点的机会。	讨论促进积极的倾听和理解。参与的所有成员均需予以重视，且需认可他们的贡献。
8. 总结讨论中的主要问题，并帮助制订解决问题的替代方案。	冲突解决涉及到对问题的其他解决方案的研究。重视系统的解决方案在同事之间有效运作的影响（Cronenwett et al.，2007）。

护理评价

1. 确认、理解发送和接收的信息。	确定沟通对象的理解程度。
2. 观察语言和非语言行为。	观察是否有与信息相抵触的负面情绪或担忧。
非预期结果	相关措施
1. 发送和接收的信息不被理解。	● 在与他人互动时，继续使用治疗性沟通技巧；创造性地使用其他策略。
2. 同事们的沮丧情绪持续存在，交流变得更具挑战性。	● 使用移情和积极的倾听以更好地理解同事。

记录与报告

● 根据需要，记录与报告成功的沟通策略，在护理记录单中记录护理计划的相关变化。

▶ 临床案例分析

你负责照顾琼斯夫人。患者是一位 84 岁的女性，2 日前因在儿子家中跌倒而入院。在丈夫突然去世后，近期和她的独生子居住在一起。自 3 年前被确诊患有阿尔茨海默病以来，丈夫一直是她的主要照护者。丈夫和儿子都不想让她进入长期照护机构。她做了急诊手术以修复手腕骨折。在医疗外科病房的交接报告中，护士告诉你，患者是孤僻和困惑的。此外，她对护士的口头指导理解存在困难。

当你接近患者进行初步评估时，她正向窗外望去，似乎不知所措。她看上去衣冠不整，她的午餐托盘没有动过。你询问她是否需要帮助洗澡、穿衣和进食，但是得到令人无法理解的回应。她的沟通障碍导致焦虑感增加，这进一步阻碍了她与他人的沟通及其听从指导的能力。

1. 与认知障碍患者进行有效沟通需要采取哪些步骤？

2. 你会使用哪些策略来管理或降低琼斯夫人的焦虑水平？解释你的选择。

3. 使用 SBAR 模式，描述与跨专业团队就琼斯夫人的治疗计划沟通策略。

▶复习题

1. 哪种方法反映了有效护患沟通的障碍？（选择所有符合条件的选项）

A. 与医护团队讨论患者的担忧

B. 当患者没有回答提出的问题时打断患者

C. 从患者的家庭成员那里获取有关危重患者的信息

D. 向患者的家庭成员承认错误

E. 作为一名健康护理专业人员，为患者提供建议

F. 减少患者的担忧与问题

2. 一名因乳腺癌接受双侧乳房切除术，术后恢复中的患者泪流满面地告诉护士，她感到抑郁和没有女性价值。哪些沟通语言无效？（选择所有符合条件的选项）

A. "许多女性在接受手术后都有身体形象的问题。"

B. "您很快就会感觉好些的。"

C. "告诉我更多的关于您的感受。"

D. "您为什么觉得抑郁和没有价值？"

E. "你这样感觉多久了？"

F. "我相信，不管您是什么样子您丈夫还是会爱你的。"

3. 患者脑卒中后有认知障碍。他与女儿住在一起，这次因肺炎入院。患者很沮丧，因为无法描述他想吃什么。他说话很大声，这对其他患者来说很烦恼。下列哪项措施有效？（选择所有符合条件的选项）

A. 从前面靠近患者并进行眼神交流

B. 向患者解释平静下来及不大声说话的益处

C. 每次问患者一个问题，问他想吃什么

D. 使用非语言交流方法

E. 询问家庭成员在家中哪些沟通措施是有效的

第 4 章

文件与信息

▶ 技能和步骤

操作指南 4.1　交接报告

操作指南 4.2　护理记录

操作指南 4.3　不良事件报告

操作指南 4.4　电子健康档案有效使用指南

▶ 学习目标

学习本章节后，护士能够具备如下能力：

● 知晓有效沟通和报告的准则。

● 掌握维护患者信息保密性的措施。

● 掌握患者记录的目的。

● 知晓交接报告的要点及何时使用。

● 讨论电子文件的作用。

● 使用 SBAR、SOAP、SOAPIE、PIE 和焦点（DAR）图表格式撰写护理记录。

● 描述在患者护理和护理计划表中发现的信息。

● 准确填写护理流程表。

● 知晓病历文件在居家护理和长期照护中使用的指导方针。

● 知晓临床路径在多学科文件中的作用。

● 准确填写不良事件报告。

● 知晓协同用药的重要性。

▶ 目的

医疗文件是任何录入患者的电子健康档案（电子病历）或记录在患者病历中的信息。电子健康档案（图 4.1）由一个或多个在护理传递环境中产生的患者健康信息的纵向电子记录（HIMSS，2015a）。护理文件确保护理的连续性，提供法律证据，并评估患者的恢复结果。护理记录详细说明了患者的护理计划，重要的评估和治疗，这必须是一个准确和及时的信息评估。电子工具，如计算机为医疗文件和患者照护提供支持。信息学侧重于使用数字化工具进行最佳实践（HIMSS，2015b）。

▶ 护理标准

● 美国护理学会，2010——为注册护士护理文件书写提供指导原则

● 医疗保险和医疗补助服务中心，2015

● 护理信息学，2014——范围和实践标准

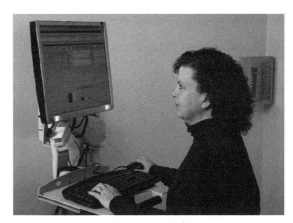

图 4.1　**电子医疗文件有许多益处**

- 护理质量及安全教育，2015
- 联合委员会，2015——认证标准

▶ 实践准则

- 卫生保健团队的所有成员在法律和道德上均有义务维护患者的隐私。

- 护理记录产生于护理过程中，包括患者和家庭成员教学的证据和出院计划（TJC，2015a）。医疗机构标准或相关政策往往规定了评估医疗文件的频率；因此，了解医疗机构的标准是非常重要的。

- 北美护理诊断协会（NANDA）、国际版（NANDA-I）（2014）已建立标准化的护理诊断，以描述患者对健康问题的反应。

- 护理干预分类（NIC）提供了干预措施标签化的名称、定义和护士完成干预措施的列表（Center for Nursing and Clinical Effectiveness，2013a）。

- 护理结果分类（NOC）提供了结果标签化的分类、定义和产生结果的干预措施列表（Center for Nursing and Clinical Effectiveness，2013b）。在评估患者护理目标的实现和患者干预是否合适时，结果的使用是必不可少的。

- 在照护患者时，使用北美护理诊断协会（国际版）、护理干预分类和护理结果分类促进护理语言的一致（Park，2014）。

- 1996 年健康保险流通和责任法案（HIPAA）保护患者的私人健康信息。HIPAA 包括所有领域的健康信息管理（如医疗费用的报销、编码、人身安全和患者记录）（USDHHS，1999）。

- HIPAA（1996）的安全规则为保护电子健康信息提供了标准。许多护理和医疗专业组织制订了安全计算机制图（safe computer charting）的指导方针和策略（注释4.1）。

- 尽管鼓励从纸质医疗记录向电子记录过渡，但一些医疗机构仍在使用纸质病历（Perry et al.，2014）。

- 全面的计算机系统在提供医疗保健服务方面有无限的潜力，提高文件的准确性、有效性和医疗文件记录的质量。有效使用是指使用经认证的电子健康档案系统，以改善结局，提高患者的参与性，减少健康信息的不一致（见操作指南 4.4）（HealthIT.gov，2015）。

- 有效使用信息系统的核心目标，包括临床决策支持规则、电子化医嘱；实时的药物相互

注释 4.1　电子健康档案的使用

- 使用您唯一的密码登录电子健康档案（electronic health record, EHR）。
- 永远不要共享密码，并将密码保密。
- 只为您护理的患者打开电子健康档案。
- 在数据输入前检查评估的数据，发现的问题（护理诊断），目标和预期结果，干预措施和接触患者后的反应。
- 患者信息的录入需遵守合适的信息系统操作流程。
- 回顾之前输入的记录条目，注意患者的状态是否发生重大变化。如有变化，及时向患者的医师报告。
- 电子健康档案中的复制和粘贴功能应谨慎使用，避免发生错误（Simpson，2015）。
- 电脑显示屏上不要出现患者的信息，避免其他人看见。保留电子记录的日志。
- 患者敏感性信息的记录需遵循医疗机构记录的保密原则，如人体免疫缺陷病毒感染。
- 根据医疗机构方案纠正医疗文件记录的错误。
- 没有医疗机构提供的权限，不得另建、更改或删除医疗文件记录。
- 信息系统要有备份文件功能。如果您无意中永久性地删除了患者的部分记录，按照医疗机构政策进行相关处理。您必须在信息系统文件中键入日期、时间和您姓名缩写，并向护士长提交书面原因。
- 患者医疗文件记录输入完毕后切记保存。
- 保护电脑记录的打印输出。清除打印输出并记录每个医务人员生成的副本数量，使重复记录最小化，并避免患者信息的外泄。
- 当电子健康档案系统设计不完善时，医务人员要有一定替代的方法来弥补这项不足；医务人员可使用原始的纸质医疗文件记录形式。当护士在电子健康档案和纸质病历并存状态的系统中工作时，用药错误发生率可能会增加。该系统可以使用纸质和电子健康档案两种形式（Gardner 和 Sparnon，2014）。
- 离开电脑时请注意退出系统。

作用检查。电子健康档案可以通过验证药物管理等程序中的安全步骤来支持护士的决策。此外，电子健康档案中的临床数据可以在跨专业团队和照护过渡期间更有效地交换。

- 专业委员会等认证机构制定医疗文件指南，并要求卫生保健机构监测和评估患者的结局和护理的适宜性（TJC，2015a）。

▶ 以患者为中心的护理

- 患者的记录或图表是具有保密性的永久性的法律文件，包含与患者的医疗健康有关的信息。护士和其他健康照护者在每次接触患者后记录有关患者健康的信息。记录是对患者的健康状况和患者的需求、治疗措施、诊断结果以及对治疗反应的持续叙述。

- 记录与报告传达有关患者健康状况的具体信息，以及所有医护人员为改善健康而做出的干预措施。跨学科沟通和医疗记录是必要的，以提供更有效的医疗保健，并改善患者的结局。

- 报告是指护士口头或书面交流的信息（图4.2）。报告包括有关患者临床状况的信息、对其行为的观察、与诊断有关的数据以及治疗变化的方向。护士提供的常见报告包括电话报告、转科或转诊报告和不良事件报告（见操作指南4.3）。

- 当护士收到口头医嘱或关键检查结果时，护士会记下医嘱或关键检查结果，然后将其复述给下达医嘱者。通过陈述回信息，也叫复述，给下达医嘱或给出检查结果的个人，护士核实完整的医嘱或接收到和了解的检查结果（Boyd et al.，2014）。

- 患者的交接报告（见操作指南4.1），许多医疗机构使用标准化的方法在护士之间沟通患者的信息。

▶ 循证护理实践

以计算机为基础的患者医疗文件记录、信息和电子健康档案的实施都对以患者为中心

的护理、患者参与和循证实践产生重大的影响（Nursing Informatics，2014；Rutten et al.，2014）。基本的护理干预措施可以被记录在电子健康档案系统中，向卫生保健团队提供有意义的数据（Englebright et al.，2014）。

- 文献数据表明电子健康档案在急诊单元的应用可以改善患者急性心肌梗死、心力衰竭和肺炎的预后（Appari et al.，2013）。

- 高质量的电子健康档案系统可以进行数据的检索以改善患者的结局。例如，从电子健康档案系统中检索相关数据来识别患者的药物清单是否有效。药物条形码的使用可以减少错误的发生，通过检索到的数据进行正确的患者到正确的药物之间的准确匹配（IOM，2012）。

- 近期相关研究为进一步研究电子健康档案系统的应用提供了证据和支持。

- 电子健康档案可以有效地评价护理结果。标准化的护理语言可用于电子健康档案中患者的问题和所实施的护理干预的陈述。标准化护理语言的使用为护士在同类患者群体数据的提取及结果的分析提供了便利；如有需要，修订干预措施以改善患者预后（Plemmons et al.，2012）。

- 电子健康档案系统可以更有效地实现慢性阻塞性肺病（chronic obstructive pulmonary disease，COPD）等慢性病的管理。有证据表明，电子健康档案系统支持实施复杂的干预措施来

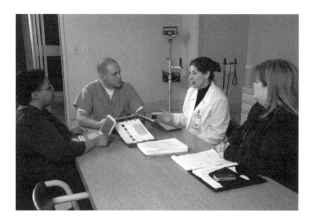

图4.2　卫生保健小组成员之间的交流

有效地管理慢性阻塞性肺病的加重期。无论患者处在一级医疗机构还是二级或三级医疗机构，患者相关医疗数据都可以在不同医疗机构中实现连续及时地分享。基于电子健康档案中医疗语言的标准化（Fengping et al., 2015），数据的提取效率会更高。

- 一个急诊护理单元使用了 5 年的电子健康档案系统后，护士通过加强电子健康档案系统，确定了改善跨学科沟通和临床决策的机会。研究人员建议护士进行时间动作研究，以评估用于维护和改善电子健康档案的护理资源（Harmon et al., 2015）。

- 当医疗系统向电子健康档案系统过渡时，患者需要教育、指导和支持。证据表明，电子健康档案中使用的医学语言很难让患者理解。一些患者担心互联网中健康信息的安全性。医务人员面临的挑战有改善患者的就诊机会，将电子健康档案的使用价值传递给患者（Dontje et al., 2014）。

▶ 安全指南

- 高质量的病历和报告必须具有以下特点：真实、准确、完整、及时和有逻辑性。

- 真实数据包括描述性的信息，以及护士看到、听到、感觉到和嗅到的客观信息。记录中包含的唯一主观数据是患者通过语言表达的。用引号标记患者的主观信息，尽可能使用患者的原话。例如，患者陈述，"我胃疼"。

- 在医疗文件记录中使用精确的测量方法可以确定患者信息的准确性。例如，腹部伤口记录"伤口长 5 cm，无发红、水肿或渗出"比"伤口较大且愈合良好"更准确。记录中必须避免不必要的词语和无关紧要的细节。例如，患者看电视的行为一般是不需要记录的，除非对患者的状态和护理计划有重大意义时。

- 病历记录或报告中的信息必须保持完整，包含合适的和必要的信息。对于患者健康问题或护理活动信息的报告和编码需要参照一定的标准（表 4.1）。

- 联合委员会（2015a）要求"所有医疗记录中的条目都要注明日期，并建立识别录入条目作者的方法"。因此，患者记录中的每一条记录都以医务人员的全名或姓名首字母和身份结束。记录其他照护者执行的干预措施。例如，"患者由苏史密斯协助行走，护理辅助人员"。实习护生需以全名（实习护生缩写，如 SN，NS）和所属的院校进入电子健康档案系统，如"大卫琼斯，SN（实习护生），CTCC（德克萨斯州社区学院）"。在提交记录时，系统会自动生成护士的姓名和相应的缩写。

- 目前的医疗文件记录需及时记录，避免遗漏和延迟患者的护理（TJC, 2015a）。为了提高记录的准确性，减少不必要的重复，许多医疗机构可在患者床边查找医疗记录，这有助于立即记录护理活动。及时记录的内容有：①生命体征；②疼痛评估和干预后的评价；③给予的药物和其他治疗措施；④诊断试验或术前准备；⑤患者状态的改变和通知的医护人员；⑥患者病情突然改变的治疗措施；⑦患者对干预的反应；⑧患者的入院、转科或转院、出院或死亡。

- 建议使用军事时间，24 小时制的时间形式记录事件发生的时间，避免上午和下午时间的混淆。24 小时制时间以午夜 2400 结束和午夜后 1 分钟 0001 开始。例如，下午 1：00 是 24 小时制的时间 1300；上午 10：22 是 24 小时制时间 1022。图 4.3 比较 24 小时制和民用制时间。当护士提交记录时，电子健康档案自动产生记录的时间。

- 联合委员会要求医疗卫生机构规范缩写、符号、首字母缩写和剂量名称，并建立一个从未使用缩写的列表（TJC, 2015b）。医务人员必须知道自己工作机构及其内部各部门的缩写，并且只使用接受的缩写、符号和度量单位（例如公制），确保所有记录的准确性，并符合规范。例如，不再使用每天的缩写（qd）（注释 4.2；见第 20 章）。如果每天都需要治疗或用药，书面医嘱或护理计划应写出"每日"或"每天"一词。

表 4.1　报告和记录标准示例

主题	报告和记录标准
护理评估	
主观资料	描述情节 / 事件时需要将患者自己的言语用引号标记出来。描述发病过程、地点、状况（严重性；持续时间；频率；诱发、加重和缓解的因素）
患者的行为（如焦虑、意识模糊、敌对）	发病、行为表现、诱发因素
客观资料（如皮疹、压痛、呼吸音）	发病、位置、特征（严重程度；持续时间；频率；诱发、加重和缓解的因素）
护理干预和评价	
治疗（如灌肠、沐浴、换药）	治疗的时间，治疗用的设备（必要时），患者的反应（客观和主观的变化）相比以前的治疗（例如，在换药期间按 0 ～ 10 级评估疼痛为 2 级或"灌肠时患者报告没有腹部痉挛"）
给药	给药后的记录：给药时间，剂量，途径，初步评估（如疼痛水平、生命体征），患者反应或药物效果 [例如，1200 疼痛报告 7 分（分级 0 ～ 10）。1230 乙酰氨基酚 6 500 mg 口服给药。"1330 患者报告疼痛水平 2 分（分级 0 ～ 10）"或"在青霉素使用 1 小时后下腹部出现皮肤瘙痒和荨麻疹"]
健康教育	提供的资料；健康教育方法（如讨论、演示、录像带、小册子）；患者反应，包括患者的疑问和理解证据，如返回演示或行为的改变
出院计划	可测量的目标或预期结果，疾病进展情况，转诊的需要

缩写（qd）可能被曲解为 O.D.（右眼）。

● 交接发生在轮班、换班时或患者的照护者发生改变时。在交接沟通过程中，患者和患者的信息被转移到下一个照护者。当患者离开一个医疗机构到达另一个时，整个医疗保健系统中也要进行交接。有效的交接允许使用面对面的沟通，这样接收患者的照护者有机会提出问题（Barry，2014）。

● 在交接期间，患者的移交者首先要告知接受者患者的姓名、病房号、年龄、性别、诊断、病史、出院计划和隐私信息。其次是患者的生命体征和临床评估、临床状况的变化、用药核查情况、体液平衡和患者安全风险评估因素。患者是交接过程的积极参与者。一旦完成了交接，患者信息的接收者就有机会提问并理解。不完整或宽泛的信息会对患者的安全产生负面影响。全面的交接不仅是患者信息的共享，也是接受和有效交接所有的患者权力和义务（Joint

Commission Center for Transforming Healthcare, nd）。

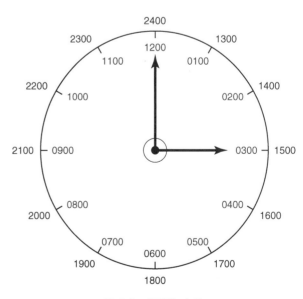

图 4.3　军事打卡钟

取代两个 12 小时的周期，军事时钟是一个 24 小时的时间周期（例如，下午 3 点的军事时间为 1500）

63

注释4.2　官方"不使用"的缩略语表

不使用	潜在问题	改用
U, u (unit)	误认为"0"(zero)、数字"4"(four)，或'cc'	写'unit'
IU (International Unit)	误认为IV (静脉注射)或数字10 (ten)	写'International Unit'
Q.D., QD, q.d., qd (daily)	误认为是另一个	写'daily'
Q.O.D., QOD, q.o.d, qod (every other day)	Q误认为'I'和"O"误认为'I'	写'every other day'
尾端零 (X.0 mg)	忽略小数点	写X mg
缺少小数点前面的零 (.X mg)		写0.X mg
MS	硫酸吗啡或硫酸镁	写'morphine sulfate'
MSO4 和 MgSO4	彼此混淆	写'magnesium sulfate'

The Joint Commission：Facts about the official "Do Not Use" list，http：//www.jointcommission.org/facts_about_do_not_use_list/.Accessed July 26，2015.

• 不恰当或不正确的记录造成的医疗差错的5个常见问题包括：①未能正确记录事件发生时间；②没有完成口头医嘱的记录和签名；③未能事先制订措施以节省时间；④记录不正确的数据；⑤对于即将到来的交接，未能给出报告或给出不完整的报告。必须了解医疗文件记录与报告的法律准则（表4.2）。

常用记录–保存表单或电子记录

患者记录或医疗记录包含患者健康状况的证明。记录包括各种纸质表单或电子记录（如电子健康档案），以方便快速和全面地记录。使用这些表单有助于避免记录中的信息重复。

入院既往护理史表格

患者入院时，护士收集基线评估数据，完成综合护理史表格或电子记录。可以根据入院数据形成护理计划，并将其与患者病情的变化进行比较。既往护理指导责任护士通过完整的评估，确定患者相关护理计划的护理诊断或护理问题。既往护理中包含的信息有：患者过敏史、主要的口头/书面语言形式、预立医疗照护指示、机体功能障碍、活动度/跌倒风险和给药单核查。

流程图和图形记录

流程图和图形记录允许在一段时间内简明地记录护理信息和患者数据。可用于记录患者的常规观察或重复的测量指标，如生命体征（见第5章）、出入量、卫生措施、给予的药物（见第20章）和疼痛评估。流程图使用格式化或系统化模板来记录信息，通常每24小时一个流程图(图4.4)。在流程图中记录识别到的重大改变，在进展说明中描述变化，包括患者对护理干预的反应。例如，如果患者的血压低至危险水平，在进展说明中记录血压、相关的评估，如皮肤苍白或头晕，及升高血压的干预。还包括对重测血压和缓解眩晕等干预措施的评估。其他照护者，如护理辅助人员，也有责任进行纸质版流程图表格或电子健康档案的记录。

患者健康教育记录

许多医疗机构都有健康教育记录，可用于识别患者的诊断、治疗和药物的知识基础。患者和家庭成员健康教育的目标是通过让患者和（或）家庭成员参与临床护理决策来促进健康行为和自我照顾，从而改善患者预后。患者健康教育的标准包括患者需求、功能状态、学习风格和学习意愿的评估。根据患者的健康教育需求，教育患者如何安全有效地使用药物，营养和饮食的管理，安全使用医疗设备，疼痛控制，康复方法，促进和改善集体功能和自我照顾（TJC，2015a）。在记录患者的学习记录时，

表 4.2　医疗文件记录与报告的法律准则

指南	要点说明	正确的做法
唯一的账号和密码登录电子健康档案系统	电子签名与每个用户账号和密码登录相关联	保护用户账号和密码的安全性。登录到计算机后，请勿离开无人看守的计算机屏幕
请勿使用橡皮、校正液或直接用笔刮擦错误（纸质病历）	记录变得难以辨认：看起来好像试图隐藏或毁损记录	在错误的地方画单行线，并在上面写上错误，并签名。然后补上正确的记录。参见各医疗机构政策
不要在医疗文件中记录对患者或其他专业医护人员的照护进行报复性或批评性的评论	出现这样的记录可以作为非专业行为或护理质量较差的证据	只输入患者行为的客观描述；对患者的评论使用引文
需要添加患者信息	获取新信息	如果要将其他信息添加至现有记录中，请在下一个可用空白处写入新记录的日期和时间，并将其标记为附录（前一个记录的日期和时间）
	轮班时忘了记录	在下一个空白处写入当前日期和时间，并将其标记为遗忘的记录（日期和时间／已错过的班次）
及时改正错误	记录中的错误会导致治疗上的错误	避免匆忙完成记录；确保记录的准确性
记录患者所有的事实状况	记录必须准确可靠	确认记录的是事实；不要推测或猜测
纸质病历一定要使用黑色墨水，且字迹要清晰	难以辨认的记录可能被曲解，导致错误和纠纷的发生；墨水不能够被擦除；当记录被复印或转移至微胶卷时，黑色墨水更清晰	切勿擦除记录或使用校正液，不要使用铅笔进行记录
如果医嘱被质疑，记录你要求医师对医嘱的核实	如果执行一项已知不正确的医嘱，护士与医师一样负有法律责任	不要记录"医师犯错"。而是记录"史密斯医师被叫来核实止痛药的医嘱"
只记录自己当班时的患者信息	对记录的信息负责	不要为别人做记录。例外：如果照护人员离开护理单元一整天，并且电话通知需要记录的信息，请在记录中写明患者信息记录的护士姓名，及这条记录是通过电话获取的
避免使用广义的、空泛的短语，如"状态不变"或"好的一天"	如果信息过于笼统，则可能会导致意外删除有关患者病情或情况的具体信息	使用完整、简明的护理说明
以时间开始每条记录，并以签名和职位结束	本指南确保患者正确的事件被记录，责任护士签名	不要等到轮班结束后才记录几个小时前发生的重要变化；请务必在每条记录上签名

要具体到所教授的理论知识和（或）技能、患者的学习反应以及相关的记录。

患者护理小结或护理计划表

许多医疗机构现在都有信息系统，以患者护理总结的形式提供一组简明的信息。在每次轮班时打印出每位患者的小结。随着新的医嘱和护理决策进入信息系统，数据将自动更新。

在一些医疗机构中设置了 Kardex 索引卡（"翻页式索引卡"文件）保存在护士站，为患者的日常护理需要提供信息。它有两个部分：活动和治疗部分、护理计划部分。在患者护理小结和护理计划表中更新的信息免除了在一天中重复提交常规患者信息图表的需要。表单并不总是成为永久记录的一部分。通常在患者护理小结或护理计划表中发现的信息包括：

- 基本人口学数据（例如，年龄、宗教）；
- 主要医疗诊断；
- 当前医师开具的医嘱（例如，饮食、活动、换药）；
- 护理计划；
- 护理医嘱或干预措施（例如，出入量、舒适措施、教育）；
- 安排的检查和操作；
- 护理操作中的安全防护措施；
- 与日常生活有关的因素；
- 最近的亲属/监护人或在紧急情况下的联系人；
- 意外紧急情况下的联系代码；
- 过敏史。

患者病情严重程度记录

许多医疗卫生机构将患者病情严重程度分级系统作为确定患者所需护理强度的方法。患者病情严重程度的评估是指导护理单元所需人力资源的依据。病情严重程度分级系统决定了护理工作的时间和护理单元所需的人员

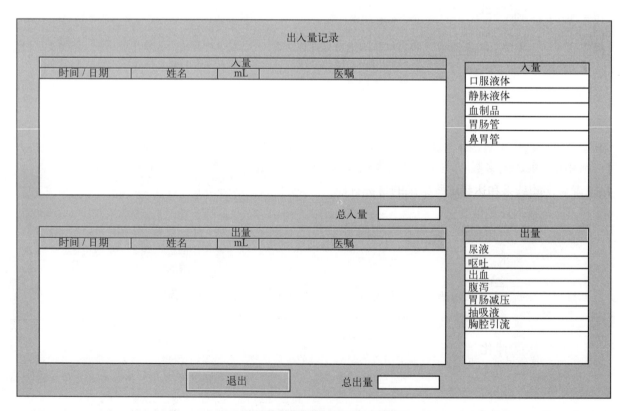

图 4.4　图形和出入量记录（电子版）
（由 ER Choice，Irving，TX. 提供）

数量。

通常护士在早上将患者病情严重程度输入电脑信息系统。管理人员以电子方式收集相关数据，并利用它们进行合适的人员配置决定。病情严重程度水平允许护士对不同严重程度的不同患者相互比较，从而做出应对措施。例如，病情严重程度分级系统可能会将需要沐浴患者从 1～5 进行评价（1 完全依赖他人协助，5 能够独立完成）；术后患者需要频繁监测和较多的护理，这类患者的严重程度分级为 1。此时另一位患者在术后成功康复后等待出院，其病情严重程度分级为 5。准确的病情严重程度分级决定一定的护理单元内安全照顾患者所需的人员数量和所具备的资质条件。

标准化护理计划

许多医疗卫生机构的趋势是将护理计划信息化。相关信息系统每日会生成电子化的护理计划，其中包括单一的护理诊断或问题或跨学科计划。这些系统改进了文件，促进了基于科学证据和经验的高质量护理（Nunes et al.，2014）。标准化护理计划是以临床实践机构的标准为基础，并建立在照护类似健康问题患者的准则之上。完成护理评估后，确定患者的护理诊断或健康问题，并为患者的医疗记录选择合适的标准化护理计划。根据每个患者的情况制订个性化计划。大多数标准化护理计划允许增加患者特定的结果和达到这些结果的目标日期。

标准化护理计划的优点是基于循证的护理标准建立。通过使用标准化的计划，护士需了解患者的护理需求。信息化标准化计划的实施提高了专业护士之间护理的连续性（Nunes et al.，2014）。

标准化护理计划的缺点是无法识别患者所需要的独特的个体化治疗风险增加（Nunes et al.，2014）。标准化护理计划不能取代专业判断和临床决策。此外，需要定期更新护理计划，以确保内容的先进性和合理性。

出院小结

出院小结包括患者、居家照护者和医疗卫生机构（注释 4.3）的基本信息，并基于出院计划过程中获得的数据。出院计划是一个全面的过程，重点放在患者出院的准备过程中。护士加强出院计划，对患者的病情变化做出反应，并让患者和居家照护者参与出院计划（An，2015）。

注释 4.3　出院小结信息
- 用患者自己的语言清晰、简明地描述。
- 提供如何执行操作的分步说明（例如，家庭用药）。用印制的说明加强解释，让患者带回家。
- 提供所有处方药的详细清单。
- 在执行自我护理或给药时，确定采取的预防措施。
- 核实任何可能与日常生活有关的受限活动（如洗澡、走动和驾驶）。
- 向医师报告检查的并发症的症状和体征。
- 列出医疗服务提供者和社区资源的名称和电话号码，供患者联系。
- 查明未解决的问题，包括随访和持续治疗计划。
- 列出实际的出院时间、出院方式，以及陪同人员。

患者和居家照护者参与出院计划，以便患者和家庭成员返回家中能获得必要的信息和资源（Graham et al.，2013）。联合委员会（2015a）规定了有效出院计划所需的患者和家庭成员的健康宣教标准。当患者出院时，医护小组成员准备出院小结。提供有关患者出院后的持续健康问题和需要的重要信息。

出院计划需达到具体的结果，包括识别患者持续的健康需求，与其他医疗卫生专业合作以确定护理级别，为患者匹配适当的转诊和医疗资源，以及简化向下一级护理的过渡（Trossman，2015）。出院小结中包括住院的原因；重要的检查结果；患者的现况；以及给患者或居家照护者、居家护理、康复或长期照护设施的教育计划（TJC，2015a）。出院小结要简明、具有指导性。强调患者和居家照护者既往的学习及在任何恢复性护理环境中需要继续的护理。

▶医疗文件记录系统

为记录患者信息和进展而存在各种医疗文件系统（计算机化和手写）（见注释4.4）。护理选择的医疗文件系统反映了医疗机构的理念。同一文件系统在整个特定的机构中使用，但是有几种可接受的方法来记录医疗卫生数据。

叙事文件

叙事记录使用类似于故事的格式来记录患者的病情和护理的具体信息，通常按时间顺序呈现。在紧急情况下，事件的时间和顺序很重要。以清晰、简明的方式组织叙述（例如，通过使用护理程序来整理数据）。

问题导向的医疗记录

问题导向的医疗记录（POMR）是一种结构化的方法，用于记录叙事强调患者的问题。这种方法使用护理程序组织数据，这有助于患者需要的沟通。数据由问题或诊断组成。理想情况下，医疗小组的所有成员都应参与明确患者的健康问题。此方法有助于协调个性化的护理计划，包括以下几个部分：数据库、问题列表、护理计划和进度说明。

患者资料库

资料库包含与患者有关的所有可用信息。这部分是确定患者问题和护理计划制订的基础。资料库保存每个患者有效和当前的资料，并在新数据可用时进行修订。

操作指南 4.1　交接报告

除了书面文件，护士提供交班报告给下一位责任护士。报告的目的是为患者提供持续的护理。不准确或不完整的交班报告可能导致警讯事件（TJC，2015d）。护士通过电子病历进行面对面的书面报告，或在患者床边查房时进行报告。床边报告可以提高患者的满意度和改善患者预后，并且越来越受欢迎（Spivey，2014）。交接报告要遵循一定的指南文件，以避免重复、不相干和推测性的沟通（Foster-Hunt et al.，2015）。无论交接报告的形式如何，护士必须保密。

授权与合作

交接报告不能交给护理辅助人员。执业护士（LPNs）可向他们直接照顾的患者报告。护士指导护理辅助人员完成以下工作：

- 向护士报告（例如，疼痛加剧，生命体征的变化），以便评估、验证，并在交接报告中记录任何变化。

用物准备

- 工作表，患者护理总结或护理索引卡，护理计划，临床路径，或跨学科治疗计划
- 电子健康档案（如果机构应用）

操作步骤

1. 报告格式应逻辑有序，说明患者的需要和问题。SBAR（现状、背景、评估、建议）可用于组织和精简报告（Cornell et al.，2014）。

2. 根据机构政策，使用至少两种方式核对患者电子健康档案（例如，姓名和生日，或者姓名和病案号）（Office of the National Coordination for Health Information Technology，2014）。

3. 从文件来源、护理辅助人员报告或其他有关文件收集资料。

临床决策点：只报告下一班次的相关信息，以确保工作人员及时响应。

4. 根据患者的需要和问题确定信息的优先次序。

5. 对于每位患者，包括以下内容：

S 一般情况：患者姓名、性别、年龄、入院时主诉及现况。

B 背景信息：过敏史，紧急状态代码（例如，拒绝心肺复苏），内科和外科病史，与生理

缺陷有关的特殊需求（如失明、听力缺陷、截肢）和疫苗接种。

A 评估数据：护士在值班期间所做的客观观察和测量；强调最近的任何变化，包括患者、居家照护者或医护小组成员报告的相关信息，如实验室数据和诊断检查结果。

包括在值班期间的治疗及预期结果（例如，药物变化、氧气使用、转诊访问）。描述教学计划中的教育内容及患者 / 居家照护者展示的学习能力。通过解释患者的反应和结果是否达到，进行评估报告。

在每次的交接班报告中核实患者病情是否康复，达到出院标准。

R 建议：交代接班护士必须执行的优先事项并给予解释说明，包括转诊、护嘱和核心措施。

询问接班者对所提供的信息是否存在疑问。

问题列表

问题列表包括患者的生理、心理、社会文化、精神、生长发育和环境需求。在分析评估数据后，制订患者的问题列表。根据时间顺序确定并列出优先问题，作为患者护理的组织指导。增加在持续的护理评估中发现的新问题。当问题解决时，记录解决的日期并在问题及其编号上绘制一条直线。在电子系统中，问题需被标记为已解决。

护理计划

在患者的护理中所涉及的所有学科都有助于制订跨学科计划来解决特定的问题。例如，对于有营养缺陷的患者，护士建议喂养的方法，注册营养师推荐膳食补充剂的种类。护理计划标准要求为所有入院的患者制订护理计划（TJC，2015a）。这些计划通常包括护理诊断、预期结果、干预措施和评估。

病程记录

医务人员使用病程记录来监测和记录患者问题的进展情况（注释 4.4）。叙述性记录、流程图和出院小结都是用来记录患者进展情况的格式（见操作指南 4.2）。

SBAR 沟通模式。SBAR(现状、背景、评估、建议）是一种框架对话的具体方法，尤其是需要护士立即关注和解决的关键问题。使用简单而集中的方式来设定团队交流的期望。SBAR 促进提供安全、高效、及时和以患者为中心的沟通（Cornell et al.，2014）。该方法用于患者的病情变化时进行书面和口头沟通，做简短的目标报告（例如，作为操作前或操作后报告）或作为交班报告（Cornell et al.，2014）。

SOAP 文档。SOAP 是用来叙述患者进展的叙事性记录 [主观数据、客观数据、评估和计划格式。一些机构增加了 I 和 E（即，SOAPIE）]。I 代表干预，E 代表评价。SOAP 的逻辑与护理过程相似：收集患者问题的数据，得出结论，制订护理计划。按列表中的问题对每个 SOAP 记录进行编号并添加标题。

PIE 文档。PIE（问题、干预、评价）文件的格式与 SOAP 表格中的问题导向相似。然而，它不同于 SOAP 方法，因为 PIE 表格源于护理，而 SOAP 起源于医学模型。

PIE 格式通过将护理计划和病程记录合并为一条记录来简化文档。它不同于 SOAP，因为叙述说明中没有评估数据。评估数据在每个班次的流程图文件中。可以根据患者的问题对 PIE 记录进行编号或标记。审阅后，从日常记录中删除已解决的问题。持续存在的问题每日都有记录。

焦点图表。另一种叙述格式为焦点图表或 DAR（数据、行动、反应）。焦点图表的区别是，它对患者的问题重视较少，侧重于患者的关注，如症状或体征，状况，护理诊断，行为，重大事件，或改变的情况。每个条目包括数据（主观和客观），行动或护理干预和患者的反应（如有效性评价）。焦点图表节省时间，因为它容易被照护者理解，适用于大多数的卫生医疗机构，并确保所有的护士能够追踪患者的状况和疾病进展。

注释4.4　病程记录格式

叙事笔记

采用叙事笔记的方式记录患者数据。

举例：

患者陈述："我害怕这个手术，因为上次我有可怕的麻醉反应，他们让我下床时产生剧痛。"记下：肌肉紧张和患者声音大且激动。告知麻醉医师患者之前的经历。讨论麻醉和疼痛控制的措施。强调活动对循环／切口愈合的重要性。鼓励护士关注患者疼痛水平／给予的药物，疼痛可能是存在的，但可以控制。

SBAR（现状、背景、评估、建议）

用于共享患者病情信息的结构化沟通系统。

举例：

S（现状）：患者描述术前恐惧。护士注意到肌肉紧张和患者响亮且激动的声音。

B（背景）：患者害怕手术，因为过去的麻醉和疼痛经历。

A（评估）：BP：160/84，T：98.6 ℉，P：86，R：18。血氧饱和度：96%。皮肤温暖、干燥。呼吸费力。

R（建议）：鼓励患者讨论术前恐惧。术后至少每4小时评估一次疼痛水平。提供非药物的疼痛管理技术，并根据需要给予止痛药。

SOAP（主观数据、客观数据、评估和计划）

通常基于问题或护理诊断。

举例：

S（主观数据）（患者关于问题的叙述）：患者陈述："我害怕这个手术，因为上次我有可怕的麻醉反应，当他们让我下床时产生剧痛。"

O（客观数据）（支持或与主观数据相关的观察）：注意到肌肉紧张和患者响亮且激动的声音。

A（评估／分析）（根据数据得出的结论）：与疼痛／麻醉有关的恐惧。

P（计划）（处理情况的计划）：根据患者之前的经历通知麻醉医师、马丁医师。讨论麻醉和疼痛控制的措施。强调活动对循环／切口愈合的重要性。鼓励

护士关注疼痛水平／给予的药物，疼痛可能是存在的，但可以控制。

PIE（问题、干预和评价）

以问题为导向的系统，根据已确定问题的进度书写病程记录；详细数据可由医疗小组的任何成员输入。

举例：

P（问题）：患者陈述："我很害怕这个手术，因为上次我有可怕的麻醉反应，当他们让我下床时产生剧痛。"注意到肌肉紧张和患者响亮且激动的声音。

I（干预）：根据患者之前的经历通知麻醉医师、马丁医师。讨论麻醉和疼痛控制措施。强调活动对循环／切口愈合的重要性。鼓励护士关注疼痛水平／给予的药物，疼痛可能是存在的，但可以控制。

E（评价）：患者陈述"她非常放心。"说她会告知护士疼痛。

焦点图表或DAR记录表（数据、行动和反应）

组织病程记录使其更清晰和更具有条理性的方法。

举例：

D（数据）：患者陈述："我害怕这次手术，因为上次我有可怕的麻醉反应，当他们让我下床时产生剧痛。"注意到肌肉紧张和患者响亮且激动的声音。

A（护理行动）：告知麻醉医师患者之前的经历。讨论麻醉和疼痛控制的措施。强调活动对循环／切口愈合的重要性。鼓励护士关注疼痛水平／给予的药物，疼痛可能是存在的，但可以控制。

R（患者反应）：患者陈述"她非常放心。"对告知护士疼痛的重要性表示理解。

注意：一些机构会增加P（计划），并将其称为DARP记录表。

举例：

P（计划）：手术后至少每4小时评估一次疼痛。提供非药物的疼痛管理技术，并根据需要给予止痛药。

原始记录

在原始记录中，患者的记录被组织起来，所以每个学科（如护理、医学、社会工作和呼吸治疗）都有一个单独的部分来记录数据。原始记录的优点是，护士可以很容易地找到要在其中输入记录的适当部分。

原始记录的缺点是，可能会在整个记录中分散有关特定问题的信息。例如，护士在护理记录和电子健康档案中记录患者股骨骨折疼痛的特点，体位的摆放和麻醉镇痛措施。医疗记录的另一部分文件中记录患者的骨折愈合和石膏固定情况或手术计划。结果显示骨折愈合的

X 线检查结果的记录则在放射学结果部分。这种方法使人们很难找到关于患者护理的按时间顺序的信息，或者团队如何协调护理以满足患者的所有需要。

异常情况记录

异常情况记录（CBE）是一种文件系统，旨在消除冗余，使日常护理记录更加简明，强调异常的结果，并确定临床护理的趋势。CBE 是在明确界定的实践标准和护理评估及干预措施的基础上的一种速记方法。该系统包括完成一个包含标准评估和干预标准的流程图，方法是在流程图的适当标准框中放置一个复选标记，以表明正常的结果和常规的干预措施。只有存在标准或异常数据的情况下，才会写叙述护理记录。评估形式是标准化的，所有医护人员的评估和记录的结果一致。

CBE 的推定是护士对患者进行评估和所有的标准均应达到（除非另做记录）。患者病情的变化需要对所发生的事情、采取的行动以及患者对治疗的反应进行彻底和准确的描述。使用 CBE 的法律风险包括如果护士不遵守异常记录规范很难证明护理的安全。

临床路径

临床路径是一种医疗文件记录系统，它通过记录、监测和评估差异，在最佳实践和患者期望的基础上，陈述目标和重要的治疗干预措施。主要干预措施和预期结果是在特定疾病的预期时间内确定的（图 4.5）。差异是意外发生、未达到的预期目标和未在临床路径时间内指定的干预措施，反映了积极或消极的变化。当患者的进展比预期的路径更快时（例如，早一日停止使用导尿管），就会产生正向差异。当临床路径中的活动未按预期发生或目标未达到，就会出现负向差异（例如，氧疗对于新出现的呼

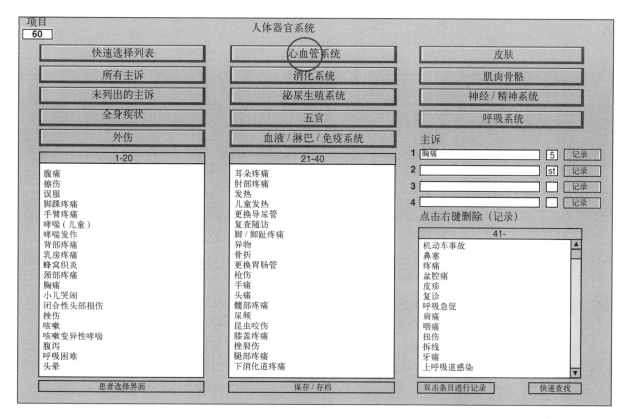

图 4.5　**电子健康档案、护理记录**
（由 ER Choice，Irving，TX. 提供）

71

吸问题是必要的）。记录差异，包括诱发因素，采取的措施，患者的反应和结果。随着时间的推移类似的差异会重复产生，医疗小组需修订临床路径，特别是在这种差异影响了医疗质量或住院时间的长短时。

操作指南 4.2　护理记录

准确的记录反映了护理的质量，并为每个医护小组成员在照护方面的责任提供了证据。护理记录的目的是为沟通、教育、评估、研究、医疗费用账单、审计和法律文件提供信息（表 4.3）。

由于护理程序指导护士护理患者的方法，护理记录需要反映这一护理过程。护理记录包括评估的患者数据，患者病情的变化，护理的干预措施，患者疾病进展的评价。这些数据的及时记录提高了患者信息的准确性，并促进了医务小组所有成员的有效沟通。患者责任护士撰写和签署护理记录，包括护士的全名和职称。所有的护士要阅读护理记录，并清楚地了解问题，患者需要的护理水平，以及干预的结果。

授权与合作

记录护理病程记录的技巧不能交给护理辅助人员。护士指导护理辅助人员完成以下工作：

- 在流程图中记录哪些重复的护理活动（例如，生命体征，出入量，常规护理）。
- 向护士报告情况（如疼痛加剧、生命体征改变），以便重新评估、验证和记录患者在病程中的任何变化。

用物准备

- 病程记录表（纸质表单或电子健康档案系统）
- 黑色钢笔或电子健康档案

操作步骤

1. 根据机构政策，使用至少两种方式核对患者电子健康档案（例如，姓名和生日，或者姓名和病案号）（Office of the National Coordination

表 4.3　记录的目的

目的	描述
沟通	记录是医务小组成员沟通患者需求（例如，个人疗法、患者教育、出院计划）和进展（例如，对治疗方法的反应）的一种方法。任何人阅读该记录，都应该清楚地了解护理计划
教育	该记录包含多种信息，包括医疗和护理诊断、症状和体征、有效和无效的治疗方法、诊断结果和患者行为。护理、医学和其他健康相关学科的学生可以使用该记录作为教学资源
评估	记录可以提供护士用来识别、支持护理诊断和安排合适的护理干预的数据。记录中的信息包含护士自己的观察和评估。医疗病程记录中的信息可使护士预测患者的状态，并进行评估，以补充、验证或确认医师的发现
研究	有关临床异常结果发生的频率、并发症、特殊治疗和护理方法的使用、疾病康复和死亡的统计数据可从患者记录中获取。记录描述了医疗机构中患者群体的特征
医疗费用账单	记录是显示在何种程度上向医院报销服务的文件。为了使机构获得全额报销，记录需要表明所有医务人员的医嘱都已充分和正确地完成，而且必须反映这些医嘱的结果
审查和监测	定期对患者记录中的信息进行审查，为评估医疗机构的护理质量和合适的护理水平提供依据。联合委员会（2015a）要求医疗卫生机构建立质量改进计划，以便对患者的护理进行客观、持续的审查。对记录的审查揭示了有关护理过程和结果的一些信息
法律文件	医疗记录必须准确，因为它是法律文件。如果发生诉讼，医疗记录，而不是护理，将被受审。护理工作可能非常出色；然而就法院法律而言，没有记录即护理工作没有做

for Health Information Technology，2014）。

2. 核实评估数据、识别的问题、目标和预期结果、护理干预以及在与每个患者接触期间的患者反应和之前的护理记录。

3. 医疗卫生机构部可选择叙述性格式记录患者信息。遵循记录的指导原则以确保护理记录的质量。

4. 在与每个患者接触后，确定需要记录的信息。应考虑：

　　a. 异常的结果；

　　b. 病情的变化；

　　c. 新问题的确定。

5. 及时记录，不在记录之间留白，记录日期和时间。在电子健康档案中，日期和时间由系统自动生成。

6. 使用医疗机构格式，按时间顺序记录以下内容：

　　a. 相关的、真实的、客观的数据；

　　b. 确认或核实；

　　c. 所采取的护理措施；

　　d. 患者对护理措施的反应；

　　e. 需要执行的其他计划；

　　f. 向谁报告信息，包括姓名和身份。

7. 根据医疗机构政策，以全名或名字首字母和姓氏，以及身份签署护理记录。不要在病程记录和以前的书面记录之间留下任何空白。实习生通常被要求注明他们的教育水平和隶属学校。在电子健康档案中，以电子方式提交时将生成电子签名。

8. 检查以前记录的条目与本次输入的条目，注意是否有患者状态的重大变化。向患者的管床医师报告任何变化。

操作指南 4.3　不良事件报告

不良事件是指不符合医疗单位常规操作或常规患者护理的事件。例如患者跌倒、针刺伤、用药错误，或访客生病。国家质量论坛（2015）确定了标准化预防、严重不良事件清单，便于

报告此类事件（注释 4.5）。当有实际或潜在的患者伤害（近似差错），完成发生事件的报告，并非患者记录的一部分。在患者记录中记录所观察到的客观描述，以及在不提及事件报告/发生报告的情况下采取的后续措施。报告有助于确定需要改进护理过程中高风险的因素或日常护理操作。即使伤害未发生或不明显，也要完成报告。这些报告提供的信息帮助护士找到解决办法，防止事件重复发生。报告是护理单元质量改进计划的重要组成部分。

> **注释 4.5　在医疗机构内发生的严重报告事件的例子**
>
> ● 手术或其他侵入性操作的患者有误。
> ● 与使用约束或床栏有关的患者死亡或严重伤害。
> ● 与患者非预期护理设备使用或功能有关的患者死亡或严重伤害。
> ● 与跌倒有关的患者死亡或严重伤害。
> ● 与电击有关的患者死亡或严重伤害。
> ● 在患者手术或侵入操作后非计划性异物滞留。
> ● 与潜逃有关的患者死亡或严重损伤。
> ● 与给药错误相关的患者死亡或严重伤害。
> ● 与不安全的血制品输入相关的患者死亡或严重伤害。
> ● 入院后发生 3 或 4 级压力性损伤。

数据来源于国家质量论坛：List of serious reportable events，nd，http：//www.qualityforum.org/Topics/SREs/List_of_SREs.aspx.Accessed July 20，2015.

不良事件报告是重要的数据来源，有助于加深对事件根本原因的理解，对事件进行分析，可以改善患者的安全（ASHRM，2014）。护士积极参与讨论错误发生的原因，重新设计系统，以尽量减少以后相同类型错误的发生。通过关注系统而不是个体的不良事件，有更大的机会改善患者安全（QSEN，2014）。例如，护士发生给药差错。对该事件的回顾主要集中在用药过程上，而不是责备护士的错误。

授权与合作

不良事件报告不能交给护理辅助人员。护士指导护理辅助人员完成以下工作：

- 向护士报告任何不良事件，如跌倒、不正确的治疗或不良反应。
- 向护士报告有关事件的相关信息，以便能够完成报告。

用物准备

- 不良事件报告表格或电子系统
- 黑色钢笔或不良事件上报信息系统

操作步骤

1. 根据机构政策，使用至少两种方式核对患者电子健康档案（例如，姓名和生日，或者姓名和病案号）（Office of the National Coordination for Health Information Technology, 2014）。

2. 运用临床推理技巧，系统、仔细地确定事件所涉及的内容。事件报告为亲眼目睹或从护理辅助人员处确定具体发生了什么。记录所涉及事件的确切顺序，包括事件的时间和类型；对患者、护士或其他工作人员的伤害；观察可能导致事件发生的因素（例如，在患者跌倒区域发现地板潮湿）。根据医疗机构政策告知风险管理。

临床决策点：准备报告任何可疑事件。不要因为担心提交报告将会受到惩罚而隐瞒不报。

3. 评估患者或他人受伤的程度，包括患者的主观报告和客观体检结果。

4. 如果不良事件涉及伤害，采取相应的措施恢复个人的安全，如患者跌倒后，保持患者的体位，并评估进一步的伤害。

5. 患者受伤时，应立即呼叫医师。

6. 当访客或工作人员受伤时，请联系急诊科或其他合适的医疗部门。

7. 填写不良事件报告表。

临床决策点：尽快填写报告表。越接近事件，记录就越准确。

a. 记录事件发生的时间，使用客观的结果和观测值准确地描述事件的发生或观察。不使用主观解释的语言。不要包括个人意见或感情。使用引号记录受害者对事件的陈述。

b. 在发现或观察事件时，客观地描述患者或工作人员的情况。

c. 描述护士在事件发生时采取的任何措施。

d. 向指定部门发送完成的报告。

8. 如果涉及患者，在患者病历中记录发生的事件。

a. 只对所发生的事情进行客观描述。

b. 记录因事件而引发的任何评估和干预措施。

c. 不要重复报告中的所有信息。

d. 不记录已完成的报告。

9. 向风险管理部门或指定人员正确地提交报告。

▶ 居家护理记录

由于住院时间较短，居家护理领域继续发展，需要居家护理服务的老年人人数也在增加。医疗保险有明确的建立居家护理报销资格的指导文件（Centers for Medicare & Medicaid Services, 2015a）。在家里照顾患者的相关记录与其他护理领域的意义不同。一个主要的区别是患者和家庭成员，而非护士见证了大部分的护理。此外，记录系统需要为整个卫生保健小组提供必要的信息，以便有效地协同工作（注释4.6）。这些记录是医疗保险、医疗补助或私人保险公司的质量控制和报销的依据。

注释4.6 居家护理记录格式

用于记录居家护理的常见形式包括以下内容：

- 患者评估
- 转诊来源信息／接收形式
- 特定学科的护理计划
- 医护人员的治疗计划
- 药物清单
- 临床病历记录
- 其他（会议记录、口头医嘱形式、电话）
- 出院小结
- 向第三方付款人提交的报告

电子健康档案在居家护理环境中不断发展。基于标准化语言的使用，电子健康档案有助于清晰、持续和全面的护理（Sockolow et al., 2014）。

▶ 长期照护医疗记录

在美国，越来越多的老年人和残疾人需要在长期医疗照护机构中得到照顾。护士面临的文件记录挑战与在医院有很大的不同（Peterson, 2014）。美国联邦授权的长期照护机构留居者评估工具为评估和规划护理提供标准化的协议，并促进机构内部和机构间的质量改进（Centers for Medicare & Medicaid Services, 2015b）。

每位长期照护的居民都将根据 1989 年的综合预算调整法规定的长期照护机构居民评估工具进行评估（Centers for Medicare & Medicaid Services, 2015b）。注册护士负责协调护理计划。文件记录支持使用多学科方法进行患者的评估和规划过程。医护人员之间的沟通，包括护士、社会工作者、娱乐治疗师和营养师，这在文件记录过程中是必不可少的。需要长期照护的患者的资金需求由提供服务的正式文件记录上所显示的护理的合理性所决定。文件记录系统的总体目标用于确定潜在或实际现存的问题，并为每个问题提供改进的措施，从而改善对居民的照顾（Wysocki et al., 2015）。

操作指南 4.4 电子健康档案有效使用指南

作为 2009 年美国复苏和再投资法（ARRA）的一部分，制订了一项有效使用的倡议，目的是改善临床预后，提高医疗保健效率，并研究开发一个健全的医疗保健系统数据库（HealthIT.gov, 2015；Wilson 和 Newhouse, 2012）。有意义的使用方法意味着医护人员有效使用电子健康档案（EHRs）改善患者的护理（HealthIT.gov, 2015）。CMS 的最终指南宣布了 3 个实施阶段，以便有意义地使用：①数据的收集和共享；②护理协调和

临床决策；③临床结果（CMS, 2013）。

当医疗卫生机构参与有意义的使用倡议时，医护人员使用经认证的电子健康档案记录普通的患者数据，让患者和家庭成员参与护理活动，并在不同等级医院或照护机构转诊时传输患者的关键数据（HealthIT.gov, 2015）。不同等级医院之间转诊的一个例子是患者从医院出院到长期照护机构。CMS 要求在转诊发生时将从转出机构收集的患者特定数据发送至新的转入医疗机构。发送数据包括过敏史、认知状态、功能状态、免疫状况、药物和吸烟史（Fuchs, 2014）。

给药单核查，评估患者目前的用药和不同等级医疗机构间转诊规定的实际用药的过程，减少药物错误和不良事件（Andreoli et al., 2014）。电子健康档案为所有实施药物整合的卫生保健提供者提供了便利（Shuster 和 Sage, 2012）。药物整合是有意义的使用倡议第二阶段中 17 项法定核心目标中的 1 项（CMS, 2013）。作为国家患者安全目标之一（TJC, 2015c），药物整合是一个复杂的过程，需要跨学科协作（Vogelsmeier et al., 2013）。通过使用标准化过程在不同等级医疗机构间转诊评估患者的药物，药物治疗的差错，减少遗漏、重复、禁忌证和含糊的信息（Ruggiero et al., 2015；TJC, 2015d）。虽然一些机构可能将其他学科指定为药物整合的问责学科，但护士在这一过程中发挥了积极的协同作用（Vogelsmeier, 2014）。

授权与合作

不可授权护理辅助人员使用电子健康档案进行给药单核查。护士指导护理辅助人员完成以下工作：

- 向护士报告患者的相关信息或居家照护者报告药物相关信息。

用物准备

- 入院用药清单
- 目前用药清单
- 出院用药清单

● 给药单核查工作信息系统屏幕或纸质工作表（如果机构使用）

● 电子健康档案

操作步骤

1. 药物整合需按照一定的条理性。药物背景，评估和整合（MBAR）工作表可以有效地减少患者从长期照护过渡到急性护理的药物错误（Blank et al., 2012）。

2. 根据机构政策，使用至少两种方式核对患者电子健康档案（例如，姓名和生日，或者姓名和病案号）（Office of the National Coordination for Health Information Technology, 2014）。

3. 从电子记录中收集信息，如入院用药、主动用药和（或）出院药物。

4. 两名护士在护理转诊期间完成给药单核查。评估目前的用药医嘱和药物治疗的转诊处方。如果从某一机构出院，评估入院时用药，当前药物和出院药物（Ruggiero et al., 2015）。

5. 由两名护士评估有无差异。

临床决策点：如果护士核查后仍然存在差异，则需要护士 - 医师模式的查对。

6. 如果从某一机构出院，在向患者提供信息之前核对药物清单。为患者提供书面的药物核对清单。

7. 教患者如何保持药物清单的更新。

8. 在每次卫生保健访问中，指导患者用药，告知其目前药物清单的重要性。

9. **使用反馈式教学**："我想确保您知道如何更新你的药物清单。你会用什么方法来保持药物清单的更新？"如果患者或居家照护者不能正确反馈，立即调整或重新制订指导计划，以保证其正确掌握。

▶ 临床案例分析

一名55岁退休教师在门诊进行疝修补术，将于今晚出院。他的入院用药清单为每日氢氯噻嗪12.5 mg 口服；氟西汀40 mg 口服，每日早上一次。手术后应用0～10级疼痛评分，他的疼痛评分为10，止痛药物为9：30氢吗啡酮1 mg 静脉注射。

1. 根据他的入院用药清单，你希望在出院用药清单上找到哪些药物？

2. 14：00，应用0～10级评分，他的疼痛评分为9。他在14：10时口服两种镇痛药10/325（羟考酮和对乙酰氨基酚）。30分钟后应用0～10级评分，自我疼痛评分为2。出院用药清单：每日口服氢氯噻嗪12.5 mg，氟西汀40 mg。你的护理措施是什么？

3. 使用 SBAR 模式，展示如何与医师沟通药物有无遗漏。

▶ 复习题

1. 患者在医疗机构内跌倒，护士将执行哪些操作？（选择所有符合条件的选项）

A. 评估对患者的任何伤害的程度

B. 在电子健康档案中记录不良事件报告

C. 至少使用两种身份识别方式

D. 根据最初反应完成不良事件报告

E. 在电子健康档案中记录临床评估

2. 在交接报告中，护士将：（选择所有符合条件的选项）

A. 将患者的姓氏和名字作为两个标识符

B. 提供患者的背景资料

C. 建议下一班次的优先照护

D. 在评估中包括患者对止痛药的反应

E. 将患者排除在交接报告外

3. 患者正在从医院转诊到长期照护机构。将下列条件按 SBAR 报告的正确顺序排列。

A. 既往史、过敏史、编码状态、隔离、重要干预措施、疼痛管理、干预反应、异常检查报告、告知的对象、任何干预措施、静脉通路

B. 入院日期、主诉及诊断

C. 系统回顾：神经、呼吸、心脏、胃肠、泌尿生殖、肌肉骨骼、周围血管、皮肤、血液、内分泌和社会心理

D. 患者的每日目标、咨询、治疗、即将进行的检查或手术、出院计划和患者健康教育

第 2 单元

生命体征及体格检查

第 5 章

生 命 体 征

▶ 技能和步骤

技能 5.1　体温测量

技能 5.2　脉搏评估

技能 5.3　心尖搏动评估

技能 5.4　呼吸评估

技能 5.5　动脉血压评估

操作指南 5.1　无创电子血压测量

操作指南 5.2　血氧饱和度测量（脉搏血氧监测）

▶ 学习目标

学习本章节后，护士能够具备如下能力：

● 确定评估生命体征的合适时机。

● 准确评估患者的口腔、直肠、腋窝、鼓膜和颞动脉温度。

● 描述引起体温、脉搏、呼吸、血压、血氧饱和度变化的因素。

● 讨论体温测量部位选择的影响因素。

● 准确评估患者的脉搏和心尖搏动。

● 解释脉搏短绌的意义。

● 准确评估患者呼吸。

● 运用听诊和触诊准确测量患者血压。

● 讨论电子血压计的优缺点。

● 描述血压测量肢体选择的影响因素。

● 运用脉搏血氧仪准确评估患者的氧合状况。

● 确定婴儿、儿童和成人可接受的生命体征范围。

● 准确记录生命体征。

● 合理授权护理辅助人员测量生命体征。

▶ 目的

生命体征是体温、脉搏、血压、呼吸和血氧饱和度等的总称，可反映机体生理状态，同时也是对身体、环境和心理压力的客观反应。疼痛是一种主观症状，通常也被认为是另一种生命体征。在患者生命体征测量过程中需要同时评估患者的舒适度和疼痛程度（见第16章）。

生命体征变化不仅揭示了病情的突然变化，也是病情逐渐变化的一种表现。即时生命体征值与正常的基线测量值之间的差异可能表明患者需要进行护理干预和必要的医疗干预。

▶ 护理标准

● James et al.，2014——成人高血压管理循证指南：第八届全国联合委员会小组成员报告

● 联合委员会，2016——患者基本信息

▶ 实践准则

生命体征测量是常规身体评估的一个方面（见第6章）。

首次接待患者时需要测量生命体征的基线

值，以便与日后的测量值相比较。

生命体征测量的频率取决于患者的具体情况（见注释 5.1）。根据临床判断来决定需要测定何种生命体征，何时测量以及评估频率。

注释 5.1　测量生命体征的时机

- 入住医疗机构时。
- 在医院或护理机构中，按照机构实践标准进行护理常规时。
- 家庭访视评估患者时。
- 在外科手术或侵入性诊疗的前、中、后。
- 在实施影响心血管、呼吸或温度控制功能的给药或治疗的前、中、后。
- 在静脉输注血制品的前、中、后。
- 实施影响生命体征的护理措施的前、中、后（如：卧床患者下床走动前后；他/她实施关节活动范围练习前后）。
- 当患者主诉出现具体身体不适症状时（如："不舒适"或"不寻常"的感受）。
- 当患者整体身体状况改变时（如：意识丧失、疼痛加剧）。

▶ **以患者为中心的护理**

- 生命体征测量需要脱去衣物或暴露相关部位，而这些做法在其他文化中可能被认为是不合适的或者是对患者的一种冒犯。必须密切关注每个患者的隐私需求，尊重文化背景。如评估心尖搏动时需要保护患者隐私（Giger，2013）。
- 随时告知患者生命体征测量值，许多患者在家中会自我监测生命体征，故可提供自身正常值范围的有效参考信息。
- 通常实施非侵入性操作时，时常会因触摸、隐私和性别等在文化上的不同而使患者产生焦虑。
- 研究发现，有家长式文化价值观的患者会依赖家中年长男性来代表他们接收信息。
- 咨询医护人员和家庭决策者关于向患者提供有关异常生命体征的信息。
- 集体主义文化价值观的民族群体出于保护患者的考虑，则更倾向于向患者隐瞒关于健康和疾病的不利消息（Giger，2013）。应评估护理对象是否属于这类情况。

▶ **循证护理实践**

获得准确可靠的血压需要考虑测量条件。

- 血压测量过程中深呼吸可降低收缩压和舒张压近 5 mmHg（Zheng et al.，2012）。
- 交谈，尤其是谈论敏感或有压力的话题时，收缩压和舒张压会增加 6 mmHg（Zheng et al.，2012）。
- 两项研究证实，对高血压（Pinar et al.，2010）或血压正常（Ki et al.，2013）的患者，将袖带套在有衣袖的手臂上测量血压对结果没有任何影响。

▶ **安全指南**

- 责任护士负责为患者测量并分析生命体征，掌握其意义，并做出适当护理干预。
- 医疗设备必须清洁，功能齐全，校正准确，应选择适合患者尺寸、年龄、病情和特点的仪器。
- 必须了解每位患者生命体征值的范围。患者平常的生命体征值可能与此年龄段或身体状况下的正常值范围不同，但这是可与日后测量结果进行比较的基线值，故可随时发现患者的病情变化。
- 还需了解患者的病史、治疗和用药。一些疾病或治疗会引起可预见的生命体征值变化，大多数药物会影响至少一项生命体征值。
- 应尽量控制或减少影响生命体征测量的环境因素。例如，在温暖潮湿的房间里评估患者的体温可能会得出一个不符合他/她病情的体温值。
- 应采取有条理、有步骤（循序渐进）的方法来测量生命体征，以确保结果准确。
- 根据患者的病情，与医护人员合作并确定每位患者生命体征评估的最低频次。手术或治疗干预后，需要通过更频繁地测量生命体征以及时发现并发症。在诊所或门诊部，在医护人员检查患者前和进行任何侵入性操作后，都要为患者测量生命体征。当患者的身体状况恶化时，需每5～15分钟监测一次生命体征。护士需要判断是否需要更频繁的评估。

- 需要判断分析生命体征测量结果，并结合患者的所有临床检查结果来确定护理诊断。不要孤立地分析生命体征值，还需了解患者相关的体征或症状以及一直以来的健康状况。

- 核查、沟通和记录生命体征的明显变化。基线测量可让你识别患者生命体征的变化。当生命体征出现异常时，应让另一名护士重新测量；当生命体征异常时应通知医护人员，并向责任护士报告所有变化情况。

技能 5.1　体温测量

体温是机体产热量与外界环境散热量之差。体核温度，或深部组织温度，是由下丘脑控制并保持在一个较小的范围内，变化幅度不大。皮肤或体表温度会随着周围环境温度的变化而波动明显。

在36～38℃（96.8～100.4℉）这个相对较小的温度范围内，人体组织和细胞功能最佳，但没有一种温度对所有人来说都是正常的。对健康的年轻人来说，平均口腔温度是37℃（98.6℉）。在临床实践中，护士需了解不同患者的体温范围，成人可接受的温度范围取决于年龄、性别、身体活动范围、水合状态和健康状况（图5.1）。

许多因素可以影响体温，但生理和行为控制机制维持了恒定的核心温度。例如，外周血管扩张机制增加了皮肤血流量，故增加了向环境中辐射的热量。当机体产热与散热不等时，控制机制就会失调。例如，没有汗腺功能的患者不能耐受过高的温度，因为他们不能通过发汗给自己降温。当散热机制无法跟上过量产热时，就会出现发热，而导致体温异常升高。当一个人有发热症状（如发热）时，应启动温控措施如控制环境温度，去除被服，使用退烧药来达到更好的温度控制。

体温测量的目的是为了获取身体核心组织的平均温度。平均温度会因为测量部位不同而不同。大量研究结果尚有争议，但是人们普遍认为直肠温度通常比口腔温度高0.5℃（0.9℉），腋下和鼓膜温度通常比口腔温度低0.5℃（0.9℉）。反映体核温度的测量点要比反映体表温度的测量点更为可靠（Mazerolle et al., 2011）（见注释5.2）。

为了确保体温测量的准确性，需要正确地测量每个部位。当需要重复测量或随时间变化比较温度时，应选择相同的测量部位。每个测量部位均有优缺点（见注释5.3）。需要为患者选择最安全和最准确的测量部位。

有几种体温计通常可用来测量体温（见注释5.4）。水银玻璃温度计在临床一度被认为是最标准的测温工具，但由于潜在的水银危害，现在已经被禁止使用。然而，患者在家中仍然会使用水银玻璃温度计。

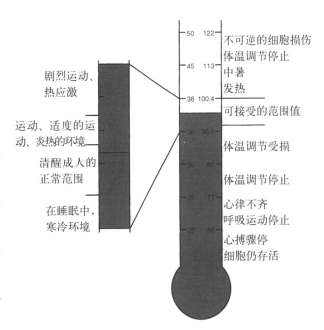

图5.1 **正常体温值范围和体温异常后的生理变化**
（改编自 GA，Patton KT.Anatomy and physiology, ed 7, St Louis，2010，Mosby）

注释 5.2 体核温度、体表温度测量部位

体核温度测量部位
- 直肠
- 鼓膜
- 颞动脉
- 食管
- 肺动脉
- 膀胱

体表温度测量部位
- 皮肤
- 口腔
- 腋下

授权与合作

体温测量技能可授权于护理辅助人员进行操作，护士指导护理辅助人员完成以下工作：

- 选择合适的途径、仪器及体温测量频率。
- 解释患者测量体温时体位摆放的注意事项（如肛温测量）。
- 回顾体温正常值，发现异常立即汇报责任护士。

注释 5.3 选择不同体温测量部位的优点和局限性

口腔

优点

- 方便易行——不需要改变体位。
- 患者舒适。
- 准确反映体表温度。
- 迅速反映体核温度的变化。
- 置管患者测量温度的可靠途径。

局限性

- 刚刚进食、嚼口香糖或吸烟的患者需要推迟测量时间。
- 口腔手术、面部外伤不能舌下固定体温计的患者，以及寒战、有癫痫病史的患者禁用。
- 婴幼儿、意识不清、昏迷或不合作的患者禁用。
- 有咬破体温计造成损伤的危险。

鼓膜

优点

- 方便易行。
- 无需打扰、叫醒患者，无需重新安置患者体位。
- 适用于呼吸急促患者，测量不影响其呼吸状况。
- 迅速反映体核温度变化。
- 测量快捷（2～5秒）。
- 不受进食及吸烟的影响。
- 用于新生儿，减少对其触摸而致热量散失（Ozdemir et al.，2011）。

局限性

- 与其他体核温度测量相比，变化波动范围大。
- 测量前需要去除助听器。
- 一次性探头帽只有一个尺寸。
- 测量结果可能受中耳炎、耳内分泌物堵塞的影响。
- 耳部或鼓膜手术患者禁用。
- 无法准确测量运动中、运动后体核温度改变情况。
- 测量结果易受周围设备影响，如恒温箱、热辐射器、风扇等。
- 新生儿、婴儿和3岁以下的儿童因耳道解剖特点，体温计难以准确摆放到位。

- 定位方式不正确会导致测量结果不准确。

直肠

优点

- 当不宜或禁止测量口温时可采用肛温测量。

局限性

- 不能快速反映体核温度变化。
- 腹泻、直肠疾患、直肠手术、出血倾向、中性粒细胞减少患者禁用。
- 需要摆放特定测量体位，会使患者感到尴尬和焦虑。
- 有擦伤、损伤肛门及直肠黏膜的危险。
- 需要使用润滑剂。
- 新生儿常规生命体征测量禁用。
- 测量结果会受排便的影响。

腋下

优点

- 安全、经济。
- 是状态平稳的婴幼儿、早产儿体温测量的可靠途径。

局限性

- 测量时间长。
- 需要保持体位。
- 不能精确反映体核温度（Haugan et al.，2012；Reynolds et al.，2014）。
- 不推荐用于监测发热的婴幼儿。
- 暴露胸部会造成热量散失，尤其是新生儿。
- 测量结果受外界环境温度、体温计放置时间的影响。
- 低于体核温度。

皮肤

优点

- 便宜。
- 可以连续测量。
- 安全无创。
- 适于新生儿。

局限性

- 较其他测量部位对体温变化敏感度低，尤其是体温升

高时。
- 出汗会导致黏合剂受损。
- 受外界环境温度的影响。
- 黏合剂过敏患者禁用。

颞动脉

优点
- 无需改变体位便可轻松测量。
- 测量迅速。
- 对于护患双方舒适无伤害。

- 无需脱衣服。
- 适用于早产儿、新生儿和儿童（Reynolds et al., 2014）。
- 迅速反映体核温度变化。
- 不需要探头帽。

局限性
- 前额有遮盖或刘海会影响测量结果。
- 皮肤潮湿，如出汗，会影响测量结果。

注释5.4 体温计类型

电子体温计（图5.2）
- 温度计是一种可重复充电的仪器，由细电线圈连接温度探头，探头上覆盖可更换探头帽。
- 探头放置后1分钟内温度计会显示温度读数。
- 温度探头包括口腔和腋窝温度测量探头（蓝色尖端）以及直肠温度测量探头（红色尖端），可分别单独使用。

鼓膜温度计
- 探头由耳镜状诊视器及其头端的红外线传感器组成，可以监测耳内鼓膜的辐射热量（图5.3）。
- 探头放入耳道内几秒钟后按下测量按钮，读数便会出现在显示屏上。当出现峰值温度时便会有声音报警提醒。

颞动脉测温计
- 将红外线探头从额头扫过，移至耳后，也就是女性通常涂抹香水的位置。
如果患者有出汗，则用探头测量耳后温度以保证准确

性（图5.4）。
- 探头扫描几秒钟内，显示屏上出现示数。

点状化学性一次性或可重复使用的温度计
- 温度计一端带有热敏的点状化学薄片，点状薄片随机体温度而变色（图5.5）。
- 通常在60秒内，温度计上的化学薄片会通过颜色改变来显示温度值。
- 在体温筛查中有用，尤其适用于婴幼儿、侵入性操作时、保护性隔离患者以及经口气管插管的危重患者。
- 本仪器不适用于急性发热患者以及处于冷热疗法患者的体温监测。
- 如果覆盖塑料探头帽，可用于测量腋温和肛温，测量时间为3分钟。

家用一次性温度计可用于温度监测，但测量值没有非一次性电子温度计准确（Counts et al., 2014）。

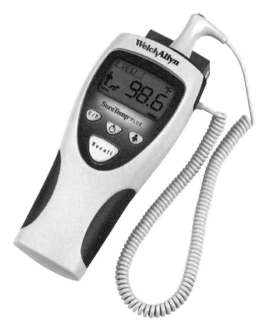

图5.2 配有一次性塑料探头帽的电子体温计

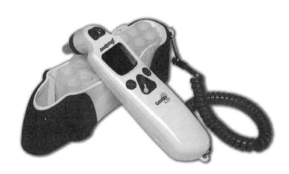

图5.3 配有一次性塑料探头帽的鼓膜体温计

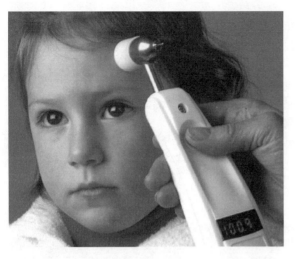

图 5.4 通过测量表浅颞动脉血流热量的颞动脉体温计
（图片由 Exergen 提供）

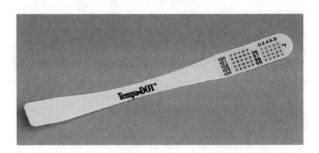

图 5.5 一次性可弃式化学点状体温计

用物准备

- 体温计（根据测量部位选择，见注释 5.3）
- 软纱布
- 酒精棉
- 水溶性润滑剂（仅适用于直肠测量）

- 笔和体温单，或电子健康档案
- 清洁手套（可选）、塑料温度计套管、一次性探头或探头帽
- 毛巾

步骤	要点说明

护理评估

步骤	要点说明
1. 根据机构政策，使用至少两种方式核对患者身份信息（例如，姓名和生日或者姓名和病案号）。	确保患者正确。符合联合委员会标准并保证患者安全（TJC，2016）。
2. 确定患者体温测量的需要： a. 关注患者体温改变的危险因素： ● 潜在或现存的感染 ● 开放性伤口或烧伤 ● 白细胞值低于 5 000/mm³ 或高于 12 000/mm³ ● 免疫抑制剂治疗 ● 下丘脑损伤 ● 暴露于极端温度环境中 ● 输血 ● 体温过低或体温过高 ● 术后状态	有体温改变风险的患者需要增加体温测量和护理评估频次。
b. 评估体温改变的伴随症状和体征： ● 体温过高：皮肤弹性降低、黏膜干涩；心动过速；低血压；静脉充盈不足；尿液浓缩。	症状和体征的变化提示体温的改变。

步骤	要点说明
● 中暑：体温 ≥ 40℃（104℉）（Goforth 和 Kazman，2015）；发热、皮肤干燥；心动过速；低血压；极度口渴；肌肉痉挛；视觉障碍；意识模糊或谵妄。 ● 体温过低：皮肤苍白；皮肤发凉；心动过缓；心律不齐；无法控制的寒战，意识水平下降；呼吸表浅。	
c. 评估体温变化常见影响因素： ● 年龄	准确评估体温改变的表现及其意义。 老年人可耐受体温值范围较年轻人小。
临床决策点：不可能存在对所有人均适用的标准体温值，某一体温值范围对于一个成人是正常的，可能对一个老年人却表现为发热。婴幼儿、儿童因体温控制机制发育不完善，会表现出体温骤升骤降。	
● 运动	肌肉活动会加快代谢，增加产热，促使体温升高。
● 激素	女性体温波动幅度大于男性，因女性月经周期激素变化，体温随着月经周期而变化，且女性还拥有较男性更厚的皮下脂肪层。
● 压力	压力会促使体温升高。
● 环境温度	婴幼儿和老年人的体温更易受外界环境温度的影响。
● 药物	某些药物会抑制或促使发汗，血管收缩、扩张，或者是干扰下丘脑的作用而调节体温。
● 体温波动	24 小时体温波动正常范围在 0.5～1℃（0.9～1.8℉）。清晨体温最低，大多数人的体温峰值在傍晚 5 点至 7 点之间，夜间逐渐降低。
3. 为患者选择合适的测量部位和设备（见注释 5.3），保护性隔离的患者使用一次性体温计。	确定患者选择的测量方式和测量部位是否与患者病情相矛盾。
4. 查询患者自我体温监测记录以确定患者体温基线值以及测量部位。	提供基线情况以对比干预后的效果。
5. 评估患者对体温测量过程的知识掌握情况。	鼓励患者合作，降低风险和焦虑，确定教育需求。

护理诊断

● 体温过高	● 体温调节无效	● 有体温失调的危险
● 体温过低	● 有体温过高的危险	● 有围手术期体温过低的危险
根据患者的状况或需求，个体化处理其相关因素 / 危险因素。		

护理计划

1. 完成下列步骤后所能达到的预期结果：	
● 体温达到在患者所处年龄段内的正常范围。 ● 异常体温经治疗后回至基线水平。	体温调节的维持。 改变体温的环境因素是可控的。
2. 向患者解释体温测量过程以及过程中保持正确姿势的重要性。	促使患者合作，提高依从性。患者通常对自己的体温感到好奇，需提醒患者不要过早取出体温计进行读数。

步骤	要点说明
3. 备齐用物至患者床边。	确保有序的体温测量过程。
4. 如果需要测量口温，需确定患者 20 分钟内未进食，未嚼口香糖或者吸烟。	经口进食、吸烟、嚼口香糖可以改变患者口温。

护理措施

1. 执行手卫生。	减少微生物传播。
2. 根据体温测量部位予患者取舒适体位。	确保患者舒适以及测量准确。
3. 获取体温值 / 读数 a. 口温（电子体温计）： （1）可选项：当有接触患者呼吸道分泌物或口面部伤口渗液的风险时需要佩戴一次性手套。 （2）把体温计从充电器上取下，连接口温测量探头杆（蓝色头端），抓住探头杆不要按压弹射按钮。 （3）将一次性塑料探头帽滑至温度计探头杆上，直至帽子锁定到位（见插图）。 （4）嘱患者张口，轻轻将体温计探头放置于舌下热窝处（见插图）。 （5）让患者闭口扶好体温计。 （6）将体温计探头放置在位，直至显示屏上出现患者体温时，再把体温计探头从患者舌下取出。 （7）在温度计探头杆上按下弹射按钮，将塑料探头帽丢弃至适当的垃圾容器中。 （8）如果戴了手套，脱手套扔至合适的垃圾容器中，并执行手卫生。 （9）将体温计探头杆放置到体温计装置中合适的位置。	如移除口温探头帽不接触患者体液，则无需戴手套。 充电器用来给体温计充电，弹射按钮用于移除塑料探头帽。 软塑料探头帽不会损伤患者口腔，能够防止患者之间微生物传播。 舌下热窝处表浅血管产热而产生体温读数。电子体温计在左右舌下热窝处测得的温度要比舌尖下测得温度高。 读数时保持体温计合适位置。 探头必须放置在位直至报警提示准确读数。 减少微生物传播。 减少微生物传播。 保护体温计探头免于损坏。体温计探头杆复位后体温读数便会自动消失。

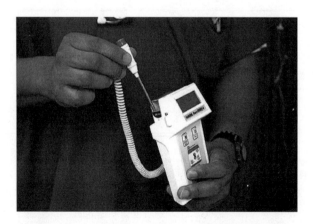

步骤 3a（3） 护士将电子体温计探头杆插入探头槽内，插入到位

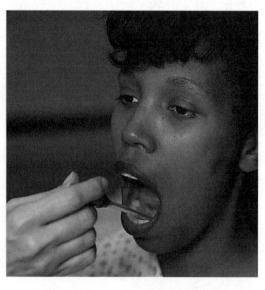

步骤 3a（4） 探头置于舌下热窝处

步骤	要点说明
b. 肛温（电子）： （1）拉起床帘和（或）关闭房门，协助患者取侧卧位或取席穆斯体位（半俯卧位保持上侧的腿部弯曲）。移开盖被露出肛门，注意患者上身及四肢覆被。	保护患者隐私，最大程度地减少尴尬，增加舒适感。
（2）戴手套，清洁肛周皮肤，脱去污染手套并重新戴上清洁手套。	接触体液（例如粪便）等污染物品时采取标准预防措施。
（3）从充电器上取下温度计，将直肠温度计探头杆（红色尖端）连接至温度计上。抓住探头杆顶部，注意不要触碰到弹射按钮。	弹射按钮将探头杆上的探头帽移除。
（4）将一次性塑料探头帽盖在温度计探头杆上，直到探头帽锁定到位。	软塑料探头帽可预防患者间微生物传播。
（5）打开一次性包装，挤出适量的润滑剂于棉纸上。对于成人：将温度计探头盖的圆头端浸入润滑剂中，成人润滑长度为 2.5～3.5 cm。	润滑剂最大程度地减少直肠黏膜在插入过程中受到的损伤。使用棉纸可避免污染容器内剩余的润滑剂。
（6）用手分开患者臀部，露出肛门，并嘱患者深呼吸	插入温度计时充分暴露患者肛门，嘱患者放松肛门括约肌。确保充分暴露直肠壁血管。
（7）成人：将温度计插入肛门 3.5 cm，勿强行用力。	
（8）如果在插入过程中感到阻力，请立即退出，切勿强行插入。	防止黏膜受损。
临床决策点：如果无法将温度计充分插入直肠或在插入过程中感觉到阻力，请取出温度计并更换其他体温测量方法。	
（9）固定温度计探头至听到报警提示，患者的温度值出现在显示屏上，从肛门中取出温度计探头（见插图）。	温度计探头必须摆放到位，直至报警提示才能确保测量准确。
（10）按下温度计探头杆上的弹射按钮，将弹出的塑料探头帽丢弃至合适的垃圾容器中。用酒精棉签擦拭探头杆，特别注意探头杆与探针的连接处。	减少微生物传播。
（11）将温度计杆放回原处保存。 （12）用软纸擦拭患者肛门，清除润滑剂或粪便，安置舒适卧位。	保护探针杆免受损坏，温度计探头杆复位后读数自动消失。 保证舒适和卫生。
（13）脱手套置于合适垃圾容器中，执行手卫生。	减少微生物传播。

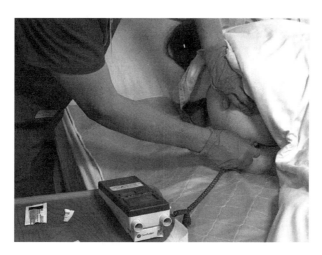

步骤 3b（9）　探头插入肛门

步骤	要点说明
c. 腋温（电子）： （1）拉起床帘和（或）关闭房门，协助患者取仰卧位或坐位，脱去患者一侧手臂上的衣服。	保护患者隐私，最大程度地减少尴尬，促进舒适，暴露腋窝可更准确地放入温度计探头。
（2）从充电器上取下温度计，将口温计探头杆（蓝色尖端）连接至温度计上，抓住温度计探头的顶部，注意不要触碰弹射按钮。	充电过程可保证电池电量，弹射按钮用于移除探头杆上的探头帽。
（3）将一次性塑料探头帽盖在温度计杆上，直至探头帽锁定到位。	软塑料探头帽防止患者之间微生物传播。
（4）抬起患者的胳膊，检查腋下皮肤是否有损伤和大量汗液，必要时擦干汗液或选择其他部位。将温度计探头摆放于患者腋窝正中（见插图），嘱其夹紧探头并将手臂置于胸前。	保持温度计位于腋窝中心紧靠血管。
临床决策点：如果出现皮肤损伤，不应在腋窝下测量体温，因为局部温度有时会发生改变，且局部可因触碰而感到疼痛。	
（5）温度计探头放入后，妥善固定，听到报警提示完成，患者的温度出现在显示屏上，从腋下取出温度计探头。	温度计探头必须摆放到位，直到报警提示才能确保测量准确。
（6）按下温度计杆上的弹射按钮，将塑料探头帽移除于适当垃圾容器中。	减少微生物传播。
（7）将温度计杆放回原处保存。	温度计杆复位后读数会自动消失。保护温度计杆免受损伤。
（8）安置患者舒适卧位，协助其更换衣被。	令患者恢复舒适幸福感。
（9）执行手卫生。	减少微生物传播。
d. 鼓膜温度： （1）安置患者舒适体位，头偏向一侧，如果患者一直侧卧位，用上面一侧的耳朵。根据护士自身左/右手操作偏好，适当选择患者的左/右耳进行耳温测量。	确保舒适的情况下充分暴露外耳道，确保温度测量准确。 侧卧时压在下面的耳朵里由于热量蓄积，会导致假性体温升高。 越贴近耳道皮肤，探头被包裹得越好。

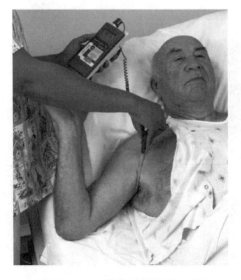

步骤 3c（4） 体温计探头插入腋下

步骤	要点说明
（2）注意患者耳道中是否有明显的分泌物。	耳内分泌物阻碍探头盖，换另一侧耳朵或选择其他位置测量。
（3）从充电器上取下温度计，注意不要触碰弹射按钮。	充电器保证电池电量，从底座取出手柄部分准备测量温度，弹射按钮从温度计尖端移除塑料探头帽。
（4）将一次性探头帽装在耳镜诊视器上，直至锁定到位，小心不要触摸镜头盖。	软塑料探头帽防止患者之间的微生物传播。探头帽不应有灰尘、指纹或分泌物，会干扰光路。
（5）根据制造商说明书将诊视器探头插入耳道中（见插图）：	最大程度地暴露鼓膜有利于探头在耳道的正确定位。
（a）成人：向后、向上和向外拉耳廓，对于3岁以下的儿童，向下和向后拉耳廓；探头朝向眉毛和鬓角之间的中点；对于3岁以上的儿童，向上和向后拉耳廓（Hockenberry 和 Wilson，2015）。	耳朵拉直可以使外耳道伸直，达到最大限度暴露鼓膜，从而可以正确放置探头（Hockenberry 和 Wilson，2015）。
（b）按8字形旋转温度计。	一些制造商建议诊视器用8字形旋转模式，可以让传感器检测到最大鼓膜热辐射值。
（c）将探头紧贴在耳道内，手柄尾端指向鼻子。	轻轻按压探头将其贴在耳道内可免受周围空气温度的影响，外界空气影响误差高达2.8℃（5℉）。
（6）定位后，按下手持设备上的测量按钮，将诊视器保持适当位置，直至听到报警指示完成，患者的体温值将出现在显示器上。	按下测量按钮可检测红外能量，探头尖端必须保持在位，直至听到报警提示测量完成。
（7）小心地从耳道中取出探头，按下手持单柄的弹射按钮，移除探头帽至适当的垃圾容器中。	减少微生物传播，显示器数字自动消失。
（8）如果温度异常，必要时需要重新测量，更换探头盖并等待2分钟，然后在同一侧耳朵或者另一侧耳朵重复测量。考虑更换测量部位或测量仪器。	确认探头帽没有被耳部分泌物遮挡以保持光路，间隔时间允许耳道恢复正常温度。
（9）将手持柄放回温度计底座。	保护传感器头端免受损坏。
（10）安置患者于舒适体位。	令患者恢复舒适和幸福感。
（11）执行手卫生。	减少微生物传播。

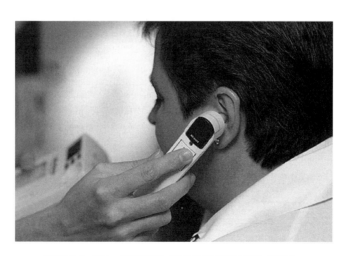

步骤 3d （5） 将鼓膜体温计探头摆放于患者耳中

步骤	要点说明
e. 颞动脉温度： （1）确保额头干燥；必要时用毛巾擦干。 （2）将探头牢固地放在患者的前额上。 （3）用拇指按下红色测量按钮，缓慢滑动温度计并保持温度计紧贴前额，探头完全牢固地贴于皮肤上（见图5.4）。持续按压测量按钮，扫描完额头后抬起传感器，再将探头放在耳垂后面紧贴脖子处，当扫描停止听到报警提示时，读取温度，并松开按钮。 （4）用酒精棉签轻轻地清洁传感器并放回原处，执行手卫生。	潮湿干扰温度传感器。 充分接触避免环境温度的影响。 当测量按钮被按下时，温度计连续监测最高温度。耳垂后区域受出汗影响小，温度测量准确。 防止微生物传播。
4. 告知患者体温值并记录。	鼓励患者参与护理和了解自身健康状况。
5. 将温度计放回原处充电备用。	保证温度计的电池电量充足。

护理评价

1. 如果首次体温评估值在可接受范围内，则将其作为基线值。	用于和日后测量的体温值进行比较。
2. 将患者体温值与之前的基线值以及同年龄段正常体温值范围进行比较。	正常体温波动范围很小，通过对比可发现异常体温。体温计摆放位置不当或者测量中移位可导致测量不准确。若体温异常应重新测量以再次确认。
3. 如果患者出现发热，使用退热药30分钟后应复测体温，然后每4小时监测一次直至体温恢复正常。	确认治疗后体温是否开始回降。
4. **使用反馈式教学**："我已解释了如何在家中为患儿测量体温，我需要确认您是否掌握。请演示给我看如何使用温度计为患儿测量额温。"如果患者或居家照护者不能正确反馈，立即调整或重新制订指导计划，以保证其正确掌握。	确定患者和居家照护对指导内容的理解水平。
非预期结果	相关措施
1. 患者的温度高于正常范围1℃（1.8℉）或更高。	降低体温的方法： ● 降低室温。 ● 脱去患者身上过多衣物，以促进散热，以不引起寒战为宜。 ● 保持衣服和床单元干燥。 ● 遵医嘱使用降温毯。 ● 限制身体活动和避免情绪波动。 ● 遵医嘱使用退热药。 ● 鼓励患者多饮水，每日至少3L（除禁忌外）。 ● 采取措施增进食欲和提供营养，以满足机体增加的能量需要。 ● 预防或控制感染的传播。 ● 提供伤口护理（见第40章）。 ● 清理呼吸道分泌物（见第24章）。 ● 促进代谢产物的充分排出（见第34章）。

步骤	要点说明
2. 患者的温度低于正常范围 1℃（1.8 ℉）或更低。	升高体温的方法： ● 添加衣被，排除禁忌后予热饮。 ● 遵医嘱使用热疗毯。 ● 更换潮湿的衣服或床单元。
3. 无法获取体温。	● 重新评估感温探头或传感器的正确摆放位置。 ● 重新选择体温测量部位。 ● 重新选择测温设备。

记录与报告

● 在电子健康档案中记录体温并绘制体温单。

● 向责任护士或医师报告异常结果。

● 记录对患者和居家照护学习情况的评价。

注意事项

健康教育

● 确认患者能采取预防性的健康措施并教会患者如何识别体温变化。教育患者和家属预防体温变化的相关措施。

● 教育患者避免体温过低和冻伤的相关危险因素：疲劳；营养不良；低氧血症；寒冷、潮湿的衣物；酒精中毒。

● 教育患者避免中暑的相关危险因素：在炎热潮湿的环境中剧烈运动；在炎热的环境中着紧身衣物；在通风不良的区域进行锻炼；突然暴露在炎热的环境下；在运动前、中、后液体摄入不足。

● 向患者解释遵医嘱服用和持续服用抗生素的重要性，直到完成感染治疗整个疗程。

儿科患者

● 由于婴幼儿体表面积 / 体积比增加，在外界环境中会有更多的散热。

● 危重患儿有时会因皮肤灌注不良而导致皮肤表面温度过低，但其体核温度会很高。

● 腋温仅用于小儿体温的筛查；不能用于监测发热患儿。

● 婴幼儿可采取俯卧位测量肛温。

● 对于哭闹或烦躁不安的婴幼儿，生命体征评估时最好最后进行体温测量。

老年患者

● 老年人可接受的体温温度范围的较低值为 36℃（96.8 ℉）。

● 老年人的体温在通常所认为的正常范围内，也可表现为发热。

● 没有牙齿的成人或肌肉控制能力差的老年人可能无法将嘴巴闭合以获取准确的口温读数。

● 老年人会因为体温调节系统功能失调而对环境温度改变非常敏感。

● 老年人进行口腔温度测量更可靠，因其耳内分泌物趋于干燥，纤毛变硬，导致耳内分泌物堵塞而影响鼓膜温度测量的准确性。

● 老年人汗腺反应性降低，会导致需要达到更高的体温阈值才能发汗，从而导致体温过高。

● 随着年龄的增长，皮下脂肪的流失会降低皮肤的隔温能力。

● 老年人对寒冷的感知减弱，血管收缩反应异常，以及寒战反应机制受损，故成为体温过低的高危人群。

居家护理

● 评估环境的温度和通气情况，以确定是否存在影响患者体温的环境因素。

● 一些患者在家中仍使用水银玻璃温度计。评估这些温度计是否安全储存，防止发生破损和水银泄漏。教会患者和家属正确使用温度计、正确处理水银泄露并妥善处置所有含水银设备。建议更换家庭温度测量设备。

技能 5.2　脉搏评估

心脏将血射入主动脉，主动脉管壁随之扩张。心脏射血对扩张的主动脉壁形成压力，并产生一个迅速传至肢体末端的脉搏波。当脉搏波到达外周动脉时，轻按相应部位的骨骼或肌肉触及动脉，感受搏动。脉搏是触诊时血流经过血管的搏动感。每分钟脉搏搏动的次数称为脉率。

对外周脉搏进行评估可反映心血管系统是否正常。脉搏异常缓慢、快速或不规则表明心脏无法将足量的血液传输到身体；可能会出现脉搏短绌。脉搏的强度反映了每一次心脏收缩，动脉壁上承受的射血容量。如果血量减小，脉搏往往变弱，难以触及。相反，完整的洪大的脉搏表明心脏射血量增加。

外周脉搏的连续性反映了脉搏分布区域的血液灌注状态（见表 5.1）。例如，对右股动脉进行评估可确认血液是否正常流向右腿。如果四肢受伤或接受治疗区域的远端脉搏较弱，说明该区域组织灌注量不足，可能需要手术干预。

任何动脉均可测量脉搏，但由于桡动脉和颈动脉容易触及，故较为常用（见图 5.6）。当患者突然出现病情恶化时，推荐触诊颈动脉以迅速感知脉搏。常规测量生命体征时，不需要评估其他部位的外周脉搏，如肱动脉或股动脉。当进行系统的身体评估（见第 6 章）或由于手术、创伤或血流障碍而无法评估桡动脉时，可评估其他部位的外周动脉。

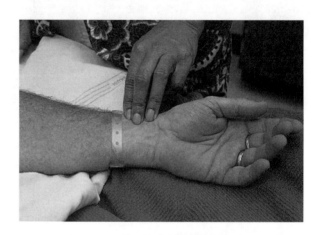

图 5.6　触诊桡动脉脉搏

表 5.1　诊脉部位

部位	定位	选择说明
颞动脉	头上方颞骨，眉毛上方外侧	易于评估儿童脉搏
颈动脉	沿颈胸锁乳突肌内侧缘	易于评估外周脉搏；用于休克或心搏骤停时其他部位脉搏不易触及的情况
心尖	左锁骨中线第四肋间至第五肋间	用于听诊心尖搏动
肱动脉	肘前窝处肱二头肌和肱三头肌之间的凹陷	用于听诊上肢血压；评估下臂的血流状态
桡动脉	腕前臂的桡侧或拇指侧	评估外周脉搏的常用位置；评估手部的血流状态
尺动脉	腕前臂尺侧	用于评估手部尺侧血流状态；用于进行艾伦试验
股动脉	腹股沟韧带下方，位于耻骨联合上耻骨与髂前上棘之间	用于休克或心搏骤停时其他部位脉搏不易触及的情况；评估腿部的血流状态
腘动脉	腘窝内膝盖后面	听诊下肢血压的部位；评估小腿的血流状态
胫骨后动脉	踝内侧下方	评估足部血流状态
足背动脉	踝关节前方行于拇长肌腱和趾长肌腱之间	评估足部血流状态

授权与合作

当患者病情稳定时，脉搏评估可授权于护理辅助人员进行测量。当患者病情不稳定时，该操作不可授权给护理辅助人员，因为患者可能存在急性的、严重的心脏疾病高风险因素。或者当护士需要评估患者治疗、用药后反应时，该操作也不可授权于护理辅助人员进行。护士指导护理辅助人员完成以下工作：

● 测量脉搏时需要取合适体位；需要确定脉搏测量的频率；评估可造成患者脉搏过缓、过快、不规则等风险的相关病史。

● 回顾患者既往脉率以及明显变化，汇报责任护士。

● 回顾患者特定的改变或异常，汇报责任护士，以备日后评估。

用物准备
● 带秒针的手表或带数字显示的手表
● 笔和电子健康档案或表单

步骤	要点说明

护理评估

1. 根据机构政策，使用至少两种方式核对患者身份信息（例如，姓名和生日，或者姓名和病案号）。	确保患者正确。符合联合委员会标准并保证患者安全（TJC，2016）。
2. 确定脉搏评估的必要性： 　a. 评估脉搏改变的危险因素： ● 心脏病史 ● 心律失常 ● 突发胸痛或任何部位的急性疼痛 ● 侵入性心血管诊断性检查 ● 外科手术 ● 快速大容量液体静脉输注 ● 内出血或外出血 ● 改变心功能的给药	特定的病情是造成患者脉搏改变的危险因素。外周血管疾患通常会改变脉搏速率和节律。
b. 评估改变心功能的症状和体征，如：发生呼吸困难、疲乏、胸痛、端坐呼吸、晕厥、心悸、躯体局部下垂性水肿、发绀或皮肤苍白（见第6章）。	症状和体征的改变体现了心功能的变化，会影响脉搏速率和节律。
c. 评估外周血管性疾病的症状和体征，如苍白、肢端发冷、消瘦、皮肤光秃、毛发减少、指甲增厚。	症状和体征的改变体现了局部动脉血流的改变。
d. 评估影响脉搏速率和节律的相关因素：年龄、运动、体位改变、体液平衡、用药、体温、交感神经刺激（如咖啡因、尼古丁）。	能预测改变脉搏的危险因素，确保测量的准确性。心律失常、强心药、降压药、血管舒张药和血管收缩药会影响脉搏速率和节律。
3. 如有可能，查询患者记录中的脉搏基线数据值。	提供基线情况以对比干预后的效果。
4. 确认患者是否在家自行监测心率，并评估患者相关知识与技能掌握水平。	确认患者或居家照护者健康教育的需要。

护理诊断

● 活动无耐力	● 缺乏脉搏评估的相关知识	● 外周组织灌注不足
● 心输出量减少	● 体液不足	
根据患者的状况或需求，个体化处理其相关因素 / 危险因素。		

步骤	要点说明

护理计划

1. 完成下列步骤后所能达到的预期结果： ● 脉搏可触及，在患者年龄段内处于正常范围内。 ● 节律规则。 ● 脉搏有力、固定、有弹性。	通常成人脉搏正常范围是 60 ～ 100 次 / 分。 心脏状态稳定。 桡动脉搏动明显。
2. 向患者解释将要进行脉搏（心率）评估，鼓励患者尽可能地放松。如果患者刚刚进行过活动，休息 5 ～ 10 分钟后进行测量。如果患者有吸烟或进食含咖啡因食物，15 分钟后进行测量。	焦虑、活动、咖啡因和吸烟会加快心率。可将静息状态下的脉搏测量值作为基线值，为日后进行客观比较。
3. 准备合适用物至患者床边。	确认准备用物可使脉搏测量有序进行。

护理措施

1. 执行手卫生。	减少微生物传播。
2. 必要时拉床边隔帘和（或）关门。	保护患者隐私，最大程度减少患者尴尬，嘱患者放松。
3. 帮助患者取仰卧位或坐位。	体位摆放应易于脉搏测量。
4. 如果患者取平卧位，将患者前臂放于身体两侧或者置于下胸部或上腹部（见插图 A）。如果取坐位，让患者屈肘 90°，前臂摆放在椅子上或搭在检查者手臂上。用前两个或中间的三个手指指腹触及患者手腕的桡侧或拇指侧的凹陷（见插图 B）。检查者手心向下通过伸直弯曲手腕直至触及最强的脉搏。	指腹是手指中能触及动脉搏动最敏感的部位。大拇指本身存在搏动会干扰测量的准确性。
5. 在桡侧端轻轻按压脉搏，最初会不能触及搏动，慢慢放松压力，会很容易触及脉搏。	脉搏测量时轻按指腹测量更加准确。压力过大会阻碍脉搏跳动和血液流动。
6. 脉搏按强度可分为 0 ～ 4 级：4 级是搏动冲及指尖；3 级是搏动触手可及；2 级是搏动按压可得；1 级是搏动微弱；0 级是搏动缺失。	脉搏力度反映了每次心脏收缩血流对动脉血管壁的冲击力。脉搏描述的准确程度利于护士和其他医务人员之间的沟通。

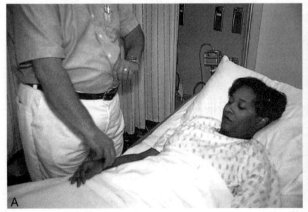 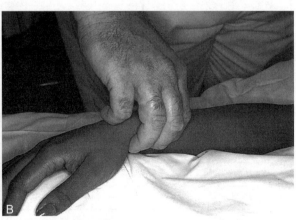

步骤 4　A. 患者前臂置于身体一侧，手腕伸直时进行脉搏测量　B. 脉搏测量时手放置的位置

步骤	要点说明
7. 触摸到正常的脉搏后，看秒表并开始计数。在秒针指向表盘上的数字后开始计第 1 个节拍，然后是 2，以此类推。	只有在脉搏被触及到后才能确定其速率。计时从 0 开始。计时开始后，第一个被触及的脉搏为 1。
8. 正常脉搏测 30 秒，乘以 2。	30 秒计数可准确测量快速、慢速或常规脉率。
9. 异常脉搏应评估满 1 分钟，评估异常的频率或节律。	心脏收缩乏力可导致脉搏不规则，需更长时间的评估以确保脉搏计数的准确性。
10. 脉搏不规则时，应比较两边的脉搏。	脉搏之间存在显著差异表明一侧肢体的动脉血流受限，护士应立即采取措施。
11. 帮助患者置舒适体位。	促进舒适和幸福感。
12. 与患者讨论测量结果。	促进患者参与护理并了解自身健康状况。
13. 执行手卫生。	减少微生物传播。

护理评价

1. 如果首次进行脉搏评估，测量值在可接受范围内，确定为该患者的基线值。	用于与日后脉搏评估做比较。
2. 将患者脉搏速率和特点与基线值以及同年龄段正常范围进行对比。	用于评估患者病情变化及是否发生心脏方面的改变。
3. **使用反馈式教学**："我已经向您解释了在家测量脉搏的重要性，请告诉我当您有心脏起搏器时测量脉搏的重要性？"如果患者或居家照护者不能正确反馈，立即调整或重新制订指导计划，以保证其正确掌握。	确定患者和居家照护者对指导内容的理解水平。
非预期结果	相关措施
1. 患者脉搏细弱或难以触及。	● 评估两侧脉搏并对比。 ● 观察组织灌注不足的症状，包括脉搏微弱，肢端皮肤苍白、发冷。 ● 评估周围组织肿胀或任何阻碍血液流动的因素（如：穿衣或石膏）。 ● 运用超声多普勒听诊器探测低速血流（见第 6 章）。 ● 请另一名护士测量脉搏。
2. 成人患者脉搏低于 60 次 / 分（心动过缓）或高于 100 次 / 分（心动过速）。	● 确认相关资料，包括发热、疼痛、恐惧或焦虑、即时活动、低血压、失血或氧合不足。 ● 观察心功能异常相关症状和体征，包括呼吸困难、疲乏、胸痛、端坐呼吸、晕厥、心悸、身体局部水肿、发绀或皮肤苍白。 ● 听诊心尖搏动（见技能 5.3）。 ● 与医护人员沟通，准备行心电图检查。
3. 患者脉搏不规则。	● 听诊心尖搏动（见技能 5.3）。 ● 评估脉搏短绌：(a) 一名护士听心音，同时另一名护士触脉搏；(b) 测量开始前大声喊开始，脉搏测量时间为 60 秒；(c) 如果脉搏与心率计数相差 ≥ 2 次，再评估有无减少心输出量的症状和体征（见第 6 章）。

记录与报告

- 在电子健康档案或表单上记录脉搏及评估部位。
- 特殊给药后在电子健康档案或体温单上记录脉搏。
- 记录对患者和居家照护者学习情况的评价。
- 向主管护士或医师汇报异常结果。

注意事项

健康教育

- 服用强心药或抗心律失常药物的患者需要学习自我监测脉搏以发现药物副作用的相关知识。
- 经历过心脏复苏的患者需要学习自我监测脉搏的方法以确定他们活动后的反应。
- 教会服用心脏药物或开始运动处方的患者如何监测颈动脉搏动率。

儿科患者

- 婴幼儿脉搏测量困难，2岁以内婴幼儿评估心脏速率和节律的最佳部位是心尖部、股动脉、肱动脉。
- 儿童常会有窦性心律不齐，是一种吸气时加速呼气时减慢的不规则心跳现象。
- 儿童屏气会使脉搏短暂性减慢。

老年患者

- 老年人因对儿茶酚胺反应性降低，故运动后心率减缓。
- 当老年人突然遇到紧张、疾病或兴奋，需要经历更长的时间才会出现心率增快。一旦升高，老年人脉搏降至正常水平所需时间更长。
- 老年人外周血管性疾病更为常见，加大了脉搏评估的难度。

居家护理

服用特定心脏类处方药的患者应该学习自我监测脉搏以发现药物副作用。

技能 5.3　心尖搏动评估

心尖搏动评估是评估心脏功能最可靠的非侵入性操作。心尖搏动评估是指评估1分钟内心尖部搏动的次数以及心音的性质。在一次心动周期中会出现两个心音，分别是第一心音（S_1）、第二心音（S_2）。第一心音是在心脏开始收缩前、心室充盈结束时，由二尖瓣、三尖瓣关闭振动发出的声音。第二心音是在心脏收缩结束时由肺动脉瓣、主动脉瓣关闭振动发出的声音。如果用听诊器听诊心音，以听到"扑-通"为特征的声音为一个心动周期。

听诊器（见图5.7）是一个封闭的柱体，当置于体表时，可放大声波。听诊器由耳塞、耳管、听管、胸件（钟式、膜式）4个主要部件组成。塑料或橡胶耳塞应该舒适地紧贴于耳朵中。耳管应该角度合适、质地坚硬，可保证听诊者舒适的固定耳塞。耳塞要顺应耳道的外形，当听

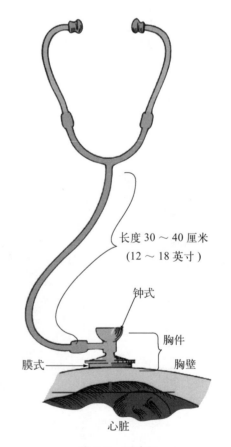

长度30～40厘米
（12～18英寸）

钟式

胸件

膜式

胸壁

心脏

图5.7　听诊器

诊时耳塞需指向面部。

听管应有弹性,长度为30～45厘米(12～18英寸);过长的管道会减弱声音传导。听诊器可以有一个或两个听管。听管的末端是胸件,由钟式和膜式组成,你需要用哪一面就翻转到哪一面。

膜式是胸件中较大的、圆形的、平整的那一面,它可以传导由空气和血液高速流动产生的高音调声音。将膜式紧贴患者皮肤,施加足够的压力,以拿开膜式后患者皮肤上留有一个暂时性的红环为宜。

钟式是胸件中圆锥形的那一面,边缘通常包裹橡胶环,避免患者在检查时感到寒冷。它可以传导由血液低速流动产生的低音调声音。检查时轻按钟式以放大声音。

有一些听诊器胸件将钟式和膜式结合,当轻轻施加压力时,胸件是一个钟式,而加大压力则变成一个膜式。将听诊器塞入耳中时,轻敲胸件,注意辨别哪一面声音更清楚,以确定用胸件的哪一面进行听诊。

授权与合作

心尖搏动评估不能让护理辅助人员完成。通常当怀疑脉搏不规则或者患者病情需要更精确测量时会采取心尖搏动评估。

用物准备

- 听诊器
- 带秒针或带数字显示的手表
- 笔和电子健康档案或表单
- 酒精棉片

步骤	要点说明
护理评估	
1. 根据机构政策,使用至少两种方式核对患者身份信息(例如,姓名和生日,或者姓名和病案号)。	确保患者正确。符合联合委员会标准并保证患者安全(TJC,2016)。
2. 确定心尖搏动评估的必要性: a. 评估心尖搏动改变的危险因素:心脏病、突发胸痛或任何部位的急性疼痛、侵入性心血管诊断性检查、外科手术、快速大容量液体静脉输注、内出血或外出血、改变心功能的给药。	某些疾病是造成患者心尖搏动改变的危险因素。
b. 评估心功能改变的症状和体征,如:呼吸困难、疲乏、胸痛、端坐呼吸、晕厥、心悸、局部下垂性水肿、发绀或皮肤苍白(见第6章)。	症状和体征的改变体现了心输出量以及每搏输出量的变化。
c. 评估影响心尖搏动速率和节律的常见因素: ● 年龄	预测影响心尖搏动的因素,确保准确测量。 新生儿刚出生时静息状态下心率波动于100～160次/分;2岁时心率降至70～120次/分;青少年时期以及之后的整个成人阶段,心率会波动于60～90次/分(Hockenberry和Wilson,2015)。
● 运动	运动后心率加快;健康状态良好的患者静息心率可能会比平时慢,且运动后心率更易恢复正常。
● 体位改变	当由卧位变成坐位或站立位时,心率会暂时性增快。
● 用药	抗心律失常药、拟交感神经药、强心药会影响心尖搏动速率和节律;大剂量麻醉止痛药会降低心率;全麻药会降低心率;中枢神经系统激动剂(如咖啡因)会加快心率。

步骤	要点说明
● 体温	发热或处于温热环境中心率加快；体温过低时则心率减慢。
● 交感神经刺激	情绪紧张、焦虑、恐惧会刺激交感神经，加快心率。
2. 在患者记录中查询心尖搏动基线数据值。	提供基线情况以对比干预后的效果。
3. 确认患者有无乳胶过敏。如果患者对乳胶过敏，要确认听诊器胸件不含乳胶成分。	降低过敏风险。
4. 确认患者是否能在家自行测量心尖搏动，并评估患者相关知识与技能掌握水平。	确定患者或居家照护者所需健康教育指导层次及类型。

护理诊断

● 活动无耐力	● 缺乏心率监测的相关知识	● 外周组织灌注不足
● 心输出量减少	● 有乳胶过敏的危险	
根据患者的状况或需求，个体化处理其相关因素 / 危险因素。		

护理计划

1. 完成下列步骤后所能达到的预期结果： ● 心率在正常范围内。 ● 节律规则。	成人平均心率在 60 ~ 100 次 / 分。 无心血管疾病。
2. 向患者解释将要进行心尖搏动评估，鼓励患者放松，保持安静。如果患者刚刚进行过活动，休息 5 ~ 10 分钟后进行测量。如果患者有吸烟或进食含咖啡因食物，15 分钟后进行测量。	焦虑、活动、咖啡因和吸烟会加快心率。患者说话声会干扰护士的心尖搏动评估。在静息状态下测量心尖搏动速率，更具客观参考价值。
3. 准备合适用物至患者床边。	完善用物准备，确保脉搏的测量顺利进行。

护理措施

1. 执行手卫生。	减少微生物传播。
2. 必要时拉隔帘 / 关门。	保护患者隐私，最大程度地减少患者尴尬，嘱患者放松。
3. 帮助患者取平卧位或坐位，掀开被子至一侧，解开衣服暴露胸骨及左胸部。	暴露部分胸壁以选择听诊部位。听诊器膜式必须紧贴皮肤以听清声音。
4. 通过解剖标志定位确定最大搏动点（PMI），也称为心尖搏动点（见第 6 章）。心脏位于胸骨的左后方，心底在上，心尖在下。确定路易斯角（胸骨角），它位于胸骨体与胸骨柄之间的胸骨上切迹之后，摸起来像一个骨隆突（见插图 A）。从胸骨角一侧滑动手指找到第二肋间（ICS）（见插图 B）。沿胸骨左侧慢慢移动手指至第五 ICS 水平，横向移至左锁骨中线处（MCL）（插图 C）。PMI 周围 1 ~ 2.5 cm 的区域内能感受到心尖搏动引起的轻微跳动。	运用解剖标志正确定位，将听诊器摆放于心尖部位，此部位可清晰听到心音。如果无法触及 PMI，让患者重新取左侧卧位。如果患者存在严重心脏病，可以在左 MCL 左侧或第六 ICS 定位 PMI。过度肥胖的成人或者有严重肺部疾病伴胸廓改变的患者可能无法触及 PMI。
5. 将听诊器膜式在手掌中摩擦 5 ~ 10 秒。	避免金属或塑料的膜式刺激患者，提升患者舒适度。

步骤	要点说明
6. 将听诊器膜式摆放在第五 ICS 与左 MCL 相交处,听诊正常的 S1(第一心音)、S2(第二心音)(听起来像"扑-通"声)(见插图)。	听诊器听管拉直,避免打结,以免影响声音的传导。正常的 S1、S2 是高声调的,应用膜式听诊。

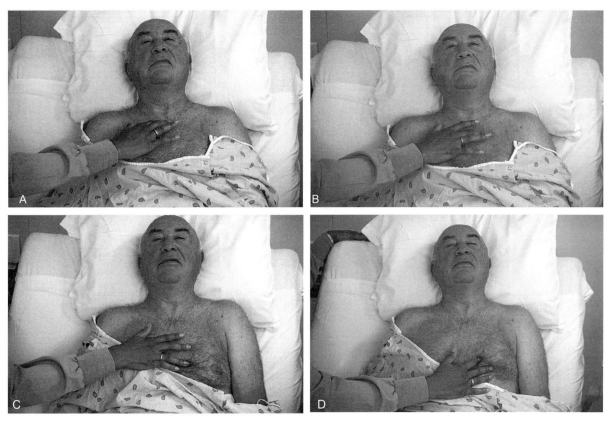

步骤 4 A. 护士定位胸骨切迹位置 B. 护士定位第二肋间隙位置 C. 护士定位第五肋间隙位置 D. 护士在第五肋间隙与左锁骨中线相交处定位心尖搏动位置

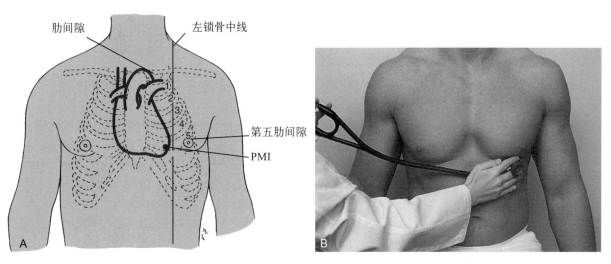

步骤 6 A. 定位成人心脏最大搏动点 B. 成人心脏最大搏动点听诊

步骤	要点说明
7. 当听到有节律性的 S1、S2 时，开始计时并计数心率，当秒针在表盘上指向某一数字时，开始数 0，1，2……	当清晰听诊到心音后方可开始心尖搏动测量。计时从 0 开始，计时开始后听到的第一声声响数作 1。
8. 如果心尖搏动规则，数 30 秒后乘以 2。	规则心率评估时间为 30 秒。
9. 如果心率不规则或者患者正在使用心血管药物，数满 1 分钟（60 秒）。	不规则心率需要更长的评估时间以确保准确性。
10. 记录心律失常的规律（在上一轮心音之后 S1、S2 是提前还是推后出现）（如每三轮或四轮心音之后会出现一次心音脱落）。	1 分钟内规律性出现心律失常显示了心脏收缩功能失调和潜在的心输出量的改变。
11. 协助患者更衣、盖被，取舒适体位。	令患者恢复舒适和幸福感。
临床决策点：如果心尖搏动速率或节律异常，重新测量或者让另一名护士进行测量。第一次测量结果可能不正确，第二次测量可以确认初始测量值是否属于异常心率。	
12. 与患者讨论测量结果。	鼓励患者参与护理并了解自身健康状况。
13. 执行手卫生。	减少微生物传播。
14. 每次使用后常规乙醇消毒听诊器耳塞和膜式。	听诊器常受微生物污染，常规消毒可控制院内感染（Longtin et al.，2014）。

护理评价

1. 如果首次测量脉搏，需要以在正常范围内的心尖搏动速率作为基线。	用于与日后脉搏评估进行对比。
2. 将心尖搏动速率和特点与患者之前的基线值以及患者所处年龄段的正常心率范围进行比较。	帮助评估患者病情变化及现存的心脏方面改变。
3. **使用反馈式教学**："我已经向您解释了在家监测心率的重要性，那么请告诉我您现在所用的哪些药物会导致心率减慢。"如果患者或居家照护者不能正确反馈，立即调整或重新制订指导计划，以保证其正确掌握。	确定患者和居家照护者对指导内容的理解水平。
非预期结果	相关措施
1. 成人患者心尖搏动超过 100 次 / 分（心动过速）。	● 确认相关病情资料，包括发热、疼痛、恐惧或焦虑、运动、低血压、失血或氧合不足。 ● 观察心功能异常的相关症状和体征，包括呼吸困难、疲乏、胸痛、端坐呼吸、晕厥、心悸、局部低垂性水肿、发绀或眩晕。
2. 成人患者心尖搏动低于 60 次 / 分（心动过缓）。	● 评估心率减慢的相关因素，如 β 受体阻滞剂和抗心律失常药物。 ● 观察心功能异常的相关症状和体征，包括呼吸困难、疲乏、胸痛、端坐呼吸、晕厥、心悸、局部低垂性水肿、发绀或眩晕。 ● 请另一名护士进行心尖搏动评估。 ● 向主管护士或医师汇报测量结果。在调整剂量前，须暂停使用可导致患者心率改变的药物。

步骤	要点说明
3. 患者心尖搏动节律异常。	• 评估脉搏短绌（见技能 5.2）：(a) 一名护士听心音，同时另一名护士触脉搏；(b) 测量开始前大声喊开始，脉搏测量时间为 60 秒；(c) 如果脉搏与心率计数相差 ≥ 2 次，再评估有无减少心输出量的症状和体征（见第 6 章）。 • 汇报责任护士和（或）医师测量值，可开具医嘱给予患者行心电图检查，查明有无心脏传导改变。

记录与报告

• 在电子健康档案或表单上记录心尖搏动的速率和节律。如果在第五 ICS 与左 MCL 交点处触及不到 PMI，记录 PMI 的位置。

• 根据每个机构的具体要求，在电子健康档案合适区域记录特殊治疗后的心尖搏动测量值。

• 将异常结果报告责任护士和医师。

• 记录对居家照护者学习情况的评价。

注意事项

健康教育

• 教会居家照护者在患者服用强心药或抗心律失常药物时如何进行心尖搏动测量，以发现药物副作用。

儿科患者

• 婴儿的最大搏动点通常位于胸骨左缘第三至第四 ICS 之间。

• 2 岁以内的婴幼儿，测量心尖搏动更为可靠，由于可能会存在心尖搏动节律不规则，故需要测量满 1 分钟。

• 婴幼儿屏气会暂时减慢心尖搏动速率。

老年患者

• 由于随着年龄增长胸廓前后径增大，或左心室肥厚致心脏在胸廓内重新定位，一些老年人 PMI 难以触及。

• 评估乳房组织松弛的老年女性时，轻轻地抬起乳房组织并将听诊器放置在第五 ICS 或乳房的下边缘。

• 由于肺内气腔增大，老年人心音听诊通常不清晰或者很难听到。

• 老年人在静息时心率通常会减慢。

居家护理

• 评估家里哪个房间环境安静，可以进行心率的听诊。

技能 5.4 呼吸评估

呼吸是指机体与环境之间的气体交换过程，包括氧气的摄入和二氧化碳的排出。呼吸过程包括三个环节：通气（即气体进出肺的机械运动）；扩散（即氧气和二氧化碳在肺泡和红细胞之间的气体交换）；灌注（即进出肺毛细血管的红细胞分布）。我们可以通过观察呼吸运动的频率、深度和节律评估患者的通气量。准确的呼吸评估必须识别正常的胸腹运动，吸气时膈肌收缩，腹部脏器下移，使得胸腔容积增大，同时肋骨和胸骨向外隆起，促进肺扩张；呼气时膈肌舒张上移，肋骨和胸骨回到原来的位置（图 5.8）。平静呼吸时，胸壁轻轻起伏。人体吸气时比呼气时消耗更多的能量，只有当运动、过度通气和某些疾病状态时才会出现主动呼气。

授权与合作

呼吸的测量可以授权给护理辅助人员，除非患者病情不稳定（例如呼吸困难）。护士指导

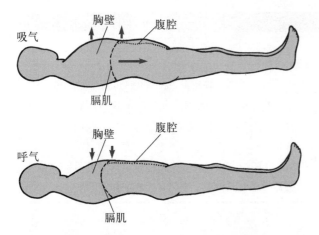

图5.8 吸气和呼气时膈肌和胸壁的运动

护理辅助人员完成以下工作：

* 告知呼吸测量的频率及患者相关病史，呼吸频率异常、出现不规则呼吸的相关因素。
* 任何异常呼吸值和显著变化均要向责任护士报告。

用物准备

* 带秒针或带数字显示器的手表
* 笔、电子健康档案或表单

步骤	要点说明

护理评估

1. 根据机构政策，使用至少两种方式核对患者身份信息（例如，姓名和生日，或者姓名和病案号）。	确保患者正确。符合联合委员会标准并保证患者安全（TJC，2016）。
2. 确定患者呼吸评估的必要性：	
a. 评估引起呼吸改变的危险因素： ● 发热 ● 疼痛和焦虑 ● 胸壁或肌肉疾病 ● 胸部或腹部敷料包裹较紧 ● 存在腹部切口 ● 胃胀 ● 慢性肺部疾病（肺气肿、支气管炎、哮喘） ● 胸壁外伤是否合并潜在肺组织塌陷 ● 胸腔置管 ● 呼吸道感染（肺炎、急性支气管炎） ● 肺水肿和肺栓塞 ● 头部损伤伴脑干受损 ● 贫血	通过观察呼吸频率、深度和节律的变化来判断患者是否有引起呼吸改变的危险因素。
b. 评估呼吸改变的症状和体征，例如： ● 甲床、嘴唇、黏膜和皮肤表面青紫或发绀 ● 躁动、易怒、意识模糊、意识障碍 ● 吸气时疼痛 ● 呼吸困难 ● 端坐呼吸 ● 使用辅助肌呼吸 ● 偶发的呼吸音（见第6章） ● 无法自主呼吸 ● 浓稠的、泡沫样、血性的、大量的痰液	症状和体征体现了呼吸状态的改变。
c. 评估影响呼吸的因素：	预测影响呼吸的因素，确保准确测量。

步骤	要点说明
● 运动	深而快的呼吸可以满足机体对氧气的需要及促进二氧化碳排出。
● 焦虑	焦虑会刺激交感神经系统，导致呼吸频率和深度增加。
● 急性疼痛	疼痛会改变呼吸的频率和节律，使呼吸变浅。当胸腹部疼痛时，患者会抑制胸部运动。
● 吸烟	长期吸烟会改变肺通气，导致不吸烟、平静呼吸时呼吸增快。
● 用药	麻醉止痛药、全身麻醉药和镇静催眠药会降低呼吸频率和深度；苯丙胺和可卡因会增加呼吸频率和深度；支气管扩张剂导致气道扩张，最终会降低呼吸频率。
● 体位	站立或坐位可促进肺通气和肺扩张；弯腰或突然倒下会减弱肺通气功能；平躺可以限制胸部完全扩张。
● 神经损伤	脑干损伤会损害呼吸中枢，抑制呼吸频率和扰乱呼吸节奏。
● 血红蛋白功能	血红蛋白水平降低，使血液中含氧量减少，导致呼吸频率增快，氧气输送量增加。海拔升高会降低血氧饱和度，导致呼吸频率和深度增加。
3. 评估相关的实验检查 / 临床意义：	
a. 动脉血气（arterial blood gases, ABGs）:正常范围（各机构值稍有差异）： ● pH，$7.35 \sim 7.45$ ● $PaCO_2$，$35 \sim 45$ mmHg ● HCO_3，$22 \sim 28$ mEq/L ● PaO_2，$80 \sim 100$ mmHg ● SaO_2，$95\% \sim 100\%$	ABG 值测量动脉血 pH 值、氧分压、二氧化碳分压以及动脉血氧饱和度，可以反映患者的通气和氧合状态。
b. 脉搏血氧仪（SpO_2）正常范围：$SpO_2 \geqslant 95\% \sim 100\%$；$< 90\%$ 是临床急诊（见操作指南5.2）。	SpO_2 低于 90% 往往伴随着呼吸频率、深度和节律的变化。
c. 全血细胞计数（complete blood count，CBC）：成人的正常 CBC（数值因机构而异）： ● 血红蛋白：男性，$14 \sim 18$g/100 mL；女性，$12 \sim 16$g/100 mL ● 血细胞比容：男性，$42\% \sim 52\%$；女性，$37\% \sim 47\%$ ● 红细胞计数：男性，$(4.7 \sim 6.1) \times 10^{12}$/L（$470 \sim 610$ 万 / 毫米^3）；女性，$(4.2 \sim 5.4) \times 10^{12}$/L（$420 \sim 540$ 万 / 毫米^3）	CBC 测量红细胞计数、红细胞体积和血红蛋白的浓度，反映了患者的血红蛋白携氧能力。
4. 如果有必要，查看患者病情记录中关于呼吸频率的基线值。	提供基线情况，以对比干预后的效果。

护理诊断

● 活动无耐力	● 自主呼吸减弱	● 无效型呼吸模式

步骤	要点说明
●气体交换受损	●清理呼吸道无效
根据患者的状况或需求，个体化处理其相关因素/危险因素。	

护理计划

步骤	要点说明
1.完成下列步骤后所能达到的预期结果： ●呼吸频率在可接受的范围内。 ●呼吸规则，深度正常。	成人平均每分钟呼吸 12～20 次。 呼吸平稳。
2.如果患者一直处于活动状态，请休息5～10分钟后再评估呼吸。	运动会增加呼吸频率和深度。评估患者平静时的呼吸，呼吸值更具有客观参考价值。
3.成人在测量脉搏后再评估呼吸。	测量完脉搏后在患者未察觉时立即评估呼吸，可以防止其有意识或无意识地改变呼吸频率和深度。
4.确保患者舒适体位，取坐位或床头摇高45°～60°为佳。	端坐位能促进充分的通气运动。不舒适的体位会导致患者呼吸增快。
临床决策点：评估呼吸困难的患者，如心力衰竭、腹水或妊娠晚期患者，安置其最舒适的位置，因变换体位可能会增加呼吸做功，从而增加呼吸频率。	

护理措施

步骤	要点说明
1.执行手卫生。	减少微生物传播。
2.拉隔帘，关门。	保护患者隐私。
3.确保患者胸部可见，必要时掀开被子或脱去衣服。	确保胸部和腹部运动清晰可见。
4.将患者的手臂自然弯曲放在腹部或下胸部，或将测量者的手直接放在患者的上腹部。	评估呼吸时让患者采取和评估脉搏时相似的体位，这样患者难以察觉。在一个呼吸循环中，患者的手和测量者的手会随着呼吸而上升和下降。
5.观察完整的呼吸周期（一次吸气和呼气）。	只有在查看一个完整的呼吸周期后，才能准确地确定频率。
6.观察一个周期后，看手表秒针，开始计数：当秒针在表盘上指向某一数字时，开始计算第一个呼吸周期所需的时间。	计时从1开始。呼吸出现比脉搏慢得多，因此计数不从0开始。
7.如果呼吸节律规则，数30秒内呼吸次数并乘以2；如果呼吸节律不规则，每分钟<12或>20次的，数满1分钟。	呼吸频率是指每分钟呼吸的次数。疑似不规则呼吸，评估时应至少数1分钟（见注释5.5）。
8.记录呼吸频率，同时观察胸廓运动的程度来判断呼吸深度；通过触诊胸壁运动和在听诊三角区听诊来记录呼吸深度（见第6章）。呼吸深度包括浅呼吸、正常呼吸和深呼吸。	呼吸运动变化可以反应一些限制性的通气性疾病。
9.记录有节律的通气循环，正常呼吸是规则的、不间断的。不要将叹息混淆为异常节律。	通气的特点反映了特殊疾病类型的变化，人们周期性地、不自觉地做一次深呼吸或叹气，以扩张易于塌陷的小气道。
临床决策点：对于成人，任何不规则的呼吸模式或呼吸暂停（呼吸停止数秒）都是潜在的疾病症状，测量者需要将此报告给医师或责任护士，通常还需要进一步评估和立即干预。	

步骤	要点说明
10. 协助患者盖被、更衣。	令患者恢复舒适和幸福感。
11. 执行手卫生。	减少微生物传播。
12. 与患者讨论测量结果。	鼓励患者参与护理并了解自身健康状况。

护理评价

1. 如果首次测量呼吸，将频率、节律、深度在正常范围内的呼吸确定为基线值。	用于日后呼吸评估的对比。
2. 将呼吸测量值与患者之前的基线值以及正常的呼吸频率、节律和深度进行比较。	帮助评估患者病情变化及现存的呼吸改变情况。
3. 将呼吸频率、节律和深度测量数据与脉搏血氧仪、ABG 的测量值进行比较。	对通气、灌注和扩散的评价是相关联的。
4. **使用反馈式教学**："我已经向您解释了为何您手术后仍需做深呼吸锻炼，请您告诉我为什么深呼吸很重要？"如果患者或居家照护者不能正确反馈，立即调整或重新制订指导计划，以保证其正确掌握。	确定患者和家庭照护者对指导内容的理解水平。

非预期结果	相关措施
1. 成人患者呼吸频率低于 12 次 / 分（呼吸缓慢）或高于 20 次 / 分（呼吸急促）。呼吸模式有时不规则（见注释 5.5）。呼吸深度增加或减少。患者主诉呼吸困难。	● 评估相关因素，包括呼吸道阻塞、异常呼吸音、咳嗽有痰、烦躁不安、焦虑和意识模糊（见第 6 章）。 ● 排除禁忌，给予合适支撑，帮助患者保持半坐或高坐位 ● 遵医嘱吸氧（见第 23 章）。 ● 评估影响患者呼吸的环境因素，如二手烟、通风不良或气体烟雾。 ● 如果继续变化，通知医师或责任护士。
2. 患者表现为库斯莫尔呼吸、潮式呼吸或比奥呼吸（间断呼吸）（见注释 5.5）。	● 告知医护人员进一步评估，并提供可能的医疗干预。

注释 5.5　呼吸模式的改变

变化	说明
窒息	呼吸停止几秒钟，持续的中断会导致呼吸停止
比奥呼吸	深度不同的不规则呼吸，与呼吸暂停交替出现
呼吸过慢	呼吸频率规则但异常缓慢（呼吸低于 12 次 / 分）
潮式呼吸	呼吸频率和深度是不规则的，其特征是呼吸暂停和过度通气交替进行，呼吸循环从浅慢开始，逐渐加深加快，然后再由深快转为浅慢，再经一段呼吸暂停，又开始重复以上过程的周期性变化，形态犹如潮水起伏
喘息	呼吸深度增加；通常发生在运动期间
过度通气	呼吸频率和深度增加。低碳酸血症，可能发生血液中的二氧化碳水平异常降低
肺通气不足	呼吸频率过缓，可能会降低通气量。高碳酸血症，可能会发生血液中的二氧化碳水平异常升高
库斯莫尔呼吸	深大、缓慢、规则的呼吸常见于糖尿病酮症酸中毒
呼吸急促	呼吸规则，但异常迅速（呼吸超过 20 次 / 分）

记录与报告

- 在电子健康档案或表单上记录呼吸频率、节律和深度。
- 特殊给药治疗后，在电子健康档案上记录呼吸频率测量值。
- 记录对患者和居家照护者学习情况的评价。
- 如果使用氧气治疗，请在电子健康档案上记录给氧方式及流量。
- 向责任护士或医师报告异常结果。

注意事项

健康教育

- 通气减少的患者（如外科手术后）经常做深呼吸和咳嗽锻炼对身体有益（见第37章）。
- 指导居家照护者在患者呼吸频率出现异常波动时，与家庭护士或医师联系。

儿科患者

- 在评估其他生命体征之前评估呼吸，或者在可以看见胸壁或腹部运动时评估呼吸。在患儿情绪变得焦虑之前评估呼吸频率和节律，因为患儿面对陌生人会感到焦虑或害怕，所以会影响其他评估程序。
- 新生儿的平均呼吸频率（每分钟呼吸数）为30～60次；婴儿（6个月至1岁）是30次；幼儿（2岁）是25～32次；3～12岁的患儿是20次（Hockenberry 和 Wilson，2015）。
- 7岁以下儿童以腹式呼吸为主；因此，呼吸的评估是通过观察患者腹部运动的情况。
- 呼吸频率不规则和短暂的呼吸暂停对于新生儿是正常的。
- 只需观察婴幼儿外露的胸部和腹部来评估呼吸。
- 对呼吸功能损害或持续处于呼吸暂停危险中的婴儿或新生儿，使用心肺监护仪监测呼吸。

老年患者

- 年龄的增长使得肋软骨骨化和肋骨向下倾斜，导致肋骨更加僵硬，从而减少胸壁扩张。老年人常见的驼背和脊柱侧凸可能也会限制胸部扩张。

- 呼吸深度往往随着年龄增长而下降。
- 随着年龄的增长，肺功能变化导致呼吸频率的变化，老年人总体上呼吸频率增快，范围为16～25次/分。
- 一些老年人在呼吸过程中更多地依赖于腹部辅助呼吸肌而不是退化的胸部肌肉。

居家护理

- 评估影响患者呼吸频率的家庭环境因素，如二手烟、通气不良或气体烟雾。

技能5.5　动脉血压评估

血压（blood pressure，BP）是血液对血管壁施加的压力。心室收缩时，压迫血液进入主动脉，所达到的高压称为血压峰值或收缩压。当心室舒张时，动脉中滞留的血液对动脉壁的压力即为血压低值或舒张压。

血压值的标准单位是毫米汞柱（mmHg）。测量血压最常用的工具是血压计和听诊器。随着血压计袖带放气，在动脉上听到五种不同的声音称为柯氏音（Korotkoff）阶段。每个阶段的声音各具有特点（见图5.9）。血压记录方式：收缩压（第一音）/舒张压（第五音）。收缩压和舒张压的差值为脉压差。如血压为120/80 mmHg，脉压差为40 mmHg。

高血压

在美国和加拿大，高血压是导致心脏病和卒中死亡的主要因素。美国高血压预防、监测、评估与治疗联合委员会（James et al.，2014）已为高血压类别设定了标准（见表5.2）。高血压前期人群是有很大可能性发展为高血压的一类人群。这类患者若采取健康的生活方式进行早期干预，可有效降低高血压发生的风险。收缩压（SBP）≥140 mmHg 和（或）舒张压（DBP）≥90 mmHg，或服用降压药物即可被诊断为高血压（James et al.，2014）。在早期筛查时，成人高血压的诊断需根据两次及以上就诊过程中测得至少两次血压的平均值才可判断。

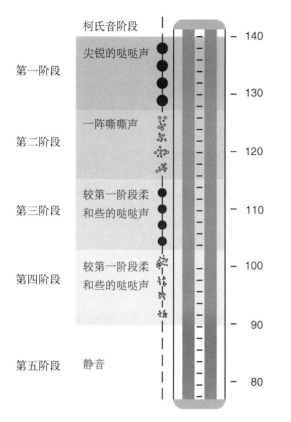

柯氏音阶段

第一阶段　尖锐的哒哒声

第二阶段　一阵嘶嘶声

第三阶段　较第一阶段柔和些的哒哒声

第四阶段　较第一阶段柔和些的哒哒声

第五阶段　静音

图5.9　在血压测量过程中听诊的声音可分为五个阶段。图示血压值为 140/90 mmHg

表5.2　年龄 ≥ 18 岁的成人血压分级*

分级	收缩压（mmHg）		舒张压（mmHg）
正常	＜ 120	且	＜ 80
高血压前期	120 ～ 139	或	80 ～ 89
Ⅰ级	140 ～ 159	或	90 ～ 99
Ⅱ级	≥ 160	或	≥ 100

引自 James P, et al: 2014 Evidence-based guideline for the management of high blood pressure in adults: report from the panel members appointed to the Eighth Joint National Committee (JNC8), JAMA 311:507, 2014.

* 基于早期筛查时两次及以上就诊过程中测得至少两次血压的平均值进行判断，筛查前需确认患者未服用降压药且没有任何急性病。当根据收缩压、舒张压判断患者属于高血压不同分期时，应选择较高数值来对血压状况进行定级。如血压值为 160/92 mmHg，则应根据较高的值归为高血压Ⅱ级

仅一次血压测量值显示收缩压或舒张压升高并不能直接诊断为高血压。但当测到很高的血压数值（如 150/90 mmHg）时，应指导患者

2 个月内复查（见表5.3）。

表5.3　高血压随访建议

初始血压	随访建议*
正常	每 2 年复查
高血压前期	每年复查[+]
Ⅰ级	每月评估治疗（James et al., 2014）
Ⅱ级	每 月 评 估 治 疗（James et al., 2014）。血压更高的患者（如 > 180/110 mmHg）应根据临床症状及并发症选择立即或每周评估并治疗

* 根据既往血压值准确信息、其他心血管危险因素或靶器官损害修订随访计划

+ 提供生活方式相关指导

低血压

低血压是指收缩压小于 90 mmHg 或以下。虽然部分成人基础血压值较低，但对大多数人群来说，低血压是一种与疾病相关的异常表现（如出血或心肌梗死）。直立性低血压，也称为体位性低血压，常在其体位突然改变为直立位时发生（出现头晕或眩晕）。出现此症状时患者在 3 分钟内收缩压下降至少 20 mmHg，舒张压下降至少 10 mmHg（Shibao et al., 2013），严重者可能会发生意识丧失。直立位时生命体征的变化常提示血容量不足。有些药物会引起直立性低血压，尤其是年轻患者和老年人。直立性低血压是跌倒发生的高危因素，对于老年高血压患者表现更为明显（Angelousi et al., 2014）。

血压测量设备

动脉血压测量分为直接（侵入性）和间接（非侵入性）两种。直接测量需要将细导管插入动脉后采用电子设备进行监测。侵入性血压监测具备一定风险，需要在重症监护病房实施。

常用的非侵入性的方法需要用到血压计和听诊器。血压计包含压力表、带有可充气橡胶球囊的密闭式袖带或一次性的乙烯袖套、带有

放气阀的压力球。无液血压计中有一个透明密闭的圆形仪表，内含记录精确至毫米的针头。使用无液血压计前需先校零。然后将放气阀内的气体清空，以保证其在任一方向均可自由移动。

密闭式袖带或一次性的乙烯袖套尺寸大小不一，但都含有一个气囊。尺寸的选择与评估肢体的周长成正比。理想情况下，被选用的袖带的宽度应该是该测量肢体中点周长的40%（或比直径宽20%）（见图5.10）。袖带内的气囊需环绕至少上臂的80%（James et al., 2014）。多数成人需使用一个大的成人袖带。正常尺寸的袖带可容纳宽 12 ～ 13 cm 且长度为 22 ～ 23 cm 的气囊。不合适的袖带会导致血压测量结果不准确（见注释5.6）。

电子或自动血压计由电子传感器组成，而传感器则位于袖带内，与电子处理器相连接（见操作指南5.1）。电子血压计使用有一定的局限性，但非常适用需要频繁测量的患者（见注释5.7）。

授权与合作

血压测量技能可授权予护理辅助人员，除非患者病情不稳定（例如低血压患者）。护士指导护理辅助人员完成以下工作：

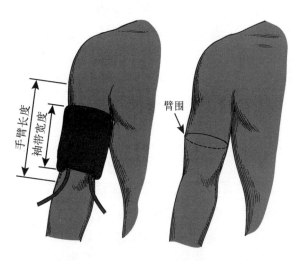

图 5.10　图示为合适的血压袖带尺寸。袖带宽度应为上臂直径的 1.2 倍（或上臂围的 40%），或是上臂长的 2/3

注释5.6　血压评估常见错误	
错误	影响
气囊或袖带太宽	读数偏低
气囊或袖带太窄／太短	读数偏高
袖口绑得太松或不均匀	读数偏高
放气太慢	舒张压读数偏高
放气太快	收缩压读数偏低、舒张压读数偏高
手臂低于心脏水平	读数偏高
手臂高于心脏水平	读数偏低
手臂无支撑	读数偏高
听诊器放置不合适或检查者听力受损造成声音受限	收缩压读数偏低、舒张压读数偏高
听诊器置于肘前窝时太紧	舒张压读数偏低
充气速度太慢	舒张压读数偏高
短时间内多次测量	收缩压读数偏高
充气过程不稳定	收缩压读数偏低
多位检查者使用不同音期作为舒张压读数	收缩压读数偏高、舒张压读数偏低

注释5.7　电子血压评估的优点和局限性

优点
- 使用便捷。
- 适用于需反复测量时。
- 无需使用听诊器。
- 适用于需要频繁地记录血压，精确至每15秒／次。

局限性
- 昂贵。
- 需要电源。
- 需要空间来放置血压计。
- 对外部运动干扰较敏感，不适用于癫痫发作、震颤、寒战或不能配合的患者。
- 给心律不齐、低血压、血容量不足（如体温过低）等患者测量血压时，读值不够准确。
- 电子血压计精确的标准仅来自于制造商这一方。
- 给老年人和肥胖患者测量血压时，容易出错。

• 告知合适的测量肢体、血压计袖带尺寸和使用的设备（手动或电子血压计）。

• 告知测量频率和病史相关的因素，如体位性低血压的风险。

• 回顾患者通常的血压值，并把重大的改变或异常汇报给护士。

用物准备

• 无液血压计

• 适合患者肢体的合适尺寸的袖带或一次性乙烯压力袖带

• 听诊器

• 酒精棉签

• 笔、体温单、电子健康档案

步骤	要点说明

护理评估

步骤	要点说明
1. 根据机构政策，使用至少两种方式核对患者身份信息（例如，姓名和生日，或者姓名和病案号）。	确保患者正确。符合联合委员会标准并保证患者安全（TJC，2016）。
2. 确定评估患者血压的必要性： a. 评估患者血压改变的危险因素： • 有心血管疾病史 • 肾脏疾病 • 糖尿病 • 循环休克（低血容量、败血症、心源性或神经源性） • 急、慢性疼痛 • 快速静脉输液或输入血液制品 • 颅内压增高 • 术后状态 • 妊娠毒血症	某些情况会使患者面临血压改变的风险。
b. 评估血压改变的症状和体征。评估有高血压风险的患者是否有头痛（通常是枕骨性）、面色潮红、鼻出血，老年人可表现为疲乏。低血压患者可能会出现头晕，意识模糊、躁动不安、皮肤和黏膜苍白、晦暗或发绀，以及四肢皮肤湿冷、花斑。	血压发生变化时，机体的症状和体征也随之变化。高血压患者可无症状，直至血压很高时才会出现症状。
c. 评估影响血压的常见因素：	能预测影响呼吸的因素，确保更准确的解读。
• 年龄	在不同的生命周期，血压值不尽相同（请参阅儿科和老年患者注意事项）。
• 性别	处于绝经期和绝经后的女性，其血压通常高于同龄男性。
• 昼夜变化	血压全天变化不一，上午10点至下午6点，血压最高；清晨时最低。
• 体位	由平卧位转向坐位或站立位时血压会下降，正常情况下体位变化造成的血压改变较小。
• 运动	活动期间机体耗氧量增加会引起血压升高。
• 体重	肥胖是高血压的独立危险因素。
• 交感神经刺激	疼痛、焦虑或恐惧会刺激交感神经系统，引起血压升高。

步骤	要点说明
● 药物	降压药、利尿剂、β-肾上腺素能受体阻滞剂、血管舒张剂、钙通道阻滞药、血管紧张素转换酶抑制剂（ACEI）、血管紧张素受体阻滞剂（ARBs）和抗心律失常药会使血压降低；阿片类药物和全身麻醉药也会导致血压下降。
● 吸烟	吸烟导致血管收缩、血流通道缩窄、血压急剧升高。停止吸烟后约15分钟，血压回落到基线水平（James et al., 2014）。
● 种族	非洲裔美国人的高血压发病率高于欧洲裔美国人。非洲裔美国人倾向于在较早的年龄段即发生更严重的高血压，且发生高血压并发症（即卒中和心脏病）的风险是欧洲裔美国人的两倍。非洲裔美国人中与高血压相关性死亡率也较高。
3. 确定测量血压的最佳部位。袖带应尽量避免绑在正在输液的肢体上，有动静脉瘘或动脉瘤的肢体，乳房或腋窝手术侧。此外，避免将袖带用于有创伤或患病的肢体，以及有石膏或大面积绷带的肢体。当肱动脉无法测量时，可选择下肢进行测量。	位置选择不当会放大杂音，引起读数不准确。球囊充气时会暂时减少血流量，并进一步影响患肢的循环。
4. 必要时查阅患者的病历，确定血压基线值和常用测量部位。确定患者是否对乳胶过敏。	评估患者病情变化，以便与日后的测量结果做对比。如果患者对乳胶过敏，请确认听诊器和血压计袖带不含乳胶。
5. 评估患者对血压测量流程及血压改变的知识掌握程度。	鼓励患者合作，降低风险和焦虑，确定教育的需求。

护理诊断

● 心输出量减少	● 体液过多	● 有跌倒的危险
● 体液不足	● 组织灌注不足	
根据患者的状况或需求，个体化处理其相关因素 / 危险因素。		

护理计划

1. 完成下列步骤后所能达到的预期结果：	
● 血压达到在患者所处年龄段的正常范围。	心血管状况良好。
2. 评估血压前向患者做好解释工作。测量平卧位或坐位血压前让患者休息至少5分钟，测量站立位血压前休息至少1分钟。测量血压时嘱患者不要说话。	减轻患者的焦虑程度以免引起血压读数偏高。运动会引起血压假性升高，深呼吸造成血压降低。测量血压时勿与患者交流，避免引起血压升高（Zheng et al., 2012）。
3. 测量血压前确保患者未运动、未摄入咖啡因或30分钟内未吸烟。	吸烟会引起血压立即升高并持续15分钟。咖啡或咖啡因会使血压持续升高3小时（James et al., 2014）。
4. 选择合适的袖带尺寸（见图5.10），并备齐用物至患者床边。	袖带尺寸不合适会造成读数假性降低或假性升高（Mourad et al., 2013）（见注释5.6）。

步骤	要点说明

护理措施

1. 执行手卫生。	减少微生物传播。
2. 协助患者取坐位或卧位，保持病室温暖、安静和舒适，拉上隔帘。	确保患者舒适。患者身体的或人际间的环境压力会对血压造成影响。
3. 通过听诊评估血压： a. 上肢：患者取坐位或平卧位，将前臂放置于心脏水平，掌心向上（见插图）。取坐位时，指导患者保持双脚平放在地板上，不要跷二郎腿。取仰卧位时，患者双腿不可交叉放置。若患者不可取俯卧位，则协助其取仰卧位并可轻微弯曲膝盖。 下肢：协助患者取俯卧位，可使膝盖轻微屈曲。	若患者手臂伸展时悬空，会呈现等长运动，从而使舒张压升高。手臂的位置高于心脏水平会导致读数偏低，每高出心脏水平 2.5 cm 会使血压升高 2 mmHg。 跷二郎腿会引起血压升高。
b. 脱去衣物，充分暴露肢体（上肢或下肢）。袖带可以绑在衣袖上，但需将听诊器放在皮肤上（Ki et al., 2013）。	确保袖带放置正确。
c. 触诊肱动脉（手臂，见插图 A）或腘动脉（腿）。袖带完全放气后，将袖带上气囊管标有箭头标识的一侧置于动脉上方（见插图 B）。若袖带上没有箭头标识，则需估计气囊中心的位置，并将此中心置于动脉上。将袖带置于搏动部位（肘或腘窝）上方 2.5 cm 的位置。袖带完全放气后将其均匀地包裹在上臂（见插图 C）或腿上（见插图 D）。	肱动脉位于肘部肘窝上方的肱二头肌和肱三头肌之间。腘动脉在患者大腿下方、膝盖后方。将气囊袋直接放置在动脉上，可保证充气过程中给其施加一定的压力。袖带过松可引起读数偏高。
d. 视线应与血压计刻度线保持水平，距离不超过 1 m。	抬头或低头看都会导致读数不准确。
e. 采用两步法测量血压： （1）重新定位肱动脉或腘动脉搏动。用非优势手的指尖触诊袖带远端侧动脉，同时迅速将袖带充气至脉搏消失点以上 30 mmHg。缓慢放气时，记录脉搏重新出现时的读数。放气完毕后需静待 30 秒。	准确定位可以防止读数偏低。触诊最明显的搏动点可以保证读数准确。若因脉弱而无法触及动脉搏动，应使用超声听诊器（见第 6 章）。袖带放气完全可预防静脉充血，并避免造成血压读数偏高。

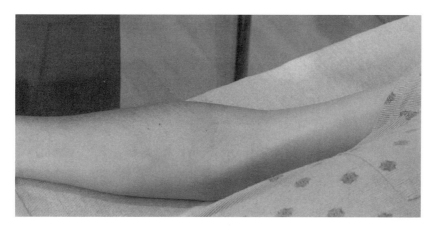

步骤 3a　患者的前臂放置在床上

步骤	要点说明
（2）听诊器耳塞置于耳朵内，确保声音清晰，无杂音。	确保听诊器耳塞大小合适，以便听诊。
（3）重新定位动脉，并将听诊器的钟式或膜式胸件置于搏动点。不要让听诊器的胸件接触袖带或衣服。	听诊器放置合理可保证接收到最佳的声音。听诊器放置不当会引起杂音，导致收缩压假性降低、舒张压假性升高。钟式听诊器胸件听诊更清晰，而膜式听诊器胸件更容易用手指固定，覆盖更大的区域。
（4）按顺时针方向关紧（充气球囊）阀门。给袖带快速充气使压力升至收缩压预估值上 30 mmHg 左右。	紧固阀门可防止充气时漏气。快速充气可确保收缩压测量准确。
（5）缓慢放气，使血压计指针下降速度控制在 2～3 mmHg/s。	过快或过慢地放气会导致读数不准确（Zheng et al., 2011）。
（6）当听到第一声清亮的声音时，注意读出压力表上的刻度线。声音会缓慢增强。	第一声反映收缩压。
（7）继续缓慢放气，成人应读出声音消失时压力表上的刻度值。记录最接近压力约 2 mmHg 范围内时的读数。最后一个声音消失后持续听诊 20～30 mmHg，后迅速放尽余气。	第五声开始时的读数即为成人舒张压（Kaplan et al., 2015）。儿童则以变音视为舒张压（Kaplan et al., 2015）。

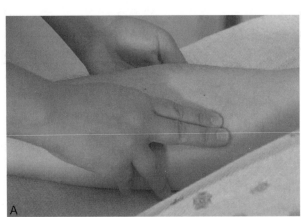

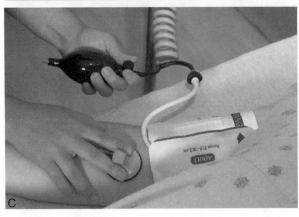

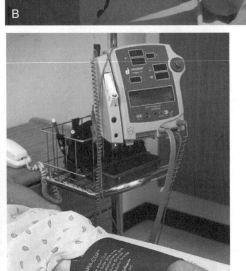

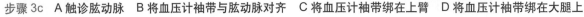

步骤 3c　A 触诊肱动脉　B 将血压计袖带与肱动脉对齐　C 将血压计袖带绑在上臂　D 将血压计袖带绑在大腿上

步骤	要点说明
f. 采用一步法测量血压：	
（1）将听诊器耳塞放入耳内，确保声音清晰，无杂音。	听诊器耳塞大小合适，以便听诊。
（2）重新定位肱动脉或腘动脉搏动，并将听诊器的钟式或膜式胸件置于搏动点。不要让听诊器的胸件接触袖带或衣服。	听诊器放置合理可保证接收到最佳的声音。听诊器放置不当会导致错误的读数。钟式听诊器胸件听诊更清晰，而膜式听诊器胸件更容易用手指固定，并覆盖更大的区域。
（3）按顺时针方向关紧阀门。给袖带快速充气使压力升至收缩压预估值上 30 mmHg 左右。	紧固阀门可防止充气时漏气。快速充气可确保收缩压测量准确。
（4）缓慢放气，使血压计指针下降速度控制在 2 ～ 3 mmHg/s。当听到第一声清亮的声音时，注意读出压力表上的刻度线。声音会缓慢增强。	水银过快或过慢下降会使读数不准确（Zheng et al., 2011）。第一声反映收缩压。
（5）继续缓慢放气，成人应读出声音消失时压力表上的刻度线。记录最接近压力约 2 mmHg 范围内时的读数。声音消失后持续听诊 10 ～ 20 mmHg，后迅速放尽余气。	第五声开始时的读数即为成人舒张压（Kaplan et al., 2015）。儿童则以变音视为舒张压（Kaplan et al., 2015）。
4. 美国心脏协会建议平均两组血压测量间隔时间为 2 分钟。使用第二组血压测量值作为基线。如果读数相差大于 5 mmHg，则需要再次测量。	两组血压测量有助于防止因患者交感神经反应（应激反应）引起的假阳性读数。可在一定程度上降低焦虑造成的影响。尽量将焦虑水平降至最低，否则首次读数会高于后面的测量值。
5. 从患者手臂或腿上取下袖带，除非需再次测量。	袖带持续充气会引起动脉堵塞，导致患者手臂/腿麻木和刺痛。
6. 若患者为首次测量，则应在对侧手臂或腿上重复同样的测量步骤。	通过比较两侧手臂或腿上的血压值有助于发现是否存在循环障碍（正常情况下，两臂之间血压值相差 5 ～ 10 mmHg）。使用血压测量值较高的手臂进行重复测量（Frese et al., 2011）。
7. 通过触诊来评估收缩压：	
a. 按照步骤 3a 采用第三步的听诊法。	
b. 定位后用指尖持续触诊肱动脉、桡动脉或腘动脉搏动点。给袖带充气至搏动消失，再充 30 mmHg。	确保放气时准确地测量收缩压。

临床决策点：若因脉弱而无法触及动脉，可使用多普勒超声听诊器（见图 5.11）。

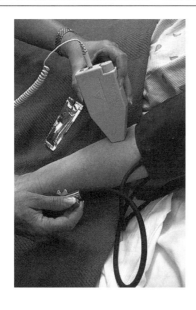

图 5.11　使用多普勒超声听诊器在肱动脉上测量血压

步骤	要点说明
c. 缓慢放气，使血压计指针下降速度控制在 2 mmHg/s。当可重新触及脉搏时记录刻度线的位置。 d. 快速放尽袖带内的气体并取下袖带，需重复测量者除外。	放气过快或过慢会使读数不准确（Zheng et al., 2011）。触诊动脉搏动点有助于保证收缩压测量的准确性。 袖带持续充气会引起动脉堵塞，导致患者手臂 / 腿麻木和刺痛。
8. 协助患者取舒适体位，盖好衣被。	令患者恢复安宁舒适感。
9. 与患者讨论测量结果。	鼓励患者参与护理和了解自身健康状况，促进患者在随访评估中的主导作用。腿部收缩压一般高于手臂测量值的 10 ～ 40 mmHg，但两者舒张压相同。
10. 必要时用乙醇清洁听诊器的听筒和膜型胸件。交叉使用时应使用医院批准的消毒剂清洗袖带。执行手卫生。	减少微生物传播。 共用听诊器时应控制微生物传播。

护理评价

1. 如果首次血压评估值在正常范围内，则将其作为基线值。	用于和今后测量的血压值进行比较。
2. 将患者血压值与之前的基线值以及同年龄段正常血压值范围进行比较。	评估患者有无异常病情变化，用于与今后测量的血压值进行比较。
3. **使用反馈式教学**："我已解释了您患有高血压，需要缓慢站起的重要性，需要确认您是否掌握。请告诉我服用哪些药物后，若起身过快会引起眩晕。"如果患者或居家照护者不能正确反馈，立即调整或重新制订指导计划，以保证其正确掌握。	确定患者和居家照护者对指导内容的理解水平。

非预期结果	相关措施
1. 患者血压高于可接受的范围。	● 在对侧肢体重新测量，通过比较发现异常。 ● 核实血压计袖带的尺寸和位置。 ● 换一名护士在 1 ～ 2 分钟内重新测量。 ● 观察相关症状，如头痛、面部潮红、鼻出血和老年患者的疲乏状态。 ● 向责任护士或主管医师汇报血压值以便患者得到适当的评估和治疗。 ● 遵医嘱增加输液速度或服用降压药。
2. 患者的血压不能有效满足组织灌注和氧合。	● 将血压值与基线做比较。 ● 协助患者取仰卧位以促进血液循环，为避免血压进一步降低，需限制患者的活动。 ● 评估与低血压有关的症状和体征，包括心动过速，脉搏细弱，无力，头晕，精神错乱，皮肤湿冷、苍白、发绀。 ● 评估导致低血压的因素，包括出血、高热所导致的血管扩张，麻醉或药物副作用引起的血管扩张。 ● 向责任护士或主管医师汇报血压值，使患者得到适当的评价和治疗。 ● 遵医嘱增加静脉补液或使用血管收缩药物。

步骤	要点说明
3. 无法获取血压读数。	● 通过脉搏和呼吸频率来判断是否即将有危险出现。 ● 评估心输出量减少的症状和体征，如有需立即汇报责任护士或主管医师。 ● 使用可替代的部位或其他方法测量血压：使用多普勒超声仪器（见第6章）、触诊收缩压。
4. 患者发生体位性低血压。	● 保证患者安全。 ● 协助患者在床上或座椅上采取安全的体位。

记录与报告

● 在电子健康档案或表单中记录血压和评估的部位。

● 在电子健康档案或表单中记录特殊治疗后的血压值及血压改变引起的相关症状或体征。

● 记录对患者和居家照护者学习情况的评价。

● 向责任护士或主管医师汇报异常结果。

注意事项

健康教育

● 告知患者发生高血压的危险因素。高血压家族史、先天性心脏病、高血脂、肾病是高血压的高危因素。肥胖、吸烟、酗酒、高胆固醇和高甘油三酯水平，以及持续处于较高的心理社会环境压力等是高血压发生的相关因素（James et al., 2014）。

● 高血压一级预防措施包括生活方式的改变（如减肥、每天锻炼、减少钠和饱和脂肪的摄入、维持足够的钾和钙摄入）。吸烟是一个高危因素，因此，需鼓励患者避免摄入任何形式的烟草（James et al., 2014）。

● 指导护理辅助人员每日在同一时间测量血压，并且在患者短暂休息后进行。测血压时取坐位或平卧位，测量时采用同一体位、同一部位。

● 指导护理辅助人员，若血压难以闻及，可能是以下原因之一：袖带太松、不够大或者是过窄；听诊器未置于动脉搏动点上；袖带放气过快或过慢；袖带施加的压力不够，导致收缩压读不出。

儿科患者

● 血压评估不是3岁以内儿童的常规检查项目。

● 血压测量可能会令儿童感到恐惧。可以尝试让儿童通过比较手指缠绕松紧带或紧紧拥抱胳膊的方式，来感受血压袖带充气压迫的感觉。

● 在进行产生焦虑的测试或程序之前，先测量儿童血压。

● 儿童测量血压时的声音常因低频和振幅较低难以听到，可使用儿科听诊器帮助听取。

老年患者

● 老年人，尤其是年老体衰者，上肢肌肉萎缩，需特别注意血压计袖带尺寸的选择。

● 老年人的皮肤脆性增加，在频繁测量时容易受到袖带压力的影响，应注意多评估袖带下的皮肤情况，多更换测量部位。

● 老年人的收缩压升高与血管弹性下降有关。

● 老年人在进食后经常会出现血压下降的现象。

● 为防止体位性低血压和意外受伤的发生，需指导老年人在改变体位时动作宜慢，并且在每次改变体位后需等待片刻再进行下一个动作。

居家护理

● 评估家庭环境的噪声水平，确保选择一个最安静的房间测量血压。

● 指导患者合适尺寸的家用血压计袖带的重要性。

● 评估患者家庭经济情况是否能负担起用于定期测量血压的血压计。推荐选择通过测量标准的、袖带合适的电子血压计或无液式血压计。手指血压计是不准确的，故一般不推荐使用（James et al.，2014）。

操作指南 5.1　无创电子血压测量

许多不同类型的电子血压计可以自动测量血压（见图 5.12）。电子血压计是依靠一个电子传感器检测血流通过动脉产生的振动来测量血压的。虽然电子血压计测量方便快捷，但必须要全面考虑它的优点和局限性（见注释 5.7）。对于危重患者或者病情不稳定的患者，在侵入性治疗期间或之后，需要频繁评估和监测病情时，可以选择电子血压计。然而，当患者心率异常或血压极低或极高时，电子血压测量往往是不准确的，当电子血压计测量值异常时，一定要使用台式血压计和听诊器进行测量，再次核实。

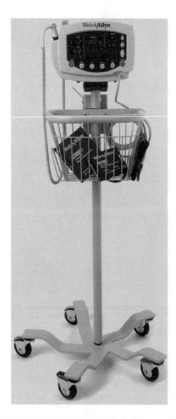

图 5.12　无创电子血压计（图片由 Welch Allyn 提供）

授权与合作

使用电子血压计测量血压可由护理辅助人员完成，除非患者病情不稳定（如低血压患者）。护士指导护理辅助人员完成以下工作：

● 告知其测量的频率和选择的肢体。

● 告知其如何根据测量的肢体和机器选择合适的血压计袖带。

● 查看患者的基础血压，如有重要的改变或异常，立即汇报责任护士。

用物准备

● 电子血压计

● 厂家推荐的合适尺寸的血压计袖带

● 笔、体温单、电子健康档案

操作步骤

1. 根据机构政策（TJC，2016），使用至少两种方式核对患者身份信息（例如,姓名和生日,或者姓名和病案号）。

2. 评估患者测量血压的必要性（见技能 5.5，评估步骤 2），并确定患者的基础血压。

3. 确定患者是否适合使用电子血压计。对于心率异常、有外周血管疾病、癫痫发作、震颤或寒战的患者不适合使用电子血压计（Suokhrie et al.，2013）。

4. 执行手卫生，检查四肢的状况，确定袖带放置的最佳位置。

5. 携用物至患者床边，根据患者肢体情况及血压计的型号选择合适的袖带（见表 5.4）。使用时，电子血压计的袖带和机器必须是同一厂家相匹配的，不可随意更换。

6. 协助患者取舒适体位（坐位或卧位）。将血压计靠近患者放置，插入电源，并确保袖带和血压计连接正确。

7. 打开机器开关，通过自检。

8. 协助患者脱去紧身的衣物，选用合适的袖带。

9. 驱尽袖带中的空气，并连接至软管上。

表5.4　电子血压计的袖带尺寸选择*

袖带尺寸	肢体周长（cm）
瘦小的成人	17 ～ 25
成人	23 ～ 33
肥胖的成人	31 ～ 40
大腿袖带	38 ～ 50

*成人血压监测需要一根 3.6 ～ 7.2 m 的细绳，用于测量肢体周长

10. 将袖带平整绑于患者肢体上，松紧以能插入一根手指为宜。确保袖带外面的"动脉"指示箭头正确放置（见插图）。

11. 确认袖带和机器之间的连接软管没有扭曲打结，如果扭曲，会影响袖带的充气和放气。

12 根据使用指示，设置自动测量的频率或者选择手动测量，并按下"开始"按钮，首次测量的最大压力接近 180 mmHg，到达这个压力之后，机器就开始排气以测出血压。首次测量的结果确定了下次充气压力的峰值。

13. 当放气完成后，电子显示屏上会显示本次的测量结果和测量时间（见插图）。

临床决策点：如果使用电子设备测量不出血压，则要检查电子设备的连接情况（例如，是否插入电源，袖带和连接软管是否连接紧密，机器是否开机，袖带是否合适）。检查完毕后再次测量，如果还是无法使用，则建议使用听诊器和台式血压计进行测量（见技能 5.5）。

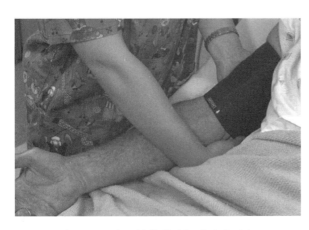

步骤 10　血压袖带箭头与肱动脉对齐

14. 设置测量的频率，收缩压、舒张压和有意义的血压的上下报警界限值，测量时间间隔可以设定在 1 ～ 90 分钟。护士应根据患者的基础血压、护理诊断和医嘱来确定设置测量的频率和报警的界限值。

15. 任何时候按"开始"按钮都可获得当下的血压值，如需停止测量，按"取消"按钮则会立即放气。

16. 如果需要频繁地监测血压，可以将袖带留置于测量肢体，但每 2 小时必须取下袖带观察皮肤的完整性，必要时更换测量部位。如果患者有异常出血倾向，可因测量袖带反复充气发生微血管破裂而引发出血。一旦患者不需要频繁监测血压时，应立即摘除袖带，根据医疗机构规定清洁袖带，减少微生物传播。

17. 向患者说明测量结果，执行手卫生。

18. 将电子血压计的测量结果与使用台式血压计和听诊器的测量结果进行比较，验证电子设备的准确性。

19. 在电子健康档案或表单上记录测量血压的部位与血压值，记录任何有关血压变化的症状和体征，发现异常立即向主管医师汇报。

20. **使用反馈式教学**："我已经向您解释了测量血压时将手臂保持伸直且不可随意活动，

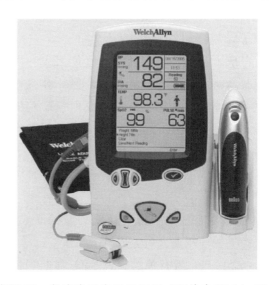

步骤 13　**数字电子血压显示屏**（图片由 Welch Allyn 提供）

现在请您解释一遍给我听。"如果患者或居家照护者不能正确反馈，立即调整或重新制订指导计划，以保证其正确掌握。

操作指南 5.2 血氧饱和度测量（脉搏血氧监测）

脉搏血氧监测是指无创性动脉血氧饱和度测量，即血红蛋白中氧气的百分比值。脉搏血氧测量仪是一种带有发光二极管的探头，通过电缆与血氧仪相连。含氧和脱氧血红蛋白分子对于发光二极管发出的光波吸收不同。血红蛋白吸收的氧越多，氧饱和度越高。正常情况下，氧饱和度（SpO_2）> 95%，若 < 90% 属于临床急症（WHO，2011）。

脉搏血氧监测方法简单、无痛，且与动脉血气分析取样等更具侵入性的监测相比，风险更小。在对手指或耳垂部位测量时，通过血管的搏动来检测透射光的变化。一些减缓动脉血流速度的因素，如周围血管疾病、体温过低、药理性血管收缩、低血压或外周水肿等，会影响这些部位氧饱和度测定的精确度。对于外周血流灌注降低的患者，可以使用前额传感器。影响光传播的因素，如外部光源或患者运动，也会对氧饱和度的监测产生影响。血液中 CO 含量、黄疸和血管内荧光物质也会影响血红蛋白分子对光的吸收。

在成人身上，可以将可重复使用或一次性血氧探头应用于耳垂、手指、脚趾、鼻梁或前额进行测量（见注释 5.8）。脉搏血氧监测仪适用于氧合状态不稳定或有气体交换受损危险的患者。

授权与合作

SpO_2 测量技术可以委托给护理辅助人员。护士指导护理辅助人员完成以下工作：

- 交代与患者有关的导致 SpO_2 降低的相关因素。
- 告知护理辅助人员合适的传感器位置和

注释5.8 脉搏血氧监测仪传感器各探头及位置特点

手指探头
- 应用方便，适合各种尺寸。

耳垂探头
- 接触点更小、更轻，尽管位置要求比手指探头高。
- 与氧饱和度有很强的关联性。
- 当无法控制或有节奏的运动时（如运动时手部颤动）选择较佳。
- 血管床几乎不受血流减少的影响。

前额传感器
- 灌注减少时准确性更高（Nesseler et al., 2012）。
- 使用血管活性药物的患者选择其更为可靠。
- 比其他位置更快检测到血氧饱和度（Yont et al., 2011）。
- 不需要有搏动的血管床。
- 当无法控制或有节奏的运动时（如手部颤动）选择较佳。
- 需要头部绷带固定传感器。

一次性传感器垫
- 可用于多个部位：成人耳垂、鼻梁、手掌或婴儿脚底。
- 对连续氧饱和度监测的限制较少。
- 昂贵。
- 含有乳胶。
- 黏胶剂下的皮肤可能会变得潮湿，并滋生病原体。
- 有各种尺寸可供选择；可选择与婴儿体重相匹配的垫子。

探头。

- 告知护理辅助人员特殊患者 SpO_2 测量的频率。
- 指导护理辅助人员在 SpO_2 值低于 95% 或特殊患者的数值，需立即通知护士。
- 指导护理辅助人员不要使用脉搏血氧监测仪来测得心率，因为血氧仪检测不出不规则的脉搏。

用物准备

- 血氧监测仪
- 适用于患者且由血氧监测仪厂家推荐的血氧监测探头

- 必要时备丙酮或指甲油去除剂
- 笔、体温单或电子健康档案

操作步骤

1. 根据机构政策（TJC，2016），使用至少两种方式核对患者身份信息（例如，姓名和生日，或者姓名和病案号）。

2. 确定测量患者氧饱和度的必要性。评估氧饱和度降低的危险因素（如急性或慢性呼吸系统疾病、氧疗改变、胸壁损伤、麻醉复苏状态）。

3. 执行手卫生。评估氧饱和度变化的症状和体征 [如呼吸频率、深度或节律的改变，呼吸音异常（见第6章），指甲、嘴唇、黏膜或皮肤发绀，烦躁不安，呼吸困难]。

4. 评估患者是否对乳胶过敏，因一次性黏胶传感器是由乳胶制成。

5. 评估影响血氧饱和度测量的因素 [如氧疗、呼吸治疗（例如体位引流和叩击）、血红蛋白水平、低血压、体温、指甲油（Chan et al., 2013），以及是否使用如支气管扩张剂等药物]。

6. 翻阅病历并核对医嘱，或查阅相关指南，确立监测血氧饱和度护理措施的标准。

7. 必要时阅读患者的病历，获知先前的 SpO_2 基线值。

8. 执行手卫生。评估毛细血管灌注水平，选择并确定最适合于传感器探头放置的特定部位（例如手指、耳垂、鼻梁、额头）（见第6章）。如果毛细血管再灌注时间 > 2 秒，则需要更换部位。

- 测量部位有足够的血液循环，局部皮肤无潮湿。

- 首选没有黑色或棕色指甲油的手指（Chan et al., 2013）。

- 对于躁动不安或有可能发生不自主运动的患者，可选择耳垂或额头作为测量部位。人为的移动是导致测量结果不准确的最常见原因（Chan et al., 2013）。

- 对于有些由于肥胖或水肿导致手指肿大而无法选择合适探头的患者，可以选用一次性的探头。

9. 携用物至患者床旁。

10. 协助患者取舒适体位并指导他（她）正常呼吸。

11. 将传感器正确连接至显示屏（见插图），如果选择手指作为测量部位，则必须用丙酮或洗甲水将指甲上的指甲油去除。协助患者将探头正确地夹在手指上，告知患者手指的感觉如同夹了一个夹子，不会受伤。

临床决策点：请勿将传感器探头夹在局部水肿或者皮肤完整性受损的手指、耳朵或鼻梁上。婴幼儿的皮肤脆弱，请勿在耳垂和鼻梁处放置传感器探头。不要在温度较低的手指上放置传感器探头。如果有周围血管疾病病史的成人，可以选择耳朵或鼻梁作为测量部位。如果患者对乳胶过敏，不要选择一次性的黏胶式探头。测量血氧饱和度的手指避免与测量血压的肢体选择同一侧，因为当血压袖带充气时，到达手指的血流将被暂时中断，引起读数不准并触发警报（Skirton et al., 2011）。

12. 放置好传感器探头后，打开仪器电源，可以观察到显示屏上的脉冲波形并听到相应的声音。血氧仪监测的是患者的桡动脉脉率。

13. 为了显示每个心动周期脉搏到达一定强度，留置探头测量时间应在 10 ~ 30 秒或血氧仪读数达到恒定值。告知患者如果传感器探头脱落或移动时，血氧仪会发出警报。最后记录电子显示屏上 SpO_2 的数值。

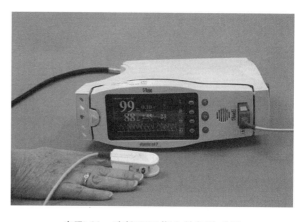

步骤 11 连接至手指上的氧传感器

14. 如果需要持续性的监测 SpO_2，首先需要确认出厂设定报警值界限是否在 85% ～ 100%。根据患者的病情设定 SpO_2 和脉率的报警值，并确认警报开启。每 2 小时评估传感器探头处的皮肤完整性，至少每 4 小时更换探头的部位，如果皮肤完整性或组织灌注受损，则需要更频繁地更换探头的部位。

15. 如果是单次测量 SpO_2，测量完毕后移除传感器探头，关闭血氧仪电源，清洁传感器并放置在合适位置。

16. 告知患者检查结果，执行手卫生。

17. 将测量的结果与患者之前的 SpO_2 基线值和可接受的数值进行比较。

18. 在患者的电子健康档案或表单上记录 SpO_2 的数值，说明患者在血氧监测期间进行的氧疗类型和量，以叙事的形式在护理记录单上记录任何有关氧饱和度改变的症状和体征。

19. 向主管的责任护士或医师汇报异常情况。

20. **使用反馈式教学**："我已经向您说明为什么需要把这个探头放在您的手指上，现在请告诉我您是否理解了这项监测的重要性，以及如果手指移动了，会对监测结果有什么影响。"如果患者或居家照护者不能正确反馈，立即调整或重新制订指导计划，以保证其正确掌握。

► **临床案例分析**

奥斯顿，男，56 岁，未婚，大学教授。因机动车交通事故导致左手肱骨及骨盆骨折收住骨伤科。尽管他佩戴了头盔，但还是出现了脑震荡。做入院评估时，你见到患者左臂上有石膏固定及右肘窝处有一静脉通路。奥斯顿姐姐诉患者因轻度高血压，目前口服 β 受体阻滞剂。他在急诊静脉输注阿片类药物（硫酸吗啡 15 mg）后出现嗜睡，需轻度刺激后方可唤醒。

1. 你可以让护理辅助人员测量哪些入院生命体征？对于测量该患者的生命体征，你可以给护理辅助人员提供哪些指导？

2. 患者入院 1 小时后生命体征平稳。1 小时后护理辅助人员汇报该患者的脉搏为 54 次 / 分。你注意到急诊护理记录中该患者的心率曾达到 108 次 / 分。什么导致了心率的变化？这时你应采取什么护理措施？

3. 入院后 2 小时，护理辅助人员汇报患者呼吸 12 次 / 分，血氧 90%，血压 112/60 mmHg，脉搏 92 次 / 分，你再次确认生命体征后发现患者很难唤醒。运用 SBAR 沟通模式，说说你将如何与健康护理团队讨论该患者的病情。

► **复习题**

1. 下列哪些情况会使测得的血压值偏高？（选择所有符合条件的选项）

A. 手臂高于心脏水平

B. 放气过慢

C. 充气过快

D. 袖带宽松

E. 运用成人的袖带给儿童测量

2. 下图的哪一位置可听到最强的心尖搏动？

A. A　　B. B　　C. C　　D. D

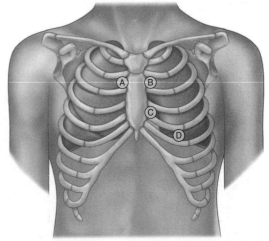

3. 下列哪些情况会测量出错误的氧饱和度？（选择所有符合条件的选项）

A. 涂有指甲油的患者的手指上

B. 体温 35℃（95 ℉）的患者手上

C. 体温 38.5℃（101.3 ℉）的患者耳朵上

D. 剧烈活动的婴儿脚上

E. 流汗患者的前额

第6章

健 康 评 估

▶ 技能和步骤

技能 6.1　一般检查
技能 6.2　头颈部评估
技能 6.3　胸肺部评估
技能 6.4　心血管评估
技能 6.5　腹部评估
技能 6.6　生殖器与直肠评估
技能 6.7　肌肉骨骼与神经系统评估
操作指南 6.1　监测出入量

▶ 学习目标

学习本章节后，护士能够具备如下能力：
- 讨论健康评估的目的。
- 描述每种体格检查所使用的技巧。
- 描述在体格检查各阶段患者的合适体位。
- 描述如何对不同文化背景的患者进行体格检查。
- 列出在体检中可以使患者身心舒适的技巧。
- 评估前需做好环境准备。
- 检查前应明确需要从护理病史中收集的数据。
- 讨论患者既往的体检结果。
- 讨论如何在评估中实施健康促进和健康教育。
- 确认患者掌握常规自我筛查型评估。

- 识别预防性筛查和每项筛查的适龄段。
- 在日常的护理中使用体格检查。
- 以合适的形式正确记录评估结果。
- 与合适的人员沟通异常结果。

▶ 目的

护士定期对患者进行系统性的体格检查，可以了解患者的健康状况及患者对健康的认知观念。将收集到的信息记录到患者的健康/疾病档案中。

▶ 护理标准

- 卫生保健研究与质量机构，2014——皮肤癌的预防
- 美国癌症协会（ACS），2015a，2015b，2015c，2015d，2015e——癌症的预防和早期发现
- 联合委员会，2016——国家患者安全目标

▶ 实践准则

- 使用持续、客观、全面的评估，以促进护理的连续性。
- 入院评估应涵盖患者详细病史，包括护理史、行为和体格检查。
- 开放式的提问方法可以引导患者进行全面的陈述。例如，当患者描述一种症状时，你

可以说"继续说，还有呢？"来鼓励患者提供更多的信息。

• 运用评判性思维对评估结果进行评价和说明。

• 首次评估和检查可反映患者机体的基础健康状态，可作为将来评估结果的对照。此外，这些信息可为患者的健康管理提供临床决策。

• 保证患者的安全和隐私。

▶ 以患者为中心的护理

• 进行一次以患者为中心的访谈，从患者的角度了解问题。

• 尊重患者及其家属，让他们参与到患者的护理计划中。

• 尽可能让患者描述症状的细节表现。

• 收集资料后，对可以显示现有的或潜在的护理诊断（见表6.1）进行归类。

• 就患者护理方面，随时向患者及居家照护者提供信息，并进行交流和健康教育。

• 将健康促进和健康教育融入体格检查中，提供个性化的患者教育，并鼓励患者实施利于

表6.1 个性化护理诊断的进展

评估方法	结果	相关因素	护理诊断
皮肤视诊	骶尾部皮肤完好、无破损，有一3 cm×3 cm皮肤发红，压之可变白。没有发现皮肤损伤	骶尾部有组织损伤	有皮肤完整性受损的风险
皮肤触诊	皮肤因出汗而潮湿，肿胀有弹性，骶尾部皮肤触之有压痛	皮肤潮湿会加重其损害	
既往资料	患者曾有左腿骨折，左腿因牵引需制动	骶骨持续受压	

自身健康的行为，如乳房（见注释6.1）和生殖器（见注释6.6）自检。

• 患者应该对自身已经存在的症状，以及在进行自检时需要特别关注的症状有所了解。例如，可以通过让患者学习美国癌症协会关于早期发现乳腺癌和生殖系统恶性肿瘤的指南（2015b，2015f）来进行健康自检。

• 保证患者舒适无疼痛。

• 为患者提供情感支持。

• 在评估期间尊重患者的文化差异和信仰（Drenkard，2014）。

• 适当地使用一些技巧，如保持距离，集中注意力，与患者的眼神交流，注意说话的语音、语调等，以表达对患者的尊重。

• 使用专业且熟悉患者文化背景和语言的翻译人员。

• 获取关于文化群体共有的健康风险信息，某些疾病会普遍存在于特定人群中。

• 选择与患者同性别的医护人员对其进行体格检查。

• 需要接触患者时必须取得其同意。

• 检查时注意拉上窗帘，使用床边屏风，保护患者隐私。

▶ 循证实践

卫生保健研究与质量机构（AHRQ）、美国癌症协会和美国预防服务工作组（USPSTF）正在进行研究并制定预防和管理某些疾病（如皮肤癌）的实践指南。ACS（2015e）建议人们定期进行皮肤自检（skin self-examination，SSE），避免紫外线伤害。黑色素瘤的致病危险因素包括皮肤白皙、易长雀斑或易晒伤，红发或金发，眼睛为蓝色或绿色；长期接受紫外线治疗，以及有黑色素瘤的一级亲属。

• 每月定期检查皮肤，如有任何皮肤改变，及时向医护人员汇报（AHRQ，2014）。

• 指导患者如发现新长的痣、伤口无法愈合或其他任何关于损伤部位皮肤颜色、大小和形状的变化，立即告知医护人员（ACS，2015e）。

注释 6.1 乳房自检

美国癌症协会 (2015b) 指出，筛查是指对没有出现任何症状的人群进行检查和检验，以发现某种疾病（如癌症）。尽管没有研究明确表明定期乳房自检 (breast self-examination, BSE) 的益处，但对于所有女性来说，熟悉自己乳房的正常外观和质感是非常重要的。20 岁开始就可以进行乳房自检了 (ACS, 2015b)。女性应该了解乳房自检的优点和局限性，如在自检中发现乳房有任何变化，立即告知专业医护人员。乳房自检只能偶然发现乳房肿块或是让每个女性意识到正常乳房的状态，对于在发现乳腺癌方面所起的作用很小。定期做乳房自检的女性感觉很放心（通常每月一次，在月经之后），包括系统地逐步检查乳房外观和感觉。另一些女性则不是那么系统地进行检查（例如在洗澡穿衣时顺便进行，或偶尔进行彻底检查）(ACS, 2015b)。熟悉自己的乳房让你能更容易注意到乳房每月的变化，早期发现异常是乳房自检的主要目的。

对于尚未停经的女性来说，在月经结束后的 2～3 日，乳房不会过于肿胀或柔软，是进行乳房自检的最佳时期；而对于绝经期女性来说，可以选择每月的第 1 日提醒自己进行自检。

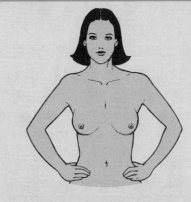

步骤

1. 站在镜子前，检查两侧乳房是否有异常，如皮肤发红，乳头有无分泌物，局部皮肤起皱、凹陷成酒窝征或剥脱等。

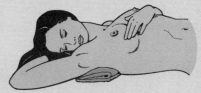

用三种不同的压力：轻轻按压感受最接近皮肤的组织；使用中等压力感受更深部位的组织；使用最大压力按压，感受靠近胸部和肋骨部位的组织。每侧乳房的下缘均可触及肋缘。如果发现任何异常，需告知医护人员。

5. 用指腹由一侧腋下开始，从上到下环绕着乳房直到胸骨正中进行检查，直到触及肋骨和颈部或锁骨，检查的范围应包括整个乳房。

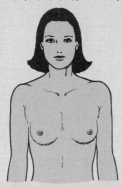

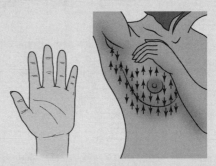

2. 面对镜子，双手压于髋部之上，观察乳房的大小、形状、轮廓、是否有酒窝征，乳头或乳房组织有无发红或鳞屑样改变。双手向下按压髋部有助于收缩胸壁肌肉，可以让乳房的变化更加清楚。

3. 检查右侧乳房时，取仰卧位，右手臂放于头后方。与站立位相比，卧位能够使整个乳房组织尽可能薄的平坦于胸壁上，更便于感觉到所有的乳房组织。

4. 用左手中间三指的指腹来检查右侧乳房是否有肿块。使用指腹以硬币大小的环形运动来触摸乳房组织。可

6. 用同样的方法检查左侧乳房。把左手放于头后方，检查左侧乳房（见步骤 3～5）。

7. 若患者发现乳房肿块或其他异常表现，告知其及时就医。

8. **使用反馈式教学**："我已经教过您怎样进行乳房自检，现在请您做一遍给我看。"对患者的学习进行评估记录。如果患者或居家照护者不能正确反馈，立即调整或重新制订指导计划，以保证其正确掌握。

引自 American Cancer Society (ACS): American Cancer Society recommendations for early breast cancer detection in women without breast symptoms, Atlanta,2015, The Society. http://www.cancer.org/cancer/breastcancer/moreinformation/breastcancerearlydetection/breast-cancer-early-detection-acs-recs, accessed October 26, 2015; Ball JW et al: Seidel's guide to physical examination, ed 8, St Louis, 2015, Mosby.

● 高危患者或有皮肤癌病史的患者，每年应由皮肤科医师进行一次全面的皮肤评估（ACS，2015e）。

● 避免阳光直射，外出佩戴防护式太阳镜。

● 推荐使用防晒霜，每2小时重新涂抹一次。如果正确使用SPF30的防晒霜，在阳光下的1小时等同于不使用任何防护用品在阳光下的2分钟。

● 防晒霜需在化妆品和驱蚊产品之前使用。

● 外出穿深色防护服并戴上帽檐为5～7.5 cm宽的帽子。

● 不要使用日光浴床和日光灯。

▶ 安全指南

● 根据患者所表现出的症状和体征或医疗需求，确定评估的优先次序。例如，当患者突发呼吸急促时，应首先评估肺部和胸廓情况；如果患者病情严重，可以根据临床经验选择只对相应的身体部位和系统进行评估。

● 要有序地进行检查。评估时要注意比较患者身体两侧的对称性，在患者感到疲劳时先让其休息，侵入性的或可能引起疼痛不适的操作应放在最后进行。

● 采取从头到脚的方法，按照视诊、触诊、叩诊、听诊的顺序（腹部评估除外）进行评估，可提高评估效率。

● 鼓励患者积极参与，患者一般对自己的身体状况比较了解。通常患者会告诉你什么情况下检查结果是正常的，什么情况下是有变化的。

● 遵循标准预防措施来控制感染。在评估的整个过程中有可能会接触到患者的体液和排泄物，当患者的皮肤有破损、伤口破裂或需要接触到黏膜时，一定要戴上清洁手套。有些情况下还需要穿上隔离衣并做好面部和眼睛的防护。

● 考虑乳胶过敏的可能性，乳胶严重过敏反应的发生率在急剧增长（Ball et al.，2015）。

● 使用速记法，便于准确记录。记录数据时告知患者。

● 用适当的医学术语并按照收集的数据顺序来记录评估的摘要。使用常用的医学缩写保持笔记的简洁性。对于一些异常的发现，必须全面且清楚地描述。

▶ 评估方法

与患者的每次接触都可进行评估，包括协助患者沐浴、给药、做其他治疗或是与患者交谈时。你会在实践中提高观察能力，及时发现异常变化。

体格评估的五种基本方法包括视诊、触诊、叩诊、听诊和嗅诊。每一种方法均有助于全面收集患者身体方面的信息，护士需要丰富的经验才能识别患者的正常变化和个人的正常范围。记住，文化差异是影响你在评估中可能发现正常或潜在变化的一个因素。花时间去仔细评估患者每一个身体部位是很重要的，仓促评估会导致你忽略某些重要的体征，从而对患者的病情做出错误的判断。

视诊

视诊是以视觉来观察患者全身或局部的状态。有丰富临床经验的护士可以同时进行多方面视诊，而且能及时发现任何异常的表现。关键在于时刻关注患者，注意患者的一举一动，仔细观察你正在视诊的部分。在区分异常现象之前，最重要的是对所有年龄段患者的正常生理特征有正确的认识。

视诊需要光线充足并充分暴露，观察每个部位的大小、形状、颜色、对称性、位置和外观是否有异常。尽量在检查每个部位时与身体对侧的相同区域进行对比，必要时，可使用手电筒去检查身体的某些腔隙，例如口腔及咽喉。切忌仓促检查，需要注意细节，并结合患者的主诉发现异常现象。换句话说，要对患者的每一项异常变化进行进一步地询问，例如：变化是否为最近发生的。

触诊

触诊是使用触觉。双手可以通过触诊对特定的体征进行精细而敏感的检查，包括阻力、弹性、硬度、质地、温度、湿度、波动性。通常和视诊结合起来或在视诊之后使用。手的不同部位用来检查不同的体征，例如，手背对温度变化较为敏感，指腹可以检查身体各个部位质地、形状、大小、硬度以及脉搏的细微变化，手掌对震动特别敏感。通过用指尖轻轻捏起身体的某一部位，评估其位置、硬度以及肿胀程度。

协助患者取舒适体位并放松，如果肌肉紧张会影响触诊的结果。嘱患者慢慢深呼吸，放松肌肉。在敏感部位进行触诊会导致患者紧张而影响评估进程，因此应最后进行。可以让患者告知自己的敏感部位，并注意有无任何不适的非言语表现。检查者应双手清洁温暖、修剪指甲，触诊手法轻柔。因手指或手施加的压力不同，触诊可分为浅部触诊法和深部触诊法，触诊的顺序为先浅后深，并应结合患者的整体情况、触诊的部位和使用触诊的原因来进行。例如，当一例车祸患者被送进急诊室后，应首先考虑患者伤口周围的情况，并在进行肋骨周围触诊前仔细观察患者的胸壁受伤情况。

浅部触诊时应缓慢、轻柔地施压，以触诊部位压低 1 cm 为宜（图 6.1A）。使用间歇性的轻柔压力进一步检查敏感部位。浅部触诊之后可用深部触诊进一步检查脏器的情况。深部触诊以触诊部位压低 2 cm 为宜（图 6.1B），一定要谨慎。双手触诊法是指两手重叠，同时施加压力，下面的手用于感觉脏器或肿块的细微变化，上面的手逐步向下施加压力。需进行专业指导后方可进行深部触诊。

叩诊

叩诊是指用手指叩击身体表面，震动身体的组织和脏器，震动产生的声响反映了组织的密度。组织越致密，声音就越低沉。在了解身体各种脏器组织的密度之后，就可以学习如何定位组织或脏器的位置、边界并确定它们的大小。异常的声音通常反映了体腔内存在一些物质，如空气和液体。护士在日常护理中很少进行床边叩诊，通常由高级实践护士（APNs）来进行操作。

最常用的叩诊技术是间接叩诊法。间接叩诊法是把辅助手的中指紧贴身体表面，手掌和其他手指稍微抬起，勿与体表接触，另一只手中指指端叩击贴于体表中指末端指关节处（图6.2）。叩击时保持前臂不动，叩击动作要快速灵活，放松手腕以运用合适的力量，手指完成叩击后，腕关节会回弹。如果叩击不够短促灵活，手握得松或者手掌触碰身体表面，那么声音会变弱，会影响你对底层结构存在的判断。轻而快的叩诊会发出最清晰的声响。表 6.2 描述了五种不同的叩诊音。

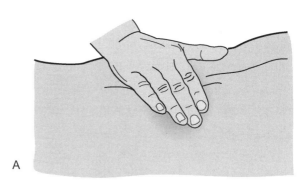

A

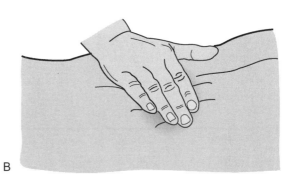

B

图 6.1 A. 浅部触诊时，用轻压触摸的方式来发现异常的部位并检查是否有压痛 B. 深部触诊时，由浅入深逐步施加压力来检查脏器的情况

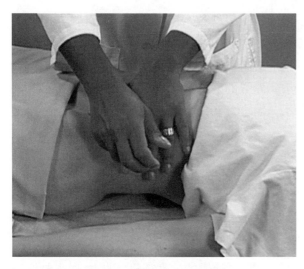

图6.2 叩诊技术：叩击指关节

引自 Ball JW et al：Seidel's guide to physical examination, ed 8，St Louis，2015，Mosby.

听诊

听诊是用听诊器听取身体发出的声音。正确的听诊应选择在安静的环境中听取，包括声音有无特点。要想成功地听诊，首先必须要识别来自于身体每个结构的正常声音，包括血流通过动脉的声音、心音和肺部呼吸音。这些声音因随着最容易听到的位置的变化而变化。同样的，你也要熟悉通常不发出声音的部位。多练习、多听正常的声音，这样在出现异常的声音时才能及时发现。

听诊需要敏锐的听力、完好的听诊器以及掌握正确使用听诊器的方法（见注释6.2）。有听力障碍的护士要选择可以放大声音的听诊器，或者让同事再次听诊来核实自己的听诊结果。听诊时应将听诊器直接放置于患者皮肤上，因为衣物会遮挡或改变声音。通过听诊，护士需注意声音的以下4个特征：

- 频率：物体振动时每秒产生的声波数。频率越高，音调越高，反之亦然。
- 响度：声波的振幅。可被描述为响亮的或柔和的。
- 性质：不同来源的具有相似频率和响度的声音。可被描述为吹风样或气过水声。
- 持续时间：声音振动持续的时间。持续时间可分为短、中、长。软组织层会减弱深部脏器声音的持续时间。

护士如果不知道如何正确使用听诊器，则无法成功进行听诊。第5章介绍了听诊器各部分的组成以及钟式和膜式听诊器的使用。

嗅诊

嗅诊时利用嗅觉来发现其他检查方法无法识别的异常。身体功能发生某些改变时和某些细菌存在时，会产生特殊的气味（表6.3）。

▶ 评估准备

环境、用物和患者的充分准备有利于评估的顺利进行。在检查中应该注意保护患者隐私，并为患者提供舒适、高效的服务。在医疗机构中检查要关门并拉上窗帘保护患者隐私；在家里检查患者，应在卧室进行。提供舒适的环境包括舒适的温度、宽松的睡衣或长袍、充足的照明、安静的环境、防止来访者或其他医护人员造成干扰的预防措施。为了方便检查，可以将床或检查台调至与腰部齐平的高度。在检查过程中，必须注意预防患者跌倒受伤，检查完成后立即将床调回至安全高度（TJC，2016）。

表6.2 叩诊的声音

声音分类	音响	音调	持续时间	性质	出现部位
鼓音	响亮	高	中等	鼓响声	胃泡区
清音	响亮	低	长	空响声	正常肺
过清音	更响亮	低	更长	轰鸣声	肺气肿
浊音	中等偏弱	中等偏高	中等	重击声样	肝脏
实音	弱	高	短	低钝	肌肉

注释6.2 听诊器的使用

1. 将耳塞放入两耳中，耳塞尖端转向面部。轻吹听诊器的膜式面（胸件较平的那一面），再把耳塞放入两耳内，耳塞尖端转向头部后面，然后再吹向膜式面。比较耳塞在两个方向时耳朵的舒适度及声音放大的效果。当你了解了如何佩戴舒适并可使声音放大之后，以后每次以同样的方法佩戴听诊器。佩戴耳塞时应感觉舒适。

2. 如果听诊器同时具有模式（平坦面）和钟式（带橡胶圈的碗形面），将耳塞放入耳中，轻轻吹动膜式听诊头，听诊头可转动从而使声音可通过任何一侧（钟式或膜式）。如果声音较为微弱，则轻轻吹动钟式面，然后再次转动听诊头使声音通过两侧。膜式听诊头适用于听取高调的心音、肠鸣音和肺部呼吸音等，钟式听诊头适用于听取低调的心音和血管音。

3. 耳塞准备到位后使用听诊器的膜式面，轻轻地将隔膜移动至手臂的毛发上，这种毛茸茸的声音就类似于肺部的听诊音，当听到有意义的声音时，固定膜式紧贴皮肤，消除多余杂音。

4. 将隔膜放置到自己胸前的皮肤上，听自己的呼吸音，并比较钟式和膜式听音的不同。听自己的心跳时重复以上步骤。让别人和自己对话，并记录说话对听诊的

干扰情况。在听诊时，你和患者都应该保持安静。

5. 戴上耳塞，轻敲听管，注意它会产生额外的声音。听诊时，要注意保持听管处于伸直并自然悬挂的位置，任何摩擦或撞击物体导致的软管位置改变，都会产生多余的声音。听管打折会使声音降低。

6. 听诊器的护理：定期拆下耳件，清洁耳垢。保持钟式和膜式听诊头洁净无灰尘，勿接触麻布或身体油脂，听管不要接触身体的油脂，避免将听诊器挂于颈部直接接触皮肤。遵循制造商的建议，用乙醇或肥皂水擦拭整个听诊器，每个零件擦拭完后要彻底干燥。

7. 感染控制：使用听诊器等便携设备时，致病菌甚至是耐药菌可以在患者之间传播（Shiferaw et al., 2013）。遵循感染控制指南，特别是做好消毒隔离来降低风险。听诊器（膜式/钟式）必须用消毒剂消毒之后才能用于另一位患者。使用如异丙醇（含或不含氯己定）、苯扎氯铵和次氯酸钠等消毒剂可以有效减少细菌菌落的数量。听诊器的耳塞也是传播细菌的途径之一，潜在的病原体会污染耳件，如不经意使用听诊器后，摸完耳朵再给患者做护理就有可能造成感染。在接触患者前后执行手卫生可降低此风险（Shiferaw et al., 2013）。

表6.3 常见特殊气味的评估

气味	来源	潜在原因
酒精味	口腔	摄入酒精、糖尿病
氨水味	尿液	尿路感染、肾衰竭
体臭、狐臭	皮肤,特别是身体相互摩擦的部位（例如腋下、乳房下、会阴部）	卫生状况差、汗水过多（多汗症）、汗臭（狐臭）
	伤口部位	伤口化脓、感染
	呕吐物	腹膜刺激征、食物中毒
粪便味	直肠区	肠梗阻
	呕吐物/口腔（粪便味）	大便失禁、造瘘
恶臭的、甜的气味	气管造口、黏液、分泌物	支气管感染（假单胞菌）
婴儿恶臭的粪便味	粪便	吸收不良综合征
口臭	口腔	牙齿或口腔不卫生、牙龈疾病、鼻窦感染
霉味	体内	体内感染
陈腐的尿味	皮肤	尿毒症酸中毒
烂苹果味	口腔	糖尿病酮症酸中毒
甜腻味	引流的伤口	假单胞菌感染

患者准备

为患者做好充分的身体和心理准备有利于进行准确的评估。紧张而焦虑的患者可能无法正确理解、遵循和配合指导。患者准备包括：

- 尊重隐私。
- 保证患者舒适（例如体位、卫生）并提供排空肠道或膀胱的机会（趁机收集所需标本）。
- 使用开放、易于接受、专业的方法来尽量减少患者的焦虑和恐惧。用简单的术语充分解释即将要做的检查、患者应有的感觉以及如何配合。即使患者没有反应，依然要解释你的行为。

- 未被检查的身体部分应该注意遮挡。
- 减少注意力的分散，调低音量或关闭收音机和电视。
- 关闭门窗，控制室温并提供毛毯。
- 协助患者取合适体位，易于评估且能让患者保持舒适（见表6.4）。患者是否能采取合

表6.4　体格评估时常见体位

体位	适用评估范围	要点说明	限制
坐位	头颈部、背部、前胸和肺部、胸部、腋窝、心脏、测量生命体征、上肢	直立的坐位可以充分扩张肺部，更好地显示上半身部位的对称性	身体虚弱或发育障碍的患者有时不能坐，可采取仰卧位，抬高床头
仰卧位	头颈部、前胸和肺部、胸部、腋窝、心脏、腹部、四肢，测量脉搏	通常是最放松的体位，方便测量脉搏	患者发生呼吸困难时，应抬高床头
屈膝仰卧位	头颈部、前胸和肺部、胸部、腋窝、心脏、腹部	进行腹部评估时的体位，此状态下腹部肌肉最松弛	患者疼痛时屈膝可感到更舒适
截石位	女性生殖系统检查	可以充分暴露生殖器，以便插入阴道镜	截石位会令人感到尴尬不适，因此应尽量减少此体位的时间。注意遮挡，关节炎或有其他关节畸形的患者可能无法忍受这个体位
屈膝侧卧位	直肠和阴道检查	髋关节和膝关节的屈曲可使直肠和泌尿生殖系统充分暴露	关节畸形患者不适于此体位
俯卧位	肌肉骨骼系统	此体位用于评估髋关节的伸展以及皮肤和臀部的情况	呼吸困难的患者不适于此体位
侧卧位	心脏	此体位有利于发现杂音	呼吸困难的患者不适于此体位
膝胸卧位	直肠	此体位可最大范围暴露直肠区域	此体位会令人尴尬不适，关节炎或有其他关节畸形的患者可能无法忍受这个体位

适体位取决于其体能和活动受限的程度。有些令人感到不舒适或尴尬的体位，必要时再采取。

- 评估的节奏根据患者个人的身体和精神耐受而定。

- 运用轻松的语调和面部表情，使患者放松。

- 鼓励患者提出问题并及时反馈检查过程中的不适感。

- 在对患者进行生殖系统检查时，保证有与患者同性别的第三个人在场，防止患者控诉你的行为不道德。

- 评估结束时，询问患者是否有其他关心的问题。

▶ 各年龄段人群的体格检查

儿童及青少年

- 儿童健康评估的重点在于促进健康及预防疾病，尤其是那些父母称职、没有严重健康问题的儿童（Hockenberry 和 Wilson，2015）。重点关注他们的生长发育、感知、口腔、行为等。

- 患有慢性疾病、残疾、领养及国外出生儿童由于有着特殊的健康需要或风险，故需要更多的评估。

- 采集婴儿及儿童既往史时，需从父母或监护人处收集全部或部分信息。

- 当检查者在评估的时候，父母可能认为是在测试或评判他们。因此检查评估时，要给予他们鼓励，不要传达你的判断。

- 称呼儿童他们喜欢的名字，尊称父母比如"布朗先生、布朗夫人"，而不是直呼其名。

- 开放式提问可引导父母分享更多的信息和描述更多关于孩子的问题。

- 把年长的儿童或青少年当作成人或个体对待，他们的回应会更好，同时会提供更多关于既往史及症状的信息。

- 青少年有隐私权。与父母了解完孩子的既往史后，需单独和孩子谈话并进行体检。

老年人

- 不要习惯性地认为年老就一定伴随着疾病或行动不便。老年人能够慢慢地适应这种变化并做到生活自理。

- 对老年人进行全面的评估，充分了解其生活自理能力。

- 体检的空间应足够大，尤其是对使用助行器的患者。

- 根据老年人的体能、机体受限程度、步态及适应能力安排病史采集和体格检查（Touhy 和 Jett，2015）。

- 应在合适的条件下实施体检，充分利用日常活动时间（如在沐浴、美容、进餐时）（Touhy 和 Jett，2015）。

- 进行一系列的检查以保持位置的变化最小化。在整个检查过程中要注意限制患者的活动。

- 老年人的体检应包括精神状态的检查。

技能 6.1 一般检查

一般检查从回顾患者主要健康问题开始，包括评估患者的生命体征、身高和体重、行为能力及形体。它提供了患者的疾病特征、卫生情况、皮肤状态及体态、情绪状态、近期体重变化及发育情况等信息。一般检查能让你掌握患者的行为习惯，更好地与患者沟通及实施健康评估。

授权与合作

一般检查不能全权由护理辅助人员负责。护士指导护理辅助人员完成以下工作：

- 测量患者的身高和体重。

- 测量生命体征（不是首次生命体征值，而是病情平稳患者的后续生命体征监测）。

- 监测进食量和尿量。

- 向责任护士汇报患者的阳性症状和体征。

用物准备

- 听诊器
- 血压计
- 体温计
- 带有秒数的电子表或手表

- 卷尺
- 清洁手套（必要时使用非乳胶手套）
- 压舌板
- 合适的护理记录单

步骤	要点说明

护理评估

步骤	要点说明
1. 根据机构政策，使用至少两种方式核对患者身份信息（例如，姓名和生日，或者姓名和病案号）。	确保患者正确。符合联合委员会标准并保证患者安全（TJC，2016）。
2. 关注患者是否有急症：呼吸困难、疼痛、焦虑等。如果有这些症状，一般检查延后，立即处理受影响的身体系统。	优先处理首先需要体格检查的部分。
3. 查看既往生命体征，寻找引起生命体征改变的因素（见第5章）。	提供患者生命体征的基线情况或既往数据。
4. 确认患者母语，如需要翻译，则寻找专业翻译人员。优先选择年长的或成熟的同性别翻译。如有需要，则逐字逐句翻译。	帮助患者更好地理解，提高患者提供信息的准确性。
5. 采集完病史后，确认患者寻求健康照护的主要原因。	将评估重点放在患者身上，以确保他们的期望值得到满足。
6. 确认患者正常体重、身高及体重指数。如体重骤增或骤减，确认改变的体重值以及发生的时间段。评估患者最近是否在节食或锻炼。18岁以下的未成年人可参考生长发育表。	一般来说，男性和女性的体重指数在25～29.9之间为超重，≥30为肥胖（Ball et al.，2015）。计算体重指数时，应排除体液潴留。一个人的每日体重会因体液丢失或体液潴留而上下波动（1 L水重1 kg）。
7. 询问患者是否有皮肤状态的改变（如干燥、颜色变化或色素脱失、痣的变化或新的皮肤损伤）。	皮肤的改变可能表明潜在的疾病（如皮肤干燥可与甲状腺功能减退有关，痣的变化可能是皮肤癌的早期症状）（见表6.5）。
8. 查看患者出入量记录。	水电解质的平衡影响身体健康及各系统的功能。入量包括经口、喂养管的摄入量及注射用药量。出量包括尿量、粪便及呕吐物的量、造瘘管及胃肠减压管的引流量、胸腔引流管或负压引流管等术后引流管的引流量。
9. 了解患者对个人健康的认知。	把对患者外观的评估及患者的自我感知结合起来，可能会发现某些问题。
10. 评估患者乳胶过敏史，包括有无接触性皮炎或全身反应。询问患者有无食物过敏（木瓜、鳄梨、香蕉、桃子、猕猴桃、西红柿）、经常接触乳胶（家庭主妇、食物处理员、医护人员），或必须避免接触含有乳胶的物品（橡皮筋、胶布、油漆、地毯）。	医护人员在做某些评估时需要戴上手套。患者反复接触乳胶手套可导致严重反应，包括哮喘、瘙痒和过敏反应（Ball et al.，2014；Ball et al.，2015）。

步骤	要点说明

护理诊断

●焦虑	●营养失调：低于机体需要量	●外周组织灌注无效
●自理缺陷：沐浴	●躯体移动障碍	●乳胶过敏反应
●体液不足	●皮肤完整性受损	●肥胖
●体液过多	●低效性呼吸型态	●疼痛（急性、慢性）
●恐惧		

根据患者的状况或需求，个体化处理其相关因素 / 危险因素。

护理计划

1. 完成下列步骤后所能达到的预期结果： ●评估过程中患者配合，没有身心压力。 ●患者提供身体状况的主观数据。	检查者评估中做到冷静、自信。患者没有异常的检查结果。患者能够配合评估。
2. 患者准备：告知患者将会检查的身体部位，如检查部位感到疼痛，请患者告知。	患者理解，配合良好。疼痛是评估中的重要发现。
3. 执行手卫生，准备好必要的物品，妥善安置患者，取坐位或仰卧位，抬高床头。	减少交叉感染，提高检查效率。

护理措施

1. 评估中关注患者言语及非言语表现。通过观察或交谈，确认患者意识水平及定向能力（见注释 6.3）。	行为可反映身体异常情况。痴呆及意识水平可影响患者的配合能力。
2. 3 小时后或发现严重的潜在改变时（如意识改变或呼吸困难），测量患者体温、脉搏、呼吸、血压（见第 5 章）。告知患者生命体征的情况。	生命体征可反映因氧合及循环异常而出现的生理改变。
3. 关注患者的性别、种族、年龄及身体外在特征。	性别影响检查的类别及方式，不同的身体特征及疾病倾向与性别和种族有关。
4. 如果不确定患者是否理解所问问题，则换一种表达方式。	患者的异常反应可能是因为语言障碍、精神状态的改变、对疾病的过度关注或听力下降。

注释 6.3 痴呆的特点

认知
●记忆力下降：难以回忆起最近的谈话、事件和约会
●常把物品放错地方

言语 / 语言
●词穷
●语无伦次

行为
●与以前行为无异
●难以完成复杂任务

情绪和影响
●抑郁
●冷漠
●缺乏兴趣

妄想 / 幻觉
●有幻觉
●没有幻觉

改编自 Ball JM et al：Seidel's guide to physical examination，ed 8，St Louis，2015，Mosby.

步骤	要点说明
5. 如果患者反应异常，则询问患者应该知道的、短而精的问题（如"你叫什么名字？""这是哪儿？""你住哪儿？""今天星期几""这是几月份？""这是什么季节？"）。	评估患者对人物、地点、时间的定向力，可以在文件中记录成"定向力×3"。若出现任何形式的定向力障碍，记录时应包含主观和（或）客观数据，而不仅仅是记录"定向力障碍"。
6. 如果患者不能回答定向力的问题，则发出简单指令（如："握紧我的手指""动动你的脚趾"）。	意识水平是一个连续变化的过程，表现在从意识正常到意识障碍。
7. 评估影响及情绪注意言语和非言语动作是否同步以及是否适合当时的情境。	反映患者的心理和情绪状况、意识及感知。
8. 观察患者与配偶、老年人、患儿、照护者的互动。当患者出现恐惧，汇报健康状态时犹豫不决，或愿意让照护者汇报评估内容时，要提高警惕。评估配偶或照护者是否有暴力、酗酒、滥用药物、失业、生病，或照顾患者有困难。观察患者有无明显的伤痕。	对于有明显伤痕、营养不良、躯干或四肢有瘀斑的患者，应怀疑他们被虐待。医护人员常常是第一个发现患者被虐待的人，因为患者不能告诉家人和朋友。配偶或照护者可能会有暴力或吸毒的既往史。
临床决策点：评估时要小心谨慎，可私下里直接询问患者是否被虐待。当配偶或照护者不在时，延后评估患者。评估时，让配偶或照护者离开比较尴尬，但当着施暴者的面询问患者是否被虐待可使患者遭受更多的虐待。当被怀疑的施暴者离开后，患者更有可能透露一些问题。	
9. 观察虐待的表现： a. 儿童：内衣上的血、外阴疼痛、坐下或者行走困难、排尿疼痛、阴道或阴茎有分泌物、外阴瘙痒或颜色异常、身体的创伤与父母或照护者的描述不一致。 b. 女性患者：创伤和描述不一致，头面颈部、胸腹部、外阴部明显的伤痕（如：眼周淤青、擦伤、青肿或鞭痕、鼻子破溃、撕裂伤、牙齿残缺、勒痕、烧伤、人咬伤、眼眶或颅骨骨折）。 c. 老年人：创伤和描述不一致，异常部位的创伤（如颈部或外阴）、图案式创伤（被物体鞭打后留下的印记）、平行创伤（如双上臂两侧的瘀斑提示患者被举起并摇晃）、烧伤（香烟、烙铁、绳索留下的印记）、骨折、卫生及营养状况差。	说明儿童被性虐待或家暴（Ball et al., 2015；Hockenberry 和 Wilson，2015）。 说明被配偶家暴（Ball et al., 2015），这些症状同样适用于丈夫被妻子虐待。 说明老人被虐待或忽视（Ball et al., 2015；Touhy 和 Jett，2015）。患者受伤后就医的时间延长也说明老年人被虐待或忽视。
临床决策点：根据各地政策，发现患者被虐待后向社会服务中心提交报告，立即求助医护人员、社会福利工作者及其他支持者，将患者转移至安全的地方。	
10. 评估患者体位，观察患者站立位或坐位时肩部及臀部是否成直线。观察患者是坐位、站立位或半卧位（见插图）。	暗示患者的肌肉骨骼性病变、情绪状况或是否存在疼痛。
11. 评估躯体移动。能拿到想要拿的东西吗？肢体有颤抖吗？有部位不能移动吗？动作协调吗？	可能暗示患者神经或肌肉方面的问题或情绪压力（见技能 6.7）。
12. 评估语言。内容能理解吗？语速适中吗？能正确表达患者的思想吗？	语言的改变反映了神经损伤、口腔疾病、义齿不合适、方言或语言区别及精神疾病。
13. 评估卫生及外表的修饰。观察患者妆容、衣服（病员服或私服）和卫生等。可从头发、牙齿、指甲等部位评估患者的卫生情况。 a. 观察头发的颜色、分布、质量、厚度、质地、顺滑度。	修饰可反映患者在检查前的活动水平、购买修饰品的能力、心情、自我照顾能力，也可以反映文化程度、生活方式、经济水平及个人喜好。 头发的变化反映激素变化、年龄、营养情况或使用某种护发产品。

步骤	要点说明
b. 观察指甲和趾甲的情况。观察颜色、长度、对称性、清洁度及形状。指甲和趾甲应是透明、光滑、丰满的，根部皮肤应是光滑、完整的。	指甲和趾甲的改变反映营养缺乏、做过美甲、紧张或系统性疾病。
c. 评估身体有无异味。	体育锻炼、不卫生、身体或精神异常可导致身体异味。口腔不清洁或牙齿不健康可导致口臭。
14. 检查暴露部位的皮肤情况并询问患者是否发现异常，包括： a. 瘙痒、渗出、出血。	确定有无异常变化或癌变，黑色素瘤是一种恶性程度较高的皮肤癌，及时诊断及治疗很重要（见注释6.4）。 皮肤干燥可导致瘙痒，渗出提示感染，出血提示凝血功能障碍。
b. 痣、肿块、结节的外观；有无感觉变化；瘙痒、压痛、疼痛。	这些病变可能是癌性病变的关键指标。
c. 瘀点（因皮肤表层出血导致的针尖大小的红点或紫点）。	瘀点可提示严重的凝血功能障碍、药物反应或肝脏疾病。
15. 观察皮肤表面，比较身体对称部位的皮肤颜色，包括未暴露部位的皮肤。找出有任何皮肤颜色改变的斑块或区域。	皮肤颜色的改变提示病理变化（见表6.5）。
临床决策点：如有开放性伤口难以愈合、有光泽的结节、皮肤呈粉色或红色、瘢痕样改变应警惕基底细胞癌。暴露在阳光下的部位较为多见，且病变经常发生于被阳光晒伤的部位。	
16. 仔细观察面部、口腔黏膜、嘴唇、结膜、巩膜、手掌、甲床等部位的颜色。	产生黑色素最少的身体部位更易发现异常。
临床决策点：当评估有绷带、石膏、约束及制动的患者时，应注意患者有无疼痛或刺痛、皮肤苍白、肤温下降、活动力减退、感知受损等。如有这些现象，应怀疑血液循环受限，并立即解除约束。	
17. 用指腹直接触摸完整皮肤部位，感受其质地及潮湿度。	在黑人中，皮肤质地的改变首先怀疑皮疹。皮肤质地受含水量、体温、环境影响。老年人易患干燥综合征，表现为皮肤干燥、鳞状改变（Touhy和Jett，2015）。
a. 用指腹轻抚皮肤表面，感受皮肤质地。观察皮肤光滑或粗糙、厚或薄、紧致或松弛、局部有无硬结或损伤。	创伤、手术伤口、损伤可导致皮肤局部质地改变。
b. 触诊皮肤质地异常的部位。	检查局部皮下是否存在硬结和（或）压痛。
c. 用手背感知肤温，对比身体对称部位和上下部位，观察明显温差及局部肤温。	手背皮肤较薄，能感觉到温度的细微变化。肤温低说明血液循环减少，一期压疮可导致局部肤温升高、皮肤发红。环境温度及紧张情绪也会影响肤温。

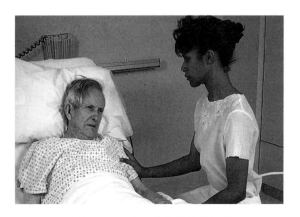

步骤10 观察患者的体位和姿势

133

步骤	要点说明
临床决策点：长期行注射（如胰岛素、肝素）治疗的患者，注射部位可触摸到硬结。有计划地更换注射部位，避免皮肤损伤（Lewis et al., 2017）。	
18.使用清洁手套。观察分泌物的特点，如颜色、气味、量、性质（稀薄的或水样的、浓稠的或油腻的）。脱手套，执行手卫生	分泌物可说明损伤的类型、感染、伤口愈合程度。

注释6.4　恶性黑色素瘤记忆方法

黑色素瘤的 ABCDE 准则

这里有一种记住黑色素瘤特点的简单方法，提醒你恶性黑色素瘤的可能性。

A. Asymmetry of lesion（损伤部位的不对称性）：损伤部位两侧不同

B. Borders（边缘）：不规则（边缘不齐、凹凸不平）

C. Color（颜色）：蓝色、黑色或不均匀；色素沉着不一致；变异／颜色多样（棕褐色、黑色），可呈粉色、白色、灰色、蓝色或红色

D. Diameter greater than 6 mm（直径大于 6 mm）

E. Evolving（演变）：大小、形状、颜色改变；瘙痒或出血

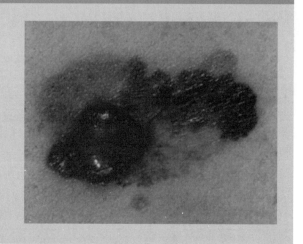

图片来自于 Ball JM et al：Seidel's guide to physical examination, ed 8, St Louis, 2015, Mosby.

表 6.5　皮肤颜色变化

颜色	相关因素	原因	评估部位
黛青色（发绀）	脱氧血红蛋白数量增加（与缺氧有关，是氧含量下降的晚期体征）	心肺疾病、寒冷环境	甲床、嘴唇、舌根、皮肤（严重缺氧情况下）
苍白	氧合血红蛋白数量减少 因血流量减少引起氧合血红蛋白降低	贫血、休克	面部、结膜、甲床、手掌 皮肤、甲床、结膜、嘴唇
色素沉着减少	白癜风	先天性自身免疫导致色素减少	面部、手部、手臂皮肤斑驳
橘黄色（黄疸）	组织内胆红素沉积增多	肝脏疾病、红细胞破坏	巩膜、黏膜、皮肤
红色（红斑）	因扩张或血流速度加快导致氧合血红蛋白数量增加	发热、直接创伤、羞愧、酗酒	面部、创伤部位、压疮好发部位（如：骶尾部、肩部、肘部、足跟）
棕褐色	黑色素数量增加	晒黑、妊娠	暴露在阳光下的部位：面部、手臂；乳晕、乳头

步骤	要点说明
19. 用手指按压胸部、前臂或腹部的皮肤，评估局部是否肿胀。松开皮肤观察皮肤复原的程度及速度（见插图）。	肿胀程度轻的皮肤在按压后会形成凹陷，几秒后逐渐还原，说明皮肤弹性降低、水肿正在消退。根据肿胀程度的改变，选择合适的方法预防压力性损伤（见第39章）。
20. 评估受压部位的皮肤情况，尤其注意观察压疮高危部位（如骶尾部、股骨大转子、足跟、枕部、锁骨）。如果局部发红，用指腹轻轻按揉局部，然后去除压力，观察皮肤颜色。	正常反应性充血（发红）是局部血管舒张的表现，是深部组织缺血的正常机体反应。受压部位通过指腹按揉后会变白，如不变白，应怀疑组织损伤。
临床决策点：当评估深色皮肤时，不能仅仅通过视诊观察皮肤有无病变。深色皮肤患者视诊时必须要综合评估皮肤的温度、水肿、对比病变部位皮肤及周围皮肤是否一致（WOCN，2016）。	
临床决策点：若有征象表明是正常反应性充血，则更换患者体位。若患者能自理，则制订翻身计划。	
21. 观察伤口时光线应充足，评估颜色、部位、质地、大小、形状及类型（见注释6.5）。同时还应观察分类（如聚集的或线型的）及分布（如局部或整体）。	皮肤伤口的观察应准确描述及鉴别。
a. 当伤口潮湿或有引流时，戴上手套。轻轻触诊伤口，判断活动度、外形（如平坦的、凸起的、凹陷的）及质地（如柔软的或坚硬的）。	轻轻触诊可避免潜在囊肿破裂，戴手套可减少微生物的传播。
b. 观察患者有无压痛反应。	压痛提示炎症或身体局部受压。
c. 用量尺测量伤口大小（高度、宽度、深度）。	为反复评估损伤的变化提供参考。
22. 脱手套，按规范处理手套等物品，安置患者舒适体位，执行手卫生。	避免微生物传播。

护理评价

1. 评估过程中注意观察患者有无身心压力，这将会对评估结果产生影响。	评估过程中与患者互动有助于发现患者的情绪问题，体格检查过程中运用策略有助于发现患者的身体问题。
2. 将评估结果与之前的观察结果做对比。	确定是否发生了变化。

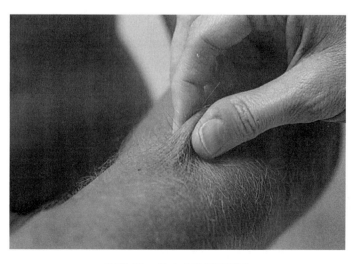

步骤 19　检查皮肤肿胀程度

注释6.5　皮肤损伤类型

斑点:局部皮肤平坦,触诊无变化,范围小于1 cm(如:雀斑、瘀斑)

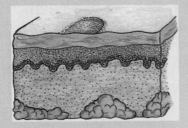

潰疡:皮肤表面深度脱落,累及真皮层,常伴有出血或瘢痕,大小不一(如:静脉淤滞性溃疡)

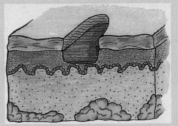

水泡:隆起的皮肤内充满浆液,范围小于0.5 cm(如:单纯性疱疹、水痘)

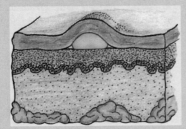

肿瘤:累及皮下组织的实体肿块,范围大于2 cm(如:上皮瘤)

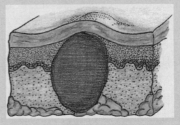

丘疹:可触及局部坚硬的皮肤隆起,范围小于0.5 cm(如:突出的痣)

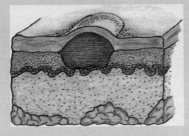

萎缩:皮肤变薄、纹理消失、变得晶莹剔透;大小不一(如:动脉供血不足)

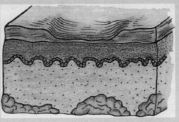

脓疱:类似水疱样的局部皮肤隆起,但充满脓液,大小不一(如:痤疮、葡萄球菌感染)

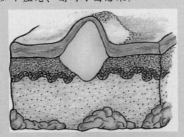

风团:形状不规则的局部皮肤隆起或局部皮肤表面水肿,大小不一(如:蜜蜂、蚊子叮咬后的疙瘩)

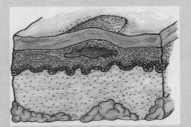

结节:突出的坚硬肿块,比丘疹深、坚硬,0.5~2 cm(如:疣)

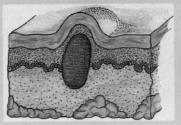

步骤	要点说明
3. 询问患者是否有未解决的健康问题。	应给患者提供咨询健康问题的机会，否则有些患者可能认为他们的提问是在打扰你。
4. **使用反馈式教学**：告诉患者"我已向您解释了背部出血痣的相关知识，我需要确认您是否掌握，请告诉我为什么去咨询皮肤科医师很重要。"如果患者或居家照护者不能正确反馈，立即调整或重新制订指导计划，以保证其正确掌握。	确定患者和居家照护者对指导内容的理解水平。

非预期结果	相关措施
1. 患者有急症（如呼吸急促、急性疼痛、严重焦虑）。	● 根据患者需求立即处理（如：安置患者体位、给氧、遵医嘱用药）。 ● 测量生命体征。 ● 通知医护人员。
2. 患者皮肤异常（如：痣的颜色改变、皮肤干燥、肿胀减轻、皮肤损伤、红疹）。	● 确认相关因素、避免继续刺激或损害。
3. 患者不愿意或无法提供相关因素的准确信息。	● 询问照护者相关信息。 ● 查看患者记录，获取基线值。

记录与报告

● 在体温单、电子健康档案或表单上记录患者的生命体征。

● 在电子健康档案或表单上记录对患者外观改变的描述。

● 运用客观的专业术语描述患者的行为，包括患者主诉的症状和体征。

● 记录对患者和居家照护者学习情况的评价。

● 向责任护士或医师汇报患者的异常情况及急症。

注意事项

健康教育

● 在一般检查过程中，告知患者不同年龄及不同身体状况人群生命体征的正常范围值，不同身高及体形人群的正常体重值。

● 若患者正在制订节食计划，告知患者如何正确制订计划或选择食物。减肥的最好方式是通过增加锻炼及减少卡路里摄入逐渐减轻体重。咨询营养师，获取专业指导。

儿科患者

● 儿童的生长发育是评价其健康状态的重要指标，生长发育的参数包括身高、身长、体重、皮褶厚度、臂围及头围（Hockenberry 和 Wilson，2015）。根据患儿的年龄和条件使用专用的生长曲线图。

● 测量儿童净重,称体重时只穿内衣或睡衣。

● 儿童与父母的互动为评价儿童的行为提供重要信息。

老年患者

● 老年人呈现出来的症状和体征往往具有误导性，其生理功能减退掩盖疾病常见的或典型的症状或体征。老年人的症状及体征经常是迟钝的、不典型的（Touhy 和 Jett，2015）。

● 皮肤状态会随着年老而出现变化，包括：干燥、变薄、弹性降低、毛细血管突起。常见的皮肤损伤包括:脂溢性角化病(色素沉着、疣)、櫻桃状血管瘤(鲜明的、鲜红圆形丘疹)、皮赘(柔软的黄褐色至浅棕色的蕈形赘生物)、晒斑（暴露在阳光下部位的灰褐色、不规则的斑点)。

● 血液循环障碍、视力障碍及糖尿病老年患者的足部观察尤其重要，常见的足部问题包括：溃疡、真菌感染、鸡眼、老茧、拇囊炎、跖疣、锤状指。

居家护理

● 居家护理的重点在于提高患者自我照顾的能力，确保家庭的评估是建立在其他环境中所有健康问题已经被识别的基础上。

● 家庭保健护士用便携式秤来监测患者的体重变化。

技能6.2 头颈部评估

头颈部的检查包括对头、眼、耳、鼻、口腔以及鼻窦的评估。评估的手段包括体格检查、触诊及听诊，其中体格检查和触诊常同时进行。

授权与合作

护理辅助人员不能单独进行头颈部评估的操作。护士指导护理辅助人员完成以下工作：

● 流鼻涕和鼻出血的观察。

● 日常生活照料中（如口腔护理、沐浴）有任何异常发现，及时汇报护士。

用物准备

● 听诊器
● 清洁手套（如有必要，选择非乳胶手套）
● 压舌板
● 手电筒

步骤	要点说明

护理评估

1.评估患者有无头痛、头晕、头部不适或头颈部强直的病史。	头痛和头晕通常是压力的体现，是患者潜在疾病（如高血压或受伤）所表现出的症状。
2.询问患者有无眼疾、糖尿病及高血压的病史。	一般情况下患者有视觉改变时要咨询相关医务人员。
3.询问患者是否有过视物模糊，视物有闪光感、视物有光晕或视野减弱的病史。	出现这些症状提示患者有视力问题。
4.询问患者是否有过耳部疼痛、瘙痒、耳部有分泌物、眩晕、耳鸣（耳内有声响）或听力改变的病史。	这些症状和体征表明耳部有感染或听力丧失。
5.核查患者的职业史。	患者的职业可能造成受伤、潜在的视力疲劳或长时间噪声污染的风险。
6.询问患者有无过敏史、流涕、鼻出血，或鼻后滴漏综合征的病史。	这些病史可用于确定鼻腔及鼻窦引流的来源。
7.核实患者有无吸烟或咀嚼烟草史。	吸烟者易患口腔癌和咽喉癌（ACS，2015g）。

护理诊断

● 缺乏评估头颈部必要性的相关知识	● 口腔黏膜损伤
● 维护健康无效	● 有受伤的危险
根据患者的状况或需求，个体化处理其相关因素/危险因素。	

护理计划

1.完成下列步骤后所能达到的预期结果：

步骤	要点说明
● 患者能够识别眼、耳、鼻窦以及口腔疾病的警示信号及症状。	对警示信号的识别意识能提高患者向医务人员汇报不适的依从性。
● 患者能够对可能会因职业环境带来的头颈部损伤采取适当的安全防护措施。	对安全防护措施的认识能提高患者对健康行为的依从性。
● 患者视力良好，听力正常，口腔黏膜湿润且完整，头颈部无肿块或病变。	患者无异常。
2. 患者准备：告知患者将对其行头颈及相关部位的常规检查。	取得患者的配合。
3. 在整个体格检查的过程中，向患者宣教有关眼、耳、鼻窦及口腔部位疾患的常见症状及职业保健的知识。	在体格检查的过程中融入健康教育的内容。
4. 执行手卫生。物品准备。	减少交叉感染。提高体检的效率。

护理措施

1. 尽量使患者取端坐位。	可更彻底地检查患者头颈部的结构。
2. 检查患者的头部。观察患者头的位置及面部特征，注意其对称性。	头向一侧倾斜常见于听力或视力的丧失。瘫痪等神经紊乱常影响面部的对称性。
3. 评估双眼（包括询问与患者眼部疾病有关的症状和体征）。	
a. 检查双眼的位置、颜色、结膜及运动情况。	位置不对称常见于外伤或肿瘤形成；双眼颜色不同，有时为先天性；结膜颜色的改变见于局部感染或其他疾病所出现的症状（例如，结膜苍白见于贫血）。
b. 评估患者的近视力（阅读报纸或杂志的能力）和远视力（双眼随指令运动的能力及远距离读时钟、看电视或读标志的能力）。	视力或视野丧失的患者需要教会其自我照护（如进食、洗澡、个人卫生、穿衣）。
c. 检查瞳孔的大小、形状及双侧是否等大、等圆（见插图）。	正常的瞳孔为圆形且规则，双侧大小相等、形状相同。
d. 检查瞳孔的对光反射：调暗灯光，检查瞳孔对光线的反应情况。如果灯光不能调暗，用手置于患者眼睛上方以暂时遮挡光线。患者直视前方，检查者将手电筒从患者的一侧脸面移向同侧瞳孔，直至光线正对瞳孔部位。观察双眼瞳孔反应的敏捷度、灵活度及均衡性（见插图 A 和 B）。	昏暗的光线使正常的瞳孔对其反应灵活。当眼受到光线刺激时，受刺激一侧的瞳孔缩小；同时，另一侧的瞳孔也会出现相同程度的缩小（间接对光反射）。
（1）检查瞳孔的顺应性：嘱患者注视远处的物体，此时瞳孔扩大。然后嘱患者逐渐移至距离鼻部 7～8 厘米（3～3.2 英寸）的位置，检查此过程中瞳孔收缩及双眼内聚的情况。注意：你也可以嘱患者由远及近地观察一个物体（例如手指、笔）。	若患者无瞳孔收缩、双眼内聚或双侧反应不对称，则需要进一步进行眼科评估（Ball et al., 2015）。

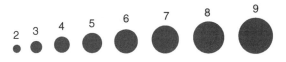

步骤 3c　瞳孔的大小（mm）

步骤	要点说明
4. 听力评估。评估患者对于问题的回答是否正确及是否使用助听器。如果怀疑患者有听力受损，则要求其复述护士读出的随机单词。护士需反复读出这些单音节或双音节词，并逐渐增强音量，直至患者能正确复述这些词。	护士低语时，患者一般可以清楚地听到3～6个词汇（Ball et al.，2015）。对于有明显听力障碍的患者，护士应站在患者听力正常的一侧，保证其可以看到自己的面部，清晰、精练地轻声说出词汇，避免使用过高音量。
临床决策点：如果患者存在听力障碍，需请上级护士进一步检查，以判断听力障碍是否为耵聍异物、中耳炎或因对助听器材料过敏而引起的耳道肿胀所致。	
5. 检查鼻的外形、颜色、位置、鼻腔分泌物及是否存在畸形或炎症。观察鼻黏膜的颜色，检查鼻部是否存在病变、分泌物、肿胀和出血情况。如果患者的鼻腔分泌物存在感染，则咨询医务人员是否需要留取标本。	鼻腔分泌物异常可见于鼻部过敏或炎症。患者频繁地使用鼻部药物会造成鼻中隔穿孔，黏膜糜烂、肿胀和（或）充血。
6. 对于有鼻胃管（NG）、鼻肠管（NI）及经鼻气管插管的患者，需要通过手电筒检查两侧鼻腔有无鼻黏膜破损、鼻腔炎症及异常分泌物，注意检查过程中保持管道在位。	吞咽动作或咳嗽反射使带管的患者鼻腔受压，管道对组织和黏膜产生压力，从而导致损伤。
7. 鼻窦触诊动作应轻柔。护士用双手拇指向上按压患者眼眶上缘内侧，以评估额窦是否存在压痛；用双手拇指按压患者眼睛下方0.4 cm处，以评估上颌窦是否存在压痛。	鼻部炎症、过敏或有时药物的使用可造成鼻窦压痛。
8. 口唇评估（包括对口腔癌症状和体征的观察）。	
a. 戴手套，检查口唇的颜色、质地，有无干燥皲裂及口角糜烂等，女性患者需要擦除口红。	正常人口唇红润、上下对称且光滑。
b. 检查并标记牙齿的位置和排列情况，观察牙齿的颜色及有无牙垢、龋齿及拔牙的部位。	此项检查揭示了口腔的卫生状况及因可乐、咖啡和烟草造成的牙齿染色情况。牙齿通常是光滑、洁白且有光泽的。

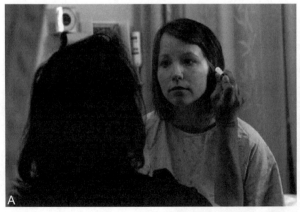
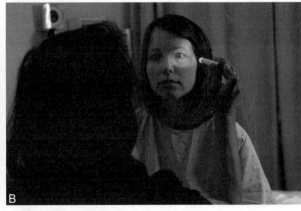

步骤3d　A. 用手电筒照射患者的侧脸　B. 光线照射于瞳孔，引起瞳孔收缩

步骤	要点说明
c. 检查口腔黏膜和牙龈，询问患者是否佩戴义齿或牙齿固定器，及佩戴是否舒适。嘱患者去除义齿以观察和触诊牙龈。用压舌板轻轻压下舌头，借助手电筒检查口腔（见插图），包括口腔黏膜、舌头、牙齿和牙龈的颜色、湿润度、纹理及明显的病变。	义齿和牙齿固定器会对口腔黏膜造成慢性刺激。正常的口腔黏膜光洁，呈粉红色，表面光滑且潮湿。口腔黏膜的癌前病变体征可能会被忽视，且其发展迅速。
d. 如果患者存在口腔病变，用戴无菌手套的手轻轻触诊以评估其有无压痛、大小及其黏稠性，脱下手套并处理，执行手卫生。	癌变的口腔一般质硬且无触痛。
9. 检查并触诊颈部：	评估所有颈部结构，包括颈部的肌肉、淋巴结、甲状腺和气管的功能。
a. 询问患者有无颈部疼痛病史或颈部活动困难的病史。	可能表明肌肉拉伤、头部受伤、局部神经损伤或淋巴结肿大。
b. 颈部肌肉：嘱患者收缩和伸展颈部以及左右转动头部，以检查颈部双侧肌肉的对称性。	检查肌无力、肌肉拉伤及关节活动范围。
c. 颈部淋巴结：	淋巴结有时会因感染或癌症等各种疾病而导致其肿大。
（1）嘱患者将下巴抬起并将头微微倾斜，检查淋巴结分布区域并对两侧进行比较（见插图）。	
（2）嘱患者放松，颈部略向前弯曲，以检查淋巴结。面对患者或站在患者一侧，使用中间三根手指的指腹（见插图），以旋转的方式轻轻触摸患者的表浅淋巴结。	该体位利于放松颈部组织和肌肉。
（3）观察淋巴结有无肿大、固定、炎症或疼痛。	淋巴结肿大、固定且有炎症及疼痛可见于局部感染、全身性疾病或肿瘤。
10. 帮助患者采取合适体位并执行手卫生。	减少微生物传播。

护理评价

1. 将评估结果与先前的观察结果进行比较。	确定患者病情的变化。
2. 请患者描述眼、耳、鼻窦或口腔疾病的常见症状。	评估患者识别异常的能力。

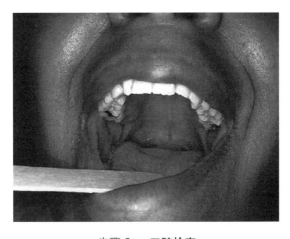

步骤 8c　口腔检查

141

步骤	要点说明

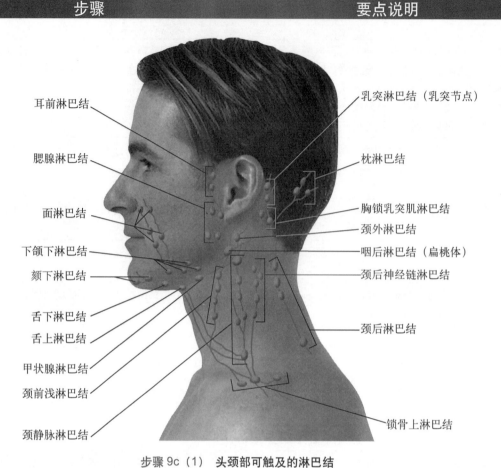

步骤 9c（1） 头颈部可触及的淋巴结

（引自 Ball JW et al：Seidel's guide to physical examination，ed 8，St Louis，2015，Mosby.）

图中标注：
耳前淋巴结
腮腺淋巴结
面淋巴结
下颌下淋巴结
颏下淋巴结
舌下淋巴结
舌上淋巴结
甲状腺淋巴结
颈前浅淋巴结
颈静脉淋巴结

乳突淋巴结（乳突节点）
枕淋巴结
胸锁乳突肌淋巴结
颈外淋巴结
咽后淋巴结（扁桃体）
颈后神经链淋巴结
颈后淋巴结
锁骨上淋巴结

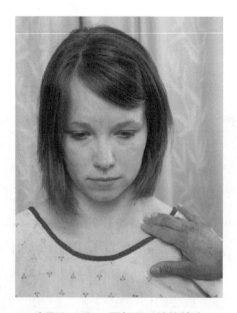

步骤 9c（2） 颈部淋巴结的触诊

步骤	要点说明
3. 请患者列出职业安全预防措施。	获取相关知识能使患者采取安全的防护措施。
4. **使用反馈式教学**："我想确定，您是否知道因为您的职业而造成耳部受损的一些症状和体征。告诉我应该怎样做来减少损伤和潜在的听力问题。"如果患者或居家照护者不能正确反馈，立即调整或重新制订指导计划，以保证其正确掌握。	确定患者和居家照护者对指导内容的理解水平。
非预期结果	相关措施
1. 患者有黄色鼻涕，打喷嚏，主诉鼻窦疼痛。	● 重新取半卧位或其他舒适的体位，以减轻鼻窦疼痛。 ● 监测体温。 ● 如果这些为新发症状，请告知医务人员。
2. 患者主诉站立位时严重头痛和头晕。	● 立即处理：监测生命体征，尤其是血压。 ● 让患者取舒适卧位，以减轻头晕，缓解头痛。 ● 确定影响因素（如压力、疼痛或血压升高）。 ● 通知医务人员。
3. 患者有口腔溃疡且易出血、面颊肿块或增厚，黏膜有白色或红色斑块。	● 通知医务人员。

记录与报告

● 记录所有发现，包括如听力或视力丧失、疼痛及其部位、目前感染在内的异常表现，以及电子健康档案或表单中引流物的特征。

● 记录对患者和居家照护者学习情况的评价。

● 向主管护士或医师报告任何异常的发现或改变。

注意事项

健康教育

● 解释与衰老相关的常见视觉变化，包括视力减退（老花眼）、周围视力的消失或减少、眼泪减少、对亮光敏感。告知患者应何时向眼科专家寻求帮助。

● 教会视觉障碍患者和居家照护者在家如何调整房间安排，以促进患者更安全地行走。提供自助设备，帮助患者独立进行日常活动。

儿科患者

● 一些婴儿会闭上眼睛拒绝眼睛检查，可以分散其注意力并鼓励静眼（Hockenberry 和 Wilson，2015）。

● 儿童的头痛通常是由于睡眠不足、营养不良、眼睛疲劳或过敏引起。3 岁儿童可能会患上严重的偏头痛，但症状模糊，难以确诊（Hockenberry 和 Wilson，2015）。

老年患者

● 老年人通常由于晶状体的改变而丧失周围视力。

● 指导 65 岁以上的患者定期进行听力检查。

● 测量视力有助于确定患者在家独立进行日常活动和安全走动所需要的帮助等级。

技能 6.3 胸肺部评估

胸肺部的评估需检查肺的通气及呼吸功能。因其异常会危及生命，故该部分评估非常重要。制动、感染、某些镇痛镇静药物及液体过多都会引起呼吸发生快速改变，必须了解全身各系统的状况和数据来确定肺改变的性质。检查过程中，可使用视诊、触诊和听诊。

在胸肺评估之前，需了解胸部的标志（图 6.3 A ～ C）。这些标记可帮助你鉴定检查结果及正确地进行评估。患者的乳头、胸骨角、胸骨上切迹，肋角、锁骨、椎体都是关键的标志。熟知肺叶及每根肋骨的位置（图6.4 A～C）。

定位每一根肋骨的位置对评估肺叶至关重要。首先，在胸骨柄和胸骨体连接处，即第二肋水平，通过触诊"减速带"来定位前胸部的胸骨角。胸骨角通常是可以观察且可触及的，故以此来计数肋骨及肋间隙。每个肋间隙的计数与其上方肋骨的计数相一致。第三胸椎棘突及第四、五、六肋骨有助于肺叶的侧面定位。较低位的肺叶位于侧面和前面（见图6.4 B）。后面的肩胛骨尖端或肩胛骨下缘大约位于第七

肋水平（见图6.4 C）。

检查过程中，使用听诊器来听诊呼吸音。深呼吸时，听诊最清晰。当空气通过液体、黏液、狭窄的气道或胸膜内有炎症时，会出现不正常的声音（异常呼吸音）。异常呼吸音包括湿啰音、干啰音、哮鸣音及胸膜摩擦音（表6.6）。注意声音的位置和特征，有无呼吸音减弱或消失。确定异常呼吸音在呼吸周期的具体位置。

授权与合作

胸肺部评估不能授权予护理辅助人员进行

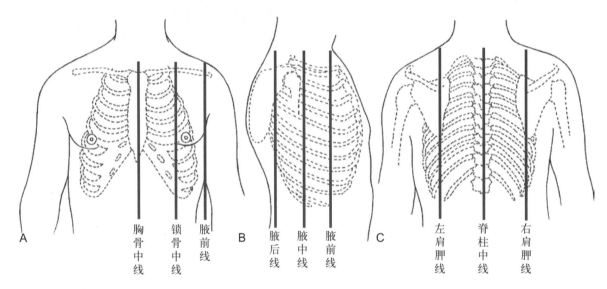

图6.3 胸腔解剖标志及检查顺序

A. 前胸　B. 侧胸　C. 后胸

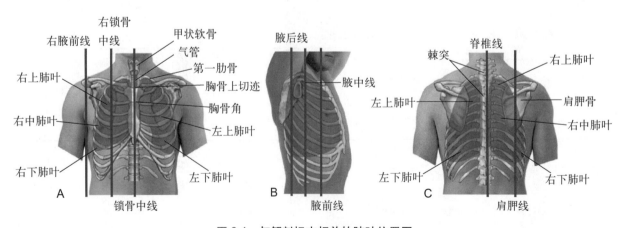

图6.4 与解剖标志相关的肺叶位置图

A. 前位　B. 侧位　C. 后位

（引自 Seidel HM et al: Mosby's guide to physical examination, ed 7, St Louis, 2011, Mosby.）

操作。护士指导护理辅助人员完成以下工作：

- 生命体征确认平稳后，测量患者的呼吸。
- 汇报呼吸窘迫、呼吸困难，以及呼吸频率和深度的变化。

- 呼吸困难的患者，保持其床头抬高。

用物准备

- 听诊器

表 6.6　异常呼吸音

声音	听诊部位	原因	特征
湿啰音	最常见：左右肺基底	肺泡群随机突发的再膨胀、小气道气流增加	在吸气末、呼气末或呼吸末听到的细小、短暂、间断的爆裂声；随咳嗽改变或不改变；听起来像是在挤压玻璃纸 中湿啰音：在吸气时发出低沉、湿润的声音；咳嗽后不会消失 粗湿啰音：在吸气时发出的大气泡音；不随咳嗽消失
干啰音（洪亮的喘息音）	主要位于气管和支气管，如果声音足够大，可在整个肺野听到	液体或黏液在大气道内引起湍流；气道痉挛	呼气时更易听到响亮、低音调、连续的声音；咳嗽后有时消失 听起来像用吸管在吹气
哮鸣音（咝咝的喘息气）	整个肺野均能听到，但后肺野更明显	高速气流通过严重狭窄或阻塞的支气管	尖锐的高音，像是在吸气或呼气时听到的连续尖叫声；通常在呼气时更响亮；不随咳嗽消失
胸膜摩擦音	前侧肺野（患者端坐位时）	胸膜炎，壁层胸膜与脏层胸膜之间的摩擦	吸气时最易听清，咳嗽后不消失，前下侧更响亮

数据来源于 Ball JW et al：Seidel's guide to physical examination，ed 8，St Louis，2015，Mosby.

步骤	要点说明

护理评估

1. 评估吸烟史或吸毒史，包括烟草的种类、持续时间（年数）和包年的数量。包年等于烟龄乘以每日吸烟包数（例如：4 年 ×0.5 包 / 日 =2 包 / 年）。如果患者已戒烟，确定患者戒烟多长时间。	吸烟是肺癌、心脏疾病和慢性肺部疾病（肺气肿和慢性支气管炎）的主要病因。肺癌的危险因素包括吸烟史超过 20 年，环境污染及二手烟污染（ACS，2015a，2015g）。

步骤	要点说明
2. 询问患者有无以下症状：持续性咳嗽（有痰或无痰）、咳痰、痰中带血、胸痛、气短、端坐呼吸、呼吸困难、活动无耐力或反复发作的肺炎或支气管炎。	呼吸改变的症状有助于鉴定客观的体征。
3. 确定患者是否在含有污染物的环境（例如石棉、砷、煤尘或化学刺激物）或辐射中工作，患者有无接触过二手烟。	慢性呼吸道疾病的患者，尤其是哮喘患者，他们的症状会因温湿度的改变、刺激性烟或雾、精神压力和过度劳累而加重。
4. 了解患者是否为已知或疑似人类免疫缺陷病毒感染、滥用药物、低收入、居住或雇佣于疗养院或庇护所、无家可归、近期被监禁、肺结核患者家庭成员以及是否是从结核病流行的国家移民到美国（CDC，2013）。	这些是暴露和（或）发展为结核病的已知危险因素。
5. 询问患者是否有持续性咳嗽、咯血（血性痰）、不明原因的体重减轻、疲劳、盗汗和（或）发热的病史。	这是结核病和HIV感染共有的症状和体征。
6. 患者有慢性声音嘶哑病史吗？	声音嘶哑表明咽喉疾病或滥用可卡因或阿片类药物（嗅）。
7. 评估患者有无花粉、灰尘或其他空中散布的刺激性物质及食物、药物或化学物质的过敏史。	过敏反应表现为听诊有哮鸣音、呼吸困难、发绀及汗出。
8. 了解患者有无癌症、结核病、过敏或慢性阻塞性肺部疾病（COPD）的家族史。	这些家族史使患者有罹患肺部疾病的危险。

护理诊断

● 疲劳	● 清理呼吸道无效	● 疼痛（急性、慢性）
● 气体交换受损	● 无效性呼吸型态	● 有感染的危险
根据患者的状况或需求，个体化处理其相关因素 / 危险因素。		

护理计划

1. 完成下列步骤后所能达到的预期结果：	
● 呼气为被动运动，是通过膈肌和肋间肌规律（成人12～20次/分）且对称的扩张而完成的。	正常呼吸运动的特征。
● 听诊呼吸音清晰，且双侧强弱相等。	气流无干扰或阻塞，且两侧呼吸音相同。
● 患者能描述引起肺部疾病的易感因素。	风险意识可以提高患者对健康行为的依从性。
● 患者能采取适当的体位以达到呼吸的最佳状态。	在检查过程中，患者能了解采取适当体位的益处。
2. 预设宣教主题，在体检过程中，向患者宣教肺部疾病的所有危险因素。	在体格检查的过程中融入健康教育的内容。
3. 执行手卫生。物品准备。	减少微生物传播。提高体检的效率。

护理措施

1. 患者准备，取舒适体位。	

步骤	要点说明
a. 患者取端坐位。卧床患者，抬高床头 45°～90°。如果患者不能耐受坐位，则采用仰卧和侧卧位。	检查过程中，这些体位使得患者肺完全扩张。慢性呼吸系统疾病患者，在整个检查过程中为防气促，需采取端坐位。被动卧位的患者（对指令无反应）在检查过程中可能需要另一位照护者协助完成。
b. 首先从后背褪去外套和被单，注意盖住前胸及腿部。检查到哪里，相应部位应予暴露以待检查。	避免不必要的暴露，同时需要提供完整的胸部视野。将钟式或膜式听诊器直接放置于患者皮肤上，从而提高声音的清晰度。
c. 向患者解释所有的操作步骤，鼓励其放松及经口正常呼吸。	焦虑会改变呼吸功能。经口呼吸可减少因空气经鼻传导而产生的无关声音。
2. 后胸：	
a. 如果可以，站在患者后侧。检查胸部的形状和对称性。观察有无畸形，脊柱的位置，肋骨的倾斜度，吸气过程中肋间隙(ICS)的收缩及呼气过程中肋间隙的扩张，胸廓前后径。	鉴别胸部扩张引起的病变和呼吸窘迫症。正常的胸部轮廓是对称的。儿童胸廓几乎是圆形的，前后径（AP）和左右直径的比例为 1∶1。成人的前后径是左右直径的 1/3～1/2。慢性肺部疾病使肋骨斜度变小，从而使前后径增加，形成"桶状胸"。呼吸系统疾病的患者通过改变体位来增加通气。
临床决策点：当患者呼吸时捂住胸部，表明局部胸痛。评估疼痛的性质，包括发病原因、严重程度、诱因、部位、范围及放射情况。	
b. 确定呼吸的频率和节律（见第 5 章）。嘱患者放松，检查整个胸腔。	患者放松且不知道检查的情况下，是计算呼吸的好时机。如果患者察觉，可能会发生呼吸改变。
c. 系统地触诊后胸壁、肋骨和肋间隙，注意有无肿块、搏动、异常移动或局部有无压痛（见插图）。如果患者主诉疼痛或压痛，避免深部触诊。如果有可疑肿块，轻轻触诊以了解病变的形状、大小及部位（见技能 6.1）。勿对疼痛的区域进行深部触诊。	触诊以进一步地评估疼痛特征，以核实或补充视诊的检查结果。局部肿胀或压痛表明肋骨或软骨下方损伤。断裂的肋骨碎片可能会移位。

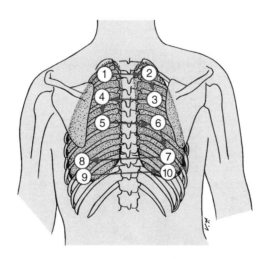

步骤 2c　后胸部评估模式

步骤	要点说明
d. 检查胸廓扩张度时，护士位于患者身后，将拇指放置于第 10 肋骨水平，手掌轻轻触及患者胸廓的后外侧面（见插图 A）。保证两拇指间距为 5 cm，拇指指向脊柱，其余四指指向侧面。双手按压患者脊柱，使拇指之间形成小皮褶。嘱患者呼气后深呼吸，观察拇指的移动（见插图 B）及胸壁运动的对称性。通常在胸廓扩张 3 ～ 5 cm 时，拇指会发生对称的分离	触诊胸廓扩张度以评估患者的呼吸深度。这可以很好地评估患者深呼吸运动的能力。一侧运动受限表明患者因疼痛而采取夹胸呼吸。避免双手滑移，造成测量误差。
e. 听诊呼吸音。嘱患者微张口，做缓慢的深呼吸。对于成人，将听诊器的膜部固定放于胸壁的肋间隙上（见插图）。每一听诊部位听诊一整个吸气及呼气周期（见步骤 2c 中的模式）。如果声音微弱，如肥胖患者，嘱患者用力且快速地呼吸。系统地比较左右两侧的呼吸音，注意正常及异常的声音。	评估空气通过气管支气管的运动（表 6.7）。识别由黏液或气道阻塞引起的正常声音。 用吸气和呼气的长度来描述声音。
f. 如果听到异常声音，嘱患者咳嗽。然后再次用听诊器听诊，观察咳嗽后声音是否清晰。异常呼吸音的描述详见表 6.7。	咳嗽可以清除异常声音。咳嗽后，干啰音常会消失或改变。而湿啰音和哮鸣音不会随咳嗽消失或改变。

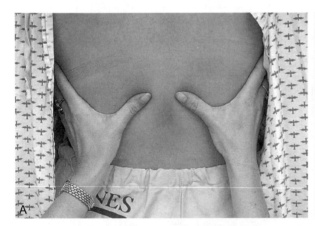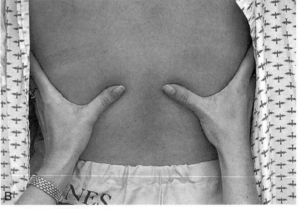

步骤 2d　A. 对后胸廓偏移的触诊　B. 患者吸气时，胸廓的偏移使护士的拇指分离

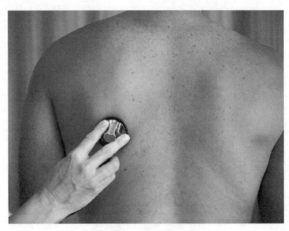

步骤 2e　用听诊器听诊

（引自 Ball JW et al: Seidel's guide to physical examination, ed 8, St Louis, 2015, Mosby.）

步骤	要点说明
3. 侧胸：	
a. 嘱患者双手上举，检查侧胸是否有与后胸相同的特征。	有利于了解侧胸的结构。
b. 除胸外测量外，将后胸的触诊和听诊延伸至侧胸（见插图）。	识别肺侧面的异常。
4. 前胸：	
a. 观察患者呼吸时的辅助肌群：胸锁乳突肌、斜方肌和腹肌，注意有无呼吸费力。	辅助肌的使用程度揭示了呼吸的费力程度。正常呼吸时，辅助肌群几乎不做功。只有呼吸费力时才需要依赖这些肌群做功，这时会发出咕噜声。
b. 检查肋缘与剑突的剑肋角的宽度或幅度。两肋缘间的角度通常大于90°。	先天、后天或外伤性改变可能影响患者的胸部扩张。
c. 观察患者的呼吸方式，观察胸壁和腹部运动的对称性和幅度。呼吸的频率及节律多用于前胸壁的评估。	评估患者是否需要用力呼吸：对称性的被动运动表明患者无呼吸窘迫。男性患者是腹式呼吸，而女性多为胸式呼吸。
d. 触诊前胸肌群及肋骨有无肿块、压痛或异常运动，按照系统的触诊模式（见插图）。	局部肿胀或压痛表明肋骨或软骨下有损伤。

表 6.7　正常呼吸音

类型	描述	部位	来源
支气管呼吸音	音响强且音调高，呼气时间长于吸气时间（比率为3∶2）	在气管听诊最佳	气流经过气管接近胸壁所产生的声音
支气管肺泡呼吸音	中等强度的吹风样声音，音调中等；吸气时间等于呼气时间	在胸骨两侧第1、2肋间及肩胛间区听诊最佳	气流通过大气道而产生的声音
肺泡呼吸音	柔和、吹风样，音调低；吸气时间为呼气时间的3倍	在肺外听诊最佳（肩胛骨除外）	气流通过小气道而产生的声音

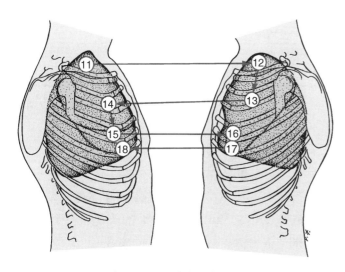

步骤 3b　侧胸部评估模式

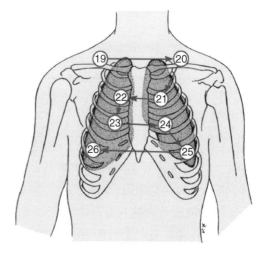

步骤 4d　前胸部评估模式

步骤	要点说明
e. 触诊前胸扩张度。将双手放在前胸的每根肋骨上，拇指间距离约5 cm，其余四指沿每个肋缘倾斜。当患者深吸气时，随着两侧胸廓均匀地扩张，拇指应对称地移动3～5 cm。	评估患者的呼吸深度和进行深呼吸运动的能力。如果双侧扩张不对称，表明有异常。
f. 患者取坐位，采用步骤4d中的模式听诊前胸部。从锁骨上开始；双手交叉触诊，自上而下，双侧对比。尤其要注意通常黏液聚集的下叶。	双侧对比的系统评估模式有助于识别异常的声音。
5. 清洁听诊器并妥善收好。执行手卫生。	减少微生物传播。

护理评价

1. 将呼吸检查结果与胸肺的评估特点进行比较。	确定有无异常。
2. 让患者识别导致肺部疾病的因素。	确认患者是否知道。
3. **使用反馈式教学**："我想确定您是否了解您的职业中对于肺部疾病的危险因素。告诉我在你美发时接触某些化学物质，对你肺部的具体危害是什么？"如果患者或居家照护者不能正确反馈，立即调整或重新制订指导计划，以保证其正确掌握。	确定患者和家庭照护者对指导内容的理解水平。

非预期结果	相关措施
1. 患者有大量黏液；闻及吸气性哮鸣音；或伴有浓稠黏液的充血性咳嗽。	● 帮助患者通过夹胸方式咳嗽；经鼻缓慢吸气、呼气、再咳嗽；鼓励患者咳痰。 ● 咳嗽前后听诊呼吸音，评价咳嗽效果。 ● 听诊肺部异常呼吸音。 ● 鼓励增加经口摄入量（如果允许）。 ● 如果不能通过咳嗽清理气道，则予患者吸痰。 ● 监测生命体征。 ● 通知医务人员。
2. 呼吸急促和不规则（见第5章），肋间隙凸起。	● 如果可以，让患者取端坐位。 ● 听诊肺部异常呼吸音。 ● 通知医务人员。
3. 胸廓扩张度减小。呼吸的深度因疼痛、体位性畸形或疲劳而减小。	● 重置患者，取舒适体位。 ● 适时给予镇痛药。

记录与报告

● 记录患者的呼吸频率和特征；呼吸音，包括类型、部位及是否影响吸气、呼气，或两者兼有影响；注意咳嗽后呼吸音的变化；以及电子健康档案或表单上的其他身体评估结果。

● 发现异常，及时汇报医护人员。

● 记录对患者和居家照护者学习情况的评价。

注意事项

健康教育

● 向患者宣教吸烟的危险。吸烟患者至少占所有癌症死亡人数的30%和肺癌死亡人数的80%（ACS，2015g）。戒烟的人比那些继续吸烟的人长寿。这些人死于肺癌或其他相关原因的概率随着进一步地戒烟而继续下降。

- 向患者解释因职业、医疗和环境因素而接触辐射、砷和石棉及空气污染、肺结核史、二手烟是造成肺癌的重要因素（ACS，2015a，2015g）。

- 与患者讨论肺癌的征象，如持续性咳嗽、痰中带血、胸痛、反复发作的肺炎或支气管炎。

儿科患者

- 儿童需观察其呼吸是否借助辅助肌群，以判断患儿是否存在呼吸窘迫。呼吸窘迫会涉及肋间肌群、胸骨上肌群、锁骨上肌群或胸骨肌群的收缩（Hockenberry 和 Wilson，2015）。

- 用钟式听诊器听诊儿童肺部的声音。儿童由于胸壁薄，呼吸音更为响亮。

- 通常小于 7 岁的儿童呼吸时，明显地表现为腹部或膈肌运动。年龄较大的儿童和成人，则更多地表现为肋骨或胸部运动。

- 婴儿头部抽搐和鼻翼肿胀是严重呼吸窘迫的征兆（Hockenberry 和 Wilson，2015）。

老年患者

- 老年人的肋骨角度（前）略小于 90°。胸廓的前后径有时因驼背而增大。

- 老年人的胸部扩张度因肋软骨钙化和吸气肌部分萎缩而减小。

- 包括哮喘在内的慢性病或免疫抑制的患者，应在 64 岁前接种肺炎球菌疫苗。在 65 岁前接种过疫苗的患者，应在 65 岁或前一次接种后的 5 年内再接种一次。在 65 岁及以后接种疫苗的患者只需接种一次，他们无再接种的指征（ACIP，2015）。

技能 6.4　心血管评估

患者有心脏方面的症状或体征（如胸痛），

可能会威胁生命，需要高度关注。在这种情况下，要迅速采取行动并执行必要的体格检查，以便了解心脏基础功能和心脏疾病的危险因素。由于在美国心脏病的致死率仍然很高，所以患者通常应了解心脏疾病的信息。心脏、颈部血管和外周循环功能相辅相成，可一起评估。患者病情稳定时可进行更全面深入的评估。

评估可以确定循环系统的完整性。组织灌注不足会导致向细胞输送的氧气和营养素不足，这种情况称为缺血。缺血是由于血管收缩或血凝块聚集引起的阻塞造成的。缺血的严重程度取决于缺血持续时间和组织的代谢需要。缺血会导致疼痛。如果组织持续缺氧，会发生组织坏死。血凝块脱落形成血栓并随血流循环，如发生肺栓塞或脑栓塞，将会危及生命。

肺部检查之后，患者已经处于胸部暴露的合适位置，可以开始评估心脏。然后依次评估颈部血管和外周循环。检查过程中运用视诊、触诊、听诊和叩诊的技巧。

授权与合作

全面的心血管评估技能不能授权予护理辅助人员。护士指导护理辅助人员完成以下工作：

- 患者生命体征平稳后，计数外周脉搏。

- 观察受影响肢体的皮肤温度和颜色变化，发现异常汇报护士。

- 观察外周脉搏的变化，如有异常汇报护士。

用物准备

- 听诊器

- 多普勒听诊器（可选）

- 导电胶（如使用多普勒听诊器）

- 清洁手套（必要时，使用非乳胶手套）

步骤	要点说明
护理评估	
1. 评估患者吸烟史、酒精摄入量、咖啡因摄入量（如咖啡、茶、软饮料、能量饮料和巧克力）以及使用消遣性毒品的情况。确定运动习惯、饮食习惯及摄入量。	这些都是心血管疾病的危险因素。此外，咖啡因和酒精会引起心动过速。运动不足、高脂高盐饮食会增加心血管疾病的风险。

步骤	要点说明
2. 确定患者是否正在服用心血管药物（如抗心律失常药物、抗高血压药物、β受体阻滞剂、抗心绞痛药物），以及是否知晓药物的作用、剂量和副作用。	评估患者对药物治疗的依从性和理解程度。心血管药物不能间断服用。
3. 询问患者是否出现呼吸困难，胸痛或不适，心悸，过度疲劳，咳嗽，腿痛或痉挛，双足水肿，发绀，晕厥和端坐呼吸。询问症状是否在休息或运动时出现。	这些是心脏病的主要症状。休息时，心血管功能有时能维持，但运动时不能。
4. 如果患者主诉胸痛，应确定发作的时间（突然或渐进）、诱因、性质、区域，严重程度以及是否放射。心绞痛通常是胸骨下弥漫性的深部压榨性疼痛，放射至单侧或双侧手臂、颈部或下巴。	症状显示急性冠脉综合征或冠状动脉疾病（coronary artery disease，CAD）。
5. 评估心脏病、糖尿病、高胆固醇和（或）血脂水平、高血压、卒中或风湿性心脏病的家族史。	有这些疾病的家族史会增加心血管疾病的风险。
6. 询问患者是否存在以下情况：心脏病（例如，心力衰竭、先天性心脏病、CAD、心律失常或杂音）、心脏手术或血管疾病（例如，高血压、静脉炎、静脉曲张）。	知识的掌握揭示患者对疾病的理解程度。先前存在的状况有助于判断使用哪种检查技术和预期结果。
7. 确定患者是否出现过腿部痉挛、肢体麻木或刺痛、手脚冰冷、腿部疼痛、手足及脚踝肿胀或发绀。	这些是血管疾病的症状和体征。
8. 如果患者出现腿部疼痛或下肢痉挛，询问通过长时间步行或站立后能否缓解，是否在睡眠中出现。	症状与运动的关系能够表明问题在于血管还是肌肉骨骼。由血管疾病引起的疼痛往往随着活动而加重。运动结束后肌肉骨骼疼痛通常不会缓解。
9. 询问女性患者是否穿紧身内衣或连裤袜。询问女性及男性患者是否穿紧身袜裤，坐位或卧位时是否双腿交叉。	下肢穿紧身的袜子、交叉双腿会减少静脉回流，导致血凝块聚集。

护理诊断

● 活动无耐力	● 缺乏心血管评估的相关知识	● 疼痛（急性、慢性）
● 心输出量下降	● 周围组织灌注无效	● 有周围神经血管功能障碍的危险
根据患者的状况或需求，个体化处理其相关因素 / 危险因素。		

护理计划

| 1. 完成下列步骤后所能达到的预期结果：
● 心率 60 ～ 100 次 / 分（青少年到成人），无杂音。
● 7 岁以上儿童及成人在左锁骨中线第 5 肋间可触及最强心尖搏动点（point of maximal impulse，PMI）。
● 患者描述自身行为的改变可以改善心血管功能。

● 患者描述心血管功能药物的服用时间、剂量、目的和益处。
● 患者血压在正常范围内（见第 5 章）。
● 颈动脉脉搏局限，强而有力，有弹性，双侧均匀。吸气或呼气期间不发生变化，无颈动脉杂音。 | 提示正常心率和窦性心律。
提示正常的心脏位置。

关于心血管疾病风险的指导可以改善患者的健康行为习惯。
健康指导能提高患者对治疗的依从性。

这是正常心血管功能的一个指标。
提示心血管功能正常。 |

步骤	要点说明
● 患者仰卧时颈静脉充盈，坐位时不明显。	静脉压力正常。
● 周围血管搏动相等且强（2+），四肢温暖红润，毛细血管充盈时间少于 2 秒。无水肿。外周毛发对称生长，分布均匀，皮肤完整。	外周循环正常。
2. 预设宣教主题，在体检过程中向患者宣教心血管疾病的所有危险因素。	在体检过程中融入健康教育的内容。
3. 执行手卫生。物品准备。	减少微生物传播。提高体检效率。

护理措施

1. 尽可能使患者感到放松和舒适。	患者焦虑或不适会引起轻度的心动过速，这会影响检查结果。
2. 协助患者取半坐卧位或仰卧位。	在左胸部和纵隔处有足够的视野。有心脏病的患者平卧时会有呼吸短促。
3. 解释操作流程，避免表现出过于关注的面部表情。	如果表现出过于关注，既往无心脏病史的患者可能会焦虑。
4. 确保房间安静。	轻微、低沉的心音难以听到。
5. 评估心脏： a. 形成心脏确切位置的解剖图像（见插图）。心底部在上，心尖部在下。心脏的前壁大部分由右心室表面构成。	可视化提高了评估的准确性，以判断异常结果。
b. 找到胸骨角，在胸骨上切迹（胸骨体和胸骨柄之间）下约 5 cm 处感觉胸骨脊。将手指滑向胸骨的每一侧以感觉相邻的肋骨。肋间隙位于每个肋骨下方。	为定位和评估心音提供标志。

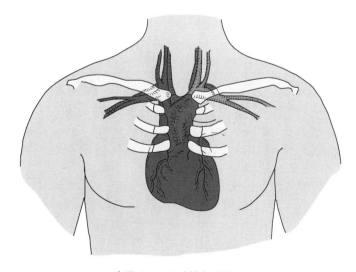

步骤 5a　心脏的解剖位置

步骤	要点说明
c. 找到下列解剖标志（见插图）： （1）主动脉听诊区位于第二肋间隙，在胸骨右侧，靠近胸骨边界（1）。 （2）肺部听诊区位于第二肋间隙，在胸骨左侧，靠近胸骨边界（2）。 （3）在胸骨左侧向下移动至第三肋间隙，在胸骨边界找到肺部第二听诊区（3），也称为 Erb's 点 （4）三尖瓣区（4）位于胸骨左侧第四肋间隙，靠近胸骨边界。 （5）手指横向移动至患者左侧找到位于左锁骨中线第五肋间隙（5）来定位二尖瓣区。 （6）上腹部（6）位于胸骨下缘。	熟悉标志可以更清楚地描述发现并最终提高评估的准确性。 距离胸骨边界越远，听诊心音越不清楚。
d. 患者取仰卧位，检查者站于患者右侧进行心前区视诊及触诊。注意任何可见的搏动和明显的升举。仔细检查心尖区。触摸搏动（四指并拢，手心呈球状，然后在所有解剖学标志处进行检查）。	揭示心脏的大小和对称性。在锁骨中线平第五肋间隙可能会看到心尖搏动。患者取坐位，心脏靠近前壁时能看到心尖搏动，肥胖患者不容易看到。正常情况下无搏动及震动。震颤是一种如猫喘的持续震动感。当触诊胸壁时，会感觉到向上抬起的推力。
e. 用指尖沿锁骨中线第五肋间触诊以定位心尖搏动（见插图）。注意心尖部 1 ～ 2 cm 直径范围内轻微短促的搏动。	在严重的心脏病情况下，由于左心室扩大，使心尖搏动移位于锁骨中线左侧。慢性肺疾病导致右心室扩大，可使心尖搏动移位于锁骨中线右侧。
临床决策点：触诊到震颤提示异常，表明存在心脏瓣膜关闭或房间隔缺损引起血流中断。比预期更强烈的抬举冲动，表明心输出量增加或左心室肥厚，需汇报医务人员。	
f. 如果心尖搏动难以触诊，则嘱患者左侧卧位。	使心脏靠近胸壁。
g. 检查上腹部并触诊腹主动脉。 注意：可触及局部强有力的搏动。	排除血流减少和弥漫性搏动这些异常情况。

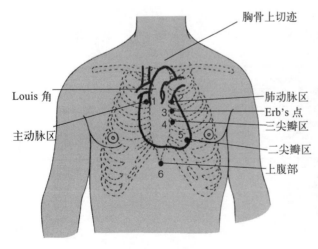

步骤 5c　评估心功能的解剖定位

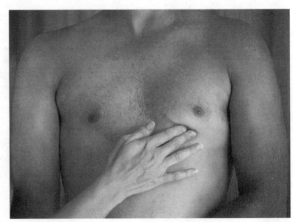

步骤 5e　最强搏动点的触诊

步骤	要点说明
h. 心音听诊： （1）嘱患者坐起，身体微微前倾，然后嘱其仰卧，最后取左侧卧位结束检查（见插图 A 至 C）。女性患者需抬起左乳房以便更有效地听诊心音。	不同体位有助于分清心音的类型。听诊响亮的杂音（如果其存在的话）取坐位最佳。卧位是听诊所有心音的常规体位。听诊低音取左侧卧位最佳。
（2）在每个解剖标志处听诊时，嘱患者不要说话，呼吸放松。开始时使用膜式听诊器，后与钟式听诊器交替使用，用钟式听诊器听诊时使用较小的压力。将听诊器一寸一寸地移动，避免从一个区域跨至另一区域。不要试图一次性听诊所有心音。	听诊时需要区别听诊部位的每个心音，特别是心音较轻的患者。
（3）听诊时从心尖或心尖搏动处开始，逐步移动至主动脉瓣区、肺动脉瓣区、Erb's 点、三尖瓣区和二尖瓣区（见插图步骤 5c）（注意：部分检查者采用反方向的听诊顺序）。心尖听诊最响亮处为 S1，与颈动脉搏动同时产生。 注意：心音定位记忆法：A Pig Eats Too Much（主动脉瓣区、肺动脉瓣区、Erb's 点、三尖瓣区和二尖瓣区）。	在正常的慢速情况下，S1 的听诊音调较高且音质较钝，类似于"扑"的声音。这个声音在心脏收缩期前出现。
（4）在每个听诊区均需听诊 S2，它在主动脉瓣区最响亮。由于听诊部位不同，心音的音调、强度和持续时间也不同（见表 6.8）。	用听诊器的膜部听诊 S1 和 S2，正常情况下，其音调高且最易听到。S2 在舒张期前出现，听起来类似于"通"的声音。

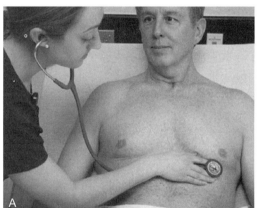

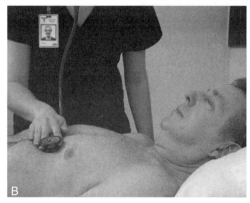
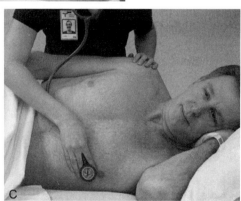

步骤 5h（1） **听诊心音时患者的位置**
A. 坐位　B. 仰卧位　C. 左侧卧位

步骤	要点说明

表 6.8　根据叩诊区的心音

	主动脉区	肺动脉区	肺部第二听诊区	二尖瓣区	三尖瓣区
音调	S1 < S2	S1 < S2	S1 < S2	S1 > S2	S1 = S2
响度	S1 < S2	S1 < S2	S1 < S2*	S1 > S2 +	S1 > S2
持续时间	S1 > S2	S1 > S2	S1 > S2	S1 > S2	S1 > S2

*S1 相对来说在肺部第二听诊区比主动脉区更响亮

+S1 在二尖瓣区可能比三尖瓣区更响亮

改编自 Ball JW et al：Seidel's guide to physical examination, ed 8, St Louis, 2015, Mosby

步骤	要点说明
(5) 当清楚地听见"扑通"后，将 S1 和 S2 组合为一个心跳。心跳的计数时间为 1 分钟。	判断心尖搏动的频率。
(6) 通过记录 S1 和 S2 的间期（心脏收缩期）以及 S2 和下一个 S1 的间期（心脏舒张期）来评估心律。在每个听诊区听诊完整周期。请注意每个连续搏动间的固定间隔。S1 和 S2 之间应该有明显的停顿。	心脏非节律性搏动即为心律失常，它会导致心脏不能有效泵血。
(7) 当心率不规则时，比较心率和脉搏（表 6.9）。听诊心尖搏动，然后立即触诊桡动脉搏动。也可以双人配合，同时评估心尖搏动和桡动脉搏动。	确定是否存在脉搏短绌（脉率比心率慢）。这表明心脏收缩无效，不能向外周发送脉冲波。
i. 在每个区域听取额外心音。注意音高、响度、持续时间、出现时间、胸壁位置以及心动周期中所听到的位置。	异常声音包括杂音，杂音的特征有助于确定诱发因素。
(1) 使用听诊器钟部，听诊低沉的额外心音，如 S3 和 S4 奔马声、咔嗒声和摩擦声。S3 或心室奔马律，发生在心室舒张末期 S2 后。这听起来像 "lub-dub-ee" 或 "Ken-tuc-ky"。S4 或心房奔马律，发生在 S1 或心室收缩之前，听起来像是 "dee-lub-dub" 或 "Ten-nes-see"。	血液过早涌入张力降低或扩张的心室，及心房撞击有充盈阻力的心室而收缩均可引起奔马律。
(2) 患者向前倾斜或左侧位时，听诊摩擦音像是"吱吱"或摩擦的声音。	摩擦音由肺部或发炎的脏层心包膜和壁层心包膜相互摩擦而产生。

表 6.9　频率和节律的异常

类型	结果	描述
心房颤动	心房快速随机收缩导致不规则的心室跳动 > 100 次 / 分，心房搏动频率在 200 ～ 350 次 / 分	心房放电非常迅速，其中有一些冲动不能到达心室。这种情况会导致心输出量下降，可见于风湿性心脏病和二尖瓣狭窄
窦性心律不齐	呼吸时脉率发生变化，吸气峰值时增加，呼气时减少	在吸气过程中，血液瞬间积聚于肺部，导致心脏每搏输出量下降
窦性心动过缓	脉搏节律正常，但频率 < 60 次 / 分	窦房结冲动减少。常见于运动员和使用抗心律失常药物的患者
窦性心动过速	脉搏节律正常，但频率 > 100 次 / 分	运动、情绪压力、摄入咖啡因或酒精是导致窦房结冲动增加的常见因素
室性期前收缩	在正常预期的心脏收缩之前发生过早搏动。随后的节律可以是任何频率	由于电脉冲绕过正常传导通路，心室过早收缩。它发生得很早，因此很难听到第二心音，随后可能会暂停

步骤	要点说明
j. 在每个听诊部位听诊心脏杂音。	在收缩期或舒张期的开始、中间或结束时，听到持续的嗖嗖声或吹气声。通过正常瓣膜的血流量增加，血流通过狭窄瓣膜或流进扩张的血管或腔室，或者通过未关闭的瓣膜向后流动均可导致杂音。
（1）当发现杂音时，请仔细聆听，记录听诊最清晰的位置及杂音的强度。	强度与通过心脏的血流速度或反流血量有关。
（2）注意杂音是低音、中音或高音，低音时使用钟部。	音调取决于通过瓣膜的血流速度。
6. 评估颈部血管： a. 评估颈动脉时，患者取坐位。	更利于颈部活动以暴露动脉进行视诊和触诊。
b. 视诊两侧颈部明显的动脉搏动。有时可见搏动波。	颈动脉是评估搏动波质量的唯一区域（见插图）。需要利用经验来评估与心动周期相关的波动。
c. 用示指和中指围绕胸锁乳突肌内侧缘分别触诊两侧颈动脉。请患者稍微抬高下巴，保持头部直立（见插图）或略微转向对侧。注意频率和节律，强度和动脉弹性。还要注意脉搏是否随患者吸气和呼气而改变。	如果双侧颈动脉同时阻塞，患者会因为脑循环血流量减少而丧失意识。头部偏转可更好地评估颈动脉。动脉变化表明窦性心律失常。
临床决策点：不要用力触诊或按摩颈动脉。刺激颈动脉窦会反射性地引起心率及血压下降。	
d. 将听诊器的钟部放在一侧颈动脉上，听诊吹气声（杂音）（见插图）。要求患者呼气并屏住呼吸，以排除呼吸音对听诊的干扰（Ball et al., 2015）。	动脉硬化斑块导致的颈动脉管腔狭窄会引起血流紊乱。血液通过狭窄部分会产生湍流并发出吹气声或嗖嗖声。正常情况下无杂音。
7. 评估外周血管： a. 检查下肢颜色和皮肤状况的变化（表6.10）。注意皮肤和指甲纹理，头发分布，静脉形态，水肿和瘢痕或皮肤完整性受损情况。比较患者平卧和站立时的肤色。	这些变化可能反映外周循环受损。

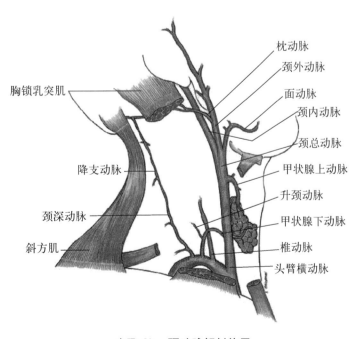

步骤 6b 颈动脉解剖位置

步骤	要点说明

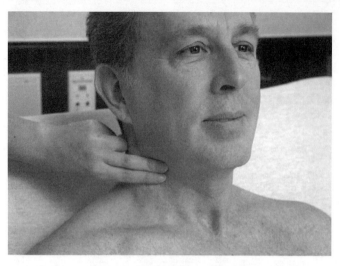

步骤 6c　分开触诊每一侧颈动脉

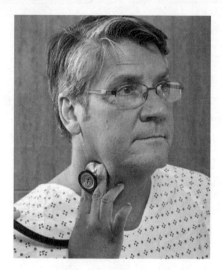

步骤 6d　听诊颈动脉杂音

表 6.10　动静脉供血不足的表现

评估标准	静脉	动脉
疼痛	疼痛；夜间加剧并且有被动体位	灼热感、搏动感、抽筋；随活动而加剧
感觉异常	无	麻木、刺痛，感觉减退
温度	触摸正常	触摸发凉
色泽	正常或发绀	苍白；因肢体抬高而加剧；肢体低位时呈暗红色
毛细血管充盈	不适用	＞ 2 秒
脉搏	存在	减弱或不存在
皮肤变化	脚踝周围棕色色素沉着	皮肤薄而有光泽；毛发减少；指甲变厚
溃疡	踝关节周围浅溃疡（慢性静脉淤滞）；水肿明显	深部，创伤部位或足趾尖处可见

b. 触诊水肿区域，注意流动性、一致性和柔软度。	有助于确定水肿程度。
c. 用手指按压局部 5 秒后松开以评估凹陷性水肿。凹陷深度决定了严重度（见插图）。 　　2 mm：1+ 水肿 　　4 mm：2+ 水肿 　　6 mm：3+ 水肿 　　8 mm：4+ 水肿	尽管其他情况下也可见，但肢体水肿仍是深静脉血栓（deep vein thrombosis, DVT）的典型征兆；因此，如果怀疑 DVT，需进行诊断测试（Patel et al., 2014）。
d. 用卷尺测量肢体周长。	测量周长为之后的比较建立基准。

步骤	要点说明

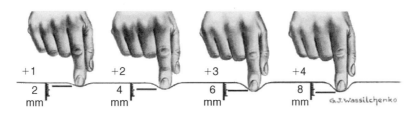

步骤 7c **评估凹陷性水肿**

（引自 Seidel HM et al：Mosby's guide to physical examination，ed 7，St Louis，2011，Mosby.）

步骤	要点说明
e. 通过握住患者的手指甲或脚趾甲并记录甲床颜色来检查毛细血管充盈度。对甲床施加柔和、稳固的压力，然后快速松开，注意甲床的颜色变化。通常在 2 秒内循环恢复，转为粉红色。	毛细血管充盈以秒为单位进行测量；小于 2 秒为快速充盈，而大于 4 秒为充盈过缓。 寒冷的环境、血管收缩和血管疾病可以延迟充盈。石膏或绷带造成的局部压力也会减缓充盈速度。
f. 询问患者有无疼痛或压痛，并轻轻触诊小腿肌肉的皮温、硬度或局部肿胀，所有这些都是静脉炎或 DVT 的症状。	DVT 的最常见原因是制动，例如术后患者和飞行超过 8 小时的个体。导致深静脉血栓形成的其他因素是慢性病，如卒中；以及长期手术（Patel et al.，2014）。
临床决策点：Homans 征象（足背屈时小腿疼痛）不再被认为是 DVT 存在或不存在的可靠指标（Ball et al.，2015），不应被视为可靠的测试。静脉或肌肉创伤，活动减少和血液高凝状态是可靠的危险因素。若小腿红肿、有压痛，通知医务人员进一步评估。如果高度怀疑 DVT，禁忌测试 Homans 征。如果有血栓，在测试过程中可能会从原来的位置脱落，导致肺栓塞。	
g. 触诊外周动脉 (1) 从每个肢体的最远端开始。同步触诊每个外周动脉，相互比较；血管壁的弹性（压迫和释放动脉，注意哪一侧易回弹）；脉搏强度（血液对动脉壁的压力），使用以下评分量表（Ball et al.，2015）： 0　不存在，不可触及 1+　减少，几乎触不到脉搏，微弱或细弱，并且容易消除 2+　正常脉搏，易触诊 3+　饱满，易于触诊，增多 4+　较强，感受到指尖跳动；不能消除	比较两侧动脉可以确定任何局部阻塞或血流紊乱。脉搏应该左右对称。若不对称，寻找其他与循环受损相关的因素。
(2) 将示指、中指指端轻轻放在沿着前臂桡骨侧形成的凹陷中，手腕屈肌腱的外侧（见插图），来触诊桡动脉搏动。	脉搏相对表浅，无需深部触诊。
(3) 指尖置于前臂尺侧触诊尺动脉搏动（见插图）。	当手部动脉供血不足或桡动脉闭塞时（例如在动脉血气采样时）进行触诊，可能会影响手部血液循环。
(4) 在肘前窝肱二头肌与肱三头肌之间的肌肉凹陷中（见插图），可触诊肱动脉。将示指和中指的指端放在该肌肉凹陷中。	动脉沿着伸展的手臂内侧延伸，需要适度的触诊。如果难以触诊，尽量伸展手臂使脉搏位置更接近表面。

步骤	要点说明
（5）患者仰卧，足部放松时触诊足背脉搏。轻轻地将指尖放在第一足趾和第二足趾之间；慢慢地将手指沿着第一足趾和第二足趾伸肌腱间的凹陷移动，直至脉搏可触诊（见插图）。	动脉位于表面，无需深度触诊。脉搏可能先天缺失。
（6）嘱患者放松并足部微伸，触诊胫后动脉。将指尖放在内踝（踝骨）后下方（见插图）。	足部放松更易触及动脉。
（7）嘱患者微微弯曲膝盖，将双足置于桌子或床上，触诊腘动脉。指导患者保持腿部肌肉放松。双手手指放在中线边缘，深深触及腘窝。患者也可取俯卧位暴露动脉（见插图）。	屈膝和肌肉放松可改善动脉通畅性。腘动脉是较难触诊的动脉之一。
（8）戴手套。患者取仰卧位，触诊股动脉，将两指置于腹股沟韧带下方的腹股沟区域，耻骨联合与髂前上棘连线中点（见插图）。	仰卧位防止腹股沟区扭曲而干扰动脉通路。

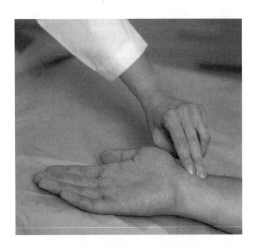

步骤 7g（2）　触诊桡动脉搏动

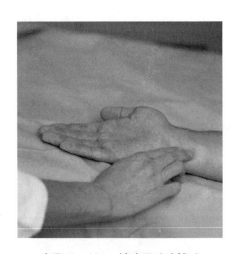

步骤 7g（3）　触诊尺动脉搏动

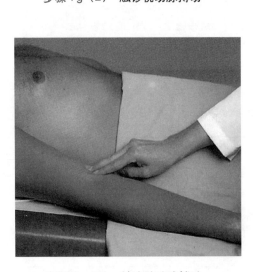

步骤 7g（4）　触诊肱动脉搏动

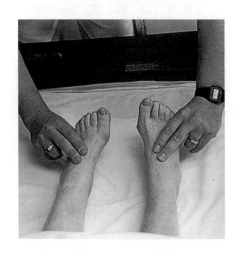

步骤 7g（5）　触诊足背动脉搏动

步骤	要点说明
h. 如果脉搏难以触诊或不可触诊，在脉搏部位使用多普勒仪： （1）在局部皮肤或探头的换能器尖端上涂抹导电凝胶。打开多普勒仪。 （2）轻轻地将超声探头放于皮肤上，改变多普勒仪角度，直至闻及搏动声。根据需要调整音量（见插图）。清除导电凝胶。	多普勒仪可放大低速血流通过外周动脉的声音。
8. 脱下手套并妥善放置用过的物品及手套。协助患者取舒适体位。执行手卫生。	减少微生物传播。

护理评价

1. 将结果与心血管系统的正常评估特征进行比较。	确定有无异常。
2. 若心音不可闻及或无法触及脉搏，请另一位护士确认评估。	验证异常评估结果。

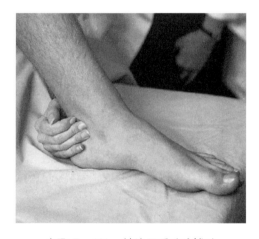

步骤 7g（6） 触诊胫后动脉搏动

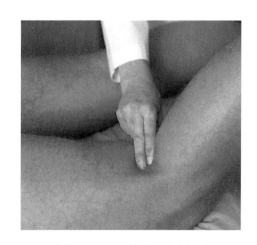

步骤 7g（7） 触诊腘动脉搏动

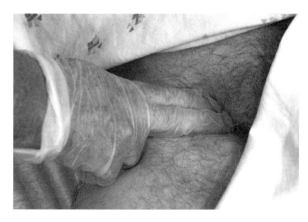

步骤 7g（8） 触诊股动脉搏动

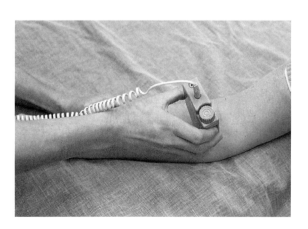

步骤 7h（2） 使用多普勒仪评估肱动脉搏动

步骤	要点说明
3. 要求患者描述增加心血管疾病风险的行为。	确定患者是否知晓。
4. 将两侧的脉搏和毛细血管再充盈度与先前的评估进行比较。	显示与基线测量之间的差异。
5. **使用反馈式教学**："我想确定你是否掌握可导致心脏疾病的相关风险和行为。告诉我缺乏运动是如何影响心脏疾病风险的。"如果患者或居家照护者不能正确反馈，立即调整或重新制订指导计划，以保证其正确掌握。	确定患者和居家照护者对指导内容的理解水平。
非预期结果	相关措施
1. 发现与之前的评估有所不同，包括： ● 脉动、振动或两者都可触及。这些由瓣膜问题、杂音或两者共同引起。 ● 听诊到额外心音 S3 或 S4，提示心房或心室疾病。 ● 听诊到杂音。心脏血流受损表明需要立即就医。有些杂音是良性的。 ● 颈静脉压升高是右心衰竭或液体过剩的征兆。	● 准备做心电图检查。
2. 心率不规则，心率低于 60 次 / 分或高于 100 次 / 分。	● 测量血压。低血压提示心律失常导致心输出量不足。 ● 观察有无头晕或主诉乏力。 ● 准备做心电图检查。
3. 脉搏短绌提示有心输出量不足的风险。	● 测量生命体征。

记录与报告

● 在电子健康档案或表单中记录心音和外周脉搏的质量（清晰或模糊）、强度（微弱或强）、频率和节律（规律的，规律但不规则的或无规律且不规则的）。

● 在电子健康档案中记录异常的心脏检查结果、颈静脉压和四肢状况。

● 记录与疲劳、气短和胸痛有关的活动能力和主观数据。

● 记录对患者和居家照护者学习情况的评价。

● 如有心功能异常和动脉血流受损，立即向医务人员报告。

● 向医务人员报告外周循环变化，这可能表明循环受损。如未及时治疗，可能导致永久性神经损伤或组织坏死。

注意事项

健康教育

● 向患者说明心脏病的危险因素，包括：高饱和脂肪或胆固醇摄入量高，缺乏规律的有氧运动，吸烟，体重超重，压力性生活方式，高血压和心脏病家族史。

● 如有必要，向患者（如果适用）提供可用于控制或减少上述风险的资源（例如：营养咨询、运动课程和压力减轻计划）。

● 鼓励患者与医务人员讨论定期监测 C 反应蛋白（CRP）的必要性。CRP 水平可评估患者心血管疾病的风险。

● 帮助患者戒烟，可降低冠心病和冠状动脉血管疾病的风险（ACS，2014）。香烟烟雾中的尼古丁会引起血管收缩。

● 高危患者可以每日服用低剂量的阿司匹林。治疗前应咨询医务人员。

儿科患者

• 7 岁以下儿童 PMI 位于左锁骨中线第 4 肋间（Hockenberry 和 Wilson，2015）。

• 婴儿毛细血管充盈时间通常小于 1 秒。

• 儿童常有第三心音（S3）。很多婴儿和儿童会出现窦性心律失常（Hockenberry 和 Wilson，2015）。

• 由于胸壁薄，儿童的心音更响亮，音调更高。

老年患者

• 老年人由于胸部的前后径加深，PMI 可能难以触诊。

• 老年人颈动脉触诊期间如不慎触按到颈动脉窦，会刺激其迷走神经，引起心率突然下降。

• 患有高血压的老年人应定期监测血压（每日、每周或每月）。教会患者如何正确使用家庭监测装备。

技能 6.5 腹部评估

腹部评估，因其包含了腹腔及其临近的多个脏器的评估而较为复杂。很多健康问题会导致腹部不适，许多患者因出现肠道或膀胱功能障碍、生殖系统或泌尿系统疾病而感到尴尬。

腹痛是患者就诊时主诉的最常见症状之一，它可由胃、胆囊、肠道等器官的功能改变所致，也可由脊柱和肌肉损伤引起。需结合患者的病史及症状发生的部位准确地评估（表 6.11）。

为了进行有效的腹部评估，需要了解骨盆、肾、直肠、外阴、肝、胆囊、胃、脾、阑尾、胰腺、肠道和生殖器官的位置和功能（图 6.5）。腹部评估是任何接受过胃肠道侵入性诊断检查患者及胃肠功能异常患者腹部手术后的一项常规检查。腹部评估的顺序不同于其他评估，因触诊和叩诊会改变肠鸣音的频率和特征，所以应先进行听诊，再体检。

授权与合作

腹部评估的技能不可授权给护理辅助人员。护士指导护理辅助人员完成以下工作：

• 报告腹痛的进展及患者的排便习惯和饮食摄入的变化。

用物准备

• 听诊器
• 卷尺
• 检查灯
• 记号笔
• 隔帘

表 6.11　腹痛的常见原因

诊断	生理改变	症状及体征
阑尾炎	阑尾梗阻与炎症、穿孔和腹膜炎有关，患者常仰卧或抱膝侧卧以减轻疼痛	发病后 2～12 小时，腹膜受炎性刺激而产生剧痛。疼痛常位于髂前上棘和脐之间的右下腹部，伴有反跳痛。同时出现厌食、恶心及呕吐
乳糜泻	食用大麦、黑麦、燕麦和小麦导致小肠黏膜损伤	腹泻物呈恶臭味、腹胀及出现营养不良。
胆囊炎	胆囊管梗阻引起炎症和胆囊肿大	Murphy 征：轻压患者右肋弓和肝缘下方，当患者深呼吸时，疼痛剧烈伴呼吸频率增加（Ball et al.，2015）
便秘	服用阿片类药物或纤维素和水分摄入不足，导致正常肠道型态破坏	通常伴有腹胀及腹部左下象限可触及肿块，几日后出现恶心、呕吐症状

续表

诊断	生理改变	症状及体征
克罗恩病	回肠慢性炎性疾病	右下腹部持续绞痛，伴肠痉挛、压痛、腹胀、恶心、发热和腹泻。且常伴有血便、体重减轻、虚弱及疲劳。腹部右下象限可触及因肠壁增厚引起的包块
胃肠炎	胃肠道炎症	腹部不适伴厌食、恶心、呕吐、腹泻、腹部绞痛
胰腺炎	酒精中毒、药物反应或胆囊疾病引起的胰腺炎症	近脐周的上腹部出现持续剧痛并放射至背部，伴腹肌紧张和呕吐。呕吐后疼痛不可缓解，仰卧时加重
麻痹性肠梗阻	腹部手术、放疗或服用抗胆碱能药物引起的小肠梗阻	全腹胀、恶心、呕吐、肠鸣音减少或消失
消化性溃疡（胃和十二指肠）	胃肠道任何部位出现的黏膜损伤 可由细菌感染（幽门螺杆菌）或非甾体抗炎药物引起 与压力无关 吸烟及饮酒过量会使之加重	胃溃疡：上腹中部疼痛和饱腹痛，进食及服用抗酸药后不会缓解 十二指肠溃疡：间歇性疼痛，持续30分钟至2小时。疼痛部位为上腹中部，可沿肋缘向背部放射，主诉为疼痛、烧灼感和揪心感。通常发生于餐后1～3小时及夜间（12点至凌晨3点），进食或服用抗酸药后可缓解 胃和十二指肠溃疡（消化不良综合征）：饱腹感、上腹部不适、恶心、腹胀、厌食和体重减轻

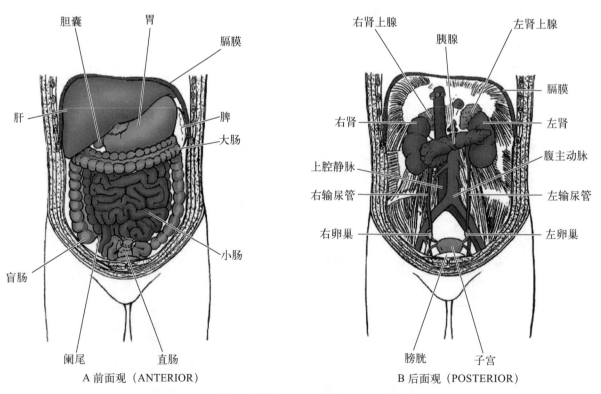

图 6.5　腹部器官的定位　A. 前面观　B. 后面观

（改编自 Mosby's expert 10-minute physical examinations，ed 2，St Louis，2005，Mosby.）

步骤	要点说明

护理评估

1. 如果患者出现腹痛或腰痛，评估疼痛的特征（部位、发作时间、频率、缓解因素、加重因素、疼痛的类型、严重程度及疼痛过程）。	了解疼痛的特征有助于确定疼痛的原因。
2. 仔细观察患者的体位，有无如屈膝仰卧位，坐立不安，侧卧或屈膝端坐位等姿态。	患者的体位反映疼痛的性质和原因（如腹膜炎、肾结石、阑尾炎）。腹膜炎患者喜卧位，因其活动会加重疼痛。仰卧位会加重急性胰腺炎患者的疼痛，屈膝蜷缩则疼痛缓解。阑尾炎患者喜侧卧或侧卧屈膝，以减轻腹壁肌肉紧张。
3. 评估患者的排便习惯：排便频次，粪便的性状，近期粪便性状有无改变及促进排便的措施，如服用通便药、行灌肠、摄入的食物及饮食习惯的改变。	将身体评估的信息与体格检查的数据进行比较，有助于确定引起排便问题的原因及其本质。
4. 确定患者有无腹部手术史、外伤史或胃肠道诊断检查史。	腹部手术或外伤会导致下腹部器官的位置改变。诊断性检查会引起粪便性状的改变。
5. 评估患者近期有无体重改变或饮食不耐受情况（特别是在过去的 24 小时内有无恶心、呕吐、痉挛）。	这些变化提示上消化道（如胃或胆囊）或结肠功能的改变。
6. 评估有无吞咽困难、嗳气、腹胀、呕血，黑便或柏油样便、烧心感、腹泻或便秘。	提示胃肠功能改变。
7. 确定患者是否服用抗炎药物（如阿司匹林、类固醇、非甾体类抗炎药）或抗生素。	这些药物会导致胃肠不适或出血。
8. 评估有无癌症、肾脏疾病、酗酒、高血压和心脏病家族史。	这些信息提示患者有腹部功能重大改变的风险。慢性酒精摄入会导致胃肠和肝脏疾病。
9. 评估患者有无从事医疗保健职业、是否接受过血液透析、静脉用药、是否与 HBV 携带者有日常或性接触，有异性恋性活跃行为（过去 6 个月内有一个以上的性伴侣），同性或双性恋性活跃行为或 HBV 流行地区出国旅行的既往史。	这些是感染 HBV 的危险因素。肝炎的腹部体征包括黄疸、肝肿大、厌食、腹部及胃部不适、浓茶色尿和白陶土样粪便（Lewis et al., 2017）。

护理诊断

● 便秘	● 营养失调：低于机体需要量	● 健康维持无效
● 缺乏腹部评估相关知识	● 营养失调：高于机体需要量	● 恶心
● 腹泻	● 疼痛（急性、慢性）	
根据患者的状况或需求，个体化处理其相关因素 / 危险因素。		

护理计划

1. 完成下列步骤后所能达到的预期结果： ● 腹部柔软对称，光滑平坦。没有肿块、肿胀或触痛。没有明显的腹部波动。	提示腹部评估结果正常。

步骤	要点说明
● 腹部四个象限均可闻及活跃的肠鸣音。	提示肠蠕动正常。
● 无肋脊角压痛。	提示无肾炎。
● 患者接受检查后未诉不适或原有不适症状未加重。	体格检查程序正确。
● 患者知晓直肠癌的早期症状。	演示学习效果。
2. 在整个体格检查的过程中，向患者宣教直肠癌的早期症状。	在体格检查的过程中融入健康教育的内容。
3. 执行手卫生，物品准备。	减少微生物传播，提高体检效率。

护理措施

1. 患者准备：	
a. 询问患者是否需要排尿和排便。	膀胱充盈时触诊会引起患者不适，使其感到急迫，无法放松。
b. 遮盖患者前胸及双腿。	在检查过程中保持患者舒适，促其放松。
c. 确保病室温暖。	增加患者舒适度，减少腹肌紧张。
d. 患者仰卧或屈膝背卧，手臂放置于身体两侧，膝盖轻微弯曲，膝下放软枕。	将手臂放在头下或膝盖完全伸直会导致腹肌紧张，干扰有效触诊。
e. 暴露剑突下至耻骨联合区域。	充分暴露腹部视野。
f. 除听诊时，在检查中与患者交流，平缓地解释检查步骤。	患者放松可提高评估的准确性，交谈会干扰肠鸣音的听诊。
g. 嘱患者指出疼痛部位。	最后评估疼痛区域。身体部位的操作会加重患者的疼痛和焦虑感，使余下的评估内容难以完成。
2. 腹部评估：	
a. 确定划分腹部象限的标志。将剑突末梢与耻骨联合连线，与脐水平线交叉，将腹部分成四等分（见插图）。	参照点有助于识别和定位异常。
b. 检查腹部皮肤的颜色、有无瘢痕、静脉形态、皮疹、病变、白纹（妊娠纹）和人工开放口（造口）。皮肤病变的特征详见技能 6.1。	瘢痕表明患者有创伤或手术史。腹纹提示因机体生长、肥胖、妊娠、腹水或水肿所致的组织拉伸。腹壁静脉的型态反应肝脏疾病（门静脉高压）。人工造口提示肠道或尿道的改道（见第 34 和 35 章）。
c. 如果发现腹部皮肤有淤青，询问患者是否自行注射药物（如肝素或胰岛素）。	频繁注射会导致皮肤淤青及皮下硬结。
临床决策点：皮肤淤青也可能提示药物滥用、意外伤害或凝血功能障碍。如果发现淤青，则需要获取患者更多的信息。	
d. 检查腹部的轮廓、对称性和腹壁运动情况。观察有无肿块、肠型和蠕动波（平腹时，剑突及耻骨联合之间形成一水平面。圆腹凸出于此水平面。凹腹指腹部凹入腹壁。三者情况均属正常）。	腹部轮廓和对称性的改变可因潜在肿块或腹内积液和积气所致。脐部外翻或外凸提示腹部膨隆。疝也会造成脐部外凸。
e. 若腹部膨隆，注意膨隆是否扩大。观察两侧腰部有无膨出。	腹部膨隆常由9个"F"所致：肥胖（fat）、腹内积气（flatus）、粪便（feces）、积液（fluids）、肌瘤（fibroid）、膀胱充盈（full bladder）、假妊娠（false pregnancy）、巨大肿瘤（fatal tumor）和胎儿（fetus）（Ball et al., 2015）。积气引起的腹部膨隆，两侧腹壁膨出不明显。积液引起的腹部膨隆，两侧腹壁膨出明显。腹内肿瘤会引起腹部两侧膨隆更加明显。妊娠使下腹部对称隆起。

步骤	要点说明
f. 如果怀疑腹部膨隆，则用卷尺绕脐一周测量腹围（见插图）。用记号笔标记放置卷尺的位置。	连续性测量腹围可以反应腹部膨隆加重和缓解情况。后续测量应在脐部同一水平进行，以提供客观数据评估腹围变化。用记号笔在腹部做标记，以便后续测量。
g. 暂时关闭与患者鼻胃管或鼻肠管相连的吸引装置。	吸引器的声音会掩盖肠鸣音。
h. 听诊肠鸣音时，将听诊器的膜部轻放于腹部四个象限上。嘱患者保持安静，在腹部每个象限闻及重复的咕噜声或起泡声即为肠鸣音（每次 5 ~ 20 秒）。肠鸣音可分为正常、亢进、减弱和消失。在每个象限持续听诊 5 分钟以上未闻及肠鸣音，称为肠鸣音消失。	正常的肠鸣音每隔 5 ~ 15 秒不规则出现一次。肠鸣音消失提示胃运动停止。肠鸣音亢进与饥饿和近期饮食无关，可见于腹泻和早期肠梗阻。肠鸣音减弱和消失见于麻痹性肠梗阻或腹膜炎。术后 24 小时或以上，特别是腹部手术后，常出现肠鸣音减弱。
临床决策点：重度麻痹性肠梗阻常伴有恶心、呕吐、腹胀和停止排便、排气。	
i. 将听诊器的钟部置于上腹部及每个象限的腹壁，听诊血管杂音（嗖嗖声）。	胸主动脉或腹主动脉出现血管喷射样杂音，提示动脉瘤。
临床决策点：如果听诊到主动脉杂音，提示存在动脉瘤，立即停止评估并通知医务人员。对腹部杂音的叩诊或触诊可导致腹部动脉瘤薄弱的血管壁破裂。	
j. 患者仰卧，系统且轻柔地叩诊腹部的四个象限，注意鼓音区和浊音区。	提示胃肠道的气液情况。胃肠道由于吞咽的空气，叩诊时应呈鼓音。当腹水和腹内肿块存在时，叩诊呈浊音。
k. 询问患者有无腹肌紧张，确认是否为近期发生的情况。	持续性的饱腹感有助于察觉是否胀气。饱餐后的饱胀感仅会引起暂时的腹部膨隆，肥胖患者无肌紧张。
l. 患者取坐位，轻柔稳定地沿肩胛线叩击肋脊角（见插图 A）。将非惯用手放在肋脊角区，惯用手握拳，用拳头的尺侧面间接地叩击置于肋脊角区的非惯用手手背，或直接叩击患者肋脊角区的皮肤（见插图 B）。注意患者有无叩击痛。	检查有无肾炎。
m.将手掌平放在患者的腹部，轻柔移动以触诊腹部每个象限，保持手掌和前臂处于水平位。用指腹轻柔地按压腹部皮肤，按压深度不超过 1 cm（见插图），疼痛部位最后触诊。	评估疼痛的部位和程度，确定腹内有无肿块或积液，及其特征。触诊患者腹部敏感区域会引起机体的防御反应（腹部肌肉的主动收缩）。

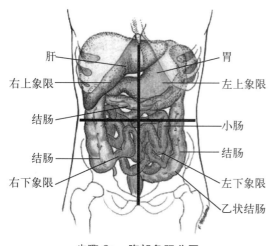

步骤 2a　腹部象限分区

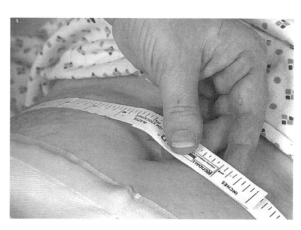

步骤 2f　在脐部水平测量腹围

步骤	要点说明
（1）注意患者有无腹肌紧张、腹部膨隆和压痛，表浅肿块和肿大的脏器，同时注意观察患者有无不适表情。	患者的语言或非语言反应提示有无压痛引起的不适。腹壁紧张提示腹内积气或积液引起的活动性梗阻。
（2）注意触诊时腹壁紧张还是柔软。	腹壁柔软提示正常或梗阻正在缓解。
n. 在脐部至耻骨联合间区域，触诊有无光滑且圆形的肿块。轻按时询问患者有无尿意。	检查有无膀胱胀大。
临床决策点：若患者出现无法排尿、尿失禁、留置尿管引流不畅或近期拔除尿管的情况，需对胀大的膀胱进行常规检查。	
o. 若触及肿块，注意肿块的大小、部位、形态、硬度、有无压痛、移动度和质地。	评估肿块的特征有利于提示肿块的类型。
p. 当患者有压痛时，慢慢地深压局部，然后迅速将手抬起，注意疼痛是否加重。	检查有无反跳痛，若疼痛加重，即为反跳痛。它提示存在腹膜刺激，如阑尾炎（Ball et al.，2015）。

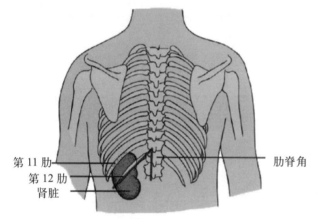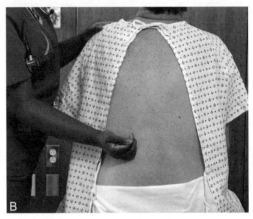

第 11 肋
第 12 肋
肾脏
肋脊角

步骤 2l　A. 肾脏的位置与肋脊角的关系　B. 肾区的直接叩诊以判断肋脊角有无压痛（A 引自 Seidel HM et al：Mosby's guide to physical examination, ed 6, St Louis, 2006, Mosby. B 引自 Ball JW et al: Seidel's guide to physical examination, ed 8, St Louis, 2015, Mosby）

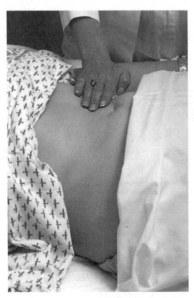

步骤 2m　腹部浅触诊

步骤	要点说明

护理评价

1. 将评估结果与前期评估的特征进行比较，以识别变化。	确定有无异常。
2. 嘱患者描述结肠癌和直肠癌的症状和体征。	确认患者是否知晓。
3. **使用反馈式教学**："我想确定您是否了解结肠癌和直肠癌的症状和体征，请告诉我当您发现结肠直肠癌时，你肠道功能的 3 个变化。"如果患者或居家照护者不能正确反馈，立即调整或重新制订指导计划，以保证其正确掌握。	确定患者和居家照护者对指导内容的理解水平。

非预期结果	相关措施
1. 腹部皮肤紧绷，对称性前突，患者诉腹肌紧张，伴或不伴有肠鸣音消失，胃肠道动力消失，伴有呕吐，提示出现肠梗阻。	● 嘱患者禁食，鼓励其下床活动。 ● 通知医务人员。 ● 必要时行胃肠减压。
2. 肠鸣音亢进提示胃动力过度，常由焦虑、腹泻、过度服用通便药、肠道炎症或肠道对某些食物的反应引起。	● 患者需禁食。 ● 通知医务人员考虑使用止泻药物。
3. 腹部触及反跳痛。	● 避免该区域的二次触诊。 ● 通知医务人员。 ● 嘱患者禁食。
4. 耻骨联合上可触及胀大的膀胱。	● 协助患者取坐位或下压其腹部（无禁证证情况下）以促进排尿，听流水声或将患者双手放于温水中。 ● 借助膀胱扫描确诊膀胱充盈度（见第 34 章）。 ● 若患者仍无法排尿，需行导尿术（见第 34 章）。

记录与报告

● 在电子健康档案中记录腹部外观、肠鸣音种类、有无腹胀、腹围、有无压痛及压痛部位。

● 记录对患者和居家照护者学习情况的评价。

● 记录患者的排泄能力，包括在电子健康档案或表单上记录对排出物的描述。

● 向责任护士和医务人员汇报患者严重的异常情况，如肠鸣音消失、腹内肿块或急性疼痛。

注意事项

健康教育

● 向患者宣教良好的饮食习惯，规律运动，避免使用会造成便秘的非处方药物，建立规律的排便习惯，充足的液体摄入均可促进正常的肠道排泄。

● 若患者为医务人员或接触了已感染者的血液或体液，劝说其接受三联疫苗的接种。

儿科患者

● 儿童最常触诊到的腹内肿块为粪便，通常在腹部右下象限可触及（Hockenberry 和 Wilson，2015）。

● 检查儿童腹部时先让其站直，然后仰卧。正常的婴幼儿直立位时腹部呈圆柱状，仰卧位时腹部平坦。13 岁以下学龄儿童直立位时腹部呈圆形。

● 婴幼儿腹部皮肤紧致且无皱纹或褶皱。

● 7 岁以下婴幼儿为腹式呼吸。

● 有些儿童将腹部浅表触诊视为搔痒，关注他们的笑声只会加重儿童的误解。嘱儿童将手放于护士手部上方，或嘱其将手指分开放于腹部，在其手指之间触诊。

老年患者

● 老年人缺乏腹肌，更易触诊其腹内器官。

● 伴有恶心、腹胀和胃部烧灼感的便秘较为常见。

● 向老年人强调充足的液体摄入、规律的运动、每日至少摄入4顿新鲜的水果、蔬菜及高纤维素饮食对促进正常排便的重要性。

技能6.6　生殖器与直肠评估

检查患者外生殖器的最佳时机是在进行常规卫生措施或准备插入导尿管时。检查女性和男性外生殖器是性健康普查的一部分。男性患者需要学习如何对生殖器进行自检以发现是否患有睾丸癌（注释6.6）。由于性传播感染（sexually transmitted infections，STIs）的发

注释6.6　生殖器自检

所有15岁以上的男性每月都应进行一次这种检查。在温水沐浴、淋浴时或盆浴后，当阴囊放松时进行检查。

如果发现有肿块或任何其他异常，请通知医护人员。

生殖器检查

1. 当阴囊皮肤不太厚时，可在温水沐浴或淋浴后进行检查。

2. 裸体站在镜子前，握着阴茎，检查龟头。如果未割包皮，就拉回包皮，露出龟头。

3. 顺时针方向检查并触摸整个阴茎头，仔细检查是否有肿块、溃疡或水疱。

4. 查找是否有生殖器疣。

5. 观察阴茎末端的开口（尿道下裂）。

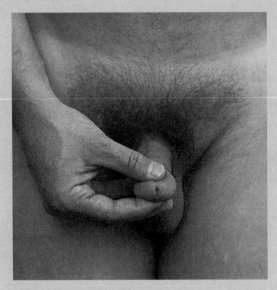

6. 观察整个阴茎是否有相同的体征。

7. 在阴茎根部分开阴毛，仔细检查下面的皮肤。

睾丸检查

1. 在镜中观察阴囊皮肤是否有肿胀或肿块。

2. 将双手的示指和中指放在睾丸下面，拇指放在上面。

3. 轻轻滚动睾丸，感受是否有硬块，光滑、圆润的疙瘩或增厚。

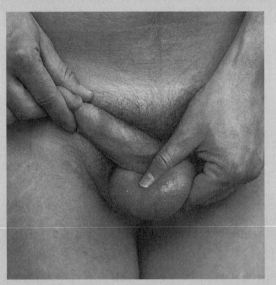

4. 找到附睾（感觉像一个小的"肿块"在睾丸的上侧或中外侧）。

5. 在睾丸的前部和侧面感觉是否有如豌豆大小的肿块。肿块通常是无痛且异常的。

6. 指导患者在发现异常情况时打电话给医护人员。

7. **使用反馈式教学**："我想确认跟您解释了如何做生殖器和睾丸的自我检查。请向我描述一下，您将会采取哪些步骤来检查自己的生殖器是否有肿瘤。"记录对患者学习情况的评价。如果患者不能正确反馈，立即调整或重新制订指导计划，以保证其正确掌握。

资料来源于美国癌症学会：Overview guide for testicular cancer, Atlanta, 2015, the Society. http：//www.cancer.org/cancer/testicularcancer/ detailedguide/testicular-cancer-detection. Accessed May 28, 2016.

插图来源于Ball JW 等：Seidel's guide to physical examination, ed 8, St Louis, 2015, Mosby.

病率不断上升，对青少年和年轻人也要进行外生殖器检查。女孩月经初潮的平均年龄已经下降，大多数男女青少年在 19 岁时为性活跃期（Hockenberry 和 Wilson，2015）。你可以很容易地将直肠和肛门评估结合在一起，因为患者会采取截石位或背卧位。

授权与合作

评估生殖器和直肠的技能不能委托给护理辅助人员。护士指导护理辅助人员完成以下工作：

- 报告患者的泌尿生殖功能和会阴部引流液的变化。

用物准备

- 检查光源
- 清洁手套（必要时使用非乳胶手套）
- 窗帘

步骤	要点说明

护理评估

1. 评估：女性患者	
a. 确定患者是否有阴道分泌物，肛周组织疼痛、肿胀或生殖器病变的症状和体征。	这些症状和体征与性病或其他病理状况一致。
b. 确定患者是否有泌尿生殖系统疾病的症状或病史，包括排尿时灼烧感（排尿困难）、尿频、尿急、夜尿、血尿、尿失禁等。	泌尿系统疾病与妇科疾病有关，包括性传播疾病。
c. 询问患者在正常月经期外或绝经后是否有出血或者异常的阴道分泌物的体征。	这些都是宫颈癌、子宫内膜癌或者阴道感染的警示信号。
d. 确定患者是否接种了人乳头瘤病毒（human papillomavirus，HPV）的疫苗。	疾病防治中心建议所有 11 或 12 岁的女孩接种三剂 HPV 疫苗（Gardasil 或 Cervarix）以预防宫颈癌。Gardasil 也能预防预防大部分的生殖器疣和一些外阴癌、阴道癌和肛门癌。年龄在 13～26 岁的女孩或者年轻女性，如果小时候没有接种过任何剂量或全部剂量的 HPV 疫苗，都应该进行 HPV 疫苗的接种。疾病防治中心还建议对没有在小时候接种过任何或全部 HPV 疫苗的 11 或 12 岁男孩和 13～21 岁男性进行 Gardasil 的接种。所有人都应该和医师商量疫苗接种的问题。
e. 确定患者是否有 HPV 感染病史（尖锐湿疣、单纯疱疹或宫颈发育不良），首次怀孕在 17 岁前，吸烟，肥胖，缺乏水果蔬菜的饮食，多次足月妊娠史。	这些是宫颈癌的危险因素（ACS，2015c；USPSTF，2012）。
f. 确定患者是否大于 63 岁，肥胖，有卵巢功能障碍、乳癌、子宫内膜癌或子宫内膜异位症的病史，有生殖系统癌症家族史，有不孕症病史或从未怀过孕，或使用雌激素（单独）作为激素替代疗法。	这些是卵巢癌的危险因素（ACS，2015d）。
g. 确定患者是否绝经、肥胖或不孕，月经初潮较早或绝经较迟，有高血压、糖尿病、胆囊疾病或多囊卵巢疾病史，有子宫内膜癌、乳腺癌或结肠癌家族史，或者有与雌激素相关的治疗史（雌激素替代疗法、使用它莫西芬）。	这些是子宫内膜癌的危险因素（ACS，2015d）。

步骤	要点说明
h. 确定患者对危险因素和宫颈及其他妇科癌症体征的认识。	为患者的健康教育提供基线情况。
2. 评估：男性患者	
a. 排尿模式的常规检查：包括排尿次数、夜尿症史、尿液的质和量，每天液体摄入量，排尿灼烧感、尿频、尿急的症状，初始排尿困难，血尿。	泌尿系统问题与生殖系统问题直接相关，这是由男性生殖和泌尿系统的解剖结构所决定的。
b. 询问患者是否注意到阴茎疼痛或肿胀、生殖器病变或尿道分泌物。	这些是性传播疾病的症状和体征。
c. 确定患者是否注意到有坠胀感，无痛性的肿大，或不规则的睾丸肿块。	这些症状和体征是睾丸癌的早期警示信号。
d. 确定患者是否有腹股沟区扩大，并评估是间歇性或持续的，是否与紧张或举重物有关，且伴有疼痛。评估在咳嗽、举重或大便时紧张是否会引起疼痛。	这些症状和体征提示腹股沟疝。
e. 询问患者是否有过排尿变弱或中断，无法排尿，排尿无法开始或停止，多尿，夜尿，血尿，或排尿困难。确定患者是否在腰部较下方、骨盆或大腿上部持续疼痛。	这些是前列腺癌的警告信号（ACS，2015f）。这些症状也可能表明是感染或前列腺肿大。
f. 评估患者对前列腺癌、睾丸癌危险因素和体征的认识。	为患者的健康教育提供基线情况。
3. 对所有患者的评估：	
a. 确定患者是否有直肠出血、黑便或柏油样便、直肠疼痛或排便习惯的改变（便秘或腹泻）。	这些是结直肠癌的警示信号（Short et al，2015）或提示其他胃肠道改变。
b. 确定患者是否有结肠直肠癌、息肉或慢性炎症性肠病的个人或强家族病史。询问患者是否超过50岁。	这些是结直肠癌的危险因素（Short et al，2015）。
c. 询问饮食习惯，包括高脂肪的摄入、食用精细加工的肉或红肉、在高温下烹煮肉类食物（油炸、烧烤），或缺乏纤维含量的食物（水果和蔬菜摄入不足）。	结肠癌通常与饮食中脂肪、红肉的摄入，高温度烹饪，或纤维摄入不足有关（Short et al，2015）。
d. 确定患者是否肥胖，感觉身体倦怠，吸烟，有2型糖尿病，或饮酒。	这些是结直肠癌的危险因素（Short et al，2015）。
e. 评估用药史，以便正确使用泻药。	反复使用会导致腹泻，并最终导致肠肌张力丧失。
f. 评估可待因或铁制剂的使用。	可待因会引起便秘。铁剂会使大便变黑。
g. 评估患者对结直肠癌风险和征象的认识。	为患者的健康教育提供基线情况。

护理诊断

● 缺乏生殖系统和直肠评估的相关知识	● 健康维护无效	● 免疫力低下
● 疼痛（急性、慢性）		
根据患者的状况或需求，个体化处理其相关因素 / 危险因素。		

护理计划

1. 完成下列步骤后所能达到的预期结果：

步骤	要点说明
● 患者在检查后无不适感或未加重现有不适。	实施了适当的检查程序。
● 患者可以列出结直肠癌的危险信号；女性患者：可以列出宫颈癌、子宫内膜癌、卵巢癌的危险信号；男性患者：可以列出睾丸癌和前列腺癌的危险信号。	演示学习效果。
● 患者可以讨论 HPV 免疫接种的指导方针。	演示学习效果。
2. 预期性的教学主题，可以在检查期间教患者关于结直肠癌的警告征象。	做好将教学纳入评估活动的准备。
3. 执行手卫生。物品准备。	减少微生物传播。

护理措施

1. 评估前为患者做好准备工作：	
a. 询问患者是否需要排尿或排便。	对充盈的膀胱进行触诊会引起患者的不适感和紧迫感，这会使患者难以放松。
b. 保持上胸部和腿部的覆盖，保持房间温暖。	在检查时使患者保持舒适，并鼓励其放松。
c. 为患者安置体位：	
（1）女性患者应取仰卧位，背部紧贴床垫，双臂置于身体两侧，膝盖微微弯曲，膝下垫软枕。	将手臂枕于头下或保持膝盖完全伸展，这样会使腹部肌肉收紧。
（2）男性患者应取仰卧位且胸部、腹部在同一水平线上，小腿下垂，或者取站立位。	
d. 使用干净的手套。	
2. 女性生殖系统的检查（利用这段时间来讨论妇女性传播疾病的风险，宫颈癌、卵巢癌和子宫内膜癌的症状和体征）。	
a. 暴露会阴部，根据需要重新调整覆盖物的位置。	
b. 检查会阴和合拢的大阴唇的表面特征，观察是否有炎症、水肿、病变或伤口。注意是否有阴道分泌物。留取分泌物可用于实验室培养。	会阴部的皮肤较其他皮肤光滑、干净、稍暗。黏膜呈深粉红色和潮湿状。大阴唇两侧对称，可干燥或潮湿。正常情况下无阴道分泌物。
3. 男性生殖器检查（利用这段时间讨论男性性传播疾病的风险，以及睾丸癌的症状和体征）。	
a. 暴露会阴部。观察生殖器上是否有皮疹、擦伤或病变。	正常情况下，皮肤无病变。
b. 检查和触诊阴茎表面（见注释 6.6）。	
（1）检查阴茎根部、包皮、龟头、尿道和阴茎体。对未受割礼的男性可回缩包皮，观察是否有分泌物、病变、水肿和炎症。恢复包皮至正常位置。	龟头的表面光滑、呈粉红色。
c. 检查和触诊睾丸表面。	
（1）检查大小、颜色、形状和对称性，也可轻轻触诊病变和水肿部位。	左侧睾丸通常低于右侧。阴囊皮肤通常疏松，表面粗糙，颜色较皮肤更深。
d. 睾丸触诊（见注释 6.6）。	

173

步骤	要点说明
（1）注意组织的大小、形状和一致性。	睾丸通常是卵形的，2～4 cm，感觉光滑有弹性，并且没有结节。睾丸癌最常见的症状是不规则、无痛性的肿块。
（2）触诊时询问患者是否有压痛感。	睾丸通常敏感，但不柔软。
5. 直肠评估。	
a. 女性患者仍置于仰卧位或侧躺位（Sims' 体位）。	这些体位可获取直肠检查的最佳视角。
b. 男性患者站立、弯腰，上半身靠于检查台上；行动不便的患者可采取 Sims' 体位进行检查。	
c. 用非惯用的手轻柔地撑开臀部，动作轻柔地观察肛周和骶尾骨区域。	肛周皮肤光滑，与臀部皮肤相比，颜色更深、更粗糙。
d. 检查肛门组织的皮肤特征，是否有病变、外痔（出现的扩张静脉伴有红肿的皮肤突出）、发炎、皮疹和表皮脱落。	肛门组织潮湿、无毛，肛门括约肌可以使肛门呈关闭状态。
6. 脱下手套并处理用物。帮助患者保持舒适的体位。执行手卫生。	减少微生物传播。

护理评价

1. 将评估结果与先前的评估特征进行比较，以识别其变化。 2. 请患者列出结直肠癌的警告标志；女性患者还需列出宫颈癌、子宫内膜癌、卵巢癌的警告标志，男性患者则需列出睾丸癌和前列腺癌的警告标志。	确定异常情况的存在。 演示学习效果。
3. 请患者确定 HPV 疫苗接种的指导方针。	演示学习效果。
4. 使用反馈式教学： 男性患者："我想确定你能否理解结直肠癌、睾丸癌和前列腺癌的警告标志。告诉我一些睾丸癌的症状和体征。"如果患者不能正确反馈，立即调整或重新制订指导计划，以保证其正确掌握。 女性患者："我想确定你能否理解结直肠癌、宫颈癌、子宫内膜癌、卵巢癌的警告标志。告诉我子宫颈癌的一些症状和体征。"如果患者不能正确反馈，立即调整或重新制订指导计划，以保证其正确掌握。	确定患者对指导内容的理解水平。
非预期结果	相关措施
患者在排尿时有阴道 / 阴茎排液和烧灼感。女性患者在非月经期可能有阴道出血。这些症状表明有性病的可能。	● 通知医护人员。 ● 准备收集分泌物以做实验室培养。 ● 提供额外的指导。

记录与报告

- 在电子健康档案或表单上记录评估结果。
- 在电子健康档案或表单上记录患者的排泄能力，包括对排泄物的描述。
- 记录对患者学习情况的评价。
- 向当班护士或其他医护人员报告任何异常情况，如出现肿块或急性疼痛。

注意事项

健康教育

● 讨论美国癌症协会（2015a）对男性和女性结直肠癌早期检测的指导方针。美国癌症协会(2015a)建议从50岁开始进行以下检查程序：

（1）检测息肉和癌症的检查，选择以下其中之一：①可弯曲式乙状结肠镜检查（每5年）；②结肠镜检查(每10年)；③双对比钡剂灌肠(每5年)；④计算机断层结肠镜检查（每5年）。

（2）主要检测癌症的测试：①对癌症高度敏感的大便隐血实验（gFOBT）或粪便免疫化学测试（FIT）(每年)；②脱氧核糖核酸检查(不定期)。

● 讨论结直肠癌的警告标志，包括长期进行性消瘦、排便习惯的改变和便血。

● 讨论饮食计划和健康生活方式的选择，以维持或改善结肠健康。

女性健康教育

● 告诉患者巴氏涂片和妇科检查的目的并建议检查频率。

● 解释性传播疾病的警告信号：排尿时疼痛或烧灼感，性交时疼痛，盆底疼痛，非月经期间阴道出血，阴道周围发痒，阴道分泌物异常。

● 教授预防性病的措施（例如：让男性伴侣使用避孕套，限制性伴侣数量，避免与有多个性伴侣的人发生性关系，以及会阴部的卫生措施）。

● 加强会阴卫生的重要性（适当的）。

男性健康教育

● 解释性病的警告信号：小便和性交时疼痛，异常阴茎分泌物，淋巴结肿大，皮疹或皮肤、生殖器溃疡。

● 教授预防性病的措施：使用避孕套，避免与被感染的伴侣发生性关系，避免与有多个伴侣的人发生性关系，并定期清洁会阴部。告诉性病患者，他们的性伴侣也需要进行检查。如果伴侣感染了性病，指导患者尽快就医。

● 教患者如何进行生殖器自我检查（见注释6.6）。

儿科患者

● 在检查男婴的睾丸时，避免刺激睾提肌反射，提睾反射会导致睾丸向上拉入盆腔。

技能 6.7 肌肉骨骼与神经系统评估

在肌肉骨骼和神经系统评估中会运用到检查和触诊的技巧。在一般检查中，需要检查患者的步态、姿势和体态。对主要骨骼、关节、肌肉群和感觉、运动和脑神经功能进行更全面的评估，可识别异常情况。评估可在检查身体其他系统时进行。例如，在评估头部和颈部结构时，评估颈部的活动范围，并检查相应的中枢神经系统。将评估纳入日常护理活动（例如，为患者洗澡或安置体位时）。当患者表达疼痛，失去知觉或者肌肉功能受损时，评估这些系统是很重要的。长期的疾病或活动障碍可能导致肌肉无力和萎缩。神经系统的评估通常与肌肉骨骼的评估是同时进行的，因为肌肉可能会由于神经的介入而被削弱。

授权与合作

肌肉骨骼和神经功能的评估不能委派给护理辅助人员。护士指导护理辅助人员完成以下工作：

● 报告有关患者步态、平衡、活动范围和肌力的问题。

● 告知护理员患者有摔倒的危险（步态不稳、跛行、下肢无力）。

● 帮助肌无力的患者转运和移动。

用物准备

● 棉球或棉签
● 小手电筒
● 卷尺
● 压舌板
● 音叉
● 反射锤

步骤	要点说明
1. 检查患者饮酒史；蛋白质、维生素D或钙摄入不足；体格单薄；骨质疏松症家族史；白色人种或亚洲血统；久坐的生活方式；长期使用某些药物（如皮质类固醇、锂或肝素）；某些疾病（如糖尿病、甲亢）（Ball et al., 2015）。	这些因素会增加患骨质疏松症的风险。
2. 确定患者是否已接受骨质疏松筛查。	65岁以上的女性需要定期进行骨质疏松症的检查。有充分的证据表明，男性也需要这种筛选（Jeremiah et al., 2015）。
3. 请患者描述骨骼、肌肉或关节功能变化的病史（例如，近期跌倒、外伤、举重物、突发或渐发性关节疾病）及病变部位。	病史有助于评估肌肉骨骼问题的本质。据估计，990万美国人患有骨质疏松症，另有4310万人患有骨质疏松症（NOF, 2014）。
4. 评估身高和体重（见技能6.1）。注意：如果年龄大于50岁的女性出现身高降低，这个降低值是从记忆中最高的成人身高减去当前身高。	体重指数小于22是一个危险因素，身高降低超过7.5厘米（3英寸）是骨质疏松症的首要临床表现之一（Touhy和Jett, 2015）。
5. 评估患者骨骼疼痛的性质和程度：位置、持续时间、严重程度、诱发因素和加重因素、缓解因素和疼痛类型。如果患者报告下肢疼痛或抽筋，询问行走是否缓解或加重。评估活动前、活动期间和活动后的行走距离和疼痛特征。	疼痛经常伴随着骨头、关节或肌肉的改变。它对舒适度和日常生活（ADLs）有影响。某些血管疾病引起的疼痛会随着活动的增加而增加。
6. 确定患者是否使用止痛剂、抗精神病药、抗抑郁药、神经系统兴奋剂或消遣性药物。	这些药物会改变意识水平或导致行为改变。滥用药物有时会引起震颤、共济失调以及周围神经功能的改变。
7. 确定患者是否有癫痫/抽搐病史；明确事件顺序（先兆、肌肉张力丧失、跌倒、运动活动、意识丧失）；所有症状的特点；与发作时间、疲劳或情绪压力的关系。	癫痫发作通常起源于中枢神经系统的改变。癫痫发作的特征有助于确定其来源。
8. 患者头痛、震颤、头晕、眩晕、麻木或身体某些部位刺痛；视觉变化；虚弱；疼痛；言语改变。	这些症状通常由中枢神经系统功能障碍引起。识别其模式有助于诊断。
9. 与配偶、家人或朋友讨论最近患者行为的变化（如易怒、情绪波动、记忆丧失、能量水平的变化）。	行为改变可能由颅内病变引起。
10. 确定患者是否注意到视力（颅神经Ⅰ）、听觉（颅神经Ⅷ）、嗅觉、味觉（颅神经Ⅶ）、或触觉的改变。	主要的感觉神经来自脑干。这些症状有助于在颅神经检查中确定问题的位置。
11. 如果患者突发急性意识障碍（谵妄），回顾所用药物的毒性（例如，抗胆碱能药物、地高辛、抗组胺药、抗精神病药、苯二氮䓬类药物、阿片类镇痛药、镇静/催眠药、类固醇）；严重的感染、代谢紊乱（如糖尿病）；心力衰竭和严重贫血。	谵妄是老年人最常见的精神障碍之一（Touhy和Jett, 2015），但也会发生在儿童身上。
12. 回顾以下病史：头部或脊髓损伤、脑膜炎、先天性异常、神经疾病或心理咨询。	这些神经系统症状或行为的变化有助于识别可能的病因。

护理诊断

● 活动无耐力	● 疼痛（急性、慢性）	● 有外伤的危险

步骤		要点说明

● 移动能力受损	● 有受伤的危险	● 自理缺陷(洗澡／卫生、穿衣／打扮、吃饭、或盥洗)
● 行走障碍	● 有周围神经血管功能障碍的危险	● 无效的外周组织灌注
根据患者的状况或需求,个体化处理其相关因素／危险因素。		

护理计划

1. 完成下列步骤后所能达到的预期结果:	
● 患者能演示直立体位;强大的抓握力;步态稳定,手臂自由摆动。	显示了正常的对称、步态和神经肌肉力量。
● 四肢的长度、周长、排列、位置和皮肤皱褶均对称。	
● 所有关节都能达到全范围的关节活动度,有良好的肌肉张力且无挛缩、痉挛或肌无力。	显示了正常的关节活动度。
● 患者能识别人物、地点和时间。行为和表现符合当时的条件／情况。	显示了正常的脑功能。
● 患者表现正常瞳孔对光和适应的反应(见技能 6.2);外部眼部肌肉(EOMs)完好无损;面部感觉完好无损;面部表情对称;软颚和悬雍垂居中,能增强发音;呕吐反射完好无损;言语清晰,无声音沙哑;无吞咽困难。	显示动眼神经、滑车神经、三叉神经、外展神经、面神经、舌吐神经和迷走神经的功能正常。
● 患者能区分尖锐和迟钝的感觉及四肢对称的部位轻触。下肢的位置感觉完好无损。	显示了正常的感觉神经功能。
● 步态协调、稳定伴随着适当的姿态和摆动的节律。Rombery 试验为阴性。	显示了正常小脑和运动系统功能。
2. 执行手卫生。物品准备。	减少微生物的传播。

护理措施

1. 患者准备:	
a. 在对患者身体其他部分评估或护理时,可将肌肉骨骼和神经系统的评估融合其中(例如,患者在床上移动身体,从坐位到站起来或走路时)。	在患者进行活动或全面身体检查而做出所需动作时,可以进行评估。评估与护理相结合可以节省患者精力,使对患者的观察更自然。
b. 在评估期间,计划好休息时间。	身体部位的运动和各种动作可能会使患者疲劳。
2. 评估肌肉骨骼系统(讨论患者可能有摔倒或其他受伤的风险)。	
a. 观察患者使用手臂和手抓取物品的能力(例如,钢笔、餐具)。	评估协调能力和肌肉力量。
b. 评估患者手的握力,双手交叉、握紧双手的示指和中指,用力挤压(见插图)。	患者的惯用手比非惯用手稍微强一点是很常见的。通过交叉双手,患者的右手抓住你的右手。这有助于识别患者的右／左手。

步骤	要点说明

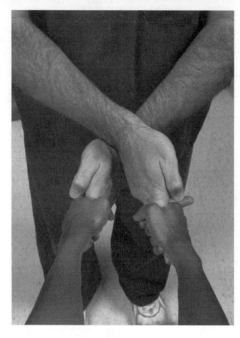

步骤 2b　评估比较患者双手抓握的力度

步骤	要点说明
c. 评估上肢前臂或小腿的肌力，嘱患者收缩肌肉，观察关节伸直或弯曲。患者肌肉收缩会抵抗施加的作用力。患者一直承受压力至无法承受为止。比较对称肌群。记录薄弱的肌群并比较两侧的肌群。	比较对称肌群的肌力，常用的一侧上肢和下肢通常更加强壮。肌力分为以下 0～5 级： 0 级 没有自主的收缩 1 级 有轻微收缩但不能移动 2 级 关节可被动活动 3 级 关节可主动活动 4 级 关节活动可对抗重力和部分阻力 5 级 关节活动可对抗重力和阻力
d. 观察患者坐位、仰卧位、俯卧位、站立位时躯体是否成一条直线。肌肉和关节需暴露并且可以自由移动，以便精准测量。	测量时，每一个关节或肌群需要摆不同的姿势。
e. 观察患者步态。必要时，患者可以使用辅助设备（比如手杖、拐杖）。观察下肢畸形的患者是否拖行、跛行、平衡力，躯干与腿的位置关系。	如果患者没有注意到你在观察他，他的步态会更加自然。评估神经肌肉骨骼是否失调。
f. 计时起立行走试验：让成年患者穿上合适的鞋子，坐靠舒适的椅子，如果需要可以使用常规的辅助设备。使用秒表，说"走"的时候开始计时，在不使用座椅扶手的情况下，患者从坐姿站起来向前走直线 10 步（3 m）转一圈再坐回到椅子上。观察患者的步态和站姿。	计时起立行走试验用来常规评估老年患者。这个试验可以帮助我们评估患者跌倒的风险。通常情况下完成测试不超过 10 秒，超过 20 秒为异常。
g. 站在患者身后观察患者站立姿势（臀部位置与肩膀的关系）。从侧面观察颈部、胸廓和腰椎曲线（见插图）。	异常姿态的曲线包括后凸畸形（驼背、胸椎严重向后弯曲）、脊柱前弯（脊柱前突、腰椎弯曲度增加）和脊柱侧弯（脊柱向侧面弯曲）。姿势变化引起肌肉、骨骼、关节的畸形，疼痛或肌肉疲劳。头部应该保持直立。

步骤	要点说明

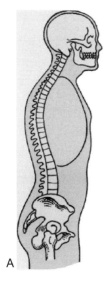 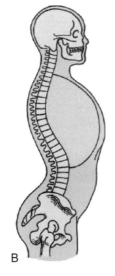 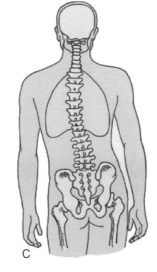 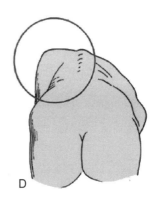

A　　　　　　　B　　　　　　　C　　　　　　　D

步骤 2g　观察脊柱畸形
A.后凸畸形　B.脊柱前弯　C.脊柱侧弯　D.脊柱侧弯伴随身体前屈

步骤	要点说明
h. 整体观察四肢，大小尺寸，有无严重畸形，骨增大，排列是否整齐和对称性。	再次检查，精细的地方做更深入的检查。
i. 触诊骨骼、关节和周围相关组织。记录发热、压痛、抗压性。	由于外伤或者慢性疾病导致的一些变化。当怀疑患者骨折或者长时间缺乏运动造成关节完全僵硬时，不要试图移动关节。
j. 嘱患者做主要关节的全范围关节活动（见表6.12）。畸形、行动不便、关节固定、虚弱的患者，则需要行被动关节活动。在同一身体部位观察运动的对称性：	对患者术前正常活动度的评估可为其术后改变或者功能障碍提供参考。
（1）主动运动：（患者可以独立地活动关节，无需任何帮助。）指导患者以正常的幅度活动每一个关节。有时需示范并让患者模仿。	辨别肌肉力量并观察关节活动是否受限。
（2）被动运动：（患者关节可以完全活动，但是没有力量独立活动关节。）嘱患者放松并且最大限度地被动活动各个关节。如果出现关节疼痛或者肌肉痉挛，则停止施加压力。	观察肌肉薄弱处关节活动的能力。被迫关节活动会引起损伤和疼痛。
k. 触诊关节水肿、僵硬、压痛、发热部位并用红笔标记。	出现急性或慢性疼痛。关节活动引起疼痛或者损伤。
l. 评估主要肌群的肌张力。在整个关节活动中，正常的肌张力会对运动引起轻微的反应甚至抵抗。	如果肌张力增高（高张性），任何突然发生的关节活动会出现明显的抵抗力。低张力肌肉活动不会出现抵抗力，会出现肌无力。
3. 神经系统评估	
a. 通过询问患者的姓名、住所、日期、年份，记录患者行为和表现来评估意识和定向力，这些可在基础调查中完成。	意识清楚的患者能自然地回答问题。意识水平下降的患者会表现出烦躁、注意力不集中或不愿合作。意识持续恶化的患者开始对姓名、时间、地点没有判断力。患者的行为和表现与其精神状态有关。

步骤	要点说明

表6.12 评估运动幅度*

部位	评估程序	活动度
上半身		
颈部	低头和抬头，左右弯曲颈部，回头看两侧肩膀	可弯曲，可侧屈，可完全旋转
肩	将双臂伸至头两侧，与地面平行	可弯曲
	将手臂越过胸前去触碰对侧肩膀	可内收
	双手放于颈后双肘外展	可外旋和内收
	双手放于腰背部后	可内旋
	将手臂与肩膀平齐，双手画小圈	可环形运动
肘	弯曲、伸直双肘	可弯曲和伸直
	双肘弯曲，双手放于腰部	可内旋
手腕	弯曲和伸直手腕	可弯曲和伸直
	向桡侧和尺侧弯曲手腕	桡侧和尺侧偏移
	反转掌心向上、向下	旋后及旋前
手	双手握拳再打开	可弯曲和伸直
	手指张开，拇指外展再收回	可外展和内收
下半身		
臀（患者仰卧位）	双膝伸直，抬高一条腿	可弯曲和伸直：90°
	将一侧下肢越过另一侧下肢	可外展：45°
	水平摇晃双腿	可内收：30°
	膝盖弯曲，让下肢内旋和外旋	可内旋和外旋：40°～45°
膝	固定膝盖，抬高双脚	可伸直：可完全伸直并过伸达到15°
脚踝	双脚抬离地面，脚尖向下、向上指	可足底弯曲：45°
		可背屈：20°
脚趾	向内、向外旋转双脚	可内旋和外旋：5°
	脚趾弯曲、伸展	可弯曲和过伸：40°

*这些动作患者可以自主完成或者在护士的帮助下被动完成

b. 评估中枢神经系统：	
（1）让患者做一些眼球运动来评估动眼神经、滑车神经、外展神经。患者向前看，固定头部保持不动，让患者注视从6个主要方位移动的手指；用手电筒检查瞳孔、对光反射和适应力。	中枢神经系统最易受颅内压增高的影响，颅内压增高导致瞳孔反应或大小变化；瞳孔形状改变（椭圆形）或反应迟钝。颅内压增高损害眼球运动。眼球有调节能力，可以调整从近到远的视觉。
（2）评估三叉神经，确定患者和居家照护者对教学主题的理解程度。	感觉是对称的；单侧感觉的降低或者失去感觉可能是由三叉神经损伤所致。
（3）评估面神经，记录面神经的对称性。让患者皱眉、微笑、鼓腮、扬眉。	表情应该是对称的，特发性面瘫导致面部肌肉下垂；咳嗽变异性哮喘（CVA）导致面肌不对称。
（4）评估舌咽神经和迷走神经，嘱患者说话或者呕吐。让患者说"啊"的同时，用压舌板和手电筒检查中线悬雍垂和其对称高度的软腭。用压舌板抵住舌后，引起呕吐反射。	舌咽神经损伤导致吞咽受损；迷走神经损伤导致呕吐反射减弱、声音嘶哑、鼻音。当腭不能升高并且悬雍垂拉向正常一侧时，表现为单侧麻痹。

步骤	要点说明
c. 评估四肢感觉。感觉测试，嘱患者闭眼，这样患者就不知道刺激皮肤的开始时间和部位。从最小的刺激开始，逐步增加直至患者有感觉为止。	应该记录患者接受所有感觉刺激测试时两侧的细微差别，患者能正确描述感觉（尖锐或钝，冷或热），并且知道测试部位。
（1）疼痛：用一个损坏的压舌板的尖端和钝端交替刺激患者皮肤，询问患者感受。用于四肢对称区域。 （2）轻触：用棉棒轻触四肢皮肤表面的对称区域。 （3）位置：用我们的拇指和示指抓住患者的手指和脚趾，上下摆动手指和脚趾，交替进行，并询问患者感受。	患者应该可以区别尖锐或钝的感觉。感觉受损预示脊髓或外周神经根紊乱。 患者可以区别棉签触碰到的地方。 患者应该能区别任何细微的移动。位置感觉减少也许是因为脊髓感觉麻木、麻痹或是神经系统紊乱。
d. 评估运动神经和小脑的功能：	
（1）步态：嘱患者从房间的一端走到另一端掉头，再走回来。记录所使用的辅助设备，这也是指导患者适当使用辅助设备的好时机。 （2）Romberg 试验：让患者双脚并拢站立，双手放于身体两侧，双眼眨动（20～30秒）。站在患者身旁保护其安全，并观察患者是否晃动。	神经和肌肉骨骼紊乱会影响步态和平衡。 Romberg 试验应该是阴性的，轻微的摇晃视为正常现象。
e. 评估深部肌腱反射（DTRs）：	
（1）对于有后背疼痛、手术史、脊髓压迫的患者，需监控 DTRs，这要求医护人员有高水平的检查技能。绝大多数情况下这不作为常规的身体评估。	肌肉痉挛和过度反射是由于类似卒中和麻痹之类的失调造成的。DTRs 下降和肌无力是由电解质紊乱或神经元活动降低造成的 [举例：肌萎缩侧索硬化症（ALS）或吉兰 - 巴雷综合征]。
（2）反射测试需比较患者双侧肢体并分为以几个等级： 0 没有反应 1+ 轻微的反应 2+ 正常的活动和反应 3+ 轻微的活跃过度 4+ 活跃过度伴有肌痉挛	分级显示神经元功能障碍的程度。 阵挛是肌肉收缩和舒张反复痉挛。
（3）膝反射：触诊髌骨下的髌骨肌腱。用锤子轻轻敲打肌腱（见插图）。	膝反射是最常见的 DTR 评估方式。正常的反应是膝盖伸直。

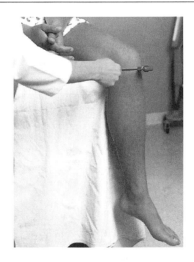

步骤 3e（3） 评估膝反射。膝盖伸直

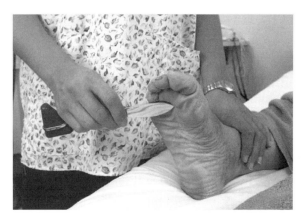

步骤 3e（4） 评估足底反射。脚趾应该向内向下弯曲

步骤	要点说明
（4）足底反射（巴宾斯基反射）：用反射锤把手的末端从患者的足跟划至跖骨。	脚趾应该向内向下弯曲（见插图）。
（5）击打足底后，如果巴宾斯基征阳性，则出现大脚趾背屈，伴随其余脚趾张开。	提示中枢神经功能障碍。两岁以内小儿会出现足部踇指背屈，其余四指无反应（Hockenberry 和 Wilson，2015）。
4. 处理物品。执行手卫生。	减少微生物传播。

护理评价

1. 肌张力和肢体活动度与之前的身体评估进行对比。	测定有无异常。
2. 神经系统状态与之前的身体评估进行对比。	测定有无异常。
3. 根据操作流程，用适当的疼痛量表评估患者的疼痛等级。	判定是否会因为活动骨骼肌导致患者疼痛加剧。
4. **使用反馈式教学**："我想确认您了解跌倒的风险，这也是我们在测试过程中讨论的。为什么您有跌倒的风险，请告诉我两个原因。"如果患者或居家照护者不能正确反馈，立即调整或重新制订指导计划，以保证其正确掌握。	确定患者和居家照护者对指导内容的理解水平。

非预期结果	相关措施
1. 关节突出、水肿、结节、关节远端骨骼增生提示关节炎。	● 指导患者适当活动关节。 ● 评估患者使用抗炎药和非药物治疗的相关知识（见第16章）。
2. 活动度降低出现在一个甚至多个关节：肩膀、肘部、手腕、手指、膝盖、臀。	● 评估不稳定、僵硬、水肿、明显畸形的关节在活动过程中是否疼痛加剧。 ● 告知医护人员。 ● 减少肢体活动直至明确关节运动异常的原因。
3. 患者出现一组或多组主要肌群乏力或起立行走试验中出现困难，提示有跌倒的风险。	● 妥善安置患者，预防跌倒。 ● 患者行走时提供安全防护（见第12章）。 ● 告知医护人员。
4. 患者出现精神状态改变、瞳孔反射或其他神经系统损伤。	● 立即告知医护人员。 ● 持续评估患者生命体征和意识状态。 ● 妥善安置患者，预防跌倒。

记录与报告

● 在电子健康档案或表单上记录患者姿势、步态、肌张力和关节活动。

● 在电子健康档案或表单上记录患者意识、定向力、瞳孔反射、感觉和各种反射反应。

● 记录对患者和居家照护者学习情况的评价。

● 患者出现急性疼痛、突发性肌无力、意识变化、瞳孔反射异常，应立即向医护人员汇报，需要立即采取治疗措施。

注意事项

健康教育

● 指导患者正确的姿势。向理疗师咨询，为患者提供改善姿态的锻炼方式。

- 降低骨骼中矿物质脱出，指导老龄患者适当的负重锻炼（如步行、低强度有氧锻炼），一周至少坚持3次。

- 鼓励补钙以满足日常需要。增加维生素D的摄入可以促进钙的吸收（每日400～800国际单位）。建议50岁以上人群补充钙1200 mg/d。指导患者每次摄入的钙剂量不得超过500 mg（Touhy和Jett，2015）。

- 向腰痛患者解释他们可以从改变工作相关风险因素中受益（如负重、使用保护设备）；规律的有氧锻炼，可增强后背力量和躯干灵活性；学习如何进行适当的负重锻炼。

- 向感觉或运动神经损伤的患者解释如何采取确保安全的措施（如在浴室或楼梯使用急救箱或安全扶手）。

儿科患者

- 仔细检查小儿由于基因或先天性因素导致的骨骼肌异常。检查包括观察姿势，各部位活动，对称性和四肢皮肤褶皱，肌张力以及臀部对称性。

- 正常新生儿的后背从胸椎到骨盆呈弧形或C形。

- 脊柱侧凸、脊柱桡侧弯曲是童年时期严重的问题，特别是女性在青春期会被发现（近距离检查小儿，让其站直只穿内衣裤）。从小儿身后观察肩膀和臀部是否对称。观察小儿后背是否前屈。

- 在小儿玩耍过程中观察其骨骼肌功能。

- 13～19岁的儿童每日需摄入1300 mg钙和400国际单位的维生素D（Hockenberry和Wilson，2015）。

老年患者

- 指导老年人如何预防跌倒。改善房屋环境以减少跌倒风险（见第43章）。

- 指导患有骨质疏松的老年人跳健身操、适当负重锻炼（如游泳、步行），使创伤最小化。

- 功能评估是一种评定老年患者完成健康评估的能力。当患者不能轻松地照顾自己，则需要辅助设施（如用衣服的拉链代替纽扣，使用高脚凳来减少膝盖和臀部的弯曲）。

- 老年人易出现驼背，姿势向前弯曲并且膝盖有点弯曲，手臂的手肘部位弯曲，并且手臂抬高。

操作指南6.1　监测出入量

测量和记录24小时出入量是评估液体和电解质基础数据的一部分（表6.13）。应该精准记录所有入量（经口摄入的营养、肠内营养、非肠内营养）和出量（尿液、粪便、胃肠减压液和手术引流管内液体）。观察并记录患者出入量要求患者以及居家照护者的合作和帮助。精确是关键，医师会根据检查结果开药和静脉注射。

表6.13　成人平均液体摄入和流失量

液体摄入和流失	量（mL）	液体摄入和流失	量（mL）
液体摄入		液体流失	
经口摄入	1 100～1 400	肾脏	1 200～1 500
流质食物	800～1 000	皮肤	500～600
有氧代谢	300	肺	400
		胃肠	100
摄入总量	2 200～2 700	流失总量	2 200～2 700

观察高热和水肿患者的出入量，给予补液或利尿剂。当患者因呕吐、腹泻、胃肠道引流或巨大开放性伤口致电解质流失，观察出入量就显得尤为重要。在每一班结束或每日固定时间，如每8小时一次，统计和评估患者出入量。通过观察近几日24小时的出入量，比较是否有明显变化。因为体液失衡会发生在任何时候，即使不要求记录任何文件，也要注意每一位患者的出入量。

授权与合作

每一班次结束时评估出入量，比较近几日的24小时出入量，观察并记录静脉治疗，伤口、胸腔引流管和管饲不能授权给护理辅助人员。

护士需强调保持体液平衡相关的防护标准，精确测量和记录出入量，并且使用有刻度的标准容器。护士指导护理辅助人员完成以下工作：

- 测量和记录经口摄入量、尿液、粪便、呕吐物、伤口引流。
- 报告患者的变化，如摄入的改变，或出量的颜色、量、气味的改变。

用物准备

- 提醒患者测量出入量的标识
- 在电子健康档案或表单上记录日常的出入量
- 刻度测量容器
- 便盆、尿壶、床头柜、"集尿帽"（一种放在座便器上的集尿器）
- 清洁手套
- 面罩、眼罩和睡袍（可选）

操作步骤

1. 辨别患者会引起体液流失的情况（如：发热、引流、呕吐、伤口引流、胸腔引流、胃肠减压、大面积烧伤、严重的创伤）。

2. 辨别患者是否有吞咽损伤，无意识或不能活动。

3. 辨别患者使用的药物是否会影响体液平衡（利尿剂和激素）。

4. 评估脱水和体液过多的体征（如：心动过缓与心动过速，低血压与高血压，皮肤萎缩和水肿）。

5. 患者每日使用相同的量具，在相同的时间穿舒适的衣服称重。

6. 查看检查报告：

- 尿比重（正常值为 1.010 ～ 1.030）
- 血细胞比容（女性正常值为 38% ～ 47%，男性正常值为 40% ～ 54%）

7. 评估患者及家属测量出入量目的及方法的知识。

8. 向患者和家属解释测量出入量的原因。

9. 执行手卫生。

10. 测量和记录所有液体摄入：

a. 三餐摄入的液体、果冻、奶油、冰淇淋、棒冰、冰冻果子露、冰屑 [按 50% 记录（如：100 mL 的冰屑平均含 50 mL 的水 ）]。日常测量单位转换标准：1 盎司等于 30 mL，12 盎司等于 360 mL。

b. 计算液体药物，如抗酸剂和含有药物的液体作为液体摄入。

c. 计算营养导管的摄入量（见第 32 章）。

d. 计算胃肠营养管的摄入量、血液组成和所有的胃肠营养溶液（见第 29、30、33 章）。

临床决策点：及时记录测量数值。如果病房内有多名患者，需要在集尿器上标注每一名患者的姓名和床位。

11. 让患者及家属每次排尿或排便时通知护士或者护理辅助人员排空集尿器或便盆。让患者和家属观察有无尿失禁、呕吐和大量出汗并报告给护士。

12. 管床医师和护士告知患者以及家属需密切关注引流袋和伤口，胃管或胸腔引流管，及时测量和记录。使用有刻度的容器时，明确标记患者的姓名和床号，并且只能患者本人使用。

13. 使用清洁手套。在每一班结束时测量或标注引流量，使用合适的容器并且标记颜色和性状。如患者体液可能会喷洒出，护士需戴面罩、眼罩或穿长袍。

a. 用"集尿帽"或者有刻度的容器测量患

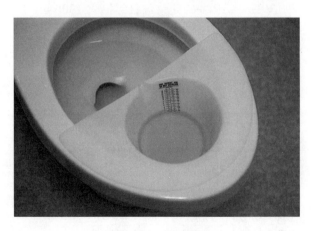

步骤 13a "集尿帽"

者的尿量（见插图）。

　　b. 观察尿管和尿袋内的尿液颜色和性状。按时观察引流装置（见插图），或用有刻度的容器测量。

　　c. 通过在刻度上标记时间，记录某一时间段内胸腔引流量（见插图）（见第27章），闭式引流瓶满时要及时更换。

　　d. 用药杯测量引流瓶中的引流量（见插图）

（见第40章）。

　　e. 打开胃管或引流袋的开关，将引流液倒入240 mL的量杯（见插图）中测量引流量。

　　14. 脱掉手套，放入医疗废物垃圾袋中，然后消毒双手。

　　15. 记录出入量，如果尿量小于30 mL/h或者当日体重明显改变时，需报告上级。

　　16. 在出入量表格或电子健康档案上记录。

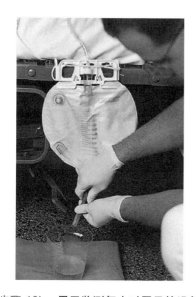

步骤13b　用于监测每小时尿量的设备

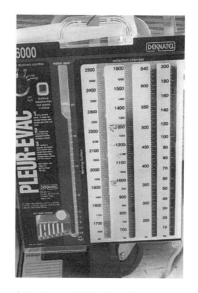

步骤13c　测量胸瓶内引流液的量

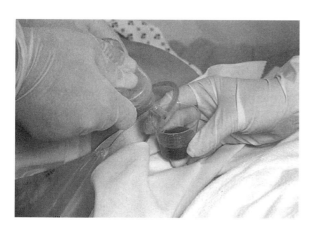

步骤13d　测量引流瓶中伤口引流液的量

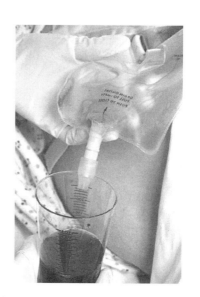

步骤13e　测量大引流袋内引流液的量

▶ 临床案例分析

　　一名 69 岁的男性患者 3 日前行冠状动脉旁路移植术。当询问是否感到疼痛时,患者表示"我感到心脏疼痛、呼吸短促并且非常热"。

　　1. 你将评估患者哪个身体系统? 为什么?

　　2. 你最后一次检查并记录患者的体温是 1 小时前(37.7℃)。你现在又测量了一次体温(38.3℃)。是什么导致了患者体温的变化?

　　3. 听诊患者心音,闻及"吱吱"声或摩擦音。怀疑哪类心脏畸形?

　　4. 你将如何使用 SBAR 记录评估结果,并且下一步将做什么?

▶ 复习题

　　1. 下列哪些是恶性黑色素瘤的特征(选择所有符合条件的选项)?

　　A. 不规则的形状

　　B. 凹凸不平的边界

　　C. 小的干燥、质硬丘疹

　　D. 珍珠样丘疹伴中心凹陷、边界蜡黄

　　E. 蓝色、黑色或者色彩斑驳的病灶

　　F. 直径大于 6 mm

　　2. 护士在对患者进行一般情况的检查时,应该包括下列哪些项目(选择所有符合条件的选项)?

　　A. 面容

　　B. 脉搏

　　C. 胸廓扩张度

　　D. 详细的既往史

　　E. 行为

　　F. 瞳孔对光反射

　　G. 体态

　　3. 如果你将对患者进行腹部查体,请将下列选项正确排序。

　　A. 听诊

　　B. 视诊

　　C. 触诊

　　D. 叩诊

第 3 单元

特殊程序

第 7 章

标 本 采 集

▶ 技能和步骤

▶ 学习目标

学习本章节后，护士能够具备如下能力：

● 解释标本采集的目的。

● 明确采集标本所需注意的特殊事项。

● 向患者进行健康宣教，以便在采集标本时取得患者配合。

● 采取有效措施减少患者焦虑并提高标本采集的安全性。

● 明确标本采集后如何送检及注意事项。

● 采集标本后，能准确在患者的电子健康档案或表单中记录。

● 使用正确的技术采集清洁中段尿、定时尿标本和导尿管尿液标本。

● 使用正确的技术采集血液和其他体液的标本和培养物。

● 使用正确的技术进行静脉穿刺。

● 在标本采集过程中熟知感染控制方法并正确实践。

● 使用正确的技术进行动脉穿刺以进行血气分析。

● 明确向医师报告实验室结果的护理责任。

▶ 目的

实验室检查结果有助于诊断疾病，提供有关疾病发展和预后的信息，并有助于评价患者的治疗效果。护士负责正确采集标本，关注检查结果，并确保及时将结果与医疗团队人员共享。

▶ 护理标准

● 美国联合委员会，2016——患者识别

● 美国职业安全与健康管理局，2015——血源性病原体防护标准

189

▶ 实践准则

● 采集标本的熟练度和判断力可最大限度地减少患者的不适感，促进患者安全，并确保诊断过程的准确性。

● 每个处理体液的人都有职业暴露的危险。为了保护医护人员和患者，必须执行手卫生和使用清洁手套等个人防护装备。为了保护实验室人员和其他可能与标本接触的人员，应正确地将标有生物危害的标签贴在送检容器上（OSHA，2015）。

● 检测机构设有每个检查项目的参考值，并印在实验室表格上。对检查结果有疑问时，请查询机构手册或致电实验室。

▶ 以患者为中心的护理

● 在留取排泄物或分泌物标本时，患者经常会感到尴尬或不适，尤其是留取尿液、泌尿生殖器或粪便标本时。因此，应选择单独场所留取标本并尽可能多地保护患者隐私。用清晰明确的语言指导患者自行留取尿、便、痰标本，以避免不必要的隐私暴露（Pagana 和 Pagana，2015）。

● 将样本采集委托给患者和居家照护者时，应考虑文化和语言障碍。语言障碍会导致很难解释检查的目的和收集方法。讲解后一定要求患者或居家照护者复述一遍，以确保其真正理解如何留取标本（Raingruber，2014）。

● 在可能的情况下，对于文化价值观保守或性别界限清楚的患者，由同性别的护理人员收集患者的阴道、直肠和泌尿系统标本。

▶ 循证护理实践

● 血液标本溶血导致患者治疗延误及医疗成本增加（Lippi et al.，2014）。

● 建议使用静脉部位获取血液样本，以防止溶血（Wollowitz et al.，2013）。

● 剧烈摇晃血液样本可能导致溶血，使检查无效。

● 迅速将血液样本送至实验室进行处理，以防止溶血。

▶ 安全指南

● 适应患者的需求和能力，安全地执行和（或）参与指导标本采集。

● 与患者核对并确认留取标本的类型和部位。

● 收集血液或体液样本时应遵循标准预防措施（见第9章）。

● 在所有的标本容器上标注患者的姓名、日期、时间、标本名称、检验项目以及标本 / 培养物来源（TJC，2016）。

● 在建议的时间内将标本送至实验室，或确保妥善保存以备后送。

● 遵循运输标本所需的特殊程序要求（例如冰冻标本、带有防腐剂的特殊容器）。某些标本采集有特殊要求，比如禁食，需要在收集标本之前确认（Pagana 和 Pagana，2015）。

● 了解医疗机构有关运输人体标本的感染控制要求。

● 遵循药物或饮食禁忌要求，以免可能导致检验结果与正常值出现偏差。

● 为保护性隔离患者采集标本时需采取预防措施。

技能7.1 尿液标本采集: 清洁中段尿、无菌导尿管

尿液分析提供关于肾脏或代谢功能、营养和全身性疾病的信息。尿液采集的方法很多，如何采集取决于尿液分析的目的和患者是否有留置导尿管。无论用何种方法采集，评估、计划和评价的指南都是相似的。常规尿液分析包括检测8种或更多种成分，包括尿液pH、蛋白质、葡萄糖、酮体、比重、白细胞计数以及细菌和（或）隐血情况（Pagana 和 Pagana，2015）。

尿液检验和标本的种类

● 使用标本"帽"（图 7.1）收集尿液常规分析的随机尿液样本，将其放置在马桶座圈下方，以收集尿液。然后，将大约 120 mL 尿液放入标本容器中，并贴上标签送至实验室。

● 进行尿液培养和药物敏感性检测（C & S）以确定细菌是否存在（培养），并确定最有效的抗生素治疗（敏感性）。C & S 标本采集可通过留取清洁中段尿或从无菌导尿管中留取。通过该方法收集的尿液也可以用来进行尿常规分析。

● 用于定量分析的尿样需要在 2 ～ 72 小时内收集。其中 24 小时尿液采集（见操作指南 7.1）最为常见，可用于检测和定量分析氨基酸、肌酐、激素、葡萄糖和肾上腺皮质激素排泄等元素。

● 通过将特制的试纸条浸入干净的尿液样本中检测尿液的化学性质。该测试可检测出尿中通常不存在的葡萄糖、酮体、蛋白质或血液（见操作指南 7.2）。当尿液筛查测试结果为阳性时，需要进行额外的实验室检查来明确患者的诊断或评价治疗效果。

授权与合作

尿液标本采集可以授权给护理辅助人员执行。护士指导护理辅助人员完成以下工作：

● 选择合适的时间留取标本。

● 患者行动受限时，协助患者安置体位。

● 如果尿液不清（如含有血液、浑浊或多余的沉淀物），请向护士报告。

● 如果患者无法排尿，或排尿时有疼痛或烧灼感，请向护士报告。

用物准备

● 标有患者完整信息的标签

● 填写完整的实验室申请单，包括患者身份信息、日期、时间、检测项目和标本来源

● 有生物危害标识的小塑料袋（或机构指定的容器），用于将样本运送至实验室

清洁中段尿标本

● 清洁中段尿采集套件（图 7.2），其中包含：①无菌棉球或抗菌湿巾；②抗菌液（氯己定或聚维酮碘溶液）；③灭菌水或无菌生理盐水；④无菌标本容器；⑤尿杯

● 清洁手套

● 肥皂、水、毛巾和纸巾

● 便盆（用于卧床患者），标本"帽"（见图 7.1）（用于非卧床患者）

从留置导尿管中收集尿液

● 用于常规尿液分析的 20 mL 注射器或用于培养的 3 mL 注射器

● 酒精、洗必泰或其他消毒棉签

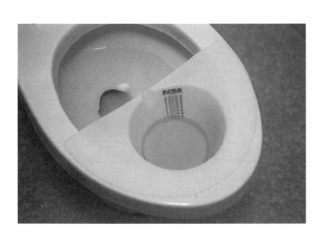

图 7.1 标本"帽"

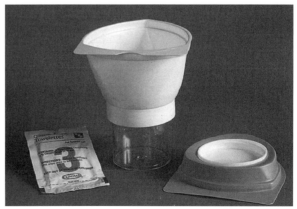

图 7.2 清洁中段尿采集套件

- 夹子或橡皮筋　　　　　　　　　　　　无菌容器）
- 标本容器（尿常规用清洁容器，尿培养用　　　• 清洁手套

步骤	要点说明

护理评估

1. 根据机构政策，使用至少两种方式核对患者身份信息（例如，姓名和生日，或者姓名和病案号）。核对患者信息与患者的用药记录或医疗记录信息是否一致。	确保患者正确。符合联合委员会标准并保证患者安全（TJC，2016）。
2. 评估患者或家属对检验目的和收集方法是否理解。	良好的信息沟通可以减少误解；提高患者依从性。
3. 评估患者自己收集尿标本的能力；是否能够自主活动并使用收集容器。	这决定了患者需要帮助的程度。
4. 评估尿路感染（UTI）的症状和体征（尿频、尿急、尿痛，血尿，腹痛，发热，浑浊，恶臭尿）。	这些是 UTI 的指征。
5. 参考各机构的标本采集流程规范。	对于标本的收集和（或）处理，各机构政策可能会有所不同。

护理诊断

• 缺乏标本收集的相关知识	• 有感染的危险
根据患者的状况或需求，个体化处理其相关因素 / 危险因素。	

护理计划

1. 完成下列步骤后所能达到的预期结果：	
• 收集到无污染物的标本。	适当的收集技术可防止物质改变尿液的正常特征。
• 患者能正确说出标本采集的程序。	保证操作安全。
• 患者理解收集标本的目的和好处。	评估患者健康教育效果。

护理措施

1. 执行手卫生，检查标签，并完善检验申请单。	减少微生物传播。流程管理。
2. 保护患者隐私；拉上隔帘或关门。允许非卧床患者在卫生间收集标本。	保护患者的隐私，可以让患者更放松地留取标本。
3. 收集清洁中段尿尿标本。	
a. 使用清洁手套。给患者提供清洁湿巾、毛巾和肥皂自行清洁会阴或护士协助清洁会阴。帮助卧床患者使用便盆，以方便清洁会阴。脱下手套并处理。	自理患者往往更倾向于自己清洗会阴部位。清洁会阴可防止污染尿液标本。
b. 用无菌技术打开采集套件的外包装。	保持套件的无菌状态。

192

步骤	要点说明
c. 戴清洁手套。	防止微生物污染双手。
d. 倾倒消毒液浸湿棉球（除非盒子里已有备好的消毒湿巾）。	消毒棉球和湿巾用来清洁会阴。
e. 打开标本容器，保持标本容器内部的无菌状态，并将盖子无菌面朝上放置。请勿触摸瓶盖或容器内部。	标本污染是尿液 C＆S 报告不准确的最常见原因。
f. 使用无菌技术帮助患者或让患者独立清洁会阴并收集标本。每个患者需要帮助的程度不同。提前告知患者消毒液温度低可能会引起不适。	维护患者的尊严和舒适。
（1）男性：	
（a）单手握住阴茎；用消毒棉球（湿巾）环形清洁尿道口，由内向外消毒 3 遍，每次使用一个棉球（见插图）。包皮过长的患者翻转包皮清洗尿道口和阴茎头，标本留取结束后翻回。	减少尿道口微生物的数量，清洁时注意从尿道口向阴茎方向擦拭。包皮翻回可防止阴茎狭窄。
（b）根据各机构要求，必要时用无菌溶液冲洗尿道口并用棉球或纱布垫擦干。	防止消毒液污染标本。
（c）在患者排尿后，弃去前段尿，用标本容器收集 90 ～ 120 mL 中段尿液（Pagana 和 Pagana，2015）（见插图）。	前段尿可冲洗聚集在尿道口的微生物，防止微生物转移至标本中。
（2）女性：	
（a）护士或者患者用非惯用手拨开小阴唇，暴露尿道口。	暴露尿道口。
（b）用惯用手夹取消毒棉球或纱布清洁尿道口。消毒顺序自上而下（由尿道口向肛门方向）。消毒 3 遍；每次更换消毒棉球；先对侧后近侧小阴唇，再自上而下消毒尿道口（见插图）。	防止粪便污染尿道口。最后再次消毒尿道口，减少来自阴唇的污染。
（c）根据各机构要求，必要时用无菌溶液冲洗尿道并用棉球或纱布垫擦干。	防止消毒液污染标本。

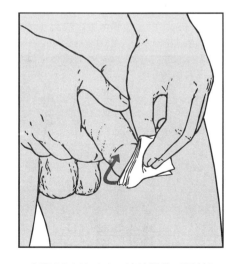

步骤 3f（1）（a） 清洁操作（男性）

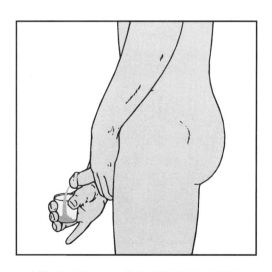

步骤 3f（1）（c） 收集中段尿标本（男性）

193

步骤	要点说明
（d）持续分开小阴唇，暴露尿道口。在患者排尿后，弃去前段尿，用标本容器收集 90 ～ 120 mL 中段尿液（Pagana 和 Pagana，2015）（见插图）。	前段尿可冲洗聚集在尿道口的微生物，防止微生物转移至标本中。
g. 尿液标本留好后取出标本容器，患者排空剩余尿液。根据患者需要酌情提供个人卫生帮助。	防止皮肤菌群污染标本。防止膀胱沉积物进入标本。
h. 将标本容器盖好，手仅可接触盖子外面。	保持容器内部的无菌状态并防止尿液溢出。
I. 清洁标本容器外表面的尿液。	防止微生物传播。
4. 从留置导尿管收集尿液。	
a. 向患者解释将使用注射器而不需要拔除导尿管，并且不会造成任何不适。	操作过程中尽量减少患者焦虑。用注射器在导尿管港处抽出尿液。
b. 向患者说明在获取尿液标本之前需要将导管夹闭 10 ～ 15 分钟，并且不能从引流袋中留取尿液。	允许尿液积聚在导尿管中。引流袋中的尿液不能被视为无菌。
c. 戴清洁手套。用夹子或者橡皮筋夹闭导尿管至少 15 分钟，夹在抽取尿液端的下方（见插图）。	收集导尿管中的新鲜无菌尿液，而不是引流袋中的。

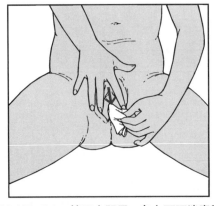

步骤 3f（2）（b） 拨开小阴唇，自上而下消毒尿道口

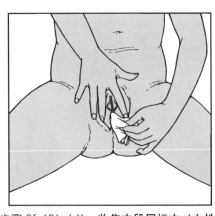

步骤 3f（2）（d） 收集中段尿标本（女性）

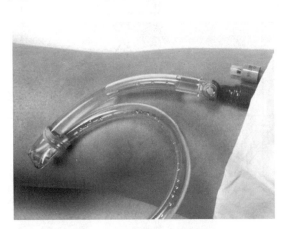

步骤 4c 用橡皮筋夹闭导尿管

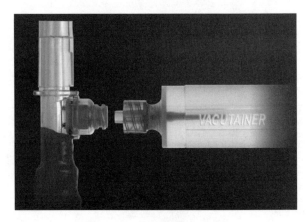

步骤 4d 注射器连接至取样口

步骤	要点说明
d. 15 分钟后，给患者安置合适的体位以暴露取样口。取样口的位置是导尿管连接至引流袋管的位置（见插图）。使用消毒棉签消毒取样口 15 秒，然后晾干。	防止微生物进入导尿管。
e. 将无针头注射器连接至内置导管采样端口（见插图），或使用有端口隔膜的钝塑料阀或滑动式注射器。	指南建议使用无针头注射器，可防止针刺伤。
f. 抽取 3 mL 做尿培养或者 20 mL 做常规尿液分析。	收集未被污染的无菌尿标本。留取合适的尿量做检验。
g. 将尿液从注射器转移至洁净的标本容器中进行常规尿液分析，或者转移至无菌标本容器中进行尿培养。	在转移过程中防止尿液污染。
h. 盖紧容器盖。	防止空气污染标本和溢出。
i. 打开夹闭的导尿管并让尿液流入引流袋。确保引流通畅。	尿液通过重力自然排出，防止尿潴留。
5. 将标签牢固地贴在容器上（不是盖子）。与患者核对并确认标签信息是否正确（两个识别信息、标本来源以及采集日期和时间）。如果患者是女性，则需确认是否在月经期。	确保正确标识标本，以保证诊断正确（TJC，2016）。
6. 终末处理。脱下手套并处理，执行手卫生。	防止微生物传播。
7. 在 20 分钟内发送标本并完成检验室申请。如果延迟不能避免，请冷藏标本。	延迟分析可能会显著改变检验结果（Pagana 和 Pagana，2015）。

护理评价

1. 检查标本是否有厕纸或者粪便污染。	污染的标本不可以使用。
2. 评估患者尿液 C & S 报告的细菌生长。	常规培养可识别微生物，并进行药物敏感性试验，确定可能有效抵抗病原体的抗菌药物。
3. 观察留置导尿患者的导尿系统，并保持其密闭性。	保持导尿系统的密闭性，以保持无菌。

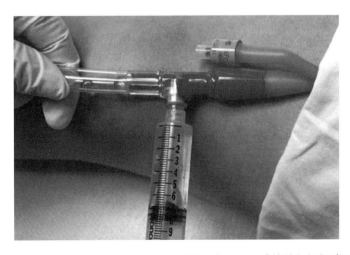

步骤 4e　将无针头注射器连接至内置导管采样端口或使用有端口隔膜的钝塑料阀或滑动式注射器

步骤	要点说明
4. **使用反馈式教学**："我想确定我是否清楚解释了如何留取清洁尿标本。请您重复讲解我刚刚解释的步骤。"如果患者或居家照护者不能正确反馈，立即调整或重新制订指导计划，以保证其正确掌握。	确定患者和居家照护者对指导内容的理解水平。

非预期结果	相关措施
1. 尿标本有粪便或厕纸污染。	● 重复指导患者进行标本采集。如果无法通过清洁排尿留取尿标本，可能需要插导尿管（见技能34.1）。
2. 患者不能自行排尿，或者导尿管未引流出尿液。	● 如果允许，增加患者液体摄入量，以增加尿量。
3. 尿培养显示细菌生长（由每毫升超过10 000个生物体的菌落计数确定）。	● 向医师报告结果。 ● 根据医嘱使用药物。 ● 监测患者有无发热和排尿困难。
4. 留置导尿管的气囊被刺破。	● 通知医师。 ● 准备拔除现有导管并插入新导管。

记录与报告

● 在电子健康档案或表单、各医疗机构要求的护理文件中记录标本收集情况，包括标本采集的方法、日期和时间，申请检测类别，尿液的外观、气味和颜色，以及送往实验室的时间。

● 记录对患者和居家照护者学习情况的评价。

● 向医师报告任何异常结果。

注意事项

健康教育

● 根据情况与患者和家属讨论 UTI 的症状和体征。

● 解释收集标本前清洁会阴部的重要性。

儿科患者

● 使用清洁技术和应用无菌尿液收集包（图 7.3），使用时将其贴在婴儿或无自控排尿能力儿童的会阴部（Hockenberry 和 Wilson，2015）。

老年患者

● 老年人可能需要协助安置体位以获得标本。对于意识障碍的患者，可能需要护理辅助人员帮助患者收集标本（Touhy 和 Jett，2014）。

居家护理

● 指导患者在家中收集标本并冷藏，直至送到实验室，以便在培养前将细菌生长控制在最小化。

操作指南 7.1 定时尿样采集

有些检测项目，比如肾功能和尿液成分检

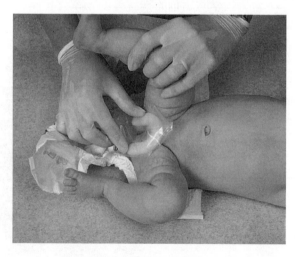

图 7.3 应用尿液收集包

（引自 Warekois RS, Robinson R：Phlebotomy worktext and procedures manual，ed 3，St Louis，2012，Mosby.）

测，需要收集 2～72 小时内的尿液。其中 24 小时尿标本最常用，适用于各种定量检查，例如氨基酸、肌酐、激素、葡萄糖和肾上腺皮质类固醇等元素定量检测。定时尿液收集还可进行尿浓缩试验。

为了确保 24 小时尿标本检测的准确性，患者和工作人员必须协同配合，收集 24 小时内患者所有的尿液。准备好合适的标本容器，根据检测项目需要确定是否添加防腐剂。将标本容器放在患者的卫生间或杂物间内，张贴醒目标志提醒患者和工作人员。如果需要多个容器，请依次在每一个容器上做好标志并标注容器数量。记录和收集所有尿液是确保测试结果准确性的重要因素。

授权与合作

定时尿样采集可以授权给护理辅助人员执行。护士指导护理辅助人员完成以下工作：

- 定时采集开始时，运用适当的方法来存储采集的尿液，并醒目标志标本容器，以及确保收集到所有尿液。
- 如果尿样中存在血液、黏液或有臭味，或者收集程序中断，应立即报告医护人员。

用物准备

- 含有化学防腐剂的带瓶盖的大型收集瓶
- 便盆、小便池、标本"帽"、床边坐便器或儿科坐便椅
- 用于摄入和排出测量的刻度量筒
- 如果需要立即冷藏，准备盛有冰块的大盆，大小能容纳标本收集瓶即可
- 标有患者完整信息的标签，填写完整的实验室申请单（写清楚患者身份信息和标本信息）
- 标本容器存放处张贴醒目标志，提醒患者和工作人员
- 清洁手套
- 有生物危害标志的塑料袋或者容器（见机构政策）

操作步骤

1. 根据机构政策，使用至少两种方式核对患者电子健康档案（例如，姓名和生日，或者姓名和病案号）。核对患者信息与患者的用药记录或医疗记录信息是否一致（TJC，2016）。

2. 向患者解释收集标本的原因。告知患者如何配合以及需避免尿液中混有粪便和卫生纸。

3. 将标本容器放入卫生间，如有需要则放入盛有冰的盆里。在病房门上或者卫生间区域做显著标志，以提醒工作人员、家属、访客及患者正在收集尿标本。如果患者离开病房，确保接收区域的人员收集并保存所有尿液。

4. 如果可能的话，嘱咐患者在收集前 30 分钟左右饮用 2～4 杯水，以便在收集开始时促进患者排空膀胱。

5. 执行手卫生并使用清洁手套。收集开始时排空膀胱，弃去尿液，收集之后每次排出的尿液。根据实验室要求决定收集开始的时间。为了得到准确的结果，收集开始时患者必须排空膀胱。

6. 如果需要记录出入量，则测量每次尿量并记录。将所有尿液存放于加有适当防腐剂的标本瓶中并贴好标签。

7. 除非另有说明，否则将标本瓶保存在标本冰箱或卫生间装有冰的容器内，以防止尿液分解。

8. 鼓励患者在尿液收集结束前 1 小时喝 2 杯水，在尿液收集最后 15 分钟排空膀胱并保留最后一次尿液。

9. 执行手卫生并使用清洁手套。收集最后一次尿标本。在患者床边粘贴标本标签（准确标注患者信息、标本来源、收集日期和时间、瓶子的数量），附上检查申请单，并发送至实验室。脱下手套并执行手卫生。

10. 取下门上或卫生间区域的标志。告知患者标本已收集完成。

操作指南 7.2 尿液化学性质检验筛查葡萄糖、酮体、蛋白质、血液和 pH

尿液化学性质检验是常规尿液分析的一部分，可以在实验室完成，也可以在患者床边或者家中做即时检验。使用 Multistix 试剂测试条可同时检测多达 9 种化学性质：比重、pH、蛋白质、葡萄糖、酮体、血胆红素、尿胆原、白细胞和硝酸盐。该测试很容易执行并且不会造成受检者痛苦。当没有更精确的实验室检测设备时（例如在医师办公室、诊所或长期护理中心），可使用此类筛查。不推荐使用尿液检测来管理血糖，但仍可用于检测糖尿病患者中酮的存在（ADA，2013a）。末梢血液监测可以准确评估患者的血清葡萄糖水平（Pagana 和 Pagana，2015）。

授权与合作

尿液化学性质检验可以授权给护理辅助人员执行。护士指导护理辅助人员完成以下工作：

● 正确收集标本（例如饭前、"二次排尿"标本）。

● 报告测试结果，如果尿样中可见血液、黏液或有臭味，也应报告给医护人员。

用物准备

● 便盆、小便池、标本"帽"、床边坐便器或儿科坐便椅

● 放置尿标本的容器

● 秒表或者电子计数器

● 试剂测试条（检查有效期）

● 测试条对比色卡

● 纸巾

● 清洁手套

● 用来转运标本的有生物危害标志的小塑料袋或者容器（见机构政策）

操作步骤

1. 根据机构政策，使用至少两种方式核对患者电子健康档案（例如，姓名和生日，或者姓名和病案号）。核对患者信息与患者的用药记录或医疗记录信息是否一致（TJC，2016）。

2. 确定葡萄糖检测是否需要留取二次排尿标本。如果需要，请患者排空膀胱弃去尿液，然后喝一杯水。

3. 执行手卫生并使用清洁手套。要求患者收集新鲜的随机尿液标本。如果患者有留置导尿管，从导管端口取出 5 mL 样本（见技能 7.1）。

4. 将试剂条的试剂区完全浸入尿液样本中，然后立即取出，沿尿样容器的管壁刮去多余的尿液。

5. 将试剂条水平放置，以防止化学试剂混合（见插图）。

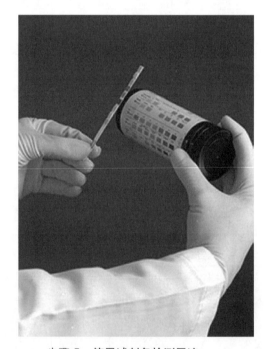

步骤 5 **使用试剂条检测尿液**

6. 按照试剂条的要求准确计时，计时结束后将试剂条与标准色卡对比（表 7.1）。

7. 适当时与患者讨论检验结果。丢弃尿液。

脱下手套并处理，执行手卫生。

8. 及时在相应的检验记录纸上记录检验结果，并报告给医师。

表 7.1　试剂条色卡

项目	何时读取	参考范围
尿 pH	随时	4.6 ～ 8.0
尿蛋白	随时	阴性或不超过 8 mg/100 mL
尿葡萄糖	10 秒（定性）	（－）至 +4
	30 秒（定量）	（－）至 +4（270）
尿酮体	15 秒	（－）至 +3（大量）
隐血或红细胞	25 秒	（－）至 +3（大量）

技能 7.2　粪便潜血试验

粪便潜血试验用于检测粪便中是否存在隐匿（肉眼不可见）的血液，可有效筛查结肠癌、出血性胃肠溃疡和局部胃肠道刺激等。需谨慎使用：如果患者在检查的 3 日内摄入红肉或服用某些药物（如铁），则可能会出现假阳性结果；如果患者服用维生素 C，可能会出现假阴性结果（Pagana 和 Pagana，2015）。该检查可检测粪便中微量的血液。通常，由于鼻咽或口腔黏膜的轻微擦伤，粪便中会存在少量血液。如果大于 50 mL 的血液从上消化道进入粪便，会导致黑便（粪便变黑）。当血液存在时，进一步地检测可以确定出血的来源。

可以指导患者在家中收集粪便标本，只需要少量粪便即可成功进行测试。最常见的测试是潜血检测试纸和潜血检测试剂片。一项新的脱氧核糖核酸粪便样本测试的灵敏度是目前针对癌前期良性和恶性肿瘤测试的灵敏度的两倍。脱氧核糖核酸粪便样品测试可识别出异常 DNA 的非出血性息肉（Pagana 和 Pagana，2015）。

授权与合作

粪便潜血试验可以授权给护理辅助人员执行。护士指导护理辅助人员完成以下工作：

● 如果检测到任何血液，请立即报告，并且不要丢弃该阳性结果的粪便标本，以便护士可以重复测试。

用物准备

● 肥皂、水、毛巾
● 纸巾
● 清洁手套
● 木制刮板

潜血试纸检测
● 潜血试纸（图 7.4）
● 标本显影液

潜血试剂片检测
● 潜血试剂片（必须防潮、避光、低温保存）
● 愈创纸
● 盛有清洁自来水的容器

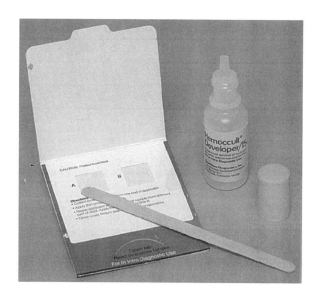

图 7.4　潜血检测试纸

步骤	要点说明

护理评估

1. 根据机构政策，使用至少两种方式核对患者身份信息（例如，姓名和生日，或者姓名和病案号）。核对患者信息与患者的用药记录或医疗记录信息是否一致。	确保患者正确。符合联合委员会标准并保证患者安全（TJC，2016）。
2. 评估患者和家属是否理解粪便检测的目的。	提供必要的健康教育信息。
3. 评估患者配合收集标本的能力。	为避免尴尬，患者通常倾向于自行留取粪便标本。有些患者需要帮助。
4. 评估患者胃肠疾病的病史（例如出血史，结肠炎或痔疮史）。	可以进行常规筛查。痔疮可能会导致出血，可能被误解为上消化道出血。
5. 评估患者是否服用可能导致胃肠道出血的药物。	抗凝剂可增加胃肠道出血的风险，即使是轻微损伤至黏膜。长期使用类固醇、非甾体类抗炎药（NSAIDs）和乙酰水杨酸（阿司匹林），会刺激黏膜并导致出血（Pagana 和 Pagana，2015）。
6. 检测前根据医嘱调整或限制药物和饮食。	如果受到经血、痔血或聚维酮碘污染，检测结果将呈阳性。富含肉类、绿叶蔬菜、家禽和鱼类的饮食，可能会产生假阳性结果。

护理诊断

● 焦虑	● 大便失禁	● 感知性便秘
● 缺乏收集和检测粪便标本的相关知识	● 腹泻	
根据患者的状况或需求，个体化处理其相关因素 / 危险因素。		

护理计划

1. 完成下列步骤后所能达到的预期结果：	
● 检测结果阴性。	由于正常的鼻咽和口腔黏膜擦伤，患者的粪便中只有少量血液。
● 患者能说出粪便测试的目的和好处。	检验健康教育的效果。
2. 向患者和家属讲解操作的程序，讨论留取的标本原因以及患者如何配合。强调粪便中不能混入尿液和卫生纸。	理解操作程序的患者依从性更高，并可以独立留取标本，也可以防止标本被意外清理。
3. 根据药物和饮食限制安排调整进食和服药。	确保检测结果的准确性。

护理措施

1. 执行手卫生。	减少微生物传播。
2. 戴清洁手套。留取未被污染的粪便标本并放置于清洁干燥的容器内，避免混入尿液、水或卫生纸。	防止微生物传播。未被污染的标本可以用来进行精确测试。
3. 使用木制刮板的尖端刮取少量粪便。	少量标本即可满足测试要求。

步骤	要点说明
4. 潜血试验	
a. 潜血试纸检测：	
(1) 打开潜血试纸纸盖，在第一个检测框内涂上薄薄的粪便。	盒内的愈创纸对粪便血液含量敏感。
(2) 刮取不同部位的粪便标本，并薄薄地涂在第二个检测框内（见插图）。	来自上消化道的潜血并不总是在大便中均匀分布。当发现整个标本均含有血液时，可以更多考虑是胃肠道出血。
(3) 盖上试纸盖并翻转至背面。打开背面纸盖并在每个检测框的愈创纸上滴 2 滴显影液（见插图）。	显影液穿透至下面的粪便标本，如果愈创纸颜色变化，即表示潜血阳性。
(4) 30 ～ 60 秒后查看测试结果。注意颜色变化。	确保正确的结果。愈创纸变成蓝色表示潜血阳性（愈创木脂阳性）。颜色没变，则是阴性结果。
(5) 将试纸丢入指定垃圾袋。	减少微生物传播。
b. 使用潜血检测试剂片：	片剂含有固体形式的显影溶液。
(1) 将粪便放在愈创纸上，然后将试剂片放在粪便标本上。将 2 ～ 3 滴自来水滴至片剂上，让水流至愈创纸上。	自来水溶解试剂片，从而将显影液扩散至标本和愈创纸上。
(2) 在 2 分钟内观察愈创纸的颜色。	愈创纸变成蓝色表示潜血阳性。不要 2 分钟以后才观察颜色，可能会显示错误的结果。
(3) 将片剂和纸张丢入指定垃圾袋。	减少微生物传播。
5. 用纸巾包裹木制刮板，并顺势脱下手套，包裹后丢入指定垃圾袋。执行手卫生。	减少微生物传播。

护理评价

1. 注意愈创纸的颜色变化。	提示在粪便中是否含有血液。
2. **使用反馈式教学**："您回家后还需要进行两次粪便隐血检查。我想确定我是否已经正确解释了整个操作过程。请您重复讲解我刚刚解释的步骤。"如果患者或居家照护者不能正确反馈，立即调整或重新制订指导计划，以保证其正确掌握。	确定患者和居家照护者对指导内容的理解水平。

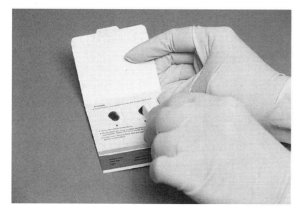

步骤 4a（2） **将粪便标本分别置于两侧的潜血监测试纸上**

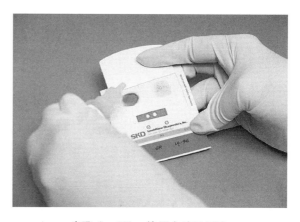

步骤 4a（3） **使用血液显影液**

201

步骤	要点说明

| 临床决策点：一次阳性检测结果不能证实出血或表明结肠直肠癌。为了确认阳性结果，必须在患者接受深入诊断，进食无肉、高残渣食物时反复进行检测（Van Leeuwen et al., 2015）。 ||

| 3.注意粪便标本的特征。 | 大便的某些异常成分可能是可见的。 |

非预期结果	相关措施
检测结果阳性。	● 持续监测患者。 ● 通知医师。

记录与报告

- 在电子健康档案或表单的护理文件中记录检测结果及粪便特征。
- 记录对患者和居家照护者学习情况的评价。
- 向医师报告阳性检测结果。

注意事项

儿科患者

- 学龄儿童和年龄较大的儿童有自己的思维方式，并且通常有很强的好奇心。他们可能会问很多关于检测的问题。用患儿可以理解的语言诚实地回答问题。如有需要，允许他们在进行测试时观看（Hockenberry 和 Wilson，2015）。
- 检测试剂常常有毒，将它远离儿童。

居家护理

- 许多患者或居家照护者在家收集标本，然后将其送回诊所或医疗保健提供者的办公室。确保他们知道感染控制的原则。

技能 7.3　胃内容物潜血试验

胃分泌物或呕吐物的分析可以检测到肉眼不可见的血液。胃镜检查有助于发现食管或胃部出血。当注意到胃内容物的颜色呈红色或黑色，或者呕吐咖啡色胃内容物时，通过检测可以验证血液的存在。该测试可检测出胃分泌物中微量的血液，是诊断上消化道溃疡或出血等病症的有效方法。该测试方法简单易行，可指导患者在家中自行检测。

授权与合作

胃内容物潜血试验可以授权给护理辅助人员执行。但如果需要从鼻胃管（nasogastric，NG）或鼻肠管（nasoenteral，NE）采集标本的，则不能委派给护理辅助人员。护士指导护理辅助人员完成以下工作：

- 如果发现鼻胃管或鼻肠管中引流出血性或者咖啡样液体时，立刻报告医护人员。
- 保存标本以备复检。

用物准备

- 面纸巾
- 呕吐盆
- 木制刮板或 3 mL 注射器
- 球囊或导管注射器
- 潜血试纸
- 标本显影液
- 清洁手套

步骤	要点说明

护理评估

1. 根据机构政策，使用至少两种方式核对患者身份信息（例如，姓名和生日，或者姓名和病案号）。核对患者信息与患者的用药记录或医疗记录信息是否一致。	确保患者正确。符合联合委员会标准并保证患者安全（TJC，2016）。
2. 评估患者和家属是否理解检测的目的。	提供相关必要的健康教育信息。
3. 评估患者胃肠出血病史。	可以进行常规筛查。
4. 评估患者胃肠疾病病史（如出血史、结肠炎）。	抗凝剂增加胃肠道出血的风险，即使是轻微损伤至黏膜。长期使用类固醇、非甾体类抗炎药和乙酰水杨酸（阿司匹林）会刺激黏膜。

护理诊断

● 焦虑	● 缺乏隐血试验的相关知识	● 恐惧
根据患者的状况或需求，个体化处理其相关因素 / 危险因素。		

护理计划

1. 完成下列步骤后所能达到的预期结果：	
● 检测结果阴性。	患者胃内容物只有少量血液或未检测到血液。
● 患者能说出胃内容物隐血试验的目的和好处。	检验健康教育的效果。
2. 向患者和（或）家属讲解操作的程序，讨论采集标本的必要性。	患者理解操作程序可减轻其焦虑情绪并提高依从性。

护理措施

1. 执行手卫生。	减少微生物传播。
2. 验证鼻胃管在位（见第 32 章）。	确认抽出胃内容物。
3. 用注射器从鼻胃管或鼻肠管与引流袋的接口处抽取标本 5 ~ 10 mL。	少量的标本即可满足测试要求。
临床决策点：观察标本。如果发现标本中有肉眼可见的血液或者咖啡样物质，请立即报告医师。	
4. 如果是直接留取患者呕吐物的标本，请使用 3 mL 注射器或者木质刮板。	少量标本足以测量血液含量。
5. 进行潜血试验：	
a. 使用木质刮板或者注射器，将 1 滴标本液滴至试纸检测区域内。	标本必须覆盖试纸才能发生反应。
b. 滴 2 滴显影液在标本上，滴 1 滴显影液在阳性和阴性比色卡之间（见插图）。	
c. 确认比色卡在 30 秒内变成蓝色。	提示试纸功能完好，可以使用。
d. 60 秒后将标本试纸和比色卡进行颜色比较。	如果标本试纸颜色变成蓝色，则提示隐血结果阳性。如果标本试纸颜色变成绿色，则提示隐血结果阴性。

步骤	要点说明
e. 将试纸、木质刮板和注射器等丢入指定垃圾袋。根据需要将胃管重新连接引流袋。脱下手套并处理,执行手卫生。	减少微生物传播。

护理评价

1. 注意胃内容物的特征。	有些标本有肉眼可见的血液或者咖啡样物质。
2. 注意愈创纸的颜色变化。	提示胃内容物中含有血液。
3. **使用反馈式教学**:"我想确定我解释清楚了留取胃内容物标本的目的和操作方法。现在请您说说留取标本的必需步骤。"如果患者或居家照护者不能正确反馈,立即调整或重新制订指导计划,以保证其正确掌握。	确定患者和居家照护者对指导内容的理解水平。

非预期结果	相关措施
检测结果阳性。	●持续监测患者。 ●通知医师。

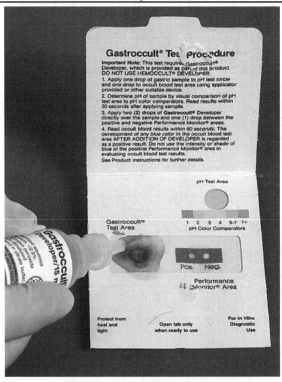

步骤 5b 将显影液滴在试纸检测区域内

记录与报告

● 在电子健康记录或表单的护理文件中记录检测结果及标本的任何异常特征。

●记录对患者和居家照护者学习情况的评价。

●向医师报告阳性检测结果。

注意事项

儿科患者

●学龄儿童和年龄较大的儿童有自己的思维方式,并且通常有很强的好奇心。他们可能会问很多关于检测的问题。用患儿可以理解的语言诚实地回答问题。如有需要，允许他们在进行测试时观看（Hockenberry 和 Wilson，2015）。

居家护理

许多患者和家属可以自己进行呕吐物的潜血试验。确保他们知晓感染控制的原则。

技能 7.4 鼻咽拭子标本采集

当患者出现上呼吸道感染或鼻窦感染的症状和体征时，鼻腔或咽喉分泌物培养是鉴定微生物是否存在和微生物类型的简单诊断方法。需要在抗生素治疗开始之前留取标本，因为抗生素可能会干扰实验室中微生物的生长。如果患者正在接受抗生素治疗，请通知并告知实验室患者正在使用的抗生素种类（Pagana 和 Pagana，2015）。

由于对黏膜刺激大，收集标本时可能会引起不适和呕吐。为了减少诱发呕吐的可能性，请在进餐前或进餐后 1 小时收集标本。

授权与合作

鼻咽拭子标本采集不能授权给护理辅助人员执行。护士指导护理辅助人员完成以下工作：

* 如发现患者出现呼吸短促、呼吸困难和其他呼吸窘迫症状，立即报告医护人员。

用物准备

* 内有 2 根无菌拭子的培养管（带棉尖的柔性棉签可用于收集鼻腔分泌物）
* 鼻窥镜（可选）
* 呕吐盆或清洁容器（可选）
* 压舌板和笔形电筒
* 面纸巾 / 纱布
* 清洁手套
* 写有患者身份信息的标志标签
* 填写完整的实验室申请单（日期、时间、检查项目、患者身份信息、标本来源）
* 用于将标本运送至实验室的小型病理性废物处置袋（或机构指定的容器）

步骤	要点说明

护理评估

步骤	要点说明
1. 根据机构政策，使用至少两种方式核对患者身份信息（例如，姓名和生日，或者姓名和病案号）。核对患者信息与患者的用药记录或医疗记录信息是否一致。	确保患者正确。符合联合委员会标准并保证患者安全（TJC，2016）。
2. 评估患者对操作目的的理解以及配合程度。对于一些意识不清、不合作或者昏迷患者，需要协助留取标本。	为确定患者是否需要健康教育和帮助提供依据。
3. 检查鼻黏膜和鼻窦分泌情况。	发现提示感染或过敏性刺激的体征。澄清的分泌物通常提示过敏。黄色、绿色或棕色的分泌物通常提示感染。
4. 评估患者既往病史，询问患者既往是否有鼻后滴漏、鼻窦头痛或压痛，鼻塞，咽喉痛或接触有类似症状的人群。	症状有助于揭示问题的本质。
5. 戴清洁手套。评估咽喉壁的状况（见第 6 章）。	显示局部炎症或者咽部病变。
6. 评估患者感染的体征，包括发热、寒战和（或）疲劳。	起源于鼻咽部的感染可以变成全身性的，需要抗生素治疗。
7. 再次核对医嘱，以确定需要采集何种标本（鼻、咽或者两处均需采集）。	避免因为重复采集标本引起患者不必要的不适感。

步骤	要点说明

护理诊断

● 急性疼痛	● 慢性疼痛	● 缺乏标本收集的相关知识
● 有感染的危险		
根据患者的状况或需求，个体化处理其相关因素 / 危险因素。		

护理计划

1. 完成下列步骤后所能达到的预期结果：	
● 标本未检测到细菌生长。	无细菌感染。
● 患者未出现鼻黏膜出血。	操作是无创的。
● 标本未被污染。	由实验室分析结果证明。
● 患者能够说出标本采集的目的。	检验健康教育的效果。
2. 进餐前或进食后至少 1 小时采集标本。	该操作常诱发恶心、呕吐；选择合适时机降低患者呕吐的概率。
3. 向患者和（或）家属讲解操作的程序，告知采集标本的目的以及如何配合。	帮助患者理解操作程序可减轻其焦虑情绪并提高依从性。
4. 告知患者在采集咽拭子时可能会有搔痒感或作呕感。采集鼻拭子可能会有打喷嚏的冲动。每个操作只需要几秒钟即可完成。	帮助患者放松。

护理措施

1. 请患者面对你坐在床上或椅子上。急重症患者或幼儿可取仰卧位，床头抬高 45°。	该体位易于经鼻腔或口腔操作。
2. 执行手卫生。准备好棉拭子。拧松顶部盖子，以方便取出棉拭子。	减少微生物传播。能轻松地将棉拭子取出而不被污染。大多数棉拭子的尾部都是连接在试管的顶盖上，方便操作者握持而不污染棉签。
3. 咽拭子采集。	
a. 戴清洁手套。	减少微生物传播。
b. 指导患者头部后仰。卧床患者将枕头垫在肩下。	该体位易于观察患者咽部。
c. 嘱患者张口发 "啊" 音，用压舌板加压舌后 1/3 处暴露咽喉，观察咽部或扁桃体有无炎症，需要时使用笔形电筒照亮。	允许暴露咽部，放松喉部肌肉，并最大限度地减少咽反射。取标本处应清晰可见。
临床决策点：如果怀疑儿科患者发生急性会厌炎，请不要尝试为其进行咽拭子采集。因为采集过程中的损伤可能引起喉头水肿加重，导致气道阻塞（Hockenberry 和 Wilson，2015）。	
d. 将消毒棉签伸入口腔内，注意不要碰触嘴唇、牙齿、舌头、颊黏膜等口腔内组织。	防止口腔内的微生物污染棉签（Pagana 和 Pagana，2015）。
e. 以灵敏而轻柔的动作迅速擦拭扁桃体区域，确保其接触到发炎或化脓的部位（见插图）。	这些区域含有大部分微生物。

步骤	要点说明
f. 取到标本后，小心取出棉签，注意不要触及口腔组织。	采集咽喉部微生物标本，注意避免触及舌及口腔黏膜。
4. 鼻拭子采集。	
a. 戴清洁手套。	减少微生物传播。
b. 鼓励患者擤鼻涕，用电筒检查鼻腔是否通畅。选择通畅度好的一侧鼻孔。	清除含有常驻细菌的鼻腔黏液。
c. 患者取坐位，头后仰。卧床患者肩下垫小枕。	该体位便于经鼻腔操作，并可以直接观察到鼻中隔和鼻窦。
d. 轻轻地将鼻窥镜插入一侧鼻孔（可选）。	允许黏膜回缩以便于棉签插入。
e. 小心地将棉签插入鼻孔，直至其到达发炎或有渗出物的黏膜部分，快速旋转拭子。注意：如果需要取鼻咽部标本，请使用可以向下弯曲到达鼻咽部的特殊棉签。	棉签应保持无菌状态，直至到达取样区域。旋转拭子以采集到所有面的渗出物。
f. 取出棉签，不要碰触鼻窥镜或鼻腔两侧。	防止常驻细菌对拭子的污染。
g. 小心取出鼻窥镜（如果使用）并放入盆内。给患者面巾纸清洁面部。	操作熟练迅速，尽量缩短患者感到不适的时间。
5. 将棉拭子插入培养管中。使用纱布保护手指，挤压培养管底部以释放培养基（见插图）。	将棉签头部浸入在培养基中以检测细菌。

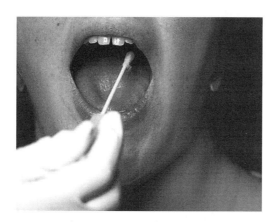

步骤 3e 从咽后部采集标本

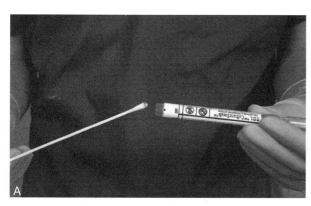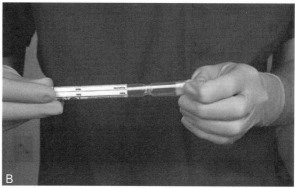

步骤 5 激活培养管
A. 将棉签放入试管中 B. 挤压培养管底部以释放培养基

207

步骤	要点说明
6. 将棉拭子插入培养管液体中，旋紧管盖。	保存好标本以供检测。
7. 在培养管上附上正确的标志和实验室申请单，并跟患者核对信息，包括患者身份信息、标本来源、留取标本的日期、时间等（根据各医疗机构要求执行）。如果患者正在接受抗生素治疗，或者有明确怀疑的微生物感染（如百日咳博德特氏菌），请在实验室申请单上注明。	标本标志不正确会直接导致诊断或治疗错误。
8. 将标本放入标有生物危害的塑料袋中，并立即送往实验室。	未立即送往实验室或者经冷藏过的标本会导致微生物的滋生并影响结果的准确性。
9. 恢复患者至舒适体位。脱下、丢弃手套并执行手卫生。	为患者提供舒适护理。减少微生物传播。

护理评价

1. 检查并确认实验室记录的培养检测结果。	结果提示鼻或咽部微生物感染的类型和可能最有效的抗生素
2. **使用反馈式教学**："我想确定我解释清楚了留取咽喉培养标本的目的和操作方法。现在请告诉我为什么要留取这个标本。"如果患者或居家照护者不能正确反馈，立即调整或重新制订指导计划，以保证其正确掌握。	确定患者和居家照护者对指导内容的理解水平。

非预期结果	相关措施
1. 鼻咽标本培养提示有细菌生长。	●通知医师。 ●根据医嘱给药。
2. 患者有轻微鼻出血。	●轻压鼻翼两侧并冰敷。 ●向医师汇报患者情况。
3. 标本被污染。	●重新采集标本。

记录与报告

● 在电子健康档案或表单的护理文件中记录描述鼻腔和口腔黏膜结构的外观，以及记录标本采集的日期、时间和处置方法。

●记录对患者和居家照护者学习情况的评价。

●向医师报告阳性检测结果。

注意事项

健康教育

●告知患者该操作可能会引起轻微不适，并且可能诱发呕吐。

●讨论延迟接收培养结果的原因。

儿科患者

●向儿童展示鼻窥镜并允许其触摸，以减少其恐惧。

●取标本时一定要固定好儿童的头部和手臂，固定时注意态度和蔼、手法温和并且固定要牢固。如有必要，请另一位护士帮忙。

●要求家长协助，并建议他们把儿童抱坐在双膝上。但不要求父母固定儿童（Hockenberry和Wilson，2015）。

●向儿童展示压舌板和手电筒，并演示如何说"啊"，有助于减少其焦虑。

●允许学龄儿童提问，这将促进他们更加合作。

老年患者

●一些老年人需要协助保持嘴巴张开以获取标本。

● 一些老年人有活动的牙齿，操作时注意不要损坏牙齿。有义齿者，操作前取下义齿。

技能 7.5　阴道和尿道分泌物采集

正常阴道或尿道分泌物稀薄、无脓肿、发白或清澈、量少。诸如卫生习惯差等因素可能导致分泌量增加。如果患者分泌量增加，或者阴道或尿道分泌物性质发生变化，则需要进行随访。

当患者有性传播疾病（sexually transmitted infection，STI）或尿路感染的症状和体征时，通常需要进行阴道或尿道分泌物培养。怀疑患有 STI 的患者可能因其病情感到尴尬。在操作时需要对患者表示尊重和理解。收集阴道或尿道标本时，动作应果断迅速，始终注意保护患者隐私。

授权与合作

阴道和尿道分泌物标本采集不能授权给护理辅助人员执行。

用物准备

● 内有无菌拭子的培养管（市场上可获得的培养管内有拭子和含有特殊运输介质的安瓿管）
● 床单、毯子或一次性垫单
● 清洁手套
● 笔形电筒或鹅颈灯
● 写有患者身份信息的标志标签
● 填写完整的实验室申请单（日期、时间、检查项目、患者身份信息、标本来源）
● 用于将标本运送至实验室的小型生物危害塑料袋（或由代理机构指定的容器）

步骤	要点说明

护理评估

步骤	要点说明
1. 根据机构政策，使用至少两种方式核对患者身份信息（例如，姓名和生日，或者姓名和病案号）。核对患者信息与患者的用药记录或医疗记录信息是否一致。	确保患者正确。符合联合委员会标准并保证患者安全（TJC，2016）。
2. 评估患者对操作目的的理解以及配合程度。	确定患者是否需要健康教育和帮助。
3. 执行手卫生，戴清洁手套。评估外生殖器、尿道口和阴道口的状况，观察有无红肿、触痛、分泌物性状改变，如有黏液或脓性分泌物，或有奶酪样白色分泌物。脱下手套并处理，执行手卫生。注意：此步骤可能在收集标本期间完成。	减少微生物传播。评估发现和标本检测的结果揭示问题的本质。
4. 询问患者有无排尿困难、生殖器局部瘙痒或下腹部疼痛症状。	尿道或阴道感染的症状。
5. 如果症状提示 STI，收集并记录患者的性生活史。	确定性行为以及是否与已知患有性病的人有过性接触。如果培养结果是阳性，通知患者接受治疗并且对性伴侣进行评估（Pagana 和 Pagana，2015）。
6. 再次核对医嘱，以确定需采集何种标本（尿道或阴道标本）。	患者可能需要留取其中一种标本，或者两种标本均需留取。

护理诊断

● 急性疼痛	● 焦虑	● 缺乏标本采集的相关知识

209

步骤	要点说明
● 有感染的危险	
根据患者的状况或需求，个体化处理其相关因素 / 危险因素。	

护理计划

1. 完成下列步骤后所能达到的预期结果：	
● 标本未被污染。	实验室检测的结果将提示是否有皮肤细胞或黏膜细胞污染标本。
● 阴道或尿道培养未发现微生物生长。	没有感染的证据。
2. 向患者和家属讲解操作的程序，告知采集标本的目的以及如何配合。指导女性患者在留取标本前 24 小时不灌洗阴道；男性患者在留取标本前 1 小时不排尿。	帮助患者理解操作程序可减轻其焦虑情绪并提高其依从性。阴道冲洗会移除含有病原体的阴道分泌物。男性排尿会将尿道分泌物冲出尿道。

护理措施

1. 执行手卫生，戴清洁手套。	减少微生物传播。
2. 拉上隔帘或关门。在门上放置"不禁止进入"的标志（如果有的话）。	保护患者隐私，体现对患者的尊重。
3. 协助患者摆放合适体位，脱去裤子，并用布单遮挡患者，避免不必要的暴露： a. 女性：屈膝仰卧位，床单遮盖腿部和生殖器区域。 b. 男性：坐在椅子上或床上，或者仰卧位，床单遮盖下半身和生殖器区域。	在提供方便操作的同时，尽量减少患者身体隐私部位的暴露及焦虑。
4. 将光源直接照射在会阴部（男性患者可能不需要）。	可以更好地观察外部尿道或阴道结构。
5. 打开培养管，用优势手握住棉签。	在标本留取时更易操作。
6. 指导患者缓慢深呼吸。	帮助患者放松。在留取标本时，盆底周围肌肉的紧绷可能会引起不适。
7. 留取标本	
a. 女性：	
（1）用非优势手，完全分开阴唇，暴露阴道口。	暴露会阴并确保标本是阴道分泌物。
（2）将棉签尖端浸入分泌液中，小心不要触及会阴或阴道的皮肤或黏膜。如果没有可见的分泌物，轻轻将棉签插入阴道口 1 ~ 2.5 cm 并在取出前旋转。	分泌物含有最大浓度的微生物。
（3）为暴露尿道口，使用非优势手向上轻拉小阴唇，然后分开小阴唇。	可以更好地观察尿道口。
（4）使用干净的棉签，轻轻地刮取尿道口可见的分泌物。避免接触阴唇。	分泌物含有最大浓度的微生物。
临床决策点：如果阴道附近分泌物性状不同于会阴部分泌物，则应分别从各个区域收集单独的标本。因为如果有两种微生物存在，用同一根棉签刮取标本可能会发生交叉污染。标注每根棉签留取标本的部位。	

210

步骤	要点说明
b. 男性：	
（1）用非优势手握住患者阴茎；如果包皮过长，轻轻翻转包皮。	清晰暴露尿道口。
（2）用优势手，持棉签轻轻刮取尿道口可见的分泌物。	分泌物含有最大浓度的微生物。
（3）如果没有明显可见的分泌物，医嘱可能会要求将拭子伸入尿道口。轻轻地握持男性生殖器。	操作过度可能会导致勃起。
（4）操作结束将包皮复位。	包皮复位可避免引起局部不适、水肿和潜在的坏死。
8. 将棉签放回培养管并盖上盖子。	保持微生物于培养管内。
9. 如果使用商业培养管，请用纱布包住安瓿，以防止粉碎时手指受伤。立即挤压培养管末端，以粉碎安瓿（见技能 7.4）。将拭子尖端推入液体培养基中。	在实验室检测分析前，液体培养基维持微生物的生命。
10. 脱下手套并丢弃，执行手卫生。	减少微生物传播。
11. 在每一根培养管上附上正确的标志和实验室申请单，并与患者核对信息（TJC，2016）。	标本标志错误会直接导致诊断或治疗错误。
12. 立即将标本送往实验室，或者冷藏保存。	细菌繁殖迅速。及时分析以确保结果准确。
13. 帮助患者恢复舒适体位，取下并丢弃一次性布单，协助患者进行卫生清洗。	增强患者的自尊心。 减少微生物传播。

护理评价

1. 检查并确认实验室的培养检测结果，找寻病原体存在的证据。	结果将提示现存微生物感染的类型。阴道有常驻菌群。尿道常规应该没有微生物存在。
2. 继续监测有无分泌物；如果有，观察分泌物的颜色和量。	分泌物的性质可提示特定类型的感染。
3. 使用反馈式教学："我想确定我解释清楚了留取阴道分泌物标本的目的和操作方法。现在请您告诉我留取标本的步骤。"如果患者或居家照护者不能正确反馈，立即调整或重新制订指导计划，以保证其正确掌握。	确定患者和居家照护者对指导内容的理解水平。
非预期结果	相关措施
1. 阴道或尿道标本培养提示有病原微生物生长。	● 通知医师并执行新医嘱。 ● 持续监测患者。
2. 标本被粪便或表皮细胞污染。	● 重新采集标本。

记录与报告

● 在电子健康档案或表单的护理文件中记录描述鼻腔和口腔黏膜结构的外观，以及记录标本采集的日期、时间和处置方法。

● 记录对患者和居家照护者学习情况的评价。

● 向医师报告阳性检测结果。

注意事项

健康教育

● 适宜的环境下与患者讨论性知识和安全性行为。

● 尿道或阴道有分泌物的患者通常需要有关会阴卫生的指导。

● 如果需要局部治疗（例如栓剂），教会患者正确的用药方法（见第21章）。

儿科患者

● 从婴幼儿身上采集标本时，需要第2名护士帮助将患儿的双腿以青蛙般的姿势轻轻地分开。留一位家长在场，以鼓励患儿合作。

● 告知家长留取阴道标本不会影响患儿的童贞。

操作指南7.3 自然咳痰法采集痰液标本

痰液是肺泡、支气管和气管的分泌物。收集痰液标本的方法，可以是患者自己咳嗽或者使用吸痰器，将痰液标本收集至无菌容器中（见技能7.6）。健康人痰液量很少。但是患者在疾病状态时，痰液量会增加，性质也会改变。收集痰液标本可以鉴定癌细胞，可以做痰培养和药物敏感性试验（C & S），以及鉴定耐酸杆菌以诊断肺结核。

授权与合作

自然咳痰法采集痰液标本可以授权给护理辅助人员执行。护士指导护理辅助人员完成以下工作：

● 发现患者痰液中含有血液或发生生命体征的变化，立即报告医护人员。

用物准备

● 写有患者身份信息的标志标签

● 填写完整的实验室申请单，包括患者身份信息、日期、时间、检查项目名称和标本来源

● 用于将标本运送至实验室的小型生物危害塑料袋（或由代理机构指定的容器）

● 带盖的无菌标本容器

● 清洁手套

● 面巾纸

● 呕吐盆（可选）

● 牙刷（可选）

● 消毒棉签（可选）

操作步骤

1. 根据机构政策，使用至少两种方式核对患者电子健康档案（例如，姓名和生日，或者姓名和病案号）。核对患者信息与患者的用药记录或医疗记录信息是否一致（TJC，2016）。

2. 协助患者用清水漱口。不应使用漱口水或牙膏，因为这些产品可能会改变培养结果。

3. 执行手卫生并戴清洁手套。提供痰杯并指导患者不要触摸容器内部。

4. 让患者深长缓慢呼吸3～4次，然后深吸一口气并立即强烈咳嗽，将痰液直接咳入标本容器内。

5. 重复操作，直至收集到5～10 mL的痰液（非唾液）。

6. 紧紧盖住容器上的盖子。如果容器外有痰，请用消毒剂擦拭。

7. 在患者咳痰后提供面巾纸清洁面部，丢弃面巾纸并提供口腔护理。

8. 脱下手套并处理，执行手卫生。

9. 将正确的患者标志和实验室申请单附在标本容器（非盖）的一侧，并与患者核对信息。

10. 将标本放入病理性废物处置袋中。

11. 立即将标本送至实验室。

技能7.6 吸痰法采集痰液标本

痰是由呼吸道内的细胞产生的。尽管在健康状态下痰量很少，但疾病状态可以增加痰量或改变痰液的特征。痰液检查有助于诊断和治疗疾病，范围从单纯性支气管炎到肺癌。

吸痰法常常用于收集不能自主咳痰患者的痰液标本。有时吸痰会引起剧烈咳嗽，诱发呕吐以及咽、喉和支气管的肌肉收缩。它还可能导致低氧血症或迷走神经负荷过重，导致心肺损伤和颅内压升高。

授权与合作

吸痰法采集痰液标本不能授权给护理辅助

人员执行。护士指导护理辅助人员完成以下工作：

● 观察患者，如发现患者咯血，立即通知护士。

用物准备

● 写有患者身份信息的标识标签

● 填写完整的实验室申请单，包括患者身份信息、日期、时间、检查项目名称和标本来源

● 吸引装置（墙壁或者便携式）

● 合适型号的无菌吸痰管 [14、16 或 18Fr(尺寸过大会造成鼻黏膜损伤)] 或密闭式吸痰管(见第 25 章)。

● 无菌手套和清洁手套

● 盛有无菌溶液的无菌罐

● 标本容器或痰液收集器

● 用于将标本运送至实验室的小塑料袋（或机构指定的容器）

● 氧疗设备（如有需要）

● 护目镜

● 消毒湿巾

步骤	要点说明

护理评估

步骤	要点说明
1. 根据机构政策，使用至少两种方式核对患者身份信息（例如，姓名和生日，或者姓名和病案号）。核对患者信息与患者的用药记录或医疗记录信息是否一致。	确保患者正确。符合联合委员会标准并保证患者安全（TJC，2016）。
2. 核对医嘱，根据痰液分析的种类和要求确定如何采集标本（例如痰液量、标本数量、收集时间、获取方法）。耐酸杆菌标本（AFB）需要连续 3 个早上采集标本。	检测的具体要求决定了标本采集的时间或频率。收集痰标本的理想时间是清晨，因为支气管分泌物在夜间积累，同时细菌也会积累。
3. 评估患者对操作程序和目的的理解程度。	为制订健康教育计划提供依据。
4. 评估患者最近一次进食的时间（或管饲时间）。	最好在餐后 1 ~ 2 小时或餐前 1 小时内取样，以尽量减少刺激，避免引起呕吐和误吸。
5. 评估患者需要何种帮助。	协助患者改变体位，体位引流、深呼吸和咳嗽训练都可以有效改善患者的咳痰效果。当患者不能有效咳嗽和咳痰时，通常提示需要吸痰。
6. 评估患者的呼吸状况，包括呼吸频率、深度、节律和黏膜颜色。	主动咳嗽可以改变呼吸状态。呼吸状态取决于支气管树中痰液的量。

护理诊断

● 缺乏样本采集程序的相关知识	● 清理呼吸道无效	● 低效性呼吸型态
● 有误吸的危险	● 有感染的危险	
根据患者的状况或需求，个体化处理其相关因素 / 危险因素。		

护理计划

1. 完成下列步骤后所能达到的预期结果 :	
● 操作前后患者呼吸频率和节律一致。	标本采集不改变患者的呼吸状态。
● 患者舒适状态未改变，无明显焦虑。	吸痰会引起患者焦虑。
● 痰液未被唾液或口腔菌群污染。	为了获得准确的结果，痰液必须来源于气管支气管。
● 患者理解收集标本的目的和好处。	评估患者健康教育的效果。

步骤	要点说明
2.讲解操作的程序和目的。指导患者在吸痰过程中正常呼吸，以防过度通气。	促进理解与合作。

护理措施

1.拉上隔帘或关门。	保护患者隐私。
2.协助患者取坐位或者半坐位。	促进全肺扩张和有效咳嗽。
临床决策点：如果患者有术后伤口或局部不适，咳嗽、咳痰时引起伤口疼痛，可以用枕头或双手在咳嗽时用力按压伤口，以减轻伤口张力和振动，使疼痛和不适减轻，从而促进有效咳嗽	
3.执行手卫生，非优势手戴清洁手套。准备的吸引器或吸痰装置在良好备用状态。	合适的吸力保证痰液吸出
4.连接吸痰管和痰液收集器。打开无菌溶液罐（见第25章）	直接将痰液标本吸引至收集器中。
5.使用无菌技术，优势手戴无菌手套。如果使用密闭式吸痰管，戴清洁手套即可。	气管支气管树是无菌体腔。注意无菌操作，防止吸痰管污染呼吸道。
6.用戴手套的手将无菌吸痰管连接至痰液收集器上的橡胶管上。	痰液将直接吸入收集器而不是吸痰管。
7.用无菌溶液润滑吸痰管末端（反折吸痰管阻断负压）。	润滑使吸痰管更容易插入。
8.阻断负压，轻轻地将吸痰管头端插入鼻咽、气管导管或气管切开中（见第25章）。	插入吸痰管时最大限度地减少气道损伤
9.将吸痰管轻柔快速地送入气管内。提醒患者咳嗽。	导管进入喉部和气管，触发咳嗽反射。
10.当患者咳嗽时，吸痰5～10秒，收集痰液2～10 mL。	确保是从气管支气管树深处收集痰液。吸痰时间超过10秒会导致缺氧和黏膜损伤。
11.阻断负压，移除吸痰管；关闭吸引器。	吸痰管撤出时如果有负压会损伤黏膜。
12.分离吸痰管和标本收集器，并将吸痰管丢弃于合适的垃圾桶内。	降低微生物传播的风险。
13.盖紧标本容器顶部盖子。如使用痰液收集器，拆下吸管并将痰液收集器上的橡胶管连接至塑料适配器上（见插图）。	将微生物局限在容器内，防止暴露污染处理标本的人员。

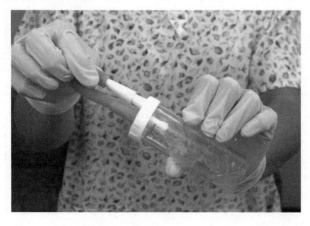

步骤 13　封闭痰标本夹

步骤	要点说明
14. 如果容器外有痰，请用消毒剂擦拭。	防止感染传播给处理标本的人员。
15. 吸痰后提供面巾纸清洁患者面部，丢弃面巾纸。	保持患者清洁和舒适。
16. 脱下手套并处理。执行手卫生。	减少微生物传播。
17. 将正确的患者标志和实验室申请单附在标本容器（非盖）的一侧，并与患者核对信息。将标本放入塑料生物危害袋中。	标本标志不正确会直接导致诊断或治疗错误。塑料袋或容器降低了医护人员暴露于痰液的风险。
18. 立即将标本送至实验室或冷藏保存。	细菌繁殖迅速。及时分析以确保结果准确。
19. 如果需要，为患者提供口腔护理。	促进患者舒适。

护理评价

1. 在整个过程中观察患者的呼吸状态,特别是在吸痰时。如果有缺氧状况,用脉搏血氧饱和仪测量氧饱和度。	过度咳嗽或长时间吸痰可能会改变呼吸模式并导致缺氧。确定患者氧合状态。
2. 评价患者有无焦虑或不适。	该操作可能会很不舒服。如果患者呼吸不畅，会加重焦虑。
3. 观察痰液的特征:颜色、稠度、气味、量、黏度和（或）是否含有血液。	痰液性状可以提示疾病状态。
4. 参考实验室检查结果。	结果会提示痰液中是否存在异常细胞或者微生物。
5. **使用反馈式教学**:"我想确定我清楚解释了留取痰液标本的目的和操作方法。现在请您告诉我将如何留取这个标本。"如果患者或居家照护者不能正确反馈，立即调整或重新制订指导计划，以保证其正确掌握。	确定患者和居家照护者对指导内容的理解水平。

非预期结果	相关措施
1. 患者由于呼吸频率增加以及呼吸短促而出现缺氧。	● 立即停止吸痰。 ● 根据医嘱给患者吸氧。 ● 向医师报告患者的状况。 ● 继续监测患者的生命体征和脉搏血氧饱和度。
2. 患者仍然焦虑并主诉吸痰管不适。	● 中断操作直至患者情绪稳定。 ● 根据医嘱给患者吸氧。 ● 向医师汇报患者病情变化。 ● 继续监测患者的生命体征和脉搏血氧饱和度。
3. 患者主诉咳痰时疼痛。	● 鼓励外科手术恢复期的患者在咳嗽之前固定伤口两侧，以减轻疼痛。 ● 根据医嘱必要时给予止痛药物。 ● 随时汇报医师患者病情的变化。

记录与报告

● 在电子健康档案或表单的护理文件中记录标本采集的方法、日期、时间和检验项目种类。描述痰液标本的性状。描述患者对操作的耐受力。

● 如发现痰液性状可疑，立即向护理组长或者医师报告。

● 记录对患者和居家照护者学习情况的评价。

● 实验室结果反馈后，向医师报告异常结果。如果痰涂片抗酸杆菌（acid-fast bacilli, AFB）阳性，请启动合适的隔离措施。

● 如果患者正在接受抗生素治疗，请在检验申请单上标注说明。

注意事项

健康教育

● 向术后患者演示如何在咳嗽时用枕头或双手保护伤口，以减轻疼痛和不适。

● 如果需要雾化治疗，请告知患者治疗的目的，并说明它会促进咳嗽和排痰。

儿科患者

● 患儿需要非常明确的指示或深呼吸示范。婴幼儿将无法合作；可以给予雾化治疗。

● 为幼儿使用管径较小的吸痰管。可以使用吸痰管刺激咽后壁诱发咳嗽。

技能 7.7　伤口分泌物标本采集

在护理有伤口的患者时，需要评估伤口状况并观察有无感染及感染进程。伤口感染主要表现为局部红肿热痛等症状，同时会出现伤口有脓性分泌物等情况。鉴定致病微生物可明确感染，并为准确治疗提供指导。进行伤口分泌物标本检测分析以确定病原微生物的类型和数量。

采集前应先去除陈旧的表面分泌物，采集伤口中心的新鲜渗出物而不是从皮肤边缘收集。冲洗伤口前收集标本；去除伤口涂抹的抗生素软膏并等待几个小时才能采集标本（Pagana 和

Pagana，2015）。皮肤上的常驻菌群在创面渗出物中生长并且可能不是真正的感染致病生物体。使用隔离技术来收集用于检验需氧与厌氧微生物的标本。需氧微生物在暴露于空气的浅表伤口中生长。厌氧微生物在体腔内深处没有氧气的环境生长。

授权与合作

伤口分泌物标本采集不能授权给 护理辅助人员 执行。护士指导护理辅助人员完成以下工作：

● 观察患者，如发现伤口有恶臭、分泌物增加，并且体温升高或者主述不适时，立即报告医护人员。

用物准备

● 含有棉拭子和运输培养基的需氧菌培养管

● 含有棉拭子的厌氧菌培养管（试管含有二氧化碳或氮气）

● 5 mL、10 mL 注射器（有安全装置）和19 号针头

● 两副清洁手套和无菌手套

● 护目镜

● 无菌棉签

● 无菌敷料（取决于敷料的类型）

● 纸或塑料一次性袋子

● 写有患者身份信息的标志标签

● 填写完整的实验室申请单，包括患者身份信息、日期、时间、检查项目名称和标本来源

● 用于将标本运送至实验室的小塑料生物危害袋（或机构指定的容器）

步骤	要点说明
护理评估	
1. 根据机构政策，使用至少两种方式核对患者身份信息（例如，姓名和生日，或者姓名和病案号）。核对患者信息与患者的用药记录或医疗记录信息是否一致。	确保患者正确。符合联合委员会标准并保证患者安全（TJC，2016）。

步骤	要点说明
2. 评估患者对操作必要性的理解程度和配合能力。	根据数据制订健康教育计划。伤口是疼痛点。标本的收集可能引起患者的焦虑或恐惧。
3. 评估患者有无发热、寒战或过度口渴的症状。如果白细胞计数升高，请注意在医疗记录中记录实验室检查结果。	症状和体征可提示有无全身感染。
4. 用疼痛尺 0～10 的等级询问患者伤口部位疼痛的程度和类型。如果患者在换药前需要镇痛，在开始操作前 30 分钟给药以达到最佳效果。	伤口部位的疼痛通常会随感染而增加。
5. 确定何时安排换药（见第 39 和 41 章）。作为实际程序的一部分进行伤口评估。	
6. 再次核对医嘱，确认进行需氧菌还是厌氧菌培养。	标本可取自不同的部位，并放置在不同的容器中，具体取决于培养类型。
7. 执行手卫生并使用清洁手套。去除覆盖伤口的旧敷料。将敷料污染的一侧折叠起来并妥善处理。取下手套并执行手卫生。戴无菌手套触诊伤口。观察肿胀、伤口愈合程度、炎症和分泌物。沿伤口边缘轻轻触碰，注意压痛或分泌物。脱下手套并处理，执行手卫生。	手套减少暴露于微生物的风险。体征提示伤口感染。

护理诊断

● 急性疼痛	● 焦虑	● 慢性疼痛
● 缺乏伤口分泌物培养程序的相关知识	● 组织完整性受损	● 有感染的危险
● 有受伤的危险		
根据患者的状况或需求，个体化处理其相关因素 / 危险因素。		

护理计划

1. 完成下列步骤后所能达到的预期结果：	
● 伤口分泌物培养未发现细菌生长。	伤口没有感染微生物。
● 培养标本未被皮肤细菌污染。	培养结果提示细胞存在的类型。
● 患者理解收集标本的目的和方法。	检验健康教育的效果。
2. 确定是否需要镇痛。在更换敷料和（或）采集标本前 30 分钟给予镇痛剂。	尽量减少操作过程中患者的不适。提供以患者为中心的护理。
3. 向患者讲解伤口分泌物培养的目的和方法。	促进患者理解和合作，减轻焦虑。
4. 向患者解释擦拭伤口时可能会感到瘙痒。	最大限度地减轻患者的焦虑。

护理措施

1. 拉上隔帘或者关门。	提供隐私保护。
2. 执行手卫生并戴清洁手套。	提供伤口的基线情况。

步骤	要点说明
3. 根据医嘱用消毒棉签或无菌生理盐水清洁伤口边缘区域。由伤口边缘向外擦拭。去除陈旧的渗出物。	去除皮肤菌群，防止可能污染标本。
4. 将消毒的棉签和脱下的手套放入相应的垃圾桶内。执行手卫生。	减少感染扩散。
5. 打开含有无菌培养管和敷料的换药包外包装。戴无菌手套。	提供无菌区域用于取出和放置无菌耗材。
6. 留取标本	
a. 需氧菌培养	
（1）从培养管内取出棉签，将头端插入伤口渗出区域，并轻轻地旋转棉签。取出棉签并放回培养管内（用纱布包裹安瓿瓶以防止手指受伤），挤压安瓿激活培养基。	棉签应该刮取伤口内新鲜的分泌物。培养基保持细菌存活，直至检测完成。
b. 厌氧菌培养	
（1）从专用的厌氧培养管中取出棉签，深深地插入伤口腔隙内，并轻轻转动。取出棉签并放回培养管。 或者 （2）将注射器尖端（无针头）插入伤口并抽吸 5～10 mL 渗出液。连接 19 号针头，排气，将渗出物注入专用培养管。	标本从没有氧气的深腔中取出。二氧化碳或氮气可以保持生物体活性直至检测完成。如果将空气注入管内会导致生物体死亡。 无菌大口径针头（19 号）可将渗出物从无菌注射器转移至特殊培养管中而不被污染。
7. 脱下并丢弃手套。执行手卫生。	减少微生物传播。
8. 将正确的患者标志粘贴在每个培养管上，并与患者核对信息（TJC，2016）。 注意：如果患者正在接受抗生素治疗请标注。	确保正确患者的正确结果。
9. 立即将标本送至实验室或冷藏保存。	细菌繁殖迅速。及时分析以确保结果准确。
10. 根据医嘱清洁伤口并用无菌敷料覆盖伤口，胶布或者绷带固定敷料。	保护伤口不受进一步污染；有助于吸收分泌物和清创。
11. 脱下并丢弃手套和污染敷料至合适的垃圾桶内。执行手卫生。	减少微生物传播。
12. 协助患者安置舒适体位。	促进患者放松。

护理评价

1. 接收实验室培养结果报告。	报告提示是否发现病原体。
2. 观察伤口分泌物的性状。	分泌物性状可以提示异常和感染状况。
3. 观察伤口颜色和出血情况。	提示愈合组织受损。
4. **使用反馈式教学**："我想确定我清楚解释了留取伤口分泌物标本的目的和操作方法。现在请您告诉我留取标本的步骤。"如果患者或居家照护者不能正确反馈，立即调整或重新制订指导计划，以保证其正确掌握。	确定患者和居家照护者对指导内容的理解水平。

步骤	要点说明

非预期结果	相关措施
1. 伤口培养发现细菌繁殖。	● 监测患者有无发热、寒战，或者极度口渴，如有提示有全身感染症状。 ● 通知医师。
2. 培养标本被表皮细胞污染。	● 监测患者是否有发热和疼痛。 ● 通知医师。 ● 根据医嘱重新采集标本。
3. 患者主诉疼痛加剧。	● 通知医师。 ● 根据医嘱给予镇痛。

记录与报告

● 在电子健康档案或表单的护理文件中记录标本采集的方法、来源、日期、时间和检验项目种类。描述伤口外观和渗出物性状。

● 向医师报告任何可疑感染的症状。

● 记录对患者和居家照护者学习情况的评价。

● 记录患者对操作的耐受程度以及对镇痛药的反应。

注意事项

健康教育

● 告诉患者在操作过程中如果感觉疼痛请随时告知，如果患者出现疼痛无法忍受，请暂停操作。

● 指导患者评估伤口的变化情况以及感染的症状和体征。

儿科患者

● 在为儿科患者留取标本时，因为预计患儿会感觉很痛苦，有些机构更偏向选择在患儿房间以外的地方进行操作，以保留患儿对房间的安全感（Hockenberry 和 Wilson，2015）。

● 如果是收集幼儿或婴儿的标本，通常需要有额外的护士或其他成人协助。

居家护理

● 指导患者无菌操作（例如洗手、敷料处理和简单的换药方法）。

技能 7.8 静脉穿刺采集血标本和血培养（注射器法和真空采血管法）

血液检查是患者护理和评估中最常用的诊断辅助工具之一。检查可以帮助医疗保健提供者筛选患者身体疾病的早期体征，监测急性或慢性疾病的变化，并评价治疗效果。

在某些机构中，护士负责采集血液标本；然而，许多机构都有经过专门培训的抽血技师，他们负责抽取静脉血。熟悉您的机构政策和程序以及您所在国家护士执业法有关抽取血液样本的指南。

获取血液标本的 3 种方法是：静脉穿刺、末梢血穿刺和动脉穿刺。所有操作都需要无菌技术。静脉穿刺是获取血液标本最常用的方法。该方法是将采血针穿刺入大静脉，用注射器或者真空采血管采集多个血液标本。由于抽血化验、静脉输液或者血液置换都需要使用静脉，因此，合理选择使用静脉对保护患者静脉完整性至关重要。操作者需要具备熟练的静脉穿刺技术以避免不必要的静脉损伤。

末梢血穿刺，也称为毛细血管穿刺，是获取血液标本创伤最小的方法。使用无菌尖刀或无菌针刺穿成人或患儿的手指或耳垂上的血管区域。将血滴在测试玻片上，或吸取血液至测试玻片上，或者使用薄壁玻璃毛细管收集进行实验室分析。随着医保费用和医疗保健模式的变化，选择末梢血采集标本逐渐增多。在床边或家庭护理点做即时检验最常使用末梢血穿刺（Pagana 和 Pagana，2015）。

血培养有助于检测血液中的细菌。从两个不同的采血部位抽取至少两份培养标本是很重要的。由于菌血症可伴有发热和寒战，因此当出现这些症状时应抽取血培养（Pagana 和 Pagana，2015）。当两种培养物都有细菌繁殖时，则存在菌血症。只有一个培养出细菌的可认为是标本污染。在抗生素治疗开始之前抽取所有培养标本，因为抗生素可能会干扰微生物的繁殖。如果患者正在接受抗生素治疗，请通知实验室并告知他们患者正在使用的抗生素种类（Pagana 和 Pagana，2015）。

授权与合作

经静脉采集血液标本可以授权给经过专门训练的护理辅助人员执行。有些机构由专门的采血技师采集血液标本。根据政府和机构的法规和政策要求确定哪些人员可以采集血液标本。护士指导护理辅助人员完成以下工作：

- 观察患者，如发现患者有任何不适或者穿刺点出血，立即报告护士。

用物准备

通用器材
- 洗必泰或无菌棉签（使用 75% 乙醇或其他机构政策内的消毒液）
- 清洁手套
- 小枕头或折叠毛巾
- 无菌纱布块
- 止血带
- 黏性绷带或胶带
- 写有患者身份信息的标志标签
- 填写完整的实验室申请单，包括患者身份信息、日期、时间、检查项目名称和标本来源
- 用于将标本运送至实验室的小塑料生物危害袋（或机构指定的容器）
- 锐器盒

使用注射器采血
- 无菌采血针（成人为 20 ~ 21 号；儿童为 23 ~ 25 号）
- 10 mL 或 20 mL 无菌注射器（有安全防护）
- 无针血液转移装置
- 合适的血液标本管

使用真空采血管采血
- 真空采血管和安全接入装置
- 无菌双头针（成人为 20 ~ 21 号；儿童为 23 ~ 25 号）
- 合适的血液标本管

血培养标本采集
- 无菌双头针（成人为 20 ~ 21 号；儿童为 23 ~ 25 号）
- 两个 20 mL 无菌注射器
- 厌氧和需氧培养瓶（见机构政策）

经中心静脉导管采血
- 两个 10 mL 无菌注射器
- 10 mL 无菌生理盐水冲洗液
- 真空采血管和安全接入装置
- 合适的血液标本管

步骤	要点说明
护理评估	
1. 根据机构政策，使用至少两种方式核对患者身份信息（例如，姓名和生日，或者姓名和病案号）。核对患者信息与患者的用药记录或医疗记录信息是否一致。	确保患者正确。符合联合委员会标准并保证患者安全（TJC，2016）。
2. 评估患者对操作目的的理解程度和配合能力。	为制订健康教育计划提供依据和情感支持。一些以往有抽血经历的患者更容易紧张。

步骤	要点说明
3. 采血前评估是否满足采血特殊要求（比如患者需禁食、与给药相关的特殊时间要求、标本需冷藏等）。	一些测试需要符合特定条件以获得血液成分的精确测量（例如空腹血糖，药物峰值和谷值水平，定时内分泌激素水平）。
4. 评估患者与静脉穿刺相关的潜在风险：抗凝治疗、血小板计数低、出血性疾病（血友病史）。确认用药史。	患者病史可能包括由血小板计数低、血友病或药物引起的异常凝血功能，这些药物会增加出血和血肿形成的风险。
5. 评估患者静脉穿刺禁忌部位：静脉输液手臂、潜在血肿部位、乳房切除侧手臂或血液透析造瘘手臂。	从这些部位穿刺采集标本可能会导致错误的检测结果或者可能损伤患者。从静脉输液手臂附近采集的标本可能被稀释或含有输液药物。乳房切除术后患者的手术侧手臂淋巴引流减少，增加了针刺感染的风险。由于凝血和出血的风险，切勿使用动静脉造瘘管获取标本。血肿表明已存在血管壁损伤。
6. 评估患者是否对胶带、乳胶或碘伏过敏。	需要避免使用这些物品。
7. 在抽血之前，评估全身性菌血症症状，包括发热和寒战。	从最早的脓毒症迹象开始，每隔至少 1 小时抽取 1 份血培养标本，共抽取 3 次（Pagana 和 Pagana，2015）。
8. 再次核对医嘱，确定需要哪几项血液检查。	经常需要留取多个样本。必须按医嘱执行。
临床决策点：一些标本在采集前或采集后有特殊的要求；示例如下： ● 冷球蛋白水平：使用预热的试管。 ● 氨和离子钙水平：将试管置于冰中运送至实验室。 ● 乳酸水平：不要使用止血带。 ● 维生素水平：避免试管暴露在光线下。	

护理诊断

● 焦虑	● 缺乏血液标本采集的相关知识	● 恐惧
● 有感染的危险	● 有受伤的危险	
根据患者的状况或需求，个体化处理其相关因素 / 危险因素。		

护理计划

1. 完成下列步骤后所能达到的预期结果：	
● 标本收集后，静脉穿刺部位没有证据显示静脉穿刺部位持续出血或血肿。	表示已成功止血。
● 患者否认焦虑或不适。	健康教育可缓解焦虑；操作熟练迅速。避免痛苦刺激可减轻焦虑。
● 采集足够量的标本。	满足实验室检验的需要。
● 患者可以说出静脉穿刺的目的，过程和益处。	检验健康教育的效果。
2. 向患者讲解操作：解释检查的目的；描述止血带、酒精棉签和针刺的感觉。	预期指导有助于减轻焦虑。

步骤	要点说明

护理措施

步骤	要点说明
1. 将采血所需物品带至患者床边。	操作准备。
2. 拉上隔帘或关门。执行手卫生。	提供隐私保护。减少微生物传播。
3. 升高或降低床面至舒适的工作高度。	避免背部肌肉紧张，有助于静脉穿刺。
4. 协助患者取仰卧位或半卧位，手臂伸直，从肩膀到手腕形成直线。将小枕头或毛巾垫在上臂下方（可选：可放低手臂，使静脉快速充盈）。	有助于稳定肢体，因为手臂是最常见的静脉穿刺部位。体位的选择是考虑如果患者晕血，卧床可减少受伤的机会。
5. 使用止血带，通过单手拉动末端即可将其去除。	止血带阻止静脉血回流，改善静脉充盈度，以提高穿刺成功率。
a. 将止血带放置在选定的静脉穿刺部位上 5～10 cm 处（最经常使用肘窝处静脉）。	
b. 在患者手臂上交叉止血带(见插图)。可以扎在衣服上，以保护皮肤。	老年人的皮肤非常脆弱。
c. 用手指握住止血带，打个活结以方便松开（见插图）。	静脉穿刺后拉开活结，松开止血带。
临床决策点：在止血带下方触诊远侧脉搏（例如桡动脉）。如果脉搏无法触及，请松开止血带，等待 60 秒，然后重新扎上止血带，注意不能过紧。如果止血带太紧，压力会阻断动脉血流。	
6. 不要让止血带持续扎紧超过 1 分钟。	长时间使用止血带会导致淤血、局部酸血症和血液浓缩（Pagana 和 Pagana，2015）。
7. 快速评估四肢，选择最佳静脉穿刺点，优先选择粗而直的静脉，无肿胀或血肿。位于肘前区的 3 条静脉中，优选肘正中静脉（见插图）。	粗而直的静脉最容易穿刺。
8. 戴清洁手套。用手指触摸选定的静脉（见插图）。触诊静脉是否充盈，是否有弹性，或者是否感觉僵硬或条索状并在触诊时滑动。避免剧烈地拍打静脉，这会引起血管痉挛。	明显可见的、健康的静脉是有弹性的，并可在触诊时感觉到弹性。血栓静脉触诊僵硬、滑动，不易穿刺。
9. 留取血标本	
a. 使用注射器采血	

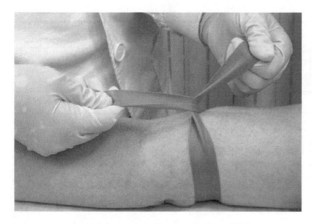

步骤 5b　在患者手臂上交叉止血带

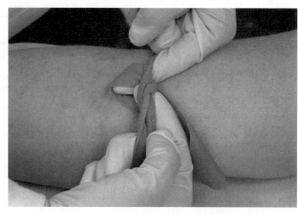

步骤 5c　将止血带打个活结系在患者手臂上

步骤	要点说明

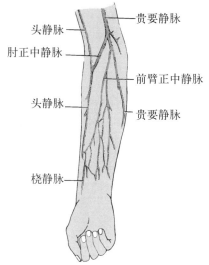

步骤7　肘关节静脉分布

贵要静脉
头静脉
肘正中静脉
前臂正中静脉
头静脉
贵要静脉
桡静脉

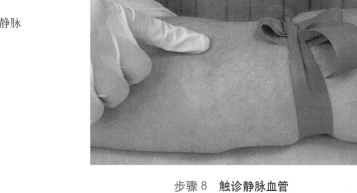

步骤8　触诊静脉血管

步骤	要点说明
（1）选择合适的针头牢固地连接至注射器上。	确保穿刺过程中针头与注射器不分离。
（2）用消毒棉签消毒静脉穿刺部位，第1支棉签在水平方向来回消毒，第2支以垂直方向来回消毒，最后1支由穿刺点向外5 cm环形消毒，持续30秒，待干。	消毒液可以清除皮肤表面的常驻菌，因此细菌不会进入穿刺部位。待干过程可以使杀菌剂完成其抗菌任务并减少静脉穿刺的"刺痛"。皮肤上的酒精残留会导致标本溶血和穿刺点周围组织收缩。
（a）如果抽取血液酒精含量或血培养样本，避免使用酒精棉签消毒。	保证检测结果的准确性。
（3）取下针帽并告知患者会有仅仅几秒钟的疼痛。	提前告知可以使患者更好地控制焦虑。
临床决策点：检查针头是否有倒钩、倒刺，如有可能会增加患者静脉的不适感和损伤（McCall 和 Tankersley，2012）。	
（4）将非优势手的拇指或示指放在穿刺点下方2.5 cm的位置，轻拉皮肤，使皮肤绷紧，固定静脉血管。	固定静脉，防止穿刺时滑动。
（5）调整针头斜面向上，优势手持注射器，以15°～30°角进针。	减少穿刺时穿透静脉两侧的机会。斜面向上减少污染的机会，避免在皮肤上拖动斜面开口，并允许针尖先穿刺皮肤，减少创伤。
（6）将针头缓慢插入静脉，感觉有突破感时停止进针（见插图）。	防止穿破对侧静脉管壁。
（7）固定注射器并缓缓地拉动注射器活塞。	固定注射器防止针尖移动。拉动活塞将血液抽入注射器。如果活塞回拉得太快，压力可能会使静脉塌陷。
（8）观察血液回流情况（见插图）。	如果无回血，针头可能不在静脉内。
（9）留取检测所需量的血液，固定针头避免晃动。	获取足够量的血液可使测试结果更准确。测试必须满足最低血量要求。针头晃动会增加患者不适和血管损伤。
（10）获取标本后，松开止血带。	拔针时减少穿刺点出血。

223

步骤	要点说明
（11）穿刺点覆盖 5 cm×5 cm 英寸纱布，暂不加压，快速小心地将针头从静脉中拔出并在拔出针头后立即加压按压穿刺点（见插图）。检查有无血肿。	穿刺点按压会导致不适。小心拔出针头并最大限度地减少不适和静脉损伤。血肿可能导致压迫性损伤(McCall 和 Tankersley，2012)。
（12）启动安全阀并立即将针放入适当的容器中。	防止针刺伤。
（13）将抽好血的注射器连接至无针血液转移装置。连接管道并自动真空抽吸指定量的血液标本。根据需要移除并填充其他采血管（见插图）。轻轻前后摇动每个采血管 8～10 次。	添加剂可防止凝血。过度摇晃会导致红细胞溶血。
b. 使用真空采血管采血	
（1）连接双头针与真空采血管（见插图）。	针的长端用于穿刺静脉。短端连接采血管。
（2）选择合适的标本管放置在真空采血装置内，但不要刺破橡胶塞。	刺破橡胶塞会导致管道负压消失，无法真空抽血。
（3）按照步骤 9a（2）和 9a（2）(a) 进行静脉穿刺部位消毒。待干。	清除皮肤表面的常驻菌，使细菌不会进入穿刺部位。待干过程可以发挥消毒剂最大消毒效果。

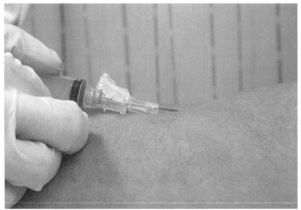

步骤 9a（6）　针头缓慢插入静脉

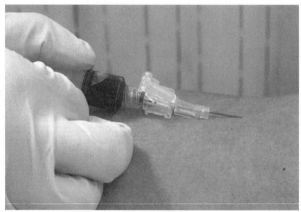

步骤 9a（8）　观察回血

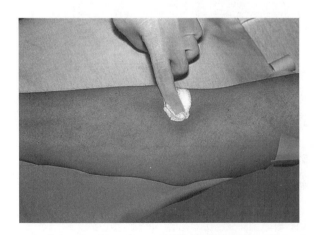

步骤 9a（11）　穿刺点覆盖纱布

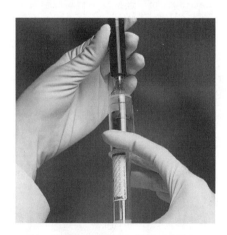

步骤 9a（13）　将抽好血的注射器连接至无针血液转移装置

步骤	要点说明
（4）取下针帽并告知患者会有几秒钟的疼痛。	提前告知可以使患者更好地控制焦虑。
（5）将非优势手的拇指或示指放在穿刺点下方 2.5 cm 的位置，轻拉皮肤，使皮肤绷紧，固定静脉血管。	固定静脉，防止穿刺时滑动。
（6）优势手持注射器以 15°～30° 角进针，保持针头斜面向上。	针头尖端会先刺穿皮肤。减少穿刺过程中穿透对侧静脉的机会。保持针头斜面向上，可减少对静脉造成的损伤。
（7）将针头缓慢插入静脉（见插图）。	防止穿破对侧静脉管壁。
（8）固定好真空采血管并将标本管橡胶塞刺穿推入（注意力道不要导致针头在静脉内移动）。	橡胶塞刺破后标本管内真空将使得血液自动流入管内。如果针头在血管内移动有可能刺破静脉管壁。
（9）注意血液流入管内的速度应该相当快（见插图）。	没有血液出现表示管内真空消失或针头不在静脉内。
（10）标本管充满后，牢牢固定好真空采血管，取出标本管。根据需要插入额外的标本管。轻轻前后摇动每个标本管 8～10 次。	达到要收集的血液量后标本管自动停止抽血。取出标本管时固定采血管，防止针头移位。标本管应该完全填充，因为标本管中的抗凝剂是按照与采血量的比例填充的。确保与抗凝剂适当混合，以防止凝结。

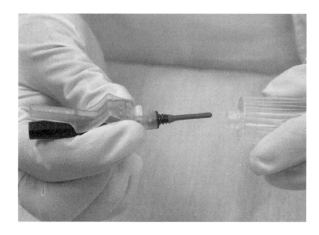

步骤 9b（1） 连接双头针与真空采血管

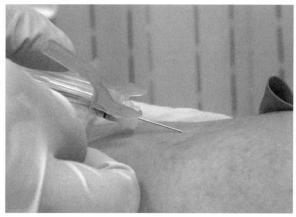

步骤 9b（7） 将针头缓慢插入静脉

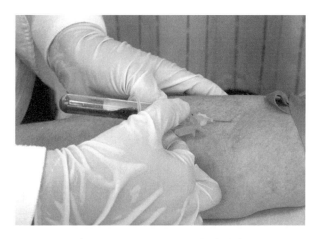

步骤 9b（9） 血液流入标本管内

步骤	要点说明
（11）最后一根标本管采血结束取出后，松开止血带。	拔针时减少穿刺点出血。
（12）穿刺点覆盖 5 cm×5 cm 纱布，暂不加压，快速小心地将针头从静脉中拔出。	穿刺点按压会导致不适。小心拔出针头并最大限度地减少不适和静脉损伤。
（13）在拔出针头后立即加压按压穿刺点 2～3 分钟或直至止血。检查有无血肿。加压固定纱布。	直接按压可以减少出血并防止血肿形成。血肿可能会导致压迫和神经损伤。敷料加压包扎，控制出血。
（14）终末处理：垃圾分类放置。	安全处置暴露于体液的废弃物可防止微生物传播。
c. 血培养标本采集	
（1）按照步骤 9a（2）进行静脉穿刺部位消毒。待干。	消毒液可以清除皮肤表面的常驻菌，因此细菌不会进入穿刺部位。待干过程可以使杀菌剂完成其抗菌任务并减少静脉穿刺的刺痛。
（2）使用医疗机构批准的消毒液消毒培养瓶瓶盖 15 秒。待干。	确保瓶盖无菌。
（3）使用注射器法（见步骤 9a），用 20 mL 注射器从两个不同的静脉穿刺部位采集 10～15 mL 静脉血。	必须从不同采血部位采集两种血培养物，以确认培养物生长（Pagana 和 Pagana，2015）。
（4）每个样本采集后激活针头安全防护装置并丢弃针头。更换新的无菌针头，将血液样本注入培养瓶。	保持无菌技术并防止标本污染。
（5）如果需要有氧和厌氧两种培养，则首先填充厌氧瓶。	厌氧菌可能需要更长的时间才能生长（Pagana 和 Pagana，2015）。
（6）轻轻摇动每个培养瓶。	将血液与抗凝剂混合。
d. 经中心静脉采集血标本	
（1）在中心静脉导管上选择适当的端口（见插图）。关闭所有静脉泵并夹住管腔。	如果超过一个腔，尽可能选择远端腔。防止药物或全肠外营养（TPN）稀释标本。
（2）用酒精棉球擦拭消毒所有 Luer-Lok 盖，或者取下 Luer-Lok 酒精浸渍盖（双盖系统）（见插图）。将 10 mL 盐水预充式注射器连接至选定的端口，打开夹子，轻轻抽取血液检查回血，然后用 5～10 mL 生理盐水冲洗（见机构政策）。注意不要使用小于 10 mL 的注射器。关闭夹子，移除注射器。	INS（2011）推荐的鲁尔乐浸渍盖。70% 异丙醇浸渍 Luer-Lok 盖（DualCap 系统）解决了充分擦拭 CVC 端口的问题。抽吸和冲洗确保选定的管腔导管在位通畅。 小容量注射器的压力可能会损坏导管。

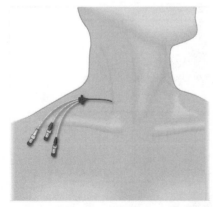

步骤 9d（1） 三腔中心静脉导管，选择合适的远端腔管端口

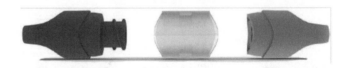

步骤 9d（2） DualCap 系统。消毒并保护静脉导管无针鲁尔通路和静脉输液管末端

步骤	要点说明
（3）用酒精擦拭端口。注射器法：将注射器连接到选定的端口，抽取 5 mL 血液丢弃。夹闭导管。擦拭端口，连接 10 ～ 20 mL Luer-Lok 注射器，打开导管，并抽取所需量的血液标本。夹闭导管并移除注射器。用酒精消毒端口。要将血液从注射器转移至标本管中，请使用 Luer-Lok 附件的真空采血手柄。将注射器插入真空采血手柄。将注射器连接至 Luer-Lok 附件并填充所需的标本管。	丢弃前段血液，保证标本不被静脉输液、药物或其他产品污染。 标本管内真空可自动填充所需的标本量。
（4）真空采血器法：夹闭导管并将无针头采集器连接至真空采血手柄。将标本管置入真空采血手柄。用酒精消毒选中的端口。将无针头采集器与导管端口连接，打开导管，并将标本管推入真空采血手柄，刺破橡胶塞以激活血流。血液填充标本管后，夹闭导管，将第一管丢弃在适当的生物危害容器中。用 Luer-Lok 适配器将标本管连接至真空采血手柄上，打开导管，留取血液标本（见插图）。	标本管内真空将使得血液自动流入管内。
（5）收集完所有标本后，夹闭导管。将真空采血手柄和无针头采血器从导管端口取下，用酒精消毒端口。	降低血源性病原体污染的风险。
（6）连接 10 mL 预充生理盐水注射器至导管端口，5 ～ 10 mL 生理盐水冲洗导管，边推边退，然后夹住导管。确保管腔正压。带弹簧的针帽具有自动的正压，因此注射器可以直接移除，内腔锁定（见插图）。对于没有正压的盖子，在冲洗完成时要将注射器柱塞保持稳定，用滑动夹钳锁住内腔，取出注射器。重新连接酒精浸渍的注射器帽。	冲洗时推、停会产生湍流，有助于冲洗血管内壁。正压可防止血液回流入导管尖端并形成凝块。

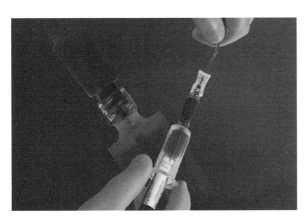

步骤 9d（4） Male Luer-Lok 真空采血适配器连接至端口；血液直接吸入标本管中（致谢和版权 ©Becton Dickinson）

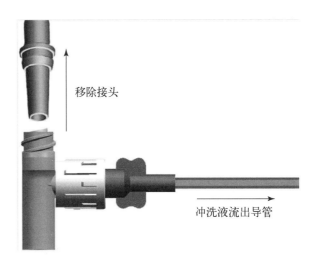

步骤 9d（6） 正压帽有助于保持血管通路装置的通畅性（经许可，由加利福尼亚州圣克莱门特 ICU 提供）

步骤	要点说明
（7）标本管里有抗凝剂，轻轻前后摇动每个采血管8～10次。	抗凝剂可防止凝血。过度摇晃会导致红细胞溶血，影响检测结果的准确性。
10. 检查标本管外管壁有无血液污染。必要时使用酒精擦拭。	防止交叉污染。降低接触血液中存在的病原体的风险。
11. 留取标本结束并清理溢出物后脱下手套，执行手卫生。	降低接触血源性病原体的风险。
12. 协助患者安置舒适体位。	
13. 将正确的患者标志粘贴在每个培养管上并附上检验申请单，与患者核对信息。	标本识别不正确可能导致诊断或治疗错误。
14. 将标本管置入生物危害塑料袋内，立即送往实验室。血培养标本必须在30分钟内送达实验室（Pagana和Pagana, 2015）。	最大限度地防止微生物传播。
15. 执行手卫生。	减少微生物传播。

护理评价

1. 评价静脉穿刺部位。	确定是否已止血或有血肿形成。
2. 评价患者是否存在焦虑或恐惧。	一些患者后面治疗中需要更多的血液检查。关心患者并让其表达焦虑。
3. 确认实验室报告的检验结果。	揭示血液标本的成分。
4. 使用反馈式教学："我想确定我清楚解释了留取血液标本的目的和操作方法。现在请您告诉我为什么要留取血液标本。"如果患者或居家照护者不能正确反馈，立即调整或重新制订指导计划，以保证其正确掌握。	确定患者和居家照护者对指导内容的理解水平。

非预期结果	相关措施
1. 穿刺部位有血肿形成。	● 使用5 cm×5 cm纱布敷料加压包扎。 ● 继续监测患者的疼痛和不适。
2. 穿刺点出血未止。	● 继续按压穿刺点；患者也可自己按压止血。 ● 继续观察患者。 ● 出血不止时汇报医师。
3. 出现静脉穿刺部位感染的症状和体征。	● 汇报医师。

记录与报告

● 在电子健康档案或表单的护理文件中记录血液标本采集的方法、采集日期和时间、检验项目种类、标本的处置和静脉穿刺部位的描述。

● 记录对患者和居家照护者学习情况的评价。

● 向医师报告任何STAT和异常检测结果。

注意事项

健康教育

● 指导患者按压静脉穿刺部位。有出血性疾病或正在接受抗凝治疗的患者应持续按压至少5分钟。

● 提醒患者在静脉穿刺部位发生持续性或复发性出血或血肿增大时通知护士或医师。

儿科患者

● 向适龄儿童解释操作过程并提供无创护理（Hockenberry 和 Wilson，2015）。

● 因为患儿经常担心血液流失会对他们的生命构成威胁，所以向他们解释血液是可以不断再生的。胶布绷带使他们确信血液不会通过穿刺部位漏出（Hockenberry 和 Wilson，2015）。

● 选择治疗室抽取标本，而不选择在患儿房间里操作，以保留患儿对房间的安全感（Hockenberry 和 Wilson，2015）。

● 儿童静脉穿刺血管选择：头皮静脉、肘窝静脉、大隐静脉和手背静脉。

● 可以使用局部麻醉药膏提前涂抹在穿刺部位，以减轻婴幼儿的疼痛。

● 不建议 2 岁以下儿童使用真空采血管，因为使用时可能会出现静脉塌陷。

老年患者

● 老年人的静脉血管脆弱，易于在穿刺过程中受损。给予穿刺部位局部热敷可有助于采集样本。使用小号穿刺针也可有助于穿刺。

技能 7.9　血糖监测

血糖监测是所有糖尿病患者自我管理项目的重要组成部分（ADA，2013b；Lecklider，2015）。该操作比静脉穿刺术痛苦小，并且皮肤穿刺的方法简单易行，使得患者可以在家中自我监测。试纸条、家用血糖仪和皮肤穿刺方法的发展已经彻底改变了糖尿病患者的家庭自我管理。

血糖仪的重量很轻，使用电池运行（例如AccuChek III，OneTouch）（见图 7.5）。从穿刺皮肤将一滴血液滴至试剂条上或吸至试剂条上后，仪器可在 5 ～ 50 秒内准确读取血糖数值。即时检验使用的血糖仪在每位患者使用后必须进行清洁和消毒（USFDA，2015）。

不同品牌型号的血糖仪区别有很多方面，包括每次测试所需的血液量、测试速度、整体大小、内存能力、仪器价格和试剂条价格

（Diabetes Forecast，2013）。一些体积较大的血糖仪是语音激活的，它为老年人或有视力障碍的患者提供支持。现在大多数仪器允许使用非指尖采血，如前臂末梢血液检测血糖。改进的技术引入了市场上现有的血糖测量方法。微创血糖仪使用一个非常小巧的塑料传感器，通过将传感器植入皮下进行连续血糖监测（见图 7.6）。缺点是患者必须一直随身携带仪器。目前正在

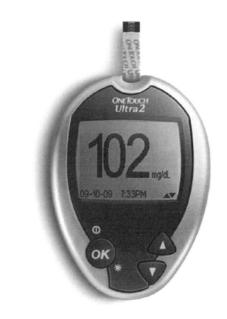

图 7.5　血糖仪

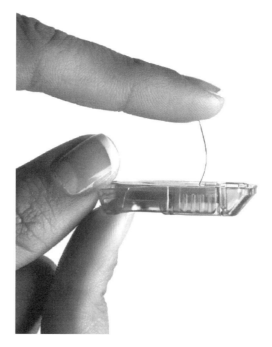

图 7.6　植入皮下的微小传感器将持续读数传送给接收器

发起临床试验开发可以监测间歇性血糖水平的无创血糖仪 (Lecklider, 2015)。

糖化血红蛋白 (HbA1c) 的测试评估了红细胞 120 日寿命期间血液中可用的葡萄糖量。静脉穿刺抽血检测患者的糖化血红蛋白水平，可以准确反映患者的长期平均血糖水平 (Pagana 和 Pagana, 2015)。

授权与合作

患者病情评估不能委托给护理辅助人员。当评估结果显示患者病情稳定时，可以将血糖检测操作授权给护理辅助人员。护士指导护理辅助人员完成以下工作：

- 解释可用于穿刺测血糖的适当部位，以及何时需要测血糖。
- 回顾评价患者预期的血糖水平，以及何时向护士报告非预期血糖值。

用物准备

- 消毒棉签
- 无菌棉球
- 采血针，直接使用型或者使用采血笔
- 血糖仪（例如 Accucheck III, OneTouch）
- 配套血糖仪使用的试纸条
- 清洁手套
- 纸巾

步骤	要点说明

护理评估

步骤	要点说明
1. 根据机构政策，使用至少两种方式核对患者身份信息（例如，姓名和生日，或者姓名和病案号）。核对患者信息与患者的用药记录或医疗记录信息是否一致。	确保患者正确。符合联合委员会标准并保证患者安全 (TJC, 2016)。
2. 评估患者对血糖检测目的和方法的理解程度。确定患者是否了解如何进行测试及其在血糖控制中的重要性。	为制订健康教育计划提供依据。
3. 评估是否满足采血前后的特殊要求（比如空腹、餐后、某些药物之后、胰岛素注射之前）。	摄入碳水化合物膳食和浓缩葡萄糖制剂会改变血糖水平。
4. 评估患者是否存在进行皮肤穿刺的风险（如低血小板计数、抗凝血治疗、出血性疾病）。	异常凝血机制增加局部瘀斑和出血的风险。
5. 评估用作穿刺部位的皮肤区域。检查手指或前臂是否有水肿、炎症、伤口或溃疡。避免瘀伤和开放性损伤部位。避免使用乳房切除术同侧手臂。	通常选择手指的侧面采血是因为那里神经末梢较少。非指尖采血测量值根据具体情况，可能与传统采血点测量值不同。穿刺部位不应有水肿、炎症或最近采血，因为这些因素导致组织间液和血液混合增加，并且还增加了感染的风险。
6. 核对医嘱，检查测血糖的时间和频率。	医师根据患者的生理状态和血糖控制失衡风险制订测量计划。
7. 对于在家中进行自测的糖尿病患者，评估其使用采血针的能力。患者可以选择在住院期间继续自我检测。	患者的身体状况可能会改变（例如，出现视力障碍、疲劳、疼痛、疾病发展等），这些情况会阻止他或她进行自我检测。

护理诊断

● 焦虑	● 缺乏血糖监测的相关知识	● 维护健康无效
根据患者的状况或需求，个体化处理其相关因素 / 危险因素。		

步骤	要点说明

护理计划

1.完成下列步骤后所能达到的预期结果：	
● 穿刺部位没有显示出血或组织损伤的迹象。	表示已成功止血。采血针没有刺入太深。
● 血糖测量值准确。	正常空腹血糖为 70 ～ 110 mg/dL，表明有良好的代谢控制（Pagana 和 Pagana，2015）。数值根据各检测机构标准可能略有不同。
● 患者可以口述自我检测血糖的步骤方法。	习惯成自然，形成下意识行为。
● 患者可以解释说明检测结果。	验证患者知识掌握情况。
2.向患者和（或）居家照护者解释操作程序和目的。为患者和家属提供实践操作的机会。为患者和家属提供健康教育资源 / 教学辅助。	促进理解与合作。

护理措施

1.执行手卫生。指导成人进行手卫生，包括前臂（如果选择）用肥皂和水冲洗并晾干。	促进穿刺部位的皮肤清洁和血管扩张。减少微生物传播。
2.协助患者取舒适坐位或者半卧位。	确保易于在穿刺部位操作。患者可以假设自我检测时的体位。
3.从试剂瓶中取出试剂条，然后盖紧盖子。检查试剂条瓶上的代码。只使用推荐用于该血糖仪的试纸。一些新的血糖仪不需要手动调整代码，因为它带有 10 个或更多测试条，可以自动识别试剂条代码并自动调整代码。	保护试剂条，避免由于意外暴露于空气或光线而造成变色。试剂条上的代码必须与输入血糖仪的代码相匹配。
4.将试剂条插入血糖仪（参见制造商说明）（见插图）。不要弯曲条带，血糖仪会自动开机。	有些血糖仪必须校准；其他有些需要将计时器归零。每个仪器都有不同的调整要求。
5.从血糖仪上取下未使用的试剂条，放在纸巾上或清洁干燥的台面上，测试面朝上（参见制造商说明）。	试剂条受潮会改变最终测试结果的准确性。
6.仪器屏幕上必须显示与试剂条瓶上的代码相匹配的代码。按仪器上的适当按钮确认匹配代码。血糖仪已准备好待用。	代码必须与仪器匹配才能运行。仪器屏幕会显示相应的信息，以确认仪器已准备好进行测试并可接收血液。
7.执行手卫生并使用清洁手套。准备一次性使用的采血针或多次使用的采血装置。注意：有些血糖仪建议在准备试剂条之前完成此步骤。取下采血装置笔帽；将一次性无菌采血针的长端插入采血装置的内芯中。一些采血装置具有旋转出新的采血针的圆盘或圆柱体。	减少微生物传播。 由于感染风险，切勿重复使用采血针。
a.拧开采血针的保护帽。将采血装置笔帽盖上。	
b.旋塞采血针装置，调整适当的穿刺深度。	每位患者采血针穿刺采血所需的穿刺深度都有所不同。
8.采集血标本	
a.用酒精棉签轻轻擦拭患者的手指或前臂，并晾干。选择血管丰富的位置穿刺。病情稳定的成人选择指腹外侧。避免穿刺指尖，因为那里有丰富的神经末梢分布（Pagana 和 Pagana，2015）。	清除皮肤表面的微生物。手指侧面对疼痛较不敏感。

步骤	要点说明
b. 单独握住待穿刺的手指。不要挤压或按摩手指。	穿刺之前增加血液流向穿刺区域。挤压可能使样本溶血并引入多余的组织液（Pagana 和 Pagana，2015）。
c. 将采血装置的笔端紧贴穿刺皮肤（见插图）。按下采血设备上的按钮。移开设备。观察血液样本形成。	确保采血针正确穿刺入皮肤。
d. 血液样本会逐渐形成。如未形成，可轻轻地挤压或按摩指尖，直至形成圆形血滴（见插图）。	需要足够量的血液样本来检测血糖值。
9. 获取测试结果	将血液在规定时间内滴至试剂条上，可确保获得正确的结果。
a. 确保血糖仪在开机状态。用插在血糖仪里的试纸吸取血标本。血液会被吸到试纸上（见插图）。按照具体的血糖仪要求来确保获得足够的样本。	血液吸入试剂条内，血糖仪的屏幕上会显示信息，以表示留取了足够的血液。
临床决策点：不要将血液刮到测试条上或将其涂抹到测试条的错误一侧。这阻止了准确的血糖测量结果。	
b. 血糖测试结果将显示在屏幕上（见插图）。有些设备完成时会发出"哗"声。	

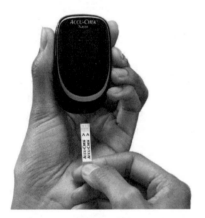

步骤 4 将试剂条插入血糖仪

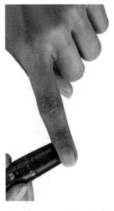

步骤 8c 采血针穿刺手指侧面

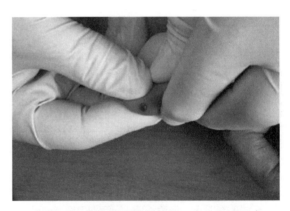

步骤 8d 轻轻挤压穿刺部位，直至血滴形成

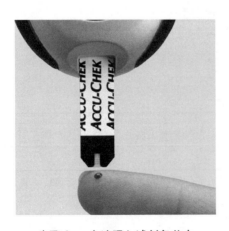

步骤 9a 血液吸入试剂条芯内

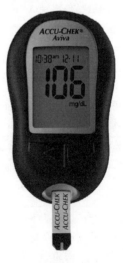

步骤 9b 血糖测试结果显示在屏幕上

步骤	要点说明
10. 关闭血糖仪。有些血糖仪会自动关机。终末处理：将试纸、采血针和手套置于适当的垃圾桶中。	血糖仪由电池供电。妥善的终末处理可减少针刺伤害和传播感染的风险。
11. 执行手卫生。	减少微生物传播。
12. 如果患者新诊断为糖尿病，与患者分析测试结果、鼓励患者提问，并且最终鼓励其参与到自我护理中来。	促进自我参与管理和坚持治疗。

护理评价

1. 检查穿刺部位是否有出血或组织损伤。	穿刺点可能是不适和感染的来源。
2. 将血糖仪读数与正常血糖水平以及先前的测试结果进行比较。	评价血糖值是否正常。
3. **使用反馈式教学**："我想确定我清楚解释了血糖检测的操作方法。现在请您演示一遍如何检测血糖。"如果患者或居家照护者不能正确反馈，立即调整或重新制订指导计划，以保证其正确掌握。	确定患者和居家照护者对指导内容的理解水平。
非预期结果	相关措施
1. 穿刺部位受损或出血未止。	● 按压止血。 ● 如果继续出血，请通知医师。
2. 血糖值高于或低于目标范围。	● 继续监测患者。 ● 检查是否有可能影响血糖值的药物医嘱。 ● 通知医师。 ● 执行医嘱，参照血糖值的不同，按照有序管理控制碳水化合物摄入或使用胰岛素。
3. 血糖仪故障。	● 查看血糖仪的故障排除说明。 ● 重新检测。

记录与报告

● 在电子健康档案或表单的护理文件中记录血糖检测结果及血糖结果异常时的处理措施。

● 在电子病历或护理记录中描述患者的反应，包括穿刺部位的外观。

● 在电子病历或护理记录中记录给患者进行健康宣教的内容。

● 记录对患者和居家照护者学习情况的评价。

● 记录和汇报异常血糖检测结果。

注意事项

健康教育

● 提供有关糖尿病患者可以在哪里获得检测用品的信息。在可能的情况下，用患者在家中使用的血糖仪进行教学。

● 向患者提供血糖仪出现故障时的帮助信息。

● 强调测量血糖时间的重要性，特别是对已确诊的糖尿病患者。

儿科患者

● 允许幼儿选择穿刺部位；脚跟和大脚趾是婴儿常见的穿刺部位。

● 足跟保暖有助于从新生儿身上采集标本。

● 婴儿足跟穿刺最严重的并发症是足跟感染或脓肿、坏死性骨软骨炎。为避免骨软骨炎，确保穿刺深度不超过 2 mm，并在脚后跟的外侧进行（Hockenberry 和 Wilson，2015）。

● 允许患儿和父母一起演示技巧；将游戏活

动纳入健康宣教中帮助患儿理解。

老年患者

● 用温水温暖手指可有助于获取标本。

● 一些老年人视力减退或行动迟缓，会影响其进行手指穿刺取血。

居家护理

● 提供正确处理锐器的方法，指导将锐器丢入不易刺穿的硬质容器中。

● 建议患者在需要时参加糖尿病支持小组。

● 确保患者的居家照护者可以在患者生病或无法操作设备时代替进行测试。

● 教会患者和居家照护者存储检测结果至血糖仪内存中，以及如何从血糖仪的内存中调取检测结果。

技能 7.10　动脉血气分析标本采集

动脉血气分析（ABGs）用来评估患者氧合和通气的有效性。动脉血气的测量为评估和管理患者的呼吸和代谢紊乱提供了有价值的信息（Pagana 和 Pagana，2015）。ABGs 监测的参数包括动脉血 pH、氧分压、二氧化碳分压和动脉血氧饱和度。

每个机构都有关于采集动脉血气人员资质的相关规定。许多医疗机构允许专科领域的护士（如重症护理护士）采集血气标本；有些机构则指定经过认证的呼吸治疗师进行操作，有些还需要该技能的认证证书。

授权与合作

动脉血气标本采集不能授权给护理辅助人员。护士指导护理辅助人员完成以下工作：

● 报告动脉穿刺点的任何出血情况。

● 报告患者生命体征的任何变化、意识水平或躁动情况。

用物准备

● 血气采集组套或个人物品，包括：

● 3 mL 肝素化注射器

● 23 或 25 号安全型针头

● 过滤帽（允许排出空气，保留血液）

● 酒精棉片（2）

● 5 cm×5 cm 纱布垫

● 胶带

● 肝素（1∶1 000 溶液）

● 装有碎冰的杯子或塑料袋

● 清洁手套

● 护目镜

● 完成患者身份信息核对的标签

● 信息完整的实验室申请单，包括日期、时间、检测项目、患者身份信息和标本来源

● 用于将标本送至实验室的小型病理性废物处理袋（或用机构规定的容器）

步骤	要点说明

护理评估

步骤	要点说明
1.根据机构政策，使用至少两种方式核对患者身份信息（例如，姓名和生日，或者姓名和病案号）。与患者电子医疗档案或病案内的信息进行核对。	确保患者安全。符合联合委员会标准并保证患者安全（TJC，2016）。
2.评估影响测量动脉血气分析的因素： a.通气不足或过度通气 b.体温	消除干扰精确测量的因素。 通气不足会导致二氧化碳潴留，过度通气会减少二氧化碳浓度水平（Hockenberry 和 Wilson，2015）。 即使低至17℃（1 ℉）的体温变化，也会影响动脉血气分析测量值（Hockenberry 和 Wilson，2015）。

步骤	要点说明
3. 注意可能影响动脉血气分析测量的药物(例如抗凝剂、利尿剂)。	特定药物增加穿刺点出血的风险,或导致血液浓缩。
4. 评估呼吸状态,包括频率、深度、节奏、异常杂音、辅助呼吸肌的使用。	症状和体征提示可能需要进行动脉血气分析。
5. 复习选择动脉血气分析采样部位的标准。	防止穿刺引起循环破坏。
临床决策点:禁止动脉穿刺点的部位包括截肢、挛缩、局部感染、穿衣或覆盖、乳房切除术、动静脉分流术。	
a. 评估侧支血流量。进行艾伦测试。	艾伦测试在对桡动脉进行动脉穿刺前,评估侧支循环状况。艾伦测试阳性,证明有足够的侧支循环流向手部,避免在穿刺之后,桡动脉出现血栓(Pagana 和 Pagana,2015)。
(1) 让患者握紧拳头,将手举过心脏高度。 (2) 按压桡动脉和尺动脉(见插图)。	握拳可以尽可能让更多的血液从手部流出。 阻止动脉血流向手部。
(3) 让患者将手放低,并松开手(见插图)。 (4) 释放尺动脉上压力;观察手指、拇指和整个手部的颜色(见插图)。	手指和手部会变苍白,表明动脉血流不足。 变红表明尺动脉循环良好,尺动脉能提供血液供应整只手。 因此,可以用桡动脉进行穿刺。
临床决策点:如果 15 秒内没有变红,那么艾伦测试呈阴性,则应在另一只手臂重复检测,或选择其他动脉进行穿刺(Pagana 和 Pagana,2015)。	
b. 评估血管的可穿刺性。	触摸、固定、完成动脉穿刺是很容易的。表浅动脉位于四肢的末梢。
c. 评估动脉周围组织。	肌肉、肌腱、脂肪可以减少疼痛感。骨膜和神经会对疼痛高度敏感。
d. 评估动脉是否直接与静脉相邻。	有助于减少静脉穿刺的次数和采样不准确的可能性。
6. 评估用于采样的动脉穿刺点。	搏动感最强的区域可以触摸到动脉血,例如桡动脉、肱动脉或股动脉采集(Pagana 和 Pagana,2015)。

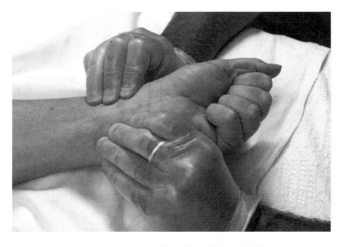

步骤 5a(2) **按压桡动脉和尺动脉**

步骤	要点说明

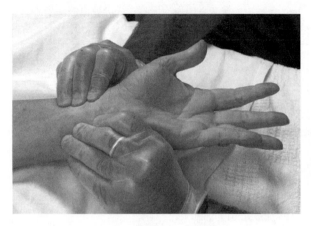 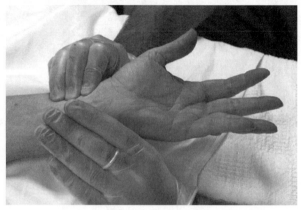

步骤 5a（3） 患者松开拳头；注意手部颜色变化

步骤 5a（4） 释放按压尺动脉的压力，注意手部颜色的变化

临床决策点：之前的穿刺点或之前已存在问题的穿刺点，不可作为穿刺选择部位（见机构政策）。动脉应该选择易于穿刺的。	
a.桡动脉	当艾伦测试呈阳性时，选取最安全、最易采样的穿刺点。位于表面，没有邻近的大静脉，通常有足够的尺动脉侧支循环。如果可以避免刺到骨膜，相对来说疼痛较少。
b.肱动脉	当桡动脉无法穿刺，或艾伦测试呈阴性时，有足够的侧支血流，表浅动脉较浅且更难触摸和固定，会更容易穿刺到静脉。如果穿刺到上臂神经，患者的不适感会加剧。
c.股动脉	如果被堵塞的腹股沟韧带下没有足够的侧支循环，难以固定，动脉位置深，与股静脉直接相邻时，未经专业训练的护士，不宜使用此动脉进行穿刺。股动脉是紧急情况下穿刺的最适用动脉（例如心跳停止或低血容量性休克时，脉搏常常难以触及）。
7.回顾患者动脉血气分析的基础值。	提供基线数据，帮助比较和评估治疗。
8.确定患者对动脉血气分析操作知识的掌握情况。	获取血液样本是痛苦的过程。了解相关知识的患者会更容易配合。

护理诊断

●焦虑	●气体交换受损	●组织灌注量不足
●缺乏动脉血气的相关知识	●清理呼吸道无效	●有受伤的危险
●呼吸模式无效		
根据患者的状况或需求，个体化处理其相关因素 / 危险因素。		

步骤	要点说明

护理计划

1. 完成下列步骤后所能达到的预期结果 ： ● 患者的动脉血气分析测量值在正常范围内。 ● 患者进行穿刺的肢体远端保持温暖和红润，充足的毛细血管再充盈，并感觉不到疼痛。 ● 患者没有焦虑的感觉，呼吸频率保持在基线范围内。 ● 患者正确地讨论动脉血气分析程序。	显示足够的氧化。 显示肢体末端足够的动脉循环。 焦虑会使呼吸频率增加，从而改变动脉血气分析结果。 显示有效的学习。
2. 准备好肝素化注射器（如果它不包含在商品化药盒中）。 a. 从药瓶中吸入 0.5 mL 肝素钠至注射器中。 b. 将注射器活塞抽至顶部。保持无菌操作。 c. 推送注射器管中的所有肝素。	血液样本中加入肝素，防止凝血。 在血液样本到达实验室之前，防止血液样本凝血。过量的肝素会影响动脉血样本的 pH 值。 用肝素覆盖注射器管内。 在注射器管中，保留 0.15 ～ 0.25 mL 的肝素钠 ；0.05 mL 的肝素钠，能防止 1 mL 血液凝血 ；0.15 mL 足够防止 3 mL 血液凝血，而不会影响 pH 值水平。
3. 向患者解释程序步骤和每步的目的。	减少患者的焦虑，增进其了解与合作。

护理措施

1. 执行手卫生。	减少微生物传播。
2. 用手指感知选定的桡动脉、股动脉或肱动脉穿刺点。	确定动脉搏动明显处作为穿刺点。
3. 进行桡动脉穿刺时，用小枕头垫起患者的手腕，要求他或她向下延伸手指。通过稍微伸展过度的手腕，使动脉保持稳定。	弯曲手腕，使桡动脉接近表面。减少动脉移动，使针更容易刺入。
4. 使用干净的手套。用酒精棉片或消毒棉片清洁脉搏最强的区域（按照检查机构或制造商的建议）。以圆周运动形式或前后方向进行擦拭，待干。	减少皮肤表面细菌数量。干燥使抗菌效果达到最大化。
5. 用同样的手指拿起 5 cm×5 cm 的纱布垫，覆盖在动脉上。	当需要纱布垫时，确保可以拿到纱布垫来按压穿刺点。
6. 使用无菌纱布垫的一角或酒精进行擦拭，以便露出选择的穿刺点区域。	动脉定位，增加穿刺成功的可能性。
7. 使针倾斜 45°角，刺入动脉。让患者为针刺做好准备，因为桡动脉入针疼痛强。	倾斜一定角度，使动脉血更好地流入针管。患者可能不愿收回手臂，请做好准备。
8. 如果注意到血液流回注射器，请停止推进注射器。	血液快速回流，意味着已经获得动脉血。防止刺穿动脉。
9. 让动脉搏动泵入 2 ～ 3 mL 血液，进入肝素化注射器（见插图）。	脉搏的搏动可以帮助血液充满针管，减少血液样本中气泡的出现。气泡会改变动脉血气分析的结果。
10. 采样完成时，将 5 cm×5 cm 的纱布垫覆盖在穿刺点上，抽出注射器，启动针头上的安全防护装置。	抽出注射器后，使用纱布垫减少皮肤紧绷。 减少来自血液和意外针刺的感染。
11. 用纱布垫在针头穿刺部位上方及周围按压（见插图）。	在接近刺入点的位置，针刺穿皮肤进入动脉。纱布垫可以吸收穿刺点渗血。

步骤	要点说明
12. 持续按压 3～5 分钟（如果患者正在接受抗凝治疗，或患有出血性疾病，需要按压大约 15 分钟）（Pagana 和 Pagana，2015）。如果需要延长按压时间，请让另一位护士拿走消毒后的针管，给注射器盖上过滤帽（见下列步骤 15）。	避免形成血肿，在动脉穿刺点按压，或加压包扎，持续 3～5 分钟（Pagana 和 Pagana，2015）。应及时将注射器放入冰中消毒。
13. 检查穿刺点，观察出血迹象或是否有血肿形成。	确定是否需要继续按压。因为刺入的是动脉而不是静脉，请密切关注穿刺点的出血状况。
14. 感知穿刺点下方或末梢的动脉。	确定如果脉搏性质发生变化，说明动脉血流也发生变化。
15. 处理注射器、安全针，将它们放入生物危害容器内。为注射器盖上过滤帽（在药盒中可找到），排出针管中的空气，或用 5 cm×2 cm 的纱布垫覆盖针尖，排出空气（见机构程序）。一些用物盒可能包含所有的物品，包括肝素注射器和带安全针帽的注射器，能够排除空气而不排出血液的过滤帽（见插图）。	减少室内空气的污染。根据患者的血气浓度，样本中的气泡可能会使测量结果升高或下降，得出错误的测量结果（Van Leeuwen et al.，2015）。

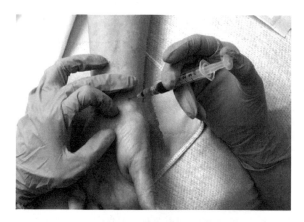

步骤 9 血液进入注射器

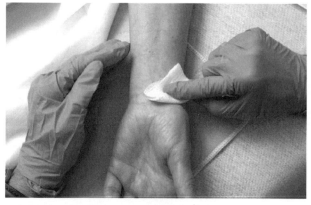

步骤 11 用力按压动脉穿刺点

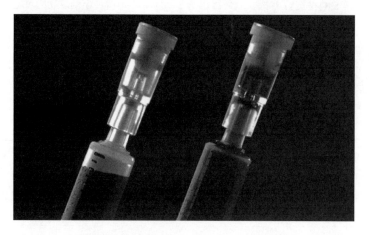

步骤 15 气泡过滤装置可以安全地将气泡排出注射器，而不会排出血液样品

（经 Smiths Medical，Carlsbad，CA 许可）

步骤	要点说明
16. 为实验分析准备好注射器（见机构政策）。	
a. 将患者的身份识别码贴至注射器上（TJC，2016）。	确保样本身份正确。
b. 将注射器放在碎冰杯中（见机构政策）。	动脉血气分析样本不当的放置方式，会影响 pH 值、PaO_2、$PaCO_2$（Pagana 和 Pagana，2015）。
c. 将正确标注的实验室申请书放在血气样本旁，并附上正确的患者信息（例如血红蛋白、供氧模式和流量、患者的体温）（见机构政策）。	避免样本标签错误。 血红蛋白水平、供氧、体温过低或过高，影响局部氧分压或局部二氧化碳分压。
17. 把样本放入病理性废物处置袋中。立即将样本送至实验室。	抽取出的血液会继续进行新陈代谢，导致气体张力改变。
18. 脱掉手套，执行手卫生。	减少微生物传播。

护理评价

1. 检查穿刺点和穿刺点附近的区域是否出现并发症。	动脉可能被阻塞，与动脉相邻的重要组织可能被刺穿（Pagana and Pagana，2015）。
2. 尽可能快地复查样本检验结果。	发现任何异常现象，加快治疗。
3. **使用反馈式教学**："我希望确定，我已经解释清楚获取动脉血气样本的方法。请说出我获取样本的步骤。"如果患者或居家照护者不能正确反馈，立即调整或重新制订指导计划，以保证其正确掌握。	确认患者和居家照护者对指导内容的理解水平。

非预期结果	相关措施
1. 患者动脉血气分析值异常。	● 继续观察患者。 ● 告知医师测量结果，并获得进一步指示。
2. 患者穿刺点形成血肿。	● 继续观察患者。 ● 通知医师。
3. 穿刺点有淤青，或继续出血。	● 按压。 ● 如果继续出血，通知医师。

记录与报告

● 在电子健康档案或表单的护理文件中记录艾伦测试的结果、穿刺点的位置和情况及患者的耐受性，并将样本送实验室处理。

● 尽快向医师报告动脉血气分析测量结果。

● 报告患者的氧浓度（FiO2）和呼吸机设置（例如，潮气量、呼吸频率、机械通气模式）。

● 记录对患者和居家照护者学习情况的评价。

● 记录检测结果。

注意事项

健康教育

● 教会患者在桡动脉穿刺过程中或穿刺之后，报告麻木、发热和（或）刺痛的情况。

儿科患者

● 对新生儿和儿童患者，可以使用毛细血管血气。与脚踝穿刺的步骤相似。

● 对待新生儿患者，尤其是早产婴儿时，动脉血气分析正常值通常与成人不同。

● 动脉血样本的穿刺是很痛苦的，婴儿可能会哭，也可能呼吸暂停，这些都会影响动脉血气分析值的精确性（PaO$_2$下降）（Hockenberry 和 Wilson，2015）。

老年患者

● 请特别注意有慢性肺部疾病的患者动脉血气分析的处理方式。这些患者的代偿机制可能导致 PaCO$_2$ 显著升高，而 pH 值正常。

▶ **临床案例分析**

1. 一位 88 岁的女性被收治入院。留置了一根导尿管。她的尿液颜色深且浑浊。她正在试图拔除导尿管，患者体温 38.4℃（101.2℉），血压 88/50 mmHg，脉搏 128 次 / 分，她焦躁不安并且有意识障碍。在上述情况中，你最想获得患者的哪些数据？

2. 一位男性患者 2 年前诊断出患有 I 型糖尿病。患者因糖尿病酮症酸中毒（DKA），伴有上呼吸道感染，既往有慢性阻塞性肺疾病（COPD）收住入院。患者主诉因有恶心、呕吐症状，停止使用胰岛素。观察到他手指指尖有多处针眼并且颜色变红。患者主诉指尖疼痛。第二天应该出院回家。你应向患者提供什么教育指导，帮助管理 I 型糖尿病？

3. 患者出院前一晚出现呼吸急促。在过去 3 小时内，接受各种呼吸治疗，并且你观察到患者的呼吸问题急剧加重。请使用 SBAR 沟通模式，展示你将如何与健康保健团队交流。

▶ **复习题**

1. 要为一位男性患者采集尿培养样本。为获得精确样本，应采取什么步骤？（选择所有符合条件的选项）

A. 检查患者两种标志

B. 在局部无菌处理之前，帮助患者进行会阴护理

C. 用纱布来回擦拭龟头 3 次

D. 采集 10 ~ 20 mL 样本

E. 让患者在便盆或干净容器中排尿

F. 让患者握住阴茎，放在无菌的样本杯上方，避免碰触容器

2. 护士正准备为一位 22 岁的女性采集咽拭子培养标本。采取什么步骤能帮助获得精确的样本？（选择所有符合条件的选项）

A. 让患者保持坐姿，抬头呈 45°角

B. 让患者头部前伸

C. 置入纱布，不要碰触嘴唇、牙齿、舌头或面颊

D. 擦拭扁桃体区

E. 擦拭颚垂

F. 让患者擤鼻涕

3. 请按照下列步骤，按正确顺序从 Luer-Lok 导管端口收集无菌尿液样本。

A. 将 Luer-Lok 注射器连接至 Luer-Lok 端口

B. 用夹子或橡胶带夹紧引流管 15 分钟

C. 清洁导管口，等待消毒剂变干

D. 松开导管夹子，让尿液流入引流袋

E. 用跟 Luer-Lok 端口连接的注射器抽取 3 mL 尿液

第8章

诊断过程

▶ 技能和步骤

技能 8.1　适度的静脉麻醉

技能 8.2　对比血管成像：动脉脉搏图（血管造影）、心脏导管介入及静脉注射肾盂造影图

技能 8.3　辅助吸引术：骨髓穿刺/活组织切片检查、腰椎穿刺、穿刺术及胸腔穿刺术

技能 8.4　支气管镜检查患者的护理

技能 8.5　内镜检查患者的护理

▶ 学习目标

学习本章节后，护士能够具备如下能力：

● 识别诊断过程的生理指标。

● 描述诊断过程之前、期间、之后的健康护理配合和团队合作，包括授权给护理辅助人员。

● 在诊断过程之前、期间、之后，进行正确的生理和心理社会评估。

● 协助医师进行血管造影、心导管介入术、静脉注射肾盂造影图、骨髓穿刺/活组织切片检查、腰椎穿刺、内镜检查。

● 解释诊断/外科手术过程中静脉麻醉相关的护理职责。

▶ 目的

对患者的诊断过程，在医院或门诊单元内具备特殊设备的房间或患者床旁进行。在开始之前，必须熟知诊断程序的注意事项。护士有责任评估患者对诊断过程的了解程度；帮助患者做好准备；在整个过程中提供安全的环境和情感支持；进行操作前后的评估、护理、记录；提供出院后护理教育。作为患者知情同意的部分，医师在诊断开始前应向患者解释检查流程、检查存在的风险与好处、治疗方案以及结果。

▶ 护理标准

美国麻醉师协会，2014——静脉麻醉

联合委员会，2016—— 国内患者安全目标

▶ 实践准则

● 护士确保患者能够理解检查目的和诊断后的护理需要是很重要的。

● 一些检查和诊断过程需要静脉麻醉，例如消化内镜检查；其他过程需要造影剂或吸引术。

● 诊断过程会对患者造成一些危险。护士有必要理解诊断过程，包括为什么需要诊断，需要什么样的预先评估，预期结果，诊断过程中需要做什么，潜在的风险，诊断中的正确行为或意外结果，正确的检查后护理，这些可以帮助护士确保患者的安全。

● 不需要完全或普通麻醉的诊断或外科手术过程，可以使用静脉麻醉。麻醉等级包括"最少""适中"，或"深度"麻醉/镇痛，根据麻醉深度而定（ASA，2014）。

● 使用客观量表，例如美国麻醉师协会身体状况评级系统，来确定患者是否具有面临不良结果的风险。使用客观量表，通过确定是否需要一个麻醉师协助管理复杂患者的护理，以减少并发症发生的风险（ASA，2014b）。

● 这些评估结合循证指南，可减少由于麻醉引起并发症的风险，例如使用麻醉剂可引起心律不齐、呼吸衰竭、肾衰竭、神经障碍，或由肝功能衰竭引起的出血性疾病。

▶ 以患者为中心的护理

● 任何诊断过程都可能导致患者的无力感。对检查不了解（例如，不知道检查结果意味着什么，或不能完全理解检查步骤或检查中的感受）可能导致患者恐惧和焦虑。

● 让患者参与检查过程的讨论，并给予他们提问的机会。了解他们关心的问题，这样能够减轻他们的焦虑。例如，如果患者担心诊断过程中身体暴露，请与诊断人员交流，看看是否可以最大程度地减少暴露，并使用更多的帷帘给予遮挡。

● 如果患者有慢性疾病，或感觉疲劳，或身体功能下降，请计划好诊断检查日程，以便在同一天进行多项检查时，患者有中间休息的时间。

● 在整个诊断过程中应使患者感到安心。大多数这样的过程会引起中度的不适感，如果护士留在他或她身边，并解释每一个步骤，患者可更好地忍受这种不适。

▶ 循证护理实践

进行腰椎穿刺（LP）的患者，有发生过度麻醉和术后并发头痛（PPHs）和脑脊液漏（CSF）的风险。另外，穿刺过程本身对患者来说就很痛苦；因此研究主要集中于增加患者在腰椎穿刺过程中或之后的舒适感，也集中于腰椎穿刺风险因素的防控。

● 尽管对某些患者的PPHs治疗中，硬脑膜外血管修补可能有效，但在阻止头痛方面并没有太大效果，并且会导致颅内高压（Kranz et al.，2014）。

● 儿童的疼痛管理可以通过使用容易溶解的局部麻醉混合镇痛药（EMLA）结合异丙酚，通过减少静脉注射阿片类药物的使用，减轻儿童疼痛（Whitlow et al.，2015）。

● 休息、饮水（包括咖啡因饮料）及止痛药，被认为是减缓头痛的有效方法，尽管很少有证据表明大量的休息和饮水会有效（Destrebecq et al.，2014）。

● 最近更新的文献回顾表明，没有证据显示LP之后的常规卧床休息对防止PPH的发作有效。补充饮水对防止PPH的效果，也不明确（Arevalo-Rodriguez et al.，2016）。

● 有许多因素可能引发操作后的并发症，包括穿刺针的尺寸；过量的卧床休息；硬膜外注射生理盐水；各种患者特征，包括年龄、性别、妊娠、体质指数、LP史（Destrebecq et al.，2014）。

▶ 安全指南

诊断前

● 确保患者经历正确的诊断过程是很重要的。用最少两种方式，正确识别患者的身份，确认正确操作（如果合适的话，核实正确的部位）。这包括口头确认和书面／电脑记录的信息，包括患者入院，第二次进入诊断室，以及开始诊断之前的情况（TJC，2016）。

● 评估相关文件的完成情况（例如，病史和身体状况，诊断同意书已签字，护理评估，麻醉前评估），这些对于诊断安全是很必要的。

● 如需连续给药，请确定药物种类（例如，抗痉挛药物、抗生素、特定的心脏病药物）。如果诊断过程需要禁止患者饮食（NPO），请与医师讨论药物治疗情况，以便决定在诊断前，患者是否应该服药。如果诊断前，患者服用了胰岛素或口服降血糖药，请在诊断结束时，为患者提供饮食或其他营养品。

● 请核实在进行麻醉之前，已获得知情同意书。进行操作的医师有责任获得患者签署的知情同意书。在某些机构，医师与患者沟通并征得患者的口头同意之后，注册护士获得患者签名的知情同意表（见机构政策，确定是否需要一份书面同意表，以及在此过程中护士的角色）。如果患者医疗记录中不包含知情同意书，暂停有可能改变患者意识的药物，并请告知操作医师，以及接收单元的医院员工。

● 确保操作区域具备急救设备（例如，氧气机、吸引器、心脏除颤器），检查性能良好，处于备用状态。

● 请确认麻醉药拮抗剂的有效期。

操作中

● 当操作过程包含放射物的使用时：①通过使用保护屏蔽装置，使辐射照射量减至最小，例如，铅防护板和护目镜，防辐射手套，和（或）甲状腺屏蔽。②如果需要，用放射量测定器监控医院员工的辐射照射量。③对患者进行必需的护理时，请尽可能远离射线照相装置。

● 监测操作过程中的生理参数。

● 小心安置患者，避免骨骼肌肉或神经损伤。

● 请为诊断过程中获取的样本贴上正确标签。

操作后

● 评估操作可能造成的并发症，进行及时评估，早期发现。

● 监测血氧饱和度和生命体征，以便观察麻醉苏醒和副作用（例如，呕吐、缺氧）（ACR，2015；ASA，2014b）。

● 了解麻醉剂和拮抗剂的使用、副作用和并发症。

● 能够识别心脏节律异常。

● 机构采取预防跌倒的措施，直至患者麻醉苏醒。

● 及时和完整的神经血管检查对于识别操作后肢体缺血或其他动脉并发症是至关重要的。

技能 8.1 适度的静脉麻醉

特定的诊断或治疗操作，需要患者接受静脉注射适度麻醉。适度麻醉/镇静会最小程度地改变患者的意识状态，在此过程中患者保留完整独立的防御反射和气道通畅，对身体刺激和声音刺激有反应。适度麻醉会让患者更好地配合手术，使他或她能很快回到先前状态，使患者受伤的风险减至最小。麻醉提高了患者的疼痛阈值，并可能会使患者忘记诊断过程。另外，在诊断期间不需要外部干预来保持患者气道通畅，患者是有自主呼吸的（ASA，2014a）。

当患者的意识水平降低至无法维持自主呼吸的程度时，深度镇静乃是适度镇静的风险之一。由于这种风险，静脉适度镇静药物的使用受到严格控制，通常仅限于接受专业培训或认证的医师和注册护士（Antonelli et al.，2013）；Bui Urman，2013）。了解使用静脉注射镇定剂所推荐的药物和最大剂量的监测和文件要求。

最常见的用于达到适度镇静的药物，包括苯二氮䓬类和阿片类药物。苯二氮䓬类药物可减少焦虑，促进肌肉放松。咪达唑仑会产生遗忘效应。吗啡、硫酸或芬太尼等阿片类药物有助于控制疼痛，同时达到镇静作用。异丙酚是一种安全、快速作用的催眠药，也被广泛使用，比苯二氮䓬类和阿片类药物联合使用能提供更快的恢复时间（Ellett，2010；Muller 和 Wehrmann，2011）。

静脉麻醉期间的患者风险，包括肺换气不足、气道狭窄、血流动力学不稳定，和（或）感觉水平的改变，包括过度抑郁或激动和易激惹。准备适合患者年龄和身材的紧急设备（见第 28 章）、医护人员控制气道、输送氧气和使用复苏设备的能力是很必要的。在诊断过程中，患者需要持续的监测（至少每 5 分钟记录一次），包括心脏和呼吸的频率和节奏，血压，血氧饱和度，意识水平（ACR，2015）。呼气后二氧化碳浓度也是监测麻醉耐受性的常用参数（Conway et al., 2015）。诊断后继续监测。

授权与合作

辅助静脉适度麻醉的技能，包括事先评估，不能委派给护理辅助人员。在大多数机构，RN 或健康护理提供者，评估并监控患者的麻醉水平、气道通畅程度和意识水平。监测的作用，由国家规定的工作范围指南决定（见机构政策）。

用物准备

- 个人防护设备：手套、面具、头套、隔离衣、护目镜
- 按规定进行麻醉：苯二氮䓬类药物、阿

片剂、丙泊酚、芬太尼
- 紧急设备：不同型号的抢救车，心脏监护器／除颤仪，气管插管／气道管理设备，适合不同年龄的患者
- 外周静脉注射导管插入设备（见第29章）
- 氧气和气管设备：口袋和面罩，口腔／鼻咽气道
- 吸引装置（见第25章）
- 血压计或无创血压监测器
- 脉搏血氧仪或呼气末 CO_2 监控器
- 心电图监控器
- 解痉药／解毒剂（例如，逆转苯二氮䓬类药物的氟马西尼，逆转阿片类药物的纳络酮），每种药物贴好标签
- 诊断过程中止痛药物（阿片类）可能会引起不适感，例如眩晕、丧失方向感、恶心、呕吐

步骤	要点说明

护理评估

步骤	要点说明
1. 根据机构政策，使用至少两种方式核对患者身份信息（例如，姓名和生日，或者姓名和病案号）。将这两种标志与患者用药记录或医疗记录中的信息进行比较。	确保患者正确。符合联合委员会标准并保证患者安全（TJC，2016）。
2. 与患者确认预定的手术类型和手术部位。	确认正确的患者获得正确的诊断。
3. 检查是否完成了术前用药、病史和体格检查。	鉴定机构，例如 TJC（2016），在静脉麻醉之前，需要记录诊断前药物使用史和 H&P。
4. 确认麻醉之前，已获得患者知情同意。	联邦规则、许多国家法律和鉴定机构规定，在诊断之前，需要获得知情同意。
5. 评估患者过去使用静脉镇静剂的不良反应（例如，血流动力学不稳定，恶心或呕吐，气道狭窄，意识水平改变）。	如果患者以前有这些反应，那么使用静脉麻醉时，会有更高的并发症风险。
6. 核实患者的 ASA 身体状况评级（注释 8.1）。	ASA 建议，等级为 3 或更高的患者，在静脉麻醉之前应进行麻醉咨询（ASA，2014a）。
临床决策点：如果患者 ASA 评级为 3～6，或以前有过副作用，或有插管困难，睡眠呼吸暂停，或与麻醉相关并发症的迹象，这些情况下需要咨询麻醉医师。	

步骤	要点说明
7. 评估患者以前是否有过气道异常、肝功能衰竭、肺部疾病、心力衰竭、低张力、过度肥胖、严重的胃食管反流，以及是否有过麻醉副作用（ACR，2015）。	增加不良事件发生的风险因素（ACR，2015）。
8. 评估患者目前或之前是否有过药物滥用或肺/肾病。	如果患者有药物滥用史和（或）肝/肾病史，通常需要调整麻醉剂的剂量。
9. 确认患者4小时内没有摄入食物或饮料，口服药除外。	由于适度镇静的风险是气道失去保护能力，空腹会降低误吸的风险。
10. 确认患者是否对乳胶、防腐剂、胶带或麻醉剂过敏。	对乳胶或胶带的过敏反应从轻微的皮肤反应到过敏反应。常见的局部麻醉剂过敏反应包括中枢神经系统抑制、呼吸困难和低血压。
11. 评估患者对诊断过程的理解水平，包括患者的关注度。	确定对患者的指导范围，或需要的支持水平。
12. 评估基线心率、呼吸音、呼吸、血压、意识水平、疼痛程度和血氧饱和度。	为诊断期间和结束后的对比确定基础。
13. 确认患者的身高/体重。	计算药物剂量。
14. 通过机构指定的评分系统，评估患者的基本状态。使用各种工具进行评分，包括"Aldrete评分系统"（Aldrete，2007；表8.1）。	建立手术后比较的基线。

注释8.1 ASA身体状态评级系统

ASA 1= 正常健康的患者
ASA 2= 有轻微全身性疾病的患者
ASA 3= 有严重全身性疾病的患者
ASA 4= 有严重全身性疾病，威胁到生命的患者
ASA 5= 如不进行手术，濒死、无法存活的患者
ASA 6= 组织器官被摘除用于器官捐献的，宣布脑死亡的患者
遇到紧急情况，对诊断过程附加"E"评级。

引自 American Society of Anesthesiologists: ASA Physical Status Classification System, 2014, http://www.asahq.org/quality-and-practice-management/standards-and-guidelines/search?q=ASA%20physical%20status. Accessed August 26, 2016.

表8.1 Aldrete 评分系统

		分数
活动（按指令自主活动）	四肢	2
	2侧肢体	1
	0侧肢体	0
呼吸	能够深呼吸，咳嗽自由	2
	呼吸困难，呼吸过浅或受限	1
	呼吸暂停	0
循环	血压在预期水平20 mmHg上下	2
	血压在预期水平20 ~ 50 mmHg上下	1
	血压在预期水平50 mmHg上下	0
意识	完全清醒	2
	叫名字时可被唤醒	1
	没有反应	0
面色	正常	2
	苍白、暗淡、有斑点、有黄疸病或其他病变	1
	青紫	0

引自 Aldrete JA: The post-anesthesia recovery score revisited, J Clin Anesth 7:89, 1995; Aldrete JA: Post-anesthetic recovery score, J Am Coll Surg 205(5):3, 2007.

步骤	要点说明

护理诊断

● 剧烈疼痛	● 知识缺乏	● 有呼吸困难的危险
● 焦虑	● 有受伤的危险	
根据患者的状况或需求，个体化处理其相关因素／危险因素。		

护理计划

1.完成下列步骤后所能达到的预期结果： ● 遵守通用协议（注释8.2）。 ● 保持患者气管畅通。 ● 疼痛范围0～10，相当于患者舒适水平分数4或更少。	保证患者安全（TJC，2016）。 成功监控适度麻醉，不要发展为深度麻醉。 管理诊断过程，使患者的疼痛减至最轻。
2.向患者解释，静脉麻醉可以使其放松，并引起遗忘，但诊断过程中，他或她就可以醒来。如果患者因为诊断过程而无法说话，请教患者使用非语言信号表示同意，例如"是""不是"和"疼痛"。	鼓励患者合作，使诊断过程中的风险和焦虑最小化。
3.向患者解释，密切监测生命体征，频繁检查患者是否清醒，这是常规护理，并不表示患者的健康状况有任何问题。	减轻患者焦虑。
4.向患者解释诊断过程的主要步骤。	减轻患者焦虑。
5.根据需要为患者安排手术体位。	

护理措施

1.建立静脉麻醉通道（CDC，2011）（见第29章）。	提供麻醉治疗和任何紧急药物治疗（如果需要）。
2.合适的健康护理团队成员出现时，实施通用协议（如果可以的话），并遵守机构政策（见注释8.2）。	在正确的诊断过程中，确认患者，保证患者的安全。
3.诊断过程中，通过脉搏血氧测量设备，持续监测患者的心率和SpO_2。一些机构还使用呼气末CO_2监测（二氧化碳图）（Conway et al.，2015）。每5分钟一次，监测患者的气道狭窄，呼吸频率和深度，血压，意识水平，反应能力（ACR，2015）。请将氧气和吸引装置放在附近。	生命体征、血氧定量法、二氧化碳图，与患者的基线状态对比。 紧急情况下，可能需要氧气和吸引装置。
4.观察患者语言或非语言的表现，如疼痛情况、面部痛苦表情、双眼睁开的迹象等。	身体反应显示麻醉程度。
5.用Ramsay麻醉范围修订本，或机构采用的其他标准，评估麻醉水平（表8.2）。	确定患者的镇静程度。数字评定量表提供了对患者状态变化和言语／身体刺激的一致评估和准确判断。
临床决策点：如果Ramsay麻醉评分高于3（只是服从命令），请报告给健康照护者（见表8.2）。	
6.按需要变换患者的体位，不要中断诊断程序。	防止压力性损伤（ACR，2015）。

步骤	要点说明

注释 8.2　联合委员会共识

- 识别正确的患者、正确的地点和正确的程序。
- 在进入诊断区域之前，请标记诊断部位。
- 开始诊断前要"休息"。
- 当患者位于准备区（将他或她转移至诊断室之前），请使用检查表（例如，纸质形式、电子形式；或其他媒体，例如墙上的白板），检查或识别要求的事项均已实现，并能与患者精确匹配。

引自 The Joint Commission: 2016 National Patient Safety Goals, 2016, The Commission. http://www.jointcommission.org/standards_information/npsgs.aspx.Accessed August 26, 2016.

表 8.2　Ramsay 麻醉范围修订本

最低量麻醉（镇静剂）	1	焦虑和激动或不安，或两者均有
	2	合作、有方向感、平静
中度麻醉 / 镇痛（意识清楚的麻醉）	3	对日常说话指令有反应
深度麻醉 / 镇痛	4	对轻拍前额或高声刺激有敏锐的反应
	5	对轻拍前额或高声刺激反应迟钝
	6	对轻拍前额或高声刺激没有反应

引自 American Society of Anesthesiologists (ASA): Continuum of depth of sedation: definition of general anesthesia and levels of sedation/analgesia, Committee of Origin: Quality Management and Departmental Administration, The Society, 2014, http://www.asahq.org/~/media/Sites/ASAHQ/Files/Public/Resources/standardsguidelines/continuum-of-depth-of-sedation-definition-of-general-anesthesia-and-levels-of-sedation-analgesia.pdf. Accessed April 4, 2016; and Sessler C, et al:Evaluating and monitoring analgesia and sedation in the critical care unity, Crit Care 12(suppl 3):S2, 2008.

护理评估

1. 使用 Ramsay 麻醉范围修订本（或机构采用的其他标准），监控患者的整个诊断过程。	提供数据来预估患者何时恢复至正常水平。
2. 诊断后：使用 Aldrete 评分（见表 8.1），并监测意识水平，呼吸频率、SpO_2、血压、心率和节律，根据机构政策要求进行疼痛评分（ACR，2015）（例如，每 5 分钟监测一次，持续 30 分钟；每 15 分钟监测一次，持续 1 小时；然后每 30 分钟监测一次，直至患者达到出院标准）。	能够迅速发现任何气道损坏或由于药物延迟作用引起的保护反射。
3. 询问患者的反馈，他们怎样理解诊断程序或诊断后注意事项，包括服药顺序和用药说明。	确定患者理解诊断过程或出院相关事项。
4. 让患者"指定代理人"学习诊断后治疗知识，并签署适当的文件。	接受镇静的患者在 24 ～ 48 小时内不得开车，这取决于手术类型、镇静剂的类型和术后的限制。
5. **使用反馈式教学**："我想确定我已经向你们解释了用药知识。请告诉我你们回家之后,是否了解如何服药。"如果患者或居家照护者不能正确地反馈，立即调整或重新制订指导计划，以保证其正确掌握。	确定患者和居家照护者对指导内容的理解水平。

步骤	要点说明

非预期结果	相关措施
1. 过量麻醉，表现为 SpO_2 下降（发绀、呼吸缓慢微弱，伴随间歇性呼吸暂停），心动过速，Ramsay 麻醉范围修订本的麻醉评分为 4（轻拍眉间或大声刺激时有敏锐反应）或更高，或 Aldrete 范围小于 8。	● 通过呼吸球囊，为患者提供呼吸支持。 ● 立即通知医师。 ● 准备好使用拮抗药。纳洛酮是阿片剂的逆转剂，氟马西尼是苯二氮的逆转剂。
临床决策点：纳洛酮或纳美芬可用作逆转剂。虽然用这些药物逆转阿片类药物的镇静 / 呼吸抑制会伴有明显的并发症，包括肺水肿、心动过速、高血压，甚至死亡，但当它们用于逆转阿片类药物给药的急性效应时，这种情况不太可能发生 (Tobias 和 Leder，2011)。	
2. 患者发生心律不齐，脉搏频率改变，或血压变化，可以看出患者心脏功能不稳定。	● 最初的氧气疗法，确保静脉畅通，并按规定获得 ECG。 ● 请立即通知医师。

记录与报告

● 记录生命体征、SpO_2、呼吸末 CO_2 和基线麻醉水平，然后每 5 分钟监测一次。根据机构政策，在诊断结束后，每 15 分钟监测一次，持续至少 30 分钟。

● 在电子健康档案或表单中记录诊断过程中和结束后用药的剂量、方式和时间，包括逆转剂。记录患者诊断过程中的严重反应。

● 立即向医师报告患者的呼吸困难、心脏功能损害，或意料之外的精神状态改变。

● 记录出院知识教学内容、协同用药、静脉通道中止、最后 / 出院评估，以及出院目的地 / 出院方式（例如，指派司机、救护车 / 交通、护理之家）。

● 记录对患者和居家照护者学习情况的评价。

注意事项

健康教育

● 因为麻醉后的失忆副作用，所以患者不可能记得诊断过程。

● 在诊断前，请告诉患者已安排好诊断后回家的交通（大多数机构都是如此），患者接受麻醉后 24 小时内不允许开车。

● 向患者和照护者告知出院须知，包括可能发生的并发症；如何处理并发症；向医师报告症状和体征，包括联系方式和出院协同用药与服药说明。

儿科患者

● 儿童比成人更可能出现麻醉后严重并发症。这些并发症经常与心血管系统或呼吸系统有关。因此，美国儿科学会建议，在诊断过程中指派特定护理者管理儿童的气道（AAP，2015）。需要事先进行药物评估。为安全管理儿科患者的镇静，应考虑解剖和生理变化、术前评估和药物作用（AAP，2015）。

● 在事先评估期间，请以放松自信的态度回答儿童父母的提问。当与儿童交流时，请考虑其成长阶段。

老年患者

● 请密切关注患者呼吸状况和脉搏的并发症。这些药物会影响呼吸，增加或减少心率，是肾或肝药物没有清除的结果（Schlitzkus et al.，2015）。

● 患者的身体极限，包括听力和视力丧失，可能导致挫折感和困惑感，以及一种失控的感觉。

● 肝脏寿命有限，一些药物在老年人体内代谢不像年轻人那样迅速。

居家护理

● 在诊断过程之后至少 24 小时内，请指导患者避免做任何有法律约束力的决定。

技能 8.2 对比血管成像：动脉脉搏图（血管造影）、心脏导管介入及静脉注射肾盂造影图

通过血管注射放射线不可透过介质，能对血管和内部器官进行可视化对比研究。动脉脉搏图允许对器官周围血管和动脉系统进行可视化研究（图 8.1）。通常由介入放射科医师进行动脉造影治疗，诊断动脉或静脉闭塞；器官狭窄；栓塞；血栓形成；动脉瘤；肿瘤；先天畸形；大脑、心脏、肺、肾，或下肢创伤。

心脏导管介入是心内科医师进行的一种特殊形式的血管造影。静脉或动脉导管插管器，通过外周主要血管，插入左侧或右侧心脏，通常是股动脉和（或）静脉。测试涉及心脏压力、心脏容量、瓣膜功能、开放冠状动脉。心脏导管介入术在特殊设备实验室内进行（图 8.2）。注射造影剂，评估心脏和肺部的结构和功能。

心脏导管介入术，对需要进行外科手术却拒绝手术的患者，对碘造影剂过敏，或不合作，不能在整个过程中静躺的患者，是很危险的。

这些患者易得染色诱发引起的肾衰竭。已患有肾功能不全、糖尿病、充血性心力衰竭、高血压或低血压、老年人、贫血，或各种多发性骨髓瘤的患者，尤其容易出现肾问题或对照性肾毒性（CIN）（Ludwig 和 Keller，2014）。帮助患者治疗染色诱发引起的肾衰竭，是存在争议的问题，包括确保患者碳酸氢盐溶液水合化，含有或不含预防 N 乙酰半胱氨酸的氯化钠溶液（Ludwig 和 Keller，2014）。另外，他汀类药物和血管舒张药，这些药物能减少染色诱发引起的肾衰竭（Ludwig 和 Keller，2014）。静脉肾盂造影（IV pyelography，IVP）是一种通过肾脏、输尿管和膀胱的不透明放射造影剂来鉴别梗阻、血尿、结石、膀胱损伤或肾动脉阻塞的静脉造影检查。将染料注入周围静脉，在随后的 30 分钟内进行一系列放射照相。

授权与合作

如果患者表现稳定，没有进行静脉麻醉，那么协助血管造影术和 IVP 的技能，可以委托给护理辅助人员。护士指导护理辅助人员完成以下工作：

● 测量或报告生命体征、尿量、体重。

● 明确向护士报告哪些症状和体征。

● 陪同患者进入候诊室，帮助受过训练的合格放射人员对患者进行血管造影术。

护士在场的时候，可以委托经过特殊训练的护理辅助人员，进行心脏导管插入。护士提供不间断的患者评估，并监控严重的并发症。

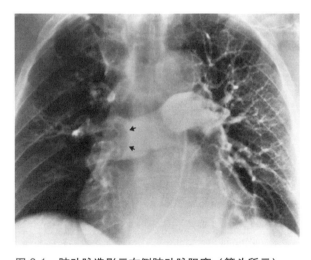

图 8.1 肺动脉造影示右侧肺动脉阻塞（箭头所示）（图片引自 Eisenberg R, Johnson N: Comprehensive radiographic pathology, ed 4, St Louis, 2007, Mosby.）

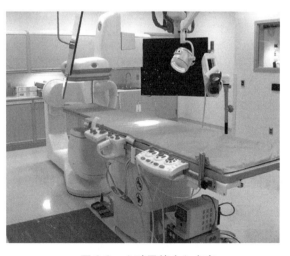

图 8.2 心脏导管介入术室

护理辅助人员帮助患者转运、患者安置和获得治疗。

用物准备

- 个人防护设备：面罩、无菌长袍、头套、护目镜、无菌手套
- 无菌设备包括诊断过程中使用的导管 / 设备
- 周围静脉通道设备
- 静脉麻醉药物，例如麻醉剂（例如，安定、咪达唑仑、异丙酚），或使患者放松并控制疼痛的镇痛剂
- 紧急设备：氧气、气管插管 / 气道管理设备、急诊推车、心脏监控 / 除颤器、麻醉逆转剂
- 脉搏血氧仪、呼吸末二氧化碳监控器，血压设备

步骤	要点说明
护理评估	
1. 根据机构政策，使用至少两种方式核对患者身份信息（例如，姓名和生日，或者姓名和病案号）。将标志与患者用药记录或医疗记录上的信息进行对比。	确保患者正确。符合联合委员会标准并保证患者安全（TJC，2016）。
2. 与患者确认预定的手术类型和手术部位。	确保正确的诊断过程和正确的患者（TJC，2016）。
3. 核实麻醉前已获得患者知情同意。	联邦规则、许多国家法律和认证机构，需要对诊断过程的知情同意。
4. 注意患者是否正在服用抗凝剂、阿司匹林或任何非类固醇药物。	一些药物增加出血的危险，诊断之前要停止使用。
5. 评估患者过去是否有碘染色剂、贝类或乳胶过敏，患者过去是否对造影剂有反应（Westermann-Clark et al.，2015）。如果有，请告知心脏科医师或放射科医师。	过敏患者对造影剂副作用的风险可能稍有增加（Westermann-Clark et al.，2015）。有时使用低过敏性造影剂。
6. 回顾禁忌证的医疗记录： a. 所有造影剂：孕妇禁忌，除非造影剂对胎儿有好处，超过对胎儿的不良影响。 b. 血管造影术：抗凝血疗法、出血紊乱、血小板减少、脱水、无法控制的高血压、肾功能不全、妊娠。 c. 心脏导管插入：以前有严重的心肌病、严重的节律障碍、无法控制的心脏衰竭。 d. IVP：以前有过脱水，已知的肾功能不全（血尿素氮水平 > 40 mg/100 mL，或肌酐酐 > 2 mg/dL）（Pagana et al.，2015）。 e. 确定患者之前48小时内是否服用盐酸二甲双胍。如果有，请立刻告知医师。	放射性碘造影剂能通过胎盘屏障。 抗凝剂和出血紊乱，影响患者的凝血能力，可能导致失血。 脱水和肾功能不全患者，禁止使用离子射线照片造影剂，因为患者无法通过肾排出造影剂。 导管插入心肌，增加节律障碍的风险（Pagana et al.，2015）。 碘化染料有时产生肾毒性，并加重已有的肾病。 盐酸二甲双胍可在术前1日或置管后2日停用，因为可能引起乳酸酸中毒和急性肾病（Maden et al.，2013）。
7. 评估诊断前患者的出血和凝血状况（例如，全血细胞计数、血小板、凝血时间、活化部分凝血活酶时间 / 国际标准化率）和患者的肾功能（例如，BUN、肌酐水平）。评估电解质（钠和钾）。	由于出血和（或）肾功能衰竭的潜在并发症，不正常的实验室检查结果可能会导致禁止手术。报告BUN或肌酐酐水平的上升，这类患者有造影剂引起肾衰竭的危险（Pagana et al.，2015）。异常的电解质或揭示可能的心电机械问题。
8. 测量生命体征和外周脉搏。对于动脉手术，在手术前记录患者的外周脉搏。进行心脏导管插入，还需对心肺进行听诊，并测量体重。	请将过程中和过程后的测量数据，与基线数据和位置进行比较。

步骤	要点说明
9. 评估患者的水合作用，包括黏膜状态和近 24 小时水摄入量。	严重的脱水可能导致肾衰竭（Pagana et al., 2015）。
10. 评估患者对诊断过程的理解水平，包括患者任何关心的问题。	确定需要的指导程度或支持水平。
11. 确定动脉脉搏图种类（例如，颈动脉、股动脉、臂动脉）。如需进行心脏导管插入术，请核实测试是在心脏右侧或左侧或两者都做。如需 IVP 疗法，请询问是在一侧或两侧肾脏进行。	请满足患者教学需求和事后干预。
12. 请确定并记录最后一次摄入食物、饮料或药物的时间。	因为患者已被麻醉，所以要阻止可能的摄入。过量的水合作用会稀释造影剂，更难看出被造影的结构。诊断过程前 2 ~ 8 小时，患者应接受 NPO（Pagana et al., 2015）。
临床决策点：有造影剂引起的肾损害风险的患者，在手术前几小时被特别告知要补充更多的液体，或在手术前被健康护理者告知要服药，这样可以避免出现肾损害。良好的术前补液可减少造影剂对肾脏造成损害的风险（Pagana et al., 2015）。	
13. 回顾健康护理提供者的护理顺序，诊断前服药、补液、抗组胺剂、静脉麻醉： a. 阿托品 b. 苯海拉明 c. 过程前麻醉	在焦虑或困惑的患者中增加镇静是必要的。肾功能不全和抗组胺剂可能引起的过敏反应通常需要增加水化作用。 当出现心动过缓时，减少唾液分泌和增加心率。 采用预防措施，阻断组胺，并减少过敏反应。 减少患者焦虑，并促进患者放松。

护理诊断

●疼痛	●知识缺乏	●有感染的危险
●焦虑	●恐惧	●有受伤的危险
●心输出量减少		
根据患者的状况或需求，个体化处理其相关因素 / 危险因素。		

护理计划

1. 完成下列步骤后所能达到的预期结果：	
●患者在诊断过程期间或之后，没有出现并发症，例如生命体征的重大改变，外周脉搏减弱或消失，过敏反应，或尿量减少或不排尿。	诊断过程没有产生并发症。
●患者的舒适水平分数为 4，或疼痛范围为 0 ~ 10。可能产生的不适感包括导管插入点的疼痛和可能的背痛。	患者可忍受整个检查。
●患者需要增加液体摄入，并大量排尿（至少 30 mL/h 或 0.5 mL/(kg•h)，以便排出放射性染料。	肾功能完好。
●患者从静脉麻醉中恢复过来，没有呼吸道并发症或意识水平改变。	适当的麻醉水平。

步骤	要点说明
2. 向患者解释诊断过程的目的，以及诊断中会发生的状况。	帮助患者将焦虑减至最小。
3. 让患者取下所有珠宝首饰、金属物体、体环。	排除干扰血管成像显示的物体，或者可能导电的材料。
4. 事先准备： a. 对 IVP：核实患者已经完成必须的肠道准备，在检查前 24 小时口服排泄药物，测试前 8 小时进行排泄灌肠（见机构政策）。	已排空的肠道有助于泌尿系统结构的可见性。
b. 对于心脏导管插入：确定在过程前是否需要剃掉导管插入区域的毛发，或做好抗菌准备。允许抗菌剂干燥。请不要剃掉导管插入区的毛发。	减少导管插入区域附近的感染。干燥可以增强抗菌效果。剃除毛发会增加感染的机会。
5. 对于心脏导管插管术，一般需核实是否可以进行紧急心脏外科手术，因为脱落的斑块会导致冠状动脉闭塞，或无意中脉管系统穿孔的危险。也需要在过程前核实患者的 ASA 评级（见注释8.1）。	为可能需要的紧急手术做好准备。

护理措施

1. 诊断过程前，患者膀胱或肠道应排空。	确保患者在诊断过程中不需要排泄。
2. 准备好心脏监控器、脉搏血氧仪，和（或）呼吸末 CO_2 检测器。	诊断期间和诊断后，为监控患者状况，提供方便的设备。
3. 保持手部卫生，使用合适的防护设备。	减少微生物传播。
4. 使用大号插管，保持静脉通道畅通。脱掉手套。	为传递静脉液体和（或）药物提供通道。
5. 帮助患者在 X 射线诊断台上采取仰卧姿势。一些患者正在进行 IVP 治疗，需要采取仰卧姿势或 Trendelenburg 姿势。固定将接受注射的肢体。在骨突下放置衬垫。	动脉诊断期间，患者需要保持同一姿势 1～3 小时。在骨突下放置衬垫，减少损害皮肤完整性的风险。
6. 在休息时间核实患者的姓名，即将进行的诊断类型，以及诊断区域。	注射过程开始前进行"休息时间"核实，包括医师和所有相关人员，避免弄错患者，弄错地点和诊断过程（TJC，2016）。
7. 监测生命体征、脉搏血氧饱和度、呼吸末 CO_2；对于动脉诊断，需感知外围脉搏。	对比测量数据与基线数据，确定患者对于诊断的反应。
8. 告知患者在造影剂注射期间可能会发生胸痛，以及严重的潮热，可能会很不舒服，但只会持续几秒钟。	注射后短时间内造影剂可引起潮热感，让人脸红，或感觉到金属味道。
9. 医师用消毒剂清洁动脉穿刺点，帮助导管插入（股动脉、桡动脉、颈动脉、臂动脉）。	减少微生物传播。
10. 所有健康护理团队成员都会使用面具、护目镜、无菌长袍、头套及无菌手套。用无菌布帘覆盖患者，暴露穿刺点。	保持外科无菌操作。
11. 医师麻醉动脉穿刺点上方的皮肤。	在切口或穿刺点施行局部麻醉。

步骤	要点说明
12. 为进行动脉诊断，医师需进行下列操作： a. 动脉穿刺，在动脉中插入插管器（塑料管），通过插管器插入导丝并推进，沿导丝插入灵活的导管，进入心脏。根据需要，插管器可用于各种导管（例如，气囊血管成形术、支架植入、切除术）。 b. 推进导管，到达需要的动脉或心腔，取出导丝，通过导管注射造影剂。	在动脉中插入弯曲的导管。 使用射线造影，使结构、动脉瘤、闭塞或异常现象可视化。
13. 诊断过程前，患者膀胱或肠道应排空。	射线照相记录造影剂通过动脉，动脉内部状况可见，并观察出现的任何异常。
14. 准备好心脏监控器、脉搏血氧计和（或）呼吸末 CO_2 检测器。	过敏反应可能威胁患者生命。
15. 保持手部卫生，使用合适的保护设备。	提供相关数据，包括心脏输出量、中心静脉压（CVP）、心室压、肺动脉血压。
临床决策点：在出现严重的胸痛、脑血管意外的神经症状、心律失常或血流动力学改变的情况下，尽早结束心导管置入术（Pagana et al., 2015）。	
16. 管理静脉麻醉的护士监控麻醉水平、意识水平及生命体征（见技能 8.1）。	正确的静脉麻醉不会使患者丧失意识。
17. 医师撤出导管，在穿刺点施加压力，直至出现动态平衡（5～15 分钟或更长）。 a. 选择：医师可能选择使用动脉切开术闭合装置（ACD），可以分为被动闭合装置（有辅助压紧装置，例如夹子 / 填塞物，帮助或增进凝固和密封），或主动闭合装置（立即闭合的血管缝合装置、夹子、胶原蛋白插头装置）。	5～15 分钟人工按压足够使穿刺点停止出血。然而，如需可靠地止血，需要一定时间卧床休息。查阅关于诊断后卧床休息的机构政策。如果没有使用动脉切开术闭合装置，卧床休息时间可能从 2 小时至 6 小时不等。 通过股动脉进行心血管介入术之后，应使用 ACDs 实现快速止血，缩短卧床休息的时间，使患者更加舒适。使用这类装置时，应衡量并发症的风险（Krishnasamy et al., 2015；Schulz-Schupke et al., 2014）。
临床决策点：在除去导管鞘之前，根据健康护理者的指示，防止血管迷走神经反射。对腹股沟 / 股动脉区域施加人工按压，能够刺激压力感受，并引起迷走神经反射，患者因此心率减慢、血压降低。血管迷走神经反应通常短暂而自我限制。去除护套之后施加按压时，提防迷走神经反应。为防治这种反应，需要将病床头部放低至水平位置，并注射大量静脉液体药物。	
18. 如果心脏导管插入期间，进行了经皮冠状动脉介入治疗（PCI），例如经皮冠状动脉腔内成形术（PTCA），或定向旋切术（DCA），通常将股动脉导管 / 护套留在原处，并在数小时内取出。	在冠状动脉闭塞的情况下，介入后鞘提供了紧急进入血管系统的途径，减少了抗凝药物使用的时间，为抗凝剂逐渐减少赢得时间。
19. 脱下手套并处理。保持手部卫生。	减少微生物传播。
20. 过程后 a. 对于动脉诊断过程： (1) 去除护套后 2～6 小时，接受治疗的肢体保持不动（见机构政策）。如果女性患者卧床休息时需要大小便，请使用骨科便盆。 (2) 需要平躺 6～12 小时（护套可能留在腹股沟内一个晚上）。 b. 鼓励患者在诊断后多喝水。	有证据表明，出血对患者并没有好处。诊断性心脏导管插入术后卧床休息超过 3 小时，会形成血肿。有证据表明，卧床休息 3 小时后减少发病率和背痛程度，对患者有好处。不确定的证据建议，股动脉心脏导管介入术后卧床休息 2 小时就足够了（Abdollahi et al., 2015）。 帮助止血过程持续进行。 促进造影剂消退，防止损害肾脏（Pagana et al., 2015）。

步骤	要点说明

护理评价

步骤	要点说明
1. 衡量诊断过程中患者的身体位置和舒适度。	体位可引起插入部位和患者肌肉骨骼结构的压力改变。
2. 监测生命体征和 SpO$_2$，每 15 分钟评估心脏并发症的体征，持续 1 小时，或每 30 分钟评估一次，持续 2 小时，或直至生命体征稳定。	核实患者的生理状态，并评估诊断中的副作用。心脏并发症的体征，包括胸痛或压力，节律障碍，和（或）呼吸短促。
3. 并发症监测： a. 通过感知接受治疗的肢体上的外围脉搏，并比较右侧肢体和左侧肢体的皮肤颜色、温度和感觉，进行神经血管检查。使用多普勒超声听诊器，定位不易察觉的脉搏（见第 6 章）。 b. 观察生命体征，评估血管插入点的出血和血肿。 c. 进行心脏和肺部听诊，与先前测量数据对比。 d. 观察患者是否对碘有延迟反应（如果使用碘造影剂）——呼吸困难、荨麻疹、心动过速及皮疹（Pagana 和 Pagana，2014）。	如果血管内血凝固或穿刺点出血，能够快速检查出血液循环障碍。循环减弱的体征包括远端脉搏消失和（或）变冷，出现斑点，脸色苍白，疼痛，麻木和肢体麻刺感。 检验穿刺点的缝合。 评估患者对过程的反应。 在造影剂注射后 6 小时后出现反应。
4. 评估麻醉水平、意识水平和 SpO$_2$。使用 Aldrete 范围表（见表 8.1）。	确定患者对静脉麻醉的反应。
5. 评估事后实验室测量值：CBC、凝血时间、APTT、INR、电解质、BUN/ 肌酸酐。	检查实验室测量值的改变，这些改变暗示出血类并发症的发生。
6. 评估患者的不适感，疼痛范围为 0 ～ 10。	疼痛是并发症的先兆。
7. **使用反馈式教学**："我想要确定已经解释清楚诊断过程之后，如何观察过敏反应的体征。请告诉我，什么样的感觉意味着你有过敏反应。"如果患者或居家照护者不能正确反馈，立即调整或重新制订指导计划，以保证其正确掌握。	确定患者和居家照护者对指导内容的理解水平。

非预期结果	相关措施
1. 出现血管迷走神经反应（股动脉穿刺时，或按压股动脉诊断过程之后）。症状包括，眩晕、头晕和可能发生的短暂的意识丧失。心动过缓是由通过压力感受器刺激迷走神经引起的。	● 支持气道（通过定位）。 ● 降低诊断台或床头至水平位置。如果需要，降低至 Trendelenburg 位置。 ● 准备好大量静脉液体药物（生理盐水）。
2. 过量麻醉的体征： ● 持续的意识水平降低。	● 见技能 8.1。
3. 动脉造影 2 小时后，伴随皮肤颜色和体温改变，两条腿的足动脉搏动无法感知。	● 用多普勒仪测量患者脉搏。 ● 立即通知医师。
4. 导管插入区域会出现血肿或出血。	● 按压插入点。 ● 每 15 ～ 30 分钟监测一次导管插入点，持续监测 2 ～ 3 小时；遵守机构协议。 ● 如果医疗干预不能止血或患者有急性出血症状（低血压、心动过速、意识水平降低），请通知医师 。

步骤	要点说明
5.患者对造影剂有过敏反应，表现为脸红、发痒和荨麻疹。	● 监测生命体征，并观察过敏反应的症状。 ● 通知医师。 ● 遵守事后评估的特殊顺序，获得测量结果。 ● 如果需要，请准备好抗组胺剂或肾上腺素。
6.造影剂引起肾毒性的标志： 排尿量少于 30 mL/h 或 0.5 mL/（kg·h）。	● 进行严格的摄入量和排出量监控。 ● 密切监测液体过量的现象。 ● 复查电解质、尿素氮及肌酸酐水平。
7.患者会发生腹膜后出血（当使用股动脉穿刺时）： ● 腰部疼痛辐射至身体两侧（标志）。 ● 心动过速。	● 让患者做好紧急外科手术准备。 ● 每 5～15 分钟监测生命体征。 ● 每小时监测一次远端脉搏。

记录与报告

记录患者状态：在电子病历或图表中记录生命体征、SpO_2 / 呼吸末 CO_2、外围脉搏状况、血压、温度和导管治疗肢体的颜色、静脉插入区域的状况及患者反应水平。记录穿刺点的任何引流状况、外观和穿刺点状况。

向医师报告任何生命体征改变的体征、穿刺点出血过多或血肿增加、外围脉搏减弱或消失、持续的疼痛、神经状态的改变、节律障碍、SpO_2 下降，或呼吸末 CO_2 增加，或麻醉后反应能力下降。

● 记录对患者和居家照护者学习情况的评价。

注意事项

健康教育

● 见技能 8.1，指导注意事项。

● 如果发生并发症，或诊断中的干预导致事后血管检查延迟，请做好患者住院准备。

儿科患者

● 因为体格较小，肾 / 肝系统不成熟，婴儿和儿童特别容易产生放射造影剂引起的利尿副作用。另外，那些患有先天性心脏畸形的儿童，会产生补偿性红细胞增加，因此很快会产生脱水引起的并发症。向患儿父母或护理人员强调儿童治疗后饮水的重要性。排尿量应超过 1 mL/（kg·h）（Hockenberry 和 Wilson，2015）。

老年患者

● 身体缺少覆盖、房间温度过低，会使虚弱的老年人体温降低，但他们无法进行交流，让护理人员知道他们感觉冷。使用电热毯或空调，保持适宜的温度水平，使患者感觉舒适、安全（Lewis et al.，2017）。

对老年人来说，轻微的生命体征或行为改变，是即将发生问题的迹象；因此密切监测是很重要的。

居家护理

● 如果动脉造影或心脏导管插入之后，患者发生下列症状，那么出院时，应向患者提供与健康护理人员（或附属急诊室）联系的方式：①心脏导管穿刺点出血；用干净的纱布轻轻按压；②皮肤下面形成硬结或肿块，并且不断增大；③瘀紫伤口恶化，或向四肢扩散而不消失；④接受导管插入治疗的肢体或穿刺点疼痛；⑤碰触动脉穿刺点时，肢体变白、变冷；⑥接受治疗的肢体变红、肿胀，或有灼热感。

● 让患者重复学习这些知识并理解它们，会对患者有帮助。

● 动脉造影或心脏导管插入术后，告诉患者在 24 小时内不要开车或爬楼梯；3 日内避免运动、激烈的活动 / 家务、拿重物（例如，采购杂货、抱孩子）；不要洗澡，直至伤口愈合。

● IVP 治疗之后出院，请指导患者：①饮水量至少 1L，帮助造影剂通过肾脏排出；②诊断后24小时内，观察造影剂延迟反应的体征，给健康护理提供者打电话，或去最近的急诊医院。

技能8.3 辅助吸引术：骨髓穿刺/活组织切片检查、腰椎穿刺、穿刺术及胸腔穿刺术

吸引术是无菌插入过程，包括为进行诊断而抽取体液或器官（表8.3）。护士会帮助医师实施吸引术。这类插入过程需要得到患者的知情同意。

骨髓抽吸是从选定的骨头骨髓管中抽取少量组织液。胸骨和髂后上嵴是成人最常见的穿刺部位。对儿童则采用前髂骨或后髂骨，对婴儿使用胫骨近端（Hockenberry 和 Wilson，2015；Pagana et al，2015）。活组织切片检查抽取核心骨髓细胞，进行实验室分析。吸引术和活组织切片检查诊断，可区分白血病、某些恶性肿瘤、贫血及血小板减少。在实验室中检查骨髓，显示血红细胞（RBCs）和巨核细胞（血小板）的数量、大小、形状和发展状况。骨髓培养帮助诊断感染性疾病，例如肺结核（TB）或组织胞浆菌病。整个过程大约需20分钟。潜在的骨髓抽取或活组织切片检查并发症包括出血，特别是已使用抗凝剂的情况下；感染；以及比较不常见的器官穿刺。

表8.3 吸引术概述

吸引术过程	准备/评估具体测试	体位和部位	注意事项
骨髓抽吸	评估腹部全血细胞计数	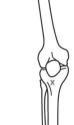胸骨 上髂嵴 胫骨近端 "X"记号标志抽吸位置（引自 Ignatavicius DD，Workman ML: Medical-surgical nursing: patient-centered collaborative care, St Louis, ed 6, 2010, Saunders.） 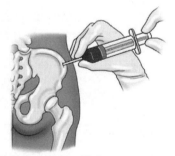 从髂骨抽取骨髓（引自 Ignatavicius DD, Workman ML: Medical-surgical nursing: patient-centered collaborative care, St Louis, ed 7, 2013, Saunders.）	患有关节炎或强迫坐位的患者，很难保持固定位置。伴随诊断过程，在患病区域按压

吸引术过程	准备/评估具体测试	体位和部位	注意事项
腰椎穿刺	评估神经状况，包括移动、感觉、腿部肌肉力量，为对比提供一个基线	侧卧位 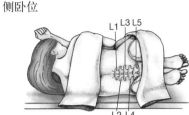 （引 自 Ignatavicius DD, Workman ML: Medical-surgical nursing: patient-centered collaborative care, ed 7, St Louis, 2013, Saunders.)	脊椎性头痛的风险： 根据健康护理提供者的建议，告知患者保持心态平和。观察治疗区域是否有过量液体排出。治疗区域的液体排出会使患者头痛和感染
穿刺术	评估膀胱的扩张并确定最后的排尿 对患者进行称重、检查和腹部触诊，并测量腹围的最大周长。标记位置	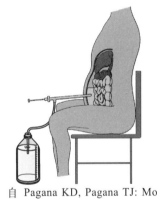 （引 自 Pagana KD, Pagana TJ: Mosby's manual of diagnostic and laboratory tests, ed 5, St Louis, 2014, Mosby.)	液体清除后，膈膜上的压力被释放出来，呼吸变得更加容易 有外伤的危险：使患者在手术前排空膀胱
胸腔穿刺术	评估呼吸频率和深度以及呼吸、咳嗽和咳痰时胸部的对称性 帮助患者在手术过程中保持平静，防止肺胸膜的损伤。手术过程中患者需要屏住呼吸、避免咳嗽	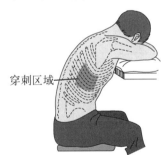 穿刺区域 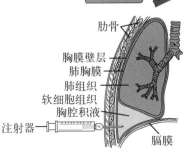 肋骨 胸膜壁层 肺胸膜 肺组织 软细胞组织 胸腔积液 注射器 膈膜	如果清除了大量的液体，应监测血压是否降低 有气胸的风险：观察突发性呼吸急促、气管偏斜、焦虑、生命体征改变及血氧饱和度降低

腰椎穿刺（LP），被称为脊髓穿刺，将针尖穿入脊柱蛛网膜下腔。测试的目的是测量蛛网膜下腔的压力；需要获得脑脊液（CSF），进行观察和实验室检查；并注射麻醉剂、诊断剂或治疗药物。在实验室检测CSF，帮助诊断脊髓肿瘤、中枢神经系统感染、出血及大脑退化疾病。整个过程大约需要30分钟。

主要的LP禁忌证显示颅内压（ICP）增加。LP引起压力瞬间释放，通过枕骨大孔释放大脑结构的疝气。疝气压迫脑干，脑干中包含重要的心脏、呼吸、血管舒缩中枢；可能导致生命危险。检查LP过程前X线断层摄影术计算结果，获得大脑是否排出ICP的证据。骨髓穿刺可能使疑似患者患上禁忌证。

腹腔穿刺抽取从腹部流出的腹膜液。吸引术的细胞分析确定是否存在细菌、血液、葡萄糖和蛋白质，帮助诊断腹腔渗出的原因。穿刺术可能是一种缓和方式，暂时缓解严重腹水引起的腹部和呼吸系统不适。灌洗穿刺术，指向其中灌注清洗溶液，然后抽出，如果有腹部闭合性创伤或疑似肿瘤细胞，可能会引起出血。尽管没有禁忌证，但对患有凝血功能障碍、门脉高压，伴随腹部侧支循环障碍，以及妊娠的患者，应小心进行穿刺术。整个过程大约需要30分钟。

胸腔穿刺术用于分析或清除胸膜液，或向胸膜内注入药物。对标本的细胞学研究揭示了血液、葡萄糖、淀粉酶、乳酸脱氢酶（LD）和细胞成分的存在。细胞学标本也检查了恶性肿瘤，区分了通透性肋膜积水和渗出性葡萄膜炎的特征，并对病原体进行了培养。引起胸膜间隙有渗出液的原因如下：腹水、肝硬化（肝）、心力衰竭、高血压（肺性、系统性）、肾炎和肾病。治疗性胸腔穿刺术可以缓解疼痛、呼吸困难和胸膜压征。测试大约需要30分钟。

授权与合作

如果患者病情稳定，帮助穿刺的工作可以委托给护理辅助人员（见机构政策）。

但是，对患者病情的评估不能委派给护理辅助人员，必须由护士完成。护士指导护理辅助人员完成以下工作：

- 患者在手术过程中的正确体位。
- 检查并报告生命体征的时间。
- 患者所经历的何种症状和体征必须立即引起重视。

用物准备

- 个人防护设备：口罩、护目镜、隔离衣、头罩、供所有进行手术的医护人员使用的无菌手套
- 试管、无菌标本容器、实验室要求和标签
- 镇痛药（如有要求）
- 抗菌溶液
- 10 cm×10 cm 消毒纱布片、胶带、创可贴
- 血压计、脉搏血氧仪／呼气末二氧化碳检测仪
- 穿刺托盘：大多数医院提供针对穿刺手术的托盘。标准托盘包括抗菌溶液（例如，聚乙烯吡酮磺、洗必泰）；纱布片（10 cm×10 cm）；无菌巾；局部麻醉药（如1%利多卡因）；2个3 mL的无菌注射器并配有16～27号针头。

特殊穿刺的额外用物

- 骨髓穿刺:两根带内探针的骨髓针(图8.3)
- 腰椎穿刺：测量脊髓压力的压力计和至少4个试管
- 穿刺术:静脉注射液、收集液体的真空瓶、带延伸管的旋塞、无菌收纳容器、卷尺
- 胸腔穿刺术：收集液体的真空瓶、带延伸管的旋塞

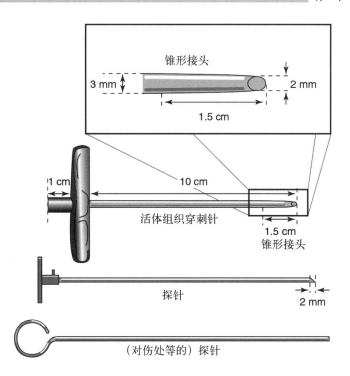

图 8.3 骨髓活检针形状和大小展示

步骤	要点说明

护理评估

步骤	要点说明
1. 根据机构政策，使用至少两种方式核对患者身份信息（例如姓名和生日，或者姓名和病案号）。将识别方式与患者的病例报告或医疗记录进行比较。	确保患者正确。符合联合委员会标准并保证患者安全（TJC，2016）。
2. 与患者或病历核实安排的手术类型、目的和手术部位。	确保患者和手术正确（TJC，2016）。
3. 在使用任何镇痛或抗焦虑药物之前，核实已获得了患者的知情同意。	联邦法规、许多州法律和认证机构都要求手术的知情同意。
4. 检查病历有无禁忌证。 a. 腰椎穿刺：颅内压升高、脊柱畸形和凝血障碍。 b. 穿刺术：凝血障碍、肠梗阻和妊娠。 c. 骨髓活检：患者在手术过程中不能保持姿势。 d. 胸腔穿刺术：患者在手术过程中不能保持姿势。	这些因素会导致出血，而 ICP 可能导致脑干疝。 对孕妇进行穿刺可能会伤害胎儿。
5. 确定患者采取手术所需体位及保持不变的能力（见表 8.3）。与卫生保健提供者讨论是否需要为焦虑的患者提供术前用药。	在手术过程中移动会引起并发症，如出血和神经或组织损伤。所需体位取决于穿刺部位。
6. 手术前：获取生命体征、血氧饱和度 / 呼气末二氧化碳值和体重。进行腹围测量，为穿刺做准备（用签字笔标记测量腹围的位置）。评估下肢活动、感知能力和肌肉力量，为腰椎穿刺做准备。	提供基线情况，以便在手术期间和术后进行生命体征的比较。患者穿刺后腹围减小、体重减轻。

步骤	要点说明
7. 指导患者排空膀胱。	穿刺时降低膀胱损伤的风险。提高患者的舒适度。
8. 评估患者的凝血状况：使用抗凝剂、全血细胞计数、血小板计数、凝血因子、活化部分凝血活酶时间／国际标准化比值和凝血酶原时间。	由于有出血风险，对凝血障碍患者忌用侵入性手术（Pagana et al., 2015）。
9. 确定患者是否对抗菌剂、乳胶或麻醉剂过敏。	可采取预防措施，以减少发生过敏反应的机会。
10. 评估患者对手术的理解程度，包括所有顾虑。	确定所需的指导程度和支持水平。
11. 评估基线疼痛程度，使用 0 ~ 10 分来划分等级。	确定术前镇痛的需求。 疼痛控制有助于患者保持正确的体位及耐受穿刺手术。

护理诊断

● 急性疼痛	● 恐惧	● 低效性呼吸型态
● 焦虑	● 气体交换障碍	● 有感染的危险
● 对手术的认识不足	● 行动能力受损	● 有受伤的危险
根据患者的状况或需求，个体化处理其相关因素／危险因素。		

护理计划

1. 完成下列步骤后所能达到的预期结果：	
● 患者描述手术的目的。	确认理解并提高合作的可能性。
● 患者在整个手术过程中采取并保持所要求的体位且保持平静。	正确的体位有利于安全、及时地完成手术。
● 针头插入处没有出血。	术中采取措施预防出血。
● 穿刺数量足以进行实验室测试。	
● 按疼痛评分以 0 ~ 10 分计，患者的舒适度等于或少于 4 分。	手术过程中将患者的不适感降至最低。
● 穿刺过程中和之后，生命体征、SpO_2 和呼气末 CO_2 仍保持在正常范围内。	去除腹水或胸腔积液可以增加肺扩张，改善气体交换。
● 进行穿刺手术的患者腹围缩小，呼吸功能得到改善。	成功地从腹膜间隙取出液体。
2. 解释备皮、麻醉剂注射、针头插入的步骤及所需体位。	对预期的感觉和程序活动的期望可以减少焦虑。
3. 如有需要，可以在手术前 30 分钟服用止痛药。选择：在某些情况下，患者将接受抗焦虑药物。	疼痛和焦虑控制有助于患者保持体位，减少针刺带来的不适，缓解焦虑。
4. 胸腔穿刺术前确认近期胸部 X 线片检查结果。	提供术前基线，以确定胸腔积液的位置。

护理措施

1. 执行手卫生。	减少微生物传播。
2. 装配无菌托盘或打开供应物品，以便于卫生保健提供者使用。	保持无菌区域的完整性，促进手术的迅速完成。
3. 术前与患者及医疗团队核实患者的姓名、安排的手术类型和手术部位。	术前抽时间核实信息，包括核实所有医护人员，是防止患者错误、地点错误和手术错误的安全预防措施（TJC, 2016）。

步骤	要点说明
4. 帮助患者保持正确的体位。在解释手术时安抚患者。 a. 骨髓 ● 成人：进行胸骨髓活组织检查采用仰卧位。 　　　　进行髂嵴活检采用俯卧或侧卧位。 ● 儿童：进行髂嵴活检采用俯卧位或侧卧位。 b. 腰椎穿刺 头部和颈部弯曲的侧卧（胎儿）体位（见表8.3）。 c. 穿刺术 在床上呈半坐卧位，或挺直地坐在床边，或双脚支撑坐在椅子上（见表8.3）。 d. 胸腔穿刺术 采取端坐位（坐式，头微前俯，手臂和胳膊抬起，置于床头桌的软枕上）（见表8.3）。如果患者不能采取该体位，帮助其侧卧，患侧肺部在上方。	解释增加了患者的舒适度并使其放松。 提供接触骨髓的最佳方式。 保持脊柱呈最大弯曲状态，以使椎骨间隙最大。 采取的体位通过重力作用使积液积聚在更容易被清除的下腹腔。 扩大肋间距，便于插针。
临床决策点：强调在手术过程中保持不动的重要性，以防止创伤，特别是在腰椎穿刺中。突然移动可能会导致脊髓神经根损伤。穿刺术或胸腔穿刺术期间的突然移动有可能导致腹部或肺结构的损伤。同时指导患者在手术过程中不要咳嗽、打喷嚏或深呼吸，因为这些动作增加了针头移位和其他结构损伤的风险。	
5. 向患者解释，当利多卡因（局部麻醉剂）被注射至组织中时，可能会有疼痛感。当进行组织或积液穿刺时，也可能会有压迫感。	穿刺很痛苦，但只持续几分钟。如果患者需要进行骨髓抽取，当进行骨髓提取时通常会有很沉重的压迫感（Pagana et al., 2015）。
6. 医师应穿戴无菌手套、口罩、隔离衣和护目镜；用消毒液清洁患者的皮肤；用无菌巾遮挡消毒部位。	清除穿刺部位皮肤上的表面细菌，建立无菌区。
7. 医师注射局部麻醉剂，并等待麻醉药生效。	提供局部麻醉的最佳效果。
8. 医师将针或套管针插入相应的脊柱间隙或体腔（见表8.3）。抽取组织或体液作为标本分析，注射器与套管针或针头相连，抽取物被放入标本器皿中。	成功取决于体位、准确的穿刺点和患者的平静状态。
9. 护士在手术过程中评估患者的状况，包括呼吸状态、生命体征（如有表明）以及任何疼痛症状。	识别任何预示并发症的变化。
临床决策点：腹部或胸部疼痛的增加或恶化在穿刺术和胸腔穿刺术中是很值得注意的。严重的腹部疼痛表明穿刺后可能出现肠道穿孔。胸腔穿刺术后的腹痛由膈肌、肝脏或脾穿孔引起。吸气性胸痛是由肺穿孔引起的。	
10. 记录抽取物的特征： a. 骨髓抽取物：骨髓可能呈红色或黄色。 b. 腰椎穿刺：记录开始压力；观察液体的颜色、浑浊度和血液。 c. 穿刺术：液体可能呈黄色、浑浊、胆汁绿或带血色。腹腔灌洗液可呈鲜红色。 d. 胸腔穿刺术：胸膜液可能呈现明显的黄色、脓液状或浑浊。	正常骨髓。 正常脑脊液清晰无色。 浑浊是由蛋白质引起的，表示感染。 带血色的液体是由创伤性抽吸引起的。有腹部外伤患者，血液灌洗可识别活动性出血。 透明的黄色是正常的。渗出液和分泌液是典型的黄色、稻草色。 带血色的液体标志着恶性疾病、肺梗死或严重的炎症。 　脓液状液体表示感染（脓胸）；乳白色液体预示着乳糜胸（即胸腔导管渗漏导致胸腔淋巴外漏）。

步骤	要点说明
11. 当着患者的面正确地标记标本并用适当的容器运送至实验室。按收集顺序给样本贴上标签。	确保正确的化验结果对应相应的患者。试管按收集顺序编号（例如，1～4）。
12. 医师拔出针／套管针头，并在穿刺部位施加压力，直至引流停止。如有必要，辅以定向压力并使用纱布片。	有助于体内平衡并保护穿刺部位。
13. 参与手术的所有医疗团队成员脱下防护设备，丢弃在适当的容器中，并执行手卫生。	减少微生物传播。

护理评价

1. 监测生命体征、意识水平和血氧饱和度／呼气末 CO_2。核查机构政策；获取生命体征，每15分钟一次，持续2小时。	检查患者的生理状态，以应对手术或任何潜在的并发症。
2. 检查穿刺部位是否有出血、肿胀、压痛和红斑。检查患者穿刺部位内部的出血状况。如果有加压敷料，避免在现场破坏愈合凝块。	确定穿刺部位的深层次失血量。感染是潜在的并发症，尤其是当患者白细胞减少时（Pagana et al., 2015）。
3. 评估疼痛评分，以确定患者的舒适度是否相当于疼痛评分的4分或更少（疼痛评分以0～10分计）。	确定患者的疼痛是否增加，以保证术后镇痛。
4. 穿刺后，测量腹围和呼吸，并与术前测量结果进行比较。	确定腹围尺寸和通气能力的变化。
5. **使用反馈式教学**："我想确定的是，我已经解释了关于这个手术之后你您有什么感觉的可预期的结果。告诉我关于预期的结果您知道些什么。"如果患者或居家照护者不能正确反馈，立即调整或重新制订指导计划，以保证其正确掌握。	确定患者和家庭照护者对指导内容的理解水平。

非预期结果	相关措施
1. 出现过度镇静	● 见技能8.1。
2. 出现穿刺部位并发症： a. 骨髓：穿刺部位压痛或红斑。	● 通知医护人员，获得进一步医嘱。 ● 按医嘱服用止痛药。 ● 继续监测穿刺部位。
b. 腰椎穿刺： （1）术后头痛（PPH）表现为头痛、视力模糊和耳鸣。	● 监测液体丢失。 ● 医师可以向硬膜外腔注射自体血。 ● 根据医嘱用药治疗疼痛。
（2）脑脊液的过量丢失主要表现为意识水平下降、听力丧失、瞳孔扩大和ICP降低。 c. 穿刺术：出现从穿刺部位漏液和急性腹痛。	● 保持呼吸道通畅。 ● 根据医师的要求转至重症监护病房。 ● 加强敷料；也可遵医嘱将无菌收集袋置于穿刺部位。 ● 监测生命体征和 SpO_2。 ● 检查腹部是否有肠鸣音。
d. 胸腔穿刺术：气胸表现为突然呼吸困难、呼吸急促和不对称的胸部偏移。	● 吸氧 ● 监测生命体征和 SpO_2。 ● 胸部X线片检查，预测胸管可能插入的部位。

记录与报告

●记录手术名称；术前准备；穿刺部位；引流液体或获得标本的总量、稠度和颜色；手术持续时间；患者的耐受性（如生命体征、SpO$_2$）和舒适度；实验室检查要求和送检标本；敷料类型；术后活动（如胸片检查）；电子健康记录或图表中护士记录的其他手术专用评估（例如四肢评估、腹围、意识水平）。

●立即向医护人员报告生命体征和SpO$_2$的任何变化，意外的疼痛/不适，以及穿刺部位敷料的过度引流。

●记录对患者和居家照护者学习情况的评价。

注意事项

健康教育

●指导患者，一些人会在穿刺部位出现压痛，而轻微的镇痛通常有助于缓解部分不适感。

儿科患者

●有意识的或无意识的镇静是常用的。如果进行无意识镇静，在这个过程中需要麻醉医师或麻醉护士。

●术前为学龄前儿童做好准备；做一个游戏，让患儿忘记接下来的手术，这可以起到分散注意力的作用（Hockenberry 和 Wilson，2015）。

老年患者

●患有关节炎的中老年人需要帮助才能保持在需要的体位。

●中老年人肺弹性回缩力减弱，咳嗽效率较弱，且胸部扩张减少。躁动可能显示胸腔穿刺术后缺氧。

●注意，中老年人可能有与手术后摔倒和疲劳有关的特异性的恐惧和焦虑。

居家护理

●向患者和居家照护者讲解特定的术后并发症，以及何时向医师报告。

●如果患者被转移至长期的护理机构，确保各机构就手术结果和患者的状况进行彻底的沟通。

技能 8.4 支气管镜检查患者的护理

支气管镜检查是通过一个装有镜子的发光管来检查气管支气管。可屈光导纤维支气管镜拥有能够同时进行观察和输氧的腔管（图8.4）。纤维支气管镜用于获取痰液、异物和活体组织切片。气管内病变的激光烧蚀也可以通过支气管镜进行。

出于诊断或治疗的原因，支气管镜检查可能是紧急手术，也可能是选择性手术。这一手术的主要目的包括呼吸道吸痰术无法清除的多余痰液或黏液栓；使气管支气管树可视化以评估黏膜、脓肿、吸入性肺炎、气管狭窄和肿瘤的异常；进行深部组织活检和获取痰标本；和（或）移除异物。除非插管，否则对不能耐受中断高流量吸氧的患者，忌用此手术。支气管镜检的潜在并发症包括发热、感染、低氧血症、支气管痉挛和（或）喉痉挛、气胸、误吸、心律失常和低血压、出血（活检后），以及心搏骤停（Kar et al., 2015）。

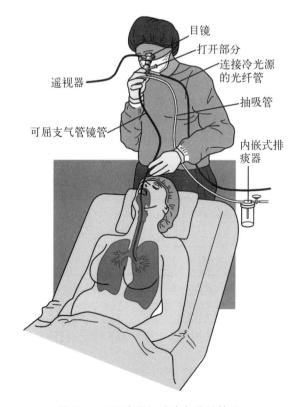

图 8.4 可屈光导纤维支气管镜检查

手术在床边进行，或在配备特殊设备的内镜检查室进行。通常，呼吸科专家或外科医师可以在 30 ～ 45 分钟内完成这项手术。

授权与合作

辅助支气管镜检的技术不能委托给护理辅助人员。护士指导护理辅助人员完成以下工作：

- 测量术后随访生命体征（在注册护士初步评估后）。
- 协助患者摆放合适的体位（基于手术和患者的局限性）。
- 如果患者有呼吸困难或在手术后咳血，立即向护士报告。

用物准备

- 个人防护设备：供所有医护人员使用的口罩、隔离衣、手套、头罩和护目镜。
- 支气管镜检托盘，如果可以从中心供应站获取，其中包括可屈光导纤维支气管镜（见图 8.4）；10 cm×10 cm 纱布；局部麻醉喷雾（利多卡因）；无菌吸痰管；地西泮、咪达唑仑或其他用于静脉镇静的镇静剂
- 氧气、复苏设备
- 脉搏血氧仪 / 呼气末二氧化碳监测仪、心脏监测仪
- 无菌手套
- 无菌水溶性凝胶润滑剂（注：因为有误吸和随后肺部感染的危险，不得使用石油基润滑剂）
- 呕吐盆
- 吸引装置及连接管
- 血压计

步骤	要点说明

护理评估

步骤	要点说明
1. 根据机构政策，使用至少两种方式核对患者身份信息（例如，姓名和生日，或者姓名和病案号）。将识别方式与患者的病例报告或医疗记录进行比较。	确保患者正确。符合联合委员会标准并保证患者安全（TJC，2016）。
2. 与患者核对好已安排的手术类型与手术部位。	确保患者和手术正确。符合联合委员会标准并保证患者安全（TJC，2016）。
3. 在使用任何镇静剂之前，核实已获得了患者的知情同意。	联邦法规、许多州法律和诸如联合委员会这样的认证机构都需要手术的知情同意。
4. 评估患者，确定有除非插管，否则不能忍受高流量吸氧中断的病史。	确定在手术中需要氧气吸入。
5. 获取基础生命体征、血氧饱和度和呼气末 CO_2 值。	基线数据提供了手术期间和手术之后的结果进行比较的依据。
6. 评估咳嗽类型、痰液、心音和肺音。	提供了手术期间和手术之后呼吸状态的比较。
7. 确定手术目的：吸痰、评估、组织活检或清除异物。	预测医师的设备需求和在教学过程中传递给患者的信息类型。
8. 确定患者是否对用于喷喉的局部麻醉剂（通常是利多卡因）过敏。	过敏引起喉水肿或喉痉挛。
9. 评估术前用药的需要（通常为阿托品和阿片类药物或镇静剂）。	阿托品减少分泌物，抑制迷走神经刺激的心动过缓；类阿片或镇静剂可减轻焦虑和减少不适。

步骤	要点说明
10. 评估患者最后一次摄入食物 / 液体或药物的时间。患者必须在支气管镜检前禁食至少 8 小时；然而，遵医嘱在手术前可能服用某些药物。	降低误吸的风险。
11. 评估患者对手术的理解程度，包括任何顾虑。	确定所需的指导程度和支持水平。

护理诊断

● 焦虑	● 气体交换障碍	● 有误吸的危险
● 缺乏手术相关的知识	● 清理呼吸道无效	● 有感染的危险
● 恐惧	● 低效性呼吸型态	● 有受伤的危险
根据患者的状况或需求，个体化处理其相关因素 / 危险因素。		

护理计划

1. 完成下列步骤后所能达到的预期结果：	
● 患者从镇静状态恢复后，没有呼吸并发症或意识水平的改变。	镇静适当，患者耐受手术。
● 按疼痛评分以 0 ~ 10 分计，患者的舒适度等于或少于 4 分。	使支气管镜检查造成的创伤最小化。
● 医师能够从气管支气管树中观察、抽吸和获取标本。	表明已达到手术目的。
● 向患者解释手术，并采取适当的体位。	了解患者的理解程度。
2. 术前 30 分钟使用阿托品、阿片类药物或抗焦虑药。	确保药物在手术前生效。
3. 向患者解释手术。	减少焦虑，增强协作。
4. 取出并安全存放患者的义齿和（或）眼镜。	使气道阻塞的机会降至最低。

护理措施

1. 评估当前的静脉通道或用大口径套管建立新的静脉通道（见第 29 章）。	如果发生紧急情况，可立即进行静脉输液或药物治疗。
2. 帮助患者采取医师需要的体位：通常是半卧位。	使下呼吸道最大限度地可视化及肺部充分扩张。
3. 术前与患者和医疗团队核实患者的姓名、安排的手术类型和手术部位。	术前抽时间核实信息，包括核实所有医护人员，是防止患者错误、部位错误和手术错误的安全预防措施（TJC, 2016）。
4. 执行手卫生，并使用防护设备。放置抽吸导管的尖端，方便置入患者口腔。	减少微生物传播。清除分泌物，以降低误吸的风险。
5. 医师通常用局部麻醉剂喷鼻咽和口咽。利多卡因通常在手术前 10 ~ 15 分钟使用。当患者带有气管插管或气管切开套管时，通常不需要麻醉剂喷雾。	为口咽部提供快速麻醉。
6. 指导患者不要吞咽局部麻醉剂，提供呕吐盆方便吐痰。	减少食管的意外麻醉。
7. 另一位医师或工作人员将支气管镜安装到机器光源上。	增强手术中的可视化程度。

步骤	要点说明
8. 医师使用护目镜、口罩和无菌手套；将支气管镜从嘴里导入咽喉；通过声门，进入气管和支气管（见图8.4）。在声门处可使用更多麻醉喷雾，以防止咳嗽反射。对于插管患者，通过气管插管插入可弯曲的支气管镜。	支气管镜必须通过上呼吸道结构，促进下呼吸道的可视化。通过气管和支气管观察病变和阻塞。适配器与支气管镜结合使用，用于袋装面罩或呼吸器的使用。
9. 医师抽吸黏液，使用支气管冲洗液冲洗支气管，用钢丝刷或刮匙采集细胞学标本。也可获得活检标本。	获取细胞学标本来诊断恶性肿瘤。
10. 通过提供解释、口头保证和支持，帮助患者完成手术。	虽然术前有用药，且患者会嗜睡，但仍需提醒患者不要改变体位并配合手术。确保患者在手术过程中能够呼吸。
11. 评估患者的脉搏、血压、呼吸、血氧饱和度、呼气末二氧化碳、术中呼吸能力；观察躁动的程度、毛细血管再充盈和甲床的颜色。	支气管镜可引起窒息、血管迷走神经性反应和喉痉挛。由于气道被部分阻塞，患者在手术过程中会出现缺氧。
12. 注意抽吸材料的特性。由于组织损伤，预计会有少量血液与抽出物混合在一起。	用于记录、报告和进一步对患者进行观察的信息。
13. 支气管镜取出后，用戴着手套的手，擦拭患者的口鼻，以去除润滑剂。	促进卫生和舒适。
14. 指导患者不要进食或喝水，直至气管支气管麻醉消失，呕吐反射已经恢复，通常在2小时内。用压舌板触碰咽部，检查是否有呕吐反射。	防止误吸。
15. 脱掉防护设备，丢弃，并执行手卫生。	减少微生物传播。

护理评价

1. 监测生命体征、SpO$_2$和呼气末二氧化碳。	检查对手术的生理反应。
2. 观察痰液的性状和量。医师可能会要求连续收集24小时痰液以进行细胞学检查。	评价以严重咯血为指征的支气管穿孔并发症。手术后有少量血性痰液是正常的。
3. 密切观察呼吸状态，触诊面部或颈部捻发音。	检测支气管或食管穿孔的早期迹象。
4. 评估呕吐反射恢复情况。通常在大约2小时内恢复。	有助于预防吸入性肺炎，呕吐反射恢复之前一直有风险。
5. **使用反馈式教学**："我确定我已经解释了什么情况为手术后正常和异常的症状。告诉我关于这些症状您知道什么。"如果患者或居家照护者不能正确反馈，立即调整或重新制订指导计划，以保证其正确掌握。	确定患者和居家照护者对指导内容的理解水平。
非预期结果	相关措施
1. 支气管镜插入时刺激压力感受器所引起的血管迷走神经反应，引起下列症状： ● 恶心、虚弱、眩晕和（或）头晕。 ● 发汗且脉搏缓慢平稳。 ● 几秒钟的意识丧失。	● 降低床头。 ● 持续监测生命体征。 ● 降低床头。 ● 气道支持（摆放体位/吸引）。

步骤	要点说明
2. 喉痉挛和支气管痉挛的证据如下： ● 突然发生的严重呼吸急促。	● 立即呼叫医师。 ● 气道支持（摆放体位）。 ● 准备紧急复苏仪器。 ● 预测可能的环甲软骨切开术。
3. 低氧血症的证据如下： ● 逐渐呼吸急促。 ● 意识水平下降。	● 监测 SpO_2。 ● 气道支持并保持呼吸。立即通知医师。
4. 出血的证据如下： ● 急性失血。 ● 低血压和心动过速。 ● 意识水平下降。	● 立即通知医师。 ● 监测生命体征。 ● 准备好进行静脉注射
5. 过度镇静。	● 见技能 8.1。

记录与报告

● 记录所进行的手术（例如活检）；痰液的性质；手术持续时间、患者的耐受性、是否有并发症；电子健康档案或表单中护士记录的样本的收集和处置。记录呕吐反射恢复的时间。

● 立即向医师报告手术后的出血或呼吸困难，或超出患者正常范围的任何生命体征变化。向合适的医护人员报告手术结果。

● 记录对患者和居家照护者学习情况的评价。

注意事项

健康教育

● 术前指导患者做好口腔护理，减少手术期间细菌进入肺部的风险。

● 在某些情况下，患者可以接受静脉镇静（见技能 8.1，教学注意事项）。

● 如有要求，指导患者如何进行控制咳嗽的技术，以获得连续的痰液标本（见第 7 章）。

儿科患者

● 对于儿童，最常见的是在全麻情况下进行手术，以便从喉部或气管取出异物。

异物清除后的后续护理包括胸部理疗、呼吸窘迫监测和家长教育。

● 与成人相比，儿童患低氧血症的风险更高，因为他们的支气管较小，而支气管镜减少

了可用的呼吸空间（Pagana et al., 2015）。

老年患者

● 一些不能表达自己很冷的中老年人由于身体暴露和环境温度导致体温过低。使用热毯或采暖系统加热，使核心温度保持在舒适、安全的水平（Lewis et al., 2017）。

● 术后躁动常标志着低氧血症或疼痛。在使用阿片类药物之前，要彻底评估肺活量，它可能会抑制呼吸中枢。

居家护理

● 如果出现下列症状，指导门诊患者通知医师：发热、胸部疼痛或不适、呼吸困难、哮喘或咯血。

● 咽喉不适可用咽喉止痛剂或温盐水漱口来治疗。

技能 8.5 内镜检查患者的护理

内镜可以通过长的可屈光导纤维镜直接显示内部的器官或结构。镜子的顶端有一个光源和摄像机镜头，可以在大屏幕上显示胃肠结构（图 8.5A ~ C）。为了显示上胃肠道，需要进行食管镜检查、胃镜检查、胃十二指肠空肠镜（GDJ）检查或十二指肠镜检查；或者更常见的是食管胃十二指肠镜（EGD）检查，它可以在

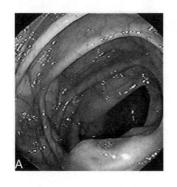 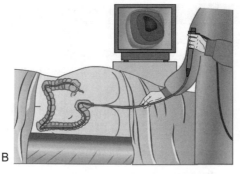 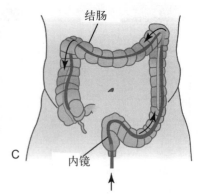

图 8.5　A.健康结肠的内镜观察　B.结肠镜检查过程概观　C.内镜通过结肠的路径

一次检查中显示食管、胃（图 8.6）和十二指肠。除了直接观察外，内镜检查还能对可疑组织进行活检、息肉切除，还可以进行许多其他手术，如对细针穿刺、活检、狭窄部位的扩张和支架置入术的直接视觉指导。为了使肝胆系统和胰管可视化，进行了经内镜逆行性胰胆管造影术（ERCP）。为了下胃肠道的表观检查，进行了直肠镜检查、乙状结肠镜检查或结肠镜检查。这些患者通常接受静脉注射中度镇静。

内镜手术的风险包括肠穿孔、出血、腹膜炎、误吸、呼吸抑制和（或）继发于血管迷走神经反应的心肌梗死。上、下胃肠道的内镜检查可在特别配备内镜装置的地方或患者床边进行。

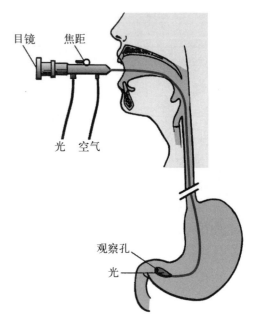

图 8.6　用纤维内镜可以看到胃（引自 Ignatavicius DD, Workman ML: Medical-surgical nursing: patientcentered collaborative care, St Louis, ed 6, 2010, Saunders.)

授权与合作

协助内镜检查的技能不能委托给护理辅助人员。护士指导护理辅助人员完成以下工作：

- 如何帮助患者摆放体位。

用物准备

- 个人防护设备：供所有医护人员使用的口罩、隔离衣、手套、头罩及护目镜
- 内镜检查托盘
- 光导纤维内镜和摄相机
- 活检标本存放溶液
- 局部麻醉喷雾
- 气道吸引装置（见第 25 章）
- 血压计

- 无菌水溶性凝胶
- 医师的无菌手套
- 呕吐盆
- 静脉注射液和开始静脉注射的设备（可选）
- 安定、咪达唑仑或其他用于静脉镇静的镇静剂（可选）
- 镇静拮抗剂
- 使结肠膨胀的二氧化碳（用于下消化道手术）
- 氧气、复苏设备、SpO$_2$/ 呼气末二氧化碳监测仪

步骤	要点说明

护理评估

步骤	要点说明
1. 根据机构政策，使用至少两种方式核对患者身份信息（例如姓名和生日，或者姓名和病案号）。将识别方式与患者的病例报告或医疗记录进行比较。	确保患者正确。符合联合委员会标准并保证患者安全（TJC，2016）。
2. 核实安排的手术类型、目的和手术部位，以及患者。	确保患者和手术正确。符合联合委员会标准并保证患者安全（TJC，2016）。
3. 在进行镇静之前，核实已获得了患者的知情同意。	联邦法规、许多州法律和诸如联合委员会这样的认证机构都需要手术的知情同意。
4. 确定是否有胃肠道出血。观察呕吐物、大便和鼻胃管引流的特征，以寻找积血或看起来像咖啡渣的物质。	严重上消化道出血患者忌用此检查方法，因为视镜会被血凝块所覆盖，从而妨碍视野（Pagana 和 Pagana，2014）。
5. 获取生命体征和 SpO_2/ 呼气末 CO_2 值。	基线数据用于比较手术过程中和术后的结果。
临床决策点：如果患者有活动性出血，医师可以要求洗胃并采用抽吸术清除血凝块，然后再尝试手术。	
6. 确定手术的目的：活检、检查或凝固出血部位。	预测所需的适用用物。
7. 确认患者在上消化道内镜检查前至少禁食 8 小时。	内镜的插入会刺激呕吐反射，从而增加呕吐的风险。空腹可降低胃内容物误吸的风险。
8. 对于下消化道检查（直肠镜检查、乙状结肠镜检查或结肠镜检查），确认患者连续 2 日遵循明确的清肠方案，连续 2 日进行了流质饮食。	空的肠道有利于内镜插入和内壁的清晰显示。
9. 评估患者对手术的理解程度和以往的手术经验，包括任何顾虑。	确定患者所需的指导程度和支持水平。

护理诊断

● 焦虑	● 恐惧	● 有误吸的危险
● 缺乏手术相关的知识	● 气体交换障碍	● 有感染的危险
	● 低效性呼吸型态	● 有受伤的危险
根据患者的状况或需求，个体化处理其相关因素 / 危险因素。		

护理计划

步骤	要点说明
1. 完成下列步骤后所能达到的预期结果： ● 患者无误吸，术后无出血。 ● 按疼痛评分以 0 ～ 10 分计，患者的舒适度等于或少于 4 分。 ● 患者无呼吸道并发症或意识水平改变。 ● 患者描述手术的目的和步骤。	表示没有并发症且对手术耐受。 为渐增的疼痛提供了可靠的监测方法，术后采取镇痛。 镇静后恢复。 记录患者的理解。

步骤	要点说明
2. 患者准备： a. 解释手术的步骤，包括预期的感觉。 b. 使用止痛药或术前用药。	缓解焦虑并回答患者的问题。 促进放松和减少焦虑。

护理措施

步骤	要点说明
1. 执行手卫生，并使用防护设备。	减少微生物传播。
2. 摘除患者的眼镜、义齿或其他牙科用具。	防止在插管期间眼镜损坏或牙齿结构损坏／移动。
3. 术前与患者和医疗团队核实患者的姓名、安排的手术类型和手术部位。	术前核实信息，包括核实所有医护人员，是防止患者错误、地点错误和手术错误的安全预防措施（TJC，2016）。
4. 确保静脉通畅，并遵医嘱进行静脉镇静（见技能 8.1）。	提供紧急药物的路径，进行即时清醒镇静。
5. 帮助患者在手术过程中采取合适的体位，并进行适当的遮盖。 a. 上消化道手术：帮助患者保持左侧半卧位。 b. 下消化道手术：帮助患者保持左侧卧位。遮盖以保护患者的隐私。	提高手术效率和医师对观察点的视觉效果。遮盖增加舒适度且使暴露最小化。 半卧位使上、下内镜可以轻松通过。如果患者作呕且呕吐胃内容物，进行气道清除。 左侧卧位提供进入下胃肠道的途径。
6. 医师执行手卫生并穿上防护设备。	减少微生物传播。
7. 上消化道手术： a. 帮助医师喷鼻咽和口咽局部麻醉剂。 b. 遵医嘱服用阿托品。 c. 将吸引套管的尖端放置在便于进入患者口腔的位置。	局部麻醉剂可以减少内镜通过所致的呕吐反射，从而提高安全性和舒适性。 减少分泌物的数量，从而降低误吸的风险。 排出口腔分泌物，以减少误吸的风险。
8. 下消化道手术： a. 为光纤内镜准备润滑剂。	方便套管通过。
9. 医师慢慢将内镜放入口腔或肛门，观察食管、胃、结肠或直肠，并在观察结构的同时，向所需的深度探进。	使所有结构可视化，以检查息肉、癌变或炎症区域和狭窄部位。
10. 医师通过内镜将空气吹入上胃肠道，或在结肠镜检查时将二氧化碳吹入下消化道。	扩张胃肠结构以便更好地观察。与吹入空气相比，二氧化碳的吹入产生的腹内痉挛更少，因为它更容易被吸收。
11. 手术中全程协助患者。 a. 预见需求，提升舒适度。 b. 告诉患者在手术的每个环节后会发生什么（例如腹部痉挛）。 c. 对于上消化道手术，如果有过多的口腔分泌物或呕吐物，可进行抽吸。	套管进入咽喉后，患者无法说话。 打消患者对手术的疑虑并告知其会持续多久。 防止对口腔分泌物或胃内容物的误吸。
12. 将组织标本放置在适当的实验室容器里或合适的玻片上。必要时进行密封。发送至实验室前，注明日期、时间并标志所有样本的容器。	确保对标本进行适当的保存和标记，并为显微镜检查准备标本。

步骤	要点说明
13. 帮助患者恢复舒适的体位。	促进放松。
14. 协助处理用物和执行手卫生。	减少微生物的传播。
15. 在康复过程中，镇静作用消失后，告诉患者不要进食或喝水，直至呕吐反射恢复为止。	降低误吸的风险。

护理评价

1. 根据机构政策监测生命体征和血氧饱和度，每15分钟一次，持续2小时。	生命体征的变化可能意味着胃肠道新的出血或过度镇静。
2. 评估镇静和意识水平（见技能8.1）。	确定患者对静脉镇静的反应。
3. 让患者用0～10分的疼痛等级来描述舒适度。观察疼痛。	监测突发的腹痛，它可能表示腹部器官破裂。
4. 评价呕吐或积血或潜隐血的误吸（见第7章）。	检测胃肠道出血。
5. 评估呕吐反射的恢复情况，通常在2～4小时内恢复。当呕吐反射恢复时，进行口腔护理。	确定麻醉剂的作用何时消失。呕吐反射预防误吸。
6. **使用反馈式教学**："我想确定我已经解释了手术后的饮食和活动限制。告诉我关于手术后饮食和活动限制您了解什么。"如果患者或居家照护者不能正确反馈，立即调整或重新制订指导计划，以保证其正确掌握。	确定患者和居家照护者对指导内容的理解水平。

非预期结果	相关措施
1. 在内镜插入过程中，压力感受器的刺激引起血管迷走神经反应，证据如下： ● 恶心、虚弱、眩晕和（或）头晕。 ● 发汗且脉搏缓慢、平稳。 ● 几秒钟的意识丧失。	● 降低床头。 ● 气道支持。
2. 上消化道手术： 喉痉挛和支气管痉挛的证据如下： ● 突发严重的呼吸急促。	● 立即呼叫医师。 ● 气道支持（放置体位）。 ● 准备紧急复苏设备。 ● 预测可能的环甲软骨切开术。
3. 上消化道手术： 低氧血症的证据如下： ● 逐渐呼吸急促。 ● 意识水平下降。	● 监测 SpO_2。 ● 维持气道和呼吸。 ● 立即通知医师。
4. 吸入性肺炎的证据如下： ● 呼吸困难、呼吸急促、血氧饱和度降低。	● 气道支持。 ● 遵循与检查结果相关的特异性术后医嘱。 ● 监测血氧饱和度。
5. 腹痛、发热或出血，表明肠壁受损。	● 持续监测生命体征。 ● 通知医师。
6. 镇静过度、意识水平下降。	● 见技能8.1。

记录与报告

● 记录手术名称、持续时间、患者的耐受性、并发症和干预措施，电子健康档案或表单中护士记录的样本采集与处理。

● 向医师报告出血开始时间、腹痛、呼吸困难和生命体征的改变。

● 记录对患者和居家照护者学习情况的评价。

注意事项

健康教育

● 上消化道内镜检查：①解释内镜插入的方法。让患者准备好不能呼吸的轻微感觉。向他或她保证，这种感觉是常见的，只是空气通过内镜的感觉，不会发生窒息。②教患者表示疼痛或不适的简单手势，因为内镜置于食管后他或她将无法说话。

● 下消化道手术（结肠镜检查、乙状结肠镜检查、直肠镜检查）：①解释肠胃胀气增加和腹部痉挛是正常现象。②如果进行了活检，大便中少量带血是常见的。

儿科患者

● 对于呼吸道狭窄及塌陷的婴儿和儿童，内镜的介入可能导致呼吸困难。

老年患者

● 老年人常常因肾小球滤过率（GFR）和肾单位活动降低或肝功能下降而导致药物清除能力减弱。监测老年人服用药物的效果是很重要的（Brenes-Salazar et al., 2015）。

● 由于老年人年龄的变化，胃黏膜较薄，刺激、溃疡和穿孔的发生率增加（Brenes-Salazar et al., 2015）。

● 身体暴露和室温导致老年人体温过低，身体虚弱无法传达自己很冷。使用电热毯或采暖系统加热，使核心温度保持在舒适、安全的水平（Lewis et al., 2017）。

● 一些老年人通过预准备体验了脱水、电解质紊乱和精疲力尽。如果手术是在门诊进行，

那么至少让一个人与患者呆在一起24小时是很有帮助的。

居家护理

● 解释患者在上消化道手术后可能有声音嘶哑或咽喉痛的现象。患者可以在呕吐反射恢复后使用冰屑和麻醉含片。

● 如果患者有发热、腹痛、腹部僵硬、直肠出血或便血，指导患者或居家护理者通知医师。

▶临床案例分析

一位67岁的非裔美国人是个退休的高管。他和妻子、儿子住在一个独院中，最近他在锻炼时经历了他所说的胸部"轻微不适"。他预约了在适度镇静下做心导管介入术。目前他正在服用华法林。医护人员办公室传真的手术医嘱将"新发胸痛"列为手术的临床适应证。

1. 在为他的手术做准备的过程中，你会回顾哪些实验室数据？

2. 他已经到了导管室的等候区，你是这个患者的指定护士。描述你为该患者进行安全核查时将采取的步骤。

3. 患者的心导管介入术已经完成，他现在在恢复室。从右侧股部进行导管插入。使用SBAR沟通模式，演示你将如何与医疗团队就这个患者的问题进行沟通。

▶复习题

1. 将这里列出的步骤按正确的顺序排列，以帮助正在进行腰椎穿刺的患者。

A. 帮助患者保持头部和颈部弯曲的侧卧位

B. 在患者面前正确标记标本

C. 术中评估患者情况

D. 术前核实患者的姓名、安排的手术类型和手术部位

E. 向患者解释，当利多卡因（局部麻醉剂）被注射至相关部位时，可能会出现疼痛

F. 记录颅内压；观察液体的颜色

2. 一名患者接受了支气管镜检查，目前正在进入恢复室。患者突然出现严重的呼吸急促。您应该采取下列哪一组操作？（选择所有符合条件的选项）

A. 支持患者的气道并监测 SpO_2

B. 立即打电话给医师，为可能需要的复苏做准备

C. 测量生命体征，确保患者有通畅的静脉通道

D. 观察带血的黏液，气道吸引

E. 预估环甲软骨切开术所必需的用物

3. 哪些患者不能接受血管造影？（选择所有符合条件的选项）

A. 正在服用华法林的 44 岁女性

B. 被怀疑有腹主动脉瘤的 52 岁男性

C. 被怀疑肾动脉闭塞的 77 岁女性

D. 实际上已经妊娠 30 周的 65 岁女性

E. 有高血压病史的 36 岁男性

第4单元

感 染 控 制

第 9 章

无 菌 操 作

▶技能和步骤

技能 9.1　手卫生

技能 9.2　隔离患者的护理

操作指南 9.1　多重耐药菌（MDROs）和
　　　　　　　艰难梭状芽孢杆菌患者的护理

▶学习目标

学习本章节后，护士能够具备如下能力：

- 运用评判性思维预防感染的传播。
- 解释内科与外科无菌的区别。
- 确定打破感染链的护理措施。
- 描述感染链的每个环节如何导致感染。
- 描述影响护士手卫生依从性的因素。
- 执行适当的手卫生程序。
- 执行正确的隔离措施。

▶目的

感染预防和控制措施能够减少或消除感染
的来源和传播。这些预防和控制措施旨在保护
患者和医务人员免受疾病的侵害。无菌技术或
清洁技术包括减少微生物的数量和防止其传播
的相关操作程序。

▶护理标准

- 疾病控制和预防中心，2007 年发布的卫
生保健机构隔离指南

- 疾病控制和预防中心，2008 发布的卫生
保健机构手卫生规范指南

- 疾病控制和预防中心，2010b 发布的卫生
保健机构呼吸道隔离指南——护理环境中的呼
吸保护

- 联合委员会，2016——2016 国家患者安
全目标

▶实践准则

- 手卫生是控制感染和保护患者安全的重
要措施。

- 所有卫生保健机构的患者都有可能因免
疫反应受损、感染性致病菌增多和侵入性操
作（Fluten，2014）而被侵袭或感染（Fluten，
2014）。

- 了解患者对感染的易感因素：年龄、营
养状况、压力、疾病过程和治疗方式（Roach，
2014）。

- 医源性相关感染（HAIs）是指在卫生保
健服务的过程中获得的，而在入院时未出现的
感染。由于工作人员、患者和环境因素可产生
大量的耐药菌，进而导致医院是最易发生医源
性感染的机构之一。医护人员在提供医疗服务
时通过直接接触也可以导致相关感染的发生
（Ellingson et al.，2014）。

● 应识别感染链的各个要素并采取措施防止感染的发生和蔓延。病原体的存在并不意味着会发生感染。感染发生是一个循环，通常称为感染链。如果感染链保持完整（图 9.1），感染就会发生。在患者护理中，有效地控制感染，关键在于切断感染的感染链（表 9.1）。感染链的六个要素是：① 感染源或病原体。② 病原体生长的宿主或来源。③ 病原体离开宿主的出口。④ 传播方式。⑤ 病原体侵入宿主的入口。⑥ 易感宿主。

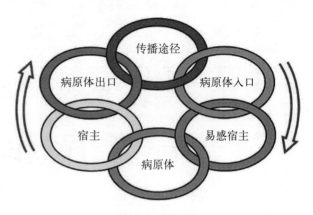

图 9.1　感染链

表 9.1　**打破感染链**

感染链要素	无菌技术
病原体（可引起疾病的致病性生物）	清洁污染的物体 清洁、消毒、灭菌
宿主（微生物生长的宿主或来源）	在接触患者前后执行手卫生，使用适当的杀菌剂（如洗必泰）或肥皂和流动水 控制患者的体液和排泄物的源头 患者使用肥皂水、洗必泰或一次性浴缸洗澡 更换污染的敷料 将污染的纸巾、敷料或纱布放入防潮袋中 将注射器、无针帽的皮下注射针和静脉注射针头放置在指定的防穿透的锐器盒中 保持操作台面清洁、干燥 打开的瓶装溶液不能长时间暴露在空气中 确保溶液密封完好 保持外科伤口引流管及引流袋的通畅 按照相关规定倾倒和更换引流瓶
病原体出口（微生物离开宿主的方式）	呼吸系统 ● 避免直接在伤口或无菌敷料区域说话、打喷嚏或咳嗽 ● 当打喷嚏或咳嗽时，应捂住口、鼻 ● 如果存在呼吸道感染，戴口罩 尿液、粪便、呕吐物和血液 ● 当处理血液和体液时，应佩戴清洁手套 ● 如果有液体飞溅的可能，穿隔离衣和戴护目镜 ● 按传染性原则处理所有实验室标本
传播（传播途径）	减少微生物传播： ● 执行手卫生 ● 为患者单独使用个人护理用品

感染链要素	无菌技术
	● 避免抖动床单或衣服；应用湿抹布去除灰尘 ● 避免污染物品接触工作服 ● 丢弃任何触及地面的物品 ● 遵循标准预防措施或采取相应的隔离措施
入侵途径（病原体侵入宿主的途径）	皮肤和黏膜 ● 保持皮肤和黏膜的完整性；润滑皮肤，保持皮肤清洁，经常更换体位 ● 根据需要覆盖伤口 ● 彻底清理伤口部位 ● 将使用过的针头放在防穿透的容器内 泌尿系统 ● 保持所有引流装置的密闭性和完整性，防止逆流
宿主（患者）	减少感染的易感性 提供足够的营养 确保充足的休息 促进机体抵御感染的防御能力 提供免疫接种

● 无菌技术或清洁技术是减少微生物的数量及其传播的一系列操作技术。

● 手卫生、隔离技术和常规环境清洁原则都属于无菌技术。这些原则在卫生保健和居家环境中也很常见（如准备食物前执行手卫生）。

▶ 以患者为中心的护理

● 护士应负责做好患者及其家属有关感染控制的宣教，其内容包括感染的症状和体征、传播方式、预防措施、感染过程知识、疾病传播，以及评判性使用消毒隔离技术的技巧。

● 感染可能需要隔离。这可能会导致孤独或自我概念或身体意象的改变。

● 了解患者的文化背景和偏好。根据不同的文化背景采取不同的医疗服务措施。

● 当患者需要隔离时，应向患者及家属解释隔离保护的目的（Campinha-Bacote，2011）。评估患者的情绪，是否有孤独或厌倦的表现。

▶ 循证护理实践

● 采取集束化干预措施来提高手卫生的执行率，如对医务人员进行继续教育、制作各种形式的提示（如宣传画）、给予行政支持、安装壁挂式乙醇取液器和袖珍瓶（Schweizer et al.，2014）。

● 用普通肥皂执行手卫生有时会导致皮肤的细菌计数增加（WHO，2009，2016）。相关系统综述研究结果支持 WHO 推荐的执行手卫生的 5 个时刻；通过目标设定、奖励和问责制（Luangasanatip et al.，2015）提高卫生保健提供者对手卫生的依从性。

● 与肥皂或抗菌肥皂相比，乙醇的类产品执行手卫生或清除手部细菌的效果相对更好（WHO，2009）。此外，快速乙醇清洗液或含有润肤剂的凝胶对皮肤的刺激小，也不易引起皮肤干燥（CDC，2008；Haas，2015）。

● 如果双手明显污染或照护感染了艰难梭菌

的患者时，仍然需要使用肥皂和流动水来执行手卫生（CDC，2016；Edmonds et al.，2013）。

▶ 安全指南

- 使用合适的乙醇类消毒剂或肥皂和流动水进行手卫生是患者护理和预防感染的重要组成部分，也是患者安全的基础（CDC，2008）。

- 时刻关注患者感染的易感性。易感因素包括：年龄、营养状况、压力、疾病过程和治疗方式。

- 识别感染链的要素，并采取措施防止感染发生和扩散。

- 医护人员不应佩戴人工指甲和延长物，防止细菌积聚。

- 指甲长度不应长于 0.625 厘米（1/4 英寸），可以涂指甲油，但对指甲油的颜色没有推荐（Cook，2011）。

- 将无菌技术贯穿于护理的全过程。

- 确保患者、居家照护者和医护人员遵循"咳嗽礼仪"，在咳嗽或打喷嚏时捂住口、鼻，并用纸巾包裹呼吸道分泌物扔至垃圾桶，然后清洗双手。

- 当接触体液，非完整皮肤或黏膜，分泌物或排泄物时，应戴清洁手套。

- 当有液体飞溅的可能性时，应使用保护性隔离（如穿隔离衣、戴面罩或护目镜）。

- 应通过恰当使用和处理设备，保护医护人员不接触感染性病原体。

- 注意医院感染最有可能发生的身体部位（例如，尿路或呼吸道）。确保及时采取预防措施。

技能 9.1 手卫生

手卫生是预防和控制感染传播的最重要、最基本的手段。手卫生是洗手、消毒剂洗手、消毒剂搓手，以及外科手消毒的总称。洗手指用普通肥皂和流动水执行手卫生。消毒剂洗手被定义为用肥皂或用含消毒剂的肥皂和水执行手卫生。消毒剂搓手是用消毒液揉搓手部各个表面，以减少手部微生物的数量。外科手消毒是指手术人员术前用消毒剂执行手卫生或搓手，清除手部暂居菌和减少常居菌（见第38章）。

手卫生的执行取决于四个因素：①与患者或被污染对象的接触强度或程度；②接触时可能发生的污染量；③患者或医护人员的感染易感性；④要执行的程序或活动（Haas，2015）。为患者提供医疗服务时均需遵循手卫生指南（Al-Tawfiq et al.，2013；CDC，2008；WHO，2009）：

- 如手部存在可见的污染物、血液或体液污染，进食前、使用厕所后应用普通肥皂和流动水或抗菌肥皂和流动水执行手卫生。

- 接触芽孢菌感染的物体，如梭状芽孢杆菌时，应执行手卫生。

- 在下列情况下，如果手部无可见污染，应使用含乙醇消毒液进行常规手部消毒：①接触患者前后；②戴无菌手套前，进行留置导尿管、外周血管置管或插入其他侵入性操作的装置前；③接触体液、分泌物、排泄物、黏膜和破损皮肤后；④接触伤口敷料后（如果手部无可见污染）；⑤护理患者过程中，从污染部位移动至清洁部位；⑥接触靠近患者或患者身上的物品后（如医疗器械）；⑦脱下手套后。

授权与合作

医务人员必须执行手卫生。

用物准备

- 速干手消毒剂
- 含润肤液的乙醇类消毒剂
- 洗手
- 可用的水槽与温暖的流动水
- 抗菌的或普通的肥皂
- 纸巾或干燥机
- 一次性指甲清洗器（可选）

步骤	要点说明

护理评估

1. 检查手的表面是否存在皮肤或角质层破损或切口。如有破损，在进行护理前，应先用敷料覆盖皮肤破损。如果患者伤口过大而敷料不能完全覆盖，则可能不允许直接进行患者护理。	开放性伤口可能带有大量微生物。如果手上有开放性损伤，一些医疗机构可能禁止护士直接护理该类高危患者（WHO，2009）。
2. 检查手上是否有肉眼可见的污染。	肉眼可见的污染需要用肥皂和流动水执行手卫生。
3. 检查指甲的状况。自然指甲长度不应超过 0.625 cm。确保指甲短、锉、光滑。	指甲下区域的细菌含量高。长指甲和指甲缺口或传统的磨光可增加手部细菌的数量（CDC，2008）。人工指甲的使用会增加手部的微生物数量（Felembam，2012）。

护理诊断

该技能需要针对各种护理诊断的患者。 根据患者的状况或需求，个体化处理其相关因素 / 危险因素。

护理计划

完成下列步骤后所能达到的预期结果：	
手和指甲下区域是干净的，没有残留。	暂居菌已被清除。

护理措施

1. 将腕表和长袖推至手腕上。避免佩戴戒指。如果佩戴，执行手卫生时应去除。	完全暴露手指、手部和手腕。戒指下面的皮肤往往带有更多的细菌；包括革兰阴性杆菌、肠杆菌和金黄色葡萄球菌（Messano，2013）。
2. 用速干手消毒剂执行手卫生。	
a. 根据制造商的说明，把足够量的消毒液放进手掌（见插图）。	使用足够的消毒液来覆盖擦洗双手。
b. 双手一起揉搓，使消毒液覆盖所有手部和手指表面（见插图）。	保证有足够的时间让消毒液起作用。
c. 揉搓双手至乙醇干燥。戴手套之前，应确保双手完全干燥。	确保完全的抗菌作用。
3. 使用常规或抗菌肥皂执行手卫生：	
a. 站在水槽前，保持双手和衣服远离水槽表面（如果执行手卫生时，手触到水槽，重复以上步骤）。	水槽内部是污染区域。接近水槽或接触水槽边缘会增加污染的风险。
b. 打开水龙头（见插图），用膝碰或脚踏来调节水流量和温度。	手术室和治疗区内的膝碰式水池，最好能防止手部与水龙头的接触。因为水龙头手柄很可能会有有机物残留和微生物污染（AORN，2014）。

281

步骤	要点说明
c. 避免水溅至衣服上。	微生物容易在潮湿的环境中传播和生长。
d. 调节水流，水温适宜。	与热水相比，温水可以除去手上较少的保护油。
e. 在流动水中彻底湿润手部和手腕。执行手卫生时，手和前臂要低于肘部。	执行手卫生时手部是最容易被污染的部分。水从污染最少的区域流向污染最多的区域，将微生物冲洗至水槽。
f. 应用 3 ～ 5 mL 的抗菌皂液揉搓双手（见插图）。	确保清洁手部及手指的所有表面。
临床决策点：如果患者病情危重，洗必泰能更有效地预防感染（Raines 和 Rosen，2016）。	
g. 使用大量的肥皂液进行手卫生，揉搓至少 15 秒。交叉手指、旋转揉搓手掌和手背每一面至少 5 次。保持指尖向下，以方便去除微生物。	肥皂液通过乳化脂肪和油类，降低表面亲和力。摩擦力和机械摩擦可以松动和清除污垢和暂居菌。交叉手指和拇指，确保所有的表面被清洗。需要足够的时间使皮肤表面暴露于抗菌剂中。
h. 指甲下部经常藏有污垢。用另一只手的手指甲和额外的肥皂或一次性指甲清洁剂清洗。	指甲下可能存有大量的感染菌群，增加从护士到患者的感染传播风险
i. 彻底清洗双手和手腕，保持双手向下，肘部在上（见插图）。	机械冲洗洗掉污垢和微生物。
j. 用纸巾、一次性布巾或暖风干燥机确保从手指到手腕彻底干燥。	从最清洁（指尖）部位到最不清洁部位（手腕）进行干燥，避免污染。干燥手时要防止皮肤龟裂、粗糙。请勿撕、剪指甲下及指甲周围的皮肤。

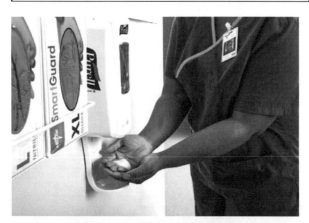

步骤 2a　双手涂抹无水手消毒液

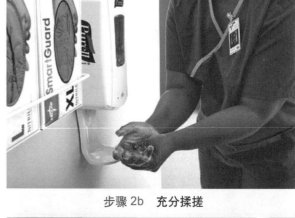

步骤 2b　充分揉搓

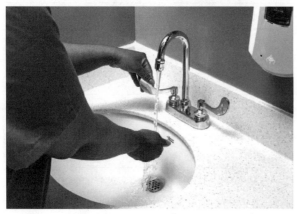

步骤 3b　打开水龙头

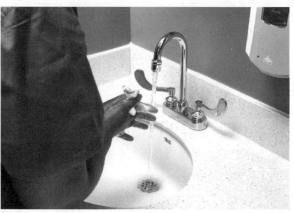

步骤 3f　用手消毒液泡沫充分揉搓

步骤	要点说明
k. 如果使用纸巾，将纸巾丢弃至适当的容器中。	防止微生物传播。
l. 使用清洁、干燥的纸巾关闭水龙头；避免用手触摸手柄（见插图）。用脚或膝盖触碰关闭水流（必要时）。	潮湿的纸巾或手通过水龙头造成病原微生物的传播。
m. 如果手部干燥或干裂，使用少量独立包装的一次性乳液或防护霜。	使用乳液有助于减少皮肤干燥。但乳液也可能是微生物的培养基；因此，只有在患者护理活动完成后才适用。

护理评价

1. 检查手部是否有明显的污物或其他污染迹象。	确定手卫生是否充分。
2. 检查手上是否有皮炎或皮肤破裂。	皮肤完整性的破坏会增加微生物传播的风险。
3. **使用反馈式教学**："您能给我解释一下，您和您的居家照护者何时执行手卫生以及执行手卫生的指征吗？"如果患者或居家照护者不能正确反馈，立即调整或重新制订指导计划，以保证其正确掌握。	确定患者和居家照护者对指导内容的理解水平。
非预期结果	**相关措施**
1. 手或指甲下部仍存在污染。	● 用肥皂液和流动水再次执行手卫生。
2. 重复使用肥皂液或消毒剂会导致皮炎或皮肤破裂。	● 使用肥皂液和流动水后，彻底冲洗和干燥双手；避免过量的肥皂液或消毒剂；尝试使用各种干手的相关产品。 ● 使用合格的洗手液和防护霜。优先选择个人使用的小包装，因为大包装往往藏有病原体。

注意事项

健康教育

● 指导患者和居家照护者掌握手卫生及其指征。

● 通过对患者进行感染风险教育，患者可以提醒探视者和医务人员执行手卫生，从而在改善医疗卫生保健环境中手卫生的依从性方面起着重要的作用。

老年患者

● 预防感染在老年人群中显得尤为重要。因此，参与老年人照护的工作人员应严格执行手卫生，并接受相应的继续教育。

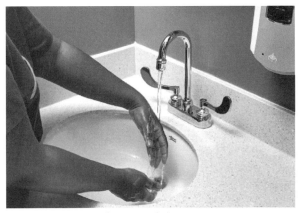

步骤 3i　冲净双手

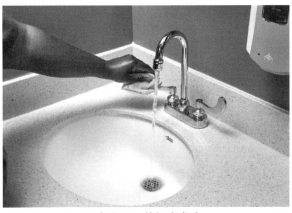

步骤 3l　关闭水龙头

居家护理

● 评估患者和居家照护者，确定他们对微生物传播的理解、正确执行手卫生的能力和积极性。

● 评估家庭的手卫生设施，确定是否有被污染的可能，患者使用是否便利，以及相关手卫生用品和设备的供应情况。

技能 9.2　隔离患者的护理

当患者存在已知或可疑的细菌定植或感染来源时，医护人员遵循特定的感染预防和控制措施，以减少其他患者交叉感染的风险。在患者床边执行的某些操作需要使用个人防护设备，如口罩、帽子、护目镜、隔离衣或手套。标准预防措施要求在接触黏膜、非完整性皮肤、血液、体液或其他感染性物质之前，必须佩戴清洁手套。在执行各种操作时（如鼻饲管置入），常规佩戴清洁手套。当在操作过程中有液体飞溅的危险时，或者某些无菌操作，如更换中心静脉导管敷料时，需要戴口罩。当血液或其他体液有溅入眼睛或嘴巴的危险时，戴护目镜和口罩十分重要。

对每一位患者，无论其诊断是什么，护士在执行每一项任务前都需要评估患者采取隔离的必要性。由于对血源性病原体和结核病的重视度增加（注释 9.1），疾病控制和预防中心（2009，2011）以及职业安全与健康管理局（OSHA）（2011）都强调了隔离保护的重要性。疾病控制和预防中心（2009）医院感染控制实践咨询委员会（HICPAC）公布和修订了隔离预防措施的指南。该指南建议呼吸道卫生/咳嗽礼仪作为标准预防措施的一部分。

标准预防措施，或一级预防措施，是为了护理所有的患者，而不考虑风险或假定感染的情况（注释 9.2）。标准预防措施是预防感染传播的最基本策略，用于接触血液、体液、非完整性皮肤、呼吸道分泌物、黏膜及有可能被污染的仪器或表面时。

二级预防措施（表 9.2），包括对明确的或疑似被感染的患者所指定的隔离措施，包括接触、飞沫或空气传播（Brisko，2015；CDC，2007）或接触被污染的表面（见表 9.2）。上述三种传播途径也可在有多个传播途径的疾病中同时出现（如水痘）。无论是使用一种还是多种隔离措施，均需在标准预防的基础上进行。

注释 9.1　特殊的结核病预防

疾病控制和预防中心发布了预防结核病在医疗机构中传播的指导方针，以应对美国人体免疫缺陷病毒（HIV）感染增加、医疗机构中结核病感染传播增加、结核病高发病国家的移民增加而导致的结核病传播增加（CDC，2012）。

● 目前CDC预防和控制结核病的指导方针着眼于早期发现感染，防止与活动性结核病患者密切接触，并在医疗机构中实施有效的感染控制措施。任何呼吸道症状持续3周以上，伴随其他可疑症状，如不明原因的体重减轻、盗汗、发热以及痰中带血为疑似结核患者。

● 从病历记录中的阳性快速杆菌（AFB）涂片或培养，胸部X线片的空化，或最近的结核病暴露史方面考虑感染性肺或喉结核的可能性。

● 对疑似或确诊的结核病患者的空气传播隔离预防措施包括将患者安置于单人负压病房。

● 照护疑似或确诊结核病患者的医护人员必须佩戴特殊口罩（如N95或P100）（CDC，2010b）。这些口罩是高滤过口罩，能够过滤95%或更高的微粒（CDC，2010b；OSHA，2011）。

● 疾病控制和预防中心现在建议使用QuantiFERON-TB Gold test（QFT-GIT）或T-SPOT（CDC，2011）来取代传统的结核病皮肤测试。QFT GIT测试作为一种血液测试，其优点为并不会放大后续测试的反应，结果也并不存在测试者偏倚。

注释 9.2　疾病控制与预防中心隔离指南

标准预防措施（一级），所有患者可使用。

● 标准预防措施适用于血液、血液制品、所有体液、分泌物、排泄物（汗液除外）、非完整性皮肤和黏膜。

● 在与患者直接接触前后和患者之间进行手卫生（接触活动的例子是在患者护理活动后执行手卫生，移动至非患者护理活动，再次清洁双手，再返回进行患者接触）。

● 接触血液、体液、黏膜、非完整性皮肤、分泌物、排泄物或伤口敷料后进行手卫生；接触病室内物品后；或脱掉手套后。

● 当双手有明显可见污染或被血液或体液污染时，用非抗菌肥皂或抗菌肥皂和水清洗。

- 当双手没有明显的血液或体液污染时，使用乙醇类消毒剂搓手进行手卫生。
- 如果接触芽孢（如梭状芽孢杆菌），用非抗菌肥皂和流动水执行手卫生。
- 如果直接接触高感染风险和预后不良的患者，则不应佩戴人工指甲等装饰品。
- 在接触血液、体液、分泌物、排泄物、非完整性皮肤、黏膜或潜在污染的物品或表面时戴手套。在护理患者时如果手从身体的污染部位移至清洁部位，需脱去手套并执行手卫生。
- 可能接触患者血液或体液时，需佩戴个人防护设备。

- 除非患者的卫生状况难以有效管理（例如无法收集的分泌物、排泄物或伤口引流），否则不需要单间房间。
- 将所有锐器和针头放置于防穿透的锐器盒内。卫生保健机构必须提供无针设备。针头避免回套，或必须使用机械安全装置回套针帽。
- 呼吸道卫生／咳嗽礼仪：患者咳嗽或打喷嚏时捂住口、鼻，用纸巾包裹呼吸道分泌物，并扔至最近的垃圾桶；在接触呼吸道分泌物及污染物品／材料后要执行手卫生；应做好相关措施或佩戴外科口罩以防呼吸道分泌物外漏。有人咳嗽时，应至少与其保持 90 cm 的距离。

改编自 Centers for Disease Control and Prevention (CDC), Hospital Infection Control Practices Advisory Committee: Guidelines for isolation precautions in hospitals, MMWR Morb Mortal Wkly Rep 57/RR-16:39, 2007.

表 9.2　疾病控制与预防中心隔离指南：特殊类型患者传播的预防措施（二级）

种类	疾病	隔离保护
空气传播（带菌飞沫小于 5 μm）	麻疹，水痘，播散性水痘，带状疱疹，肺或喉结核病	单独病房，使用高效空气过滤器行负压换气，至少每小时 6 次换气；佩戴口罩或呼吸道保护装置，如 N95 口罩（视情况而定）
飞沫传播的预防措施（大飞沫大于 5 μm；与患者距离 90 cm 以内）	白喉（咽），风疹，链球菌性咽炎，肺炎和婴儿或儿童猩红热，百日咳，腮腺炎，支原体肺炎，脑膜炎球菌性肺炎或脓毒症，肺炎型鼠疫传播的疾病	单独病房或同类患者住同一病房；面具或口罩（见机构政策）
接触传播的预防措施（直接接触患者或环境）	多药耐药性微生物定植或感染，如抗万古霉素肠球菌和耐甲氧西林金黄色葡萄球菌，艰难梭菌，志贺杆菌和其他肠道病原体；大范围伤口感染；单纯性疱疹；疥疮；水痘带状疱疹（传播）；婴幼儿、儿童或免疫缺陷的成人呼吸道合胞病毒定植或感染	单独病房或同类患者住同一病房（见机构政策），手套，隔离衣；如果隔离衣可包覆传染物且手部清洁，患者可离开病房进行操作或治疗
环境防护	异体造血干细胞移植	单独病房；每小时正压换气 ≥ 12 次；外部进入的空气高效过滤；患者外出病房接受骨髓重建时，应佩戴口罩

改编自 Centers for Disease Control and Prevention (CDC), Hospital Infection Control Practices Advisory Committee: Guidelines for isolation precautions in hospitals, MMWR Morb Mortal Wkly Rep 57/RR-16:39, 2007.

授权与合作

护士在隔离预防方面的技术可以授权给护理辅助人员。但是，护士必须评估患者的状态和隔离适应证。护士指导护理辅助人员完成以下工作：

- 患者实施隔离预防措施的原因。
- 将仪器设备带进患者房间的注意事项。
- 针对患者需要提供个性化特殊预防措施，如安排患者进行相关诊断测试。

用物准备

• 需要的个人防护设备根据隔离类型确定：清洁手套、口罩、面具、眼镜或护目镜、隔离衣（隔离衣可能是一次性或可重复使用的，取决于医疗机构的政策规定）

• 其他患者护理所需的设备（视情况而定）（如卫生用品、药物、敷料用品、锐器盒、一次

性血压袖带）

• 装污染衣物及垃圾的容器

• 门上隔离类型和（或）让探视者在进入房间前先到护士站的标志

• 结核病隔离：①负压间；② N95 或 P100 口罩

步骤	要点说明

护理评估

1. 评估患者的病史，以了解可能的隔离适应证（例如结核病的危险因素、大范围引流伤口或脓性咳痰）。评判使用相关隔离预防措施，其中包括使用相应的隔离（见表 9.2）。	传染性微生物的传播方式决定了所遵循的预防措施的类型和程度。确保提供充分的保护。
2. 阅读实验室检测结果（例如，伤口培养、抗酸杆菌涂片、白细胞计数变化）。	了解患者被隔离的微生物类型、确定的体液以及患者是否存在免疫抑制。
3. 查看隔离类型相关的机构政策和隔离预防措施，并考虑可在患者房间执行的护理措施类型（如护理给药或更换衣物）。	组织安排在患者房间进行的护理操作程序和时间。
4. 查看护理计划说明或与同事就患者的情绪状态和对隔离的反应／适应进行评估。同时评估患者对隔离目的的理解程度。	给患者提供适当的情感支持和健康教育的护理计划。
5. 评估患者是否存在乳胶过敏。如果存在，参照机构政策和可用资源，提供无乳胶护理。	保护患者，防止发生严重的过敏反应。

护理诊断

● 缺乏与隔离目的相关的知识	● 社交障碍	● 有感染的危险
	● 防护无效	
根据患者的状况或需求，个体化处理其相关因素／危险因素。		

护理计划

完成下列步骤后所能达到的预期结果：	
● 患者询问有关疾病传播的信息。	积极的互动可以了解患者交流学习和理解信息的意愿和（或）能力。
● 向患者解释隔离的目的。	有关预防措施的指导提高了患者在护理方面的合作能力。

护理措施

1. 执行手卫生（见技能 9.1）。	减少微生物传播。

步骤	要点说明
2. 准备所有要带入患者房间的设备。在许多情况下，专用设备，如听诊器、血压计和体温计保留在房间里，直至患者出院。如果患者被耐药菌感染或定植（例如，耐万古霉素肠球菌、耐甲氧西林金黄色葡萄球菌），设备仍保留在房间内，在移动前应彻底消毒（见机构政策）。	防止多次进入房间。疾病控制和预防中心建议使用专用的非危重患者护理设备（CDC，2007）。
3. 准备进入隔离间。理想的情况是，在使用个人防护用品之前，进入患者房间，然后待在门口或门边。自我介绍，解释所提供的护理。否则，在房间外面应用个人防护设备。	适当的准备，确保免受微生物感染。确保患者在未使用个人防护设备的情况下看到你，并且不会使自己暴露于感染传播的风险中。
a. 穿隔离衣，确保覆盖所有的外衣。袖子须覆盖至手腕。在颈部和腰部好系带（见插图）。	当患者有过多的引流物及排泄物时，预防感染传播。
b. 戴遮住口鼻部的外科口罩或呼吸面罩（类型和过滤强度应根据隔离类型和机构政策而定）。必须进行医学评估，并在使用口罩前进行适合性检验。	防止暴露于空气传播的微生物或体液中飞溅出的微生物。
c. 如有需要，戴能完全遮住脸部和眼睛的眼镜或护目镜。如果佩戴验光眼镜，可使用侧面防护。	保护护士避免暴露于体液中飞溅出的微生物。
d. 戴清洁手套（注：如果患者或医护人员对乳胶过敏，佩戴无乳胶手套）。手套边缘应覆盖隔离衣袖口（见插图）。	减少微生物传播。

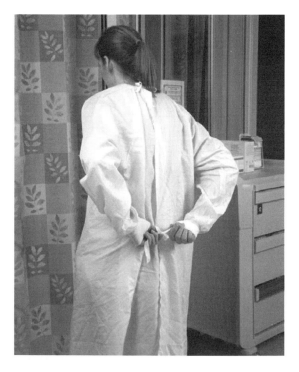

步骤 3a　系好隔离衣腰部系带

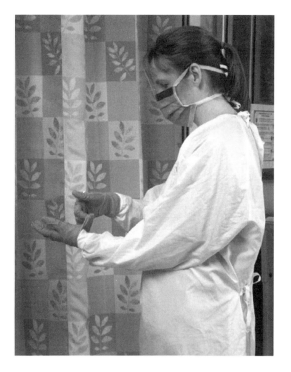

步骤 3d　手套边缘覆盖隔离衣袖口

步骤	要点说明
4. 进入患者房间。安排物品及设备。（注：如果设备重复使用，请放在清洁的纸巾上）。	防止多次进出房间。减少对护理物品的污染。
5. 向患者和居家照护者解释隔离的目的和采取的预防措施。提供提问的机会。如果患者执行结核病预防措施，咳嗽时用纸巾捂住口腔，并在离开房间时佩戴一次性外科口罩。	提高患者和居家照护者参与护理的能力，以减少患者的焦虑情绪。提供机会让他们参与社交互动及分散注意力的活动。减少结核病微生物的传播。
6. 评估生命体征（见第 5 章）	
a. 如果患者存在耐药菌感染或定植（如耐万古霉素肠球菌、耐甲氧西林金黄色葡萄球菌），设备保留在房间内，包括听诊器和血压计袖带 (CDC，2010a)。	减少传染给其他患者的风险。
b. 如果听诊器重复使用，用 70% 乙醇或其他适宜的杀菌剂消毒耳部及隔膜部，并放置于清洁的地方。	使用 70% 乙醇或其他适宜的杀菌剂行听诊器消毒，有助于将患者之间交叉感染的机会降至最小（CDC，2009）。
c. 使用个人的或一次性体温计和血压计袖带。	防止微生物传播。
临床决策点：如果一次性体温计提示患者发热，则评估患者其他症状。同时使用另一体温计测量，确认患者有无发热。如果患者怀疑或证实有难辨梭菌感染，则不应使用电子温度计（Cohen et al.，2010）。	
7. 用药管理（见第 20、21 和 22 章）。	
a. 将口服药放置于包装或药杯内。	处理和丢弃用品，以减少微生物的传播。
b. 将用药后的包装或药杯放至有塑料内壳的垃圾桶。	
c. 注射时必须戴手套。	减少暴露于血液的风险。
d. 将无针注射器或安全护套管针置于指定的锐器容器中。	应用无针设备减少医护人员针刺伤的危险。
8. 健康宣教，鼓励患者提出任何问题或表达对隔离的担忧。同时提供非正式的教学。	在病房与患者相处时应有效地利用时间进行良好卫生习惯的宣教，以进一步减少微生物的转移。
a. 避免隔离衣被浸湿；端脸盆时应避免接触隔离衣；避免靠在潮湿的桌面上。	潮湿使微生物可通过隔离衣污染工作服。
临床决策点：为防止过多污染的危险，应穿防水隔离衣。	
b. 协助患者脱去病员服，置于防水布草袋中。	减少微生物转移。
c. 撤除床上的被服，置于防水布草袋中。操作中避免接触隔离衣。	处理被患者体液污染的被服，以防止接触清洁物品。
d. 提供清洁的被服和枕套。	
e. 操作中如手套过脏或下一项操作需要，应及时更换并执行手卫生。	
9. 收集标本（见第 7 章）	
a. 将标本容器放在清洁纸巾上，置于患者的卫生间，按相关程序收集体液标本。	标本容器将被拿出患者的房间；防止污染容器的外部。
b. 按医院相关程序收集体液标本（见第 7 章）。	

步骤	要点说明
c. 将标本收集至容器内并避免污染容器外部。将容器放在塑料袋内，并在袋外做好标记。在患者面前将标签贴于标本上（TJC，2016）。如果需要额外的操作，重新执行手卫生并戴手套。	血液和体液标本放置于有安全盖子且结构完好的容器内，防止送检时泄漏。正确的标签可以防止诊断错误。
d. 核对标签，避免差错。将标本送至实验室（根据医嘱或相关规定使用警示标志）。装有血液或体液的容器应粘贴生物危害标志（见插图）。	确保工作人员在传输或处理容器时了解内容物的传染性。
10. 处理被服、垃圾和一次性物品	
a. 使用结实的防潮袋装污染物品。必要时使用双层袋子装严重污染的被服及潮湿的垃圾。	被服或垃圾应严密包装，以防止工作人员暴露于传染源。
b. 将口袋打结系紧（见插图）。	
11. 移出所有可重复使用的设备。以医院批准的消毒剂清洁污染的表面（CDC，2009）（见机构政策）。	所有物品必须妥善清洁、消毒或灭菌，以便再次使用。
12. 病房按需补给，让同事传递给你所需的用物。	限制人员进出房间减少了护士及患者与微生物的接触。
13. 离开隔离室。根据个人房间内的穿着来移除个人防护设备的顺序。如果穿戴了所有的防护设备，则按下面步骤撤除相关设备。离开房间前必须撤除在房间内佩戴的个人防护设备。	按顺序脱去个人防护设备，减少感染。
a. 脱下手套。捏住一只手套口，从手腕部将手套翻转脱下。以戴手套的手拿住取下的手套（见插图）。将已脱下手套的手插入另一只手套内，将其翻转脱下。将手套置于相应的容器中。	该技术可防止污染的手套外部与皮肤接触。在暴露于身体部位和患者设备之间更换手套。不恰当的更换手套和手卫生可能导致污染，增加医院感染的风险（HAIs）（Haas，2015）。
b. 去除眼镜，面罩或护目镜。通过头带或耳挂取下。置于相应的容器中。	护目镜外是污染区。手是清洁的。

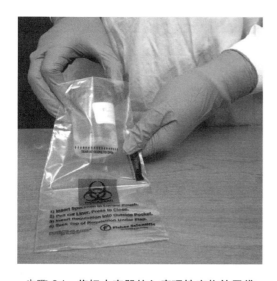

步骤 9d 将标本容器放入病理性废物处置袋

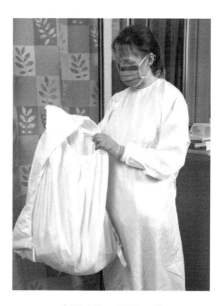

步骤 10b 系紧口袋

步骤	要点说明
c. 解开颈部系带，然后解开隔离衣背部系带。使隔离衣从肩部下滑（见插图）；只触及隔离衣内部。从衣袖脱下隔离衣并避免接触隔离衣外部。在隔离衣内部的肩部提起隔离衣，从外向内卷起，置于污衣袋内。	双手不可触及污染的隔离衣前部。
d. 脱去口罩。如果口罩固定于耳部，取下耳侧的松紧带，将口罩从面部取下。对用带子打结固定的口罩，先解开下结，然后解开上结，取下口罩（见插图 A）并丢弃于垃圾容器中（见插图 B）。（请勿触及口罩外部）	确保脱下手套的手不接触口罩的松紧带或带子而污染。防止口罩外部触碰工作服。
临床决策点：如果患者采取结核病预防措施，将重复使用的口罩放置在有标签的纸袋中存放，小心不要挤压口罩（见机构政策中有关可重复使用口罩的可重复使用次数的相关规定）。	

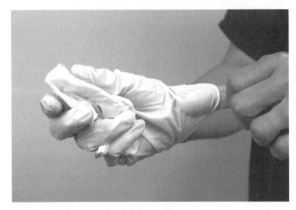

步骤 13a 脱手套

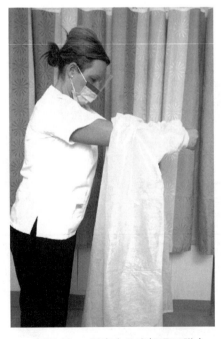

步骤 13c 隔离衣从肩部滑下脱去

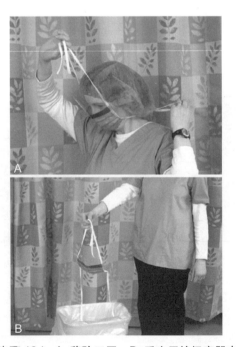

步骤 13d A. 移除口罩 B. 丢弃于垃圾容器中

步骤	要点说明
e. 执行手卫生。	减少微生物传播。
f. 取回手表和听诊器（除非物品必须留在房间）。	
g. 向患者说明何时返回病房。询问患者有何需求。提供图书、杂志、录音带等。	娱乐活动有助于减少无聊和与社会隔离感。
h. 处置所有污染的物品和设备（见机构政策），防止微生物向其他人群传播。执行手卫生。	
i. 离开房间，必要时关门。如果患者接受空气传播隔离或在负压病房中治疗，则需要关闭房门。	保持负压环境，减少微生物传播。

护理评价

1. 观察患者和居家照护者在探视时使用的隔离预防措施。	及时识别不当的预防措施。
2. 在病房时，询问患者是否有足够的机会讨论健康相关问题、治疗过程或其他对他们来说很重要的话题。	了解患者是否与照护者交流充足。
3. **使用反馈式教学**："我想确定一下，我已对何时需要运用预防措施做了相关解释，请问有哪些？"如果患者或居家照护者不能正确反馈，立即调整或重新制订指导计划，以保证其正确掌握。	确定患者和居家照护者对指导内容的理解水平。
非预期结果	相关措施
1. 患者拒绝进行社交和治疗相关的讨论。	● 与家庭成员和（或）重要的其他人员商量，制订出最好的减少患者孤独感及抑郁的方案。
2. 患者或医护人员可能对乳胶手套过敏。	● 告知相关医护人员 / 工作人员，正确处理过敏或变态反应。 ● 在今后的护理中使用不含乳胶的手套。

记录与报告

● 记录采取的措施以及患者对社交隔离的反应。同时在护理日志中的电子健康档案或图表中记录任何对患者或家属实施或强化的教学活动。

● 记录隔离的类型和微生物（如果已知）。

注意事项

健康教育

● 指导访客和居家照护者如何按照推荐的隔离预防措施探视患者。

儿科患者

● 隔离会使患儿产生与家庭分离和失去控制的感觉。陌生的环境可增加患儿隔离时的困惑程度。学龄前儿童难以理解隔离的原因和目的。年长的儿童也许能够理解隔离原因，但仍然希望可以不用隔离。

● 应对患儿需要进行简单的解释（例如，"你需要在这个房间里帮助你变得更好"），并向其展示所有的隔离措施。鼓励患儿父母积极参与相关解释。护士在使用口罩前，应让患儿看到他们的脸，以降低其恐惧感。

老年患者

● 隔离可能是老年人特别关注的问题，尤其是那些有意识模糊或抑郁症状和体征的老年人。当护士使用各种隔离预防措施或当患者独自留在房间、关闭房门时，患者的各种症状可能会加重。护士必须评估有无必要关闭房门（负压间）、患者的安全以及可能需要采取的额外安全措施。

- 评估老年人的抑郁症状，如食欲减退或语言交流减少。如有必要，告知医疗保健团队并采取适当的干预措施。

居家护理

- 虽然医院内的隔离预防措施并不直接适用于居家护理，但护士应注意家庭中潜在的污染来源（见注释9.2）。

操作指南 9.1　多重耐药菌（MDROs）和艰难梭状芽孢杆菌患者的护理

多重耐药菌，如耐甲氧西林金黄色葡萄球菌（MRSA）和耐万古霉素肠球菌（VRE）成为卫生保健相关感染（HAIs）或细菌定植越来越常见的原因。MRSA 是一种明确的，与死亡率增加相关的病原体。在最近的报告中，MRSA 导致高达 19% 卫生保健相关的血流感染（Becker 和 Kahl，2015）。耐万古霉素肠球菌是另一种多重耐药菌，其对免疫缺陷和低下的患者具有更大的风险（Archibald，2015）。梭状杆菌感染是最为常见和成本最高的一种卫生保健相关感染（CDC，2016；Edmonds et al.，2013）。多数情况下，患者对难辨梭菌易感，需要早期应用抗生素治疗。与耐甲氧西林金黄色葡萄球菌和耐万古霉素肠球菌不同的是，难辨梭菌是一种产芽孢厌氧菌，难以从环境中去除，可以长时间以休眠状态停留在物品表面上。在各种多重耐药菌传播中，最为常见的传播方式就是通过医护人员的手传播。为减少患者间交叉感染的风险，在照顾患者时，除了标准预防措施外，还应使用接触隔离的预防措施。

授权与合作

评估患者的病情和所需护理的类型是不能授权给护理辅助人员的。执行预防措施的基础护理程序可以授权给护理辅助人员。护士指导护理辅助人员完成以下工作：

- 明确在接触隔离预防措施下使用的个人防护措施。
- 解释患者病情变化的类型，向护士报告。

用物准备

- 清洁手套、隔离衣、护目镜及外科口罩（根据患者的临床情况）
- 基本护理物品（如服药设备、卫生用品）

操作步骤

1. 执行手卫生。
2. 准备患者房间所需的所有设备。
3. 进入房间前要穿隔离衣，确保覆盖所有的外衣。把袖子拉至手腕上。将颈部和腰部的系带系牢。
4. 使用清洁的手套。
5. 向患者和居家照护者解释接触隔离预防措施的目的。
6. 提供个人护理和治疗物品。
7. 告诉患者什么时候会回来询问其有无关于护理的问题后，离开房间。
8. 脱去手套并根据医院规定丢弃。
9. 松开隔离衣颈部和腰部的系带。脱掉隔离衣，使隔离衣从肩部下滑。根据医院规定丢入恰当的容器中。
10. 执行手卫生。如果患者为难辨梭菌感染，用肥皂和流动水执行手卫生。使用乙醇类消毒剂搓手对难辨梭菌的孢子不起作用。

▶ **临床案例分析**

一名 78 岁男性患者从疗养院急诊入院。患者意识模糊、发热、尿量减少。在问候患者之后，护士开始进行身体评估。

当护士翻转患者检查皮肤状况时，注意到皮肤有渗液。经过更仔细的检查后，她意识到渗液来自于患者骶部一 2 cm × 2 cm 大小的开放性伤口。

1. 护士下一步应该做什么？

2. 几小时后，护士准备进入患者房间。她戴上手套，对伤口进行评估，快速检查留置导尿管的位置和功能。在离开患者的房间前，执行手卫生。评价护士的做法。她采用了正确的技术吗？

3. 两日后，患者主诉伤口部位疼痛加重。进一步评估后，护士发现伤口大小为 3 cm×3 cm；色红；有浓稠、黄色分泌物。使用 SBAR 将这一发现传达给医疗护理团队。

▶复习题

1. 下列哪项是手卫生相关的正确说法？（选择所有符合条件的选项）

A. 过去几年，应用手卫生的卫生保健工作人员的比例一直在下降

B. 卫生保健相关感染的发生率因手卫生而减少

C. 发生感染必须有一种传播途径

D. 当手部有明显污染时，必须使用肥皂和流动水清洗

E. 手卫生包括外科手消毒、卫生手消毒或洗手

2. 护士正在护理预防肺结核空气传播的患者。哪些是恰当的干预措施？（选择所有符合条件的选项）

A. 将患者安置在单人房间

B. 解释为什么走廊对面的患者不需要采取预防措施

C. 肌内注射时戴手套

D. 教育患者采取隔离预防措施

E. 戴外科口罩进入房间，监测生命体征

3. 护士发生与反复执行手卫生有关的皮炎并发症。哪些干预措施可以用来帮助护士改善现状？（选择所有符合条件的选项）

A. 使用个人的低敏性肥皂，而不是提供的肥皂

B. 只使用经批准的手卫生液或防护霜

C. 每次执行手卫生后要彻底冲洗和干手

D. 需要时迅速执行手卫生，避免皮肤过度损伤

E. 戴手套，经常更换，代替执行手卫生

第 10 章

无 菌 技 术

▶ 技能和步骤

技能 10.1　摘戴帽子、口罩和护目镜
技能 10.2　准备无菌区域
技能 10.3　戴无菌手套

▶ 学习目标

学习本章节后，护士能够具备如下能力：
- 讨论外科无菌技术需要的物品。
- 描述外科无菌技术的适用条件。
- 确定外科无菌技术的原则。
- 当应用外科无菌技术时解释其重要性和注意事项。
- 正确使用和摘戴帽子、口罩和护目镜。
- 识别有乳胶过敏风险的个人。
- 完成以下技能：铺设无菌区，采用开放式手套法使用无菌手套，正确应用无菌巾。

▶ 目的

无菌技术和无菌操作使局部区域免受微生物干扰，用来从非无菌消毒环境中分离出操作区，以供手术和侵入性操作使用。适当的无菌操作可最大限度地减少患者暴露于引起感染的媒介，从而降低患者感染的风险。这些技术多见于手术室、分娩区和主要检查室，也可见于床边（如静脉穿刺或插导尿管）。

▶ 护理标准

- 围手术期注册护士协会（AORN），2016——围手术期实践指南
- 疾病控制和预防中心，2007——隔离预防指南
- 静脉输液护理协会，2016——静脉输液治疗实践标准
- 联合委员会，2016——国家患者安全目标

▶ 实践准则

- 多数无菌技术操作都用于手术室或诊断操作领域检查室，包括摘戴口罩、护目镜和帽子；进行外科手消毒；穿无菌手术衣；使用无菌手套。
- 与医疗无菌一样，在启动任何无菌程序之前，需要使用清洁剂或消毒剂进行恰当的手卫生。
- 外科无菌技术也用于床边，常见于下列情况：需要穿刺皮肤或将设备插入身体区域的操作通常是无菌的（如更换无菌敷料）或在因切口或烧伤而导致皮肤完整性受损的情况（注释 10.1）。
- 当无菌程序在手术室或操作区域进行时，医务人员必须遵循一系列步骤来保持无菌：应用口罩、护目镜和帽子；进行外科手消毒；并应用无菌手术衣和手套。

● 当无菌程序，如更换无菌敷料在床边进行时，医务人员必须执行手卫生和使用无菌手套。当存在体液飞溅的危险时，需要其他个人防护设备。

● 实施床边无菌操作时，应与患者沟通，采取哪些步骤来预防感染，包括患者应避免哪些动作来保持无菌。这些行动包括避免突然的身体移动，不接触无菌物品，避免在无菌区上方咳嗽或讲话。

注释10.1 外科无菌原则

1. 在无菌区内使用的所有物品都必须是无菌的。
2. 被刺穿、撕裂或受潮的无菌区域必须被视为污染。
3. 一旦无菌包装被打开，边缘周围的2.5 cm边界被认为是非无菌的。
4. 桌面作为无菌区的一部分，被认为仅在桌面水平是无菌的。
5. 如果对某一无菌物品有任何疑问或怀疑，该物品被视为非无菌。
6. 无菌人员或无菌物品仅接触无菌区；非无菌人员或物品仅仅接触非无菌区。
7. 不得在无菌区周围走动，以免污染无菌区。
8. 无菌物品或无菌区超出视觉范围，或在腰部以下的物品被视为污染的。
9. 无菌物品或无菌区长期暴露于空气可被污染；应合理安排，尽快完成各项操作。

▶ 以患者为中心的护理

● 无论是在医院、门诊护理环境、患者家里或医务人员的办公室，侵入性操作，如开放静脉通路或插入导尿管，都有造成感染的风险。在实施和辅助侵入性操作时，要严格遵守外科无菌原则，以保护患者不受感染；当自己操作或协助医师进行无菌操作时，如果无菌环境遭受破坏，应立即停止操作或敢于主动指出错误。联合委员会鼓励护士在这些情况下"勇敢指出错误"（TJC，2016）。

● 当必须进行无菌操作时，考虑患者的文化背景或信仰。在无菌操作前对患者和家庭成员进行个性化的以患者为中心的教育，减少对无菌操作装束的恐惧和误解。这也为患者和家庭成员提出问题，表达他们对手术着装的关注提供了机会。

▶ 循证护理实践

● 以患者为中心的教育、按需置入设备、使用无菌技术以及及时去除不再需要使用的装置等推荐措施，可以降低医疗相关性感染（HAI）。但是，仍有1/25患者至少有一次医疗相关性感染（CDC，2015）。

● 预防无菌工作区的污染是减少医疗相关性感染的总体目标。这可以通过减少运送环节、全面清洁和消毒、完善皮肤准备、使用抗生素以及摘除手表、珠宝和人工指甲来实现（Barnes，2015）。

● 使用额外的消毒剂，如洗必泰，以减少患者皮肤上的细菌数量（AORN，2016）

● 大多数医疗机构都制订了关于人工指甲的规定，包括甲片加长或接甲尖、凝胶、丙烯酸以及树脂甲（Wood和Vanwicklin，2015）。指甲下和甲床上藏有大量的细菌，尤其是凝固酶阴性葡萄球菌、革兰阴性杆菌和真菌的生长。这些微生物经手卫生后不能有效去除。

▶ 安全指南

● 所有患者均采取标准预防措施（CDC，2007；TJC，2016）。

● 查阅医院政策和程序，然后再进行无菌操作。

● 在选择使用防护用具之前，如口罩或护目镜，评估潜在的体液飞溅和（或）感染传播。

● 护士应用无菌原则减少微生物由医务人员自身和环境传播给患者。

● 在执行任何无菌程序时保持有序性；保持床头柜表面整洁。

● 记住，在开始任何无菌操作前后都必须执行手卫生，以减少卫生保健相关感染（CDC，2013）。

● 进行无菌操作时应用外科无菌原则。

技能 10.1 摘戴帽子、口罩和护目镜

尽管口罩和帽子通常在外科操作（例如手术室）中使用，在患者床边进行的某些无菌操作也需要使用其他的个人防护设备，如护目镜、隔离衣和手套。例如，有些机构要求护士在更换中心静脉敷料或者进行经外周的中心静脉置管（PICC）时戴口罩。其他相关规定可能要求护士在为大面积烧伤或中心静脉置管的患者换药期间佩戴口罩和用帽子缚住头发（INS，2016）。当有血液或体液溅出的危险时，还需要戴护目镜（OSHA，2012）。这项技能操作总结了非无菌操作下如何应用口罩、帽子和护目镜。清洁或无菌手套的应用取决于所执行的操作的类型。

在决定是否应用口罩之前，评估患者获得感染和体液飞溅危险方面的可能（例如，患者是否存在大的开放性伤口？是否存在免疫抑制？伤口有体液飞溅的危险吗？如果佩戴口罩，当口罩潮湿或污染（如溅到鲜血）时，及时更换。当有体液溅入眼睛的危险时，戴护目镜。

授权与合作

在无菌操作区工作的所有护士都需要使用和摘戴帽子、口罩和护目镜的技术。但是，在患者床边进行的需要戴帽子、口罩或护目镜的操作不可以由护理辅助人员执行。应用个人防护设备的技术可以授权给护理辅助人员。护士指导护理辅助人员完成以下工作：

● 可在无菌操作过程中传递物品或帮助患者摆放体位。

● 如果操作需使用无菌技术，对护理辅助人员进行无菌区相关知识的宣教。

用物准备

● 医用口罩（有不同类型可供不同皮肤敏感性的个体）

● 外科手术帽（注：仅在医院政策规定时使用或手术室使用，以束缚头发）

● 发卡、橡皮筋，或两者均用

● 防护眼镜（如护目镜或带有侧面护罩的眼镜）。可选：清洁或无菌手套（在帽子、口罩或眼镜后应用）。见第9章和技能10.3

步骤	要点说明

护理评估

步骤	要点说明
1. 根据无菌操作的类型和相关规订运用口罩、帽子和护目镜。	并非所有的无菌操作都需要口罩、帽子或护目镜。确保护士和患者得到适当的保护。
2. 如果护士或其他卫生保健提供者有呼吸道感染症状，则应避免进行操作或操作时戴口罩。	当有感染时，呼吸道内会有大量的致病微生物存在。
3. 评估患者感染的风险（例如，老年人、新生儿或免疫功能低下者）。	有些患者处于感染的高危状态；所以需要增加额外的防护。

护理诊断

● 防护无效	● 有感染的危险
根据患者的状况或需求，个体化处理其相关因素 / 危险因素。	

| 步骤 | 要点说明 |

护理计划

1. 完成下列步骤后所能达到的预期结果：	
● 患者在术后24小时内未出现局部感染的迹象（如红、痛、肿、化脓）或全身感染（如发热、白细胞计数变化）。	表明微生物未转移至患者和无菌区域。
2. 准备用物，检查灭菌包装的完整性和灭菌消毒是否合格。	确保操作前仪器和无菌物品的有效性。

护理措施

1. 执行手卫生（见第9章）	减少皮肤暂居菌。
2. 可选：在患者床边执行或协助操作，如果有体液飞溅或污染的危险，穿清洁隔离衣。选择背部开放的隔离衣。确保覆盖所有的外衣。把袖子拉至手腕上。在颈部和手腕上系牢系带。	患者有大量的引流或液体排出时，合理的穿着防护衣可预防感染。
3. 戴帽子	
a. 如果是长发，将头发梳至耳后并绑住。	帽子须盖住全部头发。
b. 将头发用发夹固定好。	确保长发不会掉下来或者使帽子滑落而露出头发。
c. 将帽子盖住整个头部，就像戴发网一样。确保所有头发都能固定在帽子内（见插图）。	松散的头发在无菌区上方或者头皮屑掉下来均会污染无菌区的物品。
4. 戴口罩	
a. 找到口罩的上缘，通常上缘都有一根细的金属丝。	软金属可以与鼻梁贴合。
b. 捏住口罩两端的带子或绳圈，使口罩上缘在鼻梁上方。	防止手接触口罩干净的贴面部分。口罩将遮住整个鼻部。
c. 将上边的两根系带从耳上方绕过，系在头后方的顶端，帽子上方（如佩戴）。或者在耳朵的上方（见插图）	将绳子系在头部顶端，确保松紧适宜。系在耳朵上可能会对耳朵上的皮肤造成刺激。
d. 将下方的两根系带舒服地系在颈部上使口罩能够盖住下巴（见插图）。	防止护士在说话和呼吸时病原微生物从口罩边缘逸出。
e. 沿着鼻梁轻轻按压口罩上缘的金属条。	防止微生物从鼻部周围逸出和眼镜片上产生蒸汽。
5. 戴护目镜	
a. 将防护眼镜、护目镜或面罩舒适地盖在眼睛之上，检查视野是否清晰（见插图）。	佩戴的范围会影响视野的清晰度。
b. 确保护目镜紧密的贴合前额和面部。	紧密的贴合确保眼睛能够被全面保护。

步骤	要点说明
6. 如果进行无菌操作，请在此时穿无菌隔离衣（见技能 10.3）。佩戴帽子、口罩和眼镜后，戴清洁手套进行非无菌操作（见技能 10.3），戴无菌手套进行无菌操作。拉起清洁手套上部以覆盖手腕（见插图）。注：如果患者或医护人员对乳胶过敏，提供无乳胶手套。	
7. 摘除防护用具	
a. 先脱去手套（见第 9 章或技能 10.3）。用手拿起手套腕部外面翻转取下手套。用戴着手套的手握住脱下的手套。脱下手套的手指插入另一只剩下的手套内翻转脱下（见插图）。将手套丢弃于适当的容器中。	恰当地摘除可以防止头发、颈部和脸部的污染。
b. 摘下眼镜。防止双手碰到污染的镜片。注：如果佩戴口罩，请在摘除口罩前取下。	恰当的摘除可以防止微生物传播。
c. 松解颈部的系带，并从颈部和肩部拉除隔离衣。只触及隔离衣内面，将隔离衣内面朝外，卷起，或折叠成束并丢弃。	隔离衣的前面和袖子是污染的。这种处理方法可以防止感染的传播。

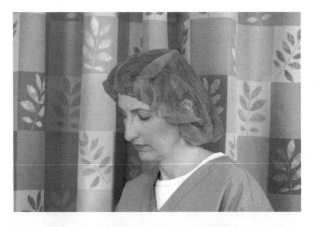

步骤 3c　将帽子戴在头上，盖住所有头发

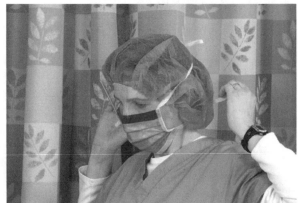

步骤 4d　将口罩下方的绳子系好

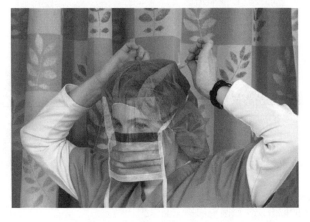

步骤 4c　将口罩上方的绳子系好

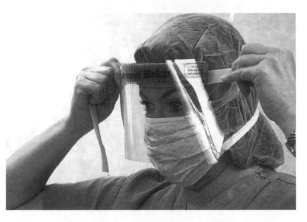

步骤 5a　将防护面罩盖在帽子上

步骤	要点说明
d. 解开口罩下端的带子。握住下端带子，然后解开上方的带子并抓住，向外拿开口罩。从脸部摘除口罩并丢弃于适当的容器中（见插图）。	恰当地摘除，防止口罩上面的部分掉下来碰到工作服。如果口罩碰到工作服，工作服会被污染。
e. 抓住帽子的外表面，从头上提起。	恰当地摘除，减少双手对头发的接触。
f. 将帽子弃置于合适的容器内并执行手卫生。	该程序可减少微生物传播。

护理评价

操作后，评估患者是否有全身感染的症状或体征，或身体引流处有无压痛、肿胀或发红。	评估以排除局部感染的存在。
非预期结果	相关措施
伤口或治疗区出现发红、发热、肿胀、疼痛或化脓性分泌物，表明可能发生了感染。	● 将感染部位的变化告知医师，并按医嘱进行治疗。

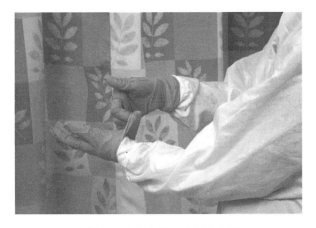

步骤 6　手套上部覆盖隔离衣袖

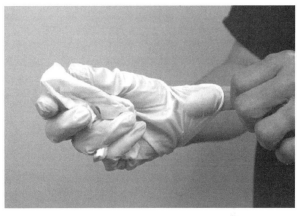

步骤 7a　握住前先脱掉的污染手套，再脱第二只手套

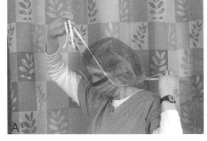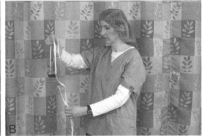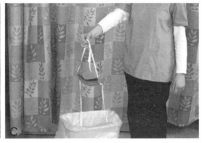

步骤 7d　A. 解开口罩上方的绳子　B. 摘掉口罩　C. 丢弃口罩

记录与报告

● 无需记录个人防护设备的使用。

注意事项

居家护理

● 指导居家照护者具体何时使用个人防护

设备以及如何正确处置。

● 确定居家照护者安全使用设备的能力。

● 观察感染的症状和体征。

技能 10.2　准备无菌区域

在执行无菌操作时，需要一个无菌区，在该区域中所需物品被污染的风险最小。无菌区域为无菌设备的放置提供了无菌面。无菌洞巾在治疗部位周围建立无菌区域，如外科切口、静脉穿刺部位或留置导尿管的部位。无菌洞巾还提供了放置无菌物品、操作用品和无菌手套的工作台面。在打开无菌包后，无菌包的内表面可以用作无菌区域。一旦创建无菌区域，操作者应负责整个操作的过程，并确保该区域未受到污染。

授权与合作

外科技术人员可能准备无菌区域（见机构政策）；但是，护理辅助人员不能准备。护士指导护理辅助人员完成以下工作：

- 帮助患者摆放体位和获取必需物品。

用物准备

- 无菌包（商品化或机构准备的无菌包）
- 无菌巾或无菌包，将用作无菌区域
- 无菌手套（可选）
- 无菌溶液和特定操作的物品
- 齐腰高的桌面 / 工作台面
- 适当的个人防护设备：隔离衣、口罩、帽子及护目镜（见机构政策）

步骤	要点说明

护理评估

步骤	要点说明
1. 根据机构政策，使用至少两种方式核对患者身份信息（例如，姓名和生日，或者姓名和病案号）。	确保患者正确。符合联合委员会标准并保证患者安全（TJC，2016）。
2. 在机构政策和程序手册中核实操作需要的外科无菌技术。	有些操作仅需要一般的医学无菌技术而非严格的外科无菌技术。
3. 在准备操作前，评估患者的舒适度、体位、氧气需求和排泄需要，满足需求。	某些需要无菌区域的操作可能会持续很长时间。预估患者的需要，使患者可以放松和避免任何不必要的运动，避免操作中断。
4. 指导患者（和家庭成员，如果在旁边）在操作中不接触工作台面或设备。	指导可防止无菌区域的污染。
5. 评估是否乳胶过敏。	病史回顾可能会显示乳胶过敏，确定是否需要使用无乳胶用品。
6. 检查无菌包装的完整性，有无漏气、破损、变色、潮湿，或其他任何污染迹象。如果使用商业化或由机构准备的产品，检查灭菌指示胶带（暴露于热力或蒸汽时，标记的颜色会改变）。	检查包装，确保只将无菌物品放入无菌区域（AORN，2016）。
7. 预计操作所需物品的数量和种类。	并非所有的无菌包都含有足够数量或种类的操作用物。由于没有足够的物品会导致离开无菌区域，增加污染的风险。

护理诊断

● 防护无效	● 有感染的危险
根据患者的状况或需求，个体化处理其相关因素 / 危险因素。	

步骤	要点说明

护理计划

1. 完成下列步骤后所能达到的预期结果：	
● 无菌区域未被污染。	正确的外科无菌操作。
● 患者未暴露于微生物。	避免暴露可以防止感染传播的可能性。
2. 在开始操作前完成所有其他护理措施（如用药管理、患者吸痰）。	在进行无菌操作时准备无菌区以减少污染的可能性（AORN，2016）。
3. 请访客在操作过程中短暂地离开。指导工作人员协助操作并避免移动。	来回移动可能会增加通过空气传播的微生物污染的可能性。
4. 在床边安排操作用物。	操作前确保用品处于备用状态，防止无菌技术的中断。（注：聚维酮碘和洗必泰不被视为无菌溶液，需要准备单独的工作台面）。
5. 在特定的手术过程中协助患者摆放舒适的体位。如果身体部分被检查或治疗，帮助摆放体位，以方便操作。根据需要让护理辅助人员帮助摆放体位。	患者应能在操作期间处于舒适的体位。移动患者可能会污染无菌区。
6. 向患者解释操作的目的和无菌技术的注意事项。	解释以确保患者配合操作。操作前进行患者的宣教，减少在操作过程中讲话的需要，这会导致无菌区的空气液滴污染。

护理措施

1. 根据需要应用个人防护设备（咨询机构政策）（见技能10.1和10.3）。	个人防护设备控制空气微生物的传播。
2. 选择清洁、平整、干燥、腰部以上水平的工作台面。	放置在腰部以下的无菌物品被认为是污染的。
3. 执行手卫生（见第9章）。	手卫生减少手部微生物的数量，从而减少向患者的传播。不要让冲洗水由胳膊流至清洁的手部（即，胳膊被认为是污染的）。
4. 准备无菌工作台面。	
a. 使用无菌商品包或含有无菌物品的无菌包。	
（1）在准备好的工作台面上放置无菌套件或无菌包。	置于腰部以上的无菌物品被认为是无菌的。
（2）打开外包装（见插图），并从防尘罩中取出无菌包。放置在工作台面。	包内部仍然是无菌的。
（3）抓住最外层无菌包外表面的角。	无菌包的外表面被认为是非无菌的。无菌巾或无菌包装边缘2.5 cm的界限区域被认为是可触及的，可以用清洁的手指接触。
（4）向远离身体的方向打开最外层的包装，保持手臂伸展和远离无菌区域（见插图）。	触及到无菌区域会导致污染。
（5）抓住一侧巾翼的外表面边缘。	外部边缘被认为是非无菌的。
（6）打开第一侧边巾翼，拉至一边，平坦放于桌面。保持手臂位于身体两侧，而不是在无菌表面上方（见插图）。	无菌包布或无菌包装应平坦放置，确保不会意外污染内表面或无菌内容物。

301

步骤	要点说明
（7）重复步骤6，打开另一侧巾翼（见插图）。	
（8）抓住最里面的巾翼的外部边缘（见插图）。远离无菌包装站立，将巾翼拉开，平坦放置于桌子上。套件已准备好使用。	外部边缘被认为是非无菌的。 始终不能触及无菌区域。
b. 打开无菌包布	
（1）将无菌包放在清洁、干燥的工作台面上，台面高于腰部。	低于腰部水平的无菌物品被认为是受污染的。
（2）去除密封的灭菌胶带，并按上述相同步骤打开 [见步骤4a（2）至4a（8）] 至无菌套件（见插图）。	无菌包布包裹的物品有两层。第一层是防尘罩。第二层必须打开，以查看化学指标剂。

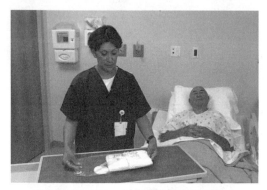

步骤 4a（2）　打开无菌包的外包装

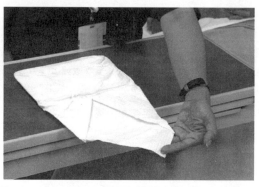

步骤 4a（4）　向远离身体方向打开最外层的无菌包装

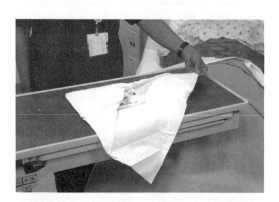

步骤 4a（6）　打开第一侧巾翼，拉至一边

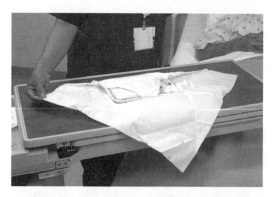

步骤 4a（7）　打开另一侧巾翼，放至一边

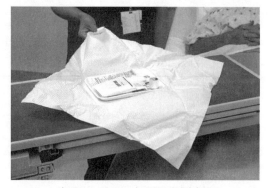

步骤 4a（8）　打开最里侧巾翼

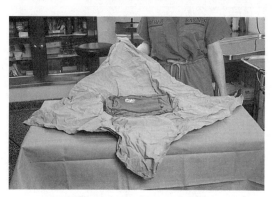

步骤 4b（2）　打开无菌包布

步骤	要点说明
（3）使用已打开的无菌包装作为无菌区域。	包装的内表面被认为是无菌的。
c. 准备无菌面	
（1）将含有无菌巾的无菌包放置在平整、干燥的台面上，按上面所述［见步骤 4a（2）至 4a（8）］打开无菌包装。	包裹的无菌巾保持无菌。
（2）戴无菌手套（可选，见机构政策）。可以不带手套触及无菌巾外部 2.5 cm 边缘。	无菌物品只有在被另一种无菌物品接触时才会保持无菌。只要手指抓住无菌巾外部 2.5 cm 非无菌边缘，不需要戴手套。
（3）用一只手的指尖，拿起折叠无菌巾的 2.5 cm 上沿。轻轻地从包装上提起无菌巾，不碰及任何物体。用另一只手丢弃包装。	如果无菌物品触及任何非无菌物品，就会受到污染。
（4）用另一只手抓住悬挂的一个相邻的角，并将无菌巾保持笔直状态远离身体。展开无菌巾，保持在腰部和工作台面以上，远离身体（见插图）。（用另一只手小心地丢弃包装）。	在腰部以下或胸部以上持有的物品是污染的。现在可以用两只手把无菌巾放好。
（5）拿起无菌巾，将其下半部分放置于工作台面的上半部分（见插图）。	合适的位置可防止护士触及无菌区域。
（6）无菌巾的上半部分可放置工作台面的下半部分（见插图）。	适当的放置为后面无菌用品的摆放提供了平坦、无菌的工作台面。
5. 将无菌物品添加至无菌区域。	
a. 打开无菌物品（沿着包裹顺序），同时用非惯用手拿外包装。	使用非惯用手释放惯用手，以打开外包装。
b. 小心去除非惯用手上的包装。	物品仍然是无菌的。包装的内表面包裹手，使其无菌。
c. 确保包装不落到无菌区域。将物品放于无菌区一角（见插图）。不要在无菌区域上放置双臂。	防止包装边缘翻转，污染无菌区域的物品（AORN，2016）。
临床决策点：不要翻转或投掷物品至无菌区域。	
d. 处理外包装。	处理可防止无菌区域意外污染。
6. 倒无菌溶液。	
a. 查对溶液的标签内容和有效期。	查对确保了正确的溶液和无菌的内容物。
b. 将盛无菌溶液的容器放在靠近桌面 / 工作台面边缘。无菌包中有杯子或成型的塑料部分，可以倒入液体。	适当的放置防止在溶液倾倒过程中触及无菌区域。
c. 向上移除溶液瓶的无菌密封和瓶盖。	向上移除，防止瓶口污染。
d. 使溶液瓶远离无菌区，瓶口在接收容器内部上方 2.5 ～ 5 cm，慢慢地将所需的溶液倒入容器中。瓶签朝向掌心（见插图）。	瓶子的边缘和外部被认为是污染的。慢慢倾倒，防止飞溅。如果放回瓶盖，则无法保证内容物的无菌。防止标签潮湿和难以辨认。
临床决策点：当液体渗透至无菌区域或无菌屏障，会造成无菌区域的污染。	

303

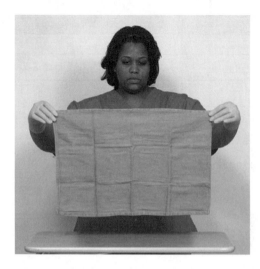

步骤4c（4） 拿起无菌巾的角，然后保持和远离身体

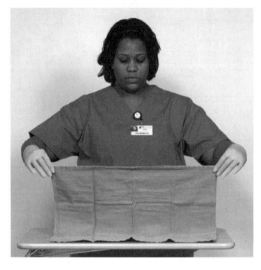

步骤4c（5） 在工作台面的上半部分放置无菌巾的下半部分

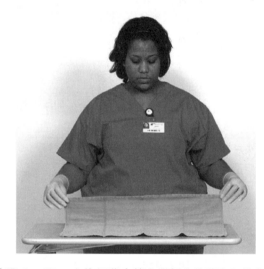

步骤4c（6） 允许无菌巾的上半部分放置在工作台面的下半部分

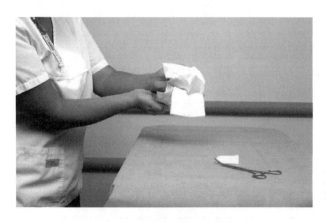

步骤5c 添加物品至无菌区

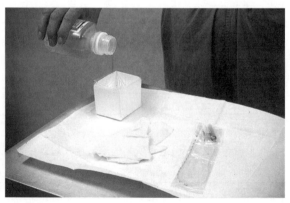

步骤6d 将溶液倒入无菌区域的容器中

步骤	要点说明

护理评价

观察无菌技术的中断。	无菌技术的中断需要建立新的无菌区。
非预期结果	**相关措施**
1. 无菌区域接触污染的物体或液体飞溅于无菌巾，造成渗透。	● 停止无菌区域的准备，准备新物品重新开始。
2. 无菌物品从无菌区掉落。	● 重新打开另一个包含无菌物品的包，将物品放入无菌区域，除非无菌区域被污染，在这种情况下，需要建立一个新的无菌区域。

记录与报告

● 该组技能不需要记录或报告。在流程图、电子健康档案的护理日志或表格中记录执行的无菌操作和患者的状况。

注意事项

居家护理

● 多数居家环境中的护理操作涉及清洁技术。如果要求无菌环境，患者和居家照护者需要了解适用于无菌环境的原则。例如，指导居家照护者在应用无菌敷料时，如何正确使用无菌包装作为无菌巾／无菌区域，或正确地去除无菌物品包装的操作。

● 评估患者和居家照护者的理解力和在需要执行特定操作时提供无菌环境的能力。

技能 10.3　戴无菌手套

手套可预防由直接和间接接触造成的病原体传播。护士执行一些无菌操作，如插导尿管或使用无菌敷料等，要先戴好无菌手套。戴无菌手套不能替代手卫生。

核实患者或医务人员是否有乳胶过敏是非常重要的。当出现过敏或在反复接触乳胶过敏时，应选择无乳胶手套。注释10.2列出了乳胶过敏的危险因素。乳胶蛋白可经由皮肤、黏膜或呼吸道吸入进入人体。对乳胶的过敏反应度由轻到重（见注释10.3）。

手套必须是合适的尺寸。手套在手掌伸展时，指间不应该很紧，以免造成手套的撕裂，但也要足够紧密贴合手指，以便较为容易地拿取物品。无菌手套可以是均码的，也可以有具体的尺寸（如6号、6.5号、7号）。

授权与合作

护理辅助人员可以完成戴或脱无菌手套的操作。然而，许多需要使用无菌手套的操作不能交给护理辅助人员完成。护士指导护理辅助人员完成以下工作：

● 参阅推荐的特定操作。

用物准备

● 适当尺寸的无菌手套包，乳胶或合成的非乳胶无菌手套。如果患者有乳胶过敏，确保手套无乳胶和滑石粉

注释 10.2　有乳胶过敏风险的个人

● 脊柱裂

● 多项手术或医疗操作

● 密集接触乳胶（例如，卫生保健工作者、家庭主妇、餐饮工作者、轮胎制造者、常规使用手套的行业工作者）

● 橡胶工业工作者

● 有个人或家族过敏史

● 对乳胶过敏或对鳄梨、香蕉、栗子、猕猴桃和百香果过敏。这些食物中存在一些与乳胶中相同的过敏原

Mayo Clinic: Diseases and conditions: latex allergy: 2014, http://www.mayoclinic .org/diseases-conditions/latex-allergy/basics/risk-factors/con-20024233. Accessed January 2016.

注释10.3　乳胶过敏等级

三种常见乳胶反应（按严重程度）如下：

1. 刺激性皮炎：皮肤反应与接触区分离。

a. 急性反应：发红、发干、发痒和皮肤刺激症状。

b. 慢性反应：皮肤发干、增厚、结痂、可能开裂或脱皮，甚至导致开放性溃疡。

2. Ⅳ型迟发型过敏反应：对乳胶加工中的化学品过敏。

a. 急性反应：皮肤发干、发红、皮疹、发痒、荨麻疹、

小水疱。

b. 慢性反应：皮肤干燥、增厚、结痂、溃疡、水疱、脱皮（暴露4～96小时后出现）。

3. Ⅰ型速发型过敏反应：可能危及生命，反应可在接触后2～3分钟至数小时后出现。

a. 急性反应：出现荨麻疹、水肿、流鼻涕、恶心、腹痛、头晕、低血压、支气管痉挛、全身性过敏反应（休克）。

Centers for Disease Control and Prevention, Frequently asked questions: contact dermatitis and latex allergy, 2013, http://www.cdc.gov/oralhealth/infectioncontrol/faq/latex.htm. Accessed January 2016.

步骤	要点说明

护理评估

1. 根据操作类型和医疗机构相关规定选择手套。在某些机构的手术室中推荐使用双层手套（Childs，2013）。	确保需要时可以使用适当的无菌手套。证据支持使用双层手套和双层手套指标系统，以减少皮肤损伤的风险，也是防止血源性病原体暴露的有效屏障（AORN，2016）。
2. 考虑患者感染的风险（例如，现有的治疗条件和正在接受治疗的面积大小或范围）。	如有需要，指导护士采取额外的预防措施（例如，增加屏障遮挡）。
3. 选择合适大小和类型的手套，检查手套包装是否完好、干燥。	如果包装有破损或潮湿，应该考虑此手套包已被污染。包装上的水渍表明已被污染。
4. 检查双手有无切口、肉刺、开放性伤口或擦伤的情况。在某些情况下，可以覆盖无菌防渗敷料（见机构政策）。在某些情况下，这些损伤的存在可能会妨碍护士参与操作。	切口、擦伤和肉刺可能会渗出含有病原体的血清。皮肤完整性的破坏会导致微生物的侵入，并增加患者和护士感染的风险（AORN，2016）。
5. 在戴乳胶手套前先评估患者是否存在以下危险因素：	危险因素决定患者乳胶过敏的等级。
a. 之前有接触以下物品数小时内发生反应的情况：胶带、牙医口罩或面罩、高尔夫球杆握把、造口袋、橡皮筋、气球、绷带弹力内衣、静脉注射管材、橡胶手套、避孕套。	确定导致乳胶过敏的物品。
b. 有哮喘、接触性皮炎、湿疹、荨麻疹、鼻炎的个人史。	有此种情况的患者发生反应的风险较高。
c. 有食物过敏史，特别是鳄梨、香蕉、桃、板栗、生马铃薯、猕猴桃、番茄、木瓜。	有食物过敏史的患者有更高的风险发生反应。
d. 曾在外科或牙科手术中出现不良反应。	之前的病史提示过敏反应。
e. 曾对含乳胶产品有变态反应。	之前的病史提示过敏反应。

护理诊断

● 防护无效	● 有感染的危险	● 有受伤的危险
根据患者的状况或需求，个体化处理其相关因素／危险因素。		

步骤	要点说明

护理计划

完成下列步骤后所能达到的预期结果:	
● 操作后患者未出现感染的症状或体征。	未发生感染的迹象是没有微生物被引入无菌的体腔或部位（如皮肤或尿道）。
● 患者未发生乳胶刺激或乳胶过敏反应。	存在乳胶过敏危险的患者不接触乳胶蛋白。
临床决策点：有乳胶刺激或有乳胶过敏风险的患者和护士需选择人工合成的非乳胶手套，患者或护士有乳胶刺激或乳胶过敏反应的危险时，必须使用非乳胶合成手套（无乳胶/无粉）。	

护理措施

1. 戴手套	
a. 彻底清洁双手。将手套包放在邻近操作区域的地方。	手卫生减少皮肤表面的细菌数量，降低污染或感染的危险。邻近操作区域，确保操作前能够轻易拿到。
b. 仔细撤去手套包的外包装，将其打开放置于两侧（见插图）。	防止手套包的内层被意外打开，接触污染的物品。
c. 拿起内包装，放置于清洁、干燥，与腰齐平的平面。打开包装，确保手套在包装的内表面（见插图）。	无菌物品在腰部以下会被污染。手套包装的内表面是无菌的。
d. 确定左、右手套。每个手套有约5cm宽的反折面。先戴惯用手。	分清左、右手可防止误戴造成的污染。先戴惯用手可以提高灵巧性。
e. 用非惯用手的拇指及示指、中指，拿起惯用手手套，只触及手套内面。	反折部分的内侧面是接触皮肤的，因此是不需要无菌的。
f. 小心地为惯用手戴好手套，保留反折面，确保反折面不被卷至手腕上。使大拇指和其他手指都在合适的位置（见插图）。	如果手套的外表面触碰了手或者手腕，则手套受到污染。
g. 用惯用手的手指插入另一只手套折起部分的内面（见插图）。	反折面保护了戴着手套的手指。用无菌区接触无菌区防止了手套被污染。
h. 用非惯用手小心地戴好第二只手套（见插图）。	戴好手套的手接触暴露的手会导致污染。
临床决策点：戴好手套的惯用手的手指和拇指不能触及非惯用手的任何暴露部分。保持惯用手的拇指尽量外展。	

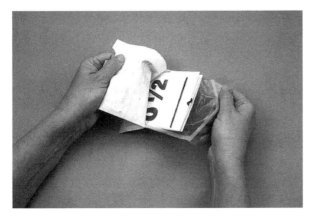

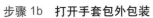

步骤1b　打开手套包外包装

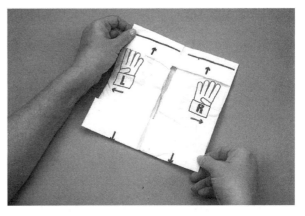

步骤1c　在操作台面打开手套内包装

307

步骤	要点说明
i. 戴好第二只手套后，两只手交叠，操作开始前保持在腰部平面以上（见插图）。	使手套能够顺畅地戴在各个手指上，防止污染。
2. 进行操作。	
3. 脱手套。	
a. 用戴着手套的手捏住另一只手套腕部外面，小心不要触碰手腕。	最大限度地减少对手套下皮肤的污染。
b. 将手套翻转脱下，内面朝外，用戴着手套的手握住。	手套的外表面不接触皮肤表面。
c. 将脱掉手套的手指插入另一只手套内（见插图）。将手套翻转脱下，内面朝外，包裹先前脱掉的手套。将手套弃置于容器中。	手指不能接触污染的手套表面。
d. 彻底清洁双手。	手卫生保护医护人员免受任何看不见的损伤或手套中的小孔造成的污染；同时去除手上的粉末，防止皮肤刺激。

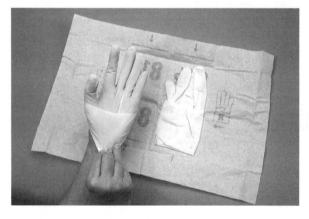

步骤 1f　拿起惯用手的手套，插入手指，拉动手套直至完全遮住惯用手（图示中左手是惯用手）

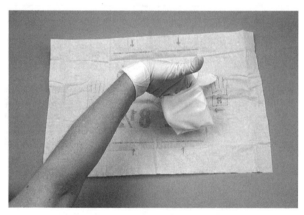

步骤 1g　拿起非惯用手的手套

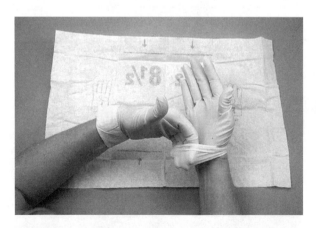

步骤 1h　拉动第二只手套直至完全遮盖非惯用手

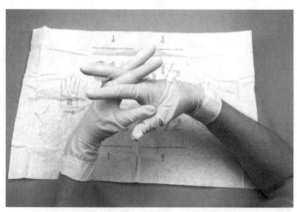

步骤 1i　戴好手套的双手交叠

步骤	要点说明

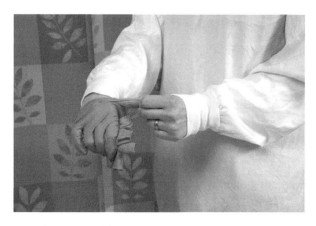

步骤 3c 将第二只手套以内面向外的方式脱下

护理评价

1. 评估患者的感染迹象，重点观察治疗部位。	不恰当的操作会导致感染的发生。
2. 评估患者有无乳胶过敏迹象。	评估患者的乳胶过敏程度。
非预期结果	相关措施
1. 患者出现局部感染的症状（如尿液浑浊或有异味；伤口疼痛、肿胀或发红、流脓）。	● 联系医师或医务人员，并遵医嘱采取适当的治疗。
2. 患者出现全身性感染症状（如发热、不适、白细胞计数增加）。	● 联系医师或医务人员，并遵医嘱采取适当的治疗。
3. 患者发生乳胶过敏反应（见注释10.3）。	● 立即终止解除含乳胶的过敏。 ● 床旁备好应急设备。备好抢救用注射用肾上腺素，并做好输液和给氧的准备。

记录与报告

● 无需记录手套的应用。记录完成的具体操作和患者的反应和状态。

● 发生乳胶过敏反应时，在流程图，或电子健康档案（病历）的护理日志，或图表中记录患者的反应。记录反应的类型和患者对急救治疗的反应。

注意事项

健康教育

● 护士或患者有已知的乳胶过敏，应佩戴医疗警示腕带或标签，并在钱包内携带相关卡片，注明"乳胶过敏"。

● 已知的乳胶过敏的个人应随身携带口服的速效抗组胺剂和肾上腺素自我注射器。

▶ 临床案例分析

一名78岁失明女子因胆囊切除术入院。护士进入其病房开始一系列的操作如下：插留置导尿管、冲洗鼻胃导管、口腔吸痰并测量血压。

1. 哪些操作需要使用无菌手套？

2. 医护人员计划开放一条中心静脉通路。护士获得了必要的物品，准备了无菌巾，并打开了无菌包装。护士去除外部包装，并将该物品放入无菌区。此时，无菌物品触及了距离无菌巾边缘5 cm的地方。下一步你将会做什么？

3. 患者讲述她在洗盘子时使用橡胶手套，会发生皮炎；当她吃香蕉或西红柿时，会出现皮疹。如何使用SBAR（现状－背景－评估－建议）将这些信息传达给其他的医护团队？

▶复习题

1. 在打开无菌包装时，哪些动作会影响无菌包内的无菌物品？（选择所有符合条件的选项）

A. 将包装的内容物放置在无菌巾的最边缘

B. 将无菌物品在腰部以下手持或移动

C. 在操作之前打开包装

D. 允许在无菌区域进行小幅度的移动

E. 使用非乳胶导管操作

2. 在床边进行无菌操作时，护理辅助人员可以帮助护士_____患者。

3. 下列哪些操作需要无菌技术？（选择所有符合条件的选项）

A. 留置导尿管

B. 置入胃管

C. 气管吸痰

D. 腰椎穿刺

E. 插入直肠栓剂

F. 坐浴

第 5 单元

活动与移动

第 11 章

安全地处理、移动和安置患者

▶ 技能和步骤

技能 11.1　使用安全有效的移动技术
操作指南 11.1　轮椅转移技巧
技能 11.2　卧床患者的移动和体位

▶ 学习目标

学习本章节后，护士能够具备如下能力：

● 描述患者安全处理、移动和体位摆放的原则。

● 解释在移动、摆放体位和转移患者时使用电梯和其他辅助设备的重要性。

● 进行评估以确定使用的方法类型，以及患者安全移动和体位摆放所需的帮助。

● 描述移动和摆放体位的程序，以确保患者和护士的安全。

● 描述体位摆放的技术，以支持半坐卧位、仰卧位、俯卧位、30°角侧卧位和半俯卧位的体位摆放技术。

● 描述帮助患者在床上移动、帮助患者改为坐姿、帮助患者翻身、将患者从床上移至椅子上的过程。

▶ 目的

卫生保健机构必须向员工提供安全信息和培训，以便在移动、摆放体位和转移患者时使用。仅仅依靠适当的身体力学和体力搬举技术并不能有效地减少医护人员的肌肉骨骼损伤。一个全面安全的患者处理方案，需要将管理委员会与员工参与、政策以及适当地使用机械设备和培训相结合（OSHA, nd）。工作人员在移动、滚动、稳固、安置患者时可能需要使用起重设备。然而，由于医院环境中大部分肌肉骨骼损伤都是累积性的，因此，在处理患者的任务期间应采取所有措施，以使护理人员的肌肉骨骼损伤的可能性降至最低。参考你所在机构的政策和程序。许多患者有因为治疗计划而不能活动或者需要被限制活动的情况。安全、正确地体位放置和有效地移动患者，以减少皮肤破裂、肺炎、深部静脉血栓形成等与制动有关的风险，是一项重要的护理任务。在采用本章中的技能时，必须使用安全的患者处理技术。

▶ 护理标准

● 美国职业安全与健康管理局，2014——背部安全指南

● 美国护理学会（ANA），2013a，b——患者安全处理

● 职业安全及健康协会，2015——医院工作人员安全

● 美国联合委员会，2016——患者安全目标

▶ 实践准则

- 身体力学是肌肉骨骼和神经系统协调的结果，在举高、弯曲、移动和进行日常生活活动时来保持平衡、姿势和身体站直。

- 使用安全的患者移动和体位安置技术可以帮助患者达到最佳的独立水平，也不会对卫生保健提供者造成伤害。

- 教授如何使用安全的患者处理设备并结合适当的身体力学的方法，比单独使用任何一种方法都更有效（Krill et al.，2012；Pelczarski，2012）。

- 决定给患者使用的合适处理技能的主要原则是了解患者是否能够承重以及患者的体重、身高、体力、合作和提供帮助的能力（Nelson 和 Baptiste，2006）。

- 患者因不合适的体位会有发生并发症的危险和移动的时候受到伤害，包括那些营养不良、循环不良、感觉丧失、骨形成或关节活动改变、肌肉发育受损的患者。

▶ 以患者为中心的护理

- 最终，增加患者的行动能力和活动水平是患者的选择。在制订护理计划时，应考虑到患者的知识水平、文化信仰和对失去独立活动的态度以及参与活动的意愿。

- 当向患者提供关于不活动的并发症及其独特风险的信息时，应使用通俗的语言。

- 考虑患者失去独立活动和行动能力的情况，以确保护理计划是实际且可以实现的。

- 了解患者选择让居家照护者参与的程度，来学习居家护理的移动和体位安置技术。

▶ 循证护理实践

越来越多的证据表明，在医疗保健环境中减少工作场所的伤害所需的技术的必要性。

- 住院医疗环境在所有行业中的受伤和患病率最高。2014年，美国医院记录294 000例

非致命工伤及疾病——全职雇员的工伤和疾病率为6.2%，是整个私营行业的两倍（全职雇员的工伤和疾病率为3.2%）（Bureau of Labor Statistics，2014）。

- OSHA提供了根据患者人数、患者处理任务和物理环境完成人体工程学危险性评估的指导方针（OSHA，2014；2015）。对医护人员进行有关设施、设备和处理政策的培训至关重要（OSHA，2014；2015）。

- 大多数组织制定了"无搬举"政策，阻止手工搬举，并要求根据需要采用设施和设备进行安全操作（ANA，2013a；b）。

- 了解安全、有效的移动和摆位技术（注释11.1）并正确使用辅助设备和设施，可以促进安全的患者移动，而不伤害患者或医护人员（ANA，2013a；b）。

注释11.1 对患者进行移动和摆位时的安全人体力学原理

当患者无力提供帮助时，机械升降机和电梯是必不可少的。当患者能够提供帮助时，记住这些原则：

- 重心越低，护士的稳定性作用越大。
- 只要重力线通过支撑面，物体就能够保持平衡。
- 面向移动方向可以防止脊柱的异常扭曲。
- 手臂和腿之间分开进行平衡可以降低背部受伤的风险。
- 杠杆作用、滚动、转弯或旋转需要的工作量比搬举要少。
- 当要移动的物体与其所在表面之间的摩擦力减小时，移动所需的力量就会减少。

▶ 安全指南

- 了解生理对身体协调和移动性的影响，如何影响患者的一生。不活动的老年人有肌肉萎缩、骨量丧失、关节挛缩和压力性损伤的危险（Touhy 和 Jett，2014）。

- 通过确保环境安全，控制能间接影响人体力学的因素。凌乱的走廊和床边区域会增加患者跌倒的风险（见第43章）。

- 评估患者的活动范围。挛缩或痉挛会限

制关节和肌肉的活动；注意不要将患者的肢体摆放成不自然的体位。这可能导致受影响的肢体受伤或功能障碍（见第12章）。

- 确定患者的感官知觉水平（视觉和听觉），因为这会影响他或她在移动和抬起过程中的协作能力（见第6章）。
- 感觉丧失增加了由于无痛感或需要重新放置体位而造成的不能活动的安全隐患。
- 使用辅助设备和设施对患者进行安全移动和体位摆放 (Sherwood 和 Barnsteiner, 2012)。

技能 11.1　使用安全有效的移动技术

安全有效的移动是一种护理技能，可以帮助有依赖性的患者或行动受限的患者重新获得独立性或保持最佳独立性的体位。例如，从床移至椅子促进身体活动，可以保持和改善关节运动，增加力量，促进血液循环，缓解皮肤上的压力，并改善泌尿和呼吸功能（见第12章）。通过增加社会活动和精神刺激，并提供环境变化，使患者在心理健康方面受益（Huether and McCance, 2016）。

在转移过程中需要考虑个别患者的临床问题。例如，几天或更长时间不动的患者可能会感觉虚弱或头晕，或在移至椅子上时可能会出现直立性低血压（血压下降）。为了确保患者的安全转移，一定要使用步态或移动带或适宜的

电梯，并获取同事帮助（Freeman et al., 2011；Largo et al., 2012）。

授权与合作

有效移动技术的技巧可以委托给训练有素的护理辅助人员。护士负责初步评估患者的准备情况和移动能力。护士指导护理辅助人员完成以下工作：

- 长期卧床休息、大手术、严重疾病或脊髓损伤后首次移动患者时，需要帮助和监测病情。
- 解释患者的行动限制，监测到的血压变化，或感觉改变可能会影响安全移动。
- 解释需要观察并报告给护士什么内容，如头晕或患者的协作能力。

用物准备

- 传送带
- 吊索（视需求而定）
- 防滑鞋、浴毯、枕头
- 滑板（减摩板）
- 带扶手的床头椅
- 担架：靠近床边，锁住担架上的刹车，锁住床上的刹车
- 机械/液压升降机：使用框架、帆布条或链条、吊床或帆布条；支架辅助升降装置
- 血压计和听诊器
- 清洁手套（如有弄脏的风险）

步骤	要点说明
护理评估	
1. 根据机构政策，使用至少两种方式核对患者身份信息（例如，姓名和生日，或者姓名和病案号）。	确保患者正确。符合联合委员会标准并保证患者安全 (TJC, 2016)。
2. 执行手卫生。	减少微生物传播。
3. 检查病历或直接评估患者移动和协助移动的体力（见第6章）。	确定患者是否有能力忍受和协助转移，以及是否需要特殊合适的技术或安全的处理设备。
评估如下：	

步骤	要点说明
a. 通过主动的活动范围评估肌肉力量（腿和上肢）。	不活动的患者的肌肉力量、肌张力和肌肉质量都会下降。影响承重、抬高身体的能力，进而影响协助移动的能力。
b. 关节灵活性和挛缩形成。	不活动或炎症过程（如关节炎）可能导致挛缩形成和关节灵活性受损。
c. 瘫痪或轻度瘫痪（痉挛性或弛缓性）。	伴有中枢神经系统损害的患者可能有双侧瘫痪（需要通过旋转杆、滑杆、机械升降机进行移动）或单侧瘫痪，需要将皮带置于较有力的一侧进行移动。虚弱（轻度瘫痪）患者在移动时需要固定膝盖。在移动时，必须用吊索支撑无力的手臂。
d. 骨连续性（创伤、截肢）或长骨钙的丢失。	患者伤到一条腿或髋关节时，在移动时是不能承重的。截肢者可以使用滑板进行移动。骨质疏松会增加受伤的风险。
4. 请参阅病历查看患者最近记录的体重和身高。	这些因素被用来确定移动患者是否需要机械转移装置或减摩装置。
5. 评估是否有虚弱、头晕或体位性低血压的病史（坐或站立时）。	确定在移动过程中发生晕倒或跌倒的风险。从仰卧位到站立位，收缩压下降 20 mmHg 以上，会导致直立性低血压（Lewis et al., 2017）。
6. 查看病历记录，评估患者在过去移动过程中的疲劳水平和活动耐受性。通过患者参与日常生活的活动记录来评估其耐受性。	评估患者参与移动的能力。移动前计划休息时间可能会提高效率。
7. 评估患者自身的感受功能（对姿势和平衡变化的认识）：	确定患者平衡移动的稳定性。
a. 坐在床上或床边时保持平衡的能力。	确定在移动过程中有无晕倒或跌倒的风险。
b. 有左右摇摆或偏向一侧的倾向。	脑功能障碍的患者可能会出现本体感觉丧失的情况。这可能导致他们在移动过程中会倾斜到一边，或失去平衡。
8. 评估患者的感觉状态，包括视力、听力的充足性和周边感觉缺失的情况（见第 6 章）。	确定感官丧失对移动能力的影响。视野的丧失降低了患者看到移动方向的能力。周边感觉丧失降低本体感受。视力和听力下降的患者需要转移技术来适应其缺陷。
临床决策点：偏瘫患者可能"忽视"身体的一侧（忽视或注意不到身体或环境的一侧），这会扭曲其对视觉区域的感知。	
9. 评估患者的疼痛（例如关节不适、肌肉痉挛），并使用 0 ~ 10 分的评分准则来测量疼痛程度。在移动前 30 分钟提供规定的止痛药。	疼痛会降低患者的移动力和活动能力。移动前的疼痛缓解增强患者的参与（Christo et al., 2011）。
10. 评估患者的认知状况	确定患者在移动过程中遵循指示和协作的能力。
a. 遵守口头指示的能力。	可能表明患者有受伤的危险。

步骤	要点说明
b. 短期记忆。	患有短期记忆缺陷的患者可能在移动、初始学习或持续学习方面有困难。
c. 认识到身体的缺陷和行动的限制。	患者对缺陷的了解可以帮助你做出安全的移动计划。
11. 评估患者的移动水平，如他或她的渴望移动与不愿意移动。	心理状态的改变常常会降低患者参与活动的欲望。
12. 评估以前的移动模式（如果合适的话）。	确定移动模式和提供连续性帮助的需要。
13. 在移动之前评估患者的生命体征。	生命体征的变化，如脉搏和呼吸频率的增加，可能表明活动耐受不良（见第5章）。有低血压的患者不能耐受突然的体位改变，并且有发生直立性低血压的危险。提供基线以确定对移动的耐受性。
14. 请参考安全处理原则（大多数机构都有），以确定是否需要电梯或机械移动设备，以及移动所需的帮手人数。在所需的所有护理人员全部到位前，不要开始行动。	确保患者的安全处理，减少患者和护理人员受伤的风险。

护理诊断

● 活动无耐力	● 有跌倒的危险	● 皮肤完整性受损
● 急慢性疼痛	● 躯体活动障碍	● 有受伤的危险
● 急性意识障碍		
根据患者的状况或需求，个体化处理其相关因素 / 危险因素。		

护理计划

1. 完成下列步骤后所能达到的预期结果：	
● 患者坐在床边，没有头晕、无力或直立性低血压。	在移动过程中要采取防止血管受损的预防措施。
● 患者能够耐受增加的活动。	逐渐增加移动次数和下床时间可以增强耐受性和耐力。
● 患者可以承受更多的重量。	反复的移动通常能增强患者的耐力并提高其独立性。
● 患者在移动时没有受伤。	适当的技术可以避免受伤。
● 患者在移动时只感觉到细微的不舒适。	正确进行移动程序。
2. 向患者解释（用通俗的语言）如何去准备移动技术以及使用的安全措施。解释从椅子上站起来的好处和理由。采用符合患者关于康复或维持健康的信念和价值观的方法（Shieh et al., 2015）。	让患者更清楚地理解。激励患者参与到移动中来。
3. 拉上房间的窗帘或关上门。	保护患者的隐私。
4. 请额外的护理人员和（或）采用必要的升降机或移动设备来进行移动。	安全处理原则（见机构政策）确定了护理人员的数量和在需要升降机移动患者时所需设备的类型。

护理措施

1. 执行手卫生。	减少微生物传播。

317

步骤	要点说明
2. 帮助患者从仰卧位转变成坐到床边的体位，将床头抬高，使床垫与手肘齐平（见第 12 章，操作指南 12.4，步骤 14 和插图）。	减轻背部的负担。
3. 让患者坐在床边几分钟。让患者交替弯曲和伸展双脚，上下移动小腿。询问他或她是否感到头晕；如果头晕，测量血压。让患者放松，深呼吸，直至头晕感消退，恢复平稳为止。如果头晕持续时间超过 60 秒，让患者返回床上（Myszenski，2014）。再次测量血压。	使患者的循环保持平稳，以减少发生直立性低血压的机会。
临床决策点：护士始终在患者面前，直至患者恢复平稳，对于一些虚弱或认知障碍的患者需提供持续的体力支撑。	
4. 将患者从床上移动到椅子上	
a. 将椅子放置在与床的一侧成 45°角的地方，面向床尾。	将椅子放置在便于移动到的地方。
b. 将床放在较低的位置或将床调到患者的脚可以舒适地放在地面上的高度。	移动时要确保患者的平稳性。
c. 如果患者只能上半身局部负重，或医护人员须负重超过 15.9kg，使用机械升降机或移动辅助设备，且至少有两三名医护人员（见插图）。按照制造商电梯指南应用设备。	强烈建议使用机械升降装置移动患者，以减少肌肉骨骼损伤的危险（Degelau et al.，2014；OSHA，2014；2015；Pelczarski，2012）。
临床决策点：如果患者表现出身体一侧无力或瘫痪，请将椅子放在患者有力的一侧。	
d. 如果患者只能局部负重，且很配合，能够站立，有上肢力量，则需要一位照护者使用站立支点技术。	
（1）使用移动带（见插图）。确保它完全缠绕腰部。把带子放低，并确保患者舒适。避免将带子放置在任何静脉沿线、切口或引流管上。	移动带可以在移动过程中保持患者的平稳性，并降低跌倒的风险（Degelau et al.，2014；OSHA，2014）。
（2）如果仍然不合适，帮助患者穿上稳定防滑的鞋／袜子。将患者负重或有力的腿向前落在地上，无力的脚向后。	防滑鞋底降低了移动过程中滑倒的危险。移动时，一定要让患者穿上鞋子，光脚会增加跌倒的风险。患者将用有力或可以承重的腿站立。
（3）护士分开双脚。弯曲臀部和膝盖，使膝盖与患者的膝盖对齐。	两脚尽量分开，保持平衡。弯曲的膝盖和臀部降低了患者的重心，防止其被抬高；当患者站立时，使膝盖与患者的膝盖对齐可以使膝盖保持稳定。

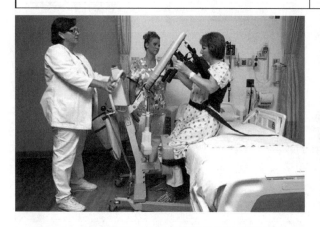

步骤 4c　患者在护士打开电动升降机时握住手柄

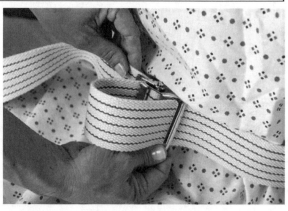

步骤 4d（1）　使用移动带

步骤	要点说明
（4）抓住移动带，护士保持手心向上，沿着患者的身体两侧（见插图）。	移动带可以让你移动患者的重心。不应抓住患者的胳膊或腋下将其抬起来。
（5）数到"3"扶患者成站立位，同时臀部和腿部站直并保持膝关节轻轻的弯曲（见插图）。随着患者一起前后移动，确保护士的体重和患者体重移动的方向相同，保证护士和患者同时朝同一个方向移动。除不允许的情况外，可以指导患者在适当的情况下用手向上推。	摇摆移动给患者的身体带来动力，需要更少的肌肉力量来抬起他或她。
（6）用膝盖保持患者无力的腿的稳定性。	通过膝盖的支撑，虚弱的患者通常能够维持站立的能力来保持平稳。
（7）从椅子前走到最远的地方。	保持对患者的支撑，同时给患者足够的活动空间。
（8）指导患者使用椅子上的扶手来支撑并缓慢地移动至椅子上（见插图）。	增加患者的稳定性。
（9）弯曲臀部和膝盖，同时将患者往下移动至椅子上。	防止身体力学不当造成的伤害。
（10）评估患者的坐姿是否正确。为无力的肢体提供支撑。你可以使用吊带或膝板来支撑受伤或无力的手臂。用浴巾或枕头固定腿。	防止因身体姿势不当对患者造成伤害。
（11）正确的坐姿标准：头竖直抬起，脊椎笔直。体重均匀分布在臀部和大腿上。大腿与水平面平行。双脚都支撑在地上，脚踝舒适地弯曲着。在膝盖后表面的坐位边缘和腘窝之间保留有 2.5 ~ 5 cm 的间隙。	防止椎骨内关节受到压力。防止增加对骨突起部位的压力，并减少对潜在肌肉骨骼系统的损害。

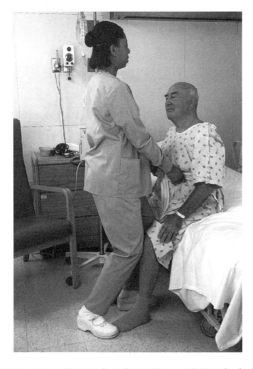

步骤 4d（4） 护士弯曲臀部和膝盖，使膝盖与患者的膝盖对齐，抓住移动带并掌心向上

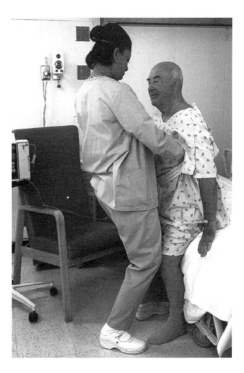

步骤 4d（5）护士移动患者（患者可以协助）至站立位

319

步骤	要点说明
e. 如果患者不能配合（不考虑承重的能力）或上肢没有力量，请使用天花板或地板液压升降机将患者从床上移动至椅子上。	研究支持使用机械升降机来预防肌肉骨骼损伤（ANA，2013a，b）。由于每个患者的房间都可以使用升降机，所以采用天花板式的升降机是一种很普遍的选择（见插图）。
（1）将机械地面升降机放至床边或者将天花板式升降机降低并妥善放置。	确保离开床的患者被安全抬高。
（2）将椅子放置在床边，并留出足够的空间来操作升降机。	为升降机的安全使用和随后的移动做好环境准备。
（3）将床抬至较高的位置，床垫放平坦。降低靠近椅子一侧的护栏。	使你可以采用正确的身体力学。
（4）第二位护士在床的另一侧就位。	保护患者的安全，防止从床上摔下来。
（5）转动患者至远离你的一侧。	调整患者的体位以便放置升降吊索。
（6）在患者身下放置吊床或帆布条以形成吊索。选用两片帆布，下缘适于放在患者的膝盖下（宽片），上缘适合置于患者的肩膀下面（窄片）。	机械／液压升降机配有两种座椅：吊床样式的更适合于弛缓性、无力及需要支撑的患者；帆布条的座椅可用于肌肉张力正常的患者。钩尖应远离患者皮肤。将吊索置于患者的重心和体重的最大身体部位下面。
（7）当第二位护士拉住吊床（皮带）时，把患者转回到第一位护士的身边。	抬起前确保吊索处于正确的位置。
（8）将患者恢复至仰卧位，确保吊床或皮带平整悬放于床上方，吊索应从肩膀延伸至膝部（吊床），平均支撑患者的体重。	完成患者在机械／液压吊索上的定位。

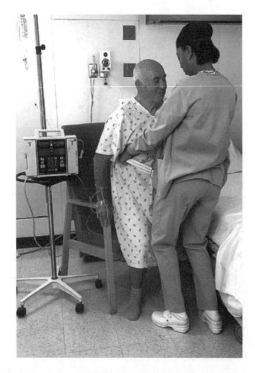

步骤 4d（8）　患者使用扶手并被指导坐到椅子上

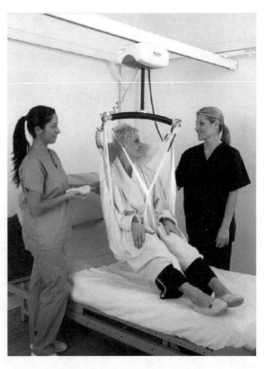

步骤 4e 天花板式升降机（由 Waverly Glen Systems, a Prism Medical Co. 提供）

步骤	要点说明
（9）适当情况下，摘下患者的眼镜。	旋转杆靠近患者的头部可能打碎眼镜。
（10）在患者的床下（椅子侧边）放置 U 形底座提升装置。	有效升高，进行平稳的转移。
（11）根据使用说明将水平杆降低至吊索水平，如有需要，可锁上阀门。	定位液压升降机靠近患者，锁住阀门防止患者受伤。
（12）将链子钩在皮带孔洞上，短链或皮带钩在吊索顶部孔洞中，长链条钩在吊索底部（见使用说明）。	确保液压升高至吊索。
（13）将床头抬高至弗勒式位置。	安置患者坐位。
（14）患者双手交叉在胸前。	在转移的过程中，防止患者手臂受伤。
（15）液压泵动力系统使用长、慢甚至冲程手柄，直至将患者从床上抬起（见插图），打开天花板顶部的控制装置来移动患者。	在抬高的过程中，确保患者安全。
（16）当你和其他护士将患者从床面抬高或从床上抬离至椅子上时，确保患者旁边有另一位护士保护。	将患者安全地从床上抬起，护士站于可以保护的位置，降低患者从吊索上跌落的危险。
（17）将升降装置的底座环绕在座椅周围，缓慢地松开，检查阀门，将患者放低，置于座椅上（见制造商说明）（见插图）。	将升降机放于椅子前方，方便患者移动，当座椅下降时，安全地将患者引导至椅背上。
（18）患者一放入座椅上后，立即关闭检查阀门，肩带可以松开。	如果阀门处于开启状态时，吊杆可能会继续降低而伤害到患者。
（19）移除患者周围索带、圆形机械液压升降装置。	防止皮肤和皮下组织受损。
（20）检查患者是否坐直，必要时调整。	防止因姿势不良而受伤。
5. 从床至担架的水平转移：	从床至担架的三人水平转移不再被推荐，事实上是不鼓励的（OSHA，2014；Waters et al.，2011）。在患者身下床单下面使用滑板或减阻板可以显著降低压力。另外，患者对这种方法更觉舒适。

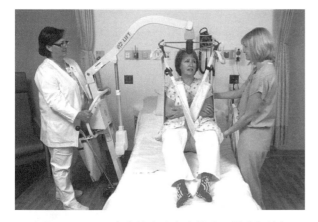

步骤 4e（15） **患者被病床上方的液压提升机抬起**

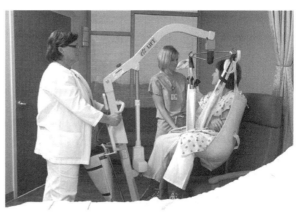

步骤 4e（17） **使用液压提升机把患者放低至椅子上**

步骤	要点说明
a. 确定患者是否可以协助 （1）如果患者能够协助，护士只需要站在旁边确保安全，当患者移动至担架时，锁住担架和床。 （2）如果患者部分或完全没有能力提供帮助，且体重小于90kg，使用摩擦减阻装置或滑动板。 （3）如果患者部分或完全没有能力提供帮助，且体重大于90kg，使用带仰卧吊索的吊顶升降机或有三位护理人员参与使用机械水平转移装置。	患者的力量和体重水平决定了需要帮助的水平，以协助安全转移。在任何患者转移过程期间，如果任何一个护理人员需要抬起超过15.9kg的患者的重量，那么考虑患者为完全依赖，需使用辅助设备（OSHA 2014，2015）。
b. 伴摩擦力的水平转运 - 减少摩擦的装置——滑板（见插图），或气垫辅助装置进行水平转移。	保持脊柱成一直线。确保床不会无意间被移动。
（1）如果有污染的危险时使用清洁手套，在患者耐受程度内尽量放低床头，确保锁好床刹车。	减少微生物传播。
（2）患者双臂交叉放在胸前。	在转运过程中防止手臂受伤。
（3）放低床栏。在患者身下放置滑板，两名护士站在患者将会转向的病床一侧，第三位护士站于床的另一侧。	平均分配护士承重。
（4）扇形折叠两侧垫单。	用力抓住垫单，避免滑动。
（5）在数到"3"的时候，将患者翻至朝向两位护士的方向，整体、平稳、连贯地翻身。	保持身体成一直线，防止压力作用于任何部位。
（6）将滑板放置在垫单下（见插图）。选择：应用气体辅助装置。	防止皮肤与滑动板的接触摩擦。
（7）轻轻滚动患者的背靠到滑板上。	
（8）放置担架，使担架表面低于床5 cm，锁住担架上的刹车，嘱咐患者不要乱动。	在转运过程中，确保垫单不会无意间移动。

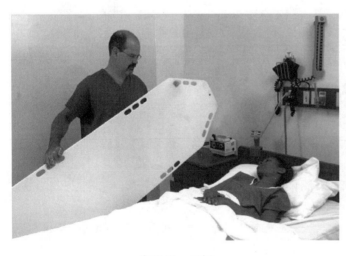

步骤 5b　滑板

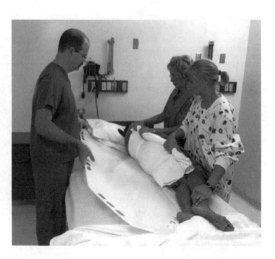

步骤 5b（6）　护理人员将滑板置于垫单下

步骤	要点说明

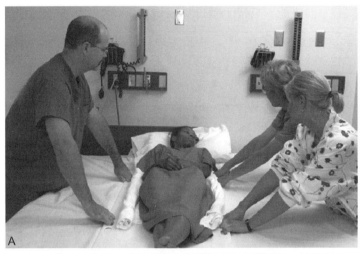

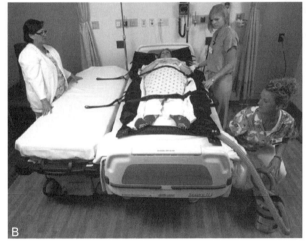

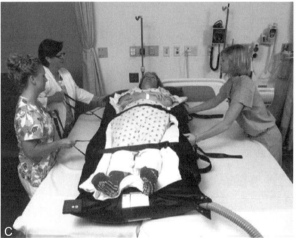

步骤 5b（10） A.使用滑板将患者转移至担架上 B.充气辅助转移装置 C.使用空气辅助装置转移患者

步骤	要点说明
（9）两位护士站在床边有担架的一侧，第三位护士站在没有担架的床的一侧。三位护士两只脚都尽可能分开，一只脚稍微靠前，抓住减少摩擦的装置。	
临床决策点：如果患者虚弱或不能自助时，护士可站在患者床头位置保护他/她的头和颈部。	
（10）抓住折叠垫单，一位护士数到"3"，两位护士拉起折叠的垫单覆盖在滑板上，安置患者于滑板上（见插图 A），第三位护士在恰当的位置抓住滑板。选择：空气辅助装置充气，滑动患者从床上至滑板上（见插图 B 和 C）。	滑板保持平稳，提供光滑表面以减少摩擦，使患者容易转移至担架上。
（11）将患者安置在装置的中心部位。如无禁忌证，抬高头部，拉起扶手。在患者身上盖上毛毯。	为患者提供舒适。
6. 去除并处理手套（如果使用），执行手卫生。	减少微生物传播。

步骤	要点说明

护理评价

1. 监测生命体征。询问患者是否头晕或疲倦。使用疼痛量表评估患者的疼痛程度。	评估患者对姿势改变和活动的反应。
2. 记录患者对转移的行为反应。	表明动机水平和自我护理的潜能。
3. **使用反馈式教学**："我想确定一下，我解释了把您移动到椅子上我们要用的步骤。告诉我您可以采取哪些措施来确保转移安全？"如果患者或居家照护者不能正确反馈，立即调整或重新制订指导计划，以保证其正确掌握。	确定患者和居家照护者对指导内容的理解水平。

非预期结果	相关措施
1. 对于转移，患者不能理解或不愿意听从转移的指示。	● 重新评估指令的连续性和简洁性。 ● 如果患者感到疲劳或疼痛，允许在转移之前休息。 ● 如有医嘱，可以考虑用药物缓解疼痛。 ● 考虑使用液压升降机。
2. 患者在转移过程中受到损伤。	● 评价导致受伤的情况（例如，评估不充分、患者状况发生改变、设备使用不当）。 ● 根据医院规定完成突发事件报告。
3. 患者不能耐受转移至椅子上所需要的时间。	● 考虑使用水平转运滑板（见操作指南11.1）或液压升降机。

记录与报告

● 记录过程，包括相关的观察：虚弱、跟随指令的能力、负重能力、平衡能力、旋转能力，需要帮助的人员数量、辅助设备，需要的帮助量（肌肉力量），在护理电子病历或纸质病历中记录患者的反应。

● 记录对患者和居家照护者学习情况的评价。

● 报告转运能力，下一班次或其他照护者需要给予的帮助。向康复人员（物理治疗师、职业治疗师）汇报进展或缓解情况。

注意事项

健康教育

● 指导患者和居家照护者离床增加活动的重要性。

● 指导居家照护者如何评价患者对增加活动的耐受程度。

儿科患者

● 无论何时，尽可能用担架、婴儿车或轮椅将患儿转移至室外，以增加环境刺激，提供与他人进行社会交往的机会（Hockenberry和Wilson，2015）。

● 被限制卧床的患儿，无论卧床多久，例如接受皮牵引的患儿，需要进行单独的皮肤评估，24小时内至少评估3次。

老年患者

● 跌倒风险是威胁老年人的一个健康问题（Touhy和Jett，2014）。当一个老年人入院后，应加强关注。入院时评估患者跌倒风险并实施预防跌倒的措施（Lewis et al.，2017）（见第14章）。

居家护理

● 在带患者回家前，让居家照护者在院内参与练习。展示转移技能直至成功。可以让患者（如果独居）在床上练习可能在家里用到的转移技能。教会患者用双臂转移至椅子上，以便于站立或坐下。居家环境应避免危险（如小地毯、走道上的电线、地板过滑）。如果将轮椅当作椅子活动，则必须能够通过所有的门，在卧室和盥洗室必须有足够的空间来移动（见第43章）。

● 可以提高转移能力的辅助工具包括淋浴凳、升高的洁具、浴盆扶手、防滑淋浴表面。医疗用品商店提供了很好的信息和相关物品目录。

操作指南 11.1　轮椅转移技巧

把患者从床上转移至轮椅上包含了大部分在技能11.1讨论过的同样的原则。接下来的操作指南中着重关注在负重患者使用轮椅时所应考虑到的安全预防措施。这在住院患者使用轮椅进行相关操作时非常常见。必须采取额外的步骤来保证患者安全，当从轮椅上转移或转移至轮椅上时（Pierson和Fairchild，2013），护士要预防患者受伤。在使用前，检查轮椅的锁、轮胎和脚踏板是否功能正常。

授权与合作

将患者转移至轮椅上或从轮椅上转移的技能可以委托给护理辅助人员。护士指导护理辅助人员完成以下工作：

● 评估和监督长期卧床后、复杂外科手术后、危重疾病或脊髓损伤后患者的首次体位转移。

● 解释患者的活动限制、血压变化。感觉改变等可能影响安全转移的情况。

用物准备

● 转移带、防滑鞋、轮椅、转运板

操作步骤

1. 执行手卫生。

2. 查看病历，评估患者的体重、身高、力量；认知；疼痛程度；以往转运时的平衡力。或者完成一套完整的评估（见技能11.1），以确定患者协助转运的能力。

3. 向患者解释你将采取协助转移的步骤。

4. 使用关键技术，把患者从轮椅上转移至床上（患者能够合作和负重）。

a. 调节床的高度与轮椅座位平齐。

b. 将轮椅以45°角放置在靠近床头和床尾之间的中心位置，轮椅面朝床尾，移去近侧床边扶手。

c. 锁好轮椅，锁位于车轮的边缘之上，推动手柄向前上锁。

d. 抬起脚踏板。

e. 在患者身上放置转运带，确保其完整地环绕患者腰部，腰带放低，确保舒适。避免将腰带置于任何静脉通道、切口或引流管上。

f. 在移动他／她至轮椅前时，让患者把双手放在扶手上准备。

g. 在转移过程中，站在患者前面给予指导和保护。

h. 在数到"3"的时候指导患者站立，同时弯曲你的膝盖，将双手（掌心向上）放在转运带下。

i. 让患者站立几秒钟，以确保他／她无眩晕，保持好平衡。当患者从床的一侧转过脸时，要随其旋转，然后让患者坐在床垫的边缘。

j. 患者坐在床边，当支撑患者头部和颈部时，将你的一只手臂放在他／她的肩下离床头最近的地方。把另一只手臂放在患者的膝盖下。弯曲你的膝盖，保持背部挺直。

k. 当你开始移动时，告诉患者帮助抬起双脚。当你数到"3"时，站立支撑范围增大，抬高患者的双腿，移动他／她的身体，放低双肩至床上。记住保持你的背部挺直。

l. 帮助患者在床上恢复舒适的体位。

5. 使用转移板将患者从轮椅上转运至床上（患者不能负重、不能站立，但能合作和具备上肢力量）。

a. 将患者安置在轮椅上，以45°角放置在靠近床头和床尾之间的中间位置，轮椅面向床尾。

b. 移去近侧床栏扶手。

c. 锁轮椅，锁位于车轮的边缘之上，推动手柄向前上锁。

d. 抬起踏板。

e. 如果尚未使用（转运板），在患者身上安放转运带，确保完整环绕患者腰部。把腰带放低，确保舒适。避免将腰带置于任何静脉通道、切口或引流管上。

f. 如果可能的话，将轮椅座位的位置调至与床垫的顶部平齐。把移动板放在横跨床及椅子的适当位置，这样患者就可以横着滑过。确保移动板重叠于椅子和床上，以至于不会滑出位置。

g. 站在患者的前方，将他/她移动至轮椅前。

h. 把你的双腿放在患者的双腿外侧，确保患者的双脚在地板上。握紧（掌心向上）患者两侧的转移带，让患者一只手放在滑板上，另一只手放在床垫表面上。

i. 弯曲你的膝盖，数到"3"的时候，让患者用手臂在移动板上滑动，从椅子上滑到床上。如果患者无力划过移动板，试着让他/她把头部和肩膀靠在他或她想要臀部移动的相反方向。

g. 让患者坐在床沿上。

k. 帮助患者在床上安置舒适的体位时，遵循步骤 4 中的 j 至 l 的步骤。

6. 执行手卫生。

7. 患者转移后，监测患者的生命体征。询问是否感到头晕或疲劳。

8. 记录患者对转移的行为反应。

9. **使用反馈式教学**："我想确认我解释了我要如何把你从椅子上移到床上，告诉我您需要如何协助转移到床上。"如果患者或居家照护者不能正确反馈，立即调整或重新制订指导计划，以保证其正确掌握。

10. 记录患者对转移的耐受能力。

技能 11.2　卧床患者的移动和体位

在床上正确地安置患者体位对保持其身体完整性和舒适度，防止对骨骼肌肉和皮肤系统的损伤，提供感觉、运动和认知刺激都是至关重要的。一个有功能受损、感觉减退、循环障碍或缺乏自主肌肉控制的患者，在卧床情况下，会对肌肉骨骼和皮肤系统造成损害。合适的体位和正确的身体姿势可以使这些风险最小化。身体姿势是指关节、肌腱、韧带在不同身体位置时的情况。当身体对齐时，无论是站着、坐着还是躺着，这些结构不会有额外压力。照护者在安置卧床患者体位时，有受伤的危险。遵循医疗机构的安全处理演示法，并使用合适的变换体位设备是非常重要的。

授权与合作

卧床患者的移动、体位安置及维持正确的身体姿势的技能可以委派给护理辅助人员进行。护士指导护理辅助人员完成以下工作：

● 解释任何移动和安置体位的禁忌证（比如避免俯卧位、患者一侧肢体虚弱）和需要的安全设备的类型。

● 在整个班次过程中要求护理辅助人员必须给患者更换体位。

● 针对患者个体对身体姿势的要求（脊髓损伤的患者）提供相关信息、帮助的能力以及需要参与帮助的其他护理人员数量。

用物准备

● 枕头、垫单

● 适合的安全辅助患者转运设备（例如减少摩擦的设备、吊顶升降机或机械地板升降机）

● 治疗靴/夹板（可选）

● 滚卷

● 沙袋

● 手卷

● 清洁手套

步骤	要点说明

护理评估

步骤	要点说明
1. 根据机构政策，使用至少两种方式核对患者身份信息（例如，姓名和生日，或者姓名和病案号）。	确保患者正确。符合联合委员会标准并保证患者安全（TJC，2016）。
2. 执行手卫生。	防止微生物传播。
3. 评估患者的关节活动度（见第6章和第12章），以及当患者躺下时身体能否呈一条直线。	为以后的比较提供基线数据。确定改善体位摆放和身体姿势的方法。
4. 评估可能导致活动减少相关并发症的危险因素	危险因素增加，患者需要增加更换体位的频次。
a. 感觉降低：脑血管意外、脊髓损伤或神经病变。	随着感觉减退，患者移动困难并对身体部位的感知觉下降。患者不能自主摆放身体部位，保护其不受压。
b. 运动障碍：牵引、关节炎、脑血管意外、脊髓损伤、髋部骨折、关节手术或其他相关疾病。	牵引、骨折、手术或关节炎都会影响肢体末梢，导致关节活动范围减小。由脑血管意外或脊髓损伤引起的功能丧失可能导致肢体挛缩。
c. 血液循环受阻：动脉功能不全。	血液循环减少，使患者易于发生压力性损伤。
d. 年龄：非常年轻和年龄较大。	早产儿和小婴儿需要更加频繁地转变体位，因为他们的皮肤很脆弱。正常的生理变化与衰老有关，老年人更容易出现活动减少的并发症。
5. 评估患者意识水平。	确定特殊的帮助或设备。意识状态改变的患者可能不能理解指令，或无法帮助摆放体位。
6. 评估患者有无疼痛：从1～10分评分。	疼痛减少患者的积极性和移动的能力，在转移前使用镇痛药物以提高患者的参与度（Christo et al.，2011）。
7. 评估患者的皮肤状况，特别是在骨隆凸处。	提供基线数据来确定体位摆放的效果。
8. 回顾病史，查阅患者最新的体重和身高记录。	确定转移卧床患者时是否需要使用机械升降机、机械转移装置或减少摩擦装置的因素。
9. 评估患者协助移动、体位安置的能力，这可能受到年龄、意识水平、疾病过程、力量、关节活动度和协调性的影响。	在为患者体位安置时尽量使用到患者自主移动能力、力量和协调能力。确定是否需要额外的帮助，确保患者和护士的安全。
10. 评估感觉障碍（视觉和听觉）（见第6章）。	残疾会影响患者在体位变换时的合作能力。
11. 使用清洁手套（根据需要）评估有无切口、引流管和设备（如牵引）。体位安置前清空引流袋。脱去和处理手套，执行手卫生。	改变体位变换的流程和患者体位的类型。减少移动患者的障碍因素。
12. 如果患者出院回家，评估患者的积极性和居家照护者进行移动和体位安置的能力。	在出院前确认是否需要健康指导。
13. 在摆放患者体位前，检查医嘱。	一些体位在特定情况下可能被禁忌（如脊髓损伤、髋部骨折、呼吸困难、某些神经疾病，有切口、引流管、管道）。

护理诊断

● 活动不耐受	● 躯体移动障碍	● 有皮肤完整性受损的危险
● 急性意识障碍	● 皮肤完整性受损	
根据患者的状况和需求，个体化处理其相关因素/危险因素。		

| 步骤 | 要点说明 |

护理计划

步骤	要点说明
1. 完成下列步骤后所能达到的预期结果： ● 患者恢复关节活动度。	正确的体位可以使患者达到最佳的关节灵活度和身体姿势。
● 患者的皮肤没有破溃的迹象。	经常的体位更换可以减少皮肤破溃发生。
● 患者舒适度增加。	适当的体位可减少关节压力。
● 患者独立完成日常生活活动的水平提高。	保持身体成良好的直线姿势和关节移动性可增加患者整体的活动能力。关节活动不佳的患者可能需要协助执行日常生活活动。
2. 如果患者疼痛严重，拒绝移动，在体位更换前30分钟使用镇痛剂（如果有医嘱）。	摆放肢体时注意减轻不适。注意：止疼药的使用可能不像患者需要的那样频繁。
3. 去除之前体位摆放使用的枕头和设备。	减少体位安置过程中床单元的干扰。
4. 增加护理者和（或）必要时使用升降机或转移装置进行体位变换。	如果需要抬起患者的话，根据安全处理方法（见医疗机构规定）决定需要的护士人数和设备类型。
5. 用简单的语言向患者解释体位更换流程。	减少焦虑和增加合作。

护理措施

步骤	要点说明
1. 执行手卫生。	减少微生物传播。
2. 关门，拉上隔帘。	为患者提供隐私保护。
3. 抬高床至舒适的工作高度，与你的手肘持平。	根据护士的重力中心调高操作平台，避免背部受伤。
4. 协助患者在床上向上移动： （1）患者完全有能力协助：	这不是一个人完成的任务,除非患者能完全自理 (2014)。在床上拉拽患者移动，会给照护者造成高受伤风险 (Wiggermann, 2014)。
(a) 站在床边帮助有管道和仪器设备的患者移动。	促进患者独立。
(b) 让患者把脚平放在床垫上，抓着任何一侧的床扶手或上方吊架，在数到"3"的时候，抬起臀部,腿部用力，把身体移向床头。	
（2）患者可部分协助：	
(a) 鼓励患者使用减摩擦装置(如滑板)。	当患者在床上移动时，复位装置可以减少摩擦。
(b) 体重小于90 kg的患者：使用减少摩擦床单或滑板，2～3位照护者。	
(c) 体重大于90 kg的患者：使用减少摩擦装置和至少3位照护者。	
i. 使用减少摩擦的装置(3位护士)。将头放平在床垫上，置于仰卧位。床的每一边都有1位护士。	防止皮肤与板面接触时的摩擦。
ii. 将枕头从头部和肩膀下取出，放在床头。	
iii. 将患者侧卧，减少摩擦装置放在床上垫单下，减少摩擦装置应铺在肩部至大腿／脚踝。	

步骤	要点说明
iv. 将患者恢复至仰卧位。	
v. 两位护士紧紧握住垫单（床的两边各一位），第三位护士紧紧握住减少摩擦装置的末端。	保持滑板稳定，提供光滑的表面来减少摩擦，使患者更容易在床上移动。
vi. 双脚向前、向后分开，弯曲膝盖和臀部。在数到"3"的时候，将床单重量从前腿（转移）至后腿，并将患者和垫单移动至需要的位置。	动作轻柔地为患者安置体位，避免皮肤造成剪切力和造成护士伤害的危险。
（3）患者不能协助：	
（a）使用适当数量的照护者和安全处理设备（例如仰卧用的天花板吊索或地面升降机，两名或更多的照护者）。	人工体位安置患者与肌肉骨骼损伤的高风险有关（Wiggermann, 2014）。
临床决策点：在床上移动患者至床头时，让另一位照护者抬起患者的脚跟，以防止患者的脚跟受剪切力的影响。	
5. 以下列任一位置定位患者。确保正确的身体姿势，以保护受压部位。	防止损伤患者的肌肉骨骼系统和皮肤，即使是将患者从一侧翻向另一侧，也需要使用安全处理技术。
a. 确定患者是否可以协助。	确定重新定位患者的风险程度和安全帮助患者所需的技术。
b. 开始时患者仰卧位，按照步骤 4a（1）～（3）在床上移动。	
c. 以支持性的半坐卧位或弗勒式卧位安置患者（见插图）：	
（1）当患者仰卧位时，如果没有禁忌，抬高床头 45°～60°。	增加舒适，改善通气，增加患者社交或放松的机会。
（2）将头靠在床垫上或小枕头上休息。	防止颈椎屈曲挛缩。
（3）如患者缺乏自主控制能力和使用手、手臂的能力时，应用枕头来支撑。	防止手臂未予支撑向下牵拉造成肩膀脱位，促进血液循环防止静脉淤积，防止手臂和手腕的屈曲挛缩。
（4）在下背部放置小枕头。	支持腰椎，减少椎骨的屈曲。
（5）将小枕头或卷形物放在腿下。	防止由于体重的压力，导致膝关节过度伸展和腘动脉闭塞。
（6）用枕头支撑小腿。	足跟不应与床接触，以防止床垫对足跟的长期压力，这有时被称为足跟悬空。
d. 给偏瘫患者安置支持性半弗勒式或弗勒式（半坐卧位或坐位）：	
（1）抬高床头至 45°～60°之间。	增加舒适，改善通气，增加患者放松的机会，根据患者的状况调整床头，例如，保持 30°角会增加压力性损伤的风险（见第 39 章）。

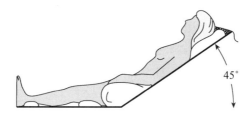

步骤 5c　支持性的半坐卧位

步骤	要点说明
（2）协助患者取半坐卧位，尽可能保持解剖学上的直立。	避免患侧功能下降趋势。改善通气和心脏输出：降低颅内压。改善患者的吞咽功能，预防食物、液体和胃内分泌物误吸。
（3）将头放在小枕头上，下巴微微前倾。如果患者完全不能控制头部运动，避免过度伸展脖子。	防止脖子过伸，在头下放置过多的枕头可能导致或加重颈部屈曲挛缩。
（4）为患侧上臂和手部提供支撑，将手臂从患者身侧移开，肘部使用枕头支撑。	瘫痪的肌肉不会像正常情况那样自动抵抗重力，因此，可能会出现肩半脱位、疼痛、水肿。
（5）沿着患者的腿侧放置卷毯。	确保适当的身体对齐。防止臀部外旋导致挛缩。
（6）用治疗靴或夹板支持脚呈背屈姿势。	防止跖屈挛缩或足下垂，安置患者脚踝处于居中背曲位置。脚后跟的位置与夹板的开口一致，以防止压力。其他的治疗靴或夹板是用厚垫制成的，缓冲足跟压力，防止压力性损伤。
e. 将患者安置于支撑性的仰卧位：	
（1）安置患者仰卧，床头放平。	患者需要适当的身体对齐。
（2）将小卷毛巾置于腰背部的下方。	为腰椎提供支撑。
（3）将枕头置于肩上部、颈、头下。	保持正确的身体姿势，防止颈椎的屈曲挛缩。
（4）将卷毯或沙包平行放置于患者大腿外侧表面。	减少臀部的外旋。
（5）将患者的脚放入治疗靴或夹板内。	保持脚部的背曲，防止跖屈挛缩或足下垂。
（6）前臂下放枕头，掌心向下，保持上臂与身体平齐（见插图）。	减少肩关节的内旋，防止肘部外展。保持正确的身体姿势。
（7）将手卷放在患者手上，考虑用手夹板进行物理治疗。	减少手指的伸展和拇指外展。保持拇指微微内收，并与手指相对。
f. 安置偏瘫患者于仰卧位：	
（1）把床头放平。	安置仰卧位的必要条件。
（2）在患侧放置折叠的毛巾或小枕头。	降低疼痛、关节挛缩和脱位的可能性。保持肩膀周围肌肉的活动，执行正常运动模式。

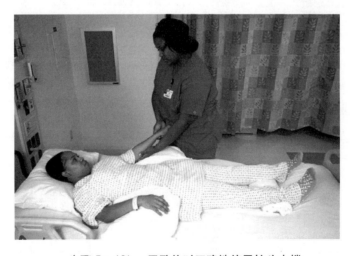

步骤 5e（6）　平卧位时正确地使用枕头支撑

步骤	要点说明
（3）维持患侧手臂远离身体，肘关节伸展，掌心向上。对于松弛或痉挛的手，按照推荐位置进行体位安置（变化是手臂向外，肘部弯曲，手朝向床头）。	保持手臂、关节和肩膀的活动度，执行正常运动模式。[可选择的位置应方便手臂向外旋转（外旋）。外旋必须在双手举过头顶，没有疼痛的情况下进行。]
（4）将折叠的毛巾放在患侧臀部下面。	通过控制臀部位置，降低整条腿痉挛的影响。
（5）用枕头或折叠的毯子支撑患侧膝盖弯曲30°。	轻微的弯曲可避免腿的异常伸展模式。当患者仰卧时，伸肌痉挛状态是最严重的。
（6）用柔软的枕头以合适的角度支撑脚至腿。	保持足部背屈，并防止足下垂。提供枕头较硬的表面预防对脚后跟的刺激，增加下肢末梢伸肌痉挛患者的肌肉张力。
g. 安置患者于侧30°（侧卧）的体位（一位护士）：	这个推荐的体位，通过减少转子与支撑面的直接接触，预防压力性损伤的发展（见第39章）。
（1）完全摇低床头，或低至患者可以忍受。	为患者提供舒适的体位，并消除背部骨突出的压力。
（2）放低床旁护栏，将患者安置于即将翻身方向相反方向的床边。先移动上身，支撑肩膀，然后移动下肢，支撑臀部。	为患者提供转向一侧的空间。
（3）拉起床栏杆，转至床的另一侧。	
（4）弯曲患者的膝盖，使膝盖不会靠近床垫。让脚放在床垫上，把一只手放在弯曲腿的上部，靠近臀部位置，另一只手放在患者的肩膀上。	利用杠杆使翻身变得容易。
（5）把患者转向朝着你的一边。	转动减少了对组织的创伤。另外，这样定位患者，在臀部的杠杆作用下，转动变得容易。
（6）在患者的头部和颈部放置枕头。	保持身体对齐。减少侧颈部的屈曲，降低胸锁乳突肌的压力。
（7）将你的手放置在患者需要依赖的肩膀下，然后使肩胛骨向前。	避免体重直接依托在肩关节上。
（8）将双臂置于稍微弯曲的位置。通过使用枕头、垫子垫在肩膀和手臂的其他部位来支撑上臂。	减少肩部的内旋和内收，在微微弯曲的位置支持双臂保护关节。改善通气是因为胸部更容易扩张。
（9）把手放在需要依赖的臀部下方，并轻轻地将臀部向前移动，这样的话，臀部到垫子的角度大约为30°。	30°侧位可减少转子的压力；用来预防压力性损伤。
（10）在患者的后背放置一个小的回形枕（以纵向折叠的枕头所制，将光滑面轻轻塞在患者的背下）。	为保持患者侧向一边提供支持。
（11）将枕头置于半弯曲的大腿、臀部、腹股沟至脚的下方（见插图）。	屈曲可防止腿过度伸展。保持腿的正确姿势，防止骨突起处的压力。
（12）将沙袋放置于与足底表面平行的位置。如果有的话，可以在脚部使用足踝矫正器。	保持足背屈。
h. 将患者置于半卧位（半俯卧位）：	
（1）完全放低床头。	当患者躺下时维持适合的身体对齐姿势。
（2）将患者仰卧在将要翻身侧方向相反的一侧，首先移动上半身，支撑肩膀，接着移动下半身，支撑臀部。	为患者翻身做准备。

步骤	要点说明
(3) 移动患者至床的另一侧，翻身转向对侧。安置于部分腹部（着床）的仰卧位，依赖侧的肩膀抬起，手臂置于患者一侧。	
(4) 将小枕头置于患者头下。	保持适当的身体姿势，防止颈部侧屈。
(5) 将枕头置于弯曲的上臂下，支撑手臂与肩膀在一个水平上。	防止肩部内旋，保持对齐。
(6) 将枕头置于弯曲的腿下，支撑腿与臀部在一个水平上。	防止髋部内旋和腿内收。屈曲可防止腿的过度伸展。减少床垫对膝盖和脚踝的压力。
(7) 将沙袋放置于与足底表面平行的位置（见插图）。	保持足背屈，防止足底屈曲挛缩和足下垂。
i. 翻身（3位护士）：	
临床决策点：当医嘱要求为患者翻身时，一名注册护士监督和帮助护理辅助人员进行操作。脊髓损伤患者或正处于颈部、背部或脊柱手术中恢复的患者，通常需要保持脊柱的直线对齐，以防止进一步损伤。	
(1) 将小枕头放在患者膝盖之间。	防止脊柱张力和髋关节内收。
(2) 患者双臂交叉放在胸前。	防止手臂受伤。

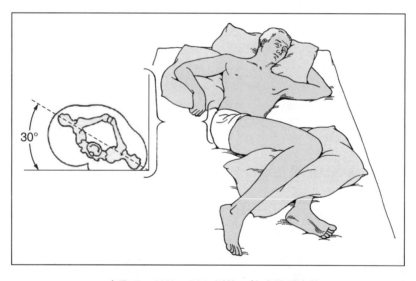

步骤 5g（11）　30°侧位，枕头放置在位

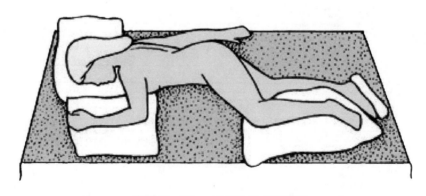

步骤 5h（7）　沙袋支撑右脚背屈

步骤	要点说明
（3）两位护士站在患者将要转向的一侧，另一位护士站在放置枕头的一侧（见插图）。	在转动患者时，护士之间平均分配承重。
（4）将要翻身患者的一侧扇形折叠垫单。	提供强有力的抓握力，抓紧垫单，使其不滑动。
（5）一位护士抓住臀部下方和大腿的垫单，另一位护士抓住患者肩膀和下背部的垫单，在数到"3"的时候，轻柔、连续地整体翻转患者（见插图）。	同时移动所有的身体部位，保持适当的身体姿势，防止脊柱张力或扭曲。
（6）床对侧的护士沿患者的纵轴放置枕头，以支撑患者（见插图）。	保持患者侧躺卧位。
（7）把患者作为一个整体，轻柔依靠在枕头上给予支撑。	确保脊柱持续呈一条直线，防止受伤。
6. 执行手卫生。	减少微生物传播。

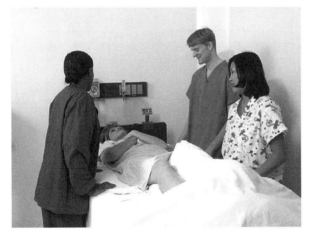
步骤 5i（3） **翻身前的患者准备**

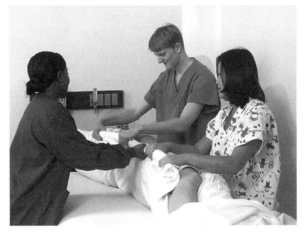
步骤 5i（5） **把患者翻至对侧**

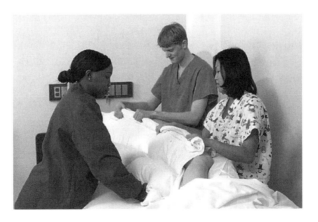
步骤 5i（6） **将枕头放置在患者的背部，支撑患者**

护理评价

1. 评估患者身体姿势、体位和舒适度。患者身体应有合适的床垫支撑，脊柱应该没有可观察到的弯曲。	确定卧位的有效性。可以增加或移除额外的支撑（如枕头、浴毯）以促进患者舒适和保持正确的身体姿势。
2. 测量关节活动度。	确定关节挛缩是否进展。
3. 观察皮肤红斑或破溃的区域（见第 39 章）。	持续观察患者皮肤和肌肉骨骼系统的情况。明确活动减少和身体部位体位不当的并发症。
4. **使用反馈式教学**："我想要确定我向您说明了我们为您在床上移动、体位变换的步骤。您可以复述这些您需要遵循的协助我们的步骤吗？"如果患者或居家照护者不能正确反馈，立即调整或重新制订指导计划，以保证其正确掌握。	确定患者和居家照护对指导内容的理解水平。

非预期结果	相关措施
1. 关节挛缩发展或恶化。	● 增加对受影响的活动不良区域的关节活动度练习频率（见第 12 章）。
2. 皮肤局部区域出现红斑和破溃。	● 考虑物理治疗师会诊。 ● 增加变换体位的频率。 ● 将翻身卡时间表放在床头。 ● 在移动患者前，根据医嘱进行药物镇痛，确保患者舒适。
3. 患者拒绝移动。	● 止痛药起效后再变换体位。

记录与报告

● 将患者在整个班次的体位变化、观察情况（如皮肤状况、关节运动、帮助体位变换的能力），以及是否需要翻身设备等情况记录在电子病历或纸质病历中。

● 记录对患者和居家照护者学习情况的评价。

● 在电子病历或纸质病历中记录发现的变化。

注意事项

健康教育

● 指导居家照护者如何安置患者体位，特别是在照顾婴儿、幼儿、混乱或无意识的患者时。

● 指导患者如何协助体位变换和提供反馈示范的机会。

● 指导患者和居家照护者识别压力性损伤和挛缩的症状和体征。

老年患者

● 至少每 1～2 小时为老年患者变换体位，

保持规律的关节活动度锻炼（Touhy 和 Jett，2014）。

▶ 临床案例分析

一位 37 岁的男性患者，在一场车祸中脊髓受伤后被送至医疗机构。他脸上和躯干都有很严重、很深的伤口，颌骨和颧骨有面部骨折，有一个颈托在位，他的疼痛评分为 9 分（0～10 的疼痛评分）。他的体重约 88kg。你正准备把他送至担架上。急诊科的护士非常忙，无法提供完整的报告。

1. 在将患者安全转移至担架前，你还需要了解到关于这位患者的哪些信息？

2. 护理辅助人员说患者想要翻身，他很乐意在没有帮助的情况下为患者变换体位。医嘱是在 CT 扫描完成和颈部及脊椎无损伤的情况下进行，对该患者的翻身应采取什么适当且安全的措施？

3. 患者在接受止痛药物治疗后的疼痛程度继

续保持在 7 级，他的心率为 118 次 / 分，而基线为 82 次 / 分，患者说："我再也不能忍受这种痛苦了。"他拒绝接受放射性检查。为沟通这种情况写一个 SBAR 报告。

▶ 复习题

1. 一位腹部手术后 1 日的患者遵照医嘱，每天都要坐在椅子上吃早餐。你会选择下列哪一项来确保安全转移，同时促进患者的合作？(选择所有符合条件的选项)

A. 在转移患者前 30 分钟提供止痛药

B. 评估是否存在虚弱、眩晕和肌肉力量

C. 确定有无使用安全转移患者装置的需要

D. 告诉护理辅助人员把患者转移至椅子上

E. 即使他或她拒绝，也要遵医嘱转移患者

2. 按正确的顺序排列，安全地将患者从轮椅转移至床上。

A. 把轮椅放置在床旁 45° 角的位置

B. 把患者移至轮椅前，你站在旁边

C. 抬起脚板，使用移动带

D. 锁住轮椅

E. 在患者前稍微调整一下姿势

F. 患者站立时，双手置于移动带下，并将重心移至床边

G. 调整床的高度至轮椅的位置

3. 按正确的顺序排列，安全使用机械 / 液压升降机装置将患者从床上转移至椅子上。

A. 缓慢释放检查阀门，将患者放低至椅子上

B. 当第二位护士拉吊索穿过洞时，将患者翻向背朝向你

C. 将椅子靠近床边，给升降机留足够的空间

D. 在吊索上系上挂钩

E. 将患者翻转向第二位护士，在患者身下放置吊索

F. 使用升降机将患者从床上抬起来，从床上拉起操作把手，把患者移动至椅子上

G. 将马蹄铁底座放在患者的床下，降低单杆至吊索水平

H. 翻转患者仰卧在帆布椅子上

第 12 章

锻炼和活动

▶ 技能和步骤

技能 12.1　促进早期活动和锻炼

操作指南 12.1　执行关节活动范围锻炼

操作指南 12.2　监护使用持续被动运动仪器的患者

操作指南 12.3　使用梯度加压弹力袜和间歇充气加压装置

操作指南 12.4　协助行走（无辅助设备）

技能 12.2　协助使用手杖、助行器和拐杖

▶ 学习目标

学习本章节后，护士能够具备如下能力：

● 讨论在住院患者中预防去适应及深静脉血栓的意义。

● 阐述在患者护理中支持早期活动和锻炼的循证依据。

● 解释如何制订患者安全活动计划。

● 讨论执行活动范围练习的适应证。

● 讨论患者发生深静脉血栓的危险。

● 发现患者穿着梯度加压弹力袜和使用间隙充气加压装置可能产生的并发症。

● 在协助锻炼和行走前发现并记录有效评估数据。

● 正确协助行走，使用辅助装置协助行走，活动范围练习，使用弹力袜和间歇充气加压装置。

● 制订教育计划，指导居家安全使用行走辅助器具，使用并观察弹力袜和间歇充气加压装置的效果，执行活动范围锻炼。

▶ 目的

常规的身体活动和锻炼可有助于提高患者生理及心理的舒适（Edelman et al., 2013；Esposito 和 Fitzpatrick，2011）。作为护士，在所有医疗场所护理所有患者时都应掌握该原则。功能下降（丧失日常生活自理能力）不仅由于疾病或治疗不良反应影响导致，也可能是废用综合征的结果。废用综合征和活动减少密切相关，可在短时间内造成全身虚弱和有氧运动能力受损（Gorman et al., 2014）。废用综合征产生多种身体变化，尤其对于长时间卧床患者会产生相关风险。护士在住院患者增加活动方面发挥作用，以使得废用的相关影响最小化。除了废用综合征外，活动减少的患者也有产生血栓性疾病和深静脉血栓的危险（注释 12.1）。在住院单元内应促进早期活动和锻炼，且在门诊单元内患者的护理计划中应将早期活动和锻炼列入患者的日常治疗。

▶ 护理标准

卫生保健研究与质量机构，2015——预防医院获得性血栓

- 联合委员会，2016——国家患者安全目标
- 美国危重症护理协会，2015——早期增进活动协议
- 护理质量及安全教育：2014——以患者为中心的护理

▶ 实践准则

- 老年患者在骨密度下降、力量、体位性低血压、低血压、谵妄方面存在高风险，增加骨折危险。

注释 12.1 深静脉血栓危险因素

静脉损伤，由以下原因导致：
- 骨折
- 严重肌肉损伤
- 大手术（如，涉及腹部、盆腔、髋部、腿部）

血流减慢，由以下原因导致：
- 限制卧床（由某种疾病或术后导致）
- 限制活动（腿部石膏帮助骨伤愈合）
- 久坐，尤其是双腿交叉
- 瘫痪

雌激素增加，由以下原因导致：
- 避孕药
- 荷尔蒙替代治疗，通常用于更年期后
- 妊娠，至产后 6 周
- 某些慢性疾病，例如心脏疾病、肺部疾病、肿瘤及肿瘤治疗、炎症性肠病（克罗恩病和溃疡性结肠炎）

其他因素包括：
- 既往有深静脉血栓和肺栓塞
- 深静脉血栓和肺栓塞家族史
- 年龄（危险随年龄增加而增加）
- 肥胖
- 深静脉置管

引自 Centers for Disease Control and Prevention (CDC): Venous thromboembolism (blood clots), 2015, http://www.cdc.gov/ncbddd/dvt/facts.html. Accessed March 20, 2016.

随着卧床、活动减少导致功能下降（Touhy 和 Jett，2014）。

- 早期活动和锻炼减少对心血管系统和代谢功能的损害，减少呼吸系统并发症的风险，压力性损伤和排泄等相关系统的损害。

- 患者活动和锻炼的减少可导致很多健康问题（如，肌肉骨骼系统、心血管系统、神经系统）。一些治疗原因（如医嘱要求卧床休息或久坐减少活动）。直接的护理措施可以维持和（或）恢复最佳的活动量并减少由于活动减少引发的相应不良后果。

- 当患者病情稳定并能配合语言指导时，应积极进行早期活动和锻炼（AACN，2015）。

- 当护理活动减少时需考虑到可能引起心理社会和发展方面的影响。活动减少常导致情绪、智能、感觉和社会文化改变。对于成人而言，活动减少会影响任职、家庭角色功能和社交。这些变化会影响个体概念，导致低自尊和抑郁。

▶ 以患者为中心的护理

- 护理过程中，在一定程度上尊重患者的意见，可以使患者积极参与护理 [如活动和锻炼（QSEN，2014）]。评估每一位患者对活动和锻炼的期望值，并决定哪种程度是他 / 她所认为正常或可以接受的。

- 在进行活动和锻炼治疗前评估患者身体和情绪是否舒适(QSEN，2014)。患者伴有疼痛、恶心或疲劳时，对活动的参与程度减少。患者紧张或恐惧、受伤时会抵制锻炼。

- 当协助活动或锻炼时，记住活动有可能会使患者尴尬，为患者穿病员服以保护隐私。许多文化强调保守，来自这些文化的患者可能会不参与那些有可能暴露的治疗措施。

▶ 循证护理实践

- 经研究，半数以上的住院患者有形成深静脉血栓的风险。现有循证依据支持早期非药物干预可以协助药物治疗预防深静脉血栓形成（Pai 和 Douketis，2016；Zisberg et al.，2015）：①早期下床活动；②机械方法预防深静脉血栓（如间歇性充气加压、梯度加压弹力袜、腿泵）；③持续预防直至患者能行走或出

院；④对至少有一种形成深静脉血栓危险因素且低出血风险的患者使用药物预防、（如限制活动延长≥3日，年龄≥60岁，既往有深静脉血栓）；⑤医疗机构中有正式的预防深静脉血栓的计划。

● 住院患者的活动减少和由此导致的废用使得医院更应着力于建立以循证为基础的早期积极的活动策略。

● Zisberg等（2015）研究了684位（70岁及以上）收住入院的非残疾状态患者。282名参与者在出院时出现功能下降（41.2%），317位参与者在出院后1个月内出现功能下降（46.3%）。住院期间的活动减少导致出院时和出院后1个月的功能下降（Zisberg et al.，2015）。这些可改变的住院危险因素是运动锻炼计划需重点关注的。

● 在一项系统文献回顾中Adler和Malone（2012）发现有循证依据支持在急性医疗场所内早期活动和物理治疗可以作为安全有效的预防措施，在患者功能结果方面具备显著影响。在ICU和急性过渡环境中，重症但是病情稳定的患者，如需要机械辅助通气的患者，可以通过安全的早期活动使患者受益而产生最小危险。

● 在一项系统文献中回顾了早期活动策略对胸部和腹部手术患者术后效果的影响，研究者认为结果不明确（Castelino et al.，2016）。需要继续研究的问题包括：手术后患者活动的频率和强度是多少？应该使用的运动达标目标是什么？经早期活动干预的患者与自主活动的患者比较，是否有更好的出院后结局？在该领域需要更多的研究，但是早期活动已成为一个更加普及的实践。

▶ 安全指南

● 熟悉并掌握任何类型的辅助设施。知道如何准备及使用相关设备，便于指导患者和照护者安全正确使用。

● 做好患者准备。确认生命体征平稳，休息充分，无过度疲劳，疼痛得到控制。必要时给予额外的个人协助，使用安全的患者扶手装置和防滑鞋袜等。

● 关注患者害怕跌倒的情况。询问患者行走时的感觉，最近是否有跌倒以及解释如何避免跌倒的危险。

● 使用适宜的临床指南（见医疗机构常规）指导提高患者活动的水平，咨询物理治疗师。

● 了解患者家庭护理计划。患者可能需要持续的运动指导和在家庭中使用辅助设备。

技能 12.1　促进早期活动和锻炼

近来医疗系统致力于尽快增加患者活动和运动水平，以预防废用和其他活动减少引起的并发症。美国危重症护士协会（2015）推荐了危重患者早期活动策略。当患者转运至普通护理单元时，早期活动策略应该继续进行。这可能是个挑战，因为普通护理单元的护士由于患者需求量大，使用设备或对转移技能不熟悉以致护士对患者日常活动护理存在困难（见第11章）。一些医院成立了特殊运动小组或运动帮助人员协助患者进行早期活动和锻炼。

2020健康人群的目标是通过日常身体锻炼提高健康、舒适和生活质量（Healthy People 2020，2015）。这一目标是建立在建议日常身体锻炼可以改善全美所有年龄人群的健康和生活质量的基础上，与是否存在慢性疾病和残疾无关（USDHHS，2008a，b）。作为护士，你可能工作于门诊，可以有机会参与健康促进活动。教育指导患者及居家照护者日常身体锻炼及活动的重要性和如何将这些活动融入日常生活中。

授权与合作

住院患者促进早期活动和锻炼的技能可以授予经过培训的护理辅助人员完成。在门诊，有关活动和锻炼的教育活动不能授权给护理辅

助人员。在住院单元内护士指导护理辅助人员
完成以下工作：

  ● 解释一名患者应逐渐达到的活动能力。

  ● 解释执行锻炼时关节活动范围的任何禁
忌证。

  ● 解释是否存在任何体重受限的预防措施
或患者是否需要辅助设备。

  ● 解释当患者不能承受活动时的标准。

用物准备

  ● 住院患者——血氧饱和度仪、步态带、合
适的辅助设备（见技能 12.2）

  ● 门诊患者——取决于推荐锻炼的类型
（如，2.2kg 体重、阻抗带）

步骤	要点说明

护理评估

1. 根据机构政策，使用至少两种方式核对患者身份信息（例如，姓名和生日，或者姓名和病案号）。	确保患者正确。符合联合委员会标准并保证患者安全（TJC，2016）。
2. 回顾患者病史，确定有无可能影响活动／锻炼的情况（如，心律不齐、新发心梗、卒中、肢体末梢瘫痪、神经肌肉疾病、周围神经病变、妊娠），回顾医师关于早期活动和锻炼的医嘱。门诊患者取得医师允许才能进行锻炼。	举例说明需要给予限制或对活动做出调整的情况。患者需要得到医师允许才能开始进行活动或锻炼。
3. 收集有关生命体征和血氧情况评估的基础数值（如有必要）。	对患者稍后的活动后反应做出评估。
4. 评估患者疼痛水平：询问患者疼痛程度，从 0～10 分。	确定是否需要对住院患者活动或下床行走前给予镇痛。
5. 评估患者信仰、价值观和对目前健康状态的感知及执行活动锻炼的自信程度。	自我效能感是一种能力判断。患者参与的结果很大程度上依赖于特定情境下对自己执行能力的判断（Bandura，2006）。
6. 执行患者早期活动的章程。从重症监护单元开始（AACN，2015）。	适合 ICU 患者的相关章程：无论如何，当患者转出 ICU 后，可以进行不同程度的活动。
临床决策点：注意：每个医疗机构（即使是 ICU）都应该具备常见患者的不同筛查标准。	
7. 执行安全筛查（MOVE） 　M：评估患者心脏功能的稳定性 　　● 无证据显示 24 小时内有活动性心肌缺血发作 　　● 无证据显示 24 小时内心律失常发作或使用新的抗心律失常药物 　O：评估血氧状态，必须适宜在： 　　● $FiO_2 \leqslant 0.6$ 　　● PEEP（呼吸相上）< 10 cmH$_2$O 　　● 可选：心率 < 120 次／分，休息状态，呼吸次数 < 28 次／分（Hopkins et al.，2016）	确保心脏功能稳定。锻炼可以刺激缺血发作或加重心律失常。 活动评估标准允许早期下床活动（Hopkins et al.，2016）。

步骤	要点说明
V：最小剂量血管收缩药物 ● 2小时内无任何血压升高。 E：患者对照护者的声音可以回应 ● 患者对声音刺激/要求有效回应。	缩血管药物剂量调整可导致副作用产生，如心率加快、心律不齐、血压变化（如体位性低血压）（Burchum和 Rosenthal，2016）。 患者必须是清醒并有反应的，可以跟随有效指引。
8.门诊患者评估 a.确定患者活动/锻炼史： ● 在家时您喜欢采取的锻炼类型 ● 每周是否锻炼或运动至少3次？ ● 以0～5分评分，0表示没有日常锻炼，5表示每日规律高强度运动，你如何给自己评分？ ● 你通常规律运动多长时间？ b.询问患者他/她可以适应的运动程度和对活动能力的理解。 c.确定患者是否有来自同辈、家庭和伴侣的社会支持。 d.确定患者是否能进入机构或地方进行锻炼，社区是否安全。 e.在评估时考虑以下相关因素：患者年龄、收入水平、运动时间、是否为农村居民、体重过重、残疾。 f.基于目前活动水平了解患者生活质量。	提供患者活动或意愿的信息。 允许你制订可以尊重和提高患者活动水平的锻炼计划。 与成人身体活动密切相关的正因素（Healthy People 2020，2015）。 与成人身体活动密切相关的正因素（Healthy People 2020，2015）。 缺乏机构或安全感会影响活动或锻炼。 会影响到成人对锻炼活动参与的负因素（Healthy People 2020，2015）。 作为基线评估锻炼的长期益处。

护理诊断

● 活动无耐力	● 床上活动受损	● 准备增加健康管理
● 急性疼痛	● 慢性疼痛	● 躯体活动受损
根据患者的状况或需求，个体化处理其相关因素/危险因素。		

护理计划

1.完成下列步骤后所能达到的预期结果： ● 住院患者：患者可以从床边坐立至座椅坐立20分钟，每日3次。 ● 住院患者：患者在住院期间逐渐增加行走距离。 ● 非住院患者：患者可以明确及发展可以执行的训练活动计划。 ● 非住院患者：患者可以表现居家活动锻炼的依从性，并汇报所有活动和生活质量得到的改善（注意：一些医疗机构会使用测量量表进行评价）。	早期活动策略可以改善患者功能，减少住院天数，改善患者生活质量。 相对合适的训练计划可以增加患者的依从性。
2.住院患者：关于物理治疗（physical therapy，PT）在提供患者可积极参与的抗阻训练计划中所起的作用，可咨询物理治疗师。在家庭护理中PT可以发挥作用，咨询适合非住院患者的活动类型和限制。	渐进抗阻训练（progressive resistance exercise，PRE）是逐渐增加肌肉年龄、产生力量的训练方法。

步骤	要点说明
3. 所有患者：解释活动／锻炼的益处和原因。选择实施适合患者信仰和价值观的康复和维持健康的计划。	运动自我效能感是采取和维持锻炼行为的重要预测因素。自我效能感是指理解和确信一个人能够成功执行某种活动（Fletcher 和 Banasik，2001；Shieh et al., 2015）。
4. 向住院患者解释在行走活动中采取的预防跌倒的措施（步行带、助行器、监测眩晕）。	患者可能有跌倒的恐惧，解释可以缓解其焦虑。
5. 住院患者：当患者行走活动逐步增加时，将活动计划与患者的其他活动相结合。	避免患者运动过度，组织好护理活动。

护理措施

1. 住院患者早期活动章程（AACN，2015） 每一位患者从不同的水平开始，取决于他／她的疾病情况和参加活动的能力。	
1 级 ● 从被动关节活动开始，每日 3 次（见操作指南 12.1）。每 2 小时翻身一次。 ● 帮助患者在床上（担架上）取坐位或抬高床头至 45°，保持 20 分钟，每日 3 次。 ● 帮助患者在床上坐起（如，座椅支架或抬高床头至 45°）维持 20 分钟，每日 3 次。 ● 向物理治疗师咨询，以确定活动强度。	这一级适合不能耐受活动和（或）由于病情，医嘱要求卧床的患者。
2 级 ● 继续关节被动活动，每日 3 次。 ● 每 2 小时翻身一次。 ● 帮助患者床上坐起，维持 20 分钟，每日 3 次。 ● 从床边坐起或转移患者至座椅开始。 ● 向物理治疗师咨询活动／强度（如主动抗阻训练）。	患者开始有所进步，他／她能独立坐于床边或耐受坐于座椅上。 主动活动抗阻训练的原则：①执行最小重复数量直至患者疲劳；②允许活动间隙充分休息以利于恢复；③增加抗阻力以促进力量形成。循证支持抗阻训练可以改善耐力和形成肌肉力量，同时改善执行日常事务的相关能力。（Taylor et al., 2005）。
3 级 ● 继续关节被动活动，每日 3 次。 ● 每 2 小时翻身一次。 ● 协助患者床上坐起，维持 20 分钟，每日 3 次；无支撑下坐于床边（但需在有监管下）。 ● 移动患者至座椅上，坐立 20 分钟，每日 3 次。 ● 物理治疗师根据医嘱确定活动计划和强度。	患者经历转移训练和行走前活动。患者此阶段可仍在 ICU 或在护理单元内。
4 级 继续关节被动活动，每日 3 次。 ● 每 2 小时翻身一次。 ● 协助患者床上坐起 20 分钟，每日 3 次。无支撑下坐于床边（但需在有监管下）。 ● 物理治疗师继续力量训练计划。 ● 开始行走活动。提供步行带(如有必要)。协助患者行走(原地行走、大厅行走)（见操作指南 12.4 和技能 12.2）。 注意：行走时间／距离应在住院期间内每日逐渐增加。	患者此阶段可仍在 ICU 内或转至普通护理单元。活动逐渐增加（需要帮助和步行距离），直至患者出院。

步骤	要点说明
2.门诊患者出院和活动计划 a.开始训练计划包括以下组成部分： ● 热身（5～10分钟） ● 强度训练 ● 耐力训练 ● 平衡训练 ● 灵活训练 考虑咨询物理治疗师，帮助形成更适合患者需求的完整的训练方案。 b.推荐成人训练强度 c.AHA（2015）推荐每周至少150分钟中等强度有氧锻炼或每周75分钟剧烈活动（或结合中等强度和剧烈活动），如爬楼；运动或有氧活动（如步行、慢跑、游泳或骑自行车）。 d.推荐老年人平衡训练，以减少跌倒危险。使患者确信当其感觉不稳时，附近有稳固的物体可以抓握（墙或椅子）。 ● 执行训练：一腿站立，脚后跟至脚趾步行，平衡步行，后腿抬高，侧腿抬高。让患者进行强度训练(后腿抬高，侧腿抬高)，每周2次或以上，但是不要连续2日或以上（NIH，2015）。 e.推荐患者锻炼后进行放松（5～10分钟）： ● 通过拉伸 ● 脚筋／小腿拉伸 ● 胸部和手臂拉伸 ● 颈部、后背、肩膀拉伸	热身可以使血液流向肌肉，帮助身体准备好锻炼。热身对于防止受伤非常重要。灵活训练帮助预防肌肉紧张和改善关节活动度。缺乏关节活动度和肌肉紧张可阻碍患者功能。 放松练习帮助患者从锻炼中恢复。 强度训练可改善肌肉力量和骨骼密度，对老年人有益。改善整体的心脏血管健康状态。 当站立或坐位时帮助提高患者平衡力可以减少跌倒危险。 锻炼可以帮助肌肉放松和更加灵活。

护理评价

1.在活动中测量生命体征，与基数值比较。	确定患者对活动的耐受程度。
临床决策点：当出现下列症状和体征时终止活动（Adler 和 Malone，2012）： ● 休息状态下心率减少超过20%或少于40次／分或超过130次／分。 ● 血氧饱和度比基线水平下降超过4%或为88%～90%。 ● 血压：收缩压高于180 mmHg或收缩压／舒张压下降超过20%或体位性低血压。 ● 呼吸：少于5次／分或超过40次／分。 终止活动：当眩晕超过60秒或出现头晕、发汗；出现呼吸形态改变伴随额外的肌肉做功，极度疲乏，严重呼吸困难合并呼吸次数增加，超过基线，大于20次／分（Myszenski，2014）。	
2.使用疼痛数字评分法评估患者疼痛的严重程度。	训练可增加肌肉不舒适。
3.监测步数或估计步行距离。	提供关于行走改善的客观测量依据。
4.当患者达到4级住院患者活动章程或非住院患者连续锻炼超过3个月时，评价执行训练的自信心水平。	确定自我效能感或类似的可持续参与锻炼的因素。

步骤	要点说明
5. **使用反馈式教学**："我们讨论过训练计划的热身和放松练习是您运动计划的一部分，告诉我为什么是重要的。"如果患者或居家照护者不能正确反馈，立即调整或重新制订指导计划，以保证其正确掌握。	确定患者和居家照护者对指导内容的理解水平。

非预期结果	相关措施
1. 患者生命体征异常或血氧下降需中断锻炼（确保在居家单元内患者或家属知晓患者正常脉搏范围和什么时候需要终止运动）。	● 运用患者安全处理原则，立即将患者安置于座椅或床上。 ● 通知医师。 ● 持续监测生命体征，直至患者病情稳定。
2. 患者锻炼过程中出现胸痛 / 不舒适。	● 通知医师。 ● 可能时准备心电图。 ● 持续监测生命体征，直至患者病情稳定。 ● 居家情况下拨打紧急救助电话。

记录与报告

● 将患者筛查结果、实施的锻炼类型、锻炼前后评估、患者耐受程度记录在住院病案或门诊病历，护理电子病历和纸质病历内。

● 记录对患者和居家照护者学习情况的评价。

● 向医师报告任何对锻炼不耐受的症状和体征。

注意事项

居家护理

● 指导非住院患者或居家照护者如何测量颈动脉或桡动脉搏动，对患者而言的正常范围，如何监测锻炼的耐受程度以及何时向医务人员报告任何问题。

● 让患者和照护者记录有关锻炼活动、进展和患者反应的日记。

操作指南 12.1 执行关节活动范围锻炼

活动范围指一个关节在特定方向进行自由活动的距离和度（如旋转、弯曲或扭动）。活动范围训练可以是主动、被动或协助主动活动。如果患者能够对抗重力肢体进行移动，即为主动锻炼。当患者需要照护者协助以对抗重力移动肢体，即为协助主动活动。被动活动是指锻炼活动是由照者施行的。一直鼓励患者在日常生活活动各方面尽可能保持主动和独立。

将主动活动范围训练与患者日常生活活动相结合（表 12.1）将被动活动范围融入洗澡和进食活动中。与患者共同制订活动范围锻炼的计划。

授权与合作

执行活动范围锻炼的技能可以授予经培训的护理辅助人员。

脊柱损伤、烧伤或骨科创伤的患者通常需要专业护士或物理治疗师进行活动范围锻炼。护士指导护理辅助人员完成以下工作：

● 缓慢进行锻炼，对每一个被锻炼的关节提供足够的支撑。

● 不要在阻抗关节以上的关节或疲劳和疼痛的点进行锻炼。

● 意识到患者的个体限制或之前已经存在的可能影响到活动范围锻炼的情况，如关节炎。

用物准备

● 无需要的医疗或物理治疗用物

● 清洁手套（可选）

操作步骤

1. 根据机构政策，使用至少两种方式核对患者身份信息（例如，姓名和生日，或者姓名和病案号）（TJC，2016）。

2. 回顾患者病案中可能影响到执行活动范围训练的生理评估（如，关节疼痛，皮肤完整性或存在关节附近的伤口，存在畸形，意识程度和参与能力）；医嘱（如，任何限制活动范围训练的医疗原因）；疾病诊断、疾病史、进展。

3. 获得有关患者关节功能的基线数据。观察关节活动明显受限、红、发热、关节压痛、畸形或水肿的情况。

4. 确定患者或照护者学习准备情况（如学习动机，执行锻炼的接受能力，锻炼的获益）。用通俗易懂的语言解释活动范围锻炼的原因和锻炼活动计划的实施。

5. 锻炼前评估患者舒适程度（0～10分，10分为最疼痛）。在锻炼前确定患者是否需要使用止痛药物，如有需要，在锻炼前30分钟给予镇痛药物。

6. 如果有伤口引流或皮肤伤口，执行手卫生和佩戴清洁手套。

7. 协助患者取舒适体位，最想采取的坐位或平躺。

8. 当执行被动活动范围训练时（表12.2），通过抓住四肢末梢部分或手握去支撑关节（见插图）。

9. 按照头–脚趾顺序完成锻炼。在锻炼过程中重复每一个移动5次。指导患者如何将这些锻炼结合到日常生活中（见表12.1）。

临床决策点：当一个关节存在阻抗时，不要强行活动，向医师或物理治疗师咨询。

10. 观察患者执行活动范围的锻炼情况。

11. 脱手套，执行手卫生。

12. 必要时测量关节活动度，以确定改善的程度。

13. 锻炼中使用疼痛评分评估他/她的疼痛严重程度。

14. **使用反馈式教学**："让我们回顾一下居家进行活动范围训练的方法，告诉我您在家锻炼的方法。"如果患者或居家照护者不能正确反馈，立即调整或重新制订指导计划，以保证其正确掌握。

15. 在电子病历或纸质病历内记录患者对锻炼不耐受的情况。

表12.1　关节活动范围锻炼与日常生活能力相结合

关节锻炼	日常生活	活动
颈部	点头"是"	弯曲
	摇头"否"	旋转
	转动右耳至右肩	侧屈
	转动左耳至左肩	侧屈
肩部	伸向并打开头顶灯	弯曲，伸展
	伸向床侧书	过伸
	朝胸部转动肩膀	内旋
	朝背部转动肩膀	外旋
肘部	进食、洗澡、刮胡须、梳头	弯曲、伸展
腕部	进食、洗澡、刮胡须、梳头	弯曲、伸展、桡偏/尺偏
手指和拇指	所有需协调活动的动作（如书写、进食、绘画）	弯曲、伸展、外展、内收、对抗
髋部	步行	弯曲、伸展、过伸
	移动至侧躺姿势	弯曲、伸展、外展
	从侧躺姿势移动	伸展、外展
	脚向内转动	内旋
	脚向外转动	外旋
膝部	步行	弯曲、伸展
	移向侧躺或从侧躺移动	弯曲、伸展
踝部	步行	背屈、跖屈、前屈
	床上从脚趾到头部移动	背屈
	床上从脚趾到足部移动	跖屈
脚趾	步行	伸展、过伸
	摆动脚趾	外展、内收

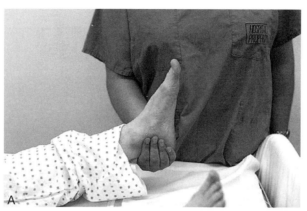

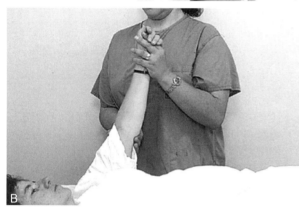

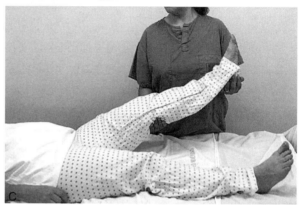

步骤 8 A. 握住靠近关节的远端和近端区域来支撑关节   B. 抱住肢体末梢支撑关节   C. 用手握成杯状支撑关节

表12.2 关节活动范围锻炼

身体部位	关节类型	活动类型	范围（角度）	主要的肌肉
颈部、颈椎	中枢	屈曲：把下巴放在胸上	45°	胸锁乳突肌
		伸展：把头回到直立位	45°	斜方肌
		过伸：头尽可能向后弯	10°	斜方肌
		侧屈：头部尽量向两边肩部倾斜	40°～45°	斜角肌
		旋转：在环形运动中，尽量转动头部	180°	胸锁乳突肌、斜方肌上部

续表

身体部位	关节类型	活动类型	范围（角度）	主要的肌肉
肩	球窝	水平屈伸：水平向前摆动手臂	130°	喙肱肌，三角肌，胸大肌
		水平伸展：水平向后摆动手臂	45°	背阔肌、三头肌、肱三头肌
		外展：手臂向一侧抬起	180°	冈上肌、三角肌、斜方肌、前锯肌
		内收：把手臂移向身体中线	45°	大胸肌、三头肌、大圆肌
		肩部伸展：把手臂移至身体后面，保持肘部伸直	0～60°	背阔肌、大圆肌、三角肌
		旋转：将手臂全圆周运动（旋转是结合球窝关节所有动作的组合）	360°	三角肌、喙肱肌、背阔肌、大圆肌
肘	转折	屈曲：弯曲肘部，使下臂向肩关节移动，手与肩部平齐	150°	肱二头肌、肱肌、肱桡肌
		伸展：降低手部，以伸直肘部	150°	肱三头肌
前臂	中枢	后旋：翻转前臂和手部，掌心向上	70°～90°	旋后肌、肱二头肌
		内旋：翻转上臂，掌心向下	70°～90°	旋前圆肌、旋前方肌
手腕	髁状关节	弯曲，手掌向前臂内侧移动	80°～90°	尺侧腕屈肌、桡侧腕屈肌
		伸展：手指和手向后移动至中线	70°～80°	桡侧腕短伸肌、桡侧腕长伸肌、腕伸肌
		过伸：尽量将手背背向后	桡侧腕短伸肌、桡侧腕长伸肌、腕伸肌	过伸：尽量将手背背向后

身体部位	关节类型	活动类型	范围（角度）	主要的肌肉
		桡侧偏斜：手腕向拇指内侧弯曲	最高 30°	桡侧腕短屈肌、桡侧腕短伸肌、尺侧腕伸肌
		尺侧偏斜：手腕侧弯向第五指	30°	尺侧屈腕肌、尺侧腕伸肌
手指	髁状中枢关节	屈曲：握拳	90°	蚓状肌、前臂掌侧骨间肌骨间背肌
		伸展：伸直手指	90°	小指固有伸肌，伸指总肌、
		过伸：尽可能将手指向后弯曲	30°～60°	示指伸肌 伸指肌
		外展：张开手指	30°	骨间背肌
		内收：手指并拢	30°	骨间掌肌
拇趾	鞍关节	屈指：拇指向手掌表面移动	90°	拇短屈肌
		伸展：将拇指从手掌伸直	90°	伸拇长肌、伸拇短肌
		外展：拇指向侧面伸展（通常在外展和内收时是向下的）	30°	拇外展短肌和长肌
		内收：拇指向后移动	30°	拇斜内收肌、拇内收横肌
		对指：用拇指触摸同一只手的每一个手指		拇指对掌肌、小指对掌肌
髋关节	球窝关节	屈伸：腿向前和向上移动	110°～120°	腰大肌、髂肌、缝匠肌
		伸展：腿向后移至另一条腿旁边	90°～120°	臀大肌、半腱肌、半膜肌
		外展：腿从身体侧面移动	30°～50°	臀中肌、臀小肌
		内收：如果有可能的话，腿向后移至中线的位置	20°～30°	长收肌、短收肌、大收肌

身体部位	关节类型	活动类型	范围（角度）	主要的肌肉
		内旋：脚和腿向另一条腿转动	45°	臀中肌、臀小肌、阔筋膜张肌
		外旋：将脚和腿从另一条腿上移开	45°	闭孔内肌、闭孔外肌、股方肌、梨状肌、双头肌、低臀大肌
		旋转：腿以圆周方向转圈移动	120°～130°	腰大肌、臀大肌、臀中肌、大收肌
膝盖	铰链关节	弯曲：脚后跟向大腿后部移动	120°～130°	股二头肌、半腱肌、半膜肌、缝匠肌
		伸展：腿回到地面	120°～130°	股直肌、股外侧肌、股内侧肌、股中间肌
脚踝	铰链关节	背屈：移动脚使脚趾向上	20°～30°	胫骨前肌
		足底屈曲：移动足趾使其向下	45°～50°	腓肠肌、比目鱼肌
足部	滑动关节	内转：足底向内侧翻转	35°	或更小
		外翻：足底向外侧翻转	10°	或更小
脚趾	踝状关节	屈曲：脚趾向下弯曲	30°～60°	屈肌、蚓状肌、短屈肌
		伸展：伸直脚趾	30°～60°	伸趾长肌、伸趾短肌、长伸肌
		外展：脚趾分开	15°或更小	外展拇趾肌、骨间背肌
		内收：脚趾并拢	15°或更小	拇收肌、骨间趾肌

操作指南 12.2　监护使用持续被动运动仪器的患者

持续被动运动机（CPM）是为锻炼各种关节，如髋关节、踝关节、膝盖、肩膀和腕关节而设计的。它最常用于膝部手术后。然而人们对 CPM 的好处也提出了一些疑问（Maniar el al.，2012）。最近的一项有关膝关节置换术的回顾研究表明，持续被动运动可能会提高患者轻微弯曲膝盖的能力，但可能无法减轻疼痛或改善功能（Harvey et al.，2014）。通常从手术后的第 1～4 日进行，每日 1.5～24 小时，根据外科医师的喜好和患者的情况决定（Harvey et al.，2014；Lewis et al.，2017）。初始设置通常是 20°～30° 的弯曲和全伸展，每分钟两个循环。CPM 机的目的是保持关节活动，改善关节活动范围，减少肿胀，最终防止挛缩，提高功能。尽管治疗的价值受到了质疑，但它仍在继续使用，而且必须确保使用该仪器的患者的安全。

电子控制的 CPM 仪器有一个带尼龙搭扣的绳带保护肢体末端。当设备打开时，外框缓慢地来回滑动，在实际的关节活动范围内，通过预设的 ROM 轻轻地活动关节。该 CPM 仪器可重达 11.3kg。由两名护理人员抬仪器，以减少背部拉伤和误伤患者肢体末端的危险。

授权与合作

使用 CPM 机的技能不能委托给护理辅助人员。护士指导护理辅助人员完成以下工作：

● 在使用 CPM 时，立即向护士报告患者疼痛增加情况。

● 在 CPM 关闭时发现患者任何皮肤破溃应报告护士。

用物准备

● CPM 仪器
● 垫子
● 清洁手套

操作步骤

1. 回顾病史，评估患者的病情和医嘱规定的关节活动范围限制。确保医嘱规定了仪器上活动的每分钟和时间周期要求。

2. 评估 CPM 机的电力安全性。如果有疑问，通知所在机构的电气安全部门。

3. 在放置到床头前先检查仪器的设置：检查框架的稳定性、伸缩控制、金属部件或硬表面的垫子以及开关按键。

4. 根据机构政策，使用至少两种方式识别患者身份信息（例如姓名和生日，或者姓名和病案号）（TJC，2016）。

5. 执行手卫生。

6. 评估患者使用前和使用过程中的疼痛程度，从 0 到 10 分（10 分为最严重的疼痛），建立基线。

7. 评估患者的心率、血压和呼吸，建立运动耐受的基线。

8. 评估患者对 CPM 的认识和对 CPM 仪器的学习能力和意愿。

9. 解释流程，操作 CPM 机，将 CPM 机放在床上前，开机先观察患者一个循环。

10. 安置患者于舒适仰卧位。

临床决策点：在患者使用 CPM 机之前，关注他/她的需要。如果需要的话，在新的治疗开始前 30 分钟提供镇痛药物。

11. 如有伤口引流，请戴上清洁手套。

12. 给患者穿上弹力袜（如果有医嘱）以促进静脉回流（见操作指南 12.3）。

13. 把 CPM 机放在床上。按医嘱设置屈曲和伸展的极限值。按医嘱设置控制速度在缓慢或中度范围内。打开仪器，使它运行一个完整的循环。

14. 当 CPM 机在扩展时，停止运行，将垫子放置在 CPM 机上。

15. 将患者肢体末端安放在 CPM 仪器上时，注意支撑患处关节。

16. 调节 CPM 机和患者的肢体末梢。将患者肢体放入仪器后，延长和缩短绳带部分，将患者关节与 CPM 的机械关节对齐。

17. 在 CPM 器上用尼龙搭扣带固定患者肢体（见插图），避免过紧。

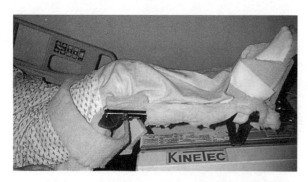

步骤 17　在 CPM 机上正确放置和固定患者肢体

18. 按电源开关启动仪器。当达到弯曲位置时，停止弯曲并检查屈曲度。然后观察患者和患肢两个完整周期。

19. 询问患者是否感觉舒适；评估疼痛程度。

20. 确保 CPM 开 / 关按键在患者可及范围内。指导患者如果出现故障或疼痛，关闭 CPM 机。指示他 / 她立即通知护士。

21. 脱手套，执行手卫生。

22. **使用反馈式教学**："我想确认您是否明白 CPM 仪器可以为您做什么。用您自己的语言告诉我 CPM 机的用途。"如果患者或居家照护者不能正确反馈，立即调整或重新制定指导计划，以保证其正确掌握。

23. 至少每 2 小时检查一次患者骨突起处和与仪器接触的皮肤有无破溃。

24. 至少每 2 小时检查一次患者身体姿势，并协助更换体位。

25. 持续评估患者是否有疼痛。如果患者持续疼痛，在下一次运动过程中给予镇痛治疗。

26. 在每一次增加屈曲和伸展时，观察患者和 CPM 机。

27. 将患者对 CPM 机的耐受性、每分钟的循环率、使用的屈伸度、肢体和皮肤状况、手术部位的情况，以及使用 CPM 机的时间长度，记录在电子病历或纸质病历中。

28.（如发生）对 ROM 的任何抵抗情况；疼痛增加；关节肿胀、发热或发红，立即向护士长或医师报告。

操作指南 12.3　使用梯度加压弹力袜和间歇充气加压装置

深静脉血栓形成是长期不活动带来的危害。常见的危险因素包括影响 Virchow 三联症的情况：高凝状态（如凝血障碍、发热、脱水）；静脉壁异常（如矫形外科、静脉曲张）；血流淤滞（如静止、肥胖、妊娠）（Lewis et al.，2017）。深静脉血栓形成的症状包括：患侧腿肿胀（很少出现两腿肿胀）；皮肤温暖、青紫；腿部疼痛，通常开始于小腿，感觉像是抽筋或酸痛。如果怀疑有深静脉血栓，患者应卧床，保持平静，通知医师。

如果患者有深静脉血栓和机械性血栓形成的高风险，使用弹力袜或间歇充气加压装置（SCDs）仍然是推荐的治疗方式（AHRQ，2015；Pai 和 Douketis，2016；Sachdeva et al.，2014），特别是手术后的患者。

抗凝药物治疗是预防 DVTs 的最佳方法；不过，早期行走、穿弹力袜或间歇性 SCDs，使用足底泵也同样重要（AHRQ，2015；Pai 和 Douketis，2016）。所有间歇加压系统都有一个简单的目的（即从下方的深静脉中挤出血液，假定其瓣膜是完整的，就会及时地循环流动）。在袖带放气时，静脉将重新充盈，由于系统的间歇性特点，只要有充盈，血液就能在深静脉中周期性流动（Morris 和 Woodcock，2004）。弹力袜在预防静脉扩张中作用更大，日间穿着弹力袜可以减少水肿和腿部疼痛发生（Carvalho et al.，2015）（SCDs 将血液泵入深静脉，从而清除淤血和防止静脉淤积）。足底静脉泵通过加压、模仿走路的自然动作促进静脉回流（图12.1）。在 DVT 和肺栓塞的发生率方面，弹力袜和气压泵的组合比单袜更有效（Morris 和 Woodcock，2004）。

授权与合作

应用和保养渐变压缩长袜和间歇性 SCDs 的技能可以委派给护理辅助人员。护士首先确定弹力袜的尺寸，并评估患者下肢 DVT 或循环障碍的症状及体征。护士指导护理辅助人员完成以下工作：

- 在患者下床之前，取下 SCD 腿套。
- 如果患者出现一侧小腿较另一侧粗，发红或发热，主诉小腿疼痛，或有对弹性材质过敏反应的迹象（发红、发痒或刺激），应报告护士。

用物准备

- 测量卷尺
- 粉剂或玉米淀粉粉剂（可选）
- 梯度加压弹力袜
- 带有充气管的 SCD 吹入器，可调节尼龙搭扣压力长袜 /SCD 袜套
- 卫生用品

操作步骤

1. 回顾病史，确认有无 SCDs 或梯度加压弹力袜的医嘱要求。

2. 根据机构政策，使用至少两种方式核对患者身份信息（例如，姓名和生日，或者姓名

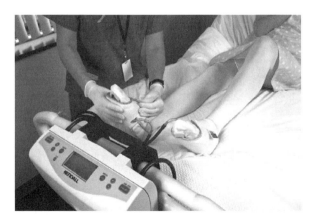

图 12.1　**床边控制的足底静脉泵**

和病案号）（TJC，2016）。

3. 评估患者深静脉血栓形成的危险因素（见注释 12.1）（CDC，2015）。

4. 评估使用弹力袜或 SCDs 的禁忌证：

a. 在被长袜 /SCD 覆盖的区域出现皮炎或开放性皮肤伤口。

b. 最近小腿皮瓣移植。

c. 下肢动脉血循环减少影响下肢的情况：发绀、肢体末梢皮温下降，和（或）影响下肢情况的坏疽。

d. 如果存在深静脉血栓的症状或体征，患肢不要穿弹力袜。

5. 评估患者的皮肤状况（被长袜覆盖的面积）和腿部循环。触诊足背动脉，注意任何可触及的静脉，检查有无下肢皮肤水肿，皮肤变色，皮温，有无损伤。

6. 获得医嘱许可。

7. 评估患者或居家照护者对以前使用弹性或连续性压力长袜的了解情况。

8. 解释使用弹力袜 / SCD 的流程和原因。

9. 将患者置于仰卧位。

10. 执行手卫生。根据需要给患者洗脚。彻底干燥。

11. 给予梯度加压弹力袜：

a. 使用卷尺测量患者的腿，以确定适当的弹力袜大小（按照包装说明）。

b. 可选：如患者不敏感，可在腿部涂少量的粉剂或玉米淀粉。

c. 把弹力袜里面翻出来：一只手放在袜子里，抓着袜子的后跟；另一只手向内拉袜子，直至达到鞋跟（见插图）。

d. 将患者的脚趾伸入松紧袜中，直至脚跟伸入袜中，确保长袜光滑（见插图）。

e. 将袜子剩余的部分穿在脚上，确保脚趾被覆盖。确保脚趾及脚跟与长袜相应位置吻合。长筒袜现在应是正面朝外（见插图）。

f. 滑动袜子至患者小腿部，直至袜子被完全伸展拉开。确保袜子平整，且没有鼓突或皱褶（见插图）。

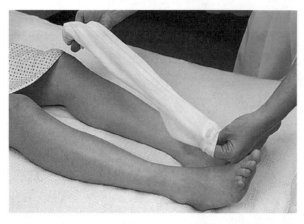

步骤 11c 把袜子里面翻出来，抓紧袜子的脚跟处，穿过去

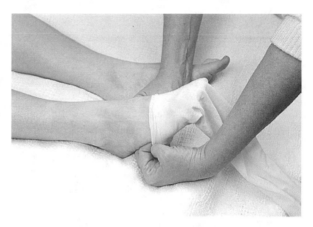

步骤 11d 把脚趾放在长袜内

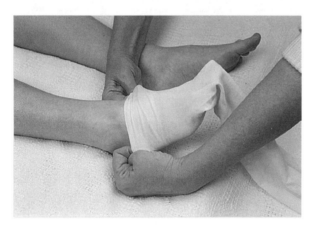

步骤 11e 将剩下部分穿在脚上

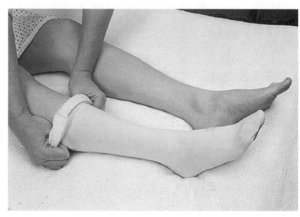

步骤 11f 将袜子向上提拉，直至完全伸展

g. 指导患者不要将长袜部分卷下，以避免皱褶和卷边，并在坐位时腿部抬高。

12. 应用 SCD 腿套：

a. 从塑料盖上拆下 SCD 腿套，在床上展开并铺平。

b. 根据腿套内衬上的腿部位置，将 SCD 腿套套在患者腿下。

c. 将患者的腿放在 SCD 腿套上。脚踝后侧应与腿套内衬的踝印一致。

d. 将膝盖后部置于腿套上的腘窝开口（见插图）。

e. 将 SCD 腿套安全地包裹在患者的腿上。把两个手指放在患者的腿和腿套之间（见插图），检查 SCD 腿套是否合适。

f. 将 SCD 腿套连接至机器上。连接线上的箭头与机器上的箭头对齐（见插图）。

g. 打开机械装置。绿灯闪表示正在工作。

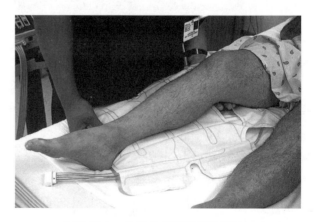

步骤 12d 将膝盖后部置于腘窝开口

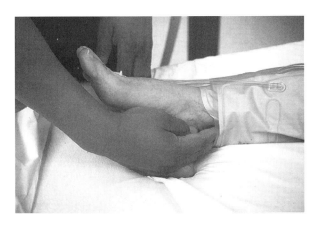

步骤 12e　检查 SCD 腿套的适合性

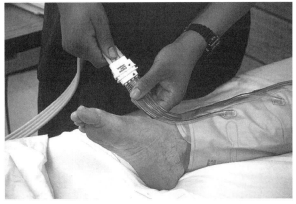

步骤 12f　连接至机器上时，将连接线的箭头和机器的箭头对齐

SCD 的监测功能可通过一个完整的充气和放气循环来检测。

13. 保持患者卧位舒适并进行手部卫生。

临床决策点：告知患者不要携带 SCD 腿套离开病床和行走，指导患者学会求助。

14. 每班至少脱掉一次弹力袜或 SCD 腿套（脱掉的时间足够检查皮肤有无刺激或破损，并确定患者的舒适程度）。

15. 按医嘱评估患者下肢皮肤的完整性和循环（见机构政策）。

16. 指导患者 / 居家照护者如何护理弹力袜（准备两双，每日清洗一双），指导居家时如何采取措施预防深静脉血栓形成（CDC，2015 年）：

- 保持活动，尽可能多行走
- 当长时间坐着，例如旅行超过 4 小时应：
- 每 2 ～ 3 小时站立走动一次。
- 多喝水。
- 坐着的时候，当保持脚趾平放在地板上时，抬高和放低脚后跟来锻炼腿部肌肉；当保持脚跟在地板上时，抬高和放低双腿脚趾来收紧和放松腿部肌肉。
- 穿宽松衣服。

17. **使用反馈式教学**："我想确定您明白为什么需要用弹力袜。用您自己的语言告诉我您穿弹力袜的原因是什么？"如果患者或居家照护者不能正确反馈，立即调整或重新制订指导计划，以保证其正确掌握。

18. 将下肢情况，弹力袜 /SCD 机应用，患者教育和患者反应记录在电子病历或纸质病历中。

操作指南 12.4　协助行走（无辅助设备）

活动障碍的患者即使是很短的时间也需要帮助才能走动。患者早期活动对预防功能退化非常重要。行走的益处包括保持肌肉张力、力量、关节灵活性及呼吸、循环和胃肠系统的功能。当帮助患者走动时需要使用步态带，以增加患者安全，并减少患者跌倒风险。

在帮助患者上下床或椅子时，存在着体位性低血压的危险。姿势性低血压或体位性低血压是指当患者从水平位改变到垂直位时血压下降。收缩压下降超过 20 mmHg 或舒张压下降超过 10 mmHg，伴头晕、恶心、心动过速、面色苍白和晕厥症状时，表明存在直立性低血压（Lewis et al.，2017）。当患者从卧位转为坐位时，在床边坐立，腿部下垂（坐在床边，患者双腿前后移动），并确保腿能够接触到地板。这样可以使得循环系统得以适应最小化直立性低血压的发作。双腿摆动后，让患者站立；如果他 / 她能忍受站立而不觉头晕，可继续行走。在行走前和行走过程中采取安全预防措施，以控制直立性低血压和跌倒的发生。

授权与合作

协助患者行走的技能可以委托给护理辅助人员。护士指导护理辅助人员完成以下工作：

● 让患者在床上摇摆腿部，行走前检查其血压。

● 如果患者感到恶心、头晕、面色苍白或发汗，应立即将这些症状和体征报告给护士。

● 使用安全、防滑的鞋子／袜子，确保环境中无杂物阻碍，并且避免患者行走活动前地板湿滑。

用物准备

● 步态带

● 防滑鞋／袜

操作步骤

1. 回顾病历中患者最近的活动经历，包括行走距离、使用任何辅助设备、对活动的耐受性、平衡和步态。注意任何药物、慢性病、脚／腿畸形或有跌倒史，所有这些都会影响患者独立行走的能力。

2. 回顾记录的患者最新体重，这可能提示需要几名护理人员提供帮助。

3. 回顾有无体位性低血压的病史或风险；识别有无可能导致患者处于危险的药物或情况。

4. 回顾医嘱关于活动的要求；注意任何活动或承重的限制。

5. 确定行走的最佳时间，考虑其他安排好的活动，如洗澡或其他医疗操作。

6. 检查环境有无安全隐患或障碍。步行时，在医院或康复中心的特定区域内活动，如墙壁上有扶手，椅子在附近，这对患者是有帮助的。

7. 根据机构政策，使用至少两种方式核对患者身份信息（例如，姓名和生日，或者姓名和病案号）（TJC，2016）。

8. 执行手卫生。

9. 评估患者步行能力：

　a. 评估休息时心率、血压、血氧饱和度（如果可以的话）和呼吸的基础值。

　b. 如果患者力量和耐力受到疾病或功能退化的影响，评估卧床时的下肢活动度和肌肉力量（见第6章）。

　c. 询问患者是否感到过度疲劳或正在经历任何疼痛。确定疼痛的来源和严重程度（使用0～10分疼痛等级）。这些可能会导致行走活动延迟。在步行前30分钟提供镇痛药物，以提高患者对运动的耐受性。

临床决策点：不要使用容易导致患者头晕的镇痛药物。

10. 评估患者对指令的反应水平。他／她是否能够理解指示并配合活动？也要评估患者对当前健康状况和参与活动意愿的看法和观点。

11. 评估是否有视觉、听觉或知觉方面的缺陷，这些缺陷可能会影响患者听从指令的能力。

12. 如果这是第一次走动，或者如果患者过去病情一直不稳定，在靠近你选择的走动路径上放置一把椅子。如果患者行走不平稳时，你可能需要迅速将（患者）安置在坐椅上。

13. 向患者（用简单的语言）解释你将如何为行走做准备（例如，使用转运技术和安全措施）。解释活动／锻炼的好处和理由。用这样的方式树立患者恢复或维持健康的信念和观念（Fletcher 和 Banasik，2001；Shieh et al.，2015）。

14. 协助患者从仰卧位到床边坐起：

　a. 患者在床上取平卧位，床头抬高30°，将床摇低与你的臀部在同一高度。给患者穿上防滑鞋／袜。

　b. 你应站在患者将坐起的床一侧，将患者转向面朝你。

　c. 站在患者臀部的对面。对角转身面对患者，并远离床脚。

　d. 双腿分开，支撑面增大，一只脚靠近床头，并在另一只脚前面。

　e. 将你的手臂放在患者肩下，靠近床头，支撑他／她的头部和颈部。另一只手环绕患者大腿上（见插图）。

f. 移动患者下肢和双脚至床边。将重心放在你的后腿上，让患者大腿向下摆动（见插图）。同时，继续将重心转移至你的后腿上，并将患者躯干抬高至直立的位置。

15. 让患者在床边坐几分钟。交替弯曲和伸展双脚，上下移动小腿（见插图）。询问其是否感到头晕；如果有，检查一下血压。让患者放松，做几次深呼吸，直至头晕消退，恢复平衡。如果眩晕持续超过 60 秒，将患者恢复至卧床的姿势（Myszenski，2014）。重新检查血压。

16. 在患者腰间系上步态腰带。确保它完整地环绕住腰部。将腰带放低，确保舒适。避免把它放在任何静脉注射管、切口或引流管上。一旦患者站起来时，你可能需要调整它。将你的手心朝上，把腰带系在患者背部——步态带在活动时控制患者的重力中心，在跌倒时可以控制下降，减少抓上肢的概率。

17. 帮助患者在床边站好。让其完全站直，肩部向后，向前看（而不是看地板）。同时，评估他 / 她支撑自身体重和平衡的能力。

18. 如果患者情况不稳定，将他 / 她立即放在椅子上或回到床上，并寻求他人协助。

19. 如果患者有静脉置管，将输液杆置于其输液手臂的同一侧。在行走时，指导患者抓握部位和往前推进输液杆。

20. 如果有导尿管，在患者活动前应清空引流袋。你或患者应将引流袋放置在低于患者膀胱水平的位置。你也可以把引流袋别在患者睡衣上，应确保导管无牵拉。

21. 和患者共同决定设定关于行走距离或行走时间的目标。活动距离是患者可以忍受的范围（见医疗机构关于活动的相关规定）。当患者可以忍受时，在步行过程中，可以逐渐增加步行时间 / 距离。

22. 站在患者健侧、稍后位置。如果使用辅助设备（如拐杖、助行器）（见技能 12.2），则要站在患者患侧稍后位置。

23. 手心向上抓紧步态带（见插图）。按步骤，

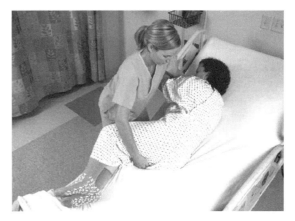

步骤 14e　护士把手臂放在患者大腿上，另一只手臂放在患者肩膀下

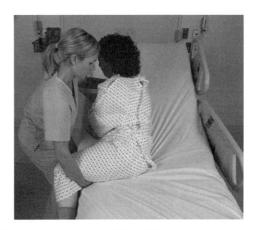

步骤 14f　护士将重心转移至后腿上，将患者抬至坐姿

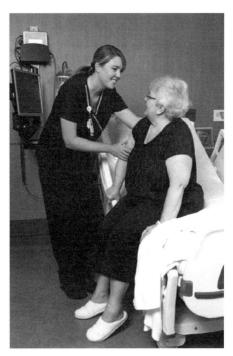

步骤 15　患者坐在床边

一只手抓着步态带，另一只手支撑患者弯曲的肘部下方（见插图）。可选：卧床后首次下床行走或更加依赖的患者，可以使用带马鞍带的行走升降机或天花板升降机辅助。

24. 让患者向前走几步。然后在继续行走前，评估他或她的力量和平衡情况。

25. 当在走廊上走动时，将患者置于你和墙壁之间。鼓励使用扶手（如果有的话）。

26. 观察患者如何行走（姿势、步态、平衡、协调），并评价其对步行的活动耐力（即测量脉搏和呼吸，与基线值进行比较）。

27. 如果患者发生跌倒（见插图）：

a. 双手环住他或她的腰，手掌向上，抓紧患者的步态带。

b. 脚分开站立，扩大支撑面（见插图A）。

c. 伸出一条腿，让患者靠着你，使他或她

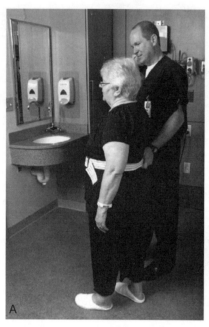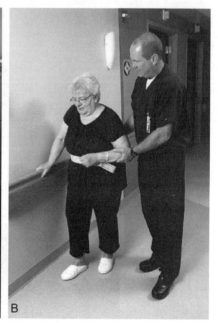

步骤23　A.护士紧紧抓住步态带　B.在患者弯曲的手臂下给予支撑保护

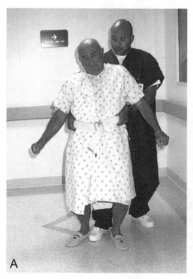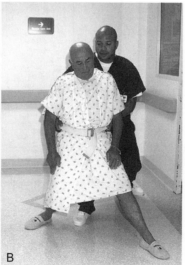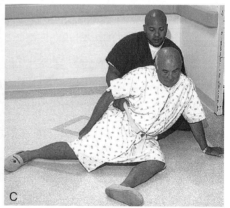

步骤27　A.抓住步态带，两脚分开站立，扩大支撑面　B.伸展一条腿，让患者靠着它滑到地板上　C.当患者滑向地板时，弯曲膝盖使身体向下

从你的腿上滑下来，让他或她躺到地板上（见插图 B）。注意：如果患者肥胖，不要冒自身受伤的危险。

d. 患者滑向地板时，弯曲你的膝盖并降低身体（见插图 C）。

e. 在救援到达之前，与其一起耐心等待。

28. 一旦患者完成了他或她的行走练习，将其送回床上或椅子上，帮助其安置一个舒适体位。执行手卫生。

29. 将步行时间或距离，任何生命体征的改变，以及患者的耐受性（如疼痛和疲劳症状）记录在电子病历或纸质病历中。

技能 12.2 协助使用手杖、助行器和拐杖

辅助设备是通过任何设计、制造或改装来帮助某人完成某一特定任务或功能的设备。例如，手杖、拐杖和助行器是步行的辅助装置。在行走时一个辅助装置可以增加稳定性；支持虚弱的肢体；或减轻负重组织的负荷，如臀部、膝盖或脚踝。这些装置从标准的手杖，提供平衡和最低限度的身体支持，到拐杖、步行架，这些都是适合那些在一条或两条腿上有负重限制的患者使用的。

应咨询有执照的物理治疗师帮助选择适当的辅助设备以及安装该设备，并指导患者正确地使用。选择合适的器械取决于患者的年龄、诊断、肌肉协调力、负重状况和易操作性。辅助器具的使用可以是暂时性的（例如，在肢体骨折或骨科手术后的恢复期间），也可以是永久性的（例如，瘫痪或永久性下肢无力的患者）。作为一名护士，在步行的过程中，应帮助患者正确使用设备。当帮助患者使用辅助设备行走时，记住要在患者身上系上步态带，并稍稍地站在其后面和旁侧（在他或她的患侧）。

手杖是较轻、易于移动的设备，达到腰部高度，由木质或金属制成。它们通过扩大支持

来帮助保持平衡。有三种类型的手杖。标准的手杖有一个半圆形手柄，提供给那些在行走时只需要最少帮助或支撑的患者。

三脚架手杖（金字塔手杖）有三条腿，四脚杖有四条腿；额外的腿提供了更宽的支撑面。这些类型的手杖对单侧或部分腿瘫痪的患者是有用的。他们也有一个优势，那就是单独站立，使空余的手臂可以帮助患者从椅子上站起来。

拐杖是一种木制或金属材质的，几乎从地面一直伸至腋窝的器具。拐杖可以支撑一条腿上的重量。与手杖相比较，患者使用时必须把更多的重量转移至他们的手臂。拐杖有两种类型：腋窝拐杖和长拐杖。所有年龄的患者都可以短期使用腋窝拐杖，应用于下肢有各种负重限制的情况。长拐杖有一个把手和一个金属带，可以绑在患者的前臂上。金属带和手柄都经过调整，以适应患者身高。这种类型的拐杖对永久残疾的患者，如截瘫患者是有用的。金属臂使拐杖稳固并帮助引导拐杖。它还使患者在不掉拐杖的情况下，使用他们的手进行其他活动，如不用丢掉拐杖开门。其次，环带的前开口使患者在摔倒时可以摆脱拐杖。

助行器是一个轻巧、可移动的装置，大约到腰的高度，由一个金属框架与握把组成；四个被分开放置坚固的腿和一个开口面。在步行时，它提供了一个广泛的支持基础和最大的稳定性和安全性。步行架可用于虚弱、下肢有负重限制或有平衡问题的患者。现在使用的大多数助行器都是轮式步行器。

这些步行架的前杆上有两个轮子，使患者更容易使用，所需的力量也更少。这个设计对于平衡障碍患者来说更安全，因为患者可以同时保持所有的四个杆支撑在地板上。相比之下，一个标准的助行器（没有轮子，只有四个杆）需要患者有平衡感，能提起助行器向前移动。

授权与合作

协助患者行走的技能可以委托护理辅助人员。当患者第一次行走时，护士应进行初步评估。

护士指导护理辅助人员完成以下工作：

- 卧床患者在行走前，先让其做悬摆动作。
- 如果患者感觉恶心、头晕、面色苍白或发汗，应立即让他/她回到床上或椅子上，并立即将这些症状和体征报告给护士。
- 给患者穿安全防滑鞋，确保病室无杂物，并且在患者行走前地板不潮湿。

用物准备

- 步行器（手杖、助行器、拐杖）
- 安全装置（步态带）
- 穿合脚、平跟、防滑的鞋
- 测角仪（可选）

步骤	要点说明

护理评估

1. 根据机构政策，使用至少两种方式核对患者身份信息（例如，姓名和生日，或者姓名和病案号）。	确保患者正确。符合联合委员会标准并保证患者安全（TJC, 2016）。
2. 根据操作指南12.4, 步骤1～5, 7～11完成评估步骤。	确定患者使用行走辅助器具、准备学习能力包括必要的步态和预防措施。
3. 确定患者或家属对使用辅助行走器械类型的理解。	让患者表达担忧。制动的患者可能会对行走犹豫不决。居家照护者可能在学习如何帮助患者走动活动时表现出犹豫。
4. 评估患者所需的协助程度。物理治疗师也会对此提出建议。	为了安全起见，最初可能需要第二个人来帮助患者走动。允许患者尽可能地独立行走。

护理诊断

● 活动无耐力	● 躯体移动障碍	● 健康管理无效
● 缺乏使用辅助装置的相关知识	● 有跌倒的危险	● 加强健康管理的准备
● 疲乏	● 有受伤的危险	
根据患者的状况或需求，个体化处理其相关因素/危险因素。		

护理计划

1. 完成下列步骤后所能达到的预期结果： ● 患者使用辅助装置行走，无伤害情况发生。 ● 患者能够在没有过度疲劳或眩晕的情况下行走，休息3～5分钟后恢复至生命体征的基础值。 ● 患者可以正确使用辅助装置、步态模式和负重状态。	借助设备适当的辅助可以确保患者安全。 所选择的辅助装置只需最小量，患者能耐受活动。 展示使用设备的学习和身体能力。
2. 向患者解释如何为步行做准备（例如：下床移动技术和走路时要采取的安全措施）。解释活动/锻炼的好处和理由。方式要符合患者的教育水平和恢复或保持健康的信念和价值观。	运动自我效能感是影响运动行为采纳和维持的重要因素。自我效能是一种信念，即一个人可以成功地完成某项活动（Fletcher 和 Banasik, 2001；Shiehet al., 2015）。
3. 向患者或居家照护者解释并示范具体的步态技巧。	教学示范能增强学习效果，减少焦虑，鼓励合作。

步骤	要点说明
4. 检查辅助设备的高度和安装是否合适。如果物理治疗师已经会诊过患者，步行设备应该设定调整至适当的高度。注意：这通常是在患者站在床边稳定的情况下进行的。	确保患者使用器械时，能够顺利行走，没有受伤。
a. 手杖尺寸：当手杖高度是从臀部的大转子高度延伸至地面时，手杖应从脚旁15 cm处测量。允许肘关节弯曲15°～30°。手柄应可以舒适握于手掌。	如果拐杖太短，患者很难支撑体重，弯腰就会感到不舒服。当用双手支撑体重时，患侧腿部被抬离地面，就需要完全伸展肘部。
b. 拐杖尺寸包括三个方面：患者的身高、拐杖衬垫与腋窝的距离以及屈肘角度。使用两种方法之一：	促进最优支持和稳定。
(1) 站姿：拐杖尖端放置在患者脚旁15 cm处，和患者脚前（三脚架）15 cm。腋窝下面的拐杖垫应该是5 cm（或2～3指宽）（American College of Foot and Ankle Surgeons，2016）（见插图）。	桡神经在腋下浅表区穿过。如果拐杖太长，会对腋窝和桡神经产生压力。桡神经损伤导致肘部和腕部伸肌瘫痪，通常称为拐杖麻痹。此外，如果拐杖太长，肩膀会被迫抬升，患者不能将身体抬离地面。如果步行装置太短，患者会弯腰而不舒服。
(2) 仰卧：拐杖垫大约在距腋下5 cm或2～3指宽，拐杖尖端位于患者脚跟侧15 cm处（见插图）。	
(3) 必须调整把手的高度，使患者的肘部弯曲15°～30°，或者调整至大约手腕处的高度。拐杖的高度和手柄尺寸都可以在制作精良的拐杖上进行调节。	握力过低会导致桡神经损伤。握力过高使肘部急剧弯曲，降低了手臂的力量和稳定性。这使得患者在迈出一步时完全伸展肘部。
c. 助行器尺寸：当患者手臂放松并站直时，助步器的顶部应该与腕部内侧平齐（AAOS，2015）。站在步行架内侧时，双手放在手把上，同时肘部可以弯曲15°～30°。	助行器应该在适当的高度，所以患者不能向前弯腰，必须有足够的力量才能移动步行架。

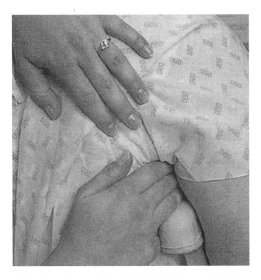

步骤4b（1） 腋下拐杖衬垫有2～3指宽

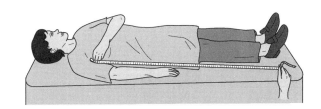

步骤4b（2） 卧床患者测量拐杖长度

步骤	要点说明
5. 确保助行器装置有橡胶头柄。	防止设备打滑。
临床决策点:清除道路上的障碍物,包括(家中)小地毯、垫子和电线,并立即清理任何积水。避开人群聚集的地方。人群聚集会增加手杖、拐杖或步行架被踢或撞到以及患者失去平衡的风险。	

护理措施

1. 执行手卫生。	
2. 如果使用拐杖,患者上身出现任何刺痛或麻木应及时汇报。	帮助指出拐杖使用不正确处或大小不对。
3. 协助患者变换体位,从平卧至侧卧(见操作指南12.4,步骤13)或从椅子上站立。	确保患者稳定,做好步行准备。
4. 让患者在床边坐几分钟。交替弯曲和伸展双脚,移动下肢。询问他或她是否感到头晕。让其放松,做几次深呼吸,直至头晕消退,恢复平衡。	确定耐受行走的能力。如果眩晕超过60秒,可能意味着体位性低血压;将患者移回床上(Myszenski,2014)。重新检查血压。
5. 在患者腰间系上步态腰带。确保它完全环绕腰部。把腰带放低,并确保它是舒适的。一旦患者站起来,需要调整腰带。当患者步行时,在背部手心朝上,手掌抓紧。	腰带可以控制患者行走时的重力中心,如果下坠发生,可以控制跌倒,并减少抓伤其上肢的概率。
6. 帮助患者站在床边。重新评估设备的高度,以确保其尺寸合适。让其完全站直,肩部向后,看向前方(而不是看地面)。此时,要评估患者的承重能力(例如,是否有不适、站立不稳定)和平衡情况。	确保患者可以以正确的姿势和体态开始行走。
7. 如果患者身体不稳,立即让他或她坐在椅子上或回到床上。	患者可以需要理疗师协助,进行力量训练和平衡力的评估。
8. 与患者一起决定走多远。	确定共同的目标。
9. 根据患者其他诊疗内容安排行走锻炼。	在活动之间安排休息时间可以减少疲劳。
10. 帮助患者使用拐杖行走(步伐与标准的拐杖、三脚架或四支点拐杖相同):	
a. 让患者用健侧握住拐杖。指导其将拐杖向前放置10～15 cm,略靠近脚,保持身体的重量在双腿。允许15°～30°的屈肘。	在健侧提供最大的支撑。手杖和患侧腿一起迈开每一步。
b. 首先,让患者向前移动拐杖15～25 cm,保持体重均匀施加在双腿上。	平均分配体重。
c. 指导患者向前迈开患侧腿,可以借助拐杖。拐杖和患侧腿同时摆动和触地。	体重由手杖和健侧腿支撑。
d. 让患者迈开健侧腿15～25 cm越过手杖。	患者重力中心应平衡分布,体重平均分配。
e. 让患者移动患侧腿向前,即使健侧腿行走正常,也只能向前走至患侧腿或稍超过患侧腿的位置。	
f. 按照患者可以耐受的程度重复进行。一旦觉得舒适,让患者将手杖和患侧腿一起移动向前。	

360

步骤	要点说明
11. 采取合适的拐杖步态帮助患者步行：	使用拐杖时，患者要用手和手臂支撑自己。因此，有保持站立位和耐力的能力是必要的。拐杖步态的类型取决于患者对体重的耐受状况。
a. 四点步态：	这是最稳定的拐杖步态。它在任何时候至少提供三点支持。患者必须能够承受双腿的重量。患者使用相应的拐杖交替移动每条腿，所以三个支撑点一直在地板上。通常应用于患者出现某种形式的麻痹时（例如，患有痉挛性脑瘫的儿童）（Hockenberry 和 Wilson，2015），也可用于关节炎患者。
（1）从三角架的位置开始（见插图）。让患者把拐杖顶部 10 ～ 15 cm 放在每只脚的侧面和前面（Amorican College of Foot and Ankle Surgeons，2016）。让其把重心放在握把上，不要放在手臂下。	通过扩大支撑范围来改善平衡。患者保持头和颈直立，椎骨直立，臀部和膝盖伸展的姿势。
（2）右拐杖向前移动 10 ～ 15 cm（见插图 A）。	在正常行走中，拐杖和脚的姿势与手臂和脚的姿势相似。

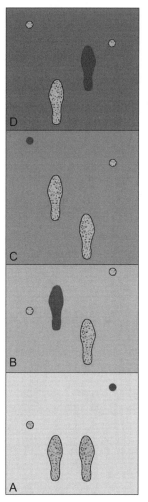

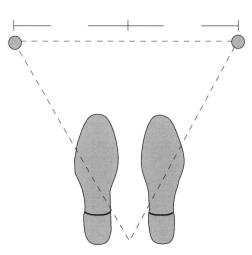

步骤 11a（1）　**三角架姿势**

步骤 11a（2）　**四点步法。固定的脚和拐杖顶部显示在四个阶段脚和拐杖顶部每一步的移动（从下往上读）。A. 右脚尖向前移动 B. 左脚向左拐移动　C. 左拐杖顶部向前移动　D. 右脚向右拐移动**

步骤	要点说明
（3）左脚向前移动至左拐杖的水平（见插图 B）。	
（4）左拐杖向前移动 10～15 cm（见插图 C）。	
（5）右脚向前移动至右拐杖的水平（见插图 D）。	
（6）重复以上顺序。	
b. 三点步态（见插图）：	要求患者用一只脚能支撑所有的重量。先由健侧腿承重，接着由双拐支撑。患侧腿在三点步态的早期阶段不需要接触地面。对腿部骨折或踝关节扭伤的患者可能有效。
（1）从三脚架位置开始（见插图 A），患者以可承重的腿站立。	通过扩大支撑范围来改善患者的平衡。
（2）双拐和患侧腿一起向前挪动，使患侧脚远离地面（见插图 B）。	
（3）向前移动承重腿，踩在地面上（见插图 C）。	
（4）重复以上顺序。	
c. 两点走法（见插图）：	每只脚至少需承受部分重量。比四点步态稍快。因为一次只能依靠两个点支撑身体，所以需要更多的平衡。
（1）从三角架位置开始（插图 A）。	通过扩大支撑面积来改善患者的平衡。

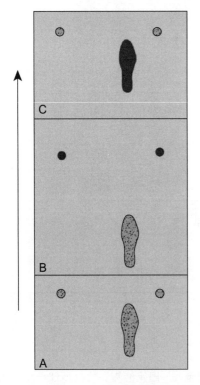

步骤 11b　三点步态，重心放在健侧腿上。实心的脚和拐杖顶部显示 A 至 C 每个阶段的重量（从下往上看）

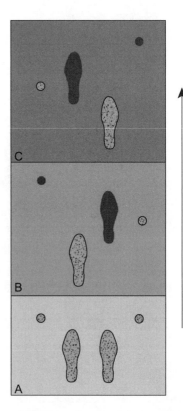

步骤 11c　两点步法。实心区域表示承重腿和拐杖顶部 A 至 C（从下往上看）

步骤	要点说明
（2）左拐和右脚向前移动（见插图 B）。	在正常行走中，拐杖的移动类似于手臂的移动。
（3）右拐和左脚向前移动（见插图 C）。	患者同时移动拐杖和对侧腿。
（4）重复以上顺序。	
d. 摇摆步态：	用于下肢瘫痪或腿上穿戴有承重护具的患者。
（1）从三脚架的位置开始。	这是两个摇摆步态中比较容易的一个。它需要双腿能够部分承受体重。
（2）两根拐杖向前移动。	
（3）抬起腿，摆动腿部至拐杖，让拐杖支撑体重。	
（4）重复前面的两个步骤。	
e. 摆动步态：	要求患者双脚有承受部分体重的能力。
（1）从三脚架的位置开始。	通过扩大支撑面积来改善患者的平衡。
（2）两根拐杖向前移动。	早期使用拐杖可以增加患者的支撑面积，因此，当身体向前摆动时，重心就会向额外提供支撑的拐杖转移。
（3）抬腿和摆腿穿越过拐杖。	
（4）重复前面的步骤。	
12. 帮助患者使用拐杖爬楼梯（部分承重，一条腿）：	借助栏杆爬楼梯对于挂着拐杖上楼的患者来说是最安全的方法。
临床决策点：使用这种技术有跌倒的危险。仔细监测患者的平衡。见以下选项。	
a. 让患者从三脚架姿势开始，以承重腿站立。	通过扩大支持面积来改善患者的平衡。
b. 患者将身体重心转移至拐杖上。	上第一个楼梯时，让患者将重心转移至健侧腿上。
c. 让患者用一只手抓住扶手（健侧腿靠栏杆），护士把拐杖放在扶手旁边，患者拿着其他拐杖。	确保患者安全。
d. 让患者使用扶手和拐杖平均分配体重。	达到平衡。
e. 接下来，患者将部分重量放在拐杖上，然后用负重脚迈出第一步，让其保持平衡。	
f. 然后患者伸直健侧膝盖和提起身体的重量，把拐杖和患侧腿带上楼梯。	
g. 重复步骤，直至患者到达楼梯顶层。观察其平衡和疲劳程度。	
h. 可选：让患者坐在较低的楼梯上。如果距离和范围允许，把拐杖放在楼梯顶部。如果不可能，让其尽可能地把拐杖放在更远的楼梯上。然后逐步爬楼直至到达顶层（American College of Foot and Surgeons，2016）。	伸手去拿那些难够到的拐杖会导致摔倒。坐位向上移动可以避免失去平衡和在楼梯上绊倒的风险。
（1）坐姿时，让患者双臂向后。	
（2）然后让患者用手臂和负重脚 / 腿抬起一步。	
（3）一次重复一个步骤。	
13. 帮助患者扶着栏杆，挂着拐杖下楼（一条腿部分承重）：	

363

步骤	要点说明
临床决策点：使用这种方法会有摔倒的危险。仔细监测患者平衡情况。见以下选项。	
a. 从三角架的位置开始。	通过扩大支撑面积来改善患者的平衡。
b. 患者转移体重至健侧腿，与拐杖平齐。	协助患者准备使用拐杖支撑体重。
c. 让患者用一只手抓住扶手（患侧腿靠近栏杆）。护士把拐杖放在扶手旁边。患者拄着其他拐杖。	
d. 在移动拐杖和患侧腿下一层台阶时，让患者弯曲他或她的健侧膝。	
e. 然后患者在扶手和拐杖之间均匀地支撑体重。确保其有良好的平衡感。	
f. 让患者慢慢用患侧腿往下走，提醒患者不要单脚跳。	跳跃可能会伤到腿，有跌倒的危险。
g. 可选：让患者坐在最上面的台阶上。将拐杖放在楼梯上的最低点。然后逐步移动，直至下楼（American College of Foot and Surgeons, 2016）。	伸手去拿那些难够到的拐杖会导致摔倒。通过移动座椅向下，可以避免失去平衡和从楼梯上摔下来的危险。
（1）坐姿时，让患者双臂向后伸。	
（2）让患者使用手臂和负重脚／腿抬起，一步步往下走。	
（3）重复程序，每次一步。	
14. 帮助患者使用步行器行走：	能够承受部分体重的患者使用步行器。
a. 让患者在步行器的中心位置站立，握住握把。	在尝试走路之前，患者要保持平衡。
b. 让患者使用步行器以舒适距离向前行 15～20 cm。然后，患者首先将患侧腿向前迈一步，紧跟着使用健侧腿走。指导患者不要把腿向前挪过步行架的前杠。如果患者的双腿力量相同，那么哪条腿先向前走没有区别。	为步行器和患者之间提供广泛的支撑面积。然后患者向步行器移动重心。保持步行架的所有四个脚在地板上，防止绊倒步行者。
c. 如果不能承受患侧腿的重量，让患者用健侧腿慢慢跳至步行架的中心，双手支撑重量。	
d. 指导患者不要和步行架一起爬楼梯，除非其有楼梯专用步行架。	患者应使用扶手作为替代的选择，使用步行架可能导致跌倒。
15. 患者行走后，帮助他或她回到床上或椅子上，并取舒适体位。	
16. 执行手卫生。	防止微生物传播。

护理评价

1. 在步行后，测量患者的生命体征，观察皮肤颜色，询问患者的舒适度和力量。	评估患者对操作的耐受以及在行走过程中是否有改善和进展。评估患者病情及康复程度。
2. 评估患者的主观感觉。	评估活动耐受性。
3. 评估患者的步态模式：观察身体的对齐情况，步态过程的平衡感。	确定患者是否正确使用支持性辅助设备。在评估步态时对比患者之前的行走模式。

步骤	要点说明
4. 使用"**反馈式教学**":"您已经能很好的使用助行器了。我也跟您的妻子回顾了如何使用步行带,我们提到了一开始由您妻子协助您使用步行带的重要性。我们指导您的妻子如何放置步行腰带以及为什么一开始就用步行带帮助您行走。您能否告诉我为什么使用步行带很重要?"如果患者或居家照护者不能正确反馈,立即调整或重新制订指导计划,以保证其正确掌握。	确定患者和居家照护者对指导内容的理解水平。

非预期结果	相关措施
1. 由于害怕跌倒,身体不适或上身肌肉无力而无法使用助行器,或下肢无力以致无法支撑身体,患者无法走动。	● 与物理治疗师协商可行的锻炼计划以强化肌肉,以及其他可用于行走的替代方法。 ● 根据患者需要提供镇痛药物。 ● 安抚患者对助行器的恐惧和担忧。
2. 患者受伤。	● 告知医师。 ● 若患者病情稳定,移至病床。 ● 根据机构政策采取措施。
3. 患者使用拐杖或助行器时,弯腰行走,不能直立	● 纠正姿势。

记录与报告

● 在电子健康档案及表单上记录评估结果、使用的辅助装置和步行带的类型、所需的协助程度、步行距离及活动耐受力。

● 记录对患者和居家照护者学习情况的评价。

● 立即报告患者在试图行走过程中发生的任何损伤,生命体征改变或不能完成行走的情况。

注意事项

健康教育

● 指导患者进行锻炼,例如挤捏橡皮球,手持重物以缓慢有节奏的方式抬起和放下,利用椅子俯卧撑和引体向上,以增强上肢肌力。

● 指导使用助行器的患者每天检查助行器状况。检查时应注意框架是否弯曲或变形,突出的螺钉是否会刮伤患者,以及框架接合处的螺钉是否有松动或缺失。评估手柄是否有断裂及松动的迹象。

● 指导患者从椅子上站起时使用椅子臂而不是辅助装置来提供杠杆力量;避免借力助行器时引起倾斜。对于可用于此作用的装置,一般会加以说明。

● 手和助行器手柄之间的持续压力可能导致手部起泡或疼痛。建议患者间歇性释放压力并戴上手套或手柄衬垫,以减少摩擦。

● 指导患者如更换高度不同的鞋子,需调节助行器至适宜高度。

● 提醒使用助行器的患者直视前方,正常走路。不要在光滑的地面上行走。避开雨、雪、冰冻的情况。患肢勿负重(American College of Foot 和 Ankle Surgeons,2016)。

儿科患者

● 针对未学会走路或走路不稳的患儿进行康复时,需要三到四条腿的专用步行架提供支撑,保持患儿直立姿势并学习走路(Hockenberry and Wilson,2015)。

● 对于初学走路的患儿来说,可选择前后滚动的步行带。

老年患者

● 国家老龄化研究所有丰富资源可供老年

人步行及其他类型的身体活动，并向居家照护者提供一些激励患者的技巧。

居家护理

● 指导患者在各种地形上使用助行器（如地毯、楼梯、凹凸地面、斜坡等）。指导如何穿过障碍物（如门），以及在椅子、厕所和浴盆之间往返时使用助行器。

● 指导居家照护者帮助患者正确使用辅助设备。

长期照护

● 定期对助行器进行安全和维护检查。

● 定期评估以确保患者正确使用助行器。

▶临床案例分析

在车祸发生后，一名72岁女性从重症监护病房转出，根据早期活动方案，循序渐进，由1级升至2级、3级，能够在椅子上坐20分钟。患者已行右髋置换手术，且有多处瘀伤导致右肩和胸部不适。术中失血较多，在ICU监护3日，心率波动在72～94次/分，血压波动在（118～146）/（72～84）mmHg，呼吸波动在18～26次/分。在允许患者床边坐起前，护士正帮助她进行主动关节活动度训练。

1. 在允许患者坐于椅子上之前，护士应该评估哪些内容？

2. 遵医嘱患者需穿梯度加压弹力袜，该患者有哪些深静脉血栓的风险因素？

3. 患者即将进入早期活动方案的第4级，30分钟前给予镇痛药。评估生命体征：BP 138/80 mmHg，R 26次/分，P 88次/分，SaO$_2$ 96%。患者移动前疼痛评分4分，已坐于椅上15分钟。护士开始帮助患者第一次在走廊走路，患者步行约6 m后，突发胸痛和头晕。护士立即将患者扶至就近的椅子，测得生命体征为BP 110/60 mmHg，P 130次/分，R 32次/分。根据SBAR沟通模式对上述情况进行交班。

▶复习题

1. 按照正确的顺序排列以下四个行走步骤。

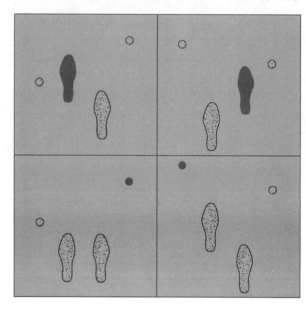

2. 对于预防居家患者形成深静脉血栓，您有哪些建议？（选择所有符合条件的选项）

A. 避免连续坐位2～3小时以上

B. 旅行途中限制液体摄入

C. 若旅行时间超过4小时，穿宽松衣服

D. 坐位时，始终保持双腿交叉

E. 在飞机上飞行超过4小时，进行脚部活动

3. 患者正进行早期渐进性活动方案。在协助其坐于椅子上15分钟后，哪些数据表明患者需立即返回病床？（选择所有符合条件的选项）。

A. 患者头晕15秒

B. 呼吸频率比基线增加4次/分

C. 收缩压比基线收缩压水平降低30 mmHg

D. 患者表现出严重的疲劳

E. 患者多汗

第 13 章

减压垫和专用床

▶ **技能和步骤**

操作指南 13.1　压力再分布减压垫的选择
技能 13.1　　安置患者于减压垫
技能 13.2　　安置患者于专用床

▶ **学习目标**

学习本章节后，护士能够具备如下能力：

• 识别不同类型的压力再分布减压垫和专用床。

• 解释使用减压垫和专用床进行预防性护理的重要性。

• 阐述如何将患者置于减压垫和专用床。

• 对比床垫及床垫替芯的不同之处。

• 描述患者置于专用床、减压垫或轮椅坐垫时发生皮肤损伤的机制。

• 正确描述安置患者于专用床或减压垫的步骤。

▶ **目的**

尽管医疗保健技术不断进步，但压力性损伤仍然是影响患者舒适度、延长住院时间及增加医疗费用的重要因素之一。多学科团队合作是减少压力性损伤的关键，但在医疗机构中护士处于压力性损伤预防和治疗的第一线。

▶ **护理标准**

• 美国医师协会临床指南，2015——压力性损伤的风险评估和预防

• Doughty 和 McNichol：美国伤口、造口失禁护理学会，2016——伤口管理的核心课程

• 美国伤口、造口失禁护理学会，2016——压力性损伤预防和管理指南

▶ **实践准则**

• 压力性损伤形成的因素包括外部因素（压力、潮湿、摩擦力和剪切力）和内部因素（营养不良、感知觉减退、移动能力受损、皮肤老化、精神状态异常、感染、失禁和低动脉压）（Serpa 和 Santos，2014）。压力性损伤是发生在皮肤和（或）皮下组织的局限性损伤，通常位于骨隆突处，是由压力或压力联合剪切力和（或）摩擦力造成的。压力性损伤可以发生于任何年龄段、种族人群，不论他们的社会经济地位如何（WOCN，2016）。

• 压力性损伤的主要原因是持续受压。压力越大，受压时间越长，发生压力性损伤的可能性越大。当组织承受的外部压力超过 32 mmHg 时（毛细血管闭合压力），毛细血管网会塌陷，从而中断向细胞运送氧气和营养物质且影响代谢废物的清除，导致出现组织缺血。如果压力

不能被缓解，组织将失活或坏死。

● 减压垫是预防压力性损伤的有效措施。减压垫是一种特制设备（如床垫、床垫替芯、综合床单元系统、坐垫），用于压力再分布和管理组织负荷、微环境、剪切力、和（或）具备其他治疗性功能。微环境是指在患者皮肤和减压垫之间的皮肤平均温度和湿度。减压垫一般用于急症、康复、长期护理机构和居家护理机构，通过一个更大的表面重新分布压力来减小局部压力，包括预防和治疗两个方面。第一是预防性的，其中压力间歇降于 32 mmHg 以下（如泡沫垫、空气垫或凝胶垫），用于有皮肤受损风险和部分皮层损伤的患者。第二是治疗性的，压力持续保持在 32 mmHg 以下（如电力驱动的空气悬浮床或低气流散失床）。

● 预防性减压垫用于有皮肤破损风险或已发生部分层皮肤损伤的患者。

● 治疗性减压垫用于压力性损伤高风险患者或已发生压力性损伤的患者（WOCN，2016；NPUAP，2014）。减压垫是压力再分布

的一种干预手段，可与其他预防措施联合使用（见第 39 章）（Antcn，2013；Higolin，2014）。

● 处于压力性损伤高风险的患者应该卧于减压垫上（McNichol et al.，2015；WOCN，2016），使用专用的减压垫（如泡沫垫；空气垫或凝胶垫；床垫；坐垫）来降低压力（Moore and Cowman，2014；Qoseem et al.，2015）。

● 减压垫分为非电力驱动（原指静态）和电力驱动（原指动态）两种类型（NPUAP，2014）。非电力驱动减压垫包括床垫、空气床垫、水垫、凝胶垫、泡沫床垫或其中任意两种的结合。电力驱动减压垫可改变患者身下承受的压力，缩短受压持续时间。大量研究证实减压垫对于预防压力性损伤是有效的（McInnes et al.，2015；Slade，2013）。

● 一些减压垫也能够降低摩擦力、剪切力和湿度。表面光滑的减压垫可以减少摩擦力和剪切力。具有多孔覆盖的支撑面增加空气流动，从而降低湿度，预防皮肤浸渍。表 13.1 比较了不同类型的减压垫。

表 13.1　不同类型的减压垫

分类和作用机制	适应证	优点	缺点
支撑面和覆盖物			
泡沫类表面覆盖（可作为覆盖物或完整的床垫使用）			
减少压力；表面可以减少摩擦力和剪切力。垫子高度为 7.5～10 cm；参考产品说明书了解关于泡沫垫或床垫支撑的体重	压疮中高危风险患者	一次性收费；没有安装费；不易被刺破；有各种尺寸（床、椅子、手术台）；不易损坏；无需电源	升高皮肤温度；增加湿度；使用寿命有限；失禁患者或伤口引流患者需使用一次性垫巾
水垫（可作为覆盖物或完整的床垫使用）			
降低整体压力和局部压力，提供的漂浮状态能够将患者体重均匀地再分布于整个支撑面	压疮高危患者	易于获得；便于制作；运动感觉可控；易于清洗	易被刺破；重量大；不易实施操作（如更换敷料、心肺复苏）；需进行维护以防止微生物在垫子中繁殖；将患者移下水床比较困难；抬高和降低床头比较困难

续表

分类和作用机制	适应证	优点	缺点
凝胶垫			
降低整体压力和局部压力，提供的漂浮状态能够将患者体重均匀地再分布于整个支撑面	压疮中高危患者；依赖轮椅的患者	不易损坏；易清洗；适用人群广；刺破后不会渗漏	重量大；价格较贵；空气流动不畅致湿度大；摩擦力控制不稳定
非电力驱动的空气床垫			
通过降低患者皮肤和床垫之间的平均界面压力达到减压效果	压疮中高危患者；自主变换体位的患者	使用人群广；不易损坏；需修复某些充气产品；耐用	容易被针和锐器刺破；需要常规监测，确保压力充足；将患者移下床比较困难
低气流散失床垫（可作为覆盖物或完整的床垫使用）			
在患者皮肤下维持持续细微的空气流动；帮助管理皮肤表面的温度和湿度（微环境）	压疮中高危患者	易清洗；保持持续充气状态；通过放气以便于转移患者和实施心肺复苏；便于控制湿度；织物材质透气性好，抗菌防水；降低剪切力和摩擦力；厂家提供安装	易被针及锐器刺破；有噪声；需电源，个别可用短期蓄电池；家庭需备发电机防止断电
专用床			
空气悬浮床			
床架包含有硅胶涂层的珠子，并通过压迫空气通过珠粒而形成的流体状介质提供压力重新分配，导致患者沉入床垫中并被包裹	压疮高危患者；3、4期压疮患者；压力性损伤或烧伤	无需经常翻身或更换体位；增加患者舒适度；通过开关控制，床垫放气后提供坚硬平面以便行心肺复苏或其他治疗；降低剪切力、摩擦力和减轻水肿；有效进行伤口引流及失禁管理；厂家提供安装	干燥且温度高，空气持续循环可能增加患者脱水的风险；升高房间温度；患者可能发生定向障碍；转运患者比较困难；重量大；价格较贵；床的宽度有限，不适合肥胖或肢体挛缩患者使用；患者不能俯卧，以防窒息
低气流散失床			
结构中含有一系列互通的充气管道。空气流动控制着每个管道中的压力，有助于管理患者皮肤温度和湿度（微环境）	需要减压，但不能频繁翻身的患者；不止一处皮肤破溃的患者；禁用于脊柱损伤患者	方便抬高或降低床头和床尾；转运患者较方便；无需频繁翻身的患者；枕头可以和患者一起转移至担架上；厂家提供安装	便携式发动机会发出噪声；床表面材料较滑，转运或下床时易下滑而摔倒
动力疗法			
提供持续的被动运动促进患者肺部分泌物松动和低气流散失，后者用于减压	主要适用于固定脊柱的患者；不适用于血流动力学不稳定的患者	减少制动相关的肺部并发症的发生；降低尿潴留和尿路感染的风险；减少静脉淤滞症的发生	不能减轻剪切力和控制湿度；不能用于进行颈部或骨骼牵引的患者；最初可能会发生眩晕症；可能会产生幽闭感

CPR, Cardiopulmonary resuscitation.

数据来源于 Doughty D, McNichol L: *Wound, Ostomy and Continence Nurses Society (WOCN)*: Core curriculum: wound management, Philadelphia, 2016, Wound, Ostomy, and Continence Society; Wound, Ostomy and Continence Nurses Society (WOCN): *Guideline for prevention and management of pressure ulcers, WOCN clinical practice guideline series*, ed 2, Mt. Laurel, NJ: 2016, Author.

- 更换体位能够起到暂时减压的作用，是压疮预防的基础。专用床或减压垫并不能完全代替专业的护理。护士需为卧床或使用轮椅的患者制订和实施合适的体位更换计划。利用团队协助及搬运设备将患者从普通床转移至专用减压床。尽管翻身设备是有效的，但过程中仍然存在软组织损伤的风险，护士需特别关注是否有压力性损伤的迹象。

▶ 以患者为中心的护理

- 在予患者使用最佳支撑面之前，首先需进行全面评估，包括患者的需求、医疗卫生人员的需要及患者所处的环境。
- 最终选择的减压垫的特征必须符合患者个性化的需求。
- 经常向患者和居家照护者解释即将采取的干预措施并根据需要留出时间进行解答。
- 一些特殊文化背景的患者可能会因语言交流障碍而对提问或寻求帮助犹豫不决。
- 向患者和居家照护者解释减压垫的功能并演示，通过让患者或居家照护者操作评估其掌握程度。

▶ 循证护理实践

通过使用适当的支撑面预防压力性损伤。证据表明，压力再分布装置可将压力性损伤的发生率降低60%（Doughty 和 McNichol，2016）。

- 去除或减少压力是预防压力性损伤的主要护理措施（Doughty 和 McNichol，2016；McInnes et al.，2015）。
- 压力再分布减压垫可以作为辅助措施但不能完全代替翻身（Doughty 和 McNichol，2016）。
- 没有充足的证据支持专用减压垫或相关的设计可以预防压力性损伤的发生（WOCN，2016；McInnes et al.，2015；Qaseem et al.，2015）。
- 一些支撑面，如澳大利亚羊皮和泡沫床垫，已被证明可以减少高风险患者的压力性损伤发生（McInnes et al.，2013；AMDA，2013）。

- 带有泡沫覆盖层的高规格泡沫床垫与标准医院床垫相比，可有效降低高风险患者发生压力性损伤（WOCN，2016）。
- 鼓励使用带有专用减压装置的轮椅的患者尽快站起来。
- 测量和裁剪坐垫，使其适合患者的体型和椅子尺寸，以减小摩擦力和压力。
- 在手术室内，压力性损伤高风险的患者应使用减压垫，尤其是老年人和肥胖患者。压力再分布可有效减低术后压力性损伤的发生率。

▶ 安全指南

- 应全面评估患者有无发生压力性损伤的风险，科学的风险量表是完整评估的一部分，具体包括剪切力、摩擦力、活动能力和大小便状况（见第39章）。
- 根据患者发生压力性损伤的风险因素选择合适的支撑面，例如活动能力受损时，需调节皮肤微环境、减少剪切力、控制体重。
- 了解患者行动不便的原因和程度。减压设备更有益于翻身困难和多处发生压力性损伤的患者。
- 使用失禁垫可增加20%～25%的压力峰值。应制订失禁管理计划。
- 针对活动不便者，需持续提供基础护理，如定期评估皮肤、翻身、正确体位的摆放和全关节运动练习。
- 利用患者安全处理技巧和科学的身体力学原理给患者更换体位或安置患者（见第11章）。
- 实施所有安全措施，以防止患者在专用床或床垫上意外跌落或体位不当。
- 指导居家照护者了解支持设备的优缺点和使用方法，以保证其正确应用。
- 与该领域专长的医务人员合作并咨询。

操作指南 13.1 压力再分布减压垫的选择

授权与合作

护理辅助人员不能决定选择何种减压装置。

用物准备

- 压力性损伤风险评估工具（见机构政策）
- 身体图象，卷尺和（或）相机记录现存的皮肤受损区域
- 文件表格或电子健康档案
- 护肤用品

操作步骤

1. 使用风险评估工具评估患者皮肤受损的风险（例如 Braden 量表评分 ≤ 18 表示患者存在风险）。

2. 评估患者现有的压力性损伤，包括位置、分期、水疱、异常红斑和擦伤。

3. 考虑患者体重和体型以及以下危险因素 / 合并症：高龄、发热、蛋白质摄入不足、舒张压 < 60 mmHg、血流动力学不稳定、全身性水肿和贫血（WOCN，2016）。

4. 使用 0 ～ 10 分的疼痛评分评估患者的舒适度。

5. 根据评估结果确定减压垫的类型。高风险患者使用高规格泡沫减压垫，而非常规标准床垫。

6. 根据患者情况选择合适的支撑面（图13.1）：

a. Braden 量表评分 ≤ 18。

b. 患者是否需要压力再分布（如无法更换体位，或已经存在压力性损伤的患者）？

c. 短期或长期护理需要减压垫吗？急诊和住院患者通常需要短期使用支撑面。延续性或居家护理通常需要长期使用支撑面。

d. 通过减压垫达到的潜在舒适水平是什么？如果患者对噪声敏感，带有大音量的电机设备会增加患者的不适。

e. 患者和居家照护者是否能合作并坚持定期更换体位？另外，他们是否意识到减压设备不能代替更换体位？当不易更换体位时能否得到足够的帮助？在居家环境中，当居家照护者或患者不能独立地更换体位或者需协助更换体

位时，通常需要长期使用减压垫。

f. 减压垫是否有可能影响患者的独立能力？减压垫上覆盖层的高度及其较软边缘可能会影响患者的移动能力。高气流散失床不适合需频繁上下床的患者。

g. 患者的经济状况如何？

h. 如果患者在家中使用该装置，环境中有哪些限制因素？家庭和现有电气设备是否满足所选的支撑面？家中的照护者能否学会使用？

i. 产品寿命如何？减压垫是否容易被刺破？减压垫便于清洁吗？

j. 患者需要椅子 / 轮椅上的减压垫吗？居家照护者是否会正确使用该设备？

7. 选择适当的支撑面（见表 13.1）。

a. 减压装置可以将患者身体受压部位的压力 / 负荷重新分布，以降低总体压力并避免局部受压（WOCN，2016）。压力再分布支撑面包括治疗床垫替换芯，非动力和动力支撑面，低气流散失床和床垫以及空气悬浮床（Doughty 和 McNichol，2016）。压力再分布支撑面也用于手术室，适用于处于高风险或手术时间较长的患者（Broome et al，2015）。

b. 如果患者取各种体位而不压迫压力性损伤的部位则可使用非动力减压垫。但由于它不足以承受患者的重量，而使身体沉入垫子太深（"触底"），使得减压功能无效。

临床决策点：徒手检查法是评估静态空气床垫"触底"的比较方便但主观的方法。国际压疮咨询小组表示，徒手检查法不适合替换床垫和综合床系统（床架和支撑面）的评估（WOCN，2016；Call et al.，2015）。

c. 若患者已存在压力性损伤且不能更换体位或易将非动力型减压垫压扁，则应选择动力型减压垫。与标准床垫相比，交替式床垫或动力型床垫可降低压力性损伤的发生率（Doughty 和 McNichol，2016）。

d. 高规格泡沫床垫可有效降低高风险患者（包括老年人和颈部、股骨骨折患者）压力性损

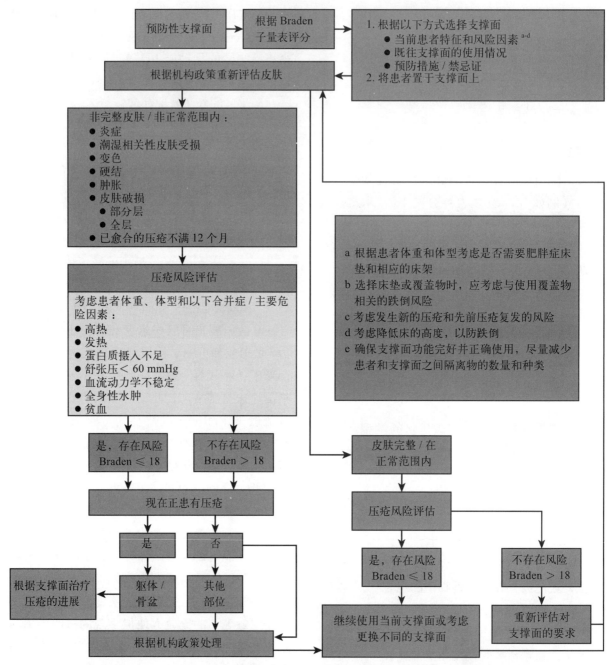

WOCN 协会基于证据和共识的支撑面使用流程

图 13.1 **根据患者因素选择合适支撑面的流程图**

伤的发生率。

e. 多发 3、4 期压力性损伤的患者使用液体悬浮床效果较好（Doughty 和 McNichol，2016）。

f. 低气流散失床对于减少 ICU 中压力性损伤发生率证据不足（Doughty 和 McNichol，2016）。

g. 当存在过度潮湿的潜在风险时，使用气流循环的支撑面对保持皮肤干燥和减少压力性损伤的发生很重要。

8. 核查医疗机构对支撑面及减压垫的相关政策。

a. 开具医嘱。这对于患者获得第三方报销是必要的。

b. 与机构管理员或社会工作者协商，以帮助患者了解其权利和条款以及第三方报销支撑面相关费用的期限。

c. 如果预计设备要长期使用，应咨询居家护理机构或制订出院计划。当患者转入延续性护理或出院时，需要有具体的评估程序以确认是否继续使用该支撑面。

9. 执行手卫生。佩戴清洁手套。根据机构政策定期检查皮肤状况，评估皮肤变化和治疗效果。

10. 检查现有压力性损伤是否有愈合迹象。

11. 观察是否存在与特定减压垫相关的副作用（如恶心、头晕）。

12. 在电子健康档案及表单中记录患者压力性损伤风险评估和皮肤评估情况。

13. 在电子健康档案及表单中记录选定的支撑面和患者对支撑面的反馈（请参阅"记录与报告"详细信息的具体方法）。

技能 13.1　安置患者于减压垫

研究显示减压支撑面可以减少患者骨隆突处的压力。推荐使用这些设备来预防活动受限及有风险的患者发生压力性损伤。大多数设备易于操作并清洁。这些装置实际减少压力并防止皮肤受损的效果区别很大。

减压垫可分为床铺（或轮椅）减压垫（图13.2）、床垫替芯或专用床。将减压垫置于医院床垫的最上层，并通过泡沫、空气、水、凝胶或这些产品的组合来减少压力。床垫覆盖物和床垫替芯包括非动力型（例如泡沫、凝胶）或动力型（例如交替压力支撑面）。

悬浮垫是在由一个乙烯覆盖的密闭正方形中由硅胶或聚氯乙烯凝胶填充而成。该垫子的人造脂肪层可保护诸如骶尾部和大转子等骨隆突处。悬浮垫可用于床或轮椅（图13.3）。

泡沫床垫有两种类型。第一种是普通泡沫床垫，或表面光滑平整；或有橡胶泡沫凸起（类似鸡蛋篓子，图13.4）；或有切面。将床垫放置在床上，再将床单放在泡沫床垫之上，以防污染和便于清洗。第二种是高规格泡沫专用床垫，它完全取代了医院的床垫，并由宽松的护套覆盖，旨在保护床垫并将摩擦和剪切力降至最低。新型泡沫床垫具有记忆功能，使用寿命更长。记忆泡沫可塑造成身体的形状并降低与泡沫接触区域的压力。

有一种充气床垫是完全集成在医院病床上或设计成放置在轮椅上的（图13.5）。患者可通过按钮进行充气或放气，将床面调整至患者舒适的程度，或者设置为自动调节压力模式，使压力适合患者的位置和活动。将床单覆盖在空气床垫上，以防止皮肤直接接触塑料表面。

空气床垫可以是动力或非动力型，由电动鼓风机充气的相互连接的气囊或垫子组成（图13.6）。更复杂的气垫还包含几层管道或减压小囊。这些床垫使用压力循环装置间歇地充气和

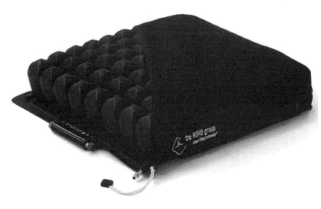

图 13.2　轮椅的 ROHO 坐垫（©ROHO Group. 经许可转载并保留所有权）

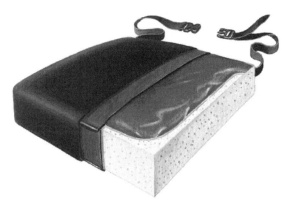

图 13.3　轮椅用凝胶垫（©Skil-Care Corp. 经许可转载并保留所有权）

放气，保持床垫持续充气或轻微空气流动。

将床垫放置在床上后，使用简易的鼓风机对非动力减压垫充气。集成的充气床垫与压力循环装置连接，间歇对床垫部分进行充气和放气，产生循环效应，最大限度地减少骨隆突出处的压力（图13.7）。

替换床垫填充物的类型包括泡沫、凝胶、空气或液体，可以根据中危至高危皮肤破损风险患者的需要进行选择；另一种是使用空气集成替换床垫代替传统床垫。这些床垫也可以完

全集成入床架。空气床垫通常适用于中危至高危皮肤破损风险患者。在开始心肺复苏术之前，须放掉气垫中的空气。由于可改善皮肤或伤口的预后，许多医疗机构购买可替换床垫来代替医院标准床垫。

另一项预防措施是覆盖在轮椅上的低压坐垫（图13.8）或覆盖在床上的干燥无动力床垫系统（图13.9）。通过动力系统，垫子重新分布患者身体表面的压力来减压，减少摩擦力和剪切力。

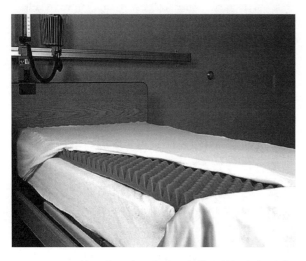

图13.4 蛋箱（类似鸡蛋篓子）泡沫床垫提高舒适感

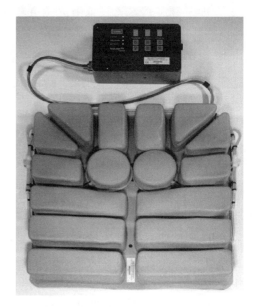

图13.5 轮椅充气垫（©Aquila Corporation，经许可转载并保留所有权）

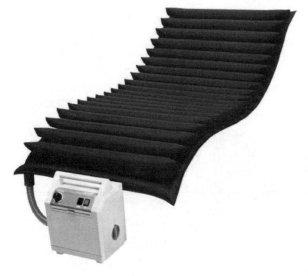

图13.6 动态空气床垫（©2002 Hill-Rom Services. 经许可转载并保留所有权）

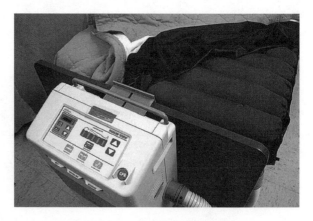

图13.7 电动综合空气床垫

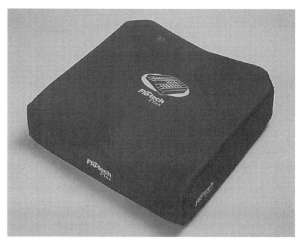

图 13.8　低压坐垫（经医疗支持系统有限公司许可转载）

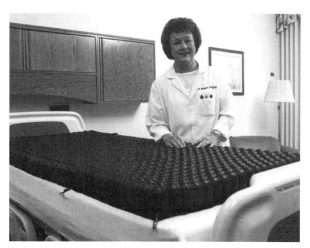

图 13.9　ROHO 干式悬浮床垫（©ROHO Group. 经许可转载并保留所有权）

减压垫有助于减少患者皮肤所受的压力，但不能代替定期更换体位、细致的皮肤评估、皮肤护理或全范围关节运动。将患者置于压力再分布减压垫上及如何选择合适的减压垫是护理人员的责任（见操作指南 13.1）。

授权与合作

将患者置于减压垫上的任务可以委派给护理辅助人员。护士需先完成评估，根据需求选定减压垫。某些类型的减压垫要求厂商设置及维护系统。护士指导护理辅助人员完成以下工作：

- 患者皮肤有任何变化时需通知护士；然后护士评估现阶段皮肤的状况。
- 给予在床上或轮椅上的患者定期翻身或更换体位，必要时寻求协助。
- 监测减压装置功能是否正常，如定期充放气，并向护士报告周期中的变化或者空气、水或凝胶泄漏情况。

用物准备

- 压力性损伤风险评估工具（见机构政策）（见第 39 章）
- 可选择的床垫和（或）椅子减压垫：泡沫减压垫、充气床垫、一体式床 – 床垫、空气置换床垫
- 床单
- 清洁手套（如果处理污染的床单被套）
- 如需使用床垫，应提供配备床垫标准架的床（可选）

步骤	要点说明

护理评估

步骤	要点说明
1. 根据机构政策，使用至少两种方式核对患者身份信息（例如，姓名和生日，或者姓名和病案号）。	确保患者正确。符合联合委员会标准并保证患者安全（TJC, 2016）。
2. 执行手卫生。	减少微生物传播。
3. 使用有效的评估工具（如 Braden 量表）确定患者的压力性损伤风险并评估因素（如营养不良、剪切力、摩擦力、移动能力、感知觉变化、湿度及异常的血清白蛋白和血红蛋白水平）（见第 39 章）。	利用风险评估工具客观评估一段时间内的风险（Doughty 和 McNichol, 2016）。

步骤	要点说明
临床决策点：病情不稳定的患者无法在整个评估过程中或使用床垫时进行翻身或更换体位。	
4. 评估皮肤（见第6章和第39章）。检查皮肤状况，尤其是受压部位和骨隆突处。	提供基线以判断皮肤完整性的变化以及目前所存在的压力性损伤。
5. 使用0～10分的疼痛评估量表，评估患者的舒适程度。	提供基线以判断患者对治疗的反应及对舒适的需求。
临床决策点：部分疼痛患者在应用床垫或转移至另一张床上之前需使用镇痛药物（WOCN，2016；NPUAP，2014）。	
6. 评估患者对床垫用途的了解程度。	对床垫有所误解会影响患者在床垫使用上的配合程度。
7. 核实床垫类型相关的医嘱。	通常需要医师开具医嘱，以便于第三方支付床垫费用。

护理诊断

● 缺乏床垫使用的相关知识	● 躯体移动障碍	● 皮肤完整性受损
● 外周组织灌注不足	● 疼痛（急性、慢性）	● 有皮肤完整性受损的危险
● 有感染的危险		
根据患者的状况或需求，个体化处理其相关因素/危险因素。		

护理计划

1. 完成下列步骤后所能达到的预期结果：	
● 患者的皮肤没有出现花斑。	花斑表示组织缺氧，这是组织在受压时的一个异常生理反应。
● 已存在的压力性损伤有愈合的迹象。	皮肤未出现新的压力性损伤。减压床垫不会影响受压区的血液循环。
● 患者表示其舒适度得到改善。	压力均匀分布可消除局部不适。
● 当压力性损伤风险降低时，移除治疗性床垫。	提供高效、高质量的护理。
2. 向患者和居家照护者解释床垫的用途和使用方法。	减少焦虑情绪，促进医患间合作。

护理措施

1. 拉上床帘或关门。	在铺床垫或将患者转移至另一张床上时，需保护患者隐私，提供周到的护理。
2. 执行手卫生，佩戴清洁手套。必要时，请求他人共同协助患者更换体位或放置床垫。	防止微生物传播。其他护理人员的帮助可降低转移新床垫时的摩擦力和剪切力。
3. 在普通床上或备用床上垫床垫、充气床垫需远离尖锐物体。 a. 更换床垫： （1）拆卸下标准的医院床垫后，将减压床垫放在床架上。 （2）在床垫上铺上床单。避免床垫上的床单过厚。 b. 准备充气床垫：	将医院的标准床垫放置于储藏室。在某些情况下，更换床垫是一个标准流程。 床单可防止床垫表面弄脏，但床单过厚会影响床垫的减压效果（Doughty和McNichol，2016）。

步骤	要点说明
（1）将未充气的床垫平放在标准床垫的上方（床垫上可能有方向指示，指示哪一面应该朝上）。	确保床垫表面光滑、平整。
（2）用胶布或绑扎带固定床垫四角。	确保空气床垫放置于合适的位置。
（3）将气垫上的连接头连接至充气装置，利用气泵或鼓风机给床垫充气至适当压力。	不同床垫的充气周期不同，有的需充一次气，有的需连续充几次气。因此，需每天检查床垫的充气效果。根据说明书，适宜的床垫空气压力可均匀分散患者体重。每张床垫都有使用说明。
（4）在空气床垫上铺上床单，确保床单上没有褶皱。	避免弄脏床垫；减少皮肤与塑料床垫的直接接触。褶皱会给患者造成一定的压力。
临床决策点：避免在空气床垫上放置过厚的床单和失禁尿布垫。这会影响到床垫的减压效果（WOCN，2016；NPUAP，2014）。	
（5）检查气泵以确保压力循环交替进行。	交替气流床垫可间歇轮流对部分床垫充气。间歇循环的气流交替对皮肤和软组织产生压力。
（6）协助患者上下床。	床垫表面不应太硬或太滑。这会给患者从床上转移至椅子或担架上增加难度。
c.使用空气床垫： （1）在床上铺上床单。	在某些情况下，病房内可备有空气床垫。若未配备，可根据需求申领（见机构政策）。
（2）将开关置于"预防"模式。	在"预防"模式下，床垫表面所承受的压力随患者位置而自动发生变化，以分散压力，防止局部受压。
临床决策点：医院和居家照护中的大多数充气床都备有心脏复苏开关，可立即降低床头高度，并释放床垫中的空气，从而提供一个坚实的平面以便进行胸部按压（图13.10）。请将相关情况记录在患者病历中。	
4.将患者放置在床垫上，取舒适体位并定期更换体位。	已经发生压力性损伤的部位可能会影响患者的体位摆放（Doughty和McNichol，2016）。
5.脱下手套并丢弃，执行手卫生。	减少微生物传播。

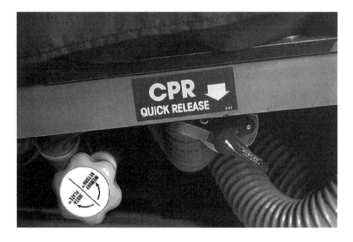

图 13.10　调节心肺复苏开关释放气垫床中的空气，以提供一个坚实的平面

步骤	要点说明

护理评价

步骤	要点说明
1. 按常规频率，重新评估患者形成压力性损伤的风险。	记录状态的变化以评估治疗性床垫的需求程度。
2. 每隔 8 小时或根据机构政策，检查并比较干预前后患者的皮肤状况，以确定皮肤完整性、压力性损伤的状态及床垫的效果。	判断是否出现压力性损伤或现有的压力性损伤状况是否得到缓解。
3. 使用 0～10 分的疼痛评估量表，评估患者的舒适程度。	如果减压床垫是有效的，患者通常不会感觉不适。
4. 定期评估床垫的功能。	定期检查床垫机械部件，确保其正常运作（WOCN，2016）。
5. **使用"反馈式教学"**："我已经向您解释了为什么您需要躺在这样特殊的床上。那么请您复述其中的缘由。"如果患者或居家照护者不能正确反馈，立即调整或重新制订指导计划，以保证其正确掌握。	确定患者和居家照护者对指导内容的理解水平。

非预期结果	相关措施
1. 患者局部受压达 30 分钟后，发生异常反应性充血，出现花斑、肿胀和压痛，伴有皮肤破损的迹象。	<ul><li>完善皮肤护理方案。</li><li>增加皮肤评估的频率。</li><li>增加不同的减压措施。</li><li>检查减压垫充气程度是否合适。</li><li>调整翻身时间间隔。</li><li>咨询皮肤护理专家。</li><li>病情变化时告知医师。</li></ul>
2. 现有的皮肤破裂或受损区域难以愈合，面积增大，深度增加。	<ul><li>完善皮肤护理方案。</li><li>调整翻身时间间隔。</li><li>咨询皮肤护理专家。</li><li>病情变化时告知医师。</li></ul>
3. 患者在床垫上表现出不适。	<ul><li>评估患者是否需要镇痛或轻度镇静。</li><li>评估是否需要更换床垫。</li><li>增加更换患者体位的频率。</li><li>除非禁忌，可予背部按摩。勿按摩发红区域或骨隆突处，因为这样可能导致皮肤破损（Doughty 和 McNichol，2016）。</li></ul>

记录与报告

- 在电子健康档案或皮肤评估流程图中记录所用的床垫类型、患者使用后的适应程度及皮肤状况。
- 通过反馈式教学记录患者和居家照护者对减压垫等相关指导内容的理解程度。
- 向主管护士或医师汇报患者压力性损伤的相关情况。

注意事项

健康教育

- 向患者和居家照护者解释长时间不活动与压力性损伤之间的风险关系（见第 39 章）。

- 指导患者利用人体力学原理更换体位和减压的方法。

- 向患者和居家照护者解释压力再分布床垫的目的和功能。强调减压床垫不能代替翻身和其他减压措施。

- 解释应保持床垫远离尖锐物品，预防火灾发生。

儿科患者

- 专门用于儿童的各类疼痛评估工具（见第16章）。

- 家长可协助患儿表达其感受和选择治疗方式（Hockenberry 和 Wilson，2015）。

老年患者

- 实施预防措施，因为老化的皮肤更干燥，角质层更薄，对压力不敏感，因此皮肤破损的风险会增加。

- 放置床垫后会增加床的高度。指导居家照护者将患者从床上转移至椅子上时应小心谨慎。

居家护理

- 大多数设备可适用于家用的标准双人床或医院的病床。

- 根据患者需求和环境评估进行选择。例如，因可能引发火灾，吸烟的卧床患者不适合使用泡沫床垫；因宠物可能会刺破床垫，与宠物一同入睡的患者不适合使用充气床垫。

- 确保家用储备发电机正常或停电期间床垫正常使用的其他方法。

技能 13.2 安置患者于专用床

空气悬浮床适用于身体不能移动或必须卧床的患者。悬浮床通过充气垫支撑患者。主要有两种类型的系统：低气流散失系统和高气流散失系统。低气流散失系统将对皮肤的压力降至最低并减少剪切力。通过空气流动，有助于调节患者皮肤的温度和湿度（微环境）（WOCN，2016）。如果患者的皮肤表面存在大面积的3期或4期压力性损伤，则提示需要使用低气流散失系统或悬浮床。如有伤口未愈合，则提示需更换床垫，匹配患者需求（Doughty 和 McNichol，2016）。

高气流散失系统悬浮床具有选择性干燥，避免体内水分流失的功能。对于某些身体部位（例如臀部下）需要干燥的患者，可使用悬浮气垫床，还可以个性化调整气垫床，安置体位，使用支撑脚部和侧臂的专用衬垫。

空气悬浮床的另一种改良版是动态低气流散失气垫床（图13.11）。该床用于重症监护病房，并在旋转30°～35°时仍能提供减压作用。此气垫禁用于脊柱损伤或正在牵引的患者。

悬浮床或组合床是一种动力装置，可将患者的重量均匀分布在床垫上（图13.12）。在这种类型的系统中，压力的重新分布主要是由于一种流体状介质，这种流体状介质通过挤压空气穿过珠子（微粒）而产生，将患者身体与接触面的压力保持在 11～16 mmHg。这种病床可以通过流化原理使压力最小化，并减小剪切力和摩擦力。通过控制温度的这部分空气向上流动，并穿过大量精密陶瓷微粒（WOCN，2016），以产生流化作用。患者直接躺在聚酯滤板上，允许空气通过，但不允许微粒逸出，会感觉自己好像漂浮在一个类似于温水床的表面上。

悬浮床可减少剪切力对限制活动患者皮肤造成的损伤，以及帮助疼痛患者翻身或更换体位（如烧伤患者，已接受大面积皮肤移植或已存在压力性损伤，以及身上多处创伤的患者）。因为过滤板表面较热，患者在床上时易出汗，丢失自身体液，汗液迅速被吸收至循环微粒中。通常患者的出汗现象不易被察觉，直至出现水电解质紊乱时，脱水现象才会明显。因此，需密切监测患者体液是否平衡。

一些传统的悬浮床无法改变其床头位置。可用泡沫楔形垫抬高头部。低气流散失悬浮组合床可抬高床头位置。这些床可以利用空气将患者上半身抬高，并且将其下半身仍保持在床上。床的结构非常重，搬运非常困难。但是儿科使用的这类床是可以挪动的。

肥胖症治疗床对于重度肥胖患者（重量超过理想体重 45 kg 的人）尤其适用（图 13.13）。肥胖症治疗床可让患者保持直立或坐位，协助患者移动，以及帮助患者称重。病床配备了手动控制装置，帮助肥胖症患者自己移动位置，并有助于其独立活动。全功能手控装置还可以更换床的位置，便于护理操作，同时降低患者移动过程中受伤的风险。床上秤可以精确测量患者体重，从而提高医疗保健水平，同时也能

维护患者的尊严。这种床比标准病床稍宽；但符合标准门宽要求，便于进出房间。由于肥胖症治疗床可支撑高达 386 kg 的重量，因此需要一个稳定的平面，从而减少标准床架坍塌或电机烧毁给医院带来的损失。

全宽或双倍宽度的肥胖症治疗床最多可承受 454 kg 重的患者。因尺寸大于医院标准门宽，需在病房内组装并固定床体。

该床的局限性在于床垫不能减压。高危肥胖患者需要在肥胖治疗床上放置压力再分布床垫，可选择空气或凝胶型床垫和低气流散失更换系统。肥胖治疗床具有心肺复苏开关，可以立即进行胸部按压。

旋转动力床有助于患者保持骨骼对合，同时匀速旋转（图 13.14），用于治疗脊髓损伤或多发性创伤的患者。床的结构模块能够支撑身体的不同部分，并在正确固定时保持适当对齐。该床通过不断侧向旋转提高骨骼对合度，最高可达 90°。

床以 60°～90°的角度，每 7 分钟旋转一次。您可以调整转动角度以满足患者需求。匀速旋转可减少患者压力性损伤的发生。建议床每日至少 20 小时处于旋转模式。该床有一个紧

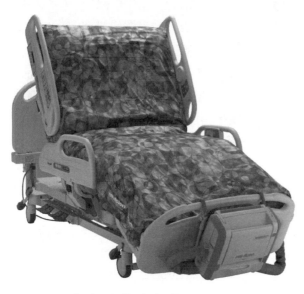

图 13.11 低气流散失气垫床（©2002 Hill-Rom Services. 经许可转载并保留所有权）

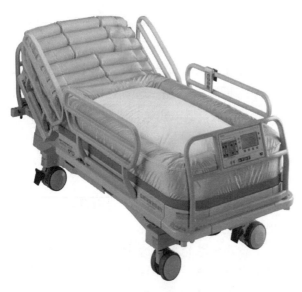

图 13.12 组合式悬浮 + 低气流散失气垫床（©2008 Hill-Rom Services. 经许可转载并保留所有权）

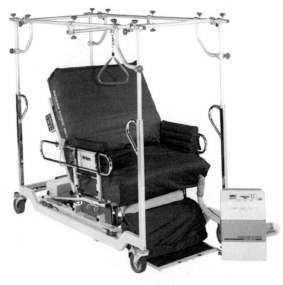

图 13.13 可更换低气流散失气垫的肥胖症治疗床（©2008 Hill-Rom Services. 经许可转载并保留所有权）

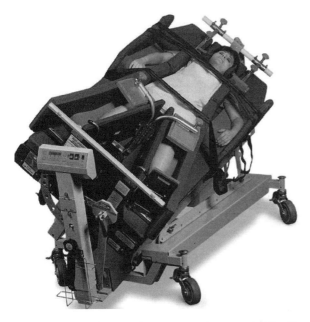

图 13.14　旋转动力床（RotoRest，由 Kinetic Concepts，San Antonio，TX. 提供）

急杠杆可在需要时迅速中断旋转。如要启动心肺复苏开关，则需将床恢复至水平位置并锁定。

持续不断的转动常常会导致患者疼痛加重，特别是老年人。这与持续的运动性刺激、视野范围有限和内耳不平衡有关。需注意此类并发症并提供必要的精神支持。

授权与合作

可以委托护理辅助人员将患者放在特定的床上。但是护士须首先完成评估，确定是否需要床垫，然后选择特定类型的气垫。其中有些类型的气垫需要厂商进行设置和维护支持。护士指导护理辅助人员完成以下工作：

- 将患者皮肤的任何变化告知护士。

- 持续定期转动并动态安置患者，当患者需要更换体位时可寻求其他人员协助。对于那些置于侧旋空气悬浮床上的患者来说，可能不需要其他人员协助。

- 检测空气悬浮床的正常功能，如充气和放气周期，并向护士报告这些周期的任何变化。

- 如果患者感觉晕头转向或躁动不安、恶心，请告知护士。

用物准备

- 一次性床垫（如有指征）
- 清洁手套（可选）
- 楔形泡沫翻身枕（如有指征）
- 专用床单（如需要，由厂家提供）
- 机械升降装置（如有指征）

步骤	要点说明

护理评估

步骤	要点说明
1. 根据机构政策，使用至少两种方式核对患者身份信息（例如，姓名和生日或者姓名和病案号）。	确保患者正确。符合联合委员会标准并保证患者安全（TJC，2016）。
2. 执行手卫生。	减少微生物传播。
3. 使用有效的评估工具（例如 Braden 评分）评估患者压力性损伤的风险（如营养缺乏，剪切力，摩擦力，移动和感觉知觉能力改变，潮湿，白蛋白和血红蛋白）（见第 39 章）。	风险评估工具提供了一段时间内客观的风险程度（Doughty 和 McNichol，2016）。
4. 确定适用于空气悬浮疗法或空气流化疗法的患者种类（例如，卧床或烧伤患者）。	确定患者根据自身需要使用类型合适的床。
临床决策点：病情不稳定的患者无法在整个评估过程中或使用床垫时翻身或更换体位。	
5. 检查皮肤状况，尤其是受压部位和骨隆突处。注意已存在的压力性损伤的表现并判断其分期（见第 39 章）。	评估患者对治疗和舒适方面的需求。

步骤	要点说明
6. 使用 0 ～ 10 分的疼痛评估量表，评估患者的舒适程度。	评估患者对治疗和舒适方面的需求。
临床决策点：部分疼痛患者在使用床垫或转移至另一张床上之前需要使用镇痛药物（WOCN，2016；NPUAP，2014）。	
7. 核实床垫类型的相关医嘱。	通常需要医师开具医嘱，以便于第三方支付床垫费用。
8. 如情况允许，检查患者的血清电解质水平。	床垫内不断流动的空气增加患者脱水的风险（Doughty 和 McNichol，2016）。
9. 评估患者是否需要频繁地称重。	一些空气悬浮床可称重，适用于需经常称重或不能移动的患者。
10. 评估患者使用悬浮床发生并发症的风险。 a. 脱水 b. 误吸 c. 翻身困难 d. 定向力水平	 使用此床时，发生体液丢失明显迹象，导致患者易发生脱水。 不能抬高床头，只能在患者的头部和肩部放置楔形泡沫枕。 仅限于使用楔形泡沫枕更换患者体位。 患者可能因脱水和在悬浮床产生的漂浮感而有精神错乱的风险。

护理诊断

● 缺乏床垫使用的相关知识	● 体液不足	● 躯体移动障碍
● 皮肤完整性受损	● 外周组织灌注不足	● 疼痛（急性、慢性）
● 有皮肤完整性受损的危险		
根据患者的状况或需求，个体化处理其相关因素 / 危险因素。		

护理计划

1. 完成下列步骤后所能达到的预期结果： ● 患者的皮肤没有出现花斑。 ● 已存在的压力性损伤有愈合的迹象。 ● 患者表示其舒适度得到改善。 ● 当压力性损伤风险降低时，无需使用治疗性床垫。	 花斑表示组织缺氧，这是组织在受压时的一个异常生理反应。 皮肤没有新的压力性损伤发生。减压床垫不会影响受压区的血液循环。 压力均匀分布可消除局部受压导致的不适。 提供高效、高质量的护理。
2. 向患者和居家照护者解释床垫的用途和使用方法。	减少焦虑情绪，并加强医患间合作。
3. 查看厂商提供的使用说明。	保证病床的安全和正确使用。
4. 患者转运至病床时需其他人员的协助。	通过配备足够的人员来进行转运，以确保其安全。
5. 对于中重度疼痛的患者，在转移至病床前约 30 分钟预先用药，以减少患者的疼痛感和焦虑感。	转运过程中提高患者的舒适度及配合度，减少患者的能量消耗（Doughty 和 McNichol，2016）。

步骤	要点说明

护理措施

步骤	要点说明
1. 关闭房门或拉上床帘。	在垫床垫或将患者转移至另一张床上时，需保护患者隐私，并为患者提供周到的护理。
2. 执行手卫生，佩戴清洁手套（如果床单弄脏或弄湿）。根据需要，协助患者更换体位及放置床垫。	防止微生物传播。其他护理人员的协助可减少转移至新床垫时的摩擦力和剪切力。
3. 使用适当的技术将患者转移至床上（见第11章）。床垫可能会很滑，因此，不要在人手不充足的情况下转移患者。	安全的患者处理技术可减少转移过程中的受伤风险。厂家人员需根据患者的身高和体重调节病床的设置。
4. 一旦患者被转移至床上，通过床的设置调节床的温度。	关闭平面设置开关或打开床使压力垫自动调节至预设水平，以便能最大限度地减小压力、摩擦力和剪切力。
5. 安置患者体位并指导其进行适当程度的关节活动。	提高舒适度，减少关节挛缩。
6. 协助患者翻身，放置便盆或执行其他治疗时打开平面设置或其他装置。一旦完成了有关治疗，关闭平面设置。对使用空气悬浮床的患者，安置其体位时根据需要使用楔形泡沫枕。	平面设置可以固定床的表面有利于患者翻身。但当床处于该模式时，并不能减压。
7. 根据需要使用床的特殊性能。 a. 称重。 b. 当电源中断时使用便携式供电设备保证床处于充气状态。 c. 翻身专用垫可用于减压，减少潮湿，防止患者向下滑动或减轻骨科矫形器对皮肤的压力。 d. 两侧旋转翻身，允许大约30°的翻身角度。	 便于常规测量。 提供不间断的减压作用。 减少压力、摩擦力和剪切力。 充气不足或未使用特殊垫子可能会导致组织受损。同样，过度充气会导致床面过硬，也会造成压力性损伤。
临床决策点：卧于空气悬浮床的患者绝不能取俯卧位，可能有窒息的危险。	

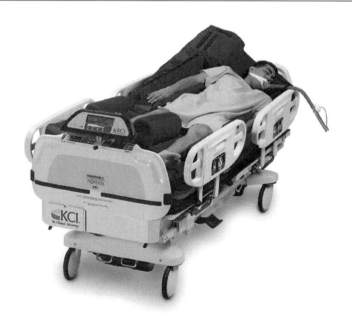

图 13.15 侧面旋转床 (Tria Dyne ™ Therapy System. 由 KCI Licensing, Inc., 2013. 提供)

步骤	要点说明
8.通过将手置于骨隆突处部位减压垫底部评估减压垫或坐垫的效果。	有助于降低风险,预防因活动受限导致肺部和泌尿系统并发症。
9.脱下手套并丢弃,执行手卫生。	减少微生物传播。

护理评价

1.按常规频率重新评估患者发生压力性损伤的风险。	记录患者病情变化,决定患者是否继续需要使用治疗性减压垫。
2.每8小时或根据机构规定检查和比较干预前后患者的皮肤状况,评价皮肤完整性、压力性损伤情况以及减压垫的有效性。	确定是否有新发压疮或现有压疮的变化情况。
3.让患者从0～10分来评价舒适度。	如果减压床垫是有效的,患者一般很少感到不适。
4.定期评估减压垫功能。	定期检查减压床垫的机械零件,确保正常运行。
5.**使用反馈式教学**:"我向您解释了为什么床要侧向转动。那么请您告诉我为什么我们将您置于侧卧位,您感觉如何。"如果患者或居家照护者不能正确反馈,立即调整或重新制订指导计划,以保证其正确掌握。	确定患者和居家照护者对指导内容的理解水平。

非预期结果	相关措施
1.现有的皮肤破裂或受损部位难以愈合,面积增大,深度增加。	● 修改皮肤护理方案。 ● 增加皮肤评估频率。 ● 改变减压措施类型。 ● 检查减压垫充气程度是否合适。 ● 修改翻身时间间隔。 ● 咨询皮肤护理专家。 ● 告知医师。
2.患者感到恶心、呕吐。	● 给予短效止吐药,如丙氯拉嗪。如果行侧卧位翻身,应有止吐药的临时医嘱。 ● 如果行侧卧位翻身,降低翻身频率。 ● 告知医师。

记录与报告

● 在电子健康档案及表单中记录患者转移至减压床是否需要协助,患者对转移过程的耐受程度和皮肤状况。

● 记录对患者和居家照护者学习情况的评价。

● 向医师汇报皮肤情况、定向力水平和电解质水平。

注意事项

健康教育

● 向患者解释专用床的功能与用途。

● 向患者解释每隔一段时间需要改变体位、减少活动受限引起的并发症。

● 向患者解释因减压垫可能造成脱水,需摄入足量的液体。

儿科患者

● 空气悬浮床通常用于年龄较大和严重烧伤的儿童。告知患者所有的禁止性操作，如抬高床头。

● 告知父母，当患儿第一次使用气流散失床或其他专用床时可能会感到头晕或恶心，这是由于漂浮感导致，适应后这种感觉将会消失。

老年患者

● 一些住院的老年人对周围环境存在感知障碍，持续漂浮在专用床上会加重感知障碍。神经系统和肌肉病变会导致老年人本体感觉异常。

居家护理

● 气垫床重 772 ～ 954 kg；因此，床单元租赁公司需要检查房间环境及建筑结构是否能够容纳和支撑。

● 咨询社会工作者或个案管理师来确定第三方补偿金。全面记录皮肤情况是获得补偿金的关键。

● 有一种型号的气垫床可供家庭租用和购买；租赁公司负责床的清洗。

● 向居家照护者解释保持患者体液平衡及皮肤护理的重要性。

● 指导居家照护者紧急停电的应对措施，如购买一台备用发电机。

长期照护

● 护士和护理辅助人员需要掌握床的正确使用方法及如何充气。

● 在需要执行 CPR 的情况下，张贴相应的标志及制定操作流程（如何使床放气以提供用于按压的平面）。

▶ 临床案例分析

你负责为一位因交通事故致四肢瘫痪（颈部以下感觉和运动能力丧失）的 48 岁男性患者办理入院手续。该患者无法自主改变体位或移动、存在语言沟通障碍，因此对其进行健康教育比较困难。护士已经安排了一名有资质的翻

译员来解决语言沟通问题。

因患者骨隆突处出现了一些水疱，移动和感知能力受损增加了压力性损伤的风险。医师在咨询过物理治疗师和社会服务机构后，开具医嘱使用两侧旋转翻身的空气悬浮床。患者最初置于空气悬浮床时，出现恶心、呕吐和烦躁不安的感觉。

1. 当患者主诉突发头晕时，护士测量了患者血压并注意到床在侧旋时，患者发生了体位性低血压。护士应首先采取什么措施？

2. 虽然护士对患者实施了细致的皮肤护理和常规翻身，但在评估皮肤情况时，发现尾骨和左臀部皮肤发生了破溃。护士应首先采取哪些合适的措施？

3. 当置于空气悬浮床上时，患者仍主诉头晕、恶心，对上述情景，根据 SBAR 沟通模式，演示如何与医疗保健小组讨论该患者的情况。

▶ 复习题

1. 患者出院进入居家护理模式后被要求使用 ROHO 坐垫并学会了如何给坐垫充气。居家照护者注意到患者坐骨处出现了持续性发红区域。照护者应该采取哪些相应的措施？（选择所有符合条件的选项）

A. 立即向护士或个案管理师汇报

B. 指导患者不要改变坐垫的充气量

C. 检查坐垫的充气量是否合适

D. 当患者坐在坐垫上时，重新给坐垫充气，一段时间后再评估患者的皮肤情况

E. 增加检查患者皮肤的频率

2. 给以下充气床垫的使用步骤排序：

A. 检查空气泵以确保压力循环交替

B. 将胶带条和标志固定在床垫的拐角

C. 将未充气的床垫平放在床上

D. 在充气床垫上放上床单，确保消除所有皱褶处

E. 将充气床垫上的连接器和充气装置相连并充气至适当压力

385

3. 护理卧于气垫床的患者时，护士应该评估以下哪几种并发症？（选择所有符合条件的选项）

A. 因床垫太软而背疼

B. 因大量的循环热气体而脱水

C. 由于身体下沉难以将患者从床上转移

D. 由于皮肤和床之间压力高，压力性损伤难以愈合

E. 由于床自重较大，难以将床搬至另一个地方

第6单元

安全与舒适

第14章

患 者 安 全

▶ 技能和步骤

技能 14.1　医疗保健机构中的跌倒预防

技能 14.2　创建一个无约束的环境

技能 14.3　应用身体约束

操作指南 14.1　火、电及化学品安全

技能 14.4　癫痫发作的预防措施

▶ 学习目标

学习本章节后，护士能够具备如下能力：

● 探讨国家标准对患者安全的重要性。

● 探讨跌倒预防领域的最新依据。

● 探讨护理评估在患者安全方面的重要性。

● 描述降低患者跌倒风险的护理措施。

● 描述无约束环境的设计步骤。

● 描述在发生火灾、触电或化学泄漏时采取的护理措施。

● 探讨约束患者伤害预防的措施。

● 描述患者癫痫全身发作的护理干预措施。

● 描述安全干预措施的评价方法

▶ 目的

减少与医疗保健相关危害的风险是国家医疗保健政策的优先事项。在一个安全的环境中提供健康护理，其中包含：护士采取安全相关技能，减少疾病和伤害的风险，并通过预防治疗和（或）住院时间的延长，提高或维持患者的功能状态，包含减少医疗保健费用，提高患者的幸福感。

▶ 护理标准

● 国家质量论坛，2015——跌倒筛查与管理

● 联合委员会，2016——患者身份识别，国家患者安全目标

● 护理质量及安全教育，2014——以患者为中心的护理，改善患者安全与质量

● 神经重症协会，2012——癫痫持续状态患者护理指南

▶ 实践准则

● 将循证实践融入护理技能及护理程序，以促进更加安全的医疗环境的形成，改善患者的预后。

● 护士有责任在进行护理程序时，运用批判性思维技能，评估每位患者及环境对其安全威胁，并适当规划和干预，以维持一个安全的环境。

● 患者安全护理是一个优先事项，重点是减少不良事件的发生率，减少不适当护理带来的伤害（NQF，2015）。

●《护理质量及安全教育》确定了安全技能包括：展示有效地使用技术及标准流程，有效

的使用策略减少对自身及他人伤害的风险，使用适当的策略减少对记忆的依赖，向患者、家属和医务工作者沟通危害与错误相关的观察结果和注意事项（QSEN，2014）。

● 作为一名医护人员，需要分享关于患者伤害的信息，从差错中学习，参与这些差错的发展转归和评估（Speroni et al.，2013）。

▶ 以患者为中心的护理

● 《护理质量及安全教育》（2014）将以患者为中心的护理定义为将患者作为控制源和充分合作的伙伴，在尊重患者偏好、价值观和需求的基础上，提供赋予同情心和协调性的护理。通过与患者和其家属的合作（例如，不仅让他们参加自己的护理决策，而且也获得来自于他们的帮助和观察，以更好地计划和提供安全的护理），患者可以获得更好的预后（AHA，2015）。

● 住院或生活在一个没有辅助生活设施的地方，使患者在陌生和混乱的环境中面临受伤的危险。如没有侧栏的床及去卫生间的方向指示，这样的日常生活提示都没有，患者的思维过程和应对机制会受身体和心理疾病以及伴随情绪的影响。因此，患者更容易受伤。

● 不同文化背景可能增加患者伤害的发生率。不管文化背景如何，保护每一位患者是护士的责任所在。大多数的不良事件都与沟通失败有关。医务人员必须特别注意评估期间的沟通。例如，护士必须使用认识到患者文化背景的方法（例如，口语或简单语言），以便提出适当的问题，清楚地揭示健康行为和风险。

● 将患者作为一个整体，以患者的视角而不仅仅是你的观点看待每一个护理情境，从而提高患者的安全。以患者为中心的安全指南具体如下：

● 护士应该在情感上支持患者并赋予他们表达价值观和偏好的权利，并能在不受拘束的情况下提出问题（Bhutani et al.，2013）。

● 当需要约束时，明确其对患者和家属的意义。有些患者可能认为约束老年人是不敬的。同样，一些战争或受迫害的幸存者认为约束是监禁或惩罚。

● 与家属合作，适应患者对约束的文化观念。当家属在场时解除约束，以示对患者的尊重和关怀。

● 熟悉医疗机构的约束协议，根据患者和家属的偏好确立可协商的领域，如使用手套约束还是手臂约束。

● 告知患者和家属患者处于跌倒风险的原因。对于患者来说，了解自己的风险，现有提高安全性的方法以及不遵守预防措施的后果很重要。

▶ 循证护理实践

在社区和医疗机构的预防跌倒领域仍有重要的研究。

● 步态和平衡障碍的年轻神经障碍患者或中度至重度运动障碍患者跌倒的风险增加。相对独立和仍然参与挑战性活动的患者跌倒风险增加。拐杖和步行器的安装不当、轮椅性能和环境危害是重要的环境危险因素（Saverino et al.，2014）。

● 在长期照护病房中，多因素干预（使用多种跌倒预防策略）可显著降低跌倒和反复发生跌倒的次数（Vlaeyen et al.，2015）。

● 老年人应定期筛查相关的跌倒危险因素。这些患者最有可能受益于针对他们危险因素的跌倒预防计划（例如虚弱、多重用药、多发病、维生素 D 状态和家庭危害）。并非所有的跌倒预防策略对每位患者都有用（Pfortmueller et al.，2014）。

● 单一运动干预（如太极）能显著减少有或无认知障碍的老年患者在机构或非机构中跌倒的次数（El-Khoury et al.，2013）。此类干预也降低了需要医疗干预的跌倒的发生率（El-Khoury et al.，2013）。

● 补充维生素 D 和钙、家庭访视以及调整生活环境可以降低非机构环境中老年人跌倒的风险（Guo et al.，2014）。职业治疗师或物理治疗师参与家庭危害评估可能有更多的好处。

- 有计划的锻炼旨在预防老年人跌倒，包括计划的团体锻炼，似乎也能防止跌倒造成的伤害，包括最严重的跌倒。这样的计划也降低了需医疗干预的跌倒事件发生（El-Khoury et al.，2013）。

- 卫生保健研究与质量机构（AHRQ，2013c）列举了卫生保健机构在实施预防跌倒最佳做法时考虑的因素。使预防跌倒具有挑战性的一些因素包括：

- 预防跌倒必须与患者的其他优先事项相平衡。患者通常不会因为跌倒进入医疗机构，因此注意力自然指向别处。然而，患者的跌倒可能是灾难性的，并延长康复过程。

- 预防跌倒必须与移动患者的需求相平衡。让患者躺在床上以防止跌倒可能是不错的方法，但他们需要转运和行走，以保持他们的力量，避免卧床并发症。

- 跌倒预防是在医疗机构停留期间保护患者免受伤害的许多活动之一。医护人员必须考虑如何预防跌倒，同时关注其他重点，如感染控制。

- 预防跌倒是跨专业的。护士、医师、药剂师、物理治疗师、职业治疗师、患者和家属需要合作防止跌倒。

- 预防跌倒需要个体化。每位患者都有不同的跌倒危险因素，因此护士必须仔细考虑每位患者的个性化需要。

▶ 安全指南

在任何程序开始之前准确识别患者身份是至关重要的。使用两种以上的方式进行患者身份信息识别（TJC，2016）。

- 安全始于患者直接接触的环境（图14.1）。始终保持床处于低位，启动病床警报器并使用必要的跌倒预防策略。呼叫灯/床单元控制系统使患者能够自行调整床的位置并利用信号通知护理者，寻求帮助。向患者解释并教会家属如何正确地操作呼叫系统，通过反馈

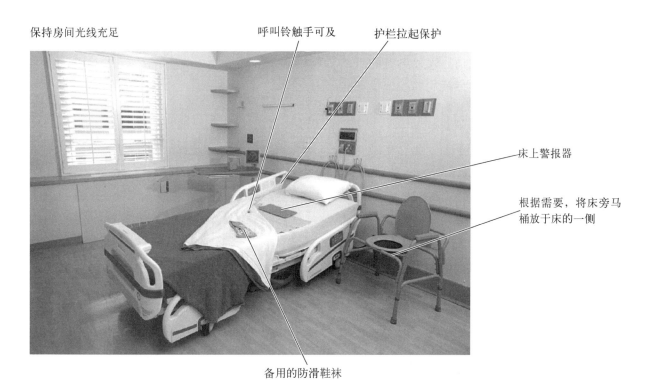

保持房间光线充足　呼叫铃触手可及　护栏拉起保护

床上警报器

根据需要，将床旁马桶放于床的一侧

备用的防滑鞋袜

图 14.1　**安全的病房环境：床置于最低点、床头警铃激活、防滑垫、呼叫灯在位、马桶放置于床旁**

确认他们的理解程度，并让他们演示设备的使用。

● 对患者环境中易对其造成伤害的情况保持警觉（例如，个人护理项目无法到达、行走路径的危害、液体溅落在地板上、设备功能不良）。

● 遵守工作机构的政策与程序，在执行技能及程序时不可随意变通。工作变通是指一个人根据预期的工作实践即兴发挥或工作。

● 向其他医务人员清楚地传达护理计划，包括将要执行的护理程序、已完成的护理程序和患者反应。及时将所有重要的测试结果传达给合适的工作人员（TJC，2015）。

技能 14.1　医疗保健机构中的跌倒预防

患者跌倒是医疗机构经常出现的问题。美国每年有 700 000 ～ 1 000 000 患者在医院跌倒（AHRQ，2013a）。跌倒可能导致骨折、瘀伤、撕裂伤或内出血，导致诊断性检查和治疗的增加，延长住院时间，出院后需进行康复训练或长期护理，而不是直接回家。研究表明，大约有 1/3 的跌倒是可以预防的（AHRQ，2013a）。跌倒预防包括识别和管理患者的潜在跌倒危险因素，并优化医疗机构的物理设计和环境。

跌倒是多因素造成的。个体内在因素，如各种合并症、肌无力和尿失禁，增加了医院和社区环境中跌倒的风险（de Jong et al.，2013；Spoelstra et al.，2012）。可随时间变化的短暂因素，如体位性低血压、多重用药和高风险药物的使用（Chang et al.，2011）。外在的跌倒风险，如医疗机构的环境（例如光线不足、地板较滑和辅助设备的不当使用）也会导致跌倒（de Jong et al.，2013）。作为护士，你的角色是评估每个患者的这些因素，并确定与患者的风险和行为匹配的最合适的预防性干预措施。

医疗保险和医疗补助服务中心已经将某些不良事件确定为"杜绝事件"（例如，不应发生在医疗场所中的不良事件）（DHHS，2008）。由外部原因引起的医院获得性损伤（例如骨折、头部损伤、挤压伤）是这些"杜绝事件"中的一种，如跌倒。医疗保险和医疗补助服务中心拒绝支付任何由"杜绝事件"引起或相关的医院获得性状况的费用。

预防跌倒并不简单。没有确凿的证据证明哪一项特定的干预措施都能预防跌倒。Spoelstra et al.（2012）既定的干预措施在降低医院跌倒率方面取得了一些成功：

● 发展安全教育，包括持续的员工教育和对跌倒事件的反馈。

● 进行有效的跌倒风险评估。

● 个性化多因素干预（注释 14.1）。

注释 14.1　医疗保健中基于证据的预防跌倒干预的构成要素

● 去除环境中的危险因素。
● 识别高危患者的标志（腕带、床头、门）。
● 拉起床栏，床处于最低位。
● 向患者解释呼叫铃的使用并放置于触手可及的地方。
● 更换不安全的鞋子，提供防滑鞋。
● 患者个体化，护士宣教并书面说明（最好根据危险因素制订）。

● 合理分配工作人员（最好分配相邻房间的患者）。
● 通过纳入无执照的员工改善员工间的交流沟通。
● 改善患者交流。
● 建议患者缓慢改变体位。
● 鼓励患者使用眼镜、助听器、鞋和移动装置。
● 护士进行厕所、转弯处或舒适和安全护理巡视（每小时进行）。
● 监督、协助转运及上卫生间。
● 镇痛药物使用前如厕。
● 对异常血压患者进行医疗转诊。
● 对镇静药、抗抑郁药、利尿剂和多重药物的治疗进行审查。
● 视力低下的患者请眼科会诊，如果眼镜丢失则要求看眼科医师。

改编自 Spoelstra Sl et al：fall prevention in hospitals：an integrative review，Clin Nurs Res 21（1）：92，2012.

- 进行后期跟踪和质量改进。
- 将跌倒风险项目与电子健康档案整合。

另一个风险领域包括涉及老年人和残疾人的轮椅相关跌倒。患者从轮椅上掉下来是由于解锁刹车、过度伸展、滑动、椅子倾斜和未经协助的转移。与轮椅有关的跌倒损伤包括骨折、脑震荡、脱位、截肢和严重的头部和脊柱损伤。轮椅的特性会增加跌倒风险，例如较小且较硬的前轮在撞击不均匀地势时使椅子发生倾斜。不正确处理患者或不寻求帮助，照护者也有受伤的风险。焦虑、恐惧、病情不稳定或过于虚弱的患者，在转运时可能会发生损伤。被前脚或搁脚板绊倒，倚靠轮椅的后面或车轮锁解开是常见的伤害来源。

联合委员会转变卫生保健目标为防止住院患者跌倒受伤。美国七家医院与该中心合作，强化员工意识，赋予患者在自身安全中发挥积极作用的能力，使用有效的跌倒风险评估工具，让患者及家属参与跌倒安全计划中，每小时巡视，包括上洗手间、医护人员全员参与，以确保患者步行时有人陪伴。通过这些手段，成功地减少了跌倒和跌倒的总数（TJC，2014）。对于护士来说，识别患者的跌倒风险并将这些风险传达给患者、来访的家属和医疗团队的成员非常重要。以患者为中心的护理很重要，让患者成为认识跌倒风险和采取预防措施上的合作伙伴。跌倒预防策略必须针对特定风险的患者。

例如，如果患者发生体位性低血压，护士可以选择一张较矮的床单元，并让患者下床前在床边坐5分钟。如果患者有尿失禁病史，则提供床旁马桶。记住，患者情况会改变。预防跌倒及相关损伤需要动态的护理评估和整个医疗团队的参与。

授权与合作

不能授权护理辅助人员进行评估及传达患者的跌倒风险，可以教会他们跌倒预防的技能。护士指导护理辅助人员完成以下工作：

- 解释患者的活动限制和特定的跌倒预防措施，以使风险最小化。
- 教会使用特定的环境安全预防措施（例如，将床锁定在低位，呼叫铃触手可及）。
- 向患者及家属解释某些行为（例如，迷失方向、漫游、焦虑）是跌倒的前兆，应立即报告。

用物准备

- 有效的跌倒风险评估工具（TJC，2014）
- 有防护栏的病床，选择低位
- 楔形缓冲垫
- 呼叫对讲系统
- 协助移动的步态训练带
- 轮椅及安全带（必要时）
- 附加安全装置（床单元报警系统，楔形垫）

步骤	要点说明

护理评估

步骤	要点说明
1. 根据机构政策，使用至少两种方式核对患者身份信息（例如，姓名和生日，或者姓名和病案号）。	确保患者正确。符合联合委员会标准并保证患者安全（TJC，2016）。
2. 使用有效的、敏感的跌倒风险评估工具来评估跌倒风险：患者年龄（65岁以上）、存在并发症、记忆力和认知改变、尿失禁或尿频、尿急、听力和视力减退、直立性低血压、关节炎、步态障碍、下肢无力、平衡不良、疲劳、需要转运援助、周围感觉迟钝（Pfortmueller et al.，2014；Spoelstra et al.，2012）。还需评估跌倒损伤的风险（例如维生素D水平、骨质疏松症、出血倾向）。	很多生理因素会导致患者跌倒以及跌倒后损伤。跌倒风险评估工具也有很多。对于那些有多种危险因素的患者可能不太敏感，因为所有患者都被发现有风险。基于人群风险因素的工具（例如，老年人、肿瘤学或神经病学患者）更容易预测跌倒敏感。

步骤	要点说明
临床决策点：不要求患者自我报告平衡、步态或行走能力。让患者走一小段距离，观察每一个因素。	
3. 使用数字疼痛评分表（0～10分）评估患者疼痛等级。	疼痛已经被证实是跌倒的一个因素（de Jong et al., 2013）。
4. 确定患者是否有跌倒或在家中其他受伤的病史。使用缩写 SPLATT 对之前的跌倒进行评估（Touhy 和 Jett, 2014）。 S：跌倒时的症状 P：跌倒病史 L：跌倒的位置 A：跌倒时的活动 T：跌倒的时间 T：跌倒后的创伤	症状有助于确定跌倒的原因。与跌倒有关的起病、位置和活动提供了进一步有关致病因素的细节，以及如何防止未来跌倒。
5. 检查患者的用药（包括非处方药及草药）：抗抑郁药、镇静药、催眠药（特别是苯二氮䓬类药物）、抗焦虑药、β受体阻滞剂、利尿剂、抗高血压药、抗精神病药、抗帕金森药物、降糖药、非甾体类消炎药、阿片类药物和泻药。评估多重用药（例如超过4种药物、重复用药、不适当用药）（de Jong et al., 2013）。	某些药物的作用及多重用药增加了跌倒的风险及损伤（Chang et al., 2011；Kojima et al., 2011）。
临床决策点：如果患者服用多种药物，与医师和药剂师商讨减少或调整剂量。	
6. 评估患者对跌倒的恐惧：重点评估那些超过70岁、女性、低收入，或单身、一般健康状况较差的人群（Kiel, 2016）。	对跌倒的恐惧与跌倒的发生率、患者行走方式的改变、活动缩减、不活动、躯体功能依赖、严重受伤跌倒有关（Greenberg, 2012）。
7. 如果患者能够走动，就执行"起立—行走计时（timed get up and go，TUG）"测试。至少，观察患者在房间里行走（有无辅助）。TUG 双重评估步骤： ● 给予患者口头指示，从椅子上站起来，尽可能快和安全地步行3米（穿过地板上标记的线），转身，走回去，坐下。 ● 在不使用手臂支撑的条件下，让患者从直靠背椅上站起来。 ● 开始计时。 ● 观察患者步态的稳定性。 ● 让患者回到椅子上坐下来，不用胳膊来支撑。检查所用时长。 ● 为准确起见，患者应该进行一次练习（不进行评分）。患者每次测试时都要使用相同的辅助装置，以便能够比较分数。	"起立—行走计时"测试是一种简单、快速、基于表现的下肢功能、活动度和跌倒风险的临床测试方法，即使对健康成人也是有用的（Herman et al., 2011）。这是对原有的"起立—行走计时"测试的修订（Podsiadlo 和 Richardson, 1991）。它量化了患者的功能性活动能力。观察患者的行走使你能够确定步态和姿势是否正常。TUG 测试可以衡量身体和认知能力。遵循简单指令的能力可评估认知功能。超过12秒完成测试的老年人有较高的跌倒风险（CDC, 2015）。平衡功能按5分制评分：1＝正常，2＝非常轻微异常，3＝轻度异常，4＝中度异常，5＝严重异常（Mathias et al., 1986）。3分以上说明患者有较高的跌倒风险（Mathias et al., 1986）。注："起立—行走计时"测试已被发现在社区居住的老年人中预测跌倒的能力有限，不应单独使用于识别这种环境下跌倒的高危人群（Barry et al., 2014）。
8. 评估设备状况（如床边马桶支撑、助行器的支撑尖端）。	设备维修不当会增加跌倒的危险。
9. 评估骨质疏松症患者的病史、抗凝剂使用情况、既往骨折史、癌症以及近期的胸腹部手术。	危险因素增加跌倒受伤的可能性。

步骤	要点说明
10. 使用以患者为中心的方法来确定患者对跌倒风险的认知和可以采取的预防措施。	跌倒风险的知识影响了患者采取必要预防措施以减少跌倒的能力。匹配干预措施与患者认为相关的因素可能会增加预防跌倒的成功率。
11. 如果患者被评定为有跌倒风险，请应用彩色编码腕带（见插图）。一些机构在门上放置风险标志。	颜色编码黄色腕带很容易辨认。
12. 如果患者坐在轮椅上，评估他的舒适、疲劳、厌倦程度，精神状态或与他人的接触程度。	这些因素会导致患者在没有帮助的情况下尝试离开轮椅。

护理诊断

● 活动不耐受	● 移动能力受损	● 有受伤的危险
● 急性或慢性疼痛	● 排尿功能受损	● 有创伤的危险
● 记忆力下降	● 行动能力受损	
● 躯体活动障碍	● 有跌倒的危险	
根据患者的状况或需求，个体化处理其相关因素 / 危险因素。		

护理计划

1. 完成下列步骤后所能达到的预期结果： ● 患者处于无危险的环境中。 ● 患者及其居家照护者能够识别跌倒风险。 ● 患者及其居家照护者能知晓预防跌倒的措施，患者无跌倒或损伤。	环境中的危险因素会让患者容易绊倒或跌倒。 患者的风险意识能够促进合作及对预防跌倒计划的理解。 让患者及居家照护者共同参与决定预防策略，跌倒防范措施以成功地预防跌倒。
2. 收集设备以及执行手卫生。	进行系统护理。减少微生物传播。
3. 解释你的计划。尤其是讨论患者存在跌倒风险的原因。将居家照护者纳入讨论中（如果合适）。提供私秘地点。确定患者舒适。	减少患者焦虑，促进合作。以患者为中心的而不是常规的跌倒预防措施的结果。年轻的患者非常独立，他们通常认为自己不太可能跌倒。

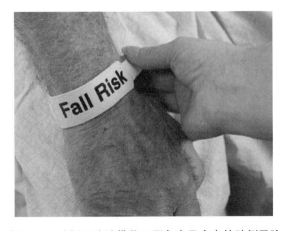

步骤 11　跌倒风险腕带警示医务人员患者的跌倒风险

步骤	要点说明

护理措施

步骤	要点说明
1.每小时巡视患者，确认其疼痛情况、如厕需要，是否需要重新放置个人物品以便于获取。提供减少疼痛的措施。	为护士提供监护机制，主动地满足患者需求，有目的地保障其安全与舒适。巡视次数与跌倒减少相关性的研究需要更加严格（Hempel et al., 2013）。
2.调整床单元至最低位，锁定床刹（见插图）。在下床的一侧地上放置防滑垫。	床单元的高度让患者更轻松和安全上下床。防滑垫提供一个站立时不打滑的表面。
3.鼓励患者穿合适的防滑鞋。 备选：在下床的一侧地上放置防滑垫。	预防患者在地上滑倒。
4.让患者适应周围的事物、呼叫铃和期望在护理计划中的日常生活。 a.提供患者助听器和眼镜。确认其功能完好／清洁。如果患者主诉视力或听力问题，告知医护人员。 b.就近放置呼叫铃及床单元控制系统，让患者触手可及。解释并说明在床旁和洗手间如何开启或关闭系统（见插图）。让患者反馈性演示说明。 c.向患者及家属解释使用呼叫系统的时机与原因。（例如：报告疼痛、下床、去洗手间）向患者及家属清晰地说明活动限制的相关内容。	适应病房及护理计划能够使患者熟悉环境及预期的活动。 使患者对环境保持警觉。 位置以及呼叫铃的使用相关知识对于患者快速呼救是必不可少的。在床上够某个物品会导致意外坠床。 增加患者呼救及护士能够及时回应患者需求的可能性。
5.床栏的安全使用： a.向患者及居家照护者解释使用床栏的原因：在床上自己移动或翻身。 b.查看床栏的使用说明。 （1）依赖性强、活动能力差的患者卧于侧边有2片床栏的床上时，保持两侧床栏拉起（注意：新式病床在床脚处可预留空间，患者可安全下床）。侧边有四边床栏的病床则保持上面的两个床栏拉起。 （2）可独立下床的患者：四边床栏的床保持上方的两个床栏拉起，两片床栏的床则拉起其中的一侧床栏即可。	促进合作。 床栏是一个约束装置，可固定或减少患者自由活动其上下肢、身体及头部。 使患者安全下床。
6.保持患者环境的安全： a.清除房间及病房中多余的设备、物品及家具。 b.保持地面无杂乱、无障碍物（例如，输液架、缆线），特别是通往洗手间的路。 c.盘绕、捆绑多余的电线、电话线，及其他线路和管道。 d.迅速清理地面上的液体。在潮湿的地面放置标志。当地面干燥时，移除标志（一般由家政人员来做）。 e.确保灯光充足、柔和，夜间使用夜灯。 f.在下床的一侧配置辅助装置（如拐杖，步行器、床旁坐便器）。如果可能，床旁坐便器的椅背靠墙放置。 g.合理放置患者个人物品（如水瓶、电话、阅读材料、义齿）使其触手可及。 h.固定床、担架及轮椅的刹车。	减少跌倒及绊倒的危险。 减少跌倒及绊倒的危险。 减少被缠绕的危险。 减少在潮湿、光滑的地面跌倒的危险。 因为视觉改变，强光对于老年患者来说是个问题。 为患者下床提供额外的支持。保持床旁坐便器稳定。 促进患者独立及自我保护。预防因物品难以触及获取而引发跌倒。 预防患者转运时装置的意外移动。

步骤	要点说明

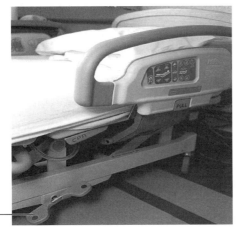

锁定脚刹

步骤 2 调整床单元至最低位,锁定床刹,床栏拉起(酌情)

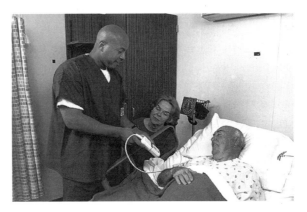

步骤 4b 护师向患者说明呼叫器的使用

7. 提供舒适护理,为疼痛患者提供镇痛药物。	疼痛是患者下床的一个因素,因此减轻疼痛是至关重要的。然而要当心阿片类药物增加跌倒风险。
8. 跌倒中高危患者的干预措施(基于跌倒风险评估): a. 优先回应跌倒高危患者的呼叫铃,采用团队工作方式让所有员工知晓应对职责。 b. 制订排泄时间表。在合适的时候使用床旁坐便器。	当患者呼救时,确保医务人员立即给出反应。 预见性如厕可以避免患者在无人陪同的情况下突然出现便意。
临床决策点:如厕是引发跌倒的常见事件(Berry 和 Kiel,2016)。	
c. 当患者如厕时,陪伴在患者身边(站在洗手间门外)。	患者经常在无人帮助的情况下尝试起身,从洗手间步行至病床。
d. 让患者坐于放置楔形垫的椅子或轮椅上。轮椅仅用于转运,不用于延时坐立。	保持坐椅的位置和舒适度,使患者不易从坐椅上滑落。
e. 使用较矮的床单元并铺地垫。	减少跌倒相关性损伤。
f. 激活床位报警。	当患者从传感器上起身时,报警启动。警报器向工作人员发出警报。
g. 为步态训练,力量和平衡训练,以及定期负重活动的可行性提供物理治疗。	锻炼可以减少低骨密度患和老年人的跌倒、跌倒相关的骨折和一些导致跌倒的危险因素(Schubert,2011)。力量及平衡训练已经被证实可以减少老年人的跌倒损伤(Uusi-Rasi et al.,2015)。
h. 仅在不得已的情况下才会使用护工和约束。	护工是非专业人员或者志愿者。他们可以在病房密切观察高跌倒风险的患者。约束仅仅是最后的选择(见技能 14.2)。
9. 当患者步行时,让其系上步伐训练带或步行带,走在他的旁边(见第 12 章)。	安全的患者处理技术(例如使用步伐训练带)可以使患者安全地行走,并防止对工作人员和患者造成伤害。

步骤	要点说明
10. 安全使用轮椅： a. 确保轮椅适合患者：患者坐立时，大腿保持水平，双脚平放于脚搁板上，椅背达到肩膀中间，手肘搁在扶手上，不要倾斜或收拢手臂。患者离椅背两指宽。	选择合适的轮椅能够促进患者舒适，从而使患者尝试离开轮椅的可能性减少。
b. 将患者移至轮椅。	
（1）确定患者移至轮椅时所需要帮助的程度，将轮椅放置于患者强壮或不受影响的一侧床边（见第11章）。	患者的情况可能需要不止一人的协助。轮椅的位置有助于患者转运。
（2）轮椅上放置楔形垫（见插图）。	防止患者在转运时滑出轮椅。
（3）将患者移入或移出轮椅时，牢固锁定两侧轮子上的制动器。	保持轮椅稳定、安全。
（4）患者移至轮椅前，抬高脚板，待其坐入，然后降低脚板，将两脚平放其上。	防止患者移动时被脚板绊倒。
（5）让患者臀部靠后坐立。 可选择：使用快速释放安全带。	防止患者滑落。
（6）进出电梯或门时，大的后轮先行（见插图）。	防止较小的前轮被电梯与地面之间的缝隙卡住，导致轮椅倾斜。
c. 做好患者疼痛管理，避免患者在轮椅上坐立时间过长。提供其他选择。	减少躁动不安与不适引起患者离开轮椅。
11. 移除不必要的日常用物。执行手卫生。	减少微生物传播。

护理评价

1. 要求患者／居家照护者识别患者跌倒的风险。	学习演示。
2. 要求患者／居家照护者描述跌倒预防措施。	学习演示。
3. 评价患者使用辅助设备的能力，如助行器或者床旁坐便器。	设备的调整可能是必要的。

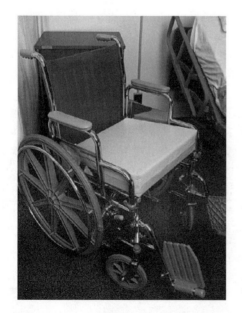

步骤 10b（2）　轮椅搁脚板抬起并放置楔形垫

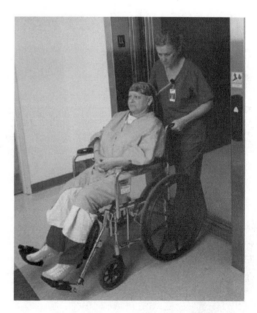

步骤 10b（6）　护士倒退将轮椅拉进电梯

步骤	要点说明
4. 评估运动、感觉和认知状态的变化，回顾变化并检查是否发生跌倒或损伤。	可能需要不同的预防措施。跌倒的结果决定计划的成功与否。
5. **使用反馈式教学**："我想确保已经向您解释清楚为什么您比其他患者更容易摔倒。告诉我其中的一些原因。"如果患者或居家照护者不能正确反馈，立即调整或重新制订指导计划，以保证其正确掌握。	确定患者和居家照护者对指导内容的理解水平。

非预期结果	相关措施
1. 患者及居家照护者不知晓跌倒预防策略。	● 强化患者对危险的识别，与居家照护者回顾安全措施。
2. 与护士或其他照护者步行时，患者跌倒。	● 手臂环绕住患者的腰部，或者抓住步伐训练带。 ● 两脚分开站立，提供宽阔的支撑基础。 ● 伸出一条腿，让患者滑向地面（图14.2A）。 ● 当患者滑向地面时，弯曲膝盖，压低身体（图14.2B）。
3. 跌倒后发现患者。	● 呼叫救援 ● 进行患者损伤评估，陪伴在其身边，直至救援到达。 ● 通知主要的医护人员及居家照护者。 ● 完善不良事件报告（见机构政策）。 ● 评价患者环境及危险因素：需要时修订跌倒预防计划。

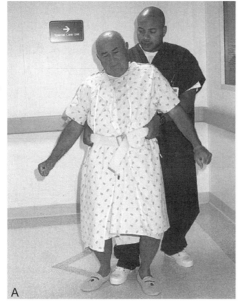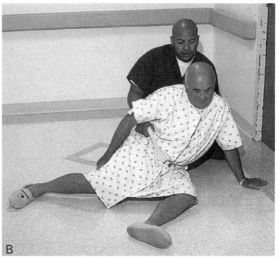

图 14.2 A. 双脚分开提供宽阔的支撑基础；伸出一条腿让患者可以倚靠着滑向地面 B. 当患者滑向地面时，弯曲膝盖，压低身体

记录与报告

● 在电子健康档案或表单中记录跌倒风险的评估结果，尤其是跌倒预防措施以及患者对宣教的反馈。

● 向医师报告患者的特定风险并且采取措施使危险最小化。

● 记录对患者和居家照护者学习情况的评价。

● 如果跌倒发生，记录患者或你对于跌倒的描述，并以此为证。务必包含基线评估、损伤记录、给予的检查或测试、随访护理及跌倒后采取的安全措施，完成机构不良事件报告。

注意事项

健康教育

● 疾病控制和预防中心网站（CDC，2013）有针对老年患者及居家照护者跌倒预防的教育资源。

● 鼓励患者每年进行视力及听力检查，适合的装备，如助听器、眼镜，有时候是必须的或者需要更换。

● 向患者强调步行时需要保持目视前方及正确的姿势。

● 教会患者如何使用辅助设备并保持设备功能完好。

儿科患者

● 鼓励家长遵循疾病控制和预防中心（2016）的以下建议：

● 安全玩耍：确定设施是为儿童专门设计及正确维护，并且地面安全、柔软。

● 保持家庭环境安全：使用家庭安全设备，例如防盗窗、楼梯门和护栏。

● 保持活动安全：当进行积极的体育活动时，一定要确保儿童穿戴护腕、护膝和肘垫，骑自行车或滑冰时戴头盔。

● 监督是关键：在有危险因素的环境中始终对儿童进行监督，无论是在家里还是外出玩耍。

● 保持病床侧栏放下，让学龄期及学龄前儿童能轻松下床，减少翻越床栏的机会（Hockenberry 和 Wilson，2015）。

● 当照看婴儿时，若离开床边，要把手放在儿童身上。

老年患者

改善平衡信心的干预表现出益处，包括多成分行为组干预和锻炼（包括太极），这增加了下身力量和动态平衡（Bula et al.，2011）。

居家护理（见第 43 章）

技能 14.2　创建一个无约束的环境

身体约束是任何手动方法，物理或机械装置（如全套侧栏）、材料或设备，固定或降低患者自由移动手臂、腿、身体或头的能力（TJC，2015）。化学约束是使用管理患者行为的药物，如抗焦虑药和镇静剂，并不是针对患者病情的标准治疗或剂量。约束不包括诸如骨科规定的装置、外科敷料或绷带、防护头盔或其他方法，比如抱着患者进行身体检查或测试，保护患者不掉下床或允许患者参加没有身体伤害风险的活动（TJC，2015）。

由于身体和化学约束限制了患者的身体活动或正常的身体支配，故可发展为严重、致命的并发症，尤其是当患者试图摆脱约束的时候。现行的联邦和国家法规都包含约束的使用标准（见技能 14.3）。创造一个无约束环境要求有适当的干预措施来减少患者漫游及跌倒的风险。无约束环境是所有患者护理的首要目标。

存在跌倒风险或漫游患者成为特殊的安全挑战。漫游是指漫步、无目标或者重复的移动，这使患者受到伤害并且经常与限制或障碍发生冲突（NANDA，2014）。对于意识模糊或迷失方向的患者（例如，痴呆患者）来说，这是一个常见的问题。打断患者游走会增加他的痛苦。漫游是长期照护环境中的一个持续性问题。漫游管理的常见策略包括环境适应、信号标签的使用、分散注意力、社交互动、定期锻炼以及患者护理单元的圆形设计。增加患者观察的频次，在探视期间让家属参与，以及增加重新定向频次也是有益的措施。

授权与合作

评估患者行为和环境取向以及确定使用何种无约束干预措施的技能不能授权给护理辅助人员。护理辅助人员可以加入提高环境安全的活动中。护士指导护理辅助人员完成以下工作：

- 使用特定的移动或活动措施以确保环境安全。
- 应用适当的报警或监控装置。
- 向护士报告患者的行为和活动（例如，意识模糊、独自起床、无助、有攻击性）。

用物准备

- 视觉或听觉刺激（如日历、时钟、收音机、照片、MP3 播放器、电视）
- 娱乐活动（如拼图、游戏、有声读物、DVD）
- 楔形垫子
- 宽腰带
- 备选：电子手环或压力垫报警传感器；床单元围挡系统

步骤	要点说明

护理评估

1. 评估患者：痴呆、抑郁，或以下情况的病史：被认为对自己或他人危险，因精神障碍而有严重残疾；对做出相关决定缺乏认知能力（永久或暂时）；身体上有限制。这些都会增加他们的风险。	漫游一般与这些情况相关（Cipriani et al.，2014，Stewart et al.，2014）。
2. 评估患者的行为（例如，定向、意识水平、理解和遵从指示的能力、攻击性、不安、激动）、平衡、步态、视觉、听觉、肠/膀胱常规、疼痛程度、电解质和血液计数值以及是否存在体位性低血压。	准确评估确定患者的安全风险及促使护士使用约束的患者行为的生理原因。确保正确选择无约束的干预措施。
3. 审查处方药和非处方药（见技能 14.1）。评估药物相互作用及不良影响。	药物的相互作用或副作用会导致跌倒和精神状态改变。
4. 评估患者及家属对病情及处方治疗的相关知识。	对治疗方案和原理的了解增进了患者的配合。
5. 对漫游或患有痴呆的患者使用简易精神状态检查，进行认知减退评估（见第 6 章）。	漫游原因及性质的确定有助于选择有效的干预措施。
6. 用阿尔加斯漫游量表第 2 版（AWS-V2）评估患者漫游行为的程度（Martin et al.，2015；Nelson 和 Algase，2007）。	总体来说，AWS-V2 是评估患者行走、空间定向障碍、私自出走行为准确可靠的量表。
7. 询问痴呆患者的家属及朋友关于患者平常交流的方式及暗示疼痛、疲劳、饥饿、大小便需求的表现。	使用最佳的途径确定患者的需求，特别是一些一旦不能满足就会促使患者漫游的需求。
8. 检查医疗器械的状况。	那些焦躁、激动、意识不清、试图去除医疗设备的患者就成为了身体约束的人选。

护理诊断

● 缺乏无约束环境需求的相关知识	● 有跌倒的危险	● 有损伤的危险
● 有创伤的危险	● 漫游	
根据患者的状况或需求，个体化处理其相关因素 / 危险因素。		

步骤	要点说明

护理计划

完成下列步骤后所能达到的预期结果： ● 在无约束的环境中患者无损伤和 / 或没有造成他人的损伤。 ● 患者未取下治疗性医疗设备。	约束和（或）替代方案成功减少了患者的激动并预防了受伤。

护理措施

1. 引导患者及居家照护适应周围环境。介绍工作人员，解释相关治疗及程序。确认患者可以读出你的姓名牌。	促进患者理解与合作。
2. 尽量每次安排相同的工作人员照顾患者，鼓励家属及朋友陪伴患者。一些机构中的志愿者也能进行有效的陪伴。	增加患者对环境中的熟悉程度，从而减少焦虑与不安。陪伴是有益的，可以防止患者独处。
3. 将患者安置在易于护理人员容易接近、靠近护士站的房间。	增加观察频次可以减少高危患者的跌倒。
4. 确认患者配戴眼镜、助听器或其他感知传递设备，并且功能完好。	提高患者环境定位的水平。
5. 向患者提供有效的，能够刺激视觉、听觉的物品 [例如时钟、日历、广播 /MP3（包含患者选择的音乐）、电视、家庭照片]。	让患者适应日期、时间及周围物理环境。必须是有针对性的刺激才能有效。
6. 尽可能迅速地判断患者的基本需求（例如如厕、减轻疼痛、减轻饥饿），进行每小时巡视（TJC，2014）。	及时提供基本需求以减少患者不适、焦虑、躁动及跌倒的发生率。
7. 安排好步行、坐立活动和如厕（例如，巡视时每隔 1 小时询问患者是否有如厕的需求）。合理安排治疗，减少对患者的打扰。	定时排泄可以减少患者独自尝试走到卫生间的风险。规定睡眠及休息的周期。持续不断的活动能够鼓舞患者。
8. 将静脉导管、尿管、导管 / 引流管置于患者视线之外。用绷带或袜子包裹静脉穿刺部位，将其掩盖。将贴身衣物放于留置导尿管患者的身上。实用宽松的腹部束缚带覆盖腹部喂养管或引流管。	维持治疗，减少患者触及管路或导线。
9. 减少漫游：消除环境中的应激原，如夜晚的寒冷、日常生活的改变、探视者过多。	减轻压力使患者的精力得到更适当的引导。
10. 使用减压技巧，如抚摸背部、按摩、引导意象（见第 16 章）。	减少焦虑及躁动。
11. 使用转移注意力的活动，如猜谜、游戏、音乐疗法、宠物疗法、围裙活动，进行有目的的活动（例如，折毛巾、画画、着色）。确定从事的活动是患者感兴趣的，让家属参与（如果合适）。	有效的注意力转移活动能够分散注意力，有助于减少厌倦，增加触觉刺激，使漫游的发生最小化。
12. 将患者安置于楔形垫上，绑上环形腰带（见插图）。	垫子可以预防在椅子中滑动，使患者在没有帮助的情况下很难从椅子上站起来。环形腰带允许患者自行解开。

步骤	要点说明
13. 使用带有警报的压力感应床及椅垫：	警报警示工作人员患者在没有协助的情况下从床或椅子上站立或起身。
a. 向患者及居家照护者解释设备的使用。	
b. 当在床上的时候，正确放置设备于患者中下腰部或臀部。	传感器如果放置于背部，激活得更快。等到臀部离开的时候，患者可能几乎要下床了。
c. 通过施加或释放压力测试报警。	确认系统警报能被听得见。
14. 在痴呆患者的手腕上佩戴电子监测手环。	手环上的标签包含有射频电路，与安装在出口门或电梯上探测传感器通信。标签和监视器之间的距离持续测量，并有报警，当超过预定距离时发出声音。
15. 将漫游患者安置于有围挡系统的床单元（见插图）。	约束的替代选择使患者能在被保护的环境中自由地活动。
16. 将提供刺激和锻炼的活动与身体、言语和职业治疗相结合。	参加有意义及有目的的活动，降低漫游倾向。锻炼可以改善平衡及合作。
17. 尽量减少有创治疗（例如管饲、血标本采集）。	刺激增加患者的躁动。

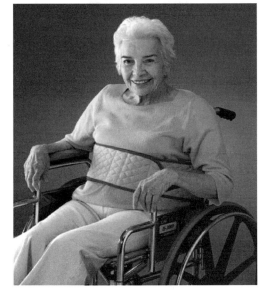

步骤 12　环形腰带（由 Posey Company，Arcadia，CA. 提供）

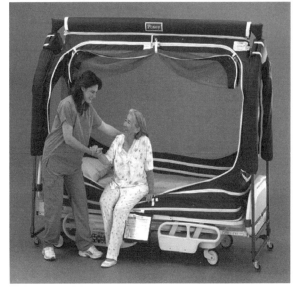

步骤 15　床单元围挡系统（由 Posey Company，Arcadia，CA. 提供）

护理评价

1. 监测患者日常活动行为。	确定是否防止了患者激动、漫游、试图去除医疗设备。
2. 观察患者是否有任何损伤。	患者无损伤。
3. 观察患者对待工作人员、探视者及其他患者的行为。	确认患者行为不会伤害他人。
4. **使用反馈式教学**："我们已经谈论过我们正在做些什么防止您丈夫的漫游，告诉我您能帮助的途径。我想确定您已经了解了。"如果患者或居家照护者不能正确反馈，立即调整或重新制订指导计划，以保证其正确掌握。	确定患者和居家照护者对指导内容的理解水平。

步骤	要点说明

非预期结果	相关措施
1. 患者表现的行为增加了他人受伤的危险。	● 依据模式（例如行动、时间），回放片断指出去除行为的可选方案。 ● 与居家照护者或家属讨论替代干预措施。
2. 患者遭受伤害或致他人于受伤的危险中。	● 通知医护人员，按照机构政策完成事件报告。 ● 确定针对安全及行为控制的替代措施。 ● 仅仅在其他干预措施失败后方可进行身体约束（见技能 14.3）。
3. 患者从医疗机构中漫游离开。	● 按照机构政策准备，其中应包括：通知谁，谁寻找患者，寻找的地域及他们优先考虑的事；由谁通知官方；谁通知家属；谁配合寻找工作。

记录与报告

● 在健康档案或护理表单中记录使用的约束方式，与认知状态相关的患者行为及干预措施。

● 记录对居家照护者学习情况的评价。

注意事项

健康教育

● 指导居家照护者访视患者的方式，保持对患者进行适当的刺激。

● 指导居家照护者如何适应家中的环境（见第 43 章），使漫游发生最小化。

老年患者

● 保持老年人的活力和活动能力，从而增加耐力与功能。

● 回忆帮助老年患者维持自我引导。

居家护理

● 有自我伤害和侵犯他人风险的患者应集中管理。家属及居家照护者应能对此进行辨别并采取适当的预防措施。

● 居家照护者在家中开辟一块安全、适合患者走动的区域。

技能 14.3　应用身体约束

在医疗机构中，约束通常用于预防治疗的中断。约束在重症护理中更加常见，那里患者病情严重，常常不知不觉尝试拔除气管内导管、静脉内置管、尿管、喂养管（AHRQ，2013b）。气管内导管的非计划拔除已经被证实与患者激动、镇静不足、医务人员监督减少相关（Kiekkas et al.，2013）。当护士担心治疗中断会显著伤害患者时，他们常常会进行约束。有一些途径使医疗设备更安全，在没有约束的条件下预防意外拔除（注释 14.2）。长期照护期间，身体及化学约束的使用与患者行为（例如漫游、攻击性）、跌倒及护士的缺乏（几乎没有工作人员对患者安全进行监护）有关。

医疗保险和医疗补助服务中心（CMS，2015a）及联合委员会（TJC，2015）有在医疗机构减少约束使用的标准并且仅在高度谨慎的条件下使用。2011 年，国家质量论坛（NQF）发布了《患者安全事件报告》。国家质量论坛认可了一系列严重的报告事件，其中一个是在医疗机构期间发生约束或床栏使用相关性患者死亡或严重残疾。

注释14.2 减少医疗设备意外脱除的策略

气管内导管

● 确认管路固定的安全性（见第25章）。
● 使用镇痛、镇静药物减少患者的烦躁。

鼻胃管

● 如果被用于喂养，与营养师及语言病理学家协商吞咽的评估，考虑采取胃造瘘喂养或其他合适的喂养方式。
● 使用盘带技术或产商固定器进行管道固定（见第32章）。

静脉内导管

● 试用产商的固定器。
● 提供长袖的外衣或使用产商手臂袖套遮盖静脉导管。
● 考虑生理盐水封管，使用纱布覆盖（见第29章）。
● 胶布固定并将静脉管路安全放置于长外衣下。
● 保持注射袋于视野之外。

膀胱内留置管

● 考虑间断的导管植入术（见第34章）。

改编自 Agency for Healthcare Research and Quality (AHRQ): National guidelines clearinghouse: physical restraints and side rails in acute and critical care settings. In AHRQ: Evidence-based geriatric nursing protocols for best practice, Rockville, MD, 2013b, AHRQ. http://www.guideline.gov/content.aspx?id=43934. Accessed March 26, 2016.

医疗保险和医疗补助服务中心（2015b）发布了院内安全使用约束的指南解读，并界定了患者关于约束的权利与选择。要求约束仅在下列情况下使用：①确保患者、工作人员或其他人员的身体安全；②当较少的约束性干预无效时，③与患者护理计划的书面修改相一致；④以最少的约束干预措施有效保护患者、工作人员或其他人不受伤害；⑤依据医院政策确定安全和适当的约束技术；⑥尽早解除。

约束是保持患者安全的一种临时方法。然而，没有证据表明它们能防止跌倒、减少漫游或防止医疗机械被拔除。研究表明，如果不受约束的话，患者会受到更少的伤害（Knox 和 Holloman，2012）。机械或身体约束的使用需要有执照的医护人员的指令，必须进行面对面的患者评估。长期照护过程中，患者及家属必须知情。

约束的使用与严重并发症有关，包括压力性损伤、坠积性肺炎、便秘、尿失禁和死亡。美国食品和药品管理局按照医疗器械来管理约束，并要求医护人员给他们贴上"仅处方使用"的标签。过去大多数患者死亡是由于背心或护套约束造成的。许多机构不再使用背心约束。由于这些原因，本文没有描述它们的用途。

授权与合作

评估患者的行为和定向水平，约束需求，适合的约束方式，以及约束时要求的持续性评估，不能委托给护理辅助人员。约束的应用及常规检查可以委派护理辅助人员进行。需要对每一位监护约束患者的人员进行急救培训。护士指导护理辅助人员完成以下工作：

● 检查约束的正确位置以及如何常规检查患者的循环、皮肤状况和呼吸。
● 回顾何时和如何改变患者的体位，并提供关节活动范围练习、如厕和皮肤护理。
● 如果患者情绪激动、皮肤完整性、四肢循环或呼吸有变化，立即通知护士。

用物准备

● 合适的约束方式（例如，腰带、腕带或无指手套）
● 衬垫（如需要）

步骤	要点说明

护理评估

步骤	要点说明
1. 根据机构政策，使用至少两种方式核对患者身份信息（例如，姓名和生日，或者姓名和病案号）。	确保患者正确。符合联合委员会标准并保证患者安全（TJC，2016）。
2. 评估患者导致主动去除医疗设备行为的烦躁及认知障碍发生的根本原因（Bradas et al.，2012）：	

步骤	要点说明
a. 评估有生命威胁的生理损伤。	生理学的改变可能引起患者意外拔除医疗设备（AHRQ 2013b；Bradaset al.，2012）。确定病情可能有助于采取更合适的医疗及药物治疗并消除约束的需要（见技能 14.2）。
b. 评估患者呼吸系统、神经系统、发热和脓毒症、低血糖和高血糖、酒精或物质戒断，以及液体和电解质失衡。	
c. 通知医务人员患者精神状态的改变和受损的生理状态。	
d. 从居家照护者处获得患者认知功能基线或发病前的状态。	居家照护者为患者的行为模式和既往史提供了极好的信息来源。
e. 确定患者是否存在老年痴呆及抑郁症病史。	
f. 回顾引起跌倒风险的药物使用及药物之间的相互作用和不良反应。	
g. 回顾当前的实验室检查。	
3. 评估患者的当前行为（例如，意识模糊、定向障碍、烦躁、躁动、有攻击性、无法遵循指令或反复移除管道、敷料或其他医疗装置）。患者是否对其他患者造成风险?	尽管使用了治疗或约束替代方式，患者的行为持续，即可使用约束。使用最低限制级别的约束。
4. 如果约束替代方案较早失败，与医护人员协商。审查有关约束的机构政策和国家法律。获取当前医护人员的指令，指令必须包括目的、类型、地点和约束的时间或持续时间。确定是否需要签署约束同意书（长期照护）。指令可按时限连续更新并最多持续 24 小时。	最低限制级别约束方式须有医嘱（TJC，2015）。
临床决策点：一个获准、可独立负责患者护理的医务人员，在针对危害患者、工作人员及他人员身体安全的暴力或自我伤害行为开始约束的一小时内进行患者评价。按照规定进行培训的注册护士或医师助理可以亲自进行患者评估，并且按照医疗机构规定在评估后与医护人员沟通。尽可能使用最低级别的约束（例如，手套、弯头扩展器）。	
5. 在进入病房前，检查厂商的约束使用说明，确定最恰当的约束尺寸。	你需要熟悉所有用于患者护理及保护的设备，不正确地使用约束设备可能导致患者的损伤与死亡。

护理诊断

● 有受伤的危险	● 有创伤的危险
根据患者的状况或需求，个体化处理其相关因素 / 危险因素。	

护理计划

1. 完成下列步骤后所能达到的预期结果：	
● 患者约束身体部分维持皮肤完整性、脉搏、温度、颜色、感觉无异常。	正确应用及监测约束。
● 患者无损伤。	尽早解除约束。
● 患者治疗（如静脉置管、导尿管）持续。	治疗中断引起患者受伤、疼痛或不适，增加感染的风险。
● 患者保持了自尊并且有尊严的意识。	身体约束会降低患者心理上的幸福感。
● 尽快终止约束。	缩短患者存在损伤风险的时间。
2. 收集用物，执行手卫生。	促进组织并减少微生物传播。
3. 解释你准备做什么以及原因。保护患者隐私。	减少患者焦虑，促进合作。

步骤	要点说明

护理措施

步骤	要点说明
1. 调整床位至合适的高度，放低患者并使其可触及一侧床栏，确认患者舒适，身体呈直线姿势。	允许你使用躯体力学预防约束期间的损伤，约束在位时，正确安置患者体位可以预防挛缩、神经与血管痉挛。
2. 检查约束放置部位，记录附近是否有管道或设备，评估皮肤、感觉、灌注是否充足及关节活动范围情况。	有时约束会削弱、妨碍设备或管道的功能。评估为监测患者对约束的反应提供了基础。
3. 在约束带下方皮肤及骨隆突处放置衬垫（需要时）。	减小约束带对皮肤及皮下组织的摩擦力及压力。
4. 使用尺寸合适的约束带。注意：参考产商指导。 a. 连指手套：连指手套约束患者手部。确认魔术贴扎带环绕手腕而不是前臂（见插图）。 b. 手肘约束带（自由夹板）：约束带由坚硬的填充物组成，环绕手臂，靠魔术贴闭合，上缘有夹子可以勾住患者的睡衣及内衣的袖子（见插图），将手臂插入，肘关节靠于填充区域，保持关节伸展。 c. 腰带及身体约束：让患者在床上取坐位，在衣服、睡袍或睡衣上方使用约束带，确认放置在腰部而不是腹部或胸部。腰带上的开槽可以放置在前方限制活动或放在后方增加活动。让患者翻向一侧，避免腰带过紧。确认系在床架上的带子是紧的，不会让腰带在床上向两侧滑动（见插图）。如果试图限制患者翻身，则可用约束网（见插图）。 d. 肢端（踝部及腕部）约束：约束带由柔软的棉絮材质组成或由羊皮制成内衬泡沫。将肢体约束带包裹在手腕及脚踝处，柔软的部分贴近皮肤，利用尼龙搭扣服帖（不宜过紧）地固定在合适的位置（见插图）。约束带松紧可以伸入两指（见插图）。	阻止患者移动或拔除医疗设备、敷料或抓伤，但是相较于手腕约束，可进行交流活动。没有绳带的约束被认为是约束替代方式，患者身体及认知上有能力将其解除。 一般用于婴幼儿及儿童，防止其手肘弯曲（例如，静脉通路在肘窝处）。约束使肘关节伸直，使患者难以去除及中断医疗设备。 约束在重心部位，防止患者滚下担架，在担架上坐起或坠床。如果腰带移动至胸部或腹部，带子过紧使用会影响通气。 约束目的在于固定一个或所有肢体。保持肢端固定，防止患者坠床或医疗设备的意外拔出（如静脉导管、尿管）。使用过紧不利于循环，可能导致血管神经损伤。
临床决策点：患者仰卧位时进行腕关节和踝关节约束有误吸的风险。将患者置于侧卧位或抬高床头而不是仰卧。		

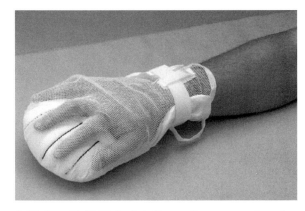

步骤 4a　连指手套（由 Posey Company, Arcadia, CA. 提供）

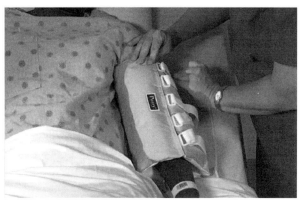

步骤 4b　放松肘部约束

步骤	要点说明
5. 当抬高或放低床头时，系于床架上的约束带会移动。确定约束带安全。不可绑在床栏上。对于在椅子或轮椅上坐立的患者，将约束带绑于椅子的框架上，并确认患者无法触及带扣。	正确放置约束带，当抬高或放低床头时，不会紧绷，限制循环。
6. 使用快速释放扣将约束带束于床框上（见插图）。不要将约束带打结，确定带扣放置于患者触及不到的地方。	紧急情况下，允许使用快速释放扣。
7. 再次核查，约束带内可伸入两指。评估整个约束部位，包括皮肤的完整性、脉搏、皮肤的温度及颜色、约束肢体的感觉。	为稍后评价损伤是否由约束发展而来提供基线值
8. 至少每2小时进行一次约束解除 (TJC, 2015)，或根据规范增加解除频次。重新安置患者，提供舒适及个人卫生措施，并且每次均进行患者情况的评估。如果患者烦躁不安、不耐受，则每次解除一侧约束或解除约束时有他人协助。	提供照顾患者基本需求的机会，并决定是否需要继续约束。

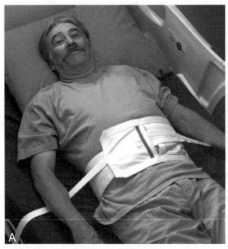
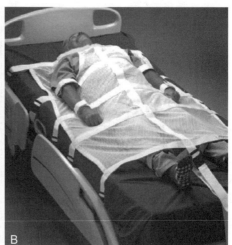

步骤 4c　A.适当的使用腰部约束允许患者床上翻身　B.选择：约束网的使用限制患者翻身能力（由 Posey Company，Arcadia，CA. 提供）

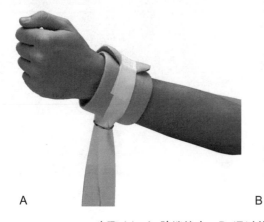
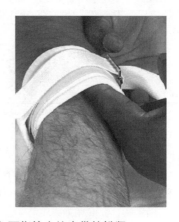

步骤 4d　A.肢端约束　B.通过伸入两指检查约束带的松紧

步骤	要点说明

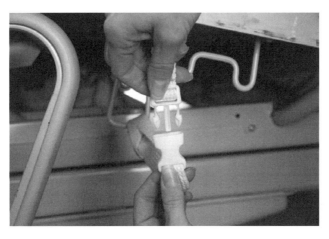

步骤6　快速释放扣使断开及紧急评价患者变得更简单

临床决策点：不要让有暴力倾向或攻击性的患者在无人照护时解除约束。	
9. 将呼叫器及对讲系统放置于患者可触及的地方。	容许患者、家属或照护者迅速得到帮助。
10. 固定床及椅子的刹车。保持床单元于低位。	防止当患者尝试离开床椅时床椅移动。如果患者从最低的位置坠床，可减小受伤的机会。
11. 执行手卫生。	减少微生物传播。

护理评价

1. 应用约束后，每15分钟评价患者有无损伤的体征（例如循环，生命体征，关节活动范围，身体和心理状态，随时终止）。目测患者是否因躁动而无法靠近（TJC，2015）。	反复地评价能够保护患者免于损伤并且尽早解除约束。反复地评价能够指导工作人员根据患者的需求或情况确定合适的评价间隔，使用约束带的方式，与干预措施相关的风险以及其他的相关因素。
2. 评估患者如厕、营养、液体及卫生的需求。至少每2小时解除约束一次。	防止患者受伤，照顾其基本需求。
3. 评估患者约束的并发症。	及早发现皮肤刺激、呼吸抑制或者活动减少可以预防严重的不良事件。
4. 按照CMS要求接受培训的获准医师或注册护士需在约束开始后每1或4小时内对患者进行评价，这取决于医院的医疗照护情况（见机构政策）。	确认患者当时的现状，对约束的反应，体格检查及行为状态，继续或中断约束的需要。
5. 24小时后，在新的指令写下前，负责照护患者的医务人员需观察和再次评价患者。	确保约束的使用从医疗的角度来说仍旧是合适的。
6. 观察患者静脉通路、尿管、引流管以确定其在位，治疗不中断。	再次置管会引起患者不适，增加感染或治疗中断的风险。
7. 观察患者行为及对约束的反应。	约束会增加患者躁动或烦躁，最终导致伤害。
8. **使用反馈式教学**："我们已讨论过约束您父亲的原因，请告诉我原因。我想确认您已经理解了。"如果居家照护者不能正确反馈，立即调整或重新制订指导计划，以保证其正确掌握。	确定居家照护者对指导内容的理解水平。

步骤	要点说明

非预期结果	相关措施
1. 患者皮肤完整性受损。	● 评估继续约束的需要以及是否可以使用替代方式。 ● 如果仍需约束，确认正确实施及使用充足衬垫。 ● 检查约束部位皮肤以及增加松解约束的频次。提供适当的皮肤护理，更换潮湿、污染的约束。
2. 患者更加意识模糊或躁动不安。	● 确定导致行为的原因并尽可能排除；与医师协商。 ● 确定感官刺激多少的需求。使每一个刺激有意义。 ● 根据需要再次调整，尝试无约束。
3. 患者存在神经与血管损伤（例如，发绀、苍白、皮肤凉，或主诉刺麻感、疼痛、麻木）。	● 立即解除约束，通知医师。 ● 保护肢端免于更进一步的损伤。

记录与报告

● 在电子健康档案或表单中记录护理干预及尝试的约束替代方式。

● 记录对居家照护者学习情况的评价。

● 在流程表或护理记录中记录约束的目的、方式、位置、应用和解除的时间，每15分钟进行常规观察（例如，皮肤颜色、脉搏、感觉、生命体征和行为）。

● 记录患者约束之后的定向水平及行为。记录患者被评价的次数，尝试使用的约束替代方式以及解除约束时患者的反应。

注意事项

健康教育

● 向患者及居家照护者清楚地解释约束的使用。告知居家照护者不要解除、再次定位或重绑约束带。

儿科患者

● 在使用完所有约束替代方式后，在医疗适当及完全合理的情况下，限制性使用约束（例如，涉及头或颈部的检查或治疗）。保持对婴儿的约束，当治疗完成后立即解除对婴儿的约束。

● 当患儿在一个程序中需要被约束时，使用约束的最好不是其父母或监护人。

● 当婴儿或患儿需要约束时，用毯子或床单包裹可有效地控制他或她的动作（Hockenberry

和 Wilson，2015）。

老年患者

● 老年人通常会以愤怒、恐惧、沮丧、羞辱、自暴自弃、不适和无奈来应对。

● 考虑老年人的约束风险（例如，压力性损伤、力量与平衡受损）（Touhy 和 Jett，2014）。所有的制动并发症都是会扩大，导致较大的功能减退风险。

居家护理

● 在家里使用约束需要医务人员的指令。向患者及居家照护者提供清晰、详细的说明，并使用约束应用的反馈演示。除非某种设备对于保护患者免于伤害是必须的，否则不要将约束送至家中给居家照护者。仔细评价居家照护者使用约束的能力及对约束目的的理解。

操作指南 14.1　火、电及化学品安全

2006—2010 年，美国消防部门回应，估计每年平均 6240 个建筑火灾发生在医疗保健或护理场所，几乎有一半（46%）发生在护理场所，1/4（23%）发生在医院或临终关怀机构（Ahrens，2012）。大部分的火灾与烹饪工具有关，而从医院总体来说，与电及麻醉药使用相关。由于在床上或卫生间擅自吸烟引起的相关性火灾会导致重大事故。在家庭环境中，需要氧疗的患者有氧气相关性火灾的危险（见第23章）。医疗

护理机构应常规检查与维护电力设备。每个生物医学设备（如电动吸引器、注射泵）都必须有一个安全检查标签，并有有效期的限制。电气设备处于良好的工作状态，需要一个三孔的电气插头，以确保正确接地。如果患者将电气设备带至医院，工程师必须在使用前检查设备的线路和功能。劝阻患者不带不必要的电气设备(例如，吹风机或电动牙刷)进入卫生保健机构。许多残疾患者使用电池充电器来实现移动设备的功能，这些设备也需要由医院工程师检查。预防是消防安全的关键。始终遵守机构的吸烟政策，正确使用设备，使易燃物品远离热源。

许多药物（例如，化疗药物）、麻醉气体、清洁溶液和消毒剂中的化学物质是有毒的。它们经皮肤或黏膜（例如，眼睛）接触、吸收或蒸汽吸入后损伤身体。卫生保健机构应为员工提供工作场所中每个危险化学品的安全数据表（先前称为材料安全数据表）（United States Department of Labor，2015）。安全数据表包含特定化学品的性质及安全处理物质的信息（注释14.3）。

授权与合作

火灾、电力、化学品安全技能可以委托给护理辅助人员。护士领导健康保健小组进行紧急事件反应。在火灾事件中护士与消防部门合作。在用电安全及化学品安全事件中，护士与机构安全员合作。护士指导护理辅助人员完成以下工作：

- 识别最需要帮助疏散及保护的患者。
- 意识到化学品暴露的任何危险因素。

用物准备

火

- 合适的灭火器：A型、B型、C型或BC型化学品
- 合适的个人防护设备：清洁手套，口罩，长衫
- 安全数据表单

注释 14.3　OSHA 安全数据表要求的信息

- 身份识别——产品标签；厂商与经销商的名称、地址、电话；备用电话；使用建议；使用限制。
- 材料的成分及相关信息——化学材料；商业机密声明。
- 急救措施——症状/影响，严重的，延迟的；治疗要求。
- 消防措施——适合的灭火方法、设备；火灾的化学危害。
- 意外泄漏应对措施——突发事件程序；防护设备；遏制与清理的适当方法。
- 处置与储存——安全操作与储存的注意事项，包括不兼容。
- 暴露控制/人个防护——职业安全与卫生管理允许的暴露限制及由制造商、进口商或老板及合适的工程控制使用或推荐的其他暴露限值；个人防护设备。
- 物理及化学属性——化学品特性列表。
- 稳定性与反应性——化学稳定列表及有害反应的可能性。
- 毒理信息——暴露途径；相关症状，急性及慢性效果；毒性测量数值。

改　编　自 United States Department of Labor: *OSHA quickcard: hazard communication safety data sheets*, 2015, https://www.osha.gov/Publications/HazComm_QuickCard_SafetyData.html. Accessed March 26, 2016.

操作步骤

1. 审查机构针对消防、电力和化学紧急事件的快速反应政策。了解你的职责，如启动火灾报警和患者疏散。

2. 了解火警警报器的位置、应急设备（如灭火器）、安全数据表单、紧急眼部清洗站和紧急出口路线。

3. 评估患者精神状态，走动、转移或移动的能力，以预知进行疏散时需要的流程。

4. 警惕增加火灾危险的情况（例如，氧疗患者在床上给手机充电）。定期检查患者房间电力或火灾隐患。

5. 知道哪些患者吸氧。如果发生严重的火灾，氧气输送可能会被切断。

6. 检查设备当前的维护标签。检查电气设备的基本安全特性（即完整的电线和插头，完好的外壳）。知晓机构针对仪器损坏或不安全进

行标志或报告的流程。

7. 消防安全：

a. 按照首字母缩写 RACE

（1）R（Rescue）：通过离开火灾区域或屏蔽防火从直接伤害中营救患者，防止烧伤。

（2）A（Activate）：立即启动火灾报警。根据机构政策警示工作人员做出反应［在很多情况下，当你在危险中帮助患者，通过呼叫系统警示工作人员，步骤（1）和（2）是同时进行的］。

（3）C（Contain）牵制火情通过以下方法：

（a）关闭所有门窗。

（b）关闭氧源及电力设备。

（c）沿着门基放置湿毛巾。

（4）E（Evacuate）撤离患者：

（a）指导非卧床患者自己走到安全区域。指导消防安全出口及紧急疏散路径。

（b）依靠生命支持的患者则手动维持呼吸状态（呼吸囊），直至将其转移出火灾区域。

（c）使用担架、床或轮椅转移卧床患者。

（d）不能走路或移动的患者使用以下选择：

（i）将患者置于毯子上，拽出危险区域。

（ii）使用"双人秋千"：将患者安置于坐位，两名工作人员扣住前臂组成一个座位。将患者从"座位"上举起，抬出危险区域（见插图 A 和 B）。

临床决策点：当选择疏散运送时考虑患者的体重与身材。使用患者安全处置技术，并且有一名工作人员帮助避免受伤。

（e）如果消防部门的工作人员在场，他们会帮助进行患者撤离。

b. 使用适当的灭火器灭火：A 类用于普通可燃物（如木头、布、纸、大部分的塑料），B 类用于易燃液体（如汽油、油脂、油漆、麻醉气体），C 类用于电气设备。A、B、C 类用于各种类型的火灾，依据简写 PASS 使用灭火器。

（1）P（Pull）：拉出撬钉（见插图 A）。

（2）A（Aim）：将喷嘴对准火苗根部（见插图 B）。

（3）S（Squeeze）：挤压灭火器（见插图 C）。

（4）S（Sweep）：从一边到另一边均匀喷洒。

c. 大多数机构的防火门使用磁铁打开，火警响时自动关闭。防火门不可堵塞。

8. 电力安全：

a. 一旦患者触电，立即切断电源，评估是否有脉搏。警告：切断电源时，检查地板是否有水。

临床决策点：当被电击的人还在接触电源时，不要触摸他。如果无法关闭电源，请拨打求助电话。

b. 一旦电源被切断，则提供辅助设备。如果患者脉搏消失，开始紧急复苏（见第 28 章）。

c. 通知紧急救援人员及患者的健康保健人员。

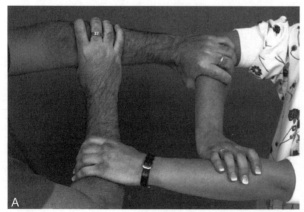
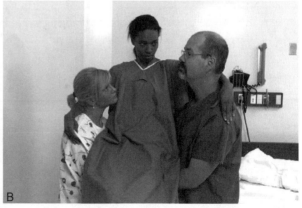

步骤 7a（4）（d）ⅱ　A. 双手放置组成双人疏散秋千　B. 患者稳稳地坐在秋千上，双手扶在工作人员的肩膀上

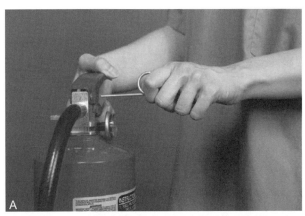

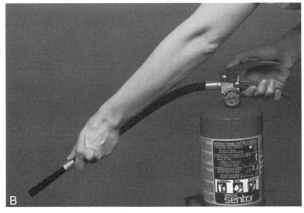
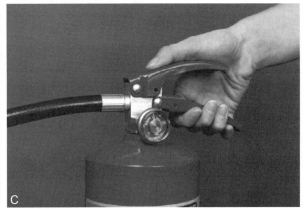

步骤 7b（1） A. 将安全别针拉出来　B. 将喷嘴对准火苗根部　C. 当喷嘴左右挥动彻底喷洒时按压手柄

d. 如果患者有脉搏，保持警惕及定向，获取生命体征，评估患者皮肤热灼伤的体征。

9. 化学品安全：

a. 关注所有接触化学品的人员。如果化学品溅入眼睛，使用清洁、温度适中的自来水冲洗眼睛15～20分钟，站在淋蓬头下或将头放在打开的水龙头下。先去除隐形眼镜，一旦先冲洗，则无法去除（见第19章）

b. 通知直接泄漏区域的人员，疏散所有区域内的闲杂人员。

c. 参考安全数据表；如果泄漏物是易燃物，切断电源及热源。

d. 避免吸入泄漏物蒸汽，使用合适的口罩。

e. 使用适当的个人防护设备（参考安全数据表）清理泄漏物。

f. 把使用的所有材料当做有害废弃物清理。

10. 根据机构政策报告警示事件。文件可能作为一个警示事件报告，而不是记录在电子健康记录或者图表中。

技能 14.4　癫痫发作的预防措施

癫痫发作是突然的、异常的，是大脑中异常放电导致的行为、感觉或意识改变。从整个大脑同时开始的癫痫发作被归类为全身性发作，而从一个部位开始的癫痫发作被归类为部分发作（Johns Hopkins Medicine，2015）。癫痫发作分为三个阶段：

● 先兆——部分发作的开始。如果先兆是患者经历的唯一阶段，则为癫痫单纯的部分发作。如果癫痫发作扩散并影响意识，则是一种复杂的局部发作。如果癫痫发作扩散至大脑的其余部分，它就变成了全身性癫痫发作。

● 发作——意味着侵袭性发作，是身体痉挛的另一种说法，涉及一系列肌肉的收缩，称

413

为强直和阵挛性收缩。

● 发作后——侵袭后的意思。发作后指癫痫发作的后遗症（如手臂麻木、意识改变、局部瘫痪）。

癫痫持续状态指连续5分钟或更长时间的连续临床症状或脑电图显示癫痫发作或周期性癫痫发作，两次发作期间没有恢复（Brophy et al., 2012），这是医疗紧急情况。癫痫持续状态可能是痉挛性(肢体有节奏的抽搐)或无抽搐(脑电图活动)的。

从传统上来说，有癫痫发作的患者，应立即取侧卧位，以防止口腔分泌物的误吸，这仍然是实践的标准。使患者轻轻地滚动至这个体位，如果可能，不可伤害任何身体部位（Smith et al., 2015）。参考医疗机构摆放体位指南。

目前癫痫持续状态患者的实践指南包括以下内容（Brophy et al., 2012；Smith et al., 2015）：

● 当患者失去意识时，在最初的两分钟建立并保护气道。

● 提供无创气道保护，摆放头部体位以进行气体交换，保持气道开放并给氧（见第23和25章）。

● 监测生命体征：氧合、血压、心率，并且每2分钟监测一次。

● 建立静脉通路，以便紧急给药。

● 当癫痫发作开始减缓，只有在气体交换功能受损或存在进行性颅内出血时才会考虑插管（建立人工气道）。

授权与合作

不可委托护理辅助人员评估患者是否存在癫痫发作的风险。可授权护理辅助人员进行患者安全环境的创造及对癫痫发作患者持续的照护。护士指导护理辅助人员完成以下工作：

● 患者之前的癫痫发作病史及癫痫发作的原因。

● 在癫痫发作事件中立即行动，保护患者免于跌倒及受伤，不要尝试约束患者或往患者口腔里放入任何东西。

● 当癫痫发作进入进展阶段时，立即通知护士。

● 观察患者癫痫发作的模式。

用物准备

● 用于床侧栏及床头板的保护衬垫
● 吸引器及 Yankauer 经口吸引管
● 口咽通气道
● 氧气鼻导管或氧气面罩
● 生命体征、脉氧、血糖监测的仪器（见第5章）
● 静脉置管用品（见第29章）
● 紧急抗癫痫药物：
● 针对紧急情况，静脉注射劳拉西泮，咪达唑仑用于肌内注射（鼻腔或口腔），安定直肠给药；紧急治疗时口服丙戊酸钠或苯妥英钠、咪达唑仑（Brophy et al., 2012；Smith et al., 2015）
● 清洁手套

步骤	要点说明

护理评估

1. 评估患者癫痫发作病史（例如，新的诊断、近一年内的发作情况）、诱发因素（例如，情绪压力、睡眠剥夺）、发作频率、存在先兆（例如，金属味道、对脸上吹拂的微风或有害气味的感知）、影响到的身体部位。如果知道，评估事件发生的顺序。必要时把家属作为信息的来源。	有关癫痫发作史和癫痫性质的知识，允许您消除引起癫痫发作的诱发因素，预见癫痫发作，并采取适当的安全措施。

步骤	要点说明
2. 评估医疗和手术情况，包括头部外伤史、电解质紊乱（例如低血糖、高钾血症）、心脏病、过度疲劳、酒精或咖啡因的戒断。评估任何出血倾向。	导致癫痫发作或恶化的常见情况。出血可能会导致患者在癫痫发作期间受伤。
3. 评估药物史（例如，抗抑郁药和抗精神病药物）。评估患者对抗惊厥药物的依从性和治疗药物的水平。	某些药物可降低癫痫发作阈值。抗癫痫药物必须按规定服用，不要突然停止。停止或改变剂量可能会导致癫痫发作。
4. 检查患者的环境是否存在潜在的安全隐患（例如，额外的家具或设备）。保持床处于低位，床头的侧栏拉起保护。	保护患者免受头部或身体撞击家具或设备而造成的伤害。
5. 评估患者个体和从人文角度对癫痫发作及治疗的意义。	有些文化习俗对癫痫发作的患者采取的护理措施不同。

护理诊断

● 缺乏癫痫发作的相关知识	● 有误吸的危险	● 有清理呼吸道无效的危险
● 有受伤的危险	● 情境性自我贬低	● 依从性差
根据患者的状况或需求，个体化处理其相关因素 / 危险因素。		

护理计划

1. 完成下列步骤后所能达到的预期结果： ● 患者癫痫发作时无外伤。 ● 癫痫发作时患者气道保持开放。 ● 癫痫发作后患者无自卑。	癫痫发作的预防措施防止患者因跌倒及癫痫发作引起损伤。 气道闭合及误吸是癫痫发作潜在的并发症。 大小便失禁在癫痫全身性发作时很常见，导致患者感觉尴尬与羞耻。
2. 告知患者及合适的居家照护者患者正在进行癫痫发作的预防措施。	可能减轻患者及居家照护者的焦虑。

护理措施

1. 将有癫痫病发作病史患者的床单元放至最低位，床栏拉起（见机构政策）。如果患者有头部受伤的危险，在床栏上装上衬垫。备好经口吸引装置及氧疗装置（见插图）。	改变环境使癫痫发作或跌倒相关性损伤的危险最小化。

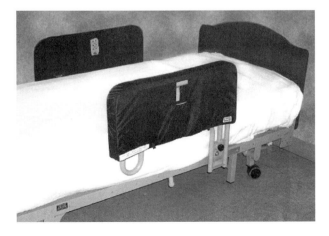

步骤 1 在床栏上安装衬垫，防止头部受伤

步骤	要点说明
2. 将有癫痫发作史的患者放置于离护士站较近或有视频监控的房间。	提高使用紧急设备进行快速反应的可能性。
3. 癫痫部分发作和全身性发作的反应： a. 安置患者体位。 （1）如果患者站立或坐立，指导其躺至地面，用你的膝盖支撑或在头下垫软枕保护头部。安置患者以便保持头部倾斜，使体位最有利于呼吸（如果可以）。尝试安置患者侧卧，但是不要用暴力，在癫痫发作的期间，不要将患者从地面抬至病床。 （2）如果患者卧床，将其置于侧卧位（不用暴力），拉起床栏保护。	体位安置保护患者免于误吸及创伤性损伤，尤其是头部损伤。
b. 记录癫痫发作的开始时间，立即向工作人员呼救并将抢救车推至床旁。清除周围环境中的设备，保护气道，安置患者头部进行气体交换，立即通知医务人员。	癫痫发作计时与描述有助于最终识别癫痫发作的类型。气道开放及保护必须在最初的2分钟内进行（Brophy et al.，2012）。
c. 保持患者侧卧位（如果可能），支撑头部，保持头部向前稍微弯曲。	体位安置预防舌头阻塞气道，有利于分泌物的引流，降低误吸的风险。
d. 禁止约束患者，如果患者四肢抽搐，轻轻地握住，松开紧身的衣服／长袍有助于呼吸。	预防肌肉、骨骼的损伤，促进自由的胸腹呼吸运动。
e. 当牙齿紧闭时，禁止用力将任何东西塞入患者口中，如手指、药物、压舌板或者通气道。	预防口腔损伤及误吸的可能性。
临床决策点：损伤可能是由于强行将硬物插入口中造成的。柔软的物体破裂并吸入。如果您意识到全身性癫痫发作的可能性，请预先插入牙垫或口咽通气道。	
f. 如果可能，提供隐私场所。控制探视者。	癫痫发作后，患者一般感觉尴尬，尤其当被他人目睹时。
g. 观察癫痫发作的顺序和时间。记录癫痫发作的类型（强直、阵挛、凝视、眨眼）；是否不止一种类型的发作；癫痫发作的顺序；意识水平；呼吸特征；有无失禁；有无非自主的嘴唇打颤、咀嚼或鬼脸迹象；眼球转动。	持续的观察有助于癫痫发作的资料收集、诊断与治疗。
h. 当患者恢复知觉时，评估生命体征，重新适应和安抚他或她。解释发生的事情并回答患者的问题。与患者一起，直至其完全清醒。	告知患者的癫痫活动类型有助于他们有意识地参与护理。有些患者在癫痫发作后一段时间内仍然感到意识模糊或变得暴力。
4. 癫痫持续状态是医疗紧急事件。 a. 按照步骤3a到3c稳定气道，呼叫急救团队。 b. 如果氧合下降或可疑颅内压增高，协助医疗人员进行插管（气管内导管及口咽通气道的说明）（见第25章）（注意：如果时间允许使用清洁手套）。团队中的医师在患者下颌放松时（两次癫痫发作之间）进行插管。	确保快速反应、气道管理及呼吸。 医疗紧急事件需要快速反应，气道建立可改善氧合作用（Brophy et al.，2012；Smith et al.，2015）。
c. 评估及给氧。打开吸引装置，通过口腔吸引保持气道开放。	维持氧合。
临床决策点：在癫痫发作时绝不能将手放在患者的嘴里。患者可能不小心咬伤你的手指。不要强迫放入任何类型的通气道。	
d. 让团队中另一名护士立即测量血压、呼吸、心率及血氧饱和度。然后每2分钟监测一次。让团队成员监测指端血糖（Brophy et al.，2012；Smith et al.，2015）。	当患者血糖过低（癫痫发作常见的诱因）时，有必要监测及维持生命体征的基础值。

416

步骤	要点说明
e. 团队成员准备并进行静脉置管（如果没有），注入 0.9% 生理盐水及给予抗癫痫药物（见第 29 章）。	使用静脉途径给药使癫痫发作停止及液体复苏。
f. 当癫痫发作开始消退时，如果分泌物堆积，进行气道吸引；如果置入口咽通气道，保证其在位。持续给氧。	维持气道开放及氧合。
g. 保持患者在床上舒适地侧卧。拉起床栏，降低床位高度。	提供持续的安全性以减少患者恢复意识后分泌物被误吸的危险。当患者尝试下床时，降低跌倒及受伤的风险。
5. 当患者恢复意识，重新适应及安抚。告知发生了什么，提供安静无刺激的环境（如调暗灯光、减少操作）。放置呼叫铃及对讲系统于患者触手可及的地方，指导患者在无协助的情况下不要下床。	保证持续安全。癫痫发作后，患者会处于模糊昏睡的状态。如果他们尝试下床，会有跌倒的风险。
6. 清理患者护理区域，处理用物，执行手卫生。	减少微生物传播。

护理评价

1. 发作后每15分钟检查一次患者的生命体征及氧合。维持患者气道。	确定患者心肺状态及对癫痫发作的反应。
2. 按照医嘱再次检查血糖。	确定是否达到血糖的正常水平。
3. 检查患者损伤情况，包括口腔（牙齿破碎、舌头或黏膜撕裂）和四肢。	确定因癫痫发作导致的创伤性损伤。
临床决策点：如果没有目击癫痫发作，怀疑患者跌倒和撞到头部，则当作闭合性头部损伤或脊髓损伤治疗。在试图转动或重新定位之前，给患者戴上颈托。	
4. 评价癫痫发作后患者的心理状态（意识状态水平、模糊、错觉）。鼓励其表达自己的感觉。	癫痫发作后，短暂的精神状态改变师很常见的。
5. 根据需要帮助医护人员进行神经系统检查并按医嘱抽血检查（见第 7 章）。	评估颅内病变、出血和危及生命的代谢状况（Brophy et al., 2012；Smith et al., 2015）。

非预期结局	相关措施
1. 患者遭受创伤性损伤。	● 继续保护患者免于进一步损伤。 ● 立即通知医师。 ● 按规定治疗。 ● 再次评估患者环境，确保环境无安全危害。 ● 完成机构不良事件报告。
2. 患者吸入口腔分泌物。	● 翻转至侧卧主，放置口咽通气道（如果可能；见第 25 章），应用吸引清理口咽部分泌物并保持呼吸道通畅。 ● 遵医嘱给氧。

记录与报告

● 在电子健康档案和表单中记录癫痫发作前、发作期间及发作后对患者的观察。提供详细的癫痫发作活动和事件顺序的描述 [例如，存在先兆（如果有的话），意识水平，生命体征和血氧饱和度，颜色，肢体运动，尿失禁，癫痫发作后患者的状态和时间，事件的时间框架]。

● 记录治疗：静脉通路的建立、液体的输注、气道的稳定。

417

● 在癫痫发作开始时，立即通知医师。癫痫持续状态是一种需要立即治疗的紧急事件。

注意事项

健康教育

● 告知无诱因癫痫首次发作的成人患者，2年内癫痫再次发作的概率为21%～45%。患者的医师可能嘱其立即使用抗癫痫药物（antiepileptic drug, AED）治疗，以减少两年内复发的风险（Krumholz et al., 2015）。

● 患者需要知道抗癫痫药物有助于控制癫痫。告知他们定期服用处方药。他们不应该突然停止药物治疗，因为这会导致癫痫发作。

● 建议患者避免饮酒，这往往会影响抗惊厥药物的作用，并加剧中枢神经系统的抑郁。

● 长期服用苯妥英钠可能会导致牙龈增生，因此，有必要进行口腔卫生和牙齿护理。

● 鼓励患者佩戴医疗警示手环或携带身份证，注意癫痫发作的存在并列出所服用的药物。

● 疲劳、压力和疾病可以增强癫痫发作。教会患者饮食均衡，睡眠充足，生病时及时咨询医护人员。

● 癫痫发作通常会造成驾驶限制。建议患者1年未有癫痫发作后再尝试驾驶或操作危险装备。

儿科患者

● 教父母如何观察患儿的癫痫发作。

● 儿童应佩戴医疗警示手环，注意癫痫发作的存在。

● 鼓励有严重无张力性癫痫发作的儿童（肌肉张力突然下降，经常跌倒）戴头盔，以保护他们跌倒时的安全。

老年患者

● 老年人的症状往往使其难以识别。困惑持续数天，言语接受和表达问题，行为异常，这些往往是癫痫发作的结果。

● 老年人代谢抗癫痫药物更慢，药物积累并可能导致毒性。请咨询药剂师了解具体信息。

● 如果患者有义齿，在癫痫发作期间不要试图移除它们。如果松动，头部稍稍倾斜向前，在癫痫发作后取出。

居家护理

● 指导居家照护者在患者癫痫发作时采取措施的步骤。

● 评估患者家中在跌倒时增加受伤风险的环境危害。

● 癫痫发作得到很好的控制前（通常至少1年），确保患者不盆浴或游泳等，除非有相关知识的家庭成员在场。

● 将患者委托给癫痫基金会或支持团体的社区资源。

▶ **临床案例分析**

一位72岁男性患者被送往急性医学科。他患有糖尿病、心脏病和关节炎，并已入院治疗急性肺炎。他的家庭用药包括口服降糖药（格列本脲）、非甾体抗炎药和缓泻剂。患者存在发热症状，39.4℃（103℉），咳出深黄色痰液，呼吸、咳嗽时胸痛，纳差。静脉输注 D_5NS 80 mL/h。自觉很疲劳，护士发现他从床上站起困难，需要帮助才能走到附近的床旁坐便器。医护人员嘱其进行肠镜检查，以获取便血及腹部绞痛的进展。患者肠镜检查前处于禁食状态。肠镜结束7小时后，患者仍未进食。

1. 找出患者存在跌倒风险的因素，并介绍适合该患者的3种跌倒预防策略。

2. 护士走进房间，发现患者躺在床上，对口头指令无反应、四肢强直和阵发性运动。护士应该采取的第一步是什么？为什么？什么可能引起癫痫发作？

3. 患者开始从癫痫发作中苏醒过来。他知道自己的名字，但对日期和时间感到困惑。他问："发生了什么事？"血糖值为60。护士如何用SBAR报告患者的临床情况？

▶复习题

1. 一位42岁的患者因下肢骨多发骨折收住骨科病区。患者的腿予夹板固定并予绷带包扎。护士走进房间，在床边的垃圾桶里发现了明火。按正确顺序排列护士应采取的行动。

A. 护士关掉床头的氧源

B. 护士从一名工作人员那里得到帮助，将患者转移至轮椅上，把他移至另一个房间

C. 护士把患者的床移离垃圾桶

D. 护士在房间内按下紧急按钮并指示秘书报告火灾紧急情况

2. 护士正在照顾一位患进行性痴呆的82岁妇女。护士担心患者有漫游的危险。下列哪些干预措施适合这位患者？（选择所有符合条件的选项）

A. 确定患者的日常沟通方式和表示饥饿或需要上厕所的暗示

B. 进行家属告知的患者喜爱的活动来分散注意力

C. 将患者安置于有围挡装置的床上

D. 当患者烦躁不安加剧时，使用软腕约束

E. 控制房间温度并减少日常护理次数

3. 一位护士正在评估一位70岁的患者，她说她一个月前在家里摔倒了，但没有受伤。护士对上一次跌倒的评估应为哪些？（选择所有符合条件的选项）

A. 患者目前正在服用的药物

B. 在家中坠落的地点

C. 患者的医疗状况

D. 患者在跌倒前从事的活动

E. 患者是否在跌倒前出现头晕或虚弱

第 15 章

灾难事件的应对

技能和步骤

技能 15.1 生物暴露患者的护理

技能 15.2 化学暴露患者的护理

技能 15.3 辐射暴露患者的护理

▶ 学习目标

学习本章节后，护士能够具备如下能力：

• 描述应急准备和反应的要素。

• 能够详述不同类型灾害的特征。

• 判断在生物、化学和辐射不同暴露事件中采取的处理措施。

• 讨论大规模伤亡事件中患者的护理指南。

• 描述灾害事件对患者造成的心理影响。

• 描述灾害事件对护士以及其他医务人员的心理影响。

▶ 目的

2001 年 9 月 11 日发生的对世界贸易中心和五角大楼的恐怖袭击，永远改变了美国公民的现实生活和安全感。近年来的自然灾害，包括 2005 年的卡特里娜飓风和 2012 年的桑迪飓风，进一步加强了有关灾害防患和应急响应方面的公共健康教育的需求。灾害也可能以疾病暴发的形式出现，如 2014 年埃博拉病毒暴发。所有这些事件都增加了对医疗护理人员灾害应对的要求，他们将在危机时期教育公众，并为不同人群提供护理。护士在采用跨专业方法进行灾难应对处理方面发挥着协调和实施的关键作用。此外，护士和其他专业人员也面临灾害所造成的生理和心理的风险。从近几年发生的许多灾难评估中收集的信息已经提供了大量的知识和经验，以改善整个医疗团队和许多涉及灾难应对的机构 / 个人的反应。

▶ 护理标准

• 美国护理学会，2015——灾难预处理和应对

• 美国红十字会，2015——准备和反应

• 疾病控制和预防中心，2015——应急准备和反应

• 联邦应急管理机构，2016——计划和准备

▶ 实践准则

• 灾难是意想不到的事件，会导致重大的破坏和（或）不利后果（注释 15.1）。

• 世界卫生组织对公众进行诸如埃博拉病毒（Ebola virus，EBV）疾病及禽流感（avian influenza，AI）突变和大量传播的指标监测（注释 15.2 和注释 15.3）。

• 最常见的灾害形式是自然或人为的。如

注释 15.1　灾难的定义和类型

- 灾难：灾难性和（或）破坏性事件（例如，海啸、恐怖袭击）破坏正常运行秩序，可以包括任何可预期或者不可预期的事件，其影响会导致严重的破坏和（或）不良后果。
- 大规模伤亡事件：任何导致多人伤亡和（或）死亡的事件或情况（例如，公共区域的爆炸），医疗保健需求远超正常的医疗保健资源。
- 所有的危险事件：多起有一定破坏性，导致人员伤亡的人为或者自然灾害。
- 所有的危险应对：不管哪种病因，采取全面的应对措施以减少灾害造成的伤亡。
- 伤亡：任何大规模事件所造成的人员生病、受伤、失踪或死亡。
- 医疗灾难：导致人员伤亡的灾难性事件（例如，大规模枪击案）严重超出现有医疗资源的救助能力。
- 自然／环境灾难：超过社会能力的生态事件导致的灾难性事件（例如，飓风或龙卷风）。
- 人为灾难：灾难性事件（例如，野火），其主要直接原因为人为。
- 技术灾难：科技破坏所导致的个人财产、社会基础设施和经济福利受到不利影响的灾难事故（例如，工业事故、无计划的核废料排放）。

注释 15.2　埃博拉病毒疾病

- 从感染动物的血液、分泌物、器官或其他体液传染给人们，如黑猩猩、大猩猩、果蝠、猴子、森林羚羊，以及发现生病或死亡的豪猪或雨林里的豪猪。
- 通过直接接触受感染人群的血液、分泌物、器官或其他体液以及表面和衣物，产生人与人之间的接触传播。
- 1976 年首次发现，目前西非疫情是最大和最复杂的，受影响最严重的国家是几内亚、利比里亚和塞拉利昂。
- 潜伏期为 2～21 日，人类只有在症状出现之后才具有传染性。
- 早期症状包括突然发热、疲劳、肌肉疼痛、头痛和喉咙痛，继而出现呕吐、腹泻、皮疹和肝肾功能受损的症状，以及在某些病例伴有内脏和外部出血。
- 治疗包括支持疗法；目前两种疫苗正在人体试验中。
- 预防和控制着重于降低传播风险和遏制暴发措施。
- 当护理埃博拉病毒疾病患者时，医护人员必须采取标准的预防传染措施并使用额外的防感染措施。

数据来源于 World Health Organization (WHO): *Ebola virus disease*, 2016, http://www.who.int/mediacentre/factsheets/fs103/en/. Accessed June 19, 2016.

注释 15.3　禽流感

- 人类感染的禽流感病毒主要有两种：AI（H5N1）和 AI（H7N9），中国以外没有报告的 AI（H7N9）病例。
- 禽流感是传染性极强的禽类传染病，但在猪、老虎、豹、雪貂和家猫也有记载。确认主要通过与活的或死的患病鸟类或污染表面的密切接触传播；人与人之间的传播很少。
- 没有证据表明疾病通过加工熟的鸡蛋或家禽传播；一些人类病例与食用含有未加工、受污染的家禽血液的食物有关。
- 潜伏期为 2～8 日，最长 17 日。
- 初始症状：高热和流感样症状（即发热、咳嗽、喉咙痛和肌肉酸痛）；腹泻、呕吐和腹痛；胸痛；鼻和牙龈出血。
- 其他早期症状：呼吸窘迫、声音嘶哑及吸气时的破裂音。
- 抗病毒药物（如磷酸奥司他韦）可在症状发作 48 小时内给药时提高存活率。
- 美国食品和药品管理局批准了针对一种 AI（H5N1）病毒的疫苗。该疫苗已由联邦政府购买，将被存放在战略性国家储备中，如果有需要，将由公共卫生机构分发疫苗。

数据来源于 World Health Organization (WHO): *Avian influenza fact sheet*, 2014, http://www.who.int/mediacentre/factsheets/avian_influenza/en/. Accessed June 19, 2016.

果公众得不到充分的保护，自然传播的疾病可能会造成自然灾害。

- 疾病控制和预防中心制订了一项国家公共卫生准备和应对战略计划，重点是公共卫生资源和基础设施的可持续性（CDC，2011）。

- 如果发生生物、化学或辐射攻击，疾病预防控制中心的战略计划包含准备、预防、检测、监控、诊断和制剂特征应对方法和信息沟通。

- 检测和监督应该侧重于环境意识，发现异常或变化，并要知道这些变化可能对减轻或预防灾情意味着什么（DHS，2011）。

- 传统的沟通模式可能会在发生大规模伤亡事件（mass casualty incident，MCI）时中断；灾害处理应该包括备用计划，例如使用双向无线电和卫星电话。

- 通过临床推广和交流活动（COCA）资源，疾控中心通过传达相关的即时信息帮助医护人员应对紧急情况（CDC，2015b）。

● 疾控中心和美国红十字会（2015）主张对迅速有效的应急工作进行预先协调。这包括通过互助协议与其他机构或团体 [例如，机构愿意提供住所（学校或教堂）] 进行合作，服装（例如，百货公司、救世军）或安置死者（殡仪馆）。

● 灾难规划是一项跨专业和多部门的任务。普通公民、政府机构和其他卫生保健工作者在防灾护理工作中起着至关重要的作用。

● 灾害准备：一些州正在颁布新法律，要求将灾害培训作为获取执照必须的继续教育的一部分（ANA，2015）。

● 在紧急情况下未获得州执照的护士也可以提供护理。美国护理学会（ANA，2015）正在不断努力，制定法律来保护照护者。

● 国家恐怖主义咨询系统（NTAS）促进公众对灾害的认识。该系统为政府官员、第一反应者和公众提供有关恐怖主义威胁的性质和程度的信息（图 15.1）（DHS，2016）。

● 在大规模伤亡事件中侦查是第一任务，包括：①确定 MCI 或突发公共卫生事件（public health emergency，PHE）的存在；②识别事故原因；③意识到环境变化或更具体的环境变化（例如，患者陈述或者不寻常气味）。

● 尽管许多事件都有明确的起因，但其他事件有潜在的威胁。侦查有时只是简单的对不寻常的医疗保健状况的认识。

● 事故指挥是当怀疑有威胁或危险时，需要启动紧急系统。对于大多数人来说，这意味着激活 9-1-1 系统。

● 所有学科都使用事件指挥系统（ICS）来帮助应对紧急情况（FEMA，2015）。医院 ICS 的例子见图 15.2。

● 就灾难而言，支持意味着"给我需要的东西来完成工作"。越早请求支持，情况越好。

● 灾难发生期间支持资源是必要的，包括人力资源、服务机构、设施、物资和车辆。

● 支持包括对灾难受害者和所有医护人员的支持。支持是整体的，包括生理、心理和精神支持。医护工作人员（包括护士、第一负责者和医师）有患创伤后应激障碍（posttraumatic stress disorder，PTSD）的危险。

● 一旦地方和联邦当局确认需要药品和物品，就会使用 CDC 的战略性国家储备物资（SNS），并将物品交付给有需要的州。每个州都有计划接收和分发战略性国家储备物资（CDC，2015c）。

● 医护人员照顾那些焦虑的患者（受伤和能够自己到医院和那些被事件吓倒的患者）以及已经住院或进入急诊治疗的伤病员。

● 急救人员迅速区分暴露于大规模伤亡事

警报发布		
升级恐怖预警 发布针对美国的可信的恐怖威胁	急迫的恐怖威胁警告 发布针对美国的可信的、即将发的生恐怖威胁	
警报包含的信息		
概要	细节，包括被威胁的地区	警报持续时间
能做些什么	应对步骤	如何保持知情
废止条款 威胁警告是在特定的时间内有效，然后自动废止，除非得到新的威胁信息或者威胁进一步演变		

图 15.1　国家恐怖主义咨询系统概述

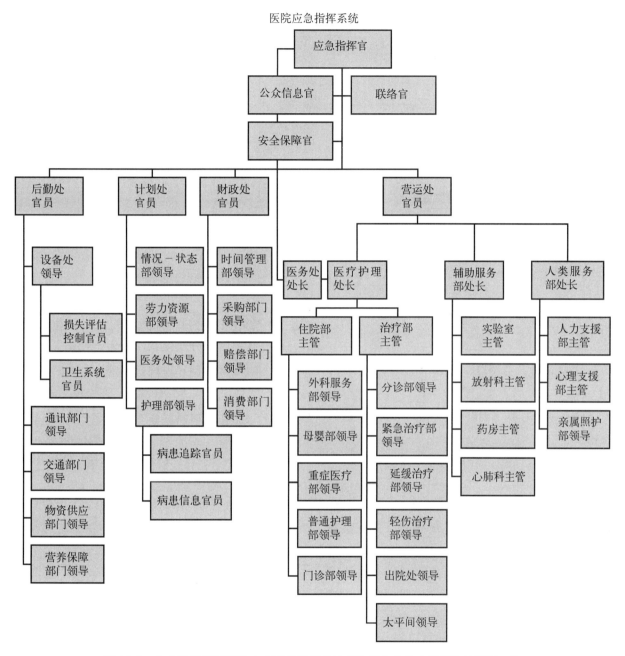

图 15.2 在灾难情况下医院应急事件指挥系统促使所有应急小组都能够顺利工作

件的大规模杀伤性武器（化学武器、生物武器或核武器）导致的实际受害者以及焦虑的患者。

• 卫生保健提供者提供宝贵的资源，但没有时间维护医疗机构的安全。

• 护士通过提供个人自我责任感和了解如何使用社会、州和联邦资源的健康教育，以增强社区的抗灾能力。

► 以患者为中心的护理

• 分诊、治疗和疏散：分诊是通过病情的严重性和生存的可能性对个体进行分类的过程（注释 15.4）。在这个过程中应表现出同情和尊重并了解患者的担忧和恐惧。

• 灾难分诊可以用 SALT（分类评估救生干预分流/治疗）分诊系统来完成。所有受害者

注释 15.4　IDME——评估、治疗和运送

紧急（红色）	可推迟（黄色）	轻伤（绿色）	预计死亡（黑色）
● 无意识或者迟钝	● 较深的伤口	● 擦伤	● 重伤，救活机会很
● 精神恍惚	● 开放性骨折	● 挫伤	渺茫的伤者
● 缺氧或接近缺氧	可控制的出血、脉搏强劲	● 扭伤	● 遇难者
● 胸部疼痛	● 多发骨折	● 较小的伤口	
● 胸部受伤	● 手指切断	● 无明显外伤	
● 烧伤面积 20%～60%	● 不危及生命的	● 其他类似伤口	
● 失血过多	腹部伤口		
● 肘部或膝盖以上截肢	● 意识稳定的		
● 脉搏过快或无力	头部伤口		
● 腹部开放型伤口			

首先根据基本活动能力分组。

● 然后对他们进行单独评估、分类，并根据需要疏散、进行治疗（图 15.3）。目标是尽可能快地对大量受害者进行分类、评估和执行救治措施。使用简单的语言，向患者解释分诊的程序。

● SALT 分诊模型中的第一步是在分别评估个体之前将伤员分类为三大类。第一类包括那些不能移动并且有明显生命的伤员。第二类包括可以活动动或有明显动作的伤员。第三类伤员是可以行走的。

● SALT 分诊系统的第二步涉及个人评估和进一步的患者分类，包括：①轻微受伤的患者；②即使延误治疗也能存活的患者；③需要立即干预治疗的患者；④可能会死亡的患者。然后根据被标记的类别进行挽救生命的干预措施。

● SALT 分流的第三步就是对受害者的治疗和（或）转运治疗。在任何急诊单元重新评估都是非常重要的。在重新评估过程中，救援人员应该考虑患者的状况、来源和现场安全。

● 在流行病的情况下，分流也用于预防疾病的继发性传播。

● 在分诊期间的重点可转移至幸存者的心理支持和转诊至特殊的机构。

● 保持冷静并了解患者目前的心理反应。一些患者表现出分离症状，如方向障碍、抑郁、焦虑、精神错乱和无力自我照顾。

● 社会参与是成功控制灾难期间患者反应的关键，建立信任至关重要。

● 不同信仰之间的生理伤害可能相似；然而，不同信仰的心理反应会有所不同（Sterling，2014）。

● 缺乏对伤者的文化信仰考虑会给患者产生消极影响和因为不同种族、性别或民族产生偏见。

● 无论文化差异和语言障碍如何，重要的是要表达同情心和密切与大家合作进行灾后恢复。专业口译人员成为重要的资源。

● 某些灾难事件会导致个人、家庭和社会文化信仰发生变化。一旦灾难来袭，就会有因恐惧引起的脆弱感和不安全感。

▶ 循证护理实践

老年人和儿童最易受到自然灾害造成的生理伤害，并且可以从灾害管理计划中受益。问题仍然是老年人如何应对自然灾害。

● 对 1304 名 50 岁以上老年人的样本进行了调查，该调查作为健康退休研究（HRS）的一部分，调查重点是灾难应对。参与者被问及与灾难准备有关的问题。他们是否有撤离计划，包括能否在发生灾难时迅速撤离？他们有没有应付3日的应急装备？是否有家庭成员拥有汽车并且会驾驶而且最近检查过，以及正常的烟雾探测器（Al-Rousan et al., 2014）？值得注意的是，约15%的人使用需要外部供电的医疗设备；2/3的人没有应急计划，并且没有熟悉可用的资源；较低的社会经济地位与较低的灾害准备有一定的关联（Al-Rousan et al., 2014）。

• 虽然老年人不知道有哪些资源可供利用，但他们仍然非常需要相关的教育和对灾难准备、应对的支持。

• 儿童在遭受灾难后会经历独有的感受，需要从身体和心理得到恢复。Pfefferbaum和North（2013）回顾了相关文献和临床经验，旨在强调儿童灾难心理健康评估的两个组成部分：筛查和临床评估。

• 筛查有助于识别精神疾病高风险儿童。工作人员必须选择适当的评估工具来判断：窘迫、

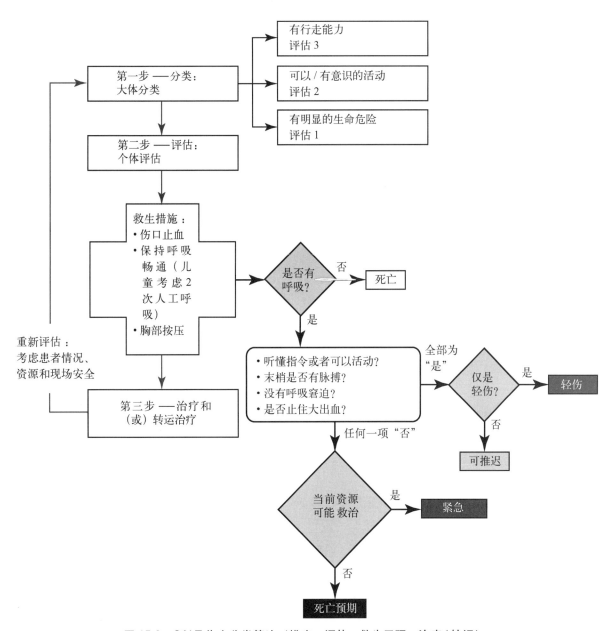

图 15.3　SALT 伤亡分类算法（排序、评估、救生干预、治疗 / 转运）

疑似症状或确诊。

● "完整的诊断评估适用于直接面临灾难的儿童,家庭成员和(或)亲密关系人是直接暴露的,那些通过筛查被确定为存在精神病性疾病风险的人,以及那些具有已知的先前创伤和(或)先前存在的精神病理学表现的人"(Pfefferbaum and North,p.139)。

● 因为幼儿不成熟的认知和语言障碍,很难评估 PTSD。

▶ 安全指南

在考虑所有形式的灾难时,护士或其他医护人员应遵循以下基本安全准则:

● 任何灾难现场的首要任务是保护自己和团队其他成员。第二个重点是保护公众、患者和环境(注释 15.5)。

注释 15.5　安全和保障

● 受过训练的应急人员(例如,消防员和警察)负责灾难现场的安全和保障。

● 除非受过良好的训练和被要求,否则护士应远离灾难现场。如果还没有报警,请拨打报警电话。

● 不要妨碍现场,因为这样可能会导致关键证据丢失或受损。

● 由于受到来自原发灾难的污染,医疗机构会成为第二灾害现场。例如,患者接触芥子气,这是一种难以从患者身体上除去的油性化学物质。如果没有得到适当的净化,被芥子气污染的受害者将无意中污染医疗服务提供者和其他人(CDC,2013a)。

● 救援和医护人员避免成为受害者是至关重要的。这可能违背了你最初帮助他人的本能,救援人员必须确保灾害现场安全并且所有安全预防措施到位,才可以展开工作。

● 危害评估比知道确切的灾难原因更重要;MCI 会导致多种形式的次要危害(注释 15.6)。

● 公众恐慌和日常生活受到重大干扰的潜在威胁非常大。应了解危机干预和压力管理技巧。

● 在 MCI 中,绝大多数人无论是否受到伤害,都会自行进入当地医院就诊,为了避免治

注释 15.6　灾害现场的潜在危险

● 倒下的电源线	● 辐射暴露
● 烟雾/有毒气体	● 爆炸,特别是二次爆炸
● 可能导致创伤的碎片	● 狙击手
● 破裂/泄漏的气体管线	● 黑暗
● 火灾导致的灼伤	● 感染
● 建筑崩塌	● 高速射弹和爆炸后的压力波
● 血液和其他体液	● 无法保护自己或患者
● 恶劣天气	● 核污染,生物或化学暴露
● 有害物质	● 洪水和溺水的危险

疗人员过多,需要计划将患者转移至其他医疗机构。

● 个人防护设备会把衣物传染或个人接触传染的风险降至最低。正确使用先进的个人防护装备需要进行培训和试穿戴,还要知道并非所有个人防护装备都能防止所有潜在危险。

● 如果使用不当,个人防护设备将会造成危害(例如,脱水、视力下降、活动能力和表达交流能力下降)。其中一些危害的产生是因为在使用先进 PPE 时,使用者无法进食,不能喝水或去洗手间。

● PPE 根据所提供的安全级别分为 A 至 D 级。

● A 级——当皮肤、呼吸和眼睛需要最大程度的保护时选择 A 级。它提供了最大程度的保护,因为它具有一个独立的呼吸装置、全封装化学防护服、工作服、内衣、化学防护靴和手套、安全帽和一次性防护外套(图 15.4)。训练有素的人员在重度污染地区使用 A 级保护。如果您没有穿这种保护装置,并且您正在使用 A 级 PPE 的区域附近,请远离或不要进入该区域。

● B 级——提供最高级别的呼吸保护,但皮肤保护力度较低。由受过训练的人员使用,此 PPE 包括一个自给式呼吸器、连帽防化服、面部防护、靴子和手套保护。B 级保护也需要培训和试穿戴。

● C 级——急救人员(最先到现场的急救人员)和医务人员接受培训并穿戴使用 C 级防护,

这包括已知空气中悬浮物的浓度和类型达到使用空气净化呼吸器的标准。C级是使用全面罩或半面罩式空气净化呼吸器（美国国家职业安全与健康研究所批准）、带帽耐化学品的服装，以及防护手套和靴子。因为穿着A、B、C级防护服，使用者有脱水和体温过高的危险。

● D级——标准适当防护的工作制服或工作服，仅用于预防污染。使用者必须穿着工作服和耐化学品鞋；并且根据污染物的不同，还要戴上手套、护目镜、面罩和安全帽，没有呼吸保护。使用D级保护时采取标准预防措施非常重要，根据具体情况，一些医护人员还选择使用不透液体的长袍、帽子、护目镜、面罩、手套和鞋套（OSHA，2011）。

● 最近标注的防护等级是BioPPE。BioPPE需要使用标准工作服以及接触和呼吸保护。建议使用双手套和N95面罩（见第9章）或更好的呼吸口罩。在接触有毒化学品的患者时，BioPPE保护措施是不够的；然而，它为放射性和生物制剂提供了足够的保护。

● 使用各级防护后都要用肥皂和水洗手，然后进行酒精消毒。

技能 15.1　生物暴露患者的护理

在生物恐怖袭击中，通过故意释放病毒、细菌或其他病菌，造成疾病或死亡（NIH，2014）。生物制剂的使用是一个相当大的恐怖主义威胁，因为它们易于传播并以较低的成本影响大量人群（注释15.7）。潜伏期和常见的初始临床症状很难检测到是生物学攻击。一些生物学攻击是不易察觉或隐蔽的，并且发作症状被潜伏期（即暴露和症状发作之间的时间）延时了。不同的生物制剂具有1～2日至数周的潜伏期，在此期间，这些制剂中的一些可以通过感染患者传染给其他人。生物制剂的传播方式决定了灾难的严重程度。识别生物恐怖主义是一项挑战，因为早期症状和体征类似流感或被误认为病毒性疾病的皮疹（图15.5A-B）。有时几种生物细菌同时传播会进一步增加判断的难度。要了解如何保护自己免受伤害，您需要了解生物安全的传播方式和预防措施（表15.1）。

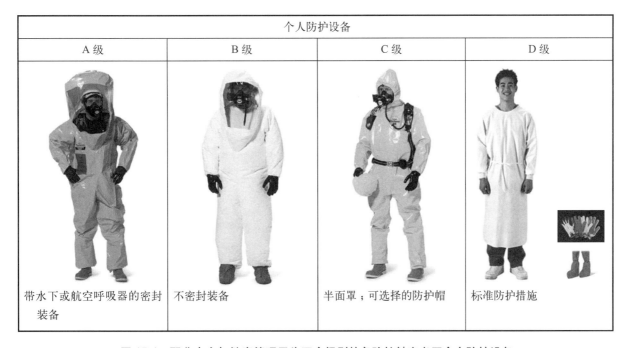

个人防护设备			
A级	B级	C级	D级
带水下或航空呼吸器的密封装备	不密封装备	半面罩；可选择的防护帽	标准防护措施

图 15.4　职业安全与健康管理局为四个级别的危险接触定义了个人防护设备

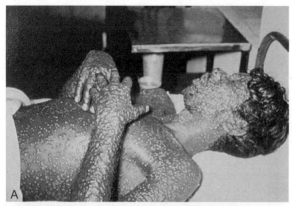

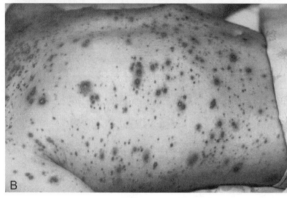

图 15.5　天花与水痘分布的差异

A. 天花患者（由 CDC/NIP/Barbara Rice 提供）　B. 水痘患者（David Effron 医师提供）

注释 15.7　可用于生物恐怖袭击的药物／病菌

- 炭疽（炭疽芽孢杆菌）
- 肉毒杆菌中毒（肉毒梭菌毒素）
- 布鲁菌病（布鲁菌种）
- 鹦鹉热衣原体（鹦鹉热）
- 埃博拉病毒出血热
- 新发传染病，如尼帕病毒和汉坦病毒
- 产气荚膜梭菌的 epsilon 毒素
- 大肠杆菌 O157:H7（大肠杆菌）

- 食品安全威胁（如沙门菌属物种，大肠杆菌 O157：H7，志贺菌属）
- 鼠疫（鼠疫耶尔森菌）

- Q 热（贝纳柯克斯体）
- 沙门菌（沙门菌病）
- 葡萄球菌肠毒素 B
- 土拉菌病（土拉弗朗西斯菌）
- 伤寒（伤寒沙门菌）
- 重型天花（天花）
- 霍乱弧菌（霍乱）
- 病毒性脑炎（甲病毒，如委内瑞拉马脑炎、东部马脑炎、西部马脑炎）
- 水安全威胁（如霍乱弧菌、小隐孢子虫）

数据来源于 Centers for Disease Control and Prevention (CDC): Bioterrorism agents/diseases, 2014, http://www.emergency.cdc.gov/agent/agentlist.asp. Accessed March 8, 2016.

表 15.1　A 类生物袭击试剂的概述

传染病菌	发病或潜伏期症状	未经治疗的疾病		生物袭击可能途径	伤亡人员的治疗	预防疫苗
		早期症状	晚期症状			
细菌生物制剂						
炭疽芽孢杆菌是一种革兰阳性杆菌，可以孢子形式保持稳定	吸入或者肺部感染（一般 48 小时发病，但也可潜伏长达 60 日）	发热、感冒症状（不适、低热、干咳和头痛）	严重呼吸困难，心力衰竭或死亡	气雾剂；非人传播	环丙沙星或多西环素	环丙沙星、多西环素、短期有效的疫苗
	皮肤症状（1～12 日）	局部荨麻疹；位于头部、前臂或手部的无疼痛的丘疹	丘疹变疱，然后变成黑色结痂和水肿	人与人通过皮肤接触传播		
	胃肠道症状（1～7 日）	腹部疼痛，恶心、呕吐，腹泻	胃肠出血、发热，伴有中毒和死亡	污染的食物和（或）水		

续表

传染病菌	发病或潜伏期症状	未经治疗的疾病		生物袭击可能途径	伤亡人员的治疗	预防疫苗
		早期症状	晚期症状			
严重瘟疫,继发于革兰阴性杆菌和耶尔森鼠疫杆菌的严重细菌传染	依赖于肺传播的呼吸道症状(1~6日)	淋巴结肿大、疼痛(尤其是股骨和腹股沟)、发热、脉搏快	血压过低、极度疲惫、死亡	悬浮颗粒、人与人传播	环丙沙星、多西环素	环丙沙星、多西环素,无有效疫苗
	肺炎(1~6日)	高热、体寒、心动过速、头痛	急性肺炎(咯血、呼吸急促、呼吸困难)、脓毒症、死亡			
肉毒杆菌、厌氧革兰阳性杆菌可产生一种强效的肌肉麻痹神经毒素	食物传染(12~36小时)	恶心、呕吐、腹泻	对称性颅神经麻痹,逐渐无力(手臂、呼吸肌和腿麻痹)、死亡	污染的食物	被动免疫(抗毒素)、支持性护理	被动免疫(抗毒素)、短期内抗毒素
	吸入剂(2小时至8日)	无发热、无症状	对称性颅神经麻渐无力(手臂、呼吸肌和腿麻痹)、死亡	可吸入颗粒		
伤寒性弗朗西斯菌土拉菌,一种极易传染的细菌	污染的食物和水,或者通过气雾传播(1~14日)	类似感冒症状(头痛、咳嗽发热、寒冷等不适)	咽部溃疡、肠膜炎、胸部疼痛、肺炎、心包炎、呼吸衰竭、脓毒症和死亡	可吸入细菌	环丙沙星、多西环素	环丙沙星、多西环素、有限制性疫苗
天花病毒	空气传播(7~17日);潜伏期(3~5日)	严重的病毒症状(高热、肌肉疼痛、头痛、腰痛)	后续病毒症状、高热、无力,伴有皮肤斑点、疱疹和水疱,手足、脸部、脚底出现水疱(不同于水痘)	通过大量颗粒人与人传播,也可能通过呼吸道传播、口腔分泌物传播或者被感染物品传播	只能支持治疗(通风)	无疫苗

授权与合作

评判生物制剂暴露患者的技能不能委托给护理辅助人员。护士指导护理辅助人员完成以下工作:

● 使用适当的个人防护设备,以防止护理活动中的暴露感染。

● 使用适当的技术处理尸体,以防止污染。

用物准备

装备的选择取决于传染源的传播途径。以下是发生具有传染性的生物制剂暴露时可能使用的物品的大致清单。

- 带有标签的病理性废弃物处置袋
- 肥皂和水
- 0.5％稀释漂白剂或经环保局批准的杀菌剂
- 可以配备负压室（可能需要高效微粒空气过滤）
- 清洁手套
- 罩袍
- 鞋套
- 头罩
- 口罩
- 标准口罩
- N95 口罩
- 面罩
- 体检设备
- 氧气治疗
- 气道维持用品
- 静脉治疗用品

步骤	要点说明

护理评估

步骤	要点说明
1. 保持手部清洁，穿上个人护防设备。	个人护防设备可以给所有人提供保护，防止医护人员感染病毒。
2. 根据机构政策，使用至少两种方式核对患者身份信息（例如，姓名和生日，或者姓名和病案号）。	确保患者正确。符合联合委员会标准并保证患者安全（TJC，2016）。
3. 进行健康史排查和体格检查（例如，皮肤评估；肺部评估——血氧饱和度、呼吸音、痰液性状；心脏——心音；胃肠道——恶心、呕吐、腹泻；神经系统——四肢的神经运动、格拉斯哥昏迷量表、反应能力）。回顾患者症状的历史，确定是否存在相关类型（见第6章）。	症状识别和数据集中有助于准确地确定生物细菌的类型和患者的反应。
4. 测量患者生命体征并进行疼痛评估(0～10分范围内)。	提供基线情况以对比干预后的效果。
5. 检查诊断测试结果，并与医师讨论。	暴露于生物制剂的初始症状和体征提示常见疾病（如流感）。对诊断结果的进一步检查有助于排除其他常见疾病。
6. 评估患者的健康风险（例如，心脏病史、肺部疾病、癌症），这些会使生物暴露的影响复杂化。	有既往病症的患者通常需要额外的治疗或有更大的死亡风险。
7. 保持冷静。倾听和评估患者在生物制剂暴露发生后即刻的心理反应。一些患者出现游离症状（如感觉"不存在"或感觉到一切都在人的外部）；迷失方向、抑郁、焦虑、精神疾病和无力照顾自己。即使没有直接接触到生物制剂，很多人仍然受到恐惧和厄运感的刺激，寻求紧急医疗服务。	提供适当的危机干预和压力管理。在评估患者的临床症状时，保持平静和自信，可以减轻患者的焦虑和担心，因为他们经历了生物事件有关的普遍恐慌感觉。
8. 在患者离开急诊部门之前，确定并收集所有患者的联系方式（姓名、地址和电话号码）。	所有患者的联系方式都要确定，因为公共卫生部门需要随访。通常患者会自行分诊，转运至急诊部门。
9. 确定可用的机构资源（例如,实发事件压力缓解小组、顾问、精神／心理健康执业护士）。	专家资源有助于评估灾难对心理的影响程度。

步骤	要点说明
临床决策点：当大量的患者出现不明原因但类似的症状时，可考虑发生了生物制剂暴露事件；当有不明原因的死亡时，特别是发生在年轻和健康的人群中；当出现与症状相关联的不寻常的模式时（如地理位置、季节性、患者群体）；当患者对传统疗法无反应时；当患者出现症状，且该症状提示不寻常的感染（例如炭疽或天花）。一旦你怀疑发生生物制剂暴露事件，立即通知抗灾指挥部。	

护理诊断

● 急性意识障碍	● 急性疼痛	● 焦虑／恐惧
● 心输出量减少	● 气体交换受损	● 口腔黏膜受损
● 皮肤完整性受损	● 吞咽障碍	● 清理气道无效
● 恶心	● 创伤后综合征	● 有体温失衡的危险
● 有液体失衡的危险	● 有外周神经血管功能障碍的危险	
根据患者的状况或需求，个体化处理其相关因素／危险因素。		

护理计划

1. 完成下列步骤后所能达到的预期结果： ● 患者舒适。	在某些情况下，护理只是缓和性的，以舒适为主。不要低估护理提供的舒适的价值。
● 患者生命体征恢复至基线水平。	当没有基础疾病和患者的疾病进程对治疗有反应时，生命体征将正常化。然而，这可能需要几日或几个星期。
● 患者的呼吸功能减弱。	气体交换和心输出量得到改善。
● 患者的皮肤完整性恢复至基线水平。	抗生素和解毒治疗随着时间进程将有助于解决／治愈病变。
● 患者的意识水平恢复至基线水平。	治疗措施可恢复神经功能和氧合状态。
● 患者的心理健康状况恢复至创伤前水平。	危机干预成功地减少了患者的焦虑、恐惧和游离症状。
2. 及时、准确的信息：准确描述患者暴露的情况和对患者及其家庭的影响。	信息可以缓解焦虑和恐惧。

护理措施

1. 在评估前继续穿戴个人防护设备。遵守传播隔离防护措施（见第9章）。（见表15.1污染途径） 对于天花，采用严密隔离措施。因为天花在人与人之间的传染性强。对疑似天花感染的患者使用呼吸道隔离、接触隔离及负压室。	减少微生物传播和继发性污染的可能。
2. 净化去污（见应急预案）。如果怀疑炭疽病，脱去患者衣物并放置于贴有"生物危害"标签的塑料袋里。 注意：不要将衣服拉过头部脱去，应把衣服剪掉。指导患者用肥皂和水洗澡。	小心处理衣物，避免再次污染。用肥皂和水洗澡有助于净化去污和减少暴露（CDC，2014a）。
3. 给予合适的抗生素和（或）抗毒素。	多种生物制剂通常用环丙沙星和（或）强力霉素治疗。

步骤	要点说明
4. 进行免疫接种（天花）。	疫苗免疫预防是在症状出现前最好的治疗方法。在暴露3日内接种疫苗可以完全预防疾病，或明显减少生物暴露的影响。暴露后4～7日接种能提供一些疾病防护或降低其严重性（CDC，2009）。
5. 给予液体和营养治疗。	生物制剂通常会引起胃肠道功能紊乱，有时可导致脱水。
6. 给予氧疗。	多种生物制剂（如肺炭疽）常引起呼吸道症状，导致气体交换的改变。
7. 提供支持性护理（例如，舒适护理、疼痛管理）。	有些生物袭击的受害者将无法生存，所以临终护理对护士来说很重要（见第17章）。
8. 离开患者区域后，首先去除污染最严重的物品。脱掉隔离衣和手套，内面向外，然后处理。执行手卫生。从后方移除面罩并安全处理。从后方移除护目镜和口罩。将护目镜放入指定的容器进行再处理。安全处置口罩。执行手卫生。	避免自己、他人和环境的污染。减少微生物传播。
9. 为患者及其家属暴露后急性和长期潜在的心理影响提供辅导。提供专业的心理咨询师辅导。支援灾难幸存者，提供可用的资源。	患者对暴露的反应包括休克、制动和恐惧。如果没有适当的辅导，就会产生长期的心理影响。灾难发生后，社会支持网络促进了应对。
临床决策点：与卫生保健提供者和其他救援人员合作，为管理生物暴露的患者制订计划。你需要这样做，同时也是照顾其他已经在医疗机构求诊的与此次大规模伤亡事件无关的患者。	

护理评价

1. 观察气道改善情况，呼吸、循环、意识和神经系统功能。	评价患者对治疗和（或）支持性护理的反应。
2. 评估生命体征和疼痛程度。	评价患者对治疗的反应。
3. 检查患者皮肤状况；注意残留损害的特征。	评价患者对抗生素治疗的反应。
4. 询问患者现在的感受，检查定向力水平和进行对话的能力。	评价患者的变化，这些变化提示心理状态的改善或恶化。
非预期结果	相关措施
1. 患者的生理或心理状况恶化。	● 通知医师。 ● 通知心理健康治疗小组。 ● 保持冷静，提供安慰，保护自己和他人免受身体的伤害。 ● 继续提供舒适护理。
2. 患者死亡。	● 处理遗体时，要考虑到污染的持续风险；确保每个人都充分了解正确的程序。
3. 救援人员发生继发性污染。	● 救护人员立即向医师或护理主管报告症状。

记录与报告

● 向医师或急诊部门的官员报告可疑的生物事件。如果急诊部门受到传染病的暴露，该部门将被马上封锁。公共卫生官员（如紧急事务官员）将确定医院是否也应该被封锁。

- 使用灾难核对表快速记录有关患者状态、所给予的治疗和治疗反应和（或）舒适措施的特定数据。

- 向负责的医师汇报非预期的结果。

注意事项

健康教育

- 为大规模伤亡事故做准备，在预防人员伤亡和混乱方面有很长的路要走。对公众进行大规模伤亡生物事件的教育是有必要的。这种教育包括生物媒介的种类、传播模式、症状和治疗、临时安置点和灾难救治点。

- 准备工作包括指导个人、家庭和社区在支持服务不可用或不可触及时，如何具备抗灾能力和自我照顾能力。

- 在灾难发生后，医师需要提供帮助，避免心理上的并发症，例如创伤后压力障碍。

- 鼓励家庭为意外情况做好准备（见居家护理）。

儿科患者

- 儿童是最脆弱的群体之一，而且很多因素造成灾难对儿童的影响。这些方面通常包括年龄、性别、家庭状况以及直接接触灾害（Hockenberr 和 Wilson，2015）。

- 儿童在灾害中有生理和情绪的需求。他们经常表现出与压力有关的症状。灾难发生后可能会有暂时性的行为变化（Hockenberr 和 Wilson，2015）。

- 许多灾害导致需要搬迁，对儿童产生压力和独特的挑战。文化习惯、心理、社会环境的变化会增加儿童的压力。父母和其他家庭成员的反应决定了儿童能否很好地应对搬迁和他们将能否和朋友保持联系，参加熟悉的活动（Hockenberry 和 Wilson，2015）。

- 儿童非常脆弱，很容易受到有毒化学环境的不利影响。原因包括：①同种情况下，儿童通过食物、水和空气摄入更多的毒素；②他们的器官系统不成熟，无法清除某些毒素；③

他们的预期寿命更长，暴露于毒素的长期效应是未知的（Hockenberry 和 Wilson，2015）。

- 灾害破坏基础设施，可能造成大规模流离失所，导致用水不安全，缺乏卫生保健服务，对病媒和传染媒介的控制减弱（WHO，2011）。自然灾害后常有传染病暴发的报告。儿童更有可能因为免疫系统未成熟继发感染（Hockenberry 和 Wilson，2015）。

- 灾难发生后让家人团聚。家庭团聚可以让孩子安心，减少被遗弃和缺乏保护的恐惧（Hockenberry 和 Wilson，2015）。

- 媒体对儿童有着巨大的影响，可能会影响他们的发展和行为。鼓励父母限制孩子接触媒体灾情报道，并在可能的情况下和他们一起看电视，向他们澄清信息并回答问题（Hockenberry 和 Wilson，2015）。

- 孩子的死亡总是令人痛苦的，在孩子复苏和死亡的过程中，父母可能有在场的迫切需要，理想的情况下应该被允许。重要的是，护士要在场解释情况，并协助处理这个悲伤的过程（Hockenberry and Wilson，2015）。

老年患者

- 在灾害条件下的伤检分类，应根据受到的伤害程度，而不是年龄。

- 因为老年人常常同时患有几种疾病，暴露于生物制剂常常使这些情况恶化，并且导致需要比初始伤检分类情况更迫切的护理。

- 老年人可能因行动不便、感觉减退、多种慢性疾病以及社会和经济状况的限制，影响他们在面对大型灾难时的准备、反应和适应能力（CDC，2012）。

居家护理

- 在灾难发生前准备一个灾难供应包。联邦应急管理机构（2016）和美国红十字会（2015）提供关于建立家居护理准备的免费文献（见注释 15.8 和 15.9）。

- 有特殊需要的个人（例如，听力障碍、行动能力受损、特殊饮食）和没有车辆的个人需要为灾难做好额外的准备。

注释15.8　基本救灾物资包

- 水：每人每日约3.8L（至少供应3日）
- 食物：最少为疏散提供3日的供应／为家庭提供2周的供应
- 手动开罐器
- 可密封的塑料袋
- 实用刀具
- 一次性杯子、盘子和餐具
- 几个手电筒
- 电池供电或手摇收音机
- 新电池
- 防水容器装的火柴
- 急救箱
- 药物（7日的供应量）和医疗用品
- 区域地图
- 急救毯
- 清洁卫生用品（如洗手液、厕纸）
- 手机和充电器
- 个人文件的复印件（例如，出生证明、房契和护照）
- 家人和紧急联系人

其他注意事项

- 婴儿、老人或残疾人的物品
- 宠物用品
- 儿童娱乐项目
- 备用的钥匙和标志
- 放置在塑料密封袋内的医疗处方复印件

用于就地避难所的额外供给（在化学或辐射性灾难事件中）

- 管道胶带卷和剪刀

- 预切割的塑料布，为适合就地避难所房间洞口（每人3 m²将提供充足的空气，以防止二氧化碳积聚超过5小时）
- 为应对流感大流行准备额外的物资（准备2周使用的基本物资，这样你就能在没有外界援助下外出的情况下生存下来）
- 温度计；非阿司匹林止痛药、处方药
- 家居清洁用品（如消毒喷雾剂、漂白剂）
- 额外的沐浴露和洗手液

数据来源于American Red Cross (ARC) and Centers for Disease Control and Prevention (CDC): *Plan and prepare*, 2015, http://www.redcross.org/prepare/location/home-family/get-kit. Accessed March 8, 2016.

- 通过电话发送紧急电话号码和教孩子们怎么打紧急求助电话。
- 家庭成员需要在远离家的地方建立一个

注释15.9　灾难供应包的食物供给建议

一年内使用／更换的食品：

- 罐装汤、坚果罐头
- 罐装水果、果汁、蔬菜
- 花生酱、果冻
- 即食谷物和不需要煮的速食谷物

如果储存在适当的条件／容器中，不会变质的食物：

- 干玉米、干通心粉
- 速溶咖啡、茶、可可
- 白米、肉汤制品

数据来源于Centers for Disease Control and Prevention (CDC): *Emergency food supplies*, 2014, http://emergency.cdc.gov/preparedness/kit/food/. Accessed March 8, 2016.

聚会场所，以防他们不能呆在家里或者不能在灾难中回家。

- 如果家庭成员出现症状，应保持隔离，并建议朋友和亲戚不要来访。
- 指导家庭成员使用适当的个人防护设备来保护家庭，包括就地避难所。
- 无论是无症状，还是出现症状的家人，在使用卫生间后、吃喝之前以及和宠物接触后都需要执行严格的手卫生。
- 当患者的症状恶化时，把他送到最近的指定医院。
- 经常更换患者的衣服和床单；与其他家庭成员分开清洗，使用工业用清洁剂。
- 和有症状的患者接触后，需要进行消毒。使用适当的消毒剂（如来苏尔），特别是当被血液或其他体液污染时。
- 居家照护者需要充分的休息，多喝水和吃健康的食物。如果照护者出现症状，立即寻求适当的医疗照顾。

技能15.2　化学暴露患者的护理

化学灾难是指有毒化学剂扩散至环境中。扩散的机制并不总是为人所知。事实上，诸如爆炸或火灾造成的扩散，可以是第二次恐怖袭击，造成更多的死亡。爆炸引发的有毒化学品扩散方向不受控制，造成更多的伤亡。化学品接触的症状通常在几分钟内就可以看到，但有些会延迟至 24 小时。及早识别化学事件是非常重要的，因为你需要迅速服用许多化学解毒剂。有毒的，诸如生物事件之类的化学事件，通常是未经宣布或公开的。恐怖分子往往打算让化学剂引起大规模爆炸并引起恐惧和（或）集体情绪失控。

虽然化学事件通常发生在小范围内，但是这些药剂可以发生更大范围的扩散（例如，通过撒农药的飞机）。污染的性质和规模取决于所使用的化学剂性状（例如，气体或液体）、化学品的质地（例如，重于或轻于空气），以及事件发生的地点（例如，在室内，通风系统影响播散；或室外，风和速度影响播散的方向和速度）。出于安全考虑，救援人员应处于有毒化学灾害现场的逆风和上坡处，避免暴露。氰化物气体释放是例外情况。氰化物比空气轻，因此会播散至地势较高处。它有独特的苦杏仁味，如果闻到这个气味，立刻疏散并离开这个区域，尽管暴露可能已经发生（CDC，2013b）。

因为症状几乎是立即出现的，所以应疏散受害者尽可能快地从污染区转移至净化区域。使用特殊呼吸器和皮肤防护用品保护救援人员。在净化之前，受害者对救援人员来说是潜在的污染源。在与受污染患者接触时，要保护自己免受有毒化学品的污染。

继发污染中含有大量的有毒化学物质。表15.2 总结了化学性战争武器、出现症状和未经治疗的暴露过程。有毒物质受害者的快速化学去污比确定确切的有毒化学物质更加重要。当需要快速去污时，需要专门的人员。通常发生在现场的去污可以是粗劣的，或是技术性的。当受污染的人需要接受治疗时，医院会提供去污净化。护士和所有其他医护人员需要使用适当的预防措施，避免成为受害者。

授权与合作

评估和护理接触化学物质患者的技能不能委托给护理辅助人员。护士指导护理辅助人员完成以下工作：

- 使用适当的个人防护设备防止化学品接触。
- 使用处理尸体的技术，以防止污染。

用物准备

- 净化室或区域（成人净化室可能无法满足需要净化儿童的需要；流动患者的净化区域将无法满足非流动患者的需要）
- 剪刀或工具剪去衣服
- 带标签的生物危害袋
- 大量的水，净化淋浴（图 15.6）
- 适当的个人防护设备
- 体格检查设备

表15.2 所选化学性战争武器概述

化学制剂	出现症状	未经处理的化学暴露过程
"致命"毒剂——神经毒剂（塔崩、沙林、索曼、乙基毒气）	症状通常是立即出现	针尖样瞳孔，然后不久就流涎、流鼻涕、呼吸困难、胸闷、恶心、肌肉抽搐、昏迷、癫痫和死亡
"血液"毒剂——氰化氢	迅速出现症状，气味使人联想到苦杏仁	窒息致死
糜烂性毒剂——氮芥、路易斯毒气	症状可能是立即出现，也可能是延迟	皮肤刺激和起疱
"窒息"剂——光气和氯	症状可能是立即出现或延迟至 24 小时	咳嗽、窒息和肺功能紊乱，可导致死亡

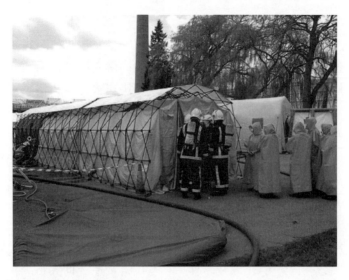

图 15.6　流动患者充气去污淋浴器（由 Professional Protection Systems，Ltd. 提供）

步骤	要点说明

护理评估

1. 执行手卫生。使用正确的个人防护设备。	为工作人员提供安全保障，并有助于防止感染媒介对医疗保健提供者的播散。
2. 根据机构政策，使用至少两种方式核对患者身份信息（例如，姓名和生日，或者姓名和病案号）。	确保患者正确。符合联合委员会标准并保证患者安全（TJC，2016）。
3. 进行有重点的生理评估（见第 6 章）（例如，皮肤评估；肺部评估——氧饱和度、呼吸音；心脏——心音；胃肠——恶心、呕吐）（见技能 15.1）。观察患者皮肤水分、黏膜、衣服和气味（例如，氯），评估皮肤状况以确定暴露的严重程度。	发生化学暴露时常见的情况。化学物质的种类不同，症状也不同。
4. 评估患者原有疾病情况，会对有毒化学品暴露有复杂影响。	这些患者可能需要额外的治疗，有时有很大的死亡风险。
临床决策点：当大量患者出现不明原因但相似症状时，考虑发生了有毒化学事件，最初的主要护理目标是去污（即从皮肤表面去除有害污染物）。通过去除衣服、擦洗皮肤、水解，一种用大量水的化学稀释方法。	
5. 保持冷静。倾听并评估患者暴露后的即时心理反应。有些患者会出现游离症状：定向障碍、抑郁、焦虑、精神错乱和无法照顾自己。即使没有直接接触化学剂，很多人在恐惧和厄运感的刺激下，将寻求紧急服务，由此迅速使紧急服务难以负荷。	提供适当的危机干预和压力管理。在评估患者的临床症状时，保持平静和自信，可以减轻患者的焦虑和担心，因为他们经历了与有害化学事件有关的普遍恐慌。
6. 确定现有的机构资源（例如，突发事件压力缓解小组、心理咨询师、精神 / 心理健康护士、执业医师）。	利用专家资源评估精神障碍的心理影响程度。

护理诊断

● 急性意识模糊	● 急性疼痛	● 焦虑 / 恐惧
● 心排血量减少	● 气体交换受损	● 口腔黏膜受损

步骤		要点说明

● 皮肤完整性受损	● 吞咽功能受损	● 言语交流功能受损
● 气道清理无效	● 恶心	● 创伤后综合征
● 有液体量失衡的危险	● 有周围神经血管功能障碍的危险	
根据患者的状况或需求，个体化处理其相关因素 / 危险因素。		

护理计划

1. 完成下列步骤后所能达到的预期结果：	
● 患者感觉舒适。	因为许多化学药剂的致命特性，唯一可能做的只有临终关怀。
● 患者的生命体征恢复至基线。	在没有原发疾病的情况下，如果患者对治疗有反应，生命体征将在几日或几周内恢复正常。
● 患者的呼吸功能下降。	气体交换和心输出量有所改善。
● 患者的皮肤完整性恢复至基线，或者没有新的损伤发生。	尽量减少皮肤对化学剂的暴露，可减少严重病变的范围和严重程度。
● 患者的意识水平恢复至基线水平。	神经稳定性是通过对化学物质的最小化暴露和抗毒素的及时使用达到的。
● 患者的心理健康状况恢复至创伤前的水平。	危机干预成功地减少了患者的焦虑、恐惧和游离症状。
2. 向患者及其家人解释护理工作，包括净化和治疗。解释你的角色、位置和进行的活动，告诉患者经历了什么，询问：其现在的感觉，向他们保证很快就会见到专业医务人员。	提供信息有助于缓解焦虑和恐惧。

护理措施

1. 继续穿戴在评估期间使用的个人防护设备。准备去污。	减少有毒化学品的传播和伤害。降低对未经过训练的人员进行净化的继发毒性化学污染的可能性。
临床决策点：只有经过培训的人员使用所需的个人防护设备，才能净化被有毒化学物质污染的患者。让受害者在净化区外等待，直至准备完成为止。如果患者被严重污染，在进大楼前先考虑去污。	
2. 关闭房间门和窗帘，保护患者隐私。	防止脱衣服时出现不适和尴尬。
3. 净化患者：	
a. 行动迅速，尽可能少地接触污染的衣服。	防止自己被污染。
b. 把患者的衣服都脱掉。注意：不要经过患者的头部脱去衣服，把衣服剪下来。	剪掉衣服可以防止头部和头发受到污染。
c. 使用大量的肥皂和水来彻底清洗患者。	会导致化学品稀释，在某些情况下会避免患者死亡。
d. 如果眼睛灼伤或视力模糊，用清水冲洗 10 ~ 15 分钟。如果患者佩戴隐形眼镜，取下隐形眼镜，和污染衣物摆放在一起，不要重新戴进眼睛。眼镜用肥皂和水清洗后再使用。	从眼睛里冲洗去除毒素。
4. 将患者受污染的衣物放进正确的生物危害袋内并密封。把袋子再放进另一个塑料袋里并封口（见机构政策）。	减少可能发生的继发性化学污染。

步骤	要点说明
5. 一开始就应使用合适的化学药剂方案处理有毒化学污染。	合适的化学制剂方案因人而异（例如，酯酶、氮芥、神经剂、氯）（注释 15.10）。
6. 如有需要，应建立气道；进行氧气治疗（见第 23 章）。	多种化学物质常导致气体交换改变的呼吸问题。
7. 控制出血。	多种化学物质会导致广泛性的出血。
8. 建立血管内通路。给予液体和营养治疗（见第 29 章和第 33 章）。	多种化学物质常会引起胃肠紊乱，导致脱水。
9. 提供支持性护理（例如，舒适措施，包括疼痛管理）（见第 16 章和第 17 章）。	有些受害者将无法生存，所以临终护理很重要。
10. 首先清除污染最严重的物品。脱去隔离衣和手套，内面朝外，然后处理。执行手卫生。从后方移除面罩并安全处理。从后方移除护目镜和口罩。将护目镜放入指定的容器进行再处理。安全处置口罩。执行手卫生。	避免自己、他人和环境的污染。减少微生物传播。
11. 为患者及其家属暴露后急性和长期潜在的心理影响提供辅导。提供专业的心理咨询师辅导。	患者对暴露的反应包括休克、制动和恐惧。如果没有适当的辅导，就会产生长期的心理影响。
临床决策点：与卫生保健提供者和其他救援人员合作，为管理暴露在有毒化学制剂中的患者制订计划。你需要这样做，同时也是照顾其他已经在医疗机构求诊的，与此次大规模伤亡事件无关的患者。	

注释 15.10　化学暴露治疗方案的实例

氯中毒治疗方案

1. 呼吸困难？
● 尝试支气管扩张剂
● 收住入院
● 面罩给氧
● 胸部 X 线透视
2. 处理其他问题并重新评估（考虑光气）
3. 呼吸系统有问题吗？
● 没有——见第 5 项
4. 有光气中毒的可能吗？
● 有——参考 CDC 网站上的光气中毒治疗方案
5. 给予支持性治疗：处理其他问题或出院。

氮芥中毒治疗方案

1. 气道阻塞？
● 是的——气管切开术
2. 如果有大面积烧伤：
● 建立静脉通路——对于热烧伤，不要加压输液
● 引流水疱——局部使用抗生素冲洗
3. 正确处理其他症状：
● 眼部抗生素软膏
● 当需要时，使用无菌预防措施
● 当需要时，使用吗啡

the Centers for Disease Control and Prevention (CDC): Emergency room procedures in chemical hazard emergencies: a job aid, 2013a, http://www.cdc.gov/nceh/demil/articles/initialtreat.htm#CHLORINEPROTOCOL. Accessed March 8, 2016.

护理评价

1. 观察气道维护状况、呼吸、循环、意识水平和神经功能。评估生命体征。	评价患者对现有治疗和（或）支持性护理的反应。
2. 评估患者的疼痛程度，评分在 0 ～ 10 分之间。	确定舒适措施是否有效。
3. 检查皮肤状况，注意水疱的范围。	决定了治愈的程度。
4. 评估患者的定向力、问题解决能力和感知状态。	评价患者的心理状态和做出决定的能力。

步骤	要点说明

非预期结果	相关措施
1. 救援人员发生继发性污染。	● 救援人员立即脱掉衣服，使用大量的肥皂和水擦洗身体。 ● 把污染的衣服放进生物危害袋中处理。 ● 提供干净的衣服。
2. 尽管有适当的治疗，患者的病情仍在恶化。	● 通知负责医师。 ● 继续提供舒适护理。
3. 尽管有适当的治疗，患者的心理状况仍在恶化。患者表现出焦虑、定向力障碍和出现自杀意念。	● 通知精神卫生治疗组。 ● 保持冷静，提供安慰，保护自己和他人，避免伤害。 ● 继续提供舒适护理。
4. 患者死亡。	● 在处理遗体时，存在污染的风险；确保每个人都知道正确的处理程序（见技能 17.3）。当委派人员进行尸体处理时，需要考虑到处理遗体人员的培训水平。

记录与报告

● 向医师或者紧急事务负责人报告疑似有毒化学品事件污染病例。

● 在电子健康档案、表单或特殊检查表中书写护理记录，包括患者状态、净化和治疗程序，以及患者对治疗和（或）舒适护理的反应。

● 向负责的卫生保健提供者报告任何意外的结果。

注意事项

健康教育

● 为大规模伤亡事件做准备，在预防人员伤亡和混乱方面有很长的路要走。对公众进行大规模伤亡化学事件的教育是有必要的。这种教育包括有关化学试剂类型的信息、传播模式、症状和治疗。

● 公众教育包括避难所的位置和灾害处理场所。

● 准备工作包括指导个人、家庭和社区在支持服务不可用或不可触及时，如何提高适应能力和自我照顾能力。

● 在灾难发生后，卫生保健提供者需要提供帮助，避免心理上的并发症，例如创伤后压力障碍。

● 家庭灾害计划和准备技巧参见技能 15.1。

儿科患者

● 为避免成为继发受害者，应急人员在接过和抱起儿童的时候，需要考虑到他们可能会受到的污染。净化去污通常包括提供新鲜空气和大量低压温水。因为儿童更加脆弱，需要观察他们是否有潜在的体温过低。

● 成人净化去污设施并不总是适合儿童。救援人员穿的救援专用个人防护设备可能会吓到儿童。清洗的过程和可能与未受污染的父母的分离很有可能对儿童造成相当大的压力和焦虑。需要额外的健康护理人员确保执行正确的净化去污流程。口头鼓励和赞扬在净化去污流程中是很有效的。

● 关于儿童方面的进一步考虑，请见技能 15.1。

老年患者

● 关于老年人方面的考虑，见技能 15.1。

居家护理

● 防止有毒化学物质释放污染，保持处于逆风和上坡位置，氰化物除外。

● 使用适当的个人防护用品保护家人，包括就地庇护。

● 关于进一步的居家护理考虑，见技能 15.1。

技能 15.3　辐射暴露患者的护理

放射性事件不同于核事件。放射性事件是将放射性物质以"脏弹"的形式，故意污染食物、水供应或土地。核事件涉及一种释放核武器的装置，以爆炸的方式产生核反应的能量。因暴露的不同水平，辐射以多种方式影响身体。高水平的辐射会导致急性辐射综合征（acute radiation syndrome，ARS）、恶心、呕吐和腹泻（CDC，2014b）。

放射有多种形式。α 粒子危险性最小，只辐射几厘米。它们不容易渗透物质，除非摄入才会有害。个人的衣着就可以阻止 α 粒子接触皮肤。β 粒子能穿透皮肤很短的距离。保护性服装是保护所必需的。γ 射线是最大的健康威胁，因为波形穿透得很深，可造成严重的烧伤和内伤。铅屏蔽射线，可以抵抗 γ 射线。核爆炸引起的冲击波不仅会造成辐射的暴露，而且会造成创伤损害和烧伤。有些受害者会出现需要治疗的多种形式的复合伤害。症状出现越早，患者暴露在辐射之下的时间越长。早期症状（即，出现在几个小时内）表明已经接受了致命的辐射剂量。

核事故通常导致广泛的破坏。需要使用现场专用设备和资源评估结构损害和辐射水平。放射性事件覆盖的区域要小得多，但它们往往难以防御。需要专门的设备和培训来评估放射性来源、确定污染范围以及进行净化。应遵循防止个体受到辐射危害的保护原则，包括待在室内和保持平静（CDC，2014C）。

授权与合作

暴露于放射性试剂患者的评估和护理技能不能委托给护理辅助人员。护士指导护理辅助人员完成以下工作：

- 使用适当的个人防护设备防止暴露。
- 使用处理尸体的技术，预防污染。

用物准备

- 净化室或区域（成人净化室）不能总是符合需要净化的儿童的需要；流动患者的净化不能满足非流动患者的需要
- 剪刀或其他工具可以用来剪掉衣服
- 装衣服的箱子；类型取决于放射性物质的种类
- 辐射释放区域人员使用的适当个人防护设备
- 适合医院医护人员使用的个人防护设备（即，医用外科口罩，如果需要时推荐 N95 口罩）
- 可供定时监测手部及衣物的辐射计
- 标本收集设备
- 体检设备

步骤	要点说明

护理评估

1. 执行手卫生。正确的个人防护设备。	为医护人员提供安全，并预防传染病源感染医疗保健提供者。
2. 根据机构政策，使用至少两种方式核对患者身份信息（例如，姓名和生日，或者姓名和病案号）。	确保患者正确。符合联合委员会标准并保证患者安全（TJC，2016）。
临床决策点：在评估之前，请经过专门训练的技术人员对患者进行放射检查，首先使用辐射测量仪器扫描面部、双手和双脚。如果测试结果为阳性，则进行彻底检查（每人 5 ～ 8 分钟）。	
3. 通过进行有重点的身体检查来评估患者的症状（见技能 15.1)。	症状识别和数据归类是确定患者的状况和对辐射的反应的首要步骤。

步骤	要点说明
4.测量患者的生命体征，包括对疼痛的评估，0~10分计分。	为日后评估患者对治疗的反应提供基线。
临床决策点：如果怀疑有放射性碎片，不要触碰伤口。	
5.评估患者已经存在的医疗状况，这些使辐射暴露的影响复杂化。急性辐射综合征包括恶心、呕吐、头痛和腹泻（CDC，2014）。	已存在医疗状况的患者需要额外的治疗或面临更大的死亡风险。
6.确定患者的过敏反应，特别是碘过敏。	碘过敏患者应避免服用碘化钾。这是放射性碘暴露疗法的首选。
7.评估个人对放射性事件的心理反应。有些患者有游离症状（例如，感觉好像"不在那里"，感觉到经历被患者排除在外）：定向力障碍、抑郁、焦虑、精神错乱和无法照顾自己。询问患者："你现在感觉怎么样？"确定患者的定向力水平和谈话能力。	允许提供适当的危机干预和压力管理。由于他们经历了与放射性事件有关的恐慌，在评估患者的临床症状和恐慌情绪时，要保持平静和坚定的信心，这对减轻患者焦虑有很大的帮助。
8.确定现有的机构资源（例如，突发事件压力缓解小组、心理咨询师、精神/心理健康执业护士）。	利用专家资源评估灾害心理影响的程度。
临床决策点：放射性事件是大多数人最害怕的事件。许多人对辐射物质的危险和不同没有受过教育。医疗机构可能会有许多焦虑、害怕的人，他们对环境可能造成危险。评估个人的心理压力。早期识别症状和压力管理干预措施可以帮助预防个人或群体恐慌反应（CDC，2014b）。	

护理诊断

● 急性疼痛	● 焦虑	● 液体量缺乏
● 腹泻	● 恐惧	● 组织完整性受损
● 恶心	● 创伤后综合征	● 有感染的危险
根据患者的状况或需求，个体化处理其相关因素/危险因素。		

护理计划

1.完成下列步骤后所能达到的预期结果： ●患者感觉舒适。 ●患者成功地净化了污染。 ●患者的生命体征恢复至基线。 ●患者无恶心和腹泻。 ●患者的皮肤完整性恢复至基线。 ●患者的免疫系统（例如，全血计数）功能恢复至基线。 ●患者的呼吸功能减少。	在某些情况下，唯一可以做的可能只有临终关怀。 净化程序将放射性材料从患者皮肤清除。 当没有原发疾病，并且如果患者对治疗有反应时，生命体征将在几日或几周内恢复正常。 辐射暴露后胃肠道通常对止泻药和止吐药有反应。 通过成功的净化程序，可将辐射的灼伤降至最低。 成功地减少对辐射的暴露。 显示改善的气体交换和心脏输出。
2.向患者及其家属解释护理工作。解释你的角色、定位和措施。解释患者经历了什么，并询问"你现在感觉怎么样？"向他们保证医务人员很快就会见他们。	危机干预重建了患者的定位和现实意识。

步骤	要点说明

护理措施

步骤	要点说明
1. 执行手卫生。	减少微生物传播。
2. 继续穿着在评估期间使用的个人防护用品。准备去污净化。只有受过训练的，使用所需的个人防护用品的人员才能给被放射性污染的患者进行净化。	减少对未经训练的，试图给患者净化去污人员二次放射性污染的可能性。
3. 通过关闭房间窗帘或门保护患者隐私。	防止脱衣服时的焦虑或尴尬。
4. 净化去污： a. 脱下患者的衣服。 b. 用水和肥皂彻底清洗患者的皮肤，注意不要擦伤或刺激皮肤。使用温热的去污水。使用防水敷料，以避免放射性扩散（REMM，2015a）。 c. 让放射技师在清洗后对患者进行重新检查。必要时可再洗一遍。 d. 使用塑料袋或包装纸隔离和覆盖任何仍呈阳性反应的被辐射后的皮肤区域。	 通常可以消除90%的污染。 使用大量的水对去污至关重要。 太冷的水会封闭毛孔，水太热会促进放射性物质的吸收（REMM，2015a）。 确定是否存在辐射残余。 清洗区域，直至没有污染为止（由测量仪器验证），然后覆盖，以减少对医护人员的暴露。
5. 为患者的衣物做进一步的包装和标记，用于以后的评价，并将其置于适当的生物危害集装箱内。	使用用来装放射性物质的容器，减少发生二次污染的可能性。
临床决策点：与卫生保健提供者和其他救援人员合作，为被放射性物质辐射的患者制订持续性的计划。你需要这样做，同时也是照顾其他已经在医疗机构求诊的，与此次核或放射性事件无关的患者。	
6. 为可能的全血细胞计数、尿液分析、粪便检查和体腔拭子标本采集做好准备（见第7章）。	建立全血细胞计数的基线，确定患者的动态免疫状态。当医师怀疑患者有内部污染时，会要求收集尿液、粪便和体腔拭子标本，分析放射性核素。
7. 按照常规治疗方法处理症状：提供静脉输液支持、止泻治疗、止吐药和碘化钾片。	暴露在辐射下的患者有可能发生胃肠道改变和体液失衡。治疗的目的是根据放射性物质的种类，减少或消除内部污染（CDC，2014d）。
8. 首先清除污染最严重的物品。脱去隔离衣和手套，内面朝外，然后处理。执行手卫生。从后方拆下面罩并安全处理。从后方移除护目镜和口罩。将护目镜放于固定的容器内，用于再处理；安全地处理口罩。执行手卫生。	避免自己、他人和环境的污染。减少微生物传播。
9. 对受辐射的患者和家属的心理进行辅导。提供专业顾问辅导的机会。	患者对暴露的反应包括休克、制动和恐惧。如果没有适当的辅导，长期心理影响就会出现。

护理评价

步骤	要点说明
1. 观察皮肤的完整性、体液平衡、呼吸及胃肠功能、意识水平和神经功能。寻找其他针对特异性症状改善的放射性治疗。评估生命体征。	评价患者对现有治疗和（或）支持性护理的反应。
2. 监测全血细胞计数和其他实验室检查。	判定患者的免疫反应。
3. 评估患者的意识水平、定向力和能够联系事件的能力。询问患者是否记得发生的事情；观察影响。	判定患者的心理状态有无改善。

步骤	要点说明

非预期结果	相关措施
1. 救援人员受到继发性污染。	● 对人员进行适当的消毒。
2. 尽管有适当的治疗，患者的症状仍有恶化。	● 通知负责的卫生保健提供者。 ● 继续提供舒适护理。
3. 患者的心理状态随着定向障碍、自杀倾向和对他人的暴力的发展而恶化。	● 通知精神健康治疗组。 ● 保持冷静，提供安慰，保护自己和他人免受身体的伤害。 ● 继续提供舒适护理（见第 17 章）
4. 患者死亡。	● 处理遗体时，要考虑到污染的持续风险；确保每个人都充分了解正确的程序。 ● 如果死者已知或怀疑被污染，所有处理尸体的人员都要穿戴个人防护设备，携带个人测量计。灾难太平间行动反应队可能需要被召唤来协助（REMM，2015b）。 ● 当委派临终事宜时，需要考虑到相关人员的培训水平。

记录与报告

● 护士在患者的电子健康档案或表单上记录患者对治疗和（或）舒适措施的反应。

● 向负责的医疗服务提供者报告现有的开放性伤口和有任何怀疑的放射性碎片。

● 向卫生保健提供者报告任何意外结果。

注意事项

健康教育

● 见技能 15.1。

儿科患者

● 儿童易受辐射，因为他们的器官系统比成人更敏感，而且有更长的预期寿命发生放射性暴露后的并发症。

● 关于儿科方面的进一步考虑，见技能 15.1 和 15.2。

老年患者

● 因为一些老年人同时患有多种疾病，所以放射性物质会使这些情况恶化并导致需要更多的即时护理，而不是依靠初诊分类指引。

● 进一步的老年患者考虑见技能 15.1。

居家护理

● 当放射性或核事件成为现实时，请听收音机或电视的特别指令，包括维护安全住所的基本手段。

● 放射性物质释放时，保持逆风和上坡位置。

● 关于进一步的居家护理考虑，见技能 15.1。

▶ 临床案例分析

一家化工厂爆炸的受害者正在抵达急诊。当局表示，目前尚不清楚是何种物质。但有报道说当天早些时候人们在该地区闻到"怪味"。

1. 在急诊，护士应采取哪些安全措施以避免他们自己和其他患者受到暴露？

2. 现场的护士已被要求对其余的患者进行检查。受害者使用 SALT 分类系统。请将下列患者按优先顺序从最先到最后进行分类。一名 22 岁患者，发绀，呼吸频率为 35 次 / 分，并有意识模糊；一名 14 岁患者，四肢有弥漫性红色皮疹；一名 56 岁患者，由于坠落的碎片致深部外伤出血可控；一名 41 岁患者，全身 50% 的皮肤全层烧伤。

3. 其中最后抵达急诊的受害人是一名 85 岁男性，有心绞痛和前列腺癌的病史。R 先生独自生活在退休社区的公寓，尽管在评估时可以听到哮鸣音，但他能很清楚地回答所有的问题。生命体征：P：96 次／分，不规则；R：28 次／分，SaO_2：88%。他的入院时心电图显示有可能前壁心肌梗死。使用 SBAR 沟通模式，展示你将如何与医疗团队沟通这个患者的病情。

▶ 复习题

1. 在发生生物暴露的情况下，护士可以指示护理辅助人员：（选择所有符合条件的选择）

　　A. 记录重点突出的健康历史

　　B. 死后处理尸体

　　C. 回顾诊断性的检查结果

　　D. 收集和穿戴个人防护设备

　　E. 管理净化淋浴

2. 护理人员在照顾受到辐射暴露的患者，怀疑患者正遭受心理反应。护士可能会观察到哪些症状和体征？（选择所有符合条件的选项）

　　A. 地点和时间定向力障碍

　　B. 加强自我护理

　　C. 与辐射暴露相关的抑郁症

　　D. 不能跟上谈话

　　E. 家庭度假计划

3. 你的患者暴露在化学制剂中需要去污染。将下列步骤按正确的顺序排列：

　　A. 用肥皂和水清洗患者

　　B. 处理受污染的衣物

　　C. 脱掉受污染的衣物

　　D. 静脉给予液体

　　E. 用清水冲洗眼睛

　　F. 针对化学制剂进行首要治疗

第 16 章

疼 痛 管 理

▶ **技能和步骤**

技能 16.1　疼痛评估与舒适策略

技能 16.2　患者自控镇痛

技能 16.3　硬膜外镇痛

技能 16.4　局部麻醉镇痛泵

技能 16.5　非药物镇痛管理

▶ **学习目标**

学习本章节后，护士能够具备如下能力：

● 评估患者的疼痛程度。

● 评估患者的镇静程度。

● 描述首次疼痛评估作为患者疼痛护理的依据。

● 描述通过患者镇痛自控设备提供药物的过程。

● 指导患者如何使用镇痛自控设备。

● 监护和管理使用硬膜外镇痛的患者。

● 监护和管理使用静脉镇痛泵的患者。

● 识别和讨论各种非药物镇痛方法。

● 监护和管理使用非药物镇痛的患者。

● 评估疼痛管理技术的有效性。

▶ **目的**

疼痛是患者就医的主要原因，然而，它往往被忽视，并且得不到充分的治疗。2012 年全国健康调查的数据发现，约有 253 万成人（11.2%）每天都在经历着疼痛（即在调查前 3 个月，他们每天都经历着疼痛）（NIH，2015b）。患者是唯一感知疼痛及体验疼痛的人。护士的角色是识别每个患者疼痛的性质并帮助他们选择合适的治疗方法。本章节内所有的方法强调评判性思维的重要性，以及考虑综合运用药物及非药物方法管理患者的疼痛。

▶ **护理标准**

● 联合委员会，2016——患者身份识别

● 美国疼痛学会（APS）和美国疼痛医学协会（AAPM）——阿片类药物指南第 1 部分，2009——镇痛管理和评价

● 美国麻醉师协会急性疼痛管理专责小组：围手术期急性疼痛的实践指南，2012——患者自控镇痛的教育

● Rowbotham 等；英国皇家麻醉师学院——院内实施硬膜外镇痛管理最佳实践，2010——硬膜外用药管理

▶ **实践准则**

● 联合委员会要求患者疼痛的主诉被妥善处理和适当治疗（见注释 16.1）。

● 认知障碍患者是疼痛评估时的特殊挑战，所以在患者不能自主表达时，护士需要仔细观察患者的行为和对疼痛的非语言反应（见注释 16.2）。

● 有两种疼痛类型：急性（短暂性）和慢性（持续性），这包括癌性疼痛和非癌性疼痛。

● 最有效的疼痛管理是结合药物和非药物策略。有三种类型的止痛剂：①非阿片类药物和非甾体类抗炎药；②阿片类药物（传统上称为麻醉剂）；③辅助用药（如抗抑郁药和肌肉松弛剂），可增强止痛效果或具有止痛功能。

注释 16.1　联合委员会的疼痛标准

● 委员会负责组织评估和管理患者的疼痛。
● 患者可以要求他们的医疗服务提供者参与疼痛的评估和管理过程。
● 药物和非药物策略在疼痛管理中起着同样重要作用。
● 委员会组织疼痛治疗，或引导患者接受治疗。
● 治疗策略应以患者为中心，并且考虑患者当前的表现，医护人员的临床判断，以及与治疗策略相关的风险和优势，包括潜在的依赖、成瘾和药物滥用的风险。
● 记录评估的方式，有利于再次评估与随访工作。
● 为医疗保健提供者、患者和家属提供相关知识教育。
● 制定政策，支持适当开具疼痛药物处方或医嘱。
● 在出院计划中考虑患者的疼痛控制需要。
● 收集有关疼痛管理有效性和适宜性的监测数据。

引自 The Joint Commission：Clarification of the pain management standard, The Joint Commission, 2014, http：//www.jointcommission.org/assets/1/18/ Clarification_of_the_Pain_Management__Standard.pdf. Accessed March 26, 2016.

注释 16.2　语言功能丧失患者的疼痛评估

推荐的评估方法
● 尝试用简单的"是"或"不是"回答、发声法或数字评分量表进行疼痛的描述。
● 通过体检寻找身体潜在的疼痛原因（例如，触诊）。
● 在排除其他原因（感染或便秘）后，假设疼痛存在。
● 确定可能导致疼痛的病理条件或过程。
● 观察患者的行为（如意识模糊、步调、面部表情、表达、发声、自我保护的身体动作），这些都暗示疼痛。这些变化基于患者的疼痛发展水平。
● 询问家庭照护者或家属，获得有关患者疼痛的委托报告。
● 如果存在可能引起疼痛的病情或操作，可尝试为患者进行镇痛治疗。

使用行为疼痛评估工具
● 使用可靠的工具，如 Abbey 疼痛量表，老年晚期痴呆疼痛量表（PAINAD）和非沟通性患者的疼痛评估工具（NOPPAIN）识别疼痛的存在与否。同时对伴有不同程度疼痛严重的认知障碍老年患者进行评估（Lukas 等，2013）。
● 为每位患者选择合适的量表（例如，视觉模拟量表或面部表情量表），没有任何一个量表适合所有类型的患者。
● 生命体征不是疼痛的敏感指标。

改编自 Bell L：Pain assessment in the adult nonverbal or sedated patients, Am J Crit Care 19：356, 2010；Herr K, et al：Pain in the nonverbal patient：position statement with clinical practice recommendations, The American Society for Pain Management Nursing, 2011a, ASPMN；Lukas A, et al：Observer-rated pain assessment instruments improve both the detection of pain and the evaluation of pain intensity in people with dementia, Eur J Pain 17（10）：1558, 2013.

● 在患者疼痛变严重之前及时止痛是缓解疼痛的最佳方法。疼痛预防易于治疗。

● 在大多数情况下，药品代理商的选择是"持续"（ATC）而不是"按需"（prn）。如果在一日的大部分时间里都预期有疼痛发生，美国疼痛学会和美国疼痛医学协会（2009）支持ATC。

● 目前对急性和慢性疼痛管理的药理学方法就是提供多模式镇痛，即将药物与至少两种不同作用机制的药物结合起来，优化疼痛管理。

● 尽一切努力纳入一般非处方（机构政策）的补充性 / 综合性的方法。补充性策略可以让患者在获取高水平的舒适度或一定程度免于疼痛的过程中发挥积极的作用（NIH，2015）。

▶ 以患者为中心的护理

● 疼痛管理应以患者为中心，在护理实践中护士为患者代言、赋予患者权利，给予他们关心与尊重。在护理疼痛患者时要意识到疼痛是可以并且应该得到缓解的。

● 为患者和家属提供关于疼痛治疗的健康宣教，并以尊重和关心的态度为患者提供个性化的镇痛方案。

● 认识到疼痛存在个体差异很重要，需要将所有会影响患者疼痛的因素融合到个性化的疼痛管理计划中。一份及时、客观、准确的疼痛评估报告需要你与患者、家属紧密合作。要客观、仔细聆听并评估患者表达的任何症状。

● 有效的沟通和关怀是确定患者疼痛特征及其影响所需信息准确性的关键。了解这些因素将有助于有效地干预及管理患者的疼痛。

● 患者的文化背景影响他们对疼痛的认识、表达、何时寻求治疗，以及治疗方式。例如，研究表明，少数民族患者的疼痛风险很高。当患者与他们的医疗保健者处于不同文化背景时，想要成功地评估和管理患者的疼痛，需要面临着更大的挑战（与相同文化背景的患者相比）（Narayan，2010）。

● 探索患者对疼痛／不适的看法。例如，具有健康和疾病整体世界观的文化在其信仰系统中混合宗教／精神、自然和超自然因素。借助口译员解释疼痛工具，并在需要时帮助患者报告他们的疼痛。

● 国际药物成瘾护士协会（IntNSA）以及美国疼痛管理协会支持以下观点：每位疼痛的患者都有疼痛的部位，包括那些有药物使用障碍的，都有获得尊重、高质量疼痛评估和管理的权利（Oliver et al，2012）。

● 当患者已经存在慢性疼痛病症时，完整的术前疼痛评估是确定疼痛控制干预措施，以管理围手术期和术后疼痛的重要组成部分（ASA，2012）。

▶ 循证护理实践

疼痛管理中更具挑战性的状况之一是慢性腰痛。在 Kamper 等（2015）的系统评价中，对 41 例疼痛持续时间超过 1 年且治疗失败的患者进行了临床试验。患者接受跨专科康复治疗，这些治疗涉及身体及心理、社会、工作目标中的一个或两个部分。41 例研究在质量上有所不同。结果显示：

● 跨学科的生物 - 心理 - 社会康复干预在减少慢性腰痛和残疾方面比常规治疗（中等质量证据）和物理治疗（低质量证据）更有效。

● 工作成果方面，跨学科的康复治疗似乎比物理治疗更有效，但不如常规治疗有效。

● 结合生物 - 心理 - 社会的护理方法是以个人为中心的模式，考虑个人，他的健康问题以及社会背景：

● 生物学指的是身体或精神健康状态。

● 心理学则认识到个人／心理的因素也影响功能。

● 社会认识到社会背景（例如，工作、家庭）、压力和功能限制的重要性。

▶ 安全指南

● 监测使用阿片类药物（通过任何途径）的患者过度镇静和呼吸抑制的症状和体征。过度镇静（很难引起）先于呼吸抑制，特别是在阿片类患者中。这类患者并不是长期服用阿片类镇痛药（AAPM，2013）。使用标准的镇静量表可以通过观察和干预过度镇静从而预防呼吸抑制（见注释 16.3）。

● 使用阿片类药物的患者，监测诸如站立、移动和转运至轮椅等活动。开始活动前评估患者的血压、脉搏和呼吸。

● 如果患者接受了门诊手术，告知患者和居家照护者预防措施：患者 24 小时内不能开车，照护者可能需要对可自主行走的患者提供帮助或采取预防措施，保证家庭环境安全。

注释 16.3 镇静水平 *

S = 睡眠，容易唤醒。

1 = 清醒和警觉。

2 = 轻微的睡意，容易唤起。

3 = 经常昏昏欲睡，谈话间很容易入睡。

4 = 嗜睡，对身体刺激的反应微乎其微。

谨记：先于呼吸抑制之前予以镇静。

引自 Pasero C，McCaffery M：Pain assessment and pharmacological management, St Louis, 2011, Mosby.

* 许多机构的镇静量表包含每个镇静级别需要采取的护理措施

- 监测阿片类镇痛药的潜在副作用，并建议或采取支持性措施（例如，为便秘患者添加大便软化剂或高纤维饮食）。

- 硬膜外镇痛输注管道应标志清楚，以防止错误连接（例如，喂养管、输血管道）(Rowbotham et al., 2010)。遵循以下指南（ISMP, 2013）：通过业务学习提高医务人员相关技能，减少错误使用硬膜外通路的机会。如果连接错误，会导致严重的后果，如感染、管道闭塞或药物使用不当。

- 在连接或重新连接管道，或给药之前，检查整个硬膜外导管，从硬膜外穿刺点追踪到输注端口。

- 治疗中有任何变化都要与医疗团队及时沟通，包括管道敷料的位置，管道和连接器的类型。

- 对于慢性疼痛患者，现阶段接受阿片类药物治疗的，需要更高剂量的止痛剂来缓解新的或增加的疼痛。这是药物耐受，不是上瘾的早期迹象（AAPM, 2013）（见注释 16.4）。与可能不知道家庭剂量的医疗保健者进行交流。注意个体化剂量并确保所有护理人员都了解情况。

- 药物之间的相互作用，包括相互增强或相互减弱的效果，或者副作用，经常发生慢性疼痛，且在使用多种药物的情况下。这种做法被称为联合用药或多模式镇痛（Manougian, 2010；Pasero 和 McCaffery, 2011）。

- 了解疼痛评估频率和随访评估时间的机构政策。使用阿片类药物的前 24 小时需要增加评估频次，至少每 4 小时一次。

注释 16.4　疼痛治疗中有关使用阿片类药物的术语

美国疼痛管理护理协会（ASPMN）发表正式的立场声明：每位疼痛患者，包括那些有药物使用障碍的人，有权利享有保持尊严、尊重及高质量的疼痛评估和管理。在某些因素下，未能识别和治疗并发疼痛的情况和药物使用障碍也会影响治疗的能力（Oliver et al., 2012）。在疼痛治疗中使用阿片类药物常见的因素包括：

身体依赖：一种适应状态，表现为由突然停止，快速减少剂量，降低阿片类药物的血液水平和（或）给予可以充当拮抗剂的药物产生的药物类特异性戒断综合征。

成瘾：一种原发性慢性神经生物学疾病，伴随遗传因素、心理社会因素，以及影响其发展和病情发展的环境因素。成瘾行为包括以下一项或者多项症状：对药物使用的控制无效，强迫性使用，尽管受到伤害继续使用，以及渴望用药。

药物耐受性：一种针对药物的适应状态所引起的变化，导致一种或多种药物有效时间的减少。

经美国疼痛医学会、美国疼痛学会、美国成瘾医学会和美国疼痛协会批准

技能 16.1　疼痛评估与舒适策略

准确和全面的疼痛评估特别必要，尤其是对于识别疼痛的本质、患者对疼痛的感知、对他们生活方式的影响，找寻疼痛原因。通过全面评估，可以获得适当的护理诊断并选择适当的疼痛缓解疗法。有效管理患者的疼痛并不一定意味着消除疼痛，但它确实需要将疼痛降低至患者可接受的水平。疼痛管理需要与患者及其家人共同努力，尽可能预防疼痛，并确定患者可接受的疼痛强度和其他因素（尤其是睡眠）的水平，最大限度地实现患者功能。

使用护理程序可以帮助识别患者感知和疼痛反应的不同和独特差异。护理程序指导您了解患者并制订个性化的护理计划。

授权与合作

疼痛评估不能委托给护理辅助人员进行。护理辅助人员可以根据护士的指示筛查患者的疼痛并提供选定的非药物策略（例如，背部刮痧，热疗或冷疗）。护士指导护理辅助人员完成以下工作：

- 避免加重疼痛的环境（例如，闷热、嘈杂的房间）。

- 为患者提供最充分的休息时间；让照顾者按照制订好的书面时间表去执行是合适的。

- 至少每隔 2 小时给患者更换一个合适的

卧位,或提醒患者自己变换姿势。如果需要的话,建议患者可以用枕头支撑。

● 对无法口述的患者,观察并向护士报告疼痛的行为（见注释 16.2）。

● 让患者用自己或护士选择的疼痛量表来描述疼痛。

● 及时报告患者的超预期的疼痛强度和非语言行为暗示的疼痛强度。

● 筛查患者转移期间的疼痛或可能引起疼痛的其他活动。

用物准备

● 疼痛评定量表（见机构政策）

步骤	要点说明

护理评估

步骤	要点说明
1. 根据机构政策,使用至少两种方式核对患者身份信息（例如,姓名和生日,或者姓名和病案号）。	确保患者正确。符合联合委员会标准并保证患者安全（TJC, 2016）。
2. 评估患者的疼痛风险（例如,那些有创治疗、焦虑、无法正常交流的患者）。	允许预测患者的需求并采取及时干预的方式,可有效预防疼痛。
3. 询问患者是否有疼痛。观察疼痛的非语言暗示；询问他人患者是否有疼痛（Herr et al., 2011a）。不同的文化背景下的老年患者可能不承认有疼痛。试着用其他术语,如受伤或不适；如果存在语言差异,请使用专业翻译术语。	没有客观的测试来衡量疼痛。 接受患者自我报告的疼痛（Pasero 和 McCaffery, 2011）。认识到疼痛表达方式存在文化差异。
4. 执行手卫生。如果可以,检查患者的疼痛或不适部位。视诊检查（变色、肿胀、脱水）、触诊（温度变化、感觉范围变化、疼痛区域、诱发疼痛的区域）,并评估相关关节的运动范围。叩诊和听诊可以帮助识别异常（例如,潜在的肿块或肺部湿啰音）和确定疼痛的原因（见第 6 章）。在评估腹部时,首先要先听诊,然后再进行视诊和触诊。	减少微生物传播。揭示疼痛原因,并指导采取适当的干预措施。
5. 获得身体、行为和情感有关疼痛的症状和体征： a. 呻吟、哭泣、呜咽、发声。 b. 减少活动。 c. 面部表情（如做鬼脸、咬紧牙齿）。 d. 一般行为的改变（例如,不活跃、易怒）。 e. 不正常的步态（例如,拖着脚走）和姿势（如弯曲、倾斜）。 f. 保护身体某部分。 g. 发汗。 h. 适当时,评估血糖水平是否升高,反映未缓解疼痛的压力。 i. 减少胃肠蠕动,便秘,恶心和呕吐。	症状和体征可能提示疼痛的来源和性质。对于认知障碍或非语言的患者,对疼痛的非语言反应在评估疼痛时很有用。 未缓解的疼痛压力会导致内分泌系统释放过量的激素（特别是皮质醇）和胰岛素水平下降（Pasero 和 McCaffery, 2011）。 疼痛的症状和体征来自于副交感神经的刺激对内脏器官的影响,减少胃肠道活动（Drew 和 St. Marie, 2011）。

步骤	要点说明
j. 失眠、厌食和疲劳。 k. 抑郁、绝望、愤怒、恐惧、社交退缩。 l. 伴随症状：伴随经常出现的症状。疼痛（如头痛、便秘）。 　注意：便秘在阿片类药物使用中很常见。	抑郁症经常发生在慢性疼痛患者身上，抑郁症会增加疼痛的感知强度（Drew 和 St. Marie，2011）。 多发症状会增加患者护理的复杂性。
临床决策点：对急性疼痛的生理反应（例如，心动过速、高血压）持续时间短并且在几分钟内恢复正常。请注意，患有持续性疼痛的患者通常不会出现身体的症状和体征。即使是急性疼痛，也不要单独使用生理反应来确定所选择的治疗（Pasero 和 McCaffery，2011）。	
6. 评估疼痛的特点。按照医院标准评估频率。使用 PQRSTU 疼痛评估方法。 a. 加重／缓解的因素（例如，"什么情况会让疼痛好转或更糟"？）：评估患者既往用药史，如能够减轻疼痛的非处方药物。 b. 性质：使用诸如"告诉我您的疼痛感觉是什么"之类的开放式问题。 c. 疼痛区域／辐射（例如："请告诉我哪些部位疼痛。"）。请患者用手指（如果可能的话）指出疼痛的区域。 d. 严重程度：使用适合患者年龄、语言能力、发展水平和理解水平的有效的疼痛评定量表（见插图）。当他们活动或从事护理活动时，在干预措施之前，让患者进行疼痛评分。对于患有痴呆症或没有语言能力的患者，使用观察性疼痛评估量表，例如具有有限沟通能力的老年人疼痛评估表（PACSLAC）和晚期老年痴呆症疼痛评估量表（PAINAD）（Touhy 和 Jett，2014；Zwakhalen et al.，2006）。 e. 时间：询问患者疼痛是持续的、间歇性的、连续的还是多种性质的，以及在特定时间、特定活动或特定位置疼痛是否会加重。 f. 疼痛如何影响患者日常生活（activities of daily living，ADLs）、工作、人际关系和生活质量？	指导临床医师收集患者痛苦经历的完整信息。 确定疼痛的性质和来源，以及患者所使用的减轻不适的措施。综合的干预方式常常是最有效的止痛方法。 帮助确定潜在的疼痛机制（例如，躯体细胞对抗神经性疼痛）。 确定疼痛的位置和引起急性或短暂疼痛可能的原因。 合适的疼痛评定量表是可靠的，易于理解，并反映疼痛强度的变化（Herr et al.，2011a）。 环境刺激，如噪声、强光、刺鼻气味或大幅度温度变化有时会改变患者对疼痛的反应。 为以后评定干预措施的有效性提供重要的基本信息。
7. 评估患者的病史和成功的治疗类型，可用于缓解疼痛（如药物、OTC 产品、热疗和冷疗法）。	按患者的具体情况，通过病史为治疗的选择种类提供信息。 许多患者不提及使用的非处方药，是因为害怕被批评，或者因为他们不希望药物被拿走。
8. 评估患者对以往药物干预的反应。特别是生理功能（如睡眠、吃饭和其他日常活动）。确定是否有止痛药物的副作用和患者之前的反应（如瘙痒或恶心）。	确定治疗的程度或以往尚未达到成功的距离有多少（Gloth，2011）。 有些副作用，尤其是瘙痒特别容易发生在使用吗啡后，通常是患者难以忍受和表明需要另一种止痛剂。
9. 评估对药物的过敏反应，尤其关注止痛药。	有些哮喘患者或对阿司匹林过敏，对其他非甾体类抗炎药过敏（Morales et al.，2015）。

步骤	要点说明

护理诊断

● 活动无耐力	● 缺乏关于疼痛替代治疗的相关知识	● 躯体移动障碍
● 急性疼痛	● 睡眠模式异常	● 无效应对
● 焦虑	● 疲劳	● 无力感
● 慢性疼痛	● 恐惧	● 有提高舒适度的意愿
		● 有便秘的危险
根据患者的状况或需求，个体化处理其相关因素 / 危险因素。		

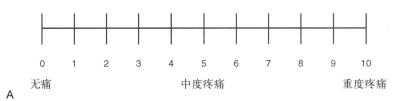

A

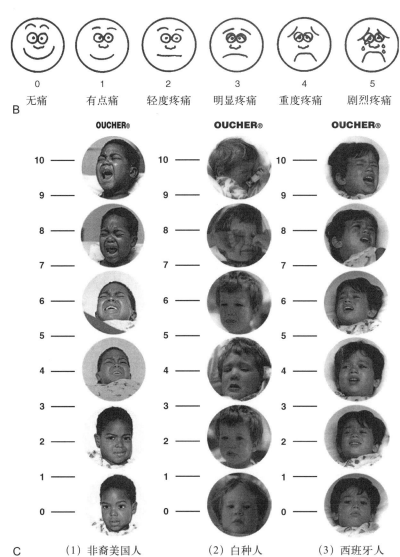

B

C　（1）非裔美国人　　（2）白种人　　（3）西班牙人

步骤 6d　A. 疼痛评分量表（引自 McCaffery M, Pasero C: Pain: clinical manual, ed 2, St Louis, 1999, Mosby.）；B.Wong-Baker 面部表情评分量表（引自 Wong DL et al.: Whaley and Wong's nursing care of infants and children, ed 7, St Louis, 2003, Mosby.）；C(1). 非裔美国人 Oucher 疼痛评分量表（引自 Mary J. Denyes, PhD, RN, Wayne State University&Antonia M. Villarruel, PhD, RN, University of Michigan. Cornelia P. Porter, PhD, RN, & Charlotta Marshall, RN, MSN in 1990.）；C(2). 白种人 Oucher 疼痛评分量表（引自 Judith E. Beyer, PhD, RN, University of Missouri-Kansas City School of Nursing, Kansas City, MO in 1983.）；C(3). 西班牙版 Oucher 疼痛评分量表（引自 Antonia M. Villarruel, PhD, University of Michigan & Mary J. Denyes, PhD, RN, Wayne State University in 1990.）

步骤	要点说明

护理计划

1. 完成下列步骤后所能达到的预期结果：	
● 患者用语言表达疼痛全部或部分缓解。	患者自我报告的疼痛是最可靠的疼痛指标（Pasero 和 McCaffery，2011）。
● 患者表现出非语言行为，如面部放松和睁眼睁开。	非语言行为对于认知受损患者来说可以是疼痛缓解的有效和可靠的指标（Herr et al.，2011）。
● 患者主诉在睡眠、饮食摄入、日常活动和人际交往方面有所改善。	疼痛得到充分缓解通常让患者能够参与到日常生活活动中。
2. 给患者设定疼痛强度目标（情况允许时）。	每个人对疼痛的感受是不同的。按照患者可以忍受的疼痛程度为患者设定个人目标。

护理措施

1. 执行手卫生，戴清洁手套（如果需要）。	减少微生物传播。
2. 环境准备 ● 适合患者体温和健康状况的温度（调节室温至患者感觉舒适的温度）。 ● 减少噪声。 ● 光线。 ● 患者休息时，消除不必要的干扰并协调护理治疗活动。	大幅度温度及噪声改变会提高患者对疼痛的感知。 明亮或非常昏暗的灯光会加重疼痛感。 疲劳增加疼痛感知。
3. 教会患者如何使用疼痛评定量表。解释强度分级以及测量方法。	准确报告患者及家属有关持续疼痛的评估、治疗和评价。
4. 严格遵医嘱，准备和执行适当的止痛药（非阿片类药物、阿片类药物、联合镇痛药或组合用药）（见第20章）。镇痛药物的选择取决于患者的情况。例如，术后疼痛常常在开始阶段使用阿片类药物或静脉用对乙酰氨基酚进行治疗，这可以为术后患者提供有效的非阿片类镇痛。	非阿类药物对轻度至中度疼痛有效。慢性疼痛患者最主要是采用多组合用药模式止痛（超过一种镇痛药）。
5. 去除或减少疼痛刺激。 a. 帮助患者取舒适卧位，让身体保持正确的姿势。 b. 抚平床褥的皱褶。 c. 适当地松开紧缩的绷带（根据治疗目的），或松开、移除设备（例如，血压计袖带，弹力袜或长筒袜）。 d. 重新安置患者身下管道或设备。 e. 按需在患者一侧使用枕头作为支撑，为患者更换卧位（见插图）。	减少疼痛刺激和压力感受增加患者对缓解疼痛干预措施的反应。 减轻肌肉骨骼系统的压力。 减轻皮肤的压力和刺激。 包扎或过度缠绕会限制血液循环，导致疼痛（见第41章）。 减少对皮肤的压力。 保持一个合适的体位，有助于减轻肌肉和受压部位的牵拉。

步骤	要点说明

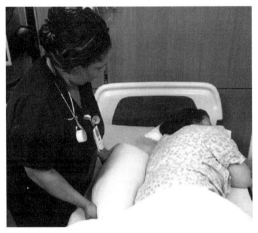

步骤 5e　给患者取侧卧位促进舒适

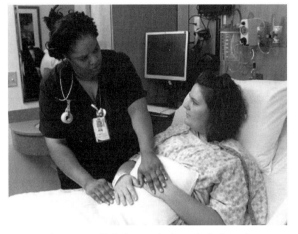

步骤 6b　给患者展示如何固定疼痛区域

步骤	要点说明
6. 指导患者如何用枕头或手固定在疼痛部位。	在施压时，可以减少肌肉运动，减少疼痛。
a. 解释护具的目的。	促进患者的合作。
b. 将枕头或毛毯放在不舒服的地方。帮助患者将手紧紧地放在不舒服的地方（见插图）。	固定疼痛的区域。
c. 咳嗽、呼吸、翻身时，应牢固地保护住疼痛区域。	固定疼痛区域可以减少运动时和运动后的疼痛。
7. 减少或消除增加疼痛的情绪因素（见技能 16.5）。使用生物 - 心理 - 社会治疗：认知行为和（或）行为疗法。	帮助患者放松。思想影响感知，它会改变感知和行为，包括对疼痛缓解的感知（Baird et al., 2010）。心理疗法对慢性疼痛的治疗目的是提高自我管理、行为改变和认知变化，而不是直接消除疼痛的存在（Roditi 和 Robinson，2011）。
a. 提供减少焦虑的信息（例如，向患者解释引发疼痛的已知原因）。	
b. 为患者提供祷告的机会（如果合适的话）。	这样可以分散注意力。
c. 花点时间和患者谈论疼痛，回答问题，专注地倾听。	传递对患者内心安宁的关心和兴趣。
8. 执行手卫生。如果有戴手套，请脱下并丢弃。	减少微生物传播。

护理评价

1. 给予干预措施的 1 小时内（例如，更换体位或在药物达到峰值效果之后），请患者使用 0 ~ 10 分的疼痛分级来描述疼痛缓解的程度。	及时评估疼痛干预措施的有效性（Pasero 和 McCaffery，2011）。
2. 比较患者当前的疼痛与个人疼痛强度目标之间的区别。	适当改变疼痛管理计划，使患者积极参与护理。
3. 在疼痛干预前后，比较患者的基础功能和进行日常活动的能力。	有助于确定疼痛干预措施的效果，特别是非语言患者（APS, 2009；Gloth，2011；Herr et al., 2011a）。
4. 观察患者的非语言行为。	确定干预措施的有效性（Herr et al., 2011）。
5. 评估镇痛药的副作用。	镇痛药的副作用可以通过减少剂量、增加时间间隔，或使用其他药物来控制。

步骤	要点说明
6. **使用反馈式教学**："我们讨论了缓解疼痛的一些方法，比如使用保护支具、侧卧位，以及放松疗法等。您可以跟我说一说在家里何时可以使用这些方法。"如果患者或居家照护者不能正确反馈，立即调整或重新制订指导计划，以保证其正确掌握。	确定患者和居家照护者对指导内容的理解水平。

非预期结果	相关措施
1. 患者主诉疼痛持续，已超过疼痛强度极限，或表现出疼痛加重的非语言行为。	● 重新进行全面的疼痛评估。 ● 实施其他的非药物止痛措施。 ● 询问患者和居家照护者哪些替代措施可能会有效。 ● 通知医师。
2. 患者出现药物不良反应。	● 评估非预期结果对患者的影响。 ● 立即通知医师。 ● 准备好解毒剂（如止吐药；抗组胺药；阿片类拮抗剂，如纳洛酮）。 ● 监测解毒剂的有效性；解毒剂比阿片类药物可能有较短的半衰期，可能需要重复剂量的解毒剂。 ● 根据医院政策完成不良反应记录。

记录与报告

● 在电子健康档案或表单的护理记录中记录并报告干预前的疼痛特征，已使用的止痛疗法，对患者或家属进行健康教育的情况，以及患者对干预措施的反应等内容。

● 记录对患者学习情况的评价。

● 记录和报告没有完全缓解的疼痛（未达到目标），患者的功能减退，以及疼痛干预的副作用（药理学和非药理学）。

注意事项

健康教育

● 评价患者和家属对疼痛评分量表的理解，一起回顾如何使用。

● 向患者和家属解释行为上的改变可能是疼痛引起的（例如，活动水平的变化，用支具固定身体的某一部位，社会活动减少）。

● 询问患者和家属对药物成瘾的恐惧、主要的顾虑，或其他可能干扰疼痛缓解的错误观念（表16.1）。

表 16.1　错误观念：对疼痛评估和治疗的障碍

错误观念	纠正措施
对患者疼痛的存在和严重程度的最佳判断者是医师或护士	患者自我报告是最可靠的疼痛存在和强度指标
临床医师应该依据个人观点及信仰结合患者的具体情况判断其真实的疼痛状态	如果让每位临床医师根据个人观点采取措施，会给疼痛评估带来不同的观点。根据不同临床医师的疼痛评估，需采取不同的干预措施，这会导致疼痛管理的不一致和不充分。患者的疼痛报告是疼痛评估的标准
一些明显的症状，无论是生理的，还是行为的，总是伴随着疼痛，可以用来证实疼痛的存在和严重性	即使有严重的疼痛，生理和行为适应期也会出现，这导致了轻微疼痛或没有明显疼痛迹象的时期。没有疼痛表达并不一定意味着没有疼痛

续表

错误观念	纠正措施
在日常临床实践中，更倾向于使用视觉模拟量表（VAS）	首选的疼痛评定量表取决于患者的认知和身体机能、文化、发展水平和实用性
认知能力受损的老年人无法使用疼痛评分	当使用适当的疼痛评定量表时，如果给患者足够的时间去处理信息和反应，许多认知能力受损的老年人是可以使用疼痛评定量表的
如果患者难以承受疼痛时，他们会告诉你	患者常常因为害怕被贴上"抱怨者、忧郁症患者或者瘾君子"的标签而不敢报告疼痛
仅通过心理社会干预就可以减轻或缓解疼痛	非药物干预可以协同药物治疗疼痛，但不能代替药物治疗

改编自 Pasero C，McCaffery M：Pain：assessment and pharmacological management, St Louis, 2011, Mosby.

儿科患者

● 数字疼痛评分量表是评估儿童慢性疼痛强度的有效方法（Ruskin et al.，2014）。

● 疼痛强度评分的绝对值并不像每位孩子的评分变化那么重要。在临床应用中，当使用面部量表时，10 次中有 2 次的疼痛变化（即一张脸的变化），代表了被作为具有临床意义的最小变化（Tomlinson et al.，2010）。

● 有些患儿不愿意报告疼痛，因为他们不明白疼痛出现的原因，或者害怕后果（比如，报告疼痛可能又要打针或者进行别的有可能再次疼痛的治疗）。

● 婴儿和儿童经历疼痛时与成人的反应不同。例如，他们会哭泣、扭动身体、出现睡眠障碍、注意力短暂、吸吮或摇晃身体、拒绝进食或玩耍，或安静和沉默。对疼痛反应的变化与患儿的性格、发育水平，以及以前的疼痛经历有关（Hockenberry 和 Wilson，2015）。

● 父母在患儿疼痛评估和计划镇痛方法中很有帮助。大多数父母都知道他们的患儿是如何表现出疼痛以及哪些干预措施是有效的。

● 有语言能力的孩子可以用以下量表进行评估：Wong-Baker 面部表情疼痛评分量表或 Oucher 疼痛量表（deTovar et al.，2010）。

老年患者

● 能够自我表达的老年人可以进行自我报告。此外，评估应该包括疼痛对日常功能的影响，如睡眠、食欲、活动、情绪和人际关系（Touhy 和 Jett，2014）。

● 与年轻人相比向一些老年人解释疼痛量表，需要更多的时间。

● 疼痛不是衰老的自然现象，尽管老年人面临更多的疼痛因素。

● 与能够自我表达的同类患者相比，那些不能沟通的老年人通常得到较少的镇痛治疗（Herr et al.，2011b）。因此，确保全面评估，并批判性地评估患者的反应。

居家护理

● 考虑家庭条件，比如床的类型和环境。一个有支撑作用的床和安静的环境可改善睡眠和促进疼痛管理。

● 家庭照护者是老年人的主要支持者。告诉他们关于疼痛的原因、常见的错误观念、关于止痛剂的使用、适合患者的药品种类，以及如何增强药物治疗的依从性。

技能 16.2　患者自控镇痛

患者自控镇痛（patient-controlled analgesia, PCA）是一种疼痛管理的互动方法，通过对阿片类药物的自我管理，允许患者自己控制疼痛（通常为吗啡、水吗啡酮或芬太尼），使用过量的风险最小。这是一种使用镇痛药治疗急性和慢性疼痛比较安全的方法，包括术后疼痛、癌症和临终疼痛。我们的目标是保持恒定的血浆镇痛药物浓度，从而避免需要剂量的问题。传统方法下，系统的 PCA 包括静脉注射或皮下药物管理。

PCA 设备是根据个人编程的，自动提供治疗者所规定的连续注射剂量（基础剂量），或是单次剂量（患者开始的剂量），或两者结合。PCA 通过两种方式防止过量使用：对总剂量的控制。用于每小时剂量控制和控制最小值的定时控制（锁定周期），规律间隔时间（例如，两个剂量之间间隔 10 分钟）（Burchum 和 Rosenthal，2016）。

患者按住 PCA 设备上的按钮发送调节剂量的止痛剂。PCA 的使用者理解如何、为什么以及何时进行自我管理很重要（APS 和 AAPM，2009）。监测镇静药物水平对于使用 PCA 至关重要。这一点尤其适用于大多数未使用过阿片类药物的患者（例如，那些从来没有用过阿片类药物，或者在过去 5 周没有服用阿片类药物的患者）（Pasero 和 McCaffery，2011）。此外，过度使用对于阻塞性睡眠呼吸暂停（obstructive sleep apnea，OSA）患者是否存在风险？或是一些肥胖患者，他们的脖子短且粗，通常也会有未确诊的睡眠呼吸暂停发生。评估患者的镇静水平是至关重要的（见注释 16.4）。

PCA 的优点包括可以获得更稳定的阿片类药物的血清水平，避免大剂量的峰时效应和低谷效应。患者能得到更好的疼痛缓解和更少的副作用，因为阿片类药物的血液水平维持在最低的有效镇痛浓度。增加患者自我控制和独立性对患者来说是优势。由于按需提供药物，阿片类药物使用总量可以减少。

PCA 使用应考虑到与患者有关的、泵故障或者卫生保健者的错误。患者可能会误解 PCA 治疗原理，将 PCA 按钮误认为是护士呼叫按钮，或让家庭成员操作按需按钮。泵可能无法按需注入药物，会有错误报警或电池没电，或缺乏自动流动保护。卫生保健者可能错误地计算剂量、浓度或速率。错误的编程是最常见的错误类型。其他错误包括未能夹紧或松开管道，不正确地安装注射器或针盒，导致不能监测药物副作用或使用过量，或对警报没有反应。PCA 需要仔细监测，不要试图在没有充分了解具体模式的情况下操作它。有些机构在启动 PCA 时，改变剂量或停止使用时，需要两名注册护士同时检查。

授权与合作

PCA 的操作方法不能委托给护理辅助人员。护士指导护理辅助人员完成以下工作：

● 如果患者主诉状态变化，包括无法缓解的疼痛或过度镇静，应通知护士。

● 如果患者对 PCA 治疗过程或设备有疑问，应通知护士。

● 永远不要给患者注射 PCA 剂量，如果看到除患者以外的任何人给患者使用药物，请通知护士。

用物准备

● PCA 系统和管道

● 认证标签和时间标志（可能药房会随附完成）

● 针头连接器

● 酒精棉签

● 胶带

● 清洁手套（需要时）

● 监测生命体征的设备和脉搏血氧仪，或 CO_2 监测设备

步骤	要点说明

护理评估

步骤	要点说明
1. 检查用药记录的准确性和完整性，或由医疗机构用计算机打印输出患者姓名、药物名称、剂量、用药频率（连续使用或按需使用或两者都有）和锁定周期。	阿片类药物管理需要医疗机构开具医嘱，确保患者接受正确的药物治疗。
2. 查阅药物参考手册中的药物信息，如果有任何不确定，请咨询药剂师。	在服药之前掌握药物相关知识，预防用药错误（Adhikari et al., 2014）。
3. 执行手卫生。评估患者的疼痛严重程度和特征（见技能 16.1）。也评估患者熟练掌握 PCA 控制能力和对 PCA 的使用目的及如何控制操作设备的认知能力。	执行手卫生可减少微生物的传播。表明疼痛的来源，以及性质和可能增加疼痛的因素。决定了患者能够安全、正确地使用 PCA。
4. 评估可能导致疼痛的环境因素（例如，噪声、室温）。	消除刺激可以减少疼痛感知。
5. 评估使患者出现其他阿片类药物影响的条件。已知的、未治疗的，或未知的 OSA 是造成严重呼吸抑制的风险（craft, 2010）。使用 STOP-BANG 问卷对 OSA 进行评估（Lockhart et al., 2013）（见机构政策）。	手术前麻醉师应进行全面评估。应让治疗团队（外科医师、呼吸治疗师、麻醉师）采取适当的预防措施，如制造持续的正气道压力或双层正气道压力通气装置。
6. 戴清洁手套。评估静脉注射的通畅程度和会发生炎症或肿胀的周围组织（见第 29 章）。	静脉输液管道需要使用带有专利的，以保证止痛药物使用的安全。确认放置正确位置的静脉导管和周围组织的完整性保证了药物的安全性。
7. 如果患者已进行手术，检查切口，继续戴干净的手套。轻柔地触诊压痛的周围区域。如有需要触碰切口，请戴无菌手套，结束后脱下手套，执行手卫生。	显示组织损伤或损伤的证据，刺激外周痛觉感受器将脉冲传递给大脑皮层，以创造疼痛的意识（Drew 和 St. Marie, 2011）。
8. 检查患者用药史，了解其药物过敏史和典型的反应。	避免让患者有过敏反应的危险。
临床决策点：要意识到恶心不是过敏反应，可以治疗；瘙痒症单独存在不是过敏反应，而且常见于阿片类药物的使用。瘙痒症是可以治疗的，不用限制使用 PCA。	
9. 评估患者对以前的疼痛管理策略的了解程度和感知效果，特别是以前使用过 PCA 的患者。	对疼痛控制策略的反应有助于识别学习需求并影响患者尝试治疗的意愿。

护理诊断

● 急性疼痛	● 缺乏使用 PCA 的相关知识	● 无效应对
● 焦虑	● 恐惧	● 躯体移动障碍
● 慢性疼痛		
根据患者的状况或需求，个体化处理其相关因素 / 危险因素。		

护理计划

步骤	要点说明
1. 完成下列步骤后所能达到的预期结果： ● 患者用言语表达疼痛缓解。 ● 患者应用疼痛评估量表评级疼痛等级变低。 ● 患者表现出放松的面部表情和身体姿势。 ● 患者保持警觉性和定向力。 ● 患者越来越多地参与自我保健活动。 ● 患者正确操作 PCA 设备。	疼痛减轻的主观评估。 疼痛减轻的客观评估。 疼痛缓解的非语言线索。 表示阿片类药物有无过度镇静作用的限度。困倦通常来自疲劳，而不一定是一种征兆。 表明疼痛成功缓解。 演示安全及适当使用 PCA。

步骤	要点说明
2. 采用适当的装备。在患者床的周围挂上隔帘或关上房门。	这些辅助措施可保护患者隐私。

护理措施

1. 执行手卫生。	减少微生物传播。
2. 从药房中取出PCA镇痛药。从仓库取出和准备组装时，检查药物标签2次。	按照六项药物相关的内容确定药物。2次检查保证药物正确。
3. 根据机构政策，使用至少两种方式核对患者身份信息（例如，姓名和生日，或者姓名和病案号）。按照患者用药记录和医疗记录核对信息。	确保患者正确。符合联合委员会标准并保证患者安全（TJC，2016）。
4. 在床边运用药物使用记录单或电脑打印药物名称。在执行医嘱时，两名注册护士同时确认并正确设置PCA。第二名注册护士应该可以独立核对医嘱和PCA装置，不只是看现有运行设置。	确保正确的患者接受正确的药物治疗。这是第三次检查准确性。
5. 在开始镇痛之前，解释操作目的，向患者和居家照护者演示PCA功能，具体如下： a. 说明设备中的药物类型。 b. 解释当有需要时，自我启动设备少量、频繁的药物治疗可促进舒适并且将镇痛药物的副作用最小化。 c. 解释自我剂量调节可以促进体位改变，行走、咳嗽和深呼吸。 d. 解释该设备是按照医嘱规定的类型和剂量输入止痛药物、锁定间隔时间和1～4小时剂量限额。解释如何通过锁定时间来防止药物过量。 e. 向患者演示如何按下药物治疗需求按钮（见插图）。指导居家照护者不要按PCA按钮给予药物治疗。 f. 指导患者告知护士在疼痛缓解时可能发生的副作用，疼痛的严重程度或部位变化，警报声，或任何问题。	让患者独立参与疼痛控制中的治疗护理。术前接受PCA治疗可改善术后疼痛（D'Arcy，2011；Pasero和McCaffery，2011）。

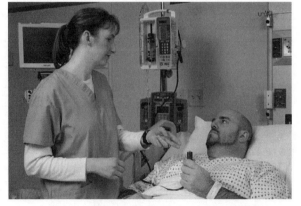

步骤 5e　患者学习如何控制 PCA 装置按钮

步骤	要点说明

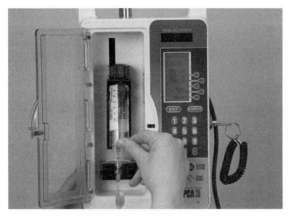

步骤8 护士将药包插入 PCA 装置

步骤	要点说明
6. 使用干净的手套。检查输注器和患者自控模式，以保证有准确的标签粘贴或记录药物泄漏。	避免用药错误及对患者的伤害。
7. 置患者于舒适的卧位，以确定静脉穿刺或中心导管相连接。	确保输液畅通。
8. 将药包注入输液装置（见插图）和主要管道。	锁住输液系统，防止空气进入。
9. 将无针适配器连接至患者控制的输液管道调节器上。	需要连接静脉通路。
10. 用乙醇或消毒剂擦拭注射口15秒，待干。	在插入针头时尽量减少表面微生物的进入，降低导管相关性血液感染的风险。
11. 在患者的输液港上插入无针头适配器（在外周静脉的Y接口部位或中心静脉或连接至静脉部位）。不可以使用 PCA 的管道进行另一种药物的静脉注射。	确定药物进入主静脉输液管道的路径。无针通路系统可防止针刺伤以及药物的相互作用和不相容性。
12. 用胶带固定 PCA 管路。粘贴标签。	防止无针适配器从端口上移出。促进患者活动。标签可以防止从连接不同设备通路到 PCA 的错误。
13. 程序计算机化的 PCA 泵按医嘱给予处方药物剂量和固定间隔时间。由第二名护士负责检查设置。（注意：在交接班时注册护士需反复确认管道）。	确保安全和治疗药物管理。运用适当的间隔时间（如10分钟），通常在患者获得下一次剂量之前，可获得明显的和（或）轻度镇静作用。因此，导致过度镇静和呼吸抑制的风险较小（craft，2010）。
14. 按医嘱给予镇痛药剂量。手动给予1次剂量或开启泵和剂量程序化。	建立初始镇痛水平。
15. 在适当的容器中丢弃手套和医疗用品。按医院政策处理空的皮条或注射器。执行手卫生。	减少微生物传播。联邦受控物质法案（FCSA）条例规定为所有医疗机构分配阿片类药物。
16. 如果感到疼痛，请患者示范使用 PCA 系统；如果没有疼痛，请患者复述使用方法。	重复说明可强化学习。通过反馈演示检查可确定患者的理解程度和操控设备的能力。
17. 确保静脉穿刺或主要管道部位受到保护，在离开患者之前应反复检查。	确保静脉通路的通畅。

步骤	要点说明
18. 停止 PCA： a. 检查停用药物的医嘱。从泵中获取必要的 PCA 信息。注明日期、时间、注射的药物剂量、消耗的药物剂量和消耗的原因。	确保 Ⅱ 级药品使用的文件记录正确。 两名注册护士必须亲眼见证阿片类药物（麻醉剂）的消耗量，检查记录是否符合 FCSA 的药物计划使用要求。
b. 执行手卫生，并使用干净的手套，关掉泵。从开始部位断开 PCA 管，保留静脉通路。	减少微生物传播。确保持续的静脉输入。
c. 按规定处理空的针筒、管道和手套。	

护理评价

1. 根据医疗机构政策，使用疼痛评定量表评估患者的疼痛程度。	确定 PCA 使用剂量的反应。记录"正在使用 PCA"或"PCA 有效"并不能充分记录患者的疼痛水平。
2. 观察患者有无恶心或瘙痒。	这是阿片类药物的普遍副作用。
3. 根据医疗机构政策，在使用药物 12 小时内每隔 1 ~ 2 小时监测患者的镇静水平、生命体征和脉氧测定或二氧化碳监测（APS 和 AAPM，2009）。在开始的前 24 小时，要加强监测频率。特别是晚上缺氧和缺氧倾向发生时（Ramachandran et al.，2011）。	在开始使用的第一个 24 小时内，患者的危险性最高，过度的镇静（患者难以唤醒）会导致呼吸抑制。
4. 显示输入剂量。	适时评价使用 PCA 的技能。
5. 根据医疗机构政策，评估尝试次数（患者按下按钮的次数），按需输入的药物剂量（实际给予的次数和在特定的时间范围内提供的药物总剂量），或是按照医嘱提供的基础量。	帮助评估所给 PCA 剂量和频率的有效性，根据美联邦药品管理法令执行。
6. 观察患者进行自我护理的能力。	证明疼痛缓解。
7. **使用反馈式教学**："我想确保我解释了 PCA 是怎样帮助您缓解疼痛和您应该如何使用这个装置。告诉我激活 PCA 的步骤。"如果患者或居家照护者不能正确反馈，立即调整或重新制订指导计划，以保证其正确掌握。	确定患者和居家照护者对指导内容的理解水平。
非预期结果	相关措施
1. 患者口述不适感持续或加重或显示出疼痛的非语言性行为。	● 完整的疼痛评估。 ● 评估除疼痛外可能出现的副作用。 ● 检查穿刺部位有无导管滑脱或渗血。 ● 评估患者使用药物的次数。 ● 保持药物使用的连续性。 ● 评估泵在使用过程中存在的问题。 ● 和医疗保健者做好沟通。

步骤	要点说明
2. 患者被麻醉或不易被唤醒。	● 停用 PCA。 ● 通知医师。 ● 床头抬高 30°，除非有禁忌证。 ● 指导患者深呼吸。 ● 根据医嘱给予面罩给氧 2L/min。 ● 评估生命体征、氧浓度、二氧化碳分压。 ● 评估前 4 ～ 8 小时给予的阿片类药物剂量。 ● 询问家属是否在患者不知情的情况下按下药物按键。 ● 回顾用药记录看是否使用过其他镇静药物。 ● 准备好阿片类药物拮抗剂。 ● 经常巡视患者（APS，2009）。
3. 患者不会操作 PCA 装置控制疼痛。	● 与医师商定替代药物治疗或者可能是基础的（连续）剂量。

记录与报告

● 在电子病历或表单中记录药物、浓度、剂量 [基础量和（或）按需量]、启动时间、锁定时间、注入的静脉溶液量，以及维持量。许多医疗机构有专门的 PCA 记录单。

● 在医疗机构要求的记录文件中记录患者对镇痛的反应。例如，记录在专门的 PCA 记录单中，或记录在电子病历或表单中，或记录在疼痛评估量表中。记录内容包括生命体征，血氧浓度或二氧化碳分压水平，镇静状态，疼痛评价，以及血管位置。

● 记录对患者健康教育的护理评价。

注意事项

健康教育

● 开始治疗前，在无痛或疼痛缓解的状态下给予指导。外科患者手术之前给予术前指导。

● 鼓励患者在早期有疼痛指征时及时按下按钮。教会患者对于疼痛"先发制人"。

● 向家属解释治疗方案，这样他们就能支持和指导患者(但不要让他们控制患者的按钮)。

● 告知患者非药物的疼痛管理方法，可以补充或加强药理干预（见技能 16.5）。

● 告知患者及家属如果只有患者一人操作按钮，不会引起药物过量。

儿科患者

● PCA 是儿童疼痛控制的有效手段，应充分理解这个概念。在为儿童选择 PCA 时，应考虑患儿的发育水平、认知水平和运动技能。对于 5 岁以下的患儿，通常 PCA 的使用是安全有效的(deTovar et al.，2010)。从发展的角度来看，对青少年有效使用 PCA 尤其重要，因为它会产生控制感觉。

● 尽管有争议，一些机构已经提供了具体的指导和培训，允许父母和护士为患儿按下按钮，因为他们太小或者不能自己使用这个设备。当这被允许的时候，患者控制的概念被否定，而 PCA 的内在安全性需要被重视（Hockenberry 和 Wilson，2015）。

● 根据儿童的体重给予相应剂量时，药理疼痛支持是安全有效的（Klieber et al.，2011）。

老年患者

● 年龄较大的患者有时对镇痛药更敏感，并会发生更多阿片类药物的副作用（Gloth，2011）。老年人肾功能和肝功能的降低会减缓阿片类物质的代谢和排泄，导致更快的峰值效应和更长的阿片类药物的作用时间。初始剂量应较低，慢慢向上滴量，直至疼痛得到缓解（Drew 和 St. Marie，2011；Gloth，2011）。

● 如果患者在使用 PCA 时发生了意识模糊，请呼叫医师减少剂量，延长药物锁定时间，或增加非阿片类镇痛药以减少阿片剂量；护士主动调节锁定时间是另一种选择方案，而不可以中断用药，意识模糊可能是由于疼痛，而不是药物本身（Pasero McCaffery, 2011）。

技能 16.3　硬膜外镇痛

硬膜外镇痛用于临产过程中的疼痛控制，还有在手术后或创伤后胸部、腹部、骨盆或下肢的镇痛。与其他镇痛方法相比，它有可能提供良好的止痛效果、最小的副作用和较高的患者满意度。患者自控的硬膜外镇痛（patient-controlled epidural analgesia, PCEA）与患者自控镇痛相比，提供了更好的生产和术后镇痛（Ferguson et al., 2009；Freeman et al., 2015）。使用 PCEA 是安全有效的，并且这种技术的并发症是罕见的。硬膜外阿片类药物减少了控制疼痛所需的阿片类药物的总量，从而减少了阿片类药物的副作用（D 'Arcy, 2011）。然而，如果硬膜外镇痛不能正确处理，则会引起严重的并发症；安全有效的管理需要一种多学科合作的治疗方法。

硬膜外间隙是一个潜在的空间，它包含了位于脊柱和硬脑膜（覆盖脊髓最外层的脑膜）之间的血管、神经和脂肪网（图 16.1）。止痛剂进入这个间隙分布如下：①弥散通过硬脑膜进入脑脊液（CSF），直接作用于脊髓背角的受体；②硬膜外腔内系统输送的血管；和（或）③通过脂肪在硬膜外腔吸收，形成一个仓库，在那里缓慢地释放镇痛效果。镇痛药通过与脊柱背角的阿片受体结合，阻止疼痛冲动传递至大脑皮层。

阿片类药物和局麻药分别或联合用于硬膜外镇痛。阿片类药物被输送至其作用部位（中枢神经系统），因此在达到同样止痛效果的同时，只需更小的剂量。

常见的阿片类药物包括吗啡、氢吗啡酮、芬太尼和舒芬太尼。这些阿片类药物因其亲脂和亲水特性而异，这影响吸收速率和作用时间。芬太尼和舒芬太尼都是亲脂的，导致其起效时间更短，持续时间更短（2 小时）。吗啡和氢吗啡酮是亲水的，因此作用和持续时间长（24 小时）。

患者侧卧或坐位，肩膀和臀部在同一边，在插入硬膜外导管时髋部和头部弯曲。麻醉师使用无菌技术，通常将导管插入第二腰椎下方的硬膜外间隙，脊髓末端（图 16.2）。然而，硬膜外麻醉也可以选择在脊髓的胸椎水平。临时或短期的导管不用缝合，可从后面的插入部位拔出。用于永久或长期使用的导管需要皮下置入管道，选择身体一侧（图 16.3）或腹部。皮下置管可以减少感染和导管分离的发生。用无菌的封闭敷料覆盖在导管出口部位，并固定在患者身上。

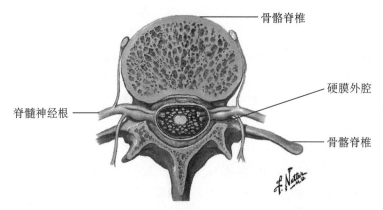

图 16.1　硬膜外腔解剖图（经爱思唯尔许可转载并保留所有权 www.netterimages.com）

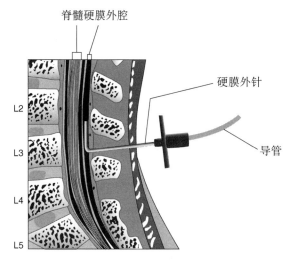

图 16.2 **硬膜外导管置入**

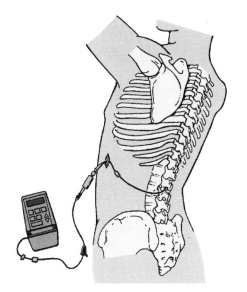

图 16.3 **移动输液泵附有硬膜外导管**

（图片由 Astra Zeneca Pharmaceuticals，Wilmington，DE 提供并保留所有权）

拍 X 线片证实硬膜外导管放置在位。

卫生保健者通过大剂量间歇性地进行硬膜外药物治疗，或者患者可以根据需要间歇性通过注射泵注射（PCEA）。硬膜外输注可以通过一个控制输送系统，如植入的输液泵（D 'Arcy，2011）连续注射。硬膜外阿片类药物的使用需要敏锐的护理观察，因此，大多数机构需要专门培训护士来管理硬膜外镇痛。护理学专业的

学生也会参与此项护理工作去帮助接受硬膜外镇痛的患者掌握所有的安全原则。

因为解剖位置，在硬脑膜中移动的可能性及靠近脊神经和血管，该导管对患者的安全构成了威胁。导管进入蛛网膜下腔可产生危险的高药物水平。常见的并发症包括低血压、呼吸抑制、运动障碍、尿潴留、瘙痒，以及导管周围的表皮层感染。当患者在硬膜外镇痛时，不要使用其他辅助阿片类药物或镇静剂，合并后的效果会增加呼吸抑制的风险。在许多医疗机构中，麻醉师是唯一可以选择硬膜外阿片类药物注入或使用药物剂量单位的医疗保健者。

授权与合作

硬膜外镇痛的技术方法不能委托给护理辅助人员。护士指导护理辅助人员完成以下工作：

● 在重新更换卧位或移动患者时，需防止导管中断，观察置入部位的敷料。

● 患者在床上平躺时，避免拉起患者，导致硬膜外导管的脱落。

● 立即报告任何导管断开或渗漏现象。

● 立即报告患者的状态变化、舒适度、感觉或运动丧失。

用物准备

● 清洁手套

● 无菌手套（如果去除硬膜外敷料）

● 由卫生保健者为静脉输液泵使用的预稀释无防腐剂阿片类药物（这是由药房配制的）

● 输液泵和兼容管道（不使用 Y 口输注；一些输液泵有彩色编码的管道用于椎管内使用）

● 抗菌过滤器

● 胶带

● 标签贴（用于管道和注射口）

● 生命体征和脉搏血氧仪设备（见机构政策）

步骤	要点说明

护理评估

步骤	要点说明
1. 评估患者是否已完成知情同意书，了解硬膜外镇痛的风险和益处（见机构政策）（Rowbotham et al., 2010）。	硬膜外镇痛是一种有风险的操作，过程中会并发严重和潜在的致命并发症。
2. 对照用药记录确认医嘱，包括药物名称、剂量、途径、输注方法（大剂量、连续使用，或按需使用）和锁定设置。重新打印或复印难以读取的 MAR 的任何部分。	医嘱是最可靠的来源，也是唯一合法的记录患者接受的药物。确保给患者服用正确的药物。
3. 执行手卫生。评估患者的疼痛程度，从 0～10 分；评估患者疼痛的特征（见技能 16.1）。认知障碍或非英语患者，评估非语言疼痛反应或寻求专业的翻译帮助。	建立基础的疼痛水平。认知障碍或英语是第二语言的患者可能难以理解治疗，尤其是在使用 PECA 时。对非言语反应患者提供基础疼痛评估系统。
4. 检查患者最近是否服用抗凝血剂。	近期的抗凝治疗是硬膜外导管放置的禁忌证。由于不能在置入部位施加压力，且会有出血风险（Pasero 和 McCaffery，2011）。
5. 评估患者是否经常服用中草药，并在文档中完整列出。	一些中草药会干扰凝血机制（例如：银杏、人参、姜），但目前对它们的使用没有禁忌证（NIH，2015a）。
临床决策点：临床上对硬膜外镇痛的禁忌证包括凝血、凝血试验结果不正常、免疫力低下、多脓肿、脓毒症病史。另外的禁忌证包括骨骼或脊柱异常（Pasero 和 McCaffery，2011）。	
6. 评估药物过敏史。	避免让患者有过敏反应的危险。
7. 评估患者的镇静水平，清醒或警觉性，依从性，嗜睡程度（见注释 16.3）。	在第一次服药之前建立基线水平。评估镇静水平对检测早期阿片类药物引起的呼吸抑制比呼吸频率减慢更可靠。阿片类药物镇静作用总是先于呼吸抑制。
8. 评估呼吸的频率、模式和深度，脉氧或二氧化碳测定，血压和体温（见第 5 章）。	建立循环和氧合状态基线。阿片类药物可引起低血压。感染是硬膜外的并发症，表现为发热。
9. 评估下肢初级运动和感觉功能（见第 6 章）。测试下肢触觉。弯曲患者的脚和膝盖之后再抬起。特别注意患者先前存在的感觉或运动异常。	建立基线水平。持续监测运动和感觉状态，确保神经阻滞不影响功能（D'Arcy，2011）。
临床决策点：对于所有 PCEA 患者，在移动或转移前应评估感觉和运动功能（D'Arcy，2011）。	
10. 执行手卫生。检查导管插入部位，有无发红、发热、触痛、肿胀和渗出。取下封闭敷料时戴无菌手套。	导管部位存在局部感染的风险。脓性分泌物是感染的标志。清水样渗出可能表明脑脊液外漏，血性引流可能表明导管进入血管。
11. 沿着导管走向检查连接部位与静脉通路。从前到后检查导管是否固定在患者皮肤上。确保导管连接安全输液导管。脱去手套，执行手卫生。	防止导管移位。管道错误连接可导致严重的患者损伤和死亡。具有不同功能的管道可以很容易地连接使用，通过 Luer 连接器或连接可以"被操纵"（被改造）的适配器、管道或导管（TJC，2014）。新的 IOS 管道连接器标准正在被静脉导管制造商开发。
临床决策点：注意，在大多数卫生保健场所中，药房准备并提供药物 / 输液袋。	
12. 检查静脉输液管的通畅性。	检查输液泵是否正确校准和操作。管道弯曲或打折可中断镇痛剂输注；可导致静脉导管末端凝血，需要更换。授予专利的静脉通路可以静脉注射药物，用来抵消不良反应。
临床决策点：注意硬膜外输液应标明"仅供硬膜外使用"。输液泵应特别配置，用于硬膜外镇痛，以达到最大输液率和剂量；如果用于 PCEA，锁定时间应该标准化（Rowbotham et al., 2010）。	

步骤	要点说明

护理诊断

● 活动无耐力	● 缺乏硬膜外镇痛的相关知识	● 有感染的危险
● 急性疼痛	● 躯体移动障碍	● 有受伤的危险
● 焦虑	● 慢性疼痛	
根据患者的状况或需求,个体化处理其相关因素 / 危险因素。		

护理计划

1. 完成下列步骤后所能达到的预期结果:	结合医嘱表明药物和剂量对缓解疼痛有效,导管完好无损,设备运转正常。
● 患者在启动硬膜外注射后,30 ~ 60 分钟内疼痛将缓解。	
● 患者在硬膜外注射或停药后无头痛。	说明导管在硬膜外腔内。无脑脊液漏。
● 患者心率保持不变或高于基线水平。	表示没有硬膜外阿片类药物循环的副作用。
● 患者警觉,无定向障碍,容易被唤醒。	表示没有过度镇静(见注释 16.3)。
● 患者的呼吸有规律,深度足够,≥ 8 次 / 分。动脉血氧饱和度为 95% 或更高;呼气末二氧化碳为 5% 或 35 ~ 37mmHg	表明通气量充足,呼吸抑制风险降低。
● 患者排尿没有困难;平均至少 30mL/h。	提示没有尿潴留(潜在的阿片类药物的副作用)。
● 患者下肢没有或稍瘙痒,无任何感觉异常。	表明没有硬膜外药物的潜在副作用。
● 硬膜外系统保持完整和功能正常。输液系统已获专利。	药物传递到硬膜外腔没有中断。
2. 在手术过程中解释硬膜外镇痛的目的和作用以及患者的期望(如,在起床前打电话求助)。向患者演示如何按需使用泵(适当时)。	适当的解释有助于患者的合作及达到有效的结果。
3. 将接受硬膜外镇痛的患者安置在靠近护士站的病房。	确保在注射过程中密切监督(Rowbotham et al., 2010)。

护理措施

1. 准备输液时,根据机构政策,使用至少两种方式核对患者身份信息(例如,姓名和生日,或者姓名和病案号)。根据患者的用药记录或医疗记录信息的标志符比较识别。	确保患者正确。符合联合委员会标准并保证患者安全(TJC, 2016)。
2. 执行手卫生。遵循"六步洗手法"(见第 20 章)。注意:药房为泵准备药物。电脑打印单应 2 次仔细检查标签。	减少微生物传播。确保安全、适当的药物管理。这是第二次检查正确性。
3. 当患者在交接转运或协助麻醉师硬膜外置管时,应在硬膜外注射管上粘贴"硬膜外镇痛"标签。确保管道上没有 Y 端口。硬膜外注射应该标记为"仅供硬膜外使用"。	标签有助于确保镇痛药使用正确的通路和硬膜外间隙。泵与患者之间硬膜外输液系统应考虑关闭,没有注入或 Y 端口(Rowbotham et al., 2010)。
4. 在床边对照用药记录或电脑打印出来药品名称贴于药盒上。	这是第三次检查正确性,确保正确的患者使用正确的药物。

465

步骤	要点说明
5. 使用干净的手套。管理注入：麻醉师通常开始或管理第一次剂量。之后护士继续维持输液。	
a. 连续注射：	
（1）将装有不含防腐剂稀释药物的容器附于输液泵管皮条上（见第 22 章）。	充满溶液的管道，无气泡，避免空气栓子。
（2）将管道插入输液泵（见第 22 章），将管道远端连接至抗菌过滤器上；然后用无菌操作连接硬膜外导管（Rowbotham et al.，2010）。	泵通过管道推动液体。过滤器可以减少微生物注入。
（3）检查输液泵是否正确校准、设置和操作。许多医疗机构都有两名护士检查设置。	确保患者接受适当的剂量。
（4）固定所有连接。开始注射（见第 22 章）。	固定保持安全的封闭系统，以防止感染。
b. 通过输液泵给予镇痛药剂量。	
在帮助麻醉师的同时，执行步骤 5a（1）到 5a（4）。调整输液泵，设置最大药物剂量的预设限。启动泵输注医嘱剂量药物。	防止注射过量。
c. 按需求管理剂量。	给予患者对镇痛药的控制。
（1）在帮助麻醉师的同时，执行步骤 5a（1）到 5a（4）。设置泵的锁定时间（按医嘱）。	
（2）让患者根据需要启动需求剂量。	
6. 护士会常规监测患者对硬膜外镇痛的反应。也要指导患者报告体征上的问题（如瘙痒、不能排尿、感觉异常）。	建立信任，鼓励患者成为护理伙伴。
7. 硬膜外镇痛后的 24 小时内保持静脉输液。	为任何紧急药物提供通路。
8. 脱去和处理手套。执行手卫生。	减少微生物传播。
9. 在拔除硬膜外导管之前，检查是否存在抗凝治疗。如果患者正在接受抗凝治疗，拔除时参考医疗机构政策。	当患者接受抗凝治疗时，因为抗凝剂和不能压迫血管的原因拔除硬膜外导管会增加脊柱血肿的风险。

护理评价

1. 使用 0 ～ 10 分的疼痛等级量表评估患者的疼痛程度和特征。	评估硬膜外注射的效果。
2. 评估血压和心率，呼吸节奏、深度和模式；脉搏血氧或二氧化碳测量；并根据患者的临床情况进行镇静。通常在前 12 个小时内，输注频率改变后以及在心血管或呼吸不稳定的期间内增加注入量测量频次（Rowbotham et al.，2010）。	过度镇静发生在呼吸抑制之前，应该密切监测以防止呼吸抑制。疼痛或药物副作用可能引发患者体位性低血压、血管扩张和心率变化（Pasero 和 McCaffery，2011）。
3. 帮助患者改变姿势。	在患者体位性低血压的情况下做好保护。
4. 每 2 ～ 4 小时评估置管部位是否发红、温暖、柔软、肿胀或者引流液。请注意引流液的特征（如：血腥、清澈或化脓）。	如果导管已经移位至血管中，可能会发生血性的引流液。立即报告并处理紧急情况（Pasero 和 McCaffery，2011）。
5. 检查硬膜外部位是否有导管破裂或移位。	是否会导致药物注射至更高水平的脊髓。

步骤	要点说明
6. 观察瘙痒，特别是面部、头部、颈部和躯干。告诉患者这是副作用，但通常不是过敏反应。	瘙痒感单独存在不是阿片类药物过敏反应（Pasero 和 McCaffery，2011）。
7. 观察恶心、呕吐和头痛。注意任何非语言的头痛症状（面部扭曲、头部按摩）。	硬膜外镇痛的恶心症状因运动加重。头痛和脑脊液漏可能会发生在硬膜穿刺后。
8. 监测出入量。评估膀胱膨胀程度，尿频或尿急。向卫生保健者咨询有无置入导尿管的需要。	防止尿潴留。
9. 评估机体的虚弱或麻木和下肢刺痛（感觉异常）。	减少硬膜外剂量（按医嘱）可能有助于消除不必要的运动和感觉缺陷（Pasero 和 McCaffery，2011）。
10. **使用反馈式教学**："我们讨论了使用硬膜外药物可能产生的副作用和问题。您应该告诉我有哪些影响。"如果患者或居家照护者不能正确反馈，立即调整或重新制订指导计划，以保证其正确掌握。	确定患者和居家照护者对指导内容的理解水平。
非预期结果	相关措施
1. 患者主诉疼痛仍然存在或增加。主要原因是药物剂量不足或导管堵塞、破损或位置不当。	● 检查所有的管道、连接、药物剂量和泵的设置。 ● 与医师商量药物的充分剂量。
2. 患者被麻醉或不易唤醒的。	● 停止硬膜外注射并将患者的床头抬高30°（除非有禁忌证），陪伴患者，寻求帮助。 ● 通知医师，并准备按照医嘱给予阿片类药物拮抗剂纳洛酮。 ● 监测生命体征、血氧饱和度、呼气末二氧化碳分压和镇静水平，直至患者容易被唤醒。
3. 患者有呼吸暂停；或者呼吸小于8次/分，浅，或不规则。	● 指导患者深呼吸。 ● 停止硬膜外注射，陪在患者身边，寻求帮助。通知卫生保健者。 ● 准备按照医嘱给予阿片类药物拮抗剂纳洛酮。 ● 至少每30分钟监测一次，直至呼吸达到8次或以上，并有2小时足够的深度。
4. 患者报告突然头痛。硬膜外有明显的渗出，或从导管中抽出超过1mL的液体。	● 停止注射。陪伴患者，寻求帮助。 ● 通知医疗保健者。
5. 患者的尿量极少、尿频、尿急、膀胱扩张、瘙痒、恶心和呕吐。	● 与医师协商减少阿片类药物剂量，并讨论治疗副作用。

记录与报告

● 在电子健康档案或表单中记录药物、剂量、给药方法（大剂量、按需使用或连续使用），开始和结束（按需或连续）的时间。指定浓度和稀释剂。

● 按需或连续输液时，在输注开始后的24小时内，每隔4小时记录一次泵读数。和下一班的工作人员一起检查泵的设置和使用情况。

● 定期评估患者的状态，在电子健康记录或表单中记录包括生命体征，脉搏血氧测量／二氧化碳浓度，摄入和输出，镇静水平，疼痛严重程度评分，神经状态，硬膜外部位，是否存在药物不良反应，是否存在硬膜外导管的放置和维护不当造成的并发症（Pasero McCaffery，2011）。

● 立即向卫生保健提供者报告不良反应或并发症。

● 记录对居家照护者学习情况的评价。

注意事项

健康教育

● 恰当地向患者描述导管放置和目的。绘画或展示图片常常有帮助。

● 告知患者和居家照护者阿片类或局部麻醉剂的作用、发生不良反应的症状和体征。教会汇报的时间和应该汇报的症状和体征。

● 教会患者使用合适的疼痛评估量表报告疼痛程度。

● 告知患者其他的疼痛管理策略，以补充或加强药物干预（如图像、注意力分散、放松）(Allred et al., 2010；NIH, 2015a)。

● 有些患者可能会试图在没有帮助的情况下走动或过度走动。提醒他们循序渐进以避免受伤，并随时请护士帮助进行任何活动。解释首次尝试走动可能会感觉异样，随后，这种感觉会减少，但是运动（腿）功能应该不受影响。

儿科患者

● 在置入导管至少60分钟前，将丙胺卡因乳剂涂抹在硬膜外穿刺点。

● 儿童的剂量方案必须适应年龄和体重，明确规定最大剂量以减少麻醉毒性累积(Rowbotham et al., 2010)。

● 建议每小时评估一次，特别是在最初的12小时。应该定期检查输液的需要，尤其是在48小时之后(Rowbotham et al., 2010)。

老年患者

● 老年人发生并发症和药物不良反应的风险与成人患者相同。

居家护理

● 需要长期治疗的患者可以使用带套管的导管出院。考虑到导管放置和居家护理，应评估患者的精细运动技能，认知能力，疾病的阶段和预后，以及居家照护者的参与程度。

● 教导患者和居家照护者用药和适当的剂量。评估患者的导管护理技术、给药和加强指导是优先考虑的事项。

● 根据需要教会患者和居家照护者无菌技术，还有所有导管护理程序，包括换药。指导患者每周更换敷料（规定因家庭护理机构而异）。告知感染的症状和体征，并指导患者立即向护士或卫生保健者报告症状和体征。

● 教授患者和居家照护者关于药物使用的不良反应的症状和体征，以及在家庭中减轻轻微副作用的干预措施。

● 告知患者和居家照护者医疗机构的电话号码，让他们紧急情况下联系和寻求社区资源。

技能 16.4 局部麻醉镇痛泵

在手术中，如疝气修补、膝关节置换术、肩部腹腔镜、乳房重建和胆囊切除术，一些外科医师会将一根单向导管插入外科手术部位，并将其附着在输液泵上（图16.4）(Rawlani et al., 2008；Wu et al., 2014)。使局部麻醉剂（如布比卡因和罗哌卡因或卡波卡因），直接进入伤口处，持续作用于特定的神经或神经丛，减轻手术部位的疼痛，从而维持镇痛和手术后的效果。患者仍然需要口服镇痛药，但总剂量通常会减少(ISMP, 2011)。泵的按需量速率为4～6 mL/剂量，连续剂量（基础量）速率为2～4 mL/h。连续流型储层有100 mL，而患者控制单位有一个60 mL的储层。该设备仅使用1次，通常在几日内使用，允许患者在家中进行局部麻醉，以控制术后疼痛。患者可迅速恢复活动能力，从而减少了术后并发症的发生。住院期间，泵很少被移除。患者及其居家照护者学习在家中如何将导管取出。护理的重点是评估导管的位置和连接，局部麻醉的副作用，以及患者教育。

授权与合作

管理局部麻醉镇痛泵的方法不能委托给护理辅助人员。护士指导护理辅助人员完成以下工作：

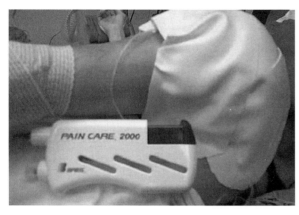

图 16.4　肩部手术后局部麻醉输液泵

（图片由 Breg, Inc., Vista, CA 提供并保留所有权）

• 在提供护理时，请密切注意插入部位，避免错位。

• 如果患者衣服变得潮湿，以及任何导管错误连接，立即报告。

• 立即通知护士患者的状态或舒适程度的变化。

用物准备

• 手术中泵准备就绪

居家导管去除

• 清洁手套

• 10 cm × 10 cm 无菌纱巾

• 创可贴

• 胶带

• 塑料袋

步骤	要点说明

护理评估

1. 根据机构政策，使用至少两种方式核对患者身份信息（例如，姓名和生日，或者姓名和病案号）。核对患者的用药记录或医疗记录的信息。	确保患者正确。符合联合委员会标准并保证患者安全（TJC，2016）。
2. 执行手卫生，使用清洁手套，评估手术敷料和导管置入部位。敷料应干燥且完整。	确定导管是否放置正确。
3. 确保导管正确标示；然后评估导管连接，确保安全。如果导管脱落，不要重新连接或重新插入，而要立即通知医师。	重新附着会导致感染。管道连接不当可能导致不合适的药物进入手术伤口部位。
4. 进行完整的疼痛评估（见技能 16.1）。	提供基础水平，以确定镇痛效果。
5. 检查外科医师对导管位置的手术报告。	用你自己的观察确认导管位置。
6. 阅读设备上的药物标签，并与用药记录或医嘱进行比较。	提供有关麻醉药种类、浓度、容量、流速、日期和时间的信息。
7. 评估管道中是否有血液回流。如果有血液，停止注射，并通知医师。脱下手套，执行手卫生。	提示导管可能移位至管中。
8. 确定患者可按卫生保健者的命令执行肢体活动。	过度的活动会引起导管移位。
9. 确认患者的过敏反应（应在术前和术中完成）。评估局部麻醉毒性的体征：低血压、头晕、震颤、严重瘙痒、皮肤或喉咙肿胀、心律失常、心悸、意识模糊、耳鸣、肌肉抽搐、口部麻木、金属味、痉挛。	早期发现毒性可预防或减少并发症的发生。局部麻醉剂会对全身产生严重的影响（ISMP，2011）。
10. 评估患者和居家照护者对输液泵的了解。	评估所需的教学和家庭支持水平。

步骤	要点说明

护理诊断

● 焦虑	● 躯体移动障碍
● 缺乏输液泵用途的相关知识	● 有感染的危险
根据患者的状况或需求，个体化处理其相关因素 / 危险因素。	

护理计划

1. 完成下列步骤后所能达到的预期结果：	
● 患者用语言表达疼痛完全或部分缓解。	患者主诉的疼痛是最可靠的疼痛指标。
● 患者非语言行为减少，如面部抽搐、咬牙、身体摇晃等。	在没有自我报告的情况下，非语言行为是有效和可靠的疼痛指标（Herr et al., 2011a）。
● 患者在床上活动，睡眠和食欲改善，更活跃，与家人和朋友更容易沟通。	适当的疼痛缓解可以让患者参与日常活动。
● 正确地拔除导管，不对患者造成伤害。	患者和居家照护者能够按照指示拔除导管。

护理措施

步骤	要点说明
1. 执行手卫生。当更换卧位或移动患者时，要小心。	避免导管移位。
2. 在患者准备出院时（取决于泵的类型），可能需要将导管连接至一个较小的泵，供居家使用。用一个婴儿奶瓶大小的泵举例说明。当泵连接时，泵内气囊充满药物，柱塞一直到顶部。随着药物的注入，泵内的球囊收缩，柱塞下降。	
3. 教会患者或居家照护者观察内容，以及如何在家里拔除导管（也可以由家庭保健护士来做）。 a. 说明如何执行手卫生，并使用干净的手套。 b. 患者在床或椅子上时姿势放松，下肢正常。 c. 使用干净的手套。请患者或居家照护者轻轻地提起覆盖导管穿刺部位的胶布，并去除残留胶布。	减少微生物传播。 放松关节肌肉，减少肌肉紧张的牵引力，并分散注意力。 暴露导管插入位置。
4. 教导患者或居家照护者如何拆卸导管（可由家庭保健护士完成）。 a. 指导患者或居家照护者将 10 cm × 10 cm 的纱布置于导管处，尽可能地固定导管于靠近皮肤入口的位置，固定好后轻柔地将它拉出。这不会引起不适或阻力。少量的血液或体液排出是正常的。 b. 让患者或居家照护者寻找导管末端的标记。局部使用新的无菌纱布加压至少 2 分钟。 c. 清洁皮肤，以去除任何附近的手术皂迹或黏附。使用创可贴。	防止导管破损。 指导完全去除导管。 达到止血目的。 清洁穿刺部位。

步骤	要点说明
d. 使用标准预防策略将导管放入塑料袋中。提醒患者在第一次随访时将其带至医护人员的办公室。脱手套；执行手卫生。	导管将由外科医师检查以确保没有发生断裂。减少微生物传播。
e. 向患者解释，在取出导管后的 24 小时内，残留的麻木感都会消失。	允许患者和护理人员参与过程并识别问题。
5. 提醒患者或居家照护者与外科医师的随访预约。	增加患者的依从性。

护理评价

1. 要求患者在休息和活动时使用适当的量表来评估疼痛强度。	确定患者对局部注射药物的反应。
2. 观察药物不良反应的体征并立即报告。	局部麻醉药在静脉内吸收会导致全身的不良反应（Pasero 和 McCaffery，2011）。
3. 观察患者的卧位，有无移动，放松和参与日常活动，以及任何非语言行为。	表明疼痛管理很成功。
4. 检查手术敷料的情况。	敷料潮湿表明有导管脱出的可能，特别是当引流液是清的时候。
5. 在随诊期间检查导管穿刺部位。	确定伤口区域是否愈合，没有感染。
6. **使用反馈式教学**："对您来说，在家中正确地将导管取出是很重要的。向我解释一下取出导管的步骤。"如果患者或居家照护者不能正确反馈，立即调整或重新制订指导计划，以保证其正确掌握。	确定患者和居家照护者对指导内容的理解水平。
非预期结果	相关措施
1. 患者表达的疼痛强度大，或者表现出疼痛的非语言行为。导管可能移位或阻塞，或手术部位可能出现并发症。	● 检查泵内是否存在药物。 ● 检查管道的通畅性。 ● 通知医疗保健提供者。
2. 患者主诉局部麻醉不良反应（出血、心律失常、虚弱或麻木、抽搐、意识模糊、感染、嗜睡、耳鸣），可能对局部麻醉过敏、导管未置入静脉或泵故障（释放过量药物）。	● 停止输入（ISMP，2011）。 ● 通知医疗保健提供者。

记录与报告

● 在电子健康档案或表单中记录药物、浓度、导管置管日期，以及给药类型（持续输入或按需输入）。

● 记录导管位置、患者的疼痛评分、对麻醉药物的反应，以及其他缓解措施。

● 在电子病历或表单中记录控制疼痛所必需的额外镇痛药。

● 在电子病历或表单中记录局部麻醉药的不良反应（ISMP，2011），并向卫生保健提供者报告。

● 向外科医师汇报敷料潮湿和（或）导管移位。

● 记录对患者和居家照护者学习情况的评价。

注意事项

健康教育

● 在患者进入手术室前,提供有关设备用途和使用的术前教学。

● 如果装置是按需(不是连续的),指导患者按医嘱的频率按下按钮。

● 指导患者在疼痛超过目标强度的情况下告知护士,可以添加口服和(或)静脉镇痛药缓解疼痛。

儿科患者

● 局部连续输液泵已用于儿童骨科手术。指导家长和患儿在家庭护理方面的注意事项。特别注意不要将导管拔出。

老年患者

● 有时会连续使用,但需求剂量需要一个意识正常的成人(Herr et al., 2011b)。

另外,要特别注意保护导管。

居家护理

● 指导患者和居家照护者,如果出现过多的液体或出血,应立即通知卫生保健提供者;如果患者有麻醉反应的体征,包括心律失常、虚弱或受影响区域麻木、抽搐、意识模糊、困倦、耳鸣;或者如果感染症状出现(导管部位发红和触痛,引流或发热)。做好记录。

● 提供口头和书面说明指导患者在家中停止设备及停止的时间。提醒患者将导管放入一个塑料袋中,并将其带至卫生保健提供者的第一次随诊中。

● 在手术后对肢体运动的全范围活动的限制提供指导。

● 家庭保健护士可以按照医嘱移除泵。

技能 16.5 非药物镇痛管理

有效的疼痛管理并不总是意味着消除疼痛。各种各样的非药理学疗法可以直接减轻患者的疼痛,并在使用止痛剂时提供额外的缓解效果。非药物干预可用于任何卫生保健措施中。

这些干预措施被归类为辅助或替代疗法,并且有证据表明它们在减轻疼痛方面的功效(NIH, 2015a)。使用这些干预措施与药物干预相结合,而不是取代它们。非药理技术降低了疼痛的物理效应,改变了患者对疼痛的感知,给患者提供了更大的控制感。

非药物干预对于那些发现此类干预具有吸引力、可以表达焦虑或恐惧的患者来说是合适的,他们受益于避免或减少药物治疗,或仅在药物干预的情况下就有不完全的疼痛缓解。你可以通过教他们各种非药理学的方法来帮助患者控制疼痛(注释 16.5)。患者和他们的家属更了解互补的技术方法,应该鼓励他们继续使用任何对他们有效的技术。因为每个人的反应都不一样,找到一种对患者有效的新的方法来治疗,可能比寻找药理学方法要花费更多的时间。

注释 16.5 疼痛管理的非药理学策略 *	
思想的放松和力量	**精神和映射**
● 自我安慰	● 从事宗教活动
● 渐进式肌肉放松法	● 幽默感
● 自我训练	● 留出时间专注于其他事
● 呼吸练习	● 与他人分享你的压力
● 音乐放松	● 写日记
● 视觉影像	● 祈祷
● 瑜伽	**疼痛发作时该怎么办**
让你的身体参与进来	● 冷热疗法
● 运动	● 球类治疗
● 有节奏的律动	● 冷热交替浴
● 能量储备	● 手部按摩
● 健身操	● 草本植物 +

* 应与镇痛药物一起使用

+ 在使用草药之前,请联系卫生保健提供者,它可以与处方镇痛药相互作用

放松疗法和引导意象疗法

放松和引导意象疗法有助于缓解急性和慢性疼痛、焦虑和抑郁。放松的深度缓慢呼吸单独或与引导意象结合在一起,集中影响自主和疼痛对交感唤醒和疼痛感知调制的基本特征(Busch et al., 2012)。在减少上腹部手术

和生产痛时，患者的充分参与和合作是放松技术有效的必要条件（Jones et al.，2012；Topcu Findik，2012）。当疼痛发生时，放松疗法和引导意象疗法为患者提供自我控制。在引导的意象中，利用个人的记忆、梦想和视觉，在头脑中创造一个形象；专注于这一形象；慢慢地，你就会逐渐意识不到疼痛。意象焦点会帮助患者改变他们对疾病、治疗和治愈能力的认知，这有助于减轻疼痛、紧张或压力。选择患者喜欢的意象需要仔细的评估。否则，你可能会错误地描述患者害怕或不喜欢的东西的意象（Baird et al.，2010）。例如，海浪场景对一位患者来说是宁静的，但对另一位患者来说可能是可怕的。该技术已被证明有效地改善了治疗疼痛和其他纤维肌痛症状的功能状态和自我效能感（Menzies et al.，2006）。

皮肤的刺激

按摩

轻柔地按摩，一种皮肤刺激的形式，是触摸和运动到肌肉、肌腱和韧带的应用，而不需要操纵关节。适当地按摩不仅能阻断疼痛的感觉，还能缓解肌肉紧张和痉挛，不适当则反而会增加疼痛。按摩疗法可以产生一种放松的感觉，创造一种平静的状态，促进休息（Adams et al.，2010）。按摩可以促进肌肉中废物的清除，改善组织的氧化作用，刺激神经系统的放松反应。在一项涉及一小部分医疗、外科和产科住院患者的研究中，按摩被证明可以减少患者的实际疼痛水平；但这项研究也揭示了一种在疼痛、放松、睡眠、情绪、恢复和愈合过程中的关系（Adams et al.，2010）。背部、肩膀和下颈部的表层按摩有时被称为背部按摩。在洗澡后或患者准备睡觉前进行背部按摩会促进放松和舒适。有效的背部按摩需要3～6分钟，是减少疼痛和提升幸福感的重要干预措施。

热疗和冷疗

热疗和冷疗应用于皮肤，以减轻疼痛和促进愈合，改善循环和减轻水肿。热疗和冷疗的选择因患者的偏好和条件而异。在卫生保健机构或家庭环境中使用热疗或冷疗需要医嘱。虽然对热疗和冷疗的生理反应不同，但表面的热疗或冷疗的应用在肌肉痉挛、紧张和局部关节疼痛等条件下提供了舒适感（见第42章）。

分散注意力

分散注意力是一种将个人注意力从轻微或中度疼痛感转移的技术。它可以单独用于治疗轻微疼痛或使用止痛剂来管理短暂的剧烈疼痛，如疼痛相关的程序（ONS，2015）。通过引入有意义的刺激帮助患者有意识地只关注一个刺激，从而将注意力从痛苦中转移。注意力转移技术分为内部和外部。内部注意力转移技术包括让患者计数、唱歌、祈祷，或者在脑子里重复一些陈述，比如说"我能应付"（ONS，2015）。外部注意力转移技术包括改变患者的活动、做针线活、听音乐、阅读、散步、演奏乐器或观看喜剧节目（NIH，2015a）。与护士的治疗交流是另一个分散注意力的例子。当转移注意力时，患者可能会有更强烈的疼痛意识。

授权与合作

对患者疼痛的评估不能委托给护理辅助人员。非药理学的疼痛管理策略的技巧可以委托给护理辅助人员。护士指导护理辅助人员完成以下工作：

- 识别并解释哪些非药理措施对患者最有效。
- 解释如何调整策略以适应患者的限制（例如，侧躺和俯卧位按摩）。
- 指导报告患者痛苦的恶化过程。

用物准备

- 疼痛评估量表
- 按摩疗法：乳液或精油（可考虑芳香疗法乳液），折叠床单，浴巾
- 放松疗法：患者的音乐偏好，收音机或CD播放机，放松带和磁带播放机
- 分散疗法：基于患者的偏好（例如，阅读材料、字谜、视频游戏）

步骤	要点说明

护理评估

1. 评估患者的语言水平及疼痛替代缓解方法的价值。在指导患者通过放松或引导意象时，确定你所要使用的描述性术语。	确保护理行为在文化上是适当的。建立与患者的联系，以增强引导放松的能力。
2. 评估患者疼痛的特征（见技能16.1），并回顾发现引起疼痛的原因。	建立基线水平以确定干预的效果。帮助确定非药理学方法是否合适。
3. 评估面部表情，非语言暗示的不适（例如，面部扭曲、皱眉、语调改变），身体姿势和动作（例如，坐立不安、肌肉紧张），以及患者的（见技能16.1）。	提供作为评估疼痛缓解措施有效性的基线。明显的症状和体征通常不表现为慢性疼痛。症状和体征表明舒适程度的改变。
4. 执行手卫生，引流时戴手套。检查患者疼痛或不适的部位，包括检查（颜色变化，肿胀、引流），触诊（温度变化、疼痛区域），以及关节活动范围（如果可以的话）。	临床观察可以确定患者的信息。局部不适可以指导具体的止痛措施。
5. 评估患者呼吸的特征。	建立基线水平。放松技巧让患者专注于呼吸。
6. 检查疼痛缓解措施的医嘱（如果需要的话）。	在某些急性治疗环境中，要执行非药理学的治疗必须要有医嘱。
7. 评估患者对疼痛的理解和接受非药理学止痛措施的意愿。	参与增加了止痛措施的有效性。如果患者不愿意尝试活动，提供相关建议治疗的信息。
8. 评估首选的患者活动（例如：拼图、编织、电子设备游戏、棋类游戏、音乐或舒缓音乐专辑）。	提高分散注意力的可能性。
9. 评估意象的类型，让患者更愿意使用引导意象。	防止使用可能惊吓患者的意象。
10. 检查患者活动或卧位的任何限制。	确定按摩治疗是否合适，卧位是否符合患者的假设。

护理诊断

● 活动无耐力	● 缺乏疼痛控制的非药理学方法的相关知识	● 无力感
● 急性疼痛	● 无效应对	● 焦虑
● 慢性疼痛		
根据患者的状况或需求，个体化处理其相关因素/危险因素。		

护理计划

1. 完成下列步骤后所能达到的预期结果： ● 患者演示和描述缓解疼痛的措施。 ● 缓慢而深入的呼吸模式证明患者放松和舒适。平静的面部表情；平静的语调；放松的肌肉；放松的姿势。 ● 患者报告疼痛缓解的程度（0～10分）。	展示患者的理解和学习能力。 非药物治疗策略有助于患者放松和减少不适。放松程序和按摩可以促进深度的放松。 患者的主观报告是最可靠的疼痛指标。
2. 解释操作技术的目的和在活动中你对患者的期望。说明如何使用疼痛评分量表（技能16.1）。	正确的活动说明可以提高患者的参与程度。患者对疼痛的准确报告可以改善评估和治疗。

步骤	要点说明
3. 在日常护理活动中与患者（如果可能的话）共同设定疼痛强度目标。	患者为可忍受的疼痛程度设定个人目标。
4. 做好时间计划，在患者能够集中注意力的时候进行操作（例如，排尿后、午睡后醒来）。	增加成功的机会。
5. 在实施非药物治疗前30分钟服用镇痛药。	患者能够获得非药物治疗所需的舒适度。

护理措施

步骤	要点说明
1. 执行手卫生，准备患者的环境。 温度适合患者。 声音。 照明。 尽量减少干扰和协调护理活动；让患者休息。	减少微生物传播。 极端的温度和声音可以增强患者对疼痛的感知。 明亮或暗淡的灯光会加重疼痛感。 疲劳增加疼痛感知。
2. 按摩：	
临床决策点：按摩禁忌证包括肌肉、骨骼或关节损伤；受伤的、肿胀的或发炎的部位。	
a. 将患者置于舒适的位置，如俯卧或侧卧。有呼吸困难的患者躺在床的一侧，床头抬高。	加强放松和暴露区域的按摩。
b. 调整床至舒适的位置；调低护士站立侧的床栏。用衣物盖住患者，只露出要按摩的部位。	确保适当的身体功能，防止背部扭伤。
c. 把音乐调成患者喜欢的。	促进放松。
d. 确保患者对按摩液不过敏；保持手里乳液或水盆里的水是温的。注意：如果按摩头部和头皮，请延迟使用乳液的时间，直至完成。	温暖的乳液是舒缓的，有助于局部肌肉放松。
e. 根据预期效果或身体部位选择抚触技术。	确保部分身体的充分放松。
临床决策点：对不能交流的患者使用非常轻柔地按摩，因为他们无法告诉你按摩是否会感到不舒服。	
（1）轻抚：从脊柱向上和向外按摩（见插图）。	在不刺激深层肌肉的情况下，轻滑的抚触能够使肌肉伸展，增加营养吸收，改善淋巴和静脉循环。
（2）揉捏法（见插图）。	揉捏紧张的肌肉群可以促进放松，刺激局部血液循环。
（3）摩擦。	有力的按摩将血液带至皮肤表面，增加局部血液循环，放松紧绷的肌肉群。

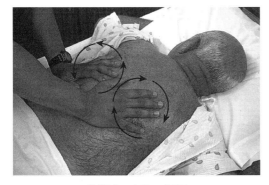

步骤 2e（1）　**轻抚**

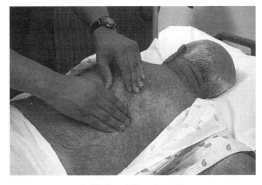

步骤 2e（2）　**揉捏法**

步骤	要点说明
f. 鼓励患者在按摩时深呼吸，放松。	强化按摩的效果。
g. 站在患者后面，刺激头皮和太阳穴。	
h. 支撑患者头部，按摩头部肌肉。	强烈的环形摩擦（摩擦治疗）刺激局部的循环和放松。
i. 如果需要，重新定位。患者在仰卧位时，适当按摩手和手臂（Asadizker et al., 2011）： （1）用手部支撑，并用拇指与手掌摩擦。 （2）以手指为支撑基础，每根手指按螺旋状运动。 （3）从指尖到手腕进行手部按摩。 （4）拇指和示指之间的前臂和上臂肌肉。	释放双手和手臂的紧张感。研究表明，手部按摩可以显著降低焦虑行为（Asadizker et al., 2011）。 鼓励放松；增强血液循环和静脉回流。
j. 在确定患者没有颈部损伤等操作禁忌的情况下，酌情按摩颈部： （1）将患者置于俯卧位，除非有禁忌证。 （2）用拇指和示指捏住颈部肌肉。 （3）将一只手放在肩膀上，另一只手放在头部，轻轻伸展颈部。轻柔地将手移开。	 使颈部肌肉充分暴露。 减少颈部肌肉经常出现紧张感。 帮助全身肌肉放松。
k. 酌情按摩背部： （1）除非有禁忌证，协助患者取俯卧位；侧卧位也是另一种选择。 （2）不允许双手离开患者的皮肤。 （3）先将手放在骶骨区域；打圈按摩。从臀部向上划至肩部。以平滑、有力的脉冲过程按摩肩胛骨。继续平滑地按摩到上臂和外侧沿背部向下到髂骨（见插图）。继续按摩3分钟。 （4）沿脊柱的肌肉向上和向外方向轻抚。	背部受伤、手术或硬膜外注射的患者不应接受背部按摩使得背部肌肉群完全可触及。 与皮肤表面的连续接触可起到舒缓的作用，同时可刺激组织血液循环。 突然中断与皮肤接触会让患者感到害怕。 一般来说，对所有肌肉群施加固定的压力可以促进放松。 按摩顺序是按照主要肌肉群的分布。

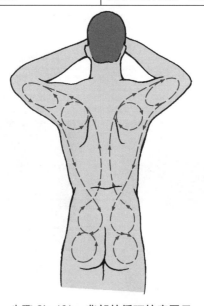

步骤 2k（3）　**背部的循环按摩图示**

步骤	要点说明
（5）站在患者的前面，用揉捏法按摩肩部肌肉。 （6）用手掌向上和向外做环形按摩运动，从下臀到颈部。 （7）运用大拇指和示指揉捏上背部和肩部的肌肉。 （8）双手按摩背部肌肉，然后另一侧。 （9）用长时间的敲打手法结束按摩。	由于紧张，这个区域肌肉经常变紧。 给表皮层带来血液。 这些肌肉很厚，可以用力按摩。 这是最舒缓的按摩动作。
l.适当的脚部按摩： （1）将患者置于仰卧位。 （2）用力抓住脚。在进行按摩时，用一只手支撑脚踝，或用两只手支撑脚。 （3）用拇指和示指围绕踝关节和脚掌做环形运动。 （4）顺着脚趾到踝关节的方向，用力按压肌腱之间的位置。 （5）按摩两侧和脚趾顶端。 （6）用拳头上部在脚底做环形按摩运动。 （7）用掌侧示指和拇指轻揉脚侧部位。 （8）以有力的、全面的动作在脚底结束按摩。	使患者恢复至舒适的解剖位置。 按摩期间注意保持关节的稳定性（Asadizker et al., 2011）。 所有的按摩都有助于放松肌肉。 太轻的手法会使人发痒。
m.结束按摩时，告诉患者。	告知患者并让其准备深呼吸。
n.当程序完成时，指导患者深呼吸。在休息几分钟后提醒他们慢慢移动。	使患者恢复至清醒和警觉状态。 当患者感到极度放松时，可能会感到头晕，并需要时间重新分配血液供应。
o.用浴巾擦去患者身上多余的乳液或油。	过量的乳液或油会刺激皮肤，导致皮肤破裂。
p.当按摩完成时，将床移至较低位置，并在适当的时候抬高侧栏。执行手卫生。	不要用侧面护栏来约束患者。
3.深呼吸的渐进式放松：	
a.让患者取舒服的坐姿：腿部不交叉或头下垫小枕头的仰卧位。	最大化地放松。
b.指导患者慢、深、腹式呼吸。让患者闭上眼睛可能会有帮助。	增加氧气供给可减少焦虑，运用放松技巧防止呼吸短促。避免过度通气。闭眼可让患者保持专注。
c.做如下解释："空气通过鼻子应该向下进入您的下腹部。让您的肚子充分膨胀。现在用嘴呼气(或者鼻子，如果感觉更自然的话)。交替进行几次正常呼吸和深呼吸。当您正常吸气、呼气和做深呼吸的时候，注意您的感觉。浅表的呼吸会有紧张和收缩感，而深呼吸可以帮助您放松。"	在你的指导下，患者能够集中精力练习。关注身体的感觉可以加强放松感。
d.继续训练："练习，将一只手放在腹部，肚脐下方。每次呼气的时候，您的手会感觉到大约2.5 cm的上升。您的胸部也会轻微的上升，还有您的腹部。记得放松你的腹部，这样每次您吸气的时候，它就会充分膨胀。当您慢慢地呼气时，让您自己大力地呼出。"	让患者掌握缓慢的深呼吸训练。
e.观察患者，注意防止过度通气。	过度通气使患者消除更多的二氧化碳，从而导致呼吸性碱中毒和pH值升高，患者会觉得头晕目眩。

步骤	要点说明
f. 指导患者确定肌肉紧张区域，并交替收紧和放松所有肌肉群 6～7 秒，从脚开始，向上延展至头部。 （1）指导患者吸气时收紧肌肉，呼气时放松肌肉。 （2）当每一个肌肉群放松时，让患者享受放松的感觉。让心灵飘荡，并享受放松的感觉是多么美妙。让患者做深呼吸。 （3）在运动过程中给予平静地解释患者可能会感受针刺、沉重、漂浮或发热的感觉。 （4）让患者在整个运动过程中持续、缓慢地深呼吸。 （5）完成后，让患者深吸气，呼气，然后在休息几分钟后开始慢慢移动。	放松是一种与交感神经系统唤起相关的综合反应；肌肉张力降低是理想的结果。 放松可以降低脉搏和呼吸频率，降低血压，有助于减少焦虑（Baird et al., 2010）。 提供患者享受放松感觉的机会。 预防因为没有提醒而造成的焦虑感觉。 使患者恢复至清醒和警觉状态。快速起身会导致眩晕。
4. 引导意象治疗：	
a. 指导患者通过引导想象练习，同时让他们注意力集中在意象上。举例如下： （1）指导患者想象吸入的空气是有疗愈功能的球体。 （2）想象吸入的空气可传播至疼痛的区域。	形成特定的意象有助于消除疼痛感。 患者集中注意力可降低疼痛感。
b. 或者可以直接想象。 （1）引导患者想象一个令人愉快的地方，如海滩或山脉。选择一个平和的形象。 （2）引导患者体验宁静地方的所有感观方面（例如：温暖的微风，温暖的沙滩，温暖的阳光，有节奏的海浪声，有咸味的空气的味道，海鸥在空中滑翔和飞向空中）。 （3）让患者继续开始深、慢、有节奏地呼吸。 （4）指导患者数到"3"，吸气，睁开眼睛。建议患者开始慢慢地走动。	选择了宁静的地方后开始指导意象治疗。 通过多种感官刺激帮助患者集中精神和放松（Baird et al., 2010）。需要确保这是患者自己的体验，而不是你的。 通过肌肉松弛来促进放松。
c. 给患者时间进行不间断的练习。几乎所有地方都有练习放松的磁带，图书馆是一个很好的来源。	引导意象需要高度集中，需要时间才能完成。
5. 分散注意力	
a. 将患者的注意力从疼痛中转移出来，让他们分心。 （1）音乐：选择患者觉得舒适的音乐，大约需要 30 分钟。在舒适的水平上设置音量。当疼痛增加或减少时，强调音乐的节奏和调节音量大小。 （2）指导患者对事件或故事进行详细叙述；描述愉快的记忆。 （3）在患者放松的时候，做一些活动（如猜谜、玩游戏机、阅读）。 （4）参与有意义的谈话；鼓励家庭成员和访客的参与。	注意力的重新定向能改变疼痛的情绪或认知（Allred et al., 2010）。 音乐能产生积极的心理结果，包括减少焦虑和抑郁（Zhang et al., 2012）。 强调事件的细节，以增加对痛苦刺激的干扰。 参加活动需要一定程度的参与舒适感。 访客们可以帮助他们远离中等程度的疼痛。很少有人在剧烈的疼痛中能够分散注意力。
6. 清除和丢弃所有敷料。执行手卫生。	减少微生物传播。

步骤	要点说明

护理评价

步骤	要点说明
1. 观察患者呼吸、体位、面部表情、声调、情绪、举止、肢体不适等特征。	确定过程的有效性、放松程度、疼痛缓解的程度，以及哪些过程最有效。
2. 要求患者使用疼痛评分量表来评定舒适度。	评估疼痛强度的变化。
3. 观察患者施行疼痛控制措施。	学习成果证明。
4. **使用反馈式教学**："我想确定我解释了一些不用药物就能减轻疼痛的方法。告诉我您想尝试什么方法。"如果患者或居家照护者不能正确反馈，立即调整或重新制订指导计划，以保证其正确掌握。	确定患者和居家照护者对指导内容的理解水平。
非预期结果	相关措施
患者因为疼痛强度没有改变，或不断上升，或表现出疼痛的非语言行为，所以不能专注于技术学习上。	● 评估疼痛的特征，确定是否需要进一步的镇痛。 ● 确保环境有利于学习和技术实施。 ● 与卫生保健提供者商讨增加剂量或替代药物。 ● 考虑不同的技术或互补策略。

记录与报告

● 在电子病历或表单中记录患者的评估结果、使用的程序和技术、给患者的准备、患者对程序或技术的反应、整体状况的变化，以及与事件相关的进一步的舒适需求。将止痛技术纳入护理计划。

● 在护士交接班或护理查房会议时，报告患者对非药物干预措施的反应。

● 记录对患者和居家照护者学习情况的评价。

● 向护士或医疗保健提供者报告对实施技术的任何异常反应（例如，不受控制的或加重的疼痛或肌肉痉挛）。

注意事项

健康教育

● 为患者提供关于每一种非药物治疗方式的信息，包括目的、减轻疼痛的基本原理，以及患者如何最大限度地获益。如果让护理人员进行按摩，你仍然需要提供耐心的教育。

● 一些技巧需要更多的练习才能达到效果。有时需要药物干预来减轻疼痛，这样可以让患者放松。

● 让患者在活动期间休息，因为疲劳会增加疼痛感。

● 教导居家照护者如何在家庭护理中进行按摩（如果没有禁忌的话）。

儿科患者

● 你可以在儿童身上成功地使用非药理学的疼痛管理疗法。将注意力分散和放松策略调整至孩子的发展水平（例如，给幼儿使用安抚奶嘴，为学龄前儿童提供阅读或播放他们最喜欢的故事，鼓励青少年用耳机听 CD 播放器上的音乐）（Allred et al.，2010；Hockenberry 和 Wilson，2015）。游戏治疗师通常在大型的儿科医院，他们非常擅长分散治疗。

● 因为患儿通常都有丰富的想象力，所以放松疗法往往是疼痛控制中的有力佐剂。

● 父母对减轻疼痛很有帮助。例如，他们通过陪伴、交谈和拥抱来给予安慰。

老年患者

● 视觉、听觉、认知和运动障碍使老年人很难有效地使用诸如分散注意力、放松或引导意象等疗法。确保眼镜、助听器和其他辅助设备在位。不要认为补充技术不会对老年人产生影响（NIH，2015a）。

● 一项以证据为基础的老年人疼痛管理实践指南推荐使用非药物治疗（Horgas et al., 2012）：①为个人定制非药物治疗方案。②认知行为策略可能不适用于认知障碍的患者。③身体疼痛缓解策略的重点是促进舒适和改变对疼痛的生理反应，而这些通常是安全有效的。

居家护理

● 家庭成员需要在计划时间内去协助患者，减少家里的噪声和其他刺激，以促进患者的放松。

▶ 临床案例分析

一位 56 岁的男性患者接受了结肠切除术（切除部分结肠）。他从手术室返回，用硬膜外导管连接至静脉注射泵上，以满足剂量需求。麻醉师在恢复室中使用了 0.1% 罗哌卡因（10 mL）和芬太尼（100 μg）的初始剂量。采用患者可控制的硬膜外镇痛方法，用芬太尼 2 μg/mL，罗哌卡因浓度为 0.1%，每 20 分钟 5 mL 的剂量。患者已经能够正确地听从指令和自我管理镇痛剂。责任护士掌握并能观察硬膜外镇痛的副作用。

1. 手术后大约 10 个小时，患者还没有完全恢复。护士对他进行了评估，发现他可能有膀胱扩张。考虑到他的临床情况，有哪些选项可以解释患者的症状？

2. 按计划，患者在术后 6 小时内需要床边站立。描述指导措施，以提高患者的安全活动能力，然后更舒适地回到床上。

3. 患者的硬膜外输液停止，使用止痛剂以缓解疼痛。患者的生命体征稳定：血压 132/86 mmHg，脉搏 84 次 / 分，呼吸 20 次 / 分，体温 37.6℃，硬膜外麻醉和手术敷料完好。腹部触诊，膀胱轻微不适。疼痛程度为 5 级。他的妻子正好来看他，询问她是否有办法帮助丈夫恢复健康。说明一下他的妻子能帮助缓解疼痛的方法。使用 SBAR 交接班模式，表现出你是如何与医疗团队对这个患者进行沟通的。

▶ 复习题

1. 你正在照顾一位 72 岁的患者，他周围神经病变引起持续的神经疼痛。此外，患者的背部有骨关节炎的不适。你的评估结果显示，患者的听力下降，但意识是清楚的。以下哪项陈述准确地描述了如何为这个患者选择疼痛缓解疗法的指导方法？（选择所有符合条件的选项）

A. 认知行为策略对这位患者可能是无效的

B. 与患者一起确定由医师开具的止痛剂和（或）佐剂的组合，以最有效地缓解疼痛

C. 向患者解释，最初的阿片类药物剂量会很高，然后逐渐减少，以达到止痛效果

D. 在练习指导意象之前一定要确定患者的助听器已经到位

E. 选择一个安静的时段给患者做身体按摩

2. 你正在照顾一位患者，他正在通过自控方法接受吗啡镇痛。你刚刚完成了患者的呼吸和脉搏血氧测量。你检查患者的医疗记录，以确定他或她的过度镇静的风险。下列哪些因素会增加患者过度镇静的风险？（选择所有符合条件的选项）

A. 患者在过去的两个月内接受了止痛的阿片类药物

B. 患者认知能力受损

C. 患者有阻塞性睡眠呼吸暂停病史

D. 患者对阿片类药物过敏

E. 患者从未接受过阿片类药物

3. 根据每一步的基本原则，说明如何指导居家照护者在家中移除局部麻醉导管。

步骤	要点说明
说明如何执行手卫生。	
患者或居家照护者轻轻抬起覆盖导管插入部位的胶粘剂，并移除任何残留的胶带。	
指导患者或居家照护者将导管从离皮肤最近的地方轻轻地取出。	
压迫伤口 5 分钟，然后用创可贴覆盖。	
向患者解释，在取出导管后的 24 小时内，任何残留的麻木感觉都会消失。	

第17章

姑 息 治 疗

▶ 技能和步骤

技能 17.1　支持陷入悲伤的患者与家属

技能 17.2　临终阶段的症状管理

技能 17.3　尸体料理

▶ 学习目标

学习本章节后，护士能够具备如下能力：

● 探讨姑息治疗的原则。

● 探讨临终关怀。

● 描述临终阶段临床症状的处理方法。

● 描述临终时的心理症状的处理方法。

● 描述临终时生理变化。

● 确定护士在协助悲伤或临终阶段患者及家属中的作用。

● 描述尸体料理的程序。

● 探讨护士在尸体解剖、器官或组织捐献请求中的促进作用。

▶ 目的

纵观历史，护士在严重的、危及生命的疾病和临终患者护理中起到了至关重要的作用。WHO（2015）将姑息治疗定义为一种凭借早期发现，精准评估疼痛和生理，心理及精神方面等其他问题，从而预防和减轻痛苦，改善那些面临与威胁生命疾病相关问题的患者及家属的生活质量。姑息治疗的运用可与其他生命维持方法相结合，如手术治疗及化疗。姑息治疗由包含医师、护士、社工、牧师和营养师在内（NCP，2013）（注释 17.1）的专业团队来完成，从而达到对疼痛及其他症状、心理精神支持方面综合处理的目的。进行姑息治疗时，奉献爱心以及运用治疗沟通原则很重要（图 17.1）。

注释 17.1　姑息治疗的目标

● 减轻患者疼痛及其他痛苦的症状。

● 肯定生命，将死亡视为正常的过程。

● 不加快也不推迟死亡。

● 整合心理及精神方面的患者护理。

● 提供一个支持系统帮助患者尽可能积极地生活，直至死亡。

● 提供一个支持系统帮助家属应对患者的疾病和丧亲之痛。

● 提高生活质量，积极影响病程。

改编自 World Health Organization：WHO Definition of palliative Care, 2015, http：//www.who.int/cancer/palliative/definition/en/. Accessed March 13, 2016.

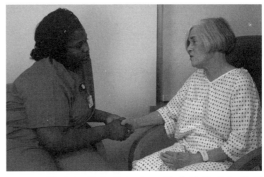

图 17.1　护士运用身体语言及治疗性沟通评估临床症状如何影响患者的生活

在生命将要结束的时候，姑息治疗很有可能会转变成为临终关怀，一个包含专业人员，以患者及家属为中心的护理模式，帮助人们在走向死亡的过程中尽可能生活的更好。在疾病的最后阶段，患者有权利获得临终关怀作为医疗保险或医疗补助福利，一般为最后的 6 个月。因为临终关怀是一种哲学关怀，因此，可以在患者家里，独立的临终关怀机构，私人疗养院，急症护理院进行。

患者死亡时，护士可以通过提供信息、指导、支持和沟通来给予患者及家属富有同情心的关怀。此外，护士根据患者的宗教和文化信仰，以有尊严的方式提供去世后护理（例如尸体料理）。

▶ 护理标准

- 全国优质姑息治疗共识，2013——疼痛及其他临床症状的评估与管理；患者及家属心理需求的评估与管理；患者及家属文化、宗教及精神需求的评估与处理；以及以尊重和文化敏感的方式为患者提供去世后的护理

- 联合委员会，2016——国家患者安全目标

▶ 实践准则

- 专业的姑息治疗包含帮助患者在临终时平静的死亡。

- 姑息治疗要求对患者进行整体评估，处理症状和体征，并向患者及家属提供心理及精神上的支持。

- 症状是由患者自身经历的，因此只能由患者表达，而体征是由护士观察到的，可以伴随患者的症状。

- 临终时心理症状的管理可以减轻患者心理上的不幸，可以提高整体生活质量。

- 作为护士，仔细聆听，了解失去对于患者及家属的意义，确定担忧，评估他们保持希望及继续生活的能力。

- 为了在家中接受临终关怀，居家照护者必须在患者失去自主活动能力时提供护理，临

终关怀团队成员必须 24 小时提供服务，并且协助进行家庭与医院之间的护理。

- 当死亡临近的时候，临终关怀团队对患者及家属提供加强支持，临终关怀的福利包括为家人提供喘息的机会，为急性症状管理提供有限的住院治疗，及死亡之后的丧亲护理（Hospice Foundation of America，2015）。

- 作为一名护士，要培养自己与患者及其家人保持共情的能力，也必须在身体上、精神上和情感上照顾好自己。

- 认识到自己关于死亡的态度、感受、价值观、期望以及存在于信仰和习俗中的个体、文化和精神多样性（ELNEC，2015）。

▶ 以患者为中心的护理

- 以患者为中心的姑息治疗和临终关怀的方法是让患者和家属及一个跨专业的团队合作，提供教育并支持患者和家属以获得信息并对患者的治疗做出自主决定（或中断治疗）（Brazil et al.，2012）。

- 提供的护理结合了患者的偏好以及文化、宗教/精神需求，并以整体的方式提供。

- 鼓励患者设定现实的目标并帮助他们找到实现目标的方法，这样他们就能保持正常的生活及平常心。

- 当晚期疾病患者不再能参与决策时，他们可以在通过预先指令传达他们的价值观和偏好。预先指令可以指定医疗干预措施，包括患者不愿面临的某种境况或者表达出自己想要得到的护理（Ache et al.，2014；Brown 和 Vaughan，2013）。

- 当护士花时间沟通各种治疗方案时，预先指令中的医疗术语应向患者解释清楚（Hinderer 和 Lee，2014）。如果患者有预先指令，则在病历中放置复印件，并要求其将复印件分别交给家属及居家照护者（见机构政策）。

- 心肺复苏（见第 28 章）用于心脏和（或）可呼吸骤停的病例（见第 28 章）。成人患者在与健康护理团队商讨中可以口头或书面同意不

复苏（do not resuscitate，DNR）。向那些选择不复苏的患者保证，他们将继续接受完整的姑息治疗和症状缓解。

● 患者死亡时，文化规范反映了家庭，性别和社区的角色，患者受文化影响的医疗保健信仰和做法，交流模式和家庭结构影响死亡进程（Bullock，2011；Fiorelli 和 Jenkins，2012）。

● 文化影响着一个人如何理解疼痛和痛苦的意义，如何表达悲伤，以及关于来世的想法。考虑到广泛的文化信仰，首先要对关于失去和死亡的文化和个人信仰进行自我反省，收集关于临终文化或宗教习俗的共同知识；然后通过护患讨论验证这些实践对特定患者的相关性。

● 了解患者的文化背景，了解哪一位家属在患者生命的最后阶段是最重要或最适合的做出决定的人。

▶ 循证实践

临终关怀的研究仍在继续，研究人员探索了症状的诊疗程度，患者和居家照护者的应对能力，以及家庭决策。一项关于晚期心功能不全和慢性阻塞性肺疾病的定性研究结果显示，患者心理负担高并且对未来感到迷茫（Lowey et al.，2013）。在这些患者中，几乎没有人加入临终关怀，因为他们相信仍有时间，疾病能够得以控制。所有人都希望他们的医师能在疾病威胁生命时告诉他们。

在姑息治疗方面的随机对照试验很少，然而在 2016 年 Curtis 等人进行的一项研究表明，预测死亡率 > 30% 的重症监护患者和他们的居家照护者被随机分为两组。对照组接受标准沟通与教育，干预组则为沟通协调员在医师与家属之间进行沟通，包括家属的需求及调节冲突。这项研究的目的是减少生命最后阶段家庭的痛苦及花费。与对照组相比，由交流促进者支持的家庭成员在 6 个月的时间里经历着较少的抑郁状态，但是两组之间 3 个月的心理状态及 6 个月的焦虑并无统计学意义。在所有患者中，干预对 ICU 患者的死亡率并无影响，但降低了医疗费用。这是研究发现在家庭患病类似或改善的情况下，临终关怀程度降低的第一项研究。

研究支持使用以下策略进行专业的姑息护理：

● 患者和家庭成员受到细心、富有同情心的护理时最满意。在真实、开放、全面的护理实践中新手护士能够为临终的患者提供有价值的护理。

● 制订个性化护理计划。定期讨论患者和家属的护理重点和偏好，因为患者病情的变化可能会改变护理偏好和需求。

▶ 安全指南

● 接受姑息治疗或临终关怀的患者是很脆弱的，需要护理人员来帮助讨论各种治疗方案和治疗水平（Jeffers，2014）。从可信度高的护理教育者那里了解临终关怀的护士可以进入这个职业，准备好回答患者关于临终方面的问题。接受姑息治疗或临终关怀治疗的患者很容易受到伤害，（Jeffers，2014）。受教于资深护理教育者关于临终关怀知识的护士，可以为患者解决生命末期的相关问题。

● 临终阶段的患者常常使用阿片类药物来缓解症状，护士应关注双重效应的伦理原则。使用阿片类药物（如吗啡）能够减轻疼痛及呼吸困难，副作用在于呼吸抑制，可能加速死亡。研究者表示，阿片类药物可用于处理疼痛及其他症状，但绝不是加速死亡（Bailey et al.，2012；Macauley，2012）。

● 临终期及痴呆患者丧失了报告不良反应、求救、评价治疗效果及决策的能力。其中的风险包括不良症状的处理和患者跌倒。与认知障碍的患者进行有效的沟通，并在实施干预措施时，要意识到焦虑、恐惧和抗拒护理的可能原因（Regan et al.，2014）。

● 正确地识别患者，特别是在沟通患者的不抢救或 CPR 状态时，可确保护理人员不会实施不必要的和无益的医疗干预。了解所在机构关于患者复苏的相关规定。

技能 17.1　支持陷入悲伤的患者与家属

严重疾病和临终时的悲伤经历对生命垂危的患者、家属、朋友和照护者的身体、心理、社会和精神有着深远的影响。与严重疾病或死亡相关的悲伤来自于对未知的恐惧、痛苦、亲人离开的悲伤、失控或深深的内疚。

住院、慢性疾病和残疾涉及多重损失。住院患者失去了隐私，打破了正常的日常生活。患有慢性病的患者，他们的身体可能不再像以前那样，导致了自尊及社会角色的丧失。残疾和生命终结的威胁造成了经济负担，并经常威胁到人际关系。死亡将人们从他们生命中一个人的实际存在中分离出来。

悲伤

悲伤是对失去的情感反应，基于个人经验、心理构成、文化期望、家庭和精神信仰。生命终结可能是金钱、身体、情感、社会或精神上的损失。这些损失包括角色改变、自我形象改变、收入损失，或者情感上的痛苦。悲伤的程度与持续时间（例如，一个人对失去的内心反映）依赖于失去的方式及其对失去的感知。应对悲伤需要一段时间的哀悼（例如，悲伤外在的社会表达和与失去有关的行为）。哀悼行为和仪式帮助悲伤的人适应失去，接受社会支持，调整期望，并在生活中前进。大多数的哀悼仪式都是受文化影响的。丧亲包括悲伤和哀痛（例如，内心的情感反应和外在行为对失去的反应）（Arizmendi 和 O'Connor，2015；Widera 和 Block，2012）。

护士通过了解悲伤的形式来帮助患者。一般或单纯的悲伤是由感觉、行为和与失去相关的反应所证明的，如悲伤、愤怒、哭泣、怨恨和孤独。家人可能会感到失去的人的存在，并渴望他们的归来。他们可能会发现，生活很难恢复到亲人离去之前的模样。一种单纯的悲伤经历往往能帮助一个人成熟和更好地生活。预期的悲伤发生在实际的死亡之前，包括逐渐从失去中解脱出来。例如，如果死亡的过程较长，患者和家庭成员在发生死亡之前就有了充分的准备，有时，但并不总是，在死亡时显示较少的常见的悲伤反应。复杂的悲伤（症状持续6个月或更久）发生在一个人经历与失去相关的重大痛苦时。经历复杂性悲伤的标准可能包括无法接受所爱之人的死亡、愤怒、抑郁、人际关系维持能力丧失及对逝者强烈的渴求（Guldin，2014）。

人们经历悲伤的方式各有不同。有些人说自己不会感到痛苦或抑郁，而有的人却痛苦了一辈子，但没有造成消极的后果。并不是所有的人都想要处理悲伤的情感体验，而是在失去后专注于恢复成长或积极的结果。利用悲伤反应的基本知识支持患者和家属，并在生命结束时处理其他常见的心理和精神症状。患者和他们的家人可能会公开谈论患者即将死亡，而另一些人却不愿承认这一点。卫生保健提供者，根据他们对悲伤和死亡的理解，往往避免就这些困难的话题展开对话。提供讨论机会，密切关注患者的反应，及想要进一步交谈的迹象。告知患者及其家人在最后的几日或几小时内该做些什么，可以减轻焦虑，为所有相关人员带来更积极的死亡体验（Dosser and Kennedy，2014；Moir et al.，2015）。

授权与合作

不能委托护理辅助人员进行患者或家属悲伤反应的评估及适当干预措施的计划。护士指导护理辅助人员完成以下工作：

- 当患者或家属表现出与悲伤相关的行为时，请通知护士（例如，哭泣、愤怒、退缩）。
- 与患者和家属建立支持关系，当患者或家属有疑问或担忧时及时告知护士。
- 通知护士家属的到来，以便护士可以讨论护理计划并提供支持。

步骤	要点说明

护理评估

1. 在一个安静的、私密的地方，坐在患者旁边。集中精神，保持平和。建立眼神交流。但在某些文化中眼神交流会传达不尊重或不舒服的感觉。	当面表达关怀，创造治愈的时刻（Arbour 和 Wiegand，2014；McMahon 和 Christopher，2011）。保护患者隐私，提高患者表达思想和情感时的安全感。
2. 考虑患者文化背景对沟通的影响。在评估过程中应用通俗语言并体现专业素养（NCP，2013）。	个体差异影响患者的悲痛反应和沟通方式（Clabots，2012；Selman et al., 2014）。
3. 仔细聆听患者的倾诉，并观察患者的反应。使用开放式沟通。	培养护患关系中的相互信任。积极倾听，并将患者的需要用语言描述出来并表达同情心和同理心（Doherty 和 Thompson，2014）。
4. 确定死亡对于患者的意义：形式，是否意外，何时发生。使用开放式提问的方式，例如： ●"告诉我您的离开如何影响您的家庭。" ●"您说您的疾病是意料之外的。描述一下您的感受。"	失去的类型、意义、突然性和时间影响了悲伤的体验和应对方法。
5. 结合悲伤理论与患者行为。通过与患者分享来验证观察结果，如以下例子所述： ●"您已经多次提到您感到绝望。" ●"看起来谈论此事对您而言很难。" ●"您看起来很难过，有没有特殊的事情导致您哭泣？"	使用关于悲伤的类型和阶段的信息来引导讨论，而不是判断患者的反应。确认观察的准确性，确认患者的感受。提示患者继续。
6. 鼓励患者描述死亡及其对日常生活的影响（例如，"您说您的诊断永远地改变了你的生活，告诉我更多一些。"）	倾听患者的描述有助于减少假设。
7. 请患者描述他们在困难时期最常使用的应对策略（例如，"在危机时刻，什么或谁帮助您？"）	熟悉的、有效的应对策略往往有助于缓解当前的危机、损失或悲伤经历。
8. 评估居家照护者的独特需求和资源。注意患者是否在家里接受治疗以及谁提供治疗。	疾病显著影响了家庭关系。 即使家庭成员经历着相同的问题，他们的需求也可能不同。
9. 评估患者的精神需求、信仰和资源。关注可能涉及的方面（例如，信任、生活目标、信仰和希望）。	确定患者的精神信仰和价值观。通过识别信仰和（或）与精神相关的关怀、仪式和偏好，使患者的自主权得以实现。对患者的文化和价值观有更深入的了解，达到以患者为中心的护理（Hodge，2015）。

护理诊断

●焦虑	●绝望	●有照护者角色紧张的危险
●家庭应对无效	●无效性否认	●有复杂性悲伤的危险
●死亡焦虑	●增强应对准备	●有精神悲痛的危险
●恐惧	●增强家庭应对准备	
●悲痛	●增加希望准备	
根据患者的状况或需求，个体化处理其相关因素 / 危险因素。		

步骤	要点说明

护理计划

完成下列步骤后所能达到的预期结果：	
● 患者与重要家属之间维持人际关系。	悲痛的患者与社交网络保持联系。
● 患者表达悲伤，与其文化、宗教行为一致。	患者接受必要的支持，以保留值观和生存方式。
● 患者使用有效的应对措施。	患者内心得到解脱。
● 患者维持日常生活。	患者能适应改变生活的环境并能保持控制力。

护理措施

1. 对患者的优点和需求表现出一种移情的理解。	促进护患之间的信任、关怀和移情（Doherty 和 Thompson，2014）。
2. 向患者提供疾病及治疗相关信息，澄清误解及错误信息。使用适当的语言及简单的术语。	误解增加患者的困惑、焦虑及痛苦。
3. 鼓励患者与他人保持关系以维持独立性及获得必要的帮助。在讨论中包括患者指定的支持者。	与他人保持良好的关系能够提供支持及帮助患者忙于生活。
4. 帮助患者完成短期目标（例如，减轻症状、完成工作、解决人际关系问题）。	帮助患者参与及实现目标有助于提高他们的生活质量。
5. 经常提供患者及家属表达恐惧与关注点的机会。注意紧张＋情绪的表达。	在压力下，情绪变化迅速而频繁，使护士和患者的沟通变得复杂。
6. 教育并支持患者及家属。探讨程序、护理计划及预期的改变。使用专业团队支持患者的需求和偏好。	提供情感支持与安慰，减少焦虑，允许患者休息。倡导患者自主性，并将患者的偏好纳入护理计划中（Arbour 和 Wiegand，2014）。
7. 指导患者放松：正念减压、引导意象、冥想、手法按摩及治疗性抚触（见第16章）。	补充疗法已在某些案例中显现出能够减少焦虑和压力，从而提供有用的应对策略（Hofmann et al.，2010）。
8. 鼓励与亲人团聚用故事或照片来回顾生活，或进行其他项目（如制作影集、写日记）。	回顾人生中积极和消极的事情，能让患者找到经历的意义，最终接受现状（Keall et al.，2015）。
9. 促进患者宗教／精神行为，与宗教团体保持联系。使用祷告或者音乐，倾听他们的诉说。如果可以，进行精神关怀。	精神干预能帮助患者保持希望与自我认同感。精神干预能减少焦虑，促进身心平和，帮助患者找到生命的意义（Kisvetrova et al.，2013；Wynne，2013）。

护理评价

1. 记录患者对人际关系的描述及与他人的关系和活动。	提供关于患者保持人际关系的程度。
2. 观察患者在持续互动中的行为。	展现患者表达悲伤及应对的能力。
3. 引出患者对从干预措施中获益的看法。	评价干预措施的效果。
4. 讨论在家里进行日常活动的进展。	评价患者预期目标的完成及对目标的需求。
非预期结果	**相关措施**
1. 患者否认失去，表现出极端的悲伤、生气、退缩和拒绝。	● 考虑转诊至抑郁专科（例如，执业护士、心理学家和精神护理提供者）。
2. 家庭及人际关系不能给患者所需要的支持。	● 分享并验证观察到的家庭关系紧张或患者对家庭互动的关注。 ● 考虑与医疗团队进行家庭 - 患者讨论。

记录与报告

- 在电子健康档案或表单中记录支持患者应对的干预措施及患者的语言和非语言反应。
- 向参与的团队成员汇报患者的悲伤反应，注意影响预后的不良行为，如拒绝治疗及长期不活动。

注意事项

健康教育

- 向居家照护者提供关于常见的悲伤反应，以及如何提供支持。指导他们为患者和其他人提供身体上、情感上和精神上的支持（例如，提供基本的清洁护理、用心倾听、避免虚假的承诺、允许表达困难情绪及谈论正常的家庭活动）。

儿科患者

- 儿童受到年龄及发展程度的影响，对死亡的理解异于成人，何时及如何告诉患儿关于疾病或死亡应尊重父母的意愿。当与患者讨论敏感话题时，鼓励父母在患儿能够理解的层面上给予解释。
- 运用心理疗法或者绘画，帮助孩子表达关于疾病与死亡的想法、情感及恐惧。
- 注意所有家庭成员的悲伤反应，因为他们可能因为兄弟姐妹、孩子或孙子的疾病或死亡而感到内疚、怨恨或无助，因此应增进与他们的沟通。
- 授权委托者，通常是父母，需要为婴儿和幼童做出医疗保健决定。有些决定很困难，因为患儿的预后往往难以预测。

老年患者

- 失去一个与自己拥有长久亲密关系的伙伴是艰难而痛苦的体验，本质上是自我的丧失。哀悼是为自己，也是为他人（Touhy 和 Jett, 2014）。
- 强烈的悲伤可能导致以精神混乱为主要表现的暂时的认知功能降低（Ward et al., 2007；Touhy 和 Jett, 2014）。
- 许多老年人还并发一些其他的疾病从而加重他们的症状。由于活得很久，经历了很多

死亡和失去，包括他们的家属或亲戚，使他们的悲伤经历更加复杂。

技能 17.2 临终阶段的症状管理

优质的姑息治疗服务者应在细心周到的症状管理同时，避免无效治疗（Luckett et al., 2014）。美国护理学会支持积极的疼痛管理，即使会加速死亡。拥有一个专业团队进行症状评估及治疗至关重要。

患有绝症的患者经历了多种复杂的生理、情绪和精神症状。管理临终症状应从患者、家属的共同或个人观点出发，理解这些症状对他们的影响（图 17.2）。种族与文化很大程度地影响到了人们在疾病晚期对生命维持治疗及临终关怀的实施（Loggers et al., 2013）。当你对所有的症状和问题进行全面评估时，要考虑这些因素。患者认为疼痛是他们最常见、最严重的症状（见第 16 章）。除了在技能 17.1 讨论的心理和精神干预外，护士还应在患者临终时处理生理症状。

授权与合作

症状管理的支持性护理可以委托给护理辅助人员。但是，护士必须对症状进行初步评估

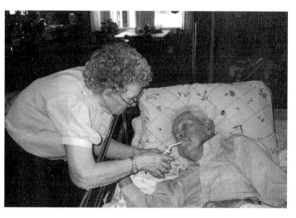

图 17.2 以患者为中心的护理包括家属与护士在护理中成为合作伙伴

并确定护理方法。护士指导护理辅助人员完成以下工作：

- 当患者报告新的症状或者现有症状加剧、改变时，立即通知护士。
- 提供基础护理，比如翻身、控制病室温度、卫生及口腔护理。
- 遵照护士指示报告药物治疗可能产生的不良反应。

- 与无意识或濒死患者沟通，因为听觉是最后消失的。

用物准备

- 患者最喜欢的个人护理用品
- 舒适和卫生产品
- 清洁手套

步骤	要点说明

护理评估

1. 根据机构政策，使用至少两种方式核对患者身份信息（例如，姓名和生日，或者姓名和病案号）。	确保患者正确。符合联合委员会标准并保证患者安全（TJC，2016）。
2. 要求患者用自己的话描述症状。使用开放式提问，比如"向我描述腿部疼痛"或"告诉我自从您开始服用这种药后你的睡眠情况"。	症状是个人感知，只有患者自己经历（Nunn，2014）。
3. 给患者足够的时间来描述他们的症状，鼓励他们多说： • "还有什么事困扰着您吗？" • "您告诉过我您的痛苦。还有其他地方感到疼吗？"	确保更全面的评估。避免你对患者的症状做出假设，过早停止评估过程。
4. 评估患者的情绪。患者是否感到焦虑、悲伤、沮丧、无聊或受到刺激？使用标准化的工具来评估焦虑（ELNEC，2015）。	情绪状况有可能加重癌症患者的疲劳（ACS，2014）。
5. 根据 0～10 分的疼痛量表评估患者的疼痛程度（见第 16 章）。如果患者不能自我报告疼痛，请观察这些症状（ACS，2014）： • 呼吸音粗——吃力、粗或急促的呼吸。 • 发出痛苦的声音——包括呻吟或表示疼痛。 • 面部表情——看起来悲伤、紧张或害怕；皱眉或哭泣。	始终使用标准的疼痛量表有助于评估患者疼痛水平的变化，评价疼痛干预的效果（Paice，2015）。美国癌症协会（2014）推荐使用疼痛量表来描述患者对疼痛缓解措施的反应。 患者无法报告和描述疼痛，则表现出疼痛的非语言符号。
• 身体语言——紧张、握紧拳头、膝盖屈曲、僵硬、烦躁不安或试图摆脱疼痛的区域。 • 身体活动——试图但无法改变姿势以获得舒适。	
6. 执行手卫生。	减少微生物传播。
7. 评估患者的呼吸（患者是否觉得得到足够的空气）、呼吸频率、呼吸模式和肺的声音。评估气道分泌物的存在。	由新陈代谢、呼吸系统变化引起的呼吸困难、缺氧或呼吸短促。临终阶段，潮式呼吸很常见，表现为呼吸暂停及呼吸过度交替。
8. 观察皮肤状况,特别是背部、脚后跟和臀部(见第6章)。	末梢循环减少，活动等级降低会导致皮肤受损。
9. 检查患者的口腔，包括黏膜、舌和牙齿（见第6章）。	脱水、吞咽困难和口腔溃疡在生命终末期很常见。

步骤	要点说明
10. 评估肠道功能（见第35章）。	患者因经口进食减少、无法活动和药物（如阿片类药物）的使用而出现便秘（Clark 和 Currow，2014）。腹泻患者有脱水的危险。
a. 确定常规排便模式（频次、性状、时间）及肠道日常管理的有效性。	
b. 如果患者排出稀便，评估是否出现粪便嵌塞（见机构政策）。	堵塞周围有水状粪便漏出提示存在粪便嵌塞。
c. 回顾引起便秘的药物治疗方案、处方及已知的超剂量用药（如阿片类药物、抗酸类药物）。	药物可以改变排便模式。感染、疾病和药物使用（抗生素和化疗药物）可导致腹泻。改变治疗方式是必要的。
d. 确定患者一周内食物和液体的摄入及活动等级。	口服摄入量及活动等级影响排便模式。
11. 评估排尿（见第34章）和控制排尿的能力。如果大小便失禁，评估皮肤破裂或患者不适。	疾病进展、意识水平改变或药物（利尿剂、抗胆碱药、阿片类药物）引起尿失禁（Baker 和 Ward-Smith，2011）。
12. 评估患者的食欲、吞咽能力以及恶心或呕吐的存在。如果可以，使用标准化的工具进行评估（ELNEC，2015）。	药物、疼痛、抑郁、疾病进展或接近死亡时，消化器官灌注不足往往导致恶心、呕吐和食欲下降。
a. 考虑接受肠内营养的患者是否存在恶心。	意识减弱的患者不能主诉恶心。
13. 根据患者的状况和喜好评估每日的食物和液体摄入量。	营养筛查有助于鉴别缺陷，并允许采取干预措施改善营养状况（Shaw 和 Eldridge，2015）。
14. 使用描述量表评估疲劳程度（例如，无、中等、重度）。询问疲劳是否限制患者进行预期活动的能力。	疾病的新陈代谢需求，由于化疗、治疗和其他症状累积效应引起的贫血，导致虚弱和疲劳（ACS，2014）。
15. 评估患者濒死期谵妄（例如，意识模糊、不安、焦虑、是否日夜颠倒）。	识别这种情况并且实施干预措施，确保患者安全、减少焦虑（Moyer，2011）。
a. 考虑患者是否有疼痛、恶心、呼吸困难、膀胱及肠道充盈、睡眠不好、焦虑或关节疼痛。	存在谵妄的危险因素是常见的身体问题，需要治疗或作为致病因素排除。
b. 审查医疗记录是否存在高钙血症、低血糖、低钠血症或脱水。	代谢失衡导致躁动或谵妄。
c. 回顾患者的治疗措施。	对药物的意外反应会导致活动状态的改变。
d. 确定患者是否有情绪及精神问题。	精神上的痛苦导致烦躁或增加疼痛。

护理诊断

● 活动不耐受	● 便秘	● 低效型呼吸形态
● 急性疼痛	● 腹泻	● 外周组织灌注不足
● 焦虑	● 疲劳	● 恶心
● 大便失禁	● 口腔黏膜受损	● 有便秘的危险
● 慢性疼痛	● 吞咽障碍	● 尿失禁
根据患者的状况或需求，个体化处理其相关因素 / 危险因素。		

步骤	要点说明

护理计划

完成下列步骤后所能达到的预期结果：	
● 患者主诉疼痛程度可以接受。	疼痛管理。
● 患者主诉温暖与舒适。	保暖有助于改善外周循环。
● 患者主诉饮食模式舒适。	最佳食物和液体摄入量取决于患者的偏好和舒适。
● 患者大便软、成形。	表明良好的肠功能和肠蠕动。
● 皮肤无刺激、无破溃。	失禁性皮炎的干预措施有效。
● 患者无焦躁不安。	治疗有镇静作用。
● 患者主诉疲惫减轻。	节力方法有效；患者适应活动水平的变化。
● 患者呼吸困难减轻。	患者不易忧虑，呼吸轻松。

护理措施

1. 执行手卫生。	减少微生物传播。
2. 使用多模式干预减轻疼痛。	症状的管理应多模式化（NCP，2013）。
a. 有序的管理镇痛药物及辅助用药。与医疗人员协商并且推荐使用昼夜给药方案，特别是如果疼痛预计在一天中的大多数时间。各种各样的缓释或控释的口服阿片类药物配方（给药间隔8、10、12或24小时）及透皮贴剂（72小时）是有效的。	阿片类药物应该定量、按照昼夜给药方案于疼痛再次出现前给予，而不是在需要的时候才使用（Burchum 和 Rosenthal，2016）。昼夜给药方案减少了终末期疼痛，让患者在晚夜间休息。缓释药物保持恒定的阿片类药物血清浓度，最大限度地减少毒性和预防用药的浓度（Burchum 和 Rosenthal，2016）。
b. 提供非药物干预措施，比如正念松弛身心、放松练习和引导冥想（见第16章）。	非药物治疗时疼痛药物治疗的补充性措施并能够增加患者的舒适。
c. 向患者及家属提供健康教育，包括疼痛的原因及模式、阿片类药物的安全使用，并且对措施进行解释。	鼓励患者自主，减少悲伤情绪。澄清关于阿片治疗的错误信息。
d. 用药或替代治疗1小时后，再次评价患者的疼痛。	判断是否达到药物或替代治疗的预期效果，患者的疼痛级别是否有所下降。
3. 提供舒适护理。	
a. 根据患者的喜好和卫生需求提供洗浴和皮肤护理（见第18章）。	皮肤清洁，促进舒适。
注意：日常洗浴如果引起不适、疲劳或增加疼痛，在生命结束时则不一定需要或必要。	
b. 对意识减退的患者提供眼部护理并使用滴眼液（见第19章）。	刺激眼部会引起疼痛，临终前眨眼反射减少会引起眼角膜的干燥。
c. 经常改变体位，避免管道或其他物品压于身下。	长期的，甚至是患者身体或物品的轻微压力，均会导致皮肤损伤。
4. 饭后、睡前，清醒并频繁张口呼吸或者昏迷患者应进行口腔护理（见第18章）。	口腔黏膜完整是正常吞咽和减少厌食和营养不良的必要条件。口腔冲洗清除口腔内残渣，清洁口腔。若患者出现代谢变化和液体摄入减少时，就会出现脱水。
a. 使用处方的抗真菌口腔冲洗液或者碳酸氢钠溶液或者生理盐水漱口。	临终期患者张口呼吸，口腔黏膜干燥。
b. 使用石蜡油滋润口唇。	防止皮肤黏膜的破溃。

步骤	要点说明
5. 开始肠道管理方案，减少便秘和腹泻的发生。	干预措施提高了便秘时的肠道蠕动，软化了粪便，减少了腹部不适（Clark 和 Currow，2014；Santucci 和 Battista，2015）。
a. 在医学允许的情况下，给患者任何喜欢的流质。临终时患者可能会拒绝，不要强迫液体摄入。	临终期肠道血流减少，导致厌食的发生。
b. 鼓励有规律的活动（如步行）。	
c. 每日服用大便软化剂或通便剂，特别是在使用阿片类药物治疗疼痛的患者中。	
d. 如果腹泻，提供少渣饮食；如果可以，给予抗感染或停止药物治疗；使用止泻药。慢性腹泻的患者应加强皮肤护理，促进舒适。	腹泻会导致脱水，治疗减少了腹泻的发生率，降低了腹泻的严重程度。
6. 根据患者的情况选择合适的干预措施管理尿失禁 [例如，假性导尿、成人护理垫（见第 34 章）]。	临近死亡时，排尿功能减退。尽可能在没有留置导尿管时进行尿失禁管理。
临床决策点：只有当皮肤完整性、患者偏好、床上翻身引起的疲劳成为问题时，才会考虑留置导尿管。	
7. 当患者有食欲的时候，提供患者最喜爱的食物。不要过度鼓励患者进食。	患者可能经历与疾病进展相关的胃肠道不适、口干或者其他症状，这些症状都会导致进食减少。接近生命最后几小时的患者由于身体功能和（或）意识水平的改变而减少食物摄入（Gillespie 和 Raftery，2014）。
a. 通过按规定静脉或直肠给予止吐药物，治疗恶心。恶心好转后给患者液体和冰块，避免含咖啡因的饮料、牛奶及果汁。	胃肠道黏膜更容易耐受无渣的饮料。某些饮料会增加胃内的酸度。
8. 疲劳的管理	活动期间中断休息，有助于保存体力（Koornstra et al.，2014）。疲惫的患者需要帮助及监护，以确保患者安全。
a. 帮助患者确定有价值或期望的活动，选择患者愿意的时间来完成活动，并决定如何节省精力。帮助日常生活。排除活动中的多余步骤。	
b. 在活动前进行解释，让患者参与日常安排。	最大限度地减少焦虑，保持患者的自主性和参与性。
c. 与患者简单地讨论如何将运动（如瑜伽、走路、游泳和骑自行车）加入日常活动中。	研究已经证实，即使对于晚期癌症的患者，锻炼也可以减轻疼痛、焦虑，减少压力、沮丧、气喘与疲劳（Albrecht 和 Taylor，2012；Koornstra et al.，2014）。
9. 患者的呼吸支持	促进通气、肺膨胀及分泌物引流。
a. 安置患者为半坐卧位及坐卧位。	
b. 抬高头部，促进体位引流。左右翻动，进行体位引流。按需吸痰。	深部气道吸痰引起不适，对减轻气道噪声及分泌物的清除并无作用（Bailey 和 Harmon，2016）。
c. 提供抗胆碱药物。	抗胆碱药物可以减少唾液及分泌物（Nunn，2014），因此可以减轻呼吸音过大的症状。
d. 陪在呼吸困难和缺氧的患者身边。使用患者认为可以减轻气喘的措施（如选择氧输送模式、体位），按规定使用阿片类和抗焦虑药。苯二氮䓬类药物也被用于减轻呼吸困难引起的焦虑。保持病房的凉爽和低湿度。	分享可以减少焦虑，有助于减轻患者缺氧的感觉。吗啡是减轻呼吸困难、降低呼吸频率和抗焦虑的首选药物。吸氧几乎无益，除非能让患者感觉更好（Nunn，2014；Quinn-Lee, et al.，2012）。

步骤	要点说明
10. 躁动的管理 a. 保持病室安静、光照柔和、温度适宜。为家庭成员提供机会与患者保持亲密接触。鼓励患者听轻音乐、祷告或阅读最爱的书籍。 b. 使用镇静作用最弱的药物控制躁动。与专业团队协商，进行滴定时给药（如劳拉西泮），中断非必须的药物治疗。使用皮下、皮内、舌下、直肠给药途径。	减少非必须的外界刺激，提供舒适的空间。隐秘的环境允许家庭成员有机会与患者进行语言交流和身体接触。家属握住患者的手能起到镇定的作用。 在不让患者失去意识的前提下减少谵妄。缓解躁动，减少家属对患者疼痛和悲伤的忧虑。确定引起谵妄的原因，如果可以，减少药物的使用（Bailey 和 Harmon，2016）。
11. 焦虑的管理 a. 提供心理咨询和支持疗法，咨询医师，开具苯二氮䓬类药物（首选药物）。提供可获得的心理咨询服务（精神关怀、心理学家、社会福利工作）。	咨询服务提高患者/家属对疾病及病程的了解，确定优势和应对策略。
临床决策点：在老年患者中使用苯二氮䓬类药物可能导致一种反常的焦虑。	

护理评价

1. 要求患者按 0 ~ 10 分进行疼痛评估（见第 16 章）并评估疼痛特征。评估患者非语言的行为。	判断疼痛缓解程度。
2. 询问患者口腔舒适度和口腔情况。	评估口腔状况和咀嚼或吞咽能力。
3. 评估患者排便次数、粪便检查。	表明大便功能和性状。
4. 观察皮肤情况。	确认皮肤是否破损，是否局部受压或受到浸渍。
5. 要求患者评估疲劳程度（从无至中度到重度）并与基线进行比较。观察患者进行活动时的疲劳或呼吸短促。	确认患者是否对活动感到不那么痛苦。
6. 观察患者的呼吸模式，询问呼吸是否轻松、舒适。	确认呼吸窘迫是否得到缓解。
7. 观察患者的行为或要求家属报告。记录不安程度。	确认舒适和不安程度。
8. **使用反馈式教学**："我想确定我解释了我们想要控制您的痛苦，这需要您进行描述。告诉我疼痛评分表上数字的意义。告诉我在疼痛变得更严重之前，何时让我知道。"如果患者或居家照护者不能正确反馈，立即调整或重新制订指导计划，以保证其正确掌握。	确定患者和居家照护者对指导内容的理解水平。
非预期结果	**相关措施**
1. 一个或几个症状仍未解决，患者无主诉或未减轻。	● 增加或改变干预的频率。 ● 尝试组合治疗的方法。
2. 患者因一个症状反复变得焦虑、担忧或疲惫不堪。	● 给予患者治疗选择并尝试不同的干预措施。 ● 解释治疗目标和症状的可能原因。 ● 快速回复呼叫铃并解释全天的护理计划。

记录与报告

● 在电子健康档案或表单中详细注意患者的症状，使用一致的描述进行比较。

● 记录对患者和居家照护者学习情况的评价。

● 将护理记录中使用的干预方式和患者的反应记录在电子健康档案或表单中。注意护理计划中成功的干预措施。向医师报告非预期的新症状或失控的症状。

注意事项

健康教育

● 让家属参与患者的护理（见图 17.2）。通过适当的指导，他们可以进行大部分的症状管理干预，提供个人护理（如洗澡、口腔卫生），并在家里用药。

● 认识到患者过渡至死亡阶段，并向患者和家属传达即将死亡的事实。教育患者和家属了解即将死亡的征兆（NCP，2013）。

儿科患者

● 如果需要的话，允许幼儿探望垂死的父母或祖父母。鼓励父母表达如何与孩子谈论死亡和失去。

● 教父母识别和评估不会说话的儿童的疼痛。

● 在需要和自愿的基础上鼓励患儿的兄弟姐妹的参与（Hockenberry 和 Wilson，2015）。

老年患者

● 让老年人参与对话，并适应沟通限制（例如，听力障碍）。

● 老年人需要友谊和自尊。某些照顾行为，比如无法对患者的身体不适做出反应，未能保证病室无异味，说话声音低沉被患者误解为自己被抛弃。鼓励家属、朋友、保姆或临终关怀志愿者在夜间陪护患者。一些老年人在独处时，养成了一种生活方式，他们更享受孤独。保持对患者偏好的敏感性（Touhy 和 Jett，2014）。

● 对认知功能障碍或失语的老年患者进行疼痛评估及处理有时比较困难，需要主动的症状管理。

居家护理

● 建议家庭成员监测自己的体力水平，当需要休息的时候请求临时看护。当家庭成员外出的时候，推荐协助患者吃饭、购物及陪伴的资源。

技能 17.3　尸体料理

护士在患者家中或机构进行尸体料理。根据家庭的文化和宗教习俗处置尸体，并与当地法律保持一致（NCP，2013）。宗教及文化习俗决定了死亡前后身体的处理方式（Loggers et al.，2013）。

死亡会出现两个法律问题。第一，根据1986 年综合预算协调法案规定，患者应被告知有器官及组织捐献的选择。在很多国家，公民可以在驾照的背面签名表示他们是否愿意成为器官或组织的捐献者。然而，家庭成员在患者死亡时依然需要同意器官捐赠。患者可以在其预先指令中表达自己捐献器官和组织的愿望。

在重要器官捐献的情况下（例如心、肺、肝、胰或肾），患者必须维持生命支持，直至器官被切除。护士在器官捐赠中的作用包括帮助识别潜在器官捐赠者，提供捐赠者的身体护理，并在整个捐赠过程中照顾家庭（Findlater 和 Thomson，2015；Matzo 和 Hill，2014）。家属通常需要帮助了解什么是"脑死亡"（即，不可逆的所有脑功能缺失，包括脑干）。患者似乎仍然活着，因为生命支持使死者的器官发挥作用，直至它们被重新获取。诸如眼睛、骨头和皮肤之类的组织是从死去的患者身上获得的，而不是生命支持。由于器官捐赠比较敏感，所以接受器官获取教育的专业人员通常有责任告知家庭成员他们的捐赠选择，提供有关费用的信息（家庭费用），并告知他们捐赠不会推迟葬礼的时间。

护士也在捐献请求过程中发挥作用。通过提供一个私密的地方和帮助识别请求中涉及的委托人来促进对话。通知当地捐赠登记机构以确定患者是否符合器官捐献要求，加强对程序的解释，并告知家属将如何护理死者的身体。最重要的是，尊重家庭的文化和宗教习俗并支持他们的最终决定。捐赠者家属经常报告器官捐献能在悲伤时帮助他们，并且他们认为这是一种有意义的经历。

通常在人死亡后进行的第二个具有法律和医学意义的程序是尸检，或称死亡后检查。尸体解剖就是死后将尸体外科切开，以确定准确的死亡原因及情况，发现疾病的途径，提供研究数据。不是每一次死亡都会执行。国家法律确定尸体解剖何时是必要的，但是通常是在非正常死亡的情况下进行的（例如，暴力外伤、在家中意外死亡），或当死亡发生在入院 24 小时内（Matzo 和 Hill，2014）。医护人员可以回答问题并支持家庭的选择。尸检通常不会延迟埋葬死者或改变外观,但有可能是家庭的一项支出。

授权与合作

死亡后的尸体料理可以委托给护理辅助人员。然而,在提供死后关怀时护士和护理辅助人员一起工作往往会更轻松一些。护士指导护理辅助人员完成以下工作:

- 遵守机构政策进行尸检或器官捐献。
- 在进行尸体料理时尊重家庭文化或宗教仪式。
- 处理尸体时维护死者尊严,注重保护隐私。

用物准备

- 清洁手套和隔离衣

- 塑料袋（处理有害废物）
- 脸盆、毛巾、热水
- 如机构政策所指示的清洁长袍或一次性长袍
- 带有姓名标签的尸袋
- 注射器（拔除尿管）
- 剪刀
- 小枕头或毛巾
- 纸带、纱布敷料
- 纸袋、塑料袋或其他合适的容器,可以将患者的物品交还家属
- 装贵重物品的信封

步骤	要点说明

护理评估

步骤	要点说明
1. 要求卫生保健提供者准确的死亡时间,并确定是否要求尸检。如果计划尸检或可能涉及犯罪,使用特殊的预防措施来保存证据（见机构政策）。	证明患者的死亡。尸检可以确定死亡原因,并揭示更多疾病相关的信息。患者法定代表人和卫生保健提供者或指定请求者必须签署验尸同意书。
2. 宣布患者死亡时,确定是否有家庭成员或重要的人在场。确定患者的代理者（近亲或预立医疗代理人）。	确认已通知家属患者死亡,以避免在这个敏感信息上存在不适当的沟通。
3. 确定患者代理人是否被问及器官捐献的相关事宜,确认捐献请求表单已签字。通知机构政策要求的每位团队成员。	联邦指南要求提交需要的文件。
4. 为家人和朋友提供私密场所。让他们有时间询问问题（包括医疗问题）或阐述悲伤。	为悲伤的家庭提供安全的环境。问题提供了关于他们如何应对失去及需求的信息。
5. 询问家庭成员是否有准备或查看尸体的要求（例如,清洗身体、特殊衣物、剃须）。确定他们是否希望参加或帮助进行尸体料理。	尊重患者及家属的个体化,支持他们文化或宗教价值观和信仰的权利。
6. 联系支持人员（例如,教牧关怀、社会工作）,与家庭成员待在一起但不帮助遗体准备。在患者死亡后,家属仍然是护理重点的情况下,及时实施丧亲护理计划（NCP, 2013）。	为悲伤的家庭创造安全的环境。
7. 咨询医护人员对特殊护理的指示或待采集的标本。	样本可能用于病因的测定。
8. 执行手卫生；使用干净手套、隔离衣或防护屏障。	减少微生物传播。
9. 评估全身情况,关注敷料、管路和医疗设备（如果此时离开房间,请拆除个人防护设备并执行手卫生）。	尸检前确认是否存在组织损伤。

步骤	要点说明

护理诊断

对于患者而言：	对于家属而言：
● 有皮肤完整性受损的危险	● 妥协性应对 ● 缺乏器官捐献的相关知识 ● 悲伤 ● 无效的应对 ● 无力感
根据患者、家属和其他重要人员的需求，个体化处理其相关因素/危险因素。	

护理计划

1. 完成下列步骤后所能达到的预期结果：	
● 遗体无新的皮肤损伤。 ● 重要人员能表达悲伤。	尸体料理时仔细的尸体处理可以预防撕裂伤和擦伤。 重要人员在失去亲人时感觉到被支持。
临床决策点：患者死后立即将其安置于仰卧位，提高床头30°以减少尸斑。	
2. 安置患者仰卧位，手臂置于两侧，如果可以提供单间。如果死者有室友，向其解释并将其临时安置于其他地方。	给员工提供较大的区域，以进行尸体料理及提供家属聚集的私密地点。
临床决策点：最好是在死亡后2～4小时内实施尸体料理，以保护死者的相貌、仪表、尊严和捐赠组织的能力（Henry和Wilson，2012）。	
3. 患者的死亡必须尽快由权威人士宣布（例如医院或护理机构的医师或临终关怀护士）。填写死亡原因、时间和地点，这是法律上解决保险、经济和财产问题所需要的。如果临终关怀持续实施，患者死亡后相关事宜应准备就绪（NIA，2015）。	这些步骤为出具正式的死亡证明提供了可能性。
4. 指导护理辅助人员将需要的用物备齐至床边。	因为这通常是家属情绪强烈的时候，组织有效的护理很重要。

护理措施

1. 协助家属向其他人通知死亡的消息，按照家属的选择，迅速通知太平间，商讨尸体料理的计划。	死亡之后，伤心的人很难关注细节，通常需要指导。
2. 如果患者已经做过组织捐献，查阅代理机构尸体料理的相关指南。	取走组织（例如眼睛、骨骼、皮肤）可能需要特殊的程序。
3. 执行手卫生，准备清洁手套、隔离衣和防护屏障。	减少微生物传播。
临床决策点：居家照护者帮助尸体料理时，应穿隔离衣、戴手套，以保护他们免受体液污染。	
4. 根据机构政策，使用至少两种方式核对患者身份信息（例如，姓名和生日，或者姓名和病案号）。按机构政策在遗体上放置标签。	确保患者正确。符合联合委员会标准并保证患者安全（TJC，2016）。
5. 去除留置导管（如导尿管、气管插管）。断开或停止（无需拔除）静脉通路。如需尸体解剖，不要去除留置装置（见机构政策）。	为家属瞻仰遗容保留正常的外貌。拔除静脉通路会导致液体渗漏。如果计划尸检，则不允许拔除静脉通路。

495

步骤	要点说明
6. 尽快清洁口腔，清洁义齿并归位。如果义齿无法归位，放置于标签明确的义齿盒，跟遗体一起送至太平间。如果允许，在下巴下放置卷起的毛巾以闭合口腔。	使死者脸部外貌正常，如果义齿没有被归位，那么殡仪馆工作人员稍后放回会非常困难。
7 在头下放置小枕头，或者按照文化偏好安置体位。不要将手绑于尸体上。查阅机构政策关于手与脚的保护。仅用环形纱布包扎身体。	死者遗体自然呈现。如果捆绑双手，手臂重量会造成皮肤受损及变色。一些代理机构要求尸体移动时固定附属肢体以防止组织损伤。
8. 应用持续30秒的光压闭合双眼。如果捐献角膜或眼球使用生理盐水薄纱布代替。一些文化要求眼睛保持睁开。	闭合的双眼传递给人一种平静、祥和、自然的面容。纱布可预防角膜干涩。
9. 如果了解患者偏好的话，将头发梳成死者喜欢的发型。去除夹子、发簪或橡皮筋。不要刮胡子，一些宗教组织禁止修面。	坚硬物品损伤或使脸部、头皮变色。死亡后不久剃须会造成皮肤擦伤，因此此项操作由丧礼承办人进行。如果家属要求修面，则向其说明。
10. 清洁受到污染的身体。一些文化习俗要求家属清洗遗体。	为家属瞻仰遗容进行尸体准备，并且减少气味。太平间工作人员提供完整的沐浴。
11. 去除污染的敷料，重新更换清洁敷料，使用纸胶带或环形纱布绷带包扎。	更换敷料控制气味，创造更能被接受的面容。当纸胶带被去除时，使皮肤损伤最小化。
临床决策点：将刚刚死亡的尸体转向另一侧，有时会导致空气的呼出。这是正常的，而并非生命的迹象。	
12. 在臀下放置吸出性护理垫。	死亡时括约肌的松弛会导致尿液及粪便排出。
13. 在尸体上放置干净的隔离衣。有机构要求穿上寿衣前去除隔离衣。	保护隐私，为瞻仰遗容进行尸体准备。
14. 识别患者遗物（哪些与遗体放在一起，哪些交还给家属）。	防止贵重或有意义的物品丢失。
15. 如果家属要求瞻仰遗容，那么需要尊重文化习俗。否则用干净的床单盖于尸体上方至下巴处，双手置于床单上方。将医疗用品移出房间。提供柔和的灯光及椅子。	保持对患者及瞻仰者的尊重。防止身体部位的暴露。移出医疗设备，提供更加祥和及自然的环境。
16. 允许家人与尸体独处。允许他们以宗教礼式及文化上合适的方式向遗体告别。一些家属希望安静地坐在遗体身边，彼此安慰，分享回忆。一些文化习俗在死亡时保持安静。有的则表现出强烈的情绪表达悲伤(如哭泣、吵闹)。不要打破任何的悲伤过程。	富有同情心的关怀在悲伤早期可以给予家属有意义的经历。确保隐私及安全的环境，为可能崩溃的家属提供椅子。
17. 瞻仰遗容之后，每一个机构政策都要求去除床单或隔离衣，将遗体放入机构提供的裹尸袋中（见插图）。	裹尸袋保护皮肤免受损伤，避免尸体暴露，防止对潜在的体液污染。

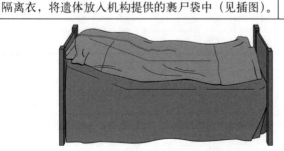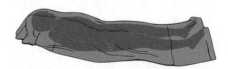

步骤17　尸体置于裹尸袋中

步骤	要点说明
18. 如果机构政策要求，则需在裹尸袋外面放置标签。依据机构政策，处理尸体会给别人带来感染的风险。去除并处理个人防护设备并执行卫生。	确保适合的遗体身份标签。减少殓房或太平间工作人员污染物的暴露。
19 准时安排将尸体转送至太平间，如果预期会有推迟，则先将尸体移至殓房。	太平间工作人员最希望在尸僵（即尸体死后僵硬）出现之前进行遗体防腐。

护理评价

1. 观察家属、朋友和其他重要人员对死亡的反应。	对转诊或帮助的需求基于个人对死亡独特反应的评价。
2. 记录尸体料理时患者皮肤情况。	为死后护理文件书写提供信息。
非预期结果	相关措施
1. 有家庭成员因悲伤而变得难以动弹。	● 向患者家属或信赖的朋友寻求帮助，以提供引导及支持。
2. 有人因悲伤变的焦躁不安或者威胁、打击别人。	● 向与该家庭有关系的精神科执业护士、精神关怀者和社工寻求帮助。 ● 涉及安全时向保安或危机调停专业人员寻求帮助。

记录与报告

● 在电子健康档案或表单中记录死亡时间，描述所做的任何复苏措施（如适用），记录宣布死亡者的姓名。

● 记录尸体解剖或器官 / 组织捐赠的特殊准备。记录你打电话给谁，谁提出器官 / 组织捐赠的请求。

● 记录太平间的名称，死亡时咨询的家属姓名及其与死者的关系。

● 以适当的形式记录死者留下的个人物品（如义齿、眼镜、珠宝），或保留的管道和通路。记录贵重物品和个人物品的处理方式以及谁接收姓名。按照机构政策要求进行签名。

● 记录尸体转运和到达时间，以及尸体上身份标签的位置。

注意事项

儿科患者

● 让家属，特别是父母，在整个死亡过程中陪伴孩子，帮助进行尸体料理。

● 父母经常希望在死后保住孩子的身体。已故新生儿的父母通常想要婴儿的纪念品（例如照片、衣服、脚印或一缕头发）。尽一切努力满足父母的要求。

老年患者

● 一些老年人家庭成员和幸存的朋友都很少。护士和其他护理人员有时是死亡仅有的参与者。当临近死亡时，安排合适的人员与其在一起。

居家护理

● 指导在家中护理临终患者的家属，在死亡时期会发生什么（表 17.1）。

● 考虑家属在患者死亡时需要支持的形式并进行安排。

● 在家中死亡后，遵循机构指南进行尸体料理和转运，并处置长期使用的医疗设备（例如，导管、针、注射器）、脏敷料或床单和药物。指导家属安全、适当地处置和清理医疗废物。

表 17.1　生理指标及死亡最终阶段的症状

生理指标与症状	要点说明	措施
手、手臂、脚、腿的温度及颜色变化，腿上出现花斑，出汗	外周灌注减少，血液分流至主要脏器患者摸起来冷，但是中心温度正常	穿袜子；盖上薄被；因患者无法主诉过热禁止使用电热毯
嗜睡	体能降低，精神萎靡，药物使用	花时间陪伴患者，握住他的手，与其说话，即使没有反应
定向障碍，时间、空间、人物混淆	代谢变化、用药、觉醒周期变化、缺氧	通过名字进行自我识别，让患者重新识别时间、空间、人物
尿失禁，大便失禁	肌张力及意识下降	根据情况更换床垫，使用床褥垫，尝试不使用留置导尿管
上呼吸道堵塞，呼吸音粗	咳嗽反射减弱，无法咳出痰液，清嗓声门松弛，肌张力减弱	用枕头抬高头部，床头摇起，将头部偏向一侧引流分泌物，按需吸痰
烦躁	新陈代谢改变，脑部缺氧	通过交谈及活动让患者安静，调暗灯光，按摩背部，手臂抚触，大声朗读，不要约束
液体及食物摄取减少；腹泻	血液分流出胃肠道，造成胃肠动力减弱和神经性厌食；酮症	不要强迫患者进食，如果需要，提供冰块或冰棍。进行口腔护理

改编自 Touhy TA, Jett KF：Ebersole and Hess' gerontological nursing and healthy aging, ed 4, St Louis, 2014, Elsevier.

▶ 临床案例分析

你正在照顾一位 79 岁的男性患者，住院治疗腹痛、厌食、肥胖和虚弱。他 10 年前接受过前列腺癌的治疗。检查结果证实腹部有一个大肿瘤，癌细胞已经扩散至淋巴结。没有医疗干预可以治愈他的病。当你进入房间时，患者会用愤怒的语气告诉你，他想转至另一家医院，那里的人会帮助他对抗癌症。

1. 你应该用什么方法来回应他？

2. 次日患者主诉轻度腹痛，说他 3 日没有大便。他的妻子向你报告说他已经 24 小时没有进食了。

a. 患者不排便可能是什么原因？

b. 列出 3 种护理措施。

3. 4 周后你再次护理这位患者。他的症状包括体重减轻、食欲减退、腹痛加重、抑郁和焦虑。他的妻子告诉你，护士告诉他们关于临终关怀的问题。并对你说："我仍然不确定临终关怀是否对我们最好。"你在与患者和其妻子讨论临终关怀时，会包括哪些要点？使用 SBAR 标准化沟通模式，展示护士如何向其他医护人员交接评估结果。

▶ 复习题

1. 癌症患者进入了临终关怀阶段。临终关怀的目标是什么？（选择所有符合条件的选项）

A. 身体症状管理

B. 提供文化和精神上的偏好

C. 治疗性护理

D. 尽可能延长生命

E. 提供有尊严的死亡

2. 护士建议患者接受姑息治疗会诊，治疗与焦虑和疼痛增加相关的症状。家属问护士这是否意味着患者正濒临死亡，并且正在接受"临终关怀"。护士应该如何告诉患者和家属她正在接受的护理？

A. 临终关怀和姑息治疗是一回事

B. 姑息治疗适用于在任何环境下的任何患者、任何时间、任何慢性疾病

C. 姑息治疗策略主要用于治疗患者的疾病

D. 姑息护理干预措施可以减轻和治疗疾病的症状

E. A 和 C

F. B 和 D

3. 护士有责任进行患者的去世后护理。请将护理的步骤安排妥当

A. 清洗死者的身体

B. 收集所需标本

C. 清除所有引流管和留置管

D. 将身体置于合适体位以供家属瞻仰

E. 向家庭成员讲述他们可以参与的事宜

F. 确认器官 / 组织捐献和（或）尸检的请求

G. 为家属通知支持人员（例如，精神保健专家、丧亲专家）

H. 准确标记尸体，表明死者的身份和感染控制的安全问题

I. 抬高床头

第 7 单元

卫　生

第18章

个人卫生及床单元整理

▶ 学习目标

学习本章节后，护士能够具备如下能力：

• 讨论为患者提供个人卫生的临床指南。

• 了解床上擦浴时应用的无菌技术原则。

• 实施一次完整的床浴（床上擦浴）。

• 协助患者盆浴或淋浴时解释好预防措施。

• 讨论卫生护理期间 / 减少传染病传播的措施。

• 了解实施口腔卫生护理时应遵循的临床指南。

• 阐述给清醒和意识障碍患者提供口腔护理时的区别。

• 了解实施头发、指甲和足部护理时的临床指导原则。

• 卧床患者梳头、洗头。

• 男女患者备皮。

• 了解引起脚部和指甲疾病的危险因素。

• 安全地实施指甲护理。

• 给暂空床或有患者卧床时更换床单元。

▶ 目的

卫生保健对提升患者身心健康非常重要。当你护理患者时，其实是和患者讨论健康相关的问题及评估健康状况的好时机。个人卫生状况是患者感觉舒适、安全以及幸福必不可少的影响因素。

▶ 护理标准

• AHRQ，2013——给痴呆症患者洗浴

• CDC，2015——口腔卫生

• 美国压疮咨询小组（NPUAP）：压疮预防和治疗的临床实践指南，2014——洗浴

• 联合委员会，2016——患者身份识别

▶ 实践准则

• 定期给患者洗浴可以促进血液循环和保

湿，有利于保持皮肤的完整性。

- 给痴呆患者洗浴是一个复杂的过程，需要在患者的身体、情绪及环境状况最佳时进行，以保证患者安全、舒适以及配合（AHRQ，2013a）。

- 给患者提供卫生护理时，要保护患者隐私，保持舒适并鼓励患者参与其中。

▶ 以患者为中心的护理

- 在提供卫生护理的过程中，时刻尊重和理解患者的个人文化信仰及习惯。

- 皮肤问题会影响患者的外貌和身体形象。关注皮肤问题时需关注患者的感受。

- 在提供卫生护理的过程中，了解患者的种族及特殊习俗很重要。

- 在卫生护理时，务必考虑到患者的喜好。询问患者的喜好（如喜欢用什么清洁产品，清洁的最佳时间）可以增加信任感，形成良好的氛围。

- 在文化理解和专业护理的前提下，将患者家属及其他重要的人加入护理过程中，从而提供理解患者文化背景且以患者为中心的整体护理。

- 将护理重点从沐浴转移至重视患者舒适性、安全性、自主性和自尊心的需求上，注意保护痴呆患者的尊严（AHRQ，2013a）

▶ 循证护理实践

新近研究证实，洗澡用的葡萄糖酸氯己定（CHG）可以降低医院获得性感染的概率。

- 急症护理单元及外科 ICU 病房进行的多项研究表明，每日用 2% 的葡萄糖酸氯己定洗护（洗衣服或者洗澡）可以减少大量定植菌及经血液传播的感染（HAIs），包括耐甲氧西林金黄色葡萄球菌（MRSA）和抗万古霉素肠球菌（VRE）的感染。最近的系统评价及 meta 分析证实，2% 的葡萄糖酸氯己定可减少中心导管相关性血流感染（CLABSIs）。用葡萄糖酸氯己定浸渍浴巾洗浴比在洗澡水中放入 CHG 溶液成本高，但这两种方式都是有效的。如果用葡萄糖酸氯己定放入洗澡水进行洗浴的话，要将洗澡盆专门用于洗澡而不能用作储存，而且应该每天都洗。皮肤对葡萄糖酸氯己定浸泡过的衣服耐受性较好，且有效抑制广谱革兰阳性菌和阴性菌，包括耐甲氧西林金黄色葡萄球菌。

▶ 安全指南

- 完全没有自理能力的患者需要协助完成个人卫生处理或者学习及适应新的卫生技术。当提供卫生护理时，护士应遵从安全原则防止感染和患者受伤。

- 注意把个人卫生护理的物品放在患者触手可及的地方。当摇起床头时，患者的手通常触及不到床头柜，所以必须要把床头柜往前挪。如果患者需下床去卫生间，要确保无障碍物，以防跌倒。

- 当接触受损的皮肤、黏膜、引流液、分泌物、排泄物或血液时，务必佩戴清洁手套。根据患者的情况，在必要时使用其他防护装备（见第 9 章）。

- 为减少感染，无论是在干净区域或污染区域均要采取防护措施，即在护理时勤换手套和执行手卫生。

- 在用水或溶液进行卫生护理时，必须要测试溶液温度以防烫伤。这对于感知能力下降的患者尤为重要，如糖尿病、周围神经病变以及脊椎损伤、沟通障碍的患者。

- 为避免在进行卫生护理时受伤，请使用人体力学原理，安全地处置患者（见第 11 章）

- 护士有责任在护理前后评估和评价患者，以预测意外事件的发生。在委派护理辅助人员进行卫生护理时，应给予适当指导。

- 监测实验室结果，如凝血功能，口腔护理时避免出血。

皮肤

皮肤是人体最大的器官，保护人体不受光、热、外力和感染的伤害。皮肤的功能包括：①调节体温；②储存水分、维生素 D 和脂肪；③感知疼痛和其他刺激；④防止细菌入侵。皮肤主要由表皮、真皮和皮下组织这三层构成。皮肤覆盖整个身体的表面，连接口、眼、鼻、耳、阴道和直肠的黏膜。彻底的清洁对保持每个皮肤层的完整性和功能至关重要。

表皮（皮肤外层）是对抗外部损伤和感染的第一道防线。皮脂由皮脂腺毛囊分泌，可提供一层酸性的保护层。这种酸性物质保护表皮不受化学物质和微生物的侵袭，同时可减少水分和血浆蛋白的流失。

汗腺有两种类型：小汗腺和大汗腺，分布在皮肤的整个表面。小汗腺分泌的汗液通过蒸发调节人体体温。大汗腺分泌的汗液多位于腋窝及腹股沟等位置。大汗腺处的汗液经细菌分解会产生汗臭味。

皮下组织包含血管、神经、淋巴组织以及充满脂肪细胞的疏松结缔组织。脂肪组织使身体保持恒温。皮下组织还可以支撑上层皮肤。

定植在皮肤表层的细菌都是正常菌群，不会引起疾病，反而起到阻止致病微生物繁殖的作用。由于皮肤的某些部分暴露于环境中，对环境中的刺激物可做出生理改变，因此长期刺激易致皮肤病变（表 18.1）。

表 18.1 常见的皮肤问题

问题	特征	影响	措施
皮肤干燥	皮肤角质层由于缺水呈鳞片状、粗糙的纹理，导致表皮较坚硬，最常见于小腿、膝盖、手肘和手背	皮肤可能开裂、出血、发炎，引起发红、瘙痒和不适	有效缓解皮肤干燥的方法不是减少洗澡次数，而是用温水洗澡（不是热水），并且使用润肤露（非石油基质）；使用含脂量高的肥皂进行清洁（比如多芬）。注意清洗干净，因为残余的肥皂会刺激皮肤；使用加湿器增加空气湿度；多饮水
痤疮	皮肤发炎，长丘疹脓包，通常是由皮脂经细菌分解引起，常出现于脸部、颈部、肩膀和背部	如果挤压，脓包内感染灶会扩散传播，并留下永久性瘢痕	每日用温水和肥皂洗头，清洁皮肤以去除油脂。少用化妆品，因为油性化妆品和乳液会堵塞毛孔，加重症状。注意饮食，减少摄入油脂含量高的食物。严重的痤疮可根据医嘱使用局部抗生素

（引自 *James WD*，*et al*：Andrew's diseases of the skin：clinical dermatology，*ed 10*，*Philadelphia*，*2007*，*Saunders.*）

续表

问题	特征	影响	措施
多毛症 （引自 *Goyal D，et al：Coffin-Siris syndrome with Mayer-Rokitanksy-Küster-Hauser syndrome：a case report*，J Med Case Report *4：354，2010.*）	身体或者面部毛发过多，女性多见	女性像男性身体的毛发一样旺盛，影响美观	剃除是解决多毛症最安全的方法。电针和激光可永久去除，拔除或脱毛则在短期内有效
皮疹	由于长时间暴露于阳光、水或者过敏原而引发的皮疹，可呈扁平、凸起、局部、全身、瘙痒或非瘙痒状态	如果不停挠抓，将引起发炎、感染和其他不适	彻底清洁皮疹区域，使用抗菌喷雾或者乳液减少瘙痒并辅助治疗。用温水或者冷水浸泡可以缓解炎症
接触性皮炎 （引自 *Lewis SL，et al*：Medical-surgical nursing：assessment and management of clinical problems，*ed 8，St Louis，2011，Mosby.*）	以急性或慢性湿疹为特征，突然发作，呈规则性状的红斑或呈鳞状，有瘙痒感，疼痛，多出现在头部、颈部、头皮、手部、腿、脚背和躯干	由于引起皮炎的物质难以确定，因此炎症很难消除	识别并避免接触导致炎症的物质（比如，清洁剂、毒葛或橡木、化妆品、乳胶、橡胶）。治疗方法：远离这些导致炎症的物质（如果能找出）以及使用非处方局部类固醇药物或炉甘石洗剂。在某些情况下，处方类固醇药物也可以购买。温水澡可以让患者感到舒适
刮伤 （引自 *Cottran SR et al*：From the teaching collection of the Department of Dermatology，*University of Texas，Southwestern Medical School，Dallas.*）	刮伤表皮可能导致局部出血，随之伴有组织液流出	缺少皮肤保护层，易引发感染	护士要特别注意勿将身上的首饰或者指甲刮伤患者

口腔

口腔内部包括湿润、浅粉色黏膜，包含牙齿和牙龈。最内层的黏膜可以保护口腔，分泌黏液保持整个口腔处于润滑状态，同时吸收水分、盐和其他溶质。唾液是一种透明的黏性液体，由嘴巴内部能分泌黏液的唾液腺分泌出来。唾液有助于预防蛀牙和牙菌斑形成，润滑口腔。湿润的口腔有助于咀嚼和吞咽。唾液还有助于清除引起感染的细菌碎片，尤其是真菌感染。唾液分泌减少会导致口腔干燥，影响味觉、吞咽、消化、营养和义齿舒适度。

牙齿是咀嚼的器官。牙质是一种坚硬的、看起来像象牙一样的物质，环绕牙髓腔，形成牙齿的主要部分（图18.1）。牙釉质附在牙齿上方。牙周膜在牙龈缘下方，环绕牙根，并将它紧紧地固定在原处。一颗牙齿包含血液、淋巴以及下颚牙槽底部的神经。健康的牙齿光滑、有光泽且整齐。

牙龈是底部有纤维组织支撑的黏膜，它们环绕长出的牙齿的颈部，把牙齿牢牢地固定住。牙龈通常呈粉色、湿润、牢固且相对没有弹性。

毛发

毛发经皮肤真皮的毛囊中生长出来（图18.2）。毛细血管给毛囊中的毛发提供营养供其生长。每根毛发都有一个发干从毛囊中延伸出来。皮脂腺分泌油性物质（比如皮脂），并把其排至毛囊中，润滑毛发和头皮。发干通常柔顺有光泽，不会太油、太干或易断。毛发的主要功能是作为人体的第一道防线。比如，头发保护头皮不受伤害。眉毛和睫毛为眼睛阻挡外来颗粒物。

专业的毛发护理实践专注于护理头皮、腋窝和公共区域。毛发的生长、分布都反映着一个人的健康状况。荷尔蒙变化、身心压力、年龄、毒素摄入（比如砒霜、可卡因）、性别、种族、营养、感染和一些疾病都会影响毛发的特征。毛发的外观和质感通常会影响一个人的外貌和

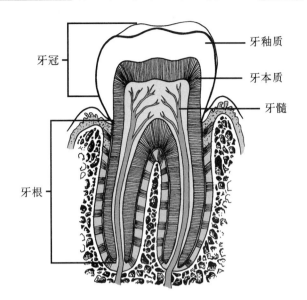

图18.1　正常牙齿

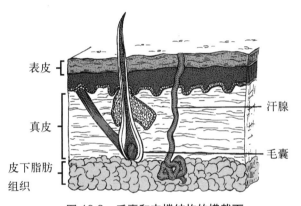

图18.2　毛囊和支撑结构的横截面

心情。疾病和残疾有时会让患者无法进行日常毛发护理。

指甲

指甲是从甲床根部长出来的上皮组织，位于甲沟的皮肤处。正常、健康的指甲是透明、光滑且凸起的，由粉色的甲床和半透明的白色尖端组成。指甲颜色正常说明周边组织氧化充足。皮肤黑的患者甲床通常都会有色素沉积。脚部和脚趾甲需注意护理，防止感染、异味及受伤。通常问题产生都是由于护理不当或习惯不好引起。足部疼痛通常会改变步态，导致不同的肌肉群拉伤。

技能 18.1 全身或局部床上擦浴

沐浴可以清除皮肤上的汗水、油脂、污垢和微生物，同时还能促进血液循环，使人放松，神清气爽。对于部分患者，特别是卧床或严重残疾的人来说，洗澡相当于一次社交活动，使人身心愉悦。

美国压疮咨询小组和欧洲压疮咨询小组修订了压力性损伤的分期及皮肤护理的要点（NPUAP, 2014）。虽然这些要点旨在预防压力性损伤，但它们为如何进行良好的沐浴提供了有效的原则。

●定时或在皮肤污秽时对皮肤进行清洁。根据患者需要及喜好制订个性化清洁频率。例如失禁、伤口引流或过度出汗患者通常需要每日清洗几次；而其他患者，如老年人和婴儿，则应每周只沐浴 1～2 次，以防止去除保护性的皮肤油脂。

●避免过热或过冷的水，使用温和的清洁剂，以尽量减少刺激。

●沐浴时应避免在皮肤上过度用力（包括摩擦力）。勿按摩发红区域，尤其是骨突处，这将增加压力性损伤发生的可能。

●尽量减少导致皮肤干燥的环境因素，如低湿度（低于 40%）和暴露于寒冷环境中。根据患者年龄和身体状况，保持室温在 20～23℃。婴儿、老年人和急性病患者可能需要更高的温度。然而，某些重症患者需要较低的室温以降低身体的新陈代谢。调节通风装置，去除伤口引流液、呕吐物、便盆或小便池中残留的气味，提高患者的舒适度。

●在沐浴期间与患者互动及评估患者。当对患者实施全身沐浴时，对其进行体格检查，评估患者并讨论其关心的问题。

●在洗浴期间，通过正常的关节活动度练习帮助患者促进血液循环和关节功能锻炼。

●对于容易疲劳的患者，考虑给予局部还是全身床浴。

沐浴分为两大类：清洁浴和治疗浴。清洁浴包括床浴、浴缸浴、水槽处的海绵浴、淋浴和包装好的一次性浴床（注释 18.1）。使用的清洁类型取决于患者身体耐受能力和所需卫生程度。当一个人由于疾病或残疾而无法进行个人护理时，护士应协助其沐浴。您也可以在沐浴期间或沐浴后协助其清洗和梳理头发、刮胡子和清洁指甲。

医师通常要求治疗浴具有特定的效果，例如舒缓皮肤或促进愈合。治疗浴的类型包括以下内容：

注释 18.1 沐浴类型

●**全身床浴**：对于完全不能自理的患者，进行全身床浴。

●**局部床浴**：指仅沐浴身体四肢及躯干部位，若不清洗手、脸部、腋窝和会阴部位，则会导致不适。部分沐浴还包括背部冲洗并提供背部按摩。需要进行部分清洁的无法自理患者或无法触及所有身体部位的有自理能力的卧床患者都可接受局部床浴。

●**水槽中的海绵浴**：坐在椅子上的患者利用浴盆或水槽用海绵擦拭洗澡。患者可以自己进行部分浴疗。护士协助其清洗难以触及的区域。

●**浴缸**：患者可以坐入浴缸，比床浴能更彻底地进行清洗和冲洗。患者可能需要护士的帮助。有些医疗机构的浴缸配有升降装置，便于在浴缸中给不能自理的患者更换姿势和体位。

●**淋浴**：患者坐或站立在连续的水流下。淋浴比床浴清洁更彻底，但可能会比较累。

●**一次性床浴/旅行沐浴包**：沐浴包里有几种柔软的无纺布棉布，这些棉布预先用无漂白的表面活性清洁剂和润肤剂溶液湿润过。沐浴包也是个不错的选择，因为使用方便，减少了沐浴时间且患者的舒适度较高（Meiner, 2010）。

●**坐浴**：清洁并减轻肛门及肛周区域的疼痛和炎症。它用于做过直肠或会阴手术、分娩、患有痔疮或肛裂的有局部刺激症状的患者。患者坐在特殊的浴缸或盆中（见第 42 章）。

●**药浴**（添加非处方药、草药或医嘱限定的沐浴材料）：减轻皮肤刺激并产生抗菌和干燥效果。

会阴护理（见操作指南 18.1）可以彻底清洁患者的外生殖器和周围皮肤。在沐浴期间，患者通常会接受会阴护理。然而，患有感染风险的患者需更频繁的会阴护理，如失禁相关性皮炎（IAD）、留置尿管或产后、直肠或生殖器手术后恢复的患者。

授权与合作

对患者皮肤、疼痛程度和关节活动度的评估不能授权给护理辅助人员。协助患者洗澡可以授权给护理辅助人员。护士指导护理辅助人员完成以下工作：

- 沐浴时不要按摩红肿的皮肤区域。
- 告知护理辅助人员患者泡脚的禁忌证。
- 需向护士报告皮肤完整性受损的体征。
- 正确给予运动功能受限或留置尿管及携带其他导管（如静脉导管）的患者更换体位。

用物准备

- 毛巾和浴巾
- 浴毯
- 条形肥皂或液体皂，或约117mL 4%葡萄糖酸氯己定（装在一个沐浴液瓶内）
- 洗漱用品（除臭剂、乳液）
- 一次性湿巾
- 温水
- 干净的病员服或患者的睡衣、睡袍
- 洗衣袋
- 清洁手套
- 洗脸盆
- 眼罩/防护罩和防过敏约束带（适用于意识障碍的患者）

步骤	要点说明

护理评估

1. 根据机构政策，使用至少两种方式核对患者身份信息（例如，姓名和生日，或者姓名和病案号）。	确保患者正确。符合联合委员会标准并保证患者安全（TJC，2016）。
2. 执行手卫生。为了安全起见，需评估房间环境（例如，检查病房环境安全；确保仪器设备运行正常；病床处于锁定状态和低位）。	减少微生物传播。识别环境中能够造成或可能导致患者伤害的安全隐患（QSEN，2014）。
3. 评估患者的跌倒风险状况（如果下床进行部分沐浴或患者自己沐浴）（见第14章）。	落实预防措施，例如让患者坐在浴盆前的椅子上。
4. 评估患者对沐浴的耐受性：活动耐受性、舒适度、肌肉骨骼功能和有无呼吸不畅。	确定患者沐浴的耐受力，并决定沐浴类型（如盆缸、床浴）。
5. 评估患者的认知（简易精神状态检查）和功能状态[例如，Barthel指数或日常生活活动指数（AHRQ，2013a）以评估患者的自我照护能力]。对于疑似痴呆的患者，在告诉患者沐浴时间后观察患者的行为，观察其是否会变得焦虑。	对每位住院患者都应该进行认知和功能状态的评估（AHRQ，2013a）。功能状态是评估患者自己进行沐浴的能力以及需要何种程度的督促及协助才能完成每日日常生活活动。应尽一切努力满足患者的意愿（AHRQ，2013a）
临床决策点：痴呆患者可能会出现焦虑。观察其行为，如是否出现烦躁不安、大喊大叫、不配合甚至攻击照护者。	
6. 评估患者的视力、没有支撑物能否坐立、四肢肌力及关节活动度（见第6章）。	进一步确定患者沐浴所需要的帮助。
7. 评估外部医疗设施及设备（例如，静脉导管或氧气管）的功能状态及其位置。	影响你如何安置患者体位及计划沐浴活动。

509

步骤	要点说明
8. 评估患者的沐浴偏好（AHRQ，2013a）：多久洗一次澡？一天中哪个时间段洗澡？过去有无影响洗澡频率的因素（如住过的房子没有下水管道，无法洗澡）？现在以何种方式洗澡（浴缸浴、淋浴、水槽中沐浴或简单冲浴）？在沐浴过程中，是否使用特殊产品，如浴袍、毛巾或其他物品（例如，香皂、听音乐、用背刷或海绵）以使沐浴体验更愉快？是否特别羞怯？	允许患者参与护理计划。提高患者的舒适度和配合度，使用患者的既定流程可减少痴呆患者的烦躁情绪。
9. 询问患者是否注意到皮肤和生殖器有关的问题。	提供信息以指导在沐浴过程中对皮肤和生殖器进行体格检查，选择合适的护肤品。
10. 沐浴前或沐浴期间，评估患者的皮肤状况。注意皮肤是否干燥剥落、发红、结痂、开裂或过度潮湿，炎症或压力性损伤（见第39章）。	为一段时间前后的皮肤完整性对比提供基线。
11. 确定皮肤损伤的风险：高龄、运动受限、感知觉减退、营养和水合作用、皮肤过度潮湿、作用于皮肤的剪切力或摩擦力、血供不足、外部医疗设备存在。使用压力性损伤评估工具评估风险（例如，Braden 评估量表；见第39章）。	风险因素会增加由于压力、组织合成受损、组织软化或摩擦以及循环受损而导致皮肤受损的可能性。
12. 根据疼痛量表（0～10分）评估患者的舒适度。	沐浴可以抚慰患者，使其身心舒适，并获取一些基本资料。
13. 评估患者对皮肤卫生重要性的认识和看法，采取的预防措施以及遇到的常见皮肤问题（见表18.1）。	确定患者的学习意愿和所需的指导内容。
14. 查看病历以了解有关患者移动能力或体位具体预防措施的医嘱，以及是否有治疗浴。请注意患者是否对沐浴产品过敏。	防止在洗澡过程中对患者造成意外伤害。确定患者所需的协助程度。防止沐浴过程中对卫生用品产生过敏反应。

护理诊断

● 活动无耐力	● 皮肤完整性受损
● 自理缺陷：沐浴 / 卫生	● 有皮肤完整性受损的危险
● 缺乏皮肤护理的相关知识	● 有感染的危险
● 躯体移动能力受限	
根据患者的状况或需求，个体化处理其相关因素 / 危险因素。	

护理计划

1. 完成下列步骤后所能达到的预期结果： ● 皮肤没有渗出物、引流液或气味。 ● 皮肤发红、开裂、剥落和结痂减少。 ● 关节活动度与之前相比保持不变或有所提升。 ● 患者表现出舒适和放松的感觉。 ● 患者沐浴时不会感到疲惫或发冷。	皮肤干净。 皮肤干燥缓解。 沐浴期间重复进行的 ROM 锻炼有助于预防挛缩并促进关节活动。 沐浴让患者放松，消除不适。 沐浴期间的疲劳表明慢性心肺疾病的恶化。

510

步骤	要点说明
● 患者能够描述卫生保健和皮肤护理的好处和技巧。	表明患者的学习能力,能够在接受指导后理解并阐述技巧和要点。
2. 告知患者相关流程并询问相关物品准备情况。如果是部分沐浴,询问患者希望完成多大程度的沐浴。	促进患者合作、参与和自我照顾。
3. 调节室温,改善通风,关闭房间门窗,并拉上床帘。	温暖无风的房间,可以防止沐浴过程中体温迅速下降。保护患者隐私可以使其在精神和身体上获得舒适。
4. 准备洗浴设备并在床头柜上放置用品。如需离开房间,请确保呼叫铃在患者触手可及的范围内,床位处于低位,且车轮为锁定状态。	避免中断洗浴过程或因拿取洗浴设备让患者无人看管。确保患者安全。
临床决策点:如果未确保护栏已拉起,请不要离开床边(请参考机构政策)。护栏的数量取决于患者的跌倒风险评估;然而,将所有护栏拉起也是不可取的。	

护理措施

1. 为患者提供便盆或尿壶。根据需要使用清洁手套协助患者。提供卫生纸并妥善处理排泄物。如果使用手套,请执行手卫生。为患者提供毛巾和湿巾。	沐浴前排泄患者感觉更舒适并可防止沐浴中断。
2. 执行手卫生。如果患者有破损的皮肤或皮肤因引流液、排泄物或身体分泌物而受到污染,请在沐浴前使用清洁手套。	减少微生物传播。
3. 将床抬高至舒适的高度。降低护栏至方便操作的高度,帮助患者保持舒适的仰卧姿势,使身体保持水平。将患者移至离你最近的一侧(保持仰卧位)。	在整个过程中保持患者的舒适度。使用适当的身体力学原理,从而尽量减少背部肌肉劳损。如果患者体重超标,请其他照护者帮助或抬举设备更换体位(见第11章)。
4. 将浴毯盖在患者身上,嘱咐患者抓紧浴毯的顶部,从浴毯下面抽出床单,并注意避免使患者身体暴露在外面。将污染的床单置于换洗袋。	浴毯可保暖并保护隐私。避免污染的床单接触工作服。
5. 脱掉患者的睡袍或睡衣。	沐浴时保证身体各个部位得到清洁。
a. 如果睡袍袖口有纽扣,只需解开扣子并取下睡袍,不要牵拉静脉输液管道(如果有)。	
b. 如果睡袍没有纽扣,并且若肢体受伤或移动能力受限,请先从患侧肢体开始脱。	首先脱下患侧衣服,以减少关节活动范围,使其更容易地脱下其他身体部位的衣服。

步骤	要点说明

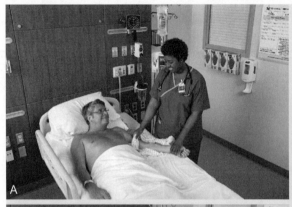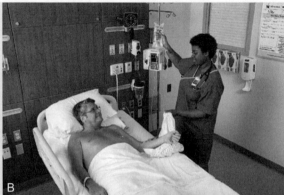

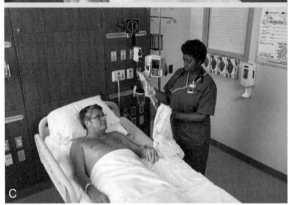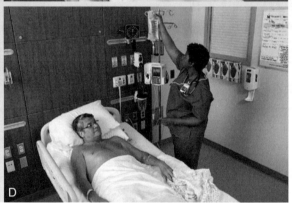

步骤 5c A. 脱去患者的睡衣 B. 从输液杆上取下静脉输液袋
C. 将输液袋及管道穿过患者睡衣的袖子 D. 重新挂高输液袋

步骤	要点说明
c. 如果患者有静脉导管，并且穿着没有纽扣的睡袍，请先从没有静脉导管的手臂开始脱，然后再脱另一侧（见插图）。按下静脉泵上的传感器按钮，暂停静脉输液。从泵上取下静脉输液管，关闭调节器来减缓静脉输液速度。将输液袋从杆上取下（见插图），并和管道一起穿过患者手臂（见插图）。重新挂高输液袋（见插图），并重新连接管路至泵上，打开调节器夹具，通过按下静脉泵上的相应传感器按钮重新开始静脉输液。如果是重力输注静脉输液，检查输液流速并在必要时进行调节。不要断开静脉输液管路以脱去浴袍。	作用于静脉输液管和输液袋的操作可以影响输液流速。
6. 拉起床栏，临时把床摇至最低位，面盆倒入 2/3 温水后，复位床高。将盆及洗漱用品一同放置在跨床桌上，并调整床高。检查水温，让患者将手指放入水中。	拉起床栏，降低床的高度可保证患者安全。温水能够为患者带来舒适感，放松肌肉，防止受凉。使用跨床桌可在你移动到床对侧时无需再移动设备和用物。测试水温以防止烫伤皮肤。
7. 放下床栏。移开枕头（如果可耐受），将床头抬高 30°～45°。将浴巾放于患者头部下方。将第 2 条浴巾放于患者胸前。	移开枕头更易于清洗患者耳朵和脖子。放置毛巾可防止弄脏床单和浴毯。
8. 洗脸。	
临床决策点：勿在眼部或面部使用 4% 洗必泰（葡萄糖酸氯己定）溶液或含有 2% 洗必泰溶液的浴巾（见操作指南 18.2）（AHRQ，2013b）。	

步骤	要点说明
a. 询问患者是否佩戴隐形眼镜，并协助其取下。	防止意外伤害眼睛。
b. 将毛巾折叠成手套状（见插图）；浸入水中并拧干。	手套比松散的毛巾更易于保存水分和热量；防止湿冷的手套接触患者和溅水。
c. 用温水清洗患者眼睛，每只眼睛都应使用干净布块，并从内眼角向外眼角清洁（见插图）。在清洁之前，先用温热的湿布将眼皮上的分泌物浸泡 2～3 分钟，然后轻轻地擦净眼睛周围。	肥皂对眼睛有刺激。交替使用毛巾的不同部位可减少感染传播。从内眼角向外眼角轻轻地擦拭，防止分泌物进入鼻泪管。压力易造成损伤。
d. 询问患者是否更喜欢用肥皂来洗脸。否则，在清洗、冲洗及擦干前额、脸颊、鼻子、颈部和耳朵的过程中不要使用肥皂。询问男性患者是否需要刮胡子（见操作指南 18.4）。	使用肥皂洗脸往往会让脸部变得干燥，与其他身体部位相比，脸部总是暴露在空气中。
e. 为意识障碍患者进行眼部护理。	无意识的患者失去了本能的保护性角膜眨眼反射，增加了角膜干燥、擦伤和眼部感染的风险。
（1）根据医嘱，滴眼药水或涂抹软膏（见第 19 章）。	
（2）在无眨眼反射的情况下保持眼睑闭合。在戴上眼罩或防护眼镜前，用指背轻轻合上患者的眼睛，再戴好眼罩或防护眼镜，避免眼罩系带系到眼睑部位。	当患者无眨眼反射时，将失去保护机制。闭着眼睛可保持眼睛湿润并防止受伤。

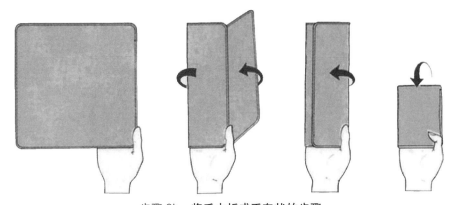

步骤 8b　**将毛巾折成手套状的步骤**

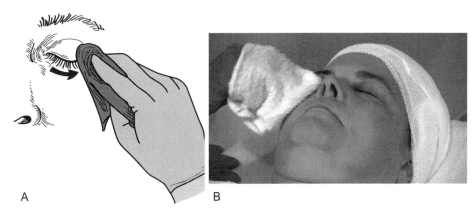

步骤 8c　**从内眼角向外眼角清洁眼部**　A. 清洁眼睛的操作指导　B. 从内眼角向外眼角清洁眼部

步骤	要点说明

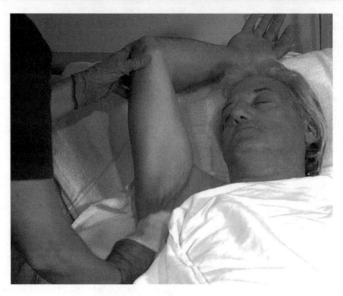

步骤 9b　抬起患者手臂，清洗腋窝

步骤	要点说明
9. 清洗上肢和躯干。可选项：这个时候可以更换洗浴用水。拿一个容量约 6L 的新盆，并将一瓶约 120mL 的 4% CHG 液体与温水混合（Petlin et al., 2014）。	证据表明，在日常沐浴中使用 CHG 可以降低在医院感染的发病率（Petlin et al., 2014；Shah et al., 2016）。CHG 在 24 小时内可以抑制细菌生长并预防感染的发生（AHRQ, 2013b）。
临床决策点：当在洗浴用水中加入 4% CHG 时，一块毛巾仅可清洗身体的一个主要部位，清洁后丢弃，使用新毛巾清洗下一个部位（Petlin et al., 2014）。将毛巾浸入浴盆中会污染溶液，CHG 的效果将变差。在用 4% CHG 沐浴后，不要冲洗身体，让 CHG 溶液留在皮肤上自然晾干，以达到抗菌效果。	
a. 就近掀开患者手臂处的浴毯，将浴巾纵向放置在手臂下，从远端到近端（从手指到腋窝）用力地来回擦洗。	用力地来回擦洗可促进静脉回流。
b. 抬起并支撑手臂超过头部（如果可以的话）以清洗腋窝，冲洗并彻底擦干（见插图）。根据需要或患者的要求在腋下使用除臭剂。	移动手臂以使得腋窝暴露在空气中，并锻炼关节的正常活动度。使用除臭剂防止体臭。
c. 移动至床的另一侧，抬起手臂，重复上述步骤。	
d. 用浴巾盖住患者胸部，在肚脐处将浴毯折叠。在胸部用力地来回擦洗。女性患者乳房下面的皮肤需进行特殊护理，如有必要，在沐浴时可将乳房向上抬起，以清洗乳房下面的部位。如使用肥皂，需冲洗干净，并快速擦干身体。	用布遮盖可避免身体部位不必要的暴露。毯子可保暖并遮住身体。身体皮肤皱褶处容易藏污纳垢，若不清洁，保持干燥，胸部以下皮肤容易受损。
10. 清洗手部和指甲 将毛巾对折后放在患者床边。把盆放在对折的毛巾上。把患者的手浸泡在水中。在清洗指甲之前，让手浸泡 3～5 分钟（见技能 18.4）。注意：糖尿病患者不要浸泡。移开盆并擦干手。另一只手重复此法。	浸泡可软化手部角质层、老茧和指甲中的碎屑，提高清洁效果。彻底擦干指缝间的水。浸泡糖尿病患者的手可能导致湿疹或感染发生。
11. 检查水温，若有必要更换水。	温水让患者感到舒适。
临床决策点：若洗浴水中使用洗必泰溶液，不要将水弃去。一瓶含有洗必泰的肥皂水可进行全身洗浴。	

步骤	要点说明
12. 清洗腹部 a. 将浴巾纵向放置在胸部和腹部（可能需要两条毛巾）。将浴毯折叠至耻骨上方。沐浴、冲洗并擦干腹部，特别注意肚脐、腹股沟及皮肤褶皱处。清洗时注意尽量盖住腹部。	保持皮肤褶皱处的清洁、干燥，可以防止异味和对皮肤的刺激，水分和分泌物会积聚在皮肤褶皱处，使皮肤浸渍。
b. 给患者穿上干净的睡袍或者睡衣，患侧先穿。可选：直至完全沐浴结束才需要穿衣服。	患者保暖，促进舒适。穿睡袍时尽量减少关节活动度。
临床决策点：如果一侧肢体受伤或者移动受限，先穿患侧。	
13. 清洗下肢 a. 用浴毯的上部盖住胸腹部，向中线折叠浴毯，露出近侧的下肢，确保对侧的下肢和会阴部是被盖好的，抬起近侧的膝盖和脚踝，将浴巾放在腿下。	避免暴露，安置患者。
b. 从脚踝到膝盖，从膝盖到大腿用力地来回擦洗腿部（见插图）。评估下肢的体征和状况。	促进血液循环和静脉回流，评估是识别静脉血栓症状和体征的关键。
临床决策点：在洗浴期间评估下肢有无红肿热痛的征象。	
c. 洗脚,注意清洗脚趾。根据需要修剪趾甲（见机构政策）（见技能18.4），彻底擦干脚部及脚趾。	脚趾之间经常遗留分泌物，过分潮湿易致湿疹和皮肤破损。
d. 拉起一侧床栏，将毛巾放至床的另外一侧，放下床栏，将干毛巾放在另外一条腿下面，重复之前的步骤13b和c。在双脚上涂上一层薄薄的保湿乳液，完成后下毛巾。	乳液对干燥的皮肤有保湿效果，但过度使用会导致皮肤浸渍。
e. 用浴毯盖住患者，拉起床栏，更换洗浴用水。	低水温会致患者受凉。清洁的洗浴用水可减少微生物传播。

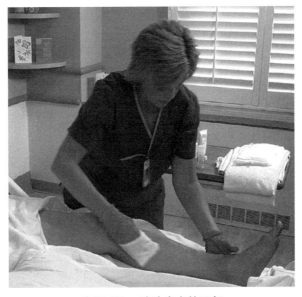

步骤 13b　**清洗患者的腿部**

步骤	要点说明
14. 清洁后背 a. 使用清洁手套，放下床栏，帮助患者保持俯卧或侧卧位，遵循患者安全处理技术（见第 11 章）（若适用），沿患者侧面，纵向放置毛巾。	暴露后背部及臀部以便洗浴。
b. 如果有粪便，将垫子或卫生纸叠在一起，用一次性纸巾将其擦净。	臀部及肛门附近的皮肤可能沾有粪便分泌物和微生物。
c. 在患者洗浴时用浴毯盖在其肩部和大腿，从颈部到臀部来回擦洗、冲净、擦干，特别留意臀部及肛门的褶皱处。	保暖，避免不必要的暴露。
d. 从前往后清洗臀部及肛门（见插图）。彻底地清洗、冲净、擦干。若有必要，在患者臀部下面放置干净的吸水垫。	清洁完背部后再清洁臀部，防止洗浴用水被污染。
15. 在患者仰卧位时给予会阴护理（见操作指南 18.1）。	
临床决策点：洗浴完后，若使用 4% 洗必泰溶液，几分钟内皮肤可能会感觉黏腻，不用将其擦掉，自然风干即可。	
16. 根据患者意愿帮其按摩后背部。	促使患者放松。
17. 将沐浴液涂在皮肤上，局部保湿剂涂在干燥、脱皮、发红区域。注意：如果使用洗必泰溶液进行沐浴，只能使用与其兼容的产品。	干燥的皮肤会降低皮肤的韧性，导致开裂，保湿剂有助于防止皮肤破损。
临床决策点：在出现急性炎症和可能损坏血管或者皮肤脆弱的情况下，禁止按摩，腿部按摩也是禁忌的，以防血栓脱落。	
18. 在给患者整理仪表之前（如：梳头发、刮胡子），脱下手套并丢弃，执行手卫生。	减少微生物传播，提升患者的形象。
19. 检查外部医疗设备的功能和位置（如：留置导尿管、胃管、输液管路、支架）。	确保洗浴不影响治疗和医疗设备。
20. 取下浴毯前，从床尾拉出床单盖在患者身上，更换新的床单。若旧床单被污染，则需戴上手套。可选：患者卧床时更换床单法（见操作指南 18.6）。	保护患者隐私及保暖。
21. 将床放低并锁上，以防移动。拉上相应的床栏，防止患者坠床。	确保患者安全。患者够取呼叫铃或个人物品时可能导致摔倒。

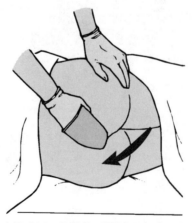

步骤 14d　从前往后清洗臀部和肛门

步骤	要点说明
22. 按照机构政策消毒 / 冲洗和干燥浴盆，尤其是使用洗必泰溶液后。不要将用过洗必泰的浴盆作为储存物品的容器。	减少微生物传播。证据表明，浴盆常常受到微生物的污染，98% 的盆中有细菌生长。
23. 执行手卫生，离开房间。	减少微生物传播。

护理评价

1. 观察皮肤，要特别注意之前被污染、发红、剥落、结痂或开裂或有早期损伤迹象的区域。	洗澡应该让皮肤保持清洁。如果有皮肤刺激症状（例如，发红、起疱），请采取措施缓解。
2. 洗澡时观察患者的关节活动度。	评估关节活动情况。
3. 根据 0 ～ 10 分的疼痛评分量表评价患者的舒适度。	评估洗浴期间患者舒适度的改变。
4. 询问患者是否感到疲倦。	评估患者对洗浴活动的耐受。
5. **使用反馈式教学**："我向您解释了保持皮肤清洁的重要性，尤其是在医院时，您可以复述吗？"如果患者或居家照护者不能正确反馈，立即调整或重新制订指导计划，以保证其正确掌握。	确定患者和居家照护者对指导内容的理解水平。

非预期结果	相关措施
1. 皮肤出现过度干燥、皮疹、过敏或压力性损伤。	● 复查相关的清洁保湿产品及护肤方法。 ● 如果使用洗必泰肥皂，可能需要减少洗浴次数。对洗必泰过敏并不多见。 ● 限制全身洗浴的频率。 ● 全身压力性损伤评估（见第 39 章）。 ● 给予患者翻身及更换体位，防止压力性损伤发生。 ● 如果患者有皮肤受损的危险，可用一些特殊的床垫。 ● 咨询医师和（或）获得伤口相关的知识。
2. 患者过度疲劳，不能配合洗浴。	● 重新安排洗浴时间，使患者得到更多的休息 ● 给心肺疾病和呼吸困难的患者洗浴时要用枕头或者将床头抬高。 ● 将患者疲劳程度的变化告知医师。 ● 在预定的休息时间间隙分阶段执行卫生措施。
3. 患者表现为不安和不舒服。	● 尽量选择一种给患者压力小一点的洗浴方法，如一次性浴巾洗浴（见操作指南 18.2）。 ● 洗浴前考虑是否需要镇痛。 ● 洗浴前安排休息时间。

记录与报告

● 在电子健康档案及表单中记录过程、观察的皮肤状况（如皮肤破损、炎症、压力性损伤区域）、患者的参与度以及耐受程度。

● 向主管护士或者医师报告皮肤完整性的改变，缝合线断裂和伤口分泌物增加的征象，此时患者可能需要特殊的皮肤护理。

● 记录对患者和居家照护者学习情况的评价。

注意事项

健康教育

● 教会患者如何检查褶皱处的皮肤，解释刺激症状和皮肤受损的迹象。使用简单易懂的语言。

● 考虑是否需要让居家照护者参与洗浴过

程并学习和进行操作演示。

儿科患者

● 因为皮脂腺分泌更多，一些青少年需要和（或）更喜欢频繁地洗浴。

● 青春期少女应该学习基本的会阴清洁卫生措施，并知道为什么易患尿路感染。

老年患者

● 患有尿失禁的老年人需要细致的皮肤护理，以减少失禁相关性皮炎和感染的风险。建议使用皮肤保护剂以保持皮肤的完整性，防止感染。

● 若患者有痴呆症的迹象，照护者的行为可能会被患者认为是一种攻击。可能引发患者的过激行为，包括对抗性交流；无视患者情感，缺少患者约束；触摸患者的脚、腋窝或会阴部；与洗浴无关的交流；以及没有做好洗浴前准备（AHRQ，2013a）。

● 当给痴呆患者洗浴时，请遵循以下原则（AHRQ，2013a）：

● 不要匆忙，用低音量愉悦的声音说话，在洗浴之前和整个洗浴的过程中都要与患者交流。

● 如果患者焦虑不安，分散其注意力，提出一个愉快的话题，或者使用其他分心的方法，如音乐、唱歌、抓取物品，或吃东西。

● 关注患者的感受和反应。注意不要与其他不相关的人交谈。

居家护理

● 洗浴类型的选择取决于对家庭的评估，自来水是否可用和洗浴设施的状况。

● 在家里根据患者的习惯准备洗浴用具。

● 下列情况可预防患者发生跌倒：

①在洗澡间装置抓杆；

②适用于淋浴和浴室地板的地垫；

③设置淋浴椅或放置椅子或凳子。

长期照护

● 在长期护理环境中的浴缸通常配备电子温度计来测量水温。浴缸还有液压升降机，可以帮助患者进出浴缸。

操作指南 18.1 会阴护理

会阴护理包括彻底地清洁患者的外生殖器和周围皮肤。患者在全身的床浴期间例行接受会阴护理（见技能 18.1）。然而，有大小便失禁、留置导尿管、直肠或生殖器手术的患者可能需要更频繁的会阴护理。这对于留置导尿管的患者尤为重要，以减少尿管相关性尿路感染。在会阴护理期间戴上清洁的手套，以免接触粪便、尿液或者阴道分泌物等传染原。为了避免尴尬，始终以专业而敏捷的方式操作，并保护患者的隐私。

授权与合作

会阴护理可以授权给护理辅助人员。护士指导护理辅助人员完成以下工作：

● 避免任何影响患者正常体位的身体约束。

● 正确安置有留置尿管的患者。

● 若会阴部分泌物较多、皮肤剥脱和皮疹，告知护士。

用物准备

● 毛巾、浴巾、浴毯

● 沐浴用的清洁用品（洗必泰）可用于会阴和导管的护理。但是，一些机构不使用洗必泰是担心其对黏膜有刺激（见机构政策）

● 一次性布和浴盆

● 温水

● 洗衣袋

● 防水垫或便盆

● 清洁手套

● 除沐浴期间外，会阴护理都需要额外的用品：棉球或棉签，溶液瓶或装满温水或冲洗液的容器，防水袋

操作步骤

1. 根据机构政策，使用至少两种方式核对患者身份信息（例如，姓名和生日，或者姓名和病案号）（TJC，2016）。

2. 评估环境安全（例如，检查病房环境是否安全，确保仪器设备运行正常，病床处于锁定状态且处于较低位置）。

3. 组装用品。保护患者隐私，解释预防感染的措施和重要性。

4. 执行手卫生。使用清洁手套，将盛有温水和清洁液的盆放在跨床桌上。

5. 女性患者会阴护理：

a. 如果患者能使用毛巾，允许患者自己清洁会阴。

b. 协助患者取仰卧位，注意患者体位安置时的约束或限制，在患者的臀部下放置防水垫。

c. 将浴毯菱形盖在患者身上

d. 将浴毯的外角折叠覆盖在患者的腿上，压在腹部和臀部以下（见插图）。当你准备露出会阴时，提拉毯子的下部。

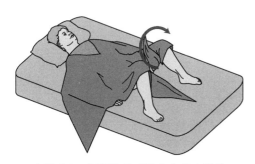

步骤 5d　会阴护理时给患者盖上浴毯

e. 清洗并擦干患者大腿上部（注意：如果会阴护理时使用了洗必泰溶液，不需要冲洗，自然风干即可）。

f. 清洗大阴唇。用一只手将大腿内侧向会阴部反方向扒开，操作的那只手仔细清洗皮肤褶皱处。从会阴到肛门（从前往后）方向擦洗。对侧会阴部用新的毛巾重复此法清洗。彻底冲洗和擦干。

g. 用另一只手轻轻分开左右阴唇，露出尿道口和阴道口。操作的手柔和地从会阴部向下清洗至肛门（见插图）。每次清洗时，用毛巾的不同面，以防污染。彻底清洁小阴唇、阴蒂和尿道口。如有留置尿管，需同时彻底清洗周围区域，避免造成留置尿管的张力。

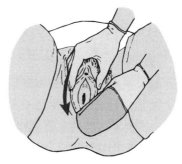

步骤 5g　从前往后清洗（从会阴部到肛门）

h. 彻底清洗和擦干，顺序为从前向后。

i. 如果患者使用便盆，将温水倒在会阴部冲洗并彻底擦干（例外情况：使用洗必泰时无需冲洗）。

j. 在患者腿部和会阴部之间折叠浴毯的下角，让患者的小腿保持舒适的姿势。

6. 男性患者会阴护理：

a. 如果患者可以使用毛巾，允许患者自己清洁会阴。

b. 帮助患者取仰卧位。注意限制其活动。

c. 折叠浴毯的下半部分能暴露大腿的上半部分。清洗并擦干大腿部分。

d. 用浴巾盖住大腿，轻轻抬起阴茎，把浴巾放在下面。轻轻握住阴茎的前部，如果患者没有包皮过长（未切除包皮），就拉上包皮。如果患者勃起，就稍后再做。

e. 先在尿道口清洗阴茎头，使用环形的方法，从内向外清洗（见插图）。更换一条干净的毛巾重复此过程，直至阴茎干净。彻底且轻柔地冲洗阴茎（例外情况：使用洗必泰时无需冲洗）。

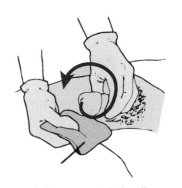

步骤 6e　环形清洗阴茎

f. 把包皮还原至自然状态。

临床决策点：对于未行包皮切除术的男性患者，进行会阴护理后，确保包皮回到自然状态，这对于下肢感觉减退的患者极为重要。阴茎周围的包皮紧缩会引起局部水肿和不适。如果不纠正，可能会导致永久性的尿道损伤。

g. 让患者外展腿部，用一条新毛巾，轻轻地清洁阴茎和阴囊，特别注意阴茎下的表皮，小心提起阴囊，清洗并彻底地冲净、擦干（如果使用了洗必泰溶液，不需冲洗）。

h. 折叠浴毯盖在患者的会阴上，协助患者取舒适体位。

7. 如果有留置尿管，避免留置尿管产生张力，并在过程中彻底清洁周围区域。

8. 观察会阴部位护理后是否有刺激症状，红肿或者分泌物增多。

9. 将手套及用过的物品按规定进行终末处理，洗手。

10. **使用反馈式教学**："我们讨论了如何清洗会阴部以减少感染的可能性，请描述一下如何清洁会阴部。"如果患者或居家照护者不能正确反馈，立即调整或重新制订指导计划，以保证其正确掌握。

操作指南 18.2 一次性床上擦浴、盆浴或淋浴的应用

目前急救医院，尤其是重症监护病房更常使用的是浸有消毒液，如葡萄糖酸氯己定（CHG）的一次性浴巾。其实此类浴巾可用于任何场合，推荐患者使用 CHG 浴巾洗浴，包括每日一次的全身洗浴，大小便失禁的护理，以及其他需要临时清洗的情况（AHRQ，2013b）。CHG 浴巾可作为肥皂及水浴的替代品，不能作为浴衣（洗浴后穿的衣服）使用。CHG 毛巾可清洁杀菌，有效阻止细菌和皮肤的接触，抗菌效果长达 24 小时（AHRQ，2013b）。

急症患者可以洗浴，在长期护理单元中洗浴需求更多。当患者泡澡或淋浴时，请遵循指

南确保患者安全，预防跌倒。

授权与合作

盆浴、淋浴或使用一次性毛巾沐浴时的技巧可授权给护理辅助人员。护士指导护理辅助人员完成以下工作：

- 洗浴时不要按摩发红的皮肤区域。
- 妥善安置伴有运动功能受限、骨折或者留置导尿管及其他管道（如静脉管道）的患者。
- 向护士报告皮肤或者会阴部的变化或皮肤完整性受损的迹象。

用物准备

- 毛巾和浴巾（用于盆浴和淋浴），浴毯，清洁用品，化妆用品（除臭剂、乳液），一次性湿巾，干净的病号服或患者自己的睡衣、睡袍，洗衣袋
- 包装好的一次性沐浴用布
- 清洁手套

操作步骤

1. 根据机构政策，使用至少两种方式核对患者身份信息（例如，姓名和生日，或者姓名和病案号）（TJC，2016）。

2. 评估环境安全（例如，检查病房环境是否安全，确保仪器设备运行正常，病床处于锁定状态和较低位置），保护患者隐私。

3. 评估患者在洗浴时需要帮助的等级，跌倒风险（例如，站立和进入浴缸的能力），患者皮肤破损的风险，以及对沐浴液（如 CHG）有无过敏（见技能 18.1）。

4. 遵循手卫生原则并使用清洁手套。

5. 如使用浴巾进行床浴，应在床旁备梳妆用品及其他设备；否则应在浴室或淋浴间准备相关用物。

6. 浴巾：[此程序遵循 AHRQ（2013b）全球沐浴共识方案，普适于急危重症医院]。

a. 调整室温，改善通风，关闭房间门窗，拉上床帘。

b. 将患者置于仰卧位或者舒适的体位，洗浴过程中，用浴毯遮盖未被清洁的身体部位。

c. 帮助患者脱去衣服。

d．可选项：根据包装说明，用微波炉加热浴巾。请勿使用用于加热食物的微波炉。一次性清洁浴巾包包含6个已润湿的毛巾。

临床决策点：检查加热后的浴巾温度，防止烫伤皮肤。

e. 用温水清洗患者的脸和眼部。

f. 按以下顺序使用6块浴巾（见插图），如技能18.1所述处置患者和使用床帘（AHRQ，2013b）：

（1）浴巾1：颈部、肩膀和胸部；

（2）浴巾2：双臂、双手、手指间隙和腋下；

（3）浴巾3：腹部和腹股沟/会阴；

（4）浴巾4：右腿、右脚和脚趾间隙；

（5）浴巾5：左腿、左脚和脚趾间隙；

（6）浴巾6：颈后部、背部和臀部。

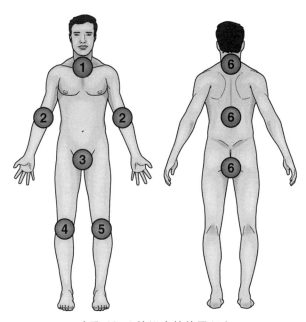

步骤6f　6块浴巾的使用顺序

g. 用浸有CHG的浴巾用力按摩皮肤。告知患者可能几分钟内会感觉黏腻。

h. 确保彻底清洁颈部、皮褶处和会阴部位等污染区域。CHG可安全用于会阴部位，包括外部黏膜。其对浅表伤口也是安全的，包括1

期和2期压力性损伤（AHRQ，2013b）。

i. CHG用后勿冲洗、擦干，使其自然风干（AHRQ，2013b）。

j. CHG浴巾内含保湿因子。几分钟内皮肤可能会感觉黏腻。

k. 如仍需要保湿霜，只能使用CHG兼容产品。

l. 处理脱下的衣物，协助患者摆好舒适体位并换上干净睡衣。

7. 浴缸浴或淋浴：

a. 评估患者跌倒的风险；考虑患者的身体状况，是否能站立、进入浴缸，检查有无患者移动或更换体位时可能发现危险的预防措施。浴缸浴或淋浴通常需要开具医嘱。

b. 安排使用浴缸或淋浴。

c. 检查浴缸或淋浴是否清洁。参照机构政策中规定的清洁技术。将橡胶垫放置于浴缸或淋浴处底部。将一次性防滑沐浴垫或毛巾放置于浴缸或淋浴前的地板上。

d. 将卫生用品和洗漱用品放置于浴缸或淋浴处附近。

e. 如有需要，协助患者穿浴袍和防滑拖鞋进入浴室。

f. 向患者演示如何使用呼叫信号寻求帮助。将"浴室有人"标志放在浴室门上，并关门。

g. 将温水注入浴缸至一半。检查洗浴水温度，请患者试水温是否合适。如果温度过高或过冷，调节温度至适宜。告知患者如何调节水龙头控制水温。

临床决策点：不要在浴缸中使用沐浴油，易致滑倒。

h. 如果患者即将淋浴，应在患者进入淋浴间前打开淋喷头并调节水温。如果可以，使用淋浴座椅或浴盆椅（见插图）。

i. 告知患者在浴缸中不超过20分钟。每5分钟检查一次患者安全。丢弃用过的手套并执行手卫生。

j. 佩戴清洁手套。当患者发出信号洗浴结束后，敲门进入浴室。对于病情不稳定的患者，在其离开浴池之前先排出一部分水。

k. 将浴巾放在患者的肩上。根据需要协助患者离开浴缸，并擦干患者的身体。如有可能，让患者坐在淋浴椅上。

l. 根据需要协助患者穿上干净的睡袍或睡衣，拖鞋。在居家护理、延续护理或康复护理过程中，鼓励患者平时自己穿衣服。

m. 协助患者进入房间并于床上或椅子上取舒适体位。将呼叫器放于患者附近。

n. 根据机构规定清洗浴缸或淋浴器。取出脏衣服并放入脏衣袋中。将一次性设备丢弃在规定的垃圾袋中。将"浴室无人"标志放在浴室门上。将日常用品放回至储藏室。

o. 脱下手套并丢弃。执行手卫生。

8. 评估患者皮肤情况。注意污染、发红、脱皮或有问题的区域有无改善。

9. 评估患者疲劳程度和舒适度。

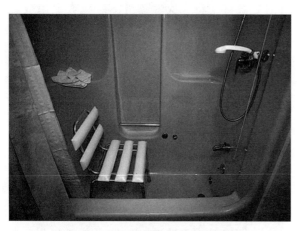

步骤 7h　用于确保患者安全的淋浴椅

技能 18.2　口腔卫生

保持日常口腔卫生（包括刷牙、使用牙线和冲洗）对预防和控制牙菌斑相关的口腔疾病至关重要。除预防炎症和感染外，保持口腔卫生还有利于促进口腔舒适，易于吞咽，更好地摄入食物，促进与他人的沟通交流。刷牙能够清洁食物残渣，防止牙菌斑（龋齿的原因）和细菌滋生；舒缓牙龈；消除不适感，祛除异味。牙线可以去除牙龈处的牙垢。通过漱口冲洗多余的食物残渣和牙膏。

患者生病时，口腔卫生会受到许多因素的影响，应根据患者需要协助口腔卫生，准备用品及协助患者刷牙。根据患者的临床状况和口腔状况决定口腔护理的频次。例如，吞咽困难的卒中患者可能需要每隔4小时护理一次；带呼吸机的患者护理需特别小心，以减少呼吸机相关性肺炎（ventilator-associated pneumonia, VAP）的风险（见技能 18.3）。

除对一般人群的建议外，还有一些口腔护理方案旨在缓解患者不适并改善化疗和放射相关的黏膜炎、口腔炎和口腔干燥症。这些类型的口腔损害增加患者的痛苦，并影响营养的摄入。本章将讨论具体的治疗方案。

授权与合作

口腔卫生技术（包括刷牙、用牙线清洁牙齿和漱口）可以授权给护理辅助人员。但护士需负责评估患者的呕吐反射，以确定患者是否有误吸的危险。护士指导护理辅助人员完成以下工作：

● 观察口腔黏膜变化的类型（如破损或开放性伤口），并向护士报告。

● 汇报患者在口腔护理期间疼痛或出血情况。

● 了解特殊的预防措施，如预防误吸，包括：

● 将床头抬高 30°～45°（不允许更低）。

● 报告在口腔护理期间出现剧烈咳嗽或窒息情况。

● 当患者有出血倾向时，勿使用牙线清洁。

用物准备

● 软毛牙刷（硬毛牙刷易破坏牙釉质和牙龈）

● 抗磨损性氟化物牙膏或洁牙剂

● 牙线

● 0.12%洗必泰（可选，见机构政策）

● 压舌板

● 小手电筒

● 装有冷水和吸管的水杯

- 生理盐水或油性抗感染口腔冲洗液（可选）
- 盂盆（接吐口水）

- 置于患者前胸部的浴巾、纸巾
- 清洁手套
- 可选：保湿润唇膏

步骤	要点说明

护理评估

步骤	要点说明
1. 根据机构政策，使用至少两种方式核对患者身份信息（例如，姓名和生日，或者姓名和病案号）。	确保患者正确。符合联合委员会标准并保证患者安全（TJC，2016）。
2. 评估环境安全（例如，检查病房环境是否安全，确保仪器设备运行正常，病床处于锁定状态且位置较低）。	检查患者周围是否有可能导致患者伤害的安全隐患（QSEN，2014）。
3. 执行手卫生并佩戴清洁手套。	减少血液或唾液中微生物的传播。
4. 检查口腔时指导患者张大嘴巴。使用小手电筒和压舌板，检查嘴唇、牙齿、颊黏膜、牙龈、上腭和舌头的情况（见第6章）。	确定患者口腔状况和需要提供的口腔卫生清洁程度。提供基线情况以对比护理后的效果。
5. 确定是否存在常见的口腔问题。	有助于指导患者在自我护理时选择合适的清洁方式及掌握相关知识。
a. 龋齿：白色的牙齿变色呈棕色或褐色	
b. 齿龈炎：牙龈发炎	可能提示牙周疾病。
c. 牙周炎：牙龈萎缩，炎症，牙齿间隙变大	可能提示牙周疾病。
d. 口臭：口气难闻	可能提示牙周疾病。
e. 唇干裂：嘴唇开裂	
f. 口腔炎：口腔组织炎症	
g. 黏膜炎：口腔黏膜炎症	
h. 干燥，开裂，有舌苔	
6. 脱下手套并执行手卫生。	防止微生物传播。
7. 检查病历并评估患者口腔卫生问题的风险：	某些病症会增加口腔完整性受损的风险，需实施预防性护理。
a. 脱水：因患者病情，医师禁止患者口服食物或液体	引起黏膜和嘴唇过度干燥和脆弱；增加舌头和牙龈上的分泌物残留。
b. 鼻胃管或氧气管；经口呼吸器	引起黏膜干燥。
c. 化疗药物	药物可杀死快速增殖的细胞，致使口腔内正常细胞大量脱落。可伴有溃疡和黏膜炎。
d. 头颈部的放射性治疗	唾液分泌减少，pH值降低；导致口腔炎和龋齿发生（NCI，2016）。
e. 人工气道（如气管内导管）	管道刺激牙龈和黏膜。过多的分泌物会积聚在牙齿和舌头上。
f. 凝血障碍（如白血病，再生障碍性贫血）	易致牙龈发炎和出血。
g. 口腔手术和创伤	黏膜损伤增加感染风险。刷牙力度过大会使缝合线断裂。
h. 年龄	随着年龄的增长，口腔黏膜会变薄并失去弹性。

步骤	要点说明
i. 化学性损伤	如酒精、香烟、酸性食物或药物副作用所致（例如，维生素、类固醇、抗抑郁药）。
j. 糖尿病	有口腔干燥、牙龈炎、牙周病和牙齿缺失的危险。
8. 指导患者的口腔卫生行为：	纠正患者在口腔卫生预防方面的错误方式及不足，提升患者口腔护理的知识水平。
a. 刷牙和使用牙线的频率。	美国牙科协会（2016a）建议每日至少使用其推荐的含氟牙膏刷牙两次并使用一次牙线。
b. 牙膏、洁牙剂和口腔漱口液的类型（评估洗必泰是否适用）。	抗菌口腔漱口液和牙膏可以减少细菌并抑制牙菌斑生长，防止牙菌斑引起的牙周疾病——牙龈炎（美国牙科协会，2016a）。
c. 最近一次就诊时间和就诊频率。	美国牙科协会建议应该有规律地进行牙科就诊，然而，就诊频率应当由患者的牙医根据个人情况而定（美国牙科协会，2013）。
9. 评估患者抓握和使用牙刷的能力。	这决定患者需要护士协助的程度。一些年龄较大的患者由于骨骼肌或者神经系统的病变，不能牢固地抓握、使用牙刷。对于此类患者，大牙刷柄的牙刷或者将牙刷柄嵌入一个小橡皮球中可能更适用。

护理诊断

● 自理缺陷：沐浴／卫生	● 有感染的危险
● 缺乏口腔卫生保健的相关知识	● 口腔黏膜损伤
根据患者的状况或需求，个体化处理其相关因素／危险因素。	

护理计划

1. 完成下列步骤后所能达到的预期结果：	
● 患者表达口腔清洁的感觉。	口腔护理可去除口腔分泌物和增厚的黏膜。
● 口腔结构及特征正常。 ● 口腔黏膜湿润、完整且颜色正常。 ● 牙龈呈粉色、牢固且与牙颈相连。 ● 牙齿清洁、光滑、有光泽。 ● 舌头呈粉色且没有分泌物和舌苔。 ● 患者可自述正确的口腔卫生技术。 ● 患者能够使用牙线和刷牙来保持口腔卫生。	口腔护理可保持牙齿完整性及口腔黏膜健康。 表明患者能够理解指导内容。 表明患者能够进行自我护理。
2. 在床边备好所需的设备与物品。	防止过程中断或者为了取遗落的设备而使得患者处于无人照看的状态。
3. 向患者介绍护理步骤并讨论所需的口腔护理用品偏好。	有些患者对于护士协助实施基础护理感到不舒服。对于这类患者，操作过程中应该尽量减少其焦虑感。

步骤	要点说明

护理措施

步骤	要点说明
1. 执行手卫生。关闭房间门窗并拉上床帘。	减少微生物传播。保护患者隐私可给患者带来生理和心理上的舒适感。
2. 将所需物品放在床头桌易拿取的地方。	建立有序的工作环境。
3. 将病床调节至易于操作的高度。将床头至少调高至半坐卧位（除非有禁忌证）并调低床尾。将患者移动至你需要护理的一侧位置或安置患者侧躺。	升高病床并摆好患者体位，使患者感觉舒适、护士节力。半坐卧位可防止患者呼吸困难。注意：如果患者过于肥胖，可采用安全操作技术（见第11章）。
4. 在患者胸前放一条毛巾。	防止污染患者的衣服。
5. 执行手卫生并佩戴清洁的手套。	防止体液中的微生物传播。
6. 将牙膏挤至牙刷上。在牙膏上蘸取少量水，刷牙时下面放一个空盆，防止泡沫溅出。	将牙膏打湿有助于其在牙齿表面均匀分布。
7. 必要时协助患者刷牙。手持牙刷并使刷毛与牙龈线呈45°角（见插图）。保证刷毛可以深入牙龈中。按照从牙龈到牙冠的方向，清洁上下牙的内外表面。将刷头与牙齿平行，然后轻轻地来回刷牙齿的咬合面（见插图）。用刷毛来回刷牙齿的侧面（见插图）。	适宜的角度可以有效清洁所有牙齿的表面，清除聚集在牙龈线部位的牙菌斑和牙结石。来回刷动有利于去除嵌在牙齿中的食物残渣。
8. 让患者手持牙刷轻轻地以45°角清洁舌头的表面和侧面（见插图）。防止引起呕吐。	舌头表面生长的微生物会引起口臭。牙刷的刺激可能会引起呕吐。
9. 让患者用水漱口（可使用吸管），彻底清洁口腔然后吐入盂盆中。同时观察患者的刷牙技术，向患者强调每日刷牙两次的重要性。	用水漱口可以去除食物残渣。

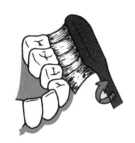 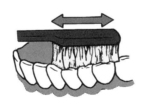 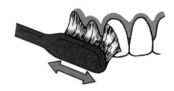

步骤7 **刷牙方向**

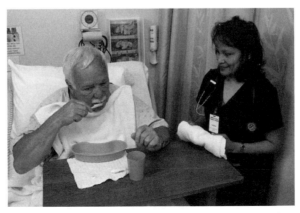

步骤8 **护士观察患者的刷牙技术，包括刷舌苔**

步骤	要点说明

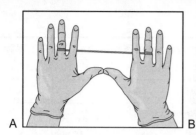 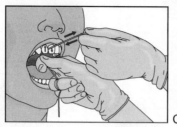 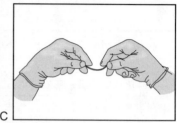

步骤 12　使用牙线　A. 双手中指间缠绕牙线清洁上排牙齿　B. 牙线穿过牙缝并上下移动，牙线从牙冠处到牙龈线上下移动　C. 示指缠绕牙线清洁下排牙齿

10. 让患者使用抗菌漱口水漱口 30 秒，然后吐至盂盆中。	美国牙科协会（2016a）推荐抗菌漱口水可以防止龋齿，减少牙菌斑产生，防治牙龈炎，降低牙结石的生成速度。应避免使用一些市售的含酒精漱口水，防止引起口腔黏膜干燥。
11. 协助患者擦嘴。	提升舒适感。
12. 允许患者使用牙线。让牙线穿过牙缝与牙齿充分接触然后上下移动牙线。向患者解释日常使用牙线的重要性（见插图）。	每日使用一次牙线可以去除牙齿和牙龈线上的牙菌斑及可能引起龋齿的细菌，预防牙龈疾病。由于牙齿去除细菌的过程中有可能会引起牙龈出血，故免疫力低下者禁止使用牙线。
13. 患者用冷水充分漱口并把水吐至盂盆中。协助其擦干嘴巴，涂上润唇膏（如果患者需要）。	漱口可以去除口腔中的牙菌斑和牙结石。
14. 帮患者调整至舒适体位，将呼叫器放至患者触手可及的位置。倒掉盂盆中的废液。调高床尾，放低床头，将病床调回至原来的高度。	增加患者舒适感，保证患者安全。
15. 清洁床头桌，将污染的物品放进废物袋，丢弃污染的手套。将所用物品放回原处。	妥善处理污染物品可预防感染传播。
16. 执行手卫生。	减少微生物传播。

护理评价

1. 询问患者口腔有无不适或疼痛。	疼痛提示需要进一步检查是否有口腔破损及炎症。
2. 佩戴清洁手套检查口腔。保证双手洁净。	评价刷牙与漱口后的效果。
3. 观察患者刷牙和使用牙线。	评价患者是否掌握正确的口腔卫生技术。
4. **使用反馈式教学**："我们探讨了一些关于牙齿和牙龈护理的重要知识点。现在请您告诉我刷一次牙需要多久及怎么刷牙。"如果患者或居家照护者不能正确反馈，立即调整或重新制订指导计划，以保证其正确掌握。	确定患者和居家照护者对指导内容的理解水平。

非预期结果	相关措施
1. 口腔黏膜干燥发炎。舌头上有厚舌苔。	● 嘱患者多饮水。 ● 提高口腔护理的频率，特别是舌头的清洁。
2. 唇干裂——嘴唇干燥、开裂。	● 给患者涂抹唇膏。

步骤	要点说明
3. 牙龈萎缩，局部炎症。牙龈边缘附近出血。	● 报告显示因为患者可能有潜在的出血倾向。 ● 更换软毛牙刷或海绵软牙签。 ● 避免用力刷牙和剔牙。
4. 黏膜发炎是由反复化疗引起的，并且导致组织脱落受损。这些病变也因头颈部癌症的放射治疗引起。	确定最佳治疗口腔黏膜炎和口腔炎的治疗方案。用于促进口腔健康和舒适的常用方法包括： ● 使用含氟牙膏。 ● 使用下列一种含盐和（或）小苏打制成的漱口液（NCI，2016）：① 1匙盐配4杯水；② 1匙小苏打粉配1杯水（约230mL）；③ 1/2匙盐和2匙小苏打粉配4杯水。 ● 每日2～4次抗菌溶液冲洗口腔，每次冲洗1～2分钟。 ● 如果口腔干燥且唾液过少，增加冲洗次数来使口腔保持湿润，继续配合刷牙和牙线洁牙。

记录与报告

● 在电子健康档案或表单中记录基础护理检查清单的流程。

● 在电子健康档案或表单中记录口腔的变化情况。

● 记录对患者和居家照护者学习情况的评价。

● 向主管护士汇报在实施护理过程中发生的出血、疼痛或者损伤。

注意事项

健康教育

● 告知患者如何预防龋齿（如：减少碳水化合物的摄入，尤其是两餐之间避免摄入甜的和黏牙的零食；吃完甜食30分钟内要刷牙；用清水或不含酒精的消毒漱口水）。对患者和家属采用简单易懂的语言和有用的健康宣教手册。

● 告知患者定期复诊（根据牙科医师的建议）做专业的口腔清洗和口腔检查；每位患者的复诊频率由医师决定（ADA，2013）。

● 教授特殊的口腔护理方法时，患者的照护者应在场。

● 如果口腔黏膜有损伤，应避免口腔接触薄荷类物质。

儿科患者

● 婴儿应在6月龄内从医疗机构或者正规的医疗服务人员处接受口腔健康风险评估（AAPD，2014）。

● 口腔卫生措施应从第一颗乳牙萌出时开始，使用适当大小的软牙刷，用含氟牙膏，由父母协助每日刷牙两次（AAPD，2014）。

● 一旦孩子有了第一颗牙齿，就要使用含氟牙膏（约一粒米大小），早饭前和睡前刷牙。当孩子3岁时，使用豌豆大小的含氟牙膏。当孩子能够配合的时候，可以让他（她）吐出多余的牙膏沫，不需漱口。当孩子长大后，让他（她）使用自己的牙刷。在他们6岁之前时让家长把牙膏挤好在牙刷上。在他们7、8岁之前，需要帮助和指导他们刷牙。前期可以协助他们刷牙，后面让他们独立完成刷牙（AAP，2014）。

● 告知家长不要让婴儿抱着奶瓶睡觉，以避免龋齿和耳朵感染。限制零食日摄入低于3～4种。避免吃含糖的零食、饮料和类似牛皮糖的黏糖。

老年患者

● 随着年龄的增长，口腔会出现相应的变

化。口腔黏膜变薄和牙龈血管减少，导致老年人易患牙周疾病和损伤。肌肉弹性丧失和肌肉强度和密度的降低使咀嚼变得更加困难。牙槽骨的损伤也可以造成牙齿自然松动。

- 味蕾的数量随着年龄的增长而减少。为了更好地尝到食物的味道，一些老年人选择含盐和含糖量高的食物，这些食物会侵蚀牙釉质并暴露牙本质。

- 建议成人不要吸烟、咀嚼烟草或使用鼻烟。吸烟可能会影响牙龈的血液流量，减少组织中的氧气和营养物质，使牙龈更容易感染。烟草烟雾中的化学物质会引起炎症和细胞的损伤，削弱免疫系统。尼古丁对新产生的结缔组织细胞有毒性，还会增加组胺的产生，导致组织破坏（National Institute of Dental and Craniofacial Rasearch，2015）。

- 很多老年人会因为肢体灵活度和视力的下降，使得用牙刷和牙线保持良好的口腔卫生变得非常困难。

居家护理

- 在患者一住院时就应记录口腔、牙齿和牙龈的状况，从而为后续评估患者进食特殊饮食、液体摄入和执行口腔卫生的能力提供基线水平来。

操作指南 18.3 义齿护理

研究发现在丙烯酸塑料义齿上存在多重细菌，包括念珠菌（Villa et al.，2015）。鼓励佩戴义齿的患者做好义齿护理，护理频率和自然牙齿相同。稀松的义齿会引起不适，使患者难以咀嚼食物，说话不清。常规义齿护理可减少牙龈感染的风险。三餐后和睡觉前给予义齿护理。当患者不能做义齿护理时，护士负责给患者做义齿护理和口腔护理。义齿是患者的私有物且易破碎，因此护士要小心护理。义齿护理之后尽快将义齿放入患者口腔。但请注意，患者在急性病时也可选择不戴义齿。

授权与合作

义齿护理可以让护理辅助人员完成。护士指导护理辅助人员完成以下工作：

- 清洗义齿时不要用过烫或过冷的水。
- 如果义齿上有裂痕，请告知护士。
- 患者有任何的口腔不适，请告知护士。

用物准备

- 软毛牙刷或义齿牙刷
- 义齿洁牙液或者牙膏，义齿黏合剂（可选）
- 1 杯水
- 呕吐盆或者水池
- 10 cm × 10 cm 的纱布
- 毛巾
- 义齿杯（用于储存义齿）
- 清洁手套

操作步骤

1. 根据机构政策，使用至少两种方式核对患者身份信息（例如，姓名和生日，或者姓名和病案号）（TJC，2016）。

2. 评估环境安全（如：检查房间是否潮湿易滑，以确保设备能正常运行，床刹锁住并处于低位）。

3. 执行手卫生。

4. 询问患者义齿是否合适，是否有牙龈或黏膜压痛或过敏。询问患者义齿护理和产品的个人喜好。

5. 确定患者是否能够独立清洁义齿，还是需要帮助。

6. 协助患者舒适地坐在床上，或者协助他们从床上走到水池前的椅子上。

7. 盆里装满温水（如果使用水池，将毛巾放在水池底部，并在水池内加水至 2.5 cm 深）。

8. 戴清洁手套。

9. 嘱患者取出义齿。如果患者不能够独自取出义齿，用裹住纱布的拇指和示指顶住义齿的上颌，然后向下拉，轻轻抬起下颌义齿，一边旋转，一边从患者口中取出。将义齿放入盆中或已置入毛巾和 2.5 cm 深的水池中。

10. 用牙膏或清洁剂刷洗义齿的表面（见插图）。将义齿靠近水流，水平横向刷洗，在义齿的咬合面来回刷洗，按照义齿顶部、咬合面、义齿外表面的顺序冲刷，垂直方向冲刷义齿内表面，水平横向来回刷洗义齿的下表面（见技能 18.2）。

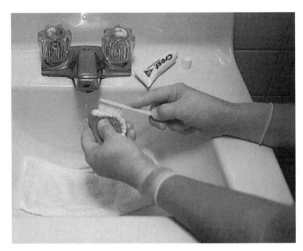

步骤 10　刷洗义齿表面

11. 在温水中冲洗，如果水太冷，义齿会开裂；如果水太烫，义齿会变形，不再适合患者。

12. 若患者使用黏合剂固定口腔中的义齿，则在放入前将黏合剂薄薄地涂在底面。

13. 如果患者需要协助放入义齿，则先湿润上颌义齿，放入后用力按压，使其固定在位，再放入湿润的下颌义齿（如果需要），并询问患者义齿是否舒适。

14. 有些患者喜欢将义齿取下保存，让牙龈休息并减少感染的风险。将义齿保存在含温水的封闭专用义齿杯内。在义齿杯上标志患者姓名并放在安全的位置，防止在患者不戴义齿时丢失（如夜间、患者手术时）。

15. 处理用物，脱手套并丢弃，执行手卫生。

16. 将患者安置于舒适体位，并放好床头铃。

技能 18.3　意识障碍或虚弱患者的口腔护理

由于意识障碍或者虚弱患者的口腔黏膜干燥、分泌物黏稠和不能进食引起口腔状态发生改变的危险增加，所以护理此类患者时难度加大。他们的口腔正常菌群发生了变化，加之口腔干燥，唾液减少均可成为口腔感染的危险因素。口腔黏膜的干燥可由张口呼吸和氧疗导致。呼吸道分泌物黏稠，使患者难以清理呼吸道，需要经口吸痰（见第 25 章）。虚弱患者有误吸风险，尽管唾液分泌不多，但现有的唾液还是会流到口腔后部，加上患者呛咳反射减弱，就会成为患者误吸的危险因素。误吸发生时，这些口腔分泌物会迅速导致革兰阴性细菌性肺炎。

气管插管并接受机械通气治疗的危重症患者，有罹患呼吸机相关性肺炎的危险。一经插管，气管插管形成了正常气道以外的气体通路，这也会导致口腔菌群快速变化（CDC，2015）。有些患者每隔 1～2 小时就需要口腔护理，直至口腔黏膜正常。标准的口腔卫生要求保证口腔黏膜湿润，清除喉咙后部聚积的分泌物。美国医疗保健所和美国重症护理学会推荐对重症患者，使用 0.12% 的葡萄糖酸氯己定作为日常口腔护理的一部分（CDC，2015；Wiech 和 Bayer，2012）。很多医院都用口腔护理集束化方案来预防 VAP，包括使用 CHG 前每 12 小时刷牙一次；每 12 小时用 0.12%CHG 冲洗口腔一次；如无禁忌，保持床头抬高 30°～45°，甚至更高，防止口腔分泌物误吸。然而最近的研究表明：使用 CHG 进行口腔护理可以预防心脏手术患者发生医院获得性肺炎的风险，但不能降低非心脏手术患者的 VAP（Klompas et al.，2014）。口腔护理考虑使用 CHG 时应遵循医疗机构相关规定。

很多虚弱患者，因为意识的改变或者神经系统受损，吞咽反射减弱或消失，口腔护理过程中需要注意防止患者呛咳和误吸。最安全的方法是两名护士一起给患者做口腔护理。一名护士做口腔护理，另一名护士或护理辅助人员用负压吸引器吸除口腔分泌物（见第 25 章）。也可以按照口腔护理的流程指导两名护理辅助人员做口腔护理。在每日口腔评估期间，评估口腔护理的质量和频次。需要经常吸除口腔和口咽部的分泌物，以减少误吸的风险。

授权与合作

对于意识障碍或者虚弱的患者可以授权护理辅助人员做口腔护理。护士负责评估患者的咽反射，并指导护理辅助人员完成以下工作：

● 需要另一名护理辅助人员帮助，置患者于合适体位给予口腔护理。

● 注意特殊事项，如：误吸的注意事项。

● 用口腔吸引管清除口腔分泌物（见技能 25.1）。

● 若患者有口腔黏膜完整性受损的征象，汇报护士。

● 有任何口腔黏膜或牙龈出血，或过度的咳嗽、呛咳，汇报护士。

用物准备

● 小的儿科牙刷，软毛牙刷，软海绵棒；有刷牙禁忌证的，应备抽吸牙刷
  ● 合适的抗菌溶液（如 CHG）
  ● 含氟牙膏
  ● 口腔保湿剂
  ● 压舌板
  ● 小手电筒
  ● 口腔吸引设备
  ● 口咽通气管（不合作或牙关紧闭的患者）
  ● 水溶性润唇膏
  ● 一杯冷水
  ● 洗脸毛巾
  ● 呕吐盆
  ● 清洁手套

步骤	要点说明

护理评估

1. 根据机构政策，使用至少两种方式核对患者身份信息（例如，姓名和生日，或者姓名和病案号）。	确保患者正确。符合联合委员会标准并保证患者安全（TJC，2016）。
2. 评估环境安全（如：检查房间是否潮湿易滑，设备正常运行，床刹锁住并处于低位）。	识别患者环境中的危险因素，以免潜在伤害发生（QSEN，2014）。
3. 执行手卫生和戴上清洁手套。	减少血液或唾液中细菌的传播。
4. 将压舌板放在患者舌头的后半部分评估咽反射。	有助于确定误吸风险。
临床决策点：咽反射受损的患者仍然需要口腔护理，因为他们有更高的误吸风险。当患者发生误吸时，确保负压吸引设备可以使用。	
5. 检查口腔情况（见第 6 章）。	确定口腔状况和卫生需要。提供基线水平以评价口腔护理后的改善效果。
6. 脱手套。执行手卫生。	预防交叉感染。
7. 评估患者口腔卫生问题的风险（见技能 18.2）。	某些情况下口腔黏膜和结构完整性可能改变，这需要增加口腔护理的频率。
8. 评估患者的呼吸和血氧饱和度。	有助于早期识别误吸。

护理诊断

● 口腔黏膜受损	● 有感染的危险
● 有误吸的危险	
根据患者的状况或需求，个体化处理其相关因素 / 危险因素。	

步骤	要点说明

护理计划

1. 完成下列步骤后所能达到的预期结果：	
● 口腔结构具有正常特征：颊黏膜和舌呈粉红色、湿润、完整；牙龈湿润完整；牙齿干净、光滑、发亮；无舌苔；嘴唇湿润、光滑，无开裂。	口腔卫生状况的改善程度取决于口腔护理前分泌物的黏稠度和有无变化。
● 虚弱的患者表达口腔清洁的感觉。	感觉舒适。
● 口咽分泌物被清除。	清除分泌物，避免误吸。
2. 在床边备好设备和用物。	避免操作过程中断或因拿取遗落的设备置患者于无人看管的状态。
3. 向患者或照护者解释操作流程。	即使是虚弱或插管的患者通常也能听到。 沟通解释可以减少焦虑。

护理措施

1. 拉上隔帘或者关上房门。	保证患者隐私。
2. 执行手卫生，戴清洁手套。	减少交叉感染。
3. 将毛巾放在床头柜上，并整理用物。如果有需要，打开负压吸引器，连接吸痰管。	避免弄脏床头柜。操作前检查用物确保安全，物品摆放有序。
4. 将床调整至适当的高度，拉下护栏。如无禁忌证（如：脑外伤、颈部外伤），将患者置于左后斜位（Sims,）或者侧卧位。将患者的头部靠在床垫上，至少抬高30°。	当床在高位时，运用适当的人体力学原理防止受伤。使分泌物从口腔中流出而不是聚积在后咽部。防止误吸。如果患者超重，采用安全处理技术安置患者体位（见第11章）。
5. 将毛巾放在患者的头下，将弯盘放在患者下巴下方。	防止污染床单。
6. 如果有义齿，应取下。	彻底清洗义齿，保证口腔洁净。
7. 如果患者不能配合或者不能张口，放入口咽通气管。放入时应倒置，旋转后放正，保证舌头和牙齿分开。如果可能的话，在患者放松的时候放入，不要用蛮力。	防止患者咬伤护士手指并提供口腔通道。
临床决策点：不要把手指伸进意识障碍或虚弱患者的嘴里，这样可能会堵住患者气道，并且可能会被咬伤。	
8. 将牙刷用水蘸湿清洁口腔，首先使用牙膏或者抗菌溶液来松软痰痂。保持牙刷刷毛和牙龈呈45°角，刷到每颗牙齿的内侧和外侧面，从牙龈到牙冠，保持刷毛平行于牙齿，轻轻来回刷洗牙齿，清洁咬合面（见技能18.2）。来回移动刷毛清洁侧面，如果患者有出血倾向或禁忌用牙刷时，使用牙膏海绵棒清洁。清除积聚的口腔分泌物。用清水或者CHG溶液湿润牙刷。用软海绵棒清洁唇部和口腔（见插图）。用牙刷或者牙膏海绵棒清洁口腔上颚、牙龈和颊部。轻柔地刷洗舌头以免刺激发生咽反射（如果存在）。重复刷洗几次并清除分泌物，用毛巾擦干唇部。	刷牙可以清除牙齿之间和颊部以及口腔黏膜的食物残渣。不要用棉签，因为它们不能清洁牙齿。重复冲洗去除食物残渣，有助于湿润口腔。去除分泌物和后咽部聚集的唾液，可以减少误吸的风险。
9. 在唇部涂上一层水溶性保湿润唇膏（见插图）。	润唇膏可防止唇部干燥和开裂。
10. 告知患者操作已结束，并将其置于舒适体位。	对意识障碍或者反应迟钝的患者给予适当刺激。

531

步骤	要点说明

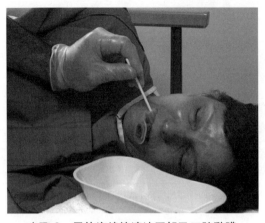

步骤8 用软海绵棒清洁唇部及口腔黏膜

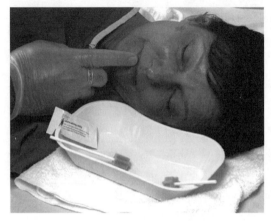

步骤9 唇部用水溶性保湿润唇膏

步骤	要点说明
11. 拉好床栏并将床刹锁住,置于低位,放好床头呼叫铃。	减少坠床的风险。
12. 清洁所用设备并物归原处,将脏毛巾或衣物扔进脏衣篮。	正确处理被污染的设备,以防交叉感染。
13. 脱手套,并弃于正确的容器中,执行手卫生。	减少微生物传播。

护理评价

1. 戴清洁手套,用压舌板和手电筒检查口腔情况。	确定清洗口腔的有效性。一旦稠厚的分泌物被清除,潜在的炎症和感染就会暴露出来。
2. 询问虚弱的患者口腔是否舒适。	评价舒适度。
3. **使用反馈式教学**:"我向您解释了如何减少您丈夫喉部分泌物以降低发生窒息的风险。告诉我当您在家做口腔护理时采用什么方法预防窒息。"如果患者或居家照护者不能正确反馈,立即调整或重新制订指导计划,以保证其正确掌握。	确定患者和家属对口腔护理的掌握程度。

非预期结果	相关措施
1. 分泌物或者痰痂黏附在黏膜、舌头或者牙龈上。 2. 黏膜或者牙龈有局部炎症或者出血。	● 增加口腔护理频次。 ● 用海绵牙刷给予更多频次的口腔护理。 ● 使用水溶性口腔保湿剂保持口腔湿润及黏膜完整性。 ● 化疗和放疗可引起上皮组织脱落而导致黏膜炎。常温盐水、碳酸氢盐和无菌水冲洗,用软毛牙刷进行口腔护理可减少严重程度和持续时间。
3. 嘴唇裂开或发炎。	● 经常在唇部使用保湿凝胶或水溶性润唇膏。
4. 患者分泌物误吸。	● 清除口腔气道分泌物以维持气道通畅(见第25章)。 ● 抬高患者的床头以促进呼吸。 ● 如怀疑误吸,立即通知医护人员,胸片检查。

记录与报告

- 在电子健康档案或表单中，记录口腔护理，口腔状况，是否存在咽反射和患者反应。
- 记录对患者和居家照护者学习情况的评价。
- 报告任何异常状况（如出血、溃疡、呛咳反应）给责任护士或医师。

注意事项

健康教育

- 居家照护者可能会照顾家里虚弱的患者。如何进行口腔护理是必须要掌握的技能，因此居家照护者应懂得如何在彻底清洁口腔的同时保护患者不发生误吸。使用反馈式教学方法观察家属实施口腔护理的有效性或者让家属描述口腔护理流程。

居家护理

- 使用球形注射器冲洗口腔，如果不可用，用滴管或大注射器代替。注意居家照护者不要使用大量的水或冲洗剂，因为有发生误吸的危险。观察居家照护者使用滴管的方法是否正确。
- 鼓励居家照护者清洁患者的口腔，每日至少两次。如果患者通过口腔呼吸，每 1～2 小时使用软毛牙刷湿润，保持口腔湿润和清新。

操作指南 18.4　头发护理——梳头和剃须

一个人的舒适感、外貌和幸福感受到其头发的外观和感觉的影响。对于不能自理的患者，刷牙、梳头和剃须是基本的卫生措施。大多数长期护理机构内都有美容美发店，患者可以去那里进行专业的头发护理。如果不能定期地清洗或梳理，无自理能力患者的头发很快就会缠结在一起，敷料可能会在头发上留下黏性胶、血液或抗菌溶液。出汗使头发变得油腻，难以清理。正确的头发护理对维持一个人的形象至关重要。

某些化疗药物和放射治疗导致脱发，很多

患者选择戴假发；然而，有些人选择戴围巾或头巾。表 18.2 描述了常见的头发、头皮状况和护理措施。

有胡子且自理能力下降的患者需要协助保持面部毛发清洁，尤其是在进食之后。剃须是大多数男人每日喜欢做的事情。由于有一些宗教和文化禁止毁损或剃除体毛，因此在操作之前务必要获得这些患者的同意。此外，让患者知道剃须有出血的风险。

授权与合作

梳头和剃须可以授权给护理辅助人员。护士指导护理辅助人员完成以下工作：

- 将患者头部或颈部置于合适的位置。
- 若操作过程中有任何不适，汇报护士（如颈部疼痛）。
- 对于有出血倾向的患者，可使用电动剃须刀。

用物准备

头发护理
- 宽齿梳和发刷

用剃刀剃须
- 新的一次性剃刀或电动剃须刀
- 清洁手套
- 浴巾、镜子、洗脸毛巾、洗脸盆
- 剃须膏或肥皂，剃须后洗剂（如果患者愿意并且没有禁忌）

胡须护理
- 剪刀、刷子或梳子
- 浴巾
- 鹅颈灯或顶灯

操作步骤

1. 根据机构政策，使用至少两种方式核对患者身份信息（例如，姓名和生日，或者姓名和病案号）（TJC，2016）。

2. 执行手卫生，检查头发和头皮情况。检查是否有任何传染病（如虱病）。注意：如果怀疑有传染病,请使用清洁手套和隔离衣;在检查之后,丢弃手套并进行手消毒。

3. 评估患者的头发护理和剃须产品喜好(如洗发水、剃须乳液、护肤品)。

4. 评估患者是否有出血倾向,回顾病史、用药和相关的实验室检查(如血小板计数、抗凝指标)。

临床决策点:对使用抗凝剂或低血小板的患者,使用电动剃须刀。

5. 评估患者使用梳子、刷子或剃刀的能力。

6. 在患者床边备好所需用物和设备。解释头发或胡须护理的目的。请患者说出梳理头发和(或)剃须的操作步骤。询问患者在操作过程中是否感到不适。

7. 让患者坐在椅子上或者床上,抬高头部

45°～90°角(如果患者可以忍受)。

8. 保护隐私,关门或者拉隔帘。整理床头柜上的用品并调整照明。

9. 注意手部卫生,必要时戴清洁手套。

10. 梳理头发:

a. 将头发先分成左右两个部分,再各分成上下两个部分(见插图)。

b. 用梳子从头皮到发梢梳理头发。

c. 在梳理之前用水、护发素或不含酒精的产品轻轻沾湿头发。

d. 用手指穿过头发,松开头发中大的缠结。

e. 使用宽齿梳子,从头部两侧开始。将梳齿向上从头皮开始,在梳子抬起和转弯的时候,转动手腕持续梳理头发,直至所有头发被梳通。

表 18.2 头发和头皮问题

症状	影响	措施
头皮屑——头皮结垢有瘙痒;严重者眉毛上也会有头皮屑	头皮屑会影响个人形象;如果进入眼睛,会引起结膜炎	定期使用医用洗发水洗头,严重的情况下要遵医嘱洗头
蜱类——小灰棕色寄生虫,刺入皮肤吸血	蜱传播多种疾病,包括落基山斑疹热、莱姆病和兔热病	不要从皮肤上拔出蜱,因为伤口可能导致感染;将油滴在蜱上或用凡士林覆盖,可以去除蜱;油可以使蜱窒息
头虱病(头虱)——附着在毛发上的微小的灰棕白色寄生昆虫;芝麻大小;虱的幼虫或卵像一个椭圆形颗粒粘在毛发上;耳后或者发际处可观察到咬伤或脓包	头虱很难去除,如果不治疗,会蔓延到家具和其他人身上	检查整个头皮。使用医用洗发水清除头虱,或用氯菊酯溶液冲洗。注意不要使用含有林丹(农业用杀虫剂的一种)的产品,因为该成分有毒,会引起不良反应(National Pediculosis Association,2016)。在治疗前脱去患者衣物,治疗后更换干净的衣服。根据产品说明重复使用。检查头发上的虱子和虫卵,用箆子梳头2～3日,直至所有的虱子和虫卵都被清除。当治疗失败时,人工除虱是最好的选择。家中感染区域,用热水清洗,干燥至少30分钟
体虱病(体虱)——倾向于紧贴衣服;因此可能不容易看见;吸血,在衣服和家具上产卵	患者时常感觉瘙痒;皮肤上的抓痕可能被感染;体虱吸血的皮肤上可能出现出血点。可能会传染给其他人	患者应彻底洗澡或淋浴;皮肤干燥后,用洗液去除虱子;12～24小时后,再洗浴或淋浴一次;被污染的衣服或家庭日常用品要清洗。被污染的其他物品不能清洗

续表

症状	影响	措施
阴虱病（阴虱）——寄生于阴毛；灰白色虱身，虱腿呈红色	虱子可能通过床单、衣服、家具或性接触传播	被感染的地方剃去毛发；清洁身体；如果虱子有性传播的可能，必须告知伴侣
脱发（秃头症）——发际线边缘秃顶；头发变得容易脱落；由疾病引起，药物副作用大，头发护理产品和发型的装饰使用不当	不均匀的毛发生长和脱落，影响患者形象	为患者提供围巾、发套和假发。停止损伤头发的护发措施

11. 用一次性剃须刀剃须：

a. 把浴巾铺在患者的胸部和肩膀上。

b. 在洗脸盆里盛放温水，测试水温。

c. 将洗脸毛巾放在盆里湿润，然后拧干，铺在脸上几秒钟。

d. 在患者的脸上涂抹适量的剃须膏或肥皂。均匀地涂抹在脸部、下巴和鼻子下面。

e. 持剃须刀与患者面部呈45°角，快速有力地在患者面部的一侧开始剃须，按胡须生长的方向剃须（见插图）。使用另一只手在剃须时轻轻拉紧皮肤。询问患者是否感到舒适。

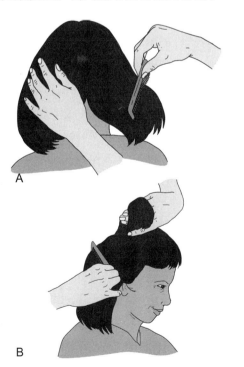

步骤 10a　分开头发 A. 从中间将头发分为两个主要部分 B. 再将一个主要部分分为两小部分

f. 剃须刀片浸入水中，清洗堆积在刀刃上的剃须膏。

g. 剃须后，用温水毛巾擦拭面部。

h. 彻底擦干面部，如果患者有需要，可用剃须后乳液。

12. 用电动剃须刀剃须：

a. 将浴巾铺在患者的胸部和肩膀上。

b. 涂抹护肤品或预先准备。

c. 把剃刀打开，开始刮胡子。在皮肤表面剃须时，轻轻地绷紧皮肤。按照胡须生长的方向，柔和地向下剃除。

d. 剃须完成后，移除毛巾。若无禁忌证，涂抹乳液。

13. 胡子和胡须护理：

a. 把浴巾铺在患者的胸部和肩膀上。

b. 必要时，轻轻地梳理胡子或胡须。

c. 允许患者使用镜子修剪胡子。

d. 完成后，移除毛巾。

14. 将患者安置于舒适体位，放好床头铃。

15. 将可用设备归还原处。脏衣物扔进脏衣篮中，执行手卫生。

16. 询问患者头发和头皮的感觉。

17. 检查剃须范围的皮肤和胡子或胡须下面的皮肤，是否有局部出血。

18. 询问患者是否感到面部清洁和舒适。

19. **使用反馈式教学**："我向您解释了在家里使用普通剃须刀的风险。那么现在请您告诉我，您应该使用什么类型的剃须刀，为什么这很重要。告诉我如何观察出血倾向。"如果患者和居家照护者不能正确反馈，立即调整或重新制订指导计划，以保证其正确掌握。

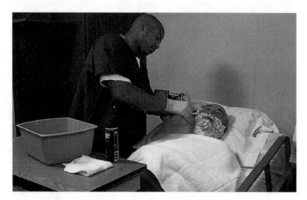

步骤 11e　快速柔和地向下剃须

操作指南 18.5　头发护理——洗头

使用洗发水的频率取决于头发的状况和患者的日常习惯及文化偏好。由于年龄及蛋白质缺失导致的干性头发，相比于油性头发不需要太频繁的洗护。在一些健康护理中心，对于行动不便的患者，头发洗护需遵医嘱，因为该项操作很有可能会损伤患者颈部。

提醒住院患者，当他们需要卧床一段时间时，由于汗液分泌增多、治疗过程中血液和其他液体的污染，头发需要更频繁地洗护。两种洗发水可供选用：①常规洗发水；②一次性干洗帽。可以给允许坐在洗漱池前的患者洗发，但需要确认患者的条件不忌颈部过伸。对于颈部损伤的患者特别需要注意，因为颈部弯曲或过伸可能引起进一步损伤。此外，颈部过伸可能加重眩晕患者的头晕症状。在颈部与洗漱池接触的位置垫一条折叠毛巾可以增加患者舒适度。

如果患者不能坐在椅子上或转移至担架，则需床边洗护，使用常规洗发水或一次性洗发产品。

授权与合作

卧床患者的洗护和一次性洗发帽的使用可授权给护理辅助人员执行。护士指导护理辅助人员完成以下工作：

- 对于头、颈部活动限制的患者如何采取

正确的姿势和体位。
- 如何处理寄生虫，避免传染给其他患者。

用物准备

- 浴巾
- 清洁手套；清洁外套（备选）（如果已知患者有头部寄生虫）
- 清洁梳子和刷子
常规洗发水
- 毛巾
- 洗发水、护发素（备选）
- 大瓶温水
- 塑料洗发板，洗漱盆
- 浴毯，防水垫
- 双氧水和生理盐水（备选）
一次性洗发水
- 一次性洗发帽

操作步骤

1. 根据机构政策，使用至少两种方式核对患者身份信息（例如，姓名和生日，或者姓名和病案号）（TJC，2016）。

2. 洗发前检查头皮和头发状况，并以此确定是否需要使用特殊洗发液或特殊处理（如头皮屑、虱子、血渍）。如果头部伤口有引流，需使用清洁手套。如果有虱子，穿清洁外套并戴手套（National Pediculosis Association，2016）。

3. 回顾医疗记录以确保接下来的操作无禁忌证。如果需要，核查单位的相关规定及医嘱。对于特殊情况，如头颈部损伤、脊髓损伤及关节炎患者，头部和颈部的定位及操作可能会带来风险。

4. 评估环境是否安全（如，检查房间是否潮湿易滑，确保所有物品正常可用，确保床处于低位并被锁定）（QSEN，2014）。

5. 用通俗易懂的语言向患者解释操作步骤。

6. 执行手卫生。在床边备好所有物品，包括温水和水瓶。

7. 关门或拉上床帘以保护患者隐私。将病床调整至合适的高度并锁定，放下你所在一侧的护栏。

8. 使用洗发板给卧床患者洗护：

a. 戴清洁手套。使用防水垫保护患者头、颈及肩部。

b. 患者取仰卧位，头、颈及肩部位于床上沿。将洗发板垫于患者头下方，洗漱盆置于洗发板引流口（见插图）。确保洗发板引流口位于病床外面。

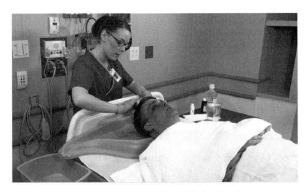

步骤8b　将洗发板垫于患者头下方

c. 将卷好的毛巾置于患者颈部下方，浴巾盖于肩部。

d. 梳头。

e. 让患者将浴巾或面巾盖在眼部。

f. 检查水温。缓慢淋湿全部头发（见插图）。如果头发有陈旧性血迹，使用双氧水融化血块并用生理盐水冲洗。使用少量洗发液。

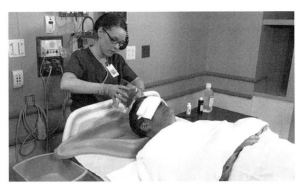

步骤8f　护士正在湿润头发

g. 用双手揉搓出泡沫。从发际线开始向后直至后颈，然后是双侧，用指尖轻压按摩头皮。

h. 用清水冲洗头发。确保所有的水流进洗漱盆。反复冲洗直至完全清除肥皂泡沫（如果需要，再次加满水瓶，离开床边时须再次提起病床护栏）。

i. 根据患者要求，使用护发素或营养发水并彻底冲洗。

j. 用浴巾包裹患者头部。用遮盖眼睛的面巾擦干面部。擦干颈部及肩部的残留水渍。

k. 擦干头发和头皮。如果毛巾湿透，更换另一条。

l. 梳理头发，避免打结，吹干。

m. 如果患者有意愿，使用发油或护发素。

n. 有些患者头发干燥卷曲，需要在清洗之后加以整理。使用宽齿梳子梳理。从后颈部开始，分小段梳理，从发梢直至发根，清理掉所有的打结部位。

o. 帮助患者采取舒适体位，整理发型。放置呼叫铃。

p. 处理物品。可再次使用的物品需存储起来。脱下手套，执行手卫生。

9. 使用一次性洗发产品：

a. 患者取坐位。使用清洁手套。

b. 梳理头发，尤其是打结的部分。

c. 打开包装，给患者戴好帽子，确保所有的头发都在帽子里（见插图）。

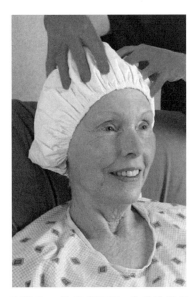

步骤9c　给患者戴好一次性洗发帽

d. 隔着帽子按摩头皮。检查帽子是否戴好。

e. 按照包装上的说明按摩 2～4 分钟。长发或头发带血迹的患者，需要相应延长时间。

f. 丢弃污染的帽子，注意不要丢在马桶里，因为可能堵塞下水道。

g. 如果患者要求，可以擦干头发，然后梳头。

h. 脱下手套，执行手卫生。

i. 帮助患者取舒适体位。告知有问题随时呼叫。

10. 检查头发和头皮。

11. **使用反馈式教学**："我们讨论了如何减少在房间感染虱子的方法。请您描述三种方法。"如果患者或居家照护者不能正确反馈，立即调整或重新制订指导计划，以保证其正确掌握。

技能 18.4 趾甲和足部护理

趾甲和足部护理的最好时机是患者洗浴时。许多医疗机构在修剪趾甲前需要提供相关的护理指导。足部和趾甲需要特殊的护理以避免感染、脚气、疼痛及软组织损伤。人们通常会忽略足部或趾甲的问题，直至感觉疼痛和不适。常见的足部问题如表 18.3。为了正确护理足部和趾甲，应该指导患者保护脚部防止受伤，保持清洁和干燥，并穿上合适的鞋子。指导患者如何正确识别足部损伤、干燥程度及感染特征。为了促进足部和趾甲的健康，必要时患者应该去咨询医师。这对于有足部病症、外周血管疾病、糖尿病、高龄及免疫功能不全的患者尤为重要。

有外周神经或血管疾病的患者最容易发生各种严重的足部问题，这两种情况常见于糖尿病患者，容易引起流经四肢的局部血流减少，局部感觉、移动障碍或植物神经功能障碍，从而导致患者不能感知足部的冷、热、痛、压力及位置。血流减少则影响创面愈合，增加感染风险。糖尿病足溃疡有三大诱发因素：①外周神经病变（神经的功能改变）；②缺血（动脉内血小板增多，相关部位的血流减少）；③突发事件（因碰撞到脚趾或踩到异物而引起的创伤）。如果足部溃疡不愈合，会迅速感染并导致坏疽甚至截肢。

表 18.3 常见足部和趾甲问题

状况	性质	影响	措施
茧（胼胝）	表皮部分增厚，包含大量角质细胞，通常扁平、无痛，位于足或手的掌面，源于局部摩擦或受压	穿鞋子时会不舒适	建议患者至医师处就诊，不要自行处理。使用矫正工具使足部重量和压力重新分布
鸡眼	鞋子摩擦和挤压引起的角化部位。通常位于脚趾骨节突起处。常为锥形、圆形凸起的皮肤硬结，硬结中央有痛感	圆锥形突起的硬结，被鞋子挤压时可加重疼痛。疼痛可影响步态	咨询医师。避免使用可能增加脚趾压力的椭圆形鸡眼贴。穿宽松、柔软的鞋子

续表

状况	性质	影响	措施
跖疣	乳头瘤病毒引起的足底真菌样生长	疣有传染性、疼痛、行走困难	咨询医师
运动员足（脚癣）	足底或脚趾间的真菌感染。可能会出现充满液体的小水疱，源于鞋子挤压	足癣会感染身体其他部位，特别是手，具有传染性且会反复发作	足部需要充分通风，洗脚后完全擦干，擦粉阻止感染，穿干净的袜子减少发生概率。可使用灰黄霉素、达克宁栓或托萘酯
嵌甲	趾甲或指甲长到了周围软组织里，源于错误的指（趾）甲修剪、鞋子太小或遗传	局部受压时可引起疼痛	治疗措施是经常用含杀菌溶液的温水浸泡（糖尿病患者除外）并移除嵌入皮肤中的趾甲。教导患者正确修剪趾甲的方式，咨询医师
甲沟炎	甲周倒刺或其他损伤引起的趾甲周围软组织的炎症，发生于脚（手）经常浸泡于水中的患者或糖尿病患者	该部位可发生感染	温水外敷或浸泡（糖尿病患者除外），并局部应用抗生素软膏。小心修剪趾甲可避免甲沟炎
脚气	过量汗液分泌或不正确的足部清洁方式及穿鞋方式导致的微生物繁殖	过量分泌汗液导致不适	经常清洗，使用除臭剂，清洁鞋袜可预防或减少该问题的发生

授权与合作

对于非糖尿病或无外周循环障碍患者的足部及趾甲护理可授权给护理辅助人员。护士指导护理辅助人员完成以下工作：

● 不要修剪趾甲（除非得到医疗机构或医师的允许）。

● 考虑到患者体位的特殊性。

● 若出现皮肤破损、发红、麻木、肿胀症状，汇报护士。

用物准备

- 洗漱盆
- 污水盆
- 洗脸毛巾和浴巾
- 指甲钳（见机构政策）
- 软的指甲刷或表皮刷
- 塑料敷药棒
- 指甲锉或磨甲板
- 润肤露
- 一次性防滑垫
- 清洁手套

步骤	要点说明

护理评估

1. 根据机构政策，使用至少两种方式核对患者身份信息（例如，姓名和生日，或者姓名和病案号）。	确保患者正确。符合联合委员会标准并保证患者安全（TJC，2016）。
2. 评估环境是否安全（如，检查房间是否潮湿易滑，确保所有物品正常，确保病床高度合适及固定）。	评估患者周围环境中可能会导致伤害的危险因素（QSEN，2014）。
3. 执行手卫生、戴手套。检查所有手指、脚趾、足、趾甲、指甲表面皮肤。**注意**：可在洗浴期间进行。特别注意有无干燥、炎症或破溃。检查趾间、足跟、足底。检查袜子有无污渍。	足和趾甲的完整性决定了需要清洁的频率和程度。足跟、足底和边缘容易被不合尺寸的鞋子影响刺激。袜子可能被破溃引起的流血或流液污染。
4. 评估双侧四肢末梢循环：检查皮肤颜色，触诊趾、足、手指温度及指甲灌注。触诊双手桡侧及尺侧脉搏及足背动脉搏动。注意脉搏性质及对称性（见第5章和第6章）。脱手套，执行手卫生。	四肢末梢需要双侧同时检查以评估是否对称。脉搏细弱或缺如、皮肤苍白、微循环灌注减弱及皮温降低均是外周动脉疾病的症状，通常源于脂肪沉积导致腿部血管狭窄或堵塞引起的腿和足部血流减少。肿胀、发红和静脉曲张则提示静脉功能不全（SVS，2011）。
5. 观察患者步态（合适的时候）。让患者穿上舒适的鞋或拖鞋沿过道走或走直线（如果能走）。询问患者行走时有无疼痛（使用疼痛量表）。	足部骨性结构改变可引起疼痛、站立不平衡及步态不稳。
6. 询问患者是否有腿部行走疼痛史，是否休息后好转。	跛行性疼痛与糖尿病缺血和神经疾病紊乱有关。
7. 询问患者是否经常使用趾甲油和洗甲水。	这些物品中的化学物质会引起趾甲过度干燥。
8. 评估患者足部穿着：是否穿短袜和紧身长筒袜？鞋子是否过紧、不合身？是否穿连裤袜或过膝袜？鞋袜是否干净？	某些类型的鞋袜会引起足部和趾甲问题（例如感染、局部摩擦和溃疡）。
9. 评估患者足部及趾甲问题的风险。 a. 高龄 b. 糖尿病 c. 心力衰竭、肾脏疾病 d. 脑血管意外（卒中）	某些情况可引起足部或趾甲问题的增加（比如糖尿病、免疫功能不全等） 视力下降、肢体不协调或弯腰困难可能导致足部和趾甲护理困难。正常的老年生理改变会导致脆甲症。褪色、增厚变形的趾甲表明有感染、真菌定植或其他疾病（Anastasi et al.，2013）。 血管改变会减少外周组织血供。糖尿病患者皮肤破损处有极大风险引起皮肤感染。 这两种情况都会增加组织水肿，特别是承重部位（比如下肢）。水肿会减少邻近组织的血流。 卒中后的下肢虚弱乏力等后遗症会导致步态改变。步态异常，则进一步引起足部压力和摩擦异常。

步骤	要点说明
10. 评估使用家庭护理方法的情况。	评估患者的日常自我护理能力是非常好的理念。患者的自我护理可能与此前所述的治疗措施重叠或冲突，因此可能需要与患者配合，以获得最好的效果。
a. 使用非处方液体药物治疗鸡眼或跖疣。	有糖尿病或循环障碍的患者应该寻求专业的治疗，避免自我不当处理。 损伤皮肤可能导致感染。
b. 使用剃须刀或剪刀修剪鸡眼或硬结。	可能会压迫脚趾，从而降低周围组织的血液循环。应寻求专业的治疗。
c. 使用椭圆形鸡眼贴。	老年人皮肤变薄易碎，撕掉胶布时容易导致皮肤撕裂伤。
d. 使用胶布。	患者自我护理的能力决定了需要护士协助的程度，应对患者及照护者进行宣教。
11. 评估患者护理足部和趾甲的能力：视力改变、疲劳、骨骼肌乏力。	

护理诊断

● 洗浴 / 自理缺陷	● 组织灌注不全
● 缺乏足部和趾甲护理的相关知识	● 有感染的危险
● 躯体活动障碍	● 皮肤完整性受损
根据患者的状况或需求，个体化处理其相关因素 / 危险因素。	

护理计划

1. 完成下列步骤后所能达到的预期结果：	
● 趾甲光滑，甲周皮肤和组织清洁，颜色正常，足部皮肤光滑。	多余的皮肤表皮被清除。趾甲完整、光洁。
● 患者行走自如，无疼痛，步态正常。	去除多余的足部皮肤角质层、修剪趾甲使得患者行走舒适。
● 患者能正确说明或演示趾甲护理。	患者学习自我护理技能。
2. 备好用物放于床旁或床上桌。	不要中断操作流程或因拿取遗落物品置患者于无人看管的状态。
3. 向患者解释操作，包括需要在温水中浸泡双手数分钟。例外情况：糖尿病患者不能浸泡手或脚。	患者必须自愿将手放入浴盆中 10 分钟。过程中患者可能感到焦虑或疲惫。
4. 修剪指甲 / 趾甲之前需要获得医嘱许可（大多数机构）。如果患者有糖尿病、外周血管疾病，必须咨询专业足病医师。	患者皮肤可能会被意外割伤。这样的情况更容易引起感染，这取决于其疾病状况。 足病医师应该评估并制订针对血管或外周神经异常患者的趾甲护理常规计划。

步骤	要点说明

护理措施

步骤	要点说明
1. 执行手卫生，戴清洁手套。	减少交叉感染。 便于及时拿取用物。
2. 拉上隔帘或者关闭门窗，保护患者隐私。	保证患者隐私，减少患者焦虑。
3. 帮助非卧床患者坐在椅子上，在患者脚下放置一次性沐浴垫。帮助卧床患者取仰卧位，床头抬高45°，将防水垫放在床垫上（拉上侧栏杆，直至开始操作）。	坐在椅子上、双脚置于浴盆中。浴垫防止脚接触地面或污染物品。
4. 在浴盆中放入温水。检查水温。将浴盆放于地板上，或降低床尾，然后将浴盆放在床上。让患者浸泡足部，如果患者有糖尿病、外周神经疾病或外周血管疾病，进入第13步。	预防患者皮肤烫伤。
临床决策点：糖尿病、外周神经疾病和外周血管疾病患者不能浸泡手和脚，因为浸泡会增加皮肤感染的风险。	
5. 降低床上桌的高度，置于患者膝盖上方。	预防液体溅出。
6. 在洗漱盆中盛放温水，放置于病床桌上，盆下垫毛巾。检查水温。	温水软化指甲和增厚的表皮，防止患者烫伤。
7. 指导患者将手指放入盆中，双臂采取舒适姿势。	长时间维持一个姿势会引起不适，除非能维持良好的姿势。
8. 浸泡足部及手指5～10分钟。如果患者有糖尿病、外周神经疾病或外周血管疾病，跳过本步骤至第9步。	目的是软化指（趾）甲以方便修剪。
9. 在水中用塑料棉签轻柔清洗甲缝（见插图）。	清除可能隐藏在指甲缝中的微生物和残留物。
10. 使用柔软的表皮刷或趾甲刷清洁角质，以防止过度生长。	趾甲刷有助于预防角质层炎症和损伤。 角质层慢慢生长在指（趾）甲上，必须用软毛刷定期往回推。
11. 移开洗漱盆，彻底擦干手指。	彻底擦干有助于防止真菌生长和组织浸泡。
临床决策点：核查机构内有关清洁甲缝相关的规定。不要用牙签或棉签尾部，可能会遗留碎片且造成损伤。	
12. 核查关于修剪指甲的详细规定。沿手指边缘修剪指甲，或沿手指的曲线。确保不会剪到甲槽（见插图）。使用一次性磨砂板打磨以避免遗留锐角。	可避免甲周皮肤过度生长造成嵌甲或感染。 垂直于手指边缘挫甲消除锐角可防止指甲损伤邻近手指（Anastasi et al., 2013）。
13. 移开床旁护理桌。开始足部护理，用面巾擦拭足部茧皮。	方便护理足部。摩擦去除死皮。
14. 用毛巾清洁趾间。	
15. 彻底擦干，修剪趾甲（见步骤12）。	湿润后使皮肤松软。
16. 使用乳液涂抹双手和双足，注意避免趾间/指间残留过多的乳液。	乳液可以润滑干燥的皮肤，保持湿润。
17. 帮助患者躺回病床，采取舒适安全的体位，有问题随时呼叫。	
18. 根据规定清洗物品并放回指定位置。磨甲板必须是一次性的。将脏物放入医疗垃圾桶，脱手套、执行手卫生。	减少交叉感染。

步骤	要点说明

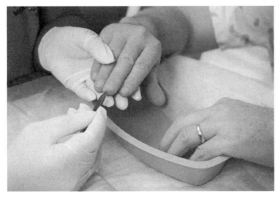

步骤9　清洗指甲缝

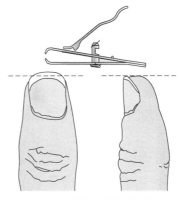

步骤12　用指甲剪修剪指甲

护理评价

1. 检查指（趾）甲，指（趾）甲间及周围皮肤。	检查可以评估指（趾）甲和甲周皮肤的状况并发现遗漏的指（趾）甲粗糙处。
2. 如果可以，让患者站立、行走，评估疼痛。	评估有无去除多余死皮及可能引起周围组织不适的多余指（趾）甲。
3. 观察足部和趾甲护理后患者的步态。	检查活动能力和舒适度。
4. **使用反馈式教学**："我们刚才讨论了如何预防您的甲周皮肤感染。因为您有糖尿病，所以这非常重要。现在请您告诉我预防感染需要注意的事项。"如果患者或居家照护者不能正确反馈，立即调整或重新制订指导计划，以保证其正确掌握。	确定患者和居家照护者对指导内容的理解水平。
非预期结果	相关措施
1. 甲周皮肤和组织有炎症，对触碰过于敏感。	● 重复指甲护理。 ● 评估是否需要使用抗真菌软膏。
2. 本该柔软的位置有硬结或鸡眼。	● 更改鞋袜或进行矫正手术。 ● 建议咨询足部医师。
3. 足部及脚趾有溃疡。	● 医疗机构内相关的伤口护理方案（单位创伤处理规定）（见第39和40章）。 ● 咨询伤口护理专家或足病专家。 ● 增加评估和清洁频率。

记录与报告

● 在电子健康档案或表单中记录操作步骤及患者指（趾）甲、甲周皮肤状况。

● 向责任护士或医师报告任何不适、皮肤破损和溃疡。

● 记录对患者和居家照护者学习情况的评价。

注意事项

健康教育

● 选择多种符合患者及家属认知的足部和趾甲的教学方式（例如小册子、视频和DVD）。告知患者不要赤脚走路，不要使用任何治疗鸡眼或硬结的药物。同时向家属及照护者宣教足部和趾甲的护理知识。

● 指导糖尿病、外周神经疾病、外周血管疾病患者遵循以下原则（American Diabetes Association，2014）：①每日检查双下肢。观察双脚、红斑、切口、肿胀。如果自己看不到足底，使用镜子或请他人帮忙。②积极活动，和健康护理团队一起制订身体活动计划。③询问医师，医疗保险是否覆盖特殊鞋子的费用。④每日洗脚。仔细擦干，特别是脚趾间，保持皮肤柔软光滑。在脚背和脚底擦一层薄薄的乳液保湿，趾间不要涂抹。⑤如果患者能看到并够得着脚趾甲，按需修剪。⑥穿鞋袜，避免赤脚。禁忌赤脚行走。⑦穿尺寸合适且舒适的鞋子保护双脚。穿鞋之前检查鞋子里面，确保光滑无异物。⑧保护双脚，避免过冷或过热。在沙滩和高温的人行道上一定要穿鞋。⑨不要把脚放在热水中。洗脚之前测试水温，就好像给婴儿洗澡前那样。绝对不要用热水袋、暖宝宝和电热毯，因为患者可能还没感觉到就已经被烫伤了。⑩坐下来时抬高双脚。每日摆动脚趾并上下活动脚踝 2 ～ 3 次，每次 5 分钟。不要长时间交叉腿。⑪不要吸烟。

儿科患者

● 教会父母如何评估儿童的指（趾）甲以及如何修剪以防止损伤皮肤。

● 使用适合婴儿和儿童尺寸的指甲剪（见机构政策），不要使用剪刀。

老年患者

● 老年人皮肤变化包括表皮和皮下脂肪变薄，伴随有皮脂腺和汗腺功能减弱，常见于双足。此外，趾甲易变色、增厚、变形、易碎。

● 外周血管疾病、外周神经疾病和长期缺乏活动或卧床会影响身体平衡性、稳定性、敏感性，导致身体活动能力下降。

● 老年人在修剪指（趾）甲时可能会缺乏灵活性和协调性。

居家护理

● 评估家庭环境中任何可能造成患者足部损伤的因素，例如地毯、过道上的异物，或者不平整的地面。

● 告诉患者不要赤脚行走或穿露脚趾的鞋。

● 替代疗法：使用斜纹厚绒布包住脚上经常摩擦的部位或用小片羊绒布包裹脚趾以减少对鸡眼、拇囊炎的刺激。

● 把足病医师和家庭护士的联系方式放置在最醒目的地方。

操作指南 18.6 更换床单元（患者卧床时）

医院病床是患者最常用的设备。它必须保证舒适、安全并且能适应各种体位。标准的医院病床包括一张泡沫床垫以及可以抬起、放平的金属床架。床架分成三部分，以便可以独立抬高或降低头和脚、倾斜整张床同时抬起或放下头部。表 18.4 展示了常见的体位。每张床都有四个轮子，以方便移动。每个轮子都有刹车，以保证病床可固定。床两侧有护栏，可以推拉床两侧的把手以抬起或放下护栏。

研究显示，当两侧的护栏都抬起来时患者更容易掉下床，因为患者试图翻越护栏爬出床外。而只抬起一个（总数两个）或三个护栏（总数四个）时，患者有独立出入的空间。有时候必须在患者卧床的情况下整理床单元，通常是对于不能下床的患者。如果患者被约束在床上，你需要采用省时且尽量不消耗患者体力的方式整理床单元。患者的体重，移动和翻身能力，剧烈疼痛，以及治疗、临床情况的限制都会影响整理床单元需要的人员数量。

表 18.4 常见的床上体位

体位	描述	使用
斜坡卧位 	床头抬高 45°～90°； 半坐位； 床尾在膝盖的位置抬高	患者吃饭时； 置入鼻胃管期间、经鼻气管内吸引； 促进肺复张
半坐卧位 	床头抬高 30°～45°； 倾角小于斜坡卧位； 床尾也在膝盖的位置抬高	促进肺复张；舒缓腹肌紧张度； 患者采用鼻饲以减少误吸时
头低足高位 	整张床倾斜，床头向下	体位引流；外周灌注不佳时促进静脉回流
头高足低位 	整张床倾斜，床头抬高	不常用；促进胃排空，防止食管反流

续表

体位	描述	使用
仰卧或平卧位 	整张床放平	适用于脊柱损伤及头部牵引患者；用于低血压患者，通常患者睡觉时喜欢采用

当需要让患者翻身并在床单上移动时，使用安全患者处置技术是有必要的（见第11章）。为了防止引起患者剧烈疼痛，整理床单元前30～60分钟的镇痛管理可以控制疼痛并且保持患者舒适。

即使患者不能离开病床，也应该鼓励患者尽可能地自己移动。例如，如果患者能翻身、挪动，那么在移动床单时应该让患者配合。这些活动能够帮助患者保持身体力量和活动能力并且参与到卫生活动中来。

授权注意事项

可以将有卧床患者的床单元整理授权给护理辅助人员。护士指导护理辅助人员完成以下工作：

- 任何限制性体位和活动。
- 注意床上的任何伤口引流管或易脱落设备。
- 何时呼叫帮助、使用辅助设备和搬运患者。
- 整理床单元时，使用特殊的防范措施 [例如，误吸的防范措施（见第31章）或妥善固定胃管（见第32章）]。

用物准备

- 整理包
- 床垫（只有脏的时候才更换）
- 底层床单（平整或合适的）
- 垫单（可选）
- 表层床单、毯子、床罩、枕套
- 防水垫（可选）
- 清洁手套（如果床单污染或有暴露于体液的风险）
- 消毒剂
- 浴巾

操作步骤

1. 检查医疗记录，评估需要禁忌的活动和体位。

2. 准备用物，关门或拉床帘，保护隐私。

3. 评估环境是否安全（例如，检查房间是否潮湿易滑；确保所有物品正常、病床固定良好、合适数量的床边护栏在位）。

4. 执行手卫生。如果患者失禁或床单上有引流液体，戴手套。

5. 向患者解释操作流程，告知患者可能会被要求翻身。

6. 抬高病床至合适的高度，降低床头至可以耐受的范围，保持患者舒适。移开呼叫铃。

临床决策点：如果患者需预防误吸或正在接受鼻饲，床头不能低于30°。

7. 放下近侧（人员站立侧的）护栏。松开所有的约束带。分别移开床单和床罩，仅留顶层床单。如果毯子和床罩被污染，放入污物袋中。如果还要再次使用，则折成方形，挂在椅背上。

8. 在顶层床单上展开干净的毯子盖在患者身上。让患者抓住毯子边缘或在肩部卷起毯子，从毯子下方抓住顶层床单，从患者肩部移至床尾撤除。床单丢至污物袋。

9. 将患者移至床的边缘，翻身，背对护士。注意：这时候你可以让另一个人站在床对面协助你。鼓励患者使用床栏翻身。调整枕头至患者头下方。

10. 检查确保没有任何设备（如引流管或输液管道）被牵拉。

11. 松开底层床单，从头移至脚。多层折叠或卷起需要移除的床单，推至患者一侧。卷起床单边缘送至患者肩部、臀部、背部下方（见插图）。不要折叠床垫板（如果需要再次使用）。移除所有可移除的物品。

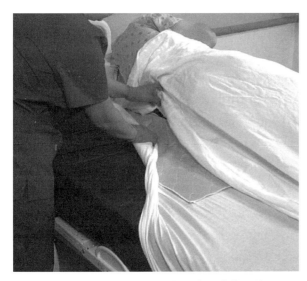

步骤 11 从患者后方卷起整个污染的床单

12. 如果床垫有污渍或液体，清洁、消毒、擦干床垫（见机构政策）。

13. 在暴露的一侧床垫上逐层铺好清洁床单。如果需要放置新的床垫板，从中折叠，放置在病床中央。过中线的患者所在侧扇形折叠摆放。逐层折叠床单。

14. 从床头和床尾拉平床单。如果使用的是平整的床单，床头处超出床垫约25cm。确保床单的底端接缝与床垫的底部边缘重合。

15. 如果底层床单是超大号的，斜向拉扯床单的斜角至床头端。面向床头，将手放在床头端的床垫斜角下，抬起，另一只手将底层床单的边缘送入床垫下，使两侧床单边缘能够接触。

16. 如果底层床单是超大号的，斜向拉扯床单的斜角至床头端。

a. 面向床头，将手放在床头端的床垫斜角下，抬起。

b. 另一只手将底层床单的边缘送入床垫下，使两侧床单边缘能够接触。

c. 为了拉出斜角，抬起床单超出床垫顶部约45cm 宽的部分（见插图）。

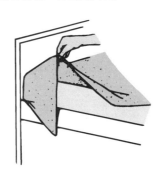

步骤 16c 提起床单边缘

d. 提起床单在床垫上折叠成三角形（见插图）。

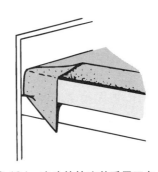

步骤 16d 床头处的床单采用三角折叠

e. 将床单下端叠进床垫下，掌心向下平推，不要牵拉折叠的三角处。

f. 一只手支撑床单位于床垫上的重叠部分（见插图），另一只手提起三角折叠的顶端，送入床垫下方。用手掌推平，不要牵拉三角折叠处（见插图）。

17. 将床单留在床垫外面的部分从床头向床尾逐渐叠进床垫下。保持床单平整。

18. 将新的垫单放在床中央。扇形折叠，推入患者躯干和臀部下方，避免和旧床单接触。

19. 在垫单上方放置防水垫（吸水面朝上）。扇形折叠朝向患者。保持清洁，避免与脏的床单互相接触。尽量保持床单平整，因为当你需要整理另一侧时，患者会从旧的床单翻身滚至新的床单上。

20. 告诉患者会翻滚至很厚的一堆床单。保持患者被毯子覆盖的情况下，告诉患者缓慢向你翻滚，过程中不用抬起臀部（见插图）。强调翻滚时保持身体在一条直线上。

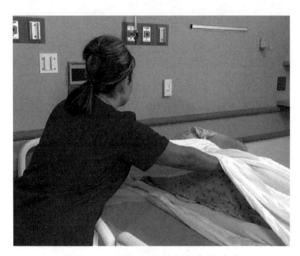

步骤20　即将在床单上翻身的患者

21. 抬起护栏，转移至床的对侧。可选：协助你的人员可以帮你接住患者，让患者从一堆床单上翻至远离你的一侧。同样的，患者臀部无需抬起。

22. 松开压在床垫下的污染床单。将污染床单折叠成束或方形。

23. 保持身体其他部分不被污染床单接触，并将其放入污物袋。

24. 如有必要，清洁、消毒、擦干另一侧床垫。

25. 拉开扇形折叠的、清洁的各层床单，从患者下方拉向你自己。从床头至床尾将床单整理平整。帮助患者翻滚回仰卧位，放回枕头。

26. 如果底层床单是符合床垫尺寸的，将床单角拉平至床垫边缘，如果底层床垫是超大号的，斜向折叠床单角（见步骤16a～f）。

27. 面对床的一侧，抓住底部床单的边缘。背部稍微倾斜，保持背部直立，在折叠床垫下多余的床单时保持拉的动作，从床头铺向床尾。在铺床过程中避免提起床垫。

28. 将扇形折叠的垫单平整地铺在床单上，平整地铺叠垫单和防水垫，确保床面无皱折。

29. 将放在患者身下最上层纵向折叠的床单置于床单元的中线，并使其下摆的缝边朝上。从头到脚在患者身下展开床单。确保床单的顶部边缘与床垫的顶部边缘平齐。

30. 将干净或再使用的毯子铺放在卧床患者身上。确保顶部边缘与床单顶部边缘平行，并低于床头15～20 cm。拉起床栏。

31. 至床的另一边，拉下床栏，将床单和毯子展开。

32. 移除浴毯时，让患者抓住床单和被子；将其丢入脏衣袋中。

33. 将最上层的垫单边折过毯子上缘形成翻边。

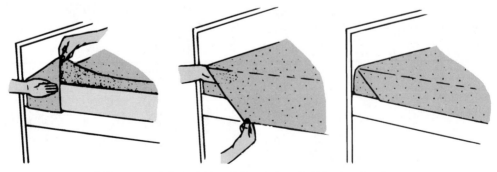

步骤16f　三角折叠法折叠床单；已折叠好的部分压在床垫下

34. 折叠水平趾褶；站在床尾，扇形折叠床单和毯子5～10 cm交叉重合，从底部向上拉起床单和毯子，折叠使其距床垫的底部边缘约15 cm。

35. 站在床侧面，将床单和被子的剩余部分塞进最下层床垫下。将最上层床单和毯子重合叠在一起。确保趾褶不会被拉出。

36. 将被单和毯子折叠成斜角（按照步骤16a～f)。三角形折叠后，不要包裹三角形的顶端（见插图）。

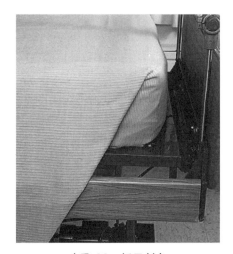

步骤36 **折叠斜角**

37. 至床的另一边，重复步骤35和36。

38. 更换枕套。一只手托住患者颈部协助患者抬头，另一只手取出枕头，放低患者头部。拆去污染的枕套，放入污物袋中。一只手伸入清洁的枕套内抓住闭合端中心位置，将枕套反面朝外翻出。一只手隔枕套握住枕芯一端的中心位置不动，另一只手将枕套翻套于枕芯上。不要将枕头碰到你的工作服。确保四角充实。将枕头置于患者头下。

39. 把呼叫铃放在患者能够到的床栏或枕头上；将床再次锁住并降低床位，根据需要拉起床栏。

40. 将所有污染布类放入脏衣袋。取下并丢弃手套。

41. 整理患者的房间并执行手卫生。

42. 在操作过程中检查患者皮肤情况。观察

患者是否有疲劳、呼吸困难、疼痛或其他不适的症状。

操作指南 18.7 更换床单元（暂空床）

常用的铺床方法包括暂空床铺床法和卧有患者更换床单法。在有些病区，床单不用每日更换；但是，当床单元潮湿或污染时需要及时更换。潮湿的床单很容易导致皮肤破溃。无患者铺床法包括暂空床、麻醉床和备用床。暂空床是将被单扇形折于床尾。麻醉床用于接受护理手术后或治疗后的患者，是将被单纵向折叠在左边，以方便患者从担架上转移。备用床是在患者出院后，保洁部门清洁床单元后将被单拉盖至床头。

授权与合作

铺无患者床单元的技能可以委托给护理辅助人员。护士指导护理辅助人员完成以下工作：

● 协助移动障碍或活障碍的患者上下床。

● 如果患者使用气垫床垫，则需准备专用床单。

用物准备

● 床上用品／污物袋

● 床垫（仅在污染时更换）

● 底单（床垫单或床垫罩）

● 垫单（可选）

● 防水垫（可选）

● 被单、毯子、床罩、枕套

● 清洁手套（如果床单元有污染或有体液暴露危险时使用）

● 消毒液

● 抹布

操作步骤

1. 执行手卫生。床上用品准备于床旁。

2. 评估环境安全（例如，检查房间是否潮湿易滑，确保设备正常运行，将床位放低并锁

住防止移动）。

3. 拉上隔帘或关闭房门保护隐私。按照流程将患者转移至床旁椅子或躺椅上（见第11章）。

4. 放下床栏，将床抬高至合适工作的高度。

5. 戴清洁手套处理有体液污染的床单元。取下所有的床褥，不要污染工作服，然后放入洗衣袋。避免抖动或扇动床单。

6. 拉直床垫，并用含抗菌液体的抹布擦去水渍污垢（见保洁机构指南）。彻底干燥。

7. 铺好一侧底单再移至床的对侧。

　　a. 铺床垫罩：床垫罩平整地铺在床垫上，包括顶面和底部床垫的边缘。铺好一侧的床角，然后再铺对侧。

　　b. 铺床单：将床单放在床垫上。允许25 cm悬挂在床垫边上，床单的下摆应该平缝床垫底边。拉动剩余床单的顶部至包裹床垫的顶部边缘。当站在床头时，斜接底单的顶角（见操作指南18.6，步骤16a～f）。翻折底单至床垫下。

　　c. 可选项：将垫单或防潮垫的中线沿着床的纵向中线放置平整。将垫单多余的边缘翻折至床垫下，保持手掌向下。

8. 移至床的对侧，重复步骤7。

9. 将最上层垂直中线折叠的床单放在床的纵轴线上。将床单从头到尾展开，确保床单的顶部边缘与床垫的顶部边缘平齐。可选：以同样的方式将毯子或床罩铺在最上层床单上。

10. 站在床尾的一侧，用一只手轻轻提起床垫角，用另一只手将床单和毯子翻折在床垫下面。

11. 将被单、毯子展开，折成斜角。斜角折叠后，不要三角形折叠其尖端（见操作指南18.6，步骤36）。

12. 通过将被单的边缘翻转过最上层毯子的边缘并铺开形成翻折。

13. 站在床尾的一侧，用一只手轻轻提起床垫角，用另一只手按上顶层、毯子，并铺在床垫下面。确保趾褶不被拉出。

14. 将被单、毯子折成斜角。三角折叠后，不要卷折三角形的尖端（见操作指南18.6，步骤36）。

15. 移至床的另一侧。平整展开被单和毯子。用被单和毯子形成翻折（暂空床）。在床尾折成角，或者折叠被单和毯子，铺在床脚处，可随时拉起（这样就留下了一张暂空床）。

可选：制作水平趾褶；站在床尾，将被单折成5～10 cm长的扇形。从底部向上拉起被单，将被单尾部折至床垫尾部下15 cm。

16. 使用干净的枕套。

17. 并将呼叫铃放在患者易够到的床栏或枕头上，将床调至最低位，转移患者。帮助患者上床。

18. 将换下的床褥放入脏衣袋中。脱下并丢弃手套。

19. 整理患者房间，执行手卫生。

▶临床案例分析

78岁男性患者，有3年1型糖尿病和高血压病史。在住院5日后出院，出院诊断为右后足溃疡愈合期和控制性高血压。他的出院小结指出，需要帮助患者每天进行溃疡换药。他独自生活，并能够完成日常生活中的所有活动。在首次家访时，他的生命体征如下：体温37℃，脉搏86次/分，血压135/85 mmHg，呼吸频率30次/分。家庭保健护士注意到其右足溃疡2 cm×2 cm；没有明显渗出。给予4 cm×4 cm敷料覆盖并用纱布包裹。护士评估结果：虽然患者了解需要每日换药，但他无法说明需要采取哪些预防措施来防止再次发生。

1. 列出他为维持良好足部护理应遵循的三项行为。

2. 糖尿病患者有口腔疾病的风险，是由于以下哪些原因？

　　A. 黏膜损伤增加感染风险。剧烈的刷牙会破坏缝合线

　　B. 黏膜变薄，弹性较差

　　C. 刺激口腔黏膜

　　D. 牙龈干燥

3. 使用SBAR标准化沟通模式表达您如何与医疗团队沟通此患者的状态。

▶复习题

1. 有气管插管和机械通气的重症患者存在呼吸机相关性肺炎的风险,原因有以下哪几点? (选择所有符合条件的选项)

A. 人工气道内的黏液生长革兰阴性菌

B. 气管导管避开正常的气道防御,导致正常口腔菌群的变化

C. 重症患者通常张口反射减弱

D. 存在气管内导管,导致无法抽吸口腔分泌物

E. 危重患者口腔黏膜分泌异常

2. 下列哪一项措施是铺暂空床时使用的步骤? (选择所有符合条件的选项)

A. 将床抬高至方便工作的高度

B. 任何时候都要戴清洁手套

C. 将所有床品在床的一侧铺好,然后移动至对侧

D. 撤去弄脏的床褥并放在地上

E. 在床尾翻折床单和毯子的顶部,并折出角

F. 操作完成时,将毯子放在床头

G. 将所有上层的床品折成趾褶

3. 请排序,为患者进行口腔护理的正确顺序

A. 取出义齿或局部钢板 (如果有的话)

B. 在嘴唇上涂抹一层薄薄的水溶性润唇膏

C. 执行手卫生并戴清洁手套

D. 刷上下牙齿的内外表面,从牙龈到每颗牙齿的牙冠;然后清洁咬合面的牙齿

E. 如果需要,打开吸引器并将管道连接至吸气口导管

F. 将患者置于侧卧位,头部转向床垫处于从属位置

G. 如果患者不合作或难以保持张口,插入开口器

第 19 章

眼和耳的护理

▶ **技能和步骤**

操作指南 19.1　昏迷患者的眼部护理
操作指南 19.2　隐形眼镜的护理
技能 19.1　眼睛冲洗
技能 19.2　耳道冲洗
技能 19.3　助听器的护理

▶ **学习目标**

学习本章节后，护士能够具备如下能力：
● 解释眼睛和耳朵假体护理的安全指引。
● 知晓以患者为中心的眼睛和耳朵假体的护理指南。
● 正确移除、存放、清洁并佩戴隐形眼镜。
● 正确进行眼睛和耳朵冲洗。
● 准确描述助听器正确使用的技术。
● 正确移除、清洁并重新置入助听器。

▶ **目的**

视觉和听觉是帮助人们进行所有日常和娱乐活动的两种特殊感官。患者眼睛或耳朵结构或功能的障碍会改变独立性、安全性、身体形象和自信心。本章中的技能将展示如何帮助患者保护视力和听力，并正确使用人工感觉装置来替换或恢复感官功能。

▶ **护理标准**

● 美国听力学会临床实践指南，2015——成人患者严重至深度单侧感音神经性听力丧失
● 联合委员会，2016——国家患者安全目标、患者身份识别

▶ **实践准则**

● 感官刺激帮助人们了解环境。
● 接受和理解环境刺激促进健康功能。
● 患者视力和听力的改变会影响健康指数、独立性以及对医疗和药物治疗的依从性。
● 人工感觉辅助可以恢复视力和听力损失。但是，这些辅助工具必须正确工作才能使患者在其环境中发挥最佳功能。
● 在照顾使用辅助装置来帮助视力或听力丧失的患者时，您和医疗保健团队以及患者和他／她的家人了解如何清洁和护理这些辅助工具是非常重要的。修理破损或损耗辅助工具的价格是昂贵的。

▶ **以患者为中心的护理**

● 当患者没有视觉或听觉时，交流产生变化，患者孤立于社会并变得更加依赖（American Academy of Audiology，2015；Ekberg et al.，2014）。
● 医院、康复中心和专业护理设施发出的

552

噪声使听力困难。坚硬的地板表面、医疗设备、电视以及不断需要与其他医疗保健专业人士交谈都会产生噪声。

- 听力障碍患者需要时间调整助听器。例如，增加的背景噪声使得在更困难的情况下提高听力。医院和其他医疗机构的嘈杂环境进一步促进助听器的调整（Dawes et al., 2014）。

- 当患者出现听觉障碍时，陌生环境中背景噪声增加常常使患者更加焦虑并降低其适应新环境的能力。

- 有时您需要触碰严重视力丧失或听力下降的患者来获得其注意力。需要询问患者是否允许触碰。在一些文化中，同性照顾者才可以触碰患者。

- 了解患者感觉丧失的原因，然后确定患者自己对缺失原因的看法。

- 了解患者常规使用和维护感官辅助装置的做法。

▶ 循证实践

双重感觉障碍（dual sensory impairment, DSI），视力和听力同时丧失，可能导致认知功能下降或急性意识障碍或抑郁，并增加死亡风险（Gopinath et al., 2013；Heine et al., 2015；Vreeken et al., 2014）。

- DSI 在康复或长期护理环境中会影响患者的独立性、社会化以及成功使用辅助器械和康复服务（Dawes et al., 2014；Tremblay, 2015）。

- 越来越多的证据表明，生物衰老和周围病理学的中心效应会影响人们对声音的神经感受，这种情况早在中年就发生（Tremblay, 2015）。老年人可能实际上并没有察觉到他们的听力下降，因为它最初是缓慢的；然而随着时间会逐渐进展，通常会导致老年人避免或延迟听力评估（Chou et al., 2011；Mick et al., 2014）。

- 有多种视力损害和失明程度的定义和分类，导致对 DSI 的理解更加复杂（Gopinath et al., 2013）。此外，与单一感觉障碍相比，DSI 的社会心理和功能影响尚不清楚（Roets-Merken et al., 2014）。

- 确定有听力障碍风险的患者：65 岁以上的男性，75 岁以上的男性或女性，居住在护理机构，现有视力障碍，慢性耳部感染，长时间接触噪声以及使用耳毒性药物（Chou et al., 2011；Heine et al., 2015）。

- 参与志愿者工作的 DSI 的患者相对于没有感觉丧失的志愿者，被证明可以减少抑郁症的症状（White, 2015）。

- DSI 患者有独特的交流需求，需要进行全面评估（Roets-Merken et al., 2014）。

▶ 安全指南

- 无论您何时护理感觉改变的患者，安全性都是重中之重。预判感觉改变的患者有无受伤风险（例如，在家中演习的能力、爬楼梯和响应警报的能力）。

- 根据感觉丧失类型、患者偏好和患者安全选择干预措施。

- 向患者介绍新环境或现有环境内的任何变化，以最大限度地降低安全隐患（例如，视力损失影响患者洞察楼梯边缘的能力）。此外，指导居家照护者有关帮助患者适应感觉丧失的最佳方式。

- 当患者有视觉障碍时，他们可能会遇到需要视觉细节的任务（例如阅读规定或注射器刻度），这增加了在家庭环境中不适当地服用药物的风险。此外，在调整对比度和亮度的变化时，某些眼睛疾病（如白内障和黄斑病变）会导致患者不适。

- 为有听力障碍的患者提供充足的额外时间，让他们复述关于他们的照护或即将进行的操作。

- 如果患者必须签署手术或操作的同意书，请务必确保患者阅读、听取并理解该操作或手术过程。

553

操作指南 19.1 昏迷患者的眼部护理

昏迷患者没有自然的眨眼和眼睛润滑保护机制来保护角膜。危重患者经常发生眼表疾病，如暴露性角膜病。重症患者通常因使用机械呼吸机、深度镇静从而改变正常的眨眼反射（Jammal et al.，2012）。

眨眼反射可将碎屑冲出眼睛。当患者深度镇静或昏迷时，泪液产生减少，因此减少了角膜表面的正常润滑。眼泪可保持潮湿的环境，润滑眼睛，冲走异物和细胞碎片，防止生物体附着在眼表，并将氧气输送至眼睛的外表面。当患者的正常眼睛保护机制失调时，眼睛护理是必须的。如果不加保护，可能会对角膜造成伤害。这种损伤包括角膜瘢痕、感染、过早白内障形成或视力改变。简单的眼部卫生措施，如保湿、润滑和角膜表面保护是降低角膜风险或预防角膜损伤的最佳干预措施（Werli-Alvarenga et al.，2013）。

授权与合作

为昏迷患者提供基本眼部护理的技能可以委托给护理辅助人员。但是，患者眼部评估以及给予无菌滴眼液应由护士来完成。护士指导护理辅助人员完成以下工作：

● 适应特定患者的技能（例如，用防敏感胶带粘贴敏感皮肤患者的眼底垫）

● 立即报告任何眼睛流液或刺激，以利于护士进一步评估。

用物准备

- 清洁手套
- 温水
- 生理盐水溶液
- 清洁毛巾
- 棉花球
- 眼垫或贴片
- 纸胶布
- 眼药水滴管注射器

● 根据医嘱准备无菌润滑剂或眼部制剂

● 选项：提供一个保湿的环境（例如聚乙烯覆盖或聚丙烯酰胺水凝胶敷料，将眼睛与环境隔离）；根据机构政策。

操作步骤

1. 执行手卫生。

2. 观察患者的眼睛是否有渗液、发炎、发红和病变。如果存在渗液，应佩戴清洁手套。

3. 持续解释程序的每一步。尚不清楚昏迷患者可以听到多少声音，因此不断地向患者解释操作非常重要。

4. 评估眨眼反射（见第6章）。

5. 检查瞳孔，确定两侧瞳孔是否等大、等圆，对光反射和调节反射是否灵敏（PERRLA）（见第6章）。

6. 观察患者的眼球运动，注意对称性运动。

7. 向患者和家属解释操作流程。

8. 安置患者仰卧位。

9. 用干净的毛巾或棉球沾温水或盐水轻轻擦拭眼睛，从内眼角到外眼角。每只眼睛使用单独的干净棉球或毛巾。

临床决策点：确保水温，避免高温损伤眼睛。

10. 根据医嘱使用滴管滴注润滑剂（如盐水、甲基纤维素、液体眼泪），擦去多余的润滑剂。

11. 如果没有眨眼反射，请轻轻闭上患者的眼睛并覆盖上眼贴或眼垫。安全提示，小心不要给患者的眼睛贴上胶带。

12. 终末处理，取下手套，并执行手卫生。

13. 每4小时或根据医嘱去除眼垫或贴片，并观察患者眼睛的渗出、刺激、发红和病变情况。

14. **使用反馈式教学**："我想确定您明白我解释的为什么我要滴注这些眼药水。现在请您告诉我为什么眼药水很重要。"如果患者或居家照护者不能正确反馈，立即调整或重新制订指导计划，以保证其正确掌握。

15. 在电子健康档案或表单中记录眼科检查

发现、给药以及健康教育。

16.如果有刺激或感染迹象，通知医师。

操作指南 19.2　隐形眼镜的护理

隐形眼镜是直接佩戴在眼睛角膜上的薄的凹面镜。瞳孔处是透明的，可以是无色或有色的。隐形眼镜矫正眼睛的屈光不正或角膜形状异常，矫正视力，相对容易佩戴和摘除。

隐形眼镜有硬性透气隐形眼镜（rigid gas permeable，RGP）和软性隐形眼镜两种。硬性透气镜片比软性镜片小，并且保留了对晶状体初始佩戴形态结构的记忆，但舒适度仅仅维持几周。硬性透气镜片在一日结束时需被移除。日抛型软性隐形眼镜由柔软的水凝胶塑料制成，并覆盖整个角膜和巩膜的边缘。隐形眼镜必须满足患者对舒适性、视力矫正和便利性的需求，并且必须由眼科护理专业人员进行规定（American Optometric Association，2015）。

无论是何种镜片都必须定期移除镜片以防止感染和角膜损伤，并且在重新佩戴镜片之前需要适当的清洁。隐形眼镜的佩戴会使分泌物和异物黏附在镜片表面（美国眼科协会，2015）。确定患者是否戴隐形眼镜非常重要，特别是当他们处于无意识或意识不清时被送入医院或医疗机构，如果重病患者戴隐形眼镜并且未被发现，则可能导致严重的角膜损伤。

授权与合作

护理隐形眼镜的技能可以委托给护理辅助人员。但是，患者眼部评估应由护士完成。护士指导护理辅助人员完成以下工作：

● 了解患者特定类型的隐形眼镜，包括清洁解决方案和常规，佩戴时间表，存储和更换时间表。

● 立即向护士报告任何眼部疼痛或不适，发红，肿胀，撕裂或渗液。

● 小心处理镜片，以防止损坏和伤害。

用物准备

● 浴巾或防水垫

● 无菌盐水溶液

● 用于清洁、消毒和灭菌的无菌镜片护理液

● 无菌润湿或调理溶液（取决于保养方案）

● 无菌酶溶液（取决于护理方案）

● 手电筒或笔电筒

● 清洁镜片存储容器

● 吸盘（可选）

● 无粉清洁手套

操作步骤

1.根据机构政策，使用至少两种方式核对患者身份信息（例如，姓名和生日，或者姓名和病案号）（TJC，2016）。

2.检查患者的眼睛，或询问患者隐形眼镜是否在位。

临床决策点：如果患者昏迷或意识模糊时，您必须评估是否存在隐形眼镜。如果是无色的（未着色），往往难以检测。

3.确定患者是否能够操作和持有隐形眼镜，隐形眼镜没有使用时可以戴眼镜。确定患者佩戴、清洁和存放镜片的常规程序。

4.评估患者是否有任何异常的视觉症状/体征（例如，视力改变、视力模糊、晕光、畏光）。

5.检查患者的药物类型：镇静剂、催眠药、肌肉松弛剂、抗组胺药或其他药物，这些药物会减少眨眼和随后的角膜润滑。

6.向患者解释操作流程。

7.执行手卫生。

8.检查所有床边用品和溶液的有效期。

9.确保你的指甲短而光滑。

10.协助患者取仰卧位或高坐卧位。

11.使用干净的手套。将毛巾放在患者脸部的正下方。

12.摘除隐形眼镜：

a. 软性隐形眼镜的摘除：每只眼睛按照步骤（1）至（6）。

（1）如果你无法看见镜片，使用手电筒或笔电筒斜照眼睛，以定位镜片的位置。

（2）在患者的眼睛中加入 2～3 滴无菌盐水溶液。

（3）如果可能的话，让患者直视前方。翻下眼睑，露出镜片的下缘。

（4）用示指腹将晶状体从角膜上滑下到巩膜下部（眼白部分）。

（5）用另一只手的拇指轻轻向上拉上眼皮，并用拇指和示指稍微挤压镜片。

（6）轻轻捏住镜片并抬起，不要让边缘粘在一起。将镜片放入收纳盒中。

临床决策点：如果镜片边缘粘在一起，将镜片放入手掌并用无菌生理盐水彻底浸泡。用示指轻轻地来回滚动镜片。如有必要，将镜片浸泡在存放溶液的容器中，这可能会使镜片恢复正常形状。

b. 取下硬质镜片：每只眼睛按照步骤（1）至（6）。

（1）检查眼睛，确保镜片直接位于角膜上方。如果您无法看清镜片，请将笔电筒或手电筒向旁边照射至眼睛，以确定镜片的位置。

临床决策点：如果镜片没有直接置于角膜上方，请让患者关闭眼睑，将一只手的示指和中指放在镜片旁边的眼睑下方，然后轻轻地将镜片按摩到位。如果镜片无法重新定位，则需要立即转诊给眼科医师。

（2）将示指放在患者眼睛的外角，并轻轻将皮肤牵拉向耳朵的方向。

（3）让患者眨眼。在完成眨眼之前不要减压。

临床决策点：对于无法睁开眼睛或按命令眨眼的患者，请使用镜片吸盘从眼中取出镜片。轻轻地将吸盘放在镜片表面并取出。

（4）若镜片不能移出，请轻轻收缩眼睑超

出镜片边缘。将下眼睑轻轻按下，抵着镜片下缘移动。

（5）让上下眼皮轻轻合上，并在它从眼睛上移时抓住镜片。使镜片成杯状放在手上。

（6）检查镜片以确保其完好无损。将其放入储存容器中。

c. 取下镜片后，检查眼睛是否发红、疼痛，或眼睑或结膜肿胀；渗液；或过度撕裂痛。

13. 清洁和存储：典型的隐形眼镜清洁和消毒（验证镜片的特定方法）：

a. 在手掌上涂抹 1～2 滴清洁液。使用示指（软性镜片）或小指（硬性镜片），轻轻但彻底地擦镜片两侧 20～30 秒。

b. 将镜片用推荐的冲洗液彻底冲洗干净。

临床决策点：不要使用自来水、瓶装水、自制盐水或蒸馏水进行清洁、冲洗或储存（FDA，2015）。自来水中含有微生物，可能会被吸收至镜片中，使佩戴不舒服。自来水和蒸馏水与棘阿米巴角膜炎相关，这是一种对治疗和治愈耐药的角膜感染（FDA，2015）。使用酶清洁剂和（或）加热消毒定期清洁可能是医嘱的一部分。按照医师的指示和时间表执行。

c. 将镜片放入适当的储存盒内：右侧镜片为"R"，左侧为"L"。硬性镜片内面朝上放置。

d. 倒入推荐的消毒液或储存溶液。

e. 将存储箱盖上盖子。标注患者姓名、身份证号码和房间号。

14. 佩戴镜片：

a. 佩戴软性镜片：按照步骤（1）至（5）对每只眼睛进行操作。

（1）从储存盒中取出右侧镜片并用推荐的冲洗液冲洗；检查镜片是否有异物、眼泪和其他破损。

（2）将镜片固定在示指顶端，凹面朝上。

（3）从视线水平处检查镜片，确保镜片不倒转（见插图）。

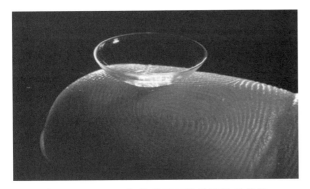

步骤 14a（3）　佩戴前更正软性镜片的位置

（4）用另一只手的中指或示指缩回上眼睑，直至虹膜露出（见插图）。用中指握住镜片，拉下下眼睑。

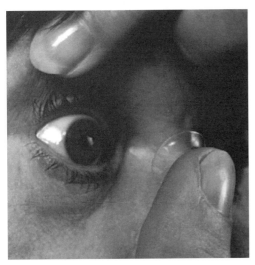

步骤 14a（4）　佩戴软性镜片手的正确位置

（5）指导患者直视前方，并注意远处的物体。轻轻地将镜片直接放在角膜上，并缓慢地从下眼睑处松开。

b.佩戴硬性镜片：按照步骤（1）至（6）对每只眼睛进行操作。

（1）从存储盒中取下右镜片，尝试直接取出镜片。

（2）将镜片固定在示指顶端，凹面朝上。

（3）检查镜片以确保其湿润、干净、清洁，没有碎屑或裂缝。

（4）用几滴润湿溶液润湿镜片表面。

（5）用中指拿着镜片，拉下下眼睑（见插图）。

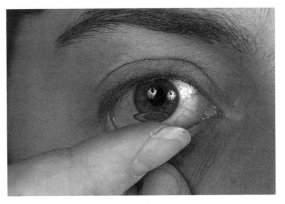

步骤 14b（5）　佩戴硬性镜片的手势

（6）指示患者向前看，并注意远处的一个物体（见插图）。轻轻地将镜片直接放在角膜上，并缓慢地将下眼睑处松开。

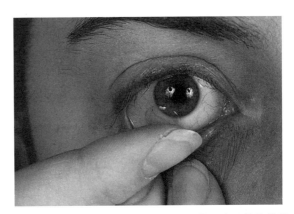

步骤 14b（6）　指示患者直视前方，并注意远处的物体

（a）让患者单纯地闭上眼睛，避免眨眼。

15.检查眼睛，以确保镜片在角膜上。

临床决策点：如果镜片在巩膜而不是角膜上，请让患者慢慢闭上眼睛并看向眼镜。轻柔的眼睑压力可能有助于将镜片对准角膜。请患者眨几下眼。

16.要求患者用手遮住另一只眼睛，并报告视力是否清晰，镜片是否舒适。

17.重复步骤将镜片戴入另一只眼睛。

18.丢弃存储盒和漂洗盒内的洗剂。彻底使用无菌的镜片存储溶液。按照制造商的建议进行消毒或更换。收纳盒风干。处理毛巾，脱去手套并执行手卫生。

19.询问患者在取下并重新佩戴镜片后是否感觉舒适。

20. 询问患者是否存在视力模糊、疼痛和异物感。

21. 注意渗液或发红。

22. **使用反馈式教学**："我想确保您明白如何清洁隐形眼镜。请为我描述清洁镜片的方法。"如果患者或居家照护者不能正确反馈,立即调整或重新制订指导计划,以保证其正确掌握。

技能 19.1 眼睛冲洗

眼睛的化学伤害与工作有关,由普通家庭清洁溶液或其他烟雾和气溶胶引起。诸如漂白剂、马桶清洁剂和电池液体之类的酸性灼伤会导致角膜上出现雾状物,通常很容易观察并可以恢复。诸如碱液、氨水和洗碗机清洁剂等碱性灼伤通常会对眼睛造成永久性伤害。碱性灼伤会造成非常快速的、不可逆的损伤 (Serrano et al., 2013)。对眼睛造成化学伤害是一种紧急情况,需要用大量冲洗液冲洗眼睛。推荐使用冷的自来水,因为它是有效的,可立即用于急救,并且最初有助于稀释化学品的浓度。当异物进入眼睛时,自来水冲洗也用于紧急情况。寻求医疗护理时,用清水或盐水冲洗眼睛很重要。立即用大量冷水或盐水冲洗至少 15 分钟以减少角膜损伤 (Chau et al., 2012;Serrano et

al., 2013)。如果戴隐形眼镜的人在冲洗时没有洗掉,请让他或她尝试取下镜片。治疗眼部化学损伤的目标是预防或减少由灼伤引起的视力损伤 (Serrano et al., 2013)。

授权与合作

眼科冲洗操作不能委托给护理辅助人员。护士指导护理辅助人员完成以下工作:

● 冲洗后若患者主诉任何不适或过度撕裂痛,立即汇报。

用物准备

● 紧急情况:冷自来水

● 处方冲洗液:在 32 ~ 38℃时,容量通常为 30 ~ 180 mL(化学清洗时,使用生理盐水或乳酸林格液大量持续灌洗 15 分钟以上)

● pH 试纸

● 无菌盆或溶液袋

● 弯盘

● 防水垫或毛巾

● 10 cm × 10 cm 纱布垫

● 软球注射器,滴管或静脉注射管

● 清洁手套

● 笔电筒

● 用药记录

步骤	要点说明

护理评估

1. 在紧急情况下:使用大量的清水(生理盐水,也可用乳酸林格氏液)冲洗眼睛至少 15 分钟。有时灌洗量高达 20 L 或以上,需要改变 pH 值至生理水平(应进行 pH 测试)(Singh et al., 2013)。	尽量减少角膜损伤(Chau et al., 2012)。
2. 如果不是紧急情况,根据机构政策,使用至少两种方式核对患者身份信息(例如,姓名和生日,或者姓名和病案号)。	确保患者正确。符合联合委员会标准并保证患者安全(TJC, 2016)。
临床决策点:眼部冲洗是一种化学灼伤紧急治疗(通常用冷水、生理盐水或乳酸林格氏溶液进行大量眼部冲洗)。如果可能,确定化学品。但是,在获取病史或眼睛检查时不要停止冲洗。冲洗是直接治疗;碱性灼伤造成的严重损伤应延长冲洗 20 秒。一旦急性期结束,选择缓冲碱性或酸性化学物质的冲洗溶液,并进一步检查眼睛(Serrano et al., 2013)。	

步骤	要点说明
3. 核对医嘱，包括确保冲洗的安全和正确施用灌注液的种类和需要冲洗的眼睛（右侧、左侧或两侧）。	确保冲洗剂的安全和正确使用。
4. 获取损伤史以评估眼部冲洗的原因（例如，损伤类型、何时发生）。	确定解决方案的数量和类型，及时治疗的需求。
5. 确定患者睁开受影响的眼睛的能力。	眼睑的抽搐或疼痛使眼睛睁开很困难。在眼科检查时使用的局部麻醉剂（如普帕卡因或丁卡因）可引起局部麻木。
6. 如果时间允许，做一次全面的眼睛检查，包括确定瞳孔是否等大、等圆，以及对光反射和调节反射（见第6章）。 让患者全方位检查以确定是否有任何可见异物。	提供基线信息并确定异物。
7. 观察眼睛发红、过度撕裂、分泌物和肿胀情况。询问患者瘙痒、灼烧、疼痛、视力模糊或畏光的症状。	建立基线症状和体征。
8. 要求患者评估疼痛程度（使用 0 ~ 10 分评分）。	确定疼痛程度的基线。 充分的疼痛控制是眼科医师进行更全面的眼科检查所必需的（Serrano et al., 2013）。
9. 评估患者的合作能力。	确定需要协助的程度。

护理诊断

● 急性疼痛	● 有感染的危险	● 有损伤的危险
根据患者的状况或需求，个体化处理其相关因素 / 危险因素。		

护理计划

1. 完成下列步骤后所能达到的预期结果： ● 患者在冲洗治疗期间和之后表现出轻微的焦虑。	在紧急情况下，容易出现焦虑和疼痛。
● 患者主诉疼痛缓解，灼痛或瘙痒，冲洗后视力提高。	反映了去除刺激物的有效性。
● 患者冲洗后保持正常的瞳孔反应和眼睛的转动。	在减少刺激物的暴露和防止眼睛损伤的过程中重新评估有效性。
2. 与患者讨论操作流程。	减少患者的焦虑。
3. 检查每个药物管理记录的准确性和完整性，提供书面药物或程序顺序。检查患者姓名，冲洗液名称和浓度，给药途径和给药时间。将药物管理记录与眼部冲洗解决方案进行比较。	医嘱是最可靠的来源，也是患者接受药物或操作唯一合法的记录。确保患者接受正确的药物。
4. 在床边备好耗材用物。	提供方便的物资供应。
5. 帮助患者取侧卧位，患眼在下。将头转向患眼。如果两只眼睛都受到影响，请将患者仰卧安置，以便同时冲洗双眼。	位置便于从内部向外部眼角的溶液流动，防止未受影响的眼睛和鼻泪管的污染。

559

步骤	要点说明

护理措施

步骤	要点说明
1. 执行手卫生。使用干净的手套。	减少微生物传播。防止化学刺激物。
2. 如果可能,取出隐形眼镜(见操作指南19.2)。取下隐形眼镜后及时取下手套。提供新手套。	为了安全和彻底地从患者的眼睛中冲洗出异物,需要取下镜片。去除隐形眼镜后取下手套,可防止镜片化学物质转移至手套。
临床决策点:在化学灼伤急救等紧急情况下,不要在冲洗之前通过移除患者隐形眼镜来延迟治疗。除非发生快速肿胀,否则不要取下镜片。立即用冷自来水从内眼角向外眼角冲洗眼睛(Chau et al., 2012;Serrano et al., 2013)。	
3. 向患者解释眼睛可以定时闭合,没有任何物体会触及它。	告知患者预期会减轻焦虑并使他们放心。
4. 将毛巾或防水垫放在患者脸部,并在受影响的眼睛一侧脸颊正下方,放置弯盘。	接住引流液。
5. 使用处方溶液(或生理盐水)沾湿的纱布,轻轻地清洁眼睑边缘和睫毛上的可见分泌物或异物,从内眼角向外眼角擦拭。	在冲洗过程中避免将材料携带物转移至眼睛。防止分泌物进入鼻泪管。
6. 向患者解释下一步措施并鼓励放松:	避免眨眼以便结膜冲洗。
a. 用戴手套的手指轻轻翻起上下眼睑,以暴露结膜囊。	
b. 保持眼睑打开,轻轻地压下眉毛下面的骨性眼眶和骨突处。不要对眼睛施加压力。	
7. 注射器、滴管或静脉注射管距内眼角约2.5 cm。	直接接触冲洗设备可能会伤害眼睛。
8. 让患者看向眉毛。轻轻地朝着下结膜囊冲洗,从内眼角向外眼角移动(见插图)。	尽量减少患者角膜上的水流冲击力。将刺激物冲出并远离另一只眼睛和鼻泪管。
9. 强化流程很重要,用冷静、自信、柔和的声音鼓励患者。	减少焦虑。
10. 让患者定期眨眼。	合上眼睑从上结膜囊移走分泌物。
11. 按照医嘱要求的冲洗量或时间持续冲洗,直至分泌物清除。 (注意:在紧急情况下,需要15分钟或更长时间冲洗化学品)	如果眼睛在受伤期间暴露于酸性或碱性溶液,则眼睛分泌物pH值的评估非常必要(Chau et al., 2012)。

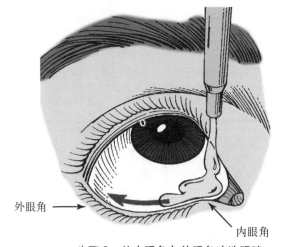

外眼角 ←

内眼角

步骤8 从内眼角向外眼角冲洗眼睛

步骤	要点说明 。
12. 用纱布或毛巾从眼睑和脸上吸干多余的水。	
13. 处理污物，取下手套并执行手卫生。	减少微生物传播。

护理评价

1. 观察冲洗期间的语言和非语言焦虑症状。	验证患者是否得到了充分的安慰。
2. 评估冲洗后患者的舒适程度。	确保有效去除刺激物。
3. 检查眼睛的运动，并确定瞳孔是否等大、圆滑，并对光反射和调节反射做出反应。	对光反射，适应或运动的反应可能表示受了外伤。
4. 询问患者视力是否得到改善。请患者阅读书面材料。	刺激引起的角膜损伤可导致视力改变（例如，视力模糊、混浊）。
5. **使用反馈式教学**："我想确定我解释了为什么在家里滴眼药水很重要。告诉我滴的目的以及何时应该使用它们。"如果患者或居家照护者不能正确反馈，立即调整或重新制订指导计划，以保证其正确掌握。	确定患者和居家照护者对指导内容的理解水平。
非预期结果	**相关措施**
1. 焦虑。	● 进一步冲洗的理由。 ● 在冲洗期间，让患者定期闭上眼睛。 ● 指导患者缓慢深呼吸。
2. 患者在冲洗后眼睛疼痛或有异物感，抱怨过度流泪或畏光。	● 建议患者闭上眼睛并避免眼球运动。 ● 立即通知护理人员或眼科医师。

记录与报告

在电子健康档案或表单中记录眼睛和患者的疼痛和视觉症状的情况。在用药记录中记录患者的冲洗量和冲洗液类型。

● 记录对患者和居家照护者学习情况的评价。

● 报告持续的疼痛症状或视力模糊。

注意事项

健康教育

● 帮助患者识别家中和工作中的潜在危害，并采取措施预防事故发生。当可能存在眼睛危害时，必须使用个人防护设备，例如护目镜、面罩、安全眼镜或全面呼吸器。根据危害的性质和程度、暴露的环境保护眼睛，使用的其他防护设备由个人视力需求而定（CDC，2013）。

● 与患者和（或）居家照护者一起复习眼睛受伤的急救流程。

● 指导患者不要按压或揉搓受伤的眼睛。

● 指导患者在重新佩戴隐形眼镜之前咨询个人眼部护理医师。

儿科患者

● 眼睛中含有异物或化学物质的儿童可能会出现恐慌。可能有必要制动孩子以便安全、快速地冲洗眼睛。

技能 19.2　耳道冲洗

耳道冲洗的常见指征是存在异物、局部炎症以及耳道中积聚耳垢。该操作是有潜在危险的。通常灌注是在液体温度加热至体温的情况下进行的，以避免患者出现眩晕或恶心。当使用滴耳液不能成功去除耳垢时，耳道冲洗是有效的（Harkin，2015）。耳道冲洗过程中最大的危险是冲洗压力过大或直接冲洗鼓膜导致鼓膜损伤。如果患者突然移动，或者如果冲洗注射器控制不到位，可能会发生外耳道的损伤。不适当的干耳方式可能导致急性中耳炎（外耳感染）。

耳部紧急情况可能包括异物，昆虫叮咬或撞击伤。另外，患者也可能会有耳内损伤，包括血液和渗液。有时血液引流的原因可能是头部或颈部损伤的结果。如果怀疑有头部或颈部损伤，请不要移动患者，用无菌敷料盖住耳朵外部（如果有的话），立即寻求医疗帮助，并且不要冲洗耳道。另外，以下情况也不要进行耳道冲洗：耳道内堵塞蔬菜或昆虫；鼓膜破裂；或者患者有外耳炎，鼓膜切开术管或乳突腔（US National Library of Medicine，2016）。

授权与合作

耳道冲洗的操作不能委托给护理辅助人员。

护士指导护理辅助人员完成以下工作：

- 立即报告耳道冲洗的潜在副作用（例如，疼痛、渗出、头晕）。
- 协助患者行走，因为可能存在头晕，这增加了患者跌倒的风险。

用物准备

- 清洁手套
- 耳镜（可选）
- 冲洗或球囊注射器
- 接冲洗液的盆 [如果使用无菌灌洗液（鼓膜破裂时使用无菌盆）]
- 接排出或冲洗液的弯盘
- 毛巾
- 棉花球或 10 cm × 10 cm 纱布
- 规定的冲洗溶液加热至体温或矿物油、非处方软化剂
- 用药记录（打印版或电子版）

步骤	要点说明

护理评估

步骤	要点说明
1. 根据机构政策，使用至少两种方式核对患者身份信息（例如，姓名和生日，或者姓名和病案号）。核对患者的用药记录或医疗记录的信息。	确保患者正确。符合联合委员会标准并保证患者安全（TJC，2016）。
2. 核对医嘱，包括被冲洗和受影响的解决方案：右侧（AU）、左侧（AS）或两侧（AD）接受冲洗。	确保安全和正确的用药管理。
3. 复查病历记录是否有鼓膜破裂史、鼓膜置管术或耳道手术史。	这些情况是冲洗的禁忌。
4. 检查耳廓和外耳道是否发红、肿胀、渗出、擦伤、有耳垢或异物。	调查结果提供了监测药物或解决方案效果的基线数据。
a. 始终尝试去除耳道中的异物，首先简单地拉直耳道。	这可能会导致异物脱落。
临床决策点：如果蔬菜（如干豆或豌豆）在耳道内堵塞（Harkin，2015；Hockenberry 和 Wilson，2015）。	不要进行冲洗。这类物体与水接触时会膨胀并对耳道造成进一步损害
5. 使用耳镜检查耳道和鼓膜的深部。 注意：请勿将异物进一步推入耳道。	查看鼓膜是否完整。
6. 询问患者是否疼痛，使用 0 ~ 10 分的等级。	疼痛是外耳感染或有炎症的症状。
7. 注意患者是否能听清楚。	耳垢或异物阻塞耳道会损害听力。
8. 让患者复习对冲洗和常规耳道护理的知识。	可能表明需要有关卫生的指导。

步骤	要点说明

护理诊断

● 缺乏耳道冲洗的相关知识	● 疼痛（急性或慢性）	● 有冲洗造成伤害的危险
根据患者的状况或需求，个体化处理其相关因素 / 危险因素。		

护理计划

1. 完成下列步骤后所能达到的预期结果：	
● 患者在滴注期间否认疼痛。	液体正确冲洗。
● 患者表明感染的耳朵能更清楚地听到对话。	耳道梗阻得到解决。
● 患者能够讨论冲洗的目的和描述正确的护理技巧。	反馈患者的学习情况。
● 患者的耳道没有耳垢、异物和脓肿。	炎症、刺激和耳道堵塞得到缓解。
2. 检查每个用药记录与健康的准确性和完整性护理的书面药物或操作顺序。检查患者的姓名，药物名称和剂量，给药途径和给药时间。比较耳道冲洗解决方案的用药记录。	医嘱单是最可靠的信息来源，也是患者接受的药物或操作的合法记录。确保患者接受正确的药物。
3. 如果发现患者有耳垢堵塞，冲洗前可在耳内灌注 1～2 滴矿物油或非处方药的软化剂，每日 2 次，持续 2～3 日。	疏松耳垢，确保在冲洗时更容易清除。
4. 解释操作程序。告知患者可能会导致头晕、耳朵胀满和温热的感觉。	让患者知晓预期的冲洗效果并促进合作。

护理措施

1. 执行手卫生并在床边安排设施。	减少微生物传播。
2. 关上隔帘或房门。	保护患者隐私。
3. 帮助患者取坐位或卧位，头部转向患耳。将毛巾放在患者的头部和肩部，并将弯盘放在患耳下方（如果可以的话）。	该体位可以减少液体流向颈部和面部。液体将从耳道流入弯盘。
4. 将医嘱要求的冲洗液倒入盆中。通过在前臂内侧上滴一小滴来检查溶液的温度。 注意：如果使用无菌冲洗溶液，则需要无菌盆。	
5. 使用干净的手套。用纱布或棉球轻轻地清洁耳廓和外耳道。不要加压排水或使耳垢进入耳道。	防止感染的物质重新进入耳道。将溶液强行滴入闭塞的管道可能会导致耳膜受伤。
6. 用溶液灌注注射器（约 50 mL）。	需要足够的液体来提供稳定的灌注。
7. 对于成人和 3 岁以上的儿童，轻轻地将耳廓向后上方牵拉。3 岁或以下的儿童，应将耳廓向后下方牵拉。成人可以仰卧。将灌注装置的尖端放在外部鼻腔内。在灌溉尖端和耳道周围留出空间。	拉动耳廓可以拉直外耳道。 用器具防止管道阻塞，这可能导致鼓膜压力（Hockenberry 和 Wilson，2015）。

步骤	要点说明

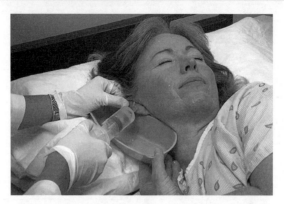

步骤8 注射器的尖端在冲洗过程中不会堵塞耳道

步骤	要点说明
8. 将注射器尖端保持在耳道开口上方1 cm的位置，缓慢灌注冲洗液。朝着耳道的上方直接注入液体。在滴注过程中让其流入碗盘内。继续操作，直至使用溶液清洁管道（见插图）。	缓慢滴注可防止耳道压力积聚，并确保溶液与所有管道表面接触。
9. 保持冲洗水流畅，直至耳垢或渗出物从耳道流出。	液体的流动会使耳垢疏松。
10. 定时询问患者是否有疼痛、恶心或眩晕。	症状表明冲洗溶液太热或太冷或灌输过多的压力。
11. 将患者倾斜的头部向受影响的一侧排出多余的液体。	如果不排水的话，过量的液体可以促进微生物的生长。
12. 用棉球轻轻擦干外耳道。把棉球放在外耳道5～10分钟。	干燥可防止水分积聚，预防外耳炎。
13. 协助患者取坐位。	保持舒适。
14. 去除手套，处理用品，执行手卫生。	减少微生物传播。

护理评价

1. 询问患者在冲洗过程中有无不适。	在压力下滴入不当液体会引起不适。
2. 询问患者是否有轻度眩晕或头晕的感觉。	将液体滴入耳朵会引起轻微的头晕。头晕会让患者有跌倒的危险。
3. 复查鼻道和耳道的状况。	确定解决方案是否缓解症状并消除异物。
4. 评估患者的听力。	确定听力是否得到改善。
5. **使用反馈式教学**："我想确定您明白是如何使用注射器给耳部进行灌洗的。告诉我您将如何为您的母亲做这件事。"如果患者或居家照护者不能正确反馈，立即调整或重新制订指导计划，以保证其正确掌握。	确定患者和居家照护者对指导内容的理解水平。
非预期结果	相关措施
1. 冲洗期间患者抱怨耳部疼痛加重。	● 可能发生鼓膜破裂。停止冲洗，立即通知医护人员。
2. 耳道仍留有耳垢。	● 再次冲洗。
3. 耳道仍留有异物。	● 如果冲洗后残留异物，请将患者转入耳鼻喉科。

记录与报告

● 在电子健康档案或表单中记录流程、冲洗溶液的数量、给药时间和接受灌注的耳朵。

● 记录对患者和居家照护者学习情况的评价。

● 在流程图或电子健康档案或图表中记录外耳外观和患者的听力灵敏度。

● 向护理组长或医师报告不良反应／患者反应和（或）隐瞒药物。

注意事项

健康教育

● 指导患者耳垢具有抗菌作用，可在耳道中维持酸碱度。

● 指导患者每日用毛巾、肥皂和温水清洗耳朵。

● 警告患者不要将物品（包括棉签）放置在耳朵里。

儿科患者

● 当清洁儿童的耳朵时，一定要确保头部被固定以防止耳膜穿孔。必要时让父母或工作人员参与（Hockenberry 和 Wilson，2015）。

居家护理

● 指导患者使用干净的球囊注射器进行冲洗。矿物油滴或非处方的耳用制剂有助于去除耳垢。

技能 19.3　助听器的护理

听觉对于环境中正常的沟通和对声音的定位至关重要。听力障碍在老年人中最常见。许多患者不会寻求专业帮助来解决这种障碍，他们也不会一直佩戴助听器（Ekberg et al.，2014）。根据 2015 年国家耳聋和其他交流障碍研究所（NIDCD）的统计（NIDCD，2015），听力损失影响 3600 万人。另外，在辅助生活和住宿设施中，有 50% 的居民听力受损。不愿意戴助听器的人常说这是因为助听器的声音质量问题（Dawes et al.，2014）。

最初，有听力损失的人可能会否认这种情况，或认为实际听力损失或需要助听器是很难堪的事（Ross，2015）。任何听力损失都有社会影响，并且可能无法参与社交活动。此外，在社交场合，有助听器的人经常认为，一旦他们的助听器被发现，谈话就会"在他们周围"进行（Ekberg et al.，2014）。也有许多安全考虑。听力损失患者不仅有听不见汽车喇叭声和紧急警报器的困难，他们对健康宣教也有理解上的困难，因此可能无法安全地处理他们的症状或治疗。

当患者有助听器时，您的角色是了解其功能以及如何帮助患者护理它。确定患者需要哪种类型的援助以及如何为个体患者建立最佳听觉设置是听力专业人员的职责（Mestayer，2014）。对于有听力损失的人，适当的助听器可以提高听到和理解口语的能力。有几种助听器可供患者使用（表 19.1）。助听器可以放大声音，以便在更有效的层面上听到。所有助听器都有四个基本组成部分：①麦克风，接收和转换电信号；②增加电信号强度的放大器；③接收器，将强化信号转换回声音；④电源（电池）。

并不是所有的助听器都是一样的工作原理。电子助听器的两种主要类型是模拟和数字。模拟技术将声波转换为电波，并进行放大。这些都是定制的，以满足用户的需求，并由制造商根据听力学家的规范进行编程。数字技术将声波转换成数字代码。编程的辅助程序比其他的频率更多地放大了一些。数字助听器使听力学家更加灵活地调整助听器，以满足患者的需求。可以对这些辅助设备进行编程，以聚焦来自特定方向的声音（NIDCD，2013）。

调整一个人的沟通风格以适应听力障碍患者是一项挑战。将患者当作识别通信技术的资源通常是有帮助的。确保患者能看到你的脸；用正常的语气慢慢说话；如果患者不能理解，请重新说明而不是重复。另外请记住，患者无法听到警报，如火灾报警或空中广播。

表 19.1 助听器的种类

种类	优点	缺点	注意事项
耳内 (in-the-ear, ITE) 助听器完全位于外耳中,用于轻度至重度听力损失	助听器的设计可以通过电话提高声音传输。ITE 有一个拾音线圈,对比麦克风,用户可以通过助听器的电路接收声音 它是一个磁路,使用户能够通过助听电路与麦克风接收声音	耳垢和耳道引流损伤 ITE 助听器,而它们体积小可能导致调整问题和反馈	儿童通常不用,因为随着耳朵的生长,需要更换
耳 后 (behind-the-ear, BTE) 助听器佩戴在耳后,并连接至外耳内的塑料耳模上	声音穿过耳膜进入耳朵。所有年龄段的人都可以佩戴 BTE,以治疗轻微至严重的听力损失	不良的 BTE 耳模可引起反馈,助听器引起鸣笛声	可能不适用于儿童或成人,他们经常参与运动,可能会损坏设备
完全置入管道 (completely-in-canat, CIC) 助听器是根据耳道的大小和形状定制的	耳道助听器用于轻度至中度严重的听力损失,并且大部分隐藏在耳道内	由于体积小,使用者可能难以调整和移除助听器,并且可能无法容纳额外的装置,例如通信线圈	昂贵且不推荐儿童使用,也可能被耳垢和耳道引流损坏

数据来源于 National Institute on Deafness and Other Communication Disorders (NIDCD): Hearing aids, 2013, http://www.nidcd.nih.gov/health/hearing/pages/hearingaid.aspx#hearingaid_01. Accessed January 2016.

授权与合作

这种护理助听器的操作可以委托给护理辅助人员。护士指导护理辅助人员完成以下工作:

- 报告耳痛、炎症、渗出、气味或听力改变。
- 在未使用助听器时,确定与患者沟通的替代方法。
- 学习如何小心处理助听器,以防止损坏或受伤。

用物准备

- 软毛巾和抹布
- 面巾纸
- 刷子或耳耙
- 存储箱
- 温水和肥皂
- 备用电池,尺寸取决于助听器(可选)
- 清洁手套(如果有渗出液)

步骤	要点说明

护理评估

1. 根据机构政策，使用至少两种方式核对患者身份信息（例如，姓名和生日，或者姓名和病案号）。	确保患者正确。符合联合委员会标准并保证患者安全（TJC，2016）。
2. 判断患者是否能使用助听器听清楚，用正常的语调缓慢而清晰地说话。	听不清可能是由于助听器或电池出现问题，或者这种特殊的模式对患者不再有效。
3. 询问患者是否能够操作和持有助听器，或者观察患者能否独立地佩戴助听器。	确定助听器所需的护理水平。
4. 评估助听器是否能从患者的耳朵中取出。关闭电池，并将音量缓慢调高。将助听器杯式握住。如果你听到哨声（反馈），表明它正在工作。如果没有声音，请更换电池并测试。	可能指示助听器失灵。
5. 确定患者的日常助听器护理实践。	提供有关患者对设备的护理和偏好的信息。
6. 评估患者是否有任何异常的身体或听觉症状（疼痛、发痒、发红、分泌物、气味、耳鸣、视力下降）。如果听力降低了，询问患者这一症状是什么时候开始的，是不是一直都存在，听力敏锐性改变是否与男性和女性的声音、成人和儿童的声音有关？	可能提示损伤、感染或耳垢积聚。
7. 检查耳模是否有裂纹或毛边。	不合适的助听器会引起外耳道的刺激或不适。
8. 检查周围是否有耳垢堆积，并堵住助听器开口。	耳垢能阻断声音接收（Harkin，2015；White，2015）。
9. 评估患者清洁和护理助听器的知识。	确定自我护理的依从性和知识的掌握。

护理诊断

● 缺乏助听器护理的相关知识	● 言语交流受损
● 有情境性低自尊的危险	● 有受伤的危险
根据患者的状况或需求，个体化处理其相关因素／危险因素。	

护理计划

1. 完成下列步骤后所能达到的预期结果：	
● 移除和重新佩戴助听器后，患者表示舒适。	助听器被正确移除或佩戴。
● 患者对正常的谈话和环境声音适应良好。	助听器和电池正在运行。 助听器安全且运行良好。
● 患者掌握了一定的助听器护理方法。	完成学习。
2. 与患者讨论操作流程。在去除助听器前解释所有步骤。	患者可以通过额外的技巧对护理计划提供帮助。如果在摘除助听器后发出口头指示，患者可能会感到困惑或焦虑。

步骤	要点说明
3. 在床边安放耗材。将毛巾放在工作区域。	提供方便的物资供应。毛巾可以接住意外掉落的助听器，防止破损。
4. 让患者仰卧、侧躺或坐在床或椅子上。	为护士的问询提供方便。提高患者的舒适度。

护理措施

1. 如果患者耳部有渗出液，应执行手卫生并使用干净的手套。	减少微生物传播。
2. 卸下和清洁助听器。	
a. 患者或护士将助听器音量关闭，通常通过将音量控制旋转至左侧或朝向患者的鼻子。然后牢牢抓住助听器，轻轻地按照自然耳朵轮廓移除设备。	在移除过程中防止反馈（吹口哨）。防止助听器掉落和对耳朵造成伤害。
临床决策点：一些助听器，如 CIC 设备没有音量控制，可以通过打开电池门来关闭。其他辅助音量控制在遥控器上。确保患者知道在不使用助听器时关闭音量的重要性。	
b. 将助听器放在毛巾上，用纸巾擦拭外层，以去除耳垢。	防止掉落或损坏。耳垢可能刺激导管并干扰使用。
c. 检查所有助听器开口有无耳垢。用耳耙或其他物品小心地去除助听器上的耳垢。	耳垢可能阻塞接收器的声音。它还可以阻塞压力均衡通道，并产生耳压。
临床决策点：压力平衡通道是贯穿耳模整个长度的一个小孔，在整个长度上应该是清晰的。接收器通过另一个开口指向耳朵，它很容易损坏，切勿将任何东西插入接收器端口！	
d. 检查耳模的粗糙边缘或任何磨损的电线。	可能刺激耳道。
e. 打开电池门，将助听器放在有标签的储存容器中，使其风干。	内部部件干燥。防止破损。
f. 评估耳朵的发红、触痛、分泌物或气味。	体征可能表明受伤或感染。
g. 重复其他助听器的程序。	
h. 把毛巾放在患者的耳朵下面。洗耳道用肥皂和水浸湿。清洗和干燥。	吸收多余水分。从耳道中去除耳垢。去除残留的肥皂残渣和水，它们可能含有微生物或损伤助听器。
i. 处理毛巾，脱去手套并执行手卫生。	减少微生物传播。
j. 如果储存助听器，请将每个助听器放置在干燥的储存箱中。标签盒上写明患者的姓名和房间号。如果有多于一个助听器，注意区分左右。在患者的医疗记录中注明助听器的储存地点。	保护助听器，防止损坏、潮湿和破损。记录如何以及在何处储存助听器。
3. 佩戴助听器	
a. 将助听器从存储盒中取出，并检查电池（见护理评估）。检查音量是否关闭。	
b. 识别助听器是右边（标记为"R"或红色编码）或左边（标记为"L"或蓝色编码）。	正确定向可以防止损坏和伤害。
c. 在可能的情况下，允许患者佩戴助听器。用拇指和示指捏住助听器，将有孔的部分放入耳道的底部。将耳模尖端插入耳道内。按照自然的耳朵轮廓来引导助听器到位。	防止掉落。正确的定位可以防止受伤。牵拉耳朵可能会扭曲耳道，使佩戴困难。

步骤	要点说明
d. 固定任何单独的部件，如耳后助听器。	防止部件掉落和断裂。
e. 使患者的音量逐渐调整至舒适的水平，以便可以在 0.9~1.2 m 外的正常声音中与患者交谈。将音量控制旋转至鼻子的方向以增加音量，并转至远离鼻子的方向以减小音量。	逐渐的调整可以防止不适和损伤耳朵。
f. 重复使用其他助听器，如双侧。	
g. 关闭和储存收纳盒。去除和处理手套。执行手卫生。	干燥剂保存。防止损坏。减少微生物传播。

护理评价

步骤	要点说明
1. 请患者在移除或佩戴助听器后对舒适度进行评分。	正确的技术和定位。
2. 观察患者正常的谈话和对环境声音的反应。	确认援助是有效的、正确的和畅通的。
3. **使用反馈式教学**："我想确保你明白我给您演示的操作，可以让您移除、清洁、重新佩戴您父亲的助听器。让我们花点时间，演示您会怎么做。"如果患者或居家照护者不能正确反馈，立即调整或重新制订指导计划，以保证其正确掌握。	确定患者和居家照护者对指导内容的理解水平。

非预期结果	相关措施
1. 患者无法听到谈话或环境的声音。患者的口头回答不恰当。	● 检查电池的功能、类型和位置，是否需要更换。 ● 如果可调，增加音量。 ● 检查助听器和耳道是否有耳垢堵塞。 ● 咨询听力学家并重新评估。
2. 患者感觉不适、疼痛，会引起耳朵的发炎、流液或产生气味。	● 去除助听器，检查尖锐或粗糙的边缘。请参阅供应商的维修手册。 ● 评估耳朵是否有受伤或感染的迹象。 ● 修正 R 或 L 位置。重新定位助听器。

记录与报告

● 在电子健康档案或表单上记录摘除助听器并清洁后如果不重新插入的存放位置，以及患者首选的通信技术。如果患者在家中使用助听器，请确保记录此信息。

● 记录对患者和居家照护者学习情况的评价。

● 报告任何感染或受伤的体征或症状或听力敏锐度突然下降。

注意事项

健康教育

● 告诉家属如果吞下电池有毒并远离宠物和儿童。

● 患者应在头发干燥并使用喷发剂后佩戴助听器。来自吹风机的热量或香水和喷发剂可能会损坏助听器。

● 特别是狗和猫会被助听器的气味吸引。建议患者保护助听器及其宠物，方法是将助听器妥善存放在不可触及的地方。

● 鼓励患者识别有用的交流提示并将其教给其他人。许多患者通过脸部提示信息。演讲者必须：

1. 面对患者，保持在 0.9~1.2 m 外，并保持双手远离嘴巴（可以让患者看到嘴型）。

2. 讲解前请先引起患者的注意力。

3. 当患者不能接收到信息时,改述而不是重复。

4. 减少背景噪声或移动至安静的地方。

儿科患者

● 因为耳道仍在生长,所以儿童更常使用BTE助听器。

● 助听器的设计相较发型而言不太显眼,或者以明亮的色彩或透明表壳成为时尚和个性的陈述。

● 儿童需要帮助以防止他们听不到的声学反馈(哨声)。这通常通过移除并重新插入设备并确保耳模和耳道之间没有任何头发被夹住或者降低设备的体积来消除(Hockenberry 和 Wilson, 2015)。

老年患者

● 建议患者保护助听器免受水、酒精、头发喷雾或古龙水、汗水、雨水和雪的侵袭,并避免将其暴露在极端温度下。

● 鼓励患者存放助听器和干电池或电子干燥器的电池,以延长使用寿命,尽量减少维修并保存电池。

● 某些助听器尺寸较小,可能会使它们很难操控,特别是对于灵活性或视力下降的老年人。咨询听力学家以确定适合患者特殊需求的辅助手段。

居家护理

● 确定居家护理的存在和意愿,以执行必要的助听器护理。

● 评估患者的家,并确定是否需要特殊的预防措施,因为患者的听力限制。

▶ 临床案例分析

68 岁已婚男性,和他的妻子育有两个子女,均已婚生子。他在过去的 10 年里佩戴了双耳内助听器。他知道如何护理助听器,并且感到满意和舒适。当助听器运作良好时,他能清楚地听到家人和同事说话,在大型聚会中很少出故障,并且能够在驾驶时听到紧急警报器和汽车喇叭声。3 周前他出现呼吸道感染,从那时起,他和妻子都注意到他的听力有变化。他现在正

在拜访初级保健诊所,看看有什么办法可以改善,以避免去找听力学专家。

1. 他认为他左耳听力减弱,并且感觉到了这只耳朵的渗液情况。护士应完成哪些评估?

2. 他们的学龄前和学龄孙辈经常拜访他们并对助听器感到好奇。患者和他的妻子都不记得任何关于与幼儿有关的助听器安全教育。你会在助听器安全的课程中加入什么?

3. 在评估过程中,您确定他的左耳有过多的蜡质和脓性引流。使用 SBAR 方法,将此信息传达给医疗保健团队。

▶ 复习题

1. 护士决定检查助听器的功能。按照适当的顺序排列以下步骤以清洁助听器。

a. 洗耳道

b. 将助听器放在存储箱中

c. 执行手卫生并使用干净的手套

d. 抓住助听器安全地顺应自然的耳部轮廓取下

e. 使用刷子清理助听器上的孔洞

f. 让患者关闭助听器音量

A. f, d, c, a, b, e   B. c, f, d, e, a, b

C. c, f, d, a, e, b   D. f, d, c, e, a, b

2. 眼部冲洗有哪些重要的护理责任?(选择所有符合条件的选项)

A. 在紧急情况下立即冲洗眼球

B. 用湿纱布去除干燥的分泌物

C. 用纸胶带轻轻固定眼睑

D. 检查瞳孔反应

E. 防止对患者角膜造成伤害

3. 在照顾听力障碍患者时,哪种方法最有利于沟通?(选择所有符合条件的选项)

A. 比平常大声一点

B. 用正常的语气说得慢一点

C. 站在患者可以看到护士脸的地方

D. 重新说明而不是重复

E. 用手势帮助解释所说的内容

第8单元

药物治疗

第20章
安全用药准备

▶ 学习目标

　　学习本章节后,掌握护士能够具备如下能力:

- 讨论给药中的护士的角色和职责。
- 讨论国家患者安全目标中用药管理。
- 讨论导致用药错误的原因。
- 区分不同类型的药物作用。
- 列出并讨论药物管理的六对原则。

- 确定已开具处方的药物的监测系统。
- 准确计算药物剂量。
- 描述药物输送系统的安全特性。
- 确定安全给药的指导方针。
- 实施护理措施,预防用药错误。
- 讨论向患者宣教处方药物的方法。

▶ 目的

　　安全、准确地给药是一项具有挑战性和重要性的护理责任。所有的专业护士都需要了解用药管理的含义。安全的药物管理需要护士具备良好的判断力、批判性思维和临床决策能力。这包括全面地评估患者、了解药物治疗学和药物代谢动力学、掌握人体生长发育规律、了解患者营养状况和具备药物计算能力。

▶ 护理标准

- 疾病控制和预防中心,2012——用药安全基础
- 美国用药安全协会,2011——ISMP 及时按计划给药的急性护理指南
- 美国医疗安全协会,2013——ISMP 中易错的缩写、符号和指定剂量清单
- 联合委员会,2016——国家患者安全目标

▶ 实践准则

药理学概念

药物名称

有些药物有三个不同的名称。化学名描述了药物成分和分子结构，如 n - 乙酰氨基酚，俗称泰诺。化学名准确地描述了它的组成和分子结构，但在临床实践中却很少用。开发药物的制造商又给出了通用名（例如，扑热息痛是泰诺的通用名），通用名是在正式出版物中列出的名称，如美国药典（USP）。药物的商品名或品牌名则用于药物的销售。药物商品名的右上角会标有 ™ 符号，它表明此名称为制造商商标（例如，必理通™、扑热息痛™、泰诺™）。

许多公司选择容易记住的商品名和通用名，并且这些名称可能非常相似，容易导致用药错误。USP 列出了几个有相似名称和拼写易混淆的药物，例如，治疗癫痫的拉莫三嗪和治疗真菌感染的疗霉舒；治疗甲状腺功能减退的左旋甲状腺素片和治疗心力衰竭的地高辛；治疗高血压的比索洛尔和治疗 2 型糖尿病的优降糖。ISMP（2015a）和 TJC（2015）都公布了一份经常被混淆的药物清单。另一项解决易混淆药物的措施包括使用关键字母大写法（ISMP，2013）。这个方法是在一个单词的特定部分使用大写字母，以帮助区分不同的药物名称。例如，TEGretol（卡马西平，用于治疗癫痫发作）可能与 TRENtal（己酮可可碱，用于治疗间歇性跛行）相混淆，使用关键字母大写法就可以区分药品名称的不同。

一些药物的外观，因为具有相似颜色、大小和形状，也会导致用药错误。例如，圣约瑟夫斯的阿斯匹林和瑞舒伐他汀（一种降脂剂），都是桃红色、圆形，大小相似。由于性价比更高，医师更倾向开非专利药而不是品牌药。但是不同制造商的非专利药的外观可能存在巨大差异（Greene et al.，2011）。患者可能会感到困惑，为什么续处方时他们的药会有不同的颜色或形

状。鉴于药物有很多不同的名称，因而给药前必须确诊的药物名称和拼写。

分类

具有相似特征的药物被分为一类。药物分类显示了药物对人体系统的影响，药物可以缓解的症状，或药物的预期效果。例如，2 型糖尿病患者经常口服降糖药来控制他们的血糖水平。磺脲类药物是用于治疗高血糖的 11 种药物之一。有些药物不止属于一个分类，例如，阿司匹林是一种镇痛、解热和抗炎药物。

药物剂型

药物可以有多种形式或制剂。药物的剂型决定了它的给药途径。药物的成分会影响其吸收和代谢。许多药物都有多种剂型，如片剂、胶囊或栓剂。在给药时，要确保使用适当的剂型（表 20.1）

药物代谢动力学

药物进入患者体内后，经过吸收并运送到细胞、组织或特定器官，通过改变生理功能达到治疗目的。药物代谢动力学是研究药物如何进入体内，到达作用部位，如何代谢并被排出体外。了解药物代谢动力学可以确保选择合适的给药时间和给药途径，并判断药物对患者的疗效。吸收是药物分子从给药部位进入血液的过程。影响吸收速率的因素包括：给药途径、药物溶解能力、给药部位的血流量、体表面积和药物的脂溶性（表 20.2）。药物被吸收后，分布到组织、器官及最终药物作用的部位。药物分布的速率和程度取决于循环、细胞膜的渗透性和蛋白质的结合力。低灌注（例如心力衰竭）会改变药物的分布。药物必须通过生物膜才能到达某些器官。有些生物膜是药物通过的屏障。例如，血脑屏障只允许脂溶性药物进入大脑和脑脊液。药物与血清蛋白（例如白蛋白）结合的程度也会影响药物分布。大多数药物在一定程度上与白蛋白结合，当这种情况发生时，药物就无法发挥药理学活性。只有未结合的或"游离的"药物才是有活性的。老年人、患有肝病或营养不良的患者存在白蛋白减少的情况，这

表 20.1　药物剂型

剂型	描述
常规用于口服给药途径的药物剂型	
固体剂型	
糖衣片	形状像一个胶囊，包衣便于吞咽
胶囊	药物包裹在明胶壳内
片剂	将粉状药物压缩成片剂或圆柱状；除基础药物外，还包括黏合剂（使粉末黏合在一起）、分解剂（促进片剂溶解）、润滑剂（便于操作）和填充剂（合适的药片尺寸）
肠溶片	不溶于胃的涂层药片；涂层在肠道中溶解，药物被吸收
液体剂型	
酏剂	含有水和乙醇的透明液体；味道香甜
提取物	将药物的活性部分从组成成分中提取的浓缩药物。提取物是一种糖浆或干燥的药理活性药物，通常由蒸馏水制成
水溶液	药物溶解于水和糖浆中
水溶性混悬液	（使用时）需要将水溶液中的溶解性微药颗粒摇匀；当静置时，颗粒沉降至容器底部
糖浆	药物溶解于浓缩糖溶液中
酊剂	植物或蔬菜的乙醇提取物
其他口服制剂和口服给药相关术语	
锭剂	扁圆片剂，可溶于口腔下，不可吞服
气雾剂	在口腔和上呼吸道喷洒并吸收的水溶液，不可吞服
缓释剂	含有药物小颗粒的片剂或胶囊，表面覆盖物需要长时间吸收
常规用于局部给药途径的药物剂型	
药膏	半固态的、外用制剂，通常含有一种或多种药物
擦剂	通常含有乙醇、油或润肤剂
洗剂	半液体悬浮液可以保护、冷却或清洁皮肤
糊剂	比药膏厚的药物制剂；皮肤吸收比软膏更慢；常用于皮肤保护
皮肤贴剂或贴片	特定时间内（例如，24 小时）通过皮肤吸收的药物，应用于皮肤的药物片或贴片
常规用于肠外给药途径的药物剂型	
溶液	无菌制剂中含有一种或多种溶解于水／生理盐水的化合物
粉末	溶解于无菌液体（如水／生理盐水）中的无菌药物颗粒
常规用于体腔灌注给药途径的药物剂型	
栓剂	固体剂型与明胶混合制成丸剂放入体腔（直肠或阴道）（栓剂在达到体温的温度后会融化，然后被吸收）
眼内片剂	大小、形状与质地类似于隐形眼镜，由两个柔软的外层和一个含有药物的中间层组成；当被眼部液体湿润时可缓慢释放药物

表20.2 药物吸收

影响药物吸收效果的因素	生理效果
给药途径	皮肤局部用药吸收缓慢
	用于黏膜和呼吸道的药物吸收很快
	口服药物通过胃肠道吸收缓慢
	静脉注射途径吸收速度最快,因为药物在进入系统循环时立即起作用
溶解能力	溶液和液体悬浮液比药片或胶囊更容易吸收
	酸性药物可快速通过胃黏膜,迅速吸收,而基本药物(pH > 7.0)在到达小肠前不能吸收
血流量	给药部位如果血流供应丰富,则药物吸收速度快
体表面积	与较大体表面积(如小肠)接触的药物吸收比接触较小体表面积(如胃)的药物更快
药物可溶性	具有高度脂溶性的药物更易吸收

增加了他们药物中毒的风险。

药物到达其作用部位后,就被代谢成活性减少或无活性的形式。在酶的解毒、降解(分解)和去除生物活性物质的影响下,就发生了生物转化。虽然肺部、肾脏、血液和肠道(在生物转化过程中)也发挥一些作用,但是肝脏是生物转化的主要器官。如果患者(例如老年人和慢性病患者)的器官不能有效地代谢药物,就会有药物中毒的危险。

药物代谢动力学的最后一个方面是排泄,即药物通过肺、外分泌腺、肠道、肾脏和肝脏排出体外的过程。药物的化学组成决定了排泄的器官。例如,气体和挥发性化合物,如乙醇和一氧化氮从肺部排出。掌握药物排泄的部位,可以提供合适的护理。例如,当药物通过汗腺排出时,须提供皮肤护理以减少刺激。必须知道药物是否通过肠道排出,因为缓泻剂或灌肠剂的使用会增加肠蠕动,加速排泄,从而减少药物作用的时间。当患者的肾功能下降时,他们就有药物中毒的风险,因为肾脏是药物排泄的主要器官。

药物作用类型

药物的作用方式和作用类型各不相同。患者对一种药物的有效剂量不会每次都产生相同的反应。有时相同的药物会导致不同患者产生不同的反应。因此,必须了解药物对患者的所有影响。

疗效

每种药物都有治疗效果(即预期或期望的药物生理反应)。例如硫酸吗啡,它是一种止痛剂,可用来缓解患者的疼痛。有时一种药物有许多治疗效果,例如阿司匹林可以镇痛、解热和减轻组织炎症。了解每种药物的期望治疗效果,可以用于患者教育,并准确评估其预期效果。

不良反应

药物的不良事件(adverse drug events or effects, ADEs)往往是不可预测的。尽管有时它们会很快显现,但不幸的是,它们往往需要数周或数月的时间才能显现。早期临床识别是ADE鉴别重要的第一步。ADE包括轻微反应(例如,皮疹或光敏性)甚至潜在致命反应(过敏反应)。快速识别并报告ADE,可以防止对患者产生严重伤害。对于ADE高风险的患者,例如孕妇和患有慢性疾病的患者(例如高血压、癫痫、心脏病、精神病)须经常评估(Burchum 和 Rosenthal,2016)。医师需要通过医学监测项目向食品和药品管理局报告不良反应(USFDA,2015)。

副作用

每一种药物都有潜在的危害。没有药物是完全安全的,绝对没有非治疗作用的副作用可以预料,药物的常规治疗剂量也经常会不可避免地产生副作用。这些反应有可能无害,也有可能产生损伤。副作用的强度通常与药物剂量有关。如果副作用的严重程度超过药物本身的治疗受益,医师应停用该药。患者通常会因为例如厌食症、恶心、呕吐、眩晕、嗜睡、口干、便秘、腹泻等副作用停止服药。患者应及时向医师报告任何副作用,确保该副作用不会被误认为是一种更严重的药物不良反应。

毒性反应

长期服用某种药物，因代谢或排泄功能受损导致药物在血液中蓄积，就会产生毒性反应。身体内过量的药物有时会产生致命的影响，这取决于药物的作用。例如，阿片类物质吗啡，其毒性水平会引起严重的呼吸抑制和死亡。拮抗剂可用于治疗特定类型的药物中毒。例如，阿片拮抗剂纳洛酮可以逆转阿片类药物的毒性反应。

特异性反应

特异性反应是一种不可预知的效果，患者对药物反应过度或反应不足，或反应与正常不同。预测哪些患者会有特异性反应是不可能的。例如，劳拉西泮是一种抗焦虑药物，老年人服用时可能引起躁动和谵妄。

过敏反应

过敏反应也是对药物不可预知的不良反应。接触药物的初始剂量会使患者产生免疫反应。这种药物可以作为抗原，促使抗体产生。重复给药后，患者会对药物及其化学防腐剂或代谢物产生过敏反应。过敏反应范围从轻微到严重，取决于患者和药物（表20.3）。在不同种类的药物中，抗生素引起过敏反应的发生率很高。严重或威胁生命的过敏反应的特点是支气管肌肉突然收缩、咽喉水肿、严重喘息和呼吸急促。有些患者会发生严重低血压，需要紧急复苏措施。

对于已知有药物过敏的住院患者来说，将过敏信息记录在一个清晰可辨认的地方是很常规的做法。这使得所有的护士都能知道每个患者的过敏史。许多机构将该信息记录在电子健康档案或纸质病历的一个特定的地方，即患者医疗记录或病历封面页的用药记录中，或记录在病历首页的特别设计的标签上。患者还会在手腕处戴上有颜色编码的过敏识别带。患者的过敏情况一定要记录在用药记录中。患者在其他机构（例如，家庭或社区诊所）接受照护时，若有已知的过敏药物或过敏原，应该佩戴识别手环或胸牌，以防止患者被发现时无意识或无法沟通时，提醒所有的医师其过敏情况（图20.1）。

通常情况下，患者主诉对某种药物过敏，但不一定是真正的过敏，而是一种严重的副作用或药物不良反应。护士应能够辨别真正的过敏和副作用之间的区别，要询问患者所经历的反应的类型，并举例过敏的例子，例如恶心和荨麻疹。

药物耐受和药物依赖

药物耐受随时间推移而发生。当患者长时间接受相同的药物治疗并且需要较高剂量才能达到预期的治疗效果时，会出现明显的药物耐受的临床症状。已知会产生耐药性的药物包括阿片生物碱（如吗啡）、硝酸盐和乙醇。因急性

表20.3　轻度过敏反应

症状	描述
荨麻疹	隆起的、形状不规则的皮肤疹，大小和形状不同；边缘红润，中心苍白
皮疹	通常为红色的、小的、凸起的小泡；通常分布在整个身体上
瘙痒	皮肤瘙痒；伴随大多数皮疹
慢性鼻炎	鼻腔内黏膜炎症，引起肿胀，流出清水样鼻涕

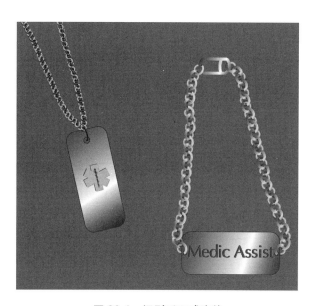

图 20.1　识别手环或胸牌

发作而住院的患者通常不会产生耐受性。耐受性可能需要1个月或更长的时间才能产生。

药物耐受与药物依赖不同。药物依赖存在两种类型：心理的（或药物成瘾）或身体的。心理依赖的患者期望的药物获益不是药物本来的治疗效果。身体依赖是一种对药物的生理适应，停药时表现为强烈的生理紊乱。当患者接受短期的药物治疗时，例如术后疼痛，药物依赖是很罕见的。如果一个患者乙醇依赖，则需要高于常规药物的剂量才能达到预期效果。

药物相互作用

当一种药物改变另一种药物的作用时，就会发生药物相互作用。药物相互作用常见于服用多种药物的患者。有些药物增加或减少了其他药物的作用，改变了另一种药物的吸收、代谢或排出体外的方式。当两种药物有协同作用时，其联合作用大于一种药物的效果。例如，乙醇是一种中枢神经系统抑制剂，它与抗组胺药、抗抑郁药和麻醉镇痛药具有协同作用。有时药物相互作用是期望的效果。医务人员通常会联合用药，达到治疗效果。例如，当单个药物无效时，高血压患者可能会接受同时服用利尿药和血管扩张药，这些药物共同作用控制血压。

药物剂量反应

药物在给药后经历吸收、扩散、代谢和排泄等过程。除静脉给药外，药物进入血流需要时间。开具给药医嘱时，其目标是在一个安全的治疗范围内保持恒定的血液药物浓度水平。最小有效浓度（minimum effective concentration，MEC）是指药物的血浆水平低于该浓度时，药物不能发挥作用。毒性浓度是毒性反应发生的浓度。安全有效的浓度范围在MEC与毒性浓度之间（图20.2）。当药物被反复服用时，其血清浓度水平在不同剂量之间波动。最高的水平称为峰值浓度，最低的水平称为谷值浓度。达到峰值后，血清药物浓度逐渐下降。静脉注射后，峰值浓度发生迅速，但血清药物浓度水平也立即开始下降。一些药物剂

量（如万古霉素或庆大霉素）是基于峰值浓度和谷值浓度。用药前30分钟抽取患者的血液样本作为谷值浓度水平，预计药物达到峰值浓度时，再次抽取患者的血液样本。这些血液检测结果可以提示该药物是否达到了治疗水平。

所有药物都有生物半衰期，就是从开始排泄至血清药物浓度降低一半的时间。为了维持稳定的治疗状态，患者需要定期接受固定剂量的治疗。例如，持续使用止痛药物对于某些癌症患者来说是最有效的，因为人体维持着几乎恒定的止痛药水平，而不是当患者抱怨疼痛时间歇给药（Burchum 和 Rosenthal，2016）。初始剂量达到其半衰期时，患者会获得有效剂量。患者和护士需要遵循常规剂量安排，并在正确的时间间隔内实施处方剂量。了解药物治疗的时间间隔，以预测药物的效果。

● 药物作用的起效时间：服药后产生反应的时间。

● 峰浓度：药物达到有效的最高峰值浓度的时间。

● 谷浓度：下一个药物剂量使用前达到的最低血清药物浓度。

● 剂量持续时间：药物浓度存在于一个足以产生治疗效果的时间长度。

● 稳态浓度：重复定量给药后血清药物浓度达到并保持的水平。

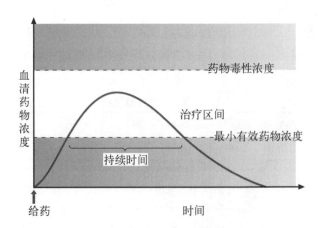

图 20.2 药物治疗范围在最小有效浓度和毒性浓度之间（引自 Burchum J, Rosenthal L: Lehne's pharmacology for nursing care, ed 9, St Louis, 2016, Saunders.）

给药途径

给药途径（表20.4）取决于药物的性质和期望的效果，以及患者的生理和心理状况。护士基于对每个患者的了解，同时与医师合作，以确定适合患者健康状况的最佳给药途径。表20.5总结了影响选择给药途径的因素。

表20.4　给药途径

给药途径	描述
非注射给药	
口服、含服	经口／颊黏膜
舌下含服	舌下
局部用药	用于皮肤（乳膏或贴剂）、滴眼液、滴耳剂
栓剂	直肠或阴道给药
注射给药	
肌内注射（IM）	注射到肌肉层
皮下注射	注射到皮肤的皮下组织
皮内注射（ID）	注射到皮肤的真皮层
硬膜外注射	注射到硬膜外腔
静脉注射	注射到静脉

药物发放

医务人员开立药物医嘱，药剂师分发药物，护士确认并给患者分发药物。通过三级检查，以确保用药安全。第一次检查是医师为正确的治疗目的选择正确的药物。药剂师则检查第二关，确保药物合适并正确配药，然后正确地提供给病房。最后，给药前护士再次检查。通过三次准确的检查以确保药物合适并正确给药。

有一些药物分配的技术有可能减少给药错误和ADE。这些技术包括电子化医嘱录入（computerized provider order entry，CPOE）、药物自动分配系统（automated medication dispensing system，AMDS）和条形码系统（Ghaemmaghami，2014；Wittich et al.，2014）。

电子化医嘱录入

CPOE是一个让医师以电子方式输入药品医嘱的系统，免去了手写医嘱。CPOE提高了药物医嘱的准确性和可读性，建立了可循证的医嘱系统，并加强了护理的文件管理和协调性（Ghaemmaghami，2014）。集成到CPOE系统的决策支持软件可以自动检查药物过敏、合适剂量、基础实验室结果和潜在药物相互作用。当医师通过CPOE下达一个药物医嘱时，医嘱信息会立即发送到药店，最终不需要书面的转录即可到达护士用药记录中。

发药系统

储存和分发药物的系统各有不同。提供护理服务的机构有专门的储存和发放药物的区域。专门的药物治疗室、便携式发药车、电子化药柜，以及病房旁的单独的存储装置都是用来存储的区域。在无人看管的情况下，药物储存区域必须上锁。

单位剂量

药物分配的标准是单位剂量系统。该系统使用AMDS或发药车，抽屉内配备了可以24小时为每个患者供应的药物。每个抽屉都有一个标有患者名字和房间号的标签。单位剂量是根据医嘱患者一次接受的药物剂量。每一种药物都分别用箔纸或纸袋包装。液体剂量使用预包装的铝箔或塑料杯（例如，长期护理或居家时使用）。发药车也包含用于特殊情况下数量有限的库存药物。每日在指定的时间，药剂师会更新药物，重新填满发药车的抽屉。限制性药物不由患者保管，而应由医务人员负责管理。使用单位剂量系统的目的是减少给药错误，节省药物分发的步骤。

药物自动分配系统（AMDS）

AMDS是单位剂量和基本储备系统的演变（图20.3）。卫生保健机构内的系统彼此联网，并与该机构的其他计算机系统（例如电子化病案系统）联网。AMDS控制所有药物包括阿片类药物的分发。每个护士都有一个安全代码，可以访问系统。如果机构中使用了生物识别系统，那就必须使用指纹识别才能进入系统。一旦登录到AMDS，选择患者姓名和药物档案，然后从电脑屏幕上显示的列表中选择药物、剂量和给药途

表 20.5 给药途径选择的影响因素

优势	劣势／禁忌证
口服、颊黏膜和舌下给药	
● 给药途径简单、舒适、方便、经济 ● 可产生局部或全身效应 ● 很少会引起患者焦虑	● 胃肠道功能改变（例如恶心和呕吐）、胃肠道蠕动减少（全身麻醉或肠道炎症）、消化道手术切除时，避免此给药途径 ● 胃内分泌物会破坏某些药物。在禁食和不能吞咽的患者中，口服给药是禁忌（例如有神经肌肉疾病、食管狭窄和口腔病变的患者） ● 有胃内吸引、某些诊断试验或手术前，不要选用口服给药 ● 昏迷或精神失常的患者不能或不愿吞咽、不愿舌下或颊部含服药物 ● 口服给药有时会刺激胃肠道黏膜、改变牙齿颜色或味道不好
皮下、肌内、静脉、皮内、硬膜外给药途径	
● 口服给药禁忌时，可以通过这些途径给药。与局部或口腔给药相比，上述途径给药吸收速度更快 ● 重症患者或需要长期治疗时，可以静脉输液治疗。如果周围灌注不良，优先选择静脉输液而不是静脉注射 ● 硬膜外注射能较好地控制疼痛	● 有侵入感染的风险，而且药物昂贵。有些患者会因为反复的穿刺而感到疼痛。避免给有出血倾向的患者进行皮下、肌内和皮内给药。 ● 皮下注射有组织损伤的风险 ● 静脉输液和肌内注射给药的吸收率较高，使患者发生不良反应的风险也高 ● 限制了用药期间的行动，并存在感染风险
皮肤给药	
局部给药	
● 局部皮肤用药主要产生局部效应 ● 给药途径无痛，副作用少	● 大面积应用时，通常需要敷料，这会给患者移动时带来不便 ● 不适用于有擦伤的皮肤，除非有医嘱 ● 如果没有戴手套，药物可能会通过给药者的手部皮肤吸收
经皮给药	
● 经皮给药可以产生长期的全身效应，且副作用较少	● 给药后会在皮肤上遗留油性或糊状物质，污染敷料。有些患者会对黏合剂过敏
经黏膜（包括眼睛、耳朵、鼻腔、阴道、直肠、颊部和舌下通道）给药	
● 局部用药后产生局部治疗效果。水溶液易于快速吸收并产生系统效应 ● 口服给药禁忌时，经黏膜给药也是一种途径	● 黏膜对某些药物浓度非常敏感。直肠和阴道给药常常会使患者尴尬 ● 直肠手术或活动性直肠出血的患者应禁止直肠给药 ● 鼓膜破裂的患者，忌用滴耳药物
吸入给药	
● 吸入给药能迅速缓解局部呼吸道问题。胰岛素也有可吸入式的。吸入给药为普通麻醉气体的应用提供了便利	● 某些局部用药会造成严重的全身反应 ● 如果患者不能正确地使用吸入器，药物就不能发挥作用 ● 对于老年人和儿童，学习吸入法很难
眼内片剂	
● 此给药途径的优势在于不需要频繁给药（不同于眼药水） ● 睡觉或游泳时也可以佩戴眼内片剂 ● 眼睛干燥也不会影响药物的弥散	● 局部反应包括流泪、眼睛发痒或发红 ● 患者需要知道如何放入和移除眼内片剂 ● 多数药物较昂贵 ● 眼部感染的患者禁用此给药途径

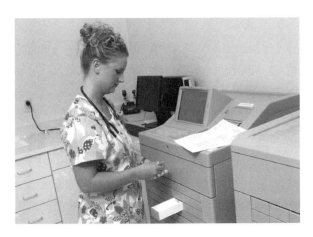

图20.3 自动药物分配系统

径。系统打开药品抽屉或将药物分发给护士，记录并向患者收费。如果该系统与患者的病历相链接，则药物相关信息（如名称、剂量、时间）及从AMDS检索该药物的护士姓名将被记录在病历中。有证据表明，使用该系统后用药错误的上报率增加，同时由于在临床决策支持系统中嵌入了警报，给药错误的发生率随之减少。

条形码药物管理（bar code medication administration，BCMA）系统通常用于识别患者、药物，这些识别标签在护士给药前就记录在患者电子健康档案或纸质病历中。使用BCMA实施AMDS的机构通常给药错误发生率会降低。

管制药物的分发

作为护士，给予管制药物（有可能引起药物滥用的药物）时，有责任遵守法律法规。违反《管制药物使用法》可能导致罚款、监禁和吊销执照。卫生保健机构有合适的储存和分发管制药物（包括阿片类药物）的政策（注释20.1）。许多机构使用电子化系统进行药物的存取和分发。

条形码

卫生保健机构内所有药物、疫苗和非处方药都有条形码标签（Wittich et al.，2014年）。EHR技术的应用可以让医护人员更为方便安全地了解患者信息，提高了护理质量及协调性。

药物标签和包装使用的电子条形码，有可能在很多方面改善患者安全。与医院的计算机系统连接，患者的MAR被录入计算机数据库，被编码进患者的腕带，护士通过扫描患者的腕带，即可显示MAR。给药时，护士应扫描药物上的条形码和在腕带上的患者病案号，计算机条处理扫描信息，并绘制图表，及时更新患者的MAR记录。条形码的使用提高了患者信息识别的准确性，提供了潜在给药错误预警，优化了病历的保存。

药物计算系统

药物的正确使用取决于准确计算药物剂量和正确测量药效。粗心大意放错小数点或在剂量上加零都可能导致致命错误。卫生保健提供者和患者都依赖于护士在给药前检查药物剂量。药物治疗常采用公制、药剂师和家用给药系统。药剂师方式目前很少使用。最常用的药物测量系统是公制。

公制系统

作为一种十进制系统，公制是最符合逻辑的测量系统。公制单位很容易通过简单的乘法和除法来换算和计算。每一个基本单位都被组织成10个单位。乘以或除以10形成二级单位。在乘法中，小数点向右移动；在除法中，小数点向左移动。例如：

10 mg×10=100 mg   10 mg÷10=1 mg

公制计量单位的基本单位是米（长度）、升（体积）和克（重量）。对于药物计算，主要使用的是体积和重量单位。公制小写字母或大写字母表示基本单位。

Gram =g 或 Gm   Liter=l 或 L

只使用小写字母缩写作为其主要单位。

Milligram=mg   Milliliter=mL

当用公制单位书写药物剂量时，医务人员常使用的是单位的分数或倍数，一般会将分数转换为小数，例如 10 mL 或 0.01 L，而不是 1/100 L；500 mg 或 0.5 g，而不是 1/2 g。使用分数或小数点时容易造成许多实际或潜在的用药错误。应使用相关实践标准来防止用药错误。例如，永远不要使用尾数零（如 1.0 mg），并且总是在小数点前加上 0（如 0.1 mL）(ISMP, 2013；TJC, 2015)。

家用给药测量

大多数人对家用给药测量器具很熟悉，但由于家用器具的大小存在差异，药物管理不再推荐使用这些测量系统。家用给药器具包括使用滴管、茶匙、大汤匙、杯子测体积和重量。不同给药系统的使用可能会有个过渡期，可以在公制测量后括号中标注相应的家用给药剂量[例如 5 mL（1 茶匙）]。为准确计算药物，有必要了解公制和家用单位的常见换算（表 20.6）。

表 20.6　测量等值

公制单位	居家单位
1 mL	15 滴（gtt）
5 mL	1 茶匙（tsp）
15 mL	1 汤匙（tbsp）
30 mL	2 汤匙（tbsp）
240 mL	1 杯（c）
480 mL（近似 500 mL）	1 品脱（pt）
960 mL（近似 1 L）	1 夸脱（qt）
3840 mL（近似 4 L）	1 加仑（gal）

溶液

临床上不同浓度的溶液可用于注射、冲洗和输注。溶液是溶解在已知体积液体中给定质量的固体物质总和，或溶解在已知体积的另一种液体中给定体积液体总和。溶液可以以每单位体积质量为单位（例如 g/mL 或 g/L）来表达，也可以用百分比来表示。10%的溶液是指有 10 g 固体溶解在 100 mL 溶液中。比例也可以表示浓度。1/1 000 溶液代表 1000 mL 液体中含有 1 g 固体或 1 mL 液体与 1 000 mL 另一种液体混合的溶液。

▶ 以患者为中心的护理

- 为了确保安全给药，护士必须与同事、药房、患者和居家照护者进行有效沟通。

- 有必要了解患者对药物的知识，对药物疗效的看法、对治疗的期望水平。

- 考虑影响患者有效沟通的因素，如焦虑、疼痛、听力障碍或文化背景。治疗性沟通对护理实践和安全用药管理至关重要。

- 药物遗传学作为一个新兴的科学领域，研究遗传性代谢缺陷对药物反应的影响。药物遗传影响最常见的机制是药物代谢的改变，结果可能是药物疗效降低或毒性增加（Burchum 和 Rosenthal，2016）。作为护士无法检测到遗传异常，但是，护士可以了解药物反应中的文化差异，以便更好地监测药物治疗效果。

- 文化上，患者的价值观和信念会影响药物的治疗反应。

- 患者的药物治疗依从性受其教育水平、药物治疗的既往经验，以及家庭因素等影响。例如在一些文化中，患者可能不会主动报告与药物使用相关的恶心、呕吐和肠道变化。

- 在某些文化背景中偏向于使用草药和顺势疗法，这些会改变患者对药物的反应。

- 在药物开立处方和给药时需要考虑种族差异。

安全用药管理

标准有助于确保安全护理实践。药物管理

标准由卫生保健机构、护理专业人员和其他组织制定（注释20.2）。大多数机构都有给药管理手册，其中包含有关护士可以或不可以提供哪些药物的规定。护士给药的类型和剂量通常因机构的不同而存在差异。一些专业标准，如护理范围和实践标准（ANA，2015）等适用于安全用药的管理。为了防止用药错误，每次给药时都要遵守药物管理六对制度。许多给药错误在某种程度上与未坚持六对制度有关：

1. 正确的药物
2. 正确的剂量

注释20.2　2016年联合委员会 国家医院患者安全目标：对药物管理的影响

- 正确识别患者。在提供护理、治疗（例如药物）或其他服务时，使用至少两个患者标识符（不可以是患者的房间号码）。
- 提高护士之间沟通的有效性。
- 口头或电话医嘱要求接收医嘱/检验结果的人员对整个医嘱或检验结果进行"复述"。
- 对不在整个科室内使用的缩略语、首字母缩略词、符号和剂量名称制定标准名单。
- 提高用药的安全性。
- 确定并至少每年审查科室使用的外观、名称类似的药物清单。
- 在手术前，给所有未贴标签的药物和药物容器贴上标签，并应在配备药品和用品的区域进行此操作，例如进出围手术期和其他程序环境中的无菌区域。标签包括药品名称、浓度、数量、24小时内未使用的有效日期和24小时内到期的有效时间。
- 对服用抗凝剂的患者应格外小心。只使用口服单位剂量的产品和预混输液。当肝素连续静脉给药时，使用可调控输液泵。
- 维护并准确传达患者的用药信息。
- 在整个护理过程中完全准确地协调药物的使用。
- 在医疗保健机构的监督下，应有一个用于比较患者当前的药物与以往服用药物的程序。
- 当患者被转入或转到其他病房、服务单元或护理级别时，应将完整的患者药物清单交接给下一个服务提供者。患者出院时，还应向其提供完整的药物使用列表。
- 为了保证患者安全，鼓励患者积极参与自我护理。

改编自2016 National Patient Safety Goals, Oakbrook Terrace, IL, 2016, The Commission, http://www.jointcommission.org/standards_information/npsgs.aspx. Accessed April 2, 2016.

---

3. 正确的患者
4. 正确的给药途径
5. 正确的时间
6. 正确的记录

正确用药

在患者入院、转院和出院时，应评估他们的药物治疗方案，特别是如果患者曾经因药物自我管理的问题而住过医院。减少过渡期用药错误的一些策略有利于充分发挥药物的治疗作用。患者常常在离开医院时可以掌握基本的药物知识，但一旦回到家后却难以安全地自行用药。当患者入院时，医务人员必须准确列出他们目前服用的处方药物和正在使用的任何OTC药物。

每次给患者服用药物都需要药物治疗医嘱。一些医师在患者的病历上手写医嘱。然而许多医疗机构在使用CPOE，淘汰手写医嘱有利于增强患者安全（Ghaemmaghami，2014）。无论收到医嘱的方式如何，护士都可以在最初开出药物时将居家照护者的医嘱与MAR或电子MAR（eMAR）进行核对。无论医师何时写入或开立新的MAR，或患者从一个护理单位或医疗保健机构转移到另一个护理单位（TJC，2015），护士都应核实药物信息。

ISMP（2013）和TJC公布了一份容易出错和被禁止使用的缩写词，这些缩写词会增加给药错误的发生率（表20.7）。护士有责任使用正确的缩写并确保医嘱被准确转录。

给药医嘱

必须有给药医嘱后方可给药。当医师和护士之间难以确认手写或电子开立的医嘱时，只能进行口头和电话医嘱沟通核对。当收到口头或电话医嘱时，护士应在医师的医嘱单上书写或电子记录单上输入相关医嘱，后复述医嘱以确认无误，并应记录复述内容和过程。同时应有医师和护士的签名。医师后期（通常在24小时内，见机构政策）对医嘱进行确认。注释20.3提供了安全执行口头或电话用药医嘱的指导原则。

表 20.7 用药安全实践协会易错缩写列表

这些缩写、符号和剂量名称已经通过 USP-ISMP 报告给 ISMP，因为经常被误解或涉及伤害性用药错误。永远不要在交流医疗信息时使用它们，包括内部交流、电话 / 口头医嘱，计算机生成标签、药物储存箱标签、药物管理记录，及药房和处方者计算机订单屏幕。TJC 制定了患者安全目标，某些缩写必须出现在机构组织禁用名单上，这些项目须突出显示。

缩写词	欲表达意义	误解	正确形式
μg	微克	误认为"mg"	使用"mcg"
AD，AS，AU	右耳、左耳、每个耳朵	误认为 OD、OS、OU（右眼、左眼、每只眼睛）	使用"right ear""left ear""each ear"
OD，OS，OU	右眼、左眼、每只眼睛	误认为 AD、AS、AU（右耳、左耳、每只耳朵）	使用"right eye""left eye""each eye"
BT	入睡时间	误认为"BID"（每日两次）	使用"bedtime"
Cc	立方厘米	误认为"u"（单位）	使用"mL"
D/C	出院或者终止	如果 D/C（本来意思为"出院"）被误认为"终止"，会出现药物过早停药	使用"discharge"和"discontinue"
IJ	注射	误认为"静脉输液"	使用"injection"
IN	鼻腔内给药	误认为"肌内注射"或者"静脉输液"	使用"intranasal"或者"NAS"
HS	一半浓度	误认为睡前	使用"half-strength"
hs	睡前 1 小时内	误认为一半浓度	使用"bedtime"
IU	国际单位	误认为 IV（静脉输液）或者 10	使用"units"
o.d. 或 OD	每日一次	误认为"右眼"，导致口服溶液使用于眼睛	使用"daily"
OJ	橙汁	误认为 OD 或者 OS（右眼或左眼）；认为药物应该用橙汁稀释后用于眼部	使用"orange juice"
Per os	口服	OS 可能被误认为左眼	使用"PO""by mouth"或者"orally"
q.d. 或 QD	每日	误认为 q.i.d.，特别是在"q"之后的时间段或"q"的尾部被误解为"i"时	使用"daily"
qhs	每晚睡前	误认为"qhr"或者每小时	使用"nightly"
qn	每晚或睡前	误认为"qhr"或者每小时	使用"nightly"或者"at bedtime"
q.o.d 或 QOD**	每隔一日	如果"o"写得很模糊，误认为 q.d.（每日）或者 q.i.d.（每日 4 次）	使用"every other day"
q.d.	每日	误认为 q.i.d.（每日 4 次）	使用"daily"
q6PM, etc	每晚 6 点	误认为每 6 小时	使用"6PM nightly"或者"6 PM daily"
SC，SQ，sub q	皮下注射	SC 误认为 SL（舌下）；SQ 误认为"5 个"；"q"在"亚 q"中被误认为是"每一"（例如肝素剂量在手术前 2 小时皮下注射被误解为"在手术前每 2 小时"	使用"subcut"或者"subcutaneously"

续表

缩写词	欲表达意义	误解	正确形式
ss	滑动胰岛素打针法或者"1/2";药剂师	误认为"55"	拼出"sliding scale";使用"one-half" or "1/2"
SSRI	常规胰岛素滑动打针法	误认为选择性5-羟色胺再摄取抑制剂	拼出"sliding scale (insulin)
SSI	滑动胰岛素打针法	被认为是碘的强溶液(卢戈氏)	拼出"sliding scale (insulin)
i/d	每日	误认为"tid"	使用"1 daily"
TIW or tiw	每周3次	误认为"每日3次"或者"每周2次"	使用"3 times weekly"
U or u	单位	误认为数字0或4,导致10倍过量或过量更大(例如,4U看作40或4u看作44);误认为"cc"所以剂量以体积而不是单位给出(例如,4u看作4cc)	使用"unit"
UD	遵医嘱	误认为单位剂量[例如,将地尔硫卓125mg静脉输注"UD"曲解为将整个输注作为单位(单次剂量)给药的含义]	使用"as directed"

注释20.3 口头和电话医嘱指南

- 只有经过授权的人员才能收到并记录口头或电话医嘱。机构以书面形式确定被授权的人员。
- 清楚识别患者姓名、房间号码和诊断。
- 将所有医嘱复述给医师(TJC,2015)。
- 澄清问题以避免误解。
- 标注"VO"(口头医嘱)或"TO"(电话医嘱),记录日期和时间、患者姓名和完整医嘱;签署医师和护士的名字。
- 参见机构政策;一些医疗机构要求记录"复述"或由两名护士来审查和签署电话或口头医嘱。
- 医师根据机构政策在规定时间内共同签署医嘱单(通常为24小时,根据机构政策进行)。

基于给药医嘱的频率和(或)紧急性,临床上常见的医嘱有五种:长期医嘱、备用医嘱、临时医嘱、短期内执行医嘱和立即执行医嘱。每个医嘱应包括患者姓名、医嘱药物、剂量、给药途径和给药时间。

护士必须执行长期医嘱,直到医师停止该医嘱或直至规定的治疗时间。长期医嘱有时有到期的时间或药物剂量数。许多医疗机构都有自动停止长期医嘱的相关规定。

只有当患者需要或要求时才给药为备用医嘱。护士应全面评估患者后再确定是否应当给药。备用医嘱通常会有最小给药间隔时间。

临时医嘱在术前用药或各种诊断检查过程前是较为常见的。临时医嘱开立的药物只能在指定时间给予一次。当患者的状况突然改变时,使用即时医嘱(应对紧急情况)。即时医嘱st意味着应立即给予仅一次单剂量的药物。临时医嘱短期内执行比一次给药更具有针对性,用于应快速给予患者药物治疗但没有即时医嘱需要迫切给药时。当收到临时医嘱时,护士可以在90分钟内给药(见机构政策)。考虑到执行这种医嘱需要对护士进行足够的相关指导,联合委员会(2015)不鼓励使用这种带有数值范围的医嘱,但是这种医嘱允许护理可以估计患者的个人需求。例如这个表述不清的医嘱:"给予硫酸吗啡2~6 mg,静脉每2~4小时输注一次,疼痛时用"。这个医嘱并不符合指南提出的应给出正确剂量的规定。现时医嘱必须提供客观数据给护士来确定正确的给药剂量。一个表述清楚的医嘱："当患者疼痛时，每4小时给予一次对乙酰氨基酚片剂1～2片。疼痛评分1～5分时，使用1片；疼痛评分5～10分时，使用2片"。临时医嘱应该包括特定用药指征（例如：疼痛评分、体温），特别是有多个用药指征的药物（例如，布洛芬可用于疼痛或发烧时）(Rosier，2012)。

一旦确定患者的MAR信息准确无误，应根据MAR相关信息来配制和给药。当从药瓶或容器配制药物时，应核对药瓶标签和MAR 3次：①从储存地方拿去药瓶前；②从药瓶中抽取医嘱所需药量时；③在患者床边给药前。切勿使用没有标记或标签模糊的药瓶来配制药物(TJC，2016)。对于单位剂量预先包装的药物，当从药物分发系统中取出药物时应与MAR核对标签。最后使用MAR床旁核实所有药物，并在给药前至少使用两种身份识别方式(TJC，2015)。

如果患者对所用药物有疑问，应停止给药并重新检查以确定有无错误。谨慎的患者或居家照护者应该知道所用药物是否与以往用药物不同。多数情况见于用药医嘱已作更改，或者现在所用的药物与患者家中使用药物是由不同的公司生产。关注患者的相关疑问是识别和预防错误的重要方法。

正确的给药剂量

单位剂量系统旨在最大限度地减少错误。如果药物的体积或浓度比需要的更大，或者医师开立的药物所用计算单位和药剂师不同时，会加大错误配制药物的可能。计算高风险药物如胰岛素或华法林的剂量后，应将计算结果与另一护士独立计算的结果比较，对于特殊的计算或涉及潜在毒性的药物而言双重核对计算结果非常重要。

计算好给药剂量后开始精确地配制药物。需要准确测量药物剂量时应使用注射器和密封滴管。例如ISMP（2016）建议使用以毫升为单位的口服药物注射器。如果口服溶液仅大体积（例如瓶子）可用，或者如果患者（使用）特定

剂量小于单位剂量（例如，当单位剂量产品为5 mL时，而使用剂量仅为3 mL）时，药房应在口服药物注射器（或杯）中准备好患者特定剂量后再分发至病房(ISMP，2016)。护士不应将药物再倒入刻度杯中，因为这有增加用药错误的风险。在口服注射器中准备药物时，应缓慢抽吸药液以防止气泡进入注射器。空气会替代药物的空间导致药物剂量不准确。对于在家用药的患者，ISMP现在建议为患者或居家照护者提供准确测量药物的口服注射器或剂量杯。

药片需要分割时易发生用药错误。研究表明，即使药片被平分，分割药片的准确性也值得怀疑(ISMP，2015b)。另外在家用药时，患者可能会认为容器中的片剂已经被分割好而实际上并没有，或者再次分割药片而实际上药片已经被分割(ISMP，2015b)。

为了促进患者在某些住院环境中的安全，药剂师将药物分开，贴上标签并包装好，然后交给护士管理。考虑到在家中分割药物可能存在问题，因此应确定患者是否具有灵活的动手能力或敏锐的视力来分割药片。如果可能，应确定患者的药剂师是否可以帮助分割好药片或鼓励医师开立不需要分割的药物。

片剂有时会磨碎并与食物混合。在磨碎药片之前，一定要彻底清洁磨碎装置。以前磨碎的药物残留会增加药物的浓度，或导致患者接受部分非处方药物。可将磨碎的药物与极少量的食物或液体，但不要选用患者最喜欢的食物或液体混合，因为药物会影响患者的口味，从而降低患者的喜欢与渴望。对儿科患者而言应特别关心这一点。给药前一定要核实药物是否可以被磨碎（见第21章）。一些药物（例如肠溶衣或缓释）带有特殊的涂层防止快速吸收，这些药物不应磨碎。请参阅"不可磨碎的药物列表"(ISMP，2015c)以核实药物是否可以磨碎后给药。

正确的患者

安全给药的关键步骤是确保向正确的患者提供正确的药物。在给患者使用药物之前，至

少应使用两种患者身份识别码（TJC，2016）。可接受的患者身份识别码包括患者姓名、医疗保健机构指定的身份证号码，例如病案号或出生日期。不要使用患者的房间号作为身份识别码。当患者入院治疗时，应收集可靠的患者身份信息作为后续的识别方式。一旦将识别码分配给患者（例如，将标识信息写在腕带上并给患者佩带），核对相关信息时应与 MAR 上的患者姓名一致。

为了在紧急护理环境中能正确识别患者，应床边比对 MAR 上和患者腕带上的患者身份（图 20.4）。也可以要求患者说出他们的全名和身份证明信息来确认是否正在给正确的患者用药。如果腕带字迹模糊难以辨认或缺失，则需更换新的腕带。在非紧急（例如，长期护理机构）的医疗机构中，联合委员会并不要求使用腕带来识别患者。但是护士在给药前(TJC, n.d.)必须使用至少两种身份识别码来验证患者的身份。

除了使用两种身份识别码外，一些医疗机构还使用无线条形码扫描仪来帮助识别正确的患者

（图 20.5）。该系统要求护士首先扫描通常放置在护士姓名徽章上的个人条形码，然后从单剂量药物包上扫描条形码，最后护士扫描患者的腕带，所有这些信息都记录在计算机中。该系统有助于防止给药错误，因为其提供了另一个步骤来确保正确的患者接受了正确的药物治疗。

正确的给药途径

医嘱必须指定一个给药途径。如果医嘱缺少给药途径或者开立的给药途径并不是所推荐的途径，应立即与医师咨询沟通。最近的证据表明，涉及错误途径的用药错误很常见。例如，肠内和肠外用药在经常口服液体药物的儿科中可能会混淆。当使用静脉注射器制备口服药物时，通过静脉途径给予口服药物的风险会增加（ISMP，2016）。注射口服液体会产生局部并发症如无菌性脓肿或致命的全身性反应。药物公司应在注射用药物包装上标识"仅为注射用途"。在配制好药物（TJC，2016）后应对注射器做好标识，包括注射部位（例如人右眼），并且始终使用不同的注射器进行肠内和肠外用药管理（ISMP，2016）。

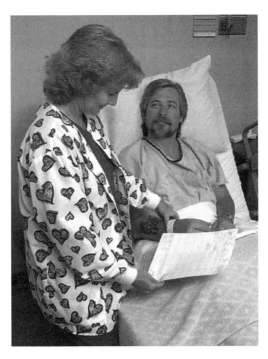

图 20.4　在使用任何药物之前，检查患者的身份识别码和过敏腕带

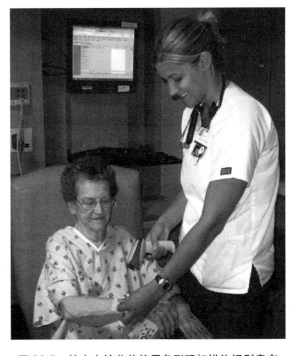

图 20.5　护士在给药前使用条形码扫描仪识别患者

正确的给药时间

安全用药管理涉及遵守处方规定的剂量和剂量时间安排。有些医疗机构会制订给药时间计划表，但是护士可以根据药物相关知识来调整给药时间计划。例如在某医疗机构，每日服用一次的药物在上午9点就可使用，但是如果睡前给药时的药物效果最好，则护士可在患者睡前给药。此外，一些急救机构会参考ISMP、医疗补助和医疗保险服务中心（CMS，2011；ISMP，2011c）的推荐建议来确定安全、有效和及时的给药管理方法。根据ISMP（2011a）和CMS（2011）的指导方针，医院需要确定哪些药物不符合预定的给药时间，并且必须在准确的时间给予（例如，即刻剂量、首次或负荷剂量、一次性剂量）。另外，医院必须确定哪些药物对给药时间有严格要求，以及哪些药物对给药时间要求较低。有严格预定给药时间要求的药物（如抗生素、抗凝剂、胰岛素、免疫抑制剂），给药时间如果超过预定给药时间30分钟将很可能危害患者或导致药物疗效下降。非严格给药时间的药物是指在其预定时间前后1～2小时给药，药效很可能没有受到影响。因此，应在准确的时间或在预定时间前后30分钟内给予有严格预定给药时间的药物，而在预定时间的1～2小时内给予非严格预定给药时间要求的药物。了解所在医疗机构关于药物治疗时机的规定，以确保在正确的时间给药（ISMP，2011b）。

护士应明白为什么要在一天中的某个时间点给药，以及是否能够改变给药时间计划。例如，医师开立的两种药物，一种是q8h（每8小时一次）和另一种每日3次。这两种药物均在24小时内每日给药3次。医师希望q8h药物按照ATC（解剖—治疗—化学的药物分类系统）给药以维持其治疗的血药浓度。相反护士需要在患者清醒时间给予另一种药物。每个医疗机构都有一个推荐的基于用药频率的用药时间表。如果必要或适当的话，可以更改推荐的用药时间。

应优先考虑必须在特定时间发挥药效的药物，如进餐前以精确的时间间隔给予胰岛素。按时给予抗生素需要按照ATC以维持治疗血液药物浓度水平。一些药物需要结合相关临床判断来确定给药的适当时间。当患者准备好睡觉时，必要时可服用安定。当电话咨询医师并更改医嘱时，应做好相关记录。

当患者准备出院时，根据合适的用药间隔、药物的药代动力学和患者的日常生活情况帮助患者计划用药时间表。对于难以记忆何时服用药物的患者，应制作一份图表，列出他们应该服用何种药物的时间或配备相应的容器来帮助确定每次用药剂量。

正确的记录

准确的文件记录有利于护士和其他医务人员的沟通，并提高用药安全性。许多用药错误是由不准确的文件记录造成的。因此在给药时应始终准确记录，并在给药前应核实任何不准确的文件记录。为确保正确的记录，首先确保患者MAR的信息与医嘱以及药物容器上的标签完全一致。书面医嘱和药物使用记录表必须包括患者的姓名、医嘱药物的名称和药物剂量、给药途径和给药频率。如果由于药物医嘱不完整、不明确、模糊或不了解而对用药有任何疑问，在使用药物前应联系医师明确相关信息。

请勿提前记录用药情况，应真正给药后再记录。给药后迅速在患者MAR上记录药物的名称、剂量、给药时间和给药途径。

同时记录所有注射部位情况和患者对药物的反应情况。记录患者对药物的反应，如疗效、ADE或是否有副作用。例如，如果服用止痛药，必须重新评估并记录药物是否有效控制疼痛。正确记录有助于确保护理安全。

药物准备

从法律上来说，建议护士仅使用自己配制准备的药物，使用其他护士准备的药物会增加出错机会。在实际给药前，护士必须做好几个步骤，包括解读药物标签、在同一单位系统内或两个单位系统之间转换测量单位和计算药物剂量。应特别注重检查类似药物名称和验证正确的药物。

药物标签的解读

药物标签包括几个基本信息：药物的商品名称、药物的通用名称、剂型、剂量、有效期限、批号和制造商的名称（图 20.6）。制造商给出的商品名称往往表明药物的作用，通用名称往往表明药物的化学名称。

临床药物计算

为了确保给药安全，需要一定的数学知识来安全计算药物剂量并配制溶液，这点非常重要，因为药物并不总是以医嘱开立的剂量单位进行分配，制药公司是以标准剂量来包装和瓶装药物。例如，医师开立 20 mg 的药物医嘱，但是这种药物包装在 40 mg 小瓶中。护士须将可用的体积和重量单位转换为所需的剂量。因此须注意所有主要测量系统中的近似等值，并使用转换表。除了用药外，护士还可以在其他护理中使用体积和体重转换，如将液体单位由盎司转换为毫升，以便于出入量或转换体积当量以便于计算静脉流速。

同一单位系统内的计算转换

在一个单位系统内转换计算相对容易；只需在公制系统中用除法或乘法。例如，要将毫克数更改为克数，请除以 1 000 或将小数点移至左侧三位。

$$1\ 000\ mg=1\ g$$
$$350\ mg=0.35\ g$$

要将升数转换为毫升，乘以 1 000 或将小数点移至右例三位。

$$1\ L=1\ 000\ mL$$
$$0.25\ L=250\ mL$$

要转换家庭系统内的度量单位，请查阅对等表。例如，当将液体盎司转换成夸脱时，首先需要知道 32 盎司等于 1 夸脱。要将 8 盎司转换为 1 夸脱测量值，将 8 除以 32 得到等值的 1/4 或 0.25 夸脱。

不同单位系统间的计算转换

通过将重量或体积从一个测量单位系统转换为另一个测量单位系统来确定药物的正确剂量。这需要进行等效计算。所有医疗机构都应有等效计算表，也可以向药剂师进行相关咨询。

在进行不同单位系统间的计算转换之前，应比较该测量单位系统是否适合医嘱开立的药物。例如，医师开立了 30 mL 美敏伪麻，但患者家中只有汤匙，应正确地指导患者如何将毫升转换成汤匙进行药物剂量测量，这要求护士

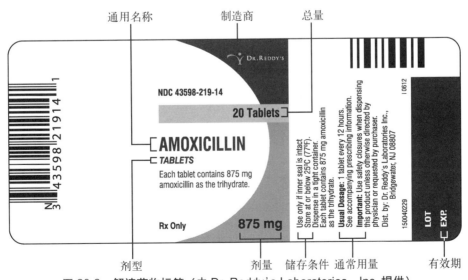

图 20.6　解读药物标签（由 Dr. Reddy's Laboratories，Inc. 提供）

了解不同单位系统之间的等效性，可参考表格 20.6 进行转换。ISMP（2011a；2016）建议患者使用口服药物注射器服药，这种注射器以毫升为单位可以保证给药剂量的准确。

药物剂量计算

当药物标签上的剂量与医嘱剂量不同时，须进行剂量计算。剂量计算方法包括公式法（注释 20.4）、量纲分析法（注释 20.5）、率—构成比法（注释 20.6）。最常见的方法是使用率—构成比法及公式法。

公式法

医嘱剂量：杜冷丁 50 mg 肌内注射

可用药物：1 mL 100 mg

步骤 1：

$$\frac{医嘱剂量}{可用剂量} \times 可用数量 = 给药数量$$

步骤 2 计算你的答案：

$$\frac{50\ mg}{100\ mg} \times 1\ mL = 0.5\ mL$$

量纲分析法

当医嘱剂量与可用剂量的标注相同时：

医嘱剂量：0.5 g

可用片剂：每片 0.25 g

步骤 1 的医嘱剂量是 0.5 g。

标签单位是片剂（即应该给多少片？）

步骤 2 制定转换等式：

所需的等效物是 1 片 =0.25 g。

$$\frac{0.5\ g}{1} \times \frac{1\ 片}{0.25\ g} = 2\ 片$$

取消单位（g）。注意：如果书写正确，除答案的单位外所有单位都将被取消。

步骤 3 解方程。约分并乘以分子和分母。

率—构成比法。比例表示两个数字之间的关系。

医嘱剂量：苯妥英钠溶液 100mg 口服

可用药物：125mg / 5mL

步骤 1 设置比例：

$$\frac{125mg}{5} \times \frac{100mg}{xmL}$$

注释20.4 公式法

$$\frac{D}{H} = V = 给药数量$$

D 是预定的剂量或医师开立的剂量（例如，每日 4 次 250mg 的青霉素口服）。

H 是现有的或可供使用的药物剂量。药物标签上的剂量（例如，每个 250mg 的青霉素片剂）。

V 是所用剂量的体积（液体）或数量（片剂、胶囊的数量）。

注意：所需剂量（D）和可用剂量（H）必须是同一测量单位。如果它们是不同的单位，必须转换后再使用公式

注释20.5 量纲分析法

根据以下步骤使用量纲分析法来解决药物计算转换问题：

1. 确定需要给药的药物度量单位。例如，所给的药物是药丸，通常为片剂或胶囊；而对于肠胃外或口服药物，单位则为毫升。
2. 估计答案。
3. 再将等式左边将名称或相应缩写设为 x（例如 x 片、x mL）。
4. 在问题的可用信息以分数的格式放置在等式的右侧。在分子中放置所给药物相应的缩写或单位（根据步骤 1 确定）。
5. 查看给药医嘱并在等式中添加其他因素.设置分子，使其与先前分母中的单位相匹配。
6. 消去等式右边的相同度量单位，最终只剩下一个单位，该单位与方程左侧的单位相匹配。
7. 尽可能约分到最小，然后算出 X，并标出答案。
8. 比较步骤 1 来计算的值与步骤 2 中的答案。

注释20.6 率—构成比法

1. 比例中的数字用比号（：）分隔。
2. 构成比是一个有两个等值比率的方程。
3. 第一个和最后一个数字称为极值，第二个和第三个数字称为平均值。
4. 以三种方式之一写下构成比：
   a. 1：2=5：10
   b. 1：2：：5：10
   c. 1/2=5/10
5. 确保所有数值项都在同一单位或计算系统中。
6. 标出构成比中所有数值项。
7. 首先放置已知比例（例如，药品标签上的信息）。
8. 以相同的顺序放置比例的数值项（例如，mg：mL = mg：mL）。
9. 交叉乘以平均值和极值，然后双边约分计算x得到剂量。
10. 一定要标记答案。

步骤 2 交叉乘以等式：

$$125x=100 \times 5$$

$$125x=500$$

步骤 3 将双方除以 x 之前的数字：

$$\frac{125x}{125}=\frac{500}{125}$$

$$x=\frac{500}{125}$$

$$x=4mL$$

儿科患者用药剂量

计算儿童的用药剂量应特别谨慎（Hocke-nberry 和 Wilson，2015）。有证据表明，儿童因其代谢水平较低，药物不良事件的发生风险较高（Burchum 和 Rosenthal，2016）。导致用药剂量错误的因素包括工作量大、注意力分散和缺乏相关知识（Gann，2015；Wittich et al.，2014）。儿童的年龄、体重和身体系统的成熟度都会影响其代谢和排泄药物的能力。影响儿童用药剂量的其他因素包括评估儿童预期治疗效果和体液状态相对困难。在大多数情况下，医师会在给药之前计算儿童的给药剂量。但是护士有责任了解所服用药物的安全剂量范围，重新检查／重新计算以确定正确的剂量。计算儿科药物剂量的两种最常用的方法是基于儿童的体重或体表面积（body surface area，BSA）。如果必须计算基于 BSA 的药物剂量，请参考儿科药理学、药剂师或医师的建议。大多数情况下，可根据孩子的体重计算药物剂量。

老年患者用药剂量

老年人在服药期间也应特别关注（注释20.7）。年龄的变化改变了其药代动力学特征。除了老年人的生理变化，行为和社会经济问题都会影响老年人的用药情况。

老年人常见的问题是多药治疗。多药治疗通常是指使用五种或更多合用药物或将膳食或草本补充剂与药物混合（Burchum 和 Rosenthal，2016；Touhy 和 Jett，2014）进行治疗，但目前对多药治疗并没有确切的共识定义。老年人在寻求各种症状缓解（例如便秘、失眠、疼痛）并求助于多个医师时，会接受多种药物治疗。应查看所有老年人的处方药和所有其他补充剂和非处方药，来确定患者有无多药治疗。多药治疗会增加不良反应并与其他药物相互作用的风险。

护士、医师和药剂师有责任减少或消除与老年人接受的药物治疗相关的风险因素。安全预防措施包括评估患者的健康状况、当前的药物治疗方案（包括非处方药和草药产品）、现有和拟行药物治疗的原因，以及影响患者和居家照护者准确安全给药的环境因素。

▶ 循证护理实践

当护士在给药期间注意力不集中、关注度不够或未能遵循与药物治疗有关的最佳实践方案和程序时，会出现许多用药错误（Raban 和 Westbrook，2014）。研究显示，每年用于处理450 000 起可预防的用药错误的费用高达 35 亿美元(Williams et al.，2014)。在进入配药系统时、

注释 20.7　老年患者安全用药管理

- 咨询医师，尽可能简化药物治疗计划（Burchum 和 Rosenthal，2016）。
- 保持用药说明清晰简单，并用大字体标识相关信息（Burchum 和 Rosenthal，2016）。
- 尽量减少分心并确保老年人舒适（touhy 和 Jett，2014）。
- 讲授所有非处方药物的并发症和相互作用（touhy 和 Jett，2014）。
- 指导老年人每日或每周使用记忆辅助工具，如日历（touhy 和 Jett，2014）制订药物计划。根据需要让居家照护者帮助服药。
- 监测患者对药物的反应，以评估有无药物使用过度或使用不足，并预测可能的剂量差异大小（touhy 和 Jett，2014）。
- 通过颜色编码或标签药瓶以减少出错的机会（touhy 和 Jett，2014）。
- 将患者的居家照护者或重要支持人员纳入各种内容教学。
- 通过让患者复述教学内容来评估教学效果。

将药物配制至给药容器中和在电脑屏幕上确认医嘱时，护士容易被打断分心。大多数分心是由于患者、家属、患者朋友或其他医护人员打扰导致（Raban和Westbrook，2014；Williams et al.，2014；Yoder et al.，2015）。护士需要使用避免分心的措施以预防用药错误，包含：

- 穿着药物安全背心、腰带或红色围裙。
- 使用明显的药物准备标志。
- 给药清单。
- 工作人员和患者教育。
- 建立在药物AMDS周围用红色胶带标识的无中断区（no-interruption zone，NIZ）。

▶ 护理程序

护理过程的应用确保了在患者的护理中使用批判性思维和临床判断。作为一名护士，你的角色不仅仅是给患者用药，更应有责任了解患者为什么接受药物治疗，监测患者对药物的反应，为患者和居家照护者提供教育，并在药物有效、无效或不再需要使用时通知医师。

护理评估

在给药前，应对患者进行相关身体状况的评估，可以发现药物治疗的任何适应证或禁忌证（例如，因黏膜炎不能吞咽）。一定要评估患者的感觉、运动和认知功能，以确定患者是否可以在家准备和服用药物。咨询患者是否有药物过敏史，并评估患者现在的过敏情况。当评估药物过敏情况时，必须区分是真实的、可能是危及生命的过敏反应还是患者不舒适的药物敏感性。在急诊护理单元中，过敏反应患者应佩戴识别标签，表明各种过敏药物。所有过敏和反应类型都应记录在患者的入院记录、药物记录、病史和体格检查中。当有过敏反应时，不应给患者使用此药。

评估还包括确定患者每日在家中服用的药物，包括处方药、非处方药和草药补充剂。确定患者服用每种药物的时间、目前的用药时间表，以及对各种药物治疗有无不良反应。患者应该知道正在服用的药物和补充剂的名称、作用、剂量、给药途径和副作用。通常患者会服用多种药物并携带包含此信息的相关列表。但是不同患者的理解水平有所差异，一名字患者可能将利尿剂描述为"排水丸"，而另一名患者则可能将其描述为一种以减轻肿胀并降低血压的药物。通过评估患者的知识水平，以确定教学需求。如果患者不能理解或记住相关信息，则可能需要让一位家庭成员参与。

适当的评估还应包括生命体征、实验室数据，以及症状的性质和严重程度。如果有相关信息显示禁忌给予此药物，则停止给药并通知医师。如果对该药物信息有疑问，则检查可用的药物说明书或咨询药房。

护理计划

在护理计划中应组织好各种护理操作以确保用药安全。目前的证据表明，在准备药物治疗期间分心或忙乱会增加用药错误的风险（Yoder et al.，2015）。

以下是药物治疗的一般目标：

- 患者达到处方药物的治疗效果。
- 没有发生与处方药相关的并发症。
- 患者和（或）居家照护者理解该药物治疗方法。
- 患者和居家照护者自行安全使用药物（适当时）。

护理措施

护理干预着重于安全有效的药物管理。这包括谨慎的药物准备、准确和及时的给药和患者教育。

给药前

1. 确定药物作用、目的、副作用，以及其对给药和病情监测的影响。确保给药医嘱有效。根据机构政策进行药物医嘱核实更新。

2. 在药物准备过程中应尽量减少分心（如与工作人员、电话、传呼机进行讨论），关闭药房门或张贴"请勿打扰"标牌，并且在准备药物时不要执行其他任务。不允许各种中断行为。

3. 确保电脑中的药物清单或 MAR 中的信息完全符合医师的书面医嘱和药物容器标签。不要自行猜测难以辨认的字迹，应该与医师一起确认。

4. 查看药物容器上的标签，并将其与 MAR 进行至少 3 次比对：在从储存屉取出容器之前、将药物抽入给药注射器中，以及在将药物给予患者之前。

5. 再次核对所有计算结果和其他高风险药给药进程（例如，胰岛素、患者自控镇痛）并与另一名护士核实。

6. 复核所有给药前的评估结果（例如，生命体征、实验室结果）。

7. 进行严格的手卫生消毒。避免接触片剂和胶囊。使用无菌技术进行肠外用药。使用肠外用药和某些局部药物时应佩戴干净的手套。

8. 只使用亲自准备配制的药物。不要要求另一人使用你所准备的药物。应保持药物安全。

9. 在准备药物时，应确保标签清晰易辨，药物混合正确，在颜色、清晰度或一致性方面没有变化，并且药物没有过期。

10. 将片剂和胶囊保存在包装袋中，并将其在患者的床边打开。这样你可以与患者一起检查每种药物。如果患者拒绝服药，何种药物未用便一目了然。

11. TJC（2016）制定了针对注射器标签的标准，其中包括在给药前应标注所有未贴标签的药物（例如，注射器和盆中的药物）。这应该在药品和相关用品都准备齐全的区域内进行。

给药中

1. 遵循药物管理的核对制度。

2. 告知患者每种药物的名称、目的、作用和常见副作用。评估患者的的药物知识水平，并使用反馈式教学法进行适当的教学。

3. 应陪伴患者直至患者服用完药物。必要时提供帮助。如果没有医嘱，请勿将药物留在床边。例如，一些患者可能在医院里服用各自的维生素。

4. 尊重患者拒绝服药的权利。如果药物包装完好无损，请将药物送回患者的单位剂量抽屉。当患者拒绝接受药物治疗时，应确定原因并采取相应措施。

给药后

1. 在给药后立即记录相关给药情况（见机构政策）。包括药物名称、剂量、给药途径、时间和签名。

2. 根据需要记录给药前的相关评估结果（例如，服用抗高血压药前所测量的血压值）。

3. 记录与患者反应相关的给药后的评估数据。使用备用药物时这一点尤其重要。

4. 如果患者拒绝服用药物，应记录没有给药、拒绝的理由和通知医师的时间。

护理评价

在给药后，应考虑药物对患者的预期影响并评估患者的状况及用药的反应。注意观察治疗效果和不良反应。如果出现不良反应，应识别相关临床症状并做出快速反应。

1. 监测治疗效果、副作用和不良反应的证据。包括监测身体反应（例如，心律、血压、尿量或实验室结果）。

2. 如果给予药物以缓解症状，应询问患者症状是否减轻或缓解。此外，在给药后应重新评估患者（例如，在服用止痛药后 30 分钟）。

3. 观察注射部位是否有瘀血、炎症、局部疼痛、麻木或出血。

4. 通过反馈式教学法评估患者和居家照护者对药物治疗的目的、剂量方案的理解水平自我管理药物的能力。

▶ 用药错误上报

由于药物使用不当，用药错误往往会对患者造成一定伤害。错误包括处方不准确、给予错误的药物、错误的给药途径和错误的给药时间间隔、给予额外的药物剂量或未能给药。用药错误与专业实践、保健产品设计或其他如产

593

品标签和药物分发的程序和系统有关。发生错误时，应首要关注患者的安全和健康。护士应评估并检查患者的病情，并尽快通知医师。一旦患者病情稳定，护士应将事件报告给医疗机构中的相关人员（例如，上级主管或主管领导）。

作为一名护士，必须在事件发生后24小时内，准备书面事件或事件报告（见机构政策）（见第4章）。事件报告往往供内部审查用，并不作为医疗记录的一部分。为了从法律上保护医疗保健专业人员和机构，请不要在电子健康档案或表单中的护士记录单上提及事件报告。各机构使用事件报告的形式来追踪各种不良事件，并必要时修改绩效改进计划。根据患者情况和结果的严重程度，护士或机构可能要向TJC、MedWatch（FDA医疗产品报告计划）或USP药物错误上报项目汇报不良事件。

报告所有用药错误有利于良好的风险管理，用药错误包括不会造成明显伤害、直接伤害或潜在失误的错误。在报告错误时，护士应该心里坦然，不要过度担心管理人员的反应。即使患者没有受到用药错误的伤害，该机构仍然应知道为什么发生错误，以及将来要做什么以避免类似的错误。可以使用相关策略来防止用药错误（注释20.8）。

▶ 患者和居家教育

教育水平高的患者更可能正确服用药物。然而，许多患者的健康素养有限，这意味着他们不了解如何解读药物标签和计算剂量。因此，任何教育都需要对患者的学习需求和能力进行全面评估。国家文化和语言适用服务标准规定，在给予卫生保健时应以服务区域人群通常使用的语言为基础，提供易于理解的印刷品和多媒体材料（USDHHSOMH，n.d.）。

提供个性化的教学方法，使用视觉教具、以简单语言或患者理解的语言编写的教学小册子，甚至使用录像带或DVD。在向患者介绍药物时，包括被确定为对患者康复有重要意义的

注释20.8 预防用药错误的步骤

● 遵循给药的核对制度。

● 一次只为一名患者准备药物。

● 一定要核对标签至少3次（将MAR与标签进行比对）：将药物从存储器中取出、将药物带到患者的房间之前、在给药之前。

● 无论何时给药，使用至少两种身份识别码（例如，患者姓名、出生日期、病案号等）确保安全给药。

● 不允许任何其他活动中断为患者给药（例如，电话、寻呼机或与其他工作人员的讨论）。

● 仔细检查所有计算结果和其他高风险药物治疗过程（例如患者自控镇痛）并与另一名护士核实。

● 不要猜测难以辨认的笔迹，应与医师一起确认。

● 异常大剂量或小剂量的药物使用时应慎重。

● 尽快记录所有药物。

● 当你发生或发现错误时，应反思错误的地方，并询问自己本可以如何防止错误。根据医疗机构政策完成不良事件上报。

● 评估发生用药错误的背景或情况。这有助于确定护士是否拥有安全用药管理所需的资源。

● 如果在工作区域内发生重复用药错误，请确定并分析可能导致错误的原因并采取纠正措施。

● 参加常用药物的在职培训。

● 确保进行相关护理时护士休息良好。护士疲倦时更容易犯错误（Murphy和While，2012）。

● 在给药时鼓励患者参与并教育患者相关给药知识。在给药前解决患者对药物的忧虑（例如，担心自身外观变化或副作用）。

● 在使用相关技术给药时［例如，自动药物分配系统（AMDS）和条形码扫描］，根据机构政策和程序。当护士过度依赖技术时（例如，忽略警报而不考虑报警背后的原因），容易发生用药错误（Voshall et al.，2013）。

人员也要在场（例如，居家照护者或居家护理提供者）。

应尽快开始教学，以便可以进行多次教学。教学时应选择不高于六年级阅读水平的教学材料，提供患者能理解的语言所编写的相关内容。在提供指导时，让患者或居家照护者复述每种药物的名称和作用，以及剂量说明。目前的指南推荐使用反馈式教学法作为确保患者学习效果和改善医护人员教育的方法（Nouri和Rudd，2015）。让患者解释所学知识，以明确患者的理

解水平。让患者展示每种药物的准备情况，并花时间设置一些情景问题（例如，副作用的发生或注射器受到污染）来分析患者解决相关问题的知识水平。确定患者是否需要依从性辅助或记忆提示，这点在老年人群中尤为重要。如果患者所说语言不同，在指导期间应有专业的翻译员陪同。不要使用家庭成员作为翻译员。根据小时和每周几日用药安排的药物剂量容器非常有用。如果错过一剂药物，患者应知道如何安全地调整服药时间表。

评估教学的有效性可确保患者安全地使用药物。评估患者理解水平的一种方法是制作药物卡片，正面为药物通用名称和商品名称，背面为所有相关药物信息；另一种方法是让患者阅读准备好的药物标签。请记住，药瓶的标签通常会打印精美，但视力受损患者难以阅读。应让药房为这些类型的患者准备大字标签。如果患者能正确识别药物的名称，向患者提出以下问题：

- 你为什么服用这种药物？

- 你多长时间服用一次这种药物，以及每日的哪个时间点用药？

- 这种药物会出现什么副作用？

- 如果出现这种副作用，你将如何应对？

一定要评估患者的感觉、运动和认知功能（例如打开药瓶的能力）。损伤可能影响患者安全自我服用药物的能力，居家照护者或家庭健康助理人员可能需要帮助患者服药。可以从许多自助设备购买相关药物（例如，带有时间显示的药盒和电子发药器）。

▶ 临床案例分析

一名72岁的男性患者在心肌梗死（心脏病发作）后1个月到医疗诊所就诊。自述血管成形术后无任何胸痛，血管成形术时将支架置入其冠状动脉以扩张动脉并改善心脏的血供情况。患者目前正在服用抗抑郁药、甲状腺补充剂、大便软化剂和心脏药物（β-肾上腺素能受体阻滞剂）。此外，患者服用褪黑素，褪黑素是一种用于睡眠的草药制剂。医师最近将其心脏药物修改为美托洛尔。患者每日2次口服75 mg，护士注意到该药可用的片剂为150 mg每片。患者告诉门诊护士上周感到虚弱和头晕。

1. 患者服用哪种药物可能导致虚弱和头晕？如果他遇到这些问题，应采取哪些护理干预措施？

2. 在收到护士关于患者虚弱和头晕的报告后，开具药物的医师会做什么？使用所提供的一种方法来计算给药药片的数量。

3. 作为护士，哪些是您的评估要点以便患者能安全地服用75 mg剂量？使用SBAR沟通原则，展示你如何与其他医疗团队沟通该患者的相关信息。

▶ 复习题

1. 医师开列了以下药物医嘱。在使用药物之前，您认为哪些医嘱需要进一步澄清？（选择所有符合条件的选项并提供所选答案的理由，重写医嘱以便符合ISMP当前药物医嘱安全指南）

A. 噻吗心安25％浓度，每日2次，右眼1滴

B. 美托洛尔12.5 mg，每日1次

C. 甘精胰岛素6 u，每日2次，皮下注射

D. 依那普利2.5 mg，每日3次口服；维持收缩压低于100 mmHg

2. 一位老年患者主诉自己无法清楚识别药瓶标签，以确定何时用药。这时护士应该做什么？（选择所有符合条件的选项）

A. 提供药物发放系统，便于患者或居家照护准备药物

B. 在药瓶上提供字号更大、更容易阅读的标签

C. 告诉患者每个药物容器中是什么药

D. 让居家照护者管理药物

E. 使用反馈式教学法确保患者知道要服用何种药物以及何时服用

3. 护士必须在紧急情况下接受口头医嘱。

下列哪一个准则可用于口头或电话医嘱?(选择所有符合条件的选项)

　　A.只有被授权的人员才能接收并记录口头或电话医嘱。医疗机构应明文确定被授权的人员

　　B.明确患者的姓名、房间号和诊断

　　C.向医师复述所有医嘱

　　D.澄清相关问题以避免误解

　　E.书写"VO"(口头医嘱)或"TO"(电话医嘱),包括日期和时间、患者姓名和完整的医嘱;签署医师和护士的姓名

第 21 章

非注射给药

▶ 技能和步骤

技能 21.1　口服给药管理

技能 21.2　胃管给药管理

技能 21.3　皮肤局部给药管理

技能 21.4　眼部给药管理

技能 21.5　耳部给药管理

技能 21.6　鼻腔给药管理

技能 21.7　定量吸入器（MDI）的使用

操作指南 21.1　干粉吸入器（DPI）的使用

技能 21.8　小容量雾化器的使用

技能 21.9　阴道灌注给药管理

技能 21.10　直肠栓剂给药管理

▶ 学习目标

学习本章节后，护士能够具备如下能力：

• 掌握给药管理中遵循的共同原则。

• 讨论以患者为中心的方法以改善患者的服药依从性。

• 安全正确地经口、肠道和局部方式给药。

• 确定口服、肠内和局部用药的指导方针。

• 描述需进行给药前评估的相关因素。

• 区分需要严格无菌技术和需要清洁消毒的局部给药类型。

• 指导患者正确使用定量吸入器、干粉吸入器和小容量雾化器。

• 识别口服和局部给药的禁忌证。

• 为患者提供一份关于药物使用的健康教育计划。

▶ 目的

非注射给药包括口服、肠内和局部给药。非注射药物不包括任何通过注射或静脉输注给药的药物。非注射给药途径的选择取决于药物的性质和预期效果，以及患者的生理和心理状况。给药途径的更改受很多因素影响，当有必要更换给药途径时，护士应咨询医师或与药剂师商议，以安全地满足患者的治疗需求。

▶ 护理标准

• 美国食品和药品管理局，2013——片剂分割的最佳实践

• 美国医疗安全协会，2011——ISMP 及时管理计划药物的急性护理指南

• 美国医疗安全协会，2015——不应该被压碎的口服剂型

• 美国医疗安全协会，2013——ISMP 容易出错的缩写，符号列表，和剂量列表

实践准则

1. 非注射给药的主要原则是确保患者安全。

2. 口服（经口）给药是最简单和最理想的给药方式。

3. 局部给药途径包括将药物直接用于皮肤黏膜或组织黏膜（注释21.1）。

注释21.1 局部用药方式举例

1. 舌下含服：药物置于舌下缓慢溶解。
2. 口腔：药物放置在上下磨牙和脸颊之间慢慢溶解。
3. 直接用于皮肤或黏膜：洗剂、软膏、乳膏、粉剂、泡沫剂、喷雾剂、贴剂。
4. 直接用于黏膜：滴眼液、漱口剂、咽拭子、喷雾、滴鼻剂或滴喉咙剂。
5. 吸入药物喷雾剂：将药物分布在鼻道和气管、支气管内；为此设计的两种类型设备：定量吸入器和小容量雾化器。
6. 吸入干粉药物：将粉末形式的药物分布在整个气管、支气管内；为此设计的设备：干粉吸入器。
7. 将药物注入体腔：直肠或阴道栓剂、阴道霜剂或泡沫剂。

---

4. 局部使用的喷剂、涂剂药物通常应用于皮肤。经皮贴片（背面有黏附性的贴剂）比较适用于皮肤，常在数小时或数日内持续释放药物。

5. 用于黏膜的药物会被迅速吸收，并通过血液循环作用于全身，因此，护士给药时须佩戴手套，注意防护。

▶ 以患者为中心的护理

1. 为患者提供教育的最佳时间是在给药时。评估患者和居家照护者的健康素养、健康信仰和文化习惯。

2. 健康教育的目标是提高患者对药物治疗的依从性。患者个体、药物和提供者等因素可能影响其依从性。个人因素包括用药知识、健康素养和经济能力。清晰简洁而有针对性的患者教育可以提高药物治疗的依从性，从而改善患者的治疗效果（Ari, 2015；Berben et al., 2011）。

3. 有些患者存在视力、听力或认知上的障碍，教学模式应当满足不同患者的需求。居家照护者作为药物管理者，应参与教育课程。

4. 认知障碍和抑郁与健康素养相互作用。个体化患者教育技巧可以简化任务和患者角色，

有助于克服自我用药管理中的认知负荷和治疗效果下降（O'Conor et al., 2015）。

5. 药物相关因素包括复杂的药物治疗方案和药物差异。提供者因素包括指导不当、处方不当和提供者对遵守治疗的知识缺乏。患者需要对药物的用途、疗效、预期效果和如何制订每日计划有明确的认知。

6. 文化、信仰也影响患者如何管理和应对药物治疗。价值观、态度和信念的差异会影响患者对药物治疗的依从性。例如，草药和替代疗法在某些文化中可能较为惯用，其可能会干扰处方药物的作用。如果患者的治疗效果比预期低，那么应考虑文化因素对药物反应、代谢和副作用的影响。例如，某些饮食偏好可能影响药物效果。

7. 素食可以影响华法林和控制血糖药物的药效。可能需要改变药物处方或是患者改变饮食习惯。

▶ 循证护理实践

1. 药物管理能力是所有护士必须具备的一项技能，以便提高药物管理的质量和安全性。如果护士按照"药物管理六对核对原则（见第20章）"和ISMP的规定，及时给药、正确粉碎和分割药丸，避免混淆缩写并重新检查发音相似的药物时，可减少用药错误的发生（ISMP, 2013, 2015b）。

2. 掌握技术知识和护理能力对于提高患者安全和促进最佳实践至关重要（Johansson-Pajala et al., 2014；Sulosaari et al., 2011）。

3. 条形码药物管理（BCMA）或自动配药药柜强化了在现有给药管理技术情况下，对正确的患者、正确的药物、正确的剂量、正确的给药途径和正确的给药时间的验证，有助于减少用药错误（Bonkowski et al., 2013；Seibert et al., 2014）。

4. 证据表明，当护士准备药物时，安静不被干扰的环境可以减少错误。无干扰、整洁的药物准备区有助于降低给药错误的风险（Tzeng

et al.，2013；Yoder et al.，2015）。

5.按照最佳实践来计算药物剂量，反复检查计算结果，如果剂量出现错误，请勿服用。对于婴幼儿或高风险药物的使用计算应遵循医疗机构政策进行（例如强心剂、胰岛素和阿片类药物）（Kim 和 Bates，2013）。

6.药物安全管理的最佳实践指南需要批判性思维、临床决策能力以及理论和临床实践能力。药物管理并不是常规的一般护理行为，给药时护士必须批判性地思考，如"药物是否适合患者的病情？是否需要联系其他医务人员？""该药丸外观异常，需要与药房核实"等（Teunissen et al.，2013）。

▶ 安全指南

1.药物安全管理要求护士遵循所有非注射药物的六对制度：正确的药物、正确的患者、正确的给药剂量、正确的给药途径、正确的给药时间和正确的记录。同时知晓 ISMP 和 TJC 指南、药物作用和药物之间的相互作用、潜在的副作用和不良反应，以及如何通过各种非注射途径安全地进行药物治疗。

2.评估患者的感觉功能，包括视觉、听觉、触觉和身体的协调性和灵活性。感觉功能和协调缺陷可降低患者查看药物、在家阅读药物标签并区分不同药物的能力。协调和灵活性受损会影响患者打开处方药瓶并分配正确剂量的能力。

3.患者通常同时 / 一次用多种口服药物，应评估每种药物潜在作用，药物之间和药物 - 食物之间有无相互作用。如果不确定，应咨询药剂师以明确相互作用的风险并确定降低相关风险的措施。

4.应经常评估患者的药物过敏情况。如果患者报告有过敏反应，则应询问发生的反应情况。

5.评估患者是否在进食时服药。在大多数情况下，胃里的食物会延迟药物的吸收。然而，一些药物必须在饭前服用，而另一些则须在进餐时使用。有些药物会刺激胃黏膜，需要在进餐时服药。

6.对于所有要服用的药物，都应核查医嘱中的患者姓名、药物名称、给药剂量、给药途径和给药时间。

7.使用正确的设备给药。例如，在分发液体药物时，只能使用药房分配的单位剂量容器（ISMP，2016）。

8.对于所有给药药物均应收集与医嘱药物有关的信息：给药目的、常规剂量和给药途径、常见的副作用、起效时间和药物作用高峰时间、禁忌证和护理注意事项。

9.确定药物是否需要在服药前采取特定的护理措施（如获取生命体征、监测药物水平或电解质情况）。

10.如果患者的心理和身体能力良好，可指导相关自我管理技能以做好出院准备。如果可能，应同时指导居家照护者相关技能。

11.检查所有药物的有效期。

技能 21.1　口服给药管理

患者通常能够摄取或自我管理口服药物。如果口服药物是禁忌（如不能吞咽、进行胃肠减压），应采取预防措施防止患者误吸（见技能 31.3）。护士通常在专门进行药物准备的区域或者病房的服药车上准备药物。

口服药物的形式或制剂会影响口服药物摄入后的吸收程度。液体比片剂或胶囊吸收得更快，通常会在胃部被吸收。如果胃里的食物能使其吸收增强，可以在进食时服药。有些药物需要在进食 2 ～ 3 小时后，即两餐之间服用（Burchum 和 Rosenthal，2016）。

其他的口服药物在肠道内吸收。肠溶包衣的制剂可以避免药物被胃液溶解，并防止胃黏膜受到药物的刺激，这类制剂在小肠内被吸收。肠溶类药物切勿粉碎或分解。粉碎或分解这些制剂会导致药物过早释放；药物可能在胃内失去活性或无法达到预定的作用部位（ISMP，2015a）。

授权与合作

管理口服药物的工作不能委托给护理辅助人员。护士指导护理辅助人员完成以下工作：

- 药物的潜在不良反应，若发现不良反应要及时报告。

- 如果患者在服药后出现病情改变或恶化（例如疼痛、瘙痒或皮疹），需通知护士。

用物准备

- 自动化计算机控制的药物分配系统或服

药车

- 口服药物注射器标明"仅口服使用"
- 一杯水、果汁或喜欢的液体和吸管
- 用于粉碎或分割药片的设备（可选）
- 纸巾
- 用药记录（电子版或打印版）
- 清洁手套（根据处理口服药物的需要）

注意：护士在给予口服化疗药物时必须戴手套。

步骤	要点说明
护理评估	
1.检查医师提供的每个药物医嘱和处方的准确性和完整性。检查患者姓名和药物名称、剂量、给药途径和时间。在给药前向医师核对不完整或不清楚的医嘱。	医嘱是最可靠的来源，并且是患者接受的药物治疗的唯一合法记录。确保患者接受正确的药物治疗（Sulosaari et al., 2011）。手写的用药记录是用药错误的来源（Alassaad et al., 2013）。
2.检查与药物有关的相关信息，包括行为、目的、常规剂量和途径、副作用、起效时间和峰值时间，以及对护理的影响。	能够预测药物的作用并观察患者的反应。
3.评估接受口服药物治疗患者的任何禁忌证，包括NPO状态、无法吞咽、恶心/呕吐、肠道炎症、蠕动减弱、近期胃肠手术、胃内减压以及意识水平（level of consciousness, LOC）下降。如有任何禁忌证，应通知医师。	消化道功能的改变会干扰药物的吸收、分布和排泄。对吞咽功能受损或LOC下降的患者给予口服药物会增加误吸的风险（Park et al., 2013）。胃肠减压的患者不能接受口服药物的作用，因为药物在吸收之前已从胃肠道被吸出。
4.如果允许，使用吞咽困难筛查工具评估误吸的风险程度（见技能31.3）。评估吞咽能力保护患者免于误吸（注释21.2）。	当食物、液体或药物经过胃肠道时，会不经意地进入呼吸道引起误吸。吞咽功能改变的患者误吸的风险较高（Kelly et al., 2011；Park et al., 2013）。
5.评估患者的既往治疗史、用药史、饮食史和过敏史。列出用药记录每一页的药物过敏情况，并在患者的病历上突出显示。当患者有过敏史时，应佩戴过敏腕带。	信息反映患者所需药物的基本要求、作用机制、不良反应等。过敏信息的沟通对于安全有效的护理至关重要。
6.收集和检查可能影响药物作用的体格检查和实验室数据，如生命体征和肝肾功能等检查结果。	数据可能提示需使用药物的禁忌证。肾脏和肝脏功能状态影响药物的代谢和排泄（Burchum 和 Rosenthal, 2016）。
7.评估患者对健康和药物使用的知识、药物治疗计划，以及准备药物的能力。	确定患者用药健康宣教和指导的需求，以确保药物依从性（例如居家照护者的参与）。
8.评估患者对液体的偏好，并确定药物是否可以与这些液体一起给药。按规定保持液体限制。	有些液体会干扰药物吸收（例如乳制品会影响四环素的吸收）。在给药期间增加液体是增加患者液体摄入量的最佳方法。液体易于吞咽并促进胃肠道的吸收，但是液体也存在一些不足；完善的液体摄入计划必须配合药物时间和药物类型（To et al., 2013）。

注释 21.2 保护患者避免误吸

- 评估患者吞咽和咳嗽的能力，检查是否存在呕吐反射。
- 准备口服药物，使其易于吞咽。
- 尽可能让患者自行服用药物。
- 如果患者一侧虚弱，将药物置于健侧口腔。
- 每次服用 1 片，确保每一种药物完全吞咽后再服用下 1 片。
- 如果患者不能耐受稀薄的液体，就应使液体浓稠或提供果汁。
- 避免使用吸管，因为它们可能使患者无法控制摄入量，从而增加误吸的风险。
- 如果可能，让患者使用杯子服药。
- 如果可能，确保服药与进餐时间一致，或者当患者休息良好、意识清醒时服药。
- 如果存在较高的误吸风险，则使用其他给药途径。

护理诊断

● 缺乏药物和药物管理方面的相关知识	● 吞咽障碍	● 不依从行为
● 加强自我保健管理的准备	● 有误吸的危险	
根据患者的状况或需求，个体化处理其相关因素 / 危险因素。		

护理计划

1.完成下列步骤后所能达到的预期结果： ● 患者对预期药物疗效作出适当反应。 ● 患者无任何胃肠道不适或改变症状。 ● 患者能解释药物的用途和药物用法。	药物已经发挥其治疗作用。 口服药物可刺激胃黏膜。 表明患者理解药物治疗。
2.向患者解释步骤。如果患者想要自我管理药物，请具体说明。	使患者成为护理的参与者，从而最大化地减少焦虑。耐心地进行药物健康教育。为患者自我管理药物做准备，增加独立感。
3.准备相关用物和 MAR。	当为所有患者准备药物时，提高时间管理和效率。
4.为药物准备做好计划，以避免干扰和分心。不要打电话或与他人交谈（见机构政策）。	干扰容易导致用药错误（Prakash et al.，2014；Yoder et al.，2015）。

护理措施

1.准备药物：	
a.执行手卫生。	减少微生物传播。
b.在药物准备区安排药物托盘和杯子，或将药物车移动至患者房间外面。	正确组织用物准备，节省时间并减少错误。
c.登录到药物自动分配系统（AMDS）或解锁药物抽屉或推车。	不使用时，橱柜、推车或 AMDS 应上锁，以保证安全。
d.一次准备一名患者的药物。遵循药物管理的六对制度。将一名患者的 MAR 或电脑打印的所有页面放在一起或只看一名患者的药物管理计算机屏幕。	防止备药时发生错误。
e.从 AMDS、病房药柜或库存药中选择正确的药物。将标签上的药物名称与 MAR 或计算机打印版比对（见插图）。取出药物后退出 AMDS。	阅读标签并将其与转录医嘱进行比对可减少错误。退出 AMDS 确保没有其他人可以使用您的身份取出药物。此为第一次准确性检查。

步骤	要点说明
f. 必要时检查或计算药物剂量。任何计算均需要再次检查。检查所有药物的有效日期，并将过期药物退回药房。	再次检查药物剂量的计算可以降低错误风险。医疗机构政策可能会要求您与其他护士核对某些药物（如胰岛素）的计算结果（Kim 和 Bates，2013）。过期的药物可能无效或对患者有害。
g. 如果准备管制药物，请检查以前用药次数的记录，并将当前计数与可用供应进行比较。管制药物应保管在电脑锁定的药物车内（见第20章）。	管制物品法律要求护士仔细地监测和清点分发相关药物。
h. 准备固体口服药物：	
(1) 准备单位剂量片剂或胶囊时，将包装的片剂或胶囊直接放入药杯中，不要取下包装物。给药容器必须标签清晰。	外包装可以使药物保持清洁、识别药品名称和剂量，便于健康教育。
(2) 当使用铝塑包装时，药物通过箔纸或纸垫取出倒入药杯。	包装提供1个月的供应，每个铝塑包装通常包含一个剂量。
(3) 如果有必要给予一半剂量的药物，药房应提前分开片剂、标签、包装，并送药到病房。	在医疗保健机构中，只有药房可以将片剂分开以确保患者安全（FDA，2013）。减少片剂的污染。
(4) 将患者需要服用的所有片剂或胶囊装入一个药杯，除了那些需要提前评估的药物（如脉搏或血压）。将这些药物放在单独的附加杯子中，包装应完好无损。	需要提前评估的药物应与其他药物分开，以作为提醒，且在必要时停用。
(5) 如果患者吞咽困难，不能选择液体药物，请使用药丸粉碎装置。使用前请清洁设备。将药物放在两个杯子之间，研磨和粉碎（见插图）。将少量（1茶匙）软食物（奶油冻或苹果酱）与研磨片混合。	对于难以吞咽的大片药丸，可将其与可口的软食混合，以易于吞咽。
临床决策点：并非所有药物都可以粉碎。咨询药剂师或 ISMP 不能粉碎的药物清单（ISMP，2015a）。	
i. 准备液体：	
(1) 使用相应的单位剂量容器。轻轻摇动容器。直接使用单位剂量杯给予单位剂量药物，不要把药倒进另一个杯子里。	使用正确剂量的单位剂量容器可以提供最准确的药物剂量（ISMP，2016）。摇动容器确保在给药前充分混合。

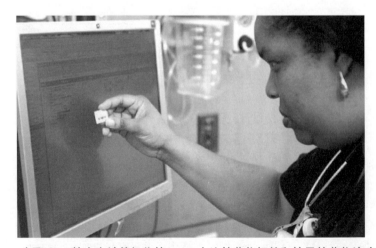

步骤 1e　护士在计算机化的 MAR 上比较药物标签和转录的药物治疗医嘱

步骤	要点说明
临床决策点：根据目前的最佳实践（ISMP，2016；Paparella，2014），在单位剂量容器中不可用或剂量不正确的液体药物，应由药房在特殊口服药物注射器中分配，并标记为"仅口服"。这些注射器不连接到任何类型的肠胃外（例如静脉内）管。此外，目前的证据显示，病房的液体测量工具可导致剂量的不准确。在药房准备好口服药物可以确保提供最准确的药物剂量，并预防口服药物的肠外用药。	
（2）使用药房配制的口服药物注射器（见插图）。不要使用皮下注射器、有针注射器或注射帽（见第20章）。	只使用专门用于口服液体药物的注射器。如果使用了皮下注射器，可能会导致不当的药物治疗；注射帽或针头如果未从注射器上取出，在口服药物治疗期间可能会脱落并被患者意外吸入（ISMP，2010；ISMP，2016）。有利于少剂量药物的更精确测量。
j. 将容器或未使用的单位剂量药物放回架子或抽屉。在离开备药区之前，给药杯或倒药杯贴上患者的姓名标签。不要让药物处于无人看管的状态。	确保为正确的患者准备正确的药物。
k. 在去病房之前，将准备药物标签上的患者姓名和药物名称与MAR进行比较。	再次读取标签可减少错误。这是对准确性的第二次检查。
2. 给药： a. 在规定的时间内（见机构政策）对患者进行药物治疗，包括即刻剂量、首次剂量、负荷剂量和一次性剂量。有严格预定给药时间要求的药物（例如抗生素、抗凝血剂、胰岛素、抗惊厥药、免疫抑制剂）要在规定的给药时间的前后30分钟内给予。没有严格预定给药时间要求的药物应在预定给药时间的1～2小时内给予（CMS，2011；ISMP，2011）。遵循药物管理的六对制度。执行手卫生。	医院必须采用药物管理的政策和程序，以确定药物管理的时间，包括处方药物的性质、具体的临床应用和患者的需求（CMS，2011；ISMP，2011）。有严格预定给药时间要求的药物是指那些给药时间如果超过预定给药时间30分钟，就会造成伤害或者导致后续治疗效果和药理学效果不佳的药物。没有严格预定给药时间要求的药物是指那些给药时间如果超过预定给药时间的1～2小时，也不会造成伤害或者不会导致后续治疗效果和药理学效果不佳的药物（CMS，2011；ISMP，2011）。
b. 根据机构政策，使用至少两种方式核对患者身份信息（例如，姓名和出生日期，或者姓名和病案号）。核对患者的用药记录或医疗记录的信息。	确认患者身份。符合联合委员会标准并保证患者安全（TJC，2016）。

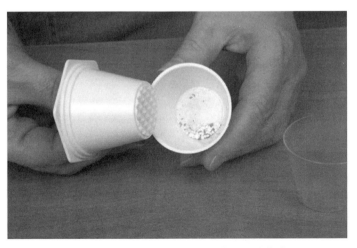

步骤1h（5）**使用药片粉碎装置压碎药片**

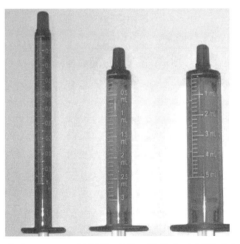

步骤1i（2）**使用特殊的口服药物注射器准备少剂量液体药物**

步骤	要点说明
c. 在患者的床边，再次将用药记录单和电脑打印的药物标签上的患者姓名、药物名称进行比对。询问患者是否有过敏史。	第三次检查准确性，并确保患者接受正确的药物治疗。确认患者的过敏史。
d. 解释每种药物的用途、作用和最常见的的不良反应。留出足够的时间让患者提问。	患者有知情权，患者对每种药物的了解可以提高药物治疗的依从性。
e. 对特定药物进行必要的给药前评估（如血压、脉搏）。询问患者是否过敏。	确认患者的过敏史，确定当时是否应该停用特定药物。
临床决策点：如果患者表达了对药物准确性的担忧，应停止使用该药。用药前解答患者的疑问，倾听患者的顾虑，可以避免用药错误。	
f. 患者取坐位、半卧位或侧卧位，给药后让患者保持该体位 30 分钟。	降低吞咽时误吸风险。
g. 对于片剂：患者可能希望在将固体药物放入口腔前，将药物放在手中或杯子中。提供水或偏好液体以帮助患者吞服药物。	通过查看每种药物，患者可以熟悉药物。选择液体种类可以优化液体给药方式。
临床决策点：如果使用口服化疗药物，护士可以直接从杯子中给药到患者的口腔中，或在处理药片之前戴上手套。切勿用手直接接触化疗药物，因为残留物可能通过皮肤吸收（Dana Farber Cancer Institute，2015）。	
h. 对于口服分解制剂：在使用前从包装中取出药物。不要通过金属箔推片剂。将药物放在患者舌头上方，告诫其不要咀嚼。	口服分解制剂在放置于舌头上时就开始溶解，不需要水。因为药物薄而易碎，护士须小心地从包装中取出。
i. 对于舌下给药：让患者把药片放在舌头下，并使其完全溶解（见插图）。注意不要吞咽药片。	药物通过舌下表面的血管吸收。如果吞咽，它会被胃液破坏或被肝脏迅速降解，影响药物治疗血液浓度。
j. 对于颊部的药物：让患者将药物放在口腔中，而不是脸颊和牙龈黏膜，直至溶解（见插图）。	颊部药物被吞入唾液中，在局部或全身起作用。
临床决策点：避免口服任何东西，直到口腔分解制剂、颊或舌下药物完全溶解。	
k. 对于粉末药物：在床边与液体混合并给患者饮用。	事先做好准备后，药粉会变稠，有些甚至变硬，使得吞咽困难。
l. 对于压碎的药物和食物混合：用汤匙将每种药物分别与食物同服。	确保患者吞咽所有药物。
m. 对于锭剂：谨防患者咀嚼或吞服锭剂。	锭剂通过口腔黏膜缓慢吸收，而不是胃黏膜起作用。
n. 对于泡腾药物：将片剂或粉末加入水中，溶解后立即使用。	泡腾可以调节味道，并能缓解胃肠道问题。
o. 如果患者不能持有药物，将药物杯放在嘴唇上，并轻轻地将每种药物一次一个地放入口中。也可以用勺子把药片放在患者的口中。不要催促或强迫患者服药。	每次服用 1 片药片或胶囊可以减轻吞咽的风险，降低吸入的风险。
临床决策点：如果药物被污染，应丢弃它并重新准备。	
p. 留意患者是否完全吞下每一种药物，或者按照常规路径服用完药物。如果不确定药物是否被吞下，请患者张口检查。	确保患者接受既定剂量。如果无人照顾，患者可能不服用药物或减少药物剂量，有损害健康的风险。

步骤	要点说明

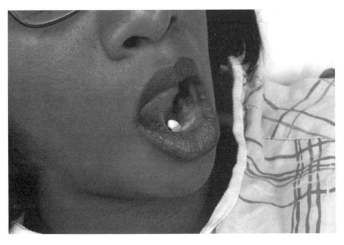

步骤 2i　舌下片剂在舌下腺的正确放置

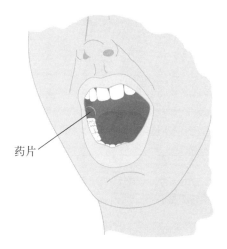

药片

步骤 2j　颊部给药的管理

q. 对于高酸性的药物（例如阿司匹林），如果患者的病情不受限制，可以给患者提供一种非脂肪的零食（例如饼干）。	减少胃部刺激。食物脂肪含量可能会延缓药物的吸收。
3. 协助患者置于舒适体位。	保持患者的舒适。
4. 处理污染用品，并执行手卫生。将使用过的发药车放回药室。清洁工作区域。	减少微生物传播。
5. 补充杯子和吸管等物品，将药物放回药房并清洁工作区域。	提高效率并减少微生物传播。

护理评价

1. 返回至床边，评估患者对药物治疗的起效、药物作用高峰和持续时间相关的药物反应。	评估药物的治疗效果，这有助于发现副作用或过敏反应的发生。舌下药物在 15 分钟内生效，大多数口服药物在 30 ~ 60 分钟内生效。
2. 要求患者或居家照护者确定药物名称并解释目的、作用、剂量计划和潜在的副作用。	确定患者和居家照护者获得的知识水平。
3. **使用反馈式教学**："我想确保我向你展示了如何在舌下使用硝酸甘油。告诉我你要把药片放在口中的哪个部位。"如果患者或居家照护者不能正确反馈，立即调整或重新制订指导计划，以保证其正确掌握。	确定患者和居家照护者对指导内容的理解水平。

非预期结果	相关措施
1. 患者表现出不良影响（例如副作用、毒性作用、过敏反应）。	● 通知医师和药房。 ● 保留进一步剂量。 ● 评估生命体征。 ● 出现如荨麻疹、皮疹、瘙痒、鼻炎、喘息等症状表明过敏反应，需要紧急药物。 ● 将过敏信息添加至患者的病历中。

605

步骤	要点说明
2. 患者拒绝服药。	• 评估患者拒绝服药的原因。 • 提供进一步指导。 • 不要强迫患者服用药物。 • 通知医师。
3. 患者无法解释药物信息。	• 进一步评估患者或居家照护者的药物知识和药物安全指南。 • 需要进一步的指导或不同的教学方法。

记录与报告

• 护士给药后立即在用药记录单上记录药物的名称、给药剂量、给药途径和给药时间，并签名。

• 在护理流程单上，或者电子健康档案和纸质病历的护理记录中，记录患者对药物的反应、患者的健康教育，以及患者对护理程序的理解水平。

• 如果停止使用药物，请在护理流程单、电子健康档案或纸质病历的护理记录中注明原因，并按照机构政策记录停药数量。

• 报告不良反应 / 患者反应和（或）停用药物。根据药物的不同，必要时通知医师。

注意事项

健康教育

• 指导患者和居家照护者了解与药物治疗有关的具体信息（目的、作用、剂量、剂量间隔、副作用、避免或同时与药物服用的食物）。如果患者正在服用多种药物，请考虑组织者的推荐剂量。

• 所有患者应该了解家中药物安全的基本准则（见技能 43.3）。

儿科患者

• 选用液体形式的药物以易于吞咽。

• 儿童患者通常拒绝带苦味的口服制剂，可将药物与少量（约 1 茶匙）的甜味物质混合，例如果酱、果子露、冰淇淋或果泥。因为有肉毒杆菌中毒的危险，不要使用蜂蜜。在用药后提供儿童果汁或加味冰汽水。不要把药物放在

像牛奶或配方奶这样的基本食品中，防止儿童以后可能不愿吃这类食物。

• 用塑料刻度的口服药物注射器或勺子测量液体药物。经校准的汤匙已被证明对儿科人群最为准确（Beckett et al.，2012）。

老年患者

• 年龄的生理变化会影响口服药物的分布、吸收和排泄。常见的变化包括：口腔黏膜失去弹性；腮腺分泌减少，引起口干；延迟食管清除；吞咽障碍；减少胃酸和胃蠕动；高度酸性药物的易感性增加；肝功能降低导致药物代谢改变；肾功能降低和结肠蠕动减少，药物排泄减缓（Touhy 和 Jett，2014）。药物代谢和排泄的改变都可能导致药物毒性（Burchum 和 Rosenthal，2016）。

• 给药时给予患者一整杯水（除非有限制），以帮助药物通过。

• 患者可能有慢性疾病需要使用多种药物，通常由不同的医师开立。多重用药为药物的相互作用和不良反应（Burchum 和 Rosenthal，2016）带来了高风险。

居家护理

• 指导患者和居家照护者如何正确使用剂量杯在家中进行药物治疗（见第 20 章）。

• 参见技能 43.3 和 44.6。

技能 21.2　胃管给药管理

带有肠内营养管但无法通过口腔接受食物或药物的患者，鼻胃管通常是小孔管，通过鼻

孔插入胃中（见第 32 章）。对于长期肠内喂养，可以手术经皮内镜下插入胃造瘘管或空肠造口管。不要将药物注射至用于减压的鼻胃管中。

除正确的药物治疗外，重要的是选择合适肠内营养管的肠内接入连接器（TJC，2014）。这些设备与 Luer（卢尔接头）或无针连接器不兼容。它们是专为特定的肠道喂饲管而设计的。这些新型接入连接器的目标是减少肠管错误连接和用药错误（Guenther，2015；TJC，2014）。

肠内营养管注射的药物最好是以液体形式。但是，当药物的液体形式不可用时，护士需要通过粉碎或溶解制备口服药片剂或胶囊剂。医院药房也可提供在液体悬浮液中的处方药物，不影响其有效性（Salmon et al.，2013），但不要挤压舌下、缓释、咀嚼、长效或肠溶性的药物。咨询医院药剂师是否可以粉碎或溶解药物。在服用药物之前，一定要检查鼻胃管的正确位置（见技能 32.2）。

授权与合作

通过肠内营养管给药的操作不能委托给护理辅助人员。护士指导护理辅助人员完成以下工作：

- 服药后 1 小时保持床头至少升高 30°（最好是 45°）；遵循机构政策。
- 如患者出现咳嗽、呛咳、呕吐，立即向护士报告。

- 向护士报告可能的药物副作用（特定于药物）。

用物准备

- 用药记录（电子版或打印版）
- 适用于大口径管的适当注射器或 60mL 无菌注射器
- 为符合特定肠内营养管（TJC，2014）而设计的肠内连接器（ENFit）（图 21.1）
- 胃酸 pH 试纸（1 ～ 11 分）
- 刻度容器
- 治疗药物
- 药片粉碎机
- 无菌水
- 清洁手套
- 听诊器和脉氧监测代（用于评估）

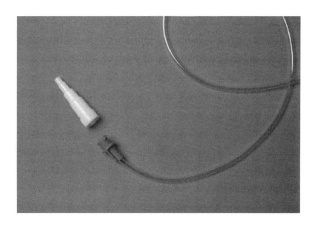

图 21.1 肠内连接器

步骤	要点说明

护理评估

| 1. 检查医师提供的每个药物医嘱和处方的准确性和完整性。检查患者姓名和药物名称、剂量、给药途径和时间。在给药前向医师核对不完整或不清楚的医嘱。 | 医嘱是最可靠的来源，并且是患者接受的药物治疗的唯一合法记录。确保患者接受正确的药物治疗（Sulosaari et al.，2011）。手写的用药记录是用药错误的来源（Alassaad et al.，2013）。 |
| 2. 检查与药物有关的相关信息，包括行为、目的、常规剂量和途径、副作用、起效时间和峰值时间，以及对护理的影响。 | 预测药物的影响并观察患者的反应。 |

607

步骤	要点说明
3. 对接受肠内药物的任何禁忌证进行评估，包括肠道炎症、蠕动减少、近期胃肠道手术及不能关闭的胃肠减压。	消化道功能的改变会干扰药物的吸收、分布和排泄。胃肠减压会影响药物的吸收，因为它可能在胃肠道被吸收之前被吸出。
4. 评估患者的既往治疗史、用药史、饮食史和过敏史。列出用药记录每一页的药物过敏情况，并在患者的病历上突出显示。当患者有过敏史时，应佩戴过敏腕带。如果发现禁忌证，停止用药并告知医师。信息反映了患者对药物的需求和潜在反应。	信息还表明潜在的食物和药物的相互作用。有些药物可能需要在服药前1小时或服药后2小时停止进食（Burchum 和 Rosenthal，2016）。过敏信息的沟通对于安全有效的护理至关重要。
5. 术后患者复查术后肠内管护理医嘱类型。	操作和冲洗或灌注药物可能是禁忌。
6. 收集并检查可能影响药物使用的体格检查数据（如肠鸣音、腹胀）和实验室数据（如肝肾功能）。	体格检查结果或实验室数据可能显示药物管理不当。
7. 检查药房是否有液体制剂用于患者的药物。处方者可能需要改变剂型。	最好选择液体制剂药物。医院机构药房尽量提供与肠内营养配方相容的液体制剂（Klang et al.，2013；Zhu 和 Zhou，2013）。
8. 在进行肠内药物治疗前，确认胃管放置（见技能32.2），并确定胃管是否正确放置于胃或小肠。	降低误吸的风险。确保药物吸收地方不被胃管绕过。例如，一些药物（如抗酸剂）在胃内被吸收。如果患者的胃管放置在肠内，这些药物不会被吸收，因为管道绕过胃部（McIntyre 和 Monk，2014）。

护理诊断

● 喂养自理能力不足	● 吞咽障碍	● 有误吸的危险
根据患者的状况或需求，个体化处理其相关因素/危险因素。		

护理计划

1. 完成下列步骤后所能达到的预期结果： ● 患者在药物治疗期内体验到所需的药物疗效。 ● 给药后患者的胃管仍然保留。 ● 患者在服药期间或服药后不能吸痰。	药物已经发挥其治疗作用。 保留肠内营养管管指示药物通过胃，确保适当的吸收。 　如果管道阻塞，则不可能使用其他药物和营养剂。 保证药物管理中患者的安全。
2. 准备相关用物和 MAR。	提高时间管理和效率。

护理措施

1. 执行手卫生。准备滴入胃管中的药物（见技能21.1）。检查 MAR 的药物标签两次。 用50～100 mL 的温水填充刻度容器。免疫缺陷或危重患者使用无菌水（Allen，2015；Malone，2014）。	这是对准确性的第一次和第二次检查。准备过程确保正确的患者接受正确的药物。温水可防止使用冷水导致的腹部绞痛。

步骤	要点说明
临床决策点：尽可能使用液体药物而不是粉碎的药片。如果必须压碎片剂，应在给药前后冲洗管道以防止药物黏附在管道内部。另外，确保浓缩药物被彻底稀释。切勿将粉碎的药物直接添加至胃管中（Guenther 和 Boullatta，2013）。	
a. 片剂：使用药丸粉碎装置或两个药杯将每片药物压碎成细粉（见技能 21.1）。将每片药物分别溶于 30mL 温水中。	药片尽可能地粉碎以减少堵塞胃管的概率。
b. 胶囊：确保胶囊（颗粒或明胶）的外包装有详细的信息或咨询药剂师。戴无菌手套打开胶囊，用无菌针头注入 30mL 温水（或药物公司指定的溶液）。 凝胶帽可溶于温水中，但这可能需要 15 ～ 20 分钟。	确保胶囊内容物处于溶液中以防止管道堵塞。
c. 根据技能 21.1 准备液体药物。	
2. 在规定的时间内（见机构政策）对患者进行药物治疗，包括即刻剂量、首次剂量、负荷剂量和一次性剂量。有严格预定给药时间要求的药物（例如抗生素、抗凝血剂、胰岛素、抗惊厥剂、免疫抑制剂）要在规定的给药时间的前后 30 分钟内给予。没有严格预定给药时间要求的药物应在预定给药时间的 1 ～ 2 小时内给予（CMS，2011；ISMP，2011）。遵循药物管理的六对制度。执行手卫生。	医院必须采用药物管理的政策和程序，以确定药物管理的时间，包括处方药物的性质、具体的临床应用和患者的需求（CMS，2011；ISMP，2011）。有严格预定给药时间要求的药物是指那些给药时间如果超过预定给药时间 30 分钟，就会造成伤害或者导致后续治疗效果和药理学效果不佳的药物。没有严格预定给药时间要求的药物是指那些给药时间如果超过预定给药时间的 1 ～ 2 小时，也不会造成伤害或者不会导致后续治疗效果和药理学效果不佳的药物（CMS，2011；ISMP，2011）。
3. 根据机构政策，使用至少两种方式核对患者身份信息（例如，姓名和出生日期，或者姓名和病案号）。核对患者的用药记录或医疗记录的信息。	确认患者身份。符合联合委员会标准并保证患者安全（TJC，2016）。
4. 在患者的床边，再次将用药记录单和电脑打印的药物标签上的患者姓名、药物名称进行比对。询问患者是否有过敏史。	这是第三次核对，并确保患者接受正确的药物治疗。确认患者的过敏史。
5. 向患者解释用药过程并讨论每种药物的用途、作用和用药后可能的不良反应。允许患者询问有关药物的任何问题。	患者可以成为护理的参与者，这有助于缓解焦虑。患者享有知情权，对每一种药物的理解，可以提高用药时的依从性。耐心地对患者进行用药宣教。
6. 协助患者坐下。将床头抬高至 30° ～ 45°（除非有禁忌）或让患者坐在椅子上（Malone，2014）。	降低吸入的风险，保持头部高于胃部。
7. 如果连续输注肠内输液，则调整输液泵设置以保持管饲。	在检查或用药时，不应使用喂食溶液。喂食溶液的存在可能会阻碍药物吸收（Klang et al.，2013）。
8. 戴干净的手套。通过观察胃内容物并检查吸出物的 pH 来检查胃管的放置（见技能 32.2）。胃 pH 低于 5.0 是表明胃管正确放置在胃里的一个很好的指标（Clifford et al.，2015）。	确保管道放置正确可降低将液体引入呼吸道的风险。

步骤	要点说明
9. 检查胃残余量（GRV）。取 60 mL 的注射器，吸入 10 ～ 30 mL 的空气，并将注射器连接至胃管。用空气冲洗管道，缓慢抽吸胃内容物（见插图）。用注射器或刻度容器确定 GRV。将抽吸出的胃内容物灌注回胃内，除非单个 GRV 超过 250 mL（见机构政策）。当 GRV 过多时，应暂不给药，并联系医师。	如有大量残留物，表明胃排空延迟，这可能增加患者的误吸风险（Malone，2014）。
10. 灌洗管道： a. 捏紧或钳夹肠内营养管，并移除注射器。用注射器吸取 30 mL 水。将注射器的尖端重新插入管中，松开夹子并冲洗管道。再次夹紧肠内营养管并移除注射器。 b. 使用合适的肠内连接器（见图 21.1），连接肠内营养管。	捏紧或夹管可防止胃内容物泄漏或溢出。冲洗管道确保通畅。 连接管的标准化改善了患者的安全性。 管道标准旨在减少导致患者损伤的管道错误连接（TJC，2014）。
临床决策点：确认连接器符合 ISO 管接头标准（TJC，2014）。不要将肠内营养管连接至标准的鲁尔注射器或无针设备（Guenther，2015；TJC，2014）。	
11. 取下注射器的球管或活塞，并将注射器重新插入胃管顶端。	去除球茎或柱塞，方便使用注射器给药。
12. 将第一剂液体或溶解药物注入注射器（见插图）。允许通过重力流动。	
临床决策点：有时需要将口服药物转移至用于肠内给药的药杯中。如果药物不能自由流动，可提高注射器以增加流速，或让患者改变体位，因为胃管的末端可能会抵住胃黏膜。如果这些措施不能改善鼻饲液体的流量，轻轻推动注射器活塞可能会促进液体流动。	

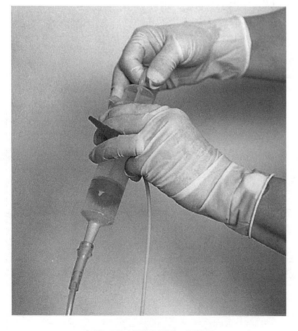

步骤 10　吸取胃内残留量

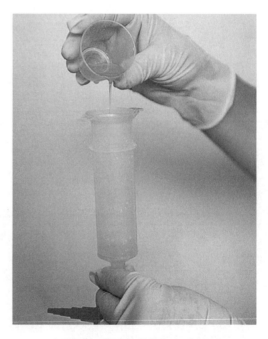

步骤 12　将液体药物倒入注射器

步骤	要点说明
a. 如果只给予一种药物，给药后使用 30～60 mL 水冲洗管道。	保持肠内营养管的通畅性，并确保药物通过管道到达胃部（Klang et al., 2013）。
b. 如果给予一种以上的药物，且分别给药，在给药间隔须使用 15～30 mL 水冲洗管道。	如果药物溢出，可以准确识别剂量。此外，一些药物可能不相容，分别给药和冲洗管道可降低药物不相容的风险（Zhu 和 Zhou, 2013）。
c. 最后一种药物使用 30～60 mL 的水冲洗管道。	保持肠内营养管道通畅并确保药物通过胃（Blumenstein et al., 2014）。
13. 如果没有给药管道和管端盖，则夹住胃管的近端。	在给予不同药物之间防止空气进入胃。
14. 当通过输液泵连续管饲时，请遵循药物管理制度。如果药物与喂养溶液不相容，暂停喂食 30～60 分钟（Klang et al., 2013）。	允许充分吸收药物并避免药物和肠内营养之间潜在的药物-食物相互作用（Zhu 和 Zhou, 2013）。
15. 协助患者采取舒适体位，并保持床头抬高 1 小时（见机构政策）。	降低误吸的风险。
16. 处理污染用品，用自来水清洗刻度容器和注射器，脱下手套并处理，执行手卫生。	减少微生物传播。

护理评价

1. 观察患者的呼吸迹象，如窒息、气过水声、肠鸣音、呼吸音和呼吸困难。	如果发生误吸，立即采取急救措施。
2. 在 30 分钟内返回病床，评估患者对药物的反应。	监测患者的反应，评估药物的疗效，并观察有无副作用或过敏反应。
3. **使用反馈式教学**："我想确保我解释清楚为什么你的父亲必须通过他的胃管服药。告诉他为什么通过胃管接受药物治疗。"如果患者或居家照护者不能正确反馈，立即调整或重新制订指导计划，以保证其正确掌握。	确定患者和居家照护者对指导内容的理解水平。

非预期结果	相关措施
1. 患者表现出误吸症状，包括呼吸窘迫、生命体征改变或血氧饱和度改变。	● 禁止通过胃管给予所有药物/液体。 ● 抬高床头。 ● 当另一名工作人员通知医师时，评估生命体征和呼吸音。
2. 由于肠内营养管阻塞，患者不接受药物治疗。	● 对于新插入的软管，请通知医师并通过 X 线片确认位置。 ● 须采取干预措施，疏通管道以确保药物输送（注释 21.3）。
3. 患者表现出不良反应（副作用、毒性作用、过敏反应）。	● 停止给药。 ● 当患者出现不良反应时，一定要通知医护人员和药房。 ● 荨麻疹、皮疹、瘙痒、鼻炎和喘息等症状表明有过敏反应。 ● 在医疗记录中记录患者过敏情况。

注释 21.3 疏通堵塞的胃管

- 为防止堵管,在每次服用药物前后,使用15～30 mL 温水冲洗管道,给药结束时使用30～60 mL 温水冲洗管道,同时于检查胃残留量之前和之后,以及每隔4～12小时用30～60 mL 温水冲洗管道(见机构政策)。
- 用大口径注射器和温水轻轻冲洗胃管。小口径注射器,可能会因施加太大的压力使管道破裂,应避免使用。
- 如果用水冲洗无效,可根据医嘱使用胰脂肪酶片,并按照制造商的冲洗指南进行操作。另外,还可以使用去污剂(见机构政策)。
- 如果药物紧急,可能需要拔出导管,并插入新导管。

记录与报告

- 在电子健康档案或纸质病历的护理记录中,或在护理流程单上记录用于检查肠内营养管、GRV 和胃液 pH 的方法。
- 护士给药后立即在用药记录单上记录药物的名称、给药剂量、给药途径和给药时间,并签名。
- 在护理流程单上,或者电子健康档案和纸质病历的护理记录中,记录患者对药物的反应、患者的健康教育,以及患者对护理程序的理解水平。
- 以适当的摄入和输出形式记录用于给药的总用水毫升量。
- 向护士和医师报告不良反应、患者反应和(或)停止用药。

注意事项

健康教育

- 指导患者或居家照护者如何储存药物和管饲补充剂(见第32章)。
- 指导居家照护者如何准备药物,包括在适当的情况下将其粉碎。
- 指导患者或居家照护者如何验证管道的正确放置。
- 指导居家照护者在服药前后持续冲洗管道的重要性。

儿科患者

- 药物滴注或灌洗肠内营养管的量应小到足以清洁导管(Hocken-berry 和 Wilson,2015)。

技能 21.3 皮肤局部给药管理

药物的局部给药包括将药物局部应用于皮肤、黏膜或组织。外用药物如乳液、贴剂、粉剂和软膏主要产生局部效应;但是如果通过皮肤吸收,它们可以产生全身性效应。如果皮肤薄、药物浓度高、与皮肤接触时间延长或将药物施用于不完整的皮肤,则更容易发生全身性效应。此外,皮肤水分和环境湿度可影响经皮肤吸收的药物。皮肤水合作用的增加有利于药物吸收(Lawton,2013)。使用手套和涂药器涂抹局部药物。皮肤结痂和坏死组织会带有微生物,会阻断药物与相应的组织接触。

切勿将新药直接应用于先前应用的药物,因为它会降低患者的治疗效果。在使用新剂量的局部用药之前,彻底清洁皮肤或伤口。无论是软膏、乳液、粉剂还是贴剂,以特定的方式应用以确保适当的渗透和吸收(Lawton,2013)。

授权与合作

绝大多数局部用药(包括皮肤贴剂)的损伤不能委托给护理辅助人员。然而,在某些机构(如长期护理机构),为保护敏感的皮肤或会阴护理期间为保护会阴应用的某些药物(如皮肤保护剂)可以授权给护理辅助人员。了解机构政策。护士指导护理辅助人员完成以下工作:

- 立即向护士报告任何皮肤刺激、灼伤、起泡或增加瘙痒。
- 没有指导的情况下,不要在局部用药上涂敷任何敷料。

用物准备

- 清洁手套(适用于完整的皮肤)或无菌手套(对于不完整的皮肤)

- 棉签
- 待使用的药物（药粉、护肤霜、乳液、药膏、喷雾、贴片）
- 温水、浴巾、毛巾、肥皂

- 无菌敷料、胶带
- 记号笔（可选）
- 用药记录（电子版或打印版）
- 塑料包装，透明敷料（如有订购）（可选）

步骤	要点说明

护理评估

步骤	要点说明
1. 检查医师提供的每个药物医嘱和处方的准确性和完整性。检查患者姓名和药物名称、剂量、给药途径和时间。在给药前向医师核对不完整或不清楚的医嘱。	医嘱是最可靠的来源，并且是患者接受的药物治疗的唯一合法记录。确保患者接受正确的药物治疗（Sulosaari et al.，2011）。手写的用药记录是用药错误的来源（Alassaad et al.，2013）。
2. 检查与药物有关的相关信息，包括行为、目的、常规剂量和途径、副作用、起效时间和峰值时间，以及对护理的影响。	评估药物的治疗效果并观察患者的反应。
3. 评估应用药物的皮肤或粘膜的状况（见第6章）。如果有开放性伤口，应执行手卫生并使用干净的手套。清创时要保证清除局部的药物、血液、体液、分泌物或排泄物。评估皮肤刺激症状，如瘙痒或灼痛。完成后取下手套，执行手卫生。	彻底清洁部位，有助于正确地对皮肤表面进行评估。评估所提供的基线，以确定治疗后皮肤状况的变化。应用某些局部药物可以减轻或加重这些症状。清除残留药物，从而减少潜在的不良药物反应或皮肤刺激（Cohen，2013）。
4. 评估患者的既往治疗史和用药史和过敏史（包括乳胶和局部用药）。询问患者是否对涂抹在皮肤上的乳霜或乳液有反应。列出MAR每一页的药物过敏情况，并根据机构政策在患者的病历突出显示。当患者有过敏史时，应佩戴过敏腕带。	信息反映了患者所需药物的基本需求和对药物的潜在反应。过敏性接触性皮炎比较常见，可能会使皮肤病（皮肤）状况恶化。另外，一些患者可能对局部药物中的防腐剂或香料过敏。乳胶过敏需要使用非乳胶手套。过敏信息的沟通对于安全有效的护理至关重要。
5. 通过评估皮肤部位、审查医嘱、阅读药物说明书来确定施用所需的局部用药的剂量（通常薄而均匀地涂一层就够了）。	过量的局部药物会刺激皮肤，抑制药物的有效性，或引起不良的全身反应，如白细胞减少。
6. 评估患者对药物的作用和目的的认知程度、使用频率，以及依从性。	掌握患者对治疗的理解程度，判断其是否需要指导。
7. 通过评估患者和居家照护者手部的协从能力，以判断其应用药物的能力。	患者居家护理时必须掌握。

护理诊断

• 有关药物和药物应用的知识不足	• 皮肤完整性受损	• 为加强自我健康管理做好准备
• 身体移动能力受损	• 疼痛（急性或慢性）	• 感染
根据患者的状况或需求，个体化处理其相关因素/危险因素。		

步骤	要点说明

护理计划

1. 完成下列步骤后所能达到的预期结果:	
● 患者能够识别药物并描述药物的作用、目的、剂量、副作用和药物服用计划。	演示学习。
● 患者能够独立地在规定时间应用药物。	展示学习和依从性。
● 经药物治疗后,创口没有炎症和引流液。	由于药物的治疗作用,现有的病灶会愈合和(或)消失。
2. 准备适当的用物和MAR。	确保时间管理和效率。

护理措施

1. 执行手卫生。准备应用药物。检查药物标签MAR两次(见技能21.1)。准备药物至患者的病房。检查药物的有效期。	减少微生物传播。这是第一次和第二次核对。流程确保正确的患者接受正确的药物。
2. 在规定的时间内(见机构政策)对患者进行药物治疗,包括即刻剂量、首次剂量、负荷剂量和一次性剂量。有严格预定给药时间要求的药物(例如抗生素、抗凝血剂、胰岛素、抗惊厥药、免疫抑制剂)要在规定的给药时间的前后30分钟内给予。没有严格预定给药时间要求的药物应在预定给药时间的1~2小时内给予(CMS,2011;ISMP,2011)。遵循药物管理的六对制度。执行手卫生。	医院必须采用药物管理的政策和程序,以确定药物管理的时间,包括处方药物的性质、具体的临床应用和患者的需求(CMS,2011;ISMP,2011)。有严格预定给药时间要求的药物是指那些给药时间如果超过预定给药时间30分钟,就会造成伤害或者导致后续治疗效果和药理学效果不佳的药物。没有严格预定给药时间要求的药物是指那些给药时间如果超过预定给药时间的1~2小时,也不会造成伤害或者不会导致后续治疗效果和药理学效果不佳的药物(CMS,2011;ISMP,2011)。
3. 帮助患者采取舒适的体位。在床边安排用品。	方便局部用药。
4. 根据机构政策,使用至少两种方式核对患者身份信息(例如,姓名和生日,或者姓名和病案号)。核对患者的用药记录或医疗记录的信息。	确认患者身份。符合联合委员会标准并保证患者安全(TJC,2016)。
5. 在患者的床边,再次将用药记录单和电脑打印的药物标签上的患者姓名、药物名称进行比对。询问患者是否有过敏史。	这是第三次检查确保准确性,确保患者接受正确的药物治疗。确认患者的过敏史。
6. 向患者解释程序并讨论每种药物的用途、作用和可能的不良反应。允许患者询问有关药物的任何问题。	帮助患者成为护理的参与者,最大限度地减少其焦虑。患者对每种药物的理解可以提高药物治疗的依从性,因此应耐心地进行药物健康教育。
7. 如果皮肤破损,应使用无菌手套。	减少微生物传播。
8. 应用局部用乳膏、软膏和油性乳液: a. 暴露患处,同时防护好未受伤的部位。 b. 如果没有及早进行药物治疗(见评估,第3步),先进行清创,并保持患处干燥。 c. 如果皮肤过于干燥和脱皮,应在皮肤潮湿的同时涂抹局部用药。	为应用程序提供可视化,并保护隐私。 去除微生物(Cohen,2013)。 增加皮肤的湿度可促进局部药物的吸收(Lawton,2013)。

步骤	要点说明
d. 清洗后,脱下手套,执行手卫生,并使用新的无菌手套。	使用无菌手套可防止感染性皮肤损害。更换手套可防止感染或传染性病变的交叉污染。手套还可以保护免受药物的局部吸收和药物影响(Lawton, 2013)。
e. 将药物置于掌心,双手揉搓软化药物。	药物软化后更易涂抹。
f. 告诉患者最初皮肤可能会感到凉意。药物软化后,在皮肤表面,沿着毛发生长方向均匀涂抹。不要用力揉搓皮肤。涂抹厚度按照说明书指示。	保证药物的均匀涂抹和剂量充足。 防止刺激毛囊。
g. 向患者解释涂抹后皮肤可能会感到油腻。	软膏通常含有油脂。
9. 应用抗心绞痛(硝酸甘油)软膏: a. 去除之前的药物并将其丢弃在医疗性废物处置袋中。	在同一部位使用多种药物可能发生药物过量。妥善处置药物性医疗废物以免受意外职业暴露。
b. 在新的申请文件上写上日期、时间和姓名缩写。	标签提供参考,以防止遗漏的剂量。
c. 抗心绞痛(硝化甘油)软膏通常以厘米为单位,厂家会提供单位剂量的包装纸,即标记有 1.25 cm 的纸片。将所需数量的软膏涂在小纸片上(见插图)。	确保正确的药物剂量。
临床决策点:可用单位剂量包装纸。注意:一个包装纸卡 2.5 cm。	
d. 重新选择应用部位:在胸部、背部、腹部或大腿前部应用硝酸甘油(Burchum 和 Rosenthal, 2016)。请勿涂抹在非完整的皮肤、毛发表面或瘢痕组织上。	重新选择应用部位以减少皮肤刺激。在非完整皮肤上的应用可能会增加药物的吸收。应用于毛发表面或瘢痕组织可减少吸收(Burchum 和 Rosenthal, 2016)。
e. 握住纸片的边缘或背面,并将软膏和包装纸直接放在皮肤上(见插图)。不要揉搓或按摩软膏使其进入皮肤。	护士的手避免直接接触药物。药物的作用是在几个小时内慢慢吸收;按摩会增加吸收速度。
f. 用透明敷料或胶带条将软膏和纸片固定。只有在药房指导下才使用敷料或保鲜膜(Lawton, 2013)。	可防止衣服弄上药物。使用敷料或保鲜膜覆盖外用药物会增加热量和皮肤湿度,以及吸收药物的速度(Cohen, 2013;Lawton, 2013)。
10. 使用透皮贴剂(例如镇痛剂、尼古丁、硝酸甘油、雌激素): a. 如果存在旧贴剂,应将其移除并清洁皮肤。一定要检查皮褶之间的贴剂。	未能去除旧贴剂可能会导致药物过量。许多贴剂很小或呈肉色,可能隐藏在皮褶之间。清洁可去除先前贴剂的残留药物。
b. 处理旧贴片时应将有粘性的一面对折。有时还要求在处置前剪开贴剂(见机构政策),并将其置于医疗性废物处置袋中。	防止意外接触药物。
c. 在使用新贴片之前,请先注明其日期和初始外观情况,并注意标记管理时间。使用软尖或毡尖笔。	标识可以确保剂量正确,以防止丢失或额外的剂量。避免使用圆珠笔,会损害贴片和改变药物的吸收。
d. 选择一个干净、完整、干燥且无毛发的新部位。有些贴片对放置位置有明确说明(例如,在阴囊上放置睾丸素贴片;在耳后放置东莨菪碱贴片;切勿将雌激素贴片涂抹在乳房组织或腰部)。请勿以任何方式在油性、灼伤、割伤或刺激的皮肤上使用贴剂。	确保完全吸收药物。不能将雌激素贴片放在乳房、生殖器或其他生殖器官上。全身吸收激素有可能增加患者乳腺癌、睾丸癌或卵巢癌的风险(Cohen, 2013)。
e. 通过拉下衬纸,小心地将贴片从其保护层上取下。抓住贴片的边缘,不要碰到黏合剂的边缘。	仅接触边缘可确保贴片粘附并且药物剂量没有改变。去除保护层可以让药物通过皮肤吸收。

步骤	要点说明
f.应用贴片。将手掌按压在贴片上 10 秒。保证边缘紧贴皮肤。如果有贴片，可确保药效。	适当地粘附能防止贴片脱落，贴片脱落可导致给药剂量和效果降低。
临床决策点：不要加热皮肤贴片，因为温度升高会导致吸收的速度增加，导致严重的副作用（Cohen，2013；Lawton，2013）。	
g.1 周内不要将新的贴片应用于同一部位。 h.指导患者，透皮贴剂不能切成两半；若改变剂量，需要新的剂量的处方。	重新选择用药部位以少药物和黏合剂对皮肤的刺激（Lawton，2013）。 将透皮贴剂切成一半会改变透皮系统的预期药物输送，导致药物水平不足或改变。
临床决策点：建议每日有 10～12 小时的"无贴片"间隔，因为如果每日 24 小时使用贴片（Burchum 和 Rosenthal，2016），耐药性会增加。每日早晨更换新的贴剂，放置 12～14 小时，晚上取下。	
i.指导患者在使用新贴片之前要取下旧贴片并清洁皮肤。使用贴片时，患者不应该使用其他形式的药物。例如，患者不应使用硝酸甘油软膏，除非有特别要求。	使用补充剂或其他药物制剂可能导致毒性或其他副作用。
11. 气雾剂应用（如局部麻醉喷雾剂）： a.用力摇晃容器。仔细阅读容器标签上的推荐使用距离，通常是 15～30 cm。 b.喷涂颈部或胸部时，要避开患者面部。 c.将药物均匀喷涂在相应部位。	充分混合以确保喷雾精细均匀。喷涂时距离要适当。 防止患者吸入喷雾。 确保相应的皮肤区域覆盖有药物。
12. 悬浮液的应用： a.用力摇晃容器。 b.用纱布蘸少量混合好的药物延毛发生长方向均匀涂抹。 c.向患者解释该部位会感觉凉爽和干燥。	在整个液体中混合粉末以形成充分混合的悬浮液。 应用方法：在悬浮液的水基干燥后，皮肤上会有一层粉末。注意防止刺激毛囊。 水蒸发后会留下一层薄薄的粉末。
13. 应用粉剂： a.确保皮肤表面彻底干燥。分开皮褶，如脚趾之间或腋下，并用毛巾擦干。 b.若应用面积接近面部，应避开式遮挡。 c.轻轻擦拭皮肤部位，使区域覆盖有精细的薄层粉末。	最大限度地减少粉末凝结。充分暴露皮肤表面。 防止吸入粉末。 薄层粉末具有轻微的润滑性能，这减少了摩擦并促进了干燥（Burchum 和 Rosenthal，2016）。

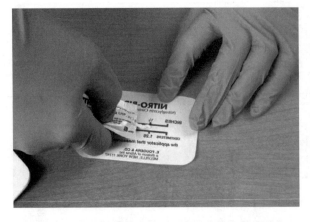

步骤 9c 软膏以厘米为单位分布在有标记的纸片上

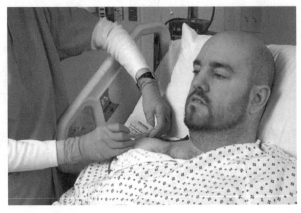

步骤 9e 护士在患者皮肤上涂抹药物

步骤	要点说明
14. 协助患者采取舒适体位。	保持患者舒适。
15. 丢弃医疗性废弃物，脱下手套并处理，执行手卫生。	保持患者的环境整洁，减少感染和残余药物传播给他人。

护理评价

1. 每项操作之间须检查患者的皮肤状况。	确定皮肤状况是否正在改善或皮肤是否完好无损。
2. 记录患者的服药剂量。	确认坚持指定治疗。
3. 观察患者或居家照护者局部药物的应用。	向其进行操作示范
4. 使用反馈式教学："我想确定我向你解释清楚了你应用的药物剂量的作用及可的松乳膏的副作用。用你自己的话告诉我这种药物是如何起作用的，你的正确剂量，以及任何副作用。"如果患者或居家照护者不能正确反馈，立即调整或重新制订指导计划，以保证其正确掌握。	确定患者和居家照护者对指导内容的理解水平。

技能 21.4 眼部给药管理

普通眼科药物分为滴眼液和软膏，包括人工泪液和血管收缩剂等非处方药物。然而，许多患者因为眼部疾病接受眼科处方药物的治疗，如青光眼、感染和白内障摘除术后。此外，还有第三类给药系统，即眼内片。用眼内片给药类似于隐形眼镜；但眼内片是放置在结膜囊中的，而不是放在角膜上，它将保持在原本的位置上直至 1 周。

眼睛是对药物治疗最敏感的器官。角膜有丰富的敏感神经纤维，因此药物不能直接滴注到角膜上。结膜囊较不敏感，是眼部给药最合适的部位。

任何接受局部眼科药物治疗的患者都应该学习正确的药物自我给药，特别是青光眼患者，甚至需要终身用药来控制他们的疾病。当患者因患有疾病而无法使用施药器（例如关节炎或神经系统疾病）或眼科手术后，以及当患者视力受损到很难正确装配所需用品和正确使用喷雾器时，可以请居家照护者使用眼科药物。

授权与合作

眼科药物的使用技能不能委托给护理辅助人员。护士指导护理辅助人员完成以下工作：

● 药物的具体潜在副作用并报告其发生情况。

● 眼科药物治疗后存在暂时烧伤或视力模糊的可能性。

用物准备

●适当的药物治疗（滴眼液、药膏管、药物眼内片）

●清洁手套

●用药记录（电子版或打印版）

●待使用药物（滴眼液较膏）

●棉球或纸巾

●用温水和毛巾清洗脸盆

●眼罩和胶带（可选）

步骤	要点说明

护理评估

步骤	要点说明
1. 检查医师提供的每个药物医嘱和处方的准确性和完整性。检查患者姓名和药物名称、剂量、给药途径（单眼或双眼）和时间。在给药前向医师核对不完整或不清楚的医嘱。	医嘱是最可靠的来源，并且是患者接受的药物治疗的唯一合法记录。确保患者接受正确的药物治疗（Sulosaari et al., 2011）。手写的用药记录是用药错误的来源（Alassaad et al., 2013）
2. 检查与药物有关的相关信息，包括行为、目的、常规剂量和途径、副作用、起效时间和峰值时间，以及对护理的影响。	预测药物的效果，并观察患者的反应。
3. 评估眼外结构的状态（见第6章）。应在药物灌注之前完成（如果有引流，请使用干净的手套）。	提供基线数据，以确定药物是否发生了局部反应，以及在用药前是否需要清洁眼睛。
4. 确定患者是否有任何眼部不适或视力损害的症状。	某些眼科药物可以减轻或加重这些症状。
5. 评估患者的既往治疗史、用药史、饮食史和过敏史。列出用药记录每一页的药物过敏情况，并在患者的病历上突出显示。当患者有过敏史时，应佩戴过敏腕带。	药物间会相互影响。解释药物作用和副作用。过敏反应的沟通对于安全有效的护理是必不可少的。
6. 评估患者的意识水平和依从性。	如果患者在手术过程中变得焦躁不安，那么发生意外眼损伤的风险就会更大。
7. 评估患者对药物治疗的知识和自我给药的需求。	判断是否需要进行健康教育。 激励影响教学方法
8. 评估患者自我给药的能力。	反映患者学习自我给药的能力。

护理诊断

● 缺乏药物和自我给药的相关知识	● 疼痛（急性或慢性）	● 有受伤的危险
● 活动无耐力	● 为加强自我健康管理做好准备	
根据患者的状况或需求，个体化处理其相关因素 / 危险因素。		

护理计划

1. 完成下列步骤后所能达到的预期结果：	
● 患者经历药物治疗的预期效果。	正确使用药物而不会对患者造成伤害。
● 患者否认不适。	正确使用药物而不会对患者造成伤害。
● 患者没有任何副作用，症状（如过敏）得到缓解。	药物被正确地分配和吸收。
● 患者能够正确地讨论药物和技术的信息。	演示学习。
● 患者自滴滴眼液。	演示学习。
2. 准备相关用物和 MAR。	提高时间管理和效率。

步骤	要点说明

护理措施

步骤	要点说明
1. 执行手卫生，并准备滴注药物。检查药物标签两次（见技能21.1）。准备工作通常包括从冰箱里取出滴眼液，并在给患者使用前将其复温到室温。检查容器上的有效期。	减少微生物传播。加热滴眼液可减少对眼睛刺激。第一次和第二次准确性检查。确保正确的患者接受正确的药物。
2. 在规定的时间内（见机构政策）对患者进行药物治疗，包括即刻剂量、首次剂量、负荷剂量和一次性剂量。有严格预定给药时间要求的药物（例如抗生素、抗凝血剂、胰岛素、抗惊厥药、免疫抑制剂）要在规定的给药时间的前后30分钟内给予。没有严格预定给药时间要求的药物应在预定给药时间的1～2小时内给予（CMS，2011；ISMP，2011）。遵循药物管理的六对制度。执行手卫生。	医院必须采用药物管理的政策和程序，以确定药物管理的时间，包括处方药物的性质、具体的临床应用和患者的需求（CMS，2011；ISMP，2011）。有严格预定给药时间要求的药物是指那些给药时间如果超过预定给药时间30分钟，就会造成伤害或者导致后续治疗效果和药理学效果不佳的药物。没有严格预定给药时间要求的药物是指那些给药时间如果超过预定给药时间的1～2小时，也不会造成伤害或者不会导致后续治疗效果和药理学效果不佳的药物（CMS，2011；ISMP，2011）。
3. 帮助患者采取舒适的坐姿。安排提供床边用品。	确保正确的操作程序。
4. 根据机构政策，使用至少两种方式核对患者身份信息（例如，姓名和生日，或者姓名和病案号）。核对患者的用药记录或医疗记录的信息。	确认患者身份。符合联合委员会标准并保证患者安全（TJC，2016）。
5. 在患者的床边，再次将用药记录单和电脑打印的药物标签上的患者姓名、药物名称进行比对。询问患者是否有过敏史。	第三次准确性检查，确保患者得到正确的药物。检查患者的过敏史。
6. 向患者解释步骤和每种药物的用途、作用，以及可能的副作用。允许患者询问有关药物的任何问题。患者可以在护士的监督下（见机构政策）自行滴注。告知患者接受滴眼液（散瞳药）后，可能暂时出现视力模糊和对光线敏感。	帮助患者成为护理的参与者，降低患者的焦虑。患者享有知情权，患者对每种药物的理解可提高其对药物治疗的依从性。
临床决策点：告知患者不应进行驾驶、操作机器或任何需要清晰视力的活动，直至视力和对光线的敏感度恢复正常。	
7. 滴注滴眼液： a. 使用干净的手套。要求患者仰卧，或者坐在椅子上，头部稍微过度伸展，抬头。	合适的体位更易于眼睛接受药物滴注，并最大限度地减少药物排入泪管。
临床决策点：不要使颈椎损伤患者的颈部过度伸展。	
b. 如果在眼睑边缘或内眦上有引流或结痂，轻轻冲洗。用温暖湿润的纱布或棉球把痂皮浸泡几分钟。擦拭顺序始终是从内眦到外眦（见插图）。脱下手套并执行手卫生。 c. 向患者解释可能会有暂时的灼烧感。	浸泡可方便地去除痂皮，而无须对眼睛施压。从内眦到外眦清洗，避免微生物进入泪管（Burchum和Rosenthal，2016）。 角膜高度敏感。
d. 滴眼液： （1）可选择：如有眼部分泌物，请戴清洁手套。用非惯用手将干净的棉球或纱布置于患者的颧骨，位置略低于下眼睑。 （2）将纱布或棉球置于下眼睑下方，用拇指或示指轻轻向下按压，使结膜囊显露出来。不要直接按压患者的眼球。	防止微生物传播。棉球或纱布擦拭流出眼睛的药物。 防止眼球受到压力和创伤，并防止手指接触眼睛。

619

步骤	要点说明
（3）请患者看向天花板。在患者额头上放一只占主导地位的手；在结膜囊上方1～2 cm按压旋药滴管。	起到将角膜向上移离结膜囊并减少眨眼反射的作用。防止吸管与眼睛意外接触，并降低受伤和微生物转移到滴管的风险（眼科药物无菌）。
（4）将规定数量的滴眼液滴入结膜囊（见插图）。	结膜囊通常可容纳1～2滴药物，甚至可以通过眼睛提供药物的分布。
（5）如果患者眨眼或闭上眼睛，导致滴眼液落在外眼睑边缘，请擦净后再次操作。	只有当滴入结膜囊时，药物才能取得疗效。
（6）当使用可能对全身产生影响的滴眼液时，用干净的纱布在患者的鼻泪管上轻轻按压30～60秒，每次一只眼睛（见插图）。避免直接按压患者的眼球。	防止药物溢出进入鼻咽通道。防止药物吸收进入体循环。（ASHP，2013b）。
（7）滴完滴眼液后，请患者轻轻闭上眼睛。	有助于药物分布。眯眼或挤压眼睑进行结膜囊的药物治疗（ASHP，2013b）。
e. 涂眼药膏： （1）选择：如有眼部引流，请使用清洁手套。将涂药器固定在下眼睑边缘，从内眦角到外眦均匀地沿着结膜上的下眼睑内缘涂抹薄薄的软膏（见插图）。	减少微生物传播。药物均匀分布在眼睛和眼睑边缘。
（2）如无禁忌证，可让患者闭上眼睛，用棉球轻轻画圆圈擦拭眼睑。避免直接对患者的眼球施加压力。	进一步促进药物均匀分布，避免伤害眼睛。
（3）如果多余的药物在眼睑上，轻轻地从内眦向外眦擦拭。	提高舒适度，防止眼睛受伤。
（4）如果患者需要眼罩，可以将其覆盖于受影响的眼睛上，并用胶带牢固，不要压迫眼睛。	清洁眼罩可降低感染风险。

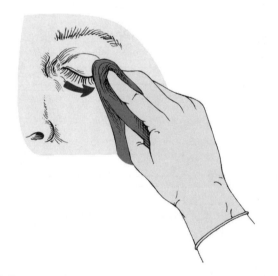

步骤 7b 从内眦到外眦清洁眼睛，然后再使用滴眼液或软膏

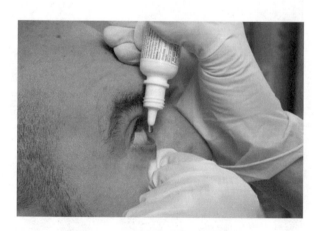

步骤 7d（4） 在下结膜囊上按住滴管

步骤	要点说明
f. 放置眼内片： （1）使用干净的手套。打开包含眼内片的包装。轻轻地将指尖按压在眼内片上，以便粘在手指上。可能需要用无菌生理盐水润湿戴手套的手指。将眼内片的凸面放在指尖上。	检查眼内片是否损坏或变形。
（2）嘱患者抬头，用另一只手轻轻地拉下患者的下眼睑。	准备接受含药眼内片的结膜囊做好准备，并避开敏感的角膜。
（3）将眼内片置于结膜囊，使其漂浮于虹膜与下眼睑之间的巩膜上（见插图）。	确保药物输送。
（4）把患者的下眼睑拉出来，把它放在眼内片上（见插图）。此时你不应该看到眼内片。如果可以看到眼内片，请重新放置。	确保准确的药物输送。
8. 在用药后，脱下手套并处理污染用物，执行手卫生。	减少微生物传播。
9. 取出眼内片： a. 执行手卫生，并使用干净的手套。用你的非惯用手轻轻向下拉下眼睑。 b. 使用惯用手的示指和拇指，捏住眼内片并将其从患者的眼睛里取出（见插图）。	暴露眼内片。

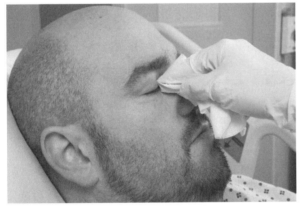

步骤 7d（6） 在使用滴眼液后，对鼻泪管施加轻微的压力

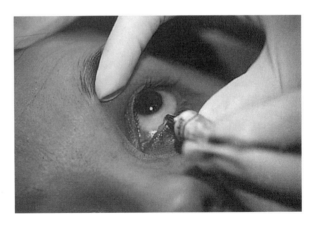

步骤 7e（1） 护士沿下眼睑内缘从内眦到外眦涂抹软膏

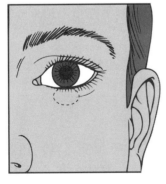

步骤 7f（3） 在虹膜和下眼睑之间的结膜囊内放置眼内片

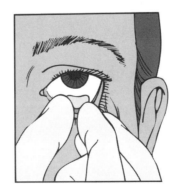

步骤 7f（4） 轻轻拉住患者的下眼睑

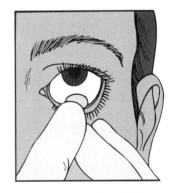

步骤 9b 小心地捏紧眼内片，从患者的眼睛里取出

步骤	要点说明

护理评价

1. 观察患者对药物的反应，评估视觉变化，询问症状是否缓解，并注意任何副作用或不适。	评估药物的效果。
2. 请患者描述药物的用途、作用、副作用和给药方法。	确定患者的理解水平。
3. **使用反馈式教学**："我想确保我教会了你如何放置眼内片。告诉我如何把它放入你的左眼。"如果患者或居家照护者不能正确反馈，立即调整或重新制订指导计划，以保证其正确掌握。	确定患者和居家照护者对指导内容的理解水平。

非预期结果	相关措施
1. 患者主诉灼伤、疼痛或具有局部副作用（如头痛、眼部充血、眼睛局部刺激）。药物浓度和患者的敏感性都会导致副作用。	● 滴眼液可能已经滴注至角膜上，或滴管触及眼睛表面。 ● 通知居家照护者可能需要调整药物类型和剂量。
2. 患者主诉有全身症状（如肾上腺素升高、血压升高、心率下降、血压降低）。	● 立即通知护士。 ● 保持耐心。评估生命体征。 ● 停止继续使用药物。
3. 患者不能解释药物信息或无法正确使用滴眼液。	● 对包括居家照护者在内的人员进行反复解释与演示。

记录与报告

● 护士给药后立即在 MAR 上记录药物的名称、浓度、剂量或强度、滴数、使用部位（左、右、双眼），以及实际给药时间。签名。

● 在在护理流程单上，或者电子健康档案和纸质病历的护理记录中，记录患者对药物的反应、患者的健康教育，以及患者对护理程序的理解水平。

● 记录与组织相关的客观数据（例如红肿、引流、刺激）、任何主观数据（例如疼痛、瘙痒、视力改变）和患者对药物的反应。在护理流程单、电子健康档案或纸质病历的护理记录中所记录的任何副作用都应引起重视。

● 报告不良反应/患者反应和（或）停用药物。根据药物的不同，必要时通知医师。

注意事项

健康教育

● 告知患者散瞳药（用于扩张瞳孔的药剂）将会暂时导致视力模糊。戴太阳镜可减少畏光。

如有必要，可安排专人开车接送患者回家或就诊。

● 接受麻痹眼睫状肌药物治疗的患者（如东莨菪碱、阿托品和环磷酰胺）不应在接受药物治疗后开车或试图进行任何需要敏锐视力的活动。

儿科患者

● 婴儿经常紧闭眼睛以避免滴眼液。将滴眼液放在眼睑与婴儿仰卧相交的鼻角。当婴儿睁开眼睛时，药物就会进入眼底。

● 如果眼药膏需每日给药一次，那么应在睡前给药，因为它会导致视力模糊（Hockenberry 和 Wilson，2015）。

老年患者

● 在老年人出院之前，评估患者是否具备执行滴眼液和软膏给药所有必要步骤的能力。

居家护理

因微生物传播的风险很高，当使用非处方滴眼液时，患者不应与其他人员共用药物。此外，指导患者仔细地按照药物说明给药。

技能 21.5　耳部给药管理

耳部用药的药物通常为液体并通过滴剂滴注。当使用耳部药物时，应注意采取一些安全预防措施。内耳结构对温度极其敏感，因而应在室温下给予药物耳滴。滴入过冷的液体会导致患者眩晕或恶心，并出现若干分钟的不适感。虽然外耳部分并不是无菌状态，但仍要使用无菌溶液给药以防止患者的鼓膜出现破裂。最安全的预防措施是避免任何液体进入耳内。给药时不应用滴管堵住耳道，因为这会在滴注期间对耳道造成一定压力，对鼓膜造成一定伤害。如果能做好这些预防措施，滴耳液是一种安全有效的治疗方法。

授权与合作

耳部给药不能委托给护理辅助人员执行。护士指导护理辅助人员完成以下工作：

- 观察并报告药物的潜在副作用。
- 耳部药物治疗后出现头晕或刺激的可能性。

用物准备

- 用药记录（电子版或打印版）
- 药瓶与点滴器
- 棉签、棉球
- 如有引流，请戴清洁手套

步骤	要点说明

护理评估

步骤	要点说明
1.检查医师提供的每个药物医嘱和处方的准确性和完整性。检查患者姓名和药物名称、剂量、给药途径和时间。在给药前向医师核对不完整或不清楚的医嘱。	医嘱是最可靠的来源，并且是患者接受的药物治疗的唯一合法记录。确保患者接受正确的药物治疗（Sulosaari et al., 2011）。手写的用药记录是用药错误的来源（Alassaad et al., 2013）。
2.检查与药物有关的相关信息，包括行为、目的、常规剂量和途径（单耳或双耳）、副作用、起效时间和峰值时间，以及对护理的影响。	为预测药物作用并观察患者的反应提供参考。
3.药物滴注前评估外耳结构的状况（如果有引流，请使用清洁手套）（见第6章）。	提供监测药物效果的基线数据，以确定药物是否发生局部反应，以及是否需要在用药前清洁耳朵。
4.确定患者是否有耳部不适或听力障碍的症状。	某些药物可以减轻或加重这些症状。外耳道的肿胀、引流或耵聍闭塞可损害听力并引起疼痛。
5.评估患者的既往治疗史、用药史、饮食史和过敏史。列出用药记录每一页的药物过敏情况，并在患者的病历上突出显示。当患者有过敏史时，应佩戴过敏腕带。	影响某些药物作用的因素。显示患者对药物治疗的需求。有关过敏信息的沟通对于安全有效的护理至关重要。
6.评估患者的意识水平和遵循指导的能力。	操作过程中如果患者变得不安、易激惹，提示有耳朵损伤的可能。
7.评估患者关于药物治疗的知识和自我给药的需求。	表明进行健康教育的必要性。采用激励的教学方法进行健康宣教。
8.评估患者自我给药的能力。	反映患者学习自我给药的能力。

步骤	要点说明

护理诊断

● 缺乏药物和自我给药的相关知识	● 活动无耐力	● 为加强自我健康管理做好准备
	● 疼痛（急性或慢性）	● 有受伤的危险
根据患者的状况或需求，个体化处理其相关因素 / 危险因素。		

护理计划

1.完成下列步骤后所能达到的预期结果：	
● 患者达到药物治疗后的预期效果。	正确使用药物且未对患者造成伤害。
● 患者未感到不适。	正确使用药物且未对患者造成伤害。
● 患者无副作用，并且症状（例如，头晕、耳朵刺激）得到缓解。	药物分布和吸收合理。
● 患者能够正确讨论药物和技术的相关信息。	演示所学习的知识内容。
● 患者演示自我耳部滴药。	演示所学习的知识内容。
2.准备相关用物和 MAR。	提高时间管理和效率。

护理措施

1.执行手卫生，并准备药物治疗。根据用药记录检查药物标签两次（见技能 21.1）。准备工作通常包括：在给患者使用之前将耳内药物从冰箱中取出并复温至室温。检查容器上的有效期。	手卫生可以减少微生物传播。耳部结构对极端温度非常敏感。寒冷可能导致眩晕和恶心。 通过第一次和第二次准确性检查，该流程确保正确的患者接受正确的药物。
2.在规定的时间内（见机构政策）对患者进行药物治疗，包括即刻剂量、首次剂量、负荷剂量和一次性剂量。有严格预定给药时间要求的药物（例如抗生素、抗凝血剂、胰岛素、抗惊厥药、免疫抑制剂）要在规定的给药时间的前后 30 分钟内给予。没有严格预定给药时间要求的药物应在预定给药时间的 1～2 小时内给予（CMS, 2011；ISMP, 2011）。遵循药物管理的六对制度。执行手卫生。	医院必须采用药物管理的政策和程序，以确定药物管理的时间，包括处方药的性质、具体的临床应用和患者的需求（CMS, 2011；ISMP, 2011）。有严格预定给药时间要求的药物是指那些给药时间如果超过预定给药时间 30 分钟，就会造成伤害或者导致后续治疗效果和药理学效果不佳的药物。没有严格预定给药时间要求的药物是指那些给药时间如果超过预定给药时间的 1～2 小时，也不会造成伤害或者不会导致后续治疗效果和药理学效果不佳的药物（CMS, 2011；ISMP, 2011）。
3.安排提供床边用品。	
4.根据机构政策，使用至少两种方式核对患者身份信息（例如，姓名和出生日期，或者姓名和病案号）。核对患者的用药记录或医疗记录的信息。	确诊患者身份。符合联合委员会标准并保证患者的安全（TJC, 2016）。
5.在患者的床边，再次将用药记录单和电脑打印的药物标签上的患者姓名、药物名称进行比对。询问患者是否有过敏史。	第三次准确性检查，确保患者用药正确。检查患者的过敏史。
6.向患者解释步骤和操作可能带来的体验感受。讨论每种药物的用途、作用和可能的副作用。允许患者询问有关药物的任何问题。患者可以在护士的监督下（见机构政策）自行滴注。	帮助患者成为护理的参与者，尽可能减少患者的焦虑。患者享有知情权，患者对每种药物的理解可提高其对药物治疗的依从性。开始对患者进行药物相关的宣教。

步骤	要点说明
7.（如无禁忌）患者取侧卧位，使耳朵向上，也可以坐在椅子上或者床边。用手固定患者头部。选择：如果耳道引流，请使用干净手套。	促进药物在耳内的分布。
8.将耳廓向上拉直耳道，然后拉至 10 点钟位置（成人或 3 岁以上儿童）（见插图）或向下并拉至 6 ～ 9 点钟位置（3 岁以下婴幼儿）。	拉直耳道可直接进入较深的耳部结构。幼儿和婴儿的解剖差异需要不同的定位方法（Hockenberry 和 Wilson，2015）。
9.如果耵聍或引流阻塞了耳道的最外部，使用棉签轻轻擦拭（见插图）。注意不要将耵聍误塞入耳道。	耵聍和引流液滋生微生物，影响药物在耳道内的分布，同时阻碍声音的传输。
10.在耳道上方 1 cm 处，注入规定的滴剂。	避免与外耳道直接接触，防止滴管污染，从而污染容器内的药物。
11.要求患者保持侧卧位几分钟。使用手指轻轻按摩或压迫耳廓（见插图）。	促进药物分布均匀。压力和按摩有利于药物向内移动。
12.必要时可轻轻地将棉球的一部分塞入耳道的最外部。请勿将棉球塞入耳道。	当患者端坐或站立时，可防止药物溢出。
13.15 分钟后取出棉球。滴剂吸收后帮助患者取舒适体位。	为药物的分布和吸收提供足够的时间。
14.脱下手套，并将污染的用物丢弃在正确的容器内，执行手卫生。	减少微生物传播。

护理评价

1.通过评估听力变化来观察药物的反应，询问患者症状是否得到缓解，并注意任何副作用或不适感。	评估药物效果。
2.要求患者描述药物的用途、作用、副作用和给药方法。	确定患者对宣教内容的理解水平。
3.**使用反馈式教学**："我想确保我清楚地教会了你如何使用滴耳液。让我们花费一些时间，告诉我如何将滴耳液滴入你的右耳。"如果患者或居家照护者不能正确反馈，立即调整或重新制订指导计划，以保证其正确掌握。	确定患者和居家照护者对指导内容的理解水平。

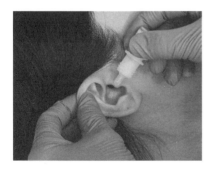

步骤 8　3 岁以上的成人和儿童向后上方拉动耳廓

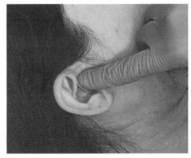

步骤 9　始终只清洁外耳道。不要将耳垢或分泌物推入耳朵

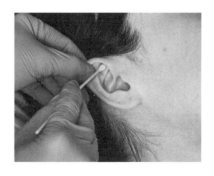

步骤 11　滴入耳廓后，护士轻柔按压耳廓

步骤	要点说明

非预期结果	相关措施
1. 耳道仍然有炎症、肿胀，触诊柔软，可见液体流出。	● 暂停给药一次。 ● 通知医师可能需要调整药物类型和剂量。
2. 患者的听力没有改善。	● 通知医师。 ● 可能受耵聍影响，需要进行耳道冲洗。

记录与报告

● 护士给药后立即在 MAR 上记录药物的名称、浓度、剂量或强度、滴数、使用部位（左、右、双耳），以及实际给药时间，请勿在给药之前记录。

● 在护理流程单上，或者电子健康档案和纸质病历的护理记录中，记录患者对药物的反应、患者的健康教育，以及患者对护理程序的理解水平。

● 记录与所涉及的组织有关的客观数据（如引流、触痛、刺激）、任何主观感受（如耳痛、耳鸣、听力变化），以及患者对药物的反应。在 EHR 或表单中注意记录患者出现的所有不良反应。

● 报告不良反应 / 患者反应和（或）停用药物。根据药物的不同，必要时通知医师。

儿科患者

将棉签轻轻插入耳道以防止药物溢出。为了防止棉球吸收药物，预先用几滴药液将其润湿（Hockenberry 和 Wilson，2015）。

技能 21.6 鼻腔给药管理

鼻窦有问题的患者可以通过喷雾剂、滴剂或鼻塞棉球接受药物治疗。鼻腔滴注最为常见的给药方式就是喷雾剂或滴剂，常用于缓解鼻窦充血和感冒症状。许多非处方鼻用制剂含有拟交感神经药（例如新辛弗林）。因为使用剂量相对较小，因此而这些药物在使用时相对安全。但是，如果摄入过量，药物可以通过鼻黏膜或胃肠道进入全身循环，导致一些患者的不安、紧张、震颤或失眠。由于回弹效应，长期使用减轻充血的鼻腔喷雾剂实际上可能会加重鼻塞。鼻腔喷雾剂对患者来说很容易自我给药。医务人员通过放置鼻腔填充物或棉球来治疗严重的鼻出血，这些填充物往往浸有肾上腺素，可以减缓出血。

授权与合作

鼻腔滴注给药的技能不能委托给护理辅助人员完成。护士指导护理辅助人员完成以下工作：

● 观察并报告药物的潜在副作用。

● 向护士报告任何带血的鼻腔引流物。

用物准备

● 用清洁的滴管或喷雾器准备药物

● 面纸

● 小枕头

● 毛巾

● 清洁的手套

● 用药记录（电子版或纸质版）

步骤	要点说明

护理评估

1. 检查医师提供的每个药物医嘱和处方的准确性和完整性。检查患者姓名和药物名称、剂量、给药途径和时间。在给药前向医师核对不完整或不清楚的医嘱。	医嘱是最可靠的来源，并且是患者接受的药物治疗的唯一合法记录。确保患者接受正确的药物治疗（Sulosaari et al., 2011）。手写的用药记录是用药错误的来源（Alassaad et al., 2013）。
2. 检查与药物有关的相关信息，包括行为、目的、常规剂量和途径、副作用、起效时间和峰值时间，以及对护理的影响。	可预测药物的作用并观察患者的反应。
3. 评估患者病史（如高血压、心脏病、糖尿病和甲状腺机能亢进症）、药物史和过敏史。在 MAR 的每一页上列出药物过敏情况，并在患者的医疗记录上按机构规定明确地显示。当患者有过敏史时，应提供过敏腕带。	这些情况应禁止使用减充血剂，因为其可刺激中枢神经系统。过敏信息的沟通对于安全有效的护理至关重要。
4. 执行手卫生。使用手电筒，检查患者鼻腔和鼻窦的状况（见第 6 章）。触诊鼻窦是否疼痛或有压痛。如果有引流液，请注意引流液的性质。	提供监测药物效果的基线数据。引流液的存在可干扰药物的吸收。鼻分泌物能够清楚地显示鼻窦问题，黄色或绿色分泌物表示有感染存在。
5. 评估患者有关鼻腔给药知识的掌握情况、滴注技能和学习自我给药的意愿。	需要提供药物使用的相关健康教育。学习动机会影响教育方式。

护理诊断

● 缺乏药物作用和用药目的的相关知识	● 为加强自我健康管理做好准备	● 有受伤的危险
● 疼痛（急性或慢性）		
根据患者的状况或需求，个体化处理其相关因素 / 危险因素。		

护理计划

1. 完成下列步骤后所能达到的预期结果： ● 患者可轻松经鼻呼吸。 ● 患者鼻窦干净、湿润、粉红，反复滴注后无引流（适用于抗感染药物）。 ● 患者能够解释用药目的，并正确地进行鼻腔给药。	鼻塞缓解。 黏膜炎症缓解。 反馈患者的学习效果。
2. 准备相关用物和 MAR。	提高时间管理和效率。

护理措施

1. 执行手卫生并准备好滴注药物。根据 MAR 检查药物标签两次（见技能 21.1）。准备通常包括将鼻腔滴剂或喷雾剂从存放处取出并送入患者的房间的过程。检查容器上的有效期。	两次核对，确保正确的患者接受正确的药物。

步骤	要点说明
2. 在规定的时间内（见机构政策）对患者进行药物治疗，包括即刻剂量、首次剂量、负荷剂量和一次性剂量。有严格预定给药时间要求的药物（例如抗生素、抗凝血剂、胰岛素、抗惊厥药、免疫抑制剂）要在规定的给药时间的前后 30 分钟内给予。没有严格预定给药时间要求的药物应在预定给药时间的 1～2 小时内给予（CMS, 2011；ISMP, 2011）。遵循药物管理的六对制度。执行手卫生。	医院必须采用药物管理的政策和程序，以确定药物管理的时间，包括处方药物的性质、具体的临床应用和患者的需求（CMS, 2011；ISMP, 2011）。有严格预定给药时间要求的药物是指那些给药时间如果超过预定给药时间 30 分钟，就会造成伤害或者导致后续治疗效果和药理学效果不佳的药物。没有严格预定给药时间要求的药物是指那些给药时间如果超过预定给药时间的 1～2 小时，也不会造成伤害或者不会导致后续治疗效果和药理学效果不佳的药物（CMS, 2011；ISMP, 2011）。
3. 根据机构政策，使用至少两种方式核对患者身份信息（例如，姓名和出生日期，或者姓名和病案号）。核对患者的用药记录或医疗记录的信息。	确认患者身份。符合联合委员会标准并保证患者安全（TJC, 2016）。
4. 在患者的床边，再次将用药记录单和电脑打印的药物标签上的患者姓名、药物名称进行比对。询问患者是否有过敏史。	第三次准确性检查，确保患者接受正确的药物治疗。检查患者的过敏史。
5. 向患者解释步骤和预期感受。解释每种药物的用途、作用和可能的副作用。允许患者询问有关药物的任何问题。患者可以在护士的监督下（见机构政策）自行滴注。告知接受鼻腔给药的患者，当药物渗入喉咙时，他们可能会感觉到黏膜的灼伤、刺痛或窒息感。	帮助患者成为护理的参与者，使其焦虑最小化。患者享有知情权，患者对每种药物的理解提高了对药物治疗的依从性。对患者进行药物教学。
6. 安排床边的用物和药品。使用干净的手套(如有引流)。	减少微生物传播；确保程序顺利有序。
7. 轻摇或晃动容器。在没有禁忌证（如颅内压增高或鼻出血的危险）的情况下，指导患者将鼻子轻轻擦洗干净或擤鼻涕。	确保药物的分布。允许药物达到鼻窦。
8. 使用滴鼻剂： a. 帮助患者采取仰卧位并正确固定头部（ASHP, 2013c）。 (1) 为了进入后咽部，将患者的头部向后倾斜。 (2) 进入筛窦或蝶窦时，将患者头向后倾斜至床缘，或在患者肩部放置小枕头，并向后倾斜（见插图）。 (3) 要进入额窦和上颌窦，患者应将头向后倾斜到床缘或枕头上，并将头部转向要治疗的一侧（见插图）。 b. 用非惯用手支撑患者头部。 c. 指导患者经口呼吸。 d. 将滴管置于鼻孔上方 1 cm 处，并在筛骨中线处滴入规定数量的滴剂。 e. 患者保持仰卧位 5 分钟。 f. 提供面巾纸以擦干鼻涕，但要提醒患者暂时不要擤鼻涕。	正确的体位提供了进入特定鼻腔的通道。体位可以帮助药液流入需治疗的鼻窦部。 防止颈部肌肉紧张。 经口呼吸可降低滴鼻剂进入气管和肺部的概率。 避免污染滴管。向筛骨滴注药物可促进药物在鼻黏膜上的分布。 防止药液经过鼻孔过早丢失。 使患者感到舒适，但要便于药物吸收。
9. 使用鼻腔喷雾剂： a. 帮助患者直立，头部稍微向前倾斜。 b. 指导或协助患者将鼻腔喷雾剂的尖端插入一侧鼻孔，并用鼻孔塞堵住另一侧鼻孔（见插图）。将喷嘴尖端朝向侧面并远离鼻子中心（ASHP, 2013d）。 c. 患者在吸气时将药物喷入鼻内。帮助他从鼻子上取出喷嘴，并指示他经口呼气。	适当的体位有利于药物喷雾到达鼻腔。 允许正确使用药物。 允许正确使用鼻腔用药，并促进药物在鼻腔内尽可能高的分布。

步骤	要点说明

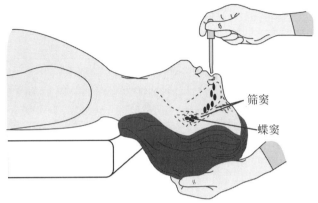

步骤 8a（2）将滴鼻剂滴入筛骨或蝶窦的位置

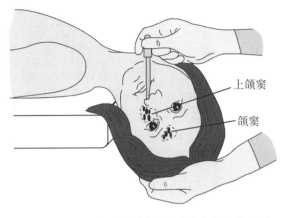

步骤 8a（3）将滴鼻剂滴入额窦和上颌窦的位置

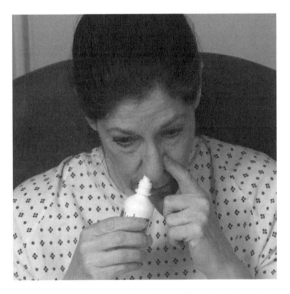

步骤 9b 在自行使用鼻腔喷雾剂前，堵塞其他鼻孔

d. 提供面巾纸以擦干鼻涕，但要提醒患者暂时不要擤鼻涕。	使患者感到舒适，但要便于药物吸收。
临床决策点：有些药物设计为每剂量一个喷雾剂。例如，降钙素、脱氨加压素和舒马曲坦。必须确保患者明白每剂使用的喷雾剂的正确数量，以防止过量使用。	
10. 药物被吸收后帮助患者采取舒适的体位。	恢复舒适。
11. 处理污染用品，脱下并处理手套。执行手卫生。	减少微生物传播。

护理评价

1. 观察给药后 15 ～ 30 分钟患者是否出现副作用。	通过黏膜吸收的药物可引起全身反应。
2. 询问患者是否能够在使用减充血剂后经鼻呼吸。可能需要患者一次闭塞一个鼻孔并进行深呼吸。	确定减充血剂的有效性。
3. 在滴注间隔时重新检查鼻腔状况。	黏膜状况可提示药物的作用效果。

步骤	要点说明
4. 请患者描述过度使用减充血剂的风险和给药方法。	反馈确保患者能够正确自我给药。
5. 让患者演示自我给药。	反馈学习效果
6. **使用反馈式教学:** "我想确定我解释了不要过度使用鼻腔喷雾剂的重要性。向我解释为什么不过度使用鼻腔喷雾剂很重要。"如果患者或居家照护者不能正确反馈,立即调整或重新制定指导计划,以保证其正确掌握。	确定患者和居家照护者对指导内容的理解水平。
非预期结果	相关措施
1. 患者无法通过鼻腔呼吸。黏膜肿胀、充血并未缓解,可能是反跳效应所致。	● 停止使用药物。 ● 通知医师,可能需要替代疗法。
2. 鼻黏膜保持充血状态,并有引流液从鼻孔流出。	● 考虑替代疗法。
3. 患者抱怨窦性头痛。鼻窦仍然充血。	● 考虑替代疗法。

记录与报告

● 护士给药后立即在 MAR 上记录药物的名称、浓度、剂量或强度、滴数、滴注药物的鼻孔,以及实际给药时间。

● 在护理流程单上,或者电子健康档案和纸质病历的护理记录中,记录患者对药物的反应、患者的健康教育,以及患者对护理程序的理解水平。

● 报告不良反应 / 患者反应和(或)停用药物。根据药物的不同,必要时通知医师。

注意事项

健康教育

● 每个居家照护者应该拥有不同的滴管或喷雾器。指导患者在每次使用后清洗或冲洗给药装置。

● 使用 OTC 鼻喷雾剂或滴鼻剂只能治疗一种疾病;瓶子很容易被细菌污染。

● 过度使用鼻喷雾剂和滴鼻液会导致鼻窦充血,引起鼻窦疼痛和头痛。

儿科患者

婴儿经鼻呼吸,鼻部给药可能导致鼻腔充血,进而抑制呼吸。如在喂养前 20～30 分钟,可以使用滴鼻剂(Hockenberry 和 Wilson, 2015)。

技能 21.7 定量吸入器(MDI)的使用

手持吸入器给药是通过气雾剂喷雾、雾滴或渗透到气道的粉末进行扩散,吸入器通常包括压力定量吸入器(pMDI)、呼吸驱动定量吸入器(BAI)、干粉吸入器(DPI),释放药物产生局部作用(如支气管扩张)。其中一些药物通过肺循环迅速吸收,并产生全身副作用(例如,沙丁胺醇可能导致心悸、震颤和心动过速)。吸入给药的患者常患哮喘和慢性呼吸道疾病。吸入给药可控制气道过度活动或支气管收缩。由于患者依靠这些药物进行疾病控制,教育患者正确使用吸入器和确保吸入药物的有效性至关重要(Lareau 和 Hodder, 2012)。

MDI 是一种小型的手持设备,它通过雾化喷雾剂或雾化剂将药物分散到气道中。通常通过 1～2 次喷气来实现给药。DPI 将吸入药物中的粉末制剂输送到呼吸道(见操作指南 21.1)。呼吸道较深的通道为药物吸收提供了一个较大的表面积,经肺泡—毛细血管网迅速吸收药物。

MDI 每按压一下就会释放出一次测量剂量的药物。激活气雾剂需要 5～10 磅(2.27～4.54 kg)的压力。因为手的力量会随着年龄的增长而减弱，这对一些老年患者来说是很困难的。由于 MDI 的使用需要在呼吸周期中进行协调，许多患者只在喉咙后部喷药，而无法获得全部剂量。必须按下吸入器，以便在患者吸入时排出药物。这可以确保药物到达下呼吸道。协调性差的患者可能需要使用垫片装置或 BAI 以正确用药。垫片装置能够减少药量在口咽黏膜中的沉积。一些垫片装置具有单向阀门，可以在吸入时启动，因此不需要良好的手部动作—呼吸协调（Burchum 和 Rosenthal，2016）。注释 21.4 总结了使用吸入器时发生的常见问题。

注释21.4 使用吸入器的常见问题

- 未按医嘱服药：吸入过多或过少。
- 不正确的激活：这通常表现为在呼吸前按压罐子。这些行动应该同时进行，这样药物就可以通过呼吸传到肺部。
- 忘记摇晃吸入器：药物处于悬浮状态，因此颗粒可能发生沉降。如果吸入器未经摇晃，可能无法提供正确的药物剂量。
- 未在喷气之间等待足够长的时间：需要延迟一段时间再喷第二剂，否则给药剂量可能会不正确，或者药物不能渗入肺部。
- 未清洁阀门：如不清洗，颗粒可能会堵塞吸嘴中的阀门。这是一个吸入器中无法喷气 200 次的常见原因。
- 未能观察到吸入器是否真的释放了喷雾：如果不是，应与药剂师核对。
- 未能识别何时罐子为空：当计量吸入器没有内置剂量计数器或剂量计数指令时，就会发生这种情况。

授权与合作

MDI 的给药技能不能委托给护理辅助人员。护士指导护理辅助人员完成以下工作：

- 药物的具体潜在副作用并报告其发生情况。
- 向护士报告呼吸困难（如阵发性或持续性咳嗽，可听到的喘息）。

用物准备

- 带药罐的吸入器装置（MDI 或 DPI）（图 21.2）
- 垫片装置如雾化室或便携式吸入装置（可选）
- 面纸（可选）
- 听诊器
- 用药记录（电子版或纸质版）
- 峰流量计（可选）

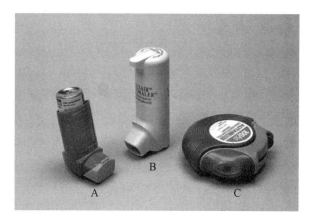

图 21.2 吸入器的类型 A. 定量吸入器 B. 呼吸驱动定量吸入器 C. 干粉吸入器

步骤	要点说明

护理评估

1. 检查医师提供的每个药物医嘱和处方的准确性和完整性。检查患者姓名和药物名称、剂量、给药途径和时间。在给药前向医师核对不完整或不清楚的医嘱。	医嘱是最可靠的来源，并且是患者接受的药物治疗的唯一合法记录。确保患者接受正确的药物治疗（Sulosaari et al.，2011）。手写的用药记录是用药错误的来源（Alassaad et al.，2013）。
2. 检查与药物有关的相关信息，包括行为、目的、常规剂量和途径、副作用、起效时间和峰值时间，以及对护理的影响。	预测药物的作用并观察患者的反应。

步骤	要点说明
3. 评估患者的既往治疗史、用药史、饮食史和过敏史。列出用药记录每一页的药物过敏情况，并在患者的病历上突出显示。当患者有过敏史时，应佩戴过敏腕带。	影响某些药物作用的因素。显示患者有药物治疗的需要。过敏信息的沟通对于安全有效的护理至关重要。
4. 评估呼吸模式和听诊呼吸音（见第6章）。同时评估运动耐受性；患者是否容易出现呼吸急促？	记录气道状态基线情况，以便比较治疗期间和治疗后状态。
5. 评估患者持有、操作和按压气罐和吸入器的能力。	任何手掌震颤或手部损伤都会干扰患者按压吸入器内药罐的能力。垫片装置通常是必要的。
6. 如果患者以前接受过自我给药指导，请让他演示如何使用该设备。	通常，对如何使用吸入器有充分了解的患者会忘记这个步骤。进一步教育和加强吸入器使用技术领域的评估。
7. 评估患者的准备情况和学习能力（例如询问有关药物的问题，是否警觉，参与自我护理，是否疲劳、疼痛或呼吸窘迫）。	一对一的患者评估为患者自我管理和更严格的吸入器使用做准备（Ari, 2015）。在某些情况下，心理或身体上的限制会影响患者的学习能力和指导方法。
8. 评估患者对疾病的认识和理解，以及处方药物的目的和作用。	疾病相关知识对患者了解吸入器的实际使用至关重要。

护理诊断

● 活动无耐力	● 气体交换不足	● 有受伤的危险
● 焦虑	● 无效呼吸	
● 缺乏 MDI 使用的相关知识	● 为加强自我健康管理做好准备	
根据患者的状况或需求，个体化处理其相关因素 / 危险因素。		

护理计划

1. 完成下列步骤后所能达到的预期结果： ● 患者正确地按计量自我给药。 ● 患者能阐述呼吸周期中吸入和喷药的适当时间，以及每次给药吸入的次数。 ● 患者呼吸模式改善，肺部呼吸音显示气道限制较小。	演示学习。 演示学习，确保正确用药。 证实了药物治疗能改善气体交换。
2. 准备相关用物和 MAR。	确保时间管理和效率。

护理措施

1. 执行手卫生并准备吸入药物。根据 MAR 检查药物标签两次（见技能 21.1）。准备工作通常包括将吸入装置从存放处取出并送入患者的房间。检查容器上的有效期。	第一次和第二次核对。该流程确保正确的患者接受正确的药物。

步骤	要点说明
2. 在规定的时间内（见机构政策）对患者进行药物治疗，包括即刻剂量、首次剂量、负荷剂量和一次性剂量。有严格预定给药时间要求的药物（例如抗生素、抗凝血剂、胰岛素、抗惊厥药、免疫抑制剂）要在规定的给药时间的前后 30 分钟内给予。没有严格预定给药时间要求的药物应在预定给药时间的 1～2 小时内给予（CMS，2011；ISMP，2011）。遵循药物管理的六对制度。执行手卫生。	医院必须采用药物管理的政策和程序，以确定药物管理的时间，包括处方药物的性质、具体的临床应用和患者的需求（CMS，2011；ISMP，2011）。有严格预定给药时间要求的药物是指那些给药时间如果超过预定给药时间 30 分钟，就会造成伤害或者导致后续治疗效果和药理学效果不佳的药物。没有严格预定给药时间要求的药物是指那些给药时间如果超过预定给药时间的 1～2 小时，也不会造成伤害或者不会导致后续治疗效果和药理学效果不佳的药物（CMS，2011；ISMP，2011）。
3. 根据机构政策，使用至少两种方式核对患者身份信息（例如，姓名和生日，或者姓名和病案号）。核对患者的用药记录或医疗记录的信息。	确认患者身份。符合联合委员会标准并保证患者安全（TJC，2016）。
4. 在患者的床边，再次将用药记录单和电脑打印的药物标签上的患者姓名、药物名称进行比对。询问患者是否有过敏史。	第三次核对，确保患者得到正确的药物。检查患者的过敏史。
5. 向患者解释步骤。如果患者希望自我给药，需要特别注意说明怎么做以及如何在家中设置。讨论每种药物的用途、作用和可能的副作用。允许患者询问有关药物的任何问题。解释什么是计量剂量以及如何给药。警告过度使用吸入器和副作用。	帮助患者成为护理的参与者，使患者焦虑减轻。患者享有知情权，患者对每种药物的理解能提高对药物治疗的依从性。
6. 给患者足够的时间来操作吸入器、气罐和垫片装置（如果提供的话）。解释并演示如何将气罐放入吸入器。	患者必须熟悉如何使用设备。

临床决策点：如果使用新的或已经几日未使用的 MDI，需在使用前将"测试喷雾剂"推至空气中，确保设备处于最佳状态。

步骤	要点说明
7. 解释并演示无垫片装置的 MDI 给药步骤： a. 将 MDI 罐插入支架后，从吸入器上取下吸嘴盖。 b. 摇晃吸入器 2～5 秒（摇动 4～6 次）。 c. 以惯用手持吸入器。 d. 让患者站立或端坐，并指示他以两种方式之一放置吸入器： （1）让患者将吸入器的吸嘴放在牙齿和舌头之间，对准喉咙后部，嘴唇紧闭。不要用牙齿或舌头阻塞吸嘴（见插图）。 （2）将吸嘴放置在张大的口腔前 2～4 cm（见插图），吸入器向咽喉后部张开。嘴唇不应接触吸入器。 e. 将吸嘴从口中拿开时，让患者深吸气，然后完全呼出。 f. 吸入器定位后，请患者用拇将其固定在吸嘴处，并转位用中指在顶部固定。可用三只或两只手指固定。 g. 指导患者轻微向后仰头，经口缓慢深吸气 3～5 秒，同时充分按压气罐。 h. 让患者屏住呼吸约 10 秒。 i. 呼气前从口中取出 MDI，然后通过鼻子或口腔慢慢呼气。	一对一指导和逐步给药演示，允许患者随时对给药步骤进行提问，增加患者对吸入器使用的依从性。 确保罐中的药物充分混合。 确保正确吸入药物。 将雾化喷雾剂导向气道。这是在没有间隔物的情况下给药的最佳方式。 清空肺容积并准备气道接受药物治疗。 手的位置确保 MDI 的正确激活和剂量分布（Burchum 和 Rosenthal，2016）。 在吸入过程中药物分布至气道。 允许微小的气溶胶喷雾到达更深的气管分支。 允许微小的气雾剂喷雾到达更深的气管分支。

633

步骤	要点说明
8. 解释并演示使用垫片装置进行 MDI 给药的步骤：	一对一指导并逐步演示给药，允许患者在给药的过程中随时提出问题，增加患者对吸入器使用的依从性 (Ari, 2015)。
a. 从垫片装置和 MDI 上取下吸嘴盖和吸嘴。	吸入器安装在垫片装置的末端。
b. 摇晃吸入器 2～5 秒（摇动 4～6 次）。	确保罐中的药物充分混合。
c. 将 MDI 插入垫片装置的末端。	垫片装置捕获从 MDI 释放的药物；然后患者从设备中吸入药物。这些装置提高了吸入药物的正确投药量。 (Barrons et al., 2011)。
d. 指导患者将带有垫片装置的吸嘴放置在嘴里并闭上嘴唇。请勿将嘴唇上的凸起部分插入吸嘴。避免用嘴唇覆盖小型呼出槽。	药物不应该通过口腔泄露。
e. 患者通过带有垫片装置的吸嘴正常呼吸（见插图）。	用药前，让患者放松。
f. 指导患者按压药物罐，向垫片装置喷一次喷雾。	该装置含有精细的喷雾，允许患者能够吸入更多的药物。垫片装置增加了药物在口咽黏膜上的传递和沉积 (Burchum 和 Rosenthal，2016)。
g. 患者缓慢而充分地呼吸（持续 5 秒）。	确保药物颗粒分布至更深的气道。
h. 指导患者屏住呼吸 10 秒。	确保药物充分扩散。

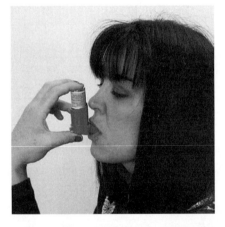

步骤 7d（1） 患者张开嘴，将吸入器吸嘴放入口中，开口朝向喉咙后部

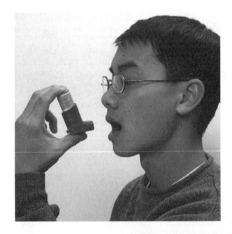

步骤 7d（2） 患者将吸入器吸嘴放置在离张开的嘴 2～4 cm 处。这被认为是在没有垫片装置的情况下给药的最佳方式

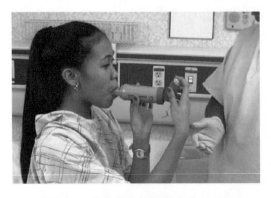

步骤 8e 使用带有垫片装置的 MDI

步骤	要点说明
9. 如果使用相同的药物，指导患者在吸入之间等待20～30秒；如果使用不同的药物，则吸入之间等待2～5分钟。	药物必须按顺序吸入。在服用类固醇之前，一定要使用支气管扩张剂，以便扩张器打开气道（Burchum和Rosenthal，2016）。
10. 指导患者按规定时间给药，不要重复吸入。	间歇用药以提供恒定的药物水平，并将副作用降到最低。β-肾上腺素能的MDI可以按需使用，也可以每隔4～6小时使用一次。
11. 提醒患者可能会因喉咙或舌头上的药物滴剂而感到咽喉疼痛。	这种情况发生在药物喷洒和吸入错误时。
12. 最后一次给药约2分钟后，指导患者用温水漱口。	类固醇可能改变口腔黏膜的正常菌群，导致真菌感染的发生。冲洗患者的口腔可以降低真菌感染的风险(Ari，2015)。
13. 清理MDI： a. 日常清洁时，指导患者移除药罐，用温水冲洗吸入器和盖子，并确保吸入器在使用前完全干燥。不要弄湿气罐的阀门结构。 b. 指导患者每周2次用温和的洗洁精清洗吸嘴，彻底冲洗，并在存放前完全晾干。	去除残留药物，并减少微生物的传播。 水会损坏罐的阀门结构。
14. 询问患者是否有任何问题。	澄清错误的概念和理解，并为进一步的患者教育提供机会（Ari，2015）。
15. 帮助患者达到舒适体位，并执行手卫生。	减少微生物传播，提高患者的舒适度。

护理评价

1. 听诊患者肺部，判断是否有异常呼吸声，如果需要，可以测量最大呼气流量。	判断患者对药物的反应。
2. 让患者解释并演示使用和清洁吸入器的步骤。	确认患者的学习掌握情况。
3. 让患者解释药物的给药时间和药物剂量。	提高坚持治疗的可能性。
4. 让患者描述药物的副作用。	帮助患者认识不良反应，当药物无效时需要寻求医疗支持。
5. **使用反馈式教学**："我想确定我向你解释清楚了如何使用吸入器。让我们花费一些时间，告诉我如何使用吸入器给药。"如果患者或居家照护者不能正确反馈，立即调整或重新制订指导计划，以保证其正确掌握。	确定患者和居家照护者对指导内容的理解水平。

非预期结果	相关措施
1. 患者呼吸浅快，有哮鸣呼吸音。	● 评估生命体征和呼吸状态。 ● 通知医师。 ● 重新评估药物类型和（或）分布方式。
2. 患者每4小时需要支气管扩张剂（可能提示呼吸系统问题）。	● 重新评估所需的药物类型和分布方式。 ● 通知医师。 ● 停止用药。
3. 患者会出现心律失常（轻微头晕、晕厥），特别是接受β-肾上腺素能治疗时。	● 评估心肺功能（见第6章）。 ● 通知卫生保健提供者重新评估药物类型和分布方式。

记录与报告

● 护士给药后立即在用药记录单上记录药物的名称、给药剂量、给药途径和给药时间，并签名。

● 在护理流程单上，或者电子健康档案和纸质病历的护理记录中，记录患者对药物的反应、患者的健康教育，以及患者对护理程序的理解水平。

● 报告不良反应/患者反应和（或）停用药物。根据药物的不同，必要时通知医师。

注意事项

健康教育

● 允许对给药步骤进行一对一监督练习。在没有重复指导的情况下，患者可能难以把握吸入时机，在激活药物罐时吸入药物（Ari，2015）。

● 指导患者监测 MDI 的吸入次数（注释21.5）。

● 指导患者使用小型的手持式峰值流量计监测吸入器的治疗反应（Barrons et al., 2011）。峰值流量计测量最大呼气流量（PEFR）即人最大呼气速度（注释21.6）。

注释 21.5　计量吸入器中的剂量计数

目前大多数计量吸入器（MDI）没有自动剂量计数器。患者需要密切注意他们的 MDI 中吸入物的使用次数，否则可能导致患者在急性呼吸系统疾病发作时使用空的吸入器。计量监测：

● 在日历上记录使用的第一日。

● 记录罐内吸入剂的吸入次数（例如，每 MDI 可以吸入 200 次）。

● 记录每日使用的吸入次数（例如，每日 3 次，每次吸入 2 次，等同于每日吸入 6 次）。

● 将罐中吸入物可使用的总次数除以每日所需的吸入次数以确定吸入器应持续的天数（例如，200 次吸入次数除以每日吸入 6 次等于每日 3 次给药，每次吸入 2 次，都约为 33 日）。

● 在日历上标记出吸入器空置的日期，并在此目标日期的前几日对吸入器进行再填充。

注释 21.6　如何使用峰值流量计

1. 将标记移至刻度底部，并将吸嘴连接至峰值流量计上。

2. 如果可以，让患者站立。

3. 让患者深呼吸，完全填满肺部。

4. 让患者将嘴唇紧紧地放在流量计的吸嘴上，然后尽可能快地吹一口气。

5. 请注意标记的最终位置，这是患者的峰值流速。

6. 让患者重复吹峰值流量计的步骤 2 次。记录三者的最高读数。

儿科患者

● 垫片装置对幼儿有益，因为吸入器的激活和吸入对他们而言相当困难（Hockenberry 和 Wilson，2015）。

● 指导孩子和家长在校期间使用吸入器的必要性。

老年患者

● 老年患者可能因为握持能力减弱或无法协调储药罐的驱动与吸入而无法按压储药罐。使用间隔装置可能有所帮助。

居家护理

● 提醒患者使用指定的吸入器，以在急性哮喘发作时立即使用。

操作指南 21.1　干粉吸入器（DPI）的使用

DPI 内含干粉类药物，当患者通过药罐吸入药物时，将产生气溶胶。与 MDI 相比，DPI 没有推进剂，需要较少的手动操作；而且该设备由呼吸激活，无需调节呼吸。与 MDI 相比，DPI 向肺提供了更多的药物（Burchum 和 Rosenthal，2016）。DPI 不需要间隔器。如果患者生活在潮湿的气候中，DPI 内的药物将聚集。有些患者吸入速度不够快，无法使用足够剂量的药物。

授权与合作

DPI 药物的使用技能不能委托给护理辅助人员。护士指导护理辅助人员完成以下工作：

● 向护士报告潜在药物副作用的发生。

● 向护士报告患者的阵发性咳嗽、喘息和呼吸困难等。

用物准备

● DPI（图 21.2C）
● 听诊器
● 用温水清洗洗手盆或水池
● 用药记录（电子版或纸质版）
● 面部清洁纸巾

操作步骤

1. 检查医师提供的每个药物医嘱和处方的准确性和完整性。检查患者姓名和药物名称、剂量、给药途径（鼻窦名称）和时间。在给药前向医师核对不完整或不清楚的医嘱。

2. 检查与药物有关的相关信息，包括行为、目的、常规剂量和途径、副作用、起效时间和峰值时间，以及对护理的影响。

3. 评估患者的既往治疗史、用药史、饮食史和过敏史。列出用药记录每一页的药物过敏情况，并在患者的病历上突出显示。当患者有过敏史时，应佩戴过敏腕带。

4. 评估呼吸模式和呼吸音（见第 6 章）。

5. 评估患者的药物知识和学习准备（例如，询问药物问题，要求进行 DPI 操作指导来参与自我护理）。

6. 评估患者的学习能力。避免患者感到疲劳、疼痛或呼吸窘迫；评估其对专业术语的理解程度。

7. 确认患者握持、操作和激活 DPI 的能力。

8. 如果患者之前有 DPI 使用经验，评估其使用能力。

9. 执行手卫生，准备吸入药物，根据用药记录检查药物标签两次（见技能 21.1）。操作准备通常在取出用物和进入病房时，这是第 1 次和第二次核对。检查容器上的有效期。

10. 在规定的时间内（见机构政策）对患者进行药物治疗，包括即刻剂量、首次剂量、负荷剂量和一次性剂量。有严格预定给药时间要求的药物（例如抗生素、抗凝血剂、胰岛素、抗惊厥药、免疫抑制剂）要在规定的给药时间的前后 30 分钟内给予。没有严格预定给药时间要求的药物应在预定给药时间的 1 ~ 2 小时内给予（CMS, 2011；ISMP, 2011）。遵循药物管理的六对制度。执行手卫生。

11. 根据机构政策，使用至少两种方式核对患者身份信息（例如，姓名和生日，或者姓名和病案号）。核对患者的用药记录或医疗记录的信息。

12. 在患者床边再次根据用药记录核对药物标签上的药物名称和患者姓名。这是第三次检查药物的准确性。询问患者是否有过敏反应。

13. 解释操作及每种药物的作用和可能的副作用。允许患者询问任何有关药物的问题。介绍 DPI 及操作步骤。提醒患者不要使用过量和副作用。

14. 如果 DPI 有外部计数器，注意编号以确定剩余剂量。否则，使用注释 21.5 中的技术计量。

15. 准备 DPI，执行手卫生。有些 DPI 在给药前需要加载药物；有些需要旋转杠杆来加载药物或插入胶囊；有些需要将磁盘插入吸入器设备。请参考制造商的具体说明。

临床决策点：患者的吸入性呼吸可将药物吸入气道。DPI 对患者吸入药物的速度有要求，请参考制造商的具体说明。此外，不要摇晃 DPI，因为粉末状药物可能会溢出设备。

16. 让患者充分呼气，然后将嘴唇放在 DPI 的吸嘴上，尽可能快、深地吸气。吸入完成后立即从口中取出吸入器。

17. 让患者屏住呼吸 10 秒或尽可能长的时间，然后呼气。避免呼气进入 DPI。

18. 告知患者，与其他吸入的药物不同，他们可能不会感觉有干粉或味道，或仅有轻微的甜味。

19. 使用 DPI 后用温水漱口，以减少喉咙刺激，防止口腔念珠菌病。

20. 将 DPI 返回至关闭位置，必要时卸下装载的胶囊或磁盘。如果存在外部计数器，注意编号应比步骤 14 中的数字少 1。

21. 让患者演示使用 DPI。请患者描述用药目的、药物作用和副作用。

22. 评估呼吸音和呼吸频率，并询问患者的呼吸困难程度。

23. 立即在用药记录上记录药物剂量或浓度、用途、吸入次数和时间，并签名。

24. 在护理流程单上，或者电子健康档案和纸质病历的护理记录中，记录患者对药物的反应、患者的健康教育，以及患者对护理程序的理解水平。

25. **使用反馈式教学**："我想确定我解释了您需要使用DPI药物的频率。请告诉我您什么时候会使用这种药物。"如果患者或居家照护者不能正确反馈，立即调整或重新制订指导计划，以保证其正确掌握。

技能 21.8 小容量雾化器的使用

雾化是通过将大小不同的颗粒与空气混合，从而将药物或水分加入吸气中的过程。通过雾化增加呼吸系统的水分可以促进肺部分泌物的清除，如支气管扩张剂、化痰药和糖皮质激素等药物通常是通过雾化来进行的。

雾化器将药物溶液转换成雾态，然后由患者吸入气管、支气管。雾化的水滴比由定量吸入器或干粉吸入器制造的液滴要细得多。雾化通过面罩或吸嘴由口腔进入。雾化药物的目的是进行局部治疗，但它也可能通过肺泡吸收入血而可能产生全身效应。

授权与合作

在许多卫生保健机构中，呼吸治疗师使用雾化器进行药物治疗。护士必须掌握患者正在接受的吸入式药物的类型和作用。雾化器药物治疗不能授权给护理辅助人员执行，但护理辅助人员需要掌握：①药物的潜在副作用，如有发生，及时向护士报告。②向护士报告患者使用雾化器期间患者发生突发性咳嗽、无效呼吸模式和其他呼吸困难等情况。

用物准备

- 药物处方和稀释剂（如有需要）
- 抽取药物的滴管或注射器
- 雾化瓶和组合管道
- 小容剂雾化器（手拿雾化器）
- 脉氧监测仪和峰值流量监测装备
- 听诊器
- 用药记录
- 选择：鼻夹

步骤	要点说明
护理评估	
1. 检查医师提供的每个药物医嘱和处方的准确性和完整性。检查患者姓名和药物名称、剂量、给药途径和时间。在给药前向医师核对不完整或不清楚的医嘱。	医嘱是最可靠的来源，并且是患者接受的药物治疗的唯一合法记录。确保患者接受正确的药物治疗（Sulosaari et al., 2011）。手写的用药记录是用药错误的来源（Alassaad et al., 2013）。
2. 检查与药物有关的相关信息，包括行为、目的、常规剂量和途径、副作用、起效时间和峰值时间，以及对护理的影响。	可预测药物的效果并观察患者的反应。
3. 评估患者的既往治疗史、用药史、饮食史和过敏史。列出用药记录每一页的药物过敏情况，并在患者的病历上突出显示。当患者有过敏史时，应佩戴过敏腕带。	信息反映患者所需药物的基本要求、作用机制、不良反应等。过敏信息的沟通对于安全有效的护理至关重要。
4. 评估患者抓握、组装和操纵雾化器设备的能力。	若患者认知能力障碍或手臂损伤，都会影响患者使用设备的能力。

步骤	要点说明
5. 在开始治疗前，评估脉搏、呼吸、呼吸声、血氧饱和度和峰值流量测量情况。	提供基线情况以对比干预后的效果。
6. 评估患者的用药知识和学习情况（例如：患者询问有关药物的问题，要求学习如何使用雾化器，心理上的警觉，主动参与自我管理）。	确定患者和居家照护者对指导内容的理解水平。
7. 评估患者的学习能力。患者不应感到疲倦、疼痛或呼吸窘迫；评估患者对术语的理解程度。	确定技术指导的最佳时机。
8. 评估患者操作雾化器和管道的能力。	若患者移动受限则需要他人帮助。

护理诊断

● 活动无耐力	● 焦虑	● 缺乏雾化器使用的相关知识
● 气体交换受损	● 低效性呼吸形态	● 提升自我管理的需求
● 有受伤的危险		
根据患者的状况或需求，个体化处理其相关因素 / 危险因素。		

护理计划

1. 完成下列步骤后所能达到的预期结果： ● 患者呼吸形态有效。 ● 患者血氧饱和度正常。 ● 患者能描述药物的副作用和需要求助医师的标准（例如低峰值流速）。 ● 患者能正确给药	证实药物疗效。 证实药物疗效。 治疗依从性增加。 药物管理学习情况良好。
2. 准备合适的用物和 MAR。	确保用药时间和效率。

护理措施

1. 执行手卫生，准备药物，并检查药品标签两次（见技能 21.1）。准备工作通常包括把药瓶从存放处取出，送到患者的房间，并检查容器的有效期。	首次或第二次核对，确保正确的患者得到正确的药物治疗。
2. 在规定的时间内（见机构政策）对患者进行药物治疗，包括即刻剂量、首次剂量、负荷剂量和一次性剂量。有严格预定给药时间要求的药物（例如抗生素、抗凝血剂、胰岛素、抗惊厥药、免疫抑制剂）要在规定的给药时间的前后 30 分钟内给予。没有严格预定给药时间要求的药物应在预定给药时间的 1 ~ 2 小时内给予（CMS，2011；ISMP，2011）。遵循药物管理的六对制度。执行手卫生。	医院必须采用药物管理的政策和程序，以确定药物管理的时间，包括处方药物的性质、具体的临床应用和患者的需求（CMS，2011；ISMP，2011）。有严格预定给药时间要求的药物是指那些给药时间如果超过预定给药时间 30 分钟，就会造成伤害或者导致后续治疗效果和药理学效果不佳的药物。没有严格预定给药时间要求的药物是指那些给药时间如果超过预定给药时间的 1 ~ 2 小时，也不会造成伤害或者不会导致后续治疗效果和药理学效果不佳的药物（CMS，2011；ISMP，2011）。
3. 根据机构政策，使用至少两种方式核对患者身份信息（例如，姓名和生日，或者姓名和病案号）。核对患者的用药记录或医疗记录的信息。	确保患者正确。符合联合委员会标准并保证患者安全（TJC，2016）。

步骤	要点说明
4. 在患者的床边，再次将 MAR 或计算机打印版的药物名称和患者名称进行比对。询问患者是否有过敏史。	第三次核对，确保患者接受正确的治疗。确定患者过敏史。
5. 向患者解释用药过程。如果患者希望自己使用药物，请具体说明。讨论每一种药物的目的、作用和可能的副作用，允许患者询问任何关于药物的问题，并解释如何组装雾化器以及正确的使用方法。	帮助患者成为护理的参与者，这样可以减少患者的焦虑。患者享有知情权，掌握药物的相关知识可以提高患者的依从性（Air，2015）。
6. 根据制造商的说明书组装雾化设备。	不同的制造商可能会略有不同，正确的组装方式以确保药物的正确输送。
7. 在雾化器杯中加入处方药物（可以用药物滴管或注射器来灌输药物）。	保证正确的用药剂量。
8. 将顶部安装在雾化器罩上，然后将杯子连接到面罩。	防止药物损失。
9. 将管道连接至气雾压缩机和雾化器杯。	确保气雾剂输送至喉舌部。
10. 保持吸嘴在嘴唇之间，口唇紧闭保持气压适当（见插图）。 a. 如果患者无法遵循指示，可使用面罩。 b. 为气管切开患者使用特殊的适配器。	防止雾化药物漏出。 a. 使用面罩需要患者握住口柄。正确的药物传输保证足够的药物吸收。 b. 促进呼吸道有更多药物的沉积。
11. 打开小容量雾化器，确保有足够的雾粒流动。	确认设备在药物传送过程中正常运行。
12. 指导患者缓慢地深呼吸，直到比平时稍微大一点的流量。鼓励吸气末短暂暂停 2～3 秒，然后让患者顺应气流缓慢呼气。必要时使用鼻夹，使患者只能通过口腔呼吸（Medline Plus，2014）。 a. 如果患者有呼吸困难，鼓励每 4～5 次的呼吸持续 5～10 秒，最大化药物的有效性。 b. 提醒患者重复呼吸模式，直到药物完全雾化。这通常需要 10～15 分钟（Medline Plus，2014）。 c. 间歇轻拍雾化器杯，抖落粘在杯子一侧的飞沫。 d. 在雾化过程中监控患者的脉搏，特别是在使用了 β-肾上腺素能支气管扩张剂的情况下。	从而提高药物疗效。 最大化药物疗效。 最大化药物疗效。 从而使药液重新雾化。 以确保观察到药物的潜在副作用。
13. 当药物完全雾化时，关闭机器；冲洗雾化器，待干并按要求储存管道。	可减少微生物的生长。

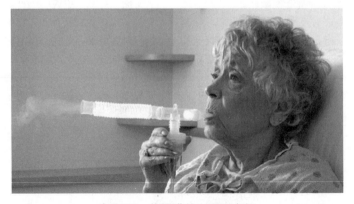

步骤 10　将吸嘴放入两唇之间

步骤	要点说明
14. 如果雾化糖皮质激素类药物，指导患者在雾化治疗后用温水清洗口腔并漱口，吐出液体。	从口腔中去除药物残留，有助于防止口腔念珠菌病，这也可能是吸入类固醇药物的不良反应。
15. 雾化治疗完成后，让患者深呼吸，咳嗽至痰液咳出。	减少微生物传播。
16. 帮助患者保持舒适体位。执行手卫生。	减少微生物传播。促进患者舒适。

护理评价

1. 评估患者的呼吸、呼吸声、咳嗽、痰液、脉氧和高峰气流量。	确定呼吸模式的状态和充分地通气/气体交换，与基线数据进行比较，并评估雾化的疗效。
2. 让患者叙述用药时间。	促进治疗依从性。
3. 让患者解释药物副作用及何时呼叫照护者。	使患者明白药物滥用的指征，且在药物无效时寻求医疗帮助。
4. **使用反馈式教学**："我确定已将组装雾化器和如何添加药物清楚地告诉你了，现在能向我展示一下如何组装和添加药物吗？"。如果患者或居家照护者不能正确反馈，立即调整或重新制订指导计划，以保证其正确掌握。	确定患者和居家照护者对指导内容的理解水平。
非预期结果	相关措施
1. 患者出现无效呼吸，呼吸节奏浅快，有喘鸣音。	● 重新评估药物类型和吸收方式。 ● 通知医师。
2. 患者出现咳嗽，雾化微粒刺激后咽部。	● 重新评估药物类型和吸收方式。 ● 通知医师。
3. 患者感到心脏节律失常（轻度头晕、晕厥），尤其是使用 β-肾上腺素类药物时。	● 停止用药。 ● 通知医师更改药物类型及药物吸收方式。

记录与报告

● 护士给药后立即在用药记录单上记录药物的名称、给药剂量、给药途径和给药时间，并签名。

● 在护理流程单上，或者电子健康档案和纸质病历的护理记录中，记录患者对药物的反应、患者的健康教育，以及患者对护理程序的理解水平。

● 记录患者对护士电子健康档案及流程表中治疗方案的反应。

● 报告不良反应/患者反应和（或）停用药物。根据药物的不同，必要时通知医师。

注意事项

健康教育

● 指导患者不能把药物储存在雾化器中待下一次使用。

● 告知患者吸入长效的 β-激动剂可能会有如下不良反应，包括紧张、不安、震颤、头痛、恶心、心率加快和眩晕。

● 指导患者如何使用小型手持式的峰值流量计来监测吸入药物后的治疗反应（Barron et al.，2011）（注释21.6）。

儿科患者

● 如果儿童年龄太小，在治疗期间不能正确地口含吸嘴（Hockenberry 和 Wilson，2015），请使用面罩进行雾化。

• 指导儿童正常呼吸，并张开嘴，为呼吸道提供一条直接的通道。

• 教育儿童和家长在学校期间使用雾化器的必要性，帮助家庭在学校找到资源。遵守学校的政策，在校期间保持喷雾化器和药物在备用状态，必要时医师进行提醒。

老年患者

• 年纪较大的人，手握力弱，手易颤抖，或协调有问题，可能无法操作或持握雾化器。

居家护理

• 在家里每次使用后，冲洗雾化装置。

技能 21.9　阴道灌注给药管理

女性患者出现阴道感染通常需要局部应用抗感染药物，阴道用药的形态主要有泡沫状、果冻状、霜状及栓剂，也会出现药物冲洗或灌注法，然而过度使用会刺激阴道。阴道栓剂是椭圆形的，并单独包装在箔纸里，它们比直肠栓剂更大，也更椭圆（图 21.3）。

储存在冰箱里可以防止固体栓剂融化。用敷药器或戴手套将一个栓剂插入阴道，插入后，体温会使栓剂融化，从而使药物有效吸收。也可以使用敷药器或手套将泡沫状、果冻状和霜状药物插入阴道。患者通常更喜欢自己使用阴道药物，应该给她们提供隐私保护。另外，为患者提供一个会阴垫，以收集多余流出的液体。因为阴道药物经常是用来治疗感染，分泌物常常有腐烂恶臭味。遵循无菌技术，并为患者规律实施会阴护理。

授权与合作

阴道给药不能由护理辅助人员执行。护士指导护理辅助人员完成以下工作：

• 告知药物的潜在副作用，如有发生，及时向护士报告。

• 如患者有任何不适，或阴道出血或分泌物增加，要向护士报告。

用物准备

• 药物和处方
• 会阴垫
• 敷药器（根据需要）（图 21.4）
• 水溶性润滑剂
• 清洁手套
• 便盆
• 面巾纸、冲洗容器
• 毛巾和浴巾
• 电子版或打印的用药记录
• 鹅颈灯

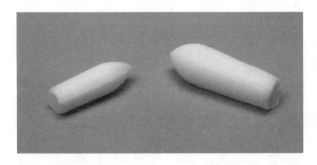

图 21.3　阴道栓剂（右）比直肠栓剂（左）更大，也更椭圆

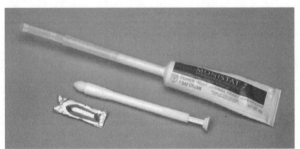

图 21.4　从上到下：带有敷药器的阴道霜、敷药器和阴道栓剂（引自 Lilley LL，et al：Pharmacology and the nursing process，ed 6，St Louis，2011，Mosby.）

步骤	要点说明

护理评估

1. 检查医师提供的每个药物医嘱和处方的准确性和完整性。检查患者姓名和药物名称、剂量、给药途径和时间。在给药前向医师核对不完整或不清楚的医嘱。	医嘱是最可靠的来源，并且是患者接受的药物治疗的唯一合法记录。确保患者接受正确的药物治疗(Sulosaari et al., 2011)。手写的用药记录是用药错误的来源(Alassaad et al., 2013)。
2. 检查与药物有关的相关信息，包括行为、目的、常规剂量和途径、副作用、起效时间和峰值时间，以及对护理的影响。	可预估药物产生的效应，并观察患者的反应。
3. 评估患者的既往治疗史、用药史、饮食史和过敏史。列出用药记录每一页的药物过敏情况，并在患者的病历上突出显示。当患者有过敏史时，应佩戴过敏腕带。	信息反映患者所需药物的基本要求、作用机制、不良反应等。过敏信息的沟通对于安全有效的护理至关重要。
4. 执行手卫生，并使用清洁手套。对阴道组织进行检查时应注意是否有液体流出。脱下手套，执行手卫生。	减少微生物传播，识别阴道刺激或感染的症状。
5. 询问患者是否有瘙痒、灼烧感或其他不适症状。	识别阴道刺激或感染的症状。
6. 询问患者对用药知识学习的准备情况（如问药物相关问题，要求教育栓剂如何使用）。	确认需要健康教育，理解持续治疗的效果。
7. 评估患者使用敷药器、栓剂、冲洗设备及正确插入药物的能力（可能未进入阴道）。	如有活动限制，则需要他人帮助。

护理诊断

● 缺乏阴道用药的相关知识	● 躯体活动障碍	● 疼痛
● 性功能障碍		
根据患者的状况或需求，个体化处理其相关因素 / 危险因素。		

护理计划

1. 完成下列步聚后所能达到的预期结果： ● 阴道组织是粉红且光滑的，生殖器周围清洁，无分泌物。	正常组织特征。
● 患者否认不适感，表示感染症状缓解；存在少量分泌物，且为药物的颜色。	感染得以解决。
● 患者可以讨论所使用药物的相关信息。	反馈学习情况。
● 患者展示使用栓剂、药物及灌注法的自我管理情况。	展示学习情况。
2. 准备相关用物和 MAR。	提高用药时间和效率。

护理措施

1. 执行手卫生。给药前把药物标签与 MAR 进行两次核对（见技能 21.1），准备工作包括从冰箱里拿出栓剂，带到患者的房间，并检查容器的有效期。	首次或第二次核对，确保正确的患者得到正确的药物治疗。

643

步骤	要点说明
2. 在规定的时间内（见机构政策）对患者进行药物治疗，包括即刻剂量、首次剂量、负荷剂量和一次性剂量。有严格预定给药时间要求的药物（例如抗生素、抗凝血剂、胰岛素、抗惊厥药、免疫抑制剂）要在规定的给药时间的前后 30 分钟内给予。没有严格预定给药时间要求的药物应在预定给药时间的 1～2 小时内给予（CMS, 2011；ISMP, 2011）。遵循药物管理的六对制度。执行手卫生。	医院必须采用药物管理的政策和程序，以确定药物管理的时间，包括处方药物的性质、具体的临床应用和患者的需求（CMS, 2011；ISMP, 2011）。有严格预定给药时间要求的药物是指那些给药时间如果超过预定给药时间 30 分钟，就会造成伤害或者导致后续治疗效果和药理学效果不佳的药物。没有严格预定给药时间要求的药物是指那些给药时间如果超过预定给药时间的 1～2 小时，也不会造成伤害或者不会导致后续治疗效果和药理学效果不佳的药物（CMS, 2011；ISMP, 2011）。
3. 根据机构政策，使用至少两种方式核对患者身份信息（例如，姓名和生出日期，或者姓名和病案号）。核对患者的用药记录或医疗记录的信息。	确认患者身份。符合联合委员会标准并保证患者安全（TJC, 2016）。
4. 在患者的床边，再次将用药记录单和电脑打印的药物标签上的患者姓名、药物名称进行比对。询问患者是否有过敏史。	第三次核对，确保患者接受正确的治疗。确定患者过敏史。
5. 向患者解释此程序。如果患者希望自己使用药物，请他具体说明步骤和方法。讨论每一种药物的目的、作用和可能的副作用，允许患者询问任何关于药物的问题。如果患者计划自行给药，则应向其解释如何操作。	帮助患者成为护理的参与者，这样可以减少焦虑。患者有知情权，患者掌握药物的相关知识可以提高药物治疗的依从性。开始帮助患者自行药物治疗。
6. 在床边整理物品，并使用清洁手套，关门或拉床帘。	减少感染的可能。
7. 排空尿液，帮助患者半卧位，膝盖或臀部活动受限的患者可以双腿外展仰卧位。	使栓剂在阴道内更好地溶解吸收。
8. 覆盖患者腹部和下肢。	保护患者隐私。
9. 确保室内灯光良好，或者使用鹅颈灯。	如果患者自己无法用药时，确保充足的光线。
10. 插入阴道栓剂： a. 从包装器中取出栓剂，并将适量的水溶性润滑剂涂在光滑或圆形的末端（见插图）。给药时须确保栓剂在室温下，并润滑惯用手的示指。 b. 用非惯用手轻轻地将阴唇分开向后方，露出阴道口。 c. 用惯用手在阴道后壁插入栓剂圆形末端，整个手指进入长度（7.5～10 cm）（见插图）。保证药物在阴道壁均匀分布。 d. 退出手指，用纸巾擦拭留在阴道口周围润滑剂。	在操作过程中，使用润滑剂（如凡士林）可减少对黏膜表面的摩擦。但残留凡士林可能滋生微生物。 暴露阴道口。 正确放置栓剂，保证药物在阴道壁的均匀分布。 使患者保持舒适状态。
11. 油状或泡沫状药物的阴道使用： a. 按照说明将油状或泡沫状药物放进敷药器。 b. 用戴手套的惯用手轻轻分开阴唇。 c. 用戴着手套的手轻轻地插入敷药器 5～7.5 cm。推动敷药器柱塞，将药物推入阴道内（见插图）。 d. 取出敷药器，放在纸巾上。用纸巾或纱布擦去阴唇或阴道口的残留油状物质。	剂量根据敷药器的容积而定。 暴露阴道口。 使药物在阴道壁均匀分布。 保持患者舒适。

步骤	要点说明
12. 阴道灌注或冲洗： a. 将患者放置于床上，垫吸水性垫子。 b. 要确保灌注或冲洗液接近体温，液体通过容器喷嘴流动。 c. 分开阴唇，把容器喷嘴从阴道口插向骶骨。 d. 将容器的高度提高至阴道以上 30 ～ 50 cm。插入喷嘴 7 ～ 10 cm，观察整个操作过程。 e. 取出喷嘴，帮助患者舒适坐位。 f. 让患者在床上停留几分钟，用肥皂和温水清洗会阴部。 g. 帮助患者取出便盆，保持会阴干燥。	让臀部稍高于肩膀，使液体易于到达阴道后壁。用便盆收集流出的液体。 确保患者舒适，去除空气并湿润喷嘴端。 纠正角度使喷嘴能够进入阴道。 旋转喷嘴使阴道后壁所有区域得以冲洗。 使液体因重力作用自行排出。 确保所有的液体从阴道流出。 保证患者舒适。
13. 指导患者接受栓剂、霜剂或片剂,后卧位至少10分钟。	让药物在阴道腔内融化、扩散，防止通过阴道口流失。
14. 如果使用敷药器，使用完毕后用肥皂和温水洗净，冲洗、晾干，然后储存以备用。	阴道腔并不是无菌的，肥皂和温水有助于去除敷药器上的细菌和残留药物。

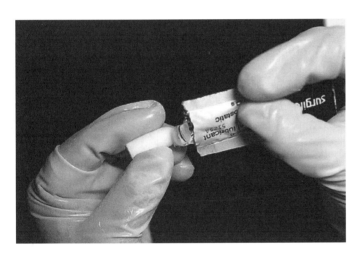

步骤 10a　润滑栓剂头部

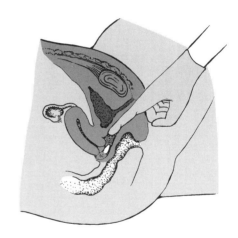

步骤 10c　栓剂进入阴道的角度

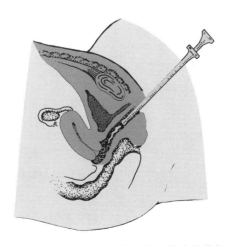

步骤 11c　敷药器插入阴道内，推动柱塞将药物注入

645

步骤	要点说明
15. 当患者可以走动时，提供会阴垫。	保持患者舒适。
16. 把手套翻过来，把它们和其他污染物放于恰当的位置，并执行手卫生。	减少微生物传播。

护理评价

1. 执行手卫生，并使用清洁手套。在操作结束30分钟后，检查阴道和外生殖器的情况，评估是否有阴道分泌物。脱下手套，进行手卫生。	确定阴道药物是否有效地减少了组织的刺激或炎症。
2. 询问患者是否有持续瘙痒、灼烧、不适感或液体流出。	确定症状是否缓解。
3. 让患者讲述用药目的、药物作用及副作用。	反馈患者对药物治疗的理解情况。
4. **使用反馈式教学**："我已经解释过如何使用阴道霜剂涂辅器。告诉我你将如何在涂敷器中使用正确剂量的药物？"如果患者或居家照护者不能正确反馈，立即调整或重新制订指导计划，以保证其正确掌握。	确定患者和居家照护者对指导内容的理解水平。
非预期结果	相关措施
1. 患者报告有局部瘙痒感和灼烧感。	● 感染或炎症，但也可能是药物副作用。检测指标，报告给医师。
2. 患者不能正确陈述用药方法。	● 重新指导（包括居家照护者），评估患者是否愿意学习。
3. 患者不能进行自我管理药物。	● 重复指导是非常必要的。

记录与报告

● 记录药物名称、剂量、药物类型和给药时间，并签名。

● 在护理流程单上，或者电子健康档案和纸质病历的护理记录中，记录患者对药物的反应、患者的健康教育，以及患者对护理程序的理解水平。

● 如果患者自述症状未缓解或加重，向医师报告。

● 向护士长或医师报告不良反应/患者反应/停药情况。

注意事项

健康教育

● 鼓励患者按照处方用药，保证药物效果。

● 使用抗真菌感染药物的女性应避免性交，直至用药结束或感染治愈。告知女性应

该持续用药，即使在月经期间（Burchum 和 Rosenthal，2016）。

● 许多女性更喜欢自己进行阴道冲洗或用药，这些操作可以在马桶上进行。确保患者操作正确。

老年患者

老年人可能难以操作栓剂、敷药器或冲洗设备。如果是这样，可能需要指导居家照护者如何管理药物。

技能 21.10　直肠栓剂给药管理

直肠栓剂是一种融化后可被直肠黏膜吸收而起作用的药物。直肠用药会对胃肠道黏膜产生局部效应（例如促进排便），也可产生全身效应（例如缓解恶心、镇痛作用等）。

在药物吸收和分布方面，直肠用药不如口

服或注射用药可靠。然而这种用药方式相对安全，因为很少产生局部反应或副作用。直肠用药在有直肠、结肠或前列腺手术，直肠出血或脱垂，低血小板计数等情况下时禁止使用（Burchum 和 Rosenthal，2016）。直肠栓剂比阴道栓剂更薄，栓剂形状也更大（图 21.3），在插入给药的过程中，栓剂圆形的顶端可以防止肛门损伤。当使用直肠栓剂时，放置位置应超过肛门括约肌以上的直肠黏膜，因为在药物溶解并被吸收到黏膜之前，如果放置不当会导致栓剂容易脱出。如果患者想要自己使用直肠栓剂，应给予个性化指导，保证药物放于正确部位。切勿将栓剂分割为几小份，因为活性药物可能并不能在栓剂中均匀分布，因而分开时给药剂量可能不准确（Burchum 和 Rosenthal，2016）。

授权与合作

直肠给药的技能操作不能由护理辅助人员执行，护士指导护理辅助人员完成以下工作：

- 向护士报告大便排泄情况或肠蠕动情况。
- 可能发生的副作用，一旦发生应立即告知护士。
- 若直肠有疼痛或出血情况，立即向护士报告。

用物准备

- 直肠栓
- 水溶性润滑剂
- 清洁手套
- 纸巾
- 遮帘
- 用药记录

步骤	要点说明

护理评估

1. 检查医师提供的每个药物医嘱和处方的准确性和完整性。检查患者姓名和药物名称、剂量、给药途径和时间。在给药前向医师核对不完整或不清楚的医嘱。	医嘱是最可靠的来源，并且是患者接受的药物治疗的唯一合法记录。确保患者接受正确的药物治疗（Sulosaari et al.，2011）。手写的用药记录是用药错误的来源（Alassaad et al.，2013）。
2. 检查与药物有关的相关信息，包括行为、目的、常规剂量和途径、副作用、起效时间和峰值时间，以及对护理的影响。	熟知药物作用，观察患者反应。
3. 核查患者直肠手术或出血用药史、心脏疾病、过敏史和用药史。在 MAR 每一页上标识患者的药物过敏情况，并在患者的医疗记录中突出显示，为有过敏史的患者提供过敏腕带。	过敏体质是直肠给药的禁忌证，了解过敏史对用药的安全性和有效性至关重要。
4. 检查胃肠道变化的任何症状和体征（如便秘或腹泻）。	肠道给药指征。
5. 评估患者将栓剂放入正确位置的能力。	活动受限的患者需要护士协助用药。
6. 评估了解患者对药物治疗目的的认识及对自行执行栓剂治疗的参与程度。	提示须对患者进行健康教育。患者的动机水平可影响教学方式。

护理诊断

● 便秘	● 缺乏栓剂使用的相关知识	● 躯体活动障碍
● 疼痛（急性或慢性）	● 自我健康管理水平有待提高	
根据患者的状况或需求，个体化处理其相关因素 / 危险因素。		

步骤	要点说明

护理计划

1. 完成下列步骤后所能达到的预期结果：	
● 患者报告用药后症状缓解。	药物起效。
● 患者能描述用药目的。	患者所学知识的反馈。
● 患者能自己正确使用直肠栓剂。	演示学习情况。
2. 准备相关用物和MAR。	提高用药时间和效率。

护理措施

1. 执行手卫生，并准备直肠栓剂。检查药物标签，与MAR核对两次（见技能21.1）。检查药物有效期。	两次核对，确保正确的患者得到正确的药物治疗。
2. 在规定的时间内（见机构政策）对患者进行药物治疗，包括即刻剂量、首次剂量、负荷剂量和一次性剂量。有严格预定给药时间要求的药物（例如抗生素、抗凝血剂、胰岛素、抗惊厥药、免疫抑制剂）要在规定的给药时间的前后30分钟内给予。没有严格预定给药时间要求的药物应在预定给药时间的1～2小时内给予（CMS，2011；ISMP，2011）。遵循药物管理的六对制度。执行手卫生。	医院必须采用药物管理的政策和程序，以确定药物管理的时间，包括处方药物的性质、具体的临床应用和患者的需求（CMS，2011；ISMP，2011）。有严格预定给药时间要求的药物是指那些给药时间如果超过预定给药时间30分钟，就会造成伤害或者导致后续治疗效果和药理学效果不佳的药物。没有严格预定给药时间要求的药物是指那些给药时间如果超过预定给药时间的1～2小时，也不会造成伤害或者不会导致后续治疗效果和药理学效果不佳的药物（CMS，2011；ISMP，2011）。
3. 根据机构政策，使用至少两种方式核对患者身份信息（例如，姓名和生日，或者姓名和病案号）。核对患者的用药记录或医疗记录的信息。	确认患者身份。符合联合委员会标准并保证患者安全（TJC，2016）。
4. 在患者的床边，再次将用药记录单和电脑打印的药物标签上的患者姓名、药物名称进行比对。询问患者是否有过敏史。	第三次核对，确保患者接受正确的治疗。确定患者过敏史。
5. 向患者解释用药过程。如果患者希望自行用药，应请他具体说明用药过程。告知患者每一种药物的用药目的、作用机制和用药后可能发生的副作用，并允许患者提问。如果患者决定自行用药，告知其用药方法。	患者可以成为护理的参与者，这有助于缓解焦虑。患者享有知情权，对每一种药物的理解，可以提高用药时的依从性。耐心地对患者进行用药宣教。
6. 在床边准备用品，使用干净手套，关门或拉窗帘。	减少微生物传播，保护患者隐私和减少患者的不安。
7. 帮助患者取左侧卧位，上侧腿向上弯曲。	可使肛门暴露，放松肛门括约肌。另外，左侧卧位可减少栓剂随粪便排出的可能。
8. 如果患者活动受限，请协助其侧卧。在他人帮助下协助患者翻身，并在上臂和腿部下垫枕头。	保证患者舒适。
9. 覆盖患者只暴露肛门区域。	保护隐私，促进患者放松。
10. 检查肛门外部情况。如果需要，可触诊直肠壁（见第6章），检查后若手套有污染物，可将手套内外对翻扔进相应的垃圾桶内，否则可继续持戴手套，直至进行到第步骤12步。	确定是否有活动性直肠出血，同时确定直肠是否有粪便（将会阻碍栓剂的放置），减少感染源。

步骤	要点说明
11. 执行手卫生，并使用新的清洁手套（如果以前的手套被弄脏并丢弃）。	尽量减少与粪便的接触，减少微生物传播。
12. 从锡箔纸上取下栓剂，用水溶性润滑剂润滑圆形末端。润滑戴手套的惯用手的示指。如果患者有痔疮，应使用润滑剂并轻轻触入直肠管。	润滑剂有助于栓剂进入直肠，减少摩擦。
13. 嘱患者用口缓慢地深呼吸，放松肛门括约肌。	强制进入收缩的肛门括约肌会引起疼痛。
14. 用非惯用手协助收回患者的臀部。用戴着手套的示指，通过肛门、肛门括约肌、直肠壁，将药物轻轻置入，成人约 10 cm（见插图），婴幼儿或儿童约 5 cm，有肛门括约肌紧挨着手指的感觉。	使栓剂与直肠紧贴以便吸收，发挥药效。
15. 如果需要的话，栓剂可通过结肠造口术进入（不可通过回肠造口术），患者仰卧位，使用小剂量的水溶性润滑剂。	
临床决策点：如果患者最近有直肠手术史，应禁止触诊患者的直肠。另外，在有出血和腹泻的情况下，禁止直肠栓剂给药（Burchum 和 Rosenthal，2016）。	
临床决策点：不要将栓剂插入粪便中，否则将削弱药效。	
16. 抽出手指，擦拭患者肛门区域。	保持患者舒适。
17. 让患者平躺或侧躺 5 分钟。	防止栓剂滑出肛门。
18. 去除手套，将其内外对翻过来，和其他用品一起弃入合适的容器中，执行手卫生。	减少微生物传播。
19. 如果栓剂含有泻药或大便软化剂，须把呼叫器放于患者随手可及的地方。	便于患者得到帮助以顺利取得便盆或进入卫生间。
20. 若栓剂是因便秘而用，提醒患者在大便后不要冲洗马桶。	便于工作人员评估栓剂效果。

护理评价

1. 5 分钟内返回床边，观察栓剂是否排出。	确保药物被充分吸收，必要时重新插入栓剂。
2. 询问患者插入药物过程中是否有局部或直肠不适感。	以确认插入药物是否有刺激性。
3. 在药效高峰期评估患者症状缓解情况。	确认药物的有效性。

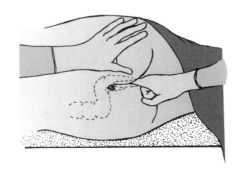

步骤 14　顺着直肠壁经肛门括约肌插入栓剂

步骤	要点说明
4. **使用反馈式教学**："我已经告诉你如何插入直肠栓剂，现在请你描述一下置入直肠栓剂的步骤？"如果患者或居家照护者不能正确反馈，立即调整或重新制订指导计划，以保证其正确掌握。	确定患者和居家照护者对指导内容的理解水平。

非预期结果	相关措施
1. 患者症状未缓解。	● 寻求其他方法。
2. 在插入直肠栓剂的过程中，患者感觉心率减慢。	● 可能发生了迷走神经刺激征，导致心动过缓，注意监测患者心率。 ● 直肠给药途径可能不适合用于心脏疾病患者。
3. 患者报告在直肠给药时直肠有疼痛感。	● 栓剂上可能需要涂抹更多的润滑剂。 ● 此患者可能不适合直肠给药，评价后告知医师。

记录与报告

● 护士给药后立即在用药记录单上记录药物的名称、给药剂量、给药途径和给药时间，并签名。

● 在护理流程单上，或者电子健康档案和纸质病历的护理记录中，记录患者对药物的反应、患者的健康教育，以及患者对护理程序的理解水平。

● 报告不良反应/患者反应和（或）停用药物。根据药物的不同，必要时通知医师。

注意事项

健康教育

确保患者在插入栓剂前先去除了包裹在外面的锡箔纸，并且要将栓剂插入直肠，而不是口服。如果患者选择自己给药，或居家照护者给药，需要教育他们控制感染的方法，避免和肠内容物接触。

儿科患者

婴幼儿直肠给药通常需要温柔地把臀部捏在一起5～10分钟，以减轻肛门括约肌的压力，直到肠道排出栓剂的压力消失（Hockenberry和Wilson，2015）。

老年患者

● 老年人肛门括约肌失控，可能难以保留栓剂。

● 老年人可能难以操作栓剂、敷药器或冲洗设备。如果是这样，应指导居家照护老兄如何插入药物。

▶临床案例分析

一名75岁的非洲裔美国家庭主妇在肠胃炎1周后，因脱水住院3日。患者有高血压、哮喘、心绞痛及指关节炎病史，右小腿上可见脓肿，并可见有蚊虫叮咬引起的感染。

其使用的药物包括：

● 氢氯噻嗪，25 mg，每日早晨口服（利尿剂）。

● 地尔硫卓，60 mg，每日2次口服（钙通道阻滞剂）。

● 沙丁胺醇，每日4次，每次2喷（吸入性支气管扩张剂）。

● 杆菌肽外用药膏（500单位/克），每日2次涂抹患处（抗生素）。

● 硝化甘油皮肤药贴，0.2 mg/h，每日早上1次（硝酸盐类）。

● 硝酸甘油，400 μg，按需治疗胸痛（硝酸盐类）。

1. 出院后护士上门随访。最初她告诉护士，她有时在更换体位时会感到头晕。她还抱怨有咳嗽，护士决定先为她做心肺评估。在听诊呼吸音时，护士发现她胸前有 3 个硝酸甘油贴片。这时护士应该首先做什么？

2. 在检查脓肿时，护士发现伤口上有一层厚厚的旧药。她解释道："我不想浪费药物，所有我把新药放在了旧药上面。"护士应该给予什么护理措施？

3. 2 日后护士再次来到患者家中，发现患者依旧没有清理伤口，且伤口变得更大（3 cm×5 cm），有黄色水泡及腐臭难闻的液体流出。运用 SBAR 沟通原则展示怎样与其居家照护者讨论该患者的相关情况。

▶复习题

1. 患者需通过小号鼻胃管接受药物治疗。哪些护理措施是合适的？（选择所有符合条件的选项）

A. 给药后检查导管位置

B. 将药物混合在一起，一次性给药完毕

C. 使用肠道注射器给药

D. 用药结束后，用 30 ～ 60 mL 水冲洗管道

E. 在服用药物前检查胃残留情况

F. 给药后床头抬高 30 ～ 60 分钟

2. 护士正在照顾一名使用硝酸甘油软膏的患者，哪一种护理干预最适合于保护护士，防止意外暴露？（选择所有符合条件的选项）

A. 在下一次用药前清洁皮肤

B. 使用软膏时戴手套

C. 使用合适的敷药器

D. 抽血化验药物使用的效果

E. 戴手套丢弃使用过的药膏

F. 用药后立即执行手卫生

3. 护士正在为慢性阻塞性肺疾病患者使用定量吸入器吸入给药，请选出正确的操作顺序：

A. 将定量吸入器插入垫片末端

B. 进行呼吸评估

C. 从吸入器和垫片装置中拆除吸嘴

D. 将吸嘴放入患者口中，并嘱咐患者用嘴包裹

E. 按压药罐喷射药物

F. 摇动吸入器 2 ～ 5 秒

G. 指导患者屏住呼吸 10 秒

H. 指导患者 3 ～ 5 秒内用嘴缓慢呼吸

第 22 章

注 射 给 药

▶ 学习目标

学习本章节后，护士能够具备如下能力：

● 正确从密封玻璃瓶和安瓿中抽取配制注射药物。

● 识别每种注射给药途径的优缺点和风险。

● 评价每种注射给药途径的有效性和结果。

● 解释注射时选择大小合适的注射器和针头的重要性。

● 讨论选择注射部位时需要考虑的因素。

● 讨论注射时提高患者舒适度的方法。

● 正确执行皮内注射、皮下注射和肌内注射。

● 比较三种不同静脉注射途径的风险。

● 正确通过静脉背负式、间断性输液或静脉推注正确地进行静脉用药。

● 开始、维持和中断一个持续皮下输注。

▶ 目的

注射给药是指药物通过注射途径进入到人体组织和循环系统。注射药物比口服药物吸收更快。当患者呕吐或不能吞咽、需要药物快速起效和（或）当患者不能口服液体时通常使用注射途径给药。注射给药途径是带有侵入性的，因此比其他非注射途径给药风险更大（见第 21 章）。

每种注射途径都需要一定的技巧，以确保药物达到合适的位置。有四种注射给药途径：

1. 皮下注射：将药液注入皮下组织中。

2. 肌内注射：将药液注入肌肉组织中。

3. 皮内注射：将药液注入皮肤的表皮以下的真皮。

4. 静脉注射或输注：将药液注入静脉。

▶ 护理标准

● 联邦医疗保险和医疗补助服务中心，2015——药物的制备和管理

● 美国静脉输液协会，2016——输液护理标准

● 安全用药机构，2011，2012，2015——安全用药的制备

● 联合委员会，2016——患者识别

▶ 实践准则

在注射药物时，要与跨专业团队清楚地沟通，评估与整合患者的照护偏好，并且在护理

决策时运用最佳证据。

在准备和给予药物时有效地使用技术（例如：条形码扫描，药物管理电子记录）。

在给药时应对患者和居家照护者进行药物的健康宣教。患者往往能够识别出不合适的药物。确保在给药前能够回答患者所有的问题。如果可以，应该对居家照护者给予相关的健康宣教。

注射时尽量减少患者的不适：

● 尽量使用长度最短、直径最小、针尖锋利带斜面的针。

● 如果针栓沾染药液，则更换针头。

● 嘱患者弯曲肢体，取舒适体位以降低肌肉紧张感。

● 注射过程中转移患者的注意力。

● 给药前可在注射部位给应用蒸汽冷冻喷雾剂（例如：氟利昂 - 甲烷喷雾或氯乙烷）或局部麻醉剂（例如：丙胺卡因乳剂），或注射前冰敷注射部位 1 分钟。

▶ 以患者为中心的护理

● 研究表明，种族、遗传和文化会影响药物反应、药代动力学、药效学、患者依从性和教育（Burchum 和 Rosenthal，2016；Giger，2017；Tantisira et al.，2015）。

● 了解药物治疗剂量和副作用的多样性对给予不同种族药物治疗至关重要。有些患者在给予与推荐剂量不同的剂量时会出现治疗反应，需要仔细监测。

● 需要具备与不同患者沟通和教育的技能。例如，如果一位患者谨慎耐心又谦虚，当评估他关于药物副作用的知识时你的问题需要更具体，更耗时。

● 文化评估还会提供有关饮食偏好、烟草和酒精使用情况，以及使用影响药物作用和反应的草药的信息。

● 文化背景对患者和家庭的健康教育至重要（Burchum 和 Rosenthal，2016）。

▶ 循证护理实践

有越来越多的证据论述了肌内注射技术的操作指南。在过去的几年里，根据研究中显示的患者评估和部位选择上的最佳证据（Ogston-Tuck，2014b），肌内注射技术一直在被修正。过去，肌内注射部位的选择并没有基于证据，针的选择基于护士偏好和习惯性操作（Greenway，2014）。然而现在已经有足够的证据来制订肌内注射技术指南。在这个证据的基础上：

● 根据患者的性别、体重和体重指数、身体状况、地点、药物和剂量选择针的大小。

● 尽可能优先选择腹外侧的臀肌进行深层注射，来降低神经或肌肉损伤的风险。

● 在肌内注射前后评估皮肤和患者的状况。

● 将针头的中心迅速垂直刺入，以 1 mL/s 的速度注射。

● 在取出针头前至少等待 10 秒。

▶ 安全指南

患者用药的安全性涉及到药物管理六对制度（见第 20 章）。遵循以下原则,确保安全用药：

● 在用药期间保持警惕。在准备注射时避免分心。

● 确保患者接受合适的药物治疗。了解患者为什么接受每种药物；了解给药前、给药时和给药后后需要做什么；并在给药后评估药物的有效性和副作用。

● 确认药物没有过期。

● 在用药前至少要双人核对，并核对患者的身份（TJC，2016）。

● 重新核实模糊的药物医嘱，当不确定药物医嘱或相关剂量计算结果时可以寻求帮助，咨询同事、药剂师和其他医师，确保在准备和提供药物之前解决与给药有关的所有问题。

● 遵循所有与使用技术有关的政策，不要使用"应急措施"。应急措施会导致系统中的程序、政策或问题被忽略。使用"应急措施"的护士在给药期间试图让患者接受一个更加及时的治疗，却无法遵守代理协议、政策或程序。

• 在药物准备和用药过程中使用严格的无菌技术（表22.1）。

• 大多数情况下，注射不能委托他人进行，操作时应确保遵循地方护士执业行为标准以及健康护理机构制定的指导方针。有执照的实习护士或执业职业护士通常可以通过口服、皮下、肌内和皮内注射的方式来给药。一些地方允许认证药物助理在长期照护条件下给予患者某些特定类型的药物（如口服药物）。

• 发药车周围的区域为勿扰空间，护士在这个区域里不应被干扰（ISMP，2012）

• 以适当的角度顺利快速地刺入组织（图22.1）。

• 缓慢且平稳地注射药物。

• 针刺入组织后平稳地持注射器，防止组织损伤。

• 使用和刺入时相同的角度平稳地拔针。

• 在注射部位轻轻地放上纱布棉垫。

• 在注射部位施加轻度的压力。

• 旋转注射部位防止硬化和脓肿的形成。

针刺伤的预防

医务人员最频繁暴露于血源性疾病的原因是针刺伤（OSHA，n.d.）。

针刺伤会发生在以下情况：医务人员回套针头、错误的静脉注射或将针留在患者床边。安全针装置的使用可以防止针刺伤（OSHA，n.d.）。美国《针刺安全与预防法》要求卫生保健机构使用安全针装置来减少针刺伤害的频率（图22.2C）。在考虑更换医疗设备时，管理者

表22.1 注射感染预防

实践原则	方法
防止药液污染	迅速从安瓿中抽吸药物
防止针头污染	避免让针头接触受污染的表面（例如，安瓿或密封瓶的外缘、针盖的外表面、手、工作台面或桌面）避免接触活塞或注射器内部。保持注射器的末端被针头或针帽覆盖
皮肤准备	用肥皂和水清洁术区皮肤 消毒棉签。从给药部位中心向外辐射，以5 cm为半径做圆周运动对术区皮肤进行消毒
减少微生物转移	手消毒至少15秒

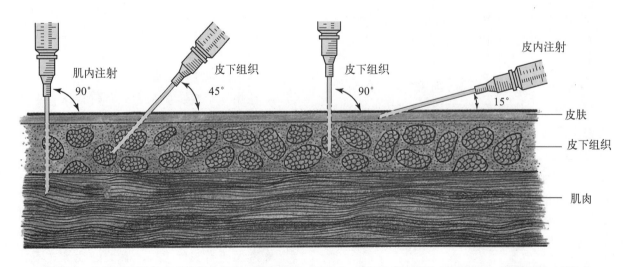

图22.1 **比较不同注射方式的刺入角度：肌内注射（90°）、皮下注射（45°或90°）、皮内注射（15°）**

必须维持现有的风险控制计划，并寻求员工的意见。

有保护装置的锐器 [sharp(needle，lancet) with engineered sharps injury protection，SESIP] 指装有减少职业接触的内置安全构件的锐器。SESIP 中的一种类型是钝端套管；另一种是一个安全注射器，它配有一个塑料护套，当针头从皮肤上脱落时，它会滑过针头（图 22.2，A～C）。护套立即覆盖针头，消除了发生针刺伤的机会。在无针静脉系统中发现了许多其他的 SESIP 装置（见第 29 章）。注释 22.1 列出了医务人员减少针刺伤害风险的建议。

<table>
<tr><td>注释 22.1　针刺伤预防的建议</td></tr>
<tr><td>
● 尽量使用无针装置或 SESIP。
● 给药后不要回套针头。
● 在开始一个操作前，计划安全的针头处理和清理工作。
● 立即将针头、无针装置和 SESIP 弃于器盒中。
● 利器伤的记录报告应包括以下几点：事件中涉及的注射器类型和品牌；事故地点（例如科室或工作区域）；对事件的描述；还有一些有过锐器伤的员工的隐私。
● 参加有关血源性病原体的教育，并遵循预防感染的建议，包括接种乙型肝炎疫苗。
● 尽可能参与本医疗机构的 SESIP 设备的选择和评估。
</td></tr>
</table>

数据来源于 Occupational Safety and Health Administration (OSHA): Bloodborne pathogens and needlestick injuries, 77 FR 19934, 2012, https://www.osha.gov/FedReg_osha_pdf/FED20120403.pdf. Accessed April 3, 2016.

卫生保健机构须配备利器盒。当处理一个无盖的针头时，应单手将利器扔进利器盒中。此外，利器盒必须直立，禁止装满，并涂上红色或标有生物危险标志（图 22.3）。

用物准备

注射给药时，有多种尺寸的针和注射器进行选择。根据药物的数量和类型以及患者的体型来确定合适的注射器大小、长度和规格、溶液的体积、给药途径。大多数注射器都是用无针系装置或安全针来防止针刺伤。另外，各种电子输液泵进行静脉输液或连续皮下注射。输液泵可确保持续和精准地给药。

注射器

注射器通常是一次性使用的，针头可分为鲁尔接头和非鲁尔接头。注射器还分为带或不带无菌针头，并且有一个无针 SESIP 装置，其组成部分如图 22.4 所示。使用不带鲁尔接头的注射器时，将针头或无针装置直接插入尖端即可，而带有鲁尔接头的注射器（图 22.5A）在连接标准针头或无针装置时需拧转接头，连接并固定在位。带有鲁尔接头的设计可防止针头意外滑脱。

注射器有多种规格，从 0.5～60 mL 不等（图 22.5）。选择注射器时，尽可能选择最小的注射器尺寸以提高药物准备的准确性。此外，避免

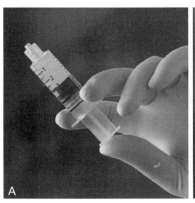
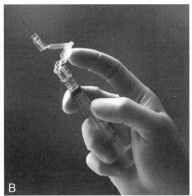
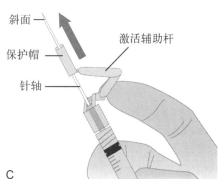

图 22.2　A. 无针装置 B.SESIP C.SESIP 的细节
（图 A 和图 B 由 Becton,Dickinson 和公司提供并保留所有权）

将大量液体注射至组织中。1 ～ 3 mL 的注射器通常适用于皮下注射或肌内注射。更大容量的注射器会给患者带来痛苦和不适。

注射器最常见的标记是 0.1 mL 的刻度（图 22.5A）。使用结核菌素注射器为皮内注射和皮下注射准备少量药物（图 22.5B）。胰岛素注射器（图 22.5，C ～ D）有 0.3 ～ 1 mL，低剂量胰岛素注射器（30 单位 / 0.3 mL 或 50 单位 / 0.5 mL）容量有 0.3 ～ 1 mL。这两种方法都是用预置针来进行校准的。大多数胰岛素注射器都是 100 个单位，设计用于 100 单位强效胰岛素。每毫升溶液含有 100 个单位的胰岛素。

使用更大容量的注射器来注射一些静脉药物和冲洗引流管。一些注射器是配备针头的。此外，注射器要求护士根据药物的黏度、给药途径、患者的性别和体重进行更换。在使用前护士应仔细检查注射器以确定测量尺度，并确保使用了正确的注射器准备处方药物。

针头

有些针头是直接附在注射器上，另外有些则是单独包装，应灵活地为患者选择合适的针头。针头是一次性的，大部分是由不锈钢制成。

一个针头有三个部分：轮毂，在注射器顶端的中心；连接至轮毂的轴；斜面，或倾斜的尖端（图 22.6）。针毂、轴和斜面必须始终保持无菌。

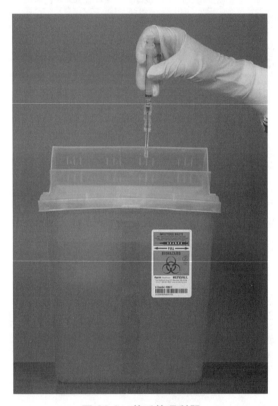

图 22.3 单手处理利器

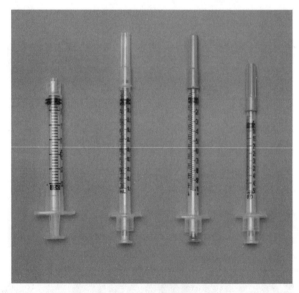

图 22.5 各种类型注射器的样式 A. 5 mL 注射器 B. 3 mL 注射器 C. 剂量小于 1 mL 时用 0.01（1%）标记的结核菌素注射器 D. 胰岛素注射器（50 单位）

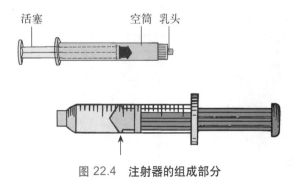

图 22.4 注射器的组成部分

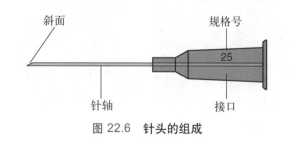

图 22.6 针头的组成

为了防止污染，应轻柔地将针头固定在注射器上（图22.7，A～B）。有些针头带有过滤器来配制药物。注射给药时千万不要使用过滤器。

当针尖被注射进组织后，尖的斜面会产生一个狭窄的缝隙，当针头被移除后，缝隙会迅速关闭，以防止药物、血液或血清的渗漏。较长的斜面尖端更尖窄，可以减少皮下注射或肠内注射时引起的组织不适。

根据患者的身材和体重以及药物将被注射的组织类型选择针的长度（图22.8）。目前的证据表明，针的长度应该基于患者的体重（Davidson和Rourke，2013）。肌内注射的穿刺深度应有5 mm（Hibbard et al.，2015）。

如果是儿童或体型较瘦的成人，则需要长度更短的针，例如在肌内注射时，针的长度为2.5～3.8 cm，皮下注射时，针的长度为0.9～1.6 cm。针距变小，针的直径将变大。针距的选择取决于注入或灌注液体的黏度，黏度越大，针距就越大。

一次性注射装置

某些药物给药时可能有单剂量预充式的、一次性的注射器供使用。使用这种预充式注射器时，除排除不需要的药物或空气外，并不需要事先准备药物的剂量。然而，仔细检查药物及浓度仍是很重要的，因为预充式注射器与普通注射器外形相似。单位剂量的预充系统（例如Tubex和预充注射系统），包括了可重复使用的塑料注射器支架和一次性的、预充无菌的玻璃盒单元。组装一个预充式系统，将药筒放入塑料注射器支架中（图22.9A）。按照制造商的指示，将柱塞杆向左（逆时针方向）旋转（图22.9B），然后向右锁定（顺时针方向），直到听到"咔嗒"一声（图22.9，C）。最后取出针具，并推进活塞（图22.9，D），将空气和多余的药物一起排出。预充装置可以用在SESIP上。给药后，将玻璃预充装置安全地放在利器盒中。这种设计降低了针刺伤的发生风险。

技能 22.1 注射准备：安瓿和密封瓶

安瓿内盛放单剂量注射液体药物，容量一般为1～10 mL或更多，常为玻璃质地，其颈部的环状收缩部位易折断，常以彩色环线为标识（图22.10A）。通过插入注射器针头，可以轻松吸出瓶中药物。为了防止在吸取药物时有

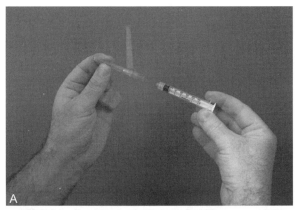

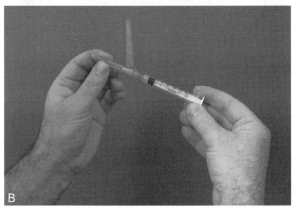

图22.7 A.注射器针头上覆盖了针帽 B.针头被保护

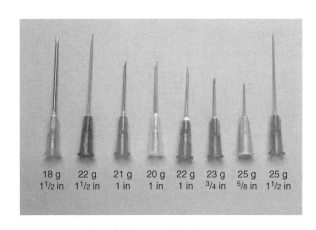

图22.8 针有不同的针距和长度（Lilley LL，et al：Pharmacology for nurses and the nursing process，ed 7，St Louis，2012，Mosby.）

玻璃颗粒的混入，可以使用过滤针（Alexander et al.，2014；Nicoll 和 Hesby，2002），但是过滤器针不能用来注射药物，而是应当在取出药物后，给注射器配上合适的针头进行注射。

密封瓶是一种顶部有橡胶密封的单剂量或多剂量容器，其质地为塑料或玻璃（图 22.10，B）。单剂量瓶一旦启封，无论使用了多少药物，使用完后都必须丢弃（Alexander et al.，2014）。多剂量瓶含有多剂量的同一药物，因此可以多次使用，但仅限同一患者使用。当应用多剂量瓶时，应该在药瓶上写上启封日期，根据机构的相关规定，来确定多剂量瓶启封后的使用时长，一旦过期，必须妥善丢弃多剂量瓶。

密封瓶的橡胶密封盖外，有金属或塑料的保护盖，在初次使用前，需要去除保护盖。瓶中的药物有液体或干燥两种形式，通常使用干燥包装来存放不稳定的药物。药瓶标签规定了溶解药物的溶剂或稀释剂，以及准备相应药物浓度所需的剂量，最常见的溶剂为生理盐水和无菌蒸馏水。

有时会通过橡皮塞将密分瓶内分隔成两个腔。其中一腔含有稀释溶液，而另一腔则为干燥药物。在准备使用药物之前，先在上腔压下橡胶塞，让药粉和稀释剂混合。与安瓿不同的是，密封瓶是一个封闭的系统，必须将空气注入瓶中，才能更容易地取出其中的药物。而有些药物，因为其药物特性，需使用过滤针才能从瓶中吸出。在购买的药品和其包装上可以看到是否需要过滤针来准备药品。

有时，医疗服务人员会订购一种干粉状的注射药物，需要加以溶液溶解才能使用。这种情况在时效性注射药物上比较常见。必须在特定的时间内进行使用，以保证药物的药效。

授权与合作

从安瓿和密封瓶中进行注射的技巧不能委托给护理辅助人员。

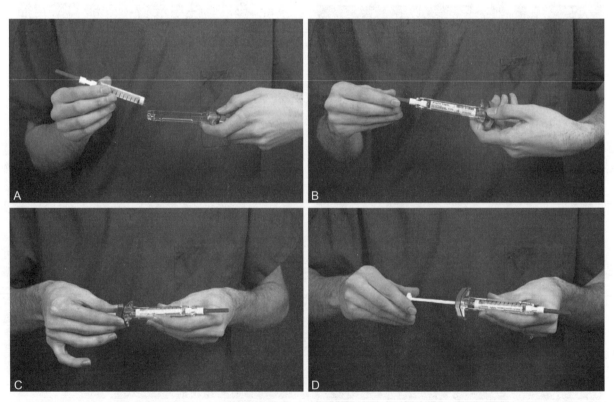

图 22.9 A. 预充注射器支架和带针头的无菌预充药筒 B. 组装预充装置 C. 药筒滑入注射器空筒，旋转，并锁在针头末端 D. 将柱塞螺旋进入筒心

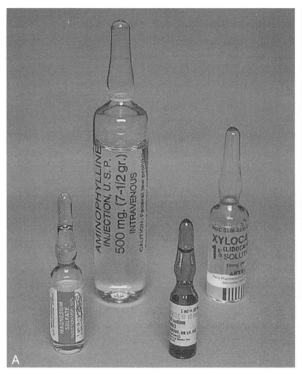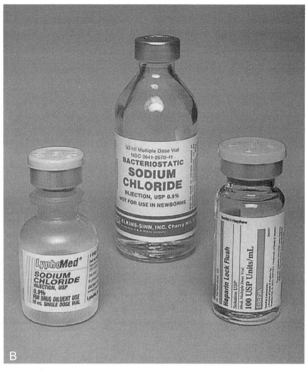

图 22.10 A.安瓿装的药物 B.密封瓶装的药物

用物准备

安瓿装的药物

- 注射器、针头、过滤针
- 无菌纱布或酒精棉签

密封瓶装的药物

- 注射器和两个针头
- 针头：

①适配密封瓶的无针钝头套管（图 22.11）或针头（带安全护套），用于停药

②过滤针

- 无菌纱布或酒精棉签
- 稀释剂（如有需要，例如 0.9% 氯化钠或无菌水）

两者都有

- 用药记录或计算机打印输出单

- SESIP 安全针
- 密封瓶或安瓿装的药物
- 利器盒，用于处理注射器、针头和玻璃

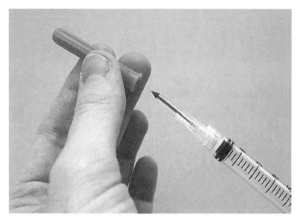

图 22.11 适配密封瓶的无针注射器

步骤	要点说明

护理评估

1. 检查 MAR 或电脑打印出的药物医嘱的准确性和完整性。检查患者姓名、药品名称、用药剂量、用药途径、用药时间。对于 MAR 中字迹不清楚的部分复制或重印。	医嘱单是最可靠的来源,也是对患者用药时唯一合法的记录。确保患者接受正确的药物治疗(Mandrack et al., 2012)。 字迹模糊的 MAR 是用药错误的来源(Alassaad et al., 2013)。
2. 评估患者的既往史和用药史。	确定药物治疗的需要,给药之后可能出现的禁忌证。
3. 评估患者过敏史。知道过敏的类型和正常的过敏反应。	如果已知患者对某种药物过敏,不要准备该药物。
4. 回顾药物参考资料,了解药物的用法、目的、副作用和护理应用。	正确地管理药物,监测患者的反应。
5. 评估患者的身体一般情况,如评估患者的肌肉的大小和体重情况以判断应给予皮下或肌内注射药物。	确定注射器和针头的类型和大小。

护理计划

1. 完成下列步骤后所能达到的预期结果: ● 准备的剂量 ● 注射器空筒内没有气泡	确保剂量准确,药液中没有气泡。排尽空气可以确保药物剂量的准确性。

护理措施

1. 执行手卫生和用物准备。	减少微生物传播。
2. 药物准备 a. 治疗车移至患者病房外。 b. 打开药物抽屉或推车,登录计算机配药系统。 c. 遵循机构的无中断区政策。一次为一位患者准备药物。把所有的 MAR 或电脑打印文件保存在一起,或者一次只看一位患者的电子 MAR。 d. 从库存供应或单位剂量抽屉中选择正确的药物。将药物标签与 MAR 电脑打印单或电脑屏幕进行比较。 e. 核对每种药物的有效期,每次核对一种药物。 f. 必要时计算药物剂量。再次核对计算结果。必要时应双人核对。 g. 配制管制药物时,应检查以前的用药数量记录,并核实可用的药物数量。 h. 不要让药物无人看管。	组织设备节省时间,减少错误。 将药物锁在柜子、推车里,或使用计算机配药系统可以保证药物的安全。 备药时集中注意力。可能的情况下使用 NIZ(Prakash et al., 2014;Yoder et al., 2015)。 读取标签并将其与医嘱记录进行比较,减少错误。这是对准确性的第一次核对。 过期的药物有效性降低或对患者有害。 反复检查可以减少错误。 管制药物的相关法律要求对麻醉品的分发使用进行严密监测。 护士负责药物保管的安全性。
3. 准备安瓿 a. 用手指快速地轻拍安瓿顶端,直至液体从顶端流入下腔(见插图)。	清除任何聚集在安瓿颈部以上的液体。

步骤	要点说明
b. 将小纱布放在安瓿颈周围（见插图）。	使所有药液进入下腔。折断时要保护手指以免被玻璃尖端伤害。不要用酒精棉签包裹在安瓿顶部，因为酒精可能会渗漏至安瓿中。
c. 快速地折断安瓿（见插图）。	防止脸和手指被碎玻璃划伤。
d. 使用长度足够的过滤针，快速吸取安瓿底部的药物。	系统易受空气污染。过滤针过滤掉玻璃碎片（Alexander et al.，2014）。
e. 将安瓿倒置或置于平面上，过滤针插入到安瓿口的中心，不要让针尖或针梗接触到安瓿边缘。	安瓿被折断的边缘是受污染的。当安瓿倒置时，如果针尖或针梗接触到安瓿的边缘，溶液就会流出。
f. 轻轻抽动活塞，将药液吸入注射器（见插图）。	活塞的抽动会在注射器筒内产生负压，使液体进入注射器。防止吸入气泡。
g. 保持针尖在液面以下。倾斜安瓿将所有液体抽吸于针筒内。	空气压力会迫使药液从安瓿中流出。
h. 如果吸入气泡，不要将空气排入安瓿。	
i. 从安瓿中取出针，垂直握住注射器，轻敲注射器一侧，使泡沫朝上移动，轻轻回抽活塞，再向上推动活塞排出多余的气泡。	将注射器垂直放置，使液体在针筒底部沉淀。回抽活塞，允许针内流体进入针筒内不被排出。然后，将空气从针筒的顶部和针内排出。
j. 如果注射器含有多余的液体。固定注射器使针尖垂直向上，然后稍微倾斜向下，慢慢地将多余的液体弃于水槽中。将注射器垂直放置，再次检查液面水平。	将多余的药液安全地弃于水槽中。针的位置使排除药物时药液不会流向针梗。再次检查液面水平确保剂量准确。
k. 用其安全护套或针盖覆盖针头。用普通的 SESIP 针头替换过滤针。	最大限度地减少针刺伤。过滤针不能用于注射。
4. 准备密封瓶	
a. 移除未使用的密封瓶顶部的盖子，露出无菌橡胶密封条。如果是已使用过的多剂量瓶，瓶盖已经被移除，则用酒精棉球迅速擦拭密封条的表面，待干。	移除盖子后的密封条不能更换。而且并非所有的药品制造商都保证未使用的密封瓶的密封条是无菌的。用酒精擦拭可以减少微生物的传播。待干酒精是为了防止酒精与针头接触或与药液混合。

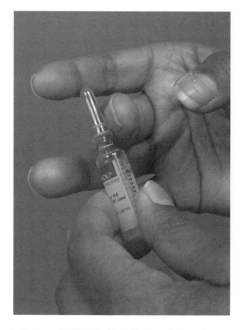

步骤 3a　轻敲安瓿使液体流入安瓿颈部以下

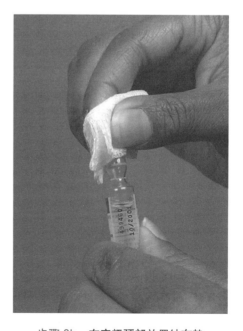

步骤 3b　在安瓿颈部放置纱布垫

步骤	要点说明
b. 拿起注射器，取出针盖或无针接触装置的盖子。拉动注射器的活塞，吸入与药瓶中吸入的药物量相等的空气量。	将空气注射至小瓶中，可防止在药物吸入时产生负压。
临床决策点：一些药物和机构在准备密封瓶药物时使用过滤针。如果使用过滤针抽吸药液，进行药物注射时需要将其更换为的常规 SESIP 针（Alexander et al., 2014）。	
c. 将密封瓶放在平面上，将针尖或无针装置的尖端插入橡胶密封瓶的中心（见插图）。在插入时，向针尖施加压力。	选择薄易穿透的密封瓶中心作插入点，插入时注意使用一定的压力，防止橡胶颗粒进入密封瓶内或针尖。
d. 将空气注入密封瓶中，用一定的力量固定住活塞，防止活塞因气压而被迫后退。	密封瓶内的空腔注射入空气有利于产生压力，使药物进入注射器，还可以防止气泡的形成和剂量不准确。
e. 固定注射器和活塞，倒置密封瓶。用非惯用手的拇指和中指固定密封瓶（见插图）。用拇指和示指握住注射器针筒和活塞，以抵消密封瓶中的压力。	倒置密封瓶可使液体沉淀在容器的下半部分。用手指定活塞。
f. 保持针尖或无针装置在液面以下。	防止空气吸入。
g. 密封瓶中的空气压力逐渐使药液充满注射器。如有必要，将活塞轻轻拉回，以获得正确的药物剂量。	密封瓶内的正压会防止药液注入注射器中。
h. 获得足够剂量的药液后，将针头或无针装置插入到密封瓶的空腔中；轻敲注射器针筒的一侧以消除气泡（见插图），并将注射器顶部的空气排出。	敲击注射器针筒的力度不可过大，否则会使针头弯曲。吸入过多空气将导致药物剂量误差。
i. 从密封瓶中拔出针头或无针装置。	拉动活塞而不是针筒会导致活塞与针筒分离，造成药物损失。
j. 保持注射器在与视线成90°，以确保正确的剂量和没有气泡。轻敲针筒排出剩余的气泡，稍向后拉活塞，然后向上推动以排出空气，注意不要将液体排出。再次核对药物的剂量。	将注射器垂直放置，使液体在针筒的底部沉淀。轻敲针筒排出顶的空气。拉动活塞使针头内的液体进入针筒，而不是被排出。然后，将空气从针筒的顶部和针头内排出。

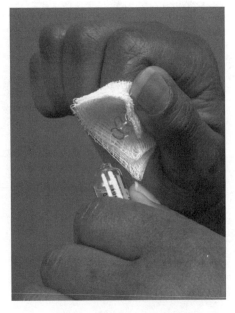

步骤 3c　用手折断安瓿颈部

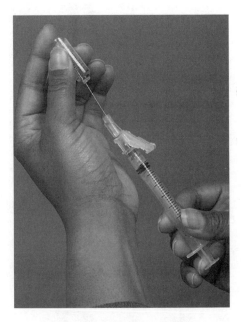

步骤 3f　自安瓿中吸取药液

步骤	要点说明
临床决策点：在准备单剂量瓶药物时，不要假设标签上所列的剂量是药瓶的总剂量。因为一些制造商会提供少量的额外液体，以防准备过程中的损失。一定要吸出需要的剂量。	
k. 如果你需要将药物注射到患者的组织中，应根据药物注射路径，选择合适规格和长度的 SESIP 针。 l. 用安全护套或针帽覆盖针头。 m.给多剂量瓶制作标签，包括开药日期、每毫升药物浓度和执行护士名字的首字母。	新的针头更加锋利。因为针轴周围没有液体，不会在注射时给皮肤组织上留下药液。 过滤针不能用于注射。 尽量减少针刺伤。确保护士能正确地准备之后药物的剂量。混合后的药物要在一定时间内丢弃。
5. 准备含粉末的密封瓶（还原药液）。	
a. 除去密封瓶瓶盖。用酒精棉签将橡胶密封圈严格地消毒，并待干。 b. 根据步骤 4b ～ 4j，将制造商建议的稀释液的剂量和种类吸入注射器中。 c. 将针头或无针装置的尖端，插入装有粉末状药物密封瓶的橡胶密封圈的中心，注入稀释剂，拔针。 d. 用手掌轻轻滚动药瓶，以彻底混合药物，不要摇晃。 e. 另取一支用新注射器注射重组药物。仔细阅读标签来确定剂量。 f. 将重组药物加入注射器后，将无针装置 / 针头插入密封瓶中，注意不要让空气进入，步骤参考 4e ～ 4l。	酒精棉签消毒后待干，防止它与针头接触以及和药物混合。 准备注射用稀释剂，并将其注射入含粉末的密封瓶中。 稀释液开始溶解并重组药物。 确保适当的药物分散治疗，并防止空气泡的形成。 稀释后的药物浓度（mg/mL）决定了给药的剂量，为了防止错误，需要仔细阅读药物标签。 准备给药。
临床决策点：注射药物前须双人核对参考指南。	
6. 将药物的标签，与 MAR、电脑屏幕或电脑打印单进行核对。	这是控制精度的第二次核对。
7. 处理污染源。将安瓿或用过的密封瓶，以及用过的针头和无针设备丢入利器盒中。清洁工作区域并且注意手卫生。	需妥善处理玻璃和针头，防止工作人员意外受伤，控制感染的传播。

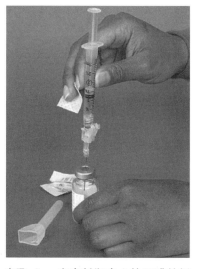

步骤 4c　在密封瓶中心的隔膜处插入安全针（将密封瓶平放在桌子上）

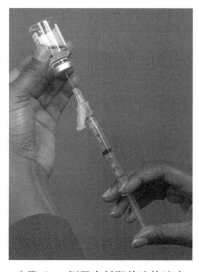

步骤 4e　倒置密封瓶使液体流出

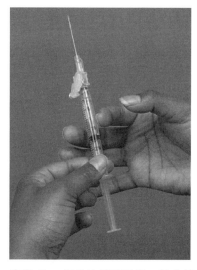

步骤 4h　保持注射器垂直，敲击针筒使气泡排出

| 步骤 | 要点说明 |

护理评价

在对患者进行药物注射之前，将 MAR 与药物的标签，和注射所需的剂量对比。	确保剂量是准确的，这是对精确度保证的第三次核对。
非预期结果	**相关措施**
1. 注射器里有残余气泡。	● 排出注射器中的空气，添加药物直至准确的剂量。
2. 准备的药物剂量不准确。	● 重新准备精确剂量的药物。

操作指南 22.1　在注射器中混合注射药物

某些药物使用前需要将两个密封瓶中的药物或将一个密封瓶和一个安瓿中的药物混合。混合兼容的药物给药可以避免给患者多次注射。如果不确定药物的兼容性，则应咨询药剂师。在混合药物的时候，必须从每一种容器中准确地抽取药物。当使用多剂量瓶时，从密封瓶或安瓿中吸取药物更应仔细，避免药品的相互污染。

当从密封瓶和安瓿中混合药物时，先准备好密封瓶中的药物，然后用同样的注射器和滤针从安瓿中取药。当混合两个密封瓶中的药物时，应避免两种药物污染，在确保最后的剂量是准确的的同时保证无菌操作。

在准备密封瓶装胰岛素时需要特别注意。胰岛素是用来治疗糖尿病的激素，根据作用的持续时间，胰岛素被分为短、中、长效三类。通常，患有糖尿病的患者会通过不同类型胰岛素的组合，来控制他们的血糖水平。在准备胰岛素之前，把胰岛素混悬液在手掌之间轻轻滚动（Humulin-N），使胰岛素重新悬浮。

如果患者需要一种以上的胰岛素来控制糖尿病，在药物兼容的情况下，可以把它们混合到一个注射器里。准备顺序要先准备短效胰岛素，防止它被长效胰岛素污染（Burchum 和 Rosenthal，2016）。在某些情况下，胰岛素不需要混合。注释 22.2 列出了混合胰岛素的建议。

> **注释 22.2　混合胰岛素使用推荐**
> ● 使用混合胰岛素将血糖水平控制良好的患者，在准备和使用胰岛素时，应当继续保持他们的个人习惯。
> ● 除非得到医师的批准，否则不要将胰岛素与其他药物或稀释剂混合在一起。
> ● 不要将甘精胰岛素（来得时）或地特胰岛素（诺和平）与其他类型的胰岛素混合在一起。
> ● 餐前 15 分钟内注射与 NPH 胰岛素混合的速效胰岛素。
> ● 准备注射时，和另一位护士确认胰岛素的剂量。

授权与合作

在注射器中混合药物的操作不能授权给护理辅助人员，护士指导护理辅助人员完成以下工作：

● 在发现药物有潜在副作用后，应当立即报告给护士。

用物准备

● 单剂量或多剂量密封瓶，含药物的安瓿
● 注射器，两根针头
● 针：① 注射用无针头的钝头注射管或针；② 必要时使用过滤针；③ SESIP 针
● 医用消毒湿巾
● 利器盒
● 用药物记录或计算机打印单

操作步骤

1. 核对 MAR 或医嘱计算机打印单，确保其精确性和完整性。核对患者的姓名、用药名

称和剂量、注射途径和注射时间。重抄或重印
MAR 上字迹不清的部分。

2. 核对与药物有关的相关信息，包括注射
方式、目的、副作用和护理注意事项等。

3. 如果要给予皮下或肌内注射，则要对患
者进行体格检查，测量肌肉尺寸和体重。

4. 考虑混合药物的相容性以及注射的类型。

5. 检查在密封瓶或安瓿上药物的截止日期。

6. 执行手卫生。

7. 遵循给药核对，一次为一个患者准备药
物（见第 20 章）。从装有单位剂量药物的抽屉
中或自动配药系统中选择一个安瓿或密封瓶。
将每一种药物的标签与 MAR 或计算机打印单
核对比较。在使用胰岛素的情况下，确保准备
了所需使用的胰岛素类型。这是第一次检查。

8. 将两个密封瓶中的药物混合（见插图）：

a. 用无针注射器或过滤针，吸入相当于药
物剂量的空气（密封瓶 A）。

b. 将空气注入到密封瓶 A 中，确保针头或
无针装置没有接触到溶液（见插图 A）。

c. 手持活塞，从密封瓶 A 中抽出针头或无
针装置，吸入相当于第二次药物剂量（密封瓶 B）
的空气到注射器中。

d. 将针或无针装置插入密封瓶 B，将空气
注入密封瓶 B 中，并使用注射器从密封瓶 B 中

吸出药液（见插图 B）。

e. 从密封瓶 B 中取出针头或无针装置和注
射器，以确保获得正确的剂量。

f. 注射器上的刻度与药品的总量相确认。

g. 在密封瓶 A 中插入针头或无针装置，小
心不要推活塞，将注射器内药物推入瓶中。将
药瓶倒置并小心地从密封瓶 A 中取出所需的药
量（见插图 C）。

h. 取出针头或无针装置，并从注射器排出
多余的空气。检查注射器里的药液水平来确定
正确的剂量。至此，药物已经混合。

i. 根据不同的注射药物，需要更换相匹配
的针头。在注射前，要保证针头或无针装置未
开封。

临床决策点：如果从第二瓶中抽吸出过多
的药物，丢弃注射器并重新开始。不要把药物
注射入任何一个密封瓶里。

9. 混合胰岛素：

a. 如果患者所需使用的胰岛素出现浑浊，
在使用前将其在双手掌之间滚动胰岛素来重新
悬浮胰岛素以准备注射。

b. 用酒精棉片擦拭两个胰岛素瓶的顶部。

c. 与 MAR 上的胰岛素剂量核对。

临床决策点：如果患者医嘱开立使用长效
甘精胰岛素，应注意这是一种无色澄清的胰岛

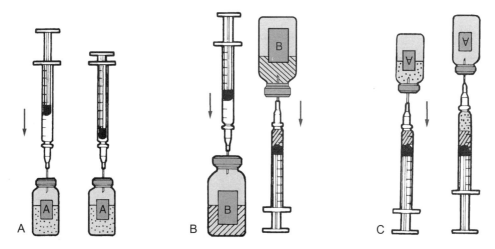

步骤 8　A. 将空气注入密封瓶 A 中 B. 将空气注入密封瓶 B 中，吸取药液 C. 从密封瓶 A 中吸取药液，达到混合药
液的目的

素，不应该与其他胰岛素的混合使用。

d. 将速效或短效的胰岛素与中效或长效胰岛素混合时，取出胰岛素注射器，吸入与从中效或长效胰岛素中提取的剂量相等的空气量（见插图）。如果是两种中效或长效的胰岛素混合，那么无论先准备哪种胰岛素效果都是一样的。

e. 插入针头并将空气注入中效或长效胰岛素时，不要让针尖接触溶液。

f. 在不吸取药物的情况下，将注射器从胰岛素瓶中取出。

g. 用同样的注射器，注射相当于速效或短效胰岛素剂量的空气注射到密封瓶中，并使用注射器吸取正确的剂量（见插图）。

h. 将注射器从速效或短效的胰岛素瓶中取出，并去除任何气泡以确保剂量的准确。

i. 用 MAR 核对短效胰岛素的剂量，并和另一名护士确认所准备注射的胰岛素，以确保胰岛素剂量正确。可以通过计算胰岛素的增加数量来确定注射胰岛素的联合单位的剂量。（例如，4 单位常规 +10 单位 NPH=14 单位）。核对混合剂量。

j. 将注射器针头放回中效或长效胰岛素的密封瓶中。不要推动柱塞，以防将胰岛素注射到密封瓶中。

k. 将瓶子倒置，小心地将所需的剂量吸取到注射器里（见插图）。

l. 取出针头，检查注射器的液面。与另一名护士核对药物的总剂量，在药物治疗前不要取下针头套。

10. 将密封瓶和安剖瓶中的药物混合：

a. 先从密封瓶中准备药物，参照技能 22.1 中的步骤 4。

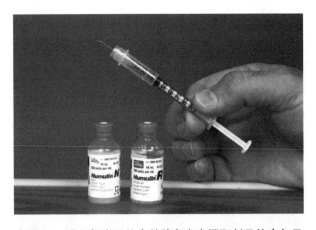

步骤 9d　吸入相当于从中效胰岛素中提取剂量的空气量

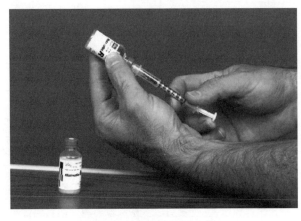

步骤 9g　吸取短效胰岛素

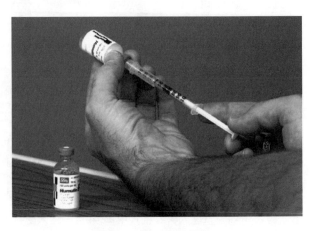

步骤 9k　吸取中效胰岛素

b. 仔细核对注射器中的药物总剂量

临床决策点：如果需使用无针装置从密封瓶中准备药物，去除安瓿的药物时要将无针装置改为过滤针。

c. 使用同样的注射器，从安瓿中准备第二种的药物，参照技能 22.1 中的步骤 3。

d. 从安瓿中提取出过滤针，并检查注射器的液面。将过滤针更换为 SESIP 针。在药物治疗前，不要取下针头套。

e. 仔细核对注射器中的药物总剂量。

11. 将准备好的药物及药瓶 / 安瓿上的标签与 MAR 或计算机打印输出的结果进行比对。这是对准确性的第二次检查。

12. 处理污物。将药瓶以及针头或无针装置丢弃至利器盒中。

13. 清洁工作区域并进行手消毒。

14. 再次仔细核对注射器中的药物总剂量。

15. 在患者的床边进行第三次准确性检查。

技能 22.2 皮内注射

皮内注射法主要用于药物敏感试验（如结核筛查和过敏试验）。由于此类药物药效较强，所以需将其注射到血供相对较少的皮内，使得药物吸收相对较缓慢。如果药物快速进入患者体内，患者可能会发生过敏反应。有过敏史的患者，需先对其进行皮试。检查注射部位以确保注射部位没有病变及损伤，并且选择毛发相对稀少的部位，前臂和上背部是较为理想的部位。

使用结核菌素注射器或者小型注射器（针头长 0.3 ~ 1.6 cm，型号：25 号或 27 号）进行皮内注射。进针角度为 5°～ 15°（图 22.1）。在皮内注射少量药物（0.01 ~ 0.10 mL）。如果没有出现皮丘，或在拔针后注射部位出血，则药物可能进入了皮下组织，表示皮试结果无效。

授权与合作

皮内注射不能授权给护理辅助人员。护士指导护理辅助人员完成以下工作：

● 潜在的药物副作用及过敏反应信号，一旦发生应立即报告。

● 向护士报告患者生命体征或病情的变化。

用物准备

● 注射器：1 mL 结核菌素注射器，配备 25 号或 27 号针头（长 0.3 ~ 1.6 cm）

● 纱布

● 酒精棉签

● 药液

● 手套

● 用药记录或计算机打印输出

● 污物桶

步骤	要点说明

护理评估

步骤	要点说明
1. 根据医嘱单核对 MAR 或计算机打印输出单的准确性和完整性。核对患者姓名、药物名称、用药剂量、用法、用药时间。重新打印 MAR 中模糊的内容。	医嘱单是最可靠也是唯一合法的药物记录。确保患者接受正确的药物治疗（Mandrack et al., 2012）。MAR 字迹不清是用药错误的原因（Alassaad et al., 2013）。
2. 在使用特殊过敏原进行皮试或给药时，应先回顾药物的预期反应 / 预期效果。	反应类型取决于患者是否能够进行细胞介导的免疫反应。护士应了解皮试预期效果和不良反应。
3. 评估患者的药物过敏史：已知的过敏原。	如果已知患者对某种药物过敏，则不可做皮试。强效药物可引起严重的过敏反应。

步骤	要点说明
4. 评估皮内注射法的禁忌证，例如局部组织灌注减少。评估以往皮内注射后发生的严重不良反应。	灌注减少会减少药物的吸收。如果既往发生不良反应，提示患者发生不良反应的风险增高。
5. 评估患者对皮试目的及反应的认知。	告知患者皮试出现结果的时间，皮试如有异常，应及时通报医务人员。
6. 检查药物的有效期。	超过有效期的药物，药效可能改变。

护理诊断

● 焦虑	● 恐惧
● 缺乏皮试的相关知识	
根据患者的状况或需求，个体化处理其相关因素 / 危险因素。	

护理计划

完成下列步骤后所能达到的预期结果：	
● 患者在注射过程中有轻微的烧灼感，但注射后无感觉不适。	药物沉积在皮肤中的正常反应。
● 注射部位形成浅色、直径约 6 mm 的皮丘并逐渐消失，可伴有红晕。	药物进入皮肤中并最终被吸收。红晕是毛细血管轻微出血的结果。
● 患者能够识别皮肤反应的迹象和特征。	演示所学的知识内容。

护理措施

1. 采用无菌技术为患者准备药物，集中注意力一次只为一位患者准备（见技能 22.1）。在准备药物时，应使用 MAR 或者计算机打印输出仔细检查药物标签 2 次（见技能 22.1 或操作指南 22.1）。	确保药物是无菌的。集中注意力可降低药物准备时的出错率。在可能的情况下使用无中断区域（Prakash et al., 2014 ；Yoder et al., 2015）。检查两次，以确保正确使用药物。
2. 在规定的时间内（见机构政策）对患者进行药物治疗，包括即刻剂量、首次剂量、负荷剂量以及一次性剂量。有严格预定给药时间要求的药物（例如抗生素、抗凝血剂、胰岛素、抗惊厥药、免疫抑制剂）要在规定的给药时间的前后 30 分钟内给予。没有严格预定给药时间要求的药物应在预定给药时间的 1 ～ 2 小时内给予（CMS, 2011 ；ISMP, 2011）。遵循药物管理的六对制度。执行手卫生。	医院必须采用药物管理的政策和程序，以确定药物管理的时间，包括处方药物的性质、具体的临床应用和患者的需求（CMS, 2011 ；ISMP, 2011）。有严格预定给药时间要求的药物是指那些给药时间如果超过预定给药时间 30 分钟，就会造成伤害或者导致后续治疗效果和药理学效果不佳的药物。没有严格预定给药时间要求的药物是指那些给药时间如果超过预定给药时间的 1 ～ 2 小时，也不会造成伤害或者不会导致后续治疗效果和药理学效果不佳的药物（CMS, 2011 ；ISMP, 2011）。
3. 拉上隔帘或关门。	保护患者的隐私。
4. 根据机构政策，使用至少两种方式核对患者身份信息（例如，姓名和生日，或者姓名和病案号）。核对患者的用药记录或医疗记录的信息。	确保患者正确。符合联合委员会标准并保证患者安全（TJC, 2016）。

步骤	要点说明
5. 在患者床边再次将药物名称及患者姓名与 MAR 或计算机打印输出的结果进行比对。询问患者是否有过敏史。	这是第三次检查，以确保患者接受正确的药物治疗。确认患者的过敏史。
6. 向患者说明每种药物的目的、作用和可能出现的副作用。允许患者提问。告诉患者注射会引起轻微的烧灼感或刺痛。	患者享有知情权，患者对药物的理解可以提高药物治疗的依从性。有助于减轻患者的焦虑。
7. 执行手卫生，并使用干净的手套。	减少微生物传播。
8. 选择合适的注射部位。观察是否有皮肤病变及颜色改变。尽可能选择距肘前 3～4 横指、距腕部一个手掌宽的注射部位。如果不能使用前臂作为注射部位，检查上背部情况。如有必要，可选择适合皮下注射的部位。	注射部位没有颜色改变及毛发遮挡，方可确保皮试结果的准确性（WHO，2015a）。
9. 帮助患者采取舒适体位使其伸展肘部，与前臂处于同一水平面上。	保持注射部位固定，方便操作。
10. 注射部位用棉签消毒。以注射点为中心向外螺旋式涂擦，直径约 5 cm。选择：在注射前可使用蒸汽冷却剂喷雾（例如氯乙烷）。	消毒去除含有微生物的分泌物。蒸汽冷却剂喷雾可减轻注射部位的疼痛。
11. 用左手的中指和环指夹住棉签或纱布。	拔针前提前备好棉签或纱布。
12. 将针帽从针上取下来。	防止针接触到针帽的边缘而引起污染。
13. 用右手拇指和示指握住针，针头斜面朝上。	熟练掌握有关注射器的操作方法。随着斜度增加，药物注射入皮内的概率减小。
14. 注射过程	
a. 左手示指及拇指绷紧注射部位的皮肤。	绷紧皮肤以易于穿刺。
b. 以 5°～15° 的角度将针刺入皮内，直到感觉到阻力。针刺入表皮大约 3 mm，在皮肤形成突起（见插图）。	确保针尖在皮内。进针角度和深度不正确会导致皮试结果不正确（WHO，2015a）。
c. 缓慢注入药物。通常会感受到阻力。如果没有，则为进针过深，应拔出重新进针。	缓慢注射可减轻患者的不适。注入药物时，皮肤较紧，不容易扩张。
临床决策点：皮内相对而言几乎没有血管，因而不需要回抽。	
d. 在注射药物的同时，需注意到在皮肤表面出现了类似蚊虫叮咬的小皮丘，约 6 mm（见插图）。	皮丘提示皮内已注射药物。
e. 拔针后，将酒精棉球或纱布轻压注射部位。	不要揉擦注射部位。如有需要使用绷带。
15. 帮助患者采取舒适的姿势。	令患者恢复舒适。
16. 将针弃入利器盒内。	防止对患者和卫生保健团队造成伤害。回套针头会增加针刺伤的风险。
17. 脱下手套并处理，执行手卫生。	减少微生物传播。
18. 在患者身旁停留几分钟，观察其是否出现过敏反应。	呼吸困难、喘鸣和循环衰竭是严重过敏反应的迹象，可能在注射后立即发生。

步骤	要点说明

护理评价

步骤	要点说明
1. 15 ～ 30 分钟后返回病房，询问患者注射部位是否有急性疼痛、灼烧感、麻木感或刺痛。	持续的不适感表明可能伤及皮下组织。
2. 请患者陈述皮试的意义和过敏相关的症状。	患者判断皮试结果的能力有助于确保患者能对相关症状作出及时报告。
3. 检查皮丘的情况。选择：用记号笔在注射部位周围画圆圈作标记。注射 48 ～ 72 小时后检查肺结核皮试注射部位周围皮肤的硬化情况（硬、致密、隆起区）。 ● 硬结直径不小于 15 mm：患者无已知的结核病危险因素。 ● 硬结直径不小于 10 mm：患者可能为近期移民、注射吸毒者、高危环境的居民和员工、某些慢性疾病患者、4 岁以下儿童、接触高危人群的婴儿、儿童、青少年、成人等。 ● 硬结直径不小于 5 mm：患者提示人类免疫缺陷病毒阳性，其胸部 X 线片的纤维化变化与之前的结核感染一致，有过器官移植或免疫抑制剂者。	确定是否发生阳性反应，阳性反应提示肺结核或过敏反应。 注射部位必须在不同的时间间隔观察以确定测试结果。用记号笔标记注射部位。 根据使用的药物类型或皮试的类型，确定皮试结果的观察时间。根据药物说明书以确定观察时间。 反应程度因患者情况而异。
4. **使用反馈式教学**："我向您解释了结核病皮试的目的，以及在测试后可能看到的情况。现在我需要您向我说明一下在未来 2 ～ 3 日内注射部位可能出现的情况。"如果患者或居家照护者不能正确反馈，立即调整或重新制订指导计划，以保证其正确掌握。	确定患者和居家照护者对指导内容的理解水平。

非预期结果	相关措施
1. 患者抱怨注射部位局部疼痛或有持续性的灼烧感，表明神经或血管可能受到损伤。	● 评估注射部位。 ● 通知医师。
2. 皮试部位凸起、发红或硬结。	● 通知医师。 ● 完成结核菌素皮试后，将过敏信息或阳性结果记录在案。
3. 患者有荨麻疹、瘙痒、喘息和呼吸困难等不良反应。	● 通知医师。 ● 根据机构政策，做出适当反应（例如服用苯海拉明等抗组胺药）。 ● 记录过敏信息。

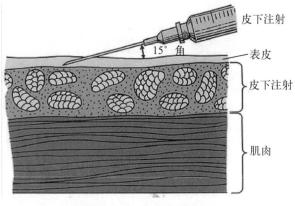

步骤 14b 将针插入皮内

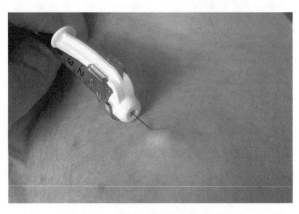

步骤 14d 注射时皮肤表面出现皮丘

记录与报告

● 注射后立即将药物名称、剂量、用法、注射部位、时间记录在电子健康档案或纸质病历中。根据机构政策正确地签署用药记录。

● 在电子健康档案或纸质病历中记录注射部位和皮肤外观。

● 根据机构政策，将发生的药物不良反应进行报告并记录。

● 在电子健康档案或纸质病历中记录对患者的教学内容、患者的理解水平及患者的药物反应。

注意事项

健康教育

● 指导患者不要挤压注射部位。

● 告知患者测试结果呈阴性并不能排除过敏，特别是当使用低浓度的药物时。

● 患者应佩戴医疗标识，列出所有过敏药物。

● 告知患者不要清洗掉注射部位的记号笔标记。

● 指导患者观察皮肤反应。

儿科患者

● 暴露于感染性或疑似感染性结核患者的儿童应在接触后立即进行测试（Hockenberry 和 Wilson，2015）。

● 持续接触高危人群（例如 HIV 感染者、流浪者、犯人）的儿童须每 2 ～ 3 年要接受结核病测试（Hockenberry 和 Wilson，2015）。

老年患者

● 老年人皮肤弹性较小，注射时必须保持紧绷。

技能 22.3　皮下注射

皮下注射是指将药物注入皮下疏松结缔组织中。因为皮下组织的血管没有肌肉中那么多，因此其药物吸收速度比肌内注射更慢。肢体运动或者冷热敷会改变局部组织的血流，从而影响药物吸收的速度。所有减少血流的情况都是皮下注射的禁忌证。

皮下组织对刺激性药物和大剂量给药敏感。因此，只能给成人皮下注射小剂量（0.5 ～ 1.5 mL）的水溶性药物。而对于儿童而言，剂量应不高于 0.5 mL（Hockenberry 和 Wilson，2015）。皮下注射药物主要包括：肾上腺素、胰岛素、过敏药物、阿片类药物和肝素。由于皮下有大量痛觉感受器，因此患者常常会感到疼痛等不适。

最佳的皮下注射部位包括上臂外侧、从肋下缘到髂嵴的腹部，以及大腿前侧（图 22.12）。这些注射部位易于暴露和识别，并且面积较大，可以在每个解剖位置轮换进行多次注射。

注射部位应避开皮肤受损处、骨隆突、肌肉或神经。同时及时更换注射部位以防止皮肤部位的脂肪增生或萎缩。患者的体重和脂肪组织可较好地反映其皮下组织层的深度，因此应根据患者体重及估算其皮下组织的厚度来选择进针的长度和角度（Ogston-Tuck，2014a）。通常选择 25 号，16 mm 的针，与皮肤呈 45°进针；或 12 mm 的针，与皮肤呈 90°进针，给正常体格的成年患者进行皮下注射。部分患者仅需选择 12 mm 的针。如果患者肥胖，则需提起其皮

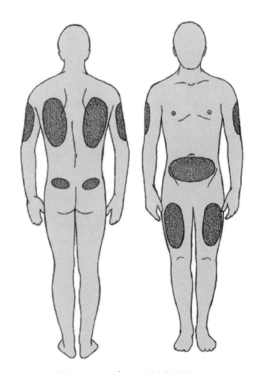

图 22.12　皮下注射常用部位

肤，在皮褶底部选用足够长的针穿过其脂肪组织。而偏瘦的患者的皮下组织通常较薄，上腹部通常为最佳注射部位。为了确保注射药物能到达皮下组织，应遵循以下原则：如果能提起5 cm厚的皮肤，则以90°进针；如果能提起2.5 cm厚的皮肤，则以45°进针。

胰岛素管理相关研究结果表明，长度不小于8 mm的胰岛素针常进入男性以及BMI≤25患者的肌肉层。而长度小于8 mm或4～5 mm的胰岛素针注射时可减轻患者的疼痛感，有效控制血糖水平，降低药物渗漏的机会（Diggle，2014；Hirsch et al.，2012）。因此，对于所有类型的BMI患者，包括儿童人群，在注射胰岛素时，推荐使用长度为4～5 mm的胰岛素针以90°进针，以减少疼痛，有效控制血糖和最大程度地减少副作用（AADE，2013）。

皮下注射时可选用几种不同的装置。注射笔允许患者自行皮下注射药物（例如肾上腺素、胰岛素或干扰素）（图22.13），其预填充式的一次性药筒给患者提供了一种便捷的注射方式。患者只需捏住皮肤，插入针头，注射预定的药物剂量。指导患者注射方法是确保患者正确应用注射技术和注射正确药物剂量的关键。应告知患者使用前准备好注射器的重要性，其准备包括将笔针朝上，外拔1～2个单位（见包装说明），然后用拇指完全按下柱塞，可反复进行直至出现水滴。这样既可以排出针头中的空气，

也可确保剂量充足。但是该装置有以下缺点：增加了针刺伤的风险，用户可能缺乏注射技术相关的知识及技能（Ogston-Tuck，2014a）。无针射流注射系统是指在不使用针头的情况下进行皮下注射。无针注射主要是利用高压穿透皮肤将使药物送至皮下组织（图22.14）。皮下注射装置（例如insuflon）是进行皮下注射的另一种选择方式（图22.15），操作时将其插入皮下组织，然后将针头取出，留下套管进行药物治疗。该装置可以连续使用3日，不需要每次注射药物时刺穿患者皮肤。

胰岛素治疗的注意事项

多数1型糖尿病患者使用胰岛素注射来进行治疗。因为新一代的人胰岛素可降低皮下脂

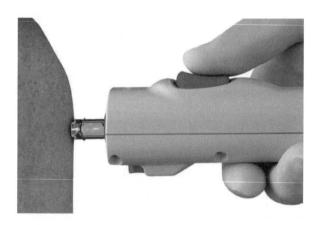

图22.14 无针注射装置
（图片由Pharmajet提供并保留所有权）

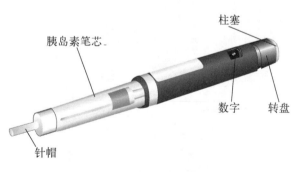

图22.13 **胰岛素笔**

（引自Lewis SL，et al：Medicalsurgical nursing：assessment and management of clinical problems，ed10，St Louis，2017，Mosby.）

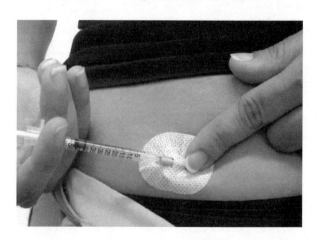

图22.15 **皮下注射装置**
（图片由IntraPump Infusion Systems提供并保留所有权）

肪增生的风险，所以没有必要更换注射部位。患者可自行选择一个注射部位（例如腹部），并系统地在该部位更换注射点，以维持胰岛素每日的持续吸收。胰岛素在不同注射部位的吸收率是存在差异的，其中胰岛素在腹部最容易被吸收，而在大腿部位吸收最慢（Burchum 和 Rosenthal，2016）。

注射的时间点对胰岛素的治疗效果至关重要。医护人员应根据患者的血糖水平和进食时间来决定胰岛素注射的次数。在制订糖尿病管理计划时，须了解胰岛素的峰值和持续时间。表 22.2 比较了各种胰岛素制剂。注释 22.3 为胰岛素使用的相关指导。

肝素注射的注意事项

肝素疗法主要是通过降低血栓形成而达到抗凝治疗的目的。因此，使用肝素的患者有出血的危险，包括牙龈出血、呕血、血尿或黑便。凝血试验的结果 [例如活化部分凝血酶原时间（APTT）和部分凝血酶原时间（PTT）] 可以监测肝素治疗的效果。

在患者进行肝素治疗前，应评估患者是否有禁忌证，包括脑颅内动脉瘤或主动脉瘤、脑出血、严重高血压和血液障碍等。此外，还应

注释 22.3 胰岛素注射的一般指南

● 胰岛素应储存于冰箱冷藏柜内，而不是冷冻柜内。使用时须将其恢复到室温。

● 每次使用前检查胰岛素瓶子外观的变化，如果出现凝结、结霜、沉淀、透明度或颜色等变化则提示胰岛素可能失效。

● 除非医师批准，否则不同患者之间请勿交换使用胰岛素类型。

● 首选的注射部位为腹部，避开脐周 5cm 内注射，其次注射部位可选择大腿外侧。

● 患者应尽可能自行注射胰岛素。

● 使用胰岛素的患者应自行监测血糖。

● 所有使用胰岛素的患者都应携带至少 15g 糖类食物，以防出现低血糖反应。

引自 American Diabetes Association (ADA): Diabetes care in the hospital, nursing home, and skilled nursing facility, Diabetes Care 38(S1):S80,2015.

评估可能增加患者出血风险的情况：例如患者近期分娩；有严重的糖尿病和肾脏、肝脏疾病；有严重创伤、胃肠道、泌尿生殖系统或呼吸道的活动性溃疡或病变。同时应评估患者目前的药物治疗方案，包括非处方药和草药（例如大蒜、生姜、银杏、马栗或菊花），以免与肝素发生反应。其他可能与肝素发生反应的药物包括阿司匹林、非甾体抗炎药、头孢菌素、抗甲状腺剂、前列腺素和溶栓药物。

表 22.2 **胰岛素制剂的比较**

胰岛素类型	起效时间	高峰	作用时间
速效			
赖脯胰岛素	15 ～ 30 min	0.5 ～ 1.5 h	3 ～ 5 h
门冬胰岛素	10 ～ 20 min	1 ～ 3 h	3 ～ 5 h
赖谷胰岛素	15 ～ 30 min	0.5 ～ 1.5 h	3 ～ 4 h
短效			
普通胰岛素（例如赖脯胰岛素、重组人胰岛素注射液）	30 ～ 60 min	2.5 ～ 5 h	最多 7 h
中效			
精蛋白重组人胰岛素悬浮液	1.5 ～ 4 h	4 ～ 12 h	短于 24 h
长效			
甘精胰岛素	1.5 h	无法检测到高峰	超过 24 h
地特胰岛素	0.8 ～ 2 h	高峰未知	最多 24 h

肝素可经皮下或静脉注射给药。低分子肝素（例如依诺肝素）在某些患者中比肝素更加有效，其抗凝作用的可控性更强（Burchum 和 Rosenthal，2016）。低分子肝素的半衰期较长，同时相关实验室检测要求较少，但是价格较昂贵。为减少与低分子肝素相关的疼痛和瘀伤，建议在腹部右侧或左侧进行皮下注射，避开脐周至少 5 cm。在使用预装注射器进行低分子肝素注射前，不用排出气泡。新的研究证据表明缓慢注射 30 秒以上可减少患者瘀伤和疼痛（Akbari Sari et al.，2014；Sanof-Aventis，2014）。

授权与合作

皮下注射可授权护理辅助人员，护士指导护理辅助人员完成以下工作：

- 一旦发生潜在的药物副作用，应立即报告给护士。

用物准备

- 大小适宜的注射器和带有保护装置的针头：① 皮下注射：注射器（1 ～ 3 mL）和针头（25 ～ 27 号，0.3 ～ 1.6 cm）；② 预防接种：23 ～ 25 号，针头 1.6 cm（CDC，2015）；③ 皮下 U-100 型胰岛素：胰岛素注射器（1 mL），通常自带针头（28 ～ 30 号，0.5 ～ 0.8 cm）；④ 皮下 U-500 胰岛素：1 mL 结核菌素注射器针头（25 ～ 27 号，1.3 ～ 1.6 cm）
- 纱布（可选）
- 酒精棉签
- 药瓶或安瓿
- 清洁手套
- 用药记录或计算机打印单
- 污物桶

步骤	要点说明

护理评估

1. 检查用药记录单或计算机打印单的准确性和完整性。检查患者姓名、药物名称、用药剂量、用法、用药时间。用药记录如果字迹不清，则需重抄或重新打印。	医嘱单是最可靠也是唯一合法的药物记录。应确保患者接受正确的药物治疗（Mandrack et al.，2012）。模糊的用药记录是用药错误的重要原因（Alassaad et al.，2013）。
2. 评估患者的就医和用药史。	确定是否需要药物治疗和可能存在的禁忌证。
3. 评估患者的过敏史：已知的过敏反应类型和普通过敏反应。	如果患者有已知的某药物过敏史，则不需准备该药物。
4. 回顾药物作用、目的、正常剂量、副作用、作用时间、作用高峰和相关护理措施等药物相关信息。	有利于安全使用药物并监测患者的治疗相关反应。
5. 检查药物的有效期。	药物过期时其药效可增加或减少。
6. 观察患者对注射的反应。	预估患者的焦虑水平，可用分散注意力的方式减轻患者的疼痛。
7. 评估皮下注射时的禁忌证，例如患者存在循环休克或局部组织灌注减少。	组织灌注减少可干扰药物的吸收和分布。
8. 用药前评估患者的症状。	提供评估药物治疗效果的相关信息。
9. 评估患者的脂肪组织厚度。	脂肪组织会影响注射的方法选择。

步骤	要点说明
10. 评估相关的实验室结果（例如血糖、部分促凝血酶原激酶水平）。	提供测量用药反应的基准。
11. 评估患者的用药知识水平。	可为患者的健康教育提供参考。

护理诊断

● 急性疼痛	● 焦虑	● 缺乏药物治疗的相关知识
● 恐惧	● 低效型健康形态	
根据患者的状况或需求，个体化处理其相关因素 / 危险因素。		

护理计划

完成下列步骤后所能达到的预期结果：	
● 患者的注射部位无疼痛或轻度疼痛。	药物可能会引起轻微的组织刺激。
● 患者达到预期的用药效果，没有任何过敏或不良反应的迹象。	注射药物时尽量减小患者的疼痛。
● 患者能解释药物的用途、剂量和效果。	展示其学习的效果。

护理措施

1. 执行手卫生，使用无菌技术准备药物。在准备药物时，使用用药记录单或者计算机打印单仔细核对药物标签 2 次（见技能 22.1 或操作指南 22.1）。	确保药物的无菌状态。进行二次核对以确保用药的准确性。
2. 在规定的时间内（见机构政策）对患者进行药物治疗，包括即刻剂量、首次剂量、负荷剂量以及一次性剂量。有严格预定给药时间要求的药物（例如抗生素、抗凝血剂、胰岛素、抗惊厥药、免疫抑制剂）要在规定给药时间的前后 30 分钟内给予。没有严格预定给药时间要求的药物应在预定给药时间的 1 ～ 2 小时内给予（CMS，2011；ISMP，2011）。遵循药物管理的六对制度。执行手卫生。	医院必须采用药物管理的政策和程序，以确定药物管理的时间，包括处方药物的性质、具体的临床应用和患者的需求（CMS，2011；ISMP，2011）。有严格预定给药时间要求的药物是指那些给药时间如果超过预定给药时间 30 分钟，就会造成伤害或者导致后续治疗效果和药理学效果不佳的药物。没有严格预定给药时间要求的药物是指那些给药时间如果超过预定给药时间的 1 ～ 2 小时，也不会造成伤害或者不会导致后续治疗效果和药理学效果不佳的药物（CMS，2011；ISMP，2011）。
3. 关门，拉上窗帘。	保护患者的隐私。
4. 根据机构政策，使用至少两种方式核对患者身份信息（例如，姓名和生日，或者姓名和病案号）。核对患者的用药记录或医疗记录的信息。	确认患者身份。一些机构现在正在使用条形码系统来帮助识别患者身份。
5. 到患者的床边，再次核对用药记录单或计算机打印单与药物标签上的药物名称及患者姓名是否一致。询问患者是否有过敏史。	这是第三次核对，确保患者接受正确的药物治疗。确认患者的过敏史。
6. 解释每种药物的目的、作用和可能的副作用。允许患者提出问题。告知患者注射可能引起轻微的烧灼感或刺痛。	患者有知情权，患者对药物相关知识的理解掌握有利于提高药物治疗的依从性，并有助于减轻患者的焦虑水平。

步骤	要点说明
7. 执行手卫生，并使用干净的手套。对不需要暴露的身体部位盖上床单或衣服。	可减少微生物传播。在暴露注射部位时应注意维持患者的尊严。
8. 选择合适的注射部位。检查皮肤表面是否有瘀伤、炎症或水肿。请勿在瘀伤或有感染相关表现的部位进行注射。	注射部位不应有影响药物吸收的干扰因素。重复使用某一注射部位时皮肤组织因脂肪增生而硬化。
临床决策点：在注射前1分钟冰敷注射部位，可能会降低患者的疼痛感（Hockenberry和Wilson，2015）。	
9. 触诊注射部位，避开有肿块或压痛的部位。用拇指和示指测量皮褶厚度以选择合适的针头大小。从上到下测量皮褶厚度。应确保针的长度是皮褶厚度的1/2。 a. 在注射胰岛素或肝素时，应首选腹部，其次选择大腿进行注射。 b. 在皮下注射低分子肝素时，宜选择腹部右侧或左侧，离脐中心至少5 cm。 c. 在解剖区（例如腹部）内更换胰岛素的注射部位。	药液可能误注入肌肉中，特别是在腹部和大腿部位。应确保针的长度可以将药物注入皮下组织（Hirsch et al.，2012；Ogston-Tuck，2014）。 注射部位并不会有瘀伤的风险。 选择腹部边缘注射低分子肝素有助于减少注射部位的疼痛和瘀伤（Sanof-Aventis，2014）。 在同一解剖部位内更换注射部位，保证每日胰岛素吸收的持续性。
10. 协助患者采取舒适的体位，根据注射部位帮助患者放松其手臂、腿或腹部。	注射部位的放松可减少患者不适。
11. 利用体表解剖标志重新定位注射点。	正确的注射点可以防止患者的神经、骨骼和血管受伤。
12. 用棉签消毒注射部位。以注射点为中心向外螺旋式涂擦，直径约5 cm（见插图）。	机械作用有利于去除含有微生物的分泌物。
13. 用非惯用手的中指和环指夹住棉签或纱布。	注射结束拔出针头时，须立即使用棉签或纱布按压注射部位。
14. 直接取下针帽或保护鞘。	防止针接触针盖，防止污染。
15. 用惯用手的拇指和示指捏住注射器（见插图）。	快速、平稳地注射需要有对注射器的良好把控。

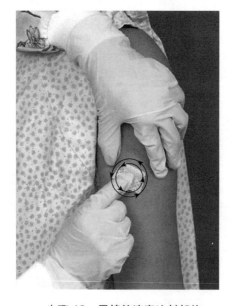

步骤12　用棉签消毒注射部位

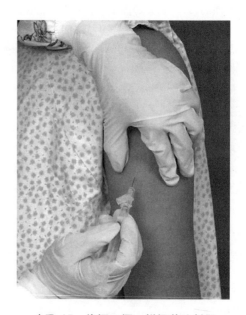

步骤15　像握飞镖一样握着注射器

步骤	要点说明
16. 注射过程： a. 对于正常体格的患者，用非惯用手固定注射部位皮肤或绷紧注射部位的皮肤。	针更容易穿透紧绷的皮肤。绷紧皮肤可抬高皮下组织并减少皮肤的敏感性。
b. 将针头快速、稳固地以45°～90°角刺入皮肤（见插图）。然后松开紧绷的皮肤。其他情况：使用注射笔或注射肝素时，在注射药物过程中要继续捏紧皮肤。	快速、稳固地刺入可以减少不适。将药物注射到被压缩的组织中会刺激神经纤维，选取正确的角度可以防止药液注入肌肉。
c. 对于肥胖的患者，捏住注射部位的皮肤，90°角进针，刺入组织褶皱下。	肥胖患者皮下组织上有脂肪层。
d. 针头进入皮肤后，用非惯用手握住针筒的下端保证注射器稳定。将惯用手移到柱塞末端，并缓慢注入药物几秒钟以上（见插图）。注射肝素时，须注射30秒以上（Akbari Sari et al., 2014；Sanof-Aventis, 2014）。避免移动注射器。	注射器的移动可能会导致针头的错位，引起患者不适缓慢注射药物可以减少患者的不适感。
临床决策点：针头进入皮下后，没有必要回抽注射器，因为皮下注射刺穿血管的情况非常罕见。因此，注射肝素和胰岛素时，并不推荐回抽（Lilley et al., 2012）。	
e. 迅速拔针，同时将消毒棉签或纱布轻压在注射部位。	绷紧注射部位周围的皮肤组织可以最大限度地减少患者拔针时的不适。干燥纱布可以减少酒精对受损皮肤的刺激。
17. 可以对注射部位适度按压，但禁止揉擦。如果给予肝素，则需按压酒精棉签或纱布30～60秒。	有利于促进药物吸收。揉擦会损伤皮下组织。充分按压可以防止注射部位出血。
18. 帮助患者采取舒适的体位。	提高患者舒适感。
19. 丢弃无盖针/带有护套的针头（见插图），将注射器丢弃在利器盒中。	防止利器伤。回套针头会增加针刺伤的风险（OSHA）。

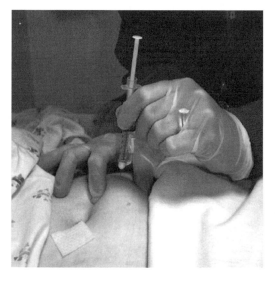

步骤 16b　皮下注射。针的长度和进针角度取决于皮肤厚度

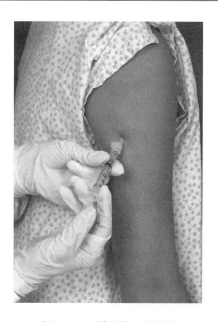

步骤 16d　缓慢地注射药物

步骤	要点说明
20. 脱下手套,执行手卫生。	减少微生物传播。
21. 等待几分钟,观察患者是否出现过敏反应。	呼吸困难、喘息和循环衰竭是严重过敏反应的征兆。

护理评价

1. 15 ~ 30 分钟后应回病房询问患者注射部位是否有急性疼痛、灼烧感、麻木感或刺痛。	持续性的不适可能表明骨骼或神经受到损伤。
2. 检查注射部位,观察是否有淤血或硬结。温热敷注射部位。	淤血或硬结表明可能发生了与注射相关的并发症。
3. 观察患者在药物的起效、高峰和持续时的药物反应情况。适当评估其实验室相关结果(例如血糖、部分血栓形成)。	肠外药物的不良反应往往发展迅速。根据药物的起效、高峰和持续时间评价患者的用药反应。
4. **使用反馈式教学**:"我想我已经向你解释了进行皮下注射的原因。现在请告诉我你为什么需要接受这种注射。"如果患者或居家照护者不能正确反馈,立即调整或重新制订指导计划,以保证其正确掌握。	确定患者和居家照护者对指导内容的理解水平。

非预期结果	相关措施
1. 患者主诉注射部位疼痛、麻木、刺痛,或有烧灼感。	● 评估注射部位,可能存在神经或组织的潜在损伤。 ● 告知医师,并且不要重复使用同一注射部位。
2. 患者出现荨麻疹、湿疹、瘙痒、喘息、呼吸困难等不良反应。	● 监测患者的心率、呼吸、血压和体温。 ● 遵循机构相关政策或指导方针应对过敏反应(例如服用苯海拉明或肾上腺素),并立即通知医师。 ● 将过敏信息记录到患者的就诊记录中。
3. 多次皮下注射可引起皮肤的过度增生	● 同一部位不要重复注射。 ● 指导患者 6 个月内不在注射部位重复注射。

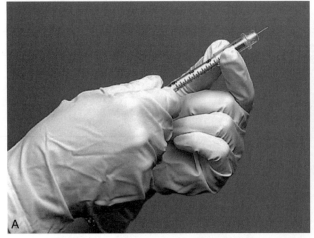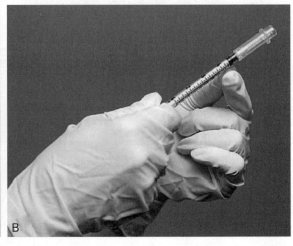

步骤 19 针的塑料护套可预防针刺伤

A. 注射前防护位置 B. 注射防护锁到位后,盖针

记录与报告

● 注射结束后，应立即将所使用的药物、剂量、用法、部位、时间和日期记录在病历中，并根据机构政策正确地签名。

● 记录应包括护士对患者的指导、患者的理解程度以及患者的药物反应情况。

● 记录与报告发生的药物不良反应。

注意事项

健康教育

● 指导患者佩戴个人标识腕带，腕带上应标明相关重要信息，包括患者的出血倾向、疾病（例如糖尿病）和过敏药物。

● 需每日注射的患者应学习自行注射的技能（见技能 44.6）。同时有必要向居家照护者传授相关注射技术。

儿科患者

● 儿童皮下注射药物量应不超过 0.5 mL。(Hockenberry 和 Wilson，2015)。

老年患者

● 老年患者皮肤弹性较弱，皮肤厚度减少。当患者的皮下组织很少时，上腹部为最佳注射部位。

居家护理

● 家中使用的针头和锐器处置不当会给公众和环卫工人带来较大健康风险。家中有几种安全的锐器处理方法，包括患者将自己的利器盒从家中运输到集中处理点（例如医师办公室、医院或药店等）；将使用过的注射器邮寄到一个集中处理点（邮寄程序）；注射器相关回收项目；或者使用特殊的设备销毁注射器的针头，使其安全处置。如果患者难以实现以上方法，则应将针头和其他锐器丢弃在硬塑料或金属容器中（例如空的清洁剂瓶或咖啡罐），并用盖子密封。

● 大多数胰岛素制剂具有抑制皮肤细菌生长的特性。因此，如果糖尿病患者可以安全回套保护针头，在家中可以重复使用注射器。当针头变钝、弯曲或接触皮肤以外的任何物体时，则应丢弃注射器。不推荐使用酒精擦拭针头，因为一旦针头上的硅涂层被擦除，注射过程会更加疼痛。对于免疫功能低下、个人卫生状况不佳、患有急性疾病、有开放伤口的患者而言，则不应重复使用注射器（ADA，2015）。

● 向患者和居家照护者传授相关注射技术，以尽量减少患者不适。

技能 22.4　肌内注射

肌内注射是指将药物注入到深层肌肉组织中，因其具有丰富的血液供应，因而药物吸收速度比皮下注射更快。任何影响局部组织血流的因素都可以影响药物吸收的速度和效果。肌内注射时应注意不能将药物直接注射到血管内。

肌内注射下针头型号的选择受注射药物的黏稠度、注射部位、患者的体重、脂肪组织的数量影响。应根据待用药物确定针头规格。因此，无论何时通过肌内注射路径注射药物，首先应确认该注射方式是否合理（Nicoll 和 Hesby，2002；2015b）。一些疫苗，例如乙型肝炎、破伤风、白喉、百日咳的免疫接种只能通过肌内注射方式给药。

注射时选用更长、更大型号的针头有利于针头穿过皮下组织进入深层肌肉组织（图22.1）。患者的体重指数和脂肪组织情况都可影响针型号的选择。许多医疗机构中使用的针都不够长，难以到达肌肉，特别是对于女性患者和肥胖者（Bhalla et al.，2013；Dayananda et al.，2014；Palma 和 Strohfus，2013）。因为多数机构中的针头长度都在 0.9～3.8 cm 之间，所以要考虑不同的给药用法，特别是在对于肥胖女性人群进行肌内注射时。

肌内注射时进针的角度为 90°。肌肉对刺激性和粘性强的药物的敏感性相对较低。一个发育良好的正常成年患者在没有严重肌肉不适的情况下，可以进行 2～5 mL 的肌内注射药物治疗（Hopkins 和 Arias，2013；Nicoll 和 Hesby，2002）。然而，更大剂量的药物（4～5 mL）则难以完全吸收。儿童、老年人和偏瘦的患者只能接受 2 mL 药液的肌内注射。小孩子和较大的婴儿肌内注射时不应超过 1 mL，较小的婴儿不超过 0.5 mL（Hockenberry 和 Wilson，2015）。

及时更换肌内注射的部位可以降低机体脂肪增生的风险。药物吸收速度在消瘦或萎缩的肌肉上较低，因此尽可能避免在这些部位注射。Z 路径注射法是一种目前推荐的肌内注射法（Nicoll 和 Hesby，2002），其在注射过程中需牵拉皮肤，可以防止药物进入皮下组织，有利于在肌肉中密封药物，减少刺激。使用 Z 路径注射法时，首先选取合适大小的注射器针头，选取相应的注射部位并进行消毒，以大而深的肌肉（例如侧臀部）为佳。用辅助手将皮肤和皮下组织推开至距离注射部位 2.5～3.5 cm 处。维持皮肤在这个位置直到注射完成（图 22.16A）。为减少注射部位的不适，CDC（2015）建议在注射疫苗时不需要进行回抽（CDC，2015）。但是根据机构政策，在肌内注射疫苗时必须进行回抽。药液注射过程应大于 10 秒，以使药液分布均匀。拔针后松开皮肤，表皮、皮下组织、肌肉层就形成了一条锯齿状的路径，可以将针迹错乱封闭起来（见图 22.16B），有利于药物密封在肌肉组织中吸收。

注射部位

选择肌内注射部位时，应确定该部位没有疼痛、感染、坏死、瘀血和擦伤。同时也应考虑到骨骼、神经和血管的位置，以及药物剂量。考虑臀大肌注射时可能伤到坐骨神经，因而不推荐该部位作为肌内注射部位。

臀外肌

臀外侧肌主要由臀中肌组成，其位于深层，远离机体的主要的神经和血管，因而该注射部位对于所有成人、儿童和婴儿而言，是最安全

和首选的注射部位，特别适合大剂量、黏稠和刺激性大的药物注射（Hockenberry 和 Wilson，2015；Hopkins 和 Arias，2013；Nicoll Hesby，2002）。当肌内注射药物剂量超过 2mL 时建议选择臀外侧肌注射（Hopkins 和 Arias，2013；Nicoll Hesby，2002）。研究表明，肌内注射时除臀外侧肌外，其他注射位点易引起纤维化、神经损伤、脓肿、组织坏死、肌肉收缩、坏疽、疼痛等损伤（Hopkins 和 Arias，2013）。

定位臀外侧肌时，患者取仰卧位或侧卧位；护士将手腕根部放在患者臀部的大转子上，手腕垂直于股骨。左臀注射时用右手定位，右臀注射时用左手定位。将拇指指向患者的腹股沟，示指指向髂前上棘，中指沿着髂骨延伸到臀部，示指、中指和髂骨形成一个 V 形三角。该三角形的中心即为注射点（图 22.17A）。注射时患者应取仰卧位或侧卧位，弯曲膝盖和臀部以放松肌肉（见图 22.17B）。

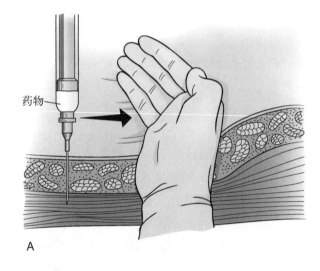

药物

A

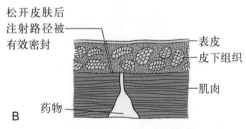

松开皮肤后
注射路径被
有效密封

表皮
皮下组织
肌肉

药物

B

图 22.16　A. 在注射过程中，用手背拉皮肤 B. 注射后留下的 Z 路径有利于透过敏感组织保证药液在肌肉层吸收

股外侧肌

股外侧肌是另一个成人肌内注射的常用部位，该部位也是婴幼儿和儿童（Hockenberry 和 Wilson，2015）接受生物制剂注射（例如免疫接种)的优先选择部位。此处的肌肉较厚且发达，其主要位于大腿的前外侧，从膝盖以上一掌宽延伸到股骨大转子下方一掌宽（图 22.18A)，其中中间 1/3 的肌肉可用以注射。该肌肉宽度从大腿中线延伸到大腿外侧中线，对于年幼儿童或恶病质患者而言，在注射过程中握住肌肉有助于确保药液保存在肌肉组织中。注射时应让患者平躺，膝盖稍微弯曲，脚外旋或采取坐姿以放松肌肉（见图 22.18B)。

三角肌

尽管使用三角肌进行肌内注射比较方便，但是三角肌在许多成人身上并不发达。腋窝、桡动脉、肱动脉和尺神经以及肱动脉位于肱三头肌下沿肱骨上臂内侧，因此该部位注射存在损伤的风险。该注射部位适用于小剂量药物注射（≤ 2mL）(Hopkins 和 Arias，2013；Nicoll 和 Hesby，2002)。行该部位肌内注射时，应仔细评估患者的三角肌状况，结合药物说明书考虑药物的适用性，并借助解剖标志定位注射部位。该注射部位适合小剂量注射，多用于幼儿、年长儿童和成人的常规免疫接种，其他注射部位因敷料等原因无法注射时亦可以选用三角肌进行肌内注射。

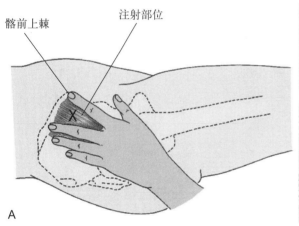

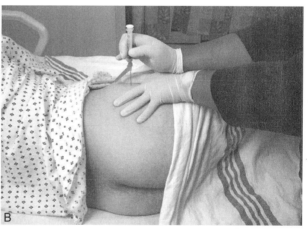

图 22.17 A. 臀外侧肌注射部位解剖图 B. 臀外侧肌注射可以避免损伤主要的神经和血管

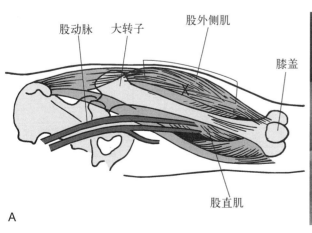

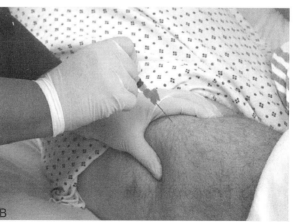

图 22.18 A. 股外侧肌的标志 B. 股外侧肌行肌内注射

定位三角肌时应充分暴露患者的上臂和肩部，鼓励患者放松侧面手臂，或者让患者举起手臂，弯曲肘部。注射时不应让患者卷起紧绷的袖子，保持患者坐下、站立或躺下的姿势。定位时可先触碰肩峰的下缘，其与上臂外侧面中点形成一三角形底边。注射点位于三角形的中心，一般在肩峰下 3 ～ 5 cm（图 22.19A）。定位时可用四个手指滑过三角肌，沿着肩峰，找到三角形的顶点，注射点在肩峰下三横指宽（见图 22.19B）。

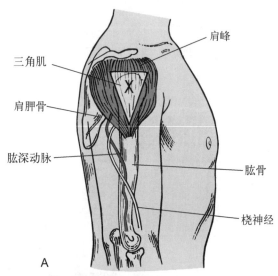

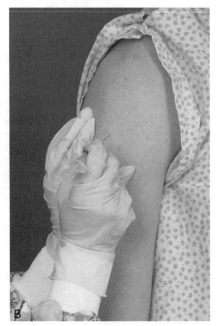

图 22.19　A. 三角肌注射部位的位置 B. 三角肌行肌内注射

授权与合作

肌内注射不应授权于护理辅助人员，护士指导护理辅助人员完成以下工作：

- 潜在的药物副作用，如有发生，须立即报告。
- 向护士报告患者的任何病情变化。

用物准备

- 合适尺寸、带有 SESIP 针头的注射器
- 成人使用 2 ～ 3 mL 注射器，婴儿和儿童使用 0.5 ～ 1 mL 注射器
- 针头长度应综合考虑患者的注射部位、年龄、性别和体型，可参考以下指南。但是对于一些比正常人体积小或体积大的患者，其所需针的长度可能不同于以下指南

免疫制剂所使用的针头长度（根据 CDC 2015 指南）

注射部位	儿童	成人
臀外侧肌	1.3 ～ 2.5 cm	3.8 cm
股外侧肌	1.6 ～ 2.5 cm	1.6 ～ 2.5 cm
三角肌	1.3 ～ 2.5 cm	2.5 ～ 3.8 cm

男性	女性	针头长度
< 59 kg	< 59 kg	1.6 ～ 2.5 cm
59 ～ 68 kg	59 ～ 68 kg	2.5 cm
69 ～ 117 kg	69 ～ 90 kg	2.5 ～ 3.8 cm
> 117 kg	> 90 kg	2.5 ～ 3.8 cm

- 针头长度的差异决定了针头型号的不同；一般而言，注射生物制剂和水溶剂药物时常选用 20 ～ 25 号的针头，而注射油溶剂时则选用 18 ～ 21 号的针头
- 酒精棉签
- 纱布
- 药瓶或安瓿
- 清洁手套
- 用药记录单或计算机打印单
- 污物桶

步骤	要点说明

护理评估

1. 核对用药记录单或计算机打印单与手写医嘱单，以确保准确性和完整性。检查患者姓名、药物名称、用药剂量、用法和给药时间。用药记录单如果有字迹不清，则需重新打印。	医嘱单是最为可靠而唯一合法的药物记录，必须确保患者药物治疗的准确（Mandrack et al., 2012）。而模糊、难以辨认的用药记录单是临床用药错误的重要原因（Alassaad et al., 2013）。
2. 评估患者的就诊史和用药史。	确定是否需要药物治疗以及药物治疗可能的禁忌证。
3. 评估患者的过敏史：已知的过敏种类和过敏反应。	如果有已知的过敏史，则不需准备该药物。
4. 评估相关用药信息，如药物作用、目的、正常剂量、副作用、高峰时间和相关的护理措施。	安全地进行药物注射并监测患者对药物治疗的反应。
5. 检查药物的有效期。	过期时，药效可能增加或减少。
6. 观察患者以往对注射的反应（包括口头和非口头的反应）。	有利于预测患者的焦虑情况，并可以使用分散注意力的方法来减轻患者疼痛感。
7. 评估肌肉萎缩、血流减少或循环性休克等肌内注射禁忌证。	肌肉一旦出现萎缩，其药物吸收效果不佳。影响肌肉血液供应的因素可影响药物的吸收代谢。
8. 药物治疗前评估患者的症状。	提供信息以评价药物治疗的预期效果。
临床决策点：鉴于以往有研究表明肌内注射存在副作用，可优先考虑其他药物注射途径，必要时可咨询医师更换给药方式。	
9. 评估患者对药物治疗的知识水平。	为患者的健康教育需求提供参考。

护理诊断

● 急性疼痛	● 焦虑	● 缺乏药物管理或治疗的相关知识
● 恐惧		
根据患者的状况或需求，个体化处理其相关因素 / 危险因素。		

护理计划

完成下列步骤后所能达到的预期结果：	
● 患者注射部位无疼痛或轻微烧灼感。	药物可能导致轻微的组织刺激。
● 患者达到所需的药物疗效，未见过敏症状或不良反应。	药物治疗未见患者损伤。
● 患者解释药物治疗的目的、剂量和疗效。	展示所学习的知识内容。

护理措施

1. 遵守无菌技术原则现配现用。将单个患者的用药记录单或计算机打印单的所有页面放在一起，或一次只看一个患者的电子用药记录单。在准备药物时，使用用药记录单或计算机打印单仔细核对药物标签两次（见技能 22.1 和操作指南 22.1）。	确保药物无菌状态。防止分心，减少药物配制错误。尽可能使用无中断区进行操作（Prakash et al., 2014；Yoder et al., 2015）。两次核对以保证使用药物的准确性。

步骤	要点说明
2. 在规定的时间内（见机构政策）对患者进行药物治疗，包括即刻刘量、首次剂量、负荷剂量以及一次性剂量。有严格预定给药时间要求的药物（例如抗生素、抗凝血剂、胰岛素、抗惊厥药、免疫抑制剂）要在规定的给药时间的前后30分钟内给予。没有严格预定给药时间要求的药物应在预定给药时间的1～2小时内给予（CMS, 2011；ISMP, 2011）。遵循药物管理的六对制度。执行手卫生。	医院必须采用药物管理的政策和程序，以确定药物管理的时间，包括处方药物的性质、具体的临床应用和患者的需求（CMS, 2011；ISMP, 2011）。有严格预定给药时间要求的药物是指那些给药时间如果超过预定给药时间30分钟，就会造成伤害或者导致后续治疗效果和药理学效果不佳的药物。没有严格预定给药时间要求的药物是指那些给药时间如果超过预定给药时间的1～2小时，也不会造成伤害或者不会导致后续治疗效果和药理学效果不佳的药物（CMS, 2011；ISMP, 2011）。
3. 关门，拉上床帘。	保护患者隐私。
4. 根据机构政策，使用至少两种方式核对患者身份信息（例如，姓名和生日，或者姓名和病案号）。核对患者的用药记录或医疗记录的信息。	确保患者正确。符合联合委员会标准并保证患者安全（TJC, 2016）。目前一些机构现在正在使用条形码系统来帮助识别患者身份。
5. 到患者的床边，再次核对用药记录单或计算机打印单与药物标签上的药物名称及患者姓名是否相符。询问患者是否有过敏史。	第三次检查准确性，确保患者接受正确的药物治疗。确认患者的过敏史。
6. 告知每种药物的目的、作用和可能的副作用。允许患者提出任何问题，并告诉患者注射可能会引起轻微的烧灼感或刺痛。	患者有知情权，患者对药物的理解可以提高药物治疗的依从性。有助于减少患者的焦虑。
7. 执行手卫生，并使用无菌手套。在不需要暴露的身体部位盖上床单或衣服。	减少微生物传播。在暴露注射部位时应注意保护患者的尊严。
8. 选择合适的注射部位。注意肌肉的完整性和大小。触诊以确定是否有压痛或硬结，如果有则应避免在这些部位注射。如果患者频繁接受注射，则应更换注射部位。尽可能选择臀外侧肌注射。	臀外侧肌是首选注射部位（Hockenberry 和 Wilson, 2015；Nicoll 和 Hesby, 2002；Ogston-Tuck, 2014b）。
9. 帮助患者采取舒适的体位。根据选定的注射部位来选择体位。	减少肌肉紧张，最大限度地减少注射带来的不适。
临床决策点：确保患者所采取的体位与临床治疗情况不相矛盾（例如循环休克、整形外科手术）。	
10. 借助解剖标志再次定位注射部位。	注射到正确的解剖位置可防止对神经、骨骼和血管的损伤。
11. 用棉签消毒注射部位。以注射点为中心向外螺旋式涂擦，直径约5 cm。选择：注射前至少1小时在注射部位使用 EMLA 软膏，或在即将注射前使用蒸汽冷却剂喷雾（例如氯乙烷）。	棉签的机械作用可去除含有微生物的分泌物。减轻注射部位的疼痛。
12. 用非惯用手的中指和环指夹住棉签或纱布。	拔出针头时，立即用棉签或纱布按压注射部位。
13. 取下针帽或保护鞘，将其直接拉下。	防止针接触盖面以发生污染。
14. 用惯用手的拇指和示指捏住注射器，掌心朝下，像拿飞镖一样（见插图）。	快速、平滑地注射需要掌握对注射器的操作。
15. 注射过程：	

步骤	要点说明
a. 将非惯用手的尺侧置于注射部位正下方，并横向拉动皮肤 2.5 ~ 3.5 cm，保持此姿势用惯用手 90° 快速进针（见图 22.16A）。	Z 路径路肌内注射法通过密封针迹穿过组织，形成锯齿形路径，以免药物渗漏到其他组织。快速进针可减少患者不适。Z 路径肌内注射法适用于所有肌内注射（Hopkins 和 Arias，2013；Nicoll 和 Hesby，2002；Ogston-Tuck，2014b）。
b. 选择：如果患者的肌肉体积较小，则用拇指和示指捏住肌肉。	确保药物到达肌肉（CDC，2015；Hockenberry 和 Wilson，2015）。
c. 针头刺穿皮肤后，仍然用非惯用手绷紧局部皮肤，并用非惯用手握住注射器针筒下端保证稳定。同时将惯用手移至活塞末端。避免移动注射器。	轻柔操作可减轻针头移动带来的不适。在注射药物之前保持皮肤绷紧的状态，以确保以 Z 路径注射法给药。
d. 回抽活塞 5 ~ 10 秒。如果没有出现回血，则以 10 s/mL 的速度缓慢注射药物（Nicoll 和 Hesby，2002）。	有回血表明针头可能错入血管。缓慢注射可减少疼痛和组织创伤，并减少药物通过针轨渗漏的机会（Hockenberry 和 Wilson，2015；Nicoll 和 Hesby，2002）。疾病预防控制中心（2015 年）建议在免疫接种时无需回抽活塞检查有无回血。
临床决策点：注射器中如有回血，须拔出针头，正确处置药物及注射器，同时再次准备注射药物，防止药物错入血管。	
e. 注射完成后，停留 10 秒，然后轻柔平稳地拔出针头，松开皮肤，用纱布轻轻按压注射部位（见图 22.16B）。	拔出注射器前保证药物有充分时间进入肌肉。干纱布有利于减轻酒精对破损的皮肤的刺激。
16. 注射点轻微施压，请勿揉擦注射部位，如果有必要可使用绷带。	揉擦会损伤深部组织。
17. 协助患者取舒适的体位。	保证患者舒适感。
18. 丢弃无盖针 / 带有护罩的针头，并将注射器丢弃在利器盒中。	防止针头对患者和医护人员造成伤害。回套针头会增加针刺伤的风险
19. 脱下手套，执行手卫生。	减少微生物传播。
20. 等待几分钟，观察患者是否出现过敏反应。	呼吸困难、喘息和循环衰竭是严重过敏反应的征兆。

护理评价

1. 15 ~ 30 分钟后重返病房，询问患者注射部位是否有急性疼痛、灼烧感、麻木感或刺痛。	持续的不适表明可能伤及骨骼或神经。
2. 检查注射部位，观察有无瘀伤或硬结。必要时可热敷注射部位。	瘀伤或硬结提示可能发生了注射相关并发症。应记录结果并告知医师。
3. 观察患者在药物的起效、高峰和持续时的药物反应情况。	肌内注射药物吸收迅速，因而药物的不良反应发展也较为迅速。应根据药物的起效、高峰和持续时间评价药物的效果。
4. **使用反馈式教学**："我想我已经向你解释过了行肌内注射的原因。现在请告诉我你为什么要接受这种注射以及在注射过程中你可能出现的一些体验感受。"如果患者或居家照护者不能正确反馈，立即调整或重新制订指导计划，以保证其正确掌握。	确定患者和居家照护者对指导内容的理解水平。

步骤	要点说明

非预期结果	相关措施
1. 患者主诉注射部位疼痛或有持续性的烧灼感，提示可能伤及神经或血管。	● 评估注射部位。 ● 通知医师。
2. 回抽时有回血。	● 立即停止注射并拔针。 ● 准备新的注射药物。
3. 患者出现荨麻疹、湿疹、瘙痒、喘息、呼吸困难等不良反应。	● 遵循机构的政策或流程应对过敏反应（例如服用抗组胺药苯海拉明或肾上腺素等），并立即通知医师。 ● 将过敏信息添加至患者的就诊记录中。

记录与报告

● 注射结束后，立即将所使用的药物、剂量、用法、部位、时间和日期记录在用药记录单的电子健康档案中。根据机构政策正确签名。

● 在电子健康档案中记录对患者的教学内容、患者是否理解及患者对药物的反应情况。

● 向医师报告药物不良反应并记录在病历中。

注意事项

健康教育

● 需定期注射的患者（例如维生素 B_{12}）应学会自行注射。应教会居家照护者相关注射技术，并轮流更换注射部位以降低脂肪增生的风险。

● 指导患者和居家照护者观察注射部位是否有并发症，并立即向医疗提供者报告。

● 指导患者和居家照护者观察药物的有效性和不良反应，出现药物无效或不良反应时，应向医疗提供者报告。

● 让患者进行几次反馈示范，以验证学习是否已经进行。

儿科患者

● 儿童可能会非常焦虑或害怕打针，必要时要抱着孩子帮助正确定位。在注射前分散注意力，例如在注射部位吹泡泡和加压，有助于缓解焦虑（Hockenberry 和 Wilson，2015）。

老年患者

● 老年患者可能会因肌肉量减少而影响肌内注射药物的吸收。此外，老年人可能会因肌肉张力和力量的丢失从而影响活动能力，使他们因保护注射部位而面临跌倒的高风险。

居家护理

● 肌内注射的自我管理是困难的，特别是在腹臀部位，须指导居家照护者识别和管理该部位的注射。

● 指导需要频繁注射的成年患者在给药前将 EMCA 乳膏涂沫在注射部位。

● 指导患者安全处置注射器和针头（见技能 22.3 注意事项）。

● 有关改变家中安全风险的信息，请参阅技能 43.1。

技能 22.5　静脉推注给药

在过去，护士经常将药物混入大量静脉注射液（500～1000 mL）中。然而，目前的安全标准和循证实践已不再支持这种惯例（INS，2016；ISMP，2011；TJC，2016）。当护士不得不在护理单元中准备静脉推注所需药物时，会出现许多患者安全风险，例如计算错误、无菌操作不当、标签错误、泵编程错误、缺乏用药知识以及与其他药物混淆。目前有许多管理静脉用药的最佳实践（注释 22.4）。

静脉推注给药是目前在患者的护理单元中最常实施的一种药物使用方法。其通过现有的静脉输入途径将浓缩剂量的药物直接引入静脉，

注释 22.4 静脉推注解决方案和药物的最佳实践

- 使用标准化浓度和药物剂量。
- 使用标准化的程序进行订购，准备和给予静脉推注给药。
- 管理已配制和分配的药物。
- 切勿在患者病房准备高警示药物（例如肝素、多巴胺、多巴酚丁胺、硝酸甘油、钾、抗生素或镁）。
- 使用高警示药物时应使用标准化输注浓度。
- 限制附加设备的使用，以减少污染和意外断开的风险。
- 规范静脉输注药物的储存。
- 不要在输液器中添加药物。
- 使用助记符号 "CATS PRRR" 来帮助记忆管理静脉输注药物的安全性检查：C，兼容性；A，过敏；T，管道正确；S，现场检查；P，检查泵的安全性；R，正确率；R，释放夹；R，返回并重新评估患者。
- 使用标准化标签。包括患者名字、药物名称和特定剂量。
- 当进行护理转运时（例如转移、出院）或使用新药物时进行药物调节。
- 正确使用智能输液设备、条形码辅助药物管理和电子药物管理记录等技术。

改编自 Infusion therapy standards of practice, J Intraven Nurs 39(1S), 2016; Institute for Safe Medication Practices (ISMP): Guidelines for standard order sets, 2010, http://www.ismp.org/tools/guidelines/StandardOrderSets.pdf. Accessed April 3, 2016; Institute for Safe Medication Practices (ISMP): Principles of designing a medication label for intravenous piggyback medication for patient specific, inpatient use, 2015, http://www.ismp.org/Tools/guidelines/labelFormats/Piggyback.asp. Accessed April 3, 2016; and The Joint Commission: 2016 National Patient Safety Goals, 2016, http://www.jointcommission.org/standards_information/npsgs.aspx. Accessed April 3, 2016.

适用于有液体超负荷风险的患者。当需要快速提供速效药物时，通过静脉推注此类药物在紧急情况下很常见。由于这些药物起效很快，因此必须密切监测患者的不良反应。机构也有政策和程序以确定护士可以通过静脉推注药物。这些政策基于药物的可用性、工作人员的兼容性以及可用监测设备的类型。使用静脉推注给药有优点和缺点，见注释 22.5。

静脉推注是一种风险较大的给药方式，因为没有足够时间去纠正错误。静脉推注给药过

注释 22.5 静脉推注给药的优缺点

优点	缺点
● 药物治疗效果及时迅速，对于患有严重或急性病的患者非常有效。	● 并非所有药物都可以通过静脉推注。
● 与背负式静脉输液法（IVPB）相比，准备药物的时间更短。	● 输注反应的风险较高；有些是轻微至严重的，因为药效很快到达峰值
● 短效药物的剂量可根据患者的需求和对药物治疗的反应进行调整。这对于婴儿、儿童和老年患者很重要。	● 当快速给药（例如少于1分钟）时，如果发生不良反应，则几乎没有机会停止注射。
● 方法提供了更精确的药物剂量，因为没有药物遗留在静脉内。	● 浸润和静脉炎的风险增加，特别是当使用高浓度药物、使用小外周静脉或短静脉进入装置时。
	● 超敏反应可引起对药物的速发型或迟发型全身反应，需要支持性措施。

快可能会导致死亡。因此，在计算给药的正确剂量和给药率时要非常仔细（请参阅代理机构政策或制造商说明）。另外，推注可能会引起血管内壁的直接刺激，因此需要确认静脉导管或针的放置位置。如果推注部位出现红肿或静脉推注的液体不按照预定的速率流动，应立即停止推注。如果意外将一些药物注射到静脉周围的组织中，会导致推注部位疼痛、组织脱落和脓肿。

根据机构政策或药物参考手册验证静脉推注药物的使用率。以下措施已证实可以减少快速静脉推注给药的危害（ISMP，2015）：

- 尽可能使用市售或药房制备的静脉推注药物。
- 不要随意稀释静脉推注药物。
- 静脉推注药物的配比应参考说明书等。
- 适当标注临床准备的注射器。

参见机构政策或药物参考手册验证静脉推注药物的使用率和兼容性。检查患者每分钟接受的药物量，推荐浓度和给药速度。例如，如果患者在 3 分钟内接受 6 mL 的药物治疗，则每分钟给予 2 mL 静脉推注药物，了解药物的用途

以及任何与给药速度和途径有关的潜在不良反应。当患者出现持续的心律失常、血压变化或其他不良反应时，一些药物只能由静脉推注。

静脉推注药物通过现有的连续静脉输液或间歇性静脉通路（通常称为盐水锁）给予。盐水锁是静脉导管带有一个小橡皮帽覆盖的"小井"或小室。通过将特殊的橡胶密封注射帽插入导管末端，静脉导管可以转换为静脉注射器（见第 29 章）。使用静脉注射器可以消除对静脉输液通路的持续监控，从而节省时间。通过消除对连续静脉输液通路的需求，可为患者提供更好的移动性、安全性和舒适性。通过间歇性静脉通路进行静脉推注后，用生理盐水冲洗以保持通畅。

授权与合作

静脉推注给药不能授权给护理辅助人员。

护士指导护理辅助人员完成以下工作：

- 如发生药物的潜在药物作用和副作用，应立即向护士报告。
- 向护士报告患者推注部位的不适主诉。
- 向护士报告患者的生命体征。

用物准备

- 秒针
- 清洁手套
- 抗菌拭子
- 药瓶或安瓿
- 21 ～ 25 号注射器
- 生理盐水肝素钠，最常见的浓度是 10 单位 / 毫升。
- 用药记录单或计算机打印输出单
- 防穿刺容器

步骤	要点说明

护理评估

1. 根据顺序检查每份用药记录单或计算机打印输出单的准确性和完整性。检查患者的姓名、用药名称和剂量、给药途径和给药时间。重新搜索或重新打印用药记录单难以阅读的任何部分。	病历是患者接受药物的最可靠来源和合法记录。确保患者接受正确的药物治疗（Mandrack et al，2012）。难以辨认的用药记录单是用药错误的来源（Alassaad et al.，2013）
2. 评估患者的医疗和用药史。	确定需要药物治疗。
3. 审查用药行为、目的、副作用、正常剂量、发病高峰时间、给药缓慢程度以及护理影响（如需要稀释药物或通过过滤器给药）的药物参考信息。	有关药物的信息可让护士安全地给予药物并监测患者对治疗的反应。
4. 如果您通过现有的静脉输液管给药，请确定静脉输液和静脉输液中药物的相容性。	静脉输液的药物并不总是与静脉输液溶液和（或）添加剂相容，并且可能需要建立新的静脉通路。
5. 执行手卫生。评估静脉输液针插入部位是否有充血或静脉炎的迹象。	如果部位水肿或肿胀，请勿施用药物。
6. 评估患者现有静脉输液线或盐水锁的通畅情况（见第 29 章）。	为了使药物有效地达到静脉循环，静脉输液必须单独专用，并且液体必须容易输注。
7. 检查患者的药物过敏史：已知的过敏原和正常的过敏反应。	静脉推注的过敏反应是立竿见影的。
8. 开始药物治疗前评估患者的症状。	提供评估药物预期效果的信息。

步骤	要点说明

护理诊断

● 急性疼痛	● 缺乏药物注射和药物治疗的相关知识
根据患者的状况或需求，个体化处理其相关因素 / 危险因素。	

护理计划

1. 完成下列步骤后所能达到的预期结果：	
● 患者无药物副作用或不良反应。	安全使用药物达到所需的治疗效果。
● 注射部位保持完好，没有肿胀或炎症迹象或现场压痛症状。	静脉注射药物不会导致注射部位和周围组织的并发症。
● 患者解释药物的目的和副作用。	演示学习。

护理措施

1. 严格无菌操作，每次只为一名患者准备药物。将一个患者的用药记录单或计算机打印输出的所有页面放在一起，或一次只看一个患者的电子用药记录单。在准备药物时，用用药记录单或计算机打印 2 次仔细检查药物标签（见技能 22.1 和操作指南 22.1）。	确保药物无菌。集中注意力以减少药物制备错误。尽可能使用无中断区（Prakash et al., 2014；Yoder et al., 2015）。 这是第一次和第二次检查准确性，并确保正确使用药物。
临床决策点：一些静脉注射药物在给药前需要稀释。稀释前应与代理机构指南或药房核实。如果少量药物（少于 1 mL）用少量的生理盐水或无菌水（例如 5 mL）稀释，以使其不会聚集在管腔中（例如，Y- 静脉注射口，IV 帽）。	
2. 在规定的时间内（见机构政策）对患者进行药物治疗，包括即刻剂量、首次剂量、负荷剂量以及一次性剂量。有严格预定给药时间要求的药物（例如抗生素、抗凝血剂、胰岛素、抗惊厥药、免疫抑制剂）要在规定的给药时间的前后 30 分钟内给予。没有严格预定给药时间要求的药物应在预定给药时间的 1 ～ 2 小时内给予（CMS, 2011；ISMP, 2011）。遵循药物管理的六对制度。执行手卫生。	医院必须采用药物管理的政策和程序，以确定药物管理的时间，包括处方药物的性质、具体的临床应用和患者的需求（CMS, 2011；ISMP, 2011）。有严格预定给药时间要求的药物是指那些给药时间如果超过预定给药时间 30 分钟，就会造成伤害或者导致后续治疗效果和药理学效果不佳的药物。没有严格预定给药时间要求的药物是指那些给药时间如果超过预定给药时间的 1 ～ 2 小时，也不会造成伤害或者不会导致后续治疗效果和药理学效果不佳的药物（CMS, 2011；ISMP, 2011）。
3. 关闭房间的门或者窗帘。	保护患者隐私。
4. 根据机构政策，使用至少两种方式核对患者身份信息（例如，姓名和生日，或者姓名和病案号）。核对患者的用药记录或医疗记录的信息。	确认患者身份。符合联合委员会标准并保证患者安全（TJC, 2016）。现在一些机构正在使用条形码系统来帮助识别患者。
5. 再次在患者床边核对 MAR 或计算机打印输出与药物标签上的药物名称和患者姓名。询问患者是否过敏。	这是第三次检查准确性，并确保患者接受正确的药物治疗。说明患者的过敏史。
6. 告知患者每种药物的用途和可能的不良影响。允许患者提出任何问题。解释通过现有的静脉输液导管线给药，鼓励患者报告注射部位不适的症状。	让患者了解治疗方法，尽量减少焦虑。患者如有注射部位疼痛有助于护士及早发现静脉压力，减少对周围组织的损伤。
7. 执行手卫生并使用干净的手套。减少微生物传播。	
8. 静脉推药（现有静脉输液导管）：	

步骤	要点说明
a. 选择离患者最近的静脉输液管的注射口。使用无针注射端口。	遵循 2001 年"针头安全和预防法"（OSHA，n.d.）的规定。
临床决策点：切勿通过注入血液、血液制品或肠外营养液的管道给予静脉推注的药物。	
b. 用消毒棉签清洁注射口。干燥。	在钝套管插入过程中防止感染。
c. 将注射器连接到静脉输液导管：将含有药物的注射器的无针头插入端口中心（见插图）。	防止微生物感染。 防止端口隔膜损坏和可能的泄漏。
d. 通过在注射端口上方夹管来阻塞静脉导管（见插图）。轻轻地回抽注射器的柱塞以吸取血液回流。	最终检查确保药物被输送至血液中。
临床决策点：在小号静脉输液针的情况下，即使静脉输液导管是专用的，血液返回有时也不会吸入。如果静脉输液部位没有出现浸润迹象，并且静脉输液液体没有困难，则静脉推注。	
e. 在机构政策、药剂师或药物参考手册推荐的时间内释放管道并注射药物。使用手表来计时（见插图）。在推注药物时可以捏住静脉输液管，结束时松开。不推注药物时允许静脉输液。	确保安全的药物输注。快速注射静脉药物可能是致命的。在静脉推注药物的同时注射静脉注射液可以使药物以规定的速度输送给患者。
f. 注射药物后，撤回注射器并重新检查静脉输液速度。	推注可能会改变流体输注的速度。快速输液可导致循环流体过载。
g. 如果静脉注射药物与静脉输液不兼容，则停止静脉输液，夹闭输液管，并用 10 mL 生理盐水或无菌水冲洗（见机构政策）。随后，用另外 10 mL 的生理盐水或无菌水冲洗，与服用药物的速度相同。	允许进行静脉推注，没有静脉配伍禁忌的风险。确保机构准则允许用不相容的药物冲洗管路。可能需要重新建立一条静脉通路。

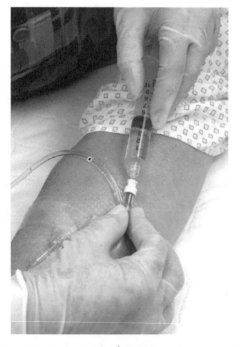

步骤 8c　用钝头针将注射器连接至静脉导管上

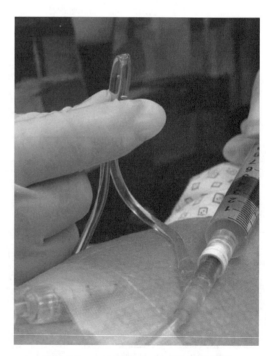

步骤 8d　在注射口上方对折静脉导管

步骤	要点说明
h. 如果当前静脉输液的是药物，请将其断开并按照步骤9中的说明使用静脉推注药物。核实机构关于停止静脉输液或持续静脉用药的政策。如果无法停止静脉输液，请启动新的静脉输液部位（见第29章），并使用静脉推注（IV锁定）方法进行药物治疗。	避免在现有静脉输液导管线中给予患者突然的药物注射。
9. 静脉注射推注（静脉注射锁）	
a. 根据机构政策选择冲洗溶液。	
（1）盐水冲洗法（优选方法）：准备两只注射器用2～3 mL生理盐水（0.9%）冲洗。	生理盐水有效保持静脉输液锁的通畅并且与多种药物相容（Patidar et al., 2014）。
（2）肝素冲洗方法（见机构政策）。	
b. 注射药物	
（1）用消毒棉签清洁注射口。	
（2）将装有0.9%生理盐水的注射器的无针尖端插入静脉输液锁的中心（见插图）。	

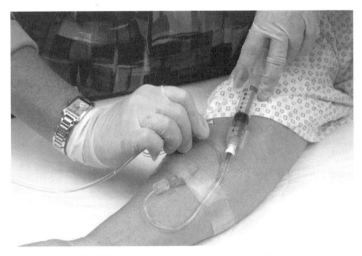

步骤 8e　静脉推注药物时使用手表计时

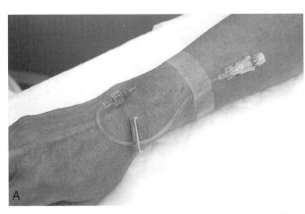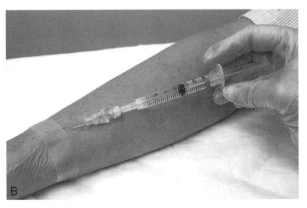

步骤 9b（2）　A. 静脉导管与封闭夹子 B. 注射器插入注射口

步骤	要点说明
（3）轻轻地回抽注射器柱塞并检查血液回流情况。	指示针头或导管是否处于静脉状态。
（4）缓慢推动柱塞，用生理盐水冲洗静脉注射部位。	清除针头和血液。无障碍冲洗指示专用的静脉输液导管。
临床决策点：仔细观察静脉注射导管上方的皮肤区域。请注意，冲洗静脉注射部位时出现任何水肿或肿胀，可能表明已渗入静脉，需要取下导管。	
（5）取出生理盐水注射器。	
（6）用消毒棉签清洁注射口。	阻止微生物传播。
（7）通过静脉注射器的注射端口插入装有已准备好药物的无针尖注射器。	允许注射药物。
（8）在机构政策、药剂师或药物参考手册推荐的时间内注射药物。使用手表来计时。	许多用药错误与静脉推注速度过快有关。遵循操作规范可以保障患者的安全。
（9）给药后，抽出注射器。	
（10）用消毒棉签清洁注射口。	阻止微生物传播。
（11）冲洗注射口。	
（a）将注射器装上生理盐水并以与药物输注相同的速度注射。	使用盐水冲洗静脉输液管可防止静脉输入装置堵塞，并确保所有药物均可输注。冲洗静脉注射部位与药物治疗相同，可确保静脉留置针内的任何药物以正确的速度输注。
10. 将 SESIP 覆盖的针头和注射器丢弃在利器盒中。	防止意外针刺伤害，并遵循 CDC 关于处置锐器的指导原则（OSHA, n.d.）。
11. 等待几分钟，观察患者是否有过敏反应。	呼吸困难、喘息和循环衰竭是过敏反应的征兆。
12. 取下干净的手套并执行手卫生。	减少微生物传播。

护理评价

1. 严密观察患者给药期间的不良反应和此后几分钟的不良反应。	静脉给药后反应迅速。
2. 在给药过程中和给药 48 小时内，观察静脉输液部位是否突然肿胀。	肿胀表明渗入静脉周围的组织。渗透迹象可能在 48 小时内不会发生。
3. 在给药后评估患者的状态以评估药物的有效性。	一些静脉推注药物可以引起患者生理状态的快速变化。某些药物需要仔细监测和评估，并可能需要进一步进行实验室检测（例如，血管加压药和抗心律失常药物需要血压和心率监测，而肝素需要在给药后进行实验室研究以确定治疗水平）。
4. **使用反馈式教学**："我想确定我向你解释了为什么你接受这种静脉推注药物。你能向我解释药物是什么以及什么时候给护士打电话吗？"如果患者或居家照护者不能正确反馈，立即调整或重新制订指导计划，以保证其正确掌握。	确定患者和居家照护者对指导内容的理解水平。

步骤	要点说明
非预期结果	相关措施
1. 患者对药物产生不良反应。	● 立即停止使用药物，并遵守机构指南或指南，对过敏反应（例如，使用苯海拉明或肾上腺素等抗组织胺药物）进行适当的处理，并报告药物不良反应。 ● 立即通知患者的医师有不良影响。 ● 为患者记录添加过敏信息。
2. 静脉药物与静脉液体不相容（例如，IV 液体在管内变得混浊）（见机构政策）。	● 停止静脉输液医师。 ● 用 10 mL 0.9%氯化钠或无菌水冲洗静脉输液导管。 ● 给予适当剂量的静脉推注。 ● 用另外 10 mL 的 0.9%氯化钠或无菌水冲洗，与给药的速率相同。 ● 以规定的速度用新的管道重新静脉输液。 ● 如果无法停止静脉输液，请启动新的静脉输液部位（见第 29 章），并使用静脉推推（IV 锁定）方法进行药物治疗。
3. 静脉血栓部位有炎症或静脉炎的症状（见第 29 章）。	● 立即停止静脉推输注或接入设备，并重新建立一条静脉通路。 ● 确定静脉注射药物可以在皮下组织中产生损害的程度。 ● 按照机构政策的规定，提供静脉推注外渗护理（例如，在静脉推注渗透部位周围注射酚妥拉明），使用药物参考，并咨询药剂师以确定适当的随访护理。

记录与报告

● 给药后立即在电子健康档案中记录药物剂量、途径、部位、时间和日期，并签名。

● 在电子健康案或纸质病历中记录患者教学，理解验证和患者对护理记录中药物的反应。

● 向患者的提供医疗者报告任何不良反应。患者的反应有时表明需要额外的药物治疗。

● 记录患者的药物反应。

注意事项

健康教育

● 教导患者和（或）居家照护者，静脉推注的效果会迅速发生。解释缓慢给药的原因并说明不良反应。

儿科患者

● 即使使用结核菌素注射器，婴儿和儿童静脉推注药物的治疗剂量通常很小且难以精准。由于流体容量超负荷的风险，护士需要将这些药物缓慢并小剂量地注入（Hockenberry 和 Wilson，2015）。为了维持儿科患者的安全，在通过静脉推注施用药物时，请仔细遵循机构指南。

老年患者

● 由于老龄患者肾脏和代谢系统无法高效运行。为了降低静脉推注药物的不良反应，护士须掌握不良反应和药物相互作用的知识。如果长期服用药物，老年患者可以耐受静脉推注药物。

居家护理

● 静脉推注常常在家中进行。护士、药剂师和医疗提供者需要在这些患者的护理中密切合作。独立负责静脉推注药物治疗的患者和居家照护者需要储备药物安全的相关知识。进行注射操作时需要良好的视力和灵活的手法。患者需要了解他们的静脉接入装置、给药的频率以及如何打开他们的接入装置。患者需要安全地存放药物并处置他们的静脉输液耗材，并且他们应该知道在紧急情况下联系谁。

技能 22.6 背负式、间歇输液器和微型输液泵静脉给药

有一种静脉注射药物的方法是使用小容量（25～250 mL）兼容的静脉输液在所需的时间内输注，该方法降低了药物快速输注的风险，并为患者提供了独立性。患者必须有一条既定的静脉输液通路，并通过连续输注或间歇性使用生理盐水冲洗来保持畅通，护士可以使用以下任何一种方法间歇输注药物。

● 背负式。背负式是将25～250 mL静脉输液袋或输液瓶连接至短输液管线，连接至主输液管线的上Y口或间歇性静脉入口，例如盐水锁。持有药物的静脉注射器按照安全药物治疗研究所（ISMP，2015）的IV背驮式药物形式进行标记。背负式管道是一个微滴或宏滴系统（见第29章）。该套装称为背负式，因为小袋或瓶子的位置高于主输液袋或瓶子。在背负式设置中，当输注兼容的药物时，主线不会输注。IV线的端口包含一个逆止阀，一旦背负输液流动，该逆止阀可自动停止主输液的流量。在背负式溶液输注并且管道内的溶液低于主输液通路的水平之后，逆止阀打开，主输注开始再次流动。

● 间歇输液器。体积控制给药装置（例如，Volutrol，Buretrol，Pediatrol）是小型（50～150 mL）容器，其附着在主输液袋或瓶的正下方。该套装类似于常规静脉输液使用的方式。然而，根据组内的过滤器（浮动阀或膜）的类型，该组的起动填充是不同的。按照包装说明进行启动。

● 微型输液泵静脉给药。微型输液泵采用电池供电，使用标准注射器在控制的输注时间内以极少量流体（5～60 mL）输送药物（图22.20）。

针头安全

2001年"针头安全和预防法"规定，卫生保健机构使用安全针头装置和制造无针系统来减少针刺伤害。带导管端口或Y型连接器部位的系统设计为包含安装在保护罩内的针。无针输液管线可通过凹入式连接端口、钝头套管或屏蔽针装置与IV线直接连接，消除暴露于IV针的风险（OSHA，n.d.）。

授权与协作

不能将通过背负式、间歇式输液器和微型输液泵静脉给药的技能委托给护理辅助人员。护士指导护理辅助人员完成以下工作：

● 出现潜在的用药行为和副作用，应立即向护士报告。

● 报告患者的任何不适主诉。

● 向护士报告患者病情或生命体征的任何变化。

用物准备

● 胶带

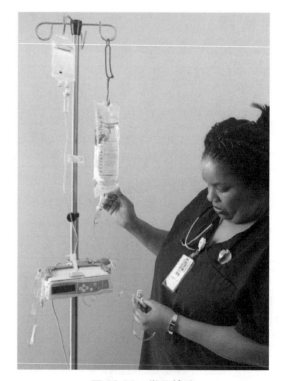

图 22.20 微量输液

- 抗菌拭子
- 清洁手套
- IV 极
- 用药记录单或计算机打印输出
- 利器盒

背驮式或迷你输液泵

- 用 50 ～ 250 mL 输液袋或注射器准备药物
- 预先注射生理盐水溶液的注射器（仅适用于生理盐水锁）

- 带有钝端（无针）的短微滴、宏滴的套管附件或微型输液静脉输液管套管附件
- 无针设备
- 如果指示为迷你输液泵，则按控制管理设定
- Volutrol 或 Buretrol
- 无针系统附件的输液管
- 注射器（1 ～ 20 mL）
- 密封瓶或安瓿

步骤	要点说明

护理评估

1. 检查用药记录单或计算机打印输出单的准确性和完整性。检查患者的姓名、用药名称和剂量、给药途径和给药时间。重写或重印用药记录单难以阅读的任何部分。	病历是患者接受药物的最可靠来源和合法记录。确保患者接受正确的药物治疗（Mandrack et al., 2012）。难以辨认的用药记录单是用药错误的来源（Alassaad et al., 2013）。
2. 评估患者的医疗和用药史。	确定是否需要药物治疗或是否有用于给药的禁忌证。
3. 评估患者的过敏史：已知类型的过敏原和正常的过敏反应。	静脉注射药物可能引起立竿见影的过敏反应。
4. 检查用药行为，目的，正常剂量，副作用，发作时间和发作高峰，给药的缓慢程度以及护理影响（例如，需要稀释药物，通过皮肤给药）的药物参考信息。	允许护士安全地管理药物并监测患者对治疗的反应。
5. 如果您通过现有的 IV 导管进行药物治疗，请确定药物与静脉输液和 IV 溶液中的任何其他添加剂的相容性。	IV 药物有时与 IV 溶液和（或）添加剂不相容。
临床决策点：切勿通过注入血液、血液制品或肠外营养液的管道给予 IV 药物。	
6. 评估患者现有 IV 导管或生理盐水锁的通畅性和放置情况（见第 29 章）。	如果部位水肿或肿胀，请勿施用药物。
临床决策点：如果患者的静脉输液部位是生理盐水锁定的，用酒精清洁端口，并用 2 ～ 3 mL 生理盐水冲洗 IV 导输液管评估静脉输液管的通畅性。	
7. 在开始药物治疗前评估患者的症状。	提供评估药物预期效果的信息。

护理诊断

● 缺乏药物管理或药物治疗的相关知识	● 有流体体积不平衡的危险
● 有无效健康维护的危险	
根据患者的状况或需求，个体化处理其相关因素 / 危险因素。	

<table>
<tr><td>步骤</td><td>要点说明</td></tr>
</table>

护理计划

1. 完成下列步骤后所能达到的预期结果：	
● 患者没有不良反应。	药物安全使用，具有期望的治疗效果。
● 药物在期望的时间范围内注入。	
● 输液部位保持完好，没有肿胀、炎症或疼痛症状。	静脉输液导管仍然畅通。液体注入静脉，而不是肌肉组织。
● 患者可以解释用药目的、作用、副作用和剂量。	演示学习。

护理措施

1. 遵循无菌操作原则，每次为一名患者准备药物。在准备药物时，检查用药记录单或计算机打印单2次，仔细检查药物标签（见技能22.1和操作指南22.1）。药房准备背负式和预装注射器。护士为Volutrol准备药物。	确保药物无菌。集中注意力减少药物制备错误。尽可能使用无中断区（Prakash et al.，2014；Yoder et al.，2015）。这是第一次和第二次检查准确性，并确保正确使用药物。
2. 在规定的时间内（见机构政策）对患者进行药物治疗，包括即刻剂量、首次剂量、负荷剂量以及一次性剂量。有严格预定给药时间要求的药物（例如抗生素、抗凝血剂、胰岛素、抗惊厥药、免疫抑制剂）要在规定的给药时间的前后30分钟内给予。没有严格预定给药时间要求的药物应在预定给药时间的1～2小时内给予（CMS，2011；ISMP，2011）。遵循药物管理的六对制度。执行手卫生。	医院必须采用药物管理的政策和程序，以确定药物管理的时间，包括处方药物的性质、具体的临床应用和患者的需求（CMS，2011；ISMP，2011）。有严格预定给药时间要求的药物是指那些给药时间如果超过预定给药时间30分钟，就会造成伤害或者导致后续治疗效果和药理学效果不佳的药物。没有严格预定给药时间要求的药物是指那些给药时间如果超过预定给药时间的1～2小时，也不会造成伤害或者不会导致后续治疗效果和药理学效果不佳的药物（CMS，2011；ISMP，2011）。
3. 关闭房间窗帘或门。执行手卫生，戴上干净手套。	保护患者隐私。减少微生物传播。
4. 根据机构政策，使用至少两种方式核对患者身份信息（例如，姓名和生日，或者姓名和病案号）。核对患者的用药记录或医疗记录的信息。	确保患者正确。符合联合委员会标准并保证患者安全（TJC，2016）。一些机构现在使用条形码系统帮助患者识别。
5. 在患者床边再次比较用药记录单或计算机打印输出单与药物标签上的药物名称和患者姓名是否一致。询问患者是否过敏。	这是第三次检查准确性，并确保患者接受正确的药物治疗。说明患者的过敏史。
6. 讨论每种药物的用途，行动和可能的不利影响。允许患者提出任何问题。解释你将通过现有的静脉导管给药。鼓励患者报告注射部位不适的症状。	让患者了解计划中的治疗方法，尽量减少焦虑。表达注射部位疼痛的患者有助于及早发现静脉血栓，减少对周围组织的损伤。
7. 管理输液	
a. 背负式输液	
（1）将输液管连接至药袋（见第29章）。通过打开调节器流路夹来填充管路。一旦管道已满，关闭管道的夹子和盖帽端。	用溶液填充输液管并释放气泡可防止空气栓塞。
（2）背负式药袋（见插图）位于主流体袋的上方（使用挂钩降低主流体袋）。	流体袋的高度影响到患者的血流速度。

步骤	要点说明
（3）将背负式输液管连接到主输液管线上 Y 口的适当连接器上：	连接允许药物进入主静脉输液管线。
（a）无针系统：用酒精棉签消毒主静脉导管的无针头端口，使其干燥，然后插入背负式输液管的插管尖端（见插图）。	使用无针连接来防止意外刺伤（INS，2016；OSHA，n.d.）。
（4）生理盐水锁定：按照技能 22.5 中的步骤 9a（1）至 9b（6）进行冲洗并准备锁定。酒精棉签消毒，待干，然后通过无针入口插入背负式输液管的尖端。	冲洗盐水锁以确保通畅。
（5）通过调节输液器或输液泵的输液速度来调节药物溶液的流速。输注时间各不相同。有关安全流速，请参阅药物参考或代理商政策。	提供缓慢、安全、间歇的药物输注并维持有效的血液浓度。
（6）一旦药物注入：	
（a）连续输注：检查初次输液的流速。初次输液自动在背负液空后自动开始一次输注。	背负式止回阀可防止初次输注直至药物注入为主。检查流速可确保正确输注静脉溶液。

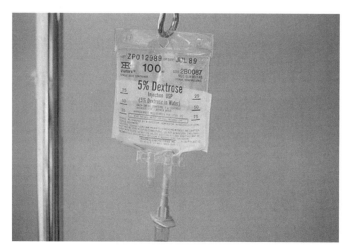

步骤 7a（2） 小剂量迷你背负式药袋

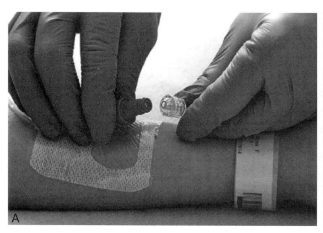
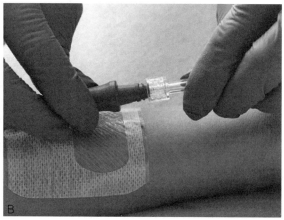

步骤 7a（3）（a） A. 无针锁定套管系统 B. 钝端套管插入端口和锁

697

步骤	要点说明
(b) 生理盐水锁:断开管道,用酒精清洁端口,并用2~3 mL 0.9%氯化钠静脉输液。在间歇性输注之间维持静脉输液管的无菌性。	
(7) 调整连续主输液管至指定的速度。	背负式输液有时会干扰主输液速度。
(8) 将背负式静脉输液袋和导管放置用以处置药物处(见机构政策)或丢弃在利器盒中。	建立次要导管线会增加微生物进入主线的途径。反复更换导管会增加感染传播的风险。
b. 流量控制管理(例如 Volutrol):	
(1) 通过在 Volutrol 和主流体袋之间打开夹子,将 Volutrol 注入所需量的 IV 液(50~100 mL)(见插图)。	用少量液体稀释静脉注射药物并降低流体注入过快的风险。
(2) 关闭夹子并检查以确保排气孔 Volutrol 腔室上的夹子已打开。	防止流体进入 Volutrol。通风口允许 Volutrol 的流量以规定的速度退出。
(3) 用消毒棉签清洁 Volutrol 顶部的注射口。	防止插入针头时引入微生物
(4) 取下针帽或护套,并通过端口插入无针注射器或注射器针头并注射药物(见插图)。双手轻轻旋转 Volutrol。	旋转将药物与混合以确保在 Volutrol 中的平均分配。
(5) 调整静脉滴注速度,以便药物按照机构指南、药剂师或药物参考手册规定的时间灌注。	为达到最佳治疗效果,药物应在规定的时间间隔内输注。
(6) 在 Volutrol 上贴上药物名称、剂量、总体积,包括稀释剂,遵循 ISMP (2015)规定的给药时间。	提示护士正在注入药物。防止将其他药物添加至 Volutrol 中。
(7) 如果患者正在接受持续静脉输液,须在输注 Volutrol 后检查输液速度。	确保一定的注射频率。

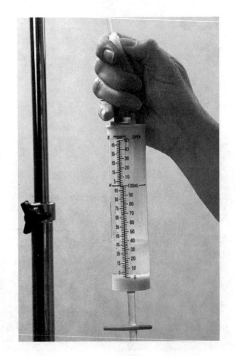

步骤 7b (1) 灌注控制管理装置

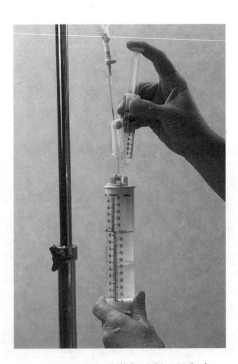

步骤 7b (4) 将药物注射至设备中

步骤	要点说明
（8）处理针头，弃于利器盒中。执行手卫生。	防止意外针刺（OSHA，n.d.）。减少微生物传播。
c. 微量注射给药	
（1）将预装注射器连接到微型注射管，卸下管道的端盖。	专为适合注射器而设计的特殊管道可将药物递送至主要导线。
（2）小心地向注射器柱塞施加压力，使管道充满药物。	确保管道无气泡以防止空气栓塞
（3）将注射器放入迷你输液泵（按照产品说明书）并悬挂在输液架上。确保注射器已固定（见插图）。	正确输注需要安全放置。
（4）将微型输液管末端连接至主导线或盐水锁：	建立 IV 药物进入主导线的途径。
（a）现有静脉输液管路：用酒精棉签擦干 IV 主管线上的无针口，使其干燥，并通过端口中心插入微型输液管的尖端。	无针连接减少意外针刺伤害的风险（OSHA，n.d.）。
（b）生理盐水锁定：按照技能 22.5 中的步骤 9a（1）至 9b（6）进行冲洗并准备锁定。用酒精棉签擦拭端口，使其干燥，然后插入微型输液管的尖端。	
（5）按照机构决策、参考手册或药剂师的推荐，在药物的时间内设置泵来提供药物。按下泵上的按钮开始输液。	根据注射器的体积，泵以安全、恒定的速度自动输送药物。
（6）一旦药物注入：	
（a）主要 IV 输注：检查流量。一旦泵停止，灌注自动开始流动。根据需要将灌注调节到所需的速度。	为主要 IV 药物保持专门线路。
（b）生理盐水锁：断开管道，用酒精棉签消毒清洁端口，并用 2～3 mL 无菌 0.9% 氯化钠冲洗 IV 管线。在间歇性输注之间维持静脉输液管的无菌性。	
8. 将耗材弃于利器盒中。	防止意外针刺伤（OSHA，n.d.）。
9. 取下手套并执行手卫生。	减少微生物传播。
10. 观察患者几分钟，观察是否有过敏反应。	呼吸困难、喘鸣和循环衰竭是严重过敏反应的征兆。

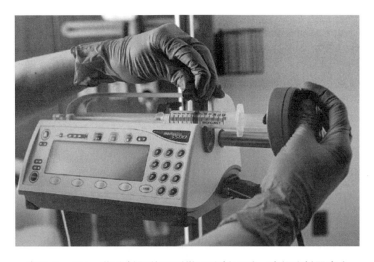

步骤 7c（3）　将注射器放置到微量注射泵后，确保注射器安全

步骤	要点说明

护理评价

步骤	要点说明
1. 观察患者是否有不良反应的症状或体征。	IV 药物效果迅速。
2. 输液期间定期检查输液速度和静脉输液情况。	IV 必须保持适当的药物专门注射通道。静脉注射 IV 的部位需要停止输注。
3. 要求向患者解释药物的目的和副作用。	评估患者对指导的理解。
4. **使用反馈式教学**："我确定我向你解释了这种静脉用药的原因。你能向我解释为什么你正在接受药物治疗以及应该向护士报告什么吗？"如果患者或居家照护者不能正确反馈，立即调整或重新制订指导计划，以保证其正确掌握。	确定患者和居家照护者对指导内容的理解水平。

非预期结果	相关措施
1. 患者对药物产生不良或过敏反应。	● 立即停止药物输注。 ● 遵循机构政策或准则，对过敏反应（例如，使用苯海拉明或肾上腺素等抗组胺药物）进行正确的反应处理，并报告不良药物反应。 ● 立即通知患者的医疗保健提供者有不良影响。 ● 根据机构要求向患者记录添加过敏信息。
2. 药物没有在既定的时间范围内输注。	● 确定原因（例如，流量计算不当，静脉插入位置不当，漏气）。 ● 按照指示采取纠正措施。
3. IV 部位有渗出或静脉炎的迹象（见第 29 章）。	● 停止 IV 输注并停止接入装置。 ● 根据机构政策的规定处理 IV 部位。 ● 如果继续治疗，请插入新的静脉导管。 ● 确定静脉注射药物对皮下组织的危害程度。如政策所示，提供 IV 外渗护理（例如，在静脉注射部位周围注射酚妥拉明）或咨询药剂师以确定适当的随访护理。

记录与报告

● 护士在给药后立即在用药记录单上，或电子健康档案或纸质病历的护理记录中记录用药记录单上，或药物名称，剂量、给药、途径、输注速度、给药时间，并签名。

● 记录药物袋中的流量或 Volutrol 的输入和输出的格式。

● 在电子健康档案或纸质病历的护理记录中记录患者的教学、理解的效果和患者对药物的反应。

● 向患者医疗提供者报告副反应。

注意事项

健康教育

● 复查患者和居家照护者的所有静脉用药，包括患者接受药物治疗和潜在不良反应（包括过敏反应）的原因。

● 教导患者或居家照护者在不咨询医疗提供者的情况下不要改变预定的输注速度。静脉注射药物需要以特定的速度输注以达到其预期效果并避免不良反应。

● 教导患者或居家照护者立刻报告不良反应。

儿科患者

● 婴幼儿在流体平衡方面更容易受到改变，并且不能迅速适应其变化。因此，为了评估液体平衡，在输注静脉用药时应仔细监测视频监视器（Hockenberry 和 Wilson，2015）。

老年患者

● 改变药物的药代动力学和多药效的影响使老年患者面临药物毒性风险。仔细监测老年患者对 IV 药物的反应（Touhy 和 Jett，2014）。

● 老年患者有发生流量过载的风险，需要仔细评估超负荷和心力衰竭的征兆。

居家护理

● 在家中使用静脉药物治疗的患者或护理辅助人员需要接受药物治疗步骤的教育。了解静脉给药并发症的迹象，例如静脉炎和眼球充血，以及如何解决任何问题。

技能 22.7 连续皮下给药

连续皮下给药（continuous subcutaneous infusion，CSQI 或 CSCI）途径用于选择的药物（例如阿片样物质、胰岛素）。该途径对停止早产（例如特布他林）和治疗肺高压（例如曲前列素钠）的药物也有效。决定 CSQI 输注速度的一个因素是药物吸收率。大多数患者可以吸收 1～2 mL/h 的药物，但吸收速度依赖于渗透压，低于给药速度（Alexander et al.，2014；Arthur，2015）。使用 CSQI 的患者可以在不需静脉注射药物给药的风险和费用的情况下管理他们的疾病和（或）疼痛（Bartz et al.，2014）。这种途径对于患者和家庭来说在家庭环境中学习和理解起来相对容易。CSQI 可改善婴儿、儿童和成人的肿瘤和术后疼痛控制（Arthur，2015；Oldenmenger et al.，2012）。注释 22.6 列出了使用连续皮下输注治疗疼痛的优点。

使用 CSQI 治疗血糖水平的糖尿病患者接受来自合格糖尿病教育者和胰岛素泵培训师的密集的糖尿病自我管理教育。最新的系统 Medtronic MiniMed（2015）集成了一个胰岛素

注释 22.6 使用连续皮下给药的优点

● 有益于静脉通路不畅的患者。
● 为无法忍受口服止痛药物的患者提供疼痛缓解。
● 允许患者更大的活动性。
● 启动约 20 分钟。
● 比肌内注射能更好地控制疼痛。
● 更低的感染率。

引自 Arthur A：Innovations in subcutaneous infusions，J Infus Nurs 38（3）：179，2015；Bartz l，et al：Subcutaneous administration of drugs in palliative care：result of a systematic observational study，J Pain Symptom Manag 48（4）：540，2014.

泵和实时连续葡萄糖监测（图 22.21）。

使用胰岛素泵的糖尿病患者通常需要较少的胰岛素，因为它被吸收并更有效地使用（Buchko，2012；Heinemann et al.，2015）。

注释 22.7 列出了使用胰岛素泵患者的选择标准。

无论所递送的药物类型如何，启动和停止 CSQI 治疗的程序都相似。

但是，护理评估和干预措施会有所不同，具体取决于所用药物的类型。例如，如果药物用于治疗糖尿病，您可以评估监测患者的血糖水平（Carchidi et al.，2011）。

使用小号（25～27 号）蝶形静脉注射针或特殊市售 Teflon 的套管输送药物。Teflon 套管虽然更昂贵，但对于患者而言更舒适，并且

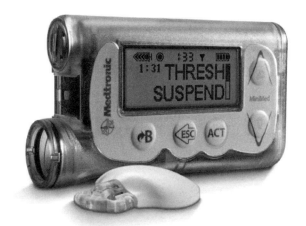

图 22.21　Mini-Med Paradigm REAL-Time 胰岛素 CSQI 泵和连续葡萄糖监测系统（由 Medtronic，Inc.，Northridge，CA 提供）

注释 22.7　使用胰岛素泵患者的选择标准

- 拥有强烈的动机和承诺使用糖尿病管理技能。
- 需要或期望改善对血糖水平的控制。
- 与比传统胰岛素注射周期相比，需要更大的灵活性。
- 愿意参加正式的糖尿病教育计划。
- 拥有强大的批判性思维和解决问题的能力。
- 能够拥有与糖尿病自我管理有关的责任。
- 能够执行自我血糖监测并操作胰岛素泵。
- 显示有效应对模式的证据。
- 有家庭支持系统可用。
- 具备支付与 CSQI 相关费用财务能力。

数据来源于 Heinemann l, et al：Insulin pump risks and benefts：a clinical appraisal of pump safety, standards, adverse event reporting, and research needs, Diabetes Care 38（4）：716, 2015.

与蝶形静脉注射针相比具有更低的并发症发生率，同时发生针刺伤的概率更低。

根据指南或患者偏好选择针头类型。通常是最短长度和最小尺寸的针头。

在相同的部位进行皮下注射和上胸部注射。部位选择取决于患者的活动水平和所给予的药物类型。例如，非卧床患者注射止痛药物最好选择上胸部，这样患者可以自由移动。胰岛素在腹部最常被吸收，因此选择腹部远离腰围的部位。务必选择避免泵的管路受到干扰的地方。每隔 2 ～ 7 日或发生漏出等并发症（Alexander et al., 2014；Arthur, 2015；INS, 2016）时，须更换注射部位。

CSQI 途径需要具有安全功能的计算机泵，包括锁定间隔和警告报警。药物泵可根据正在递送的药物和患者的需要而个性化地选择。此外，您还需要考虑泵及其耗材的可用性和成本。

如果可能的话，让患者选择符合他们个人和家庭需求并且最容易使用的泵。

授权与合作

管理 CSQI 药物的技能不能委托给护理辅助人员。护士指导护理辅助人员完成以下工作：

- 潜在的药物副作用或反应，并立即向护士报告其发生。
- 在 CSQI 针头插入部位向护士报告并发症（例如，渗漏、发红、不适）。
- 获取任何必需的生命体征并将其报告给护士。

用物准备

启动 CSQI

- 手套
- 酒精棉签
- 消毒皮肤准备，如洗必泰
- 带有连接管或 CSQI 设计导管的小型（25 ～ 27 号）蝶形静脉注射针（例如 Sof-Set）
- 输液泵
- 透明
- 胶带
- 用适当的注射器或容器给药
- 用药记录单或计算机打印输出单

停止 CSQI

- 小的无菌纱布敷料
- 胶带或胶布绷带
- 酒精棉签和洗必泰（可选）
- 防穿刺容器

步骤	要点说明
护理评估	
1. 检查每份用药记录单或计算机打印输出单的准确性和完整性。检查患者的姓名、用药名称和剂量，给药途径和给药时间。重写或重印用药记录单难以阅读的任何部分。	病历是患者接受药物的最可靠来源和合法记录。确保患者接受正确的药物治疗（Mandrack et al., 2012）。难以辨认的用药记录单是用药错误的来源（Alassaad et al., 2013）。
2. 评估患者的医疗和用药史。	确定是否需要药物治疗或确定用于给药的禁忌证。

步骤	要点说明
3. 评估患者的过敏史：已知类型的过敏原和正常的过敏反应。	CSQI 的输注药物可能会导致快速的过敏反应。
4. 收集安全使用药物所需的药物参考信息，包括作用、目的、副作用、正常剂量、发病高峰时间、给药缓慢程度以及护理影响	有关药物的知识可以让您安全地给药，并监测患者对治疗的反应。
5. 评估患者对既往注射治疗的反馈。	预期患者的焦虑可以使其分心从而减轻疼痛意识。
6. 如果正在服用止痛药，使用 0 至 10 的评分来评估患者的疼痛严重程度；0 表示没有痛苦，10 表示有史以来最严重的疼痛	提供疼痛严重程度的客观指标。
7. 评估 CSQI 的禁忌证（例如，血小板减少症或局部组织灌注减少）。	任何现有的凝血障碍都禁用肝素输注。减少的组织灌注会干扰药物的吸收和分布。
8. 评估患者脂肪组织的充足性以确定合适的输注部位。	衰老或疾病影响皮下组织的生理变化，从而影响导管插入部位的选择。
9. 评估患者对接受药物和使用药物泵的知识	确定对患者健康教育的需求。
10. 在开始药物治疗前评估患者的体征。确定疼痛的严重程度（如果使用止痛药）或测量血糖水平（如果使用胰岛素）。	提供信息来评估 CSQI 药物的预期效果。

护理诊断

● 焦虑	● 缺乏 CSQI 的相关知识	● 恐惧
● 无效的健康维护	● 疼痛（急性、慢性）	● 有感染的危险
● 有受伤的危险		
根据患者的状况或需求，个体化处理其相关因素 / 危险因素。		

护理计划

完成下列步骤后所能达到的预期结果：	
● 针插入部位仍然没有感染	针头插入部位感染的风险是 CSQI 治疗的潜在并发症。
● 患者达到了预期的药物治疗效果、没有不良反应迹象。	药物安全递送达到所需的治疗效果。
● 患者解释药物的用途，用量和作用，并阐述对 CSQI 治疗的理解。	演示学习。

护理措施

1. 查看泵的制造商说明。	确保正确使用设备。
2. 执行手卫生。使用无菌技术准备药物或检查预装填注射器的剂量。连接注射器和主管与药物，小心不要遗漏任何药物。将药物标签与用药记录单或计算机输出结果比较 2 次。	确保药物无菌。通过转述顺序来检查药物标签可减少错误。这是首次检查准确性并确保正确使用药物。
3. 获取并编程给药泵。将注射器放置在泵内。	确保用药剂量是准确的。

步骤	要点说明
4. 阅读预装填注射器的标签并与用药记录单计算机打印单相比较。	这是第二次检查准确性。
5. 根据机构政策，使用至少两种方式核对患者身份信息（例如，姓名和生日，或者姓名和病案号）。核对患者的用药记录或医疗记录的信息。	确保患者正确。符合联合委员会标准并保证患者安全（TJC，2016）。现在有些机构正在使用条形码系统来帮助识别患者。
6. 在患者的床边再次比较用药记录单或计算机打印单与药物标签上的药物名称和患者姓名是否一致。询问患者是否过敏。	这是第三次检查准确性，确保患者接受了正确的治疗药物。核实患者的过敏史。
7. 讨论每种药物的用途、目的和可能的副反应。允许患者提出任何问题。告诉患者针头插入会引起轻微的烧灼或刺痛。	患者有知情权，并且患者对每种药物的了解可提高药物治疗的依从性。
8. 患者仰卧位，并保护其隐私。	尊重患者隐私。
9. 启动 CSQI ：	
a. 确保患者舒适，坐下或躺下。	减轻针插入时带来的疼痛。
b. 选择合适的注射部位，远离骨突和腰围。最常见的部位是锁骨下腹部。	确保药物吸收。
c. 执行手卫生并使用干净的手套。用酒精画圆形消毒注射部位，然后用消毒剂清洁注射部位，待干。	减少注射部位感染的风险。
d. 用惯用手握住针并取下护针器。	准备插入针头。
e. 用非惯用手轻轻捏或抬起皮肤。	确保针头会进入皮下组织。
f. 将针头轻轻并牢固地插入 45°∼90°（见插图）。一些较短的预包装针头（例如一套皮下固定器）插入90°。请参考制造商说明。	减少因插入针头而带来的疼痛。
g. 松开皮褶，将胶带贴在针的"翅膀"上。	固定针头。
临床决策点：有些插管的尖锐针头上覆盖着塑料导管。在这种情况下，取出针头并将塑料导管留在皮肤中。	
h. 在插入位置贴上封闭透明敷料（见插图）。	保护注射部位免受感染，并可以在药物输注期间评估该部位。

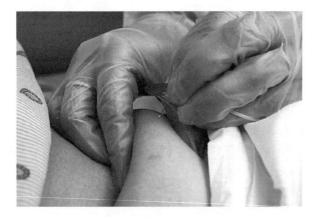

步骤 9f　将蝶形静脉注射针插入腹部皮下组织

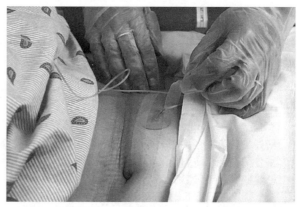

步骤 9h　将透明敷料贴在插入位置上

步骤	要点说明
i. 将针头上的管道连接到输液泵的管道上并打开泵。	允许进行药物管理。
j. 将针头等锐器弃于利器盒，取下手套并执行手卫生。	防止意外针刺伤，并遵循 CDC 关于处置锐器的指导原则（OSHA，n.d.）。
k. 在离开患者前检查注射部位并指示患者告知您该部位是否变红或开始泄漏。	每当发生红肿或泄漏时，用新针头启动新位置。如果部位没有并发症，每 2 ～ 7 日旋转针头（Alexander et al.，2014；Arthur，2015；INS，2016）。
l. 观察患者几分钟，是否有过敏反应。	呼吸困难、喘鸣和循环衰竭是严重过敏反应的征兆。
10. 终止 CSQI。	
a. 如果可以终止，确认终止顺序并建立用药管理的替代方法。	如果在停用 CSQI 后需要服药，则通常需要采用不同的药物和（或）途径来继续管理患者的疾病或疼痛。
b. 停止输液泵。	防止药物溢出。
c. 执行手卫生并使用干净的手套。	遵循疾病预防控制中心的建议，以防止意外暴露于血液和体液（OSHA，n.d.）。
d. 取下敷料时不要移动或取出针头。正确丢弃。	暴露针头。
临床决策点：如果部位被感染了，用酒精和消毒液清洁。	如果该部位是擦伤（磨损）的话，应用三联抗生素膏。
e. 从针翼上取出胶带，并以插入的角度将针拔出。	尽可能减少患者的不适。
f. 在注射部位应用温和的压力直到没有液体渗出皮肤。	如果皮肤保持干燥，敷料会粘附在部位上。
g. 将小的无菌纱布敷料或粘接绷带应用于该部位。	防止细菌进入穿刺部位。
11. 将针头和注射器弃于利器盒。	防止意外针刺伤，遵循疾病预防控制中心处置锐器指南（OSHA，n.d.）。
12. 脱下手套并进行手卫生。	减少微生物传播。

护理评价

1. 评估患者对药物治疗的反应。	决定治疗的效果。减少或缺乏对药物的反应可能表明患者没有接受皮下组织的药物治疗（例如泵故障、药物在现场泄漏）。
2. 至少每 4 小时评估一次红、痛、引流或肿胀的部位。	提示注射部位的感染。
3. **使用反馈式教学**："我要确定你知晓你正在注射人体内和正在接受的药物治疗。用你自己的话告诉我为什么你要持续输液来接受你的药物治疗。"如果患者或居家照护者不能正确反馈，立即调整或重新制订指导计划，以保证其正确掌握。	确定患者和居家照护者对指导内容的理解水平。
非预期结果	相关措施
1. 患者主诉局部有疼痛或烧灼感；注射部位出现红色、肿胀或泄漏，表明潜在的感染或针移位。	● 移除针头或在其他部位插入新针头。 ● 如果你怀疑感染，继续监测原注射部位的感染迹象，并通知医疗提供者。

步骤	要点说明
2. 患者有药物过敏反应的迹象。	● 立即按照机构政策或指导方针停止给药为适当的反应（例如过敏反应，抗组胺药如苯海拉明或肾上腺素）和药品不良反应进行报告。 ● 立即向患者的照护者通知不良反应。 ● 将过敏信息添加至病历中。
3. CSQI 脱落	● 停止输液，在现场施加压力直至没有液体渗出皮肤，用纱布或胶布绷带覆盖该部位，并启用新的部位。 ● 评估患者以确定不接受药物治疗的效果（例如，用年龄适当的疼痛量表评估患者的疼痛程度，获得血糖水平）。

记录与报告

● 在启动 CSQI 之后，立即在电子健康档案上记录关于治疗的药物、剂量、时间、流程、地点、日期和药物泵型，并签名。

● 如果是阿片类药物，请按照指导政策记录排出物。

● 每 4 小时或根据机构政策记录一次患者对药物的反应以及注射部位的表现。

● 将患者的教学过程、有效性以及患者对治疗的反应记录在电子健康档案中。

● 根据机构政策，向患者的医疗提供者报告任何来自治疗的副反应或者注射部位的感染。患者的病情往往表明需要额外的内科治疗。

注意事项

健康教育

● 指导患者戴上带有医疗信息的医用警示手环，其包括疾病（例如糖尿病）、过敏症和泵制造商的联系电话，以便提供技术支持。

● 如果他们要离开家的话，指导患者携带备用电池和额外的药物。

● 接受胰岛素治疗的患者需要加强糖尿病管理教育（注释 22.8）。

● 不要使泵接触到水或暴露于射线中。

儿科患者

● CSQI 改善了儿童和青少年的血糖控制。可以降低严重低血糖、导管部位感染和体重增加的发生率（Hockenberry 和 Wilson，2015）。

注释 22.8　持续皮下输注胰岛素患者的教育问题

● 血糖监测。
● 膳食计划与食物选择。
● 把锻炼纳入日常生活。
● 胰岛素泵的流程与使用。
● 疾病指南和管理。
● 治疗低血糖。
● 高血糖的预防与处理。
● 预防感染，特别是在 CSQI 输液部位。
● 泵故障时的问题解决与决策技巧。
● 注意事项（例如，洗澡和睡觉时使用泵）。

改编自 American Diabetes Association（ADA）：Standards of medical care in diabetes—2014，Diabetes Care 37（1）：S14，2014；Heinemann l，et al：Insulin pump risks and benefts：a clinical appraisal of pump safety，standards，adverse event reporting and research needs，Diabetes Care 38（4）：716，2015.

● 胰岛素泵为青少年提供了更多的灵活性，使用 CSQI 需要儿童和家庭教育的配合。（Hockenberry 和 Wilson，2015）。

● 每隔 48 ～ 72 小时或者在第一次炎症迹象时清洁和更换 CSQI 部位（Hockenberry 和 Wilson，2015）。

老年患者

● CSQI 为脱水老年患者提供等渗静脉溶液，称为皮下注射疗法。这种提供水合作用的方法避免了将患者从家中或长期护理机构转移至急诊医院的需要。医疗供者可以命令使用透明质酸酶以促进分散和吸收 1000 mL 或更多的水合溶液（INS，2016）。在治疗的第一个小时内缓慢地注入流体（例如，30 mL/h）。如果患者没有任何不适，可以提高输液速度。通常输注速率不超过 60 mL/h。速度和体积不应超过用于静脉输注的量（INS，2016）。对于老年人来说，皮下注射是一种易于使用、安全且具有成本效益的静脉补液替代方案（Scales，2011）。

居家护理

● 如果可以的话，使用 CSQI 的患者需要在家中能有一位负责任的居家照护者，以教育患者和家属了解药物的预期效果，药物的副作用和治疗的副反应，泵的操作，如何评估药物的有效性，何时且如何评估和旋转注射部位，以及何时致电医疗提供者来解决问题。患者需要知道在何处以及如何获取和处置所需的物资。

● 在家中进行 CSQI 的患者可以使用抗菌肥皂（例如 Hibiclens、pHisoHex）代替酒精和氯己定来清洁注射部位。

▶临床案例分析

护士正在制订一项警戒治疗计划，该计划面向伴有左侧血栓性静脉炎的患者，并且在入院时每 8 小时皮下注射肝素 5000 单位，这是入院后的第 4 日。肝素是从药剂制备的单剂量小瓶中制备的。

1. 护士在实施前需要了解哪些药物和药瓶的信息？

2. 在肝素给药前，护士需要了解哪些信息？

3. 患者的护理涉及肝素的哪些方面护士可以委托给护理辅助人员？

4. 男性患者约 100 kg。药物计算已经确定需要施用 1 mL 肝素。哪种大小的注射器和针头将用于注射？

5. 患者抱怨在肝素注射部位有疼痛和压痛。使用 SBAR，展示你如何与医疗团队沟通这位患者。

▶复习题

1. 按照正确的顺序步骤进行皮内注射。

A. 缓慢注射

B. 注意气泡

C. 通过表皮推进针 3 mm

D. 使用非惯用手的示指在将要注射部位皮肤向上拉伸

E. 将针头以 5°～ 15° 插入皮肤，直至出现抵抗感

F. 用消毒棉签清洁部位

2. 糖尿病患者正在使用连续皮下注射泵接受胰岛素。请按照正确的步骤顺序终止胰岛素泵。

A. 进行手部清洁并使用干净的手套

B. 停止输液泵

C. 取下敷料并妥善丢弃

D. 在注射部位施加轻微的压力，直至没有液体从皮肤泄露出

E. 验证顺序并在适用的情况下建立替代药物途径

F. 在注射部位使用小型无菌纱布敷料

G. 从针的针翼上取下胶带并将针拔出

3. 您正在向静脉推注药物的患者施用通过 IV 导管的兼容 IV 液。请按照以下适当的步骤顺序进行。

A. 药剂师或药物参考手册推荐的时间内释放导管并注射药物。使用手表来管理时间

B. 选择离患者最近的静脉输液管的注射口。只要有可能，注射口应接受无针注射器。如果需要药物参考或代理政策，请使用 IV 过滤器

C. 注射药物后，释放导管，取出注射器，并重新检查液体输注速度

D. 连接注射器到 IV 导管的端口。将含有制剂的注射器的无针头或小针头插入注射口中心

E. 用消毒棉签清洁注射口，待干燥

F. 通过在注射端口上方夹管来阻塞 IV 导管。轻轻地向上拉回注射器柱塞以吸取血液回流

第 9 单元

氧 合 作 用

第 23 章

氧　疗

▶ 技能和步骤

技能 23.1　氧气输送装置的应用

技能 23.2　人工气道患者的氧疗

技能 23.3　呼吸功能训练器的使用

技能 23.4　无创正压通气患者的护理

操作指南 23.1　峰流速仪的使用

技能 23.5　机械通气患者的护理

▶ 学习目标

学习本章节后，护士能够具备如下能力：

- 讨论氧疗的适应证。
- 描述实施氧疗的方法。
- 演示氧疗装置的使用。
- 演示人工气道患者的氧疗。
- 演示如何获得呼气高峰流速的数据。
- 演示诱发性肺量计检测法的合理应用。
- 演示使用持续气道正压或双项气道正压的无创正压通气。
- 演示机械通气患者的护理。

▶ 目的

氧疗是为患者提供氧气以预防和治疗低氧血症。实施氧疗的方法包括鼻导管、面罩、无创正压通气和正压通气等。每种氧疗实施途径都需要特殊的护理。

▶ 护理标准

- 美国呼吸护理协会临床实践指南，2012——有创和无创机械通气中的湿化
- 美国呼吸护理协会临床实践指南，2011——诱发性肺量计检测法
- 美国胸科学会，2015——长期氧疗
- 医疗改进研究所，2012——呼吸机相关性肺炎的护理措施
- 联合委员会，2016——患者安全目标

▶ 实践准则

氧疗被用于治疗各种疾病的缺氧状态。低氧血症是指氧气不足以满足组织和细胞的代谢需求（注释 23.1）。

注释 23.1　与急性缺氧相关的症状和体征

- 忧虑、焦虑、行为改变
- 意识水平下降、思维混乱、嗜睡、注意力不集中
- 脉率增加
- 呼吸深快或不规律
- 呼吸音降低，出现异常呼吸音（例如爆裂声、哮鸣音）
- 血压升高进而血压下降
- 血氧饱和度低于 90%
- 呼吸困难
- 辅助呼吸肌运动、肋骨回缩
- 心律失常
- 苍白、发绀
- 进行性疲劳
- 头晕

血红蛋白是呼吸过程中氧气和二氧化碳运输的载体，它与气体结合在一起，携带其进出细胞。血红蛋白水平的降低使输送至细胞的氧气和排出的二氧化碳均减少。

血红蛋白水平和酸碱状态直接影响氧含量。酸中毒增加了血红蛋白向组织释放氧气的能力。碱中毒降低血红蛋白向组织释放氧气的能力。

疼痛和焦虑会影响患者的氧合，因此须评估患者的疼痛程度、血氧饱和度值、意识水平、发育水平并观察其各项行为（Hockenberry 和 Wilson，2015；Lewis et al.，2017）。

氧疗作为一种治疗手段，与任何药物一样，需要遵照医嘱持续监测氧气的浓度，以确保患者正在接受医嘱所规定的氧气浓度。实施氧疗应遵循药物管理的六对制度。

氧疗禁忌证会增加患者呼吸衰竭的风险，如患有某些先天性心脏缺陷、慢性肺部疾病的患者，均应接受少量氧气治疗。在先天性心脏病患者中，血流中的氧含量会影响心肺功能。在慢性肺部疾病患者中，氧疗会增加血液中二氧化碳的浓度（高碳酸血症）。

▶ 以患者为中心的护理

向正在进行氧疗的患者和居家照护者解释氧气装置的组成和必要的安全防护措施。

向语言水平有限而不能理解房间内标识的患者及探视者提供帮助。

在确保安全的情况下，使不同文化群体可以安全用氧。例如，有些文化群体的习俗是通过燃烧没有火焰的香，以促进患者的康复。当家中使用氧气时，患者可以在指定的安全区域进行烧香，并鼓励家属将灰烬带至床边。有些文化群体则会通过点燃蜡烛来庆祝节日，在住院期间他们可以使用电蜡烛（Spector，2013）。与家庭成员和宗教领袖合作商量关于如何在疾病期间和恢复期间将这些措施实施到位。

▶ 循证护理实践

最新研究表明，经鼻高流量湿化氧疗（high-flow nasal cannula，HFNC）可用于某些因急性呼吸衰竭进行无创正压通气（noninvasive positive-pressure ventilation，NPPV）患者的治疗（Gaunt et al.，2015）。吸氧患者插管前高流量鼻导管给氧可以替代呼吸器的使用（Messika et al.，2015）。

早期研究表明，使用呼吸机相关性肺炎（ventilator-associated pneumonia，VAP）集束化预防策略已经降低了肺炎的发生率（Chahoud et al.，2015）。医疗改进研究所（Institute for Healthcare Improvement，IHI）2012 年制定了五步"呼吸机相关性肺炎的集束化护理策略"（注释 23.2）。

注释 23.2 呼吸机相关性肺炎的集束化护理策略

- 手卫生。
- 气管内套囊压力为 25 ～ 30 cmH_2O，每 2 小时检测一次。
- 床头升高至 30°～ 45°。
- 预防深静脉血栓形成和消化性溃疡。
- 每日中断一次镇静药的使用以准确地评估能否拔管。
- 每 12 小时使用 0.12% 洗必泰进行口腔护理；微生物定殖时，每 2 小时进行一次口腔护理。
- 舌下抽吸彻底以降低口腔误吸的风险。
- 准确、及时记录。
- 及时更换呼吸机回路并倾倒冷凝水。
- 每 2 小时为患者更换一次体位。

数据来源于 Institute for healthcare Improvement (IHI)：How-to guide：prevent ventilator-associated pneumonia，2012，available at www.ihi.org. Accessed November 2015；Lamb KD：year in review 2014：mechanical ventilation，Respir Care 60（4）：606，2015；Urden L et al：Priorities in critical care nursing，ed 7，St Louis，2016，Mosby.

关于定义呼吸机相关性肺炎和呼吸机相关事件（ventilator-associated event，VAE）还存在很多重要的问题（Munaco et al.，2014）。疾病控制和预防中心为临床医师制订了一套冗长的判断依据用以准确诊断这些并发症。VAE 定义中的关键点是"在使用呼吸机病情稳定或改善后出现呼吸状态的恶化，有感染或炎症的证

据,以及呼吸道感染的实验室证据,患者必须机械通气超过 2 日才符合 VAE 的条件"(CDC,2016)。

- 接受过机械通气的成人患者阐述了一些经历感受,包括:①害怕对呼吸机产生依赖和生活失控。②脱离社会。③自我形象紊乱。④建立适应模式,包括获得信仰和发展沟通方式。⑤从他人处获得关心,包括健康照护专业人员,他们会帮助患者获得安全感 (Tsay et al., 2013)。

- NPPV 对慢性阻塞性肺疾病患者的气体交换、活动耐力、肺功能、呼吸肌力或睡眠效率均无显著影响 (Striuk et al., 2013)。

- 没有证据支持单独使用诱发性肺量计 (incentive spirometer, IS) 能够预防上腹部手术患者的肺部并发症 (do Nascimento et al., 2014 ; Tyson et al., 2015)。

▶ 安全指南

- 了解患者生命体征和血氧饱和度值的正常范围。

- 关注环境条件。患有慢性呼吸系统疾病的患者在污染的环境中难以保证所需的氧气浓度。

- 如果患者要接受家庭氧疗,请完成环境评估,确定是否存在呼吸系统的危害因素,例如,家用煤气炉、煤油炉或家中吸烟者的存在(见第 43 章)。

- 记录患者吸烟史,吸烟损害肺黏膜纤毛清除机制并使纤毛动作瘫痪,导致清除呼吸道黏液的能力下降。慢性支气管炎主要是由于吸烟导致气道中的黏液聚集,形成了易于感染的环境。长期慢性支气管炎最终可导致缺氧。

- 了解患者最近的血红蛋白值,以及过去和目前的动脉血气数值。

- 氧气是一种药物。对于呼吸急促的患者,增加氧流量的效果类似于增加心脏负荷、加重哮喘或者其他药物作用的结果。

- 为患者和居家照护者提供关于家庭氧疗的健康宣教,以便他们了解装置的正确使用方法。安全使用氧气的措施非常重要(见第 43 章)(注释 23.3)。

注释 23.3 氧气安全指南

- 提醒患者氧气是一种药物,无医嘱不能擅自调整。
- 在家门口放置一个"氧气使用中"的标识。
- 将氧气装置与热源保持至少 1.5 m 的距离 (American Lung Association, 2016)。
- 氧气易燃但不会爆炸。
- 禁止在吸氧场所吸烟。
- 当使用氧气瓶时,确保装置不会倾倒。将氧气瓶直立、锁住或适当地储存。
- 确定房间内的所有电器装置都正常运转和正确接地(见第 14 章)。因为电器在有氧气存在的情况下会产生火花,会导致严重的火灾。
- 使用鼻导管时避免使用产生火花的物品(如电动剃须刀);避免在氧气帐中使用电子或机械玩具,或产生静电的合成织物。
- 在转运患者前,检查便携式罐体的的氧气总量以确保罐内有足够的氧气。

- 为患者准备清除气道分泌物的装置,特别是人工气道患者,例如气管插管或气管切开的患者。

- 大多数医疗机构都需要在病房配备自动充气的复苏袋和尺寸合适的面罩,特别是机械通气的患者尤为需要。

技能 23.1 氧气输送装置的应用

很多疾病(如肺炎、慢性阻塞性肺疾病)均需要氧疗。肺炎是由于肺中的液体和分泌物导致气体交换受损,减少从肺部扩散至动脉血的氧气。COPD 患者需要氧疗,特别是在家里。这些患者甚至需要 24 小时氧气供给,因此,需要根据患者的需求制订管理计划 (Grindrod, 2015)。

氧气输送装置

氧疗价格低廉,可广泛应用于多种环境。组织缺氧的患者得益于氧气治疗,长期的氧疗可以提高 COPD 患者的生存率 (Grindrod, 2015)。

氧气输送系统类型的选择是基于患者对氧气的需求水平、缺氧程度及疾病进展。同时，也需考虑其他因素，包括患者年龄、生长发育状况、健康状况及趋势，是否存在人工气道，在医院或家中，家庭环境类型，以及在出院后给予的支持和护理类型。

供氧装置分为两类：高流量和低流量，这取决于它们提供的流量能否匹配患者自发的每分钟通气量。匹配患者的自发的每分钟通气量对于使患者舒适和供给充足的氧气来说必不可少。高流量装置可阻止空气混入其中，能够避免所吸入的氧气浓度（FiO_2）被稀释。高流量装置包括文丘里面罩（图 23.1）、大容量雾化器和混合器口罩。还有一种较新型的高流量装置是经鼻高流量湿化氧疗（图 23.2）。低流量装置包括鼻导管（图 23.3）、简易面罩（图 23.4）、非重吸入面罩和部分非重吸入面罩（图 23.5）。这些装置提供设定的氧气百分比，且均有优缺点。可按流量估算大概的 FiO_2（表 23.1）。

氧气流量计以 L/min 为单位调节流量（图 23.6）。医院和保健机构使用的氧气罐包括大型 H 气罐和较小的 E 气罐（图 23.7）。另外，还有更小且易携带的家用氧气瓶。使用家庭氧气的患者通常使用浓缩器，其中一些是便携式的。

鼻导管

用于向患者输送氧气的几种类型氧气导管见表 23.1。

表 23.1 氧气输送系统

输送系统	氧浓度	优点	缺点
低流量输送装置			
鼻导管	1 ~ 6 L/min：24% ~ 44%	安全简单 易于接受 对需低浓度氧疗患者有效 不影响进食或语言 价廉、一次性	无法使用鼻塞 黏膜干燥 容易移动 可能会导致皮肤刺激或破溃 患者呼吸模式影响确切的 FiO_2
储氧鼻导管	8 L/min：高 30% ~ 60%	适用于长期家庭氧疗 可以增加氧气浓度和降低流量	导管不能清洗 比标准导管更昂贵
简易面罩	6 ~ 12 L/min：35% ~ 50%	短时间内使用，如转运患者	二氧化碳潴留的患者忌用 可能引起幽闭恐惧症的感觉 治疗会因进食而中断 增加误吸的风险
部分非重吸入装置（气囊应始终保持部分充气状态，因此流量必须足够高以防止气囊塌陷）	10 ~ 15 L/min：60% ~ 90%	短时间内使用 提供更高的 FiO_2 容易加湿氧气 不会使黏膜干燥	易发热且造成患者活动受限 可能会引起皮肤刺激 影响进食、饮水和语言 气囊可能扭曲和放气
高流量输送装置			
文丘里面罩	24% ~ 50%	提供精确的加湿氧气 提供低且恒定浓度的氧气	面罩和潮湿可能会刺激皮肤 影响进食、饮水和语言
经鼻高流量湿化氧疗	可调节 FiO_2（0.21 ~ 1.0 L/min），可变的流量（高达 60 L/min）	应用广泛，可用于成人、儿童和婴儿	FiO_2 依赖于患者呼吸模式和输入流量；有感染的风险（Messika et al.，2015；Urden et al.，2016）

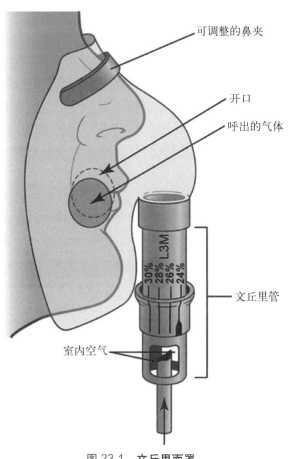

可调整的鼻夹

开口

呼出的气体

文丘里管

室内空气

图 23.1 文丘里面罩

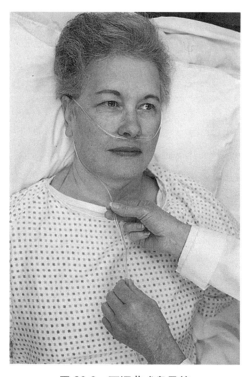

图 23.3 可调节式鼻导管

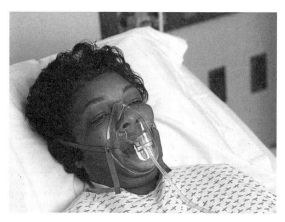

图 23.4 简易面罩

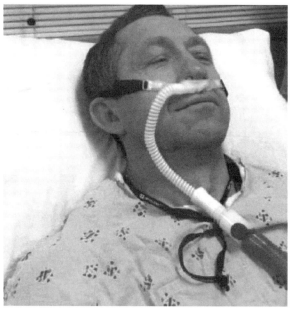

图 23.2 经鼻高流量湿化氧疗（由 Fisher 和 Paykel Healthcare 提供）

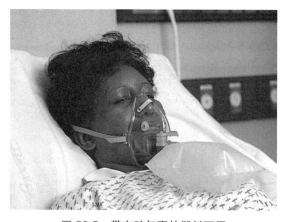

图 23.5 带有贮气囊的塑料面罩

715

鼻导管是一种简单、有效且舒适的氧气输送装置（图23.3）。患者通过口腔或鼻腔呼吸，适用于所有年龄段，可短期或长期使用。导管的两个尖端长约1.5 cm，从一次性管的中心突出并插入鼻孔。氧气通过导管输送。当流量大于4 L/min时，加湿氧气有助于防止鼻腔和口腔黏膜干燥。

HFNC是具有可调节FiO₂的空氧混合器（图23.8），适用于容易发生严重血氧饱和度下降的患者，目前推荐使用于重症监护环境。该系统可输送高流量的加温和湿化的空气/氧气混合气体，流量可达60 L/min（Spoletini et al.，2015）。HFNC通过宽口径鼻导管将氧气输送给患者（Messika et al.，2015），目前已经用于新生儿，并有越来越多的证据支持其在急性呼吸衰竭成人中的应用（Gaunt et al.，2015；Roca和Masclans，2015）。

储氧式鼻导管适用于对传统鼻导管提供的氧浓度需求更高的患者。导管具有一个内置储氧装置，可在较低流量的同时增加氧气浓度，这可以提高患者的舒适度（图23.9）。

吸氧面罩

吸氧面罩用于氧气治疗（表23.1）。

简易面罩（图23.4）适用于短期氧疗。它适用范围广且输送氧气浓度可达35%～50%，甚至高达60%。

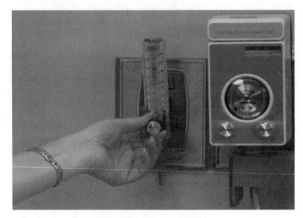

图23.6　氧气流量计

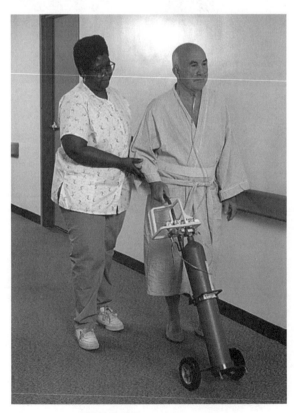

图23.7　便携式氧气罐

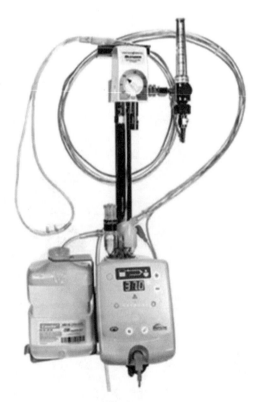

图23.8　高流量鼻导管混合器（Comfort Flo® Humidification System courtesy Teleflex Medical.）

系统，对氧气治疗的反应和氧疗的设置，包括调整氧气流量。护士指导护理辅助人员完成以下工作：

● 告知如何安全调整装置（例如松开氧气导管或面罩），并确认其正确的摆放方式和放置地点。

● 如有任何生命体征的改变须立即通知护士：如血氧饱和度的变化，意识水平的变化，导管、面罩或绑带对皮肤的刺激，患者主诉疼

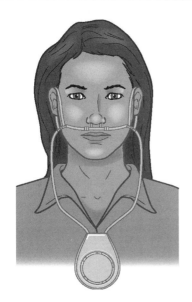

图 23.9 **储氧式鼻导管**（引自 Lewis S，et al：Medicalsurgical nursing：assessment and management of clinical problems，ed9，St Louis，2014，Mosby.）

带有贮气囊的塑料面罩（图 23.5）和文丘里面罩（图 23.1）可提供更高浓度的氧气。当作为非重吸入装置使用时，带有贮气囊的塑料面罩可在适当的流量下输送浓度为 60%～90% 的氧气，应经常检查气囊以确保它完全充气。如果没有完全充气，患者可能会吸入大量呼出的二氧化碳。文丘里面罩是一种锥形高流量给氧装置，在面罩底部有不同尺寸的气体混入口，可向患者提供更精确浓度的氧气（图 23.1）。基于气体流量的不同，输送的氧气浓度范围可达 24%～50%。护士或呼吸治疗师通过调整面罩上的端口来调节 FiO_2。

脸罩是一种类似盾型的装置，固定并包围患者下颌（图 23.10）。它主要适用于无法耐受贴脸面罩的患者。因其距患者面部仍有空间，故无法估计氧气吸入量。

氧气帐（图 23.11）通常用于儿科，能够提供高浓度的加湿氧气，主要适用于儿童的气管炎、假膜性喉炎或其他呼吸道感染。

授权与合作

应用鼻导管或氧气面罩的技能可以授权给护理辅助人员完成。护士负责评估患者的呼吸

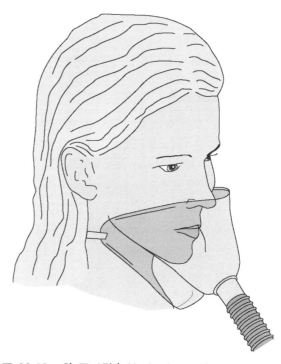

图 23.10 **脸罩**（引自 Hockenberry MJ，Wilson D：Wong's nursing care of infants and children，ed 10，St Louis，2015，Mosby.）

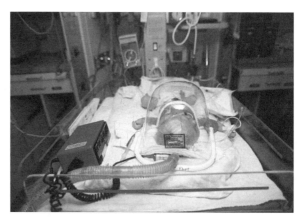

图 23.11 **氧气帐**

痛或呼吸困难。

- 指导护理辅助人员对患者耳朵和鼻子周围皮肤进行护理。

用物准备

- 遵医嘱备好氧气输送装置
- 氧气管（考虑延长管）
- 根据需要备加湿器

- 加湿器的无菌用水
- 必要时备防溅面罩
- 如果有分泌物，备清洁手套
- 氧源
- 氧气流量计
- "氧气使用中"标识
- 脉氧监测仪
- 听诊器

步骤	要点说明

护理评估

步骤	要点说明
1. 根据机构政策，使用至少两种方式核对患者身份信息（例如，姓名和生日，或者姓名和病案号）。	确保患者正确。符合联合委员会标准并保证患者安全（TJC，2016）。
2. 执行手卫生。进行呼吸评估，包括胸壁扩张的对称性、胸壁异常情况（例如脊柱后凸）、暂时性异常（例如妊娠、创伤）影响通气，评估呼吸频率和深度、痰液和肺呼吸音（见第6章），以及与缺氧有关的症状和体征（见注释23.1）。	减少微生物传播。 通气和气体交换导致的缺氧需要氧气治疗。
3. 观察行为变化（例如忧虑、焦虑、混乱、注意力下降、意识水平降低、疲劳和眩晕）。	氧气水平降低（缺氧）或二氧化碳水平升高（高碳酸血症）影响一个人的认知能力、人际交往和情绪（Lewis et al.，2017）。
临床决策点：患者生命体征、意识水平或行为突然改变，可能是出现慢性、现存状况或新的医疗状况的恶化。	可能有严重缺氧。随时间推移发生微妙变化，可能是出现慢性、现存状况或新的医疗状况的恶化。
4. 评估气道通畅性，并通过患者咳嗽、咳痰或吸痰去除呼吸道分泌物（见第25章）。注意：如果有接触分泌物的风险，请使用清洁手套。	分泌物堵塞气道，可减少进入肺部进行气体交换的氧气量。
5. 检查耳、鼻周围皮肤状况。	为监测医疗器械刺激所引起的皮肤破溃的发展情况提供基线数据。
临床决策点：大量分泌物、呼吸窘迫症状（呼吸功增加、呼吸频率增加）、在听诊时出现鼾音、过度咳嗽或患者血氧饱和度降低均可能表明需要吸痰。	
6. 根据需要记录患者最近的动脉血气结果或SpO_2值。请摘下并丢弃手套，执行手卫生。	客观记录患者的pH、氧分压、二氧化碳分压或动脉血氧饱和度。
7. 查看患者的医疗记录，查看氧气医嘱，注意输送方法、流速、氧疗的持续时间及氧气设置的滴定参数。	确保安全和准确的氧气管理。安全用氧包括药物管理的六对制度（见第20章）。
8. 评估患者和居家照护者对氧疗的认知水平。	确定指导级别或需要的支持。

步骤	要点说明

护理诊断

●焦虑	●疲乏	●无效性呼吸形态
●缺乏氧疗目的的相关知识	●气体交换受损	●有皮肤完整性受损的危险
●清理呼吸道无效		
根据患者的状况或需求，个体化处理其相关因素 / 危险因素。		

护理计划

1. 完成下列步骤后所能达到的预期结果：	
●患者的 SpO_2 和（或）动脉血气（ABG）返回或保持在正常范围或基线水平。	氧合稳定或得以改善的客观指标。
●患者的生命体征保持稳定或返回基线水平。	当没有潜在的心血管疾病时，患者通过增加脉率和血压以适应含氧量降低，属于短期代偿反应。 一旦缺氧症状减轻或控制，患者的生命体征通常恢复正常。
●患者呼吸运动减少。	肺部疾病（如肺炎或哮喘）可造成不同程度的气道狭窄。 随着氧合的改善，患者气道开放，呼吸运动减少。
●患者达到足够的肺复张。	促进氧合有助于解决气道塌陷和狭窄，改善呼吸运动，从而改善肺扩张。
●患者的意识水平返回至基线水平。	氧合改善可缓解缺氧并改善患者的精神状态。
●患者舒适度提高，焦虑、疲劳和呼吸困难减少。	血液中氧含量的增加减少了患者的焦虑、疲劳和呼吸困难。
●患者的耳朵、鼻孔和鼻黏膜保持完好。	皮肤完整表明没有出现与装置相关的潜在皮肤和黏膜损伤（Pittman et al.，2015; Schallom et al.，2015）。
2. 向患者和居家照护者解释操作流程。	解释能减轻患者的焦虑并降低耗氧量；增加患者及居家照护者的依从性和合作性。
3. 收集装置 / 用品，并完成必要的收费。	提供组装好的氧气输送装置。

护理措施

1. 执行手卫生。如有黏液飞溅的风险，护士应戴口罩。如患者有口腔或鼻腔分泌物，护士应戴手套。	减少微生物传播。
2. 将床调整至合适的高度，放下靠近操作者一侧的床栏。检查确保床轮已锁住。	最大限度地减少照护者的肌肉劳损，并防止受伤。防止床移动。
3. 将氧气输送装置（如导管、面罩）与氧气管道连接，并将管路的末端连接加湿器，将氧气源调整至规定的流量（见图23.6）。	湿化可防止鼻腔、口腔黏膜和气道分泌物干燥。低剂量氧气治疗的患者可能需要具有较小校准的流量计，例如儿童患者或 COPD 患者（Hockenberry 和 Wilson，2015；Restrepo 和 Walsh，2012）。

步骤	要点说明
4. 氧气装置： a. 将导管尖端放入患者的鼻孔。如果尖端弯曲，在鼻孔内应顶端朝下。然后将导管套在患者耳朵上。调整系带，使导管适当紧贴，但不要太紧，以对患者的鼻孔和耳朵未造成压力为宜（见图 23.3）。	导管尖端将氧气直接输送至患者的上呼吸道。
b. 使用面罩时，应将面罩罩住患者的口鼻，然后将头部系带放于患者枕后再调整，使患者舒适并与面部紧密贴合（见图 23.4）。	装置应不会给患者的鼻部带来压力，且使耳部感觉舒适，以提高患者依从性，并可降低皮肤破损的风险。
5. 妥善固定氧气导管。	患者转动头部不会导致面罩移位或移出鼻导管。
6. 观察输氧装置的正常功能： a. 鼻导管：插管定位在鼻孔内；氧气流过尖端。	确保输送装置的通畅性和氧气流量准确性（见表 23.1）。 提供规定的氧气流量，并减少尖端对鼻孔的压力。
b. 部分或非重复吸入面罩（见图 23.5）：面罩紧紧贴着嘴。贮气囊在呼气时充盈，吸气时塌陷，但不完全塌陷。	易于加湿氧气，不会使黏膜干燥（Restrepo 和 Walsh，2012）。用于时间不超过 24 小时的短期治疗。
c. 储氧鼻导管：适用于鼻导管给氧。贮气囊位于患者的鼻下方或作为吊坠佩戴。	通过鼻导管提供更高的氧气流量，相当于普通鼻管的 2 倍（例如，6 L/min 鼻导管给氧流量大约相当于使用储氧鼻导管时的 3.5 L/min）。
d. 非重吸入面罩：作为常规面罩使用。包含带贮气囊的单向阀；呼出的气体不进入贮气囊。可以结合鼻导管提供更高浓度的氧气。	用于短期高 FiO_2 输送装置。面罩侧孔阀门呼气时打开，吸气时关闭，以防止吸入室内空气。
e. 简易面罩：选择合适的流量（见图 23.4）。	用于短期氧疗。
f. 文丘里面罩（见图 23.1）：作为常规面罩使用。选择合适的流量（见表 23.1）。	需要高流量氧气时使用。
g. 脸罩（见图 23.10）：宽松地固定并包围患者下颌。	加湿效果最佳，但不能控制氧气浓度，不适用于需高浓度给氧的患者。
h. 高流量鼻导管（见图 23.8）：适用于鼻导管给氧。	当需要高浓度给氧时使用。
7. 检查流量计和氧气源已提供正确的流量。	遵医嘱提供氧疗和特定的导管 / 面罩。
8. 每 8 小时检查一次导管 / 面罩或按医院规定执行。加湿器始终充满。	确保氧气输送装置通畅。氧气是干性气体，当氧气通过导管的流量为 4 L/min 甚至更高时，必须增加湿度，让患者吸入加湿的氧气（ATS，2015a）。
9. 在床后面的墙上和房间入口处张贴"氧气使用中"标识。	提醒访客和护理人员正在使用氧气（ATS，2015a）。
10. 妥善处理手套（如果使用）并执行手卫生。	减少微生物传播。

护理评价

1. 监测患者对氧流量变化的反应，动脉血氧饱和度。注意：遵医嘱监测 ABG；但 ABG 测量是一种侵入性操作，不可频繁进行。	氧疗患者需要持续监测 SpO_2。补充氧气最基本的改变是患者血氧饱和度水平。
2. 进行身体评估：听诊肺呼吸音；触诊胸部；检查皮肤颜色和状况；观察情绪、意识水平和认知能力的改善，以及疲劳度下降、眩晕感消失的情况。测量生命体征。	评估患者对补充氧气的反应。氧气水平改善，患者相应的症状和体征也会得到改善。
3. 每班评估氧气量是否充足，或按医院规定进行评估。	确保氧气输送装置通畅。

步骤	要点说明
4. 观察患者的外耳、鼻梁、鼻孔和鼻黏膜有无表皮破溃。	氧疗有时会导致鼻黏膜干燥。输送装置可能导致所接触的颜面部、颈部和耳朵皮肤破溃。
5. **使用反馈式教学**："我想确定我解释了氧气如何会帮助你。向我解释为什么立即使用氧气对你有益。"如果患者或居家照护者不能正确反馈，立即调整或重新制订指导计划，以保证其正确掌握。	确定患者和居家照护者对指导内容的理解水平。

非预期结果	相关措施
1. 患者出现皮肤炎症或破溃（例如，在耳朵、鼻梁、鼻孔及其他受压部位），鼻窦疼痛或鼻出血。	● 增加氧气湿度。 ● 提供适当的皮肤护理。不要在氧气周围使用易燃的油性凝胶（ALA，2016）。
2. 患者持续缺氧。	● 通知医护人员。 ● 遵医嘱进行 SpO_2 监测或 ABG 测定。 ● 考虑采取改善气道措施，如指导咳嗽技术和经口或经口咽气道吸痰。
3. 患者鼻腔和上呼吸道黏膜干燥。	● 如果氧气流量大于 4 L/min，应进行加湿（Restrepo 和 Walsh，2012）。当流量大于 5 L/min 时，鼻黏膜会干燥，并可能出现额窦的疼痛（Lewis et al.，2017）。 ● 评估患者的体液情况并酌情补液。 ● 口腔护理。

记录与报告

● 护士在电子健康档案或纸质病历上记录呼吸评估结果、给氧途径、氧流量、患者对氧疗的反应、不良反应或副作用等内容。

● 记录医护人员对患者和居家照护者学习能力的评估。

● 向医护人员报告异常结果。

注意事项

健康教育

● 如果出院后继续氧疗，请告知患者和居家照护者氧疗的重要性和基本原理，如何使用给氧装置，如何与医疗装置供应商联系，以及何时与医护人员联系（见第44章）。

● 与患者及居家照护者讨论氧气使用的安全防护措施（见注释23.3）

● 与患者及居家照护者讨论二氧化碳潴留

的征兆（例如精神错乱、头痛、意识水平降低、嗜睡、二氧化碳昏迷、呼吸停止），需要立即向医护人员报告。

儿科患者

● 如果一些婴幼儿可耐受鼻导管的使用，则用透明胶带或透明敷料将导管固定在患儿脸颊部。

● 婴儿通过氧气罩接受氧疗时，将氧气罩置于患者头部上方（见图23.10）。

● 检查放置在氧气帐中的玩具是否安全和适用，避免因机械或电动玩具产生火花导致潜在的火灾危险（Hockenberry 和 Wilson，2015）。

● 为儿童提供舒适和安全的环境。确保他能够看到附近的人。儿童在接受鼻导管或面罩氧疗时须父母监护（Hockenberry 和 Wilson，2015）。

老年患者

● 由于老年人皮肤和黏膜的脆弱性，需要

更频繁地提供口腔和皮肤护理。水基凝胶（如
Aqnagel）疗效显著，但易干燥，因此需要频繁
更换。

居家护理

确定患者是否符合相关使用标准（例如，
$PaO_2 \leq 55\,mmHg$ 或 $SaO_2 < 88\,\%$）。但当患
者有肺动脉高压、肺源性心脏病、红细胞增多
症、水肿或精神状态受损时，PaO_2 在 $56 \sim 59$
mmHg 之间时也可以使用（ATS，2015b）。

家庭环境中氧气管可用的长度为 15 m。

提供相关社区内氧气治疗装置供应商的可
靠信息，以确定患者和家庭是否能够获取家庭
集中供氧补给系统，该系统应根据患者的需要
提供填充便携式氧气罐（Aguiar et al.，2015）。

考虑使用储氧装置（例如，储氧鼻导管），
此装置仅在吸入期间以脉冲流量给予氧气，可
减少长期氧疗的使用和成本。

技能 23.2   人工气道患者的氧疗

人工气道患者气道需要持续加湿（见第 25
章）。人工气道患者不通过口鼻进行过滤和加湿
过程。向人工气道供应加湿气体的两种装置是
T 管和气管造口罩。

T 管也称为 Briggs 适配器，是一种 T 型装
置，含 15 mm 的连接器，连接器将氧源和人
工气道如气管内导管或气管切开套管相连（图
23.12）。气管造口罩是一种弯曲的装置，连接
一个可调节的颈带（图 23.13）。

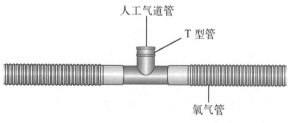

图 23.12   T 管

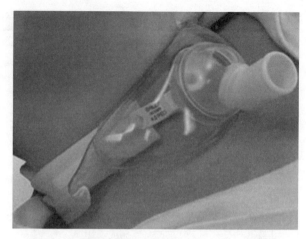

图 23.13   气管造口罩（由 Marcpac Company 提供）

授权与合作

为人工气道患者实施氧疗的技能可授权予
护理辅助人员进行操作，护士与呼吸治疗师合作
照护患者。护士指导护理辅助人员完成以下工作：

- 个体化应用或调整 T 管或气管造口罩（例
如，避免装置相关压力和避免牵拉人工气道的
方法，处理装置中累积分泌物的方法）。

- 若患者出现焦虑、生命体征变化、气道
分泌物增多，须立即向护士汇报。

用物准备

- T 管或气管造口罩
- 大口径氧气管
- 雾化装置
- 用于雾化装置的无菌水
- 氧气或气体源
- 清洁手套
- 如果患者被隔离，应备面罩和（或）防护服
- 如果存在飞溅风险，应备护目镜
- 流量计
- 抽吸装置或扁桃体吸引器
- 连接管
- 吸引器或壁式吸引装置
- 脉氧监测仪
- 听诊器

步骤	要点说明

护理评估

1. 根据机构政策，使用至少两种方式核对患者身份信息（例如，姓名和生日，或者姓名和病案号）。	确保患者正确。符合联合委员会标准并保证患者安全（TJC，2016）。
2. 执行手卫生。评估患者的呼吸状态，包括胸壁扩张的对称性、呼吸频率和深度、痰液和肺呼吸音（见第6章）；评估与缺氧有关的症状和体征（见注释23.1）。评估气管导管和气管造口周围的状况。如果有黏液飞溅风险的存在，应使用面罩。如果患者有口腔或鼻腔分泌物，应戴手套。	通气和气体交换的变化导致的缺氧需要氧疗。为监测医疗器械刺激引起的组织破溃提供基线。减少微生物传播。
3. 观察呼吸道的通畅性并通过患者咳嗽和吸痰去除气道分泌物（见第25章）。	分泌物堵塞气道，减少进入肺中进行气体交换的氧气量。分泌物也阻塞T管或气管切开套管，妨碍氧气输送给患者。
4. 观察行为变化（例如，忧虑、焦虑、精神错乱、注意力下降、意识水平降低、疲劳和头晕）。	氧气水平降低（缺氧）或二氧化碳水平升高（高碳酸血症）影响一个人的认知能力、人际交往和情绪（Lewis et al.，2017）。
临床决策点：人工气道患者其生命体征、意识水平或行为突然发生变化，可能是继发于气道阻塞的缺氧。在使用氧气之前，必须确保气道通畅。如果患者在排除或去除梗阻后继续出现缺氧的症状，应给氧。	
5. 监测脉搏血氧饱和度，记录患者最近的动脉血气结果。取下手套和其他个人防护设备，执行手卫生。	客观记录患者的pH、动脉氧气、动脉二氧化碳或动脉血氧饱和度。
6. 查看患者的医疗记录，查看氧气医嘱，注意输送方法、流速、氧疗的持续时间。	确保安全和准确的氧气管理。安全用氧包括药物管理的六对制度（见第20章）。
7. 评估患者和家属对氧疗的认知水平。	确定指导级别或需要的支持。

护理诊断

● 焦虑	● 疲乏	● 无效性呼吸形态
● 缺乏氧疗目的的相关知识	● 气体交换受损	● 有皮肤完整性受损的危险
● 清理呼吸道无效		
根据患者的状况或需求，个体化处理其相关因素/危险因素。		

护理计划

1. 完成下列步骤后所能达到的预期结果：	
● 缺氧症状减轻或消失。	患者氧合状态得到改善。
● 患者的生命体征保持稳定或返回至基线水平。	当没有潜在的心血管疾病时，患者通过增加脉率和血压来适应氧气水平减少，属于短期的代偿反应。一旦缺氧症状减轻或控制，患者的生命体征通常恢复正常。
● 患者呼吸运动减少。	随着氧合的改善，组织的氧气需求得到满足，呼吸运动减少。
● 患者达到足够的肺复张。	促进氧合有助于解决呼吸道塌陷和狭窄问题，改善呼吸运动，从而改善肺扩张。

步骤	要点说明
● 患者的意识水平返回至基线。	氧合改善可缓解缺氧并改善患者的精神状态。
● ABG 值或 SpO$_2$ 恢复至正常或基线。	记录氧疗后的生理反应。
● 气管造口保持完好无刺激或造口周围皮肤无破溃。	氧疗装置对气管造口的压力可能对造口和周围皮肤造成损伤 (Pittman et al., 2015)。
2. 向患者和居家照护者解释 T 管或气管切开套管的目的。	解释能减轻患者的焦虑和减少氧气消耗。健康教育能提高患者及居家照护者对治疗计划的依从性和合作。

护理措施

1. 收集装置 / 用品，并完成必要的收费。	确保给氧装置配件齐全。
2. 执行手卫生，使用清洁手套和护目镜；必要时应使用防护衣和面罩。	通过防止接触肺部分泌物减少微生物的传播。患者分泌物过多或强有力的咳嗽会使照护者处于分泌物飞溅的风险。
3. 将 T 管或气管造口罩连接至大口径氧气管和氧气湿化装置。	由于失去了口腔和鼻腔自然加湿空气的功能，有必要提供补充加湿以避免气道干燥。
4. 调节氧气流量至 10 L/min 或遵照医嘱进行调节。调节雾化装置至适当的氧气浓度。将 T 管连接到人工气道。将气管造口罩置于气管切开套管上，并调整颈带，使其贴合。	确保加湿，雾化装置调节 FiO$_2$。
5. T 管不能对未牵拉人工气道或邻近的皮肤和组织造成压力，观察 T 管或气管造口罩内的分泌物，必要时抽吸（见第 25 章）。	牵拉导管会增加患者的不适感，对患者口腔或气管造口处边缘造成压力，增加了装置相关性压力性损伤的风险 (Pittman et al., 2015；Schallom et al., 2015)。
6. 观察氧气管内冷凝水。如果有液体存在，应将其排干，从造口罩或 T 管断开，将液体排到适当的容器中。	过量的水是细菌生长的培养基。将污染的水排进适当的容器，以防止污染整个加湿装置。
7. 在患者的床边安装抽吸装置。	湿化气道会增加气道分泌物。
8. 取下个人防护设备（手套、护目镜、面罩和防护服），执行手卫生。	减少微生物传播。

护理评价

1. 监测患者的生命体征和 SpO$_2$。	持续监测生命体征和 SpO$_2$ 是非侵入性操作，且符合成本效益的趋势。
2. 进行呼吸评估，观察是否有任何缺氧的行为变化。	监测患者呼吸的变化和给氧后的认知水平。
3. 观察给氧装置的位置和邻近组织的状态，以确保未牵拉人工气道或使其他部位受压。	牵拉人工气道或对邻近组织造成压力会对口腔或造口造成损害。
4. **使用反馈式教学**："我想确定我已经向您解释了氧疗的作用。请您复述为什么氧气须连接至气管造口罩。"如果患者或居家照护者不能正确反馈，立即调整或重新制订指导计划，以保证其正确掌握。	确定患者和居家照护者对指导内容的理解水平。

步骤	要点说明
非预期结果	相关措施
1. 患者气管切开部位或唇部受到刺激；有稠厚分泌物；颈部或颈部气管切开处受到压力。	● 采取措施保护患者免受医疗器械所致的压力性损伤（medical device pressure injury，MDPI）（见第39章）。 ● 增加吸痰次数和气管护理（见第25章）。
2. 患者持续缺氧。	● 明确持续缺氧的原因是否由给氧装置、气道堵塞、氧气流量或其他临床问题所致。 ● 如患者持续缺氧或继续恶化，应汇报医护人员。

记录与报告

● 护士在电子健康档案或纸质病历上记录呼吸评估结果、给氧途径、氧流量、患者对干预的反应、不良反应或副作用等内容。

● 记录医护人员对患者和居家照护者学习能力的评估。

● 向医护人员报告异常结果。

注意事项

健康教育

请参阅技能23.1的注意事项。

居家护理

一些既有永久的气管造口也有T管或气管造口罩的居家患者及其照护者需要掌握气管切开护理和吸痰术，也必须掌握如何给氧。

技能 23.3　呼吸功能训练器的使用

呼吸功能训练器用于辅助患者深呼吸。它的工作原理是通过视觉反馈来帮助患者采取深长而缓慢的呼吸（Smetana，2016）。呼吸功能训练器并不建议单独应用于预防术后肺部并发症，应当结合其他促进肺功能的措施共同使用，如深呼吸、有效咳嗽、患者的早期活动和主动咳嗽（do Nascimento et al.，2014；Smetana，2016）。

呼吸功能训练器可分为流量型和容积型。流量型呼吸功能训练器有一个或多个带有可移动彩色小球的塑料腔。它有利于肺部缓慢而平稳地扩张。当患者缓慢吸气时，小球上升至设定的区域（图23.14）。患者的目标是尽可能地使这些小球上升并长时间维持在设定高度，以保证持续的最大吸气量。即使非常缓慢的吸气不足以使小球上升至目标值，它也可以促进肺的扩张。

容积型呼吸功能训练器使用波纹管，患者需要通过缓慢吸气达到目标值（图23.15）。其优点是患者可以得知目标吸气量，并且在每次呼吸时能够测量出实际吸气量。

授权与合作

指导患者使用呼吸功能训练器可以授权给护理辅助人员。护士负责评估、监测病情，观察患者的反应，指导患者正确使用呼吸功能训

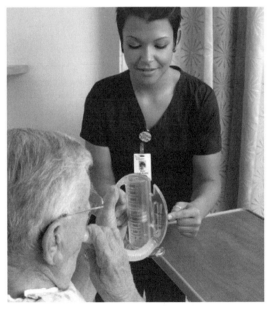

图 23.14　流量型呼吸功能训练器

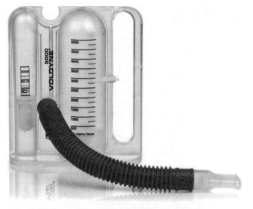

图 23.15　容积型呼吸功能训练器

练器，并反馈指导效果。护士指导护理辅助人员完成以下工作：

- 告知患者训练的目标量。
- 如发生任何非预期结果，如胸痛、痰量过多、发热等，应及时汇报。

用物准备

- 流量型或容积型呼吸功能训练器
- 听诊器
- 脉氧监测仪

步骤	要点说明

护理评估

1. 根据机构政策，使用至少两种方式核对患者身份信息（例如，姓名和生日，或姓名和病案号）。	确保患者正确。符合联合委员会标准并保证患者安全（TJC，2016）。
2. 查阅病程记录，选取符合该仪器使用指征的患者（例如，现存的肺部疾病、肥胖、消耗性慢性病、重度吸烟者、运动神经系统疾病的患者或是镰状细胞贫血症伴急性胸部综合征的患者）（Smetana，2016）。此外，术后患者可通过呼吸功能训练器与其他清理呼吸道的方式联合应用来锻炼肺功能（Tyson et al.，2015）。	提醒医护人员患者在病程中及术后有发生呼吸系统并发症的风险。
3. 评估患者心理状态、认知障碍程度、遵从指令的能力、年龄、发育水平、意识水平和运动能力下降的程度（Smetana，2016）。	确定实施难度。
临床决策点：无法遵从护理人员指导或智力和体力上无法完成该训练的患者不适合使用该仪器。护士通过评估来确定是给患者使用流量型呼吸功能训练器还是容积型呼吸功能训练器。	
4. 执行手卫生。评估患者的呼吸状况，包括胸廓起伏是否对称、呼吸的频率和深度、痰量和呼吸音，以及血氧饱和度（见第6章）。	减少微生物传播。胸廓起伏减小、出现湿啰音或者呼吸音下降、呼吸频率增加，或者痰量增多应使用呼吸功能训练器来促进肺扩张。
5. 运用疼痛量表（0～10级）评估患者静息状态和活动状态（例如咳嗽）的疼痛程度。	疼痛会限制胸部扩张，降低呼吸功能训练器的有效性。
6. 医疗保健机构对患者使用呼吸功能训练器的必要性进行审查。	医疗保健机构对呼吸功能训练器进行评估，并报销费用。

护理诊断

● 疼痛	● 气体交换受损
● 清理呼吸道无效	● 低效性呼吸形态
根据患者的状况或需求，个体化处理其相关因素 / 危险因素。	

步骤	要点说明

护理计划

1. 完成下列步骤后所能达到的预期结果：	
● 患者能正确使用呼吸功能训练器。	证明教学有效。
● 患者能够重复达到目标流量并且每小时能够重复足够次数。	演示如何增加肺部扩张。
● 患者呼吸音改善，脉氧值升高。	呼吸功能训练器可帮助患者深度呼吸和处理气道分泌物。
2. 向患者及居家照护者解释流程。	理解呼吸功能训练器的使用目的及原理可以帮助提高患者的依从性。
3. 向患者指出呼吸功能训练器上的目标值。注意：尽可能地向患者演示呼吸功能训练器的使用方法。	鼓励患者循序渐进地达到或超过目标值。当患者有一个直观可见的目标，他们就能够意识到自己的进步。

护理措施

1. 备齐用物，根据机构政策评估必要的费用。	确保用物齐全。
2. 执行手卫生。	减少微生物传播。
3. 患者直立式端坐。	确保呼吸时肺部扩张至最佳程度。
4. 嘱患者手持呼吸功能训练器，正常呼气后用嘴唇包裹住口含嘴（见图23.16）。	使仪器发挥正确的性能（Smetana，2016），通过心理教育的可靠手段来告知患者如何正确使用口含嘴。
5. 嘱患者像使用吸管那样缓慢地深吸气以维持流量的恒定，流量型呼吸功能训练器吸起的是小球，容积型吸起的是活塞，让患者屏住呼吸3秒，然后正常呼气。	保持最大的吸气能力，降低小肺泡进行性塌陷的风险。
临床决策点：对于无法屏气3秒的患者，鼓励他们尽自己最大的努力延长屏气的时间。允许患者在呼吸间期休息以防止过度通气和疲劳。	
6. 嘱患者重复操作，鼓励其达到目标值。	确保患者理解并正确使用该仪器。
7. 鼓励患者独立按规定频率使用该仪器，根据医嘱每次进行30次深呼吸，每10组休息30～60秒（Smetana，2016）。	坚持使用可改善肺扩张，有助于清理呼吸道。鼓励患者独立完成操作可提高其自我管理能力。
8. 执行手卫生。	减少微生物传播。

护理评价

1. 观察患者使用呼吸功能训练器的能力。	以确保患者能够正确地进行呼吸训练。
2. 评估患者是否能够达到目标容积或频率。	评估患者依从性和肺扩张程度。
3. 听诊肺部呼吸音，记录脉氧监测仪读数（Smetana，2016）。	记录肺扩张程度，确定有无异常呼吸音，判断呼吸道是否通畅。观察血氧饱和度改善情况。
4. **使用反馈式教学**："我想确保我已经解释了呼吸功能训练器的使用方法和训练时间，告诉我如何使用及使用频率。"如果患者或居家照护者不能正确反馈，立即调整或重新制订指导计划，以保证其正确掌握。	确定患者和居家照护者对指导内容的理解水平。

步骤	要点说明

非预期结果	相关措施
1. 患者无法达到训练目标量。	● 鼓励患者在休息间期尽可能多地使用该仪器。 ● 教会患者咳嗽控制。 ● 教会患者在深呼吸时固定及保护伤口。 ● 如果剧烈疼痛限制了呼吸功能训练器的使用，应遵医嘱给予止痛药。
2. 患者肺扩张度下降和（或）异常呼吸音，或者脉氧下降。	● 教会患者咳嗽控制。 ● 必要时吸痰。
3. 患者过度通气。	● 鼓励患者在呼吸间期延长休息。

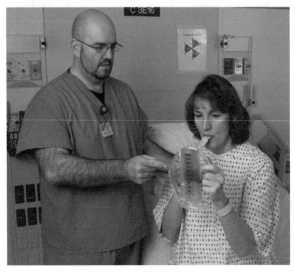

图 23.16　呼吸功能训练器使用方式

记录与报告

● 在护理记录中记录使用前后呼吸音、呼吸频率、血氧饱和度，使用频率，到达量和不良反应。

● 记录对患者学习情况的评价。

注意事项

健康教育

● 教会患者自我检查痰液色、质、量，痰液应该逐渐变少，并且痰质转清。

儿科患者

● 除学龄期儿童外，呼吸功能训练器一般不用于儿科，患儿应具有精细运动能力及听从指令的能力来使用呼吸功能训练器（Hockenberry

和 Wilson，2015）。

● 儿童通过玩耍和尝试可有助于减少其焦虑，鼓励其共同参与照护。

● 用吹泡泡和风车等游戏来鼓励孩子做深呼吸训练，这些活动同样可以实现与呼吸功能训练器相同的目标。

老年患者

● 患有慢性疾病或关节炎的老年人由于动作不协调，往往需要更多的时间来学会使用呼吸功能训练器（Touhy 和 Jett，2014）。

● 呼吸肌肌力减弱和肺的顺应性下降会影响患者的咳嗽和深呼吸的能力，因此，老年人需要更长的时间才能达到训练目标（Touhy 和 Jett，2014）。

● 老年人可能更适合使用容积型呼吸功能训练器（Lunardi et al.，2014）。

技能 23.4　无创正压通气患者的护理

无创正压通气或无创机械通气（non-invasive mechanical ventilation，NIV）是指不经人工气道保持气道正压，改善肺泡通气的通气方式。它包括持续气道正压通气（continuous positive airway pressure，CPAP）和双相气道正压（Bi-level positive airway pressure，BiPAP）通气模式。这两种方式通常都是用一个面罩罩住口鼻以辅助通气（图 23.17），但在家庭中使用呼吸机则用鼻罩替代（Cross，2012；Hill 和 Kramer，

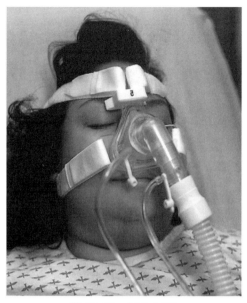

图 23.17 CPA 面罩

2016；Pooboni et al.，2013；Preston，2013）。

无创正压通气不仅应用于紧急医疗，居家护理中也被广泛使用，它可以用来治疗阻塞性睡眠呼吸暂停、COPD、心源性水肿、呼吸衰竭、神经肌肉疾病等多种病症。无创正压通气可以避免机械通气的并发症，如肺炎、误吸（Gale et al.，2015；Hill 和 Kramer，2016；Pooboni et al.，2013）。使用禁忌证包括：气道保护能力差、自主呼吸功能差和呼吸停止。对于有面部创伤、不合作或者血流动力学不稳定的患者也应谨慎使用（Cross，2012）。

表 23.2 与 CPAP 气道压力和 BiPAP 气道压力的相关问题

问题	原因
舒适度差	面罩戴得过紧 氧气气流使黏膜干燥
心理问题	人际关系不佳 幽闭恐惧感
皮肤完整性受损的危险	面罩过紧会引起出汗、压力过大，增加皮肤受损的风险 需要解除面罩去释放压力
高碳酸血症	尽管正压通气可以改善肺泡功能，减轻血液中 CO_2 潴留，但它同样能引起空气潴留。在一些患者中可能会导致 CO_2 水平上升。因此最初使用呼吸机时须监测动脉血气

续表

问题	原因
腹胀	CPAP/BiPAP 使更多的空气进入胃内，可以导致腹胀引起不适
噪声	有些患者觉得机器噪声大，会干扰睡眠，或是看电视、听音乐等娱乐活动

无创呼吸机相对有创呼吸机的优势包括：患者可以和照护者或家属更好地沟通、有能力通过咳嗽咳出痰液并且能经口进食。同时这种呼吸机也有缺点和不足（表23.2）。为防止有空气逸出，面罩必须紧戴以达到良好的密封性。而由此带来的压力会导致患者出现幽闭恐惧症，或难以耐受，从而影响患者的治疗依从性。面罩戴得过紧还可能导致皮肤损伤，尤其是鼻梁处的皮肤（Cross，2012；Schallom et al.，2015）。

授权与合作

无创正压通气的患者护理不能授权给护理辅助人员。护士要与呼吸治疗师共同合作给患者提供治疗。但是，患者体位摆放、有效咳嗽和两种呼吸机面罩的放置方法可以授权给护理辅助人员。护士指导护理辅助人员完成以下工作：

● 如果患者有任何生命体征、血氧饱和度、精神状态的变化或面罩周围皮肤发生擦伤、瘀血或水泡要立即告知护士。

● 呼吸机报警或监护报警要立即告知护士。

● 指导护理辅助人员给患者做基础护理，例如：多长时间需要更换面罩位置，口腔护理或其他需要关注的皮肤护理。

● 告知呼吸机设备上各参数设定值，如果患者出现不适或者设定值改变要立即告知护士。

用物准备

（注意：在家庭中使用时，由居家护理设备供应商提供设备）

● 鼻罩 / 面罩（有快速松解带子）或鼻枕
● 氧源和管道
● 使用 CPAP/BiPAP 的医嘱
● 湿化装置

- ●持续气道内正压和双相正压通气呼吸机
- ●连接管路
- ●脉氧监测仪
- ●根据个人情况采用保护性装置

- ●清洁的手套
- ●听诊器
- ●吸引器
- ●简易呼吸器（自动充气复苏袋和面罩）

步骤	要点说明

护理评估

步骤	要点说明
1. 根据机构政策，使用至少两种方式核对患者身份信息（例如，姓名和生日，或姓名和病案号）。	确保患者正确。符合联合委员会标准并保证患者安全（TJC，2016）。
2. 评估患者的呼吸状态，包括胸廓起伏是对称、呼吸频率和深度、血氧饱和度值、痰量和肺呼吸音（见第6章）。如条件允许，询问患者有无呼吸困难并观察和缺氧有关的症状和体征（见注释23.1）。	胸廓起伏降低、出现湿啰音或呼吸音下降，呼吸频率增加、痰量增多或者血氧饱和度值下降都是应用无创正压通气的指征或提示呼吸机参数需重新设置。
3. 观察患者鼻梁、耳周和枕后的皮肤。	面罩局部加压会增加皮肤损伤的风险（Schallom et al.，2015）。
4. 观察患者咳嗽、咳痰的能力。	呼吸道分泌物堵塞气道，降低肺内气体交换量。
5. 执行手卫生，评估患者生命体征、血氧饱和度值；记录患者最近的动脉血气的数值。	观察并记录患者动脉血中的酸碱度、氧含量、二氧化碳含量或者血氧饱和度，判断患者是否需要使用无创正压通气。
6. 评估患者的意识、行为能力和保护气道的能力。	气道保护能力丧失和不合作的患者不能使用无创正压通气。
临床决策点：NIPPV 的禁忌证主要包括心搏骤停、呼吸暂停、面部畸形、血流动力学不稳定、气道保护能力丧失、剧烈躁动、分泌物过多或是严重的低氧血症（Wiepand，2011）。它在姑息治疗和临终关怀中的应用仍在研究中（Gale et al.，2015）。	
7. 再次核对医嘱并合理设置参数。	这项治疗必须遵医嘱执行。
8. 评估患者或居家照护者对使用呼吸机目的的理解程度并持续宣教。	确定所需的宣教内容。

护理诊断

●活动无耐力	●舒适度下降	●有皮肤完整性受损的危险
●知识缺乏	●气体交换受损	●睡眠型态紊乱
●有误吸的危险		
根据患者的状况或需求，个体化处理其相关因素／危险因素。		

护理计划

1. 完成下列步骤后所能达到的预期结果：	
●患者肺扩张度增加。	当肺扩张时患者气体交换增加。
●患者动脉血气指标和（或）血氧饱和度上升或维持在正常水平。	根据患者的评估数据适时使用 NIPPV。
临床决策点：最初使用 CPAP/BiPAP 监测气体交换非常重要，尤其是对 COPD、心源性肺水肿、急性呼吸衰竭的患者。使用时注意观察患者有无二氧化碳潴留。如果患者有放弃抢救的医嘱或者正在接受临终关怀，给予无创通气前应谨慎考虑（Preston，2013）。	

步骤	要点说明
● 患者呼吸困难减轻,呼吸功减少。	急性呼吸困难的患者改善较明显。慢性肺部疾病的患者可在夜间使用 CPAP/BiPAP 以长期获益。
● 患者的生命体征和呼吸参数改善。	随着氧含量上升,患者的呼吸功减少,患者的脉率和呼吸频率降低,精神状态有所改善,皮肤颜色好转,对辅助呼吸肌和腹肌的利用也会减少。
● 患者鼻梁、耳周和枕后的皮肤完好无损伤。	面罩使用合理,压力适宜。
● 患者能叙述怎样在家里使用呼吸机。	证明教学有效。
2. 向患者及居家照护者解释使用 CPAP/BiPAP 的目的及原因。	减少因使用面罩带来的幽闭恐惧。此外,治疗前将可能带来的影响充分告知可以减轻患者焦虑,加强合作和依从性。

护理措施

1. 与呼吸治疗师共同准备器材,根据政策完善各项收费。	保证有实施 NIPPV 必需的设备。
2. 执行手卫生;戴手套、面罩,穿隔离衣,如果有分泌物飞溅的可能或隔离的患者要准备护目镜。	减少微生物传播和接触痰液的危险。
3. 将床调整至适宜的高度,靠近操作者的一侧可适当降低。检查床轮是否锁死。	尽量节省照护者的力气、防止伤害。防止床位移动。
4. 选择合适的面罩型号(S、M、L、XL)。注意:每个面罩都应有快速松解绑带。	面罩应紧贴患者鼻子(CPAP)或者口鼻(BiPAP)来达到密闭的效果以保证正压。一旦发生紧急情况(如呕吐、呼吸暂停),快速松解绑带可以使面罩快速移除。此方法可以在患者需要时快速移除面罩(Urden et al.,2016)。
临床决策点:患者通过面罩来接受无创通气,这个面罩绝对不能固定死。患者在呕吐、咳痰或者需要把偏移的面罩复位时必须移除面罩。面罩偏移会使下颌骨移位,阻塞患者气道(Urden et al.,2016)。	
5. 将 CPAP/BiPAP 管道与正压设备连接。	保证患者接受与医嘱相符的 NIPPV。
6. 监测患者血氧饱和度值。	当患者开始接受 NIPPV 时,持续监测血氧饱和度十分重要。
7. 遵医嘱设置 CPAP/BiPAP 的数值。	这些设置用于医疗团队判断患者初始治疗的反馈。
a. CPAP:通常医嘱设置的压力范围是 5 ~ 12 cmH$_2$O(Pooboni et al.,2013)。	CPAP 通过呼吸循环给患者提供单向正压,这可以帮助患者在呼气末保持肺泡充盈。
b. BiPAP:初始吸气压通常设置在 10 ~ 12 cmH$_2$O。根据患者情况可调至 15 ~ 20 cmH$_2$O。初始呼气末压力通常设置在 5 ~ 7 cmH$_2$O,根据患者情况可适当调整(Pooboni et al.,2013)。	BiPAP 在吸气和呼气时都提供正压。遵医嘱设置吸气压和呼气压,防止气道和肺泡塌陷(Cross,2012;Preston,2013)。
8. 根据患者情况(说明书)遵医嘱设置 FiO$_2$。	使用 NIPPV 的患者同样需要氧疗以减轻缺氧的症状和体征(Hill 和 Kramer,2016)。
9. 确保加温和湿化装置处于正常运作状态。	气道湿化可以提高 NIPPV 患者的舒适度(Restrepo 和 Walsh,2012)。
10. 确保面罩松紧适宜,没有气体逸出,并且局部没有过度加压。	不合适的面罩可能会导致进入气道的气体量减少或人机不同步。还可能导致气体刺激眼睛降低患者的舒适度(Wiegand,2011)。面罩周围局部压力过大可能会导致医源性压力性损伤(Schallom et al.,2015)。
11. 如果患者在家使用 CPAP,让患者和居家照护者示范如何放置面罩和设置各项参数。	反向演示检验学习效果。

步骤	要点说明
12. 合理处置用物，脱手套和其他个人保护设备，执行手卫生。	减少微生物传播。
13. 对患者进行持续监护。	
a. 保证所有报警均打开，呼吸机管路完整、功能正常。	保证患者安全。
b. 保证急救设备在床旁。	防止病情恶化，保证急救器材处于备用状态（Wiegand，2011）。
c. 检查来自呼吸机和（或）监护仪的各项报警。	报警可以提醒医护团队关注患者情况，或呼吸机系统中使患者病情恶化的因素。
d. 每 2 小时给患者翻身或鼓励患者主动翻身。	减少因分泌物过多引起的肺炎和肺不张的发生率。

护理评价

1. 观察患者是否有烦躁症状减轻、意识和认知水平提升、乏力、头晕症状缓解的情况。	确定呼吸机对患者治疗是否有效。随着缺氧症状、高碳酸血症的改善或纠正，患者的各项参数有所好转。
2. 测量生命体征、评估呼吸状态、观察皮肤颜色并且让患者描述呼吸困难的程度。	身体各项评估指标显示患者的氧合状态。
3. 监测血氧饱和度。	记录患者的氧合程度。对疑似有气体交换异常的患者，在最初使用时、上机后 1 小时，以及根据诊疗方案获取动脉血气值非常重要。
4. 每 2 小时观察患者鼻梁处皮肤情况。询问患者的舒适度（Hill 和 Kramer，2016）。	面罩戴得过紧可引起皮肤损伤，需要及时评估皮肤状态。
5. 如果在家使用 NIPPV，需要观察和指导患者及居家照护者操作 CPAP/BiPAP 呼吸机和戴面罩的能力。	确定患者自我照护的能力和对医嘱的依从性。无创机械通气的治疗效果在很大程度上取决于患者的接受能力和依从性（Gale et al., 2015）。
6. **使用反馈式教学**："我想确认我是否向你解释清楚如何操作呼吸机和你使用这项治疗的原因。请告诉我治疗的必要性。"如果患者或居家照护者不能正确反馈，立即调整或重新制订指导计划，以保证其正确掌握。	确定患者和居家照护者对指导内容的理解水平。

非预期结果	相关措施
1. 患者有缺氧、高碳酸血症或其他呼吸功能恶化的表现。	● 通知医护人员。 ● 重新评估患者。 ● 确保 NIPPV 参数设置正确，性能完好。
2. 患者面罩或者面罩绑带压迫处，如鼻梁、鼻中隔或耳朵发生皮肤损伤。	● 通知医护人员。 ● 在鼻梁或受压 / 可疑受压部位放置减压垫以保护皮肤。 ● 用合适的面罩使其松紧适宜，既可以防止空气逸出又可以避免引起皮肤损伤。 ● 重新评估患者（Pooboni et al., 2013）。
3. 患者有窒息或者幽闭恐惧感。	● 再次向患者解释。 ● 向患者演示快速松解绑带。 ● 让患者演示快速松解绑带。
4. 由于正向压力使空气进入食管和气管导致腹胀（Pooboni et al., 2013）。	● 通知医护人员。 ● 准备置入胃肠减压管（见第 35 章）。

记录与报告

● 在电子健康档案或表单上记录各项呼吸参数、CPAP/BiPAP 的设置参数、生命体征和脉氧值、患者反应、教学成果和皮肤情况。

● 记录对患者和居家照护者学习情况的评价。

● 如果患者的表现或呼吸状态突发异常、动脉血气值或血氧饱和度值异常要立即向医护人员报告。

注意事项

健康教育

● 指导患者和居家照护者遵医嘱需要使用呼吸机的时间。如果不是每日使用 24 小时，和居家照护者一起决定使用呼吸机的最佳时间（例如，睡眠、看电视时）。

● 指导患者及居家照护者如何戴面罩、连接机器和必要时如何增加氧流量。

● 指导居家照护者在患者情况允许时将呼吸机和一系列正确的参数带至医院。

居家护理

● 出院之前，设备的长期提供者、居家护理护士和责任护士要制订教学计划来保证患者和居家照护者掌握呼吸机运作的相关知识。

● 若患者需要在家里使用 NIPPV，指导患者及居家照护者使用 CPAP/BiPAP 的完整流程，包括连接机器、日常清洁和维护。

● 教会患者及居家照护者在呼吸困难和断电的时候怎样应对。

● 告知相应的供电公司，在出现电力故障时优先恢复供电。

● 注意用氧安全（注释 23.3）。

操作指南 23.1 峰流速仪的使用

对气道气流发生可测量变化的患者，如哮喘或是气道高反应的患者，监测呼气高峰流速（peak expiratory flow rate，PEFR）有助于病情判断，PEFR 是患者在一次快速有力的呼气后测得的每分钟最大气流量。用这些测量数值作为判断患者目前状态和治疗有效性的客观指征。PEFR 下降提示需要进一步干预措施，例如，增加支气管扩张剂和抗炎药物的使用量，乃至寻求紧急医疗救治。正常的 PEFR 应根据患者的年龄、性别和体重而变化。

哮喘的患者在家测量 PEFR 来监测气道功能。医护人员通常推荐患者在以下时间记录或测量 PEFR：每日固定时间测量（早上测得的值最低，中午至下午 5 点测得的值最高）；使用哮喘药物前；在有哮喘症状或哮喘发作时；在哮喘发作使用药物后；其他医护人员推荐的时间（NHLBI，2013）。

授权与合作

对患者状态的初始评估是护士的职责，不能授权给护理辅助人员。对病情稳定的患者后续 PEFR 的监测可以授权给护理辅助人员。护士指导护理辅助人员完成以下工作：

● 如果患者出现呼吸困难或者 PEFR 下降须立即汇报护士。

用物准备

● 峰流速仪（图 23.18）
● 患者日志 / 执行计划

操作步骤

1. 回顾患者的基础 PEFR。

2. 评估之前的 PEFR 和医护人员设置的目标值。

3. 使患者处于站立位、端坐位或者任何促进肺扩张的位置。

4. 评估患者对何时和怎样使用 PEFR 等基础知识的掌握程度，以及对测量的数值的正确应对。

5. 将干净的口含嘴滑到数值表的底端。

6. 指导患者用鼻深吸气，用嘴慢呼气。做 2 次深呼吸。

7. 让患者紧闭嘴唇包住口含嘴，避免漏气。

8. 使患者尽可能快地用力用嘴呼气。

9. 记录 PEFR 数值，评估患者是否达到期望值。

10. 告知患者应达到的范围，并在仪器上标明。

11. 如果患者在家记录 PEFR，让患者演示如何用"交通信号灯"的图案在表格上准确地记录。常用的一种方法是用绿色、黄色和红色来标记哮喘的不同区域。绿色代表 PEFR 在患者个人最佳值的 80%～100%，提示患者可以继续目前的治疗方案。黄色代表 PEFR 在患者个人最佳值的 50%～90%，提示患者需要在目前的诊疗方案中增加快速缓解的药物，并且要继续服用日常的长效药物。红色表明患者的 PEFR 在个人最佳值的 50% 以下，提示患者需要用快速缓解症状的药物或者需要紧急医疗救治（NHLBI，2013）（图 23.19）。

12. **使用反馈式教学**："我已经解释了如何测量 PEFR，我需要确认您是否掌握，请演示给我看如何使用 PEFR 设备。"如果患者或居家照护者不能正确反馈，立即调整或重新制订指导计划，以保证其正确掌握。

13. 将患者目前的 PEFR 值和个人最好的成绩进行比较。

14. 在电子健康档案或表单上记录治疗开始和结束后患者的 PEFR 值，以及患者使用 PEFR 的能力和配合程度。

15. 指导患者根据说明书每周清洁仪器。

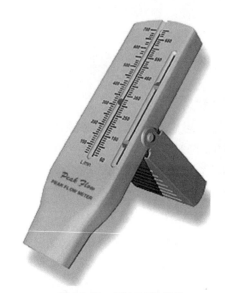

图 23.18　呼气峰流速仪

哮喘行动计划

姓名： 医师：　　　　　　日期： 医师或诊所电话： 紧急联系电话和名字：	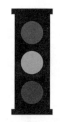 你可以用交通信号灯来学习使用哮喘药物 1. 绿色代表继续 　使用预防药物 2. 黄色代表注意 　使用快速缓解药物 3. 红色代表停止 　寻求医师帮助

1. 绿色－继续		使用预防性药物		
● 呼吸平稳 ● 没有咳嗽或喘息 ● 可以工作和娱乐		药物：	剂量：	服药时间：
呼吸峰流值 ___至___ 最佳峰流量_____		在运动前 5～60 分钟，使用该药物： 		

2. 黄色 – 注意	服用快速缓解药物以防止哮喘急发至进一步恶化		
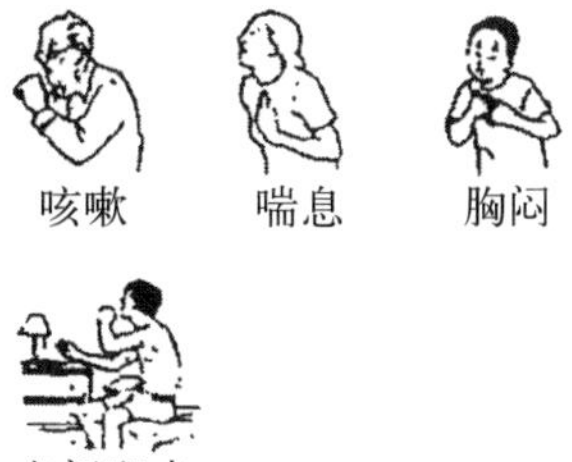 咳嗽　　喘息　　胸闷 夜间醒来 呼气峰流值_____ 至_____ 30% ～ 80% 最大峰流值	药物：	剂量：	时间：
	(短效 β₂- 激动剂)		
	如果症状在使用快速缓解药物后1小时缓解，使用____（药物）和____（药物）。 如果症状不能在1小时后缓解，使用____（短效 β₂- 激动剂药物）加____（口服类固醇药物）。 如果症状在使用口服类固醇类药物后____小时不缓解或症状恶化，打电话给医师。		

3.红色 – 停止 – 危险		立即就医！		
● 药物无效 ● 呼吸困难 ● 鼻翼扇动 ● 不能行走 ● 肋间肌运动 ● 不能言语	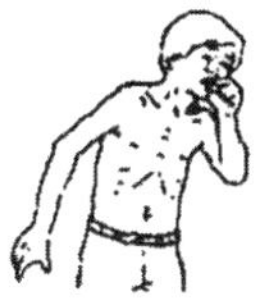 呼气峰流值 ____ 至 ____ （≤ 50%最大峰流值）	使用这些药物直至到达医院		
		药物：	剂量：	时间：
		(短效 β₂- 激动剂) (口服类固醇)		
		如果你不能联系到你的医师，或者使用药物15分钟后不能缓解应立即去急诊或者呼叫救护车。		
		危险症状：		
		● 行走或呼吸困难		
		● 意识模糊		
		● 指甲或嘴唇发紫		
		呼叫救护车		

图 23.19　**哮喘行动计划**（引自 Hockenberry MJ，Wilson D：Wong's nursing care of infants and children, ed 10, St Louis, 2015, Mosby.）

技能 23.5　机械通气患者的护理

机械通气是一种救治生命的医疗手段，用来治疗不能完全自主呼吸或因疾病原因导致呼吸衰竭的患者。它可以作为一种短期或者长期的治疗方法用来治疗那些不能维持自主呼吸的疾病，例如神经肌肉疾病（Lewis et al., 2017）。患者大多数情况下在重症监护室接受机械通气，但也可以在有监护条件的病房或家里接受治疗。护士要和呼吸治疗师一起合作为患者治疗。在很多医疗机构，由呼吸治疗师负责呼吸机的维护和调控。

机械通气一般可分为两种：正压通气和负压通气。正压机械通气是常用的机械通气的方法，它是通过输送正压使肺膨胀。实施正压通气必须要有人工气道，例如气管插管或气管切开（见第25章）。正压通气会伴随很多并发症，例如心输出量减少、误吸、气压伤，以及一些和呼吸机相关事件，例如呼吸机相关性肺炎（见第25章）。警惕并发症的发生。

负压机械通气是一种模仿正常肺通气的无

创、负压通气技术。它通常用来治疗慢性病，如神经运动系统疾病早期影响到正常呼吸肌功能的患者，如多发性硬化症和多发性营养不良症。它通常不会用来治疗紧急病症。护士或者呼吸治疗师将患者安置在一个与呼吸机相连的斗篷状的容器内。将患者胸壁和容器内壁之间的空气抽尽以形成负压使胸壁扩张，导致患者吸气。呼气是被动的（胸壁和肺的正常弹性回缩力使气体被动呼出）。使用负压通气不需要人工气道 Lewis et al.，2017）。

本章重点讲解在急症、亚急症和一些居家护理中常用的正压机械通气。大部分正压机械通气的呼吸机都可以用来治疗急症（图 23.20）。

正压机械通气模式

机械通气有很多种不同的模式以应对不同的情况和生理过程。机械通气可以控制或帮助那些因呼吸衰竭或通气障碍导致的不能维持机

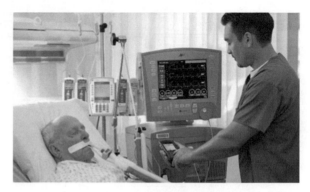

图 23.20 正压通气呼吸机

体正常气体交换的患者（表 23.3）。呼吸机可以帮助气体吸入和呼出，但是它不能取代或更改肺的生理功能。机械通气可以维持或改善通气功能、氧合状态和呼吸模式。通气不足的患者会发生氧合水平下降（低氧血症）、二氧化碳潴留（高碳酸血症），以及呼吸困难。

机械通气只有在必要时才使用，因为正压机械通气会导致患者死亡率上升。此外，随着

表 23.3 机械通气的模式

模式	定义	护理注意事项
持续正压通气	对整个呼吸循环施加正压，在呼气末给予正压帮助肺泡通气，提高氧合	适用于有自主呼吸但伴随低氧性呼吸衰竭的患者；或者作为撤机手段。COPD 患者在长时间使用 CPAP 后可能会产生疲劳，并且要求更高的压力支持。这种模式在有创和无创机械通气中均可应用
压力支持通气	预设压力来辅助和增强患者自主吸气能力。由患者决定呼吸速度和潮气量	自主呼吸模式。帮助患者克服气道和呼吸机管道的阻力，减少呼吸做功，促进人机配合
辅助—控制或者持续指令通气	患者触发呼吸，但当患者无自主呼吸时通过预设的容量给患者通气	容量控制通气模式适用于有自主呼吸但自主呼吸肌功能较弱的患者。注意防止气压伤。压力控制通气模式适用于气道抵抗或者是肺顺应性下降的患者。关注患者有无高碳酸血症。可能需要通过镇静剂来控制呼吸速度
同步间歇指令通气	呼吸机在指定容量下设置患者呼吸次数。一些患者在同步间歇指令通气的间歇期会发生与机器设置参数不相同的自主呼吸	容量控制性间歇指令通气是大部分机械通气最基本的模式，撤机时使用需要实时监控患者情况。使用这种模式可能会导致患者呼吸做功增加
压力调节容量控制通气	持续指令通气结合容量和压力控制模式。呼吸机在气道压力最低时预设一个潮气量。这个压力不会超过预设的最大压力限制	通常应用于呼吸力学改变的患者。相对于辅助控制或压力控制间歇指令通气模式，并发症较少

模式	定义	护理注意事项
气道压力释放通气	提前设定好时间节律，在吸气和呼气相保持一定水平的 CPAP 在双水平条件下均可发生自主呼吸	自主呼吸模式帮助患者减少因峰压过高引起的肺泡塌陷，降低气压伤的风险。使用时监测患者有无高碳酸血症
高频通气		
高频喷射通气	在较低的压力下通过特殊的喷射管快速传送气体 在低于正常潮气量的情况下传递频率为 100～600 次/分	使用高频通气的患者均需持续镇静并给予神经肌肉阻滞剂。成人不常用，更多的是应用于新生儿。需要加强监护
高频振荡通气	以非常小的潮气量传送，频率为 900～3 000 次/分 气道压力控制	是常用的高频通气类型：以较小的压力维持肺泡通气。适用于食管瘘或者支气管胸膜瘘的患者，早期应用时避免高危患者发生气压伤。不常应用于成人，更多的是应用于婴儿和儿童。使用时需要持续镇静和使用神经肌肉阻滞剂，并需要加强监护

数据来源于 Urden L, et al: Priorities in critical care nursing, ed 7, St Louis, 2016, Mosby. COPD, Chronic obstructive pulmonary disease.

机械通气时间延长，撤机失败的风险也随之变大（Urden et al., 2016）。机械通气患者的监护和撤机需要医护共同合作。

报警设置

呼吸机有一系列参数来调整氧气输送量、每分钟呼吸次数、潮气量、吸气和呼气时间，以及每次呼吸的压力。供氧的目标是保证 PaO_2 > 60 mmHg 的情况下使 FiO_2 ≤ 40%。表 23.4 列出了护理机械通气的患者应熟练掌握的呼吸机参数。

呼吸机设置报警值以确保患者安全。不同的呼吸机有些许不同，但是基础报警项目相似。常见的报警包括：高压报警、低压报警、低潮

表 23.4　呼吸机参数

参数	定义	呼吸机参数设置
潮气量（Vt）	指平静呼吸时每次吸入或呼出的气体量，可以由呼吸机设置或者根据患者的自主呼吸设定	正常体重下为 6～12 mL/kg。对于急性呼吸窘迫综合征（ARDS）患者应适当降低流量
通气频率（R 或 RR）	呼吸机每分钟输送的呼吸次数	通常 10～16 次/分，在撤离呼吸机期间，可降至 4～20 次/分
吸入氧浓度（FiO_2）	患者获得的（吸入的）氧气浓度	在保证 PaO_2 > 60 mmHg 且 SpO_2 > 90% 的前提下，应小于 40%
呼气末正压（PEEP）	呼吸机在呼气末时施以正压，用于扩张肺泡并改善氧合	生理水平为 3～5 cmH_2O，呼吸衰竭患者须提高至 10～20 cmH_2O（如难治性低氧血症）。如果患者内源性 PEEP > 10 cmH_2O，呼吸循环不应该被中断
触发灵敏度	触发呼吸机使用所需的吸气量的阈值	可由压力触发或流速触发，压力触发水平通常比基准压力低 0.5～1.5 cmH_2O，流速触发水平一般在基础流量下 1～3 L/min（流速触发水平通常比基准流量低 1～3 L/min）

续表

参数	定义	呼吸机参数设置
吸呼比	吸气与呼气时间之比	例如：吸气 0.5 秒,呼气 1 秒,则吸呼比为 1：2。一般为 1：2～1：1.5,因为呼气时间通常长于吸气时间。对某些疾病（如 ARDS）可以使用反比通气来防止肺泡塌陷
每分钟通气量（V_E）	测量以升为单位的每分钟通气量	报警设置比患者的平均 V_E 高出 15%

数据来源于 Urden L，et al：Priorities in critical care nursing，ed 7，St Louis，2016，Mosby；and Wiegand D：AACN procedure manual for critical care，ed 6，St Louis，2011，Mosby.

气量报警和氧气和氧浓度报警（表 23.5）。护理人员需要知道如何应对呼吸机报警和保持患者呼吸状态应采取的护理措施。最常见的报警是高压和低压报警。高压报警值通常设置的比吸气峰压力高 10～20cmH_2O（Lewis et al., 2017）。报警时，说明呼吸机在输送潮气量时遇到阻力并且需要更大的压力使肺扩张。当呼吸机送气时无阻力会触发低压报警。所有的呼吸机报警均要求立即采取护理干预以避免给患者带来伤害。

表 23.5　机械通气故障排除

呼吸机报警	可能原因	护理干预
气道峰压骤然上升（高压报警）	咳嗽 气道堵塞 / 分泌物过多 患者体位的改变 气胸 气管导管放置错误 呼吸机回路扭曲打折 呼吸机冷凝水蓄积 患者咬管 人机对抗 机器故障	通过吸痰清理分泌物 重新安置患者体位 评估呼吸音和胸廓起伏程度 检查气管导管位置 确认气管导管深度 检查管路，防止导管打折 倾倒冷凝水 放置牙垫 镇静 如果以上措施不能解决，及时通知医务人员
气道压力峰值逐渐增加	肺顺应性下降 病情急性加重期	评估呼吸音，吸痰 检查可逆原因：气道堵塞、支气管痉挛 如果以上措施不能解决，及时通知医务人员
气道峰压降低（低压报警）	患者呼吸机管路滑脱 呼吸机回路漏气 人工气道移位到咽部 气囊漏气 肺顺应性改变 分泌物减少	检查管路是否断开 检查回路连接情况，有无松动 评估气囊合适压力（见技能 25.5）
每分钟通气量或潮气量报警	人工气道气囊漏气 患者自主呼吸停止 其他触发低压或高压报警的情况	检查气囊（见技能 25.5） 评估患者
呼吸频率增加	患者烦躁 代谢需求增加 缺氧	安抚患者 评估体温、心率和心律 监测脉搏血氧饱和度

呼吸机报警	可能原因	护理干预
窒息报警	呼吸暂停 过度镇静 意外拔管	暂停使用镇静药物或使用反向作用药物 使用简易呼吸器进行呼吸 如果管路滑脱而患者需要继续治疗应重新插管
呼吸机故障或低电量	设备故障 机器未连接电源	插入电源 通知呼吸治疗师 必要时使用简易呼吸器辅助通气

数据来源于 Urden L，et al：Priorities in critical care nursing，ed 7，St Louis，2016，Mosby；and Wiegand D：AACN procedure manual for critical care，ed 6，St Louis，2011，Elsevier.

呼吸机相关事件

VAP 是 VAE 的一种类型，是医源性感染导致患者死亡的主要原因。在接受机械通气的患者引起的 VAP 中死亡率为 20%～50%，还会增加大约 4 万美元的医疗费用。疾病控制和预防中心召集几家医疗机构，包括美国危重症护理协会、美国胸科协会（American Thoracic Society，ATS）、美国呼吸护理协会（American Association for Respiratory Care，AARC）去尽可能地给 VAP 下一个明确的定义，并为其指定一个有效的上报系统（CDC，2016）。识别 VAP 简单的方法包括观察患者在接受呼吸机治疗的一段时间后呼吸状态有无恶化，有无炎症或感染，以及有无呼吸系统感染的实验室指标。患者只有在接受机械通气 2 日以上才可诊断为 VAE（CDC，2016）。

为了减少 VAE 的发生率，全国卫生机构开展和落实了一系列实践措施。IHI 制订了呼吸机集束化管理措施（注释 23.2）。

另一种护理机械通气患者的方法叫 ABCDE 护理法。包括唤醒（awakening）、呼吸协调（breathing coordination）、谵妄监测与管理（delirium monitoring and management）和早期活动（early exercise and mobility）。尽管这些护理措施在临床上运用时间不长，但是有证据表明这些措施可使呼吸机使用时间减少、镇静药使用量减少、死亡率下降（Lamb，2015；Urden et al.，2016）。

其中一种干预措施是维持导管气囊压力至少 20cmH$_2$O 以降低口腔分泌物或胃内容物误吸风险（Bouadma et al.，2012）。具体实施请参照技能 25.5。其他干预措施包括使用特殊涂层的气管导管，使用能够进行声门下吸引的导管（Bouadma et al.，2012；Urden et al.，2016），和协助患者每 2 小时进行翻身。

授权与合作

机械通气患者的护理不能授权给护理辅助人员，护士应与呼吸治疗师共同护理患者。护士指导护理辅助人员完成以下工作：

- 如果患者出现呼吸、生命体征、血氧饱和度异常或有呼吸困难的征象，及时报告护士。
- 呼吸机报警时应立即通知护士。
- 协助患者的生活护理，如洗澡和翻身。

用物准备

- 人工气道
- 合适的呼吸机
- 加热和湿化装置
- 氧源
- 脉氧监测仪
- 心电监护仪（在重症监护病房或参照相关政策）
- 二氧化碳浓度检测器（E$_t$CO$_2$）窗口和显示器（如果有的话）
- 听诊器
- 5 mL 或 10 mL 注射器
- 根据需要准备口咽通气管/牙垫

- 简易呼吸器（连接氧气和流量表）
- 合适尺寸的复苏面罩
- 气囊压力监测装置
- 对于使用镇静的患者进行评估（例如 RASS 镇静程度评分表）
- 清洁手套
- 护目镜（如果存在液体喷溅的风险），根据需要准备口罩和隔离衣

- 床旁的吸引设备（嵌入式/带独立导管）
- 声门下吸引和口腔吸痰装备
- 氯己定溶液（0.12%）、咽拭子、牙刷等口腔护理物品
- 患者沟通的方法（例如：字母/画板，常见的词组列表）
- 记录呼吸机模式和参数的图表（也可以是护理记录的一部分）

步骤	要点说明

护理评估

步骤	要点说明
1. 根据机构政策，使用至少两种方式核对患者身份信息（例如，姓名和生日，或者姓名和病案号）。	确保患者正确。符合联合委员会标准并保证患者安全（TJC, 2016）。
2. 评估患者的意识水平，配合机械通气操作的能力和对特殊体位的耐受度，如30°的斜坡体位。	确定患者的配合度和理解治疗过程的能力。焦虑和烦躁的患者可能需要使用镇静剂。
3. 评估患者镇静的需要（见机构政策）。	镇静剂的使用可以减少机械通气患者的呼吸功，减少需氧量，确保人机同步，并改善动脉血气和氧饱和度（Lillie, 2012）。
临床决策点：当机械通气患者出现过度焦虑或烦躁不安试图摆脱呼吸机时，需要使用镇静剂。过度镇静会延长呼吸机的使用时间，增加谵妄的风险和患者的死亡率（Lillie, 2012）。遵照相关机构的政策和规定，对这类患者镇静需要有特定指征，以及管理和监测镇静水平的特定方案。	
4. 执行手卫生。评估患者的呼吸状态，包括胸廓起伏是否对称、呼吸频率和深度、痰量和呼吸音（见第6章）。评估与缺氧有关的症状和体征（见注释23.1）。	减少微生物传播。胸廓起伏降低，出现湿啰音或呼吸音下降或消失、呼吸频率增加、痰量增多或者其他任何缺氧的迹象则表明需要使用呼吸机或调整呼吸机参数以改善氧合和通气。
5. 评估患者心血管状况，包括血压、心率、心律及末梢循环（见第6章）。	正压机械通气可以增加患者的胸腔内压，可能导致心输出量减少和心血管功能的下降（Wiegand, 2011）。
6. 评估非计划性拔管的症状和体征（包括患者能够发声、低压报警、呼吸音减弱或消失、胃胀、气管插管标记移位、呼气末二氧化碳分压波形和数值的改变、患者手握管路）。	意外拔管会导致患者氧合和心肺功能的下降。
临床决策点：有时患者会意外拔管，护士需要仔细评估患者，并准备使用不同类型的氧气输送装置（鼻导管、氧气面罩或无创呼吸机），或重新置管（Hill 和 Kramer, 2016）。护士可能需要使用简易呼吸器辅助患者通气，直至医师到达重新置管。	
7. 在交接班时及整个护理过程中检查呼吸机性能、呼气末二氧化碳分压（如果有的话）、血氧饱和度、呼吸机和心电监护仪，并与医嘱进行对照。	验证呼吸机参数设置是否按医嘱要求以确保患者安全。
8. 戴上干净的手套，通过肺部听诊确定人工气道位置，确认气管插管远端尖端标记和（或）E_tCO_2 值。确保管道安全并妥善固定（见第25章）。	防止导管进入左、右支气管及非计划性拔管。
临床决策点：当患者定期进行胸部 X 线片检查时，检查人工气道的位置。	
a. 听诊人工气道是否出现漏气，当空气泄漏时，你会听到气管内有气流的声音，评估和比较呼吸机测量吸入和呼出的潮气量。	人工气道的气囊需要充气以形成一个密闭的正压通气环境。

步骤	要点说明
b. 使用气囊压力监测装置。	人工气道的气囊压力应在 20～30 cmH₂O 之间（Bouadma et al., 2012），使用 10 mL 注射器来充气或放气以获得所需压力。
临床决策点：人工气道气囊压力需要仔细监测，压力过低会导致口腔和声门下分泌物的微量误吸，从而增加呼吸机相关性肺炎的风险（Branson et al., 2014）。气囊压力过高，患者存在气道黏膜受损的风险。在气囊放气时进行声门下吸引以减少误吸的风险（Bauman 和 Hysy，2016）。	
9. 确保吸引装置功能良好。	确保应急设备处于备用状态（Schreiber，2015）。
10. 观察患者气道，如有需要，可通过吸痰去除气道分泌物（见第 25 章），脱下并处理手套，执行手卫生。	分泌物堵塞气道使肺内气体交换所需的氧气减少，同时也堵塞人工气道或气管套管，阻碍氧气的输送。
临床决策点：应尽量避免，按时吸痰。吸痰的指征包括呼吸机的压力和流量曲线呈锯齿状、吸气峰压力上升或潮气量减少、患者血氧饱和度下降、气道内可见分泌物，患者不能有效咳嗽或疑似误吸（AARC，2010；Branson et al., 2014）。	
11. 评估患者口腔黏膜及人工气道周围皮肤的完整性（Pittman et al., 2015）。	为医护人员提供识别口腔黏膜或皮肤破损的基准。
12. 如果可以的话，记录患者最近的动脉血气分析结果或血氧饱和度在机械通气的情况下是否有变化。	客观地记录患者的 pH、动脉氧分压、动脉二氧化碳分压或动脉血氧饱和度。
13. 选择与患者沟通的方法。如果可能的话，回顾之前与患者和居家照护者的沟通技巧。	人工气道和机械通气患者不能通过言语进行交流。此外，有些患者太虚弱以至于不能使用便签来表达他们的需求。因此，在开始机械通气之前充分评估和选择合适的交流方式是很有必要的（Grossbach et al., 2011）。每当患者有新的照护者时，应重新评估其沟通需要。
14. 回顾患者的医疗记录以查询机械通气相关医嘱，包括通气模式、呼吸频率、氧浓度、压力支持、呼气末正压和潮气量。	机械通气和呼吸机参数设置的更改需要根据医嘱来执行，了解呼吸机的模式是监护的关注点。

护理诊断

● 呼吸机依赖	● 自主呼吸受损	● 有感染的危险
● 气体交换受损	● 清理呼吸道无效	● 有口腔黏膜受损的危险
● 语言沟通障碍	● 低效性呼吸形态	
根据患者的状况或需求，个体化处理其相关因素 / 危险因素。		

护理计划

1. 完成下列步骤后所能达到的预期结果：	
● 患者肺扩张得到改善。	随着患者肺功能的改善，肺的扩张也在增加。
● 患者在正常范围或能承受范围内维持和提高 PaO₂、PaCO₂、pH 和血氧饱和度。	验证呼吸机设置是否能有效维持或改善患者的氧合水平和通气状况。
● 患者的生命体征和呼吸评估参数得到改善。	随着氧合水平的提高，患者的呼吸功降低，脉搏和呼吸频率降低，精神状态好转，皮肤颜色改善，辅助呼吸肌参与呼吸减少。
● 患者呼吸困难和呼吸功减少，注意：呼吸困难量表可提供更客观的数据。	表明治疗的有效性。
● 患者使用通讯板、纸、笔或电脑来满足沟通需要。	与患者能力相匹配的沟通系统有助于表达患者的需求和愿望（Grossbach et al., 2011）。

步骤	要点说明
2. 向患者及其照护者解释机械通气系统，包括机械通气使用的目的和原因。	加强对通气的需求以改善患者状况。
3. 安置患者为30°～45°抬高的斜坡卧位（除非禁忌）。	30°～45°的斜坡卧位可以显著降低胃反流，从而降低误吸和VAP的风险（AACN，2012；IHI，2012；Munna和Ruggien，2014）。

护理措施

步骤	要点说明
1. 执行手卫生，戴清洁手套。如果患者分泌物飞溅，或者继发感染，需要进行隔离，应佩戴口罩、隔离衣和护目镜。	减少微生物传播和接触分泌物的风险。
2. 在连接患者之前，将呼吸机连接至气管插管或气管切开套管上。观察呼吸机功能是否完好。	将人工气道与呼吸机相连，确保系统密闭，使呼吸机能够施加适当的压力或流量来满足患者的对氧气和通气的需求。
临床决策点：机械通气在连接患者之前需要进行精确的设置，这通常是由呼吸治疗师根据医嘱来设定，护士应共同协助其完成。	
3. 在吸气和呼气循环过程中，通过肺部听诊和评估胸壁扩张的对称性来验证气管插管或气管切开套管是否正确定位。二氧化碳浓度监测也可以用来验证位置是否正确（Bauman和Hyzy，2016），胸部X线片可用来查看导管放置的位置。	妥善放置人工气道以确保两肺通气一致，气道位置不正确会导致单侧肺通气或氧合不足。
4. 观察人机配合程度和治疗的效果。	确保患者使用呼吸机的舒适感，并且不受到不利的血流动力学影响。
5. 常规监测心率、血压、呼吸频率、体温和心律（见机构政策）。	机械通气会导致静脉回流减少和血流动力学的改变，患者感染的风险也会增加，因此需要监测体温（Wiegand，2011）。
6. 重新评估并在嘴唇或鼻孔标记插管深度水平（见第25章）以保证插管在位。	提供了与管道深度的基线相比较的测量方法，气管插管必须通过声门插入气管以确保管道与气管隆突或右主干支气管保持距离，可使用胶带或导管固定装置进行固定。
7. 确保吸引设备处于备用状态。	需要提供气道护理和经气管插管或气管造口罩吸痰，以防止呼吸道堵塞和感染。
8. 定时对患者进行翻身（至少每2小时一次），保持床头抬高30°～35°的斜坡卧位。在某些情况下，患者可能被置于俯卧位，在安置体位后监测患者血氧饱和度水平。	抬高的斜坡卧位可以改善氧合和通气，它可以减少因分泌物滞留导致的肺不张或肺炎，此外，抬高的斜坡卧位降低了胃内容分泌物吸入患者气道的风险（AACN，2011）。血氧饱和度在变换体位过程中会下降并在体位放置妥善后恢复，对于某些患者，变换体位会导致持续性的血氧饱和度值下降，这表明患者无法承受此时的体位。定时翻身可以降低皮肤压力性损伤的危险。俯卧位是重病患者的特殊卧位，需要4～5名医护人员或特殊病床的帮助（Wiegand，2011）。注意：最近的系统回顾没有明确的证据显示常规侧翻身或单一转向对改善危重患者的氧合有效（Hewitt et al.，2016）。

步骤	要点说明
临床决策点：翻身前应清除口腔分泌物，并在翻身后应检查气囊压力（Branson et al., 2014）。	
9. 与医务人员合作，了解患者的状态、治疗效果并持续监测。 a. 持续监测血氧饱和度。 b. 持续监测呼气末二氧化碳分压和动脉血气分析，以检测可能的通气过度或肺泡通气不足。 c. 患者状态发生改变或者呼吸机参数调整时应评估动脉血气。	评估患者氧合状态和持续机械通气的需求，持续评估氧合水平。 使你能够持续监控呼吸机回路的完整性并快速评估患者的治疗效果和呼吸机参数设置改变的反应（Walsh et al., 2011）。 过度通气会导致二氧化碳减少，引起呼吸性碱中毒。肺泡通气不足增加了二氧化碳滞留，引起呼吸性酸中毒。 提供了更准确的血氧饱和度、氧分压和二氧化碳分压测量。
10. 对患者和呼吸机系统进行每小时的安全检查。 a. 确保患者能触及呼叫铃。 b. 检查呼吸机连接，确保所有报警都打开，包括高压报警、低压报警和流量报警。 c. 检查所有呼吸机参数设置是否正确，并符合医嘱。 d. 根据需要检查和补充加湿器，检查螺纹管是否有冷凝水凝结，合理处置废弃液体，不能向湿化器内倾倒。 e. 观察呼吸机面板上的即时温度表，确保在正确的温度下输送气体，理想温度是 35～37℃（95～98.6°F）。	为患者提供和医护人员联系的渠道。 确保通气系统安全、正常地运行，能够让医护人员及时发现和纠正问题。 维护系统的完整性，确保所有的参数设置都符合医务人员的要求。 确保连续加湿，回流到加湿器的冷凝水会导致细菌污染，进入患者体内的冷凝水会引起肺炎或严重的咳嗽，从而加重患者痛苦（Restrepo 和 Walsh, 2012）。 气体温度可以人为地改变患者的体温。
11. 每日至少做 4 次口腔护理（见第 18 章）。使用氯己定溶液漱口，软牙刷刷牙、牙龈和舌头，至少每日 2 次，每隔 2～4 小时使用水基保湿剂湿润口腔。	VAP 是常见的，它与口咽分泌物的微量误吸有关。频繁的口腔护理可以降低 VAP 的风险并有助于降低肺炎的风险（Hess, 2016）。
12. 如果患者咬管，放置牙垫。	防止患者咬管，监测任何口腔黏膜破损的迹象。
13. 遵医嘱使用镇静药。	镇静药物有助于保持患者的舒适和与呼吸机同步（Lillie, 2012）。
14. 每日中断镇静剂使用，评估患者是否能脱机。	这个步骤是健康促进委员会呼吸机集束化干预策略的一部分。有时患者需要使用镇静剂以保持舒适度或增加与呼吸机的同步（Lillie, 2012）。每日中断镇静以减少机械通气的时间（IHI, 2012）。
15. 对消化性溃疡病（PUD）进行药物治疗（H2 受体拮抗剂、硫糖铝或质子泵抑制剂）	在大多数重症监护室中，PUD 预防是护理标准，以防止应激性溃疡形成。这也是健康促进委员会呼吸机集束化干预策略的一部分（IHI, 2012）。
临床决策点：在服用这些药物时，也有一些人担心会增加艰难梭菌感染的风险。一些研究表明，这些药物的使用会导致胃肠系统中革兰阴性菌的生长增加，从而增加机械通气患者中革兰阴性吸入性肺炎的发生率（Munro 和 Ruggiero, 2014）。与医师合作，为患者制订合适的治疗方案。	
16. 遵医嘱预防深静脉血栓形成（DVT），包括使用抗凝血剂（如果没有出血之类的禁忌证）和气压治疗。	DVT 预防措施降低了患者 DVT 的风险（IHI, 2012）。
17. 开展护理活动以防止患者因缺乏运动而发生危险（例如，帮助患者改变体位，进行关节运动锻炼，并鼓励早期自主活动）（见第 12 章）。	保持活动度和鼓励早期活动，避免因活动性下降导致的并发症，如压力性损伤、肺炎、DVT 和活动无耐力。接受机械通气的患者可以帮助在床上进行活动，但不能下床。

步骤	要点说明
18. 确保为患者提供合适的沟通方式,包括词组/图片板、常用单词和短语列表、书写工具和纸张、电脑/平板电脑。	在短期机械通气期间,患者感到害怕、焦虑和想脱机(Tsay et al., 2013),选择合适的沟通方式,包括唇语和手势可以帮助患者传达需求和感觉,有助于减少其焦虑和恐惧(Grossbach et al., 2011)。
19. 让患者和居家照护者了解呼吸机撤机计划和进展。	当患者和居家照护者没有正确地了解病情进展、护理措施的改变或呼吸机参数设置的变化时会引起其不安和焦虑。患者和居家照护者需要信息和情感支持,以成功地接受和脱机(Grossbach et al., 2011)。
20. 脱下并处理个人防护用品,执行手卫生。	减少微生物传播,降低接触分泌物的风险。

护理评价

1. 每1～4小时监测和评估患者对机械通气的反应。 a. 神经系统评估:意识水平、定向力、嗜睡、焦虑的变化、镇静水平。 b. 肺的评估:肺的呼吸音、气道清洁度、呼吸功、呼吸模式、呼吸频率,血氧饱和度和二氧化碳分压。 c. 心血管系统评估:生命体征、心律、心音、下肢水肿、脉搏情况。	需要机械通气的患者生理状态不稳定。经常对重点关注方面进行评估很重要,这可以作为患者状况的依据。
2. 观察血氧饱和度和二氧化碳分压值,监测气体交换。	记录患者氧合和通气水平。
3. 观察患者呼吸机系统的完整性。	确保有足够的机械通气。
4. 观察和评估沟通方式的有效性。 a. 询问患者是否有需要和被关注。 b. 观察患者是否有沮丧感(例如,患者在烦躁时摇头、哭泣或退缩)。 c. 观察患者/居家照护者和医护人员使用沟通方法。	在机械通气和脱机过程中,缺乏沟通会增加患者的挫折、无力感、焦虑和困惑(Grossbach et al., 2011)。
5. **使用反馈式教学**:"我想确保我解释了呼吸机的工作原理以及我们为什么用它来治疗你的丈夫。请向我解释机械通气的必要性。"如果患者或居家照护者不能正确反馈,立即调整或重新制订指导计划,以保证其正确掌握。	确定患者和居家照护者对指导内容的理解水平。
非预期结果	相关措施
1. 患者经历呼吸机相关事件,如呼吸机相关性肺炎。	● 通知医护人员。 ● 与患者保持沟通。 ● 进行完整的心脏和肺部评估。 ● 准备好进行抗生素治疗。
2. 患者呼吸状况没有改善或恶化。	● 通知医护人员。 ● 评估患者。 ● 评估呼吸机系统的完整性。 ● 呼吸机参数改变(增加PEEP水平,增加呼吸速率或潮气量)。

步骤	要点说明
3. 患者自行拔管。	● 吸引或插入口咽通气来维持患者气道通畅。 ● 提供氧气。 ● 评估患者的呼吸状况、氧合和通气水平。 ● 通知医护人员。 ● 患者可能需要镇静和（或）使用约束带来预防这种并发症的发生（见第 14 章）。
4. 患者发生气压伤，如张力性气胸（紧急情况）。	● 与患者保持对话，将患者撤除呼吸机，并使用简易呼吸器进行呼吸（见第 28 章）。 ● 通知医务人员。 ● 询问护理辅助人员以获得胸腔闭式引流套件。 ● 请其他医务人员记录患者的生命体征。
5. 患者发生血流动力学不稳定。	● 通知医务人员。 ● 陪伴患者。 ● 准备改变呼吸机参数设置，或使用正性肌力药或血管加压素。

记录与报告

● 在电子健康档案或纸质病历中记录：评估呼吸系统的异常值、机械通气模式、氧合水平、患者实际潮气量、患者实际呼吸速率、吸气峰压力、生命体征、气管插管的尺寸和型号。ABG 结果，患者的舒适水平、镇静水平和床头抬高角度。

● 记录护理干预措施：包括口腔护理、翻身、功能锻炼、药物治疗和吸痰。

● 记录对患者和居家照护者学习情况的评价。

● 向医务人员报告患者突然变化的呼吸状况、呼吸机相关问题或不良反应。

注意事项

健康教育

● 让患者和居家照护者了解基本原理。指导患者及居家照护者机械通气的基本原理、报警及其意义。

● 教授患者和居家照护者替代沟通技巧，以减少沮丧和恐惧。

● 教授患者所有干预措施的基本原理，包括口腔护理和频繁的翻身。

儿科患者

● 越来越多的儿童在家里进行机械通气，因此，在适当的情况下，将家长纳入患儿的照顾中是很重要的。当重新入院时，由于慢性疾病的性质，儿童可能不会重新进入重症监护病房，而是可能留在一般病房，父母也需要为此做好准备（Hockenberry 和 Wilson，2015）。

● 一旦儿童在呼吸机上稳定下来，就可以进行正常的或接近正常的活动，例如，鼓励玩耍、回归校园、鼓励活动。

老年患者

● 潜在的慢性病会增加住院时间患者长期重症监护的风险。

● 老年人通常不能接受常规的镇静剂或抗焦虑药物，处方剂量需要根据患者的肾功能和肝功能而定（Touhy 和 Jett，2014）。

居家护理

● 家庭通气计划应由多学科小组拟定，包括护士、呼吸科医师、膳食服务和社区服务的代表、居家照护者、居家护理持久医疗设备公司，以及患者的保险公司 / 医保部门（Garber 和 Guertin，2012）。

● 需要进行家庭机械通气的患者应接受呼吸机依赖的评估，并确保患者拥有理解和演示人工气道、呼吸机和呼吸机回路的日常护理的能力。

● 需要家庭机械通气的患者应评估他们的家庭环境、个人和家庭经济实力、居家照护者或工作人员的可用性，还应评估社区资源的可用性。家庭用电可能需要更新以支持他们所需的设备（Garber 和 Guertin，2012）。

● 每次巡视对以下项目进行评估：氧气流量、报警系统、吸气压力、高压警报、潮气量设定、加湿器、呼吸速率、插管、温度、简易呼吸器、气管造口护理、呼吸音、吸痰和导管改变。

● 教会患者和居家照护者如何应对呼吸困难或断电，检查应急电池是否可用。

● 指导居家照护者使用简易呼吸器（见第28章）。

▶ 临床案例分析

患者，男，59岁，患有慢性阻塞性肺疾病，2周前出现上呼吸道感染，并接受抗生素治疗。该患者完成了疗程内的治疗，但症状仍存在。他有4日的发热史，体温超过39.4℃，疲劳，咯黄痰，呼吸困难加重，活动耐受性减少。体格检查了胸部X线片，留取了痰标本。胸部X线片初步结果显示右下叶肺炎，他被收治在普通病房并接受了静脉注射抗生素、流量为 2 L/min 的吸氧和清理呼吸道分泌物。

1. 护士观察患者发现其乏力、言语困难，看上去很不舒服。护士决定做一个针对性的评估。护士会对哪些系统进行评估，护士希望找到哪些信息？

2. 患者的情况继续恶化，护士通知医师。指导该房间内护理辅助人员给予患者氧气面罩吸氧，吸入氧浓度为50%，流速为 10 L/min，并鼓励患者使用呼吸功能训练器。为什么护士要采取这个顺序？

3. 患者使用文丘里面罩吸氧氧气浓度为45%，已使用静脉抗生素，但患者还是痛苦。现在血氧饱和度为85%，呼吸速率为32次/分，心率为110次/分，血压为144/76 mmHg，体温为 38.7℃（101.8°F）。患者右下叶广泛存在啰音，在其他肺野没有。患者使用辅助肌呼吸，咳嗽无效。患者口述不能呼吸，认为他会死。护士认为需要通知医师。

使用 SBAR 沟通模式，护士应该如何将患者的状态传达给医师？

▶ 复习题

1. 护士正在护理一名通过面罩进行 BiPAP 模式机械通气的呼吸窘迫患者，下列哪些干预措施可以委托给护理辅助人员？（选择所有符合条件的选项）

A. 指导患者和居家照护者 BiPAP 通气模式的作用

B. 在床或椅子上重新安置患者体位

C. 对患者的氧合指数进行评分

D. 面罩移位后调整面罩

E. 记录患者的血氧饱和度水平

F. 评估患者呼吸状况

2. 护士正在评估一位正在发生呼吸窘迫的患者，哪些症状或体征最能说明需要给予氧气治疗？（选择所有符合条件的选项）

A. 气短

B. PaO_2 为 58 mmHg

C. 血氧饱和度值为 89%

D. 所有肺叶呼吸音减弱

E. 口腔黏膜发绀

3. 护士正在教患者如何使用呼吸功能训练器，护士让患者示范流程，按照正确的顺序排列使用呼吸功能训练器的步骤。

A. 患者深吸一口气，屏住呼吸

B. 在刻度表底部的位置进行标记

C. 患者将口含嘴放入口中

D. 患者尽可能快地用力呼气

E. 如果可以的话，让患者站立进行操作

F. 记录流量

第 24 章

胸部物理治疗

▶ 技能和步骤

技能 24.1　实施体位引流

操作指南 24.1　使用正压振荡排痰设备

操作指南 24.2　实施扣击和振荡排痰

▶ 学习目标

学习本章节后，护士能够具备如下能力：

● 评估是否需要进行胸部物理治疗。

● 确定是否需要更改或中断胸部物理治疗。

● 向患者及居家照护者解释如何为胸部物理治疗做准备。

● 执行胸部物理治疗操作的概述部分，包括标准和修改版本。

● 描述正压振荡排痰设备和高频胸壁振荡排痰系统的使用方法。

● 描述胸部物理治疗操作的预期和非预期结果。

● 描述家用胸部物理治疗的相关教学和计划。

▶ 目的

胸部物理治疗是一种在胸壁外壁操作，通过扣击、振荡和体位引流（postural drainage，PD）其中一种或多种操作以松解和去除患者气道分泌物的治疗方法（Strickland et al., 2013）。胸部物理治疗通常伴随着有效咳嗽或吸痰以去除分泌物。传统的胸部物理治疗不能帮助患有

肺炎、毛细支气管炎或哮喘的儿童；同时它也不能预防拔管后肺不张的发生（Makic et al., 2015）。此外，常规使用胸部物理治疗并不能降低成人肺炎的死亡率（Yang et al., 2013）。

胸部物理治疗对囊性纤维化（cystic fibrosis，CF）患者来说是有益和必要的治疗。对于这些患者，高频胸壁振荡排痰系统能增加患者对胸部物理治疗的依从性。高频胸壁振荡排痰系统是一种通过高频振荡通气从外部挤压胸壁来进行胸部物理治疗的方法。正压振荡排痰设备使用正压通气来增加气道压力从而提高患者的咳嗽能力。以上疗法都被美国呼吸护理协会（AARC）广泛归类为气道清除疗法（airway clearance therapy，ACT）（Strickland et al., 2013）。

仔细评估患者是实施任何 ACT 的先决条件。对所有肺野的听诊是确定胸部物理治疗对哪些区域将有帮助的关键所在。胸部物理治疗将分泌物转移至大的中央气道里，然后通过咳嗽或吸痰移除这些分泌物。体位引流往往需要患者安置特定体位来定位目标肺段，以利用重力去除呼吸道分泌物。

正压振荡排痰设备和高频胸壁振荡排痰系统能够非常有效地帮助清除气道，且对于慢性肺疾病患者（例如肺纤维化患者）同样有效（Morrison 和 Agnew, 2014）。这些设备常用于医院，同时根据需要也可以在家中和学校使用。

▶ 护理标准

- 美国呼吸护理协会临床实践指南，2013——住院患者非药物气道清洁疗法的有效性临床实践指南
- 联合委员会，2016——患者基本信息

▶ 实践准则

- 仔细评估患者是实施胸部物理治疗和体位引流操作的前提，因为治疗通常针对受影响的区域，而不是所有的肺野（Strickland et al.，2013）。
- 胸部物理治疗和体位引流旨在消除积聚在患有肺纤维化的患者的气道分泌物。
- 术后患者和危重患者由于麻醉和切口疼痛或肌无力导致咳嗽无效和活动减少从而使气道分泌物增多（Ambrosino 和 Makhabah，2014）。当分泌物积聚在气道时，会发生黏液栓、肺不张、小叶塌陷。早期活动在促进气道清理方面比常规胸部物理治疗更有效（Strickland et al.，2013；Yang et al.，2013）。
- 胸部物理治疗和体位引流经常与其他疗法联合使用来治疗患有肺纤维化的患者，包括抗生素、支气管扩张剂、黏液溶解剂，以及吸入和雾化药物（Strickland et al.，2015）。这些疗法可减少黏液产生并促进气道分泌物的清除。这些治疗的目的包括：①清除过多的气道分泌物以减少呼吸做功；②提高患者咳出分泌物的能力（Morrison 和 Agnew，2014）。
- 在正常的肺中，黏液纤毛运输系统可以清除气道过多的黏液和吸入的颗粒。气道要经常保持畅通，黏液一经产生很快就被清除，正常黏液是白色稀薄水样的。
- 在各种疾病状态下，黏液清除速度会减慢，纤毛被大量产生的黏液淹没。肺部清除的速度不再像黏液产生时那样快，分泌物滞留在气道中，颜色改变，性状也变得黏稠（Volsko，2013）。

▶ 以患者为中心的护理

- 当患者的生理能力被削弱时，他们经常会因为疾病或手术而感到焦虑和疼痛。对患者进行疼痛评估是非常重要的，在胸部物理治疗操作开始之前 20 ～ 30 分钟遵医嘱给予镇痛药，来确保患者舒适和尽可能减轻疼痛。
- 评估患者的活动耐受性。患有心肺疾病、严重关节炎和某些肌肉骨骼疾病的患者往往活动耐受性会降低，无法耐受完整的胸部物理治疗操作。短时间内计划实施胸部物理治疗时要在中间穿插休息时间。胸部物理治疗应在患者休息时进行，而不是在饭后立即实施。
- 鼓励早期活动，以减少术后的肺部并发症的发生和促进气道分泌物的清除（Strickland et al.，2013）。
- 肺纤维化等慢性肺疾病患者给治疗带来了不同的挑战。这些患者通常必须投入大量时间去协助其清理气道。重要的是，胸部物理治疗和其他气道清除技术不应影响患者的生活质量。为了维持患者生活质量，建议将治疗融入到患者的日常生活、个人目标和社交活动中（Cross et al.，2012）。
- 当处理患有肺纤维化的患者时，一些装置，例如正压振荡排痰设备、高频胸壁振荡排痰系统和其他气道清除装置可帮助这些患者保持按计划进行胸部物理治疗（dos Santos et al.，2013；Mesquinta et al.，2014）。
- 胸部物理治疗技术包含大量的肢体接触。一些文化里认为在公共场所进行肢体接触是很不礼貌的行为。此外，胸部物理治疗的技巧有时涉及轻微的叩诊或患者胸腔的振动。一些来自暴力频发文化背景的患者和家属需要了解操作流程的细节，以防其误解治疗的意图和目的。在治疗过程中，不断地向患者解释涉及的触摸类型和询问患者的感受，并为其提供暂停操作和休息的机会（Giger，2016）。

▶ 循证护理实践

- 气道清除疗法，例如，胸部物理治疗和体位引流仅对一些特定的患者有效，如患有肺纤维化、支气管扩张症、慢性肺部疾病和一些手

术的患者（Stricklandet et al.，2013）。当疾病的过程改变了身体清理气道的正常机制时，必须采取治疗措施以确保气道内无分泌物，从而降低肺部感染的风险，满足机体对氧气的需求。当分泌物沉积时，它们会阻塞气道，成为细菌定殖和感染的渠道，刺激炎症反应，导致气道和组织损伤（Volsko，2013）。

- 最近的系统综述指出，不推荐使用胸部物理治疗作为成人肺炎的常规辅助治疗方法（Makic et al.，2015）。对于有难治性肺炎风险的成年患者，应仔细评估吸烟、肺部感染和其他可能需要进行胸部物理治疗的相关病史（Yang et al.，2013）。

- 不推荐胸部物理治疗作为患有COPD患者的常规治疗方法，除非存在分泌物滞留（Strickland et al.，2013）。

- 在重症监护室的插管患者中，早期和常规的胸部物理治疗可以改善气道通畅性，清理分泌物以及为组织供氧。此外，早期胸部物理治疗可以减少医源性感染等ICU并发症的发生（Kohan et al.，2014）。

- 高频胸壁振荡器，如高频胸壁振荡排痰系统（见操作指南24.2）是有效地帮助各种成人和儿童肺疾病的一种治疗仪器（Sisson，2013）。

- 正压振荡排痰设备的使用（见操作指南24.1）提高了患者的满意度和对气道清除疗法的依从性（Sisson，2013）。

▶ 安全指南

- 了解患者生命体征的正常范围，患有肺纤维化和复杂肺炎的患者在接受胸部物理治疗时会影响生命体征。生命体征变化的程度与缺氧的程度有关，总体心肺状态和对操作过程的耐受性有关。

- 了解患者当前的用药情况。一些药物，特别是利尿剂和降压药，会引起血流动力学的改变。这些变化会影响患者对体位变化的耐受性。使用类固醇药物时，年龄和营养不良会增加患者发生病理性肋骨骨折的风险，是振荡排

痰的禁忌证。

- 了解患者的医疗和手术史。某些特定的疾病如颅内压增高、脊髓损伤、腹部动脉瘤切除、骨转移或严重骨质疏松症等，都是体位引流的禁忌证（注释24.1）。胸外伤患者严禁进行叩击和振动。

注释24.1　体位引流的禁忌证

- 颅内压增高。
- 头部和颈部不稳定的损伤。
- 血流动力学不稳定的活动性出血。
- 近期脊柱手术（例如椎板切除术）或急性脊柱伤。
- 活动性咯血。
- 脓胸。
- 支气管胸膜瘘。
- 伴有心力衰竭的肺水肿。
- 大量胸腔积液。
- 肺栓塞。
- 年老、意识不清或焦虑的患者无法忍受体位变化。
- 肋骨骨折，伴有或不伴有连枷胸。
- 手术伤口或愈合组织。

以下情况禁止使用头低足高位：
- 难治性高血压。
- 腹胀。
- 食管手术。
- 近期大咯血。
- 不能控制的呼吸道误吸的风险。

改编自White G：Basic clinical lab competencies for respiratory care：an integrated approach, ed 5, Clifton Park, ny, 2013, Cengage Learning.

- 了解患者的认知功能水平。精神状态异常的患者很难或不可能了解操作过程并参与咳嗽和咳出分泌物。

- 配备吸引装备来帮助患者清理呼吸道分泌物（见第25章）。

- 长期接受类固醇治疗的患者有患病理性骨折的风险。因有肋骨骨折的风险，物理治疗包括胸部冲击和振动可能会被禁止。这些患者可以采用个性化气道清除措施，例如正压振荡排痰设备（dos Santos et al.，2013；Strickland et al.，2013）。

技能 24.1　实施体位引流

体位引流是利用特定体位将肺部和支气管的分泌物排入气管的技术（图 24.1）。每个体位能从上、中、下肺段的支气管树的一个特定部分将分泌物排出气道（表 24.1）。另外咳嗽或吸痰有助于清除气管内分泌物。

运用身体评估结果和胸部 X 线片检查确定哪些肺段需要体位引流。需要体位引流的患者通常患有慢性病，这会影响他们的活动耐受性。了解哪些肺段需要体位引流能够提高患者的合作意识和依从性，防止过度疲劳。此外，依据患者疾病相关知识和病理状态的程度来实施个性化体位引流治疗。

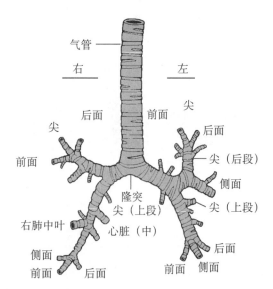

图 24.1　气管支气管树（改编自 Frownfelter DL. Dean E：Principles and practice of cardiopulmonary therapy，ed 43，St Louis，2006，Mosby.）

授权与合作

体位引流的技能可以委派给护理辅助人员。护士有责任对患者进行评估，评估实验室和 X 线片检查结果，并确定患者的病情是否能够耐受此项操作。护士指导护理辅助人员完成以下工作：

● 如果患者舒适度改变、呼吸模式以及对操作的耐受性改变，立即向护士汇报。

● 使用与患者疾病、活动状态、体位受限或治疗有关的特定的预防措施。

用物准备

● 听诊器

● 脉氧监测仪

● 头低足高的医院病床或倾斜台（更常见于儿科）

● 水和玻璃杯

● 纸巾和纸袋

● 椅子（用于引流上叶）

● 备用枕头

● 用于集痰的透明带刻度的有盖容器（可选）

● 口腔护理物品

● 吸痰设备（如果患者无法咳嗽和清除自己的分泌物）

● 清洁手套（当有接触患者呼吸道的分泌物风险时）

● 宣教材料

表 24.1　引流、叩击和振动的体位和过程

部位和流程	解剖学位置	患者体位
左、右上叶前尖段支气管 患者端坐在椅子上，身体略向后倾斜。护士用手掌根叩击振动，肩膀和手放在锁骨上；注意护士的身体姿势和手臂位置。护士的背部保持笔直，并且肘部和膝盖略微弯曲		左、右上叶前尖段
黏液流经上叶前尖段支气管的方向	将手放在左、右上叶前尖段支气管部位进行胸部物理治疗	

部位和流程	解剖学位置	患者体位
左、右上叶后尖段支气管 将患者安置于椅子上，身体前倾靠在枕头或治疗台上。用手沿着脊柱的两侧叩击和振动。双侧同时进行		左、右上叶后尖段
黏液流经上叶后尖段支气管的方向	将手放在左、右上叶后尖段支气管部位进行胸部物理治疗	
左、右前上叶段支气管 患者平躺在床上，膝盖下垫小枕头。在锁骨下面胸骨两侧叩击和振动		 左、右前上叶段
黏液流经前上叶段支气管的方向	将手放在左、右前上叶段支气管部位进行胸部物理治疗	
左上叶舌段支气管 患者右侧卧位，手臂放在头顶，头低足高位，如果患者能耐受的话，抬高床尾 30 cm。将枕头垫在患者背后，并将其旋转 90°。在腋下的左乳头侧面叩击和振动		 左上叶舌段
黏液流经左上叶舌段支气管的方向	将手放在左上叶舌段支气管部位进行胸部物理治疗	
右中叶段支气管 患者左侧卧位或俯卧位，将枕头垫在患者背后，并将其旋转 90°。在腋下的右乳头侧面叩击和振动		 右中叶段
黏液流经右中叶段支气管的方向	将手放在右中叶段支气管部位进行胸部物理治疗	
左、右前下叶段支气管 安置患者于俯卧位，床尾抬高 45～50 cm，膝盖弯曲放在枕头上，在双侧肋骨前下方进行叩击和振动		 左、右前下叶段
黏液流经向前下叶段支气管方向	将手放在左、右前下叶段支气管部位进行胸部物理治疗	
右下叶侧支段支气管 在患者承受范围内，安置患者于俯卧的头低足高位，床尾抬高 45～50 cm，在左、右胸部下肩胛骨至腋中线进行叩击和振动		 右下叶侧支段
黏液流经向右下叶侧支段支气管的方向	将手放在右下叶外侧支段支气管部位进行胸部物理治疗	

部位和流程	解剖学位置	患者体位
左下叶侧支段支气管 在患者承受范围内，将患者置于右侧的头低足高位，床尾抬高 45 ~ 50 cm，在胸部左侧肩胛骨后至腋中线叩击和振动		左下叶侧支段
黏液流经左下叶侧支段支气管的方向		将手放在左下叶侧支段支气管部位进行胸部物理治疗
左、右下肺叶上段支气管 患者置于俯卧位，腹部垫一枕头。在脊柱两侧的肩胛骨下方的叩击和振动		左、右下肺叶上段
黏液流经下肺叶上段支气管的方向		将手放在左、右下肺叶上段支气管部位进行胸部物理治疗
左、右后基底段支气管 在患者承受范围内，将患者置于俯卧的头低足高位，床尾抬高 45 ~ 50 cm，在脊柱两侧的肋骨的下后方叩击和振动		左、右后基底段
黏液流经后基底段支气管的方向		将手放在左、右后基底段支气管部位进行胸部物理治疗

* 在成人患者中，头低足高位并不经常使用，要根据相关机构政策医嘱执行。

步骤	要点说明

护理评估

步骤	要点说明
1. 根据机构政策，使用至少两种方式核对患者身份信息（例如，姓名和生日，或者姓名和病案号）。	确保患者准确。符合联合委员会标准并保证患者安全（TJC，2016）。
2. 评估患者既往史，包括意识水平下降程度、运动能力下降的程度、肌肉无力程度或慢性疾病过程如复杂的肺炎和慢性阻塞性肺疾病（见注释 24.1）。	根据呼吸道清理受损的情况判断是否需要体位引流。
临床决策点：使用头低足高位或其他体位会引起严重的高血压、严重的低氧血症或严重的呼吸短促，以上均为治疗的禁忌证（见注释 24.1）。此外，由于胃食管反流性疾病（gastroesophageal reflux disease，GERD）会使胃内容物进入食管，所以当患者有 GERD 的风险或病史时，不应使用头低位。	
3. 查阅病程记录，评估患者的症状和体征，是否存在肺不张、肺叶塌陷性肺炎或支气管扩张有关的胸部 X 线片变化、咳痰无效、痰液黏稠难咯等情况。	确定患者是否需要进行体位引流，胸部 X 线片、症状和体征可以表明肺部分泌物积累和呼吸道清除无效，胸部物理治疗是一种改善呼吸道分泌物的清除的额外治疗方法（Ambrosino 和 Makhabah，2014）。
4. 听诊所有的肺野，听诊呼吸音减弱和不正常的呼吸音。	确定需要引流的特定肺段。
5. 在体位引流治疗前测量患者生命体征和血氧饱和度。	提供基线值以评估患者的反应和对治疗的耐受性。

步骤	要点说明
6. 确定患者和居家照护者对体位引流的理解，并有完成该操作的能力。	确定出院计划中的指导内容。 家庭体位引流对于囊性纤维化患者呼吸道分泌物的管理至关重要（Morrison 和 Agnew，2014）。
7. 使用疼痛量表（0～10 级）来确定患者的舒适度。	确定患者的疼痛程度和是否需要操作前镇痛。

护理诊断

● 急性疼痛	● 气体交换受损
● 低效性呼吸形态	● 知识缺乏
● 清理呼吸道无效	
根据患者的状况或需求，个体化处理其相关因素 / 危险因素。	

护理计划

1. 完成下列步骤后所能达到的预期结果： ● 肺部听诊呼吸音增强或变清晰。 ● 痰液更易被咳出或吸出。 ● 痰液色质转清，变得稀薄。 ● 血氧饱和度升高，呼吸困难减少。 ● 胸部 X 线片显示肺部感染有所改善，肺叶塌陷和肺不张减少或消除。	气道的清理可以表明操作的有效性。 体位引流松解呼吸道分泌物，促进分泌物清除。 存在感染时，恢复正常就意味着感染已控制。 当分泌物被清除时，患者呼吸交换会改善，呼吸困难逐渐减少。 体位引流将分泌物排入大气道，在咳嗽和 CPT 时便于清除。因此，胸部 X 线片会有视觉上的改善。
2. 为患者做操作前准备： a. 如果患者的疼痛评分增加，在操作前 20 分钟遵医嘱进行镇痛。	 疼痛控制是患者积极参与体位引流和用力咳嗽以清除气道分泌物的必要条件。
b. 解释程序的目的和原理，解释体位、感觉、需要多长时间，以及可能出现的任何不良反应。	有助于促进合作，准备充分的患者通常更放松和舒适，这对于有效的引流是必要的。
c. 除非禁忌，每日应鼓励患者多喝水（最少 1 500 mL），记录出入量。	液体会使分泌物变薄，使其更易咳出，患者首次采取的大量液体摄入计划时，需要密切地监测和对其进行鼓励。
d. 为治疗制订计划以防和用餐或鼻饲重叠，避免在进餐前后或鼻饲前后 1～2 小时内进行操作。在体位引流之前，停止所有持续性肠内营养 30～45 分钟，检查患者有无胃潴留，如果大于 100 mL，则暂停治疗。	当患者空腹时进行 PD 治疗可避免胃反流或呕吐、胃内容物吸入。
e. 在一日当中的适当时间安排治疗。	体位引流的安排避免与其他干预和（或）诊断检查冲突。
临床决策点：如果患者进行吸入支气管扩张剂、雾化装置或气雾剂的治疗，在这些治疗后 20 分钟进行体位引流，支气管扩张剂有助于在操作时增加患者的氧合（Strickland et al., 2015）。	
f. 让患者脱去紧身或限制活动的衣服。	帮助患者放松，促进深呼吸。

护理措施

1. 关闭房门或拉上患者床帘，执行手卫生，带上清洁手套。	保护隐私，减少微生物传播。

753

步骤	要点说明
2. 使用体格检查和胸部 X 线片来选择需要进行引流的区域，根据需要咨询初级医务人员。	个性化治疗有助于确认阻塞的区域。
3. 帮助患者安置体位以进行体位引流（见表 24.1），放置枕头提供支撑和提高舒适度，安置患者于适当体位。	适当的体位帮助分泌物利用重力从外周气道转移至更大的支气管，从而被清除（Volsko, 2013）。
4. 体位需要保持 10～15 分钟。	对成人而言，每一个区域的引流都需要一定时间。
5. 在体位引流进行 10～15 分钟后，在相应肺野进行胸部叩击和振动（见操作指南 24.2）。表 24.1 展示了叩击和振动的所有姿势和手的位置。	提供机械力帮助气道分泌物移动。
6. 第一次引流 10～15 分钟后，协助患者坐起咳嗽。如有需要，在透明容器中留存痰液标本。如果患者不能咳嗽，就需要吸痰（见第 25 章）。	在安置患者进入下一个体位引流前，任何分泌物转移至中央气道都要通过咳嗽或吸痰来消除。当患者坐起来向前倾时咳嗽是最有效的。
临床决策点：有时患者因呼吸道刺激和支气管痉挛而感到暂时的呼吸困难和疲劳。这些患者通常可以使用振荡排痰或振动装置，如正压振荡排痰设备（见操作指南 24.1）。	
7. 如有需要，让患者休息片刻，注意患者血氧饱和度。	在体位引流之间短暂的休息可以防止疲劳和增加患者耐受性，血氧饱和度可能会略有下降。
8. 让患者喝水。	保持口腔湿润有助于排痰。
9. 重复步骤 3～8，直至所有受损的区域被引流，确保每次治疗不超过 30～60 分钟。	引流仅用于引流相关区域，并基于个体进行评估。
10. 做好口腔护理。	促进舒适，减少口腔异味。
11. 脱下手套并处理，执行手卫生。	减少微生物传播。

护理评价

1. 肺部听诊。	分泌物的清除通常可以缓解水泡音、吸气时啰音和明显的捻发音。
2. 检查痰的性状和量。	如果痰液被充分稀释，确定是否有更多的分泌物被咳出。
3. 检查诊断报告，包括痰液收集 / 培养、胸部 X 线片和动脉血气水平。	提供肺功能改善的客观数据。
4. 获得患者生命体征、血氧饱和度。	在某些患者中，操作可能导致心律不齐，血氧饱和度低于 90%。
5. **使用反馈式教学**："我想确保我解释了你为什么需要靠在椅子的靠背上，用枕头支撑你的胸部。告诉我为什么这个体位很重要。"如果患者或居家照护者不能正确反馈，立即调整或重新制订指导计划，以保证其正确掌握。	确定患者和居家照护者对指导内容的理解水平。
非预期结果	相关措施
1. 患者出现严重呼吸困难、支气管痉挛、低氧血症、高碳酸血症和（或）无法耐受治疗的情况。	● 停止、更改或缩短治疗时间。 ● 在操作前 20 分钟给予支气管扩张药或雾化治疗。 ● 用简易呼吸器进行通气，以改善患者的氧合，密切监测 ABG 水平、血氧饱和度和生命体征（Kohan et al., 2014）。

步骤	要点说明
2. 胸部评估或胸部 X 线片检查无改善。	● 增加治疗，鼓励和指导患者进行咳嗽练习。 ● 增加水合作用（如果在医学上合适的话）。 ● 通知医护人员，患者可能需要痰培养、抗生素治疗、黏液或支气管镜检查，以清除黏液。
3. 患者咯血或患者出现急性低血压、严重胸痛、呕吐、窒息和（或）心律失常。	● 停止治疗，将患者置于端坐位，并测量生命体征。 ● 寻求帮助，并通知医务人员。 ● 陪伴患者，保持舒适、冷静、温暖和安静。 ● 如果患者呕吐或误吸，吸痰并将装备放置于床边。 ● 如有需要，可重新使用患者的氧气装置。

记录与报告

● 在电子健康档案或纸质病历中记录：治疗前后治疗效果，血氧饱和度读数和胸部 X 线片结果，治疗频率和持续时间，使用的体位和引流的支气管段，咳嗽的有效性，吸痰的必要性，痰液的色、质、量，咯血或其他非预期结果和患者的耐受度和反应。

● 记录对患者和居家照护者学习情况的评价。

注意事项

健康教育

● 指导患者和居家照护者，最佳的治疗时间是：①早餐前进行，患者可以清除积累夜间的分泌物。②睡前 1 小时左右，保证治疗后患者有时间咳出分泌物，在睡觉前能清除肺内分泌物，保持呼吸道清洁。治疗的频率视需要和患者的耐受性而定，在急性的情况下每日 2～4 小时进行一次治疗。

● 指导居家照护者如何识别患者的需要呼吸练习和体位引流的呼吸状态。

儿科患者

● 在患有 CF 的儿童中，PD 是一种基础治疗，通常每日至少进行 2 次，早上起床后和晚上入睡前（Hockenberry 和 Wilson，2015）。

● 许多 CF 患者受益于高频振荡排痰系统（见操作指南 24.2）（Hockenberry 和 Wilson，2015；Morrison 和 Agnew，2014）。

● 胸部物理治疗对 2 岁以下儿童支气管炎的治疗效果不佳（Roqué i Figuls et al.，2012）。

● 患有肺炎、细支气管炎和哮喘的儿童，使用胸部物理治疗效果不佳（Makic et al.，2015）。

老年患者

● 老年人进行体位引流时要格外小心和更加彻底地进行评估。某些药物如降压药和心脏药物可能会增加体位变化时头晕的风险。因此，改变体位的速度要慢一些，对血氧饱和度的变化和位置变化时的生命体征进行密切地评估（Touhy 和 Jett，2014）。

● 患有慢性心脏和肺疾病的老年人并不总是能忍受仰卧位或侧卧位。如果患者的血氧饱和度下降或呼吸困难，将他重新安置于端坐位并执行胸部物理治疗。

居家护理

● 指导患者和居家照护者如何在家里摆放 PD 的体位。有些体位需要调整以满足患者的需要。例如，如果患者呼吸急促，将其置于仰卧、侧卧的半卧位或侧卧的头低足高位以引流侧下肺叶。

● 准备翻身垫或多个枕头以正确安置体位。

● 如果符合条件，请患者接受肺部康复计划治疗。

操作指南 24.1　使用正压振荡排痰设备

正压振荡排痰设备是一种手持式气道清除

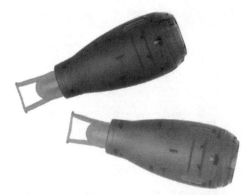

图24.2　正压振荡排痰设备（经许可使用）

装置（图24.2）。它包括两种类型，用于匹配患者呼气流速和呼吸功。蓝色设备适用于不能保持呼气流量超过15 L/min且超过3秒的患者。绿色装置适用于能保持呼气流量超过或等于15 L/min且至少3秒的患者（dos Santos et al., 2013）。该装置具有调节振荡频率和抗呼气流量的控制能力。正呼气压可以稳定呼吸道,改善远端肺的通气。在呼气时,气道的压力传递到正压振荡排痰设备,这有助于黏液从气道壁脱落,从而防止气道塌陷,加速呼气流量,并将黏液移动至气管（Strickland et al., 2013）。一些囊性纤维化的患者可能比标准的胸部物理治疗更能从这一设备中获益（Volsko, 2013）。然而,囊性纤维化患者还是必须每日接受某种类型的常规气道清除治疗。

授权与合作

使用正压振荡排痰设备的操作可以委托给护理辅助人员。护士负责评估呼吸,确定流程是否合适,患者是否能够耐受,并评估患者的反应。护士指导护理辅助人员完成以下工作：

● 注意患者对过程的耐受性,如舒适度和呼吸模式发生变化立即报告护士。

● 使用特定的患者预防措施,如与疾病或治疗相关的体位限制。

用物准备

● 听诊器

● 脉氧监测仪

● 水和玻璃杯

● 椅子

● 纸巾和纸袋

● 用于集痰的透明带刻度的有盖容器（可选）

● 吸痰设备（如果患者不能咳嗽和清除分泌物）

● 正压振荡排痰设备（图24.2）

● 清洁手套（当有接触患者呼吸道分泌物的风险时）

● 宣教材料

操作步骤

1. 根据机构政策,使用至少两种方式核对患者身份信息（例如,姓名和生日,或者姓名和病案号）（TJC, 2016）。

2. 符合卫生保健提供者的每个代理政策的需求。

3. 进行呼吸评估以确定需要叩击和（或）振动的肺段（Volsko, 2013）。

4. 评估患者和家属对设备和程序的理解程度,并根据需要解释和阐述操作流程。

5. 按医嘱准备正压振荡排痰设备。

临床决策点：确认设备是否匹配患者的呼气流速。蓝色：不能保持呼气流量超过15 L/min且超过3秒的患者；绿色：能保持呼气流量大于或等于15 L/min且至少3秒的患者。

a. 初始设置：将正压振荡排痰设备频率调整为逆时针方向至最低阻力位。

b. 随着患者病情的改善或患者操作更加熟练时,通过顺时针方向转动,调节适当的阻力位。这个初始设置帮助患者适应设备。

临床决策点：确定是否有气雾剂药物治疗。如果有,在正压振荡排痰设备阀门的末端安装一个雾化器。

6. 指导患者：

a. 取舒适坐位。

b. 深吸一口气,但不要吸满,指导患者吸入大约75%的量。

c. 将口含嘴放入口中,紧密包裹。

d. 屏住呼吸2～3秒。

e.尽量不要咳嗽，在振动的同时，缓慢呼气3～4秒。

临床决策点：如果患者不能保持这段时间的呼气，按顺时针方向进行调整。顺时针调节增加了振动开口的阻力，允许患者以较低的流速呼气，或者有必要从蓝色换成绿色设备。

f.在患者能耐受的前提下，重复5～10次。

g.取出口含嘴，进行1～2次有力的呼气和咳嗽。

h.按顺序重复a～g的步骤。

7.肺部听诊。

8.测量生命体征和血氧饱和度。

9.检查痰的色、质、量。

10.口腔护理。

11.**使用反馈式教学**："我想确保我有效地展示了如何使用这个设备。告诉我你在进行气道治疗时如何使用正压振荡排痰设备。"如果患者或居家照护者不能正确反馈，立即调整或重新制订指导计划，以保证其正确掌握。

12.查看技能24.1的非预期结果。

13.记录患者对操作的耐受性，你对患者学习情况的评价。

操作指南 24.2　实施叩击和振荡排痰

体位引流过程中，护士、呼吸治疗师、经训练的居家照护者常结合胸部物理治疗，如胸部叩击或振动。临床医师会根据不同病变部位采取相应的治疗方法。通常人体自身纤毛黏液运动和咳嗽可有效清除气道分泌物，但当患者自身清除气道分泌物能力下降时，胸部叩击或振动可与体位引流结合使用（见技能24.1）。

胸部叩击是指将手握成空心掌或采用机械设备在患者胸壁实施节律性敲击，从而使滞留在支气管壁的分泌物松动。振动时，操作者将双手叠放于需实施振动的部位，在患者呼气时，利用肩部及手臂力量产生振动以使分泌物松动。(Strickland et al.，2013) 胸壁振动增强了呼气时胸廓的自然运动，有助于清除气道分泌物。

胸部叩击或振动仅在肋骨区域实施，应避开锁骨、乳房组织、胸骨、脊柱、腰腹部区域。

高频胸壁振荡仪

高频胸壁振荡器（high-frequency chest wall compression，HFCWC）由一个与空气脉冲发生器连接的可充气式背心组成。该装置可松动和清除气道分泌物（图24.3）。HFCWC系统向患者的胸外壁提供高频率、小体积呼气脉冲，有助于患有神经肌肉疾病、囊性纤维化、清理呼吸道无效的患者。此外，咳痰量在25～30 mL/d的患者也可采用该设备降低痰液黏稠度，帮助其咳嗽排痰。

授权与合作

执行胸壁叩击和振荡排痰的技能可以交由经训练的护理辅助人员（见机构政策）。护士负责患者呼吸道评估，与医师共同回顾患者胸部X线片，查看病变部位及具体需要实施治疗的部位。护士指导护理辅助人员完成以下工作：

●与疾病或治疗相关的防护措施。

●患者操作过程中如出现不耐受、疼痛、呼吸困难或生命体征改变，及时汇报护士。

用物准备

●听诊器

●病床（可调节成头低足高位；根据机构

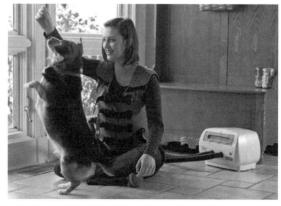

图24.3　**家用高频胸壁振荡背心**（版权所有 ©2012 Hill-Rom Services，Inc.经许可转载并保留所有权）

757

政策）

- 椅子（用于肺上叶）
- 1～4个枕头
- 水壶和水杯
- 纸巾和纸袋
- 带刻度的透明螺旋口容器
- 机械振动器或扣击器（可选）
- HFCWC装置，如背心式气道分泌物清除器
- 单层衣物
- 清洁手套（如果有接触患者呼吸道分泌物的风险）
- 口腔护理用物：牙刷、牙膏、漱口水（必要时准备洗必泰含漱剂）
- 负压吸引设备（可选）
- 听诊器、脉氧监测仪

操作步骤

1. 根据机构政策，使用至少两种方式核对患者身份信息（例如，姓名和生日，或者姓名和病案号）（TJC，2016）。

2. 翻阅病例，查看患者症状和体征，评估是否需要实施胸部叩击或振动（见技能24.1）。

3. 呼吸评估（包括生命体征、血氧饱和度、检查和触诊）及评估呼吸模式，包括呼吸肌群、呼吸频率和深度、肺下界移动度、胸壁运动和血氧饱和度。

4. 在体位引流过程中听诊肺部呼吸音（见技能24.1）。

临床决策点：禁忌证包括肋骨、锁骨或胸骨骨折，疼痛，严重呼吸困难，严重骨质疏松症。消瘦虚弱的骨质疏松症患者极易受伤，应指导使用其他排痰措施（如有效咳嗽，加强湿化）。

5. 触诊病变部位，检查了解有无疼痛、压痛、结构异常、呼吸时的肺移动度异常，或胸壁异常活动以及肌肉紧张。如果出现以上情况，继续胸部叩击或振动可能加重损伤或导致胸壁异常活动，故不建议使用。

6. 患者能够正确理解并配合实施治疗。

7. 详细解释操作流程：患者体位、感觉、操作方法、操作时长、背心用法（如果使用）、可能出现的不适或副作用。

8. 操作过程中嘱患者放松，做深呼吸。指导患者缩唇式呼吸，即呼气时缩唇，利用腹肌而非胸壁肌肉缓慢吐气，放松胸壁肌肉。

9. 执行手卫生，必要时戴手套。

10. 调整病床至合适高度，操作者站于床边，手臂置于体前，膝盖微曲。

11. 参考体格检查和胸部X线片结果定位治疗部位。协助患者取合适引流体位（表24.1），可放置枕头支撑，以保证患者的舒适度。

12. 实施胸部叩击或振动排痰。

a. 手动胸部叩击和振动

（1）参见表24.1，在可耐受的情况下，从引流部位胸壁上方开始，每个部位持续叩击3～5分钟，询问患者有无施力过大或皮肤刺痛等不适。

（2）双手并列放置于胸壁引流区域，四指并拢与拇指紧贴呈杯状，确保手掌外缘与胸壁紧贴，避免漏气（见插图）。

（3）利用肘、腕关节运动进行叩击，叩击通常持续5分钟，也可双手交替实施2～3分钟。

（4）交替叩击发出节律性如奔马般的拍击音，叩击速度可中速或快速，以患者感到舒适为宜。

（5）对病变部位实施胸壁振动（部位参见表24.1），如下所示，3次为一组，完成后指导患者咳嗽，促进痰液排出。

（a）手掌平放于胸壁上，嘱患者用鼻子缓

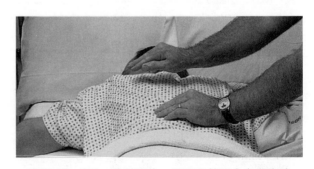

步骤12a（2） 胸壁叩击，双手交替叩击患者胸壁

慢深吸气。

（b）吸气后胸廓抬起，手掌轻抵胸壁。

（c）嘱患者屏气 2～3 秒，随后收紧腹部肌肉缩唇式呼气，胸壁肌肉自然放松而回落。

（d）患者呼气时，手掌轻压并振动胸壁（Volsko，2013）。

（e）重复振动 3 次，指导患者深呼吸，呼气时可进行一连串轻咳直至呼气末，咳嗽期间避免吸气。胸壁振动可在患者咳嗽时实施，须注意操作时应遵循胸壁的自然运动，必要时协助患者坐起咳嗽。

临床决策点：当患者的肺部分泌物过多伴肺囊性纤维化时，使用机械振动排痰效果优于手动振动排痰。

（f）关注患者的耐受度及是否能都按照指示有效呼吸。

（g）3 次振动伴咳嗽为一组，以患者耐受为宜，在各肺段上方实施 3～4 组。振动强度、实施应个性化选择。

b. 高频胸壁振荡器设备

（1）患者穿上背心，评估背心是否合适。

（a）背心放气状态下，调整搭扣使穿着舒适。

（b）背心上部应穿着于肩上，下部长及髋骨上方。

（2）评估胸壁运动。背心放气状态下不应影响正常呼吸。

（3）充气管连接机器与背心端口。连接电源。

（4）调节合适的压力范围；通常压力设定在 5～6 档。

（5）调节频率，通常频率设定在 10～15 Hz。

（6）遵医嘱实施雾化治疗。

（7）长按启动仪器进行高频振荡治疗。

（8）5～10 分钟后，结束治疗。

13. 如患者不能咳嗽咯痰，指导患者有效咳嗽或给予吸痰（见第 25 章）。

14. 行体位引流治疗，通常持续 15～30 分钟。

15. 协助患者清洁口腔。

16. 脱手套，执行手卫生。

17. 如需要长期治疗，指导患者及居家照护者学会在家中使用正压振荡排痰设备或高频胸壁振荡器。如果他们无法学会以上设备的使用，应考虑门诊使用或居家护理随访。

18. 肺部听诊。

19. 测量生命体征、血氧饱和度。

20. 观察痰液色、质、量。

21. **使用反馈式教学**："我们探讨了使用该背心清除呼吸道分泌物的重要性。那么，你能告诉我们为什么要清除呼吸道分泌物呢？"如果患者或居家照护者不能正确反馈，立即调整或重新制订指导计划，以保证其正确掌握。

22. 记录操作过程和患者的反馈，记录对患者学习情况的评价。

▶ 临床案例分析

一名大学生，29 岁，有肺囊性纤维化病史。等待肺移植期间长期行胸部物理治疗和药物治疗方案。1 周前，患者不慎感冒并持续恶化，常规治疗方法很难将其呼吸道分泌物清除，因并发肺部感染住院 3 日，现呼吸频率为 30 次/分，动脉血氧饱和度为 90%，予鼻导管给氧 2L/min。患者体温 38.8℃，胸部 X 线片显示双侧肺下叶肺炎及右中肺叶塌陷。

1. 根据胸部 X 线片，在胸部体格检查中可能发现什么，此外还会看到哪些症状和体征？

2. 医嘱予胸部物理治疗。应采用哪种姿势做体位引流？

3. 经过 24 小时积极的胸部物理治疗和体位引流，再行胸部 X 线片检查，显示没有改善。交班时，你应如何运用 SBAR 沟通模式向卫生保健团队汇报患者病情？

▶ 复习题

1. 患者每日须行 3 次体位引流。下列哪些是体位引流所需的准备工作？（选择所有符合条件的选项）

A. 鼓励患者摄入足量的液体

B. 开始 30 分钟前进食清淡饮食

C. 解释操作和定位方法

D. 关注胸部 X 线片结果并全肺听诊

E. 用药物或其他呼吸系统疗法协同治疗

F. 拟在全肺野行胸部物理治疗

2. 患者被安排做体位引流。请将操作步骤按顺序排列。

A. 监测生命体征和血氧饱和度

B. 将患者安置于合适体位，以利于相应肺段引流

C. 保持该姿势 10 ～ 15 分钟

D. 实施胸部物理治疗

E. 进行呼吸评估

F. 在不同体位之间安排休息时间

3. 患者在叩击与振动的过程中出现严重的呼吸困难和咯血。停止治疗后，优先采取哪些护理干预措施？（选择所有符合条件的选项）

A. 立即汇报医师

B. 应用支气管扩张剂缓解呼吸困难

C. 评估病情

D. 抬高床头

第 25 章

气 道 管 理

▶ 技能和步骤

技能 25.1　口咽吸痰

技能 25.2　气道内吸痰

操作指南 25.1　密闭式吸痰

技能 25.3　气管插管的护理

技能 25.4　气管切开的护理

▶ 学习目标

学习本章节后，护士能够具备如下能力：

● 掌握患者气道管理的安全指南。

● 讨论以患者为中心的气道管理方法。

● 描述气道管理的护理干预措施。

● 讨论气道内吸痰的适应证。

● 讨论气管切开的适应证。

● 正确进行口咽、鼻咽、鼻支气管、气管内吸痰及气管插管和气管切开护理。

● 掌握气管插管、气管切开套管气囊的正确充气方法。

● 更换气管切开套管或气管导管。

▶ 目的

气道管理包括维持患者呼吸系统，如口、鼻、上呼吸道、气管和下呼吸道通畅的护理干预措施。其首要目标是保护气道，加强并维持充足的组织供氧。

▶ 护理标准

● 美国呼吸护理协会临床实践指南，2004——经鼻吸痰

● 美国呼吸护理协会临床实践指南，2010——机械通气患者人工气道内吸痰

● 美国呼吸护理协会临床实践指南，2012——有创或无创性机械通气过程中的湿化

● 医疗改进研究所，2012——指南：预防呼吸机相关性肺炎

● 联合委员会，2016——患者安全目标，患者身份识别

● 美国呼吸护理协会临床实践指南，2011——呼气末二氧化碳测定

▶ 实践准则

● 当气道出现黏液阻塞、机械性梗阻（即上呼吸道的软组织）或异物阻塞时，可采取多种技术开放气道或保持气道通畅。

● 补充水分、体位摆放、营养、胸部物理疗、深呼吸、咳嗽、湿化、呼吸功能训练器和雾化治疗均为非侵入性操作技术，有助于保持气道通畅。

● 对于无气道保护或气道自洁能力差的患者，以及无法通过咳嗽、胸部物理治疗或其他无创措施清除痰液的患者，可考虑进一步有创措施，如吸痰、建立人工气道。

• 人工气道（如气管切开套管或气管导管）为塑料或橡胶装置，可插入上、下呼吸道以促进通气或清除分泌物。

▶ 以患者为中心的护理

• 人工气道会影响患者的交流能力，可能导致患者出现恐惧、受挫、焦虑和无助。

• 改善与人工气道患者沟通的建议包括开发替代手段或创造良好的环境以促进患者、家庭及卫生保健团队间的有效沟通（Grossbach et al.，2011；Tsay et al.，2013）。

• 当人工气道患者无法进行有效沟通时，评估其愤怒和受挫的程度，并考虑采取个性化和创新性的沟通方法（Grossbach et al.，2011；Tsay et al.，2013）。

• 护士须使用适合不同文化背景、通俗易懂的语言对患者及其居家照护者进行全面的教育，并确认他们了解相关操作与检查。

• 为患者提供交流方式时，与居家照护者的合作至关重要。建立良好的沟通，有助于增加患者和居家照护者对护理的信任感，促进护患合作，保持关系融洽（Grossbac et al.，2011）。

• 语言不通的患者和居家照护者，医护人员须额外关注，以防对治疗产生误解。

• 可求助于专业翻译或其他沟通用具的帮助，以便患者和居家照护者了解人工气道及后续治疗。

• 评估患者的基础功能状态。确保听力受损的患者助听器在位并正常工作，以便于沟通。让患者佩戴眼镜并使用图片或写字板等交流用具。如需书写，须评估患者的优势手及肌肉力量（Grossbach et al.，2011）。

▶ 循证护理实践

• 对于如何定义呼吸机相关性肺炎和呼吸机相关事件长期以来备受关注。疾病控制和预防中心（CDC，2016）为准确诊断制定了一系列的临床标准。

• VAE 的诊断要点为使用呼吸机一段时间后，在呼吸状态稳定或改善的情况下发生恶化，有感染或炎症的征象且实验室结果显示呼吸道感染。

• 诊断为 VAE 的患者需机械通气超过 2 日（CDC，2016）。

• VAP/VAE 集束化措施可用于指导临床护理实践（见技能 23.5）。主要干预措施如下：①床头抬高 30°～45°。②镇静患者每日唤醒，每日评估拔管指征。③预防消化性溃疡。④预防深静脉血栓（排除禁忌证）。⑤使用葡萄糖酸氯己定溶液进行日常口腔护理。⑥谵妄的监测与管理。⑦早期活动与功能训练（IHI，2012；Lamb，2015）。

• 针对心脏直视手术患者，密闭式吸痰技术优于开放式吸痰技术。密闭式吸痰对平均动脉血压和血氧饱和度值的影响要小于开放式吸痰（Özden 和 Görgülü，2014）。

• 与开放式吸痰相比，密闭式吸痰利大于弊，如避免呼气末正压的丢失，有助于减少低氧血症的发生，降低医疗成本及护理人员暴露于肺分泌物的风险（Branson et al.，2014）。

• 由于气管内导管生物膜的形成可能增加 VAP 发生的风险，用于降低生物膜形成危险的新产品正处于开发阶段。

• 这些新产品包含去除导管内生物膜以清除分泌物的系统。

• 银涂层、gendine 涂层（一种含龙胆紫和洗必泰的新型杀菌剂）和 gendine 涂层的气管内导管其预防生物膜形成的有效性也处于研发中（Branson et al.，2014）。

• 全自动气囊压力监测装置可用于维持人工气道气囊压力稳定，更有利于气道护理（Branson et al.，2014）。

▶ 安全指南

• 了解患者的生命体征和血氧饱和度水平的基线值。基线生理指标可作为识别个体异常或疾病恶化的手段。

• 了解患者的病史。吸烟会改变正常的黏膜纤毛清除率。某些疾病如慢性阻塞性肺病、哮喘、囊性纤维化、肺炎、胸部手术、胸部创伤和腹部手术会增加患者呼吸道阻塞的风险。

● 识别增加患者吸入胃内容物导致气道阻塞的危险因素，包括使用肠内营养管或经鼻、经口胃管，意识水平的降低和吞咽能力下降。

● 吸痰过程易导致颅内压升高 (Galbiati 和 Paola，2015)，故给头部受伤的患者吸痰时须谨慎。可通过吸引前过度通气导致的低碳酸血症诱导血管收缩，以减少此类风险，从而降低颅内压升高的危险。

● 了解患者是否有鼻腔病变，如鼻部创伤、鼻息肉、鼻中隔偏曲或慢性鼻窦炎。过敏性疾病可能会导致黏膜肿胀，使鼻腔狭窄，吸痰管难以插入。

● 回顾患者过去 12 或 24 小时的呼吸情况。与基线值相对比，有助于区分患者渐进性或急性的病情变化。

● 对上呼吸道和下呼吸道进行系统评估，包括确定呼吸频率、呼吸形式、辅助呼吸肌群、呼吸音、有效咳嗽的能力、胸廓完整性和痰液的性征。

● 了解并熟悉医疗设备的使用。人工气道、吸痰管和吸引器种类繁多，在使用前了解如何操作方能有效治疗。

● 使用前检测设备性能。备齐用物于床旁，设备正常运行以保障护理的安全性。确定吸引器能产生足够负压，并在床边备好吸痰管和相应设备。

● 了解药物和其他疗法的副作用。一些药物如 β- 肾上腺素能受体阻滞剂可导致支气管痉挛，阿片类药物和镇静剂可导致呼吸抑制，氧气过量对慢性高碳酸血症患者可导致呼吸抑制（动脉二氧化碳分压升高）。某些体位变化也会对患者产生不利影响，如呼吸肌脊髓神经支配受损的患者，仰卧位使膈肌位置偏移会增加误吸的风险。

● 不建议在气道吸引时滴入生理盐水 (Branson et al.，2014)。

技能 25.1　口咽吸痰

杨克氏吸引管或称为扁桃体尖端吸引装置，用于口咽吸痰（即经口腔去除咽部分泌物）（图 25.1）。杨克氏吸引管由硬质的、弹性最小的塑料制成。该吸引管尖端常有一个大的和几个小的开口，施加负压使黏液通过该开口进入。杨克氏吸引管的折角是为了便于清除患者口腔分泌物。口咽吸痰仅用于清除咽喉后壁的分泌物，若患者能有效咳嗽，但无法清除分泌物，例如患有神经性肌肉损伤而无法控制口腔分泌物的患者，则实施口腔吸引。使用人工气道或吞咽障碍的患者需使用杨克氏吸引管来保持口腔卫生。

授权与合作

口咽吸痰的技能可授权给护理辅助人员，口腔或颈部手术患者除外。护士须负责评估患者的呼吸状况。护士指导护理辅助人员完成以下工作：

● 对于口咽部吸痰有相对禁忌症的特殊患者，需注意（例如，适当负压、预期的吸引频次以及预期的分泌物颜色和量）。

● 负压过高或不足的危险。

● 避免在口腔缝合处、敏感组织上施加负压，避免导管在鼻部或口腔停留。

● 避免激发呕吐反射。

● 在吸引过程中或吸引后患者出现生命体

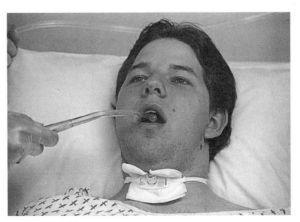

图 25.1　口咽吸痰

征、血氧饱和度、痰液性质改变（如血性），呼吸困难或不适应立即汇报护士。

用物准备

- 杨克氏吸引管或扁桃体尖端吸引装置
- 清洁手套
- 浴巾、毛巾或一次性纸巾
- 口罩、护目镜或面罩；必要时穿隔离衣

- 一次性杯子或清洁容器
- 自来水或生理盐水（约 100 mL）
- 带调节阀的吸引器或壁式吸引装置
- 连接管（约 15 cm）
- 口咽通气管
- 按需准备面巾
- 脉氧监测仪、听诊器
- 连接氧气的简易呼吸器（袋—阀—面罩）。

步骤	要点说明

护理评估

步骤	要点说明
1. 根据机构政策，使用至少两种方式核对患者身份信息（例如，姓名和出生日期，或者姓名和病案号）。	确认患者身份。符合联合委员会标准并保证患者安全（TJC，2016）。
2. 识别气道阻塞的危险因素：咳嗽或呕吐反射减弱，呼吸肌肌力减弱，吞咽障碍，意识水平下降。	危险因素可导致患者出现误吸或清理呼吸道能力下降。
3. 评估缺氧的症状和体征：焦虑，意识水平的改变，生命体征的改变，SpO₂ 下降，异常呼吸音（见注释 23.1）。	口咽吸痰可改善因分泌物积聚导致的氧合变化。
4. 保持脉氧监测仪在适当部位，监测患者血氧饱和度（见第 5 章）。	了解患者血氧饱和度的基线值和判断氧合状态变化的早期指标。有助于评估患者在口咽吸痰过程中和之后的病情。
5. 判断患者持管的能力及使用吸引管的相关操作知识。	鼓励患者配合，最大限度地减少风险和焦虑，按需宣教。但生理因素（如上肢移动能力）受损会影响患者用吸引管清除口腔分泌物的能力。
6. 评估上呼吸道梗阻的症状和体征：呼吸时出现哮鸣音，烦躁，口腔分泌物过多，流涎，口腔内可见胃内容物或咳嗽无效。	上呼吸道分泌物可导致气道阻塞和缺氧。呕吐、胃排空延迟、食管括约肌受损、咳嗽、吞咽反射受损或输注肠内营养等，可增加患者吸入胃内容物和气道阻塞的风险。
7. 听诊异常呼吸音（见第 6 章和技能 25.2）。	听诊是否存在下呼吸道分泌物并确定判断的基准线。

护理诊断

● 缺乏吸痰的相关知识	● 吞咽障碍	● 有误吸的危险
● 清理呼吸道无效	● 有感染的危险	● 气体交换受损
● 低效性呼吸形态		
根据患者的状况或需求，个体化处理其相关因素 / 危险因素。		

步骤	要点说明

护理计划

1. 完成下列步骤后所能达到的预期结果：	
● 呼吸时未再闻及哮鸣音。	吸引有效，上呼吸道分泌物得以清除。
● 流涎症状减少或消失。	流涎过多表示患者无法清除口腔分泌物。
● 口腔内未见胃内容物。	口腔内残留胃内容物会增加患者发生吸入性肺炎的危险。
● SpO_2 改善或维持在患者的正常基线值。	清理分泌物有助于提高血氧饱和度。
临床决策点：慢性肺部疾病患者经口咽吸痰后 SpO_2 值可能保持不变，患者基线值可能低于标准正常值（＞95%）（Grindrod，2015）。	
2. 执行手卫生，备齐用物，拉上隔帘或关门。	确保操作流程条理有序，保护患者隐私。
3. 向患者解释操作流程和目的，告知其如何清除气道分泌物并缓解呼吸困难，解释咳嗽、恶心或打喷嚏（不太常见）是正常现象，仅持续几秒。鼓励患者咳出分泌物，指导患者咳嗽时保护伤口。若病情允许可进行咳嗽练习。	当吸引咽后壁或分泌物过多时易引起恶心或咳嗽，咳出该部位的分泌物可减少吸痰需求。咳嗽或恶心时，固定伤口可减少腹部切口不适。
4. 协助患者取半坐卧位或坐位，将毛巾、衣物或纸巾垫在患者的颈部和胸部。	提高患者的舒适度，清除气道分泌物，毛巾等可避免污染衣物和床铺。

护理措施

1. 戴清洁手套，若分泌物飞溅，可戴口罩或面罩，按需采取隔离防护措施，穿隔离衣。	减少微生物传播。
2. 用杯子或容器装约 100 mL 无菌水或生理盐水。	用于清洁吸引管，评估设备功能。
3. 将连接管的一端连接吸引器，另一端连接杨克氏吸引管，打开吸引器，调节合适负压（婴儿 80 ~ 100 mmHg；儿童 100 ~ 120 mmHg；成人 100 ~ 150 mmHg）（AARC，2004）。	准备吸引用物，负压过高会增加口腔黏膜损伤的危险，故负压不应超过 150 mmHg（AARC，2004）。
4. 将吸引管尖端放入杯子或水盆中，试吸少量水或生理盐水，检查吸引器性能。	确保设备功能完好，润滑吸引管。
5. 使用氧气面罩者，移开氧气面罩放于面颊旁，使用鼻导管者可保留。	可靠近嘴角，减少缺氧的危险。
临床决策点：在吸痰过程中若 SpO_2 ＜ 90% 或出现呼吸窘迫，立即给氧。若患者出现严重急性呼吸窘迫或 SpO_2 下降，准备使用简易呼吸器辅助通气。	
6. 将吸引管沿门齿线插入咽部，在口中旋转至分泌物清除。鼓励患者咳嗽后戴上氧气面罩。	移动吸引管可防止吸引管前端嵌顿于口腔黏膜表面引起组织损伤。 咳嗽可促使分泌物从下呼吸道排出至口腔和上呼吸道。
临床决策点：对近期行口腔或头颈部手术的患者使用杨克氏吸引管时须谨慎。对于咽部手术的患者，如扁桃体切除术，避免过度吸引与咳嗽。否则将导致手术创口恶化，增加感染或出血的风险（Hockenberry 和 Wilson，2015）。	

步骤	要点说明
7. 用无菌水或生理盐水冲洗吸引管直至分泌物清除干净，关闭负压，将吸引管置于清洁干燥处。	冲洗吸引管，减少微生物传播，且清洁的吸引管能有效传递负压。
8. 若患者皮肤沾上分泌物，应及时清洗。	避免皮肤受损。
9. 动态观察呼吸状况，必要时重复吸引。若呼吸状况没有改善，可能须使用常规吸引管实施气道内吸痰（见技能 25.2）。	根据患者呼吸情况，护士选择继续、停止或更改护理干预措施。
10. 取下污染的毛巾、衣物或一次性纸巾清洗或丢弃。安置患者体位，若患者意识水平下降，可采用西姆斯卧位或侧卧位以利于引流。	减少微生物传播。 促进口腔分泌物排出。
11. 将剩余的无菌水或生理盐水丢弃至合适容器，非一次性容器用温肥皂水冲洗并用纸巾擦干（见机构政策），一次性杯子放入合适容器。	减少微生物传播，保持无菌，潮湿的环境易滋生细菌。
临床决策点：将吸引管放置于非密闭的容器如牛皮纸或塑料袋中，悬挂于床边或放于吸引装置旁。请勿将吸引管存放于分泌物或排泄物接触的地方，以免滋生细菌。	
12. 脱下并妥善处理手套、口罩、面罩，执行手卫生。	减少微生物传播。
13. 合理安置患者体位并保持口腔卫生。	提高患者的舒适度。

护理评价

1. 评估并对比操作前后的状态。	识别吸引操作过程中的生理性反应。
2. 听诊胸部与气道的杂音。	若下呼吸道闻及杂音表明需下呼吸道吸痰。
3. 检查口腔内是否残留呕吐物与分泌物。	清理口腔和呼吸道以防止误吸。
4. 记录吸引前后的 SpO_2 值并与基线值比较。	为吸痰操作的有效性提供客观数据（AARC，2004）。
5. 使用反馈式教学："我想确认你是否掌握了我所说的口腔吸引操作的原因和方法，你演示一下你是如何使用吸引管的？"如果患者或居家照护者不能正确反馈，立即调整或重新制订指导计划，以保证其正确掌握。	确定患者和居家照护者对指导内容的理解水平。
非预期结果	相关措施
1. 患者呼吸窘迫加剧。	● 进一步吸痰或实施经鼻腔、气道内吸痰（见技能25.2）。 ● 评估是否需要其他保护气道方法（如经口气管插管、口咽通气管、定位评估）。 ● 保证氧供。 ● 汇报医护人员。
2. 吸出血性分泌物。	● 评估口腔黏膜损伤。 ● 降低负压。 ● 观察吸引管尖端是否引起黏膜损伤。 ● 加强口腔护理。

记录与报告

- 在电子健康档案或纸质病历上记录分泌物的色、质、量、气味、吸引次数、患者反应及吸引前后的心肺评估结果。
- 通过安全口腔吸引的反馈式教学，记录患者及居家照护者的理解程度。
- 向医护人员汇报病情变化，例如呼吸窘迫加剧。

注意事项

健康教育

- 指导患者及居家照护者避免吸引管落地并指导其如何清洁被污染的吸引管（见居家护理注意事项）。
- 提供呼吸状态恶化有关的症状和体征。

儿科患者

- 婴儿及儿童呼吸道较成人呼吸道小，即使是少量的黏液也会造成气道阻塞，须选用更小的吸引管（Hockenberry 和 Wilson，2015）。
- 新生儿和儿童可采用球形吸引器吸引口腔。正确使用球形吸引器，插入口腔前挤压球部，降低分泌物强制进入下呼吸道的风险。如果球形吸引器无法去除分泌物，请使用合适尺寸的机械吸引装置（Hockenberry 和 Wilson，2015）。
- 婴幼儿吸引负压应低于成人（Hockenberry 和 Wilson，2015）。
- 将呼吸困难或大量呕吐的患儿置于侧卧位以降低误吸危险（Hockenberry 和 Wilson，2015）。
- 特别注意婴儿的吸引持续时间不应超过 5 秒，以防缺氧，吸引间隙给氧 30 ~ 60 秒（Hockenberry 和 Wilson，2015）。
- 先抽吸口腔，然后抽吸鼻腔以降低误吸的危险，尤其是新生儿（Hockenberry 和 Wilson，2015）。

老年患者

- 吃饭前、中、后的口腔吸引有助于吞咽困难的患者进食。

- 老年人口腔黏膜较干燥（Touhy 和 Jett，2014），若发生出血，降低负压。
- 由于咳嗽和吞咽反射减弱，吞咽困难的发生率增加，老年人易误吸口腔分泌物（Touhy 和 Jett，2014）。

居家护理

- 根据居家护理协议，确保患者和居家照护者了解每 24 小时清洁消毒或更换分泌物收集容器。许多机构将一次性分泌物收集罐作为生物危害物质整体密封处理。
- 评估患者和居家照护者的知识水平，以确定达到目标所需的指导次数和家庭随访频率。
- 评估家中是否存在呼吸道刺激物，包括香烟烟雾、灰尘、花粉、动物皮屑、霉菌或化学物质。

长期照护

- 多达 60% 住在养老院的患者患有吞咽困难，易发生误吸。对所有患者进行吞咽困难筛查，并确保该机构有相应的操作设备（Touhy 和 Jett，2014）。

技能 25.2 气道内吸痰

当患者不能自主排痰时，须实施吸痰操作。若仅在鼻腔及口腔有分泌物，则仅须吸引口咽部，但大多数情况下，须同时吸引咽部和气管。当清除口咽部分泌物时，尽量使用口咽部吸痰法（见技能 25.1）。若分泌物清除不尽，可能会被误吸进入肺部，增加了肺部感染、呼吸机相关肺炎和呼吸衰竭的危险。下呼吸道滞留的分泌物有必要用气道内吸痰来清除。

气道内吸痰是一种无菌操作。当患者无法自行清除呼吸道分泌物时须将吸痰管插入下呼吸道清除分泌物，以保证最佳的通气和氧合，有无人工气道均可使用该方法。

气道内吸痰可导致多种并发症，包括低氧血症、心律失常、血压变化（高血压或低血压）、喉或支气管痉挛、疼痛、感染或心动过缓。心动过缓与迷走神经的刺激有关。气道内吸痰甚至可能并发心跳、呼吸骤停。经鼻插入吸痰管可致鼻腔黏膜破损和出血（Urden et al., 2016）。

评估患者病情以决定气道吸痰的频率，而非千篇一律（Branson et al., 2014；Urden et al., 2016）。吸痰指征包括：血氧饱和度低于90%、气道中可见分泌物、患者无法有效咳嗽；听诊气道闻及粗湿啰音和急性呼吸窘迫。若患者有人工气道和（或）机械通气，其他吸痰指征还包括呼吸机显示屏上的呼吸气流曲线呈锯齿状、吸气峰压增高或潮气量下降、二氧化碳波形异常或疑似误吸（AARC, 2010；Özden 和 Görgülü, 2012；Walsh et al., 2011；Wiegand, 2011）。

人工气道吸痰

气管插管和气管切开套管是为保持气道通畅，防止气道阻塞而置入的人工气道。其作用是为机械通气提供通路，方便去除气道分泌物，保护呼吸道以防咳嗽或咽反射受损的患者出现误吸。

气管插管

气管插管是由医务人员或其他经过专门培训的人员（例如，经过认证的注册护士、麻醉师、呼吸治疗师或救援人员）实施的操作。气管插管经鼻（鼻气管导管）或经口（最常见）通过会厌和声门进入气管（图25.2）插入。经口气管插管由塑料或橡胶制成。成人（或部分儿童）型号的气管插管前端有一气囊。当气囊充气时，可封闭气道以防止口腔分泌物或胃内容物被吸入肺中，并防止机械通气时空气通过上呼吸道逸出。一些新型气管插管还有端口可用于持续声门上吸引。

气管插管的留置时间尚有争议，长期气管插管的并发症包括喉部和气管狭窄、环状脓肿（Urden et al., 2016）。何时更换气管插管为气管切开套管尚无定论。建议留管时间为 7～10 日，最长不超过 21 日（Durbin, 2010；Morris et al., 2013；Urden et al., 2016）。若患者有出现呼吸道自身并发症的迹象，例如口腔黏膜溃疡，则须咨询医护人员。与气管插管相比，已知气管切开套管的优点包括降低镇静水平、缩短机械通气时间（使患者脱离呼吸机）、缩短ICU住院时间（Durbin, 2010）。

气管切开套管

根据患者的情况，气管切开可以是临时的，也可以是永久性的。它通过在颈部切开一小切口

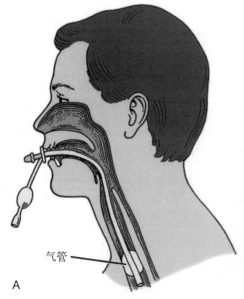

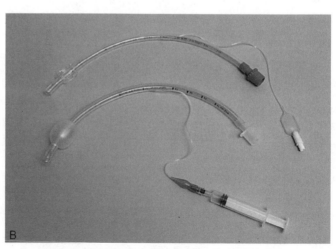

图 25.2　A. 附带气囊的气管插管 B. 未充气的气管插管和使用注射器充气的气管插管

将管道直接置入气道。气管切开的适应证包括需长时间机械通气，继发于创伤或肿瘤的上呼吸道梗阻，脊髓损伤或神经肌肉疾病导致的气道清理困难（Myatt，2015；Urden et al.，2016）。气管套管由几种不同的材料制成，包括聚氯乙烯、硅基塑料、不锈钢或金属化合物。金属材质的气管切开套管具有热敏性，应防止过热或过冷，以免患者发生组织损伤。大多数金属和塑料气管切开套管附带一个内套管，该套管可暂时取出以清除阻塞气道的黏液而无需移除整个气管切开套管（见技能25.4）（Myatt，2015；Urden et al.，2016）。

近年来，密闭式吸痰管在人工气道吸痰中的应用增多。使用密闭式（in-line）吸痰可以在不使用无菌手套或面罩的情况下更快地进行下呼吸道吸痰，且不会中断危重患者的通气与氧合（见操作指南25.1）。采用密闭式吸痰法时，无需断开人工气道与呼吸机的连接，无呼气末正压的丢失（Branson et al.，2014）。该方法的其他优点包括提供了更快速有效的吸痰（Özden 和 Görgülü，2014）。密闭式与开放式吸痰相对比，呼吸机相关性肺炎的发生率无差异（Branson et al.，2014），然而，密闭式吸痰可降低医护因暴露于患者分泌物而发生感染的危险（Urden et al.，2016）。

授权与合作

新置入的人工气道吸痰不能授权于护理辅助人员。在某些机构中，在护士确定气管切开套管稳定的情况下，护理辅助人员可以执行该操作。护士指导护理辅助人员完成以下工作：

● 吸氧指证、清洁与无菌吸痰技术应用的细节要点。

● 合理控制吸引压力，减少因负压过大或不足引起的危险。

● 汇报患者病情变化，如呼吸状况、意识水平、躁动、分泌物颜色和数量改变，以及咳嗽或恶心未能缓解。

● 患者出现面色、生命体征改变或主诉疼痛不适时及时汇报。

用物准备

● 听诊器

● 脉氧监测仪

● 便携式或壁式吸痰器

● 连接管（约15 cm）

● 床头柜

● 口罩、护目镜或面罩、必要时穿隔离衣

气管插管内或气管切开处吸痰

● 大小合适的吸痰管，通常为12～16Fr（可有效去除分泌物的最小直径，最好不超过人工气道内径的一半，使 PaO_2 降低最小化）（AARC，2010；Branson et al.，2014）

● 两副无菌手套或一副无菌手套和一副清洁手套

● 清洁毛巾或纸巾

● 小型 Y 型适配器（若导管没有吸力控制端口）

● 盛装溶液的无菌容器

● 无菌生理盐水或无菌水，约100 mL

● 脉氧监测仪，听诊器和呼气末二氧化碳检测器

● 简易呼吸器和大小合适的面罩

● 带呼吸末正压通气阀的简易呼吸器

步骤	要点说明
护理评估	
1. 根据机构政策，使用至少两种方式核对患者身份信息（例如，姓名和生日，或者姓名和病案号）。	确保患者正确。符合联合委员会标准并保证患者安全（TJC，2016）。

步骤	要点说明
2. 执行手卫生,如果有接触分泌物的危险,应佩戴手套。评估上、下呼吸道梗阻需吸痰的症状和体征:呼吸节律异常、异常呼吸音、流涕、痰鸣音、流涎、躁动、口腔内残留分泌物或呕吐物、咳嗽无法清除气道分泌物和(或)异常呼吸音加重。	上、下呼吸道出现分泌物和组织供氧不足导致相关症状和体征的出现。吸痰前评估,可提供基线情况判断是否吸痰和评价吸痰的有效性(Branson et al.,2014)。
3. 评估与缺氧和高碳酸血症有关的症状和体征:血氧饱和度降低,脉搏加快,血压升高,恐惧,焦虑,注意力不集中,嗜睡,意识水平下降,意识模糊,头晕,行为改变(例如烦躁不安),心律不齐,面色苍白和发绀(晚期的缺氧征象)。须持续监测血氧饱和度。	组织氧合减少导致出现相关症状和体征。提供吸痰前的基线情况来衡量患者对吸痰的耐受性以及吸痰对血氧饱和度的改善效果。
4. 评估上、下呼吸道阻塞的危险因素,包括:慢性阻塞性肺病,移动能力受损,意识水平下降,留置鼻胃管,咳嗽或咽反射减弱,吞咽能力下降。	这些危险因素可导致患者清除气道分泌物的能力下降,增加分泌物残留的危险,则需鼻咽或鼻气管吸痰(Urden et al.,2016)。
5. 识别清理呼吸道无效风险增加的患者(例如意识水平下降、肌肉或神经系统损害的患者,或有影响上、下呼吸道功能的解剖因素,例如近期接受头、胸或颈部肿瘤手术)。	神经系统状态改变和神经肌肉损伤增加了患者清除呼吸道无效的可能性。异常的解剖结构或头颈部手术/创伤和呼吸道及其周围组织肿瘤会影响正常分泌物清除机能。淤积的肺分泌物可影响患者通过咳嗽机制有效清理呼吸道的能力(Urden et al.,2016)。
6. 评估是否存在以下情况:人工气道中可见分泌物或分泌物过多,呼吸窘迫(呼吸费力和频率加快),听诊时闻及干啰音,剧烈咳嗽,吸气峰压升高(若患者使用呼吸机),呼吸机监护仪上出现锯齿状,二氧化碳图波形改变(若患者使用呼吸机)或血氧饱和度下降(Branson et al.,2014)。	应按需吸痰而非按时吸痰(Lewis et al.,2017;Myatt,2015)。
7. 用呼气末二氧化碳检测器评估气管插管是否通畅。	气管插管可能会因分泌物过多而移位或阻塞。呼气末二氧化碳检测器对 pH 敏感,可识别残留的分泌物导致的 CO_2 水平变化(Walsh et al.,2011)。
8. 评估可能影响分泌物量和浓度的因素: a. 体液平衡。 b. 湿化不足。 c. 感染(如肺炎)。	分泌物黏稠且量多会增加气道阻塞的风险。体液过量会增加痰液分泌量,而脱水会导致分泌物变黏稠。 环境可影响分泌物的形成和气体交换。当患者不能有效清除分泌物时需气道内吸痰。 呼吸道感染患者分泌物易增多、黏稠,更难咳出。
9. 对于气管内吸痰,在容量控制模式下评估吸气峰压或在压力控制模式下评估潮气量。	吸气峰压升高或潮气量减少指示气道可能阻塞(Urden et al.,2016)。
临床决策点:操作过程中持续监测患者的生命体征,血氧饱和度,呼气末二氧化碳和呼吸状态(Wiegand,2011)。	
10. 鼻支气管吸痰的禁忌证(AARC,2004):鼻腔阻塞,鼻腔出血,会厌或假膜性喉炎,急性头面部、颈部外伤或手术,出血性疾病,凝血障碍,高敏性气道、喉痉挛或支气管痉挛,胃部高位吻合术,心肌梗死。	这些病列为禁忌证是由于经鼻吸引可导致面部创伤或手术切口的继发性损伤,加重鼻腔出血或在出、凝血性疾病情况下导致严重出血。在会厌或假膜性喉炎、喉痉挛或高敏性气道的情况下,吸痰管通过鼻腔可引起难治性咳嗽、低氧血症和严重支气管痉挛,需紧急气管插管或行气管切开术。低氧血症可能会加重心肌梗死时的心脏损害(AARC,2004)。
11. 核查实验室检查中的痰微生物学检查结果。	某些微生物由于毒性或耐药性更易于传播或需要隔离。

步骤	要点说明
12. 判断患者是否存在恐惧、焦虑、注意力下降、嗜睡、意识水平下降（尤其是急性）、易疲劳、头晕、行为改变（尤其是易激惹）、脸色苍白、发绀、呼吸困难或使用呼吸辅助肌。	这些是缺氧伴或不伴高碳酸血症的症状和体征，借此判断是否需要吸痰。这些迹象有助于判断患者的合作程度。
13. 评估患者对操作的理解程度和是否存在疑虑。	提示有无必要进一步指导或提供社会心理支持。

护理诊断

● 焦虑	● 舒适度的改变	● 清理呼吸道无效
● 知识缺乏	● 气体交换受损	● 低效性呼吸形态
● 自主呼吸受损	● 有误吸的危险	● 有感染的危险
● 疲乏	● 吞咽障碍	
根据患者的状况或需求，个体化处理其相关因素 / 危险因素。		

护理计划

1. 完成下列步骤后所能达到的预期结果：	
● 呼吸时气道内的痰鸣音、湿啰音、干啰音、哮鸣音减少或消失。	异常呼吸音减少或消失表明呼吸道分泌物得以清除。
● 患者心率、血压、呼吸频率和肌力均在正常范围内。	当呼吸道分泌物被清除、氧合改善时，患者生命体征和呼吸均得以改善。
● 患者 SpO_2 达到或高于基线水平，而呼气末二氧化碳浓度（若监测中）达到或低于基线水平。	说明气体交换得到改善。
临床决策点：呼气末二氧化碳浓度的正常范围是 35 ~ 45 mmHg，但肺部疾病患者的呼气末二氧化碳浓度往往有异常，须确保患者的呼气末二氧化碳浓度值低于正常基线。	
● 患者的吸气峰压回落至基线值，而呼出的潮气量增加至基线值。	表明分泌物已清除。
2. 协助患者取舒适卧位，推荐半坐卧位或坐位。	减少对呕吐反射的刺激，促进患者舒适和分泌物的引流，防止误吸。
3. 若读数未显示，将脉氧监测仪套在患者的手指上，读数出现后保留脉氧监测仪在位。	持续监测 SpO_2 值以判断患者对吸痰的反应。
4. 向患者解释该操作如何帮助其清理呼吸道并缓解呼吸困难。解释在操作过程中出现暂时性咳嗽、打喷嚏、呼吸困难或急促是正常现象。	鼓励患者配合，尽量减少操作风险，减少患者的焦虑和痛苦。

护理措施

1. 执行手卫生并适当使用个人防护设备（清洁的手套、戴面罩或带护目镜的面罩，必要时穿隔离衣）。	减少微生物传播。
2. 抬高床头至合适的高度，放下近侧床栏，检查床刹。	遵循节力原则，防止患者受伤，防止床移动。

步骤	要点说明
3. 将连接管的一端连接吸痰装置，另一端放置于靠近患者方便处。打开吸痰装置，调节压力在能有效地清除分泌物的最低水平。成人的负压设置值通常在100～150 mmHg(新生儿为60～100 mmHg)(AARC, 2010)。负压不应超过180 mmHg (Branson et al., 2014)。堵住吸痰管末端检查负压。	确保设备功能完好。负压过大会损伤气管黏膜并加重缺氧症状 (Wiegand, 2011)。
4. 准备各种类型的吸痰管：	
a. 使用无菌技术打开吸痰工具包或吸痰管包装。若使用无菌治疗巾，将其放在患者的胸部或床头柜上，避免污染吸痰管。	备好吸痰管，保持无菌状态，减少微生物传播。铺设无菌治疗巾用于放置吸痰管。
b. 打开无菌容器放于床头柜上，避免接触无菌容器内面。倒入100 mL生理盐水或无菌水（见插图）。	吸痰后使用生理盐水和无菌水清洗吸痰管。
c. 若经鼻气管吸痰，用水溶性润滑剂少量涂抹于吸痰管。注：人工气道吸痰不需要润滑剂。	水溶性润滑剂有助于避免脂质吸入性肺炎，润滑剂过量可堵塞吸痰管。
5. 双手戴无菌手套或非惯用手戴清洁手套，惯用手戴无菌手套。	减少微生物传播并保持吸痰管无菌。
6. 在不跨越无菌区的原则下，惯用手持吸痰管。非惯用手持连接管，将吸痰管固定在连接管上（见插图）。	保持吸痰管无菌并将其连接到吸引器。
7. 将吸痰管头端放入无菌盘，堵住抽吸口从无菌盘抽吸少量生理盐水。	确保设备功能完好。润滑吸痰管内部。
8. 气道内吸痰：	
a. 经鼻咽或鼻支气管吸痰：	
（1）若病情允许，嘱患者深呼吸，或通过氧气管或面罩（遵医嘱）增加氧气流量。	可降低低氧血症的危险。
（2）用水溶性润滑剂轻轻涂抹吸痰管远端（6～8 cm）。	润滑吸痰管以便插入。
（3）若可行，用非惯用手去除吸氧装置。	经鼻腔插入吸痰管。

临床决策点：吸气时会厌处于开放状态，故应确保在患者吸气时插入吸痰管，尤其是将其插入气管时。在患者吞咽时不要插入，否则吸痰管很可能会进入食管。切勿在插入过程中施加负压，会导致患者咳嗽。若患者恶心呕吐，提示吸痰管可能误入食管，须立即取出。

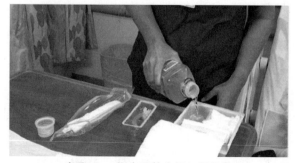

步骤 4b 将生理盐水倒入无菌盘

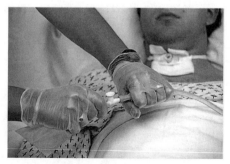

步骤 6 连接吸痰管至连接管

步骤	要点说明
（a）经鼻咽（避免施加负压）：当患者深呼吸时，顺鼻咽结构自然插入吸痰管，稍稍向下倾斜插至咽部，不要强行插入。成人插管约16 cm，年龄较大的儿童8～12 cm，婴幼儿4～7.5 cm。经验总结为：将吸痰管插入长度为鼻尖（或嘴）至下颌角的距离。	确保吸痰管尖端进入咽部方可抽吸。
临床决策点：若在插入过程中遇到阻力，可尝试其他鼻孔，不要强行插入而导致黏膜损伤。	
（i）松开堵住吸痰管口的非惯用手拇指行间歇性抽吸，抽吸时间一般不超过10～15秒。用拇指和示指来回捻转并缓慢抽出吸痰管。	间歇性抽吸10～15秒可安全地清除咽部分泌物。抽吸时间大于10～15秒会增加抽吸引起低氧血症的风险（AARC，2010；Branson et al.，2014）。
（b）经鼻支气管（避免施加负压）：当患者深呼吸时，顺鼻咽结构自然插入吸痰管，稍稍向下倾斜插入喉部，后进入气管。当患者深吸气时，快速插入吸痰管：成人插入16～20 cm（见插图）。患者会开始咳嗽，然后在抽吸前将吸痰管退回1～2 cm。注：年龄较大的儿童插入16～20 cm，婴幼儿插入8～14 cm。	确保吸痰管尖端进入气管再进行抽吸。
临床决策点：口腔和咽部细菌较气管更多，故使用鼻腔吸引时，尽可能先抽吸气管再抽吸咽部。如果在操作开始前口腔分泌物过多，则首先用口腔吸引装置抽吸口腔。	
临床决策点：当吸痰管插入受阻时，要求患者咳嗽或说"啊"或在吸气时试着插入吸痰管。这两种措施都有助于打开声门，使吸痰管进入气管。	
（i）位置选择：某些情况下，转动患者头部有助于更有效地吸痰。若在插入吸痰管后感到有阻力，可能是触及气管隆突，需注意在抽吸前将吸痰管退回1～2 cm（AARC，2004）。	将患者的头部转向一侧可抬高另一侧支气管通路。将头部转向右侧有助于抽吸左主干支气管，将头向左转则有助于抽吸右主干支气管。抽吸过深可能会导致气管黏膜损伤。

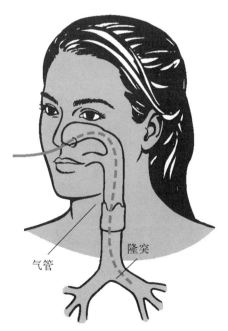

步骤 8a（3）（b） 吸痰管插入鼻支气管的长度

步骤	要点说明
(ii) 松开堵住吸痰管口的非惯用手拇指行间歇性抽吸，抽吸时间一般不超过 10 ～ 15 秒。用拇指和示指来回捻转并缓慢抽出吸痰管。	抽吸时间大于 15 秒会增加吸痰引起低氧血症的风险（AARC，2010；Branson et al.，2014）。间歇性抽吸和捻转吸痰管可防止损伤气管黏膜。若吸痰管吸附黏膜，松开拇指以消除负压。
临床决策点：在整个吸痰过程中应监测患者的生命体征和脉氧。若脉搏改变超过 20 次 / 分（增加或减少），或 SpO_2 降至 90% 以下或基线值 5% 以下，需停止吸痰。	
(4) 恢复吸氧并鼓励患者深呼吸有助于降低缺氧的风险，提高患者的舒适度。	有助于降低缺氧风险，提高患者的舒适度。
(5) 用无菌生理盐水或无菌水冲洗吸痰管和连接管直至分泌物清除。	残留在吸痰管或连接管中的分泌物会降低吸痰效率。
(6) 评估是否需再次吸痰，不要连续吸痰超过 2 次。让患者至少休息 1 分钟（AARC，2010）。嘱患者深呼吸和咳嗽。	观察心肺状况的改变。吸痰可诱发低氧血症、不规则脉搏、喉痉挛和支气管痉挛（AARC，2010）。建议在开放式吸痰前、中、后均进行高流量氧气吸入，减少吸痰引起的低氧血症（Galbiati 和 Paola，2015）。
b. 人工气道：	
(1) 使用人工气道的患者在吸痰前吸入 100% 氧气使其氧合至少 30 ～ 60 秒，按下呼吸机上的高浓度氧气吸入按钮；或提高呼吸机上吸入氧浓度；或断开呼吸机，用非惯用手连接简易呼吸器，在 30 秒内进行人工呼吸 5 ～ 6 次（或助手操作）。 注：部分呼吸机按下某一按钮时，会提供几分钟 100% 的氧气，然后恢复为之前的设置。	吸痰过程中通气或氧合中断，通气不足，预吸氧能够降低动脉血氧含量下降的风险（AARC，2010）。某些型号的简易呼吸器不能供给 100% 的氧气，因此不作为给患者充氧的最佳方式（Wiegand，2011）。
(2) 机械通气患者，拧下呼吸机前端的盖帽，必要时用非惯用手移除氧气或湿化装置。	暴露人工气道。
临床决策点：颅脑损伤患者吸痰导致的颅内压升高风险可通过预防性过度氧合来降低。过度氧合会引起低碳酸血症，从而导致血管收缩，而血管收缩减少了 ICP 的可能性（Urden et al.，2016）。	
(3) 告知患者即将开始吸痰。在不施加负压的情况下，使用惯用手拇指和示指轻柔快速地将吸痰管插入人工气道（最好吸气时将吸痰管插入人工气道）（见插图）。插入吸痰管直至遇到阻力或患者咳嗽，然后退回 1 cm（Wiegand，2011）。	插入吸痰管时施加负压会增加气管黏膜损伤和缺氧的风险。吸痰管后退少许可刺激咳嗽并使吸痰管脱离黏膜壁，使吸痰管在吸痰期间不会吸附于黏膜。为预防气管黏膜损伤，推荐浅部吸痰（AARC，2010；Wiegand，2011）。

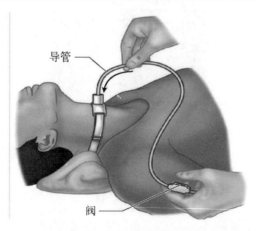

步骤 8b（3）　气管切开吸痰

步骤	要点说明
临床决策点：若吸痰管无法通过气管内导管末端，它可能被卡在墨菲氏孔中（即气管主干插管时气管插管远端处的侧孔，用于侧支气流流过）。若发生此类情况，旋转吸痰管使其远离墨菲氏孔，或稍退回重新插入再吸引。吸痰管易在气管隆突处遇阻。研究表明，由于隆突处有许多咳嗽感受器，吸痰管在隆突处停留易引起急性咳嗽，须将导管退回 1 cm。	
（4）间歇吸痰 10～15 秒（AARC，2010；Branson et al.，2014）。非惯用手的拇指在吸痰管的通气孔上堵住和放开以施加间歇性负压；在惯用手拇指和示指之间将吸痰管来回捻转，并慢慢抽出。吸引不超过 15 秒，鼓励患者咳嗽，注意有无呼吸窘迫。	吸痰时间大于 15 秒会增加吸痰引起低氧血症的风险（AARC，2010；Branson et al.，2014）。间歇抽吸和旋转吸痰管可防止气管黏膜损伤。如果吸痰管吸附黏膜，移除拇指以释放负压。
临床决策点：若患者在吸痰过程中出现呼吸窘迫，立即拔出吸痰管并按需供氧和辅助呼吸。紧急情况下可直接通过吸痰管给氧，断开负压并以一定的流量通过吸痰管连接氧气。若患者无法耐受吸痰过程，则可能需要考虑改用密闭式吸痰或延长间隔时间。若患者在吸痰过程中出现明显的心肺功能异常，应立即汇报医护人员（Urden et al.，2016；Wiegand，2011）。	
（5）机械通气者连接呼吸机前端或重新连接给氧装置，高浓度给氧 30～60 秒。	重新连接人工气道，有助于降低缺氧风险。
（6）用生理盐水冲洗吸痰管和连接管，持续吸引直至冲洗干净。	清除管道内分泌物，以免滞留在管道中的分泌物降低吸痰效率并减少微生物滋生。
（7）评估患者的生命体征、心肺状态和分泌物清除的程度，重复步骤（1）～（6）1～2 次以清除分泌物。吸痰应间隔足够的时间（至少 1 分钟）。	吸痰可诱发心律失常、缺氧和支气管痉挛，损害脑循环或对血流动力学稳定性产生不利影响（Wiegand，2011）。
临床决策点：应根据对患者和分泌物的评估决定抽吸次数。若 2 次吸痰后仍有分泌物，延长间隔时间以使患者有足够的恢复时间（Wiegand，2011）。	
（8）当咽部和气管分泌物有效清除后，进行口咽吸引（见技能 25.1）以清除口腔分泌物。经口吸痰后不要再经鼻吸痰。	清除上呼吸道分泌物。口腔中通常存在更多的微生物。上呼吸道被认为是"清洁的"，下呼吸道则被认为是"无菌的"。可以使用同一吸痰管从无菌区域吸引到清洁区域（如从气管到口咽），但不能从清洁区域吸引到无菌区域。
9. 吸痰完成后，断开吸痰管与连接管。将吸痰管绕在惯用手的手指上，并将手套内面朝外翻转脱下包裹吸痰管。用同样的方法脱下另一只手套并包裹在第一只手套外面。垃圾分类处理，关闭吸引装置。	将污染物包裹在手套内，减少微生物传播（Wiegand，2011）。
10. 取下毛巾，清洗或妥善丢弃，安置患者。更换清洁手套继续个人护理。	减少微生物传播，保持舒适。
11. 若在操作过程中患者血氧发生变化，调高氧流量使其恢复至基线值。	防止吸入性肺不张（即呼吸道近端被分泌物阻塞导致气道塌陷）。恢复供氧时须防止出现氧中毒。
12. 弃去剩余的生理盐水。一次性容器丢入医疗垃圾筒。非一次性容器冲洗干净并放入污物间。	减少微生物传播。
13. 脱下个人防护用品并妥善丢弃，执行手卫生。	减少微生物传播。
14. 将未开封的吸痰用品放于吸痰盘或床头。	便于下一次操作即时使用。
15 安置患者，取舒适体位并予口腔护理。	

步骤	要点说明

护理评价

1. 对比吸痰前后患者的生命体征、心肺评估、E_tCO_2 和 SpO_2 值。若使用呼吸机，对比 FiO_2、潮气量以及吸气峰压。	确定吸引对恢复气道通畅性的效果。
2. 询问患者呼吸是否较前顺畅或阻塞感是否缓解。	从主观感受证实吸痰操作缓解了气道阻塞。
3. 听诊肺部并对比吸痰前后患者的呼吸评估结果。	提供有关肺呼吸音改变的客观信息。
4. 观察气道分泌物的性状。	有助于判别有无呼吸道感染或分泌物变黏稠。
5. **使用反馈式教学**："我需要为你父亲吸痰，我想确保我是否解释清楚了如何以及何时行吸痰操作。请你告诉我为什么我要为他吸痰。"如果患者或居家照护者不能正确反馈，立即调整或重新制订指导计划，以保证其正确掌握。	确定患者和居家照护者对指导内容的理解水平。

非预期结果	相关措施
1. 若患者 SpO_2 下降，E_tCO_2 升高，持续性气促、呼吸费力和心律失常，表明患者心肺功能总体下降。	● 限制吸痰深度。 ● 判断是否需要增加吸痰频次，缩短吸痰时间。 ● 判断是否需要给氧或提高给氧流量。在吸痰间歇期给氧。 ● 汇报医师。
2. 吸痰后出现血性分泌物。	● 判断是否需要降低负压。 ● 使用间歇式吸引并旋转吸痰管以确保吸痰正确完成。吸痰管退回 1 cm 后才能吸引，以防止吸痰管接触气管隆突时施加负压。 ● 评估吸痰频率。 ● 加强口腔护理。
3. 患者咳嗽或发生支气管痉挛。	● 合理给氧。 ● 允许患者在吸痰间歇时休息。 ● 咨询医师是否需要吸入支气管扩张剂或局部麻醉剂。
4. 吸痰操作未吸引出分泌物。	● 评估患者体液状况和给氧装置是否充分加湿。 ● 评估感染征象。 ● 判断是否需要胸部物理治疗（见第 24 章）。

记录与报告

● 记录分泌物的色、质、量和气味，吸痰管型号，吸痰部位，并在电子健康档案或纸质病历上记录患者对吸痰的反应。

● 记录高浓度给氧的需求、类型和浓度。

● 通过反馈式教学记录患者及居家照护者的理解程度。

● 在护理记录单上记录患者吸痰前后的生命体征、心肺状态和通气状况。

● 向医师汇报患者对操作不耐受或非预期的生理变化。

注意事项

健康教育

● 告知患者操作会产生刺激性咳嗽，出现

一些不适。

- 解释吸痰前后给氧的原因。

儿科患者

- 吸痰管的大小不应超过婴儿人工气道的70%，不超过儿童人工气道的50%（AARC，2010）。

- 吸痰前，儿科患者应使用100%氧气进行高氧合，新生儿氧合应增加至基线值10%以上。（Hockenberry 和 Wilson，2015）。

- 气管插管吸痰仅限婴儿和新生儿出现临床症状时进行。临床体征包括呼吸频率和呼吸音的显著改变、分泌物增加、心动过缓或烦躁不安（Hockenberry 和 Wilson，2015）。

- 由于吸痰管的直径较小，较黏稠的分泌物难以吸出。禁忌将生理盐水滴入气道以稀释分泌物（AARC，2010）。

- 确保吸痰深度不超过人工气道尖端0.5 cm。为确定深度，可在人工气道模拟对比（Hockenberry 和 Wilson，2015）。

- 婴儿，特别是早产儿或高反应性气道的婴儿呼吸道软骨较少，容易塌陷。

- 吸痰不应超过5秒，负压不应超过100 mmHg（Hockenberry 和 Wilson，2015）。

老年患者

- 老年人的气管弹性下降和气体交换能力受损。

- 老年人的毛细血管脆弱，容易引发出血。

- 冠心病患者心肺损伤的风险增高。

居家护理

- 大多数在家中存在气道清理障碍的患者为气管切开患者。

- 根据居家护理或医疗机构的相关规定，指导患者和居家照护者每24小时清洁消毒或更换分泌物收集容器。

- 在家中，应强调使用负压吸引时需短暂间隔的重要性。在吸引时，指导吸痰操作者屏住呼吸，以此提醒他们不要吸引过久。

操作指南 25.1 密闭式吸痰

密闭式吸痰是人工气道吸痰的另一种方法。该导管有多种用途，吸痰管外有塑料套管，并与患者的人工气道相连接（图25.3A ～ B）。与开放式吸痰相比，这种吸痰方法可降低缺氧和心血管并发症的危险，适用于无法耐受呼气末正压缺失，例如需要高PEEP或氧气的严重呼吸系统疾病的患者（Wiegand，2011）。

授权与合作

使用闭合式吸痰管吸痰的操作不能授权于护理辅助人员。在特殊情况下，经愈合良好的永久性气管套管吸痰，可授权于护理辅助人员。护士负责评估患者及其心肺功能。护士在评估患者和执行吸痰操作时需常与呼吸治疗师合作。护士指导护理辅助人员完成以下工作：

- 与吸痰相关的个性化护理（如体位、吸痰持续时间、压力设置）。

- 预期分泌物的色、质、量，有变化立即汇报护士。

- 患者的预期反应，出现生命体征变化、疼痛、气促、意识不清或烦躁不安时立即汇报护士。

用物准备

- 密闭式吸痰管
- 无菌生理盐水灌洗容器（5 ～ 10 mL）
- 带调节器的负压吸引器
- 连接管（1.8 m）
- 一副清洁手套
- 用于口咽吸引的口腔吸引装置
- 口罩、护目镜或面罩，必要时穿隔离衣
- 脉氧监测仪和听诊器
- 简易呼吸器和大小合适的面罩，虽然操作时不必使用，但需备于手边以确保安全

操作步骤

1. 按技能25.2进行评估。
2. 执行手卫生。备齐用物,拉上隔帘或关门。

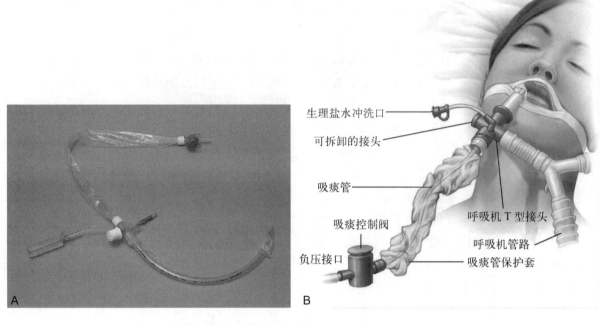

图 25.3 A. 密闭式吸痰管连接人工气道 B. 连接人工气道的密闭式吸痰系统

(插图 B 引自 Blanchard B ：Thoracic surgery. In Rothrock JC，McEwen DR，eds. Alexander's care of the patient in surgery，ed 14，St Louis，2011，Mosby.)

3. 根据机构政策，使用至少两种方式核对患者身份信息（例如，姓名和生日，或者姓名和病案号）。

4. 向患者解释操作过程以及在吸痰过程中咳嗽的重要性。即使患者不能说话，也应了解操作相关的信息。

5. 抬高床头至合适角度，放下近侧床栏，检查床刹。

6. 协助患者取便于操作的舒适卧位，推荐半坐卧位或坐位。将毛巾放置在患者胸部。

7. 戴清洁的手套和面罩进行吸痰：

a. 在许多机构中，由呼吸治疗师将密闭式吸痰管连接到呼吸机管路。若密闭式吸痰管未连接，则用无菌技术打开吸痰管包装，移除呼吸机前端并将密闭式吸痰管装置安置在气管插管或气管套管上，将密闭式吸痰管连接至呼吸机管路。使用可伸缩管连接呼吸机 Y 型管与密闭式吸痰管（图 25.3A）。

b. 将连接管的一端连接至吸痰器，另一端连接至密闭式吸痰管的末端。打开吸痰装置，

调节合适的负压，并检查压力。多数密闭式吸痰管需较高的负压（请参阅说明书）。

8. 根据机构政策，调高呼吸机设置的吸入氧浓度或使用呼吸机上临时高浓度吸氧功能给予患者高浓度吸氧（通常为 100% 的氧气）（不建议使用简易呼吸器）。

9. 根据制造商的要求打开吸痰装置。 打开盐水端口并连接生理盐水注射器或小瓶。

10. 用惯用手持塑料保护套里的吸痰管。

11. 患者吸气时插入吸痰管，直至遇到阻力或患者咳嗽，拇指、示指捻转（或牵拉）塑料保护套退出吸痰管。施加负压前应退回吸痰管 1 cm 以防气管隆突处组织损伤。

12. 退出吸痰管时，鼓励患者咳嗽，挤压负压控制器实施抽吸。连续抽吸 10 ～ 15 秒，不要超过 15 秒（AARC，2010；Brangson et al.，2014）。注意：与标准吸痰管相比，密闭式吸痰管难以施加间歇脉冲式抽吸，且几乎无法旋转吸痰管。退出吸痰管时，务必将吸痰管完全抽入塑料保护套中，并离开气道末端，以免阻塞

气流。

13. 重新评估心肺状态，包括血氧饱和度和呼吸机参数设置，以确定后续吸痰的需要或是否出现并发症。如果病情需要，重复步骤 8～12，以清除分泌物。在两次吸痰间应间隔足够的时间（至少 1 分钟）进行通气和恢复氧合。

14. 清理呼吸道后，将吸痰管完全抽入保护套。确保吸痰管上的彩色指示线在保护套中可见。将无菌溶液灌洗容器或集有无菌水、生理盐水的注射器连接到抽吸吸痰管的侧口。挤压小瓶或推注射器，同时施加负压以冲洗吸痰管内腔。使用至少 5～10 mL 生理盐水冲洗吸痰管，直至清除残留的可能导致细菌生长并增加感染风险的分泌物（AARC，2004）。锁定负压吸引机械装置，并关闭负压。

15. 按照与预给氧相同的方法（Wiegand，2011）给予高氧化至少 1 分钟。

16. 如果患者需要吸引口腔或鼻腔，请分别使用不同标准的吸痰管执行技能 25.1 或 25.2。

17. 吸痰结束，将杨克氏吸引管放置在清洁、干燥的地方，以便再次使用。如果患者能够自行吸痰，可以放置在患者可触及的地方。

18. 安置患者。脱下手套、面罩或其他个人防护设备，合理处置用物，执行手卫生。

19. 吸痰前后比较患者的生命体征和 SpO_2。

20. 听诊肺野并与基线情况比较。

21. 观察气道分泌物。

22. 询问患者呼吸费力是否减轻或阻塞感减少。

23. **使用反馈式教学**："我想确认我是否正确地解释了吸痰的步骤。如果您了解这些步骤，请握住我的手。每次我为你吸痰时，我会再次向你解释这些步骤。"如果患者或居家照护者不能正确反馈，立即调整或重新制订指导计划，以保证其正确掌握。

技能 25.3　气管插管的护理

气管插管为经口腔或鼻腔插入气管的柔韧塑料导管，用于建立短期人工气道，实施机械通气，缓解上呼吸道阻塞，防止误吸和清除分泌物（图 25.2）。日常护理包括确保导管固定在位和保持管道清洁。

插入气管插管后，将气囊充气，并采用胶布或商用装置固定导管。气管插管上的气囊可防止气体从管道与气管壁之间溢出，并降低机械通气患者误吸的风险（注释 25.1）。气囊内注入空气或水的量基于两个因素（即患者气管的尺寸和人造气道的外径）。如果气囊压力过高，会对气管黏膜造成永久性损伤，从而导致并发症（例如气管软化、气管食管瘘或侵蚀无名动脉），这虽罕见，却可致命（Morris et al.，2013）。如果气囊压力过低，则机械通气效果不佳；并可增加患者误吸的风险，增加呼吸机相关性肺炎发生的风险（Myatt，2015）。

预防管路相关的并发症是气管插管的护理重点，须尤其关注导管固定和气囊充气情况。这是保障治疗效果的前提。与此同时，护士也要负责评估患者的呼吸状态、呼吸机的设置和功能以及气囊的完整性。

妥善固定气管插管，可防止因患者咳嗽、呕吐，或意外牵拉导致的拔管。若未固定妥当尤其是当气囊压力过大时则会导致气管狭窄、气管软化、气压性创伤、对无名动脉的侵蚀、气管食管瘘等其他并发症（Branson et al.，2014）。另外，由于人工气道会对临近组织（例如嘴唇、口腔黏膜）产生压力，可增加器械相关性压力性损伤的风险（Pittman et al.，2015）。

插入导管后，可使用胸 X 线片和一次性呼气末二氧化碳检测器（图 25.4）（Wiegand，2011）确定放置位置。二氧化碳波形是以二氧化碳浓度来表示呼出气体中的二氧化碳分压的一种无创测量，用于连续监测二氧化碳，波形有显示则可确认插入无误，这是公认的确认气管插管位置的金标准。二氧化碳检测器可直接从气道测量二氧化碳，传感器位于气管插管中心处的气道适配器上。

插入导管，妥善固定，气囊充气后，护理

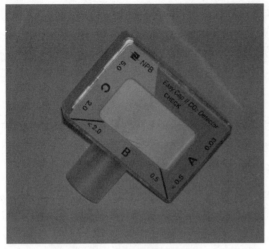

图25.4　呼气末二氧化碳检测器（Used by permission from Nellcor Puritan Bennett LLC，Boulder，Colo，doing business as Covidien.）

重点为保持导管通畅，并防止呼吸机相关性事件的发生。有关 VAE 的更多信息，请参阅第23章。对于无法清除气道分泌物的患者，可定期实施人工气道吸痰以保持气道通畅。

注释25.1　气囊充气的适应证

机械通气：
- 持续气道正压。
- 呼气末正压。
- 气囊压力下降无法满足通气要求。
- 气囊压力下降无法满足氧疗需求。

胃内容物误吸的风险：
- 鼻胃管，特别是大口径的胃管。
- 胃食管反流病。
- 食管裂孔疝。
- 在餐中和餐后。
- 胃排空障碍。
- 呕吐反射减弱。
- 吞咽障碍。

授权与合作

此项操作不能由护理辅助人员单独执行。

可进行协助。该操作通常是由护士和呼吸治疗师合作完成。护士指导护理辅助人员完成以下工作：

- 患者出现任何呼吸问题或有呼吸道分泌物增加的征兆。
- 导管移位、阻塞、脱出。
- 患者出现意识改变、烦躁、生命体征改变、血氧饱和度下降、或呼气末二氧化碳值变化。

用物准备

- 毛巾
- 气管插管和口咽吸痰设备
- 1.25 ～ 2.5 cm 宽的黏性或防水胶布（不要使用纸质胶布或丝带）或商用气管插管固定装置和口部护具（请遵循制造商的固定说明）
- 牙垫（牙垫仅用于会咬气管插管的患者）
- 吸引装置
- 清洁手套
- 脱脂棉签或丙酮棉球
- 口腔护理用物：小儿牙刷（或吸引牙刷），用于缺齿患者的擦拭棒
- 清洁溶液：0.12%～ 0.20%葡萄糖酸氯己定漱口水，冲洗液或凝胶
- 面部清洁物品（如湿毛巾、毛巾、肥皂、剃须用品）
- 清洁纱布
- 安息香酊、液体黏合剂或皮肤保护贴
- 压舌板（可选）
- 口罩、护目镜、面罩（如有需要），必要时穿隔离衣
- 听诊器
- 脉氧监测仪、呼气末二氧化碳检测器
- 另一名卫生保健团队成员（需要两个人执行一些步骤）
- 交流工具（信纸或画板、便签、纸、笔）

步骤	要点说明

护理评估

1. 根据机构政策，使用至少两种方式核对患者身份信息（例如，姓名和生日，或者姓名和病案号）。	确保患者正确。符合联合委员会标准并保证患者安全（TJC，2016）。
2. 听诊肺部，观察呼吸节律和深度。	提供通气基线情况。
3. 执行手卫生，戴手套。观察气管插管周围组织：鼻孔、嘴唇、脸颊或口角处，以了解皮肤完整性（例如起泡、擦伤、压力损伤），观察口鼻有无过多分泌物；患者是否试图用舌头移动导管，有无咬管或咬舌，以及口腔异味。	插管后患者吞咽口腔分泌物的能力受损。当导管受到牵拉或压迫于黏膜组织上时，患者受压区域循环受损风险增加（Pittman et al.，2015）。
4. 观察呼吸道是否通畅：有无气管内分泌物过多，气流减少，气道阻塞的症状和体征。	气管插管中分泌物积聚会阻碍氧气的输送和组织氧合。
5. 观察呼气时有无气过水声，呼出潮气量（机械通气患者）下降，通气不足的症状和体征（E_tCO_2 上升，人机对抗或呼吸困难），阵发性咳嗽，检测气囊压力，说话或发声的能力。	气囊充气不足增加误吸的风险，使分泌物进入患者气道，并允许发声。 气囊过度充气可能导致气管组织缺血或坏死，导致气管软化或气管食管瘘（Myatt，2015）。
6. 观察增加气管插管并发症风险的因素：导管的类型和大小，导管在气管内上下移动（进出）程度，导管放置的时间，面部创伤，营养不良，颈部或胸部放疗。	气管插管在口腔内移动会导致医疗器械相关性压力损伤。插管可能从下气道脱出（意外拔管），也可能进入右主支气管。气管插管时间与呼吸机相关事件 / 呼吸机相关性肺炎等呼吸道并发症发生率呈正相关（Bouadma et al.，2012）。
7. 评估患者能否发声以及周围是否有漏气。	气囊充气不足，空气可通过患者的声带并增加患者误吸的风险（Morris et al.，2013）。
临床决策点：当评估显示气管插管气囊过度充气或充气不足时，应通知呼吸治疗师并遵循机构政策，调节气囊压力。一般认为 20 cmH_2O 为最低可接受的压力，但有些研究建议维持气囊的最高压力是 25 cmH_2O（AACN，2016；Dawson，2014b；Myatt，2015；Wiegand，2011）。	
8. 以气管插管在嘴唇或门齿处显示的厘米数为气管插管深度。在管道上标记刻度，插管或每班交接时记录于患者的护理记录中。	确保导管深度合适以使两肺充分通气，插管过浅导致声带损伤；插管过深会进入右主支气管，只有右肺通气。
9. 评估患者对操作的了解程度。	鼓励患者配合，尽量减少风险和焦虑。识别教学需求。

护理诊断

● 疲乏	● 清理呼吸道无效	● 有口腔黏膜受损的危险
● 气体交换受损	● 低效性呼吸形态	● 语言沟通障碍
● 有皮肤完整性受损的危险	● 有误吸的危险	● 有感染的危险
根据患者的状况或需求，个性化处理其相关因素 / 危险因素。		

步骤	要点说明

护理计划

1.完成下列步骤后所能达到的预期结果：	
● 气管插管在患者的气管中仍保持正确的位置，通过管道的深度提示与开始或要求的置入深度相同（在门齿或嘴唇位置有相同的厘米标记）；双侧呼吸音相同；E_tCO_2值保持在患者基线水平。	维持气管插管在位促进肺部充分通气，预防下呼吸道并发症和声带损伤。
● 患者的口腔黏膜和周围的皮肤无压力性损伤及其他如咬伤或气管插管导管造成的损伤。	不要让气管插管对口角施加不适当的压力，或造成局部受压。患者不能咬内颊或舌头。
2.执行手卫生。备齐用物于床旁。拉上隔帘或关门。	确保护士用物准备齐全。 保护患者的隐私。
3.执行该操作时需其他医务人员协助。	减少意外拔管的风险。
4.协助患者取舒适卧位，注意节力原则。抬高床头至少30°，除非患者有压力性损伤的风险。	有利于操作的完成。 为患者准备口咽部吸痰。目前并无充足的证据支持床头抬高有利于帮助预防VAP（Munro和Ruggiero，2014）。体位可能会降低误吸的风险（IHI，2012）。
5.向患者解释操作步骤及配合的必要性，包括不要咬或用舌头移动气管导管，取下胶布时尽量不要咳嗽，不要用力拉导管。	减少焦虑，鼓励合作，减少意外拔管的风险。

护理措施

1.执行手卫生。戴清洁的手套、口罩，必要时戴护目镜或面罩。助手准备同上。	减少微生物传播。
2.将干净的毛巾放于患者胸部。	减少床上用品和床单的污染。
3.必要时实施气管内或口咽部吸痰（见技能25.1、技能25.2和操作指南25.1）。	去除分泌物，减少操作过程中患者咳嗽。
4.将杨克氏吸引管连接好备用。确保口腔吸引设备功能完好。	需要功能良好的设备以备必要时实施口腔吸引。
5.如果有牙垫，将其取出并置于布巾上。	以便完整观察患者口腔。
临床决策点：如果患者咬管，切勿移除牙垫。这可以防止气管插管阻塞和气道阻塞。	
6.用软毛牙刷刷牙，使用溶液或牙膏帮助去除牙齿上的牙菌斑。必要时抽吸口腔分泌物。	根据患者的口腔大小，可能需要儿童牙刷。建议每日刷牙至少2次（AACN，2010）。
7.使用氯己定漱口水和口腔拭子清洁口腔。必要时抽吸口腔分泌物。每次清洁后，将口腔保湿剂涂于口腔黏膜和嘴唇。	此步骤每2～4小时执行一次（AACN，2010）。拭子、溶液和保湿剂可能来自制造商提供的工具包。使用氯己定漱口水或凝胶可有效减少VAP（Munro和Ruggiero，2014）。
临床决策点：让助手在过程中不断吸引口腔，有助于防止口腔分泌物的积聚和误吸。如果机构规定和条件允许，可使用持续的声门下吸引（WiGand，2011）。	

步骤	要点说明
8. 气管插管固定方法： a. 胶布固定法： 准备一段足够长的胶布，长度为以鼻子为端点绕头一周外加 15 cm，总长度为 30 ～ 60 cm。将胶布粘贴面向上放在床头柜上。再准备一段 8 ～ 15 cm 的胶布，将其对贴于长胶布的中央以防止胶布粘在头发上。较短的胶布用于覆盖头后部耳朵之间的区域。	提前准备胶布减少了操作过程中手持气管插管的时间，可降低导管移位的风险。 胶布需要环绕耳朵下方的头部，并留下足够的胶布以缠绕导管。
b. 市售气管插管固定器： 按商品说明打开包装，将固定器放置在侧边，固定头部防护装置，并打开尼龙搭扣。	市售设备不含乳胶，使用快速方便，为一次性使用。
临床决策点：是否使用胶布或商用固定器由护士决定。两者各有利弊。	
9. 去除旧的胶布或设备。 a. 胶布：一个人握住并固定气管插管，另一个人使用胶布去除剂从患者身上取下胶布。 还需去除气管导管上残留的胶布。	对胶布下的皮肤进行评估并保持卫生。 使用胶布移除剂更易去除胶布，减少移除胶布造成的损伤。
临床决策点：必要时可用肥皂和水清洗导管。不要将胶带去除剂应用于气管插管本身。这将使新胶布很难适当地粘贴于气管插管上，从而增加了导管移位的风险。不要让助手把管子从嘴唇或鼻孔里拿开。过多移动增加了导管活动和意外拔管的风险。不要松开气管插管，以防其脱出。	
b. 市售固定装置：从气管插管上取下尼龙搭扣并从患者身上取下气管插管支架。	尼龙搭扣可保持气管插管固定在位并标记出气管插管在口唇或门齿处的刻度。这些装置均可放入患者的口唇，以便于口咽吸痰和口腔清洁。
临床决策点：不要让助手持导管远离嘴唇或鼻孔，这会使得导管移动过多，增加导管活动和意外拔管的风险。不要松开气管插管，以防其脱出。	
10. 从患者脸上去除多余的分泌物或黏合剂。用温和的肥皂和水彻底清洁面部皮肤，待干。可应用胶带黏附产品，如安息香酊。	新胶布或设备粘贴于患者脸上需要使用胶布粘附产品（Wiegand，2011）。
临床决策点：如果患者牙关咬紧，在将新胶布或市售装置部分或完全固定到气管插管前，请勿移除牙垫。	
11. 通过导管标记或本身的厘米数值来查看导管情况。将口腔内的气管插管移至另一侧，并确保唇部的标记不变。 根据需要在最初放置导管的一侧进行口腔护理。用温肥皂水清洁口咽通气道或牙垫，并冲洗干净。必要时重新插入牙垫。	移动气管插管至另一侧可以减轻压力并降低口角和口腔黏膜的破损的风险（Pittman et al.，2015；Wiegand，2011）。
临床决策点：导管移动时，患者可能会剧烈咳嗽。握住导管的人应做好准备，握住时需格外小心。在某些情况下，气管插管可能需要在执行其他口腔护理前用胶布固定。在某些情况下，患者可能需要服用一定剂量的抗焦虑药物或镇静药物。在改变导管位置前，气管插管的气囊可能需要放气。如果需要执行该步骤，则应该在气囊放气之前完成深部口腔吸痰，并且气囊在充气之前勿实施口腔护理。	

步骤	要点说明
12. 固定导管（助手须继续扶住气管插管管）： a. 胶布固定法 （1）将胶布穿过患者头部和颈部，粘贴面朝上。注意不要扭曲胶布或粘住头发。不要让胶布自身相互粘贴。将胶布末端粘贴于压舌板上，并以压舌板为媒介穿过患者颈后。中间双层胶布的部分从双耳缠绕到颈后。	胶布合理放置以确保气管插管处于适当的位置，不要超过耳垂。
（2）在面部一侧从耳朵到鼻孔（经鼻插管）或从唇上方到导管（经口插管）固定胶布。将剩余胶布纵向撕开一半，形成 1～1.5 cm 宽的两部分。将下半部分胶布固定在上唇（经口插管）或鼻子上方（经鼻插管）直至对侧耳朵（见插图 A）。将胶布的上半部分从底部向上缠绕导管（见插图 B）。为确保安全，胶布应至少缠绕两圈。	确保胶布粘贴于面颊。使用上半部分胶布包裹防止向下牵拉气管插管。
（3）将胶布的另一侧轻轻拉紧，固定在对侧面部，保持合适的松紧度，方法同前（见插图）。 注意：确保气管插管妥善固定后，助手可放开气管插管。	确保胶布贴于面部和导管，气管插管位置于嘴唇或门齿处，刻度与之前相同。检查早期评估结果，以确认导管的深度，单位为厘米。

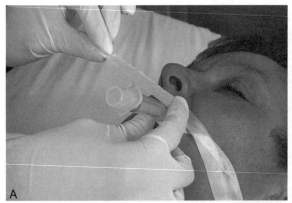 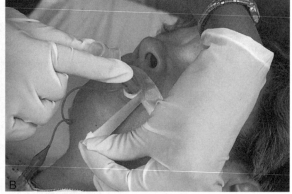

步骤 12a（2） A. 将胶布下半部分固定至患者的上唇 B. 将胶布上半部分缠绕固定至导管上

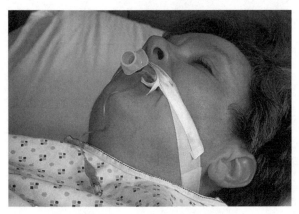

步骤 12a（3） 胶布固定气管插管

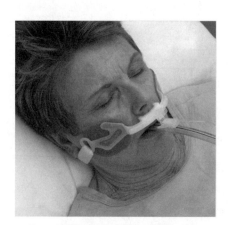

步骤 12b（5） 市售管道固定支架（引自 Sills JR. Entry-level respiratorytherapist exam guide，St Louis，2000，Mosby.）

步骤	要点说明
b. 市售的气管插管导管固定装置：	
临床决策点：只有当该装置明显污染且无法清洁或不再粘附在脸上保持气管插管安全时，才需要执行此步骤。	
(1) 将气管插管管旋在开口处固定好。确保测压气囊可以使用。	市售固定支架前有一个开口，用于固定气管插管。
(2) 在患者头部的枕骨部位放置气管插管支架的固定带。	
(3) 以唇或门齿处标记为参考，确认气管插管深度正确。	确保 ET 在评估过程中保持正确的深度。
(4) 将尼龙搭扣固定在患者头底部。留出 1 cm 的松紧度。	
(5) 检查导管是否牢固，不会从口腔向外滑出或向内进入咽喉。导管对口腔黏膜或枕部无压迫（见插图）。	导管需维持正确的深度，且不宜过紧造成压迫。
13. 对于无意识的患者，重新插入牙垫并用胶布固定，注意勿将舌头推入口咽部。	牙垫可防止患者咬住气管插管并有助于进行口咽部吸引。牙垫不适用于意识清楚且合作的患者，因为它会导致呕吐和口舌压力性损伤。
14. 用肥皂水清洁面部和颈部，洗净，待干。必要时为男性患者剃须。	潮湿、胡须生长阻碍胶布黏附。
临床决策点：剃须时，剃刀应小心远离气囊充气管。以防止剃刀在不经意间切断气囊充气管，如果导致气囊漏气，可能需要重新插管。	
临床决策点：如果是经鼻气管插管，除将导管从一侧鼻孔换至另一侧鼻孔外，前面的所有步骤均需完成。将导管从一侧鼻孔换至另一侧鼻孔不属于护理实践的范围，并且可能对患者造成极大的伤害。	
15. 合理处置污染物。取下毛巾放置于脏衣篓。	减少微生物传播。
16. 安置患者，询问是否有其他需要。	提高患者舒适度，让患者有机会表达需求。
17. 取下手套、口罩、护目镜、面罩或隔离服，丢弃在相应容器中；执行手卫生，助手执行同样的步骤。将清洁物品妥善放置并储存（例如安息香酊、口腔护理液、多余的棉签）。	减少微生物传播。确保污染的手套和手不要触碰干净的物品。

护理评价

1. 比较气管插管护理前后的呼吸评估结果。	识别任何生理变化，包括操作后的呼吸音及其性质。
2. 根据医嘱，观察气管插管的深度和位置。	气管插管的位置不应改变。
3. 轻轻拉动导管，评估胶布的安全性。	胶布应该粘贴于面部。牵拉时患者可能出现咳嗽。
4. 评估口腔和口腔黏膜周围的皮肤完整性，有无压力性损伤。	撕脱胶布不应损伤皮肤。不应出现压力性损伤。
5. 比较气管插管护理前后的 E_tCO_2 值。	E_tCO_2 的变化可以帮助识别气管插管的移位。
6. 观察有无过度发声，在气道中出现胃分泌物，或气管食管瘘。	气囊充气不足或过度。

步骤	要点说明
非预期结果	相关措施
1. 患者意外拔管。	● 在患者寻求帮助时切勿离开。 ● 根据需要使用简易呼吸器。 ● 评估患者气道是否通畅，有无自主呼吸和生命体征的改变。 ● 准备重新置管。
2. 气管插管在气道中移动并发生错位。	● 寻求帮助并重新固定。实施胸部X线片确认放置位置。 ● 无面部损伤的躁动的患者如有自行拔管风险，考虑用第二块胶布围绕头部固定。
3. 患者口腔、嘴唇或鼻孔受到压力性损伤。	● 提高气管插管护理的频率。 ● 按照机构政策应用抗菌软膏。 ● 合理放置氧气和湿化管路，勿牵拉气管插管。 ● 监测感染。如果脸颊、鼻子或唇部上方出现皮肤破损，应用保护屏障如伤口保护膜或水胶体敷料，并用胶布固定。
4. 气囊漏气。	● 查看导管位置，通知呼吸治疗师，按照机构政策处理。

记录与报告

● 在电子健康档案或纸质病历上记录护理前后的呼吸评估，患者对操作的耐受性，气管插管的要求和实际插入深度，气管插管护理的频率，口腔、鼻腔黏膜的完整性以及压力性损伤的护理（如果实施）。

● 记录调整后气管插管的深度以及使用的固定方法。

● 向医师报告异常呼吸音、意外拔管、气囊漏气或呼吸窘迫等情况。

注意事项

健康教育

● 指导患者和居家照护者不要调整气管插管、胶布或气管插管固定装置。如患者主诉不适，指导居家照护者告知护士。

● 如果导管引起患者恶心呕吐，指导患者和居家照护者告知护士，调整导管和（或）使用镇静措施以减少呕吐的发生。

儿科患者

● 新生儿和儿科用于固定气管插管和吸痰的程序各不相同。参考具体程序的代理协议（Hockenberry 和 Wilson，2015）。

● 去除胶布时，婴儿皮肤更容易受损（Hockenberry 和 Wilson，2015）。

● 由于婴幼儿的皮肤娇嫩，在固定气管插管之前，不一定要使用黏合清除剂去除黏胶或做皮肤准备。气管插管固定器最适用于儿童，只要其大小适合即可。

老年患者

● 去除胶布时，老年人皮肤更容易破损。

● 有营养不良倾向的老年人更容易出现并发症（例如感染、口腔黏膜破损）。

技能 25.4　气管切开的护理

气管切开术是一项经颈部皮肤切开，把气管切开套管插入气管，形成人工气道的外科手术。气管切开套管用于因气道阻塞，需要清理气道而长期进行气道护理和（或）长期机械通气的患者（Hess 和 Altobelli，2014；Myatt，2015）。相比于长期放置气管插管，气管切开套管有更多益处，如降低喉部及气管损伤的风险，减少镇静剂的使用，缩短呼吸机依赖时间（从患者身上撤离呼吸机的时间）（Durbin，2010），提高患者舒适度。有些气管切开套管甚至提高了患者日常生活自理能力，例如进食、说话、移动等（Morris et al.，2013）。

气管切开套管由几个部分组成（图 25.5）。管道是气管切开套管的主要组成部分，放置在气管内保持气道通畅。法兰盘固定在患者颈部防止管道移位。15mm 连接器位于气管切开套管或内套管上方，用于连接复苏球囊或呼吸机管道。在气管切开套管插入时，将套管管芯放置在气管切开套管内置入，当插入完成，取出管芯，置入内套管（必要时）。内套管在管道内，如果发生梗阻，可快速将其移除或重置，所以安全可靠（Dawson 和 Farrington，2014a；Dawson，2014b）。气管切开套管是弯曲的，通常由合成材料制成，例如聚氯乙烯、硅树脂或聚氨酯。气管切开套管弯曲的特性促使管道更好地顺应气管（Hess 和 Altobelli，2014；Wiegand，

2011）。金属管由于成本高、坚硬、缺少气囊，因此很少被使用。

气管切开套管分为有气囊或无气囊的。气囊的作用与气管插管气囊相同。气囊是由可充气的球状塑料制成，有些品牌可以用无菌水或生理盐水等液体填充。无气囊的管子便于患者清理呼吸道，但不能防止误吸。故使用此类套管时，难以采用正压通气（Hess 和 Altobelli，2014；Myatt，2015）。

患者在使用某些套管时是可以说话的。满足言语表达需求有益于患者的心理健康。这些带孔的管道上留有开口，可以让空气从肺部通过声带流动。然而，使用这些管道时必须小心，只有能够自主吞咽且没有误吸危险的患者才能使用。有发声阀可供套管配套使用，但必需要确保患者的气囊套管固定在位，或在气囊放气时患者无呼吸困难和误吸的风险时才能使用。第一次放置发声阀时患者可能无法耐受，因此须仔细监测有无不耐受或呼吸窘迫的症状和体

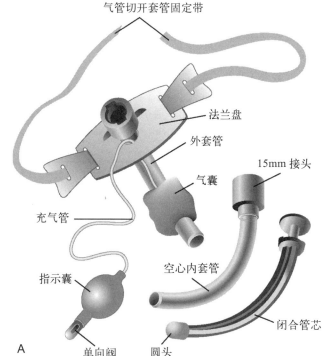

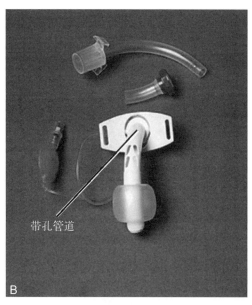

图 25.5　A. 气管切开套管部件 B. 带有气囊、内套管、拔管塞和指示囊的带孔气管切开套管（引自 Lewis S，et al：Medical-surgical nursing：assessment and management of clinical problems，ed 9，St Louis，2014，Mosby.）

征。可用气管切开面罩给氧，或当套管较小时，用鼻导管给氧（Hess 和 Altobelli，2014）。

护士须时刻关注有无突发情况，如管道阻塞或移位。注释 25.2 是患者行气管切开时需在房间或床旁准备的设备清单。表 25.1 描述了管道阻塞或移位时的症状和体征，以及应采取的干预措施。

注释 25.2　气管切开患者床旁用物准备

- 吸引器／设备。
- 吸引管路。
- 吸引导管（杨克氏和螺纹管）。
- 无菌生理盐水。
- 另备两套气管切开套管，一套与当前型号相同，另一套更小一号。
- 密闭吸引装置。
- 大小合适的简易呼吸器。
- 10 mL 注射器。

授权与合作

气管切开护理通常不会委托给护理辅助人员，只有一些气管切开套管建立良好的患者可以委托他们护理。护士通常与呼吸治疗师协作，负责评估患者及人工气道护理是否恰当。护士还负责教育患者及居家照护者进行气管切开的居家护理。护士指导护理辅助人员完成以下工作：

- 若患者呼吸、意识水平发生变化、出现不安或躁动、舒适度改变，立即汇报。
- 若气管切开套管移位或过度移动，立即汇报。
- 若切口处颜色异常或有液体排出，立即汇报。

用物准备

- 床头柜
- 帮助更换气切固定带或固定器的人员
- 毛巾

表 25.1　气管切开突发情况

类型	症状和体征	措施
管道移位或滑脱	• 无法通过管道插入吸痰管 • 切口周围有皮下气肿 • 有呼吸窘迫的迹象 • 呼吸机高压报警 • 法兰盘不紧贴颈部 • 血氧饱和度下降 • 患者能在套管周围发出声音	• 立即呼救 • 若气管切开时间少于 1 周 　• 通知外科医师 　• 球囊面罩通气 　• 准备插管或手术重置套管 • 若气管切开套管建立良好（通常超过 1 周） 　• 重新放置新的套管，以 90°角插入气管，然后向下倾斜 90°
管道阻塞	• 呼吸窘迫 • 无法插入吸痰管 • 在使用简易呼吸器时有阻力	• 立即呼救 • 拔出并检查内套管（如果有），清理或重置新的套管 • 装备齐全的场所 　• 重新放置气管切开套管（如果更换内套管不能解除阻塞） 　• 患者需行其他侵入性干预，如支气管镜 • 装备不齐全的场所 　• 确保管道在正确位置 　• 准备侵入性干预，例如经口气管插管、气管切开修复术或放置更长的套管
出血	• 气管切开部位 • 出血超过最小量	• 告知医师 • 如果患者无吸氧装置立即予其给氧

数据来源于 Dawson D：Essential principles：tracheostomy care in the adult patient，Nurs Crit Care 19（2）：63-72，2014；and Morris LL，et al：Tracheostomy care and complications in the intensive care unit，Crit Care Nurse 33（5）：18，2013.TT，Tracheostomy tube.

- 人工气道吸引用品（见技能 25.2）
- 口咽吸引用品（见技能 25.1）
- 无菌气管切开工具包，如果需要工具包以外的物品要确保已准备充分，或两个 10 cm × 10 cm 的无菌纱布
- 无菌棉签
- 无菌气管切开敷料（切开与缝合用的敷料）
- 无菌盘
- 生理盐水或无菌水
- 小的无菌刷子（管道清洗器）或一次性内套管

- 一卷斜纹带，气管切开固定带，或商用气管切开固定器
- 剪刀
- 与患者气切管型号相符的内套管
- 脉氧监测仪，呼气末二氧化碳检测器
- 清洁手套（两副）
- 人工防护设备：如果担心接触分泌物，可戴护目镜
- 简易呼吸器，大小合适的氧气面罩
- 额外的无菌气管切开工具包

步骤	要点说明

护理评估

步骤	要点说明
1. 根据机构政策，使用至少两种方式核对患者身份信息（例如，姓名和生日，或者姓名和病案号）。	确保患者正确。符合联合委员会标准并保证患者安全（TJC，2016）。
2. 执行手卫生，使用清洁手套。观察呼气时有无"咕噜咕噜"声，有无呼气潮气量减少（机械通气患者）或通气不足（呼气末二氧化碳浓度升高，自主呼吸与机械通气对抗，呼吸困难）等症状或体征，有无痉挛性咳嗽，管道上的检测气囊有无紧绷或松弛，患者能否说话或发声（见注释 25.1）。	减少微生物传播。气囊充气不足时会增加误吸的风险，分泌物容易进入气道，患者能够发出声音。气囊充气过度可能会导致毛细血管阻塞，从而引起气管组织缺血或坏死，最终导致气管软化或气管食管瘘（Myatt，2015）。
3. 观察切口周围和气管内有无分泌物过多；气管切开固定带、敷料是否弄脏或潮湿，有无管道内气流减少或气流受阻需进行吸引的症状和体征（见技能 25.2）。	切口处或气管切开套管管道内有分泌物提示需进行护理。管道自身引起的黏膜炎症也会使分泌物增多（Wiegand，2011）。
4. 观察切口周围、气管切开套管下方、固定带下方的皮肤，有无破溃、水泡、红斑、流脓或其他变色。	气管切开套管管道产生的压力增加了患者医疗器械相关压力性损伤的风险（Pittman et al.，2015）。
5. 评估患者的水合状态，现存感染情况，营养状况，和咳嗽能力。	确定影响分泌物量和黏稠度，以及患者清除气道分泌物能力的因素。
6. 评估患者的心肺功能，包括血氧饱和度、呼气末二氧化碳浓度、生命体征、肺音和意识水平。确保脉氧监测仪正确放置。	提供基线值以确定患者对治疗的反应和耐受性。
7. 评估患者及居家照护者对气管切开护理的理解和实施能力。	便于确定潜在的教学需求。
8. 检查上一次气管切开护理的时间。	至少每 4～8 小时进行一次气管切开护理。如果（气道或切口）有分泌物增多、感染等症状，需缩短护理间隔时间（Wiegand，2011）。

步骤	要点说明

护理诊断

●缺乏气管切开护理的相关知识	●气体交换受损	●低效性呼吸形态
	●语言沟通障碍	●有误吸的危险
●舒适度降低	●清理呼吸道无效	●有感染的危险
根据患者的状况或需求，个体化处理其相关因素 / 危险因素（Wiegand，2011）。		

护理计划

步骤	要点说明
1. 完成下列步骤后所能达到的预期结果： ●内、外套管无分泌物。固定带清洁、安全紧贴，打双结。	气管切开套管通畅且安全。它使输送到患者的氧气量得到了充分的利用，并减少因分泌物残留引起感染的风险。
●气管切开处呈粉红色，无出血，无分泌物，无感染迹象，无皮肤破溃、局部受压、肉芽肿形成的迹象。	表明气管切口无感染。干燥、完整的气管切口可降低全身感染的风险。
●固定带和管道支架下方无皮肤破裂。	分泌物或汗液过多的患者在气管切开套管装置下方有皮肤破损的风险。
2. 治疗过程中，有其他护士、护理辅助人员或呼吸治疗师协助（Wiegand，2011）。	防止气管切开套管意外脱落。
3. 执行手卫生。所需设备均于床旁备用。关门或拉上隔帘。	确保操作井然有序。保护患者的隐私。
4. 协助患者摆舒适体位，摇高床头至舒适程度。	
5. 向患者解释操作程序，取得患者的参与和配合。	鼓励合作，降低风险，减轻患者的焦虑。
临床决策点：在一些机构中会在床旁常规备两根气管切开套管，一根与患者正在使用的气管切开套管尺寸相同，另一根则小一号，以防突然发生堵管或管道移位需要紧急更换气管切开套管。	

护理措施

步骤	要点说明
1. 根据需要或医嘱应用个人防护设备。	减少微生物传播。
2. 将病床调整至合适高度，将靠近你这侧的床栏放下，检查床轮上的刹车。	最大限度地减少照护者的肌肉拉伤，防止受伤，防止病床移动。
3. 为患者预吸纯氧30秒或让患者做5～6次深呼吸。然后，抽吸气管切口处（见技能25.2）。在脱手套前，先取下污染的气管切开处周围敷料，将管道盘曲用手套包裹后丢弃。	在移除内套管的同时清除分泌物以避免阻塞外套管，以减少患者咳嗽。
4. 执行手卫生。准备好用物置于床旁桌上。 a. 打开无菌的气管切开护理包。用无菌技术打开两个10 cm×10 cm的纱布包，并在其中一包纱布上倒上生理盐水，另一包纱布保持干燥。打开两包棉签并在其中一包中倒上生理盐水。不要重复使用生理盐水。 b. 打开无菌的气管切开敷料包。	准备用物，以保证顺利、有序地完成气管切开护理。 气管切开护理应该每4～8小时实施一次或者依据机构政策进行（Wiegand，2011）。

步骤	要点说明
c. 打开无菌换药碗,在里面注入深 0.5 ~ 2 cm 的生理盐水。	
d. 打开小无菌刷包装,并用无菌技术将其放入无菌换药碗内。	
e. 准备气管切开套管固定装置:	斜着剪去系带的末端有助于将系带穿过面板上的洞眼。
(1) 如果使用斜纹带:准备足够长的斜纹带,长度可以环绕患者的脖子 2 圈,对于成人来说长 60 ~ 75 cm。把末端剪成斜角,并将系带放置在干燥区域。	
(2) 如果使用气管切开套管固定产品,则根据产品说明打开包装。	
f. 打开内套管包装(如果在清洗可重复使用的内套管过程中患者无法耐受脱离氧源,可使用一次性内套管)。	
5. 使用无菌手套,在操作过程中保持惯用手无菌。	减少微生物传播。
6. 如果有氧源,请断开。	
临床决策点:在气管切开护理中,要始终保持气管切开套管稳固,以防止对患者造成损伤、不适或意外拔管。在实施过程中需要一位助手,例如护理辅助人员的协助。指导助手戴上干净的手套。	
7. 可重复使用的内套管的气管切开护理。	
a. 用非惯用手顺着气管切开的方向打开卡扣并取出内套管,此时只能接触管子的外部。将内套管置入盛有生理盐水的无菌换药碗内。	取出内套管是为了清洗,生理盐水可以使内套管内的分泌物松脱。
临床决策点:如果患者正在接受机械通气,你可能需要一个人帮助您保持气管切开套管的稳固,并且在移除内管管时帮你从连接处解开通气管。如果在分离呼吸机和气管切开套管或取内套管时出现困难,这样做可以保证气管切开套管不会被意外拔出。	
b. 将气管造口罩、T 管或呼吸机氧源置于外套管上(注意:当内套管被取出时,不能将 T 管和呼吸机给氧装置连接在外套管上)。	根据患者需要保证氧气的供应。
临床决策点:如果患者无法忍受脱离呼吸机,则更换一个干净的、新的内套管,并将呼吸机重新与气管切开处相连。然后按照下面的步骤清洗原先的内套管,并将其储存在无菌容器中直至下一次更换(Wiegand, 2011)。	
c. 为防止患者血氧饱和度下降,应迅速取出内套管,并用小刷子清除内套管内外的分泌物(见插图)。	气管切开刷可机械性的去除黏稠或干燥的分泌物。
d. 将内套管置于无菌换药碗上方,并用无菌生理盐水冲洗。用非惯用手(清洁的)倒生理盐水。	清除内套管中的分泌物和生理盐水。
e. 移开氧源,更换内套管(见插图),并固定好"锁定"装置,重新接上呼吸机、气管切开套管或 T 管。如果需要,高浓度给氧。	固定内套管,并重新开始供氧。

步骤	要点说明

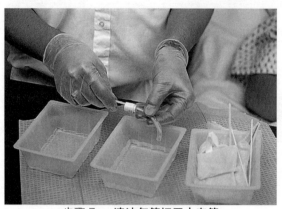

步骤7c　清洁气管切开内套管

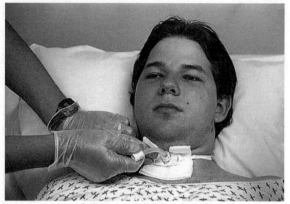

步骤7e　重新插入内套管

步骤	要点说明
8.一次性内套管的气管切开护理。	
a.从包装中取出新的套管。	为更换内套管做好准备。
b.拔除内套管并更换新套管时，仅接触套管外面。放置于正确位置。	为患者提供清洁、无菌的内套管。
临床决策点：如果患者正在接受机械通气，您可能需要一个人协助保持气管切开套管的稳固，并且在移除内套管时帮你从连接处解开通气管。如果在分离呼吸机和气管切开套管或取内套管时出现困难，这样做可以保证气管切开套管不会被意外拔出。	
c.在合适的容器中处理被污染的套管，并重新与呼吸机或氧气供应连接。	预防微生物传播，恢复氧气输送。
9.用被生理盐水浸湿的棉签和10 cm×10 cm的纱布清洁暴露在外的外套管表面和法兰盘下的切口，从切口向各个方向延伸5～10 cm（见插图）。用惯用手持无菌物品沿气管切口向外环形清洁。不要再接触之前清洁过的区域。	从气管切口处采用无菌技术清除分泌物。向外做圆周运动，从而将黏液和其他污染物由气管切口带出。
10.用10 cm×10 cm的干纱布轻拍皮肤和暴露的外套管的表面。	擦干表面，防止形成潮湿的环境，从而避免其导致的微生物的生长和皮肤损伤（Wiegand，2011）。
11.确保气管切开安全。	
临床决策点：有些机构不推荐在插入气管切开套管的最初72个小时内更换固定装置，因为如果管道意外脱落，可能会导致吻合口闭合（Wiegand，2011）。	
a.气管切开打结方法：	
（1）指导助手戴干净的手套并握住气管切开套管以保持其固定在位。助手握住气管切开套管的同时剪去旧的系带，确保不要剪掉气囊上的指示囊。	预防微生物传播。固定气管切开套管谨防意外移位。如果指示囊被剪去，就无法使气囊充气（Wiegand，2011）。
临床决策点：在新的系带系紧之前，助手不能放松固定气管切开套管的手。如果没有助手，在新的绑带放置、固定好之前不要剪去旧的绑带（Lewis et al.，2017）。系带剪去后，清洁患者颈后部、评估气管切开套管边缘、系带和固定器下方皮肤情况。确认皮肤完好没有受压，在使用固定装置前保证皮肤干燥。	
（2）拿事先准备好的斜纹带将绳子的一端穿过面板上的小孔，将两端拉齐（见插图）。	斜着剪保证了绑带的末端可以轻松穿过洞眼（Wiegand，2011）。

步骤	要点说明

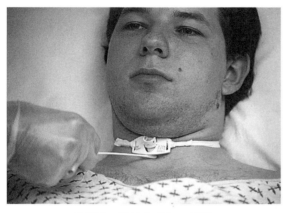

步骤9　清洁气管切口周边

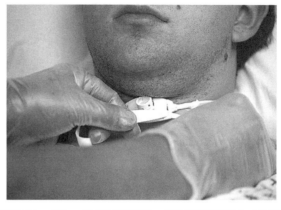

步骤11a（2）　更换气切系带。在新绑带系紧之前不要撤去旧的系带

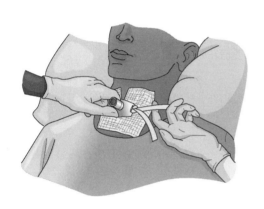

步骤11a（5）　气切系带系好在位（引自 Sorrentino SA：Mosby's textbook for nursing assistants, ed 8, St Louis, 2013, Mosby.）

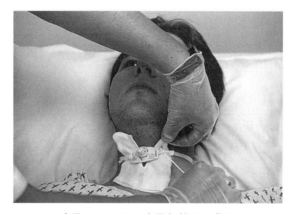

步骤11a（6）　应用气管切开敷料

（3）拉动绑带两端经脖子后面绕过到达另一个小孔，将绑带的一端穿过第二个小孔。	
（4）拉紧。	固定气管切开套管。
（5）系紧系带两端打双方结，在绑带和脖子之间留下一定空间，以插入1指宽松或2指舒适的宽度为宜（见插图）。	1指宽的富余可以防止插入气管切开敷料后绑带太紧，也可以防止气管切开套管向气道深部移位（Wiegand，2011）。
（6）将新的10 cm×10 cm的气管切开敷料插入干净的绑带和面板之下。	吸走多余水分，敷料可以预防锁骨头端受压。
b. 气管切开套管固定器使用方法：	防止管道意外移位。
（1）如果可以的话，指导助手戴干净的手套并握住气管切开套管以保持其固定在位。没有助手时，保持旧的气管切开套管固定器在位，直至新的装置固定好。	保证气管切开装置在位。
（2）对齐患者脖子下方的系带，确认气管切开套管两边有魔术贴附着。	

步骤	要点说明

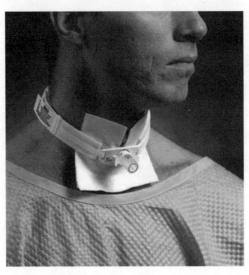

步骤 11b（3） 气管切开套管固定器在位（由 Dale Medical Products，Plainesville，MA 提供）

步骤	要点说明
（3）将绑带短的一端从下方穿过面板上的小孔。将两端拉齐用魔术贴固定（见插图）。	确保气管切开套管正确的固定。
（4）确认颈带下的空间为插入 1 指宽松或 2 指舒适的宽度。	确保气管切开套管固定妥当，而不会太紧。
临床决策点：不要为了适应气管切开套管而裁剪纱布。纱布上被裁剪得纤维可能脱落，被患者吸入，并造成肺部损伤或感染。为达到目的可使用加工好的衬垫（Wiegand，2011）。	
12. 用牙刷或口腔药签和洗必泰进行口腔护理。	使用洗必泰可以降低患者发生呼吸机相关事件、呼吸机相关性肺炎的风险，并促进患者舒适。
13. 重新安置患者保证舒适，抬高床头至少 30°（除非有压力性损伤的风险），评估呼吸状况。	促进患者舒适。有些患者需在气管切开护理后吸痰。
14. 确定氧源和加湿器在位，并调整在合适的水平。	加湿为气道提供水分，使分泌物更容易被吸出，从而降低了痰液阻塞呼吸道的风险（AARC，2012；Restrepo 和 Walsh，2012）。
15. 脱去手套和面罩丢入合适的容器中。执行手卫生。	减少微生物传播。
16. 更换可重复使用的生理盐水的瓶盖，储存可重复使用的生理盐水，在容器上标明日期。并将未使用的用物放置在合适的位置。	打开后的生理盐水在 24 小时内可视作无菌。

护理评价

1. 气管切开护理前后评估的比较。	确定气管切开护理的有效性和患者对操作的耐受性。
2. 评估新型气管切开固定带的舒适度，并询问患者是否感觉舒适。触诊皮下是否有空气流动。	气管切开固定带过松或过紧都会造成患者的不适，并有可能导致患者组织损伤。气管切开套管的搏动感是无名动脉被侵蚀的早期征象。皮下空气表明存在皮下气肿。
3. 检查内套管和外套管有无分泌物。	套管上的分泌物表明需要增加气管切开护理的频率。

步骤	要点说明
4. 评估切口、周围皮肤和固定带下的皮肤有无炎症、水肿、出血或异常颜色的分泌物。	皮肤破损会使患者有感染的风险。 切口处感染需要改变气管切开的皮肤护理计划。 位于第二和第三环状软骨环下方的切口有可能会导致无名动脉被侵蚀（Wiegand，2011）。
5. 观察患者有无过度发声、呼吸道分泌物中有无胃分泌物或有无气管食管瘘。	存在气囊充气不足或充气过度。
6. **使用反馈式教学**："我想确定我是否已经解释清楚如何清洁气管切开套管并更换新的固定带。现在让我们花点时间，请你为我展示一下如何清洁管道并更换新的固定带？"如果患者或居家照护者不能正确反馈，立即调整或重新制订指导计划，以保证其正确掌握。	确定患者和居家照护者对指导内容的理解水平。

非预期结果	相关措施
1. 气管切开固定带或固定器太松或太紧。	● 调整固定带或使用新的固定带或固定器。
2. 气囊漏气。	● 确认管道位置，通知呼吸治疗师，并遵循机构政策。
3. 气管切口处炎症或气管切开套管周围区域受压。	● 增加气管切开护理的频率。 ● 应用局部抗菌溶液，必要时建立细菌屏障。 ● 在切口处使用水胶体或透明敷料以防止皮肤破损。 ● 咨询皮肤护理专家。
4. 套管意外滑脱或移位。	● 寻求帮助。 ● 更换新的气管切开套管。一些有经验的护士或呼吸治疗师会很快重新插入气管切开套管。 ● 在紧急情况下，可以在切口处插入相同尺寸的气管切开套管。 ● 插入吸引导管，确认新的管道在气管内。 ● 准备使用简易呼吸器为呼吸窘迫的患者进行人工通气，直至气管切开套管更换完成。 ● 通知医务人员。
5. 套管内粘液引起的呼吸窘迫。	● 取出内套管便于清洗和吸引。 ● 如果需要更换气管切开套管则通知医务人员。

记录与报告

● 在电子健康档案或纸质病历中记录气管切开术前和术后的呼吸评估；气管切开套管和内套管的型号和尺寸；护理的频率和程度，包括内套管，敷料和固定装置的更换情况；分泌物的色、质、量；患者对于操作的耐受及理解程度；在出现异常结果时的特殊护理措施。

● 记录切口、切口周围皮肤及敷料的情况。

● 记录针对患者出现的并发症而采取的相应的干预措施。

● 记录患者和居家照护者对于反馈式教学的理解程度。

● 患者发生套管滑脱或呼吸窘迫时向医务人员汇报。

注意事项

健康教育

● 不同类型的气管切开套管有不同的固定器，有些比较坚硬，有些比较柔软。应指导护理人员不要抬起坚硬的固定器，否则会导致套管移动。

● 一些气管切开套管固定产品需去除多余的连接部分以确保正确安装。

- 如果预期需长期放置气管切开套管，应计划教会患者和居家照护者气管切开术的护理。
- 新气管切开术患者在换管后2～3日内经常出现血性分泌物（Wiegand，2011）。

儿科患者

- 儿童颈部通常较短，切口更难清洁。
- 小儿气管切开套管（小于4号）不包含内套管。
- 护士在气切窦道形成后（通常为5日）每周常规更换气管切开套管（Hockenberry和Wilson，2015）。

老年患者

- 一些老年人可能皮肤更脆弱，更容易因分泌物或受压而发生皮肤破损（Touhy和Jett，2014）。
- 某些营养不良的老年人愈合较差。

居家护理

- 与患者、居家照护者和家庭护理机构进行协调，以确保能够获得适当的用品供患者在家中使用。
- 与家庭护理机构进行协调，以确保有适当的电力来支持设备，特别是如果该患者正在接受机械通气或需要吸痰。
- 见技能23.5，居家护理。

▶ **临床案例分析**

患者，65岁，2日前发生严重脑卒中，目前无法语言交流。医疗团队正在监测他清除分泌物并保持呼吸道通畅的能力。护士走进他的房间，发现该患者口唇发绀，血氧饱和度为78%，口腔内有大量分泌物，且大口喘气，呼吸急促。

1. 护士首先应该做什么？

2. 护士曾试图清理患者的气道，但患者持续喘气。即使通过非重复呼吸面罩吸入10 L氧气，患者的血氧饱和度也仅提高至82%。听诊时可闻及干啰音，且患者口腔内仍持续有大量分泌物。护士意识到需立刻通知医师。通过使用SBAR沟通模式，护士应该如何向医师汇报患者的状态？

3. 该患者已经进行气管插管，但由于无法控制分泌物和保持呼吸道通畅，他无法脱离呼吸机，所以决定给他行气管切开术。护士正在向他的妻子宣教将如何对其丈夫进行气管切开护理。教学计划中应包含哪些内容，以及为什么要执行这些干预措施？

▶ **复习题**

1. 护士正在评估使用气管插管并接受正压机械通气治疗的患者。哪些评估结果会提醒护士需要进行气管内吸引？（选择所有符合条件的选项）

A. 呼气潮气量高于患者基线

B. 肺部听诊干啰音

C. 呼气末二氧化碳水平升高

D. 呼吸机上显示气道峰压降低

E. 气管插管内有黄色液体

F. 患者在使用气管插管时仍能说话

2. 一位正在使用气管切开辅助机械通气的患者正准备出院。以下哪些由患者的主要居家照护者做出的陈述表明其理解了对该患者的护理？（选择所有符合条件的选项）

A. 在白天，我们应每4小时抽吸一次气管切开套管

B. 为了清洁非一次性内套管，我们需要用无菌生理盐水进行冲洗

C. 我们应确保气管切开套管固定器紧贴皮肤

D. 我们每日应该至少检查气囊压力3次

E. 我们需要至少每8小时清洁一次切口部位，如果有分泌物或感染迹象，则需要更频繁地进行清洁

3. 按顺序进行气管内吸引的步骤。

A. 提高吸氧浓度

B. 评估是否需要吸引

C. 进行口咽部吸痰

D. 吸引时抽出吸引管

E. 将吸引管插入气管插管导管内或气管切开套管内

第 26 章

心 脏 监 护

▶ 技能和步骤

技能 26.1　十二导联心电图检查
技能 26.2　心电监护仪的使用

▶ 学习目标

学习本章节后，护士能够具备如下能力：

• 确定使用十二导联心电图（electrocardio-gram，ECG）和心电监护仪的指征。

• 正确的放置电极片以获得准确的 ECG 波形。

• 描述减少误报警的措施。

▶ 目的

心电图是用来描述心脏电活动和传导系统的图形，用于诊断和治疗心脏疾病。清洁皮肤及正确的放置导联以确保波形的准确性。

▶ 护理标准

• 美国心脏病学会基金会／美国心脏协会急性 ST 段抬高型急性心梗死管理指南，2013——十二导联心电图

• 美国心脏协会：医院环境下心电监护实践指南，2004——心电监护

• 美国危重症护理协会实践警报，2013——警报管理

• 联合委员会，2016——患者身份识别

▶ 实践准则

• 十二导联心电图是从多视角反映心脏电活动的波形图。它是一种诊断工具，用于确定急性冠状动脉综合征或急性潜在致命性心律失常患者的紧急治疗措施。准确性和及时性是该项技能的关键原则（O'Gara et al.，2013）。

• 心电监护可为急性病患者提供持续动态的心电图观察。正确放置 ECG 电极片才能确保心律失常的实时监测（Drew et al.，2004；Sendelbach 和 Jepsen，2013）（见表 26.1）。

▶ 以患者为中心的护理

• 放置电极片需要暴露患者的胸部。保持患者仪表端庄的措施很有必要。

• 女性患者应特殊考虑，放置电极片时尽可能接近胸壁，避开乳房组织。

• 患者和家属，尤其是那些仪表端庄、有文化需求的患者，可能需要对操作过程有详细的了解，以避免误解心电监护的意图和目的。

• 为了避免对干预措施的误解，每次操作前应向患者解释清楚操作时可能发生的肢体接触。

▶ 循证护理实践

在过去几年中，行持续心脏监护和十二导联心电图的临床指征已经确立。美国心脏病学

表 26.1 常见的心脏节律

节律特征	典型图	临床意义
正常窦性心律：规律节律，心率为 60 ～ 99 次/分，正常 PQRST 波群		心率和节律正常
窦性心动过速：规律节律，心率为 100 ～ 180 次/分，正常 PQRS 波群		常见于运动、情绪激动、疼痛、发热、甲状腺机能亢进和某些药物影响等
窦性心动过缓：规律节律，心率低于 60 次/分，正常 P 波、PR 间期以及 QRS 波形		常伴有心排出量减少、头晕、晕厥以及胸口疼痛等症状
室性期前收缩：不规则的节律伴有代偿间歇		常由异常兴奋的起搏点引起；如果超过 6 次/分或成对出现，则表明心室异位起搏点兴奋性增加；通常为良性，不需要治疗
室性心动过速：节律轻微不规则，频率为 100 ～ 200 次/分，P 波消失，PR 间期消失，QRS 波异常、增宽		是心室颤动的先兆；可能造成无脉搏；如果患者病情变化或无脉搏，需立即进行电除颤
心室颤动：节律混乱，没有可识别的波形，因此无法识别心率		致命性的心律失常，患者无脉搏，需尽快使用电除颤或电击而后立即行心肺复苏
心脏停搏：平坦的直线，无波形；通常伴随在严重的心动过缓之后		致命性的心律失常、无脉博，需立即开始心肺复苏，除非患者有"放弃复苏"（DNR）的诉求。如果患者有 DNR 的诉求，则不行心肺复苏

改编自 Martin，NK：ECG strips from Barnes-Jewish Hospital Cardiac Care Unit，St Louis，2015，Elsevier. CPR，Cardiopulmonary resuscitation.

会和美国心脏协会在最近的一项研究综述中更新了使用十二导联心电图的指征（O'Gara et al., 2013）。选择患者进行心电监护是建立适当的警报和响应预期的第一步，其次是行十二导联心电图检查的适应证和禁忌证如下：

▶ 适应证

- 疑似急性冠状动脉综合征，包括心肌梗死。
- 植入式除颤器和起搏器的评估。
- 心律失常。

- 晕厥的评估。
- 代谢紊乱的评估。
- 药物的治疗效果和副作用。
- 原发性和继发性心肌病进程的评估。

▶ 禁忌证

- 无绝对禁忌证，除非患者拒绝行心电图检查。
- 有些患者可能会出现过敏，或者更常见的是对用于粘贴导联的黏合剂比较敏感；在这些情况下，可使用来自不同制造商的低过敏性替代品。

▶ 安全指南

• 了解十二导联心电图的适应证。胸痛患者需在疼痛发作 10 分钟之内描记十二导联心电图。它将决定下一步治疗方案。

• 了解患者目前用药情况。有些药物，尤其是 β - 受体阻滞剂、钙离子拮抗剂、部分抗心律失常药物均可引起心律失常。

技能 26.1　十二导联心电图检查

心脏电冲动传导到体表，可被置于四肢和躯干皮肤上的电极所检测。电极将这些电冲动传送至持续监护仪或十二导联心电图仪。心电图波形的出现有助于诊断心电传导有无异常。十二导联心电图提供了来自心脏 12 个不同角度（或方向）的波形图。患者皮肤上一共放置 10 个电极片，其中四肢末端各放置一个电极片，另外 6 个置于胸部特定位置，分别是双极肢体导联 Ⅰ、Ⅱ、Ⅲ；加压肢体导联 aV_R、aV_L、aV_F；心前区胸导联 $V_1 \sim V_6$。这些导联对应心脏表面的特定部位，并且可以帮助确定心脏损伤部位以及脉冲起点和传导。

授权与合作

十二导联心电图检测技术可以授权给接受过专门检测训练的护理辅助人员。护士指导护理辅助人员完成以下工作：

• 如果患者心脏状况发生变化，如患者主诉胸痛时，应立即向护士汇报。

• 立即将十二导联心电图记录发送给医务人员进行解读。

• 根据疾病、活动情况、体位限制等，给予患者特定的预防措施。

用物准备

• 十二导联心电图仪

• 带有弹簧夹、吸盘式或卡扣式附件的 10 个导联

• 10 个心电电极片（一次性、自粘）或导电胶

• 剪发器（根据电极部位的毛发选择）

步骤	要点说明

护理评估

1. 根据机构政策，使用至少两种方式核对患者身份信息（例如，姓名和生日，或者姓名和病案号）。	确保患者正确。符合联合委员会标准并保证患者安全（TJC，2016）。
2. 确定心电图检测的适应证。评估患者的病史和心肺功能（例如心率和节律、血压、呼吸）。	如果采用十二导联心电图检查胸痛或其他缺血征兆和症状，需在患者主诉疼痛 10 分钟内获取心电图。
3. 评估胸痛，以 0 ~ 10 级评估疼痛程度。	确定胸部不适的程度，这可能是心肌缺血的警告。
4. 评估患者对操作流程的理解程度，包括任何顾虑。	确定所需的教学程度和支持程度。
5. 评估患者听从指示并保持仰卧姿势不动的能力。	提供无人工干扰的清晰、准确的记录。

护理诊断

● 急性疼痛	● 缺乏对该项操作目的和步骤的相关知识	● 恐惧
● 焦虑		
根据患者的状况或需求，个体化处理其相关因素 / 危险因素。		

步骤	要点说明

护理计划

1. 完成下列步骤后所能达到的预期结果： ● 患者能够耐受该项操作，无焦虑或不适。 ● 清晰、准确地记录心电图波形。	适当的准备可减少焦虑。
2. 关门或拉上隔帘。	保护患者隐私。

护理措施

1. 患者准备： a. 脱掉或解开患者衣物暴露胸部和手臂。保持腹部大腿有衣被覆盖。 b. 保持患者仰卧位，床头抬高不超过 30°。 c. 指导患者保持平卧且不要说话，不要双腿交叉。	正确放置心电导联，并保持患者仪态端庄。导联放置错误会造成干扰，必须重复测试或分析错误。 要得到标准的十二导联心电图必须将电极片置于前胸（O'Gara et al.，2013）。 患者移动躯体或说话会造成干扰，可能需要重复检查。
2. 开机，输入所需要的患者信息。	开机，确定电极片和导联处于备用状态。
3. 执行手卫生。	减少微生物传播。
4. 用肥皂和水清洁、准备要放置电极片的皮肤。用粗糙的毛巾、纱布擦拭皮肤，或用电极片边缘轻轻刮净皮肤。剪去电极片放置区域多余的毛发（备注：国内外电极片材质有区别）。	在放置电极片之前，适当地备皮可以减少皮肤阻抗、降低信号噪声，从而得到整齐、精准的记录。不要使用乙醇清洁皮肤，乙醇会造成皮肤干燥。剪去局部的毛发是首选方法，但备皮所造成的刮痕也是导致感染的危险因素。
5. 正确摆放电极片。如果使用带吸盘的导联，在连接导联线之前要将导电胶涂在相应区域上。 a. 胸部（胸）导联（见图 26.1）： ● V1——胸骨右缘第 4 肋间 ● V2——胸骨左缘第 4 肋间 ● V3——V2 导联和 V4 导联连线中点 ● V4——左锁骨中线第五肋间 ● V5——左腋前线与 V4 同水平 ● V6——左腋中线与 V4 同水平 b. 肢体导联：导联与四肢一一对应（见图 26.2），右手腕、左手腕、左脚踝、右脚踝。	正确放置心电导联对于准确理解心电图有重要意义。确保导联和部位准确对应，任何导联放置错误，都会导致心电图读图的不准确（O'Gara et al.，2013）。
6. 查看十二导联心电图机器的信息，调整电极片或导联。如果无异常，按下按钮获取十二导联心电图。	
7. 如果你获取的心电图没有问题，则断开患者身上导联线并擦净胸前的导电胶。	促进患者的舒适和卫生。
8. 如果是急诊心电图如何处理？立即将心电图（如果没有计算机传输）送至相关的医师处分析。	如果不是急诊心电图，则将心电图放置在患者的病历里或指定的位置。

步骤	要点说明

V1
V2
V3
V4
V5
V6

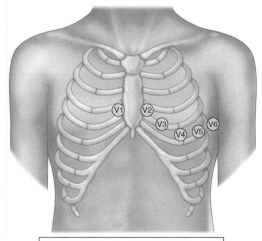

V1——胸骨右缘第 4 肋间
V2——胸骨左缘第 4 肋间
V3——V2 导联和 V4 导联连线中点
V4——左锁骨中线第 5 肋间
V5——左腋前线与 V4 同水平
V6——左腋中线与 V4 同水平

图 26.1 **标准十二导联心电图胸部导联的位置**

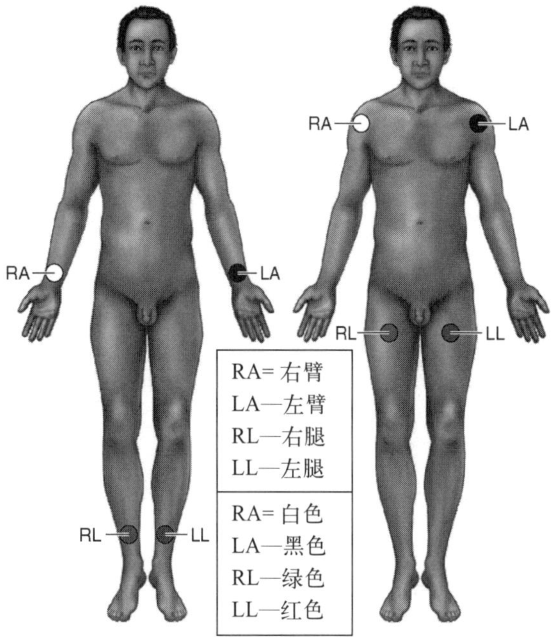

RA
LA
RL
LL
RA
LA
RL
LL
RA= 右臂
LA—左臂
RL—右腿
LL—左腿
RA= 白色
LA—黑色
RL—绿色
LL—红色

图 26.2 **标准十二导联心电图肢体导联的位置**

护理评价

1. 观察和记录患者是否有胸部不适。	便于将心电图改变与胸痛症状对照观察。
2. 与医务人员讨论十二导联心电图结果，以决定下一步治疗方案。	如果确诊心肌梗死，需立即将患者送至心导管室，或者考虑使用溶栓药物。
3. **使用反馈式教学**："我想确认已经解释清楚您为什么需要做心电图。那您为什么需要做心电图呢？"如果患者不能正确反馈，立即调整或重新制订指导计划，以保证其正确掌握。	确定患者对指导内容的理解水平。
非预期结果	**相关措施**
1. 心电图无法读出： ● 一个或多个导联缺失。 ● 心电图波形存在干扰。	● 检查电极片是否牢固放置。 ● 重新放置由于患者呼吸、移动、环境震动而产生移位的导联线。如果位置正确，不要重新放置。 ● 提醒移动的患者保持仰卧不动对于获得准确的心电图结果的重要性。 ● 如果受到 60 Hz 交流电的干扰（非常粗线条波形），则拔除房间内机器电源，以观察干扰是否消失。 注意：60 Hz 交流电的干扰是很罕见的。 ● 重复描记心电图。

步骤	要点说明
2. 患者胸痛或焦虑。	● 继续监测患者。 ● 重新评估导致患者焦虑和压力的因素。 ● 遵照医嘱采取相应措施。 ● 告知医师。

记录与报告

● 在电子健康档案或纸质病历中，详细记录患者信息、心电图的检查日期、时间及病因。

● 如有任何意外情况立即上报。

● 记录对患者学习情况的评价。

注意事项

● 知晓药物如洋地黄和胺碘酮会对心电图结果造成影响。

● 对女性患者，确保电极片贴在胸壁而不是乳房上。当安置 V4、V5、V6 导联时，需提起乳房。

技能 26.2　心电监护仪的使用

持续心电监护的使用非常普遍。心电监护仪可分为床边监护仪、硬线监视器或遥测监护仪。在患者身上使用 3～5 个电极片和导联以获得连续的心电图节律。心电监护仪连接于患者身上以便立即检测心律失常，一些心律失常可能会危及生命。心电监护仪还可以监测心率的下降或上升。大多数心电监护系统都有检测心律失常的软件，当出现心律失常或超出心率限制时可发出警报。

对有临床适应证的患者进行心电监护，可以显著减少误报警的次数（Sendelbach 和 Jepsen，2013）。2004 年，美国心脏协会制订了住院患者心电监护指南（Drew et al.，2004）（注释 26.1）。

> **注释 26.1　I 类持续心电监护适应证**
>
> ● 复苏后患者
> ● 急性冠状动脉综合征的早期阶段
> ● 急诊经皮冠状动脉介入治疗（PCI）或非急诊 PCI 合并并发症
> ● 正在接受心脏手术的成人和儿童
> ● 新植入除颤器和（或）放置起搏器
> ● 临时或经皮起搏器
> ● 房室传导阻滞
> ● 可疑或已知的旁路传导
> ● 长 QT 间期综合征
> ● 心力衰竭 / 肺水肿
> ● 重症监护的适应证
> ● 需要清醒镇静或麻醉的操作
> ● 儿童心律失常的诊断

改编自 Drew BJ, et al: Practice standards for electrocardiographic monitoring in hospital settings: an American Heart Association scientific statement from the Councils on Cardiovascular Nursing, Clinical Cardiology, and Cardiovascular Disease in the Young: endorsed by the International Society of Computerized Electrocardiology and the American Association of Critical-Care Nurses, Circulation 26: 110(17): 2721, 2004.

当一个人接收过太多次数的报警提示时，就会产生警报疲劳（Sendelbach 和 Jepsen，2013）。这种情况会使感官超负荷，可能会导致人对警报的敏感性下降。因此对警报的响应可能会延迟，或者完全忽略警报（Sendelbach 和 Jepsen，2013）。一些患者的死亡归因于警报疲劳；因此，联合委员会（2016）已经将减少警报疲劳作为国家患者安全目标。美国危重症护理协会提供了一份练习警报，列出了一些警报管理策略，以减少警报疲劳并提高患者安全性。

注释26.2　减少报警疲劳的预期实践和护理措施

- 为心电监护的电极片放置提供适当的皮肤准备。
- 每日更换心电电极片。
- 设置心电监护仪的报警参数和标准。
- 通过脉氧监测仪设置血氧饱和度的延迟时间和阈值。
- 提供关于报警设备的初始和持续教育。
- 建立跨专业团队以解决与警报有关的问题，如政策和程序的制定。
- 只监测有临床适应证的患者。

改编自 Sendelbach S, Jepsen S: AACN practice alert: alarm manage-ment, 2013, http：//www.aacn.org/wd/practice/docs/practicealerts/alarm-management-practice-alert.pdf. Accessed March 27, 2016. ECG, Electrocardiogram.

授权与合作

应用心电监护仪的技能可以委托给经过特殊培训的护理辅助人员。在一些机构中，监测心电图节律和警报的责任方也可以是受过专门培训的护理辅助人员，如遥测技术人员。护士指导护理辅助人员完成以下工作：

- 当患者主诉疼痛，或发生呼吸短促、低血压时立即向护士报告。
- 根据医嘱设置警报和心率的参数。

用物准备

- 床边心电监护仪或遥测监护仪
- 3 ～ 5 个 ECG 电极片（一次性、自粘）
- 清洁干燥的毛巾、面巾或纱布
- 剪发器（根据电极片位置的毛发情况选择）

步骤	要点说明

护理评估

步骤	要点说明
1. 根据机构政策，使用至少两种方式核对患者身份信息（例如，姓名和生日，或者姓名和病案号）。	确保患者正确。符合联合委员会标准并保证患者安全（TJC, 2016）。
2. 确定持续心电护的原因。评估患者的病史和心肺功能。	了解监测原因可以提高对警报的响应速度。
3. 评估患者对操作流程的理解程度，包括任何顾虑。还要评估胸痛。	确定所需的教学程度和支持程度。
4. 检查皮肤是否有多余的油脂或水分。如果存在，用清洁、干燥的毛巾擦拭胸部或四肢。	提供无任何干扰且清晰准确的记录。

护理诊断

● 急性疼痛	● 缺乏对操作目的和步骤的相关知识	● 恐惧
● 焦虑		
根据患者的状况或需求，个体化处理其相关因素 / 危险因素。		

护理计划

步骤	要点说明
1. 完成下列步骤后所能达到的预期结果： ● 患者能够耐受该项操作，无焦虑或不适。 ● 清晰、准确地记录心电图节律。	适当的准备可减少焦虑。
2. 关门或拉上隔帘。	保护患者隐私。

步骤	要点说明

护理措施

1. 操作前患者准备： a. 移除或拉起患者的衣服，只露出胸部。遮盖患者的腹部和大腿。 b. 安置患者于仰卧位。	正确放置心电导联，并保持患者的仪表端庄。 电极片必须放置在前胸部。
2. 执行手卫生。	减少微生物传播。
3. 用肥皂和水清洁胸部，以备放置电极片。用粗糙的毛巾或纱布擦拭胸部，或用电极片的边缘轻轻擦刮。当电极片放置区域毛发过多时，需进行修剪，不需要剃除，修剪可减少感染的风险。	在放置电极片之前，适当的皮肤准备可以减少皮肤阻抗、降低信号噪声，从而得到整齐、精准的记录。不要用乙醇清洗该区域，会使皮肤干燥。使皮肤变粗糙有助于去除皮肤表层多余的油脂和水分，以便电信号传播（Sendelbach 和 Jepsen，2013）。
4. 根据三导联或五导联装置，在正确的位置贴上电极片（见图 26.3）。	正确放置导联，确保准确解读心律失常。
5. 连接电极片与心电图导联线。导联的颜色代表了各自的极性。白色是负极，黑色是正极，红色是接地或中性。五导联的另外两导联是绿导联（正极或负极）和棕色导联（正极）。棕色导联可放在心前区的 V 导联位置。	彩色装置使导联的应用具有统一性。
6. 检查床旁心电图显示器或遥测站有无任何信息显示电极片或导联问题。根据需要进行故障排除。	监测系统本身可检测到电极片与皮肤接触不良或连接松弛。
7. 检查心电图的节律是否可以在床旁显示器、中央监测站或远程观察站中显示。	如果工作人员远程监控，在离开房间前与他们联系，这样有什么问题可以跟他们电话沟通。这个电话也可以作为监测已经启动的通知。
8. 每日更换电极片，如果电极片与皮肤连接松动，可更为频繁地更换。	更换电极片可减少错误警报的次数。
9. 在护理患者时和患者病情有变化时，1 小时内完成报警限值的设置。所做的更改应符合相关机构政策和医嘱。	根据患者个体需要设置警报范围可减少错误警报，以集中监测正确警报（Sendelbach 和 Jepsen，2013）。

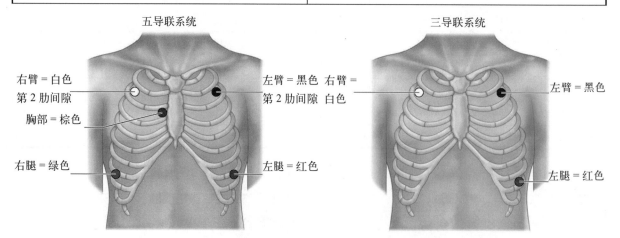

图 26.3　心电监护仪导联放置：三导联或五导联系统

步骤	要点说明

护理评价

1. 尽管操作无痛，但是如果患者在操作过程中感到不适，需要记录下来。	
2. 确保所有警报呈打开状态。	根据机构政策，确保监测的准确性。
3. **使用反馈式教学**："我想确认我已向您解释了您为何需要心电监测，那么为什么监测很重要呢？"如果患者或居家照护者不能正确反馈，立即调整或重新制订指导计划，以保证其正确掌握。	确定患者和居家照护者对指导内容的理解水平。

非预期结果	相关措施
心电监测图形无法识别： ● 一个或多个导联缺失。 ● 心电图描记存在干扰。	● 检查电极片是否牢固放置，必要时可重新放置，也可重新进行皮肤准备。 ● 重新放置由于患者呼吸、移动、环境震动而产生移位的导联线。如果电极片位置正确，则不需要重新更换位置。 ● 如果受到 60 Hz 交流电干扰（非常粗线条波形），拔除房间内机器电源，以观察干扰是否消失。 注意：60 Hz 交流电干扰很罕见。

记录与报告

● 每班至少回顾一次警报趋势和波形，并记录报警值。

● 参考每个机构政策，每班至少记录一段心电图节律，保存在电子健康档案或纸质病历中。

● 记录对患者及居家照护者学习情况的评价。

● 立即向医师汇报意外情况并记录。

注意事项

儿科患者

● 通常情况下，小儿心律失常的机制与成人一样。但由于发育差异，如心脏大小、心率基线、窦房结、房室结功能、自主神经支配的不同，心电图呈现出的心律失常表现是不一样的。

● 要注意，一些药物如洋地黄及抗心律失常药会影响心电图节律。

● 棕色导联的位置可以改变为与胸导联相对应的 V1 ～ V6 的位置。标准位置在胸骨右缘第 4 肋间，同 V1 的位置。

▶临床案例分析

患者，女，76 岁，因结肠癌行部分结肠切除术，现术后第 2 日。患者 2008 年因心肌梗死安装了两个支架。患者按下呼叫铃诉恶心和胸痛，你立即赶至患者的病房。患者主诉症状持续约 30 分钟。生命体征显示，血压 96/50 mmHg（之前血压 128/70 mmHg），脉搏 120 次 / 分（之前 95 次 / 分），节律不规则，呼吸频率 28 次 / 分。血氧饱和度 90%，体温 37.5℃。两侧肺底部有湿啰音，心尖搏动不规则。你决定呼叫医务人员。

1. 根据患者的主诉，你将评估哪些内容，还有你可能会发现其他哪些症状和体征？

2. 根据患者的症状和体征，你能预估可能有哪些医嘱？你将委托护理辅助人员做什么？

3. 使用 SBAR 沟通模式，展示你将如何与医师沟通患者情况。

▶复习题

1.远程监护已经开始，但遥测技术人员一直打电话报告患者心电图节律有干扰。你将如何解决干扰的问题？（选择所有符合条件的选项）

A. 改变胸部电极片的位置

B. 乙醇擦拭电极区域的皮肤

C. 用肥皂和水清洗皮肤，并用毛巾擦干

D. 2 日内不更换电极片

E. 检查电极片是否安放在位

2.十二导联心电图的适应证包括下列哪些内容？（选择所有符合条件的选项）

A. 怀疑急性冠状动脉综合征，包括心肌梗死

B. 植入式除颤器和起搏器的评估

C. 心律失常

D. 晕厥的评估

E. 评估代谢障碍

F. 药物的治疗效果与副作用

3.当为患者准备十二导联心电图时，有必要使用胸前六导联。请将导联与患者胸部解剖位置正确配对。

A. V1 　　a. 左锁骨中线第 5 肋间

B. V2 　　b. 左腋中线与 V4 导联同水平

C. V3 　　c. 左腋前线与 V4 导联同水平

D. V4 　　d. 胸骨右缘第 4 肋间

E. V5 　　e. V2 导联和 V4 导联连线中点

F. V6 　　f. 胸骨左缘第 4 肋间

第 27 章

胸腔闭式引流系统

▶ 技能和步骤

技能 27.1 胸腔闭式引流系统的护理
技能 27.2 拔管
技能 27.3 自体血液回输

▶ 学习目标

学习本章节后，护士能够具备如下能力：
- 解释正常呼吸的生理机能。
- 列举 3 个常见胸管放置部位。
- 列举 3 种需要置入胸管的情况。
- 描述胸腔闭式引流系统：水封和无水系统。
- 描述胸管吸引的原理和机制。
- 讨论在胸管置入、维护、拔除的过程中，维持患者安全的措施。
- 描述胸腔闭式引流系统的故障排除方法。
- 讨论胸管患者的护理原则。
- 描述自体血液回输。

▶ 目的

胸腔闭式引流系统无论是否吸引，其目的都在于促进气体和液体从胸膜腔排出。当液体或气体被排出，患者的氧合状况得到改善，肺部会恢复扩张（Kane et al., 2013；Myatt, 2014）。当空气进入胸膜腔时，会发生气胸。当血液进入胸膜腔时，会发生血胸。当液体因感染、炎症或癌症进入胸膜腔时，则会产生胸腔积液。

▶ 护理标准

- Scott et al., 2011——美国危重症护理协会危重症护理手册，胸管的放置（辅助）
- Atrium, 2015a——胸管患者的循证护理
- 联合委员会，2016——患者身份识别

▶ 实践准则

- 胸腔是由肌肉、骨骼、结缔组织、血管和横膈膜组成的密闭结构。它分为 3 个不同的部分，每个部分都是相互封闭的。两个肺各占一部分，第三部分是包裹着如心脏、食管、气管和大血管等结构的纵隔。肺部覆盖着的一层膜为脏层胸膜。胸壁内层有一层膜为壁层胸膜（图 27.1）。脏层胸膜与壁层胸膜之间的间隙称为胸膜腔，其中填充 7 ~ 20 mL 的润滑液，以助呼吸时胸膜滑动（Kane et al., 2013；Widmaier et al., 2014）。

- 外伤、疾病或手术会导致空气、血液、脓液或淋巴液渗至胸膜腔，产生正压使肺部组织塌陷（Shlamovitz, 2014）。少量渗液（24% 或更少）有时会自行吸收，可能不需要插入胸管。

- 许多临床疾病，例如癌症、感染、胰腺炎、结缔组织疾病、自身免疫性疾病、砷暴露、某些药物、胶原血管疾病可增加胸膜腔液体流入或减少液体从肺部排出，进而导致胸腔积液。

807

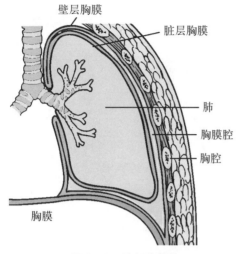

图 27.1 肺部分结构

当胸腔积液发生时，患者通常需要通过诊断性胸腔穿刺术和胸腔积液分析来确定积液的原因（见第 8 章）（Myatt，2014）。

● 气胸是由于胸膜腔积气引起的肺部塌陷。胸膜膜内负压的丧失会导致肺萎陷。外伤性气胸是由穿透性胸部创伤引起的，如刺伤（开放性）、在车祸中胸部撞击方向盘（闭合性）。自发性或原发性气胸有时是由肺表面小气泡（肺泡）破裂或侵入性操作引起的，如插入锁骨下静脉导管。继发性气胸是由于肺气肿等潜在疾病所致。气胸患者通常主诉胸部刺痛，在吸气或咳嗽时由于大气中空气会刺激壁层胸膜，从而使疼痛加重。

● 张力性气胸是一种致命性疾病，当胸膜腔内气体积聚的速度远快于排出的速度时，就会发生胸膜破裂。如果治疗不及时，患侧肺会塌陷，纵隔向健侧偏移，导致气管移位，静脉回流减少，继而心输出量减少。气管移位是一种迟发性症状，在有些情况下不会出现（Zarogoulidis et al.，2014）。通常会出现急性胸痛、血压降低、心动过速、急性胸膜疼痛、出汗、干咳、心搏骤停。如需紧急治疗，立即使用一个大号针头（14 ～ 16 号）插入锁骨中线处第 2 肋间，进行针刺减压，可听见有"嘶嘶"声，紧接着患者的生命体征和呼吸状态迅速稳定下来（Bascom et al.，2014）。

● 血胸是由于肺与胸壁之间的胸膜腔内血液和液体积聚而导致的肺塌陷，通常由于外伤所致。它会产生一种反压，阻止肺充分扩张。血胸也可能是由如肺炎或肺结核等炎性过程引起的小血管破裂引发。除疼痛和呼吸困难外，如果失血严重，还可能会出现休克的症状和体征（US National Library of Medicine，2014）。

● 置入胸管用于治疗多种类型的积液、气胸、血胸、胸部手术术后或外伤。胸管是在胸膜腔插入大型导管以去除液体（积液）、血液（血胸）和（或）空气（气胸）。

● 当空气或液体进入胸膜腔，危及氧合与通气时，需要插入胸管（图 27.2）。

● 胸管的位置提示预期的引流类型。将胸管放于顶部（第 2 或第 3 肋间隙）和前胸可促进空气的排出。因为空气呈上升状态，胸腔管放置在高处，促使空气从胸膜腔内排出并使肺部恢复扩张（见图 27.3）。空气排入大气中后，收集瓶里几乎没有引流液。

● 胸管放置在低处（通常在第 5 肋间或第 6 肋间）和后部或侧方可用于引流液体。胸膜腔内的液体受到重力影响，聚集于胸膜腔下部。

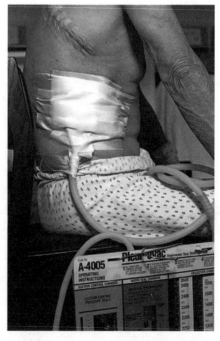

图 27.2 胸外科术后放置的胸腔管

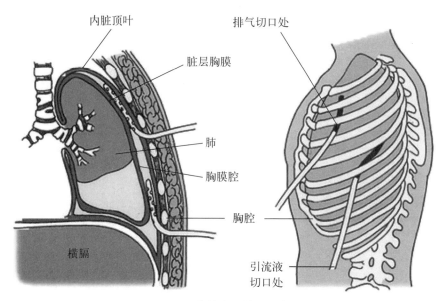

图 27.3　胸管放置位置示意图

放置在这些位置的胸管有利于引流出血液和液体。在开胸手术和一些胸部外伤后，预计会有液体被引流出来。

- 纵隔胸管通常放置于纵隔处，胸骨下方（图 27.4），与引流系统连接，用于引流血液和液体，防止其在心脏周围聚积。纵隔导管通常用于心内直视术后。

- 在紧急情况下，将小号胸导管插入胸壁，并将橡胶翼形单向阀（例如，Heimlich 阀）连接至导管（图 27.5A ~ B）。当患者呼气时，空气从胸膜腔进入管道形成正压，使阀门打开，释放空气。在吸气时，导管自行塌陷，防止空气再次进入胸膜腔。当患者需行液体引流如血胸、胸腔积液时，不应使用此类阀门（Lewis et al.，2017）。

- 更小的"猪尾导管"比大口径导管的创伤小，也常被使用。留置猪尾导管是自发性气胸的一线治疗方案（Voisin et al.，2014）。

- 可移动式胸腔引流管是一种更轻的可独立使用的装置。它允许患者在移动时少受限制，并能减轻不适。这个移动系统依靠重力或干吸引流。这对于进行持续引流或者排气需要长时间使用胸管的患者来说，是居家使用的理想选择（Voisin et al.，2014）。

- 一次性系统如 Atrium 或 Pleur-Evac 是一体成型式塑料引流系统，可以提供单腔和多腔胸腔闭式引流（图 27.6）。单腔系统可以使气胸的气体以气泡形式从水封瓶中溢出并通过出气口逸出，同时防止空气再次进入胸膜腔。单

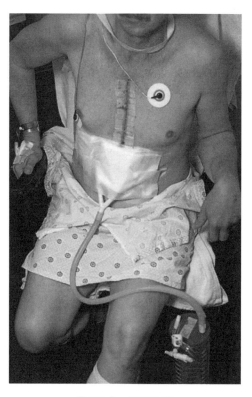

图 27.4　纵隔胸管

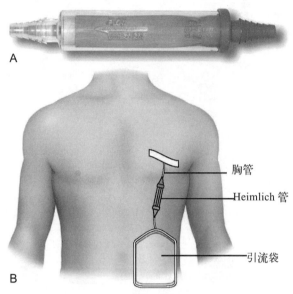

图27.5　A. Heimlich胸腔引流阀是一种专门设计的翼形阀，用于代替胸腔引流装置，用于几乎无引流液或不需要抽吸的轻微而未合并发症的气胸。该阀门允许空气排出，但阻止空气进入胸膜腔 B. 阀门放置在胸管和引流袋之间，可以放在衣服里面

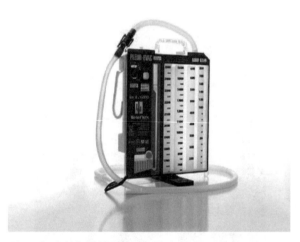

图27.6　一次性胸腔闭式引流装置（Multi-chamber Pleur-Evac image courtesy Teleflex Medical, Research Triangle Park, NC.）

腔系统的缺点是所有的胸腔引流都聚积在同一个水封瓶内，如果单腔系统内填满胸腔引流液，水封层就会上升，患者气体排出的难度就会加大。因此，不建议采用单腔系统进行液体引流。水封瓶中液体高度的增加，使呼气时引流的阻力增加，最终完全停止引流。

• 双腔或三腔系统可有效引流血胸和气胸。

双腔系统可以使液体流入收集瓶，空气进入水封瓶内。三腔系统通过控制吸力大小促进液体和气体排出。在这两个系统中，第一腔用于体液或血液引流，第二腔为水封瓶或单向阀。在三腔系统中，第三腔是用于吸力控制，不一定会使用到。一次性装置似乎已成为首选，因为其性价比高，也便于自体血液回输。它偶尔也会用于心内直视术。

▶ 以患者为中心的护理

• 医源性感染在美国重症监护病房的发生率为13‰。作为患者的守护者，护士需要知道引发医源性感染，是导致感染相关的住院时间延长和经济负担的因素（Zimlichman et al., 2013），以及较高的死亡率，为患者及家属带来的负担。侵入性的操作如机械通气、中心静脉导管和胸管均可增加医源性感染的风险。

• 胸管感染很少发生，但它可以从插入部位的皮肤感染逐渐发展至脓胸，乃至坏死性感染（Kwiatt et al., 2014；Mao et al., 2015；Rajan, 2013）。

• 护士必须对患者的各项评估结果保持警惕，这些结果可能表明患者需要进行胸管置管，鼓励患者深呼吸和早期活动，适当应用止痛药以促进患者活动，并对这些操作进行相应的健康教育（Kane et al., 2013）。

▶ 循证护理实践

• 小号胸管常因血凝块和纤维蛋白而发生堵塞，大口径的导管（如28 F）可安全清除分泌物（Zardo et al., 2015）。

• 目前对于通过挤压和剥离胸管以清除血块这一操作尚存在争议，从常规上看弊大于利（Makic et al., 2015）。剥离胸管会有胸内压增加的危险，会对肺组织造成损伤（Atrium, 2014；Kane et al., 2013）。目前无证据表明剥离或挤压胸管安全而有效（Atrium, 2014, 2015a；Makic et al., 2015）。

● 周密细致的胸管护理可以预防胸管阻塞：①避免出现引流管的相关回路；或在回路无法避免时（例如，患者端坐时），每 15 ～ 30 分钟抬高并清理管道。②保持胸管和集液系统低于患者胸部，将管道置于集液系统上方以利用重力排液。③为患者量身定做长度合适的引流管，引流管必须足够长以方便患者移动，但又不宜太长，管道太长会挂在床侧形成回路。如果管道盘曲环绕或有血凝块，则会导致引流不畅和张力性气胸（Kane et al., 2013）。

▶ 安全指南

● 记录患者基线生命体征、血氧饱和度、呼吸音和呼吸状况。生命体征或呼吸状态的改变常提示胸腔引流系统出现故障。观察水封瓶是否有间歇性出现的气泡或与呼吸同步的液体升降（Kane et al., 2013）。例如，自主呼吸的患者，液面在吸气过程中上升，在呼气时下降。当患者使用机械通气时，则情况相反。

● 水封瓶中持续冒泡或水封瓶液面活动突然、意外停止是异常现象，需要立即引起重视（Kane et al., 2013）。

● 水封瓶液面活动的意外停止可能表示阻塞或肺复张。这些情况表明要立即引起注意并纠正问题。在 2 ～ 3 日后，液面的升降或起泡将会如期停止，表明肺已重新扩张（Kuhajda et al., 2014）。

● 在无水系统中，通过气体泄漏诊断指示器观察液体的上升和下降是否与呼吸同步。由左向右冒泡（当面对指示器时）或剧烈震动则被认为是异常的，表示漏气。

● 记录胸腔引流量的预期值，并按规律记录（如最开始每小时一次，然后每 4 小时一次）。每班结束时，在集液瓶的一侧做记号标示液面水平及相应的日期、时间。记录的引流量就是排出的液体量。

● 胸腔引流量的突然减少提示胸管内可能出现血块或阻塞（Kuhajda et al., 2014）。

● 1 小时内引流液突然增加超过 250mL 时，

通知医务人员，这种情况提示胸部有新鲜出血（Kane et al., 2013；Mao et al., 2015）。

● 气胸的引流一般是有限的（Kane et al., 2013），胸管置入的创伤可使液体积聚，胸管促进胸膜腔内气体的排出。

● 了解引流液预期的颜色，近期行开胸手术患者的引流液最初呈鲜红色，随着术后病程的延续逐渐变为血浆性液体。淡血性的液体通常预示恶性肿瘤、肺栓塞或严重的炎症。纯血性液体提示血胸。脓性液体则提示脓胸，脓胸是胸膜腔脓液积聚（Kane et al., 2013）。

● 在水封系统中，当负压调节瓶连接负压时，观察负压调节瓶内是否有持续的、徐缓的气泡冒出。在无水系统中，通过调节吸引装置、将浮球柱拨动到规定的吸引力水平以维持指定的抽吸量。

● 评估两种系统有无气体泄漏，如果存在气体泄漏，确定它是源于患者体内（以患者为中心的气体泄漏）还是胸腔闭式引流系统内（以系统为中心的气体泄漏）。为排除以患者为中心的气体泄漏，你要评估患者的呼吸状况，记录并报告呼吸音、血氧饱和度、呼吸频率或精神状态的任何变化。如果水封瓶中连续起泡，同时负压调节瓶中没有气泡产生，表明系统漏气（Kane et al., 2013）。确保所有的管道紧密连接。

● 确保引流装置妥善固定，大部分胸腔闭式引流装置都附有可调节的挂钩，使装置可悬挂在患者床侧或床尾。许多引流装置有一个旋出式落地支架，如果引流装置被放置在地板上，其可以降低意外撞倒胸腔闭式引流装置的概率。一些制造商制造了一种可重复使用的引流罐，它可以使胸腔闭式引流系统连接至静脉输液杆上，以方便患者的移动，并消除撞翻引流系统的可能性。

技能 27.1　胸腔闭式引流系统的护理

引流系统有 2 种：水封系统和无水系统（表

27.1）。这部分回顾了与胸管安全管理相关的护理职责和干预措施，也回顾了居家照护者在胸管置管过程中的角色与责任（表27.2）。

水封系统

双腔水封系统

在呼气时液体或空气被迫离开胸膜腔，负压将空气或液体通过胸管吸入引流瓶中。在进入引流瓶时，这些液体或气体代替瓶内原本的空气，并通过推动气体使它通过水封排出系统进入大气。水封瓶保持开放以排出空气。如果管道被夹紧，就无法排出空气。为了维持水封系统，胸腔闭式引流系统必须保持直立。当胸腔闭式引流系统倾倒或翻转时，水封系统就会被破坏。

三腔水封系统

如果使用吸引装置，则在三腔水封系统（图27.7）中加装负压调节瓶。将规定量的无菌液体（如20 cm深的水）倒入负压调节瓶，然后通过管道连接至吸引装置上。添加无菌液体

的量取决于制造商的意见。在规定的吸引强度下，将负压瓶填充到设定的容积。负压调节瓶中的液面高度决定吸引力的大小。由于无菌水的蒸发需后续添加，随着液面的降低，吸引力也会降低。

如果吸引器产生的负压比负压调节瓶中水位所能承受的负压更大，额外的空气将会被推入瓶内引起液面剧烈冒泡。如果出现这种情况，应降低吸引力以降低这种噪声和液体蒸发。无气泡说明系统中无负压，增加负压使液面恢复徐缓的冒泡。

中间室是水封的，水封允许空气在呼气时从胸膜腔中呼出，并防止气体在吸气时进入胸膜腔或纵隔。当添加了适当的无菌水后，一个2 cm高的水封就建成了。为保持有效水封，胸腔闭式引流装置需保持直立，并且必须监测水封室中的水位，检查是否有液体蒸发。水封室中冒气泡指示装置漏气。

无水系统

双腔无水系统

无水系统的原理与水封系统的原理相似，

表 27.1 胸腔闭式引流系统的比较

引流系统的类型	功能	优势	劣势
水封系统（见图27.7）	双腔为胸腔引流提供单向阀 水封防止空气再次进入肺部 三腔增加了一腔以帮助胸腔引流	易于安装，使用划算	水封系统必须保持直立以保持密封 如果患者引流量大，引流瓶可能很快就会充满 由于蒸发的原因，必须每日多次增加无菌水来保持负压和水封
无水系统（见图27.8）	提供三个腔，但不需要用水来建立密封	密封通过单向阀来维持 引流装置意外倾倒不会影响患者病情 为引流液提供更大空间	如果患者需要对漏气进行评估，必须在漏气指示器中添加无菌水
干吸式系统（见图27.9）	提供三个腔，但吸引由集成阀控制	易于安装 操作安静 当需要更高水平的吸引力时可以使用	必须在装置中加入无菌水，以提供水封

表 27.2　胸管置管流程

任务	目的
向患者解释操作目的、过程和可能的并发症，并签署患者知情同意书	提供知情同意书
根据患者的情况，在胸管插入之前或之后立即适当地给予止痛药物	镇痛改善了患者在整个操作过程中的舒适度，帮助患者进行适当的深呼吸，以促进肺部扩张和胸腔内液体的排出
除非存在紧急情况，否则不要在启动操作后"暂停"	核对正确的患者后操作
执行手卫生，用消毒剂清洁胸部	减少微生物传播
戴口罩及手套	保持手术无菌
在胸管插入的区域铺无菌巾。医务人员注射局部麻醉药并给予一定的药物起效时间	保持手术无菌。在操作过程中减少疼痛
医师在将要插入胸管的肋骨上方切一个小切口，将夹闭的胸管插进切口。医师要一直夹闭胸管，直至装置连接至水封瓶	将胸管插入胸膜腔内。夹闭胸管可防止大气进入胸膜腔而使气胸恶化
根据机构政策或医师意愿，可将胸管缝合	固定胸管
用 10 cm×10 cm 无菌纱布和大敷料覆盖胸管插入部位，形成封闭的敷料。在管道周围使用无菌凡士林纱布	将胸管固定在位并封闭其周围的部分。有助于稳定胸管并将敷料紧紧固定在位。无菌凡士林纱布有助于防止漏气
水封系统	
用无菌技术从胸腔引流管的患者端取下连接盖。将引流管固定在胸管和引流装置上	医务人员有责任确保系统安装正确、水封室中有适量的水、敷料固定牢固、胸管也牢固地连接到引流装置
水封吸引	
如果吸引器可用，把装置连接至吸引器或指导一个护士将它连接至吸引器	医务人员负责确定和检查将被添加至负压调节瓶的液体量并按设定规定吸引力
无水系统	
用无菌技术从胸腔引流管的末端取下连接盖。将引流管固定在胸管和引流装置上	医务人员负责确保装置正确安装、胸管牢固地连接至引流装置
无水吸引	
打开吸引器。将吸力指示器（浮球或波纹管）按照规定设置	医护人员负责开具吸引水平的处方
医师或护士向无水装置的诊断指示器中添加无菌水或生理盐水	快速确保装置正常运行。将胸管与引流管连接起来
松开胸管	验证胸管是否正确放置
在每个系统中医师都会开医嘱行胸部 X 线片检查，并对结果进行评估	

只是无水系统不需要液体来构建密封面。由于不使用水，所以即使意外打翻装置也不会影响患者的状况。

水封由位于装置顶部附近的单向阀（图27.8）代替。容器的大部分用作引流瓶。负压瓶不依赖水，取而代之的是一个浮球，在负压吸引器打开后通过负压控制旋钮设定。

设备的正面有一个诊断漏气的指示器，为了直观形象地观察，它需要添加15 mL的液体。指示器的功能是为了识别以下情况：

1. 肺部正常扩张。这是通过诊断指示器中液体的平缓起伏来指示。

2. 如果液体起伏停止2～3日，提示肺部可能复张。

3. 当面对装置时，如果观察者看到液体中的气泡从左向右冒出，则装置中有气体泄漏。找到并纠正漏气的来源。

三腔无水系统

当医师下达吸引的医嘱时，通过管道将负压室端口连接至吸引器，打开吸引装置，并将吸力指示器（浮球或波纹管）按规定设置。如果吸力指示器未移动至规定的水平，则增加吸引力直至指示器到达指定水平，此时提示系统正在进行吸引。

通常吸引设置有两种方法：一种是通过负压调节瓶或指示器设置，另一种是通过吸引装置设置。这些设置是确保安全的重要因素，以减少胸膜腔内组织被过多吸引而造成伤害的可能性。

干吸式控制系统

干吸式控制系统具有许多优点（图27.9），如需要时可有更高的吸引力水平，易于安装，负压调节瓶内无水，并且不存在持续气泡，从而实现安静操作。一个自动补偿调节器控制干吸式装置。刻度盘按照规定的吸引控制进行设定。这些装置预设为 -20 cm 的水压，但可在 $-40 \sim -10$ cm 之间进行调整。然而，干吸式控制系统需要或已经预密封无菌水才能在水封室中使用（Atrium，2015b）。

授权与合作

胸管管理技能不能委托给护理辅助人员（护理辅助人员）。护士指导护理辅助人员完成以下工作：

● 安置带胸管患者予适宜的体位，以促进

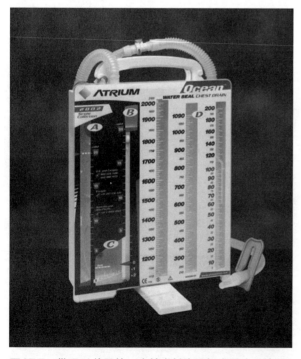

图27.7 带吸引装置的一次性水封胸腔闭式引流系统（经 Atrium Medical Corp 许可使用）

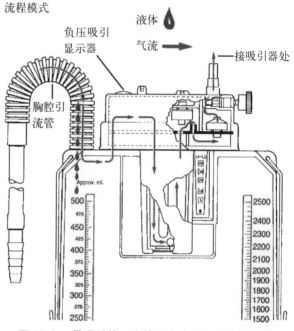

图27.8 带吸引的一次性无水胸腔闭式引流系统

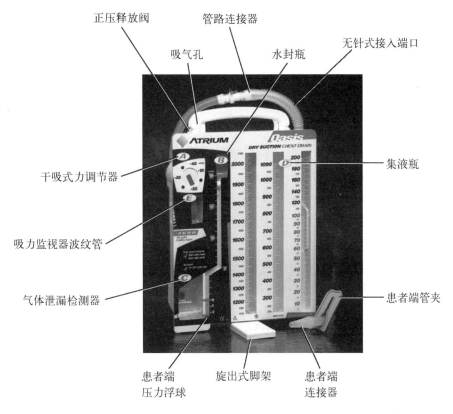

正压释放阀　　管路连接器

吸气孔　　水封瓶　　无针式接入端口

干吸式力调节器

吸力监视器波纹管

气体泄漏检测器

集液瓶

患者端管夹

患者端
压力浮球　　旋出式脚架　　患者端
连接器

图 27.9　干吸式胸腔闭式引流系统（经 Atrium Medical Corp 许可使用）

胸腔引流，确保系统处于最佳功能。

- 胸腔引流患者的移动及转运。
- 当患者发生生命体征变化、主诉胸痛或突然呼吸急促、或水封瓶内有过多的气泡时，立即向护士汇报。
- 如果发生引流系统断开，引流液质和量的变化，突然出血或突然停止冒泡，应立即汇报。

用物准备

- 指定的胸腔闭式引流系统
- 吸引源和装置（墙壁式或便携式）
- 水封系统：加入无菌水或生理盐水溶液以覆盖水封室下部 2 cm。如果要进行吸引，则应将无菌水或生理盐水注入负压调节瓶（请参阅说明书）
- 无水系统：加入 30 ～ 45 mL 生理盐水或无菌水（用于诊断气体泄漏指示器），20 mL 注射器，21 号针头和消毒棉签
- 干吸式系统
- 清洁手套

- 无菌纱布、海绵
- 如非紧急操作则需进行局部麻醉
- 胸管托盘（所有物品均为无菌）：刀柄（1），10 号刀片或一次性安全手术刀 10 号，胸管夹，小海绵钳，持针器，3-0 号丝缝线，托盘衬垫（无菌区），弯曲的 20 cm 凯利夹（2），10 cm×10 cm 海绵（10），缝合剪刀，手巾（3），无菌手套
- 敷料：凡士林或 Xeroform 纱布，分体式胸管敷料，几块 10 cm×10 cm 纱布敷料，大纱布敷料（2），10 cm 胶带
- 帽子
- 口罩 / 面罩
- 无菌手套
- 每个胸管都应配有两个带橡胶头止血钳（有金属包头的）
- 2.5 cm 防水胶带或塑料拉链，用于固定连接导管
- 听诊器、血压计和脉氧监测仪

步骤	要点说明

护理评估

步骤	要点说明
1. 根据机构政策，使用至少两种方式核对患者身份信息（例如，姓名和生日，或者姓名和病案号）。	确认患者正确。符合联合委员会标准并保证患者安全（TJC, 2016）。
2. 执行完整的呼吸评估，基线生命体征和血氧饱和度的测量。	基线评估和生命体征对于任何侵入性操作都是必不可少的。胸管插入常常会引起呼吸窘迫。
a. 呼吸窘迫和缺氧加重的症状和体征（例如，受影响和未受影响的肺部呼吸音减少，明显的发绀，不对称的胸部运动，气管移位，呼吸短促和混乱）。	与呼吸窘迫相关的症状和体征与气胸的类型和大小、血胸或既往疾病有关。缺氧症状与组织缺氧有关。
b. 评估有无剧痛、刺痛及胸痛对吸气、低血压和心动过速的影响。如果可能的话，让患者从 0～10 级进行舒适度评分。	剧烈刺痛性胸痛、伴或不伴血压下降及心率增块可提示张力性气胸。当患者发生气胸或血胸时非常疼痛，经常引起急性吸气疼痛。另外，患者感觉不适与胸管的存在相关，而不仅仅是其插入的过程。因此，患者往往不愿意咳嗽或更改体位以减少这种疼痛（Kane et al., 2013）。
3. 评估患者有无已知的过敏史。询问患者是否有药物、乳胶或其他任何皮肤的问题。	在插管之前使用聚维酮碘或氯己定溶液进行皮肤清洁（Kuhajda et al., 2014）。利多卡因是局部麻醉剂，用于减轻疼痛。胸管将用胶带和缝线固定。
4. 回顾患者的抗凝治疗药物记录，包括阿司匹林、华法令、肝素或血小板聚集抑制剂（如噻氯匹定或双嘧达莫）。	抗凝治疗可增加手术相关的失血量。
5. 检查患者的血红蛋白和血细胞比容水平。	这些参数反映是否发生失血，这可能会影响氧合。
6. 对于有胸管的患者，需观察以下内容：	
a. 胸管敷料及管道置入部位周围皮肤。	确保敷料完好无损，封闭留置，无气体或液体泄漏，并且插入部位周围区域无引流液渗出或皮肤刺激感。
b. 管道有无扭曲、回路或血凝块。	保持开放的、顺畅的引流系统，防止胸腔积液积聚。当管道卷曲，形成回路或有血凝块时，引流受阻，张力性气胸或外科肺气肿的风险会增加（Kane et al., 2013；Rajan, 2013）。
c. 胸腔闭式引流系统应保持直立，并且低于管道插入水平。	直立引流系统有利于引流并保持水封。
7. 确定患者对操作流程的理解程度。	鼓励合作，尽量减少风险和焦虑。识别教学需求。

护理诊断

● 焦虑	● 气体交换受损	● 有感染的危险
● 急性疼痛		
根据患者的状况或需求，个体化处理其相关因素 / 危险因素。		

步骤	要点说明

护理计划

完成下列步骤后所能达到的预期结果：	
● 患者焦虑情绪缓解。	缺氧症状减轻。
● 生命体征平稳。	缺氧改善后生命体征平稳。
● 患者自诉无胸痛。	肺复张减轻胸痛。
● 在肺叶处听诊呼吸音，肺扩张对称，SpO_2 稳定或改善，呼吸不费力。	肺复张促进正常呼吸形态的恢复。
● 胸管在位，胸腔引流装置保持密封状态。	胸管放置正确且保持引流通畅。
● 可见玻璃管内液面有轻微的上下波动。	胸腔引流发挥作用，能反映胸膜腔内压的变化。

护理措施

1. 根据机构政策，明确是否需要患者知情同意权，完善相关程序。	侵入性医疗操作通常需要签署知情同意书。相关程序完成后以确保正确的患者、程序和插入或切口的位置。（Kane et al.，2013）
2. 再次核对置管医嘱。	放置胸管需要医嘱。
3. 执行手卫生。	
4. 准备水封瓶（或有吸引装置的无水装置），阅读使用说明书：	
a. 拆下胸腔引流设备包装纸，准备两腔或三腔引流瓶装置。	在无菌环境下执行该项操作。
b. 在保持引流管无菌的同时，直立装置，将无菌水或生理盐水添加至正确的水封瓶中。	减少微生物传播。
(1) 双腔系统（无吸引装置）：将无菌溶液加至水封瓶（第二室），使液体达到所要求的水位。	水封瓶是单向阀，空气不会进入胸膜腔（Kane et al.，2013）。
(2) 三腔系统（有吸引装置）：将无菌溶液加至水封瓶（第二室）中。将医护人员规定的无菌溶液添加至带有吸引装置的水封瓶中（第三室），通常为 20 cmH$_2$O 压力。将带有吸引装置的水封瓶连接至引流器中。选择合适的引流管长度。 注意：引流时第三室的排气口不能被遮挡（见插图）。	水位决定了密封装置内负压的上限。例如，20 cm 的水位大约是 20 cmH$_2$O 压力。当装置中的负压吸引过大时，会有外界空气进入，缓解压力。这种安全装置可以避免胸膜组织直接受到负压吸引器的冲击。 插入胸管后，打开中心或便携式吸引装置，直至水封瓶中的液面呈现连续、平稳的波动。
临床决策点：负压升高时，增加的气泡不会升高胸膜腔负压，而只会更快地排出液体。	
(3) 无水吸引装置：用无菌溶液填充水封瓶。将负压吸引器调到规定的负压，10～40 cmH$_2$O 的压力。引流时，第三室的排气口不会被堵塞。 注意：使用无水吸引装置时，不要安装正压安全阀，会导致气体逸出。	无水吸引装置上的自动控制阀可以根据负压吸引装置和真空中引流气体的波动情况进行调整，以保证负压恒定。

步骤	要点说明

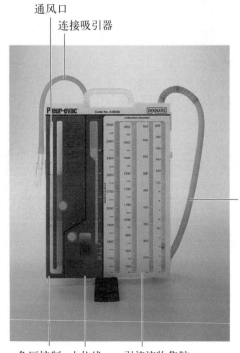

通风口
连接吸引器

负压控制 水位线 引流液收集腔

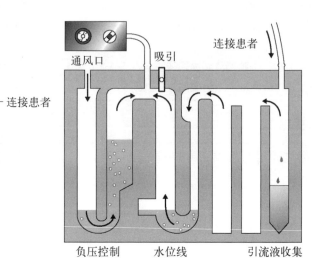

通风口 吸引 连接患者

负压控制 水位线 引流液收集

步骤 4b（2）　左图是 Pleur-Evac 引流设备，是一种三腔胸腔闭式引流装置。右图是引流装置示意图

5. 准备无水装置（阅读产品使用说明书）：	
a. 取出无菌包装纸并准备安装。	在无菌环境下执行该项操作。
b. 对于双腔系统（无吸引装置）来说，不需要增加其他的设备。	打开包装后，无水双腔系统可以直接连接患者的胸管。
c. 对于三腔系统（有吸引装置）来说，需要将第三腔和吸引器连接好。	吸引器可以保证装置负压恒定。
d. 将 15 mL 无菌水或生理盐水注入位于装置顶部的监视窗注水口。	通过观察水位的升降判断是否有气体逸出。若有持续从左向右冒泡或液面振荡，则说明异常，提示漏气。如果是纵隔引流，则没有必要观察水位，因为它就是定时涨落的。在紧急情况下，装置不需要有水。
6. 用 2.5 cm 的胶带以交叉固定方式或用夹子固定所有导管。通过以下几点检查装置是否通畅： a. 夹紧患者胸腔引流管。 b. 将来自第三个水封瓶的管道连接至负压吸引器。 c. 打开负压并调节至规定值。	防止外界空气泄漏进入装置或患者胸膜腔的间隙内。在与患者的胸腔引流管连接前，需确定装置的密闭性。
7. 在与患者的胸管连接前，关闭负压并松开引流管，连接好以后再打开负压。	如果与患者胸管连接前就打开负压，会因为突然增加负压而损伤患者的胸膜组织（Kane et al., 2013）。
8. 操作前可遵医嘱使用镇静或止痛药物。	在操作过程中可减轻患者的焦虑情绪和疼痛。
临床决策点：操作过程中，严密观察患者镇静程度的变化。	

步骤	要点说明
9. 为患者提供心理支持（Kane et al.，2013）。 a. 向患者解释操作过程。 b. 全程指导并支持患者配合操作。	减轻患者的焦虑情绪，同时帮助患者快速完成操作过程。
10. 执行手卫生，并使用无菌手套，摆好患者的体位以便于医护人员操作。	减少微生物传播。 气胸患者取仰卧位，血胸患者取半坐卧位（Kane et al.，2013）。
11. 提供必要的装置设备和止痛药以协助医师插管。医师麻醉插管处皮肤，切开小口后置入胸管，并将其缝合，最后使用敷料封闭。	确保顺利置管。
12. 协助医护人员将引流管与患者的胸管连接，打开负压至规定值。	遵医嘱将引流管和负压吸引器连接。
13. 用胶布或拉链将胸管和引流管连接。（注意：根据机构政策，胸管通常是由医护人员在放置导管时固定的）。	确保胸管与吸引器连接完好，降低因漏气而导致胸腔密闭引流失败的风险（Shlamovitz，2014）。
14. 医护人员需要应用胸部 X 线检查以检查装置是否能正常运行。	确认胸管的放置是否正确。
15. 行置管术后的患者： a. 气胸患者，应保持半坐卧位或高半坐卧位以引流气体（Rajan，2013）。 b. 血胸患者，应保持高半坐卧位以引流液体（Rajan，2013）。	让气体和液体能被充分引流出体外。
16. 检查装置的通畅性： a. 空气出口保持畅通。 b. 引流时，水封瓶排气口不能被堵塞。 c. 无水装置有无盖的减压阀。	让引流出的气体进入外界。 为释放过高的负压进入外界提供了安全保证。 为释放过高的负压提供了安全保证。
17. 将引流管水平放于床边。使用夹具固定，防止堵管。	防止多余的管道悬在病床边缘。循环引流可堵塞引流装置，使患者易出现张力性气胸（Kane et al.，2013）。
18. 调整胸管位置，使管道从胸腔引流管到引流瓶呈现直线悬挂。	促进引流，防止液体或血液积聚在胸膜腔内。
临床决策点：经常轻柔地抬高胸管，由于重力作用可以帮助血液和其他黏性物质排至引流瓶中。近期行胸部手术或有胸部外伤的患者需要评估引流量后再将胸腔引流管抬高。有些患者可能需要每隔 5 ～ 10 分钟将胸腔引流管抬高，直至引流量减少。但如果有不可避免地卷绕或依赖管路缠绕，则应至少每15分钟抬高一次胸腔引流管以促进引流（Kane et al.，2013）。	
19. 在合适的位置放置两个止血钳（在每个胸管）（例如，放在患者床头的位置）。当转运患者时，可以随身携带。	胸管在特定情况下应被双重夹紧：①评估是否有漏气（表27.3）；②排空或快速更换引流瓶；③评估患者是否有拔管指征。

步骤	要点说明
临床决策点：为防止胸管断开或被感染，需要将导管置于 250 mL 的无菌水或生理盐水 2 ～ 4 cm 以下，直至放置新的胸管（Bauman 和 Handley，2011）。	
20. 将针头等锐器放在锐器处置盒中，处理使用过的物品。执行手卫生。	减少微生物传播。
21. 胸腔密闭式引流术后的护理： a. 执行手卫生，戴无菌手套。前 2 小时内每 15 分钟评估生命体征、血氧饱和度、面色、呼吸音、呼吸速率、呼吸深度、呼吸难易程度、插入位置，并且需要交班（见机构政策）。	为留置时是否发生呼吸窘迫和渗漏等并发症提供即时信息。
b. 前 2 小时每 15 分钟监测引流液的色、质、量，在引流瓶上标注日期、时间。	持续评估引流液的类型和量，确保早期发现并发症。

表 27.3 胸管相关问题

评估	措施
气体逸出可发生于置管的位置、胸管与引流装置之间的连接处或引流装置本身的漏气。确定呼吸循环期间发生气体逸出的时间（例如，吸气与呼气）。密切关注水封瓶中连续起泡的现象（Kane et al.，2013）	检查胸管和引流装置之间的所有连接是否紧密。当有疑问时，拆下连接胶带而不断开管子以检查连接 检查胸腔引流装置是否有裂缝或断裂导致装置漏气 当装置恢复密封性时，就没有持续的冒泡了 有些胸腔引流装置（如 Sahara 1100APleur-EVAC），可通过观察气体逸出检测仪来确定逸出量
通过挤压胸腔引流管来评估漏气的位置，如果气泡停止，气体逸出的部位就是在患者的胸膜腔内或胸管插入部位	释放引流管上的压力，加固胸部敷料，并立即通知医护人员 将胸管夹闭可导致肺萎陷、纵隔移位、胸膜腔内气压升高，最终导致肺塌陷
如果仍继续冒泡，则表明引流装置本身漏气	更换引流装置
● 评估张力性气胸 ● 严重呼吸窘迫 ● 血氧饱和度低 ● 胸痛 ● 患侧呼吸音消失 ● 气管移位至健侧 ● 低血压和休克 ● 心动过速	确保胸管完全暴露：解开所有固定处，立即通知医护人员并准备另一根胸管插入 短期紧急释放胸膜腔内的压力可使用海姆立克急救法或有活瓣的针头进行穿刺抽气 为防止患者出现危急情况，要准备好急救设备、氧气和急救车
由于蒸发，水封瓶内不放无菌液体	将无菌水加至水封瓶中，直至远端尖端在水下 2 cm，多数胸腔引流装置在 2 cm 处标记填充线

步骤	要点说明
（1）手术后引流量预计小于 100 mL/h，第一个 24 小时内不超过 500 mL。 （2）在置入第一个 3 小时后，引流量预计在 100 ～ 300 mL，第一个 24 小时预计引流量在 500 ～ 1 000 mL。术后最初几个小时的引流液呈现血样，并逐渐变为浆液样（Kane et al.，2013）。 （3）气胸患者在置入胸管后，没有或很少有液体引出（Kane et al.，2013）。 c. 观察胸管处敷料。 d. 戴上干净手套，在胸管周围进行触诊，例如肿胀或皮下气肿可有捻发音。	咳嗽或突然改变体位可能导致引流液突然涌出（即释放集聚的血液而不是出现活动性出血）。 急性出血提示会有大出血，如果 1 小时内引流出的血色液体超过 250 mL，应通知医护人员（Kane et al.，2013）。 胸管周围有引流液表明装置阻塞。 提示在皮下组织中存在空气，通常少量气体会被吸收，大量气体则有潜在危险，只出现捻发音无重要意义（Mao et al.，2015）。
临床决策点：如果胸管堵塞或打折时，有些患者可能会出现皮下气肿（即胸管置管后皮肤处有气体聚集），当这种情况发生时，听诊时会听到捻发音（震颤感）。	
e. 检查胸管以确保其没有弯曲和其他循环路径。 f. 在吸气和呼气时，观察胸管和密封瓶内水柱的波动情况，观察胸管中是否有血凝块或其他杂质。 g. 保持引流装置处于直立状态，且低于患者胸部。 h. 通过监测水封瓶内冒泡的情况来检查是否密封：呼气时，胸腔内气体呼出，这时有断续的起泡是正常的，但是在呼气和吸气期间均有连续的冒泡就是装置漏气。 i. 脱去手套并正确处置用物，执行手卫生。	促进引流。 如果水柱波动停止，指示肺完全膨胀或装置阻塞（Bauman 和 Handley，2011）。呼吸正常的患者，在水封瓶内的水柱（在无水装置内的诊断性指示器）随吸气上升，随呼气下降。使用机械通气的患者，则恰好相反，才表明装置运行正常（Atrium，2015b；Kane et al.，2013）。 通过重力作用促进引流，防止引流液和空气反流。 如果没有冒泡，则表明气胸患者的肺已经完全扩张。检查所有连接并定位漏气处（见表 27.3）。 防止污染装置。

护理评价

1. 评估患者呼吸窘迫和胸痛是否减轻，听诊肺部并观察胸部扩张情况。	评估肺扩张的情况。
2. 监测生命体征和血氧饱和度。	评估血氧饱和度是否有所改善。
3. 采用数字评分法重新评估患者的舒适度，与患者在置管前的舒适度进行比较。	提示是否需要使用镇痛剂。置入胸管引起的不适会使患者不敢深呼吸，因此有发生肺炎和肺不张的风险。
4. 评估患者深呼吸锻炼的能力。	提示患者有促进肺扩张、预防并发症的能力。
5. 持续监测装置是否能正常运行，如引流量减少、装置密封和肺完全再扩张。	发现并发症早期的症状或有拔除胸管的指征。
6. **使用反馈式教学**："我确定解释了为什么置管，告诉我你置管的原因。"如果患者或居家照护者不能正确反馈，立即调整或重新制订指导计划，以保证其正确掌握。	确定患者和居家照护者对指导内容的理解水平。

步骤	要点说明
非预期结果	相关措施
1. 患者出现呼吸窘迫。胸痛、感染或非感染的肺部呼吸音减弱、发绀、不对称的胸部呼吸活动、置管部位或颈部有皮下气肿、低血压、心动过速、明显的纵隔移位，以及患者病情加重，如大量失血或张力气胸。	● 立即通知医护人员。 ● 记录生命体征和血氧饱和度。 ● 准备拍胸部 X 线片。 ● 遵医嘱吸氧。
2. 与患者呼吸无关的气体逸出。	● 确定气体逸出的位置及其解决措施（见表27.3）。 ● 立即通知医护人员。
3. 胸管内没有引流液。	● 观察胸腔引流装置是否打折。 ● 观察胸腔引流装置内是否有血凝块。 ● 观察是否出现纵隔移位或呼吸窘迫（内科急症）。 ● 立即通知医护人员。 ● 立即挤压置管处。
4. 胸管脱落。	● 使用无菌油纱布敷料按压以保证患者呼吸。如果仍有气胸，用胶带密封防止空气逸出。 ● 立即通知医护人员。
5. 鲜红色引流液显著增加。	● 记录生命体征。 ● 监测引流量。 ● 评估患者心肺状态。 ● 立即通医护人员。

记录与报告

● 在电子健康档案或纸质病历记录呼吸、引流装置类型、负压吸引次数、水封瓶内引流总量、漏气的情况、敷料的完整性和颜色、引流液的动态观察。

● 在电子健康档案或纸质病历中记录予患者教学与反馈情况。

● 记录患者舒适度和生命体征，包括血氧饱和度。

● 在电子健康档案或纸质病历中记录术后患者至少2小时内每15分钟记录生命体征和血氧饱和度。

● 立刻向管床护士或医师报告异常情况。

注意事项

健康教育

● 指导患者和居家照护者正确放置胸管和引流装置。

● 如果胸管与吸引器相连，告知患者卧床休息（Maliakal，2011）。

● 指导患者不要压住胸管或使其打折以促进引流（Maliakal，2011）。

● 指导患者若胸部有任何不适立刻汇报。

● 指导患者如果胸管脱落立即呼救。

儿科患者

● 如果可能的话，使用图片和特殊玩偶让患儿和家长在置管前知晓胸腔引流装置（Hockenberry 和 Wilson，2015）。

● 引流液每小时大于 3 mL/kg 以上且连续 3 个小时，提示可能有术后出血，应立即通知医护人员（Hockenberry 和 Wilson，2015）。

老年患者

● 老年患者因皮肤脆弱故需要特别护理，尤其是护理敷料，需要经常评估周围皮肤是否有破损征象。

居家护理

● 慢性病（例如，无并发症的气胸、积液、脓胸）需要长期带管者，可以使用小型移动引流装置（Voisin et al.，2014）。

- 指导患者活动时如何移动胸腔引流装置。
- 指导患者和居家照护者有异常情况时及时联系医护人员（例如胸痛、呼吸困难、引流液颜色或量改变、置管处周围敷料渗漏）。
- 为患者和居家照护者提供特殊类型的引流装置信息；在可能的情况下，为患者示范移动引流装置的正确维护，这些装置中大多数没有负压吸引器，而是使用机械单向阀代替水封瓶（Voisin et al.，2014）。

技能 27.2　拔管

一般拔管通常是由医护人员来做，例如医师助理或护士（有执业资格证书）。在给患者拔除胸管前需评估患者是否需要提前使用镇痛药，医师下达医嘱后，告知患者拔管过程，了解其要求。对于拔除胸管最佳时机与呼吸周期是否有关目前还存在争议：在深吸气时候拔管可以最大限度地扩张肺，缩小胸膜腔体积；另一种建议是在呼气末时拔出胸管，此时胸膜腔与大气压差最小（Kwiatt et al.，2014）。CelFurio 等（2013）研究了肺切除术后患者的胸管拔除时机，一半患者的胸管在深吸气时拔出，一半在完全呼气时拔出，所有患者在拔管时行瓦氏动作。结果表明，在深吸气时拔管的患者中，有

32% 的患者会出现气胸或气胸更重，而呼气组占 19%，仅有 2% 的患者在拔管后出现的气胸需要治疗，因此需要指导患者在拔管时呼气而不是屏气（瓦氏动作）。拔管后立即用敷料封闭。

授权与合作

拔管操作不可授权给护理辅助人员操作。护士指导护理辅助人员完成以下工作：

- 若患者出现呼吸急促、胸痛、眩晕或焦虑感加重，需立即向护士报告。
- 若拔管处的敷料被渗湿，需向护士报告。

用物准备

- 缝合包
- 无菌剪刀
- 无菌钳
- 清洁手套
- 无菌手套
- 口罩
- 无菌敷料：凡士林浸湿的纱布、10 cm × 10 cm 的纱布敷料和大敷料
- 10 cm 的胶带或弹性绷带并将其切成条状
- 听诊器、血压计、脉氧监测仪
- 一次性护理垫

步骤	要点说明
护理评估	
1. 根据机构政策，使用至少两种方式核对患者身份信息。（例如，姓名和生日，或者姓名和病案号）。	确认患者正确。符合联合委员会标准并保证患者安全（TJC，2016）。
2. 评估患者呼吸与肺复张程度。 a. 将患者的胸部 X 线片检查结果告知医护人员。 b. 注意过去 24 小时内水柱的波动情况,确定是否有冒泡。	可明确肺的位置及是否有肺复张（Kane et al.，2013）。 若水柱停止波动，则表明肺扩张后，脏胸膜封闭了胸腔导管的尖端；若 24 小时波动停止，表明肺复张；当还有气泡时，则表明肺没有完全复张（Kane et al.，2013）。
c. 确认引流液少于 100 ～ 150 mL/d（Kirkwood，2011）。 d. 叩诊肺（见第 6 章）。 e. 听诊肺呼吸音。	拔除胸管，使肺复张。 肺复张时叩诊音是正常的。 肺复张时双侧都能听到正常呼吸音。

823

步骤	要点说明
3. 用数字评分法评估患者的舒适度，确定何时予其镇痛药。	拔管是痛苦的，通常需要予患者镇痛药或进行呼吸练习（Kane et al., 2013）。
4. 明确患者是否了解拔管过程。	鼓励患者配合，尽量减少拔管风险，缓解患者的焦虑情绪，确定教学需求。
5. 拔管前不要夹管，评估患者生命体征的变化、血氧饱和度、胸痛、焦虑情绪和是否有张力性气胸等症状。	拔管前夹管以评估患者耐受性已经不再推荐，因为没有实践意义。若将一根持续冒泡的胸管夹闭，有发生张力性气胸的可能（Briggs, 2010；Mao et al., 2015）。

护理诊断

● 急性疼痛	● 焦虑	● 有气体交换受损的危险
根据患者的状况或需求，个体化处理其相关因素 / 危险因素。		

护理计划

1. 完成下列步骤后所能达到的预期结果： ● 维持肺复张。 ● 令患者恢复安宁舒适感。 ● 拔管后自发性愈合，无感染或其他并发症发生。	胸部漏气或漏液处被封闭或已愈合。 达到镇痛目标。 用大敷料的密闭包扎方法可促进愈合，减少并发症的发生率。
2. 向患者解释操作过程。	减轻患者的焦虑情绪，提高患者的配合度。

护理措施

1. 术前 30 分钟予患者镇痛药。	减轻患者不适，使其放松。让镇痛药在拔管时达到峰值，使患者在拔管时疼痛感逐渐缓解（Kane et al., 2013）。
2. 与医护人员共同执行"Time Out"程序以确认患者身份信息、操作过程，胸管清晰可见，患者体位适当。	"Time Out"步骤是为了可靠地识别患者的身份信息，并确认操作过程与患者相匹配（TJC, 2016）。
3. 执行手卫生，若有需要戴清洁手套和口罩。	减少微生物传播。
4. 帮助患者坐在床缘，处于仰卧或以非置管处侧卧位，在胸管处放置护理垫。	医护人员将患者置于合适的体位以便于拔管，护理垫可吸收拔管时被带出的引流物。
5. 医护人员将凡士林浸渍纱布外再使用弹力敷料，并将其放置在无菌环境中，应用无菌手套。	提前准备这些材料以便在拔管时快速应用于创口处。
6. 医护人员取出敷料和剪缝线时，需要安慰患者。	有患者表示，当他们知道要拔管时，他们需要做好心理准备，来自医护人员的支持可以减轻他们的焦虑情绪，提高其配合度。
7. 医护人员要求患者在拔管时完全呼气并屏气（瓦氏动作）。	拔管时防止空气进入胸膜腔（Cerfolio et al., 2013），与拔管相关的并发症是复发性气胸，这是由于大气进入胸膜腔引起的，拔管时气体进入胸膜腔内会发生这种情况。
8. 医护人员迅速拔出胸管，收紧并缝合，指导患者正常呼吸。	缝合皮肤可形成密封状态，防止空气通过胸部伤口进入胸膜腔（Kane et al., 2013；Rajan, 2013）。

步骤	要点说明
9. 医护人员使用无菌敷料以封闭伤口，并牢固地固定在胸带的位置。	保持伤口无菌状态，防止空气进入胸膜腔，伤口自然愈合。
10. 医护人员在丢弃前需检查胸管末端，以确保拔除完整。	在拔管的时候，胸管偶尔会因为器械、手术刀或操作的因素，致其断裂（Mao et al., 2015）。检查胸管末端有助于确认胸管被完整拔除（Kirkwood, 2011）。
11. 用枕头帮助患者维持直立姿势。	促进患者舒适。患者表明，拔管后采取合适的体位，有助于减轻疼痛（Rajan, 2013）。
12. 取出使用过的装置，并正确处置。	减少 / 阻断微生物传播。
13. 脱去手套，并执行手卫生。	减少微生物传播。

护理评价

1. 听诊肺呼吸音。	有助于确认肺扩张。
2. 触诊置管处是否有皮下气肿。	皮下气肿是空气进入皮下的结果，因为患者疼痛，因此肺部不能完全扩张（Kane et al., 2013）。
3. 在拔管后数小时内评估是否出现呼吸窘迫。	若有异常情况，应尽早通知医护人员，胸管可能需要重新置入。
临床决策点：如果听到胸管处有漏气声音，需收紧敷料并立即通知医护人员。	
4. 评估患者生命体征、血氧饱和度、肺部情况和心理状况。	识别并发症的早期症状和体征。
5. 若有可能检查胸部 X 线片结果。	在成人或儿童 / 新生儿患者中，拔管后的胸部 X 线片通常没有什么作用（Reeb et al., 2013；Sepehripour et al., 2012）。如果有并发症，可以选择床边超声成像或计算机断层扫描，结果更为准确。
6. 询问患者疼痛程度或舒适程度，可以采用数字评分法来评估其舒适度。	表明伤口可能会愈合不佳，确定患者在拔管时的耐受程度。
7. 检查胸部敷料以明确是否引流通畅，换药时注意观察伤口愈合的情况。	确保胸部伤口的愈合。
8. **使用反馈式教学**："我确定解释了为什么拔管，告诉我你拔管的原因。"如果患者或居家照护者不能正确反馈，立即调整或重新制订指导计划，以保证其正确掌握。	确定患者和居家照护者对指导内容的理解水平。
非预期结果	相关措施
1. 拔管后会出现呼吸困难，气胸、血胸或积液也可能会再次出现。	● 立即通知医护人员。 ● 记录生命体征和血氧饱和度。 ● 陪伴患者。
2. 置管处出现感染。	● 为再次置管做好准备。 ● 评估患者生命体征，包括体温升高、呼吸急促和心动过速；评估引流液的气味、颜色，以及患者疼痛是否增加。

825

记录与报告

- 在电子健康档案或纸质病历中记录拔管的情况，水封瓶中引流液的量和性质，伤口和敷料的情况，患者在拔管时的反应和对拔管的了解程度。
- 在电子健康档案或纸质病历中记录生命体征和呼吸情况。
- 向管床护士或医师报告异常情况。

注意事项

健康指导

- 指导患者和居家照护者若有胸痛、呼吸急促或胸部不适感应立刻汇报医护人员。

儿科患者

- 儿童患者通常需要在拔管前使用镇痛药（例如，在拔管前使用吗啡 0.1 mg/kg 联合咪达唑仑）（Hockenberry 和 Wilson，2015）。
- 拔管前 1 小时在置管处使用 EMLA（局部应用利多卡因 / 普罗卡因麻醉）可减少拔管痛苦，然而，儿童可能仍然会有"拉扯"的感觉（Hockenberry 和 Wilson，2015）。

技能 27.3　自体血液回输

自体血液回输是指将患者在创伤、损伤或手术中丢失的血液回输给患者。当回输装置与胸腔引流相联时，它是一种相对无风险、廉价且较为容易更换血液的方法。自体血液回输的优势包括回输血处理速度快，避免发生输血反应，以及给重要器官供氧（Bauman 和 Handley，2011）。患者的静脉通道必须明确（见第 29 章）。自体血液回输禁忌证是：凝血功能障碍、感染、癌症和原发性肝肾功能障碍者（Atrium，2015c；Bauman 和 Handley，2011）。

授权与合作

自体血液回输机的操作不能授权给护理辅助人员。护士指导护理辅助人员完成以下工作：

- 立即向护士报告患者的生命体征和血氧饱和度的变化。
- 引流液增加或减少都需向护士报告。

用物准备

- 成人 / 小儿一次性胸腔引流和自体血液回输（图 27.10）
- 可选：带有血液回收罐的连续自动输血系统（ATS）（见机构政策）
- 储血过滤器（40 μm 过滤器，见使用说明）
- 吸血管道上的抗凝药滴管
- 消毒棉签
- 输液泵（见使用说明）
- 更换包
- 若有需要，使用无菌衣、清洁手套和口罩

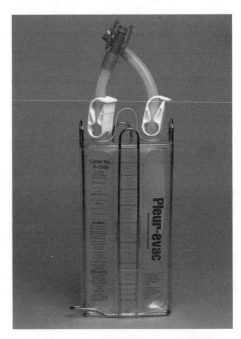

图 27.10　自体血液回输装置示例

步骤	要点说明

护理评估

1. 根据机构政策，至少使用两种方式核对患者身份信息（例如，姓名和生日，或者姓名和病案号）。	确保患者正确。符合联合委员会标准并保证患者安全（TJC，2016）。
2. 评估内容见技能27.1。	
3. 通过胸管确定是否有活动性出血（至少50～100 mL/h）。	提示胸腔引流液可能需要回输。
临床决策点：若要进行自体血液回输，不应该使用在胸腔引流管或 ATS 血袋中超过 6 小时的血液，而是在引流后立即使用（Atrium，2015c；Bauman 和 Handley，2011）。	
4. 评估静脉通路的位置（见第29章）；注意导管尺寸，首选 18 F 血管造影导管。	确保静脉通路清晰明确，可用于血制品的回输。
5. 获得实验室检查基本结果（例如血红蛋白量和血细胞比容）。	为评估血液回输后对患者循环血容量影响提供数据。

护理诊断

● 心输出量减少	● 组织灌注无效	● 有感染的危险
根据患者的状况与需求，个体化处理其相关因素 / 危险因素。		

护理计划

1. 完成下列步骤后所能达到的预期结果：	
● 生命体征、血细胞比容和血红蛋白稳定。	胸前闭式引流再回输，可明显减少血液流失。
● 胸腔闭式引流可以使肺组织在 48 ～ 72 小时复张。	胸膜腔内重新恢复负压。
● 保留静脉通路。	保留静脉通路对纵隔引流的再回输是必要的。
2. 向患者解释操作过程。	缓解焦虑可促使患者配合操作。

护理措施

1. 系统设置：	
a. 根据无菌技术及印在机器上的三个步骤设置自体血液回收机器（ATS）。	机器污染给患者提供了感染源。
b. 确保所有夹子打开，并且各部分连接紧密。	保证所有连接紧密确保整个系统密闭，打开夹子是为了让胸腔引流进入 ATS 血液回收罐。
c. ATS 血液回收罐内有一个孔径为过滤器 200 μm 的双层过滤膜。	可以过滤掉不必要的物质和微栓子。
d. ATS 血液回收罐有 1 000 mL 的容量，每 25 mL 有一个标记，记录引流的时间和引流量。	暗红色引流液体的回收应在术后立即进行，随时间推移，引流液体会变成浆液。
临床决策点：持续的 ATS 一般适用于心血管外科手术，ATS 是由特殊的注射泵和静脉回路组成的密闭系统，这个系统需要根据机构政策由专业培训人员进行操作，并且在特殊情况下使用（Atrium，2015c）。	
2. 执行手卫生和戴无菌手套。	减少微生物传播。

步骤	要点说明
3. 准备胸腔引流进行回输：	
a. 根据使用说明书，打开置换袋，关闭两个白色的夹子。	管路污染会导致患者感染，置换过程中关闭夹子保持系统密闭。
b. 使用安全阀来减少过多的负压。	可以把血液回收罐从金属支架上移除。
c. 更换袋子：	
(1) 关闭胸腔引流瓶夹子。	防止空气通过胸腔引流瓶进入胸膜腔导致肺萎缩。
(2) 关闭 ATS 机器上血液回收罐上方的夹子。	保证回收系统的密闭性，防止血液污染。
(3) 将胸腔引流瓶连接至新的 ATS 血液回收罐。	建立新的 ATS。
(4) 确保所有部件连接紧密。	确保系统密闭。
(5) 打开胸腔引流瓶及置换袋的夹子。	重新建立 ATS。
d. 将连接器连接至收集袋顶部，并通过从侧钩上抬起袋子，然后从脚钩上取下袋子。	确保收集袋的密闭性，以便取下后用于自体血液回收。
e. 通过连接脚钩固定置换袋，将金属框架更换为胸腔引流瓶的侧钩，然后向下推以将框架固定在钩上。	确保置换袋和胸腔引流瓶安全连接。
f. 将拇指放在金属架的上部，用手指向上推。	将置换袋取下。
4. 回输胸腔引流液。	
a. 使用新的精密过滤器重新灌注每个自体血液回输的输血袋。	防止微生物传播，达到最高的清除率。
b. 将袋子翻过来，用消毒棉签擦拭口袋，并使用精密过滤器尖端穿刺和旋转以连接。	将自体血液回输的输血袋与输液器连接。
c. 将袋子倒过来，轻轻挤压以除去空气并用血液灌注过滤器。	为了防止溶血，不能施加过大压力。
d. 将输血袋挂在输液杆，排尽管道内的空气，夹闭输液管道，连接患者静脉输液通道。	排尽输液管道内的空气。通过重力进行回输、应用血压袖带（不超过 150 mmHg 调节输液滴速的压力）或静脉输血泵进行输血（见第 29 章）。
e. 通过自体血液回输连接器中的自封口加入抗凝剂（柠檬酸盐葡萄糖溶液 -A 抗肝素或柠檬酸盐磷酸葡萄糖溶液，USP）	防止自体血液回输凝血。使用鱼精蛋白中和肝素后恢复术前水平，或在急诊胸部创伤后进行血透时使用枸橼酸钠抗凝剂（Atrium，2015c）。
f. 根据患者的病情及急救政策监测患者生命体征和血氧饱和度。根据患者情况可选择 15 分钟监测一次或每小时监测一次。	需要自体血液回输的患者一般病情比较复杂，生命体征会经常改变。连续的监测可以及时发现生命体征的变化和适时地进行干预以确保生物学稳定。
5. 停止自体血液回输	
a. 胸管只能在医务人员的医嘱下短暂夹毕，并通过红色和蓝色连接器与胸腔引流瓶连接。	长时间夹闭胸管会导致张力性气胸（Kane et al.，2013）。
b. 打开胸管夹子。	所有的引流液都将直接收集在引流装置中并妥善处理。
6. 整理用物，执行手卫生。	减少微生物传播。

步骤	要点说明

护理评价

1. 监测生命体征、血细胞比容和血红蛋白。	帮助确定治疗效果。
2. 观察胸前引流瓶，听诊肺呼吸音。	帮助确定胸前引流瓶正常且有效引流。
3. 观察静脉输注的部位，防止外渗和静脉炎。	保护患者静脉输注部位。
4. **使用反馈式教学**："我想确认我已经解释为什么需要进行这个操作，告诉我为什么这个操作很重要。"如果患者或居家照护者不能正确反馈，立即调整或重新制订指导计划，以保证其正确掌握。	确定患者和居家照护者对指导内容的理解水平。
非预期结果	相关措施
1. 胸管滑脱。	● 立即按压胸管脱落处伤口。 ● 应用无菌凡士林纱布包扎伤口。 ● 告知医护人员。
2. 患者有呼吸困难、胸痛、劳累呼吸。	● 确认胸管在位引流通畅。 ● 观察生命体征。 ● 立即通知医护人员。
3. 患者有感染、发热、寒战的症状。	● 按医嘱采集伤口组织进行培养。 ● 观察生命体征。

记录与报告

● 在电子健康档案或纸质病历中记录每次引流和回输的量，包括患者的反应，描述输液部位的局部情况。

● 在电子健康档案或纸质病历中记录患者对宣教的理解。

注意事项

健康教育

● 在进行自体血液回输时，向患者和居家照护者解释操作以便居家照护和患者理解。在术前居家照护和患者可能接受过指导，但是仍需要加强。

▶临床案例分析

患者在接受过心脏手术后在重症监护室接受治疗，身上有胸管和纵隔引流管。患者最近的生命体征：血压 110/64 mmHg，脉搏 126 次/分，呼吸机呼吸频率 16 次/分，SpO_2 90%，体温 37.2℃。最近 1 小时，胸腔引流出 75 mL 液体，纵隔引流出 100 mL 液体。

术后 2 小时内，为什么需要严密观察患者生命体征及漏气量，每 15～30 分钟记录胸腔引流量？

术后 12 小时，将患者转移至椅子上，发现转运后患者胸腔引流瓶立即引流出 50 mL 暗红色的液体，这时你该怎么做？

使用标准化医护沟通模式，患者胸腔引流发生题目 2 的情况时，你该如何书写护理记录？

▶复习题

1. 胸管可以引流出患者胸腔内血性液体，患者会存在呼吸问题；这类患者有一系列重要的护理措施，与护理胸腔引流有关的最重要的两个护理措施是什么？

A. 观察胸腔引流液

B. 鼓励活动

C. 清理气道

D. 保持引流通畅

E. 观察敷料

2. 当护理有胸管的患者，下列哪些操作护士可以授权给护理辅助人员？（选择所有符合条件的选项）

A. 协助患者处于合适体位，便于引流

B. 帮助拔除胸管

C. 转运有胸腔引流管的患者

D. 胸腔引流再回输

E. 引流量改变或突然出血，立即汇报

3. 胸腔引流自体血液回输的正确步骤。

A. 将输血袋悬挂在输液杆上，排气

B. 通过精密输液器的尖端插入输液袋并旋转

C. 每个自体血液回输袋使用新的精密过滤器

D. 如果需要，自体血液回输时，通过密封口加入抗凝剂

E. 将输血袋倒置，轻轻挤压，排气并使血液通过过滤器

F. 根据患者的病情监测生命体征和血氧饱和度

第 28 章

急 救 技 术

▶ 技能和步骤

技能 28.1　口咽通气管
技能 28.2　自动体外除颤仪
技能 28.3　急救管理

▶ 学习目标

学习本章节后，护士能够具备如下能力：

- 口咽通气管适应证。
- 自动体外除颤仪的操作流程和适应证。
- 心肺复苏的适应证。
- 急救管理。

▶ 目的

本章主要讨论心肺复苏（cardiopulmonary resuscitation，CPR）操作流程及在进行心搏骤停急救过程中辨证性思维的应用。一旦发生心搏骤停，护理人员应随时做好急救的准备。护理人员应该遵循最新的复苏指南及时进行心肺复苏以恢复患者心肺功能，避免神经功能损伤。护理人员和护理实习学生都必须获得基础生命支持技术证书并定期考核。

▶ 护理标准

美国心脏协会，2015——复苏指南

▶ 实践准则

心律失常引起的血流动力学的改变会导致心搏骤停。心律失常的病因：电解质紊乱，急性冠状动脉综合征，药物作用。恶性心律失常主要包括室性心动过速（ventricular tachycardia，VT）及心室颤动（ventricular fibrillation，VF），一旦发生需要立即进行电除颤治疗。

1. 早期电除颤可以迅速恢复患者心脏功能，避免患者病情进一步恶化。

2. 心搏骤停先兆：心动过速，低血压，低血氧饱和度（在有供氧的情况下血氧饱和度低于90%），少尿（4 小时内尿量小于 50 mL）。以上症状一旦出现，急救小组应立即进行处理（AHRQ，2014）。

3. 对于心跳、呼吸骤停的患者，每个机构都应该有一个特殊急救警报（code），以紧急调动人员实施救助；心跳、呼吸骤停可以称为"code"（如："code blue""code 7"）。

▶ 以患者为中心的护理

在对患者进行复苏急救时，患者家属也是关注重点。在护理来自不同地区及拥有不同文化和宗教信仰的患者时，护理人员应该考虑到患者及患者家属对生命支持和复苏的理解。

患者可能来自某个文化或是宗教群体，但不完全遵守习俗和宗教信条所有方面。因此，护理人员应该考虑到患者意愿，以确保患者自我决定的权利。

必要时，使用专业术语向患者及家属解释当前病情。另外，利用文化和宗教加强患者及家属对病情的理解。

大量的访客探视患者并给予家庭或信仰上的支持，护理人员应做好访客的接待，与家庭决策者一起制订探陪管理制度。

预设医疗指示（ADS）在患者处于复苏状态和个别患者对复苏的意愿提供了有效的信息。尽管预设医疗指示经常在患者入院前或是住院期间就设立好，但护理人员在协助患者完成治疗过程中起到重要作用。

▶ 循证护理实践

美国心脏急救护理协会（Kleinman et al.，2015）对历年来心搏骤停后的治疗和预后进行回顾性分析后，制定了高级生命支持和基础生命支持循证指南。

2015 年美国心脏协会（AHA）制定的最新版心肺复苏指南强调了高质量的心肺复苏的重要性，其中包括：①非专业施救者心肺复苏；②更新高级心血管生命支持和无脉性电活动的急救；③心搏骤停后救治（AHA，2014）。心搏骤停者的生存链包括（Kleinman et al.，2015）：

● 立即识别心搏骤停并启动急救系统。
● 尽早地心肺复苏，着重于胸外按压。
● 快速除颤。
● 有效的高级生命支持。

高质量的心肺复苏包括：
● 保证胸外按压速率。
● 保证胸部按压深度。
● 保证每次按压后胸廓充分回弹。
● 尽可能减少胸外按压的中断次数。
● 避免过度通气。
● 心肺复苏后治疗包括低温疗法保护神经功能（Callaway et al.，2015）。大多数医院都有

物理降温和药物降温的相关规定。

● 患者进行抢救复苏或是进行侵入性操作时允许家属在一旁陪护，可提高患者家属的认同感和满意度（AACN，2016）。调查显示，家属目击复苏过程可以明显降低创伤后遗症，家属自诉目击抢救的过程可以达到一定的压力释放，会有一种满足感。

▶ 安全指南

观察患者的生命体征，有无异常心脏节律，心律失常可导致心搏骤停。心律失常的诱因：冠心病、心肌梗死、心脏手术、酸碱失衡和药物的毒副作用。

观察患者最近的血清电解质报告，电解质紊乱（例如钾、镁、钙）可导致心搏骤停。

护理人员参与决定患者使用药物的种类和剂量。一些药物（例如乙醇、镇静剂、阿片类药物）可抑制呼吸中枢导致呼吸暂停。过度镇静如静脉镇痛泵和硬膜外镇痛泵使用也会引起呼吸抑制。某些药物的过量使用也可引起室性心律失常和心搏骤停。

美国心脏协会（AHA）的质量改进项目（Get With the Guidelines，GWTG）（2014）中对医院设定了电除颤时间窗，即在发生心室颤动 2 分 59 秒内进行电除颤。电除颤时，电极板与患者胸前皮肤紧密接触，保证导电良好。电除颤时，告知任何人员不得接触患者及病床。

掌握启动急救小组的预案，急救小组主要由危重症护士、内科医师或高年资护士和呼吸治疗师组成（AHRQ，2014）。

技能 28.1　口咽通气管

口咽通气管是一种弧形、韧性小的的硬性塑料（图 28.1）。从患者口腔置入，沿舌面到达咽喉（图 28.2）。通过口咽通气管清除呼吸道分泌物，保持昏迷患者气道通畅。根据患者的年龄及口腔的大小选择口咽通气管。选择合适口咽通气管型号：口咽通气管贴紧患者

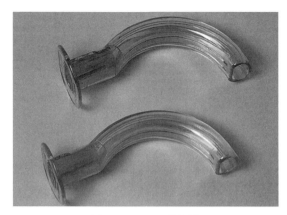

图 28.1　口咽通气管

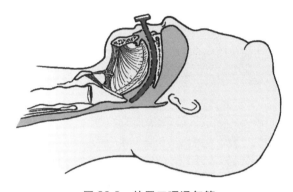

图 28.2　放置口咽通气管

脸颊，管翼和切牙齐平，末端至患者下颌角（表 28.1）。

表 28.1　根据年龄选择口咽通气管尺寸

尺寸	年龄
30 mm 或 000 号	早产儿
45 mm 或 00 号	新生儿
55 mm 或 0 号	新生儿～1 岁
60 mm 或 1 号	1～2 岁
70 mm 或 2 号	2～6 岁
80 mm 或 3 号	6～18 岁
90 mm 或 4 号	成人中号
100 mm 或 5 号	成人大号
110 mm 或 6 号	成人超大号

授权与合作

应由接受过操作培训的呼吸治疗师进行口咽通气管的置入，护理辅助人员禁止此操作。

步骤	要点说明

护理评估

1. 确定需要行口咽通气管置入的症状和体征：上呼吸道呼噜声，咽反射消失，口腔分泌物增加，口角流涎过多，磨牙，牙关紧闭，呼吸窘迫。	这些症状均会导致患者上呼吸道梗阻，仅昏迷患者使用口咽通气管。对于清醒或没有完全昏迷的患者，置入口咽通气管会刺激患者呕吐或喉痉挛。
2. 判断导致上呼吸道梗阻的因素，如年龄（儿童舌头会大一点），鼻腔或口腔引流管（引流管会让吞咽更困难）。	准确评估口咽通气的位置。上呼吸道梗阻的高危人群有婴儿、儿童、成人上呼吸道充血，意识丧失，癫痫，神经肌肉疾病，口腔分泌物增加。
3. 在置入口咽通气管时确保患者口腔内无义齿。	口咽通气管会使义齿脱落加剧气道梗阻程度。
临床决策点：切勿将口咽通气管插入有意识的患者、近期口腔／面部创伤的患者、口腔手术或牙齿松动的患者。切勿强行置入口咽通气管。	
4. 确定患者和居家照护者对指导内容的理解水平。	患者意识丧失，确定家庭学习的必要性。

护理诊断

● 清理呼吸道无效	● 有误吸的危险
根据患者的状况或需求，个体化处理其相关因素／危险因素。	

步骤	要点说明

护理计划

1. 完成下列步骤后所能达到的预期结果：	
● 患者呼吸状况改善：呼吸频率正常、分泌物更容易去除、呼吸时的呼噜声消失。	清除呼吸道分泌物。
● 患者不会有磨牙或是咬管。	口咽通气管防止上、下牙和管子接触。
● 患者舌头没有阻塞呼吸道。	口咽通气管防止舌根后坠，保证呼吸道通畅。
2. 居家照护者可以口述对口咽通气管置入的理解。	宣教成功。

护理措施

1. 昏迷患者可采取半卧位（床头抬高 15°～45°）。	易于口咽通气管置入口腔。
2. 执行手卫生、戴无菌手套和防护面罩（必要时）。	减少微生物传播。
3. 尽可能使用开口器开口，必要时，用非惯用手的拇指和示指打开患者的上下牙列。	打开口腔。不要将手放进患者口中以避免咬伤。
4. 置入口咽通气管： 将口咽通气管的凹面朝上插入口腔，其远端接触到口咽部后壁时，将其旋转180°，顺应舌头的弯度。或选择将口咽通气管侧着置入，置入一半即口咽通气管滑过舌头的自然弯曲时，旋转90°。确保口咽通气管的管翼在患者口唇外面。	置入口咽通气管时，勿将患者的舌头压向喉咙。 口咽通气管置入良好可以预防患者舌根后坠。轻击口咽通气管管翼的上下面，确保口咽通气管妥善固定。
临床决策点：对于儿童，不要使用反向置入法置入口咽通气管，因为口咽通气管尖端会损伤软腭。	
5. 必要时吸痰。	清除口咽分泌物，保证气道通顺。
6. 重新评估者呼吸功能，肺部听诊。	检验患者呼吸功能，开放气道。
7. 使用软毛巾清洁患者面部。	保持清洁。
8. 处理用物，使用过的毛巾、手套和防护面罩应将其丢弃在专门的容器中，执行手卫生。	减少微生物传播。
9. 口腔护理。	令患者恢复安宁舒适感，清除分泌物，保持口腔黏膜组织湿润。
临床决策点：患者口咽分泌物过多时，口咽通气管需要移除、清洁、丢弃和更换。定期吸痰。口咽通气管不能长时间使用，会对周围组织压迫，导致唇部和舌部的医源性损伤（Pittman et al., 2015）。	

护理评价

1. 观察患者的呼吸状态，并比较患者插入口咽通气管前后呼吸。	观察患者置入口咽通气管后的反应。
2. 评估患者的呼吸道状况，以防舌根后坠。	确保呼吸道通畅。
3. 观察患者口咽通气管邻近组织是否有红肿、磨损或淤血。	识别医源性损伤的早期表现。
4. 观察患者咳嗽或用舌头将口咽通气管推出。	患者自我清理呼吸道的功能恢复，表示对口咽通气管置入需要重新评估。

步骤	要点说明
5. **使用反馈式教学**："我想确认我已经明确向你解释为什么你的家人需要置入口咽通气管，请告诉我为什么置入口咽通气管很重要。"如果患者或居家照护者不能正确反馈，立即调整或重新制订指导计划，以保证其正确掌握。	确定患者和居家照护者对指导内容的理解水平。

非预期结果	相关措施
1. 置入口咽通气管后患者出现不停的咳嗽和恶心、呕吐感。	● 当患者出现窒息时，立即停止口咽通气管的置入，过度的恶心感会引起呕吐和误吸。 ● 立即拔除口咽通气管并将患者安置至合适体位。 ● 重新评估置入口咽通气管的必要性。
2. 气道梗阻没有缓解。	● 立即寻求帮助。 ● 重新置入口咽通气管或是医务工作者决定使用另一种开放气道的方法。 ● 评估导致气道梗阻其他原因。
3. 患者推动口咽通气管移位或从口腔脱落。	● 重新评估患者口咽通气管置入的必要性。
4. 无法置入口咽通气管；患者强烈反抗或你无法打开患者口腔。	● 寻找帮助。 ● 重新评估患者口咽通气管置入的必要性。 ● 必要时给予镇静剂。

技能 28.2 自动体外除颤仪

电除颤可以终止恶性心律失常，例如心室颤动。自动体外除颤仪（automated external defibrillator，AED）允许受过基础生命支持训练的人员进行除颤。AED 是一种可以自动判读心电图的除颤仪，使早期除颤成为可能。该设备通过电缆和两个可粘连电极板与患者接触。大部分 AED 外观都是独立盒状，具有 3 个简单步骤和语音提示指导使用者，所有 AED 都具有判读心电图功能，AED 会将心电图与储存在 AED 计算机软件中的上千例心电图进行对比。一部分 AED 会在判读心电图和语音警示后自动除颤（全自动），另一部分 AED 会建议除颤，提醒使用者按下除颤按钮。

授权与合作

基础生命支持证书提供给接受过 AED 课程的非专业人员、护理辅助人员以及有资格证的医护人员。大多数使用 AED 的机构已授权将其用于所有心肺复苏认证的人员，包括护理辅助人员。详见 AED 使用相关政策。

用物准备

● AED
● 一副可粘连电极板

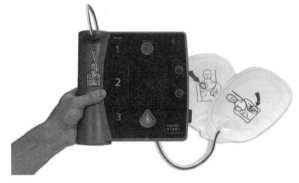

图 28.3 **自动体外除颤仪**（由 Philips Medical Systems 提供）

步骤	要点说明

护理评估

1. 确认患者无意识，呼救。	判断患者是否有意识，还是睡眠、醉酒、听力受损。专业人员的快速判断可确保后续的复苏支持。
2. 10 秒内确认患者无呼吸和颈动脉搏动：脉搏消失、无呼吸、无活动。	启动应急反应系统，包括 AED。
临床决策点：AED 只能运用在无意识、无呼吸、无动脉搏动的患者身上。年龄小于 8 岁的儿童，应使用儿童专用电极板，如果没有儿童专用电极板，可使用成人电极板，并按相关建议尽快进行电除颤（Atkins et al., 2015）。	

护理诊断

● 心输出量减少	● 低效型呼吸形态
● 组织灌注无效	● 自主呼吸受损
据患者的状况或需求，个体化处理其相关因素 / 危险因素。	

护理计划

完成下列步骤后所能达到的预期结果：	
● 患者转为稳定心律。	电除颤通过电流冲击终止恶性心律失常。
● 患者脉搏和呼吸恢复。	CPR 和电除颤成功。

护理措施

1. 评估患者无意识、无呼吸、无动脉搏动、10 秒内无活动。	这些症状提示患者发生心搏骤停。
2. 根据机构政策和程序启动应急小组。	优先提供给需要急救车和 AED 的患者。
3. 持续地胸外按压直至 AED 与患者相连接并且语音提示："请勿触碰患者"。	为减少胸外按压中断时间，在连接和打开 AED 时持续 CPR。
4. 将 AED 放置在患者胸部或头部附近。	确保方便使用设备。
临床决策点：如果需要立即使用 AED，应立即将设备与患者连接。尽早除颤可提高存活率（Kleinman et al., 2015）。	
5. 打开电源（见插图）。	打开电源，根据语音提示进行下一步操作。
6. 连接机器。将第一个 AED 电极板置于锁骨正下方右胸骨上缘。将第二个 AED 电极板横向放置于左乳头侧，电极板上缘位于腋下方（见插图）。确保电线与 AED 连接。	不推荐使用其他电极板替代 AED 电极板。AED 通过 II 导联分析大部分心电图。
临床决策点：不要将电极板贴在潮湿的皮肤、药物贴片或者在起搏器或植入式除颤仪上。潮湿皮肤、植入式除颤仪和药物贴片会降低除颤效果并导致相应并发症。	

步骤	要点说明

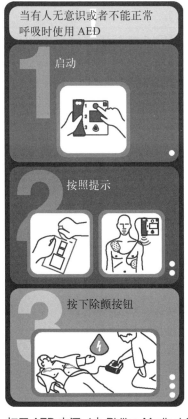

步骤 5 打开 AED 电源（由 Philips Medical Systems 提供）

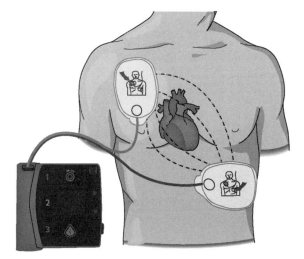

步骤 6 将 AED 置于患者身边

步骤	要点说明
7. AED 提示不要碰触患者。救援人员和旁观者通过呼叫"都离开"避免接触患者。允许 AED 分析心律，一些 AED 需要按下分析按钮。AED 需要 5～15 秒分析心律。	每个牌子的 AED 都不一样，因此熟练掌握所使用的 AED 模式非常重要。 不要碰触患者。为防止人为错误，在判读心电图时不要移动患者（Kleinman et al., 2015），避免旁观者受到电击。
8. 在按下除颤按钮前，大声通知并环视四周确认无人接触患者。	无人接触患者以确保救援人员安全。
9. 电除颤后立即开始胸外按压，持续 2 分钟，按压比例为 30 : 2（30 次胸外按压，2 次人工呼吸）。不要移走电极板。	保持持续心脏灌注。
10. 两种人工呼吸的方法：在有保护屏障下口对口人工呼吸或是使用简易呼吸球囊。观察患者胸廓起伏。如果使用简易呼吸球囊，频率为 10～12 次 / 分，或是每隔 5～6 秒挤捏一次。	院内有简易呼吸球囊，不建议在没有保护屏障下进行口对口人工呼吸，防止微生物传播。
11. 在进行 2 分钟的 CPR 后，AED 会提示请勿触碰患者，重新分析心律。此过程会一直循环，直至患者恢复动脉搏动或是医务工作者宣布患者死亡。	确定患者状态。

步骤	要点说明

护理评价

步骤	要点说明
1. 检查电极板与胸部连接良好。如果电极板不能与胸前皮肤连接良好，须重新更换电极板并将新的电极板连接至 AED 上。	电极板与皮肤粘贴不良会降低电除颤的效果，导致皮肤灼伤或增加救援人员被电击的风险。准备新的电极板备用。电极板不能重复使用。
2. 检查有无明显动脉搏动。持续的急救措施直至患者恢复动脉搏动或是医务人员宣布患者死亡。	评估循环状态。
3. 告知患者家属患者的病情。	利用各种方式保持家属知情，包括家庭决策者、牧师、社工。筛选一部分家属让其留在病房内。

非预期结果	相关措施
1. 电除颤后患者没有复律成功，动脉搏动没有恢复。	• 评估粘贴患者胸壁上的电极板。 • 在 AED 分析心律时不要触碰患者。 • 避免将电极板粘贴在药物贴片、起搏器、植入式除颤仪上。
2. 患者胸前皮肤被 AED 电极板灼伤。	• 评估粘贴患者胸壁上的电极板。 • 在放置电极板时确保胸前壁皮肤干燥。 • 如果患者复苏成功，按照要求进行皮肤护理。

记录与报告

• 立即通过全院沟通系统汇报发生心搏骤停患者的具体位置。

• 心搏骤停要求精确的记录。大部分医院都有院内发生心搏骤停记录的模板。

• 在电子健康档案、纸质病历或是 CPR 专用表格上记录：心搏骤停、AED 使用时间和次数（AED 具体除颤能量不明），除颤仪使用的时间和除颤能量、药物使用、抢救过程、心脏节律、CPR 及患者反应。

注意事项

健康教育

• 若患者出现心搏骤停，指导患者家属或是居家照护者 CPR，鼓励他们通过医院或是红十字会或是美国心脏协会获得急救资格证。

• 家属最好能够提供患者服药史及患者服药的目的。

儿科患者

• 大部分 AED 仅供成人使用，所以不建议年龄小于 8 岁或是体重小于 25 kg 的儿童使用（Atkins et al., 2015）。只有在没有儿童专用电极板情况下使用成人专用电极板，使用时确保两个电极板无重叠。只能由医护人员选择低能量除颤，儿童除颤时能量选择 2 ~ 4 J/kg。

居家护理

• 患者及家属应在手机上设置紧急号码或是将其设置为快速拨号。

• AED 可设置成社区和家庭使用。

技能 28.3　急救管理

急救人员应牢记一个简单标准的方法。发现心搏骤停患者时，第一个施救者应立即进行CPR：胸外按压、开放气道、人工呼吸、体外电除颤。以上措施持续进行直至急救小组到达现场。初始急救措施还包括通知医院急救或是通知急救小组。急救小组的大部分成员均接受过高级生命支持（advanced cardiac life support, ACLS）的培训，并对患者进行二次评估：判读心电图、气管插管、维持呼吸及换气功能、鉴别诊断。基础生命支持和高级生命支持过程中需要不断进行重新评估，并在急救的过程中适时进行调整。

急救小组由医师、重症监护护士、呼吸治疗师、麻醉师、放射科医师及检验师组成。如有宗教需要，还需有牧师陪伴家人。

非ACLS认证的护士如果掌握心肺复苏术，可以预防致命性心律失常，例如心室颤动变为心脏停搏时（心脏电活动消失），并为心脏恢复电活动提供机会。护士应学会判读患者心电图，并在紧急时为患者电除颤（见技能28.2）。表28.2总结了常见的心律失常，早期心肺复苏和除颤保护心脏和大脑功能，从而提高患者生存能力。急救设备应放在患者床边或是指定位置。

表28.2 心律失常

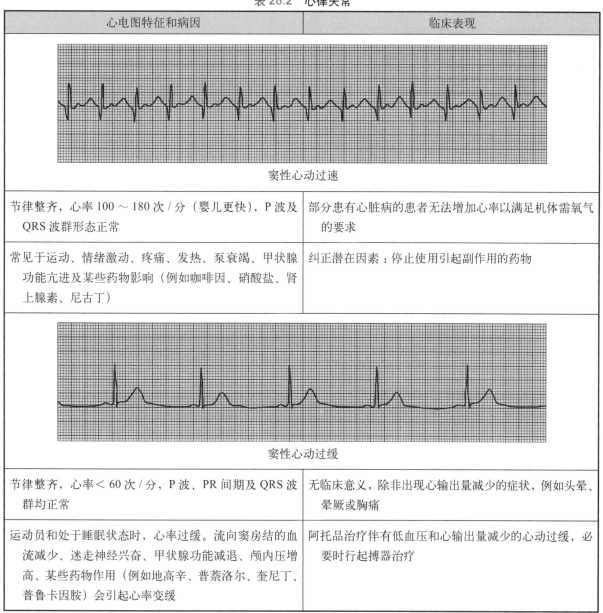

心电图特征和病因	临床表现
窦性心动过速	
节律整齐，心率 100～180 次 / 分（婴儿更快），P 波及 QRS 波群形态正常	部分患有心脏病的患者无法增加心率以满足机体需氧气的要求
常见于运动、情绪激动、疼痛、发热、泵衰竭、甲状腺功能亢进及某些药物影响（例如咖啡因、硝酸盐、肾上腺素、尼古丁）	纠正潜在因素：停止使用引起副作用的药物
窦性心动过缓	
节律整齐，心率＜60 次 / 分，P 波、PR 间期及 QRS 波群均正常	无临床意义，除非出现心输出量减少的症状，例如头晕、晕厥或胸痛
运动员和处于睡眠状态时，心率过缓。流向窦房结的血流减少、迷走神经兴奋、甲状腺功能减退、颅内压增高、某些药物作用（例如地高辛、普萘洛尔、奎尼丁、普鲁卡因胺）会引起心率变缓	阿托品治疗伴有低血压和心输出量减少的心动过缓，必要时行起搏器治疗

续表

心电图特征和病因	临床表现

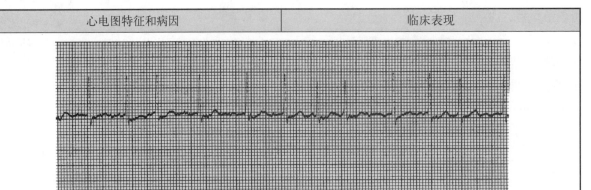

心房颤动

心房电活动紊乱会导致心室率不规则。P波消失，心室率不规则将导致心率、心律的绝对不规则。房室结的多个心房脉冲传导决定了心率的变化。这些发生的原因包括：老化、窦房结钙化、心肌血供的改变	随着心房搏动的丧失（心脏泵血时心室收缩常伴有协调性的心房收缩），血液在心房淤积，血栓形成。当心室率加快时患者经常会感觉到疲劳、心慌或呼吸急促，这些情况通常发生在中年人或老年人

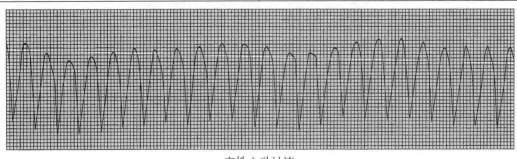

室性心动过速

节律完全不规则，速度可达100～200次/分，P波消失，PR间期消失，QRS波群增宽畸形，时限超过0.12秒心室充盈时间减少引起的心输出量减少，通常导致严重低血压、脉搏消失和意识丧失	由于正常心脏起搏点病变导致：心血流量减少、心肌缺血或栓塞对于严重的呼吸、心搏骤停的患者，需要立刻进行胸外按压和电除颤

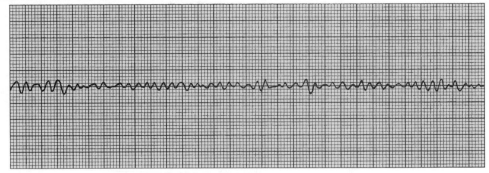

心室颤动

不协调的电活动。没有可识别的P波、QRS波群或T波。原因包括心脏猝死、电休克、急性心肌梗死、溺水或外伤	呼吸、心搏骤停需要立即进行胸部按压和除颤。在公共场所或有高危心脏病患者的私人场所推荐使用自动体外除颤仪

改编自 Kleinman ME, et al: 2015 American heart Association Guidelines for cardiopulmonary resuscitation and emergency cardiovascular care. Part 5: Adult basic life support and cardiopulmonary resuscitation quality, Circulation 132(suppl 2):S414, 2015.

护理人员的责任是了解该设备如何使用、放置的位置、以及抢救车中的物品。

取得心肺复苏术资格证是护理人员和护理实习学生的基本要求。因此，在这一过程中不会详细介绍心肺复苏技术。表28.3总结了一些关于心肺复苏技能的要点。包括成人、儿童和婴幼儿的实施差异。

授权与合作

不能将急救管理的技能委托给护理辅助人员。但是，在基础生命支持技术中获得认证的护理辅助人员，可以执行心肺复苏的基本技能。大多数的护理辅助人员都有基础生命支持技术认证，并且可以使用自动体外除颤仪。大多数机构都允许有执照的人员进行手动心脏除颤，或者接受过能力验证的人员进行手动除颤。急救中所有操作都由急救组长负责安排，由护士、呼吸治疗师和其他卫生保健专业人员执行。

表 28.3　成人、儿童、婴幼儿心肺复苏技术（医疗机构）

技术指导	成人	儿童（1～8岁）	婴幼儿（＜1岁，不包括新生儿）
胸外按压：快速且用力使胸廓完全回弹	无颈动脉搏动开始胸外按压 在胸骨中下段，两乳头连线中点 使用掌根按压，另一只手放在上方 1～2名施救者：100～120次/分，胸外按压和人工通气比为30：2 一直实施持续至可以使用自动体外除颤仪并可识别心律失常	颈动脉搏动停止或小于60次/分，予胸外按压 在胸骨中下段，两乳头连线中点 使用一只手掌根按压或和成人相同 深度达到胸壁前后径的1/3 单人施救者：胸外按压和人工通气比例为30：2 2名施救者：胸外按压和人工通气比例为15：1	颈动脉搏动停止或小于60次/分，予胸外按压 在胸骨中下段，两乳头连线中点下缘 双手交叉环绕（2只示指或拇指） 单人施救者：胸外按压和人工通气比例为30：2 2名施救者：胸外按压和人工通气比例为15：1
心脏除颤使用自动体外除颤仪	使用成人电极板 尽快除颤 除颤后迅速胸外按压	使用儿童电极板 若没有可使用成人电极板，但不可完全覆盖	若出现异常节律 可手法除颤
气道	压额抬颏法（如怀疑外伤，可使用托下颌法）	压额抬颏法（如果怀疑外伤，可使用托下颌法）	压额抬颏法（如果怀疑外伤，可使用托下颌法）
医护人员：在没有胸外按压的情况下使用口对口面罩和（或）储氧面罩	呼吸10～12次/分 5～6秒给氧一次	呼吸12～20次/分 3秒给氧一次	呼吸12～20次/分 3秒给氧一次
医护人员：进行心肺复苏，先进的气道管理（气管插管、气管切开）	呼吸8～10次/分 6～8秒给氧一次	呼吸8～10次/分 6～8秒给氧一次	呼吸8～10次/分 6～8秒给氧一次

数据来源于 Kleinman ME, et al: American heart Association Guidelines for cardiopulmonary resuscitation and emergency cardiovascular care. Part 5: Adult basic life support, Circulation 132(suppl 2):S414, 2015; and Atkins DL, et al, American heart Association Guidelines for cardiopulmonary resuscitation and emergency car-diovascular care. Part 11: Pediatric basic life support and cardiopulmonary resuscitation quality, Circulation 132(suppl 2):S519, 2015.

用物准备

抢救车（图 28.4）——大部分抢救车有以下设备：

- 无菌手套、隔离衣、护目镜
- 氧源
- 简易呼吸器或复苏袋
- 口咽通气管
- 喉镜、手柄和直、弯喉镜
- 各种尺寸气管插管（成人 5 ~ 9 mm，儿童 0 ~ 4 mm）
- 二氧化碳检测器以确定气管插管是否在位
- 胶布或气管插管固定带
- 挡板
- 自动体外除颤仪或手动除颤仪
- 静脉针（成人及儿童）
- 中心静脉穿刺包
- 静脉用液体（生理盐水或 5% 葡萄糖注射液）
- 注射器
- 血标本试管

- 动脉血气包
- 应急药物
- 高级心肺复苏指南
- 无抢救车时配备吸引装置

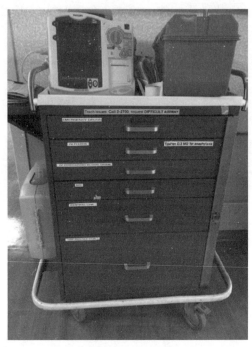

图 28.4　抢救车

步骤	要点说明

护理评估

通过拍打患者双肩或摇晃患者，并大喊："你能听见我说话吗？"	确定患者无意识而不是喝醉、睡着或听力受损，滥用药物、低血糖、中毒、癫痫发作、外伤、酮症酸中毒、休克也会导致意识丧失。
临床决策点：如果一个无意识的患者脉搏、呼吸均正常，可等待进一步的辅助诊断，将患者安置于复苏卧位（见插图），继续观察患者的脉搏与呼吸，可识别病情变化。	

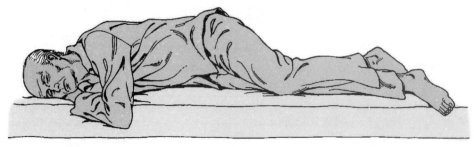

复苏体位

步骤	要点说明

护理诊断

● 心输出量减少	● 自主呼吸受损	● 无效型呼吸形态
● 气体交换受损		
根据患者的状况或需求，个体化处理其相关因素 / 危险因素。		

护理计划

1. 完成下列步骤后所能达到的预期结果：	
● 患者呼吸、脉搏恢复。	心肺复苏成功。
● 患者接受复苏后护理。	持续性治疗和支持。
● 患者被送往重症监护室给予持续治疗。	复苏成功。
2. 立即启动机构急救小组或紧急救援系统服务（emergency medical service，EMS）。把 AED 和抢救车推至床边。	确保及时地应用除颤仪、CPR 和 ACLS 来抢救患者。

护理措施

初步评估：循环	
1. 检查成人或儿童的颈动脉脉搏；在婴幼儿中使用肱动脉或股动脉。触诊不超过 10 秒（Kleinman et al., 2015）。	颈动脉搏动最容易定位于成人和儿童，婴幼儿可以使用股动脉触诊。
2. 将患者水平置于坚硬的平面，如地板、地面或按压板。如果怀疑有外伤，则使用脊柱预防措施将患者置于仰卧位。	胸外按压是必要的，因为心脏在胸骨和脊柱之间，因此必须将身体置于坚硬的平面上。心搏骤停时心肺复苏需要立即开始。最好有 1 ~ 2 名救援人员已帮助患者安全转移，只要条件允许，应立即将患者挪至按压板或合适的位置上。
初步评估：供氧	
3. 提供干净的手套和面罩。	减少微生物传播。
4. 打开供氧装置。	
a. 头部向后倾斜（无外伤）（见插图）。	对于无意识的患者来说，舌后坠是气道阻塞的最常见原因。
b. 抬下颌（怀疑颈部外伤）（见插图）。	对怀疑颈椎损伤的外伤患者抬下颌可以防止头部伸展和颈部运动，以及进一步的瘫痪或脊髓损伤。尽快固定患者，应用硬颈托，以减少颈椎运动。
5. 确定患者是否有自主呼吸	确定需要的复苏等级。
初步评估：呼吸	
6. 设法使患者缓慢呼吸。	缓慢的呼吸使低压输送空气，降低胃胀的风险。
a. 口对口人工呼吸。	使气体不从鼻腔溢出。
b. 呼吸面罩（见插图）。	补充氧气时提供安全的密封。
c. 简易呼吸器（见插图）。	供给足够压力的氧气使胸廓起伏。
7. 条件允许时，置入口咽通气管（见技能 28.1）。	保持舌在口腔前部，防止舌后坠阻塞气道。

步骤	要点说明

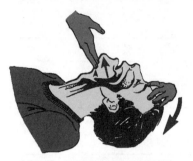

步骤 4a　头部倾斜，下颌抬起

（引自 Sorrentino S：Mosby's Text book for nusing assistants，ed 7, St Louis 2008，Mosby）

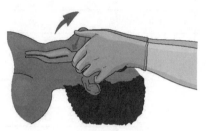

步骤 4b　抬下颌，头部不倾斜

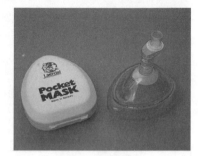

步骤 6b　呼吸面罩

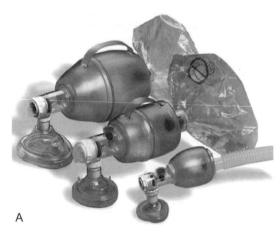

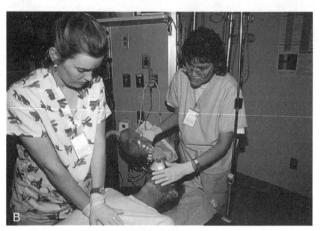

步骤 6c　A.简易呼吸器　B.两位施救者正使用简易呼吸器辅助呼吸

8.除非颈椎损伤，如有必要使患者头偏向一侧吸出分泌物。	吸引可以防止气道阻塞，将头偏向一侧可以借助重力作用将分泌物引出，降低误吸的风险。
初步评估：D 复苏	
9.如果脉搏消失，尽快使用 AED 治疗。	大多数成功的除颤率发生在 AED 被应用的时候，并在晕厥后的 5 分钟内使用。当心脏除颤被延迟时，患者生存率会下降。
电击后立即开始 5 个循环的 CPR（成人按压：呼吸比为 30：2），识别心律失常后再次给予电击。	下一次电击之前，胸外按压和呼吸比为 30：2，以提供足够的血流和灌注（Kleinmain et al.，2015）。
10.如果脉搏消失，AED 不可用，应立即开始胸外按压。确保手部正确放置和按压比（成人 30：2）（见表 28.3；见插图）。	对于成人、儿童和婴幼儿，手部放置的特定部位、按压深度和比率各有差异，以避免对心脏、肺或肝脏造成伤害（见表 28.3）。

步骤	要点说明

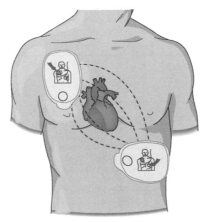

步骤10a　A.正确的手放置部位——成人　B.正确的手放置部位——儿童　C.正确的手放置部位——婴幼儿

临床决策点：确保手指远离肋骨，位于剑突下部，可减少肋骨骨折导致肺部或肝脏撕裂的概率，这会进一步损害心肺功能。持续胸外按压、人工通气和使用AED。	
二次评估：补充	
1. 在急救团队到达之前，向急救组长进行简短的口头报告（例如，急救、生命体征、医学诊断和急救干预）。	这些信息对于患者治疗方案的选择至关重要。
2. 人员足够的情况下，核心小组继续分配任务进行复苏工作。	在紧急事件中满足患者及其家属的需求十分必要（ACCN，2016）。
a. 帮助患者的室友和访客远离急救。指派牧师或其他护士与患者家属沟通。考虑允许家庭成员目睹复苏的场景（见机构政策）。	研究发现，允许家庭成员目睹心肺复苏场景有利于降低创伤后遗症的发生。
b. 指导人员将多余的家具及设备移出房间。	房间内留应急设备及人员。
c. 将患者病历放至床边或使用电子病历。	阐明患者的身体状况、警报及过敏症状。
d. 指派一名护士记录抢救过程。	确保对抢救、药物、治疗过程记录准确。
e. 指派另一名护士从抢救车取药品并交给应急小组成员，责任护士参与药品管理、生命体征测量、护理程序的协助等。	及时为急救小组成员提供药品、设备等。
二次评估：心律的分析	
3. 准备好心电监护仪并将电极片和除颤电极板上涂抹导电胶，随后将手动除颤仪和心电监护仪接于患者身上，以识别心律失常。	心电监护仪可以识别实时心律失常且不干扰呼吸和胸外按压。

步骤3　除颤仪的电极板放置位置

步骤	要点说明
4. 如果心脏节律可采用电击治疗，继续进行 CPR 并协助急救小组手动除颤。	人工心脏除颤需由有"ACLS"资格的人员执行。
a. 根据急救政策和仪器说明打开除颤仪并选择合适的能量。	能量按规定提供，双向波除颤仪选择 200J 的默认能量，单向波除颤仪选择 360J 的能量。
b. 将导电凝胶涂在患者的胸部，在那里放置除颤电极板，并直接连接到除颤仪上。	皮肤与电极板接触良好可保证适当的放电，防止皮肤被灼伤受损（Link et al., 2015）。
c. 将电极板或电极片放置于患者胸壁上。	确保合适的除颤时机。
d. 确保除颤期间任何人不得接触患者、床或任何与患者接触的物体。在电除颤开始前，必须先进行警告。	防止电击期间发生意外或人员伤亡。
5. 建立静脉通道（见第 29 章），使用大口径静脉注射针头（14～22 号），开始输注生理盐水。	快速给药和输注血制品，快速液体输注可促进药液进入心血管系统。
如果无法使用外周静脉路路，护理人员可建立中心静脉通路或骨髓腔内通路。	急救给药取决于血管或静脉通路。
6. 根据需要协助诊疗操作。	在紧急事件中，抢救车内备有特殊诊疗操作所需的多数设备，熟知抢救车内物品有助于急救时使用合适的器械设备。
7. 继续进行心肺复苏直至警报解除（在患者恢复脉搏和呼吸之后，救援人员的精力无法有效地实施 CPR，或者医师停止实施 CPR）。	心肺复苏不可随意中断，在更换心肺复苏人员、心脏电除颤、或需要插管等情况而必须中断时，时间不得超过 10 秒（Kleinman et al., 2015）。
二次评估：A：插管	
8. 一旦呼吸停止，协助急救小组气管插管。	插管可提供一种专用的气道，促进肺通气。喉部面罩通气或食管气管联合导管，也可用于提供高级气道支持。
包括喉镜柄、喉镜刀片、弯刀和直刀、气管内导管，探针、吸头、胶带、气管内导管支架。确保喉镜上的光源可用。	配有光源的喉镜可看到声带，有利于将把导管插进气道。
二次评估：保持呼吸道通畅	
9. 通过听诊双侧呼吸音并监测二氧化碳检测器以确认气道内导管位置是否正确（Link et al., 2015）。	听诊肺部、监测呼出的二氧化碳或采用食管检测器设备以进一步确认气管插管部位是否正确、了解通气和气体交换状态。
10. 气管插管采用气囊装置通气，避免过度通气。	不完全呼气会导致胸腔内压力增高，引起心输出量减少。
二次评估：鉴别诊断	
11. 获取遵医嘱执行的的实验室和诊断研究。	帮助确定呼吸、心跳骤停的原因。

护理评价

1. 重新评估整个事件中的患者需求的优先次序。	保证操作有序，满足患者首先需求。
2. 在 5 个周期或 2 分钟的 CPR 中触诊颈动脉脉搏。	记录胸外按压的充分性。
3. 每 2 分钟观察一次患者是否恢复自主呼吸和脉搏。	可在进行胸外按压和人工通气的过程中，每 2 分钟停止一次，评估进行脉搏、呼吸、心率和心脏节律。

步骤	要点说明
4.确保对心肺复苏的干扰降至最低。	中断与冠状动脉灌注压力和平均冠状动脉灌注压力有关。
5.**使用反馈式教学**："我想确保我清楚地解释了你的爱人发生了什么，以及为什么我们要进行心肺复苏，也就是所谓的 CPR。用你自己的话说，告诉我为什么我们要做心肺复苏。"如果患者或居家照护者不能正确反馈，请立即调整或重新制订指导计划，以保证其正确掌握。	确定患者和居家照护者对指导内容的理解水平。

非预期结果	相关措施
1.胸外按压导致的患者骨骼损伤，如肋骨骨折、胸骨或内脏器官损伤、肺或肝撕裂伤。	● 采用适当的诊断检查并记录受伤情况。 ● 评估患者心搏骤停后呼吸是否对称性或疼痛时的呼吸状况。 ● 评估患者有无胸腔或腹腔内出血（血肿、增长的腹围）。
2.患者心肺复苏不成功。	● 联系牧师等神职人员提供服务。 ● 联系社会工作者。 ● 完成对患者的尸体护理（见第 17 章）。 ● 根据当地医院或州法律通知验尸官和器官采集机构。 ● 为患者家属保护隐私，哀悼亲人的悲痛。
3.救援者孤立无援、疲劳、无法继续抢救。	● 获得帮助。

记录与报告

● 立即报告心搏骤停，说明患者所在的确切位置。

● 在医疗机构场所时应遵循所在机构的政策。在社区中，启动应急反应系统。

● 在电子健康档案、纸质病历或指定的 CPR 表格中进行护理记录：心跳停止的时间，AED 电击的次数，电除颤的时间和能量水平，给予的药物，手术过程，心脏节律，是否使用 CPR，患者的反应和教育以及家庭干预。

注意事项

健康教育

● 见技能 28.2 的注意事项。

儿科患者

● 所有参与心肺复苏的人员都必须了解：不同的呼吸／按压比，手（手指）的放置位置，以及儿童和婴儿相较于成人的按压深度。

● 婴儿和儿童出现呼吸骤停比彻底的心跳、呼吸骤停更常见。

● 快速参考在儿科中经常使用的急救指南，快速采取包括选择准确药物剂量和适当设备尺寸在内的急救措施。

老年患者

● 在老年患者中，按压通常会导致肋骨或肋软骨骨折。

● 移除松紧不适宜的义齿以避免阻塞气道。

居家护理

● 在社区和长期照护机构，患者可能已经植入了心脏除颤仪和（或）起搏器。对于这些患者，家庭需要知道如何进行心脏复苏和了解心脏除颤仪／起搏器的具体功能。放置除颤电极板／电极片可能需要避开起搏器或心脏除颤仪，以避免直接放置在心脏除颤仪或心脏起搏器发生器的顶部。移除胸前药物贴片。避免把患者放在柔软的平面上，如床垫或汽车座椅，这会降低胸外心脏按压的效率。

▶ 临床案例分析

假如你是一名在上夜班的病区护士。你的患者已85岁，并且有心力衰竭。你发现患者躺在浴室的地面上。你摇晃她并喊叫她的名字，均无回应，大厅里有自动体外除颤仪可用。

1. 你应该先做什么？解释你的选择。

A. 应用自动体外除颤仪

B. 打电话求助

C. 检查脉搏

D. 开放气道，吹气2次

2. 你的同事带着AED来到了房间，你已经开始做胸外按压了。你的下一步是什么？解释你的选择。

A. 检查脉搏

B. 打电话求助

C. 告诉你的同事使用AED

D. 持续供给呼吸8～10次/分

3. 急救小组已经到达，继续对患者进行复苏。使用SBAR沟通模式，您将如何与到达的急救团队进行交接？

▶ 复习题

1. 以下哪种护理技术可保证最高效的胸外按压？（选择所有符合条件的选项）

A. 尽可能减少胸廓按压的中断

B. 避免胸部完全回弹

C. 过度通气

D. 充分的按压深度和速率

E. 确保AED到位

2. 将以下CPR前的准备措施正确排序。

A. 检查患者意识

B. 开始30次胸外按压

C. 2次人工呼吸

D. 备好AED

E. 检查脉搏

3. 将使用自动体外除颤仪的步骤正确排序。

A. 开始胸外按压

B. 准备AED电极板

C. 环顾四周，确保没有人与患者接触

D. 打开电源

E. 评估患者无意识、无脉搏、无呼吸

F. 大声呼叫："大家都离开"

G. 继续胸外按压

H. 按压电击按钮

第 10 单元

体 液 平 衡

第 29 章

血管通路的建立

▶ 技能和步骤

▶ 学习目标

学习本章节后，护士能够具备如下能力：

- 讨论基于循证为基础的静脉治疗实践。
- 讨论需静脉输液患者的情况。
- 确定静脉输液管理的安全指南。
- 解释如何为患者和居家照护者做好静脉输液准备。
- 讨论静脉输液并发症。
- 确定静脉输液患者的个体化疗效。
- 识别接受静脉输液患者的教育需求。
- 告知静脉输液治疗的患者预防微生物传播的方法。
- 演示静脉输液过程、调节输液滴速、更换液体、更换输液管路、更换敷贴、拔除外周静脉短导管。
- 识别常见的中心血管通路装置类型，并了解相关护理和维护方法。
- 识别中心血管通路装置患者的教育需求。

▶ 目的

静脉输液可用于提供肠外营养、输血及血制品，为血液动力学监测和诊断测试提供了途径，能够以连续的、间歇的或静脉推注的方式给予药物或液体，从而使血药浓度水平快速及准确地达到目标水平。护理实践中，静脉输液是一项很常见的护理实践，会对患者构成一定的风险，因此操作规范是必要的。

▶ 护理标准

- 美国静脉输液协会，2016——输液操作标准
- 职业安全与健康管理局，2012——暴露于血源性病原体的职业安全
- 联合委员会，2016——患者身份信息

▶ 实践准则

- 以循证为基础的实践，指导安全、有效、高质量的静脉输液护理。
- 成功的静脉穿刺依赖于患者准备、部位选择、导管选择以及导管的穿刺。
- 血管通路装置（vascular access device，VAD）的适应证，操作，导管的选择、置入、管理、预防、评估、并发症的处理以及输液治疗都建立在机构政策、流程和（或）实践指南，或依据生产商的使用说明书（INS，2016a）。
- 评估患者解剖位置、循环系统生理机能、

水电解质平衡、病理生理、医嘱治疗类型和持续时间、过敏史以及患者对疾病所做出的反应，对药物的安全输注起着关键性的作用。

- 本章的操作遵循胃肠外溶液或药物给予的权利：正确的患者、正确的药物/溶液、正确的剂量/浓度、正确的给药方式、正确的日期/时间、正确的医嘱（INS，2016a；Phillips和Gorski，2014）。这也包括溶液或药物的相关知识，如何开始并调节输液速度，如何操作和维护输液设备，如何识别和解决与输液相关的并发症以及停止输液。

静脉导管

- 为了给予静脉输液溶液和药物，在静脉内置入 VAD，VAD 可以是浅静脉（外周静脉）或中心血管通路装置（central vascular access device，CVAD）[例如隧道式和非隧道式导管、经外周静脉置入的中心静脉导管（peripherally inserted central catheter，PICC）、植入式输液港]，主要取决于导管尖端位置。因导管尺寸、管腔数量和制作材料的不同，VAD 的选择也会存在很大差异。

- 在选择合适的 VAD 时，需考虑患者治疗情况、疗程、导管留置时间、血管情况、年龄、合并症、输液史、VAD 位置的选择、导管维护等（INS，2016a）。

- 当不需要连续输注溶液或药物时，对于成人，外周静脉短导管可用生理盐水进行封管（INS，2016a）。使用预冲式冲洗器可以降低导管相关性血液感染的风险。使用的最少冲管液量不低于导管系统内部容积的 2 倍（INS，2016a）。

- 根据 VAD 使用指南应用 10 u/mL 肝素液或生理盐水进行封管（INS，2016a）。

静脉输液溶液

- 可使用的静脉输液溶液（表 29.1）。
- 静脉溶液可分为三大类：等渗、低渗和高渗溶液。等渗溶液是指与人体渗透压相同的溶液。

- 严格给予静脉输液治疗：等渗溶液会增加肾或心脏疾病患者体液超负荷的风险，低渗溶液会导致患者低血压，高渗溶液对静脉有刺激性且会增加心力衰竭和肺水肿的风险。

- 为了预防静脉输液相关并发症，渗透压大于 900 mOsm/L 的阳离子溶液和药物需通过 CVAD 输注；外周静脉短导管不能用于膀胱冲洗、肠外营养、或输注渗透压大于 900 mOsm/L 的溶液（INS，2016a）；对于低 pH 或高 pH 的溶液或药物，使用外周静脉短导管或中心静脉导管可导致静脉输液相关并发症的危险，如静脉炎（Alexander et al.，2014）。

- 预混溶液包含生产商添加的药物或电解质，稳定性较高，需选择正确的药物和稀释剂。剂量不同，给药错误的风险也会增加。

- 根据患者水、电解质失衡类型，以及血清电解质值选择合适的静脉输液溶液（Alexander et al.，2014）。

▶ 以患者为中心的护理

- 患者在静脉输液时，有效沟通、促进舒适和健康教育是护理中的必要部分。若未关注到患者文化和语言的需求，教育患者和居家照护者关于静脉输液治疗目标和预期治疗效果是很难的。护士应认识到，了解患者的文化、语言、宗教或过去的经验有利于为患者进行静脉输液。

- 让患者参与制订护理计划，包括由他们选择积极参与的程度。尽管这一章的操作都是由护士执行的，但是让患者参与决策的过程可以使他们产生自我决策感。

- 患者健康教育包括对静脉治疗的各方面给予明确、简明的解释，以及自我护理实践的个体化训练（Alexander et al.，2014）。

- 患者的教学包括 VAD 的护理、感染的预防、潜在 VAD 并发症以及需要报告的相关症状和体征（INS，2016a）。

- 外周静脉短导管置入前的准备工作可以

表 29.1 静脉输液溶液

溶液	浓度	药物名称
葡萄糖溶液：		
5% 葡萄糖溶液 *	等渗	D_5W
10% 葡萄糖溶液	高渗	$D_{10}W$
50% 葡萄糖溶液	高渗	$D_{50}W$
盐溶液：		
0.45% 氯化纳溶液（1/2NS）	低渗	1/2NS，0.45% NS
0.33% 氯化钠溶液（1/3NS）	低渗	1/3NS，0.33% NS
0.9% 氯化钠溶液#（NS）	等渗	NS，0.9% NS，0.9%NaCl
3%～5% 氯化钠	高渗	3%～5%NS，3%～5%NaCl
葡萄糖盐溶液：		
0.9%氯化钠中含 5% 葡萄糖	高渗	$D_5$0.9% NS，$D_5$0.9% NaCl，D_5NS
0.45%氯化钠中含 5% 葡萄糖	高渗	$D_5$0.45% NS，$D_5$0.45% NaCl，$D_5$1/2 NS
多种电解质溶液：		
乳酸林格氏液‡	等渗	LR
乳酸林格氏液中含 5%葡萄糖	高渗	D_5LR

注：LR：乳酸林格氏液；NS：生理盐水
* 葡萄糖快速代谢，使游离水均匀分布于所有液体间（Alexander et al.，2014）
# 虽然 0.9%NaCl 是等渗性的，因为电解质的总浓度等于血浆浓度，但它包含了 154mEq 的钠和氯化物，其浓度高于血浆中的浓度，这可能导致体液过量（Alexander et al.，2014）
‡ 含有钠、钾、钙、氯和乳酸

减轻患者的焦虑和恐惧。将患者置于舒适的位置，面对面并如实回答患者的疑问。询问患者是否有静脉输液史，了解他们关心的问题和预期。

● 准备置入时，尽可能减少患者的不适感。根据患者的病情、需求、风险、获益、操作中预期的不适感，考虑是否使用局部麻醉（见机构政策）（INS，2016a）。

● 本章的一些操作包括接触患者身体的护理，可能会产生一些问题。在一些特殊的民族文化习俗中，触碰身体是不被接受的。护士需要经常向患者解释操作中涉及的身体接触及患者的感受。

● 操作过程中，允许居家照护者在场并提供隐私保护；如果可能的话，让同性照护者给予照顾，避免异性肢体上接触。

● 不同民族文化中，疼痛表达方式不同。有的可能是鼓励表达，有的则鼓励忍受。执行操作时考虑这一点是很重要的，可能会影响患者对穿刺或去除 VAD 胶布和敷料时的疼痛反应（Galanti，2015）。

● 考虑患者的宗教信仰，尤其是采用肝素封管时。肝素是从动物产品中衍生而来（例如，猪、牛），可能与某些宗教信仰有冲突（INS，2016a）。

▶ 循证护理实践

静脉输液的护士能够理解和实施以循证为基础的操作流程（INS，2016a；Phillips 和 Gorski，2014）。

● 质量改进包括监测和分析感染发生率、感染预防措施，以及输液相关的患者质量指标，如中心静脉导管相关性血液感染发生率和 VAD 穿刺成功率。质量指标和基准的实施形成了问责文化（INS，2016a）。

● 拔出 VAD：无法处理的 VAD 并发症，输液终止（INS，2016a）。

- 无针接头末端的消毒帽海绵中含有70%的乙醇，可以保护末端针头，减少消毒时间或在输液之前不需要再次消毒（Phillips和Gorski，2014）。消毒帽已显示可以减少管腔内污染和中心静脉导管相关性血液感染发生率（INS，2016a）。

- 血液、血液制品以外的其他液体输注所用的主要和次要连续给药设置，每隔96小时更换或根据机构政策进行更换（INS，2016a）。

- 随机对照试验显示，对于多管腔CVAD、PICC、植入式输液港（针头刺入或拔出）封管液的选择，肝素和生理盐水的效果是一样的。目前没有足够的证据推荐使用哪一种溶液（INS，2016a）。

▶ 安全指南

- 临床工作者应熟知VAD的使用、置管、管理，VAD相关并发症的症状和体征的识别，输液设备的使用，静脉输液治疗各个方面的知识（INS，2016a）。包括溶液或药物的知识，如何开始和调节输液速度，如何操作和维护输液设备，如何识别并处理输液相关的并发症以及停止输液。

- 在输注任何溶液或药物之前，进行完整的病史和体格评估，包括生命体征和实验室检查结果。考虑到患者长期处于某一环境条件下（例如，暴露于炎热潮湿的天气）会影响其体液状况，导致水、电解质失衡，特别是在婴儿、老年人和慢性病患者中。

- 静脉输液前需了解其适应证，核对医嘱。为了确保正确的溶液或药物的使用，需考虑患者的年龄、健康状况、医疗诊断、过敏史、疾病严重程度、VAD类型和导管尖端位置、剂量、给药频率和给药途径（INS，2016b）。

- 静脉输液之前，通过抽回血、冲洗血管通路时患者是否不适和疼痛来评估VAD导管的通畅性（INS，2016a，2016b）。

- 标记输液袋和患者之间的管路，在患者与输液容器连接处标记给药装置，根据输注目的的不同设置不同方向的管道，对患者、居家照护者和护理辅助人员进行连接或断开输液设备的健康教育，减少输液连接错误的风险。

- 依据美国静脉输液协会标准确保患者静脉输液管路系统的无菌性（注释29.1）。

注释29.1　减少静脉治疗相关血管内感染的INS标准

- 通过观察和触摸敷料，评估VAD置管部位和周围区域皮肤是否存在发红、压痛、肿胀和渗液。对于门诊或居家护理患者的临床指示和日常使用，至少每4小时或更短时间内评估外周静脉短导管。CVAD应至少每日评估。
- 如发生渗液、触痛、其他感染迹象或敷料松动或脱落，需立即更换敷料，评估、清洁并消毒置管部位。
- 在置入或进行任何与VAD相关操作之前，执行手卫生。
- 根据导管和敷料的类型，确定换药频率。外周静脉短导管的敷料一旦潮湿、松动和（或）明显污损，或敷料下有血液或渗液，需立即更换，否则应至少每5～7日更换一次。CVAD敷料的更换：透明的半透明敷贴应每5～7日更换一次；导管部位覆盖纱布敷料或TSM下有纱布敷料，至少每2日更换一次。
- 在静脉穿刺和皮肤消毒时使用标准的消毒剂。优选消毒剂是乙醇溶液中含0.5%葡萄糖酸氯己定溶液。如果不能使用CHG，可使用碘酊、碘伏或70%乙醇。
- 在固定敷料之前，待消毒剂完全干燥；含乙醇的氯己定溶液待干时间至少30秒；碘伏1.5～2分钟。
- 使用导管固定装置，其不影响穿刺部位的观察。
- 每次使用70%异丙醇、碘伏或0.5%氯己定乙醇溶液消毒之前，使用机械擦拭方法消毒无针接头。多次接触时，每次都需要消毒。
- 使用无菌无触碰技术更换无针接头，间隔时间不超过96小时。
- 使用反向消毒瓶盖（例如异丙醇）。
- 根据输注的溶液和给药频率更换给药装置，对可疑污染或完整性破坏的液体需立即更换。

改编自 Infusion Nurses Society: Infusion therapy standards of practice, J Intraven Nurs 39(suppl 1): 1S, 2016.

- 了解并执行控制感染的标准预防措施和职业安全与健康管理局血源性病原微生物职业暴露的标准（注释29.2）。

技能 29.1　外周静脉短导管的穿刺

　　静脉装置是通向静脉系统的通路，以输送溶液、药物、血液和血液制品，可靠的静脉通路对静脉输液治疗是非常必要的。一些 VAD 可用于外周静脉中（图 29.1）。表 29.2 概述了外周静脉给药中 VAD 的选择。常用的过穿针导管（over-the-needle catheter，ONCS）包括：①金属针头穿刺皮肤；②由硅、聚氨酯、聚氯乙烯或聚四氟乙烯制成的导管，使其进入静脉并保持在静脉内输注液体。表 29.3 概述了较常见的外周静脉短导管尺寸。

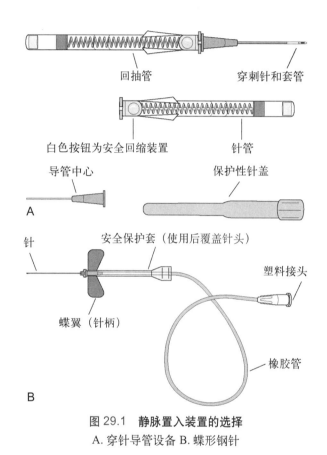

图 29.1　**静脉置入装置的选择**
A. 穿针导管设备 B. 蝶形钢针

表 29.2　**外周血管置入导管的选择**

类型	使用	溶液类型
蝶形钢针	一次性输液，静脉推注，静脉穿刺静脉切开术（INS，2016a）	溶液或药物的渗透压低于 900 mOsm/L（INS，2016a）
短，穿针导管（7.5 cm）；可能是带翅膀的或不带的	连续输注，间歇输注，短期的持续时间（INS，2016a）	溶液或药物的渗透压低于 900 mOsm/L（INS，2016a）
中长外周静脉导管（7.5 ～ 20 cm）	连续输注和间歇输注（1 ～ 4 周）（INS，2016a）	溶液或药物的渗透压低于 900 mOsm/L（INS，2016a）

表29.3 外周静脉短导管的选择推荐

导管型号	临床适应证
14、16、18	创伤，手术，快速输血和快速补液
20	成人连续或间歇的输液，成人输血治疗
22	成人、儿童、新生儿和老年人的连续或间歇输液和血液或血液制品的输注
24	成人、儿童、新生儿和老年人持续或间歇输液和血液或血液制品的输注

改编自 Infusion Nurses Society (INS): Policy and procedures for infusion therapy, ed 5, Norwood, MA, 2016, INS.

授权与合作

外周静脉短导管置入操作不能委托给护理辅助人员。根据州护士执业法，授权于执业护士。护士指导护理辅助人员完成以下工作：

- 若患者主诉任何与静脉治疗相关的并发症，如发红、疼痛、压痛、肿胀、出血、渗液或敷料下漏液，应通知执业护士。
- 若患者静脉敷料浸湿，应通知执业护士。
- 若输液袋中的液体水平较低或电子输液装置报警，应通知执业护士。

用物准备

- 外周静脉短导管置入包（某些医疗机构可提供）：一次性使用止血带，胶带，透明的半透膜敷贴（transparent semipermeable membrane, TSM）或无菌纱布和无菌胶带，消毒巾（首选 CHG、碘伏或70%的乙醇），5 cm×5 cm 纱布垫和标签
- 若没有配套置入包，单独准备所有的物品

- 使用具有安全装置的外周静脉短导管（表29.3）（INS, 2016a）
- 清洁手套（乳胶过敏患者戴无乳胶手套），皮肤消毒后再次触诊时需戴无菌手套（INS, 2016a）
- 使用一次性理发刀或剪刀剪除头发
- 与无针输液器连接的或单独与无针连接器连接的短延长管（也称为针帽、生理盐水封管液、肝素帽、静脉塞、缓冲帽、水牛帽或 PRN 适配器）
- 用生理盐水预冲过的 5 mL 注射器（INS, 2016a）
- 消毒棉签
- 导管固定装置（必要时）和保护皮肤的擦拭棉签
- 遵医嘱的静脉溶液或药物（见第22章）
- 静脉输液装置（静脉输液管），无论是大量还是微量点滴器，均遵医嘱速度进行输注；如果使用电子输液装置，使用合适的给药装置
- 非脂质（脂肪乳剂）溶液，用 0.2 μm 过滤器（可加入输液器中）
- 防护设备：护目镜和面罩（根据机构政策选择）
- 电子输液装置和输液架
- 静脉可视化设备（根据机构政策选择）
- 听诊器
- 秒针观察并调节滴速
- 必要时选择肩部接缝处带纽扣的特殊病员服（静脉管道易于拆卸）
- 针头处理容器（利器盒或生物危害盒）

步骤	要点说明

护理评估

| 1. 核对医嘱准确性：日期、时间、静脉溶液、给药途径、容量、速度、持续时间和医师签名，遵守药物管理六对拟对原则（见第20章）。
与规范的在线数据库、药物参考书或药剂师核查静脉溶液的组成、用途、潜在的不相容性、不良反应和副作用等。 | 静脉治疗之前，需开医嘱。
核对医嘱的完整性以防止用药错误。

确保静脉治疗的安全性和正确性以及选择合适 VAD。 |

步骤	要点说明
2. 执行手卫生。	减少微生物传播。
3. 评估患者对静脉输液的了解情况、静脉输液的原因和手臂位置的偏好。	了解患者情绪水平和需求。
4. 评估对静脉输液的影响因素 / 条件。 a. 体重。 b. 血容量的临床标志： （1）尿量（减少，暗黄色）。 （2）生命体征：血压、呼吸、脉搏、体温。 （3）颈静脉扩张（正常静脉在仰卧位是充盈的，直立位时是扁平的）。 （4）肺部听诊。 （5）毛细血管充盈情况。 c. 组织间液容量的临床标志： （1）皮肤弹性（捏紧胸骨或前臂内侧的皮肤）。 （2）坠积性水肿（凹陷或非凹陷）（见第6章）。 （3）脸颊和牙龈之间的口腔黏膜（见第6章）。 d. 口渴。 e. 行为与意识水平： （1）烦躁不安，轻度意识模糊。 （2）意识水平下降（嗜睡、昏睡、昏迷）。	为确定静脉治疗的有效性提供基线数据，采用推荐的系统方法评估水、电解质紊乱。 体重的变化是液体丢失或增加的指标。 肾脏通过减少尿液的产生和浓缩尿液来减少细胞外容积（extracellular volume，ECV）的丢失，肾脏疾病也可引起少尿。 体位性低血压可能与体液容量状态有关（体液不足）。 酸碱失衡会引起呼吸的改变。 体温升高会增加对液体的需求（体温为38.3～39.4℃，4小时内至少需要500 mL的液体补充）。 体液容量状态指标：仰卧位时，ECV减少导致扁平和塌陷；直立或半直立时，ECV过多充盈。 肺部干、湿啰音提示ECV过量引起的液体积聚。 间接测量组织灌注（ECV不足所致的充盈缓慢）。 几秒钟后皮肤无法恢复正常状态，表明体液不足。 当2～4 kg的液体被保留时，水肿才会显现；体重增加1 kg相当于身体保留了1 L的水。 与干燥的嘴唇或皮肤相比，该部位的指征更可靠。脸颊与牙龈之间黏膜出现干燥提示EVC的不足。 发生在高钠血症和严重的ECV不足的情况。对于老年人，口渴并不是一个可靠的指标。 发生于体液不足或酸碱失衡。 发生于严重的ECV不足。 可能发生于等渗性脱水，体液与电解质及酸碱失衡的情况下。
5. 确定患者是否接受其他择期手术或操作。	允许提前置入合适的VAD进行输液，但需避免置于干扰医疗操作的区域。
6. 评估现有实验室数据 [例如,血细胞比容、血清电解质、血气分析、肾功能（血尿素氮、尿比重、尿渗透压）]。	有助于评估并建立静脉输液是否有效。实验室结果是对液体状态评估的指标。
7. 评估患者过敏史，特别是碘、胶黏剂或乳胶。	在VAD置入期间使用的物品可能含有对患者过敏的物质。如是，需使用无乳胶成分的手套。

步骤	要点说明

护理诊断

● 焦虑	● 缺乏静脉输液治疗的相关知识
● 有电解质紊乱的危险	● 有受伤的危险
根据患者的状况或需求，个体化处理其相关因素／危险因素。	

护理计划

1. 完成下列步骤后所能达到的预期结果： ● 患者 VAD 仍保持通畅状态，且置管部位没有发生任何静脉治疗相关并发症的症状和体征。	确保患者接受正确的输液治疗及 VAD 没有发生并发症
● 生命体征稳定在正常范围内。	表明了机体对水、电解质更换的反应。
● 水、电解质平衡恢复正常。	以适当的滴速输入正确的溶液并监测，水、电解质失衡的情况被纠正。
● 患者能够解释静脉治疗的目的和风险。	演示学习。
2. 确保有适合电子输液装置使用的输液设备。	确保患者安全。

护理措施

1. 根据机构政策，使用至少两种方式核对患者身份信息（例如，姓名和生日，或者姓名和病案号）。核对患者的用药记录或医疗记录的信息。	确保患者正确。符合联合委员会标准并保证患者安全。
2. 指导患者了解输液的基本原理，包括医嘱用药、静脉治疗的流程以及相关并发症的症状和体征（如发红、疼痛、压痛、肿胀、出血、渗液或敷料下漏液）。	向患者讲解操作流程和提高依从性，使患者焦虑最小化。
3. 协助患者取舒适坐位或仰卧位。室内光线充足。	促进患者的舒适和放松。有助于顺利找到待穿刺部位。
4. 执行手卫生。收集和准备用物于干净、整洁的床旁穿刺台及跨床小桌上。	减少感染和设备污染的传播。易于拿取用物，以提高有效性。
5. 更换易穿脱的病员服，可能的话选择肩部系纽扣的衣服。	防止穿脱衣服时 VAD 或给药装置的脱出。
6. 选择大小合适的导管，使用无菌技术打开和准备无菌包（见第 10 章）。	使用最小的外周导管，以适应静脉治疗和患者的需要。
7. 准备带无针接头的短延长管或单独的无针接头（注射帽）连接至导管中心。	无针接头避免了医护人员的针刺伤。
(1) 从无针接头取下保护帽，将注射器与 $1 \sim 3$ mL 生理盐水连接，保持无菌。慢慢注入足够的生理盐水来填充（短）延长管和接头，排气，把注射器固定在导管上。	生理盐水排尽空气，防止在 VAD 置入时空气进入患者的静脉。
(2) 重新使用保护帽来保持接头末端的无菌性，待静脉穿刺成功后连接至导管中心。	防止接触污染，避免微生物进入输液设备和血液。
临床决策点：短延伸装置可用于外周静脉短导管以减少穿刺。为保证患者安全，所有连接均应为鲁尔接头设计类型（INS，2016a）。许多机构使用短延长管连续输液和生理盐水封管。	

步骤	要点说明
8. 准备输液管和连续输注的液体。 a. 根据药物管理的六对制度（见第20章）检查静脉输液溶液，检查溶液名称和浓度、添加药物种类和浓度、剂量、失效期、有效期以及无菌状态。如果使用条形码，扫描患者的腕带和液体外包装。确保钾和维生素的添加。检查溶液颜色和透明度，以及密闭性。	检查标签准确性以降低给药错误风险（INS，2016a）。 条形码系统减少了人为的失误（INS，2016a）。 安全用药可以减少药物治疗风险，包括：不要将药物加入正在输注的静脉输液溶液中；不使用变色、含沉淀物或过期的静脉输液溶液；不使用输液袋破损溶液（完整性受损），减少微生物传播。
b. 开放静脉输液器，维持无菌状态。 注：EID通常会有专门的管理；遵循制造商的说明。	防止接触污染，避免微生物进入输液设备和血液。
c. 将调节器置于滴管下方2～5 cm（见图A），将调节器置于"关闭"状态（见图B）。	关闭接近滴管的调节器可以更准确地调节滴速。调节器置于"关闭"状态，防止在启动过程中静脉输液溶液意外漏出。
d. 在塑料输液袋（见插图）或静脉输液瓶顶部去除静脉输液管接口上的保护套管，同时保持无菌状态。	使用无菌技术连接静脉输液器与溶液。
e. 在保持针头无菌性的同时，从静脉输液管中取下保护罩。使用扭转的方法（见插图）将针头插入输液袋的端口。如果输液容器是玻璃瓶，在玻璃瓶口用消毒棉签消毒橡胶塞子，并在橡胶塞子上插入排气管。	瓶装溶液塑料输液袋开口向里，扁平表面可能含有污物。在插入针头的过程中需防止瓶装溶液污染。若输液器被污染，则弃去并重新更换
f. 挤压滴管后释放，使溶液占其1/3～1/2（见插图）。	产生虹吸效应，溶液进入滴管以防止空气进入管道。
g. 静脉输液器中注满静脉溶液，排尽空气：在输液器的末端拆卸保护套（一些输液器可以在不拆卸保护套的情况下启动），并慢慢打开调节器，使液体从滴管流向输液器的远端。如果输液器有Y形接头，当溶液到达时倒置Y形接头以此来排尽空气。在输液管灌注（注满溶液）后，关闭调节器。更换输液器远端的保护套。根据机构政策和程序，标注输液器的日期。	在连接到VAD之前，预充可以确保输液器没有空气而是充满溶液。缓慢充满降低了湍流和气泡形成的机会。 关闭调节器以避免意液体的意外漏出。 保持无菌。 输液器标识能判断输液管道何时使用，何时更换的时间长度。
h. 确保输液器没有空气和气泡，要去除小气泡，轻轻地敲击小气泡附着部位的输液器，检查整个输液器，确保所有气泡都已清除（见插图）。	大气泡易形成栓子。
i. 若使用可调节的长延长管（不是步骤7中的短管），去除保护套，并连接到管道的远端，保持无菌。然后预冲长延长管，将管道插入未开电源的电子输液装置中。	使用延长管，排尽空气，避免进入患者的血管系统。 静脉通路建立好，即可立即进行静脉输液。
9. 执行手卫生。	减少潜在微生物感染和交叉感染的风险
临床决策点：定位静脉没必要使用手套，但进行VAD插入时必须使用手套，并使用无触碰技术确保消毒后的皮肤不被触碰（INS，2016a，2016b）。	
10. 止血带绑于上臂，距置入部位上方10～15 cm（见插图）。止血带不要绑得太紧。检查止血带远端脉搏。	止血带的松紧度以能阻止静脉血流而不阻断动脉血流为宜。 如果患者静脉脆弱容易发生瘀伤，止血带应松散或完全不应用，以防止损伤静脉。
方法1：在薄的衣服上扎止血带，如病员服袖，以保护脆弱或多毛的皮肤。	
方法2：可以用血压袖带代替止血带：启动袖带，保持约50 mmHg。	降低皮肤损伤的风险。

步骤	要点说明
11. VAD 穿刺静脉的选择（见插图），成人优先选择手臂背侧和腹侧静脉（例如，肘正中静脉、头静脉、贵要静脉、手背静脉丛）。	确保充盈的静脉，易穿刺，不易破裂。
a. 尽量使用非惯用手臂的远端部位。	在惯用手置入 VAD 会降低患者自我护理的能力。
b. 用指尖在待置入部位向下按压触诊静脉。松开压力时检查其弹性、充盈、柔软性（见插图）。	指尖对静脉位置和静脉条件的评估更为敏感和灵敏。
c. 选择充盈良好的静脉。	增加静脉穿刺部位的静脉血流量，使静脉更加明显。
扩张血管的方法：	
（1）将待穿刺肢体置于低于心脏水平位置，让患者缓慢地张开和握紧拳头，向下轻拍静脉。	利用重力促进血管扩张。
（2）干热敷待穿刺肢体几分钟。	发现干热能增加外周导管插入的成功率。
临床决策点：剧烈的摩擦、拍打静脉，特别是老年人，可引起静脉收缩和（或）瘀伤及血肿（Weinstein 和 Hagle，2014）。	
12. 选择静脉时：	
a. 应避免：	
（1）疼痛、受损部位及远端受损区域（如开放性伤口、瘀伤、感染、浸润或外渗）。	已经感染的区域置入静脉导管难以评估并发症的症状或体征。
（2）腋窝淋巴结清扫或淋巴水肿或放疗后等乳房手术侧上肢，动静脉瘘 / 移植物，或脑血管意外后受影响的肢体。	增加并发症风险，如感染、淋巴水肿或血管损伤。
（3）原先静脉穿刺部位的远端，硬化或发硬的血管，原先渗出或外渗过的部位、静脉瓣膜区，或有静脉炎的血管。	这些部位会导致新置入导管周围区域的渗出和血管损伤。
（4）老年人手背静脉脆弱，下肢静脉不能用于成人常规静脉输液治疗，易造成组织损伤和静脉炎的风险。	增加外渗的风险。
（5）腕部、肘部等屈曲部位。	增加外渗、静脉炎或导管脱出的风险。
（6）腕关节腹侧（10 ～ 12.5 cm）。	手腕上腹侧的静脉穿刺疼痛，并且有可能引起神经损伤。
b. 选择静脉以不干扰患者日常生活活动、辅助装置的使用或计划的操作为宜。	尽可能保持患者的活动度。
13. 暂时松开止血带。	在准备静脉穿刺时，恢复血流，防止静脉痉挛。
临床决策点：如需脱毛，不要用剃须刀脱毛，剃须刀可能会增加感染风险（INS，2016a）。如有必要，用剪刀或理发剪来准备使用 TSM 敷贴的区域（向患者说明）。	
临床决策点：局部麻醉可以降低 VAD 置入时的不适。局部用药和注射用药都可用于减轻疼痛，需医嘱。可以在操作前 30 分钟将局部麻醉剂局部应用于预期的静脉注射部位。遵循制造商建议并监测过敏反应。	
14. 执行手卫生，戴清洁手套。如果可能有液体飞溅或喷血，戴上护目镜和口罩（见机构政策）。	减少微生物传播和交叉感染的潜在风险。
15. 将短延长管接头（步骤 7 已准备）或生理盐水封管的无针接头（注射帽）放置在附近的无菌包装内。	使静脉溶液平稳快速连接至外周静脉短导管上。

步骤	要点说明
16. 若置管区域明显污染，先用抗菌肥皂和清水清洁并待干。用 CHG 溶液进行皮肤消毒，前后摩擦（见插图）30 秒，完全待干。若使用乙醇或安尔碘，用棉签从插入点向外旋转消毒。若使用混合消毒剂（乙醇和碘剂），在两种不同消毒剂使用之间允许待干时间。	机械摩擦可以将消毒液渗透到皮肤的表皮层，减少导管相关性感染的发生率。 任何皮肤抗菌剂要充分待干以达到彻底消毒，乙醇、CHG 溶液至少 30 秒，碘伏 1.5 ～ 2 分钟。
临床决策点：若进行皮肤消毒后需要触诊静脉，使用无菌手套触诊或再次进行皮肤消毒，因为接触清洁区域后，会导致微生物从手指传播至无菌区域（INS，2016a，2016b）。	
17. 将止血带重新置于待置管位置上方 10 ～ 15 cm 处，检查止血带远端动脉搏动。	止血带的压力可促进静脉扩张。动脉血流的减少防止静脉充盈。
18. 进行静脉穿刺，在穿刺点下方固定静脉，大拇指置于穿刺点远端 4 ～ 5 cm 处的静脉上（见插图），轻轻拉伸皮肤对准置管方向，置入后嘱患者松手。 提醒患者防止针刺伤。针斜面平行皮肤进针，于血管上方 10°～ 30° 进针，刺穿皮肤和静脉前壁（见插图）。	稳定静脉以便插针；防止静脉移动；绷紧皮肤，在穿刺时减少阻力。有些导管装置需要在静脉穿刺前松解针芯，具体遵循制造商的产品使用说明。 此角度进针可以降低刺穿静脉壁的风险，浅静脉需要更小的角度，深静脉需要更大的角度。
临床决策点：在每次尝试插入时，每个 VAD 只使用一次。	
19. 观察导管腔有无回血，回血说明针已进入静脉（见图 A）。继续进针约 0.6 cm 并回退针头。固定导管并保持皮肤紧绷，用示指继续推进无针导管，直至导管前端位于穿刺点部位（见图 B）。当导管进入静脉后，不要再将针头插入导管，安全装置会自动缩回针头，将其弃至利器盒内。	止血带致静脉压力的增加会导致血液回流至导管。有些 VAD 在导管针芯上有一个凹槽，允许血液回流进入导管，固定 VAD 可使导管置入静脉，并顺利退出针芯。 针芯整个进入静脉可能穿透静脉壁，导致血肿。 在开放的导管连接装置处用手指直接推进，可致导管污染。 再次插入针芯可导致导管脱落和静脉内形成栓子。合适的利器处理可防止针刺伤。
临床决策点：每一位临床医师静脉穿刺时尝试次数不应超过 2 次，并且总尝试次数不应超过 4 次（INS，2016a）。	
20. 用非惯用手固定 VAD，另一只手松开止血带或血压袖带。非惯用手中指在插入点上方 3 cm 施加轻柔但稳定的压力，用示指保持导管稳定性。	允许静脉血流动，减少血液回流。 手指压力能最大限度地减少失血，并可连接至延长管或无针接头上。
21. 将带有无针接头装置的短延长管的螺纹接口末端快速稳固地连接至导管的末端。避免接触无菌连接端。 可选：静脉输液管可直接连接至导管接头处，代替了短延长管或无针接头。	迅速连接保持静脉通畅，使血液损失最小，并防止暴露血液的风险。维持无菌状态。
22. 将生理盐水预冲注射器连接到短延长管上，回抽弃去空气并评估血液回流。将生理盐水慢慢地从预充注射器注入 VAD 中（见插图 A）。去除注射器并丢弃。 可选：开始输注溶液，用消毒棉签消毒无针接头，并将输液管的螺纹接口末端连接至无针接头上（见图 B）。打开静脉输液器调节器，打开电子输液装置并设置，调节至正确的速度进行输注。如果使用重力滴注来代替 EID，开始输液时慢慢地打开调节器以调节滴速。	回抽空气防止空气栓子形成。 回血是全血的颜色和浓度，可确认静脉导管的位置。 冲洗可防止回流血液至导管，导致堵塞。 通过静脉导管开始输注溶液，防止管腔内凝血的产生。 肿胀表示有外渗，并且需要移除导管。 通过静脉导管输注液体，防止血管通道内凝血。

步骤	要点说明

临床决策点：无针连接器保护医护人员，可减少针刺伤的风险。各种连接器内的液体分布机制存在差异，因而护理时冲洗—夹紧—断开的顺序不同，以防止导管断开时血液回流（INS，2016a）。

护理时的操作顺序取决于接头内部的机制（Phillips 和 Gorski，2014）：

● 中性装置封管时没有指定的冲洗—夹紧—断开顺序；

● 对于负压装置，封管时应先冲洗，夹紧导管，然后断开注射器；

● 对于正压装置，封管时应先冲洗，断开注射器，然后夹紧导管。

步骤	要点说明
23. 观察穿刺部位是否肿胀。	肿胀表示外渗，需要立即拔除导管。
24. 无菌敷贴覆盖穿刺部位。 a. 透明敷贴： （1）继续用非惯用手固定导管，移除敷贴背面。先贴上敷贴一角，然后轻轻抚平剩余敷贴覆盖穿刺部位，不要覆盖静脉输液管和导管座之间的螺纹接口处。轻轻按压敷贴，以贴合皮肤。取掉敷贴外层，轻轻抚平穿刺点周围的敷贴（见插图）。 （2）将 2.5 cm 的胶带固定在螺纹接口处（见插图）。不要在敷贴上使用胶带。 b. 无菌纱布敷料： （1）将 5 cm 的无菌胶带置于导管座（见插图）。 （2）将 5 cm × 5 cm 的纱布垫于穿刺部位及导管座边缘。用胶带固定所有的边缘。请勿将胶带置于穿刺部位。请勿覆盖输液管路和导管座之间的连接部位(见插图)。 （3）对折 5 cm × 5 cm 纱布，并用 10 cm 或 2.5 cm 宽的胶带每边延长覆盖 2.5 cm。置于螺纹接口下方（见插图）。2.5 cm 的胶带置于纱布垫上，进一步固定螺纹接口处和输液管路。请勿在手臂上缠绕胶带或纱布。请勿使用绷带（弹性或非弹性）来固定 VAD。如果使用特定的固定装置，则无需使用胶带来固定。	保护穿刺点，减少感染风险，允许能够观察到穿刺点及周围区域，易于并发症的观察。在输液管路与导管座之间使用螺纹接口以便必要时更换输液管路。 从透明敷贴中去除胶带会撕开敷贴，导致意外脱管。 透明敷贴上的胶带会阻止水分从皮肤上被带走。 用纱布敷料固定导管。 使用纱布敷料可吸收穿刺中的渗血、渗液及过多的汗液或防止患者对透明敷贴过敏。 纱布上的胶带便于进入输液管路与导管座之间的连接装置。纱布垫抬高导管座使其远离皮肤，以防形成压力区。 防止导管来回移动。 绷带卷不能充分固定 VAD，会影响血液循环或输液流量，以及阻碍并发症的观察。
25. 可选：使用固定装置固定静脉输液导管（遵循制造商说明和机构政策）。 a. 在静脉穿刺部位周围涂抹皮肤保护剂，并完全干燥。 b. 将垫片与穿刺方向对齐。将设备固定器压在螺纹接口的顶部，同时支撑接口下方。 c. 稳定导管，剥离衬垫的一侧并按压以粘附至皮肤上。在另一边重复（见插图）。 d. 监测有无医用胶黏剂相关皮肤损伤。	固定装置的使用要确保穿刺部位可被观察，降低 VAD 并发症的风险（即：静脉炎、感染、移位）和通路的意外堵管。 高龄、关节活动和水肿会增加医用胶黏剂相关性皮肤损伤的风险。使用皮肤保护剂可以降低风险。
26. 将延伸管或静脉输液管沿着敷料放在手臂上并直接在导管上用第二条胶带固定（见插图）。	若牵拉静脉输液管，管道的固定可降低导管移出的风险（即在导管移位之前回路分开）。
27. 根据机构政策贴标签：静脉输液穿刺日期和时间，VAD 标准尺寸和长度以及签名（见插图）。	有助于识别置入针的类型和置入时间。
28. 在相应的利器容器中处理剩余的利器，处理用物。脱手套，执行手卫生。	减少微生物传播，防止意外针刺伤。
29. 指导患者如何活动或翻身以防止脱管。	防止导管意外脱落。

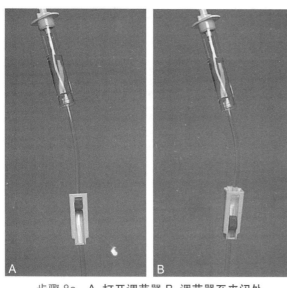

步骤8c　A.打开调节器 B.调节器至夹闭处

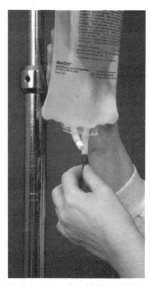

步骤8d　取下静脉输液袋的保护

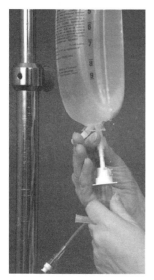

步骤8e　将针头插入输液袋中

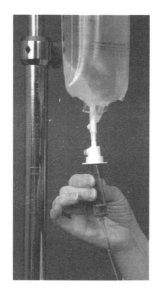

步骤8f　去除输液器中的气泡

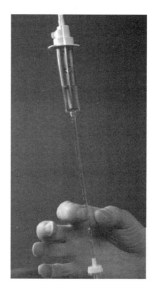

步骤8h　挤压滴管使注满溶液

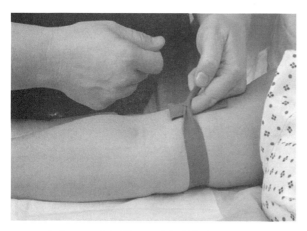

步骤10　止血带置于选择的静脉手臂上方

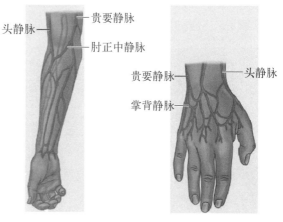

步骤11　首选肘正中静脉、头静脉、贵要静脉

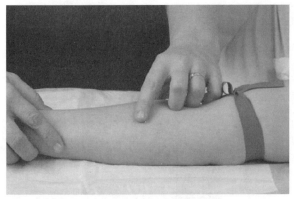

步骤 11b　触诊

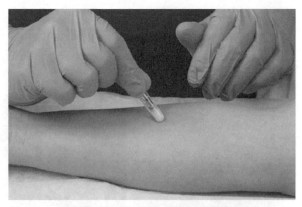

步骤 16　用 CHG 溶液消毒皮肤

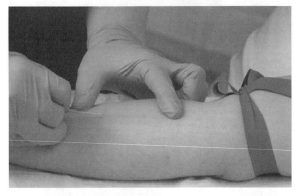

步骤 18　绷紧穿刺点下方的皮肤

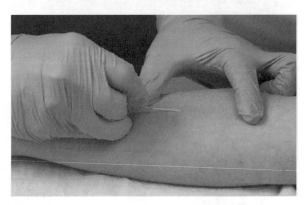

步骤 18　10° ～ 15° 穿刺进针

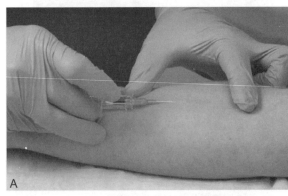

步骤 19　A. 观察导管和（或）闪回室的血液回流情况　B. 将导管插入静脉，直至导管座位于静脉穿刺部位

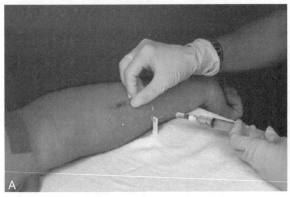

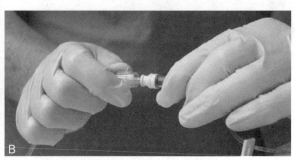

步骤 22　A. 回抽评估血液回流后，冲洗短延长管　B. 连接导管上的短延伸装置

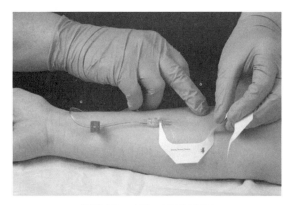

步骤 24a（1） 应用 TSM

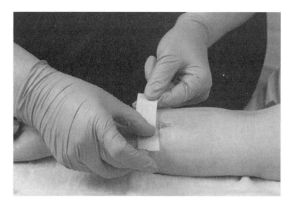

步骤 24a（2） 将胶带置于套管上

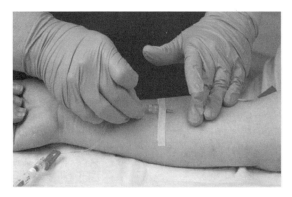

步骤 24b（1） 将无菌胶带置于套管上

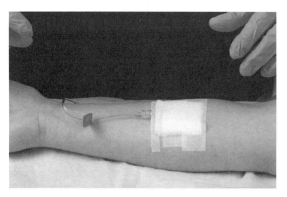

步骤 24b（2） 穿刺点导管上放置 5 cm×5 cm 纱布

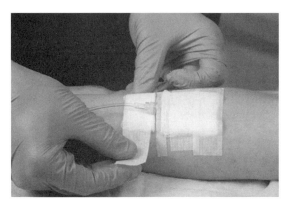

步骤 24b（3） 5 cm×5 cm 纱布敷料

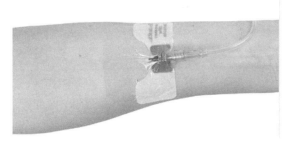

步骤 25a（3） 导管固定在位

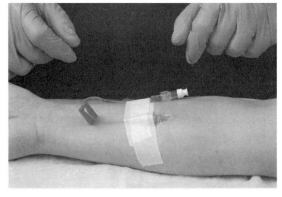

步骤 26 环绕并固定管路

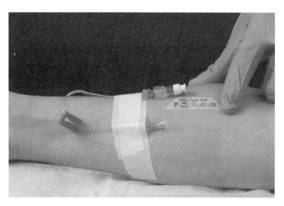

步骤 27 贴静脉输液标签

步骤	要点说明

护理评价

1. 每1～2小时观察患者或按照机构政策和程序的规定时间间隔对静脉系统功能性、完整性和通畅性进行观察，观察输注速度的正确性，以及溶液的类型／容量的准确性。	确保规定时间内输注规定的溶液量，降低水、电解质失衡的风险。
2. 评价患者对治疗的反应（例如，实验室检查结果、出入量、体重、生命体征、术后评估）。	早期识别并发症，及时治疗。
3. 根据机构政策和程序的规定时间间隔评估患者，通过检查并轻轻触诊敷贴上静脉部位周围和上方的皮肤，对静脉输液相关并发症的症状和体征进行评估。	识别危及VAD完整性或导致不准确的输液速率的并发症。
4. **使用反馈式教学**："我想确认我已解释了静脉可能发生的问题，请告诉我应主动告知我或其他护士的症状或体征。"如果患者或居家照护者不能正确反馈，立即调整或重新制订指导计划，以保证其正确掌握。	确定患者和居家照护者对指导内容的理解水平。

临床决策点：若静脉通路受肢体位置变化影响，滴注液体可因患者手臂位置不同而滴注缓慢或停止，则需重新穿刺。

非预期结果	相关措施
1. 水、电解质失衡：	
a. 体液不足：尿量减少，黏膜干燥，毛细血管充盈速度降低，中心和周围静脉脉压差大，心动过速，低血压，休克。	● 通知医师。
b. 体液过量：呼吸困难，肺部湿啰音，水肿和（或）尿量增加。	● 重新调整输液速度。
c. 电解质失衡：血清电解质水平异常，精神状态改变，神经肌肉功能改变，心律失常，以及生命体征变化。	● 遵医嘱调整输液中添加的药物或静脉输液的种类。
2. 静脉相关并发症：	
a. 渗透：疼痛，肿胀，触摸凉，或出现烧灼感（在穿刺部位发白发亮）或发红（INS，2016b）。	● 首次出现外渗征兆时，应停止输液和拔除静脉导管（见操作指南29.1）。 ● 抬高患肢。 ● 避免施加压力导致更多的液体进入组织，造成组织损伤。 ● 使用标准尺度来评估和记录渗透（INS，2016a）。
b. 导管阻塞：发生于导管弯曲、导管移位（导管贴血管壁），输液管扭曲或打结、凝块，或由不相容药物或溶液引起的沉淀物（Alexander，2014）。	● 确定原因并考虑拔除导管。 ● 调整导管位置以提高输液速度。 ● 拔除阻塞的静脉导管，阻塞导管不应冲洗，因为清除血块可引起血栓（Alexander，2014）。

步骤	要点说明
c. 静脉炎：疼痛、发红、皮温增高、肿胀、硬结或可触及的索条状静脉（INS，2016a），输液速度改变。	• 通知医师。 • 确定原因（即化学、机械、细菌），并考虑拔除或更换 VAD。 • 化学静脉炎：应热敷，抬高肢体，减慢输液速度，并确定是否需要拔除导管（INS，2016a）。 • 机械静脉炎：应热敷，抬高肢体，监测 24 ～ 48 小时，如果症状和体征持续存在，考虑拔除导管（INS，2016a）。 • 细菌性静脉炎：拔除静脉导管（INS，2016a）。 • 参考机构政策和程序使用标准量表对静脉炎进行记录，包括相关的护理干预措施（见表 29.4 和表 29.5）。
d. 导管相关感染：表现为静脉周围或以上部位的发红、肿胀，以及穿刺部位疼痛、脓肿和体温升高（INS，2016a）。	• 通知医师，确认有无相关医嘱进行引流液培养（INS，2016a）。 • 拔除静脉导管，静脉穿刺部位周围脓性引流物进行培养（见第 7 章）（INS，2016a）。
e. 血肿：由血管壁损伤引起的皮下出血，可见于短导管穿刺时针穿刺邻近血管或静脉后壁，或多次静脉穿刺（Alexander，2014）。	• 立即取出静脉导管，加压按压、待干、消毒。 • 监测额外出血情况。 • 抬高肢体和监测循环系统、神经系统或运动功能障碍（Alexander et al.，2014）。
f. 短外周静脉穿刺时，可发生神经损伤。应警惕患者主诉感觉异常，包括休克样疼痛、刺痛、针刺、灼烧或穿刺时麻木。	• 报告医师神经损伤的症状和体征（INS，2016b）。 • 若患者主诉感觉异常（INS，2016a），立即停止 VAD 穿刺并拔除装置。 • 继续监测神经血管状态（INS，2016b）。

表 29.4　静脉炎量表

分级	临床症状
0	无症状
1	穿刺部位有无红斑或疼痛
2	穿刺部位有疼痛、红斑和（或）水肿
3	穿刺部位有疼痛、红斑和（或）水肿，条纹形成；可触及静脉索
4	穿刺部位有疼痛、红斑和（或）水肿，条纹形成，可触及长 2.5cm 的静脉索，排脓

改编自 Infusion Nurses Society (INS): Policy and procedures for infusion therapy, ed 5, Norwood, MA, 2016, INS.

表 29.5　可视化输液静脉炎量表

分级	观察
0	静脉穿刺点无异常情况
1	存在下列迹象之一：静脉穿刺部位轻微疼痛或附近轻微红肿
2	存在以下两个明显的迹象：穿刺部位疼痛，红斑，肿胀
3	存在明显的迹象如下：沿穿刺以上部位的疼痛，硬结
4	所有的迹象都广泛存在的：沿插管的疼痛，红斑，硬结，可触及的静脉索
5	所有的迹象都广泛存在的：沿插管的疼痛，红斑，硬结，可触及的静脉索，发热

改编自 Infusion Nurses Society (INS): Policy and procedures for infusion therapy, ed 5, Norwood, MA, 2016, INS.

记录与报告

- 在电子健康档案或纸质病历中记录穿刺次数（成功和不成功）和穿刺部位，准确描述穿刺部位（如右下臂背侧的头静脉，距手腕 2.5 cm），滴速，输液方法（重力或电子输液装置）；导管大小、类型、长度和品牌，开始输液时间，患者对穿刺的反应。尽可能使用输液治疗流程表。

- 如果使用电子输液装置，记录设备类型、输液速率和设备识别码。

- 根据机构政策记录患者状态、静脉输液量、已输液量、输液系统完整性和通畅性。

- 在电子健康档案或纸质病历中的护理记录中记录患者和居家照护者接受指导后的理解水平。

- 向接班的护理人员报告：液体类型、滴速、VAD 状态、目前溶液中剩余的液体量、输完剩余静脉输液溶液的预期时间和患者情况。

- 向医师报告任何与静脉输液相关并发症的症状和体征。

- 记录与静脉输液相关并发症的症状和体征，包括干预措施和患者对治疗的反应。

注意事项

健康教育

- 指导患者在出现静脉输液相关并发症的任何症状和体征（例如，发红、疼痛、压痛、肿胀、出血、渗液、或在敷料中漏液），或者出现滴速减慢或停止，或患者在静脉输液管路或敷料上看到血液时，通知护士或护理辅助人员。

- 指导患者如何使用移动输液架，在进行卫生活动时保护静脉。

儿科患者

- 选择一个较为宽敞无物的房间进行穿刺，确保患儿的安全性

- 除了通常的静脉穿刺点，婴儿和初学走路的孩子可选用 4 条头皮静脉，如果婴幼儿在输液期间不需要走路，则可选用足背静脉。

- 根据年龄选择针头型号：新生儿选用 24 ～ 26Ga 针头（国内 4.5 号、5 号及 5.5 号针头），

儿童选用 22 ～ 24Ga 针头（国内 5.5 号、6 号及 7 号针头）（Hockenberry 和 Wilson，2015）。

- 使用局部麻醉和分散注意力的方法来减少静脉穿刺的痛苦（Alexander et al.，2014）。

- 应用无乳胶成分的套管针或使用血压升袖带充气来充盈静脉（充气时的压力略低于舒张压即可）。

- 让大一些的患儿自己选择静脉穿刺点，让他们认为自己对治疗有一些控制力以提高配合程度。

- 当给患儿开始输液时，给予一些额外的帮助以确保输液针头安全在位。通常在患儿处于坐位时给予患儿拥抱，提供近距离接触（Hockenberry 和 Wilson，2015）。护理辅助人员可以协助安置体位。

- 选择与年龄相对应的适当活动来保持输液静脉正常的生长和发育。

老年患者

- 老年患者的静脉非常脆弱，他们的皮下组织薄弱，皮肤薄（Alexander et al.，2014），应避免在容易发生移位或者肿胀的部位进行穿刺。使用固定装置来保护穿刺点及减少再次穿刺的风险（图 29.2）。

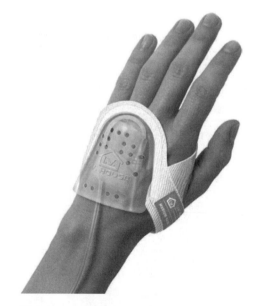

图 29.2　静脉固定装置保护穿刺点（由 I.V. House 提供）

● 老年患者在绝大多数治疗中使用 22Ga 或 24Ga 针头（国内 5.5 号或 7 号针头）。小号针头对静脉损伤较小，但仍然允许血液流动来增加静脉输液溶液或药物的血液稀释（Alexander et al.，2014）。

● 如果可能的话，穿刺时避开惯用手或手臂的背面以避免干扰他们的自理。当老年患者失去皮下组织时，静脉就会失去稳定性，并在进针时发生移动。为了固定静脉，使用你的非惯用手朝自己的方向绷紧患者的皮肤，并用拇指固定静脉。

居家护理

● 确保患者能够并愿意自我管理静脉输液治疗，或有一个可靠的居家照护者提供静脉输液时的家庭治疗护理。

● 确保所有尖锐物品和被血液污染的设备处理符合当地社区医院的标准。一些供应商提供利器盒以完成针头的处理。教会患者及居家照护者合适的利器处置方法。

● 指导患者和居家照护者静脉输液的程序，包括手卫生、无菌技术、注射器和其他用品的妥善处理。观察患者和居家照护者执行静脉治疗的情况。

● 确保向家庭提供 24 小时药物输注的治疗和装置的援助。

● 指导患者活动的限制范围（例如，避免用力锻炼静脉输液侧的手臂，洗澡时注意保护静脉输液部位）。

技能 29.2 静脉输液速度的调节

静脉输液治疗的精确输注速率在安全输注溶液和药物方面是必要的（见第 22 章）。适当调节输注速度可减少静脉治疗相关的并发症（例如，静脉炎、浸润、液体超负荷、内凝血 VAD）（INS，2016b）。患者体位的变化、静脉输液肢体屈曲、静脉输液装置闭塞、静脉痉挛、静脉损伤或操作血管通路装置都会影响输注速率（Alexander et al.，2014）。当静脉输液系统

和静脉输注速被系统地评估后，一名患者可以达到治疗效果和发生更少的并发症（Alexander et al.，2014）。

目前有多种调节输注速度的方法。电子输液装置可以保持正确的流量、导管通畅和防止意外推注静脉输液以保证患者的安全（INS，2016a）。许多电子输液装置可以提供一段时间内注入的液体量的记录。电子输液装置使用正压的方式测量一段时间内输注的液体量（如 100mL/h）。如果输液系统中的压力发生变化，那么预设的流量就会发生变化，电子传感器会发出报警信号。使用电子输液装置时，护士需检查确保输液泵正常运行并按规定的速度输注，检查局部是否有浸润或渗出（INS，2016a）。

手动流量控制装置包括流量调节器（即转盘式或滚筒式）和没有动力来源的机械输液装置（即弹性装置或活塞驱动泵）。这些用于不需要严格控制流量的情况（Alexander et al.，2014；Phillips 和 Gorski，2014）。因为其准确性不能得到保证，所以不推荐婴儿和儿童使用此种装置（Alexander et al.，2014）。

流量调节器，如容量控制装置，可以借由重力作用达到小剂量输入。患者和机械因素（例如，静脉输液容器的高度、静脉输液管尺寸，以及液体黏稠度）都会影响静脉输液重力的控制。容量控制装置的一个例子是，在静脉输液容器和穿刺针和茂菲氏滴管之间放置一个校准室（见第 22 章）。一段小剂量的静脉输液溶液放置在校准室内进行调控管理。这种系统的好处是，即便静脉输液的速度不经意地增加，也只有有限的溶液会注入患者体内。这两种类型的设备均需要持续地监测，以确保输液的准确性及发现和预防并发症。

多年来，电子输液装置在提高患者的安全性方面能力不断增强（Weinstein 和 Hagle，2014）。多功能电子输液装置或智能泵均有带有药物库的嵌入式的计算机系统，可以降低与输液相关的用药错误的风险（Phillips 和 Gorski，2014）。内置软件由保健药房设计，具有病区特

定配置文件的数据库（图 29.3）。这个泵有声音和视觉警报，当其设置不匹配预先选择的剂量或液体容量不足时会发出警报，防止发生输注错误。智能泵的使用可以降低严重的用药错误，改善患者的预后，正在成为所有设置的护理标准（Phillips 和 Gorski，2014）。应知晓并遵循代理和制造商的建议，用于选择和使用电子输液装置，设置报警，控制泵和功能。因为患者在使用任何电子输液装置或控制器时都有因为故障而发生伤害或损伤的风险，所以你需要经常评估和检查。

在替代护理环境中的患者（例如，居家护理、长期护理）可以因促进独立和提高生活质量而接受门诊泵的输液治疗。大多数泵的重量不超过 2.7 kg，大小从手掌到背包不等，其能力范围从速度调整至远程站点调整和治疗的特定设置。

授权与合作

调节静脉流量的技术不能委托给护理辅助人员。护士指导护理辅助人员完成以下工作：

- 在电子输液装置发出警报信号时通知护士。
- 当容器变空时通知护士。
- 报告患者任何有关输液不适的主诉，如疼痛、烧灼感、流血或肿胀。

用物准备

- 有秒针的手表
- 计算器、纸张和铅笔
- 胶带
- 标签
- 静脉输液溶液袋和适当的给药装置
- 静脉输液给药装置：电子输液装置（可选）
- 清洁手套

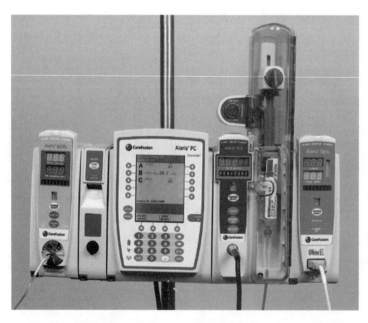

图 29.3　智能泵（图片由 Cardinal Health, Dublin, Ohio 提供）

步骤	要点说明

护理评估

步骤	要点说明
1. 检查患者的医疗记录中医嘱的正确性和完整性：患者姓名和正确的溶液：类型、容量、添加药物、输注速度和静脉输液治疗的持续时间。遵循药物管理的六对制度（见第20章）。	确保输注正确的静脉输液溶液以及在规定的时间内完成规定的量。
2. 执行手卫生。	减少微生物传播。
3. 使用干净手套，在敷料上检查并轻轻触摸静脉输液部位周围皮肤。询问患者静脉穿刺点感觉。评估血管通路装置的通畅性和静脉输液相关并发症的症状和体征（如浸润、血管通路装置闭塞、静脉炎、感染、患者主诉疼痛、敷料潮湿）。处置手套，执行手卫生。	识别危及血管通路装置完整性和可能需要更换血管通路装置的并发症。减少微生物传播。
4. 评估静脉输液系统从静脉输液容器到静脉穿刺点的通畅性。	确保在规定的时间内输入规定的液体量。
5. 鉴于静脉输液溶液的类型，确定患者的水和电解质失衡的风险（如新生儿、心脏或肾脏疾病病史）。	帮助评估优先次序。液体量的控制需严格。指导输液器的选择。
6. 评估患者对静脉输液穿刺点的位置如何影响输注速度的知识。	促进患者参与维持带有静脉输液设备的手臂的最有效位置。

护理诊断

● 液体容量不足	● 缺乏静脉输液治疗的相关知识
● 液体容量过多	● 有受伤害的危险
● 有发生感染的危险	
根据患者的状况或需求，个体化处理其相关因素 / 危险因素。	

护理计划

步骤	要点说明
1. 完成下列步骤后所能达到的预期结果：	
● 水和电解质水平保持在正常范围内。	静脉输液溶液有助于维持水和电解质水平。
● 患者在规定的时间间隔内接受规定量的溶液。	患者达到治疗效果。
● 患者的血管通路装置保持通畅，并且穿刺部位没有发生静脉输液相关并发症的症状和体征。	确保患者接受规定的输液治疗，无血管通路装置并发症（INS，2016a）。
● 患者能够解释静脉输液穿刺点的位置如何影响输注速度，并描述与不准确的流速相关的并发症。	演示学习（INS，2016a）。
2. 用纸笔或计算器来计算流量。	使用数学计算得到正确的速率。
3. 向患者和居家照护者解释静脉输液的程序、目的和对患者的期望。	减少焦虑，促进合作和治疗的依从性。

步骤	要点说明
4. 检查医嘱，查看每升液体应该注入多长时间。如果医嘱没有提供小时率（mL/h），则通过小时内输入的液体量进行计算。例如： $mL/h = \dfrac{\text{输入总量（mL）}}{\text{输液小时}}$ 1 000 mL/8 h=125 mL/h 或者要求 24 小时输入 3 L 3 000 mL/24 h=125 mL/h	计算的基础是确保输液按规定的小时率输注（mL/h）。
临床决策点：医护人员通常写一个缩写的静脉输液命令，如"D_5W 和 20 mEq KCl 125 mL/h 连续滴注"。这个命令意味着静脉输液应该保持在这个速度，直至一个医嘱指明静脉输液停止或更改为另一个医嘱。	
5. 如果对保持静脉开放的输注速度有要求，须检查有关保持静脉开放输注率的机构政策。	注入最小量的液体以防止导管凝结，保持静脉通路。保持静脉开放输注速度的医嘱必须指定药物管理权所要求的输注速度。根据血管通路装置类型、患者特异性治疗和输注方法（重力或电子输液装置），速度可从 0.5 mL/h 变化到 30 mL/h。
6. 用小时率来设置电子输液装置，如果是重力输液系统，使用滴系数来计算（gtt/mL）。	电子输液装置自动提供正确的分钟流量。重力输液系统需要计算 gtt/mL。
7. 熟悉由代理商提供的输液装置的刻度（滴系数），滴每毫升（gtt/mL）： a. 微滴：60 gtt/mL，用于输注速度在 100 mL/h 时。 b. 宏滴：10 ～ 15 gtt/mL（取决于制造商），用于输注速度为 100 mL/h 时。	 微滴管一般提供 60 gtt/mL。当使用小剂量或非常精确的量时使用。 对于大量滴速导管有不同的商业肠胃外给药装置。可用于大容量或快速输注。了解使用的输液管的滴系数。
8. 基于输液器滴系数的速率，选择下列公式之一来计算分钟流量（滴 1 分钟）： a. 每小时输入量（mL/h）÷60（min）=每分钟输入量（mL/min） 滴系数 × 每分钟输入量（mL/min）=每分钟滴数 b. 每小时输入量（mL/h）× 滴系数 ÷60（min）=每分钟滴数 用 125 mL/h 的速度计算 1 000 mL 溶液中含有 20 mEq KCl 的分钟率。 微滴： 125 mL/h × 60 gtt/mL=7 500 gtt/h 7 500 gtt ÷ 60 min=125 gtt/min 宏滴： 125 mL/h × 15 gtt/mL=1 875 gtt/h 1 875 gtt ÷ 60 min=31 ～ 32 gtt/min	一旦你确定每小时的速度，这些公式可以计算正确的流量。 当使用微滴时，每小时输入量（mL/h）总是等于每分钟滴数（gtt/min）。 按容量乘以滴系数并按时间划分结果（min）。

步骤	要点说明
护理措施	
1. 根据机构政策，使用至少两种方式核对患者身份信息（例如，姓名和生日，或者姓名和病案号）。核对患者的用药记录或医疗记录的信息。	确保患者正确。符合联合委员会标准并保证患者安全（TJC，2016）。
2. 调节重力输注。	
a. 确保静脉输液容器至少在成人静脉输液穿刺点的76.2 cm以上，如果输注的液体黏稠，应增加高度（Alexander et al., 2014）。	重力引起的压力是克服静脉压力和管路与导管阻力的必要条件。
b. 慢慢打开管路上的调节器，直至看到茂菲氏滴管的滴水。用另一只手在茂菲氏滴管的同一水平上放一只手表，数滴速1分钟（见插图）。调整流量调节器以提高或降低输液速度。	将流量调节至规定的速度。
c. 至少每小时监测滴速。	影响滴速的因素很多，频繁地监测保证了静脉输液规定的速度。
3. 调节电子输液装置（输液泵或智能泵）：遵循制造商的电子输液设置指南。确保您使用的是与电子输液装置兼容的输液管。	具有药物安全软件的智能泵被设计用于管理含药物的静脉输液。
a. 在静脉输液开始前关闭流量调节器。	防止液体泄露。
b. 将输液管插入控制装置的腔室内（见制造商说明书）（见插图）。将流量调节器放置在电子输液装置和患者之间。	大多数电子输液装置使用正压灌注。输液泵通过压缩和挤压静脉输液管道推动液体通过管道。
c. 通过"管路中有空气"报警系统固定静脉输液管的一部分。关闭控制室的门（见图A）并打开电源按钮，选择每分钟需要的滴数或每小时的容量，关闭控制室的门，然后按下启动按钮（见图B）。如果注入药物，使用电子输液装置的药物库，并设置适当的速度和剂量限制。如果智能泵报警并立即关闭，则设置超出了单元参数。	确保设置的速度或药物剂量的安全管理。智能泵需要如患者单元和药物的额外信息。计算机将泵设置与药物数据库相匹配（Harding，2013）。

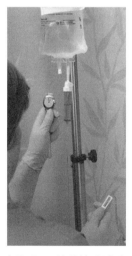

步骤 2b　**计算输液速度**

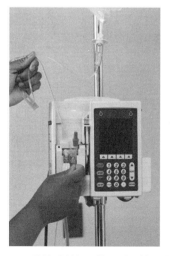

步骤 3b　**将输液管插入控制装置的腔室内**

步骤	要点说明

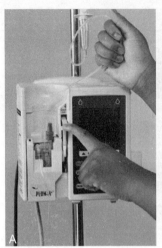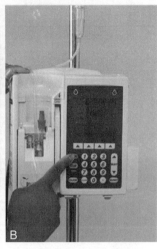

步骤 3c A. 关闭控制室的门 B. 选择每分钟需要的滴数或每小时的容量，按下启动按钮

临床决策点：一种防自由滴落的安全措施（防止在机器故障或管道从机器上脱落时推注输液）是电子输液装置的一个重要且必须的元素。经常检查并遵循制造商对特定设备特性的建议。

步骤	要点说明
d. 在使用电子输液装置时，完全打开输液管滴液调节器。	确保泵能自由地调节输液速度。
e. 根据机构政策监测输液速度和静脉输液部位的并发症。即使使用电子输液装置，也要使用手表来验证输液速度。	流量控制器和泵不能代替频繁、准确的护理评估。电子输液装置可在静脉输液并发症发生后继续输注（INS，2016a）。
f. 当发出报警信号时，从容器到血管通路装置穿刺位置评估静脉输液系统。	报警指示需要注意的情况。溶液容器已空、管路扭结、闭合调节器、外渗、导管内凝结、管内空气和（或）低电池均可触发电子输液装置报警。
4. 随日期和时间的改变将不同的标签贴在静脉输液容器上（见机构政策）。	为确定容器更换的下一时间提供参考，特别是保持静脉开放率，其包含由医师要求的特定输注速度。
5. 在电子输液装置下输液治疗时，告知患者使用电子输液装置的目的、报警的目的，避免抬起影响流量的手或手臂，避免触摸控制夹。	告知患者保护静脉输液穿刺点的信息及不改变控制输液速度的理由。
6. 除去和处理任何使用过的用品；执行手卫生。	防止微生物传播。

护理评价

1. 每 1～2 小时观察患者的情况，或根据机构政策和程序设置巡回间隔时间，包括静脉输液系统的功能、完整性和通畅性、正确的输注速度和已输注溶液的类型 / 量。	确保规定时间内的规定溶液量的输入，降低水和电解质失衡的风险。
2. 评价患者对治疗的反应（例如，实验室值、入量和出量、体重、生命体征、治疗后评估）。	提供对患者的液体状态的持续评价，包括对液体容量过剩或液体容量不足的监测。早期识别并发症以及时治疗。
3. 根据机构政策和程序在既定时间间隔内评价患者静脉输液相关并发症的症状和体征。	防止危及血管通路装置完整性或导致静脉输液流速不准确的并发症。

步骤	要点说明
4. **使用反馈式教学**："我想确保我向你解释了静脉输液溶液按医嘱规定的速度准时运行的重要性。告诉我你认什么会导致泵报警，你会做什么。"如果患者或居家照护者不能正确反馈，立即调整或重新制订指导计划，以保证其正确掌握。	确定患者和居家照护者对指导内容的理解水平。

非预期结果	相关措施
1. 溶液不按规定的速度注入。	
a. 突发性输注大容量溶液；患者发生呼吸困难、肺部啰音、依赖性水肿（腿部水肿）和尿量增加，表明液体容量过剩。	● 减缓输液速度：保持静脉开放率必须由医师设置特定的速度。 ● 立即通知医师。 ● 将患者置于斜坡卧位。 ● 预计新的静脉输液医嘱。 ● 遵医嘱预计氧气供给。 ● 遵医嘱服用利尿剂。
b. 静脉输液溶液比预定的运行速度慢。	● 检查影响速度的位置变化、静脉输液容器高度、管道扭结或阻塞。 ● 检查血管通路装置部位的并发症。 ● 咨询医护人员新的医嘱以提供必要的液体量。
2. 在静脉输液容器滴空后静脉输液不再通畅。	● 停止现在进行的静脉输液，在新的部位重新建立新的外周静脉导管。

记录与报告

● 根据机构政策，在电子健康档案的护理记录和静脉输液流程表上记录静脉输液溶液，每分钟滴注速度（gtt/min）或每小时毫升数（mL/h），以及静脉输液系统的完整性和通畅性。

● 记录使用的任何电子输液装置或控制装置以及在该设备上的标识号。

● 记录患者治疗的反应（例如，实验室值、入量和出量、体重、生命体征、治疗后评估）和非预期结果（例如，液体容量过剩、液体容量不足或静脉输液相关并发症的症状和体征）。

● 护士在电子健康档案的护理记录中记录患者和居家照护者指导后的理解水平。

● 在换班或需要暂时离开时，向护士长或下一位护理患者的护士报告剩余输液的速度和剩余量。

注意事项

健康教育

● 指导患者告知护士是否有任何静脉输液相关并发症的症状或体征（如发红、疼痛、压痛、肿胀、出血、渗出或敷料潮湿）。

● 使用电子输液装置的患者应该知道警报的重要性以及何时通知护士。

● 教导患者影响流速的因素，保护静脉输液穿刺点，以及不改变速率控制的重要性。

儿科患者

● 小于 2 岁的儿童不要使用超过 150 mL 的容器，小于 5 岁的儿童不超过 250 mL，小于 10 岁的儿童不超过 500 mL。使用防修改的容量控制电子输液装置以确保精确的液体输注（Alexander et al., 2014；Hockenberry 和 Wilson, 2015）。

老年患者

● 使用电子输液装置和微滴管来输注静脉输液溶液。监测生命体征、电解质水平、血尿素氮、肌酐、尿量和体重（Alexander et al., 2014）。

居家护理

- 确保患者能够并且愿意操作电子输液装置进行静脉输液治疗。如果患者无法提供自我护理，请确保家里有一个可靠的居家照护者。

- 适当地与患者讨论电子输液装置功能。考虑使用移动式装置。观察患者操作和设置电子输液装置进行静脉输液治疗。

- 指导患者和居家照护者电子输液装置报警意味着什么，排除故障的方法，以及当泵发生故障时如何从电子输液装置中断开静脉输液管。

- 确保患者能正确地接上电源插座。

- 为患者提供一个可以 24 小时联系的电话号码。

技能 29.3　静脉液体的更换

接受静脉输液治疗的患者需要定期改变静脉输液的解决方案。静脉输液容器包括塑料袋和玻璃瓶。当有新解决方案的医嘱或需要添加顺序容器时，可以更改输液容器以避免超过悬挂时间 (Alexander et al., 2014)。根据患者的水和电解液平衡、对治疗的反应 (如治疗药物监测) 和治疗目标，更换适合临床的溶液类型。

常规更换静脉输液容器的最大悬挂时间由机构政策和程序确定 (INS，2016a)。最大悬挂时间基于以下因素，如使用严格的无菌技术，系统是否无注射口或附加管保持关闭，注入溶液、药物的稳定性以及静脉输液容器中的溶液将持续多久（AIexander et al.，2014）。组织技能是管理静脉输液容器或解决方案的必要手段，以降低静脉输液相关并发症的风险，如输液容器变空或血液进入装置。

授权与合作

改变静脉输液解决方案的技不能委托给护理辅助人员。对执业护士的授权因《州护士执业法》而有所不同。护士指导护理辅助人员完成以下工作：

- 当静脉输液容器接近完成时，请通知护士。

- 报告静脉输液溶液中的任何絮状物或沉淀物。

- 报告电子输液装置上的报警声音。

- 报告任何与静脉输液相关的不适主诉，如疼痛、烧灼感、出血或肿胀。

用物准备

- 静脉输液根据卫生保健提供者的要求

步骤	要点说明
护理评估	
1. 检查患者医疗记录中医疗保健提供者表单的准确性和完整性，以了解患者姓名和正确的溶液：类型、容量、添加药物、输注速度和静脉输液治疗的持续时间。遵循给药的权利 (见第 20 章)。	确保在规定的时间内输注正确的静脉输液溶液和规定的量 (INS，2016a)。
2. 注意静脉输液管和溶液上次更改的日期和时间。	确保更换管道的正确时间。
3. 确定患者对持续进行静脉输液治疗理解的需要。	说明需要对任何患者的健康教育。
4. 执行手卫生，戴干净手套，轻轻擦拭静脉部位周围及以上的皮肤。评估 VAD 的通畅性和静脉输液相关并发症的症状和体征 (如浸润、VAD 闭塞、静脉炎、感染、患者疼痛抱怨或敷料渗漏)。	识别影响 VAD 完整性并需要更换 VAD 的并发症。

步骤	要点说明
5. 检查从输液容器到 VAD 穿刺部位输液系统的完整性，包括但不限于变色、浑浊度、渗漏、有效期。通过咨询经批准的在线数据库、药物参考资料或药剂师，确定所有静脉溶液和添加药物的相容性。丢弃手套，执行手卫生。	如果输液容器的完整性出现中断：则需要一个新的输液袋 (Alexander et a1., 2014)。可能表明需要更换静脉输液管。不相容性可导致物理、化学和治疗改变与不良结果 (Alexander et a1., 2014)。减少微生物传播。
6. 检查相关的实验室数据，如钾含量。	将数据与基线值进行比较，以确定对静脉输液解决方案管理的持续反应。

护理诊断

● 液体容量不足	● 有感染的危险	● 缺乏静脉输液的相关知识
● 有受伤的危险		
根据患者的状况或需求，个体化处理其相关因素 / 危险因素。		

护理计划

1. 完成下列步骤后所能达到的预期结果： ● 静脉输液溶液正确。 ● 水和电解质水平恢复正常。 ● 患者的 VAD 保持通畅，该部位无静脉输液相关并发症的症状和体征。 ● 患者和居家照护者可以解释静脉输液解决方案改变的目的。	确保接受静脉输液以提供规定的静脉输液治疗 (INS, 2016a)。 演示学习情况（INS，2016a)。
2. 执行手卫生。收集设备。在需要前至少 1 小时准备好下一个解决方案。如果在药房配制溶液，确保已送至患者护理单元。如果已冷藏，请将溶液加热至室温。检查解决方案和标签是否正确。检查解决方案的有效期。确保遵守任何光灵敏度限制。	减少设备感染和污染的传播 (INS, 2016a)。正确处理解决方案可防止与静脉输液相关的并发症，如闭塞。检查解决方案是否正确。 可防止用药错误。
3. 通过解释程序、目的以及对患者的期望，让患者和居家照护者做好准备。	减少焦虑，促进合作和对治疗的依从性。

护理措施

1. 根据机构政策，使用至少两种方式核对患者身份信息（例如，姓名和生日，或者姓名和病案号）。将标签与患者病历或病历信息进行比对。核对患者的用药记录或医疗记录的信息。	确保患者正确。符合联合委员会标准并保证患者安全 (TJC, 2016)。
2. 当液体仅停留在容器顶部（50 mL）或打开新溶液时，更换溶液。	防止浪费溶液。
3. 执行手卫生。	减少微生物传播。
4. 准备更换新药液。如果使用塑料输液袋，挂在静脉输液杆上，拆除静脉输液管口的保护盖。如果使用玻璃瓶，请取下金属帽、金属和橡胶盘。	允许从旧容器快速更换。

步骤	要点说明
5. 关闭当前输液的调节器,以停止输液。从电子输液装置上拆下静脉输液管(如果使用)。然后从静脉输液杆上取出旧的静脉输液容器。保持容器管道口向上。	防止更换溶液时残留在滴管中的溶液排空。防止输液袋中的溶液溢出。
6. 快速清除旧溶液容器中的尖端,在不接触尖端的情况下将尖端插入新容器(见插图)。	降低滴管中溶液变空的风险,并保持无菌。
临床决策点:如果尖端因接触未进行无菌处理的物品而被污染,需要一个新的静脉套管。	
7. 将新的输液容器挂在输液杆上。	重力有助于将液体输送至滴管中。
8. 检查静脉输液管中是否存在空气。如果形成气泡,通过关闭调节器,向下拉伸管道,并用手指敲击管道(气泡进入液体滴管)排出气泡(见插图)。	降低空气进入管道的风险。使用排气过滤器也可以降低风险。
9. 确保滴管满2/3~1/2。如果滴管太满,可以通过从静脉输液杆上卸下输液袋,捏一下滴管下面的静脉输液管、倒置容器、挤压滴管(见插图)、释放和转动溶液容器以及释放管上的调节器,来降低液位。	降低空气进入静脉输液管的风险。如果滴管完全填满,无法观察或调节滴率。
10. 通过打开和调整静脉输液管上的调节器、编程电子输液装置,将流量调节至有序速率。	维护恢复流体平衡并按要求实施静脉输液解决方案。
11. 在容器侧面放置时间标签,并悬挂时间、完成时间和适当的时间间隔。如果使用塑料输液袋,只在标签上标记,而不是容器。	提供输液容量与规定输液速率的视觉比较。
12. 指导患者使用新的静脉输液溶液、添加药物、流量、潜在的副作用、如何避免管道堵塞,以及应报告的内容。	信息告知患者继续静脉治疗的目的,以及报告和保护VAD通畅。
临床决策点:如果尖端因接触未进行无菌处理的物品而被污染,需要一个新的静脉套管。	

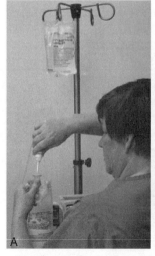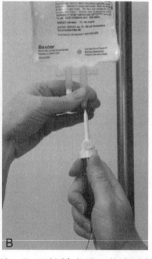

步骤6　A.快速去除旧溶液容器中的尖端　B.不接触尖端,将尖端插入新容器

步骤	要点说明

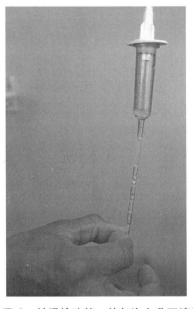

步骤 8　抽吸输液管，使气泡上升至滴管

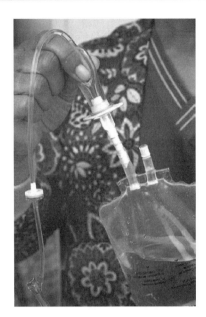

步骤 9　挤压滴管充满液体

护理评价

1. 每 1～2 小时或按规定的时间间隔观察患者，了解静脉系统的功能、完整性和通畅性；正确的输液速度和静脉输液的类型／量。	确保规定时间输注规定的溶液量，并降低水和电解质失衡的风险。
2. 评估患者以确定对治疗的反应（如实验室检查结果、输入和输出、体重、生命体征、术后评估）。	提供对患者液体状态的持续评估。
3. 监测患者有无液体容量过量、液体容量不足或电解质失衡的症状和体征。	早期发现并发症，早治疗。
4. 按照机构政策和程序，按既定时间间隔评估患者静脉相关并发症的症状和体征。	防止损害 VAD 完整性或导致静脉溶液流量不准确的并发症。
5. **使用反馈式教学**："我们谈到了您的静脉输液解决方案持续运行的重要性。我想确定我清楚地解释了这一点。用你自己的话告诉我，如果你注意到静脉输液没有滴注，你应该怎么做。"如果患者或居家照护者不能正确反馈，立即调整或重新制订指导计划，以保证其正确掌握。	确定患者和居家照护者对指导内容的理解水平。
非预期结果	相关措施
1. 流量不正确，输注溶液过少或过多。	● 如果患者输液小于或大于预期的 100～200 mL（根据机构政策和程序），请通知医疗保健提供者。 ● 评估患者输液不良影响的症状和体征（如液体容量不足或过量）。 ● 确定并纠正流量不正确的原因（例如，位置变化、输液管扭结、静脉不通畅或不完好）。 ● 当准确的流量至关重要时，请使用电子输液装置。
2. 水和（或）电解质不平衡。	● 通知医疗保健提供者。 ● 预计静脉输液溶液或添加药物的变化顺序。

记录与报告

- 在电子健康档案或纸质病历的护理记录中，记录静脉输液溶液、输液率，以及系统的完整性和通畅性。
- 记录任何电子输液装置或控制装置的使用情况以及该装置上的识别号。
- 在电子健康档案或纸质病历中记录护理操作，以及患者和居家照护者需要报告的静脉问题。
- 记录患者对治疗的反应和非预期结果（例如，流量不准确的原因）。
- 换班或休息离开时，向主管护士或下一名指派护理患者护士报告输液速率和容量。

注意事项

健康教育

- 告知患者新溶液、添加药物和潜在的副作用，包括向护士报告的副作用。
- 如果流量减慢或静脉输液容器为空，告知患者通知护士或护理辅助人员。

居家护理

- 确保患者和居家照护者愿意并能够进行静脉输液解决方案的更改。
- 教导患者和居家照护者如何执行静脉输液解决方案的改变。观察其执行程序。

技能 29.4 输液管路的更换

患者护理的一个重要组成部分是通过坚持感染预防原则来保持静脉注射系统的完整性。给药装置是为患者提供静脉注射解决方案的主要方法。此外，患者可能使用附加设备（如过滤器、扩展装置），可连接至规定治疗所指示的主给药装置。次要装置可用作与初级输注（例如，抗生素）一起用药的方法。根据所注入的溶液或药物和给药方法（即一组配备或是否配备附加装置、辅助装置），必须遵守预防感染的原则，以确保患者的积极结果。应使用润滑油连接，以防止管道意外断开 (INS，2016a)。当外周静脉短导管部位旋转至不同位置或放置中心血管通路装置时，应改变用药设置 (INS，2016a)。遵循具体要求的机构政策和程序（表 29.6）。

用于肠外营养的管理装置（见第 33 章）和血液或血液产品（见第 30 章）都有特定的使用标准，须要熟稔于心。如有可能，在挂起新静脉输液容器时更换静脉输液管（见技能 29.3）。为防止细菌进入血液，在输液管和溶液更换过程中应保持无菌。如果管道和（或）静脉输液袋损坏、泄漏或被污染，则必须更换，无论管道更换时间如何。

授权与合作

更换静脉输液管的技不能委托给护理辅助人员。对执业护士的授权因《州护士执业法》而有所不同。护士指导护理辅助人员完成以下工作：

- 向护士报告静脉输液管或周围的任何泄漏。
- 如果管道受到污染请进行报告。

表 29.6 静脉给药装置的变化

一次和两次连续输液	主要的间歇性注射物	附加组件设备的使用
• 更换除脂质、血液或血液制品以外的溶液的频率不超过每 96 小时 • 除了常规更换，每当更换短外周静脉输液站点或放置新 CVAD 时，请更换 • 如果从主给药装置中卸下辅助给药装置，则辅助给药装置现在为间歇给药装置，应每 24 小时更换一次	• 由于反复断开和重新连接给药装置而增加感染的风险，应每 24 小时更换一次 • 每次间歇使用后，将新的无菌覆盖装置安装至给药装置的鲁尔接口。避免将装置的暴露端安装至同一装置的端口（例如，循环）	• 应被最小化，因为每一个都是潜在的污染源和断开连接 • 最好使用以设备作为给药装置的一部分的给药装置 • 随着插入新的 VAD 或每次用药组的更换而发生间隔变化 • 如果产品的完整性受损或怀疑受损，则会进行更换

改编自 Infusion Nurses Society (INS): Policy and procedures for infusion therapy, ed 5, Norwood, MA, 2016, INS.

用物准备

- 手套
- 棉签 (葡萄糖酸氯己定溶液，聚维酮碘或 70% 乙醇)
- 标签

连续静脉输液

- 微滴或大滴静脉输液管组

- 必要的附加装置 (如过滤器、扩展装置、无针接头)
- 管路标签

间歇性扩展装置

- 3 ～ 5 mL 注射器，注入生理盐水
- 短延长管 (如有必要)，注射帽

步骤	要点说明

护理评估

步骤	要点说明
1. 注意上次更换静脉输液管的日期和时间 (关于管理设置变更建议见表 29.6)。	降低感染风险。
2. 执行手卫生。评估静脉输液管是否存在需要立即更换的穿刺、污染或堵塞。	损坏的管道会导致液体泄漏和微生物污染。
3. 确定患者对继续进行静脉输液治疗的需要的理解。	加强需要指导。

护理诊断

● 缺乏静脉输液治疗的相关知识	● 有感染的危险
根据患者的状况或需求，个体化处理其相关因素 / 危险因素。	

护理计划

步骤	要点说明
1. 完成下列步骤后所能达到的预期结果：	
● 患者静脉导管或周围没有溶液泄漏。	完整的系统可降低微生物感染的风险。
● 患者的静脉输液管通畅，按医嘱接受处方静脉输液治疗。	短暂的静脉输液中断不会导致阻塞血液进入装置。
● 患者的 VAD 保持通畅，无静脉输液相关并发症的症状和体征。	遵守给药集的变化可以降低发生并发症的风险。
● 患者和居家照护者可以解释更换导管的目的以及如何避免堵塞导管。	展示学习方式。
2. 通过解释程序、目的以及对患者的期望来为患者做好准备。	减少焦虑，促进合作，防止肢体突然活动，从而移除静脉导管。
3. 尽可能协调 IV 管路与解决方案的变化。	减少系统打开的次数。
4. 收集设备。	提供方便的设备访问，以实现高效的程序。

护理措施

步骤	要点说明
1. 根据机构政策，使用至少两种方式核对患者身份信息 (例如，姓名和生日，或者姓名和病案号)。核对患者的用药记录或医疗记录的信息。	确保患者正确。符合联合委员会标准并保证患者安全 (TJC，2016)。
2. 执行手卫生。打开新的输液装置，并使用无菌技术连接附加装置 (如过滤器、延长管)。在输液针和远端接头上使用保护罩。将调节器放置于滴管下方 2 ～ 2.5 cm，并将调节器移至 "关闭" 位置。保护所有连接。	靠近滴管的调节器可以更准确地调节流量。固定连接可降低以后发生空气栓塞和感染的风险。保护罩减少了微生物的进入。所有连接件均应为鲁尔锁装置 (INS，2016a)。

步骤	要点说明
3. 戴上干净的手套。如果患者的静脉套管中心不可见，请移除静脉敷料（见技能 29.5)。请勿移除可将套管固定至皮肤上的胶布。	套管中心必须可见，以便在拆除旧管和插入新管时平稳过渡。
4. 用新的静脉输液容器准备静脉输液管（参见技能 29.1，步骤 8）。	
5. 用现有的连续静脉输液袋准备静脉输液管。	
a. 将新管上的调节器移至"关闭"位置。	防止液体溢出。
b. 使用电子输液装置或调节器，通过旧管缓慢输液以保持静脉开放。	防止遮挡 VAD。
c. 压缩或填充导管的滴管。	确保滴管保持填满，直至新管道更换。
d. 反转容器并拆除旧导管。保持尖端无菌和直立。	滴管中的溶液将继续运行，并保持导管通畅。
e. 将新输液管尖端插入溶液容器。将溶液袋挂在静脉杆上，压缩新管道上的滴管，释放，填满 1/3 ～ 1/2。	允许滴管进行填充，并促进溶液通过管道快速、平稳地流动。
f. 用静脉输液溶液填充静脉输液管中的主要空气：拆除管端的保护盖，慢慢打开调节器，使使溶液从滴管流至静脉输液管远端。如果管有 Y 接头，在溶液到达时反转 Y 接头，以取代空气。启动管后，将调节器返回至"关闭"位置（注入静脉输液溶液）。更换静脉输液管末端的保护罩。将适配器端放置在患者静脉注射部位附近。	启动确保静脉管在连接 VAD 之前没有空气，并充满静脉溶液。缓慢的管道填充减少了湍流和气泡形成的可能性。闭合调节器可防止液体意外流失。保持无菌状态。设备位于快速连接新管道的位置。
g. 停止电子输液装置或将旧管上的调节器转至"关闭"位置。	防止液体溢出。
6. 准备带有延长装置或生理盐水封管的导管。	
a. 如果需要短延长管，使用无菌技术将新注射帽连接至新延长组或静脉管。	准备与静脉输液连接。
b. 擦洗与消毒注射帽至少 15 秒，并允许完全干燥。用 3 ～ 5 mL 生理盐水冲洗溶液连接注射器，通过注射帽注射，插入延长组。	确保有效消毒（Phillips 和 Gorski，2014）。保持导管的通畅性。

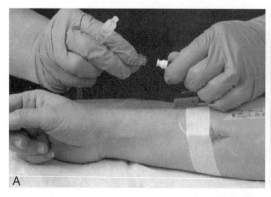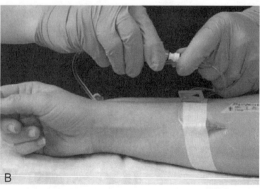

布骤 7a　A. 断开旧导管 B. 插入新导管的适配器

步骤	要点说明
7. 重建输液系统。	
a. 轻轻断开旧管与延伸管（或静脉导管中心），快速将新管或生理盐水封管的鲁尔锁端插入延长管连接中（或静脉导管中心）（见将管连接至短延长管组的插图）。	允许从旧管平稳过渡，最小化时间系统打开。
b. 连续输液时，打开新管上的调节器，使用调节器或插入管调节滴速，调至预计速度，然后推动。	确保导管通畅，并防止阻塞。
c. 将带有静脉管更换日期和时间的胶带或预印标贴至滴管下面的管上。	提供用来确定下次更换管道的时间参考。
d. 将输液管变成环状，并用胶带固定在患者手臂上。	避免意外拉伤，并稳定导管。
8. 拆除并丢弃旧的静脉输液导管。如有必要，应用新的敷贴（见技能29.5）。拆卸并处理好手套。进行手部卫生操作。	减少微生物传播。
9. 教导患者如何正确移动和转动静脉输液管。	防止静脉输液管意外堵塞、断开和污染。

护理评价

1. 每1~2小时或者规定的时间间隔，检查静脉输液系统的功能、完整性、通畅以及连接部位的泄漏。	确保静脉输液系统正常运行，并尽量降低因系统完整性被破坏而造成的感染风险。
2. 按照机构政策和程序，按既定时间间隔评估患者静脉相关并发症的症状和体征。	防止损害VAD完整性或导致静脉溶液流量不准确的并发症。
3. **使用反馈式教学**："让我们来看看之前提到的静脉输液系统可能出现的问题。告诉我如何防止导管被挤压，以及哪些症状和体征会报告给我或其他护士。"如果患者或居家照护者不能正确反馈，立即调整或重新制订指导计划，以保证其正确掌握。	确定患者和居家照护者对指导内容的理解水平。

非预期结果	相关措施
静脉输液溶液的注入速度比预期更慢。	● 检查是否存在影响速率、静脉输液容器高度、输液管扭结或障碍物的位置变化。 ● 打开调节器检查通畅性。 ● 检查VAD的并发症。 ● 咨询医疗提供者，以提供必要的液体量。

记录与报告

● 在电子健康档案或纸质病历的护理记录中记录导管变化、溶液类型、体积和输注率。根据机构政策对静脉外治疗方案使用特殊的静脉治疗流程图。

● 在电子健康档案或纸质病历的护理记录中记录患者和居家照护者报告的静脉问题。

居家护理

● 确保患者能够并愿意进行静脉输液管更换并维持静脉输液，或家里有可靠的人提供静脉输液治疗护理。

● 指导患者或居家护理者进行无菌导管更换的程序。观察其执行程序。

注意事项

健康教育

● 指导患者如果液体从静脉部位或导管或周围泄露，或导管与静脉输液管分离，应通知护士。

技能 29.5 外周静脉短导管敷贴的更换

通过肠外途径给药也可能存在系统或局部的并发症（Alexander et al., 2014）。系统并发症发生在血管系统内，通常与输液部位的距离较远（如败血症、循环负荷重和栓塞）。局部并发症起源于静脉内层（内膜层）的损伤，由许多直接因素造成，如穿刺技能差、短外周设备大小不合适（表29.3）、导管固定不牢、输注溶液或药物的 pH 或浓度不在建议范围内（表29.2）、评估不全以及更换外周静脉短导管敷贴不正确（Alexander et al., 2014）。

外周静脉短导管的更换需要严格遵守感染预防措施，以避免发生这些装置相关并发症。皮肤穿刺部位是最常见的定殖和导管相关感染源（Alexander et al., 2014）。外周静脉短导管透明半透膜敷贴的应每5～7日更换一次，纱布敷料每2日更换一次（INS，2016a）。TSM下面的纱布敷料也需每2日更换一次（INS，2016a）。当敷贴潮湿、污染、松动或完整性破坏时，应先固定 IV 导管敷贴并立即更换（INS，2016b）。外周静脉短导管的固定减少了导管相关并发症以及通路过早拔除。固定方案首选带黏合剂的机械固定装置和一个标准的外周静脉短导管的组合或整合固定，特点是将静脉输液导管和带边框的聚氨酯敷贴结合（INS，2016a）。虽然可以使用无菌胶带或手术胶带，但它们不如机械固定装置有效（Alexander et al., 2014；INS，2016a）。

授权与合作

更换外周静脉短导管敷贴不应交由护理辅助人员完成。护士指导护理辅助人员完成以下工作：

- 如果患者主诉外周静脉短导管敷贴潮湿或松动，应向护士报告。
- 在患者日常卫生和活动中保护外周静脉短导管敷贴。

用物准备

- 无菌棉签（首选葡萄糖酸氯己定溶液，聚维酮碘、或70%乙醇）
- 除胶剂（可选）
- 带有护肤剂的棉签
- 清洁手套
- 机械固定装置或条状无菌胶带
- 可购买的静脉穿刺部位保护设备（可选）（见图29.2）
- TSM 敷贴、5 cm×5 cm 或 10 cm×10 cm 的无菌纱布垫

步骤	要点说明
护理评估	
1. 确定最新敷贴更换的时间。敷贴应标注日期和使用时间、血管通路装置的大小、类型和置入日期。	提示当前敷贴已在位使用的时间，并可制订更换敷贴的计划。
2. 执行手卫生，并戴干净的手套。观察当前敷贴的湿度和完整性。确定湿润处是否来自渗漏或外源。	不再具有黏性的敷贴增加了穿刺部位感染或血管通路装置脱出的风险。
3. 检查和轻轻触摸皮肤周围和静脉穿刺部位上方敷贴。评估血管通路装置的通畅性、静脉输液相关并发症的症状和体征（如渗出、VAD 堵塞、静脉炎、感染、患者抱怨疼痛或敷贴下渗出）。脱下并丢弃手套。	识别影响血管通路装置完整性的并发症，必要时更换。
4. 评估患者对需要持续静脉输液的了解程度。	提示对患者健康教育的需要。

步骤	要点说明

护理诊断

● 急性疼痛	● 缺乏静脉输液的相关知识	● 有感染的危险
根据患者的状况或需求，个体化处理其相关因素 / 危险因素。		

护理计划

1. 完成下列步骤后所能达到的预期结果：	
● 患者的血管通路装置保持通畅，并且穿刺部位没有静脉输液相关并发症的症状和体征。	恰当的护理可维护静脉输液穿刺部位。
● 患者及居家照护者能阐述更换 VAD 敷贴的程序和目的。	演示学习。
2. 向患者和居家照护者解释程序和目的。解释患者需要保持患肢制动。告知程序的时长。	减少焦虑，促进合作，给予患者可计划个人活动的时间段。
3. 执行手卫生，准备用物，保持床边环境干净整洁。戴清洁手套。	减少设备间的感染和污染的传播（INS，2016a）。

护理措施

1. 根据机构政策，使用至少两种方式核对患者身份信息（例如，姓名和生日，或者姓名和病案号）。核对患者的用药记录或医疗记录的信息。	确保患者正确。符合联合委员会标准并保证患者安全（TJC，2016）。
2. 去除现存敷贴： a. TSM 敷贴：用非惯用手固定导管（见插图）。通过拉拽一个角，轻轻拉直并与皮肤平行去除敷贴。重复所有的边，直至敷贴去除。 b. 纱布敷料：固定导管座的同时松开胶带，并通过将旧敷料拉向穿刺部位，一次去除一层旧敷料。小心管路被缠绕在两层敷料中。	可以在 TSM 敷贴和患者的皮肤间使用乙醇棉签，使敷贴松弛，以减轻患者不适。
3. 评估 VAD 穿刺部位，静脉输液相关并发症的症状和体征。如果存在并发症，确定是否需要拔除 VAD。遵医嘱拔除导管（见操作指南 29.1）。	如果出现并发症，可能需要拔除 VAD。

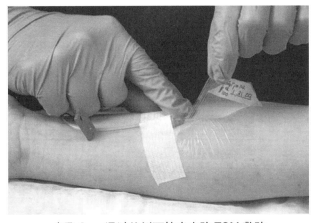

步骤 2a　通过从侧面拉出去除 TSM 敷贴

步骤	要点说明
4. 如果让导管保持原位，则评估固定装置的完整性。继续固定导管，并按照制造商的使用建议去除。检查带黏合剂的机械固定装置是否造成了相关性皮肤损伤。 注意：一些固定装置被设计成只要充分固定，就能保持置入的 VAD 在位。	移除固定装置可在使用敷贴和新的固定装置前适当进行皮肤消毒（INS，2016a）。 固定可以防止 VAD 的意外脱出。
临床决策点：始终保持一个手指在导管上，直至敷贴固定导管座。如果患者焦躁不安或不合作，可请另一名工作人员协助操作。	
5. 固定静脉通路的同时，在穿刺部位使用葡萄糖酸氯己定溶液来回移动擦拭 30 秒进行皮肤消毒，使其完全干燥。如果使用乙醇或聚维酮碘，以同心圆的手法消毒，用棉签从穿刺部位向外移动。让消毒溶液完全干燥。	减少导管相关感染的发生（Alexander et al., 2014）。可使所有皮肤消毒剂完全干燥以彻底消毒。（INS，2016a）。
6. 可选择：将皮肤保护剂涂在将使用胶带、敷贴或机械固定装置的地方。充分干燥。	将保护剂涂抹在皮肤上以保持皮肤的完整性，预防黏合剂的刺激，促进敷贴的粘合。
7. 在固定导管同时，在穿刺部位使用无菌敷贴（程序各异，见机构政策）。 a. TSM 敷贴：根据技能 29.1，步骤 24a 使用 TSM 敷贴。	保护导管穿刺部位，尽可能减少感染风险（Phillips 和 Gorski，2014）。TSM 敷贴可使穿刺部位及周围区域的并发症可视化（INS，2016a）。
b. 无菌纱布敷料：根据技能 29.1，步骤 24b 使用无菌纱布敷料。	仅在无菌敷贴下使用无菌胶带，防止穿刺部位感染。 纱布敷料妨碍了对穿刺部位的观察，且需每 2 日更换一次（INS，2016a）。
8. 可选择：使用新的机械导管固定装置固定。根据技能 29.1，步骤 25 使用装置。	使用机械固定装置可以降低 VAD 并发症的的风险（例如，静脉炎、感染、移位）以及导管意外脱出（INS，2016a）。
临床决策点：因为创可贴不是封闭的和无菌的，会增加穿刺部位感染的风险，所以不要在穿刺部位使用。	
9. 脱下手套并处理，处置用物，执行手卫生。	防止微生物传播。
10. 可选择：使用穿刺部位保护装置（例如，I.V. House Ultra 保护性敷贴®）。	降低 VAD 脱出的风险（INS，2016a）。
11. 将延长管或静脉输液管和敷料固定在手臂上并将胶带直接固定在导管上。当使用 TSM 敷贴时，避免将胶带粘在敷贴上。	防止 VAD 管意外脱出。
12. 根据机构政策标注敷贴。标注信息包括静脉输液穿刺的日期和时间、VAD 的计量尺寸和长度，以及操作护士姓名首字母。	传达设备的类型及敷贴更换的间隔时间及穿刺部位的更换。
13. 执行手卫生。	减少微生物传播。

护理评价

1. 评估静脉输液系统的功能性、通畅性，以及更换敷贴后的流速。	确认静脉输液通路通畅并能正确输注。导管和管路的处理会影响流速。

步骤	要点说明
2. 在根据机构政策和程序制订的间隔时间内评估患者，是否有静脉输液相关并发症的症状和体征。	确定影响 VAD 完整性或导致静脉输液溶液流速不准确的并发症。
3. **使用反馈式教学**："我想确定我已经解释了更换静脉输液敷贴的原因。用您自己的话告诉我您将向我们报告的需要我们更换敷贴的问题。"如果患者或居家照护者不能正确反馈，立即调整或重新制订指导计划，以保证其正确掌握。	确定患者和居家照护者对指导内容的理解水平。
非预期结果	相关措施
1. 静脉输液导管被意外拔除或脱出。	● 如果需要继续治疗，在其他肢体或先前穿刺部位上方重新置入新的外周静脉短导管通路。
2. 静脉输液溶液不流动或者比规定的流速慢。	● 检查静脉输液导管是否弯曲、扭结或脱出，因为导管可能需要更换。 ● 检查静脉输液穿刺部位，并重新定位导管，必要时使用新的敷贴。 ● 检查和调整静脉输液容器的高度以及静脉输液管是否扭结和堵塞。

记录与报告

● 在电子健康档案或纸质病历上记录外周静脉短导管敷贴更换的时间、原因、使用敷贴材质的类型、系统的通畅性以及对 VAD 穿刺部位的描述。

● 在电子健康档案或纸质病历上记录患者和居家照护者知晓的需报告的 IV 问题。

● 告知管床护士或交班护士敷贴已更换，以及关于系统完整性的一些重要信息。

● 向居家照护者报告并记录任何并发症、干预措施和治疗后的反应。

注意事项

健康教育

● 指导患者如果敷贴潮湿、污染以及松动时通知护士。

儿科患者

● 儿科患者并不总是能够完全理解护士的解释。在护理过程中父母或安全的玩具的陪伴有助于减少恐惧，促进合作。可以先在患儿的玩具或玩偶上演示程序。

● 有必要帮助患者制动，并保护静脉输液导管不脱出。

● 使用可以购买的静脉输液穿刺部位保护器来覆盖和保护幼小好动的患儿的静脉输液穿刺部位。

● 早产儿和 2 个月以下的婴儿在护理过程中应谨慎使用葡萄糖酸氯己定，因其有皮肤刺激性和化学灼伤的危险（INS，2016a）。

● 新生儿如有皮肤受损，在用聚维酮碘消毒后，待干，再用生理盐水清洗（INS，2016b）。

老年患者

● 一些老年患者的皮肤很脆弱，因此要尽量减少直接在皮肤上使用胶带或机械固定装置，并在使用胶带之前使用皮肤保护剂，以防止皮肤撕裂。

● 由于皮肤弹性的下降和皮下脂肪松弛，渗出可能会被忽视。由于触觉的下降，大量的液体在疼痛发生前就可能渗出。

居家护理

● 指导患者和居家照护者静脉输液相关并发症的症状和体征。

● 让患者或居家照护者演示手卫生。

● 指导患者在洗澡或淋浴时保护静脉穿刺部位，用塑料袋包裹并用胶带封住使其保持干燥。

● 指导患者和居家照护者如何处理敷贴受损或导管脱出。如导管脱出，使用纱布敷料加压穿刺部位并及时通知医护人员。

操作指南 29.1 外周静脉短导管的拔除

当完成规定的治疗或出现并发症（如静脉炎、渗出或导管堵塞）时，外周静脉短导管应当拔除。该技术遵循感染预防原则，以尽量减少患者感染的风险。同时应防止导管在拔除时破裂，否则可能发生导管栓塞的风险。

授权与合作

拔除外周静脉短导管输液通路的技术不能交由护理辅助人员完成。执业护士的权限也因不同州的护士实践条例而异。护士指导护理辅助人员完成以下工作：

● 导管拔除后，向护士报告置管部位出血情况。

● 报告患者主诉的疼痛或观察到的局部红肿情况。

用物准备

● 干净的手套

● 无菌纱布海绵

● 消毒棉签（首选葡萄糖酸氯己定溶液、聚维酮碘或 70% 乙醇）

● 胶带

操作步骤

1. 检查拔除 VAD 的医嘱的准确性和完整性。

2. 执行手卫生，准备用物。

3. 根据机构政策，使用至少两种方式核对患者身份信息（例如，姓名和生日，或者姓名和病案号）。核对患者用药记录或医疗记录的信息。

4. 戴干净的手套。观察现有的静脉穿刺部位是否有静脉输液相关并发症（如发红、疼痛、压痛、肿胀、出血、引流液、或敷料下渗出）的症状和体征。通过完整的敷贴触诊导管穿刺部位。

5. 评估患者是否接受过抗凝血剂或有凝血障碍病史。

6. 评估患者对停止静脉输液的原因的理解。

7. 在拔除导管之前，向患者解释护理程序。告知患者需要制动患肢。

8. 将静脉输液管的流速调节器调至"off"位置，或关闭电子输液装置，并将流速调节器调至"off"位置。

9. 小心地去除 VAD 敷贴和机械固定装置。

10. 用非惯用手的中指固定静脉导管座。

临床决策点：禁止使用剪刀去除胶带和敷料，因为可能意外剪断导管。

11. 将干净的无菌纱布覆盖在在穿刺部位上方，使用惯用手缓慢、稳定地取出导管。保持中心平行于皮肤（见插图）。

临床决策点：在导管彻底从静脉拔除前，不要抬高或举起导管，以避免创伤和血肿形成。

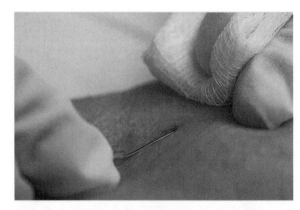

步骤 11 缓慢拔出外周静脉短导管，保持导管与血管平行

12. 按压穿刺部位至少 30 秒，直至出血停止。注意：如果患者服用抗凝剂，应按压 5 ～ 10 分钟。

13. 导管拔除后检查其完整性，注意尖端的完整性和长度。

14. 观察穿刺部位是否有任何并发症，如发红、疼痛、压痛、肿胀、出血或引流液。输液后若发生静脉炎应拔除后继续监测 24 ~ 48 小时。

15. 将干净的、折叠的纱布敷料放置在穿刺部位上，并用胶带固定。

16. 处理用物，脱去手套，执行手卫生。

17. 在电子健康档案或纸质版患者医疗记录单上记录操作流程。

18. **使用反馈式教学**："我想确定我向你解释了我们为什么要停止你的静脉输液。用你自己的话告诉我，为什么我们要拔除静脉通路。"如果患者或居家照护者不能正确反馈，立即调整或重新制订指导计划，以保证其正确掌握。

技能 29.6　中心血管通路装置的管理

对安全、方便的静脉输液疗法的需求促进了为长期静脉或动脉系统穿刺而设计的血管通路装置的发展。医师或经过专业培训的护士将这些装置置入中心血管系统。中心血管通路装置（CVAD）与外周静脉短或中等长度导管不同，它的导管末端止于更大的血管。CVAD 的尖端应置于上半身，上腔或下腔静脉的下段或在腔房交界处附近（图 29.4）。那些置入下半身的末

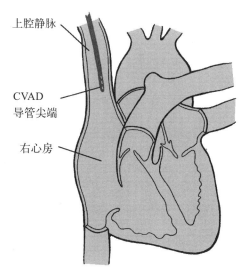

图 29.4　CVAD 的导管尖端位于上腔静脉

上腔静脉

CVAD
导管尖端

右心房

端应该在膈肌上的下腔静脉（INS，2016a）。成人不推荐置于股骨区（Ciocson et al，2014）。

在确定 CVAD 位置时考虑的因素包括输液治疗的类型和持续时间（> 7 日）、血管特征、患者的年龄、合并症、输液史以及对 VAD 位置的偏好（INS，2016a）。另外也需考虑输注的溶液或药物的 pH 和浓度。预测患者是否需要 CVAD，协助医师置入 CVAD，维护装置，输注溶液或药物，并评估静脉输液相关并发症的症状和体征（Alexander et al.，2014）。

尝试了解每个装置的异同点（表 29.7）。装置的特点和患者健康教育的类型对 CVAD 的维护产生影响。这些装置由硅树脂或聚氨酯组成，可以涂上抗生素、银、米诺环素 / 利福平或葡萄糖酸氯己定溶液（Phillips 和 Gorski，2014）。

导管尖端装置既可以是开放式，也可以是瓣膜式。开放式末端装置（例如，Hickman，Broviac）有一个像吸管一样打开的导管尖端。瓣膜式导管末端（例如，Groshong）有一个圆形的导管尖端并伴有三向瓣膜以防止血液回流到导管，以减少出血、空气栓塞和堵塞的风险。该技术也可位于导管座（例如，PASV，SOLO2）。瓣膜式导管的制造商认为不需要用肝素保持通畅，并推荐只用生理盐水冲洗（Phillips 和 Gorski，2014）。

CVAD 有单个或多个管腔。腔数的选择取决于患者的情况和医嘱。需要大量输液和血液取样的患者可能需置入至少一个腔的 CVAD 装置以同时输注溶液和药物。此外，多腔可同时输注不相容的溶液或药物。您可以通过位于每个外腔末端的装置导管座来控制 CVAD。

植入式静脉输液港是 CVAD 的一种，它在皮下有一个储液槽，导管置入一个主要血管（例如，锁骨下）。这种 CVAD 没有外腔或导管座。相反，你可以通过将一个特殊的 90° 角的无损伤性针头穿过皮肤进入储液槽的自动密闭的输液港，从而植入静脉输液港。一个港体在输液期间可能会长期（也就是几周时间）不使用，在此期间没有必要持续评估。为了保持港体的

表 29.7　中心血管通路装置

短期通路装置	长期通路装置
非隧道式经皮中心血管通路装置 ● 置入时长：几日至几周 ● 穿刺部位：锁骨下、颈外 / 内静脉和股静脉 ● 穿刺技能：非外科手术置入，可在床边进行，无需经皮下组织而直接穿刺进入预期静脉 ● 缝合或机械固定装置固定	外部隧道式中心血管通路装置（Hickman，Broviac，Groshong） ● 置入时长：被认为是永久的 ● 穿刺部位：通过锁骨下静脉或颈静脉的胸部区域 ● 穿刺技能：需手术置入，隧道从穿刺部位皮下近侧端开始并通过皮肤的出口部位将其拉出来（图 29.6） ● 用一种涂有抗菌溶液的涤纶袖口固定在合适的位置；2～3周后，瘢痕组织在袖口周围形成，固定导管在位
经外周静脉置入中心静脉导管（图 29.5） ● 置入长度：只要能正常输液，无任何静脉相关并发症的发生 ● 穿刺部位：肘前窝或上臂（贵要或头静脉），直至导管尖端达到上腔静脉 ● 穿刺技能：非外科手术置入，可在床边、家里或放射科操作 ● 缝合或机械固定装置固定	植入式输液港 ● 置入时长：被认为是永久的 ● 穿刺部位：胸部、腹部或前臂内侧 ● 穿刺技能：需手术置入；导管放置于锁骨下或颈静脉，并附着于位于由外科手术构建的皮下注射座（图 29.7） ● 缝合于外科手术构建的注射座，并用一枚无损伤性针头穿过皮肤（图 29.8）

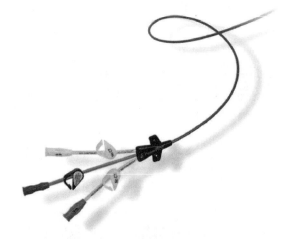

图 29.5　经外周静脉置入中心静脉导管

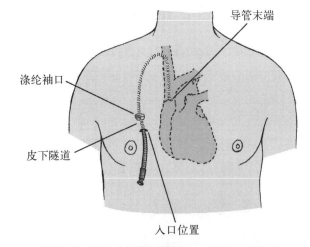

图 29.6　隧道式导管已经置入，连接上腔静脉

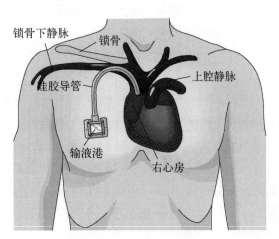

图 29.7　植入式输液港及导管

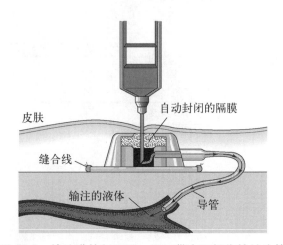

图 29.8　输液港的剖面图，图示带有无损伤性针头的输液港

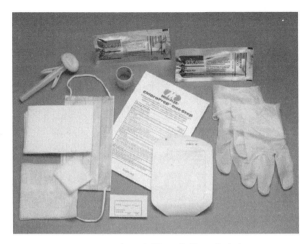

图 29.9　中心血管通路装置治疗盘

通畅性，有必要根据机构政策和程序和生产商使用说明书（INS，2016a），每月使用肝素溶液或生理盐水冲洗。

CVAD 相关的并发症可包括局部或全身感染。局部感染可发生在导管穿刺部位周围。更严重的血流感染可能是由患者皮肤的导管感染或在穿刺、护理和维护期间没有做好感染预防措施引起的（Alexander et al.，2014）。医疗改进研究所（IHI）的中心通路集束的实施可预防感染。IHI 中心通路集束机构的关键内容是：

- 在导管穿刺前执行手卫生。
- 穿刺过程中严格遵循无菌操作规范。穿刺操作者戴帽子、口罩、无菌手套，穿无菌衣；在置入过程中，须在患者身上铺无菌巾。
- 用葡萄糖酸氯己定溶液进行皮肤消毒。
- 选择最佳导管穿刺部位，避免选择成人患者的股静脉作为中心静脉穿刺部位。
- 需要每日检查通路和穿刺部位的情况，及时拔除不必要的通路。

对 CVAD 的护理需要了解装置的目的和功能，以及并发症的预防。带有 CVAD 的患者需要关于感染预防措施和皮肤护理的健康教育和指导。

授权与合作

管理 CVAD 的技术不能委托给护理辅助人员。护士指导护理辅助人员完成以下工作：

- 立即向护士报告以下情况：CVAD 穿刺部位周围出血或肿胀，呼吸浅短，敷料松弛或污染，或者如果患者出现发热或抱怨穿刺部位疼痛或导管脱出。
- 如果电子输液装置发出报警信号或容器内液体水平变低或空瓶，告知护士。
- 在置入导管和护理时帮助患者摆好体位。

用物准备

置管及敷料护理
- 剃毛刀
- CVAD 穿刺治疗包，包括长度合适的导管和导引针、无菌纱布、无菌治疗巾、一次性卷尺
- 最大的屏障用物，包括头巾、无菌衣、口罩、无菌手套（无粉）、消毒溶液（首选葡萄糖酸氯己定溶液、70% 异丙醇或聚维酮碘），大的全身无菌洞巾
- 护目镜
- 干净的手套
- 纱布垫
- 手术巾
- 1% 利多卡因
- 3 mL 注射器及小型号的麻醉针
- 10 mL 注射器
- TSM 敷贴或纱布敷料用于导管穿刺部位
- 机械固定装置
- 每个腔的无针接头
- 护肤剂棉签（可选）
- 无菌胶带
- 电子输液装置
- 带有无菌探测棒和传感器凝胶的超声（如果可用）

穿刺部位护理和敷料更换
- CVAD 敷料更换包（图 29.9），包括无菌手套、口罩、消毒皮肤的消毒棉签（首选葡萄糖酸氯己定溶液，聚维酮碘或 70% 乙醇）、TSM 敷贴、4 cm×4 cm 纱布垫、一次性卷尺、无菌胶带、标签
- 机械固定装置（如果没有缝合）用于经

外周静脉置入中心静脉导管或非隧道式导管

- 护肤剂棉签
- 清洁手套
- 用于每个管腔的无针肝素帽

血液采样

- 清洁手套
- 消毒棉签（葡萄糖酸氯己定溶液、聚维酮碘或 70% 乙醇）
- 5 mL 螺纹接口注射器
- 10 mL 螺纹接口注射器
- 真空系统或血液输送设备（见机构政策）
- 采血管，包括废弃管、标签
- 无针肝素帽
- 用作废弃血液的注射器（5 mL 或 10 mL；见机构政策）
- 含 5 ～ 10 mL 生理盐水的 10 mL 注射器
- 含肝素冲洗液的 10 mL 注射器

- 保持静脉输液管末端无菌的肝素帽

肝素帽的更换

- 清洁手套
- 消毒棉签（葡萄糖酸氯己定溶液、聚维酮碘或 70% 乙醇）
- 无针肝素帽
- 含 10 mL 生理盐水的 10 mL 注射器
- 含肝素冲洗液的 10 mL 注射器

非隧道式导管的拔除

- 个人防护用物（护目镜、无菌衣、面罩、清洁手套）
- CVAD 敷料更换包（图 29.9），包括无菌手套、口罩、用于皮肤消毒的消毒棉签、TSM 敷贴、纱布垫、卷尺、无菌胶带、标签
- 无菌的油性软膏或油性纱布
- 拆线包（若有缝合线）
- 听诊器

步骤	要点说明

护理评估

步骤	要点说明
1. 检查医嘱中置入的 CVAD 大小和类型的准确性和完整性。评估治疗计划：输入 IV 溶液、药物和血液采样的次数。遵循药物管理六对拟对原则（见第 20 章）。确认知情同意书已由将进行诊疗的医师获得并见证。	确定患者对中心血管通路装置的需要，评估对治疗的反应，并确定是否需要健康教育。置入中心导管需要知情同意书（INS, 2016a）。
2. 执行手卫生。评估患者的体液状态：皮肤饱满、口唇干裂、皮肤肌理、出入量的情况。	减少微生物传播。提供基线数据。此外，患者脱水会增加置入 CVAD 的难度。
3. 评估患者胸廓上方是否经历过手术，或预穿刺部位是否有解剖畸形。	有手术史或曾有中心血管置管，则应避免在特殊部位置管。脊柱畸形和收缩使定位困难。
4. 评估 CVAD 穿刺部位的皮肤完整性（开放性损伤）以及是否有感染的症状（例如，发红、疼痛、压痛、肿胀、出血或引流液）。如有引流，请戴上手套。	禁止在受损皮肤处置入导管，这可能会导致继发性并发症。
5. 评估患者是否对碘、利多卡因、乳胶或葡萄糖酸氯己定过敏。	在导管置入期间使用的药物、溶液，以及手套和胶带的使用会引起严重的过敏反应。
6. 评估预置入的 CVAD 的类型。检查生产商关于导管及其维护的说明。	护理和管理取决于导管或输液港的类型和大小、管腔的数量、治疗的目的。

步骤	要点说明
7. 在治疗前评估现存 CVAD 的正常功能：导管的完整性、冲洗或输液的性能、抽血的性能。脱去并丢弃手套，执行手卫生。	输注溶液或药物前，应确定导管能够回血且通畅（INS，2016a）。
8. 根据医疗记录、护理记录单、机构政策和生产商推荐的使用指南评估有无需要冲洗的管腔或更换 CVAD 穿刺部位的敷料。	为维护导管通畅和感染预防提供指导。
9. 评估患者对 CVAD 的理解和对目的、护理和维护的认知。若长期使用，请患者或居家照护者讨论护理和执行操作的步骤（例如，导管穿刺部位的消毒或更换敷料）。	确定患者和居家照护者对指导内容的理解水平以及是否需要进一步的护理指导。

护理诊断

● 液体容量不足	● 有感染的危险	● 液体容量过多
● 缺乏 CVAD 护理的相关知识	● 有受伤的危险	● 皮肤完整性受损
根据患者的状况或需求，个体化处理其相关因素 / 危险因素。		

护理计划

1. 完成下列步骤后所能达到的预期结果： ● 无置管相关性并发症发生。	非隧道式 CVAD 的置管可能有以下风险：气胸、血肿、空气栓塞、血栓、感染。
● 导管尖端置入位置合适，经 X 线确认，在或接近腔房交界处。	针尖放置适当可以降低血栓或心律失常的风险。在使用 CVAD 之前，需要先确认尖端位置（INS，2016a）。 导管通畅并放置适当，无并发症发生。
● CVAD 穿刺部位是完整的，无任何置管后并发症的症状和体征（例如，导管移位、发红、肿胀、疼痛）。 ● 输注规定的溶液和药物通畅无阻。	导管保持通畅。
● 患者的 CVAD 常规维护并且保持通畅，穿刺部位无静脉输液相关并发症的症状和体征发生。	CVAD 的护理和维护包括评估、穿刺部位护理、敷料更换、更换肝素帽和使用无菌技术冲洗（Alexander et al.，2014）。
● 已采集血样，CVAD 维持通畅。	导管在抽血后仍是畅通的。
● 患者和居家照护者能阐述 CVAD 和静脉通路治疗的目的、护理和维护。	表明患者和居家照护者理解并有能力护理 CVAD。
2. 向患者和居家照护者解释流程和目的。告知患者在操作过程中不要移动。询问是否需要去卫生间，必要时提供镇痛药。	减少焦虑，促进合作，防止患者在无菌操作中突然乱动。
3. 执行手卫生。在干净、无杂物的床边环境中或床上桌上准备和安排用物。	减少微生物传播和装置的污染（INS，2016a）。

步骤	要点说明

护理措施

步骤	要点说明
1. 根据机构政策，使用至少两种方式核对患者身份信息（例如，姓名和生日，或者姓名和病案号）。核对患者用药记录或医疗记录的信息。	确保患者正确。符合联合委员会标准并保证患者安全（TJC，2016）。
2. 导管置入：非隧道式装置。	当准备从颈内静脉置入导管时，推荐使用超声引导静脉通路，科室需具备相应设备以及操作人员具备相关临床知识和技能。超声也可用于儿童和成人在肱动脉和贵要静脉置入 PICC（Heffner et al., 2015；Mitchell et al., 2015）。
a. 医师在护士的协助下，如果没有禁忌证，将患者置于头低足高位或仰卧位，便于在心脏上方的血管内穿刺。	打开锁骨和第 1 肋骨之间的夹角；扩张静脉，以促进最终导管置入。
临床决策点：如果患者有头部损伤、颅内压增高、某些呼吸疾病、脊髓损伤，禁止采用头低足高位。	
护士在患者肩胛骨之间放置卷起的毛巾或浴毯，轻轻旋转至 10°角。协助患者头部偏离预穿刺部位。	协助患者将头低到心脏下方，促进锁骨下静脉直径增加而使之充盈和扩张（Phillips 和 Gorski，2014）；10°角倾斜能有效增加静脉的直径。
b. 使用消毒液执行手卫生。	手消毒技能可以清除皮肤上的暂居菌和常驻菌。
c. 必要时，使用剪刀或电动剪刀剃除穿刺部位周围的毛发。向患者解释理由。	暂居菌存在于身体毛发中。剃除毛发会增加感染风险（INS，2016a）。
d. 医师和护士戴帽子、口罩、护目镜、手术衣和无粉的无菌手套。	置入中心血管导管时需要最大的防护屏障（INS，2016a）。
e. 医师打开中心血管通路包。在置入过程中，可能需要护士传递包内所需使用的无菌用物（见第 10 章）。	保持穿刺部位无菌。
f. 穿刺部位的准备：用葡萄糖酸氯己定溶液进行皮肤消毒，来回移动擦拭皮肤 30 秒，使其完全干燥。	减少导管相关感染的发生率（Alexander et al., 2014；CDC，2011）。使皮肤消毒剂完全干燥，以彻底消毒（INS，2016a）。
g. 穿刺部位消毒后，医师和护士脱去手套。医师换上第 2 副无菌手套，护士执行手卫生。	手套被溶液表面的细菌污染。作为非无菌的巡回护士，其主要工作是确保穿刺部位的无菌。
h. 医师使用无菌巾构建无菌的环境。医师寻找解剖标志，并恰当地在预置入点上放置无菌巾。	为置管提供无菌区域（INS，2016a）。
i. 医师整理包内用物，为导管置入做准备。	确保操作顺利、有序。
j. 护士打开穿刺包，排气并充满液体于管路，并在管路末端接上无菌帽（见技能 29.1）。	准备好静脉穿刺管与导管连接。
k. 护士用消毒棉签涂抹于 1% 的利多卡因药瓶顶部，使其完全干燥，如果不在穿刺包内，则将瓶子倒置。可选择：穿刺前，可遵医嘱使用局部麻醉药。	去除表面的细菌，保持无菌的同时可使医师抽出利多卡因。利多卡因有可能引起过敏反应和组织损伤。

步骤	要点说明
l. 医师将针头插入瓶中，并抽出 3～4mL 的利多卡因，并将其注射至颈内静脉穿刺部位以麻醉该部位，等待 1～2 分钟使药物起效。	在静脉穿刺过程中尽可能将患者的不适感降至最低。有证据表明从该部位穿刺更安全，方便在床边置管并且可以使用超声引导置管过程（Heffner et al., 2015；Mitchell et al., 2015）。
临床决策点：置管前让患者屏住呼吸并用力。这个瓦式动作可以增加中心静脉压，防止空气进入导管。虽然屏住呼吸发声是不合作患者的必需方法，但瓦氏动作是置管的首选方法。另外，如果患者不能做出动作，可轻轻压住患者的腹部。	
m. 医师通过超声引导通路或使用静脉解剖知识，将静脉穿刺导管置入颈内静脉。通常采用大口径导管定位静脉，从导管中取出针头，将钢丝穿过导管和静脉，从钢丝上退出导管，并穿过钢丝将中心静脉导管放在合适的位置（Seldinger 技术）（Alexander et al., 2014；Heffner et al., 2015）。	选择大静脉是因为它被高渗溶液或药物刺激较少。
n. 医师通过用 5 mL 注射器抽血、用生理盐水冲洗并将无针接头接于每个管腔的导管座来确定通路的通畅性。可选择：根据导管的类型和机构的政策和程序，可用肝素冲洗 VAD。	确定导管是否通畅。肝素的使用、冲洗量和浓度因机构和导管的类型而异。有瓣膜的导管仅用生理盐水冲洗导管，不需要肝素。
o. 医师使用导管固定装置（例如，机械固定装置、缝合、无菌胶带或手术无菌胶带）以确保中心血管导管在位。用 TSM 敷贴覆盖。	将导管缝合在穿刺部位的皮肤上会增加感染风险。导管固定装置是非侵入性的，是预防导管脱出的首选方法（INS, 2016a）。
p. 医师去除无菌巾，手术结束。测量外置导管长度。	通过测量外置导管长度可判断 CVAD 是否脱出（INS, 2016a）。
q. 经胸部 X 线片确认尖端在位后，护士开始并调节输液至规定的速度，并连接电子输液装置。尽管胸部 X 线片仍是确定尖端位置的金标准，但与胸部 X 线相比，经食管超声心动图、荧光透视和 C 臂能更容易、准确地探查导管尖端（Venugopal et al., 2013）。	保持 CVAD 通畅，确认导管尖端在位可预防并发症的发生。
3. 穿刺部位的护理和敷料更换：	
a. 将患者置于舒适体位，头部微抬，手臂展开，以备 PICC 或中等长度导管装置。	为患者做好准备。
b. 准备敷料。 TSM 敷贴：每 5～7 日更换一次。 纱布敷料：至少每 2 日更换一次。 位于 TSM 敷贴下的纱布敷料：至少每 2 日更换一次。	TSM 敷贴的优点是静脉穿刺部位可视化。纱布敷料和 TSM 敷贴可以降低导管尖端感染的发生率（Band et al., 2015；INS, 2016a）。
c. 执行手卫生并戴口罩。指导患者在更换敷料时把头转开或为患者戴口罩。	减少微生物传播，防止空气传播的微生物在 CVAD 穿刺部位的传播。
d. 戴干净的手套。用非惯用手固定导管并去除旧的 TSM 敷贴。拉起一个角并轻轻拉直且与皮肤平行。重复所有的边，直至敷贴被去除。	防止意外拔管。

步骤	要点说明
e. 去除导管固定装置。必须用乙醇去除固定装置的黏合剂。	可视化穿刺部位，并适当的地消毒皮肤（INS，2016a）。使用乙醇可尽量减少发生医用粘附相关的皮肤损伤的风险（INS，2016a）。
临床决策点：如果用于固定导管的缝合线变松或者不完整，则应采取其他固定措施。推荐使用机械固定装置，因为缝合会增加感染的风险（Alexander et al.，2014；INS，2016a）。	
f. 检查导管、穿刺部位及周围皮肤。如果怀疑导管脱出，测量 CVAD 外露长度，并与置入时的测量长度进行比较。对于 PICC 和中等长度导管，如果有临床指征，测量肘窝上 10 cm 处的上臂围，并与基线数据比较。	穿刺部位需要定期检查，以便及早发现 IV 相关并发症的症状和体征（INS，2016a）。测量外置导管长度可判断是否脱管；如果臂围测量超过正常范围 3cm，提示血栓形成（INS，2016a）。
g. 脱掉并丢弃手套，执行手卫生。使用无菌技术和戴无菌手套（见第 10 章）打开 CVAD 敷料包。消毒区域面积应与敷料相同。	更换新敷料需要无菌技术。
h. 消毒穿刺部位。	减少导管相关感染的发生率（Alexander et al.，2014；CDC，2011）。
（1）用葡萄糖酸氯己定溶液进行皮肤消毒，来回移动擦拭皮肤 30 秒，使其完全干燥。	使皮肤消毒剂完全干燥，以彻底消毒（INS，2016a）。
（2）在某些情况或者患者对葡萄糖酸氯己定溶液敏感（见机构政策），可以使用聚维酮碘和乙醇。使用时，以同心圆方式消毒，用棉签从置入点向外移动，使其完全干燥。	
i. 涂抹皮肤保护剂，使其完全干燥，以防皮肤发黏。如果使用带黏合剂的机械固定装置，必须使用皮肤保护剂。	使用敷料和固定装置保护敏感或脆弱的皮肤，并减少医用胶黏剂导致的皮肤损伤。
j. 可选择：短期使用的 CVAD，可使用浸有葡萄糖酸氯己定溶液的敷料。	浸有葡萄糖酸氯己定溶液的敷料可降低感染风险（INS，2016a）。在早产儿和皮肤脆弱和（或）复杂皮肤病的患者中须谨慎使用（INS，2016a）。
k. 在穿刺部位使用无菌 TSM 敷贴或纱布敷料（见技能 29.1，步骤 24）。	保护导管穿刺部位，尽可能减少感染风险（Phillips 和 Gorski，2014）。可在更换敷料时清晰可见导管穿刺部位（INS，2016b）。
l. 如果导管未缝合在位，请按照生产商说明使用新的导管固定装置（见技能 29.1，步骤 25）。	使用机械固定装置，可视化穿刺部位以检查，降低 VAD 并发症的风险（即静脉炎、感染、移位）和导管意外脱出（INS，2016a）。
m. 在敷料上标注日期、时间和操作者姓名。	为下次更换敷料提供参考。
n. 处理污染的用物和已使用的设备。脱下手套并处理，执行手卫生。	减少微生物传播。
4. 血液采样： a. 戴无菌手套。	减少微生物传播。 防止体液转移。
b. 采血前应停止所有输液 1～5 分钟。注意：如果不可停止输液，从外周血管采血。	防止样品稀释。避免中断重要的输液。

步骤	要点说明
c. 当从交错的多腔导管中采血时，从远端腔（或生产商推荐）采集。	远端管腔通常是尺寸最大的管腔（Phillips 和 Gorski，2014）。
d. 注射器法： 注意：根据机构政策使用带 CVAD 真空管法。 （1）从导管座去除静脉输液管远端或肝素帽。用无菌帽连接静脉输液管的末端，以保持管路末端无菌。	保持静脉输液管末端无菌。从无针接头中采血，可最小化血液暴露的风险。
（2）用消毒棉签消毒导管座至少 15 秒，并使其完全干燥。	降低感染的风险。
（3）连接 5 mL 的空注射器，夹闭导管（如需要），取出 4～5 mL 血样并丢弃。	丢弃样本可减少药物凝集或样本稀释的风险（Alexander et al.，2014）。关于从肝素化通路采集标本不推荐国际标准化比的研究（INS，2016b）。
（4）夹闭导管（如需要），去除带血的注射器并丢弃于相应的生物危害物容器中。	有瓣膜的导管不需要夹闭，因为血流夹闭会打开瓣膜，使得血液回流至导管。
（5）用另一个消毒棉签消毒导管座 15 秒，并使其完全干燥。	根据需要的标本和血管数量，可能需要多个注射器。
（6）连接第 2 个注射器采集需要的规定血容量。 （7）打开导管（如需要）取血。	用至少 2 倍于导管容积的生理盐水冲洗导管（INS，2016a）。需要的冲洗量取决于机构政策和程序。降低操作后导管堵塞的风险。
（8）一旦获得标本，夹闭导管（如需要），去除注射器。	
（9）用消毒棉签消毒导管座 15 秒，并完全干燥。	
（10）连接含 10 mL 的生理盐水的预充注射器，根据无针接头的类型（如中性、负压或正压接头）用合适的"冲洗—夹闭—断开"顺序冲洗导管，确保管路夹闭（如果有）。	
（11）拔除注射器并丢弃于合适的生物危害容器中。	减少微生物传播。
f. 采用转移真空装置转移血液（见插图）。	降低血液暴露的风险。

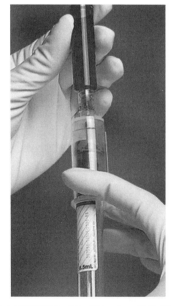

步骤 4f　血液标本转移装置（由 ©Becton DJickinson & Co 提供）

步骤	要点说明
g. 根据导管的类型和机构的政策和程序，用适当的"冲洗—夹闭—断开"顺序，使用肝素冲洗导管。确保管路已夹闭（如果有）。	防止血栓形成。肝素冲洗液的容量和浓度因机构和导管类型而异。带瓣膜导管只需用生理盐水冲洗，不需要肝素。
临床决策点：使用 10 mL 或低注射压（即 10 mL 直径注射器屏障）的注射器，以尽量减少注射时的压力（INS，2016a）。	
h. 拔除注射器。用消毒棉签擦拭暴露的导管座 15 秒，并使其干燥。将新的无菌肝素帽或静脉输液管连接至导管座。遵医嘱恢复输液或夹闭导管（如需要）。	降低感染的风险。
i. 处理污染的设备和已使用的用物。脱下手套并处理，执行手卫生。	减少微生物传播。
5. 更换肝素帽：	
a. 评估是否应该更换肝素帽。	肝素帽的更换频率不高于 9 小时。如果因任何原因需要去除、有残留的血液或碎片、被污染了或根据机构的政策和程序，用于持续输注的基本输注装置也需要更换（INS，2016a）。
b. 准备新的肝素帽：	了解肝素帽类型可确保根据装置类型（例如，正压、负压或等压接头）进行适当的"冲洗—夹闭—断开"顺序（（INS，2016a）。
(1) 执行手卫生。使用干净的手套，取下肝素帽。不要污染无菌注射口。	减少微生物传播。保持无菌。
(2) 保持肝素帽尖端有保护帽覆盖。	保持无菌。
(3) 连接含有 0.9% 氯化钠预充注射器于肝素帽进行排气和冲洗，直至保护帽中可见溶液。保持注射器连接。	将空气从系统中排出，防止其进入静脉（Alexander et al., 2014）。
c. 根据导管类型，使用滑动或挤压调节器夹闭导管管腔。如果管腔没有被夹闭，请患者在连接新的肝素帽时进行瓦氏动作。	防止打开时空气进入输液系统。瓦氏动作可以预防空气栓塞（Phillips 和 Gorski，2014）。
d. 用消毒棉签消毒导管座和肝素帽 15 秒，使其完全干燥。使用无菌技术去除和处理旧的肝素帽。	减少微生物传播。
e. 用消毒棉签消毒暴露的导管座 15 秒，使其完全干燥。在导管座上连接新的肝素帽。	干燥可最大化消毒效果。
f. 用含 10 mL 生理盐水冲洗导管，然后使用肝素冲洗，根据导管的类型和机构的政策和程序，使用合适的顺序并基于无针接头的类型（如等压、负压或正压接头）来夹闭—冲洗—断开。确保导管夹闭（如果有）。	防止血栓形成。肝素冲洗容量和浓度因机构和导管的类型而异。带瓣膜的导管用生理盐水冲洗，不需要肝素。夹闭导管可在肝素帽松动或脱落时最小化感染、空气栓塞和出血的风险。
g. 处理所有污染的用物和使用的设备。脱下手套并处理，执行手卫生。	减少微生物传播。
6. 非隧道式导管的拔除：	
a. 核对关于拔除通路的医嘱。根据机构政策，因为大多数要求医师去拔除 CVAD。在一些机构中，高级的执行护士或特殊资质的护士可以移除设备。	核实程序是否合适。只有经过专门训练的医务人员才能拔除 CVAD。

步骤	要点说明
b. 如果溶液或药物仍需继续静脉输注，请在 CVAD 拔除前置入外周静脉短导管或中等长度导管。 注意：要注意溶液或药物的 pH 和浓度是否适合转用外周静脉短或中等长度导管。	防止静脉输液的中断。
c. 患者取仰卧位或 10° 头低足高位。	合适的体位摆放可以促进静脉充盈，防止导管拔除过程中发生空气栓塞。
d. 执行手卫生。	防止微生物传播。
e. 关闭中心通路的静脉输液，并转换为备用 VAD。	在 CVAD 拔除过程中防止液体流失。
f. 在穿刺部位放置防水垫。	尽可能减少床单污染。提供清洁的环境。
g. 穿无菌衣，戴干净的手套、面罩和护目镜。	防止微生物的传播和血源性病原体的暴露。
h. 用非惯用手固定导管并轻轻去除旧的 TSM 敷贴。拉起一个角并轻轻拉直且与皮肤平行。重复所有的边，直至敷贴被去除。	防止皮肤撕裂。可以在拔除导管前查看 CVAD 置入位置。
i. 如果有导管固定装置，请小心将导管从设备上移除，并用乙醇移除设备。	乙醇有助于去除固定装置，不会引起皮肤撕裂。
k. 脱去手套，执行手卫生；打开 CVAD 敷料更换包和缝线拔除包（如果 CVAD 缝合在位）。将物品放置在无菌区。戴无菌手套。	防止污染敷料上的微生物传播至导管穿刺部位。
l. 用葡萄糖酸氯己定溶液进行皮肤消毒，来回移动擦拭置入部位 30 秒，使其完全干燥。 可选择：如果 CVAD 缝合在位，去除缝合线（见技能 40.2）。	减少微生物转移至导管管路的风险。 方便拔除 CVAD。
临床决策点：所有 CVAD 需要测量总长度和外置导管的长度。PICC 通路还需要测量上臂围。	
m. 用非惯用手覆盖无菌布于穿刺部位。指导患者深呼吸并在退出导管时进行瓦氏动作。	瓦氏动作通过降低呼吸系统中的负压，降低发生空气栓塞的风险。
n. 用惯用手慢慢地将拔除导管。保持手指在穿刺部位附近，立即在穿刺部位施加压力直至血流停止。如果在拔除导管时遇到阻力，应停止操作（INS，2016b）。	轻柔地拔管可以防止拉伸和断裂。破损的导管可能会折断，残留碎片在患者的血管中。 直接的压力降低了出血和血肿形成的风险。
临床决策点：如果患者使用抗凝剂或凝血时间延长，常常需要施加更长时间的压力。	
o. 将油性软膏或纱布覆盖穿刺部位。将无菌封闭敷料（如 TSM 敷贴或无菌纱布）覆盖于穿刺部位。每 24 小时更换敷料，直至痊愈。	减少了空气栓塞的机会，并使皮肤与血管吻合（Alexander et al.，2014）。可以查看穿刺部位出血和感染情况，直至愈合。
p. 标签上标明日期、时间和操作者姓名。	确定导管拔除的日期和是否需要更换敷料。
q. 检查导管尤其是尖端的完整性，长度与设备是否适合。丢弃于相应的生物危害物容器中。 注意：导管培养应在怀疑导管相关血流感染而拔除导管时进行。导管培养不应常规获得（INS，2016a）。	如果导管尖端被破坏或损坏，应放置在容器里并做好标签，以便可能的随访，并通知医师。

步骤	要点说明
r. 拔除非隧道式 CVAD（INS，2016a）后，将患者置于仰卧位 30 分钟。确保外周静脉短导管通路或中等长度导管在正确的速度下输注。	减少空气栓塞的机会。遵医嘱维持静脉输液的治疗。
s. 处理污染的用物，脱去手套和个人防护用物。执行手卫生。	减少微生物传播。

护理评价

1. 查看关于导管放置的检查报告。	常规的胸部 X 线检查仍是确认导管尖端位置和气胸是否存在金标准。
2. 每日咨询医师是否需要继续 CVAD。	IHI 中心静脉导管相关性血流感染（集束化管理实践推荐每日检查是否有非必要的导管需要移除（IHI，2012）。
3. 评估置入后并发症，包括： a. 听诊呼吸音，评估呼吸短浅、胸痛、无呼吸音。 b. 监测主要体征，包括心率和心律。 c. 监测患者抱怨的疼痛、麻木、刺痛或虚弱。	置入后的并发症包括气胸、心律失常和神经损伤（Phillips 和 Gorski，2014）。及时识别有助于治疗、重新定位导管，或必要时拔除。 如果 CVAD 刺穿胸腔内空间会引起气胸的症状和体征。 评估心律失常的体征。 评估是否有导管置入引起的神经损伤体征。
4. 评价患者对输液治疗的反应（如实验室结果、出入量、体重、主要体征、术后评估）。	IV 溶液和添加药物能维持或恢复水、电解质平衡。早期识别并发症能进行及时治疗。
5. 在根据机构的政策和程序建立的巡视间隔时间内，评估与 CVAD 相关并发症的症状和体征。	防止损坏 CVAD 的完整性或导致 IV 溶液流速不准确的并发症的发生，并及时干预。
6. 观察所有连接处，确保它们符合机构政策和程序的固定标准。	一个完整的系统应防止意外失血和空气或微生物进入血管。
7. **使用反馈式教学**："我想确定我向你解释了静脉导管的用途和护理。这个导管放置在你身体的一个大静脉里，我们谈论的问题可能会发生。用你自己的话告诉我你的导管可能出现的问题以及你要向我或其他护士报告的症状和体征。"如果患者或居家照护者不能正确反馈，立即调整或重新制订指导计划，以保证其正确掌握。	确定患者和居家照护者对指导内容的理解水平。
非预期结果	相关措施
1. 导管并发症见表 29.8。	● 见表 29.8。
2. 患者或居家照护者无法解释或护理 CVAD。	● 提示需要居家护理或更多的指导。

步骤		要点说明	

表 29.8　血管通路装置的并发症

并发症	评估	预防	干预
导管损伤、破损	每班观察针孔、渗漏、渗液的情况 评估冲洗后穿刺部位引流情况	遵循适当的夹闭程序。避免在导管附近放置尖锐物体 使用无针系统装置 首选 10 mL 注射器冲洗 CVAD，可以避免压力过大和潜在的导管损伤 遇到阻力时停止冲洗	在穿刺部位附近夹闭导管，并将无菌纱布覆盖在破溃处或孔上，直至修复 只使用生产商推荐的修复工具 遵医嘱拔除导管
堵塞：血栓、纤维蛋白鞘、纤维末梢、沉淀、移位	评估穿刺部位和缝合 评估血液回流情况 评估输注液体的能力 评估用物 如果输液港在位，重新评估和确定非损伤性针头的放置 用注射器直接对导管进行评估 评估肩膀、颈部、耳部或手臂穿刺部位的不适或疼痛 评估颈部或肩部水肿	用正压和（或）正压瓣膜肝素帽进行常规冲洗 使用导管固定装置固定，以防 CVAD 的张力 首选 10 mL 的注射器冲洗 CVAD，以避免压力过大和潜在的导管损坏 遇到阻力停止冲洗 药物之间进行冲洗 输注黏性溶液后用力冲洗 避免混合不相容的药物 避免导管弯折	重新摆放患者体位 让患者咳嗽和深呼吸 让患者抬臂过头 遵医嘱做静脉造影 遵医嘱输注溶栓剂 拔除导管（CVAD 需要医嘱） 遵医嘱摄 X 线片 不要使用 1 mL 注射器输注生理盐水，因为压力会超过 200
感染和脓毒症：位于导管皮肤交界处、隧道、血栓、输液港袋、中心静脉导管相关性血流感染	评估导管皮肤交界处的发红、引流、水肿或压痛 评估系统感染的体征 监测实验室检查结果	使用无菌技术 防止导管座污染。遵循敷料更换技能。在导管皮肤交界处使用 TSM 敷贴	遵医嘱从外周和 CVAD 采集血液培养。拔除导管（CVAD 需要医嘱） 重新置入导管
脱出	每日评估导管长度 告知患者导管可能脱出 在导管皮肤连接处或引流处识别水肿 触诊导管皮肤连接处和隧道有无缠绕（导管可皮下感觉呈带状） 评估颈静脉扩张	用胶带缠绕并固定好导管 使用导管固定装置和 TSM 敷贴 避免牵拉 CVAD 避免用手操作导管	置入新的导管 使用导管固定装置固定 指导患者不要随意用手操作导管
导管移位（例如，导管长度从原位移动）、夹闭综合症（例如，锁骨和第 1 肋骨之间导管压缩）、输液港分离或导管断裂（例如，导管内部断裂或分离）	评估患者对输液时感觉到的气过水声（咕噜声）的主诉 通过评价流速的变化、局部刺激、肿胀、堵塞、压痛、疼痛，抽吸液体和（或）血液不畅来评估导管通畅性的改变 冲洗时穿刺部位疼痛或有栓子形成的症状 X 线检查结果 评估穿刺部位手臂和手部的水肿 评估颈静脉有无扩张 评估输液的能力 每日评估导管长度	避免外伤 避免在有局部感染、瘢痕和皮肤病附近穿刺	遵医嘱在荧光透视下重新定位 遵医嘱拔除导管。停止所有输液

续表

并发症	评估	预防	干预
皮肤糜烂（如皮肤组织的机械损伤）、血肿（如局部血液积聚）、袖口挤压（如穿刺部位边缘组织分离）、输液港上瘢痕组织的形成	评估膈上有活力的组织的流失 评估出口部位边缘是否分离 评估导管皮肤交界处的引流 评估发红 评估水肿、挫伤 注意隧道导管是否暴露	维持营养状况。 避免压力或创伤 旋转每个输液港通路 不要在先前置入的同一"孔"中置入无损伤性针头。这将在隔膜上形成一个永久的孔 不要使用常规针头穿刺输液港	遵医嘱拔除 CVAD 加强营养 提供适当的皮肤护理
渗出、外渗	评估红疹 评估水肿 评估海绵感 评估静脉穿刺部位周围和导管末端肿胀 评估劳力性呼吸 评估抽取液体和（或）血液的能力 评估输注溶液或药物的疼痛主诉（如烧灼感） 评估静脉输液滴管无自由滴注	立即停止发疱性药物的输注 根据条例输注解毒剂或治疗药物来维持组织的完整性	根据特定的发疱性药物条例应用冷／热压缩 提供情感支持 遵医嘱摄 X 线片 遵医嘱使用解毒剂 停止输液
气胸、血胸、空气栓塞、胸腔积液	通过检查和触诊穿刺部位周围皮肤和手臂来评估皮下气肿。检查可能提示水肿部位存在空气。如果皮肤松弛，空气可能会移动。触诊显示出一种爆裂感，如塑料气泡膜的爆音 评估胸部疼痛 评估呼吸困难、呼吸暂停、缺氧、心动过速、低血压、恶心、意识模糊	不使用时，在远端使用肝素帽 不要让导管座暴露于空气。如果设备合适，确保导管夹闭	遵医嘱给氧 抬高足部。吸入空气、溶液 如果怀疑空气栓塞，嘱患者左侧卧位低头。 遵医嘱拔除导管 遵医嘱协助置入胸管
不正确的放置	评估心律失常 评估低血压 评估颈部扩张 评估脉压窄 评估血液回流不足 评估血液逆行（血液回流至管路通常由静脉系统和通路设备单元之间压力差下降引起）	置入后进行 X 线检查 根据需要重新定位导管	停止所有输液，直至确定放置 拔除导管（遵医嘱） 拍摄 X 线片和心电图（用于 PICC 和 CVAD） 遵医嘱服用支持药物

记录与报告

- 如果出现与静脉输液相关的并发症的症状和体征，立即通知医师。

- 在电子健康档案上记录导管穿刺部位的护理（包括导管定位）；导管的尺寸；管腔数；导管穿刺部位或输液港的情况，包括皮肤完整性、导管外露长度、置 PICC 的上臂围；固定装置的情况和类型；更换敷料的日期和时间；肝素帽的更换；管道的冲洗；管道的通畅性，包括有无血液回流；以及患者对流程的耐受性。

- 在电子健康档案中记录患者和居家照护者阐述健康宣教的能力。

- 在电子健康档案的护理记录中记录导管的拔除：患者体位、穿刺部位外观、拔除导管的长度、导管拔除后的完整性、使用的敷料、患者对流程的耐受性、1 小时内每 15 分钟穿刺部位有无出血情况，以及拔除过程中出现的任何问题。

- 在电子健康档案的护理记录中记录血样采集：日期、时间、样本采集、浪费量和冲洗。

- 在电子健康档案的护理记录中记录非预期结果和 CVAD 并发症、医嘱、干预和患者对治疗的反应。

注意事项

健康教育

- 指导患者报告穿刺部位周围的不适，手臂、肩部或侧颈的不适，或者呼吸浅短。

- 指导讨论并提供书面的急救措施和健康照顾者电话号码，以备在穿刺部位发生导管损伤、脱出、肿胀、发红或渗漏，导管堵塞，体温高于 38℃（见机构政策）及寒战时使用。

- 为更换敷料、检查穿刺部位、冲洗和更换管路提供书面指导。

- 安排患者或居家照护者的技能指导和反馈演示。

- 让患者和居家照护者持有照护者的名单和电话号码（如健康照护者、护士、社工、药剂师、营养师）。

儿科患者

- 对儿童和婴儿来说，可以采用直径较小且长度较短的中心血管导管。

- 注意保护婴儿的导管，不要让它们扭曲。小直径的导管是脆弱的，扭曲会导致它们折裂。

- 冲洗溶液（肝素 / 生理盐水）的容量和剂量随年龄、大小和导管的直径和长度而异。

- 在出入量记录单上记录血容量。

老年患者

- 一些老年患者很难平躺在床上，而在 CVAD 置入过程中需要调整完全仰卧位。

- PICC 置入可以提供另一种输液的途径，减少锁骨下或颈静脉置入相关的并发症的风险。

居家护理

- 及早告知社工、健康咨询师或居家护理协调员出院计划，以评估资源情况。

- 为患者提供所提供的用物和设备的书面清单。

- 为患者提供无齿弯血管钳（无损伤止血夹），可在导管破裂时使用，防止空气栓塞，并指导患者如何使用。

- 指导患者或居家照护者冲洗技能、穿刺部位护理和更换敷料，并观察其操作过程。

- 指导患者和居家照护者调整他们在家能做到的医院操作（例如，良好的手卫生，而不是戴无菌手套）。

- 指导患者和居家照护者如何识别与静脉输液相关的并发症的症状和体征，应采取的措施，如何报告，以及维护 CVAD 的方法。

- 评估家庭环境，确定合适的更换敷料的区域，避免在潜在感染的区域。

- 指导如何在家庭中处理污染的敷料和设备（见第 44 章）。

▶ 临床案例分析

一名有心力衰竭和胃癌病史的 88 岁的女性

患者，24小时前因脱水伴轻度意识模糊、尿量减少、体位性低血压、接受化疗后经口摄入不良而入院。入院以来，她通过一个外周静脉短导管通路接受了100 mL/h D₅LR的输液。今天她的女儿告诉你，她的母亲呼吸困难，并要求为她的床再放一个枕头。

1. 根据她女儿的信息，你会评估哪些临床参考指标，你会希望发现哪些额外的症状和体征？

2. 第2日早晨，医师查房并修改静脉注射医嘱。此外，还收到了连续3日缓慢静脉推注10 mg速尿的医嘱。基于患者的症状和体征，你能预料到是什么医嘱？你如何计算滴系数为15 gtt/mL的输液设备的每分钟流速，如何保证流速准确？

3. 第2日早晨，患者抱怨她的静脉穿刺部位有压痛。然而，她不再有呼吸困难或其他液体过量的体征。她过去24小时的入量为1 600 mL，出量为1 700 mL。今天早上采集的血清电解质水平在正常范围内。她说她昨晚在她的敷料上粘了一些胶带，因为它已经脱落了。在穿刺部位周围有明显的发红和肿胀并伴有脓性分泌物。她的体温是38.2℃。使用SBAR沟通模式，演示你如何与医师交流患者的病情。

▶ 复习题

1. 患者有一个隧道式中心血管通路装置，您将护理导管包括穿刺部位护理、更换敷料、更换肝素帽和冲洗。将下列步骤按正确顺序排列：

A. 连接肝素帽至导管座，用生理盐水冲洗，脱下手套并处理，执行手卫生

B. 使用新的固定装置、透明半透膜敷贴、标签敷贴

C. 执行手卫生，戴干净的手套和口罩，去除旧的敷贴

D. 用葡萄糖酸氯己定溶液进行皮肤消毒，使其完全干燥

E. 去除肝素帽，用消毒棉签擦拭暴露的导管座，使其完全干燥

F. 脱下并丢弃干净的手套，执行手卫生，戴无菌手套

2. 在置入外周静脉短导管通路时，下列哪些步骤是必要的？（选择所有符合条件的选项）

A. 在预穿刺部位上方10～15 cm的手臂上使用止血带

B. 使用经批准的消毒溶液，如70%的异丙醇清洁皮肤，使其完全干燥

C. 将拇指近端放置至穿刺部位以固定静脉，将皮肤拉伸至穿刺的方向

D. 使用最小规格最短的导管，并以10°～15°的斜角置入

E. 观察导管回血情况，并拔除针头将导管置入血管

F. 当导管固定和贴上敷贴，立即松开止血带

3. 在图上标出前臂的静脉。

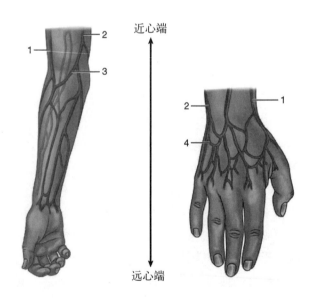

第 30 章

输　血

▶ 技能和步骤

技能 30.1　执行输血疗法
技能 30.2　输血不良反应的监测

▶ 学习目标

学习本章节后，护士能够具备如下能力：
● 讨论输血疗法的适应证。
● 对特定患者演示下列护理技能：执行输血疗法、实施自体输血疗法、监测输血不良反应。
● 描述各种输血反应。
● 解释处理输血不良反应的方法。

▶ 目的

输入血液或成分血旨在帮助患有血液性疾病、癌症、创伤或行外科手术的患者恢复并维持生活质量。一名合格的护士不仅要掌握 ABO 和 Rh 血型系统的复杂性，还要知晓输血的各种成分以及潜在的严重不良后果。

▶ 护理标准

● 美国血库协会（AABB），2014——输血及血液制品技术手册
● 美国静脉输液协会，2016——循证输液实践指南
● 职业安全与健康管理局，2015——血液传播病原体的职业安全暴露
● 联合委员会，2016——患者身份识别

▶ 实践准则

● 输血疗法或血液置换是指静脉输注全血、血液成分或血浆衍生物产品（图 30.1），以达到一定的治疗目的（Alexander et al., 2014）。输注全血（图 30.2A ～ B）或白蛋白（图 30.3）可以恢复血容量，输注红细胞可以恢复血液的携氧能力，还可以补充凝血因子和血小板。

● 输血最常见的方法是同种异体输血（血液来源于他人）。

● 自体输血是指采集并回输患者自身血液的一种方法，目的是恢复血管内血容量（AABB，2014；Alexander et al., 2014）。自体输血对于担心输血反应或疾病传播的患者明显有利。术前准备自体血，术中收集自体失血，术后回输

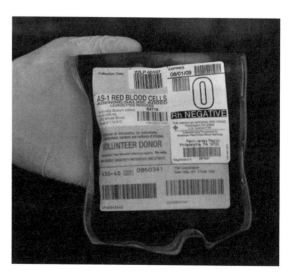

图 30.1　单位血液（图片由美国红十字学会提供）

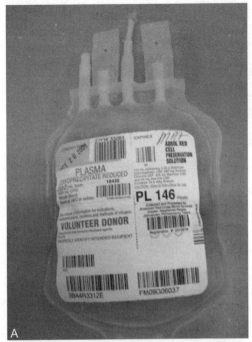

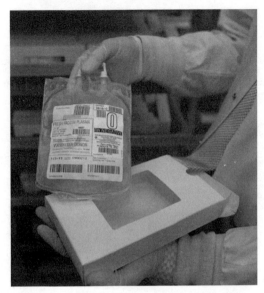

图 30.3 血浆（图片由美国红十字学会提供）

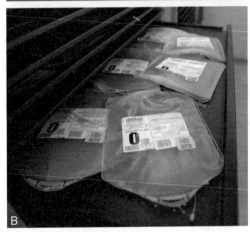

图 30.2 A. 冷沉淀 B. 血小板（图片由美国红十字学会提供）

期。柠檬酸 - 磷酸 - 右旋糖（citrate-phosphate-dextrose，CPD）和柠檬酸 - 磷酸 - 右旋糖腺嘌呤（citrate-phosphate-dextrose-adenine，CPDA-1）是最常见的两种抗凝防腐剂（表 30.1）（AABB，2014；Weinstein 和 Hagle，2014）。

表 30.1 血液防腐剂类型

抗凝剂 防腐剂	成分	保质期（日）
CPD	枸橼酸盐、磷酸盐、葡萄糖	21
CPDA-1	枸橼酸盐、磷酸盐、葡萄糖、腺嘌呤	35
CPDA-1 添加剂	CPD 和各种添加剂的复合物	35～42

自体血是较为理想的自体输血方式。术前备血是最常用的自体输血备血类型。在此过程中，患者在术前 4～6 周，每周通过静脉采集方式收集若干单位的自身血液。最后一次采集血液必须在术前 72 小时之前完成。采集的血液在 1～6℃下可储存 35～42 日（AABB，2014；Weinstein 和 Hagle，2014）。

● 为了减少输血不良反应，血液及血液成分处理和储存必须在特定的环境中。血液属于活性组织，从采集到输注前均应保持健康状态。各种抗凝剂和防腐剂用于维持血液保质

● 输注多个单位或临近有效期的单剂量血液时应谨慎。血液储存后，红细胞将持续被破坏并释放钾离子至血浆中。输血之前，应常规测定患者的钾离子水平。

● 输血期间，护士的职责是执行医嘱，包括在输血前、输血中和输血后安全地输注血液 / 血液制品并对患者进行评估，及时发现并报告任何输血反应。

ABO 血型系统

● 有三种血型分类系统：ABO、Rh 和人类白细胞抗原（human leukocyte antigen，HLA）系统。这些系统要求输入的血液制品和受血者之间必须匹配。ABO 血型系统是根据红细胞膜上是否存在特异性抗原来确定血型。红细胞膜上存在 A 抗原时，为 A 型血；存在 B 抗原时，为 B 型血；两种抗原均存在时，为 AB 型血；两种抗原均不存在时，为 O 型血（AABB，2014；Alexander et al.，2014）（表 30.2）。

● 机体中红细胞表面如果无 A 抗原和 B 抗原，则其血浆中存在 A 抗体和 B 抗体。这些抗体（凝集素）可以与外来抗原（凝集原）发生凝集反应。不相容的红细胞会凝集(聚集在一起)并导致危及生命的溶血反应。A 血型者有抗 B 抗体，B 血型者有抗 A 抗体。AB 血型者不含这两种抗体，可以接受任何血型血液。O 型血者含有抗 A 和抗 B 两种抗体，只能接受 O 型血（AABB，2014；Alexander et al.，2014）。

Rh 系统

● 当输注血液成分时应考虑 Rh 因子。Rh 因子是红细胞膜上的另一种抗原。红细胞膜上有近 50 种 Rh 抗原类型，但 D 抗原分布最广，抗原性最强。因此根据是否存在 D 抗原来确定 Rh 血型。有 D 抗原者是 Rh 阳性，无 D 抗原者是 Rh 阴性（AABB，2014；Alexander et al.，2014）。与 ABO 抗原不同，人体中不存在 Rh 抗原的天然抗体。Rh 阴性者必须接受 Rh 阳性者血液后，才会产生抗 Rh 的抗体。Rh 阴性者反复接受大量（≥200 mL）的 Rh 阳性血液时，才能产生足够的抗体，从而导致严重的输血反应。这些抗体需要两 2 才能形成。

● Rh 阴性母亲接触过 Rh 抗原后，可产生 Rh 抗体，并可将该抗体通过胎盘转移至 Rh 阳性胎儿体内。这可导致严重的胎儿溶血反应(如：红细胞溶解、贫血和黄疸)，这对婴儿通常是致命的。通常给母体肌内注射 Rh（D）免疫球蛋白（Rho Gam），以预防现有或潜在的胎儿溶血。

表 30.2 ABO 血型系统

患者血型（Rh 因子）	红细胞抗原	A 型输血	B 型输血	AB 型输血	O 型输血	输血选择
A（+）	A	是	否	否	是	A+、A-、O+、O-
A（-）	A	是	否	否	是	A-、O-
B（+）	B	否	是	否	是	B+、B-、O+、O-
B（-）	B	否	是	否	是	B-、O-
AB（+）	AB	是	是	是	是	A+、A-、B+、B-、O+、O- 万能受血者
AB（-）	AB	是	是	是	是	A-、B-、O-
O（+）	无	否	否	否	是	O+、O-
O（-）	无	否	否	否	是	O- 万能供血者

数据来源于 Alexander M et al: Core curriculum for infusion nursing, ed 4, Philadelphia, 2014, lippincott, Williams & Wilkins.

免疫球蛋白可以抑制或破坏从胎儿流向母体循环的 Rh 阳性血细胞。

人类白细胞抗原系统

- HLA 是高度免疫原性的抗原，常引起移植排斥反应，也可导致严重的输血并发症。HLA 抗体存在于白细胞的细胞表面，但可在体内所有细胞上发现（AABB，2014；Phillips 和 Gorski，2014）。常见的 HLA 并发症如下：
    - ①发热性非溶血反应。
    - ②免疫介导的血小板不应性。
    - ③输血相关性急性肺损伤。
    - ④输血相关性移植物抗宿主病。

▶ 以患者为中心的护理

- 在输注血液制品时，应考虑患者对血液疗法的价值观、文化和宗教信仰。一个人对疾病或健康状况的看法会影响他对输血治疗的接受程度。输血与疾病的严重性是相符的。

- 尽可能缓解患者的焦虑并认可他们的信仰。涉及血液交换或移植器官尚带有血液时，须考虑到某些宗教不允许进行输血或捐献器官（Galanti，2015）。

- 如果可能，在照护需要血液治疗的患者时可咨询宗教领袖。当患者拒绝输血时，应熟悉并遵守医疗机构的政策和程序，并告知健康照护者。

- 根据法律规定，父母有义务照护未成年子女并为其做决定。但是，法定监护权规定，国家在保护公民的健康和福利利益方面具有最高权威。父母的拒绝可视为对子女的忽视。护士职责是向患者和家属提供相关建议，帮助寻找新的替代输血方法。必要时，护士应与行政人员配合，向未成年人或家庭法庭申请临时监护权。

- 以患者为中心的护理还包含安全护理，

尤其是预防输血相关并发症。输液相关并发症多数是由人为错误所致。为了确保患者安全，国家质量论坛发布了一系列需上报的严重事件，概括了 28 个可以避免事件。对于输血疗法，任何"由于输注 ABO 或人类白细胞抗原系统不相容的血液或血液制品而造成的溶血反应，从而导致患者死亡或严重残疾的"被视为严重的护理不良事件，必须报告。

▶ 循证护理实践

遵守标准和政策以及继续教育对于确保患者安全和减少潜在错误至关重要。安全和风险管理是输血疗法的关键因素。ABO 血型不相容是与输血有关的最严重的错误之一，可能有致命性的后果（AABB，2014；Phillips 和 Gorski，2014）。人为错误最常见的是患者查对错误、输血单位错误或输血前血标本标签错误。相关技术的使用有助于减少输血相关错误：

- 条形码技术有助于预防患者和匹配血之间的查对错误。

- 射频转换微芯片用于规范和记录采血的关键步骤，并在患者床边确认输入血液的匹配与安全。

- 高级的实验室筛查技术与程序也有助于排查血液传播性病原体，确保输血安全。

- 筛查并减少病原体传播。

- 更好地评估血液和血浆细胞的完整性，避免血液成分功能丢失。

- 随药理学发展而来的血液替代疗法，如胶体液、晶体液、促红细胞生成素、抗纤维蛋白溶解剂、补血剂，降低了输注人体血液相关性风险。

安全指南

- 输注血液或血液成分应严密关注各个细节（例如，准备、输注和监测），以防止危及生命的输血反应（表 30.3）。

表 30.3 **输血反应**

反应	机制	发作时间	症状和体征	预防	护理干预
发热，非溶血	最常见的输血反应类型；由白细胞抗原 - 抗体反应导致	可在输血初期和输血完成后几小时发生	体温高于基线值 1 ℃ 或更多，畏寒，寒战，全身不适	如有既往反应史，医嘱予预防用药。使用去白细胞血制品	停止输血。更换输血装置，输入生理盐水维持静脉通路。遵守输血反应处理规定。遵医嘱给予退热药以治疗发热。记录临床症状。停止输血后，通知医师和血库，采取护理干预措施，观察干预效果，进行患者教育
急性溶血反应	由于 ABO、Rh 血型不相容所导致。供者红细胞与受者血浆不相容，输入 10 ～ 15 mL 不相容血液也可能有致命危险；ABO 血型输血错误通常由于查对错误或标签错误而导致	开始输血后数分钟内	伴有或不伴有寒战的发热，心动过速，低血压，腰 / 侧腹疼痛，血红蛋白血症，血红蛋白尿，呼吸困难，休克，少尿或无尿，异常出血	正确查对患者；血标本标签正确；输血前，严密查对供者和受者的 ABO/Rh 血型相容性	停止输血。更换输血装置，输入生理盐水维持静脉通路。通知医师和血库。至少每 15 分钟监测生命体征一次。遵医嘱执行治疗，维持动脉血压和纠正凝血功能障碍。留置导尿管。每小时监测出入量。评估休克。可能需要血液透析。取血标本和尿标本，连同剩余血送至实验室。按规定记录输血反应
延迟性溶血反应（血管外）	ABO、Rh 血型不相容，由于供者血浆和受者红细胞不相容所导致。通常由于血标本、血制品、患者查对错误所致	输血后几个小时	不明原因的发热，不明原因的血红蛋白 / 血细胞比容下降，胆红素水平升高，黄疸	正确查对患者；血标本标签正确	如患者病情恶化，马上停止输血。更换输血装置，输入生理盐水维持静脉通路。立即通知医师和血库。监测贫血的实验室指标。早期识别至关重要，因为后续的输血可能导致急性溶血反应。大多数延迟性溶血反应无需治疗
过敏反应（轻至中度）	血制品中血浆蛋白所致的过敏反应	输血反应开始后的数分钟	局部红斑，荨麻疹，风疹，发痒或瘙痒	输血前可遵医嘱给予抗组胺药物	停止输血。更换输血装置，输入生理盐水维持静脉通路。通知医师和血库。遵医嘱给予抗组胺药物。每 15 分钟监测记录生命体征一次。如无发热、呼吸困难及喘息，可重新开始输血

反应	机制	发作时间	症状和体征	预防	护理干预
过敏反应（重度）	受者对供者红细胞表面抗原（通常是IgA）发生凝集反应所致，堵塞毛细血管，阻断血流，影响重要器官而产生症状	输血开始后的数分钟	咳嗽，恶心，呕吐，呼吸窘迫，喘息，低血压，意识丧失，心搏骤停的可能	生理盐水洗涤或去除白细胞的红细胞制品	停止输血。此反应危及生命。更换输血装置，输入生理盐水维持静脉通路。通知医师和血库。遵医嘱给予抗组胺药，皮质激素，肾上腺素和退热药。监测并记录生命体征直至病情稳定。必要时行心肺复苏
抗宿主病	受血者因免疫功能不全，将供者的淋巴细胞识别为外来物质并进行打击防卫，但往往未能成功打击外来淋巴细胞，反而破坏了自体淋巴细胞	输血后8～10日	皮疹，腹泻，发热，肝功能不全引起的黄疸，骨髓抑制	输入经过辐照处理的血，并遵医嘱输入去除白细胞的红细胞制品	遵医嘱给予甲氨蝶呤和皮质激素治疗相关症状
循环负荷过重	发生于输血量过多或速度过快，可导致肺水肿	输血期间，或输血后1～2小时	呼吸困难，咳嗽，肺底部湿啰音，呼吸急促，头痛，高血压，心动过速，中心静脉压升高，颈静脉怒张	按规定的滴速输入血液或血液成分，通常不大于2～4 mL/(kg·h)；应重点关注老人、儿童、心肾功能障碍患者的输血速度及量，用浓缩红细胞代替全血，减少输血中生理盐水的使用量	遵医嘱减慢或停止输血。抬高患者头部。通知医师。遵医嘱给氧和利尿剂。监测并记录生命体征，包括心肺功能评估
传染性疾病传播	输入的血制品被病原体污染	输血中及输血后2小时 输血结束后4小时之内	高热，寒战，腹部痉挛，呕吐，腹泻，严重低血压，皮肤潮红，背部疼痛	从取血到输血结束，正确处理血液或血制品	停止输血。更换输液装置，维持静脉通路。通知医师和血库。监测并记录生命体征。为受血者采血做血培养和革兰染色。遵医嘱静脉补液，广谱抗生素，血管加压药及类固醇

反应	机制	发作时间	症状和体征	预防	护理干预
铁过载	供者血液的铁结合蛋白未去除	可发生于多次输血或长期输血治疗	心功能障碍，呼吸急促，心功能衰竭，血清转铁蛋白升高，肝酶升高，黄疸	螯合疗法，放血处理，血清铁水平监测	观察患者病情：心力衰竭，心功能障碍，肝功能障碍，血清转铁蛋白

数据改编自 Alexander M, et al: Core curriculum for infusion nursing, ed 4, St louis, 2014; American Association of Blood Banks (AABB): Technical Manual of the American Association of Blood Banks, ed 18, Bethesda, MD, 2014, American Association of Blood Banks.; and Phillips lD, Gorski l: Manual of IV therapeutics: evidence-based practice for infusion therapy, ed 6, Philadelphia, 2014, fA Davis.

- 确保每单位血液的标签标注正确，核对患者的身份。

- 审查有关输血或血液制品的机构规定和程序。

- 输血前，应由两名护士正确查对输血剂量和患者。

- 尽管有预防措施，但输血疗法仍有风险。患者和供血者的相容性是必不可少的。人为错误（例如，标签错误、护士与送血液者交接或血液申请不规范）均可导致在输血过程中的每一个环节中输入不相容的血液；此外，也有传播疾病的可能（Alexander et al., 2014）。尽管全面的筛查与检测极大地减少了这些事件的发生，但也不应轻视输注血液过程和血液制品并发症，因为各种并发症通常是由输血过程中的人为因素导致（Alexander et al., 2014）。可以通过诸如洗涤、辐射红细胞或去除白细胞来预防输注血液或血液制品而导致机体免疫反应相关并发症。

技能 30.1 执行输血疗法

输血疗法应用于不同的临床指征（表 30.4）。患者的临床症状不同，输入的血液成分也不同。输血应有医嘱。护士应掌握在各种不同情况下输注合适的血液成分。此外，护士应确保在 72 小时内采集血标本并送检，行血型鉴定及交叉配血。血标本采集者给试管贴标签，并确认包含患者姓名和身份信息的标签内容时，必须严格遵守医疗机构规定（Alexander et al., 2014）。

血液应在冷藏环境中储存。制冷装置由血库调试，血液不应该储存在病区的冰箱里。在紧急情况下，快速输入冷藏血可能导致心律失常和体核温度降低。当输血速度每小时大于 50 mL/kg 的大量输血或伴有冷凝集素的患者，可应用血液加温器（图 30.4）。不要在微波炉或热水中加热血液制品，这种危险行为可破坏血细胞并导致溶血和严重的反应（Phillips 和 Gorski, 2014）。

表 30.4　血液和血液成分制品

血制品及来源	量和输血时间	是否能够传播 HIV 病毒	是否需要 ABO/RH——血型检验	操作 / 用途
全血——单个供体：异体或自体	300 ~ 550 mL，4 小时之内	是	是——必须检验 ABO, Rh——是	替代红细胞的量，预期提升非出血成年患者血红蛋白 1 g/100 mL 和血细胞比容 3%
浓缩红细胞——单个供体：异体或自体	250 ~ 350 mL，4 小时之内	是	是 / 是	取代红细胞的最佳方法，预期与全血提升血红蛋白 / 血细胞比容的水平一致

续表

血制品及来源	量和输血时间	是否能够传播 HIV 病毒	是否需要 ABO/RH——血型检验	操作 / 用途
浓缩白细胞的红细胞——单个供体：异体或自体	200～250 mL；4 小时之内	是	是 / 是	替代红细胞，同时防止发热和非发热性溶血反应时；降低巨细胞病毒传播的风险
辐射红细胞——单个供体：异体或自体	250～350 mL；4 小时之内	是	是 / 是	替代红细胞，同时预防与输血相关的移植物抗宿主病；用于免疫缺陷的患者（任何血液成分都可以被辐射）
新鲜冰冻血浆——单个供体	200～250 mL；4 小时内融化，24 内输入	是	是 / 否	替代无红细胞和血小板的血浆；含有大部分凝血因子和补体；用于控制出血时，替代凝血因子是必要的（如弥散性血管内凝血、血栓性血小板减少性紫癜）
冷沉淀物——多供者，混合	5～20 mL/U；1 单位 / 每 10 千克体重，融化后 4 小时内输入或混合后 4 小时	是	否 / 否	替代凝血因子Ⅷ、ⅩⅢ，血管性血友病因子和纤维蛋白原
血小板——多或随机供体，混合	40～70 mL/U；1 单位 /10 千克体重；混合后 6 小时内输入	是	是 / 是	用于治疗血小板减少症；根据制造商的使用说明，某些微过滤器不能用于血小板
血小板——单个供体	200～500 mL，4 小时之内	是	是 / 是	单个供体血小板大多用于免疫难治性患者，例如霍奇金淋巴瘤患者；对于体重为 70 kg 的患者每单位血液预期提升 5 000～10 000/mL
胶体成分——5% 混合白蛋白	250～500 mL；1～10 mL/min	否	否 / 否	胶体相当于等离子体，用于治疗烧伤患者的低蛋白血症和休克 / 急性呼吸窘迫综合征患者的低蛋白血症，用于透析和肝功能衰竭患者的血压维持治疗
胶体成分——25% 混合白蛋白	50～100 mL；0.2～0.4 mL/min	否	否 / 否	通过增加血管内胶体渗透压而提升血容量

数据改编自 Alexander M, et al: Core curriculum for infusion nursing, ed 4, St louis, 2014; American Association of Blood Banks (AABB): Technical Manual of the American Association of Blood Banks, ed 18, Bethesda, Md, 2014, American Association of Blood Banks; and Phillips lD, Gorski l: Manual of IV therapeutics: evidence-based practice for infusion therapy, ed 6, Philadelphia, 2014, fA Davis.

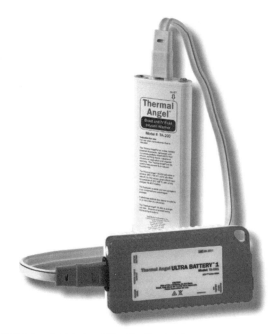

图 30.4 **血液加温系统**（经 E still Medical Technologies, Inc 公司授权使用）

授权与合作

执行输血疗法的操作不能委托给护理辅助人员。执业护士执行输血疗法的操作因国家实践法案而异。在输血开始并且患者情况稳定后，可授权护理辅助人员监测患者，但不能免除注册护士在输血期间继续评估患者的责任。护士指导护理辅助人员完成以下工作：

● 监测生命体征的频率。

● 观察患者有无呼吸急促、荨麻疹、寒战，并向护士报告此消息。

● 从血库获取血液成分（见机构政策）。

用物准备

● Y 形给药装置（在线过滤器）（注：取决于血液制品的不同，特殊管道和过滤器是必要的）

● 规定血液制品

● 250 mL 生理盐水静脉输注

● 不含防腐剂的生理盐水 5 ～ 10 mL 预充式注射器

● 消毒棉签（首选葡萄糖酸氯己定溶液、聚维酮碘，或 70% 的乙醇）

● 清洁手套

● 胶带

● 测量生命体征设备：体温计、血压计、听诊器和脉氧监测仪

● 签署输血同意书

备用装置

● 快速输液泵

● 电子输液装置（检验快速输液泵是否可用于输送血液和血液制品）

● 选项：去除白细胞过滤器（注意：代理商可能会辐照血库内的血液制品）

● 血液加温器（主要用于需要大量输注或快速输血时）

● 压力袋

● 应急心电监护仪

步骤	要点说明

护理评估

步骤	要点说明
1. 核对医嘱中的所要输注的血液名称以及血液制品的有效期、输注开始时间和其他特殊说明（如辐照处理、过滤白细胞等）、输注持续时间以及有无输注前后特殊给药等。	在输入血液制品之前，健康照护者必须核对。核对是保证血液成分被正确的输入患者体内。术前用药，如抗组胺剂或退热剂可能是必要的，特别是如果患者被证明了有输血过敏史。
2. 获取患者的输血史，并注意已知的过敏史和以前的输血反应。确保输血前 72 小时内完成类型和交叉配型。	识别患者之前的输血反应。如果患者过去有输血反应，预防类似反应发生，并做好快速干预的准备。

步骤	要点说明
3. 验证静脉注射导管是否通畅，有无并发症，如浸润或静脉炎。	确保输注的获取专利的静脉输血疗法，保证血液在既定时间内被输入。
a. 输血或血液成分时，成人需要 14～24Ga 外周静脉短导管，普通人群需要 18～20Ga 合适导管，快速注射时需要 14～18Ga 导管。	静脉导管的尺寸应该与输入的血液或血液成分相适宜。大规格尺寸的导管能促进血液快速流动。
b. 为新生儿、儿童和老年患者输血时，使用 22～24Ga 输血装置。	使用较小规格的导管，如 24Ga，常需要血库将血液划分成血单元，那么每一半血液都可以在规定的时间内或用压力辅助设备注入。
c. 适中规格的中心血管通路装置也是可能需要的。	CVAD 用于输血操作取决于导管规格和制造商推荐使用的建议。
4. 评估实验室指标，例如血细胞比容、凝血时间、血小板计数、血钾。	为评估患者输血后反应提供基线标准。
5. 检查患者在输血前是否正确填写并签署输血同意。	输血前需要签署知情同意书。该同意书应包括：风险、效果和治疗方案，接受或拒绝输血的权利；针对疑问有提问的机会。输注白蛋白不需要知情同意。
6. 了解输血指征或原因（例如，为由于胃肠道出血或手术失血而导致的血细胞比容低的患者输注浓缩红细胞）。	可以预测患者对治疗的反应。
7. 获取并记录患者输血前基线生命体征。如果患者发热（体温高于 37.8℃时），开始输血前通知医师。	输血过程中，基线生命体征的变化提醒护士注意潜在的输血反应或不良的治疗影响。
8. 在输血或输液之前，评估患者对于液体或药物的要求。	如果静脉注射药物需要和输血同时进行，应该把输注药物放在后位。同一静脉输血管道不能输注其他液体。只能用生理盐水溶液输注血液或血液成分。
9. 评估患者对程序和基本原理的理解。	缓解患者可能有的焦虑情绪。

护理诊断

● 活动无耐力	● 液体容量不足	● 液体容量过多
● 有感染的危险	● 缺乏输血的相关知识	● 外周组织血液灌注无效
● 心输出量减少		
根据患者的状况或需求，个体化处理其相关因素 / 危险因素。		

护理计划

完成下列步骤后所能达到的预期结果：	
● 患者能够描述对输血基本原理的理解。	表明患者的理解和做出知情同意的决策能力。
● 患者提高活动耐力。	改善氧合。
● 黏膜是粉红色的，患者的毛细血管再充盈。	提高组织灌注量。
● 患者的心输出量回至基线水平。	恢复血管内容量。
● 患者的收缩压提高，尿量为 0.5～1 mL/(kg·h)。	参数反映最佳的体液状态和充足的肾脏血流量。
● 患者的实验室指标改善至目标值（例如，浓缩红细胞、凝血时间、血小板计数）。	表明患者对输注血液或血液成分的反应良好。

步骤	要点说明

护理措施

1. 输注前流程： a. 根据协议从血库获取血液成分（见插图）。	及时采集以确保血液制品安全。 机构的流程通常包括保障措施，以确保整个输血过程中的质量控制。
b. 检查血袋是否有任何污染迹象（如结块 / 凝块、气泡、略带紫色）和泄漏的存在。	如果发现血袋完整性受损，应停止输血。气泡、结块、凝块和变色表明可能是细菌污染或储存时抗凝不充分，此血液制品禁止再输入。 血液作为细菌生长的培养基。
c. 在输血之前，双人口头比对和正确核对患者、血液制品、血型。核对下列内容：	在输血或输入血液成分之前严格遵守核对制度，以降低给患者输错血液的风险。误认患者是输血错误的最重要因素之一。
（1）根据机构政策，使用至少两种方式核对患者身份信息（例如，姓名和生日，或者姓名和病案号）。核对患者的用药记录或医疗记录的信息。	确保患者正确。符合联合委员会标准并保证患者安全。
（2）输血记录号和患者的识别号匹配。	防止意外输血错误的发生。

临床决策点：如果在核对过程中识别到差异，不要输注此血液制品，并通知血库和政策指示相关人员。该血液制品应该重新返回血库，直至错误被解决。

（3）所有文件上的患者姓名都是正确的。核对腕带和患者记录上的身份证号码和出生日期。	
（4）核对血袋号，确保是一致的。检查过期日期和时间。	
（5）血型与输血记录以及血袋相匹配。确保从血库中取出的血液成分与健康照护者指示的是同一血液成分（浓缩红细胞、血小板）（见插图）。	确保患者接受正确的血液治疗。误认和不正确的标签都会导致 ABO 血型输血错误。

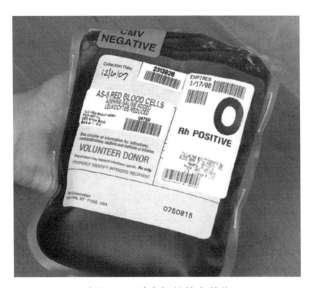

步骤 1a　贴有标签的血单位

步骤	要点说明

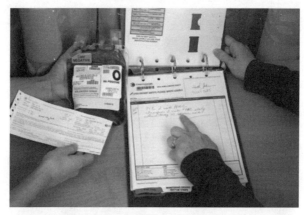

步骤1c（5） 两名临床医师与健康照护者核对血型

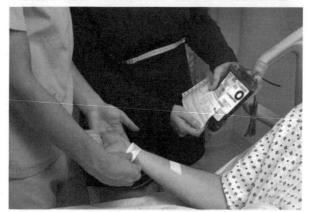

步骤1c（8） 两名临床医师核对患者和血液制品的身份信息

步骤	要点说明
（6）核对患者的血型与Rh血型，确保和供者的血型以及Rh血型一致（如患者A+，供者A+或O+）。	验证正确的供者血型和相容性。
（7）核对血液的有效期和时间。	不要使用过期的血液，因为细胞成分已变质，可能含有过量的柠檬酸盐离子。过期的血液感染率也更高。
（8）在开始输血前，核对患者的身份信息与血袋标签信息是否一致（见插图）。不要给没有身份识别腕带或者血液信息识别腕带的患者输血（见机构政策）。	作为确认患者和血液的最后一点。
（9）根据政策，双人验证患者和血单位识别记录过程。	文件是合法的医疗记录。
d.检查输血的目的，并告知患者要报告在输血过程中可能感觉到的任何反应。	输血反应的症状和体征，包括发冷、腰痛、呼吸急促、皮疹、荨麻疹或瘙痒。及时通知，帮助早期干预。
e.让患者使用清洁手套排空尿液引流袋。	如果发生输血反应，含有输血后尿液的尿液样本将被送至实验室。

临床决策点：输血应该从血液自血库取出后30分钟内进行。如果由于某些因素，如体温升高，不能及时完成输血，应立即将血液送回血库。当需要输血的时候再取出。血袋没有刺破也是重要的，直至确定没有因素阻止输血的进行。

步骤	要点说明
2. 护理措施： a. 执行手卫生。使用清洁手套。再次检查血液制品有无渗漏和异常外观。	使用标准预防措施可以减少微生物传播的风险。持续检查血液制品质量。
b. 打开 Y 形输血装置一个通路。如果要输入多种溶液，打开多个通路。	如果患者需要输入超过 1 单位的血液制品，Y 形管可以方便地维持输血通路与生理盐水通路的连接。
c. 将所有调节器设为"关闭"状态。	将调节器为"关闭"状态，可防止意外渗漏和血液制品浪费。
d. 使用无菌技术，将 Y 形管一个插瓶针插入生理盐水袋口。将生理盐水袋悬挂在输液架上。打开通往生理盐水管道一侧的调节器，挤压滴管，直至液体覆盖过滤器和滴管的 1/3 ～ 1/2（见插图）。	用液体灌注管道以消除 Y 形管中的空气。闭合调节器可防止液体渗漏和浪费。
e. 关闭通往血袋的一侧管路。打开通用管夹，使管路从首端到末端畅通。管路充满生理盐水时，关闭调节器。3 个调节器都应该是关闭状态。管路接头处应该有保护性无菌帽。	完全充满生理盐水时，静脉输液通路准备与患者血管通路装置连接。
f. 准备血液成分。轻轻来回翻动血袋 2 ～ 3 次。从接口取下保护帽。阻止血液成分进入 Y 形其他管道。关闭生理盐水通路管夹。打开血成分通路调节器，使管路畅通。血液会流入滴管（见插图）。轻敲过滤器，确保残余的空气被排除。	轻轻摇匀抗凝剂中的悬浮红细胞。保护性屏障的悬挂可以捕捉任何潜在的血液溢出。通路充满血液，准备输给患者。

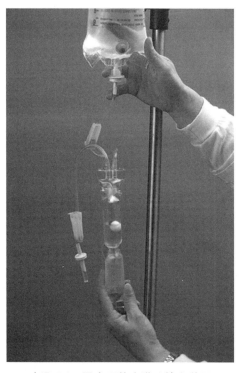

步骤 2d　用生理盐水灌注输血装置

步骤	要点说明

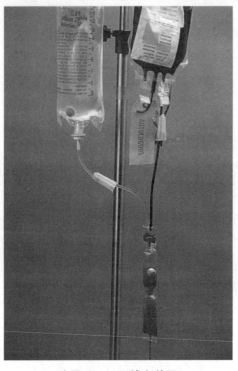

步骤 2f Y 形输血装置

临床决策点：生理盐水与血液相容，而葡萄糖溶液会导致血液凝固。因此只能使用生理盐水进行输血。其他溶液都不适合。	
g. 保持无菌状态，首先用消毒棉签清洁导管，将准备好的管道连接至患者的血管通路装置上。然后，快速将准备好的生理盐水血管通路连接至患者的血管通路装置上。	减少导管传播微生物。将血液制品输注至患者的静脉。
h. 打开通用管道调节器，并调节血液滴速，在输血开始15分钟内，仅允许滴速在 2 mL/min 以内。在输血开始15分钟内，密切观察患者。在此期间，输血流速应为 1 ~ 2 mL/min 或 10 ~ 20 gtt/min（使用 10 gtt/mL 的大滴速）。	输血15分钟内会发生许多输血反应。如果开始使用小流量滴速，就会减少进入患者体内的血容量，从而使反应的严重程度最小化。
临床决策点：如果输血反应发生，立即停止输血。与血管通路装置直接连接，形成新的通路，输注生理盐水，立即通知医师（见技能 30.2）。不要丢弃血液制品及患者的输血器，因为它们需要回收至血库。不要通过现有的血液通路给患者输注生理盐水，因为会将通路内血液输至患者体内。	
i. 在输血开始和结束 5 ~ 10 分钟内监测患者生命体征，或者根据指南指示。	频繁监测患者有助于快速发现输血反应。
j. 如果患者没有输血反应，则根据医嘱，在输血管路的基础上调节输血速度。	在恢复血管容量的同时，保持规定的输血速度，降低了液体过剩的风险。多数血管的滴系数是 10 gtt/mL。
临床决策点：不要让血液悬挂超过 4 小时，因为有细菌生长的危险。当有长时间输血的临床指征时，血库可能将血液分成几个部分，不需要输的部分可以适当冷藏。输血装置需要在更换血袋或者每 4 小时更换一次，以减少细菌污染。血液只能储存在血液或血液制品特定的冷藏装置，以维持合适的温度。	

步骤	要点说明
临床决策点：药物和溶液不能输入输血通路，因为有不相容的可能性。除非药物或溶液已被食品药物管理局批准，可以加入血液同时输入。如果患者需要静脉输液或者药物治疗，则开放单独的静脉通路。	
k. 血液输完时，继续在通路滴入生理盐水，并根据政策丢弃血袋。遵医嘱持续输液时，开放生理盐水通路，遵照医嘱滴速扩充血管并维持血容量。	输入生理盐水，以清除残留在输血通路上的血液，也是防止输血反应的支持措施。扩充血管必须根据药物管理局规定的特定的输液速度进行。
l. 妥善处理物品。摘下手套并执行手卫生。	输血时，实施标准预防措施减少微生物传播。

护理评价

1. 测量生命体征时，观察输液部位和输血状态。	监测静脉输液相关并发症的发生（例如，浸润、阻塞、静脉炎），确保血液制品的持续安全输注。
2. 观察任何输血反应体征，如寒战、脸部发红、皮肤瘙痒、呼吸困难、皮疹。	将患者现在的症状和体征，和输血前基线评估情况相对比。这些都是输血反应的早期症状（见表30.3）。
3. 观察患者并评估实验室检查结果，以此决定血液成分管理措施。	有助于确定治疗的目标是否已经达到，或者决定是否需要进一步的血液治疗。实验室检查结果未必能反应几个小时内的输血反应。
4. **使用反馈式教学**："我想确定，我是否解释清楚了你输血的原因，包括风险和好处？本次输血对你有什么帮助？"如果患者或居家照护者不能正确反馈，立即调整或重新制定指导计划，以保证其正确掌握。	确定患者和居家照护者对指导内容的理解水平。

非预期结果	相关措施
1. 患者出现输血反应的症状和体征，如寒战、面部发红、皮肤瘙痒、呼吸困难或皮疹。	<ul><li>立即停止输血。</li><li>断开与血管通路装置连接的血管。</li><li>将新的生理盐水直接与血管通路装置的接口连接，以防止继续有血液从管路注入患者体内。</li><li>以 1～2 mL/min 的滴速缓慢灌注生理盐水，维持静脉开放，以确保静脉通路通畅，可以输注药物或恢复输血。</li><li>通知医师。</li><li>干预措施见表30.3。</li></ul>
2. 患者穿刺部位发生渗出或静脉炎。	<ul><li>发生渗出时，立即停止输血，并拔除静脉通路（见操作指南29.1）。</li><li>在之前的穿刺点上方重新穿刺，或者更换另一只手臂重新穿刺。</li><li>如果剩下的血液能够在4小时内输完，则重新启动输血。</li><li>制订护理措施，减少渗透或静脉炎区域的不适。</li></ul>
3. 输液量过大，患者发生呼吸困难，肺部听诊有爆破音。	<ul><li>减慢输血速度，或者停止输血，抬高床头，并告知医师检查结果。</li><li>遵医嘱给予利尿剂、吗啡、氧疗。</li><li>继续频繁的评估，密切监测生命体征、出入量。</li></ul>

919

记录与报告

- 输血前在患者电子健康档案或纸质病历中记录下输血前用药、生命体征、输血部位和状况以及患者教育。
- 根据政策，记录血液成分的类型和血量，血单位/供者/受者的身份信息，相容性，有效期以及患者对输血疗法的反应。根据政策，在电子健康档案或纸质病历上记录下用药、流程和出入量。
- 记录下生理盐水摄入量和输血量。
- 记录下通过自体输血的输血量和患者对治疗的反应。
- 记录输血前、输血开始后一段时间，以及输血后患者的生命体征。
- 记录下对患者和居家照护者学习能力的评估。
- 发生输血反应后，立即向医师报告患者症状和体征。
- 向医师报告任何输血中或输血后出现的心脏、肺或肾脏功能恶化。

注意事项

健康教育

- 指导患者和居家照护者关于输血的理由和预期完成输血的时间。
- 与患者及居家照护者讨论输血过程中患者的监测原则。
- 指导患者和居家照护者，如果患者出现皮肤瘙痒、肿胀、头晕、呼吸困难、腰痛、胸痛，这些表明输血反应的症状，立即通知护士。
- 指导患者，如果输液部位出现红斑、疼痛、压痛、肿胀、渗出、引流或敷料处出现渗漏，通知护士。

儿科患者

- 在儿科患者中，先缓慢输注 50 mL 或 20% 血量（以较低者为准）。护士在这期间应陪伴在患儿身边。

- 儿科患者适用于更少容量的血。
- 不需要快速输血时，可使用 22～24Ga 套管通过小血管输注浓缩红细胞。
- 置于小隐静脉中的中心导管可用于婴儿和（或）儿科患者。

老年患者

- 有些老年患者心功能降低，因此需要延长输血时间。如果患者不能容忍全容量输血或血液成分，则将输血量减半。
- 老年患者有循环负荷过重的风险，调节滴速为每小时 1 mL/kg。

居家护理

- 先前有输血反应、急性心绞痛或心力衰竭的患者不适合家庭输血。
- 在整个输血过程中以及输血后的 30～60 分钟内，护理人员必须在场。
- 血液和血液制品必须在有适当冷却剂的容器里运输。在验货时必须检查和记录温度。
- 从血库获得血液成分之后，尽快启动输血。
- 获取血标本进行血型鉴定和交叉配血试验时，由实验室人员为患者戴上写有全名、识别号的身份识别腕带。这在启动输血时，提供了明确的患者身份识别。
- 指导患者和居家照护者关于延迟输血反应的症状和体征（即，不明原因发热、输血后 2～14 日血红蛋白和血细胞比容水平降低），这样他们在必要时就可以报告，并得到治疗。
- 输血完成后，归还容器、空血袋、输血器给家庭照护机构。

技能30.2　输血不良反应的监测

在输血期间的任何时候都可能发生输血不良反应。危及生命的反应通常发生在输血的前 15 分钟内。在这段时间内，与患者保持联系以监测不良反应。

输血可能导致几种类型的不良反应（见表 30.3）。溶血反应是血液制品与接受者血液不相容而导致的全身性反应。该血液制品含有受体敏感或过敏的过敏原，或被病原体污染。一些有频繁输血史的患者，可能需要术前注射苯海拉明以对抗过敏。

在输血之前，每个血液单位都要经过广泛的血清学检测，以降低患者获得血源性疾病的风险。表明不良反应的症状包括发热、寒战和皮疹以及低血压和心搏骤停。有些患者还会出现延迟性输血反应，有时在输血后几日或几周内才会发生。输血治疗导致的其他可能的不良后果包括疾病传播、循环负荷过重和输血相关的急性肺损伤，其特征为输血后 6 小时内出现非心源性肺水肿。输血相关死亡最致命的风险是，ABO 血型不相容的同种异体的错误输血。

机构必须向美国食品和药物管理局报告由于输血反应而造成的死亡事故。

授权与合作

注册执业护士对不良输血反应的监测技能因州护士执业法案而异。输血开始且患者稳定后，可由护理辅助人员监测患者，但不能免除注册护士在输血过程中继续评估患者的责任。护士指导护理辅助人员完成以下工作：

●监测生命体征的频率。

●患者可能会出现的输血反应的症状和体征，应立即向护士报告。

步骤	要点说明

护理评估

步骤	要点说明
1. 根据机构政策，使用至少两种方式核对患者身份信息（例如，姓名和生日，或者姓名和病案号）。	确保患者正确。符合联合委员会标准并保证患者安全。
2. 输血开始后，观察患者有无发热或畏寒。	发热表明急性溶血反应病、发热性非溶血性反应，或细菌性脓毒症。
3. 评估患者的心动过速和（或）呼吸急促和呼吸困难。	表明急性溶血反应或循环负荷过重。在循环负荷过重的情况下，可能会伴随咳嗽症状。
4. 观察患者血压的下降。	低血压提示感染性疾病的传播、急性溶血反应和过敏反应。
5. 观察患者的荨麻疹或皮疹，包括躯干和背部的评估。	这些都是过敏的早期征象，或是发生在输血后的移植物抗宿主病。
6. 观察患者有无脸部发红。	急性溶血反应或发热性非溶血性反应的早期征象。有时局部潮红表明过敏反应。
7. 观察患者的胃肠道症状。	急性溶血性输血反应、过敏反应或传染性疾病传播中存在恶心和呕吐的症状。
8. 观察患者的喘息、胸部疼痛，以及可能的心搏骤停。	这些都是过敏反应的征兆。
9. 在发热时，警惕患者头痛或肌肉疼痛的主诉。	两者均提示发热性非溶血性反应。
10. 通过实验室检查结果（全血细胞计数、血红蛋白、血细胞比容）监测患者有无发生血管内凝血、肾功能衰竭、贫血、血红蛋白血症和（或）血红蛋白尿。	这些都是急性溶血的晚期征象。
11. 在输血前和输血期间听诊患者肺部，如果条件允许时监测患者中心静脉压。	肺底的水泡音和中心静脉压升高表明循环负荷过重。
12. 观察患者黄疸，升高的肝酶水平，提示肝损害；降低的红细胞、白细胞、血小板，提示骨髓抑制。	这些提示移植物抗宿主病，并将发生在输血后。

步骤	要点说明
13. 在接受大量输血的患者中，观察轻度体温过低、心脏心律失常、低血压、钙过少和血色沉着病（铁超载）。	低于室温的血液制品会影响心脏传导系统，导致心室心律失常。其他心脏心律失常、低血压和刺痛感，表明血钙过少，钙过少的情况在柠檬酸（用作某些血液制品的防腐剂）与患者的钙结合时会发生。10次输血后可能发生铁超载（见表30.3）。它通常发生在需要慢性输血的患者身上。

护理诊断

● 急性疼痛	● 液体容量过多	● 气体交换受损
● 焦虑	● 体温过高	● 有感染的危险
● 心输出量减少	● 体温过低	
根据患者的状况或需求，个体化处理其相关因素／危险因素。		

护理计划

1. 完成下列步骤后所能达到的预期结果： ● 患者的心脏参数回至基线水平（心率、血压、中心静脉压）。 ● 患者保持体核温度在 36 ~ 37.2℃。 ● 患者尿量为 0.5 ~ 1 mL/（kg·h）。 ● 患者维持血氧饱和度大于 95%。 ● 患者舒适。	血容量恢复，病情好转。 有助于确认有无输血反应、感染和败血症。 反应最佳液体状态。 改善组织灌注。 无输血反应。适当的护理措施使患者舒适。
2. 患者能够解释输血反应的症状和体征。	缓解焦虑，有助于患者和居家照护者预先通知护士。

护理措施

1. 如果怀疑输血反应： a. 立即停止输血。	反应的严重性与血液成分的输入量以及反应原因有关。防止更多血液输入患者体内很重要。
b. 移除血液成分和含有血液制品的导管。用新的生理盐水和导管（见第 29 章）建立新的静脉通路。将导管直接连接至血管通路装置的中心。如果患者症状提示轻度过敏反应，则停止输血，注射抗组胺药物，并根据医嘱重新启动或停止输血。	防止输血管道中被输入额外的血液。
c. 根据医嘱滴速，维持血管通路装置持续输入生理盐水。	生理盐水维持静脉通路，并提供急救药物和液体的输入通路。
d. 监测生命体征。持续监测和评估患者。不要离开患者。	生命体征是患者的客观指标，它可以迅速恶化。
e. 通知医师。	输血反应需要立即进行医疗干预。遵循有关过敏反应的紧急预案。
f. 通知血库。	血库在接到输血反应通知后有相应的处理流程。

步骤	要点说明
g. 从输血侧肢体对侧肢体末端获取血标本（如果需要的话）。检查相关的将使用的管路的数量和型号的政策。	通常一管血液将与输血前血标本做交叉配血试验，以确保正确的血液被给予受者。血液将被检查抗体，以确定反应类型。第二份血标本将检查提示溶血的血清游离血红蛋白，并获取胆红素水平。
h. 根据政策规定，剩余的血液成分和输血导管要返还给血库。	血标本将与患者输血前和输血后血液做交叉配血试验，以确定是否发生了交叉配血错误。
i. 根据规定，每 15 分钟监测一次患者的生命体征。	持续评估患者的心肺状况和对治疗的反应。
j. 根据输血反应的类型和严重程度给予处方药。	遵循医疗协议或者医嘱。
（1）肾上腺素。	刺激交感神经系统，以缓解呼吸窘迫和对抗血管舒张反应。
（2）抗组胺。	通过阻断组胺受体，减少某些方面的过敏反应。
（3）抗生素。	在怀疑细菌污染 / 脓毒症时进行注射。
（4）解热 / 镇痛。	注射用来缓解急性溶血反应、发热性非溶血性反应、移植物抗宿主病和细菌性败血症引起的发热和不适。
（5）利尿剂 / 吗啡。	通过减少血管内血容量（利尿）和降低血管张力（阿片效应）来治疗循环负荷过重。
（6）皮质类固醇。	稳定细胞膜，减少组胺释放。严重过敏反应时注射。
（7）静脉注射液。	快速静脉输液，抵消过敏性休克的一些症状。
k. 如果心搏骤停，启动心肺复苏（见第 28 章）。	过敏反应可迅速导致心跳、呼吸骤停。迅速复苏可能会避免进一步的并发症。
l. 获取第一次排尿的中段尿样本，并送至实验室。可能需要插入导尿管以获取尿液（见第 34 章）。	肾脏的血红蛋白尿发生于急性溶血时，肾脏的受损程度受到血液 pH 和尿排泄率的影响。将尝试启动利尿及碱化尿液。如果肾损伤严重，可能需要透析。

护理评价

1. 持续监测患者输血反应的症状和体征。	持续监测患者的心肺状态和生理反应，这些将提示患者输血反应是否逆转。
2. **使用反馈式教学**："我想确定，我解释了当你输血时可能发生的反应。你会报告什么症状和体征？"如果患者或居家照护者不能正确反馈，立即调整或重新制订指导计划，以保证其正确掌握。	确定患者和居家照护者对指导内容的理解水平。
非预期结果	相关措施
患者的生理状态恶化。	● 适当的干预取决于输血反应的类型。表 30.3 提供了一般准则。

记录与报告

• 在电子健康档案或纸质病历的护理记录中记录第一次发现输血反应的确切时间，生命体征和其他的生理评估，治疗措施，患者反应。完善输血反应报告（见机构政策）。

• 记录患者和居家照护者学习反馈的评估。

• 立即向责任护士和医师报告输血反应的发生和患者的身体评估。

注意事项

健康教育

• 指导患者和居家照护者输血反应的症状和体征，以及发生时的处理步骤。

儿科患者

• 6 岁以下儿童最适合辐射红细胞和血小板，因为他们的免疫系统发育不成熟，以避免导致移植物抗宿主病。

老年患者

• 给老年患者输血液成分时需谨慎，要同时考虑速率和输血量，因为他们有发展为循环负荷过重的危险。

居家护理

• 某些不良结果（肝炎的发展）或者输血反应（延迟性溶血）发生在患者接受输血后的几日至几周，可能在回家后更明显。当它们发生时，患者、居家照护者能够发现不良反应的症状和体征尤为重要。

▶ **临床案例分析**

男，72 岁，接受髋关节置换术并采集 1 单位自体血液，以防术后需要输血治疗。3 周前，因患有肺炎，需要抗生素治疗而延迟手术。在等待髋关节置换术的过程中，痔疮出血，昨日手术修复出血痔。今日，患者主诉疲倦，夜间和今早排了几次大便，大便带大量血。患者面色苍白、皮肤冰冷，血压从 130/80 mmHg 下降至 100/66 mmHg。患者家属提议，患者可能需要输血治疗。今早，患者抽血检查，发现血细

胞比容从 32% 下降至 27%。患者主诉非常担心输血，因为自体血液是 1 个月前采集的，担心血液质量不好。

1. 基于患者的担心，在输血准备时需要评估哪些项目？

2. 当从血库获取库存红细胞单位时，患者在开始输血前 1 ～ 2 小时将采取措施阻止直肠出血。在等待患者回来期间，你需要采取哪些措施？

3. 开始输入第一袋库存红细胞 30 分钟后，患者报告全身瘙痒，并出现皮疹和荨麻疹。使用 SBAR，陈述你如何与医护团队沟通这名患者的情况？

▶ **复习题**

1. 以下哪项是启动输入库存红细胞的必要步骤？（选择所有符合条件的选项）

A. 将血液成分注入 5% 葡萄糖注射液

B. 根据代理政策，核对患者和血液制品

C. 检查包装是否存在渗漏、气泡、血凝块，以及血液颜色变为紫色

D. 如果输血时间超过 4 ～ 6 小时，防止患者出现循环负荷过重

E. 输血开始后的 5 ～ 10 分钟以及输血结束时，测量生命体征

F. 在输血完成后，用生理盐水清洗输血管道

2. 患者接受库存红细胞输血后，发生急性溶血反应。请给下列步骤正确排序：

A. 监测生命体征，并保持与患者的联系

B. 停止输血

C. 获取血标本和尿标本

D. 用新的生理盐水和输液管道代替血液成分和输血管道

E. 通知血库

F. 通知医师

3. 下列哪些项目必须核实，以确保将正确的血液成分输给正确的患者？（选择所有符合条件的选项）

A. 用两种患者标识符进行口头比对，并正确识别患者身份

B. 验证输血记录号是否符合患者的识别号

C. 检查是否在保质期内

D. 核对血液采集日期是否在输血72小时内

E. 输血前双人核对识别信息

F. 核对要输入的血液成分和类型与患者匹配

第11单元

营 养

第 31 章

经 口 营 养

▶ 学习目标

学习本章节后，护士能够具备如下能力：

● 正确实施营养筛查。

● 明确是否需要营养师协助对患者进行营养评估。

● 评估患者的吞咽功能。

● 识别误吸的危险因素。

● 评估患者的经口营养的耐受性。

● 采取合适的预防误吸技术。

● 正确喂养无法自主进食的患者。

▶ 目的

营养是健康的一个基本组成部分，它影响患者从急性和慢性病、手术和伤害中恢复的速度。营养不良是由于膳食摄入不足、与疾病状态相关的需求增加、疾病潜在的并发症（如吸收不良和营养的过度流失）造成的，或者是所有这些因素的共同作用（Barker et al., 2011）。

营养不良与高龄及低收入人群密切相关。此外，它还是加剧住院患者衰弱的最常见原因（Barker et al., 2011）。营养不良影响到各器官系统的功能和恢复。营养不良的并发症包括肌肉、心肺功能、胃肠功能、免疫功能、伤口愈合及社会心理影响的改变。美国医疗机构评鉴联合会（The Joint Commission，TJC）要求医院对患者进行营养不良的常规筛查。营养筛查由护士进行，并与注册营养师和保健师协作，以确定最安全和最佳的方法来支持患者的营养健康。

▶ 护理标准

● 健康与膳食学院，2012——老年人营养

● 健康人类 2020，2014——营养和体重状态

● 美国医疗机构评鉴联合会，2015，2016——营养筛查，鉴别患者

● 美国农业部和美国健康与人类服务部，2015——美国人饮食指南

● 美国农业部：食物选择，2015——饮食指南（图 31.1）

▶ 实践准则

● 住院患者营养筛查必须在患者入院后 24 小时内完成，入住长期照护机构 14 日内完成，或在机构规定的时间内在门诊和社区医院完成营养筛查（TJC，2015）。

● 实施营养筛查的目的是识别常见营养问题的风险因素（注释 31.1）。

注释31.1　潜在营养问题的风险因素

● 全清或全流质饮食超过3日，没有营养补充或营养补充不当或补充不足。
● 静脉营养（葡萄糖盐水或生理盐水）或禁食超过3日且没有营养补充。
● 低摄入量的处方饮食或管饲饮食。
● 理想体重20%以上或10%以下（导致水肿）。
● 妊娠体重增长偏离正常模式。
● 诊断为营养需求增长或营养摄入减少（或两者并存）：癌症，吸收不良，腹泻，甲亢，过度炎症反应，术后状态，出血，伤口感染或引流，烧伤，感染，严重创伤。
● 长期吸毒，特别是酗酒会影响营养摄入。
● 咀嚼、吞咽、食欲、味觉和嗅觉的改变。
● 体温持续在37℃以上超过2日。
● 红细胞压积：男性低于43%，女性低于37%；血红蛋白：男性低于14 g/dL，女性低于12 g/dL。
● 淋巴细胞计数绝对减少（小于1500个/mm³）。
● 血浆胆固醇提高（大于250 mg/dL）或降低（小于130 mg/dL）。
● 血清白蛋白小于3 g/dL，患者无肾脏或肝脏疾病，广泛性皮炎，水中毒。
● 长期禁食（无经口摄入）。

改编自 Grodner M, et al：Foundations and clinical applications ofnutri-tion：anursingapproach, ed5, Stlouis, 2012, Mosby.

● 建议对所有经营养筛查确定存在营养风险的患者进行营养评估（ASPEN，2011）。由注册营养师实施全面的评估。提出改善营养状况的建议，如改变饮食，选择合适的喂养方法，或根据营养评估的结果给予进一步的医疗评估和干预。

● 在急诊，高质量的营养护理要求护士记录患者的体重和食欲不振的具体表现，并于保健医师合作，将患者转诊到营养科。

● 营养不良的患者住院时间延长，在住院期间，他们相比营养状态良好的患者更易发生更多的并发症（例如感染率、死亡率）。

● 护士负责为经口进食的患者提供帮助，使他们能够成功地以安全和舒适的进食节奏摄取足够的食物。

● 美国膳食指南于2015年2月发布，适用于2岁及以上个体（USAD 和 USDHHS，2015）。指南提出要定期审查膳食指南，并根据与营养、体力活动和健康有关的最新证据进行修改。目的是促进健康，减少慢性病的风险，并为联邦食品和营养政策和教育倡议提供依据。该指南侧重于食品和饮料，帮助患者实现和维持一个健康体重，促进健康，预防疾病。

▶ 以患者为中心的护理

● 护士应了解患者的价值观、信仰和对食物的态度以及这些因素对食品购买、准备和摄入的影响，以帮助患者做出健康的食物选择。

● 大多数美国人需要改善饮食的某些方面。许多社会因素影响着饮食，护士要与注册营养师合作考虑患者对食物和健康的知识和态度，自我喂养、适当储存和准备食物的技能，社会支持，获得和使用食物援助项目，以及影响患者的经济价格体系（健康人类2020，2014a）。

● 个人基于宗教、文化、伦理、健康信念或环境，遵循特殊的食物摄取模式。这种特殊的饮食（如素食主义者、奶蛋素食主义者）未必比基于配餐指南或其他营养指南（USAD，2015）提供更多或更少的营养效益。

● 某些文化相信健康和疾病的热冷理论。食物基于它们的特点被分为冷或热，不取决于它最后被食用时的温度。关于哪些食物是热的，哪些食物是冷的，在跨文化中并没有得到一致的认同。

● 配餐指南由美国农业部颁布（USAD，2015）（图31.1）。该指南旨在帮助美国人民选择更健康的食物，为健康生活方式和食物选择提供一个基本的、直观的指南，从而面对肥胖的流行。护士的作用是在可能的情况下引导患者食用更健康的食物。

▶ 循证护理实践

对住院成人肥胖患者的安全营养支持是护理的重要优先事项。在对文献进行了广泛的审查之后，肠外和肠内营养协会（ASPEN）发布了住院成人肥胖患者营养支持的临床指南

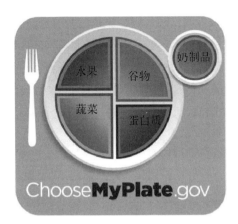

图 31.1 美国农业部：食物选择，2015——饮食指南

（Choban et al.，2013）：

● 肥胖危重患者比理想体质指数者易患更多的并发症。

● 建议入住 ICU，48 小时内给予营养支持。

● 所有住院患者，不论体重指数如何，都应通过营养评估来筛选营养风险。

卫生健康研究与质量机构（AHRQ，2013）最近更新了老年护理程序与策略，旨在提高居家及社区老人的经口摄入量。策略包括：

● 限制护理人员在患者进餐前后休息以保证足够的护理人员帮助患者完成进餐。

● 在患者进餐前给予口腔护理或为患者安置好义齿。

● 鼓励家庭成员在患者用餐时探视。

● 要求家属在允许的情况下为患者带来喜爱的食物。

● 建议少量多次食用营养物质以帮助患者恢复或维持体重。

● 提供有营养的零食。

▶ 安全指南

● 在家庭环境中对食物处理不当、准备和储存的做法可能会导致食源性疾病（健康人类 2020，2014b）。5 岁以下的儿童、孕妇、65 岁以上的成人以及免疫系统较弱的人更容易因受污染的食物而生病；而且，如果他们真的生病了，其影响可能会更严重（CDC，2015）。在家

里，患者需遵循四个原则：食物煮至合适的温度，经常洗手，保证厨房环境卫生，食物冷藏后尽快食用（夏季 1 小时、冬季 2 小时），并将生肉和其他食物分开来，防止污染（注释 31.2）。

注释 31.2　食品安全提示

● 接触食物前，用温肥皂水清洗双手、食物外包装和餐具。

● 烹调肉类、家禽、鱼和鸡蛋，直至全熟。

● 彻底清洗所有新鲜水果和蔬菜。

● 不要吃生肉或喝未经消毒的牛奶或果汁。

● 不要食用超过保质期的食物。

● 在食物烹饪 2 小时内将食品冷藏。

● 将剩余的食物放入冰箱。

● 解冻冰箱内冷冻的食物。

● 丢弃怀疑坏掉的食物。标注食物首次冷藏的时间。

● 不要使用木砧板，而应使用可以消毒的塑料层压板或固体表面板。

● 定期用漂白剂或肥皂清洗冰箱和微波炉的内部。

改编自 Nix S: Williams' basic nutrition and diet therapy, ed 14, St louis, 2013, Mosby.

● 确定有吞咽困难的患者，应与其他成员特别是卫生保健团队的语言障碍治疗师合作，以尽量减少吸入性肺炎等并发症（NQF，2010）。语言障碍治疗师的作用是评估吞咽的分期，并向医师、护士、营养师和家庭成员提出建议（Tanner，2014）。

● 确保患者获得正确的治疗饮食。联合委员会和医疗保险和医疗补助中心的报告指出，常见的饮食错误包括配餐错误，将食物给错患者，以及在患者禁食时提供食物。

● 在尝试任何经口进食之前，评估患者的意识水平。

技能 31.1　营养筛查和体格检查

护士通过关注疾病或生活方式对患者营养状况的影响，如最近的体重减轻和口服摄入量减少来筛选患者实际和潜在的营养改变。营养风险筛查是指一组快速而简单的调查表，通常包括 2 ～ 3 个问题，这些问题经过验证，可以预测患者营养不良或营养不良风险，从而帮助

确定是否需要进行详细的营养评估（Barker et al., 2011；Hammond 和 Litchford，2012）。几种常见的被各种医疗保健机构应用的营养评估工具见注释31.3。

注释31.3　营养筛查工具举例

- 营养不良筛查工具（MST）是一种由三个简单问题构成的工具，评估最近的体重减轻和食欲减退，适用于一般医疗、外科和肿瘤患者。它旨在供非营养专业人员使用，并使用评分系统识别营养风险高的患者，从而为营养转诊和介入提供依据。
- 营养不良通用筛查工具（MUST）旨在筛查成人营养不良和肥胖。它可以用于多种情形，包括医院和疗养院。体重指数、计划外体重减轻以及是否存在严重疾病可以得出评分以指示营养介入是否有必要。不适用于儿童或肾衰竭患者。
- 简易营养评估（MNA）是为医院、疗养院和社区中的老年患者（大于或等于65岁）开发的。原始形式为：在18项评估中考虑人体测量学、医学、生活方式、饮食和心理社会因素，使用累计积分的评分系统来确定患者是否有营养不良风险或患有营养不良。简易MNA（MNA-SF）是一种简单的两步式营养筛查方法，只有完整的MNA才能确定这些患者有营养风险。
- 营养风险筛查（NRS-2002）使用最近的体重减轻、体重指数下降和饮食摄入量减少，并结合疾病严重程度的主观评估（基于营养需求增长或代谢负担加重）来得出营养风险评分。NRS工具已被ASPEN推荐用于住院患者，可能有助于指导营养支持的启动。
- 主观综合性营养评估（SGA）是最常用的营养评估工具之一。它需要填写一份问卷，其中包括体重变化，饮食摄入量变化，胃肠道症状，与营养不良有关的功能能力变化，脂肪和肌肉储存评估以及水肿和腹水的数据。这个工具允许营养不良诊断，并将患者分类为：A.营养良好；B.轻度/中度营养不良；C.严重营养不良。

改编自 Barker lA, et al: Hospital malnutrition: prevalence, identification and impact on patients and the healthcare system, Int J Environ Res Public Health 8 (2)：514, 2011.

营养筛查的一部分是应用体格检查结果（包括身高和体重）。护士在患者进入医疗保健机构时进行完整或重点体检。检查的范围取决于患者的病情。在检查期间，了解并识别营养改变

的体征（表31.1）并检查进一步支持患者营养状况的实验室结果。反映营养状况的常见生化指标包括白蛋白和前白蛋白、全血细胞计数、差异铁蛋白、叶酸、铁与铁的总铁结合力，网织红细胞计数、维生素 B_{12} 和叶酸水平，这可证实营养性贫血的诊断（NHLBI，2014）。

表31.1　营养状况改变时的体征变化

身体部位	营养不良指标
全身症状	倦怠、冷漠、恶病质
姿势	肩膀下垂、胸部凹陷、背部隆起
毛发	枯燥、脆弱、干燥、细而稀疏、易脱色、易脱落
脸部和颈部	油腻变色，鳞状肿胀，脸颊和眼睛下方皮肤变黑，鼻子和口腔周围皮肤呈块状或片状
皮肤	粗糙、干燥、鳞屑、苍白、色素沉着、炎症、淤血
嘴唇	干燥鳞状，肿胀、发红和肿胀（扁平疣），角部角形病变或裂隙或瘢痕
口腔黏膜	肿胀，深红色或洋红色黏膜
牙龈	松软、容易流血、边缘发红、炎症、减弱
舌头	水肿，猩红和深红，洋红色，结实变厚（舌炎），充血和肥大或舌乳头萎缩
牙齿	牙缺失、牙体损坏
眼睛	结膜苍白，结膜发红，干燥或感染，眼睑角部发红和裂隙（角膜性眼睑炎），Bitot's 斑点
颈部（腺体）	甲状腺或淋巴结肿大
指甲	勺形（凹甲）、脆、隆起
腿和足部	小腿水肿、刺痛、无力、损伤
肌肉	弛缓无力、肌张力下降、不发育、瘫软、行走能力受损
神经传导和精神状态	注意力不集中，易怒，困惑，手脚烧灼和刺痛，失去位置觉和平衡觉

改编自 Nix S: Williams' basic nutrition and diet therapy, ed 14, St louis, 2013, Mosby.

护士应收集患者入院时的病史。病史中的膳食信息可以有效帮助护士确定患者当前饮食的充足性，食欲的改变，患者需要进食的辅助

类型以及食物偏好。营养筛查的结果决定是否需要注册营养师会诊，以完成对患者营养状况的更深入评估。此外，如果患者吞咽困难，则可接受语言障碍治疗师的医学转诊。然而在许多机构中，语言障碍治疗师的配备是不足的（Donovan et al.，2013）。

医疗保险和医疗补助服务中心认为，注册营养师最适合评估患者的营养治疗计划，并与护理团队协商设计和实施营养治疗计划（Calloway，2015）。当患者被转诊给注册营养师时，了解他们的角色是很重要的。营养师使用解决问题的方法即营养保健程序进行批判性思考并做出相关营养治疗的决策（Charney 和 Escott-Stump，2012），该过程与护理程序相似。营养保健程序有四个相互关联的步骤：营养评估，营养诊断，营养干预和营养监测与评估（ACEND，2016；Charney 和 Escott-Stump，2012）。

注册营养师首先对患者的营养状况进行综合评估，包括医疗、社会、营养和用药史；体格检查；人体测量和实验室数据。评估的目标是制订有效的营养护理计划，以解决患者的营养问题。然后注册营养师进行营养诊断，描述营养师可以独立治疗的患者营养状况的改变（ACEND，2016）。营养干预是有目的有计划的活动，旨在解决营养诊断（即改变与营养相关的对策）。营养监测与评估可识别患者的进展情况，包括患者的理解度和依从性。

授权与合作

执行和解释营养筛查和身体检查的技能不可授权给护理辅助人员。但是，可授权护理辅助人员在护士的指导下测量患者的身高和体重：

- 在每日的同一时间穿同样的衣服测量患者排泄后的体重。
- 根据机构指南使用床秤（如果适用）。
- 如果患者不能下床，则报告无法测量身高。

用物准备

- 秤（杆秤、电子秤、床秤、轮椅/椅子）
- 营养筛查表（数据表和笔或信息化评估表）
- 压舌板，清洁手套，用于体格检查的笔灯

步骤	要点说明

护理评估

1. 根据机构政策，使用至少两种方式核对患者身份信息（例如，姓名和生日，或者姓名和病案号）。	确保患者正确。符合联合委员会标准并保证患者安全（TJC，2016）。
2. 要求患者报告通常的体重，记录最近的体重变化。询问患者体重减轻是有意的还是无意的。	成人体重通常稳定。1 个月内体重减轻超过 5% 则需要进一步评估，特别是 65 岁以上的成人（表 31.2）。
3. 执行手卫生，测量实际体重。 a. 让患者排泄后，确保患者穿着内衣或病员服。赤脚或穿同样的鞋子，在每日的同一时间称重。 b. 确保杆秤已被校准。如果患者可以走动，帮助患者静静地站立在体重秤上，使体重平均分布在双脚上。 c. 如果患者不能站立，可以使用轮椅或床秤。 d. 记录体重精确至 0.1 kg。	女性往往比男性低估自己的体重，男女低估的程度随着实际体重的增长而增加（Grodner et al.，2012）。 实际体重的准确性随着时间的推移提高。 精确测量需要定期校准和维护秤。双脚分开，安静站立有助于获得准确的体重（Grodner et al.，2012）。 降低跌倒的风险。 提供精确的体重测量值。

步骤	要点说明
4. 测量实际身高。 a. 帮助患者站立，让其站立并且双脚平均分配重量。 b. 指导患者让双臂手掌朝向大腿两侧自然下垂。 c. 让患者直视前方，深吸一口气，并将水平杆牢固地置于头顶上时保持姿势。测量精确至 0.1 cm。确保眼睛与身高读数值在同一水平。	一般而言，当被问及身高时，人们报告的比实际稍高一些（Grodner et al., 2012）。 确保身高值准确（Grodner et al., 2012）。 防止肩膀移动，这会导致测量不准确。 固定的站姿确保准确的测量。提供精确的测量高度值。
5. 测量理想体重。 a. 通过标准身高和体重表来计算。IBW 的正常范围在 ±10%。 b. 使用以下公式： 　男性：前 1.5 cm 为 48.1 kg；每增加 2.5 cm 则增加 2.7 kg。 　女性：前 1.5 cm 为 45.4 kg；每增加 2.5 cm 则增加 2.25 kg。	使用患者的理想体重与实际体重进行比较，以确定其是否有营养改变的风险。
6. 测量体重指数（见说明）： $$体重指数 = \frac{实际体重（kg）}{〔身高（米）〕^2}$$ a. 实际体重（磅）除以 2.2。 b. 英寸乘以 2.54。 c. 厘米除以 100。 d. 体重（千克）除以〔身高（米）〕^{2}。 e. 体重指数可选公式：体重（英磅）/[身高（英寸）]^2 × 703	体重指数是适用于成年男性和女性，基于身高和体重测量身体肥胖程度的方法。（NHLBI, n.d.） 镑转换为千克。 英寸转换为厘米。 厘米转换为米。 计算体重指数（注释 31.4）。
7. 完成护理病史后获取饮食信息（见第 6 章）： a. 评估患者的饮食习惯，包括当前的饮食、食物选择 / 偏好、食欲、食物过敏和食物不耐受。注意：门诊要求患者带 7 日的食物记录报告。 b. 评估饮食中的任何文化和宗教偏好和限制。询问患者家属是否认为健康状况发生变化与食物的"热、冷"相关。 c. 确定患者正在服用的药物和其他饮食 / 草药补充剂(非处方药和处方药)。注意常见的药物和药物营养相互作用（咨询药剂师）。	评估影响饮食充足性和患者食欲的因素（Tanner, 2014）。 了解患者的偏好将提高其对饮食计划的接受度。作为一种资源，联合国粮食及农业组织就不同文化的食物，食物群体和饮食模式提供咨询意见（FAO, 2015）。 某些药物抑制或增加其他药物的作用。 一些营养与药物相互作用。 例如，富含维生素 K 的食物（绿叶蔬菜）会干扰华法林（抗凝血剂）的作用。
8. 实施体格检查（见第 6 章）（见表 31.1），注意任何能反映营养不足，患者意识水平，反应及吞咽能力的身体变化。	体格检查中最明显的营养不良表现在皮肤、口腔、肌肉和中枢神经系统。 吞咽困难患者在进食时容易误吸。
9. 回顾相关实验室检查结果（如白蛋白、前白蛋白、血红蛋白）。	实验室检查为营养状态提供线索。
10. 首次进食期间确定患者使用餐具和自行进食的能力。	不能自行进食是营养不良的主要原因（Meiner, 2015）。
11. 如果机构要求，请填写营养筛查表（见注释 31.3）。	有效的工具包括检测患者营养风险的关键要素。
12. 向患者解释营养评估已完成，以及信息将如何应用于对患者的护理之中。	让患者有时间询问有关评估的问题和澄清信息。

步骤	要点说明

护理诊断

● 缺乏营养需求／建议的相关知识	● 营养失调：低于机体需要量
● 吞咽障碍	● 肥胖
● 超重	● 有超重的危险
根据患者的状况或需求，个体化处理其相关因素／危险因素。	

护理措施

1. 根据评估结果为患者提供喂养帮助（见技能 31.2）。	协助程度的需求取决于患者的运动技能、参与能力，以及能够正常吞咽和咀嚼。
2. 防止误吸。	预防措施可降低患者将食物或液体吸入气道的风险。

护理评价

1. 回顾病史与体格检查，记录异常结果及潜在问题。	可及时发现营养不良风险和营养干预需求。
2. 比较患者实际体重与理想体重，比较实际体重指数与建议的体重指数。	确定营养风险因素和健康相关状况（NHLBI，2012）。
3. 比较患者的实验室指标与正常指标。	当与其他营养参数一起考虑时，异常值可能表明营养不良（Grodner et al.，2012；Litchford，2012）。
4. 计算营养筛查工具的得分。	有效的工具使用评分系统来识别高营养风险的患者。
5. **使用反馈式教学**："我想确定我解释了为什么我们需要为你做一个营养筛查。告诉我筛查结果提示我们什么？我们将如何使用这些信息。"如果患者或居家照护者不能正确反馈，立即调整或重新制订指导计划，以保证其正确掌握。	确定患者和居家照护者对指导内容的理解水平。

表 31.2 体重变化作为营养状态的指标

体重变化（%）	时间段	营养状态
1～2	1 周	中度体重丢失
> 2	1 周	严重体重丢失
5	1 个月	中度体重丢失
> 5	1 个月	严重体重丢失

引自 Grodner M, et al: Foundations and clinical applications of nutrition: a nursing approach, ed 4, St louis, 2012, Mosby.

注释 31.4 成人体重指数分级

肥胖程度	体重指数
体重过轻	$< 18.5 \ kg/m^2$
体重正常	$18.5 \sim 24.9 \ kg/m^2$
超重	$25 \sim 29.9 \ kg/m^2$
肥胖（1 级）	$30 \sim 34.9 \ kg/m^2$
肥胖（2 级）	$35 \sim 39.9 \ kg/m^2$
极度肥胖（3 级）	$\geq 40 \ kg/m^2$

引自 Expert Panel on the Identification, Evaluation, and treatment of Overweight and Obesity in Adults: The practical guide: identification, evaluation, and treat-ment of overweight and obesity in adults, Bethesda, MD, 2000, National Insti-tutes of Health.

体重指数计算

要使用表格，请在标有高度的左侧列中找到适当的高度。移动至给定的重量（磅）。
该列顶部的数字是该身高和体重的体重指数。
英镑已被四舍五入。

BMI	19	20	21	22	23	24	25	26	27	28	29	30	31	32	33	34	35
身高（英寸）								体重（磅）									
58	91	96	100	105	110	115	119	124	129	134	138	143	148	153	158	162	167
59	94	99	104	109	114	119	124	128	133	138	143	148	153	158	163	168	173
60	97	102	107	112	118	123	128	133	138	143	148	153	158	163	168	174	179
61	100	106	111	116	122	127	132	137	143	148	153	158	164	169	174	180	185
62	104	109	115	120	126	131	136	142	147	153	158	164	169	175	180	186	191
63	107	113	118	124	130	135	141	146	152	158	163	169	175	180	186	191	197
64	110	116	122	128	134	140	145	151	157	163	169	174	180	186	192	197	204
65	114	120	126	132	138	144	150	156	162	168	174	180	186	192	198	204	210
66	118	124	130	136	142	148	155	161	167	173	179	186	192	198	204	210	216
67	121	127	134	140	146	153	159	166	172	178	185	191	198	204	211	217	223
68	125	131	138	144	151	158	164	171	177	184	190	197	203	210	216	223	230
69	128	135	142	149	155	162	169	176	182	189	196	203	209	216	223	230	236
70	132	139	146	153	160	167	174	181	188	195	202	209	216	222	229	236	243
71	136	143	150	157	165	172	179	186	193	200	208	215	222	229	236	243	250
72	140	147	154	162	169	177	184	191	199	206	213	221	228	235	242	250	258
73	144	151	159	166	174	182	189	197	204	212	219	227	235	242	250	257	265
74	148	155	163	171	179	186	194	202	210	218	225	233	241	249	256	264	272
75	152	160	168	176	184	192	200	208	216	224	232	240	248	256	264	272	279
76	156	164	172	180	189	197	205	213	221	230	238	246	254	263	271	279	287

	肥胖（30+）
	超重（25 ~ 29）
	正常（19 ~ 24）

步骤6　BMI ≤ 35

（数据来源于 National Heart, Lung, and Blood Institute: Body mass index table 1, https://www.nhlbi.nih.gov/health/educational/lose_wt/BMI/bmi_tbl.htm. Accessed November 29, 2016.)

步骤	要点说明

非预期结果	相关措施
1. 如果成人 BMI > 25 kg/m², 则超重。如果成人 BMI > 30 kg/m², 则肥胖。	● 确保患者正在接受正确的热量饮食。 ● 检查患者是否使用相同的称重器, 使用相同类型的服装 / 鞋子, 并且在每日的同一时间称重。 ● 与注册营养师或卫生保健提供者协商, 以便注册营养师可以进行营养评估并计算患者的热量和蛋白质摄入量以及营养途径(肠内与肠外)(见第 32 章和第 33 章)。
2. 摄入不足导致患者体重轻。	● 咨询注册营养师以确定所需的热量和蛋白质摄入量以及适当的营养途径。 ● 实施改善患者食欲的措施：食物的外观, 舒适的房间, 在饭前提供舒适护理。 ● 与患者及家属共同制订膳食计划。
3. 营养筛查工具评分反映了高营养风险。	将患者转诊至注册营养师。

记录与报告

● 在电子健康档案和纸质病历中记录评估结果。

● 记录对患者和家属健康知识的评估。

● 通知医师异常结果。

● 转诊给注册营养师。

注意事项

健康教育

● 提高对健康饮食的认识, 教会患者及家属特定病例的营养饮食。

● 为患者及家属提供促进健康饮食的资源(如, 饮食指南)(USDA, 2015)(注释 31.5)。

● 介绍基于智能手机应用程序和网站的营养工具, 鼓励患者参与饮食计划。

老年患者

● 营养是衰老的主要决定因素之一。食物不仅对人的生理健康至关重要, 而且对社会、文化和心理生活质量也有作用。基础营养有助于促进健康 (Academy of Nutrition and Dietetics, 2012)。

● 当营养丰富和安全的食物供应不充足或无法以社会认同的方式获取食物时, 就会发生粮食危机。这种情况在收入低于贫困线的老年

注释 31.5　养成健康的饮食习惯

● 选择食物和饮料时, 注意种类, 数量和营养。包括所有 5 个食物类别：水果、蔬菜、谷物、蛋白质食物和乳制品。

● 根据患者的年龄、性别、身高、体重和体力活动水平摄入适量的热量。

● 健康的饮食方式有助于避免超重和肥胖, 并降低患心脏病、糖尿病和癌症等疾病的风险。

● 选择低饱和脂肪、低钠和低糖的饮食。

● 仔细阅读营养成分标签和配料清单, 了解您选择的食品和饮料中饱和脂肪、钠和糖的含量。做出符合指南的食物选择。

● 低钠饮食可以降低患高血压的风险。

● 为创造更健康的饮食习惯做出小小的改变。把每一个改变看作是通向健康之路的"胜利"。从这些小小的改变开始。

● 食物中有一半的蔬菜和水果。

● 选择整只的水果。

● 蔬菜种类多样。

● 全麦占谷类食物的一半。

● 选择低脂或无脂牛奶。

● 蛋白来源丰富。

● 饮食总量得当, 推荐个体化的健康饮食。

● 在社区创造便捷的、可负担的健康食材选择环境。

● 专家、政策制定者、同伴、食品业、家庭和个人可以在生活中帮助其他人选择更健康的饮食。

人中更容易出现，这些人往往租房，受教育程度低，残疾，与孙辈同住，并参与补充营养援助计划（Academy of Nutrition and Dietetics，2012）。

儿科患者

● 儿童的人体测量数据包括测量身高、体重和头围。将这些测量结果与标准增长图进行比较以确定百分位数。最常用的生长图表来自美国国家卫生统计中心（Hockenberry 和 Wilson，2015）。这些图包括年龄的体重指数和体重的百分位数。

居家护理

● 指导患者和家属安全处理、准备和储存食物的策略。

● 评估家庭环境，以确定患者或家属是否可以安全地进餐。

技能 31.2 协助成年患者经口营养

一些患者由于疾病的严重程度而无法完全独立进食，这可能导致骨骼肌无力、疲劳、疼痛或虚弱。例如，失去精细运动技能的患者将难以将食物从盘中送入口中。协助成人进食需要时间和耐心，护士应了解患者的身体局限性和营养需求，了解患者对食物的偏好以及进食方式。可以通过直接喂食来帮助改善患者的营养摄入量，或者指导家属如何安全地进食。喂养期间维护患者的尊严并积极让其参与进食是很重要的。鼓励患者就食物选择和进食时间作出决定，必要时应帮助他们正确使用辅助器具。

住院患者需要遵医嘱接受不同的治疗性的经口营养。食疗可治疗许多疾病和疾病状态（表31.3）。请参阅代理商饮食手册或与注册营养师联系以获取关于治疗饮食的具体信息。有两种方法可以修改常规饮食：定量或定性（Grodner et al.，2012）。定量饮食包括对所提供食物的数量或大小，或特定营养素数量的修改，例如6种营养素或规定热量饮食。定性饮食包括对所提供的食物的稠度、质地或营养成分的修改，例如清流质或全流质。也可在餐中增加口服营养补充剂。在医院，你会收到热量记录表，要求记录患者实际进食的热量与菜单推荐进食量的百分比。

注册营养师收集菜单以计算热量的摄入量并确定营养补充剂或饮食改变的需要。例如，含有膳食或两餐之间的液体补充剂可显著增加蛋白质和热量摄入，但不能代替预定的膳食（Gaddey 和 Holder，2014）。

改变的牙齿形态、不合适的义齿、口腔损伤或感染，以及导致消化不良的疾病都限制了耐受食物的类型和稠度。偏瘫、手臂骨折、四肢瘫痪、虚弱疾病或全身无力限制了自我喂养能力和食欲。静脉注射管或导管、敷料和绷带也限制了自我喂养所需的灵活性。与职业治疗师合作，可以评估患者的自我喂养能力，并为进食辅助设备和用具提供建议。必须在帮助下进食的成人需要同情和理解，将他们视为常人协助其进食并提供具有社交意义的用餐体验。

表 31.3 渐进式和治疗性饮食

饮食	描述
清流质	在室温或体温下，残留物少的液体食物（例如水、苹果或酸果蔓汁、明胶、冰棒），易吸收；通常是在手术后，诊断测试之前和腹泻和呕吐发作后短期使用（24～48小时）
全流质	包括清流质的食物加上质地光滑的乳制品（例如牛奶和冰淇淋），滤过的汤和奶油冻，精制熟食谷物，蔬菜汁和蔬菜泥；对于急性感染的患者或不能咀嚼或耐受固体食物的患者，通常在手术前后使用；提供乳制品之前需证实患者能够耐受乳糖
泥/糊	包括清流质和全清流质的食物，以及不需要咀嚼的易吞咽食物（例如炒鸡蛋、肉泥、蔬菜、水果、土豆泥）。针对头颈部异常或曾接受过口腔外科手术的患者，可以改为低钠、低脂或低热量饮食

饮食	描述
软食	包括所有之前的饮食，加上少量的调味料或细碎的肉类、鱼片、松软干酪、奶酪、米饭、土豆、煎饼、小面包、煮熟的蔬菜、煮熟的或罐装的水果、香蕉和花生酱；避免硬肉、坚果、培根和硬皮的水果；适用于有咀嚼问题或轻度胃肠道问题的患者；用作从液体到常规的过渡饮食
少渣	添加低纤维、容易消化的食物，如意大利面、砂锅菜、湿嫩肉和罐装熟水果和蔬菜；包括容易咀嚼和简单烹饪的食物；不允许吃高脂肪、油腻和油炸食品；有时被称为低纤维饮食
高纤维	添加新鲜未煮过的水果，蒸蔬菜，麸皮，燕麦片和干果；包括足量的难消化的碳水化合物以缓解便秘，增加胃肠动力，增加粪便重量
正常或可耐受饮食	不限制，允许患者根据偏好选择饮食并逐渐向术后饮食过渡
治疗举例	
限液饮食	适用于严重心功能衰竭或肾功能衰竭患者
低钠饮食	低水平的钠：包括 4 g（不加盐），2 g（中等），1 g（严格）或 500 mg（非常严格）的饮食；适用于心力衰竭、肾衰竭、肝硬化或高血压患者
脂肪调节饮食	低总胆固醇和饱和脂肪，低胆固醇摄入量限制在每日不超过 300 mg，脂肪摄入量为 30%～35%；消除或减少高胆固醇血症，吸收障碍疾病和腹泻的脂肪食物
糖尿病饮食	糖尿病患者的必要治疗；向患者提供由美国糖尿病协会推荐的饮食，其允许患者从基本食物组中选择一定量的食物

改编自 Grodner M, et al: Foundations and clinical applications of nutrition: a nursing approach, ed 4, St louis, 2012, Mosby.

授权与合作

授权护理辅助人员协助患者进行经口营养的技能。然而，护士有责任确定患者是否能够接受经口营养，包括吞咽能力和饮食限制。护士指导护理辅助人员完成以下工作：

- 向患者解释针对其具体的吞咽方法。
- 当患者咳嗽、恶心、口腔内食物积存过多或吞咽困难时应停止喂食并向护士报告。
- 患者进食时不要催促。

用物准备

- 听诊器
- 浴巾和毛巾
- 压舌板
- 合适的独立进食用具
- 吸管
- 口腔护理包；选项：口腔炎护理溶液
- 检查手套

步骤	要点说明

护理评估

步骤	要点说明
1. 根据机构政策，使用至少两种方式核对患者身份信息（例如，姓名和生日，或者姓名和病案号）。	确保患者正确。符合联合委员会标准并保证患者安全（TJC，2016）。
2. 核对医嘱，确定饮食和补充剂的类型。	确保患者能够得到适当的饮食。
3. 评估牙齿状况（如有接触唾液的风险，使用检查手套）。确定义齿是否安装不良。如果患者有口腔不适，应根据疼痛评分表评估疼痛程度（0～10级）。	缺牙和义齿不合适可妨碍正常咀嚼，并影响食物的安全吞咽（Kyle，2011）（见技能31.3）。疼痛会降低患者的食欲和咀嚼或吞咽能力。这些因素增加吞咽困难的风险。

步骤	要点说明
4. 让患者说话并吞咽。注意喉部运动。当使用压舌板和笔灯时让患者说"啊"。检查两侧悬雍垂和软腭的对称性。使用舌片引起咽喉反射（见第6章）。	慢性神经系统疾病患者可能会出现颅神经损伤（Remig 和 Weeden, 2012）。患者可能会出现吞咽障碍（颅神经 IX）或者吞咽反射消失，声音嘶哑和鼻腔声音（颅神经 X）。
5. 确定患者能够自主进食的程度。评估身体运动技能(例如抓住器具，握住杯子和移动器具到嘴巴的能力)。评估意识水平或注意摄食，视力和周边视野的能力。	鼓励患者独立进食。充分了解患者身体和认知障碍，明确护士提供什么样的帮助。视觉障碍使得患者很难看到食物和器具（Chang 和 Roberts, 2011）。
6. 评估患者的食欲，最近食物和液体的摄入量，就餐时的文化和宗教偏好以及食物喜好。	确定食物类型和食物大小可能改善口服摄入量。
7. 评估是否存在全身疲劳、疼痛或气短。	症状影响食欲和参与喂养的能力。休息好的患者吃得更好。
8. 询问患者是否感到恶心。评估近期的肠道模式。患者是否通气，听诊肠鸣音。	确定胃肠功能的评估基线。
9. 在喂食前评估是否需要洗手和口腔护理（包括义齿）。	减少进食中断并增进患者的食欲。
10. 回顾患者最近的体重和实验室检查结果（见技能 31.1）。	持续监测患者的营养状况。

护理诊断

● 活动无耐力	● 急性疼痛
● 进食自理缺陷	● 吞咽功能受损
● 有误吸的危险	● 有液体不足的危险
● 营养失调：低于机体需要量	
根据患者的状况或需求，个体化处理其相关因素 / 危险因素。	

护理计划

1. 完成下列步骤后所能达到的预期结果： ● 患者的体重保持不变或趋向期望的水平。 ● 患者的营养相关实验室值趋于正常。 ● 患者表现出独立进食能力或正确打开餐盘物品能力增加。 ● 患者能正确咳嗽，无呼吸困难。 ● 患者就餐完毕。 ● 患者能够描述医嘱饮食。	营养摄入达到每日需要量。 生化指标和营养评估能反映营养状况。 表示力量增加，精神状态改善，健康状况良好。 无效咳嗽和呼吸损害是吞咽困难和误吸的指标。 提示活动期间正常的生命体征和肤色。 教学演示。
2. 完成评估后让患者休息 30 分钟后再进餐。	进行评估时，患者可能会很疲倦。短暂休息可提高患者精力和参与进食的能力。
3. 如果患者存在疼痛，遵医嘱在进餐前 30 分钟前给予镇痛药。	镇痛药在进餐时达到峰值水平，提高患者独立进食能力。
4. 向患者解释进餐过程及配合要点，允许患者提出疑问。	在患者进餐时最大程度减少其焦虑。

步骤	要点说明

护理措施

步骤	要点说明
1. 进餐前的环境准备。 a. 执行手卫生,清洁床旁桌并安置所需用物。 b. 帮助患者取坐位或半坐位等舒适体位。如果患者无法取坐位,将患者转向一边,抬起床头,下颌向下。	减少微生物传播并准备好食物托盘。 直立位有助于吞咽并预防误吸。 压力性损伤、牵引或脊柱手术等情况下不能抬高床头。
2. 患者准备。 a. 帮助有需要的患者完成手卫生。 b. 使用干净手套并提供口腔卫生。如果患者有义齿,请彻底清洗并重新安装。脱下手套并执行手卫生。 c. 患有口腔黏膜炎的患者最好使用溶液冲洗,如生理盐水、盐水 - 碳酸氢钠漱口液、碳酸氢钠溶液、局部麻醉剂或使用黏膜包衣剂(NCI, 2014)。咨询医师以确定最佳疗法。 d. 帮助有需要的患者配戴眼镜或隐形眼镜。	提高患者进餐时的舒适与享受,有助于增加患者营养摄入量。 潮湿、清洁的口腔黏膜和牙齿可改善口感和食欲。 口腔疾病影响患者食欲。 提高患者自主进食的能力,使食物在视觉上更有吸引力。
3. 检查环境是否有干扰。尽可能降低噪声水平。选项:如果患者喜欢音乐,可以选择舒缓的轻音乐。	舒适的环境提高用餐体验。
4. 根据需要选取特殊辅助设备并指导使用。例如: ● 带盖壶嘴和双手柄的杯子更易饮用和抓握且避免溢出。使用有宽底座的杯子,防止翻倒。 ● 有护板(见插图)和防滑底部的盘子适用于手灵活性有限或运动协调差,以及只使用一只手的患者。 ● 带有大把手或附加夹板的刀、叉和勺适用于手部功能受限或抓握能力减弱的患者。	通过提高抓握能力的餐具可便于患者拾取食物,以促进患者自主进食。
5. 评估餐盘的完整性和正确饮食。利用这段时间(以及在实际喂养期)指导患者饮食、饮食基本原则、食物选择和吞咽困难风险。	防止摄入不完整或不正确的饮食。在进餐过程中指导则更有意义。
6. 询问患者期待的进餐顺序。如果患者不能完成,帮助患者摆放餐盘:打开包装,切碎食物,涂上调味料或调味品,放置餐巾。	鼓励患者独立参与和自主控制。小块更容易咀嚼,并最大限度地减少误吸的风险。

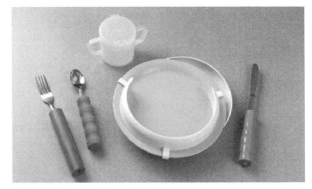

步骤 4 **餐时自适应设备**
从左上方顺时针方向:带盖的双手柄杯,带护板的盘子,带夹板的和带放大手柄的餐具。

步骤	要点说明
7. 观察患者成功吞下第一口的食物和饮料。如果患者能够独立进食。15 ～ 20 分钟后返回或留在一边进行沟通和教学。	目标是尽可能让患者自主进食。
临床决策点：如果患者有误吸风险，患者进餐时护士应在其身边。	
8. 帮助不能独立进食的患者。 a. 取舒适体位 b. 如果患者有视力障碍，就会像识别时钟一样识别盘子上的食物位置（例如，蔬菜在 9 点钟方向，肉类在 3 点钟方向）（见插图）。 c. 询问患者以何种顺序进食，并将食物切成一口大小小块。 d. 按需提供液体，不建议患者在餐前喝光所有液体。 e. 掌握进食速度以避免患者疲劳。进餐时互动，鼓励患者进行自我喂养的尝试。 f. 以膳食为契机与患者沟通，并指导患者营养和出院计划。 g. 以便于咀嚼和吞咽的方式给患者喂食。患者下颌面向下，将食物放在咀嚼力较强的一侧。	舒适可以防止护士催促患者吃饭。 帮助患者安放食物；告知食物在餐盘放置位置的准确信息，有利于患者自主进食。 给患者更多的独立性和控制力。小口进食减少误吸的风险（见技能 31.3）。 促进吞咽。防止患者口腔充满液体。 社交互动可能会增进食欲。 延长教学时间。 下颌骨向下的姿势进食有助于降低误吸风险（见技能 32.3）。
9. 对有特殊需求的患者使用适当的喂养技巧： a. 老年患者：一次进食少量食物，观察咬合、咀嚼、控制舌头形成食物团块的能力、吞咽和咬合之间的疲劳。确保患者吞下了食物。提供丰富的食物和足够的休息时间。 b. 神经功能受损患者：一次喂少量食物，观察咀嚼、控制舌头形成食物团块并吞咽的能力。让患者张口，检查口颊内部是否有食物。两次进食之间给予少量液体。 c. 癌症患者：在餐前和进餐时检查患者对食物是否厌恶。监测疲劳情况。	老年患者唾液分泌减少会影响吞咽。误吸是由咽反射减少或消失引起的。 一些舌肌力量和控制力受损的患者无法将食物移动至口腔后面进行吞咽。检查口颊内的食物可防止误吸（Remig 和 Weeden，2012）。 强烈的味觉和嗅觉异常感是化疗的副作用。癌症患者可能容易疲劳。

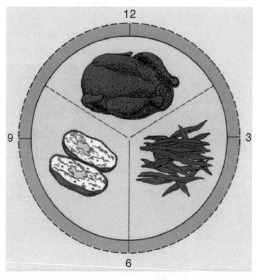

步骤 8b　为视障患者准备食物时按时钟方向放置

步骤	要点说明
临床决策点：如果怀疑患者误吸，应立即停止进食并充分吸引气道（见技能31.3）。	
10. 用餐后帮助患者保持手卫生并进行口腔护理（根据需要使用手套）。	促进舒适。
11. 帮助患者保持休息姿势，饭后将床头升高至少45°并保持30～60分钟。	降低反流误吸的风险。
12. 将患者的餐盘放回适当的地方，脱下并丢弃手套，执行手卫生。	减少微生物传播。

护理评价

1. 每日或每周测量体重。	确定持续的营养状态。
2. 按要求监测实验室指标。	生化指标（如白蛋白和前白蛋白）有助于识别营养状态的变化。
3. 记录出入量（第6章）并完成摄入热量的测量（如：观察进食，热量计算）。	
4. 观察患者自主进食的能力，包括喂养某些食物，部分或全部膳食的能力。	有助于确定患者在喂养过程中需要什么样的帮助。
5. 观察患者在进食过程中是否有呛咳，咳嗽，呕吐或食物留在口中。	表示吞咽困难和误吸的可能。
6. **使用反馈式教学**："我们讨论了你可以帮助喂养你丈夫的方式，使他更容易吞咽。告诉我两种帮助喂养他的方法，以及为什么这样做很重要。"如果患者或居家照护者不能正确反馈，立即调整或重新制订指导计划，以保证其正确掌握。	确定患者和居家照护者对指导内容的理解水平。

非预期结果	相关措施
1. 患者不能完整进食或拒绝进食。	● 明确患者是否因为宗教限制或文化因素有其他饮食偏好。 ● 询问患者影响进食的因素。 ● 确认患者在其他时间进食的能力或欲望会更强。 ● 确定患者是否疼痛或恶心以及便秘。给予实施适当的干预措施（例如，给予止痛、止吐或泻药；提供患者耐受温度的食物或液体；少食多餐）。 ● 增加口腔护理频次。 ● 如果患者经常无法进食，请与卫生保健提供者和注册营养师合作。
2. 患者进食过程中窒息。	● 立即停止喂食；使患者头偏向一侧，下颌放低；充分吸引口腔及气道内的食物与分泌物。 ● 如果窒息反复发生，请联系医护人员。建议适当转诊（如语言障碍治疗师，注册营养师）（见技能31.3）。

记录与报告

● 在电子健康档案或纸质病历中记录患者的饮食类型，需要的喂养量，饮食耐受度，食用量或比例（例如早餐食物消耗量的 25%）和热量计数。

● 如果评估出入量，以适当的形式记录液体摄入量（见第 6 章）。

● 如果患者正在接受口服营养补充剂，应记录服用量和患者的耐受性（喜欢或不喜欢，在膳食中添加或取消补充剂）。

● 报告任何吞咽困难、食物不喜欢、拒绝食用的情况。

● 记录对居家照护者学习情况的评价。

注意事项

健康教育

同技能 31.1 的健康教育。

儿科患者

● 在最初 6 个月内，母乳是婴儿最理想的完整饮食。母乳喂养或瓶装喂养的婴儿在生命的前 4 个月内不需要额外的液体，尤其是水或果汁。过量摄入水会导致水中毒，导致低钠血症影响生长发育。

● 通常婴儿在 6 个月大时才食用固体食物。铁强化的婴儿谷物通常是首先提供的固体食物。每 5 ~ 7 日一次，引入固体食物的常见顺序就是一种新食物，果汁，其次是蔬菜，最后是肉类（Hockenberry 和 Wilson，2015）。

● 请勿将固体食物混入瓶中，并通过有较大孔径的奶嘴喂食（Hockenberry 和 Wilson，2015）。

老年患者

● 一些老年患者由于味觉和嗅觉丧失以及味蕾数量减少而引起食欲下降（Chang 和 Roberts，2011）。

● 营养素和药物之间的相互作用影响食物的味道或代谢、吸收、消化和药物排泄。

居家护理

● 评估患者和家庭护理人员的经济状况，以确定他们是否能够为患者购买营养完整的食物。

● 帮助患者和家庭护理人员确定在家中感觉到愉悦和享受的进餐方式。

技能 31.3 预防误吸

误吸是口咽分泌物或胃内容物逆流进入喉和下呼吸道（Metheny，2012）。它通常在口腔咽部分泌物进入气管时发生，或者可能是由于胃内容物回流进入喉部，然后沿着气管下降的结果。有误吸风险的患者包括吞咽困难的患者。为了安全地将食物和液体通过口腔、咽喉和食管输送到胃部，必须有效和安全地吞咽。它需要颅神经和舌头、咽、喉和下颌肌肉的复杂和良好的协调。吞咽过程中的任何改变或延迟则会导致吞咽困难。

一些增加吞咽困难风险的病症包括疾病的严重程度（例如败血症、急性脑卒中、头颈部癌症、头部创伤，痴呆和帕金森病）以及危害吞咽反射的医疗干预（Kaspar 和 Ekberg，2012）。医疗干预包括镇静、机械通气、经鼻气管吸引和平躺。结构性障碍和药物副作用也会导致吞咽困难（Sura et al.，2012）（注释 31.6）。吞咽困难的症状因吞咽改变而异。如果患者经常流口水，在进食过程中口腔内食物丢失，含食（在面颊内积留食物）以及将食物吐出，护士应该怀疑是否会出现食欲不振。此外，患者在吞咽时可能会出现呛咳或咳嗽、气过水声或潮湿（例如声音嘶哑），并且在多次尝试吞咽后，感觉食物卡在喉咙中（Kyle，2011；Mayo Clinic，2014）。

如果患者无力协调复杂连续的吞咽动作，导致食物留在嘴里，可能导致误吸（Steele 和 Cichero，2014），从而导致口腔和咽部的胃内容物和分泌物以及致病菌进入气管和肺部（Eisenstadt，2010）。吸入性肺炎可能是吞咽困难的致命并发症，特别是在老年患者中。但是，吸入性肺炎只有在吸入物质对肺有致病性且患者抵抗力受到损害的情况下才会发生（Ebihara et al.，2016；Walker et al.，2009）。呼吸急促（＞ 26 次 / 分）是误吸的早期症状（Eisenstadt，2010）。其他症状包括咳嗽、呼吸困难（呼吸困难）、呼吸音减少、呼吸音异常（如喘息、湿啰音和干啰音）（见第 6 章）。

和液体长期摄入肺部，并使患者成为发生肺炎的高危人群（Garon et al.，2009）。与隐性误吸相关的细微症状，包括缺乏言语、抑郁、流涎、以及没有咽反射，这些症状易被忽略。

吞咽困难的评估

作为一名护士，需要与患者密切合作，确定吞咽困难并将其转诊给适当的医疗保健专业人员。当您的评估显示患者存在吞咽困难和误吸风险时，转诊进行更全面的检查是必要的（注释 31.7）。预防误吸的一个最重要的措施是嘱患者禁食，直到由认证的语言障碍治疗师进行吞咽困难评估；才可以恢复安全饮食。早期筛查和干预对预防误吸和肺炎至关重要。进行最初的营养筛查（见技能 31.1）以确定误吸和安全经口进食的可能性。当检测到危险因素时，请咨询语言障碍治疗师进行吞咽困难筛查。吞咽困难筛查是一种微创技术，最初记录吞咽困难存在的可能性，需要进一步吞咽评估以及患者

注释 31.6　吞咽困难的原因

神经源性
- 脑卒中
- 脑瘫
- 吉兰 - 巴雷综合征
- 多发性硬化
- 肌萎缩侧索硬化
- 糖尿病视网膜病变
- 帕金森病

梗阻性
- 良性消化道狭窄
- 下食管环
- 念珠菌病
- 头颈部肿瘤
- 炎性肿块
- 创伤 / 外科手术
- 前纵隔肿块
- 颈椎病

肌源性
- 重症肌无力
- 老年
- 肌肉萎缩症
- 多发性肌炎

其他
- 胃肠道切除或食管切除
- 风湿免疫疾病
- 结缔组织病
- 迷走神经切断术

隐性误吸是指食物或液体进入气管和肺，不会产生咳嗽或与误吸相符的其他症状（Garon et al.，2009）。随着吞咽困难患者的年龄增长，他们呛咳反射减弱，这进一步增加了无症状误吸的风险。这种情况通常是由咽喉和口腔的感觉损害和肌肉无力造成的，导致缺乏保护性咳嗽反射（Ebihara et al.，2016；Garon et al.，2009）。缺乏咳嗽等外在症状降低了患者、家属和医护人员对误吸的意识。这可能导致食物

注释 31.7　吞咽困难诊断标准

转诊前：

如果下面有任何一个问题的回答为"是"，则无需转诊。
- 患者是否昏迷或昏睡？
- 患者直立位坐起是否可以维持合适的时间？

此外，在进行转诊之前还要考虑接下来的两个问题：
- 患者是否濒临死亡？
- 患者是否有需要手术干预的食管问题？

当观察患者或给予口腔护理时，寻找以下内容：
- 张口（闭唇）
- 对液体或固体流涎
- 面部或舌头无力
- 移动或吞咽口腔中的分泌物困难
- 发音含糊不清
- 声音嘶哑
- 无法维持头部姿势
- 非自主咳嗽能力减弱
- 咳嗽延迟（吞咽后 2 分钟）
- 虚弱、意识模糊、痴呆
- 没有自发的吞咽运动

如果存在以上任何一种情况，患者可能有吞咽问题，需要转诊给语言障碍治疗师。

进食的安全性。由语言障碍治疗师进行的口腔功能评估包括对液体和食物接受度、食团形成、口唇密闭、咀嚼、牙齿、唾液、口腔容量、舌头活动性、下颌运动、推动食团沿腭弓下行的能力（Tanner，2014）。如果语言障碍治疗师发现严重异常，吞咽困难诊断的金标准是使用造影检查。

吞咽困难的管理

吞咽困难的管理包括通过改变食物和液体的一致性进行饮食调整，并且在使用语言障碍治疗师推荐的方法时最为有效（Tanner，2014）。语言障碍治疗师和注册营养师是吞咽困难管理的核心。语言障碍治疗师专注于治疗疾病，并向医师提出治疗建议，其中可能包括对食物和液体进行纹理修改。注册营养师确保建议与患者的营养和热量需求保持平衡。适当的食物选择和液体的一致性是个体化的，它应基于吞咽处于的哪个阶段功能失调（Sura et al.，2012）。

2002年10月，美国饮食协会出版了国家吞咽困难饮食特别工作组（NDDTF）制定的国家吞咽困难饮食标准。饮食标准为食物和性状的修改提供了指导方针和标准术语。饮食包括四种层次：流质吞咽困难，物理性质改变，饮食不良进展期，习惯性吞咽困难（表31.4）。还有四种液位：薄液体（低黏度），如水、咖啡、茶；花蜜状液体（中等黏度）；蜜状液体（蜂蜜的黏度）和勺状液体（布丁黏度）（Academy of Nutrition and Dietetics，2012；NDDTF，2002）。

通常用增加黏稠度的液体来预防吸入性肺炎（Frey 和 Ramsberger，2011）。增稠剂改变味道和质地。经常有人抱怨它们的口味和厚度，这降低了依从性（Frey 和 Ramsberger，2011）。重要的是要记住，所需的液体稠度取决于患者的吞咽能力不足的程度。在改变液体稠度时，务必阅读标签说明，使准备的食物稠度正确。

吞咽不良的后果

吞咽困难的生理后果包括食欲下降、体重减轻、脱水、营养不良、肺炎和卒中后肺炎（Sura et al.，2012）。膳食摄入量可能会受到很长一段时间的影响；营养不良的发生继发于蛋白质、热量和微量营养素摄入不足（Meiner，2015）。吞咽困难可能会影响患者的生活质量。患者因为不能经口摄入营养，不得不改变了正常营养摄入量。情绪影响表现为自我形象紊乱、尴尬、孤独和抑郁。另外，患者可能会觉得他对家庭护理人员是一种负担。

授权与合作

在给患者喂食时，预防误吸的技能可委托护理辅助人员。然而，护士应负责持续评估患者的误吸风险，确定体位和特殊喂养技术。护士指导护理辅助人员完成以下工作：

表31.4 国际吞咽困难食物分级

分级	描述	举例
NDD1：流质吞咽困难	匀浆膳，蓉样，黏性，布丁样	将热的谷物煮成"布丁"，土豆泥，浓肉和蔬菜，浓浆，面条，米饭，酸奶
NDD2：物理性质改变	湿润，质软，容易形成食团	煮熟的谷物，用牛奶泡软的干谷物，罐装水果（除了菠萝），湿润的碎肉，煮熟的面条酱/肉汁，煮熟的蔬菜丁
NDD3：饮食不定进展期	常规食物（坚硬、黏稠易碎除外）	湿面包（如黄油、果冻），泡软的谷物，去皮的软水果（桃子，李子，猕猴桃），软的、薄肉片，烤土豆（去皮），质软、煮熟的蔬菜
习惯性吞咽困难	所有食物	不受限

改编自 National Dysphagia Diet task Force (NDDtF): National dysphagia diet: standardization for optimal care, Chicago, 2002, American Dietetic Association.

- 保持患者身体直立（45°～90°）或在进食期间和进食后禁止诊疗行为。
- 在给需要帮助的患者喂食时预防误吸，并解释为特定患者有效喂养技术。
- 如果患者出现咳嗽、呕吐、含食等情况立即汇报给护士。

用物准备

- 让患者坐直的椅子或床

- 由语言障碍治疗师指定的增稠剂（大米、谷物、酸奶、明胶、商业增稠剂）
- 压舌板
- 小手电筒
- 口腔护理包（见第18章）
- 负压吸引装置（见第25章）
- 清洁手套
- 备选：脉搏氧饱和度仪

步骤	要点说明

护理评估

步骤	要点说明
1. 回顾病例中的营养筛查结果（见技能31.1）。	暴露风险模式（例如，有吞咽困难的患者经常改变他们的饮食模式或选择不提供足够营养的食物）。
2. 根据机构政策，使用至少两种方式核对患者身份信息（例如，姓名和生日，或者姓名和病案号）。	确保患者正确。符合联合委员会标准并保证患者安全（TJC，2016）。
3. 询问患者或家庭护理人员，患者是否存在咀嚼或吞咽困难。	患者可能比其他人更容易发生某些食物的误吸。
4. 评估吞咽困难及误吸的风险（见表31.6）。同时评估吞咽困难的症状和体征（例如流涎、声音嘶哑、食物潴留）。如果可以的话，使用吞咽困难筛查工具。	神经或神经肌肉疾病的患者以及口腔或咽喉的创伤或手术的患者是高危人群。
5. 评估精神状态，包括警觉性，方向，以及遵循简单命令的能力（例如：张口、伸舌）。	定向障碍和无法遵循命令会导致吞咽困难的风险更高。
6. 评估患者的口腔，口腔卫生水平，牙齿缺失，或不合适的义齿（如有需要，请使用清洁手套）。	口腔卫生不良可能导致龋齿、牙菌斑和牙周病，并导致口腔内细菌滋生，可吸入口腔内的细菌（Eisenstadt，2010）。
7. 观察患者上一次进食时是否有吞咽困难的迹象，例如，咳嗽、呼吸困难或流涎等症状。观察患者尝试自主进食的能力；注意食物的一致性和可吞咽的液体类型。在用餐期间和用餐结束时，观察患者是否疲惫。	检测异常的饮食模式，例如频繁的清嗓子或进食时间延长。咀嚼和坐着进食会导致疲劳（Meiner，2015）。
8. 备选：获得基线评估氧饱和度。	关于血氧饱和度检测是否能反映误吸，研究上存在差异。
9. 在患者的电子病历、纸质病历或床头卡上注明有吞咽困难/误吸危险。备选：一些机构使用不同颜色的餐盘来表示患者有吸入的危险。	注明患者有吞咽障碍可以减少患者在没有监督的情况下接受不当饮食的风险。

护理诊断

• 吞咽障碍	• 有误吸的危险
根据患者的状况或需求，个体化处理其相关因素/危险因素。	

947

步骤	要点说明

护理计划

1. 完成下列步骤后所能达到的预期结果： ● 患者没有表现出误吸症状或体征。 ● 患者保持稳定的体重。	预防误吸的措施是有效的。 患者能够保持足够的经口营养。
2. 给患者 30 分钟的休息时间。	疲劳会增加误吸的风险。
3. 向患者解释你为什么在他吃东西的时候观察他。	与误吸有关的症状或体征表明需要进一步的吞咽评估，如荧光检查。
4. 向患者和居家照护者解释你将要做什么及为什么这么做。	增加患者的合作，并为居家照护者提供帮助。

护理措施

1. 操作前执行手卫生（如果患者及家属可以配合进食，也需执行手卫生）。	防止微生物传播。教会患者和家属预防感染的做法。
2. 使用干净的手套。在饭前提供彻底的口腔卫生，包括刷牙。	吸入性肺炎的风险与口腔卫生不良有关（Eisenstadt，2010）。
3. 用餐时将患者直立（90°）在椅子上，或将患者的床头升高到 45°～90° 或最高位置。	体位有利于安全吞咽和促进食管蠕动（Metheny 和 Franz，2013；Grodner et al.，2012；Ney et al.，2009）。如果患者不能抬头，可选择侧卧位。
4. 备选：在进食期间将脉搏血氧计应用于患者的手指。	脉搏血氧测定法可能是大多数脑卒中患者发生误吸的理想诊断方法（Lancaster，2015）。
5. 使用电筒和压舌板，轻轻地检查嘴部的食物。	当患者难以将食物从嘴里转移到咽部时，可能导致误吸（Remig 和 Weeden，2012）。患者通常没有意识到食物残留（Chang 和 Roberts，2011）。
6. 将增稠剂添加至稀释的液体中，以达到语言障碍治疗师每次评估的要求。鼓励患者自我进食。	稀薄的液体在口腔和咽部难以控制，更容易误吸（Garcia et al.，2010）。
7. 让患者保持下巴收拢姿势。提醒患者在吃饭或喝水时不要向后倾斜头部。	下颌放低是常见的减少误吸的做法（Eisenstadt，2010）。然而，一项针对 47 名患者的研究发现，只有 55% 的人避免了误吸的发生（Terre 和 Mearin，2012）。颈部的过度伸展使食物更容易进入气道。
8. 如果患者不能自主进食，将 1/2 勺或 1 勺食物置于未受影响的一侧，让餐具接触口腔或舌头。	小口咀嚼有助于患者吞咽（Grodner et al.，2012），避免把食物放在咀嚼能力较弱的一边。
9. 进行口头指导：提醒患者咀嚼和思考吞咽问题。"张口，感受你口中的食物，咀嚼和品尝食物，抬高舌头，顶住上腭，准备吞咽，闭上嘴唇然后吞咽。再次吞咽，咳嗽来清理你的呼吸道。"	语言的暗示使患者的注意力集中在正常的吞咽上（Metheny，2012）。积极地强化增强了患者对吞咽能力的信心。两次或重复吞咽需要患者进行额外的吞咽，以帮助清除食物残留，避免误入气道（Garcia 和 Chambers，2010）。
10. 避免将不同质地的食物混合在一起。固体与液体食物交替进食。如果患者在食物混合上有困难，请参考注册营养师的建议准备下一餐。	逐渐增加的类型和质地，加上持续的监测，以确保患者能够安全食用。单一材质比多种材质更容易吞咽。固体及液体食物交替进食，有助于清除口腔中的食物残渣（Ney et al.，2009）。

步骤	要点说明
11. 监测吞咽情况并观察是否呼吸困难。观察是否有清嗓子、咳嗽、窒息、咽反射和食物外溢；根据需要吸引气道（见第 25 章）。	这些迹象表明呼吸困难和误吸的风险（National Stroke Association，n.d.；DeFabrizio 和 Rajappa，2010）。
12. 尽量减少干扰，不要说话，不要催促患者。给患者留出足够的时间来咀嚼和吞咽。在用餐期间提供休息时间。	在吃饭的时候，环境干扰和谈话增加了误吸的风险（Chang 和 Roberts，2011）。避免疲劳会降低误吸风险。
13. 使用酱汁、调料和肉汁来促进食团的形成。	有黏性的食物丸有助于防止小的食物颗粒进入气道（Ney et al.，2009）。
14. 要求患者在饭后至少保持 30 ～ 60 分钟的坐姿。	进食后保持直立，可以使残留在咽内的食物颗粒得以清除，从而减少吸入气道的机会（Frey 和 Ramsberger，2011）。
15. 饭后彻底清洁口腔（见第 18 章）。	口腔卫生可以减少细菌的菌斑和分泌物，这些细菌会引起肺炎，尤其是在免疫力下降的患者身上（Eisenstadt，2010；Frey 和 Ramsberger，2011）。
16. 脱下手套执行手卫生，并将患者的托盘放回适当的位置。	减少微生物传播。

护理评价

1. 在整个用餐过程中，观察患者吞咽食物和各种质地和厚度液体而不窒息的能力。	表明患者是否容易发生误吸（DeFabrizio 和 Rajappa，2010）。吞咽能力可有改善或继续恶化（Nazarko，2009）。
2. 在进食过程中对高危患者进行脉搏血氧测定。	氧饱和水平的恶化提示误吸。
3. 监控患者的出入量、热量和食物摄取情况。	有助于发现因吞咽困难引起的营养不良和脱水。
4. 每日或每周给患者称重。	确定体重是否稳定并反映营养状况。
5. 饭后观察患者的口腔。	在餐后确定食物潴留的存在与否。
6. **使用反馈式教学**："我们讨论了为什么你的丈夫有可能将食物吸入气道。告诉我你观察到的哪些征象说明他已经存在吞咽障碍？如果在就餐期间发生这些现象，你会怎么做？"如果患者或居家照护者不能正确反馈，立即调整或重新制订指导计划以保证其正确掌握。	确定居家照护者对健康教育主题的理解程度。
非预期结果	相关措施
1. 患者咳嗽，呕吐，主诉食物"卡在喉咙里"。	● 立即停止进食，并禁食。 ● 必要时行吸引并通知医师。 ● 请语言障碍治疗师会诊进行吞咽练习技术来改善吞咽功能。
2. 患者在接下来的几日或几周内体重减轻。	● 与医师和营养师讨论，确定是否需要增加进食频率或质量。 ● 可能需要营养补充品。

记录与报告

• 在电子健康档案或纸质病历中记录评估结果，患者对液体和食物质地的耐受性，需要协助的程度、吃饭时的体位、进食过程中出现的任何呼吸困难的症状，以及进食总量。

• 向医师报告任何咳嗽、呕吐、窒息或其他吞咽困难的情况。

• 与其他卫生保健人员沟通，患者在交接过程中有吞咽困难。

• 记录对家属健康教育效果的评估。

注意事项

儿科患者

• 小儿麻痹症患儿的长远影响包括：体重增长速度慢、营养不良（发育不良）、吸入性肺炎及肺部状况不佳、厌食、拒绝经口进食、脱水，以及持续需要肠内、肠外营养（ASHA，2016）。

• 喂养和吞咽干预措施旨在为患儿安全地提供足够的营养和水，确定最优喂食方法／技术。最大限度地提高吞咽安全和喂养效率，与居家照护者合作，考虑患儿的饮食偏好，尽可能在最正常的环境和方式下获得与年龄相符的饮食技能，最大限度地减少肺部并发症，提高生活质量（ASHA，2016）。

老年患者

• 患有阿尔茨海默症的患者面临着喂养和进食困难、食物和液体摄入不足的高风险。根据认知障碍的严重程度，他们可能会忘记吃东西，忘记他们吃过的东西，不认识食物，或者吃那些不是食物的东西。

• 在住院之前，饮食困难可能已经存在，但在医院里，他们很可能会恶化，因为阿尔茨海默症患者的意识往往会在一个陌生的地方变得更加模糊。用餐时间及饮食习惯的改变会加剧这一问题。

• 患有阿尔茨海默症的患者可能无法告诉别人他们饿了，或者他们需要帮助进食，或者

需要更多的时间来咀嚼和吞咽。

• 尽量减少使用镇静剂和安眠药，因为这些药物可能会损害咳嗽的反射和吞咽（Metheny，2012）。

居家护理

• 教育患者和居家照护者关于误吸的预防措施，特别是对患者最有效的技术以预防肺炎（Tanner，2014）。

• 提醒居家照护者，患有肺炎的老年人对症状的主诉明显少于年轻人；因此吸入性肺炎在这一组中诊断不足。谵妄可能是老年人肺炎的唯一表现。

• 家庭护理中的吞咽困难可以通过多学科的方法实现最优管理，包括患者、居家照护者、卫生保健提供者、护理职业治疗师和语言障碍治疗师（Tanner，2014）。

▶临床案例分析

一名73岁的患有阿尔茨海默症的患者因正在接受药物治疗导致口干。营养筛查的结果表明吞咽困难。症状包括饭后频繁咳嗽。患者的呼吸频率为18次／分，心率为90次／分。语言障碍治疗师推荐软食，液体增稠至中等黏度。他目前体重63 kg，身高183 cm。他的女儿经常去照顾其生活。尽管他可以自主进食，但她经常在忙碌的时候给他喂饭。她经常给他喝咖啡和吃最喜爱的燕麦饼干。女儿鼓励他向后仰头，以确保他将杯子里所有的液体喝完。

1. 确定患者的体重指数并评估他的营养状况。

2. 确定你应该教他们女儿哪3种方法来帮助他吞咽并减少他的误吸风险，说明你的理由。

3. 患者在一个护理辅助人员正在给他喂食的用餐区。护理辅助人员给患者一些软烂的肉片和煮熟的水果。护士走到患者的桌子旁，注意到患者咳嗽，开始呕吐。护士指示护理辅助人员停止喂食。患者的呼吸频率为30次／分，呼吸费力。根据这种情况写一个SBAR交班。

▶复习题

1. 护士可将以下哪些护理委托给护理辅助人员？（选择所有符合条件的选项）

A. 营养筛选

B. 预防措施

C. 给患者喂食

D. 解读脉搏血氧饱和度读数

E. 测量患者的体重

2. 由于疼痛和恶心，患者每顿饭的食量不能超过25%。下列哪种干预措施对护士最重要？（选择所有符合条件的选项）

A. 鼓励患者一日少量多餐

B. 询问患者哪种食物和饮料最不易引起恶心

C. 记录患者在过去2日里吃过的食物

D. 在餐前30分钟提供止痛药

3. 一名护士正在检查一名刚住进医院急诊病房的患者。列出可能表明存在营养问题的皮肤表现：

a.

b.

c.

第 32 章

肠 内 营 养

▶ 技能和步骤

技能 32.1   插入和拔除小口径鼻胃管或鼻肠管

技能 32.2   检查鼻饲管的位置

技能 32.3   冲洗鼻饲管

技能 32.4   肠内营养的管理：螺旋型鼻咽营养管、胃造瘘管或空肠造瘘管

操作指南 32.1   胃造瘘管或空肠造瘘管的护理

▶ 学习目标

学习本章节后，护士能够具备如下能力：

• 评估需要置入肠内营养管的患者。

• 评估需要接受肠内营养的患者。

• 正确置入小口径鼻饲管。

• 讨论放置鼻胃管或鼻饲管的基本方法。

• 讨论鼻饲管置入和保留过程中发生肺部并发症风险的原因。

• 正确示范冲洗鼻饲管的技术。

• 示范 3 种合适的肠内给药的方法。

• 评价患者对肠内营养的耐受性。

▶ 目的

肠内营养是指通过已插入胃肠道的导管提供营养配方。鼻胃（nasogastric，NG）喂养是通过一个经鼻到胃的鼻饲管提供。鼻肠（nasointestinal，NI）喂养是通过一个经鼻至小肠的鼻饲管提供。如果患者鼻子、颅骨损伤 / 手术或面部手术，有时会经口插入导管。管饲喂养的适应证包括足够的消化和吸收能力，但不能摄取、咀嚼、安全吞咽食物或摄入足够数量食物的患者。

▶ 护理标准

• Bankhead R, et al., ASPEN，肠内营养实践指南，2009——肠内营养的插入和维护，肠道喂养指南

• 安全用药实践研究所，2015——ENFit 肠内装置

• 联合委员会，2016——患者识别

▶ 实践准则

• 肠内鼻饲管的选择和放置方法取决于预期的喂养时间和其他与患者相关的因素，如胃排空、胃肠解剖学和胃反流风险。

• 鼻饲管与鼻窦炎、中耳炎、声带麻痹以及鼻腔和鼻窦的压力损伤有关。

• 管饲营养液回流到口咽，会导致吸入肺部。

• 安全用药实践研究所强烈建议，给有鼻饲管的患者准备液体药物，并由药房按确切剂量配药（ISMP，2015）。

• 建议进行 X 线检查，以确定任何盲插的肠内管的正确位置，然后才能用于喂养或给药

（Bourgault et al.，2015；lemyze，2010）。

- 在放射检查确认正确位置时，对肠内管的出口部位进行标记和记录，这有助于随后监测该管在使用喂养过程中的位置（McCarthy 和 Martindale，2015）。

▶ 以患者为中心的护理

- 鼻饲管的插入和使用常常会引起患者和家庭照护者情绪和心理上的担忧。插管及管饲喂养开始时，患者和家庭照顾者需要安慰和鼓励。

- 护理干预，如口鼻腔及置管部位的护理，可提高患者在管饲期间的舒适度，并可以减少并发症。

- 虽然管饲喂养提供了维持生命的治疗，但永远不能取代分享膳食所带来的社会性和象征性的好处。社会、宗教和文化活动都涉及食物，而需要长期管饲的患者可能会对他们参与生活活动的能力感到失落。

- 跨职业团队的方法可以帮助患者和家庭照护者使用营养策略来保持或提高生活质量。语言障碍治疗师的参与可以评估患者安全吞咽的能力。

- 鼓励需要长期管饲的患者使用他们可用的资源，例如 Oley 基金会，这可以为他们提供教育、外联和网络服务。

- 有生前遗嘱或其他高级指令的患者可能会拒绝通过管饲进行人工喂养。依据患者的治疗目标，应从文化、精神和心理层面考虑这个问题。

▶ 循证护理实践

循证指南确保了用于放置肠内营养管、启动和维持肠内营养、降低鼻饲管并发症风险的正确技术。

- 在首次喂食或喂药之前，任何盲插的鼻饲管均需放射线检查证实导管位置的正确性（Bankhead et al.，2009；Bourgault et al.，2015）。盲插鼻饲管最常见的并发症是误入食管或肺部系统（Bourgault et al.，2015）。

- 将鼻饲管置于小肠内以减少胃内容物肺部误吸的发生率。研究没有一致证明这种益处，但监测误吸的新技术提供了一些证据，证明幽门后喂养确实可以减少肺部误吸的发生率（Metheny et al.，2011）。

- 胃液 pH 值测试可用于区分胃管和肠管的位置。这种方法在连续喂养过程中效果不佳，因为肠内营养液可稀释胃液 pH 值（Gilbertson et al.，2011）。

- 呼气末二氧化碳监测仪已用于评估小口径鼻饲管的位置，测量呼出气体中的二氧化碳，直接显示二氧化碳从肺部的排出，通过此方法来识别放置在气道中的管道。然而，二氧化碳监测不能证实管道在胃肠道中的正确位置，因此最终置管应该是通过 X 线证实（Krenitsky，2011；Wallace 和 Gardner，2015）。

- 在肠内营养期间保持和监测鼻饲管的位置并保持床头抬高至少 30°（最好 45°），可有效减少误吸和继发性肺炎（Metheny 和 Frantz，2013）。

- 管饲期间常规测量胃残留量（gastric residual volume，GRV），以识别胃内容物反流和肺部误吸的风险。这项技术涉及在管饲期间定期记录和测量胃内容物。GRV 超过指定水平时停止鼻饲；然而，研究未能证明 GRV 与肺部误吸、反流或肺炎风险之间存在一致性（McCarthy 和 Martin-dale，2015）。对于停止管饲的 GRV 范围，建议为 250～500 mL，但在没有其他不耐受的情况下，GRV 小于 500 mL 不应停止管饲（Delegge，2011；McCarthy 和 Martindale，2015）。

▶ 安全指南

- 注意增加患者鼻饲管插管并发症的危险因素：意识水平的改变，凝血异常，呕吐或咳嗽反射减弱。
- 了解管饲的目的和鼻饲管尖端的预定位置。
- 采取预防措施，以预防肠内营养液微生物污染。
- 注意安全措施，以防止胃内容物的误吸

和患者管道的意外移位。

- 咨询药剂师，了解患者的药物及其给药途径，以确定通过管饲给药是否合适。

- 使用 ENFit 连接器连接所有肠内营养套件、注射器和鼻饲管以提高患者安全性。ENFit连接器与鲁尔锁连接器或任何其他小口径医用连接器不兼容，因此可防止错误途径导致肠内营养或药物的误用（ISMP，2015；Kozeniecki和 Fritzshall，2015）。

- 医疗器械相关的压力性损伤是由于器械持续压迫而造成的对皮肤或底层组织的局部损伤。选择适应个人的正确尺寸的医疗器械，在高风险区域（例如鼻梁）垫敷料保护皮肤，并且每日移除或更换位置以评估皮肤（NPUAP，2013）。

技能 32.1 插入和拔除小口径鼻胃管或鼻肠管

在本章中，鼻饲管（8 ～ 12 Fr，1Fr ≈ 0.33 mm）被称为鼻胃管，但一些更粗更硬的鼻胃管用于胃肠减压而不是管饲（见第 35 章）。鼻肠管，如鼻空肠管（nasojejunal，NJ）也用于肠内营养，它经鼻子进入小肠的空肠。鼻饲管柔软而有韧性，许多导管使用可移除的导丝或管芯增加插管期间的硬度。虽然这些导丝方便放置导管，但它们也增加了插入期间肺或食管损伤的风险。护士还可以通过口腔放置鼻饲管（口腔胃管），特别是在患者进行气管插管或合并鼻腔置管的禁忌时，例如颅底骨折或面部创伤。

放置鼻饲管需要医嘱。鼻胃或鼻肠置管的所有患者都需要评估其凝血状态。抗凝和出血性疾病会在鼻管置入时出现鼻出血的风险；在插管之前，医师可能会要求血小板输注或其他纠正措施。

授权与合作

不能委托护理辅助人员进行鼻饲管置入。但是在插管期间，护理辅助人员可帮助患者定位和给予舒适措施。

用物准备

插入

- 小口径鼻胃管、带或不带导丝的鼻饲管（尽量选择小口径鼻饲管以提高患者舒适度）（见图 32.1）
- 60 mL ENFit 注射器
- 听诊器、脉搏血氧仪、二氧化碳监测仪（选择）
- 低致敏胶带、TSM 敷贴或管状固定装置
- 安息香酊或其他皮肤保护剂制成的酊剂
- pH 指示条（标度 1.0 ～ 11.0）
- 一杯水、吸管或冰片（可吞咽的患者）
- 水溶性润滑剂
- 供呕吐的盆
- 毛巾或一次性垫子
- 面部纸巾
- 清洁手套
- 吸引器
- 手电筒检查鼻咽部的位置
- 压舌板
- 口腔卫生用品

拔除

- 一次性垫子
- 纸巾
- 清洁手套
- 一次性塑料袋
- 毛巾

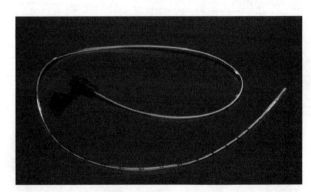

图 32.1 小口径鼻饲管（由 Kendall Brands, Mansfield, MA 提供）

步骤	要点说明

护理评估

步骤	要点说明
1.检查医师需要的导管型号和肠内营养的计划。同时查看医嘱以确定医师是否想在放置鼻饲管之前给予促动力药（例如甲氧氯普胺）。	需要医嘱来插入鼻饲管。在置管之前给予促动力剂可能有助于导管进入肠道。
2.根据机构政策，使用至少两种方式核对患者身份（例如姓名和生日或姓名和病案号）。	确认患者身份。符合联合委员会标准并保证患者安全（TJC，2016）。
3.评估患者对步骤的了解。	鼓励合作，减少焦虑，降低风险。确定健康教育需求。
4.执行手卫生。让患者交替闭上单个鼻孔并呼吸。检查每个鼻孔是否通畅和是否有皮肤破裂（如果有引流，使用清洁手套）。	减少微生物的传播。有时鼻孔阻塞或发炎，或存在鼻中隔缺损或面部骨折。将导管置于更为通畅的鼻孔中。
5.回顾患者的病史（如颅底骨折，鼻腔问题，流鼻血，面部创伤，鼻面部手术，偏隔，抗凝治疗，凝血障碍）。	这些病史问题可能需要咨询医师，以改变营养支持的途径。导管置入颅内可导致神经损伤。
临床决策点：如果患者有颅内通道的风险，应避开鼻腔途径。经口放置或在医疗监护下最好使用透视直视法。插入胃造瘘管或空肠造瘘管是另一种选择。	
6.评估患者的身高，体重，水合状况，电解质平衡，热量需求以及摄入和排出。	提供基线信息，来评估肠内营养后的营养改善情况。
7.评估患者的心理状态（配合能力、镇静），咳嗽和呕吐反射，吞咽能力，危重疾病和人工气道的存在。	这些都是无意中将导管置入气管支气管的危险因素（Krenitsky，2011）。
临床决策点：认识到盲目放置鼻饲管会造成难以承受的置管风险。设计用于检测管道置入气道的设备，例如 CO_2 传感器或电磁跟踪装置，可以提高患者的安全性。另外，为避免高风险情况下盲目置管造成的并发症，应该让培训过可视化或成像技术的医师来置管（AACN，2010；Krenitsky，2011）。	
8.进行腹部体格评估（见第6章）。脱下手套并处理（如果戴上）。执行手卫生。	没有肠鸣音、腹痛、压痛或胀气可能表明有喂养禁忌的医学问题。

护理诊断

●营养失调：低于机体需要量	●舒适度受损	●有误吸的危险
根据患者的状况或需求，个体化处理其相关因素/危险因素。			

护理计划

步骤	要点说明
1.完成下列步骤后所能达到的预期结果：	
●导管成功放入胃或肠道。	●启动管饲之前，正确的位置至关重要。
●鼻饲管保持通畅。	●适当的冲管可清除营养液残渣（Bankhead et al.，2009）。
●患者没有呼吸窘迫（例如呼吸频率增高，咳嗽，面色发绀）或不适，以及鼻外伤的迹象。	●正确放置导管不会干扰气道。
2.向患者解释过程，包括插入过程中的感觉（例如鼻腔灼热感）。	增加患者插管过程的配合并有助于减轻焦虑。
3.向患者解释在插管过程中如何沟通，比如通过举起示指表示恶心或不适。	患者必须有沟通的方式来减轻压力并加强合作。

步骤	要点说明

护理措施

步骤	要点说明
1. 执行手卫生。在床边准备用品。	减少微生物的传播。确保有系统流程。
2. 站在选择插入的鼻孔的同一侧床边，并将患者直立置于高斜坡卧位（除非禁忌）。 如果患者处于昏迷状态，在头部向前倾斜的半斜坡卧位抬高床头，使用枕头让下颌贴近胸部。 如有必要，让护理辅助人员帮助定位意识障碍或昏迷的患者。如果患者被迫仰卧，则将其置于头高足低位。	使导管更容易操作。 斜坡卧位降低了误吸的风险并促进有效的吞咽。 头部向前倾斜的位置有助于关闭气道，使导管进入食管。
3. 应用脉搏血氧仪 / 二氧化碳分析仪并测量生命体征。 a. 如果患者呼气末二氧化碳增加或氧饱和度下降，则在确定患者稳定性之前不应插管。	提供经客观评估的插管期间呼吸状态的基线。
4. 将浴巾放在患者的胸部。将面部纸巾放在可伸手够到的范围内。	防止污染衣服。插管通常会造成眼泪流出。
5. 确定要插入的导管的长度并用胶带或不可擦除的墨水标记位置。 a. 测量从鼻尖到耳垂以及耳垂到胸骨剑突的距离（见插图）。用胶带在管上标记这个距离。 b. 儿科患者测量从鼻尖到耳垂到脐中点的距离。 c. 鼻空肠管增加 20 ~ 30 cm。	长度接近从鼻子到胃的距离。 长度接近从鼻子到空肠的距离。
临床决策点：鼻胃管的末端必须到达胃部，以避免在管道终止于食管时发生肺部误吸的风险。	
6. 准备鼻胃管或鼻空肠管。 注意：不要冰冻导管。 a. 插管由有相关资格的医师进行，医师应根据医嘱选择有导丝的导管。 b. 如果导管有导丝或管芯，则从 ENFit 注射器中注入 10 mL 水至导管中。 c. 如果使用带管芯导管，确保它安全地置于管内。从 ENFit 注射器中注入 10 mL 水至导管中。	冰冻过的导管变得僵硬不易弯曲，会对鼻黏膜造成损伤。 有助于导丝或管芯取出。使用润滑剂以便于插管，并确保管道通畅。ENFit 连接器与鲁尔锁连接器或任何其他小口径医用连接器不兼容，从而防止肠内营养的错误实施（ISMP, 2015）。 促进导管顺利通过胃肠道。管芯位置不当可能会导致导管扭结或伤害患者。 确保导管通畅并帮助取出管芯。 一旦确认了置管位置，请经过培训的临床医师移除管芯。
7. 准备导管固定材料。裁取长 10 cm 的低致敏胶带，也可以准备薄膜敷料或其他导管固定装置。	插管后用于固定管道。 固定装置允许导管在鼻孔中浮动，从而减少鼻孔压力，防止与器械相关的压力性损伤。
8. 使用清洁手套。	减少微生物传播。

步骤	要点说明
9. 选择：将导管浸入含有表面润滑剂的室温水中或涂抹水溶性润滑剂（参照制造商的说明）。	使用润滑剂以促进导管进入鼻孔和胃肠道。
10. 如果患者能吞咽，提醒患者用吸管喝一杯水。	要求患者吞水以促进导管通过。
11. 解释接下来的步骤，并通过鼻孔将导管轻轻插入咽喉后部（后鼻咽部）。这可能会导致患者恶心。顺着耳朵的后下方（见插图）置管。	生理结构有助于导管通过胃肠道。
12. 让患者深呼吸，放松，并在导管通过鼻咽后将其头向胸部弯曲。	关闭声门并降低导管进入气管的风险。
13. 鼓励患者吞下一小口水。患者吞咽时推进导管。插入时轻轻旋转导管180°。	吞咽有利于导管通过口咽部。当患者吞咽时，可能会感觉到明显的牵拉，表明导管是按照预期的路径进入。
14. 强调在插管过程中需要经口吸气和吞咽。	置管过程中帮助导管通过，减轻患者的恐惧。
15. 不要在吸气或咳嗽时推进导管，因为它更可能进入呼吸道。监测此时的血氧饱和度和二氧化碳图。	可能导致导管无意中进入患者的气道，这将反映在氧饱和度和（或）二氧化碳图的变化中。
16. 每次患者吞咽时推进导管，直至达到所需的长度（见插图）。	减少患者的不适和创伤。有助于导管通过。
临床决策点：不要强行插管或对抗阻力。如果患者开始咳嗽，血氧饱和度下降，或出现其他呼吸窘迫症状，将导管撤回鼻咽后部，直至恢复正常呼吸。	
17. 使用手电筒和压舌板检查咽喉后部导管的位置。	导管可能扭曲，弯折或进入气管。
18. 用一小块胶带暂时将导管固定在鼻子上。	导管的移动会刺激恶心。在更安全地固定导管之前先大致评估置管位置。
19. 保持导管安全，通过抽吸胃内容物并测量其胃液 pH 值来检查导管位置（见技能 32.2）。还要评估回抽液的量、颜色和性状。	首次喂养之前，合适的导管位置至关重要。
临床决策点：将空气注入导管的同时听诊腹部并不是确定导管尖端位置的可靠手段（Bourgault et al.，2014；Simons 和 Abdallah，2012）。	

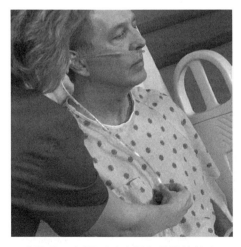

步骤 5a 测量以确定插入导管的长度

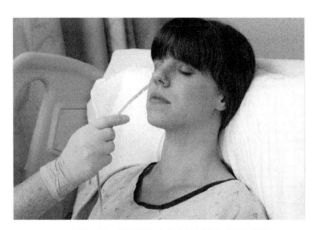

步骤 11 通过鼻孔将导管插入咽喉后部

957

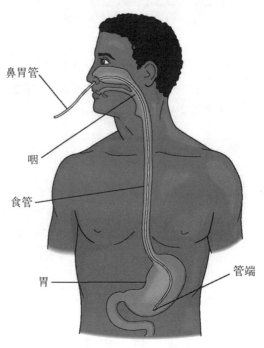

步骤 16   鼻胃管通过鼻咽和食管插入胃中

步骤	要点说明
20. 将导管固定在患者鼻子上，避免鼻孔受压。用标记笔在导管上标记出口位置。选择以下选项之一进行固定：	标记导管位置可以提醒护士导管移位的可能。导管应妥善固定以允许患者有更多的活动度，并防止鼻黏膜损伤。
a. 应用薄膜敷料或导管固定装置。	允许更长的固定时间而无需更换敷料。
（1）薄膜敷料	允许薄膜附着在皮肤上。
（a）将安息香酊或其他皮肤保护剂的酊剂应用于患者的面颊和要固定导管的区域。	
（b）将导管置于患者面颊上，并使用薄膜敷料将导管固定在患者视线之外。	取消了鼻孔周围胶带的应用。降低患者无意中拔管的风险。

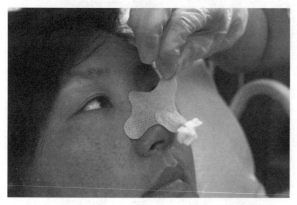

步骤 20a（2）（a） **在鼻梁上使用导管固定装置**

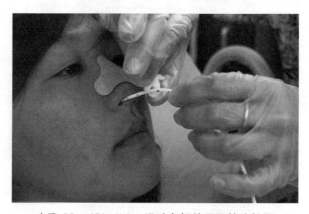

步骤 20a（2）（b） **滑动鼻饲管周围的连接器**

步骤	要点说明
（2）导管固定装置。	保护导管并减少鼻孔的摩擦。
（a）将宽底的贴片贴在鼻梁上（见插图）。	
（b）在鼻腔出口处滑动鼻饲管周围的连接器（见插图）。	
b. 应用胶带	防止导管牵拉。 如果胶带污染，可能需要经常更换。
（1）在患者鼻尖上涂抹安息香酊或其他皮肤黏合剂的酊剂，使其变黏。	帮助胶带粘贴得更好。 保护皮肤。
（2）脱下手套，在胶带两边分别撕开 1/3 长和 2/3 长的水平裂口。不要撕裂胶带。将中间部分向前折叠。	在胶带上形成一个缝隙，使导管能够浮动并减少对鼻子的压力。
（3）撕开胶带底部的垂直部分。将粘贴在鼻子上的那部分胶带打印上日期和时间。	固定牢固。
（4）将完整的胶带末端放在患者鼻梁上。 从导管露出的部分开始，将每条带子缠绕在导管上（见插图）。	用这种胶带固定法，导管可以自由在鼻孔里活动，从而导致导管在咽喉部的移动。用这种方法将胶带固定在鼻子上可减少鼻腔压力和医疗器械相关压力性损伤的风险（Markowitz et al.，2013）
21. 使用夹子（见插图）或胶带将导管的另一端固定在患者的衣服上。请勿使用安全别针固定。	如果导管移动，可减少对鼻子的牵拉，这种牵拉可能导致医疗器械相关的压力性损伤。 安全别针如果松开会对患者造成伤害。
22. 协助患者取舒适的体位，床头升高至少 30°（最好是45°），除非有禁忌证（Metheny 和 Frantz，2013）。对于放置肠管的患者，尽可能将其置于右侧卧位，直到X 线证实导管位置正确。	如果患者接受管饲，可以提高患者的舒适度并降低误吸风险。 将患者置于右侧卧位可促进鼻肠管进入小肠。
23. 脱下手套并执行手卫生。	减少微生物的传播。
临床决策点：将管芯留在原位，直到通过 X 线验证导管位置正确。切勿在鼻饲管在位时尝试重新插入已部分或完全移除的管芯。 这可能导致导管穿孔并伤害患者。	

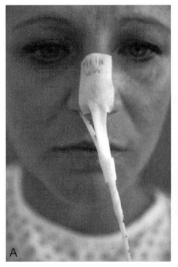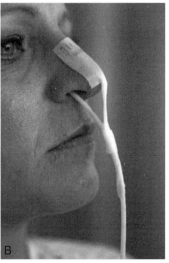

步骤 20b（4） A. 用胶带固定鼻内管 B. 胶带和导管对鼻腔没有压力

步骤	要点说明

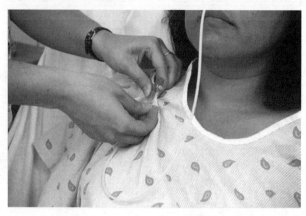

步骤21　将鼻饲管固定在患者的衣服上

步骤	要点说明
24. 联系放射科，拍摄胸部 / 腹部平片。	X 线检查是确定导管位置最准确的方法（Bankhead et al.，2009；Bourgault et al.，2014）。
25. 执行手卫生。使用清洁手套并进行口腔护理（见第18章）。用温和的肥皂水蘸湿毛巾清洁鼻孔处的导管。	提高患者舒适度，保持口腔黏膜的完整性。
26. 脱下手套，处理用物并执行手卫生。	减少微生物传播。
27. 拔除导管	
a. 核对医师的拔管医嘱。	拔除鼻饲管需要医嘱。
b. 备齐用物。	确保有系统流程。
c. 向患者解释过程。	鼓励合作，减少焦虑，降低风险。确定健康教育需求。
d. 执行手卫生，戴清洁手套。	减少微生物的传播。
e. 将患者置于高斜坡卧位。	可降低患者呕吐致肺部误吸的风险。
f. 将一次性垫子或毛巾放在患者的胸部。	防止黏液和胃分泌物污染患者的衣服。
g. 从喂养装置处断开连接，夹闭或盖上导管末端。	防止营养液从移除的导管中溢出。
h. 将患者鼻子上的胶带或导管固定装置取下。从患者的衣服上取下夹子。	使导管更容易拔除。
i. 指导患者深呼吸并屏气。然后，牢牢地扭住导管的末端（将其盘曲折叠），平稳地往外拉并将其完全拉出至毛巾或一次性垫子上，并正确地丢弃处理。	防止导管移除时胃内容物的误吸。扭曲导管防止液体从导管中流出。提高患者的舒适度。减少微生物的传播。
j. 提供纸巾给患者清理鼻腔。	清除鼻腔剩余分泌物。
k. 提供口腔护理。	促进患者舒适。
l. 脱下手套并处理。执行手卫生。	减少微生物的传播。

护理评价

1. 观察患者对置管的反应。评估肺部呼吸音、与患者沟通、测量生命体征、注意咳嗽、呼吸困难、发绀、氧饱和度降低或二氧化碳图变化。	症状可能表明导管误入呼吸道。听诊到爆裂音，喘鸣，呼吸困难或发热可能会延迟对误吸的反应。二氧化碳测定确认尖端未放置在气管或肺内。

步骤	要点说明
2. 与医师确认 X 线结果。	在首次肠内营养前需确认导管位置。
3. X 线片结果提示导管在位后撤除管芯。 回顾机构政策中与临床医师培训插管相关的要求。	如果位置需要调整，管芯仍然在位。
4. 定期检查鼻孔的状况，导管外出口部位的标记位置，以及从管内引流出的液体的颜色和 pH。	常规评估确保不会形成医疗器械相关的压力性损伤并正确放置导管。
5. 拔管后，评估患者的舒适度。	为患者提供持续的舒适感。
6. **使用反馈式教学**："我想确定我向你解释了在插入鼻胃管期间你可以做什么，这样你就可以和我沟通了。告诉我你准备如何在插管时与我沟通。"如果患者或照护者不能正确反馈，立即调整或重新制订指导计划以保证其正确掌握。	确定患者对指导内容的理解水平。
非预期结果	相关措施
1. 听诊有爆裂音或喘鸣音，呼吸困难或发热，胃内容物吸入呼吸道（延迟反应或小容量误吸）。	<ul><li>向医师报告患者的病情变化，拍摄胸部平片。</li><li>将患者置于侧卧位，以保护气道。</li><li>经鼻或经口气道吸引。</li><li>准备开始使用抗生素。</li></ul>
2. 当患者咳嗽或呕吐时，可能会发生鼻饲管向其他部位（例如十二指肠到胃部）的移位。	<ul><li>抽取胃肠道内容物测量 pH 值。</li><li>拔除移位的导管，重新插入并确认新导管的位置。</li><li>拍摄胸部平片以判断是否存在误吸。</li></ul>

记录与报告

- 在电子健康档案或纸质病历的护理记录中，记录置管的类型和大小，导管远端位置，患者对手术的耐受程度，鼻孔的状况以及通过 X 线检查确认的导管位置。
- 记录导管的拔除，鼻孔状况和患者的耐受性。
- 报告任何类型的非预期结果和所采取的干预措施。
- 记录你对患者学习情况的评估。

注意事项

健康教育

- 指导患者或居家照护者经常进行口腔护理，并保持患者的嘴唇润滑。
- 教会患者或居家照护者报告鼻饲管的张力，胶带或导管固定装置的移位；指导患者或护理人员稳定导管并寻求帮助。

儿科患者

- 对于新生儿和儿童，测量从鼻到耳到中脐的距离，比传统的从鼻到耳到胸骨剑突的距离，能更好地预测胃管置入的长度（Hockenberry 和 Wilson，2015）。
- X 线片是确认置管位置正确的最准确的评估方法。最好的床边评估方法是抽取胃内容物观察颜色和 pH 值（Hockenberry 和 Wilson，2015）。当给婴儿插入鼻饲管时，心率和血压可能会随着迷走神经的刺激而改变。

老年患者

- 由于口腔或鼻咽分泌物减少的可能性，确保充分润滑导管以减少老年患者的不适。

居家护理

- 评估患者或居家照护者维护鼻饲管并执行喂养计划的能力。
- 评估患者家中的环境安全和卫生，以确定感染或受伤的潜在可能性。
- 指导患者或居家照护者如何评估导管位

置（见技能32.2）。

● 指导居家照护者正确固定导管的方法以及减少压力性损伤的常规护理。

技能 32.2 检查鼻饲管的位置

护士经鼻插入小口径鼻饲管进行间歇或连续喂食。鼻饲管末端有可能移动或迁移至不同位置（例如从胃进入肠或食管，从肠进入胃）。尽管应该标记所有的导管以记录正确的位置，但是导管移位有时仍可能发生，且没有任何外部证据表明导管移位。当导管的尖端意外地向上误入食管时，胃内容物反流入呼吸道的风险就会增加。

在对正确的鼻饲管位置进行初始X线验证之后，必须监控导管以确保导管尖端保持在预定位置。根据患者的临床状况和机构政策，需定期检查鼻饲管位置（通常每4～6小时），在通过鼻饲管注入食物或药物之前也需检查。每4～6小时进行一次X线检查并不切实际，且

费用昂贵，但常规胸片和腹部平片的报告应作为监测鼻饲管位置的参考。在肠内营养过程中，没有一种单一的床边监测导管位置的方法是完全可靠的；有许多技术可以结合使用来检测鼻饲管的移位。

● 监测导管的外部长度，观察从导管内抽吸的液体的外观、量和pH值。液体的颜色可以帮助区分胃和肠道的位置。由于大多数肠道内容物被胆汁染成明显的黄色，而大多数胃内容物不染色，所以颜色的差异往往可以区分这些部位（见图32.2）。

● 使用pH试纸测试床边抽吸液的pH值可提供一些有关鼻饲管位置的信息。但是，如果患者正在接受抑酸药物治疗，那么pH测试就没有任何价值。在连续喂养期间结果也不太可靠，应该与其他指标结合使用，并仔细评估患者的临床情况（AACN，2010；Lemyze，2010；Simons和Abdullah，2012）。

● 如果床边检测方法对导管的位置产生任何疑问，就要获得重复的X线确认。

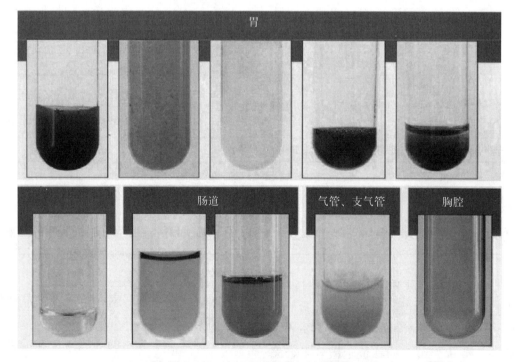

图32.2 胃、肠、气道吸出物的典型颜色

（经 Metheny NA, et al：pH, color, and feeding tubes, RN 61：25, 1998. 授权提供）

授权与合作

护士负责置管位置的验证，不能委托给护理辅助人员。护士指导护理辅助人员完成以下工作：

● 如果患者呼吸改变或患者主诉呼吸急促、咳嗽或窒息，应立即通知护士。

● 如果患者在口腔护理期间呕吐或护理辅助人员在患者口中发现呕吐物，应立即通知护士。

● 如果鼻腔皮肤存在炎症或脱皮，应立即通知护士。

● 如果导管的外部长度发生变化，应立即通知护士，这可能表明导管发生移位。

用物准备

● 60 mL ENFit 注射器
● 听诊器
● 清洁手套
● pH 指示条（范围为 1.0 ～ 11.0）
● 小药杯

步骤	要点说明

护理评估

步骤	要点说明
1. 核对机构政策和操作流程中关于检查导管放置的频率和方法。不要向导管内注入空气来检查放置位置。	维持患者护理的质量。通过倾听导管内注入空气来判断是不可靠的（AACN, 2010；Bourgault et al., 2014）。
2. 根据机构政策，使用至少两种以上的方式核对患者身份信息（例如，姓名和出生日期或姓名和病案号）。	确认患者身份。符合联合委员会标准并保证患者安全（TJC, 2016）。
3. 观察肠内营养过程中患者呼吸窘迫的症状和体征：咳嗽、窒息或血氧饱和度降低。	一旦导管被正确地放入胃肠道，就不太可能进入肺部系统。但是，被拉回至食管的导管可能会导致反流和误吸。
4. 识别增加自发性导管移位或脱位风险的因素：意识水平的改变、激动、恶心、呕吐、经鼻气管内吸引。	鼻饲管可能会因腹内压力增加或咳嗽而脱出，但大多数情况下，它们会在患者移动或拉扯导管时移位。
5. 观察导管的外露部分，以发现墨水或胶带的标记是否离开口腔或鼻孔（见技能 32.1）。	导管的外露长度增加表示远端不再处于正确的位置。
6. 检查患者的用药记录，以确定是否需要连续喂食，使用胃酸抑制剂（例如西咪替丁、雷尼替丁、法莫替丁、尼扎替丁）或质子泵抑制剂（例如奥美拉唑）。	吸入物中肠内制剂的存在，会通过稀释胃液的 pH 来降低 pH 测量的有效性。类似地，H2 受体拮抗剂会降低吸入物的酸含量，从而提高 pH 值（Bourgault et al., 2015, Simons 和 Abdallah, 2012）。
7. 查看患者的病史，了解以前的导管移位史。	患者反复置管的风险增加。

护理诊断

● 气体交换受损	● 有误吸的危险
根据患者的状况或需求，个体化处理其相关因素 / 危险因素。	

护理计划

1. 完成下列步骤后所能达到的预期结果： ● 胃内容物的颜色、pH 值和外观与最初置管时一致。	最初已通过 X 线证实，导管可能保持在正确的位置（Bourgault et al., 2015, Simons 和 Abdallah, 2012）。
2. 向患者解释过程。	患者有权了解所有操作流程。缓解焦虑。

步骤	要点说明

护理措施

步骤	要点说明
1. 在患者的床边准备用物，执行手卫生，并使用清洁手套。	减少微生物的传播。遵守操作流程。
2. 在以下时间验证导管的位置：	
a. 对于间断管饲的患者，每次鼻饲前（通常距上一次喂养开始至少4个小时）和喂药前立即进行验证。	如果导管移位，每次鼻饲/给药都可能导致肺部误吸。频繁地检查与小口径导管堵塞的增加有关。
b. 遵循机构政策，了解何时测试连续管饲患者内容物的pH值（AACN，2010）。建议停止连续鼻饲达数小时以获得可靠的pH值读数；然而，这不适合患者的护理治疗计划。	不应仅为了pH测试的目的而停止鼻饲。当为了流程或诊断研究，而停止鼻饲时，pH测试可能会有所帮助（AACN，2010；Bourgaultet et al.，2015）。
c. 经导管或口服给药至少1小时后再验证放置位置。	过早抽出胃内容物会去除未吸收的药物，减少了患者的给药剂量。
3. 如果管饲正在进行，关闭或停止管饲。夹闭或弯折鼻饲管并断开营养液袋；如果是间断管饲，取下导管端部的塞子。将30 mL空气吸入60 mL ENFit注射器中。在试图抽吸液体之前用30 mL空气冲洗导管。将患者体位从一侧更换到另一侧很有帮助。在某些情况下，需要不止一次地注入空气。	注入空气有助于液体更容易地吸出。较小的注射器会在导管内产生不必要的高压。从小肠吸出液体通常比从胃或从较小尺寸的导管内吸出液体更困难（AACN，2010）。
4. 慢慢回抽注射器，抽出5~10 mL的胃液（见插图）。观察吸出物的外观（见图32.2）。连续管饲患者的鼻胃管的吸出物通常看起来像凝结的肠内营养液。间断管饲患者的胃抽吸物通常不被胆汁染色（除非肠液回流至胃中）（AACN，2010）。	快速回抽或使用较小的注射器可能会导致管道塌陷。液体量要足够用于pH测试。吸出物的外观有助于评估导管的位置。
5. 将注射器中吸出液体轻轻混匀。在干净的药杯中滴入几滴。通过将pH指示条浸入液体或将几滴液体滴在PH指示条上，来测量吸入的胃肠内容物的pH值。将制造商提供的图表上的色带和pH指示条颜色进行比较（见插图）。	混匀确保了测试内容物分布均匀。pH试纸从1.0到11.0的最小范围，为胃液pH水平提供了最准确的读数。
a. 禁食至少4小时的患者的胃液通常pH < 5.0。	pH < 5.5，将100%排除导管置入肺部，93.9%以上排除导管位于小肠位置（Metheny和Meert，2004）。
b. 禁食患者小肠内的液体通常pH > 6.0（Bourgault et al.，2015）。	肠内容物比胃内容物更偏碱性。大于6.0的pH提示放置在肠内或肺部（Bourgault et al.，2015）。
6. 如果经过多次尝试，也没法从经X线确认过已到达预期位置的导管内吸出液体，并且如果没有导致导管错位的危险因素，导管仍保持在原始粘贴位置，且患者没有呼吸窘迫，可以认为导管放置正确，应继续鼻饲（AACN，2010；Bourgault et al.，2015；Stepter，2012）。	常规的胸部或腹部X线的报告可用于监测导管的位置。如果导管的外露长度改变，固定导管的胶带松动或患者剧烈咳嗽或呕吐（AACN，2010；Bankhead et al.，2009），则指示需要复查X线检查确认导管位置。

| 步骤 | 要点说明 |

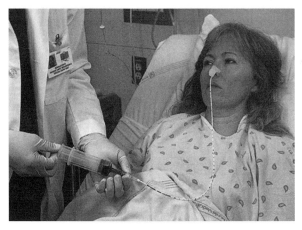

步骤4　**抽取胃液**

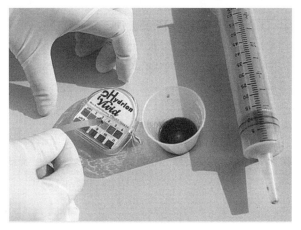

步骤5　**将测试条上的颜色与 pH 图上的颜色进行比较**

步骤	要点说明
7. 冲洗导管（见技能 32.3）。	保持导管通畅。
8. 脱下手套，正确处理手套和其他用物。执行手卫生。	减少微生物的传播。

护理评价

1. 观察患者呼吸窘迫的表现：持续性呕吐，咳嗽，血氧饱和度下降，或与基线测量不一致的呼吸模式（例如速率和深度）。	表明导管可能移位至呼吸道内。
2. 确认导管的外露长度，pH 值和吸出物的外观与最初置管时一致。	表明导管的尖端可能与 X 线确认后的位置相同。
3. **使用反馈式教学**："我想回顾一下我之前解释的内容。告诉我为什么在喂食前，测试胃液酸碱度和胃分泌物的颜色是重要的。"如果患者或居家照护者不能正确反馈，立即调整或重新制订指导计划以保证其正确掌握。	确定患者和居家照护者对指导内容的理解水平。
非预期结果	相关措施
1. 从鼻饲管中抽取的液体呈红色或棕色（咖啡渣样外观），分别表示胃肠道中有新鲜出血或陈旧性出血。	● 如果颜色与最近服用的药物无关，通知医师。
2. 由于误吸或导管置入肺部，患者会出现严重的呼吸窘迫（例如呼吸困难、血氧饱和度下降、脉率增加）。	● 停止任何肠内营养。 ● 咨询医师。 ● 遵医嘱获取 X 线检查。
3. 检查后导管不能进行冲洗。	● 重新尝试冲洗导管。不要强行输注液体。如果不成功，通知医师。

记录与报告

- 在电子健康档案或纸质病历的护理记录中，记录并报告抽出物的 pH 值和外观。
- 记录对患者和居家照护者学习的评估。

注意事项

健康教育

- 在患者仍处于医疗保健机构内时，让居家照护者或患者示范如何检查导管位置。
- 指导患者不要拉动或改变肠内导管的位置。

儿科患者

- 在回抽胃内容物之前，根据患儿体型（例如，婴儿可能只需要 1 mL 空气，儿童 5 mL）减少注入空气的量。

居家护理

- 见技能 32.1 的居家护理。
- 指导患者或居家照护者如果对其正确放置有任何疑问，不要通过导管进行喂食或喂药。

技能 32.3 冲洗鼻饲管

鼻饲管必须保持通畅，以确保液体营养液可以轻松输注。所有类型的鼻饲管都需要常规冲洗来保持管道的通畅。无法输注空气或液体表明导管堵塞。凝结的肠内营养液和未适当研碎的药物是鼻饲管堵塞最常见的原因。

授权与合作

不能委托护理辅助人员进行鼻饲管的冲洗。护士指导护理辅助人员完成以下工作：

- 当连续输注的鼻饲管停止输注时需要报告。

用物准备

- 60 mL ENFit 注射器
- 灭菌水
- 毛巾
- 清洁手套
- 听诊器

步骤	要点说明

护理评估

步骤	要点说明
1. 根据机构政策，使用至少两种方式核对患者身份信息（例如姓名和出生日期或姓名和病案号）。	确认患者身份。符合联合委员会标准并保证患者安全（TJC，2016）。
2. 执行手卫生并使用清洁手套。检查胃吸出物的量、颜色和性状（见技能 32.2）。脱下手套并处理，执行手卫生。	过量的胃内容物（超过 250 mL）可能表明胃排空延迟。
3. 评估肠鸣音。	确定是否存在肠蠕动。如果肠蠕动不存在，拔管会被延迟。注意：如果患者正在接受管饲，则应该存在肠鸣音。
4. 注意管饲时导管内输注的通畅程度。	肠内营养液不能按要求输注可能表明导管堵塞。
5. 交接班期间监测肠内营养连续输注的量，并与医嘱要求的用量进行比较。	表明是否输注了足够的喂养量。作为确定导管通畅性的基线水平。
6. 参考有关常规冲洗的机构政策或医嘱。	确定冲洗频率。

护理诊断

● 体液不足	● 体液过多	● 营养失调：低于机体需要量
根据患者的状况或需求，个体化处理其相关因素 / 危险因素。		

步骤	要点说明

护理计划

1.完成下列步骤后所能达到的预期结果：	
● 鼻饲管仍保持通畅。	冲洗可以清除鼻饲管腔内的固体和液体残留。
● 患者得到规定的热量摄入。	鼻饲不间断。
2.向患者解释流程，强调没有拔管。	减少患者的焦虑。
3.将患者安置在高斜坡卧位（如果可以耐受）或半斜坡卧位。	在冲洗过程中减少反流和肺部误吸的风险。

护理措施

1.执行手卫生，在患者床边准备用物，并使用清洁手套。	减少微生物的传播。确保按照流程的冲洗方法。
2.如果可以回抽液体做 pH 测试，确认导管位置（见技能 32.2）。	将导管的尖端正确放置在胃或肠道中，冲洗就不会增加肺部误吸的风险。
3.在最后一次给药（重新开始鼻饲之前）的前、中、后进行常规冲洗，间断鼻饲之前也同样如此。	某些营养液容易堵塞导管。冲洗可防止因药物在导管内混合而导致的堵塞。
4.在 ENFit 注射器中抽取 30 mL 水。每位患者应该有各自的冲洗液，不能混用。	该量的溶液足够冲洗导管的全部长度。水是最有效的防止导管堵塞的制剂。
临床决策点：不要使用可乐或果汁冲洗导管。	
5.每 24 小时更换冲洗瓶。盛有冲洗液和注射器的冲洗托盘被认为是开放的系统，可能比无菌水瓶更容易受到污染。 注意：确保托盘中的注射器具有 ENFit 适配器。	确保溶液无菌。新生儿和免疫抑制的患者或危重患者需要无菌水（Bankhead et al., 2009；Hockenberry 和 Wilson, 2015）。 如果市政供水安全，自来水可能适用于某些临床环境和居家护理（Bankhead et al., 2009）。
6.在断开鼻饲管和喂养装置的连接时，或在打开导管末端塞子时，注意将导管扭曲打折。	防止胃分泌物漏出。
7.将 ENFit 注射器的尖端插入鼻饲管的末端。松开打折的导管并缓慢注入冲洗液。	注入液体可以清洁导管。
8.如果无法注入液体，将患者置于左侧卧位，然后重试。	导管的尖端可能贴着胃壁。改变患者的体位可能会使其尖端远离胃壁。
9.液体输注完后，取下注射器。根据医嘱重新建立管饲或药物应用。冲洗使每种药物都完全通过导管。	导管清洁而通畅。 确保药物的全部剂量都到达胃内，且不与营养液混合。
10.脱下手套并处理，正确处理用物。执行手卫生。	减少微生物的传播。

护理评价

1.观察管饲时导管内输注的通畅程度。	冲洗成功说明导管是通畅的，可以允许液体自由通过。
2.监测患者的热量摄入。	全肠内营养输注无困难。
3.**使用反馈式教学**："我想确定我向你和你的妻子解释了为什么你回家后需要冲洗导管。告诉我为什么冲洗导管很重要。"如果患者或居家照护者不能正确反馈，立即调整或重新制订指导计划以保证其正确掌握。	确定患者和居家照护者对指导内容的理解水平。

步骤	要点说明

非预期结果	相关措施
1.导管不能冲洗，且保持堵塞状态。	● 重复冲洗；如果不成功，通知医师。 ● 可能需要拔除管道，并重新置管。
2.发生水电解质失衡。冲洗不足会导致缺水，过度冲洗会导致体液过多。	● 通知医师电解质水平异常或出入量不平衡。

记录与报告

● 在电子健康档案或纸质病历的护理记录中，记录冲洗的时间、冲洗量和冲洗液的种类。

● 记录导管是否堵塞。

● 记录对患者和居家照护者学习的评估。

注意事项

儿科患者

● 儿童冲洗导管需要少量的溶液：小管 1 ～ 2 mL，大管 5 ～ 15 mL（Hockenberry 和 Wilson，2015）。

技能 32.4 肠内营养的管理：螺旋型鼻咽营养管、胃造瘘管或空肠造瘘管

肠内营养或管饲是一种为无法通过口服满足营养需求的患者提供营养的方法。通常，肠内营养的患者必须具有良好的胃肠道功能来吸收营养。肠内营养的适应证包括：

● 由于误吸风险较高而导致正常进食不安全的情况：精神状态改变，吞咽障碍，吞咽反射减弱，机械通气依赖，食管疾病（如狭窄或运动障碍）和胃排空延迟。

● 干扰正常摄入或吸收营养物，或产生高代谢状态的临床情况：口咽切除术，近端肠梗阻或瘘，胰腺炎，烧伤和严重的压力性损伤。

● 疾病或治疗相关症状导致口服摄入量减少的情况：厌食，恶心，疼痛，疲劳，气短或抑郁症。

经胃喂养是最常见的肠内营养类型，允许

管饲液进入胃，然后逐渐通过肠道以确保吸收。相反，小肠喂养发生在胃的幽门括约肌之外，营养不会倒流回胃，理论上降低了肺部误吸的风险（Metheny et al.，2011）。为了避免腹胀、痉挛和腹泻，使用肠内营养输液泵来控制小肠喂养和许多连续性胃喂养的速度。营养物质输送不足，可能导致热量缺乏或电解质紊乱，这些有时会因为鼻饲频繁中断而发生。

对于接受肠内营养的患者而言，误吸是值得关注的。肠内营养的误吸是一种严重的并发症。误吸是将口咽或胃内容物吸入喉和下呼吸道（Waybright et al.，2013）。应该努力防止或尽量减少误吸。AACN（2012）推荐了几种预想的做法，以尽量减少管饲患者的误吸风险：

● 床头升高 30°～ 45°。

● 限制使用镇静剂。

● 管饲喂养的患者，每隔 4 小时评估一次鼻饲管的放置位置。

● 接受胃管喂养的患者，每隔 4 小时评估一次胃肠道不耐受的情况。

● 避免误吸高风险人群进行大剂量的管饲喂养。

授权与合作

委托护理辅助人员进行鼻肠管喂养的管理（见机构政策）。注册护士或执业护士必须首先验证导管位置和通畅性。护士指导护理辅助人员完成以下工作：

● 将床头抬高至 30°～ 45°，或者让患者坐在床上或椅子上，除非有禁忌证。

● 不要调整鼻饲速度，根据医嘱鼻饲。

● 报告鼻饲过程中的任何困难或患者主诉的任何不适。

● 报告患者有无恶心、阵发性咳嗽或窒息。

● 经常进行口腔护理。

用物准备

● 一次性营养袋，导管或即挂式系统

● 60 mL 或更大的 ENFit 注射器

● 听诊器

● 肠内营养输液泵用于连续鼻饲

● pH 指示条（范围为 1.0 ~ 11.0）

● 肠内营养液

● 清洁手套

● ENFit 连接器

步骤	要点说明

护理评估

1. 根据机构政策，使用至少两种方式核对患者身份信息（例如姓名和出生日期，或姓名和病案号）。	确认患者身份。符合联合委员会标准并保证患者安全（TJC，2016）。
2. 评估患者的临床状况，以确定管饲的潜在需求：意识水平下降，营养不良，头颈部手术，面部创伤或吞咽障碍。咨询营养支持团队和医师。	在发生营养缺乏之前，识别需要肠内营养的患者。鼻饲需要提供医嘱。
3. 评估患者有无食物过敏。	防止患者发生局部或全身过敏反应。
4. 鼻饲前进行腹部的体格评估，包括肠鸣音的听诊（见第6章）。	评估耐受性的客观指标包括肠鸣音的变化，腹围的增大，触诊时的压痛和硬度增加，鼻胃管引流量增加和呕吐（McCarthy 和 Martindale，2015）。向医师报告结果以确定管饲是否可以安全进行（Bankhead et al.，2009）。
5. 获得基线体重并查看血清电解质和血糖测量。评估患者体液过量或不足，电解质异常和代谢异常（如高血糖）。	肠内营养应恢复或维持患者的营养状况。该评估措施提供了客观的数据和基线，以确定配方的选择和衡量肠内营养的有效性。
6. 检查医师对肠内营养液的类型，速度，营养途径和频率的医嘱。	确保正确的配方将以适当的剂量进行使用。肠内营养液不可互换。

护理诊断

● 营养失调：低于机体需要量	● 吞咽受损
● 有误吸的危险	● 有营养增强的趋势
根据患者的状况或需求，个体化处理其相关因素 / 危险因素。	

护理计划

1. 完成下列步骤后所能达到的预期结果：	
● 随着时间的推移，患者达到目标体重。	表明患者的营养状况得到维持或改善。
● 患者没有呼吸窘迫的症状。	鼻饲管没有进入气道，患者不会误吸。
● 患者保持或恢复水电解质平衡。	定期鼻饲按照医嘱进行管理。
● 患者没有腹部痉挛。	患者未发生腹胀。表明肠内营养可耐受。
2. 向患者解释操作流程。	减少患者焦虑。

步骤	要点说明

护理措施

步骤	要点说明
1. 执行手卫生。使用清洁手套。	减少微生物的传播和潜在的肠内营养液污染。
2. 检查正确的配方食品并检查有效期，注意容器的完整性。	确保实施正确的治疗并检查配方的完整性。
3. 按照制造商指南，准备配方营养液。	
a. 在室温下准备配方营养液。	冰疗的配方营养液会导致胃痉挛和不适，因为液体无法被口腔和食管加热。
b. 根据需要使用无菌技术将导管连接至容器。使用适当的 ENFit 连接器，避免触摸营养装置或触碰容器头端、容器开口、接头和接头滤器。	营养袋、连接器和导管必须没有污染以防止细菌生长（Bankhead et al.，2009）。
c. 充分地摇匀配方容器。在打开配方容器之前用酒精棉签清洁容器的头端（Bankhead et al.，2009）。	确保配方的完整性，防止微生物传播。
d. 对于封闭式系统，将管路连接至容器。如果使用开放式系统，将配方食品从单块包装或罐装容器中倒入营养袋中（见插图）。	在含有 24～48 小时的供给量配方的封闭式系统容器中的配方可以直接使用，在开放式系统中，配方食品必须在使用前从单块包装或罐装容器中转移至营养袋中。
4. 打开调节器并让管路填充。用调节器夹紧导管。将容器悬挂在静脉输液杆上。	一旦鼻饲开始，防止空气进入胃。
5. 将患者置于高斜坡卧位或将床头升高呈 30°（最好是 45°）。如果患者被迫仰卧，则将其置于头高足低位，这会抬高头部。	抬高头部有助于防止肺部误吸。
6. 验证导管位置（见技能 32.2）。观察吸出物的外观并记下 pH 值。	根据 pH 值验证导管的尖端是在胃内还是肠道。

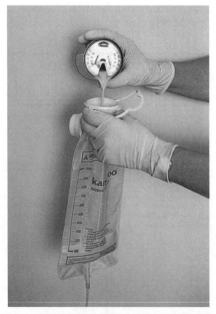

步骤 3d　将配方营养液倒入开放的喂养容器中

步骤	要点说明
a. 鼻肠管：连接 ENFit 注射器并抽取胃内容物。 观察吸出物的外观并记下 pH 值。	对于禁食至少 4 小时的患者,胃液 pH 值通常为 1.0～4.0（特别是当患者未使用胃酸抑制剂时）。
b. 胃造瘘管：连接 ENFit 注射器并吸出胃内容物。观察吸出物的外观并记下 pH 值。	连续鼻饲提高了 pH 值（Simons 和 Abdullah,2012）。
c. 空肠造瘘管：连接注射器并抽吸肠道分泌物。观察外观；如果回抽的量较大或类似胃分泌物,检查 pH 值。	肠液的存在表明导管的末端在小肠中。如果液体的 PH 测试呈酸性或看起来像胃液,则导管可能会移位至胃中。
7. 每次鼻饲前（推注和间断鼻饲）和每 4～6 小时（连续鼻饲）检查胃残留量。	GRV 确定胃排空是否延迟。肠残留通常非常少。如果残留量大于 10 mL,可能发生了导管移位至胃内。
a. 将 10～30 mL 空气抽吸入 ENFit 注射器并连接至鼻饲管末端。将空气缓慢注入导管中。慢慢回抽,抽出你可以抽到的全部胃内容物。	GRV 可能不容易从小口径鼻饲管中获得。60 mL 注射器可防止胃管塌陷（Makic et al.,2011）。
b. 将抽出的内容物慢慢注回胃中,除非量超过 250 mL（见机构政策）（Metheny,2010）。	防止弃去后液体中营养物和电解质会损失。 关于将大量液体注回胃中的安全性存在一些问题（Metheny,2010）。
c. GRV 在 200～500 mL 时应该引起关注并实施降低误吸风险的措施。在不存在其他不耐受的情况下,GRV 小于 500 mL 时不应自动停止鼻饲（McCarthy et al.,2015）。	将 GRV 的临界值从较低数字提高至较高数字不会增加反流、误吸或肺炎的风险。GRV 升高应引起关注,并采取措施降低误吸风险（McCarthy 和 Martindale,2015）。
d. 30 mL 水冲洗鼻饲管（见技能 32.3）。	预防导管堵塞。
8. ENFit 装置用于肠内喂养。	这些装置与鲁尔锁连接不兼容。ENFit 的使用可防止错误途径（如静脉输液管）导致的肠内喂养或药物的误用（ISMP,2015）。
9. 间断鼻饲（在白天某些特定的时间进行）:	
a. 捏住鼻饲管的近端并取下盖子。将给药套管的远端连接至鼻饲管上的 ENFit 装置并松开导管。	防止过多的空气进入患者的胃部,以及胃内容物漏出。确保管饲管理正确（ISMP,2015）。
b. 通过调节管路上的调节器来设置速度（见插图）或将管路连接到营养泵。让一袋营养液在 30～45 分钟内（一顿舒适的进餐时间）逐渐输完。在营养袋上标识管饲类型、浓度和量,包括日期、时间和首字母缩写。	逐渐进行管饲喂养可以降低由于大剂量推注或过快输注引起的腹部不适、呕吐或腹泻的风险。标注时间以确定何时更换鼻饲装置,并确认正在接受鼻饲的患者是否正确。
临床决策点：使用指定用于管饲的泵,而不是静脉输液泵。	
c. 每次鼻饲完立即喂水（医嘱或机构政策）。不使用时,盖上鼻饲管末端。尽可能保持营养袋清洁。每 24 小时更换装置。	防止导管堵塞。防止空气在鼻饲期间进入胃部,并减少微生物污染。
10. 持续输注法:	此方法确保了规定的每小时鼻饲率,并降低了腹部不适的风险。
a. 按照步骤 9a,取下管路上的盖子,使用 ENFit 连接器将给药套管的远端连接至鼻饲管。	防止多余的空气进入患者的胃部和胃内容物漏出。
b. 将鼻饲管安装在泵上,在泵上设定速度并开始输注（见插图）。	以稳定的速度和压力提供连续的喂养。阻力增加时喂养泵会报警。

步骤	要点说明
c.遵医嘱逐渐增加鼻饲速度（和鼻饲浓度）。	管饲通常可以从全浓度配方开始。肠内营养开始剂量和逐渐加量取决于患者年龄、医疗状况、营养状况和预期患者耐受性等因素（Kozeniecki et al., 2015）。
临床决策点：在开放式系统中，营养液的最长输注时间为12小时；封闭式即挂系统为24～48小时（如果保持封闭状态）。参考制造商指南。	

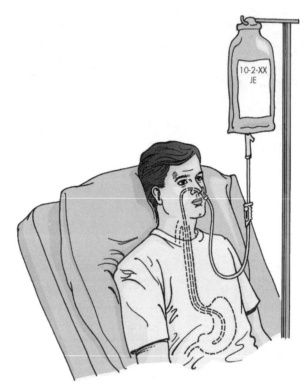

步骤9b　间断鼻饲

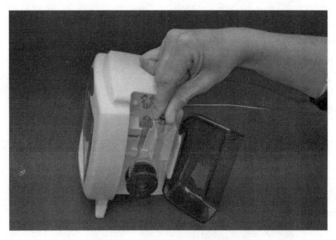

步骤10b　通过营养泵连接管路

（Covidien 授权图片使用并保留所有权利）

步骤	要点说明
11. 开始鼻饲后，在连续鼻饲期间每 4 小时（参见机构政策）或间断鼻饲的前后，用 30 mL 水冲洗管道。每日要达到注册营养师建议的总水需求量，并获得医嘱（见技能 32.3）。	为患者提供水以帮助维持水和电解质平衡。清洁鼻饲管。
12. 每次鼻饲中断时，用温水冲洗营养袋和管路。每 24 小时更换新的喂养装置。	用温水冲洗营养袋和管路可以清洁旧的鼻饲管并减少细菌生长。
13. 处理用物，执行手卫生。	减少微生物的传播。

护理评价

1. 根据测量 GRV 的政策，通常每 4 ～ 6 小时一次，并询问患者是否存在恶心或腹部痉挛。	必须密切监视管饲的胃肠道耐受性，以避免并发症的发生。
2. 至少每 8 小时监测一次摄入量和输出量，每 24 小时计算每日总量。	摄入量和输出量是液体平衡的指标，可以表明液体过量或不足。
3. 每日称体重，直至达到最大喂养速率并保持 24 小时；然后每周称重患者 3 次。	体重增长缓慢是营养状况改善的指标；然而，24 小时内突然增长超过 0.9 kg 通常表示体液潴留。
4. 按照医师的要求监测实验室指标。	确定正确鼻饲的速度和浓度。
5. 观察患者的呼吸状况。	呼吸状态的改变可能表明导管误入呼吸道。症状可能包括咳嗽，呼吸困难，呼吸急促，血氧饱和度变化，爆裂音和声音嘶哑。
6. 检查腹部并听诊肠鸣音。	评估胃排空和蠕动状态。
7. 对于胃造瘘管，检查局部是否有皮肤完整性受损的迹象以及感染，受伤或导管松动的症状（见操作指南 32.1）。	造瘘管常常在插入部位造成压力和脱皮。
8. 至少每日观察一次鼻腔管插入部位（参见机构政策）。注意皮肤完整性，并观察装置下的水肿，脱皮或损伤情况。	早期发现脱皮，防止进展至医疗器械相关的压力性损伤。
9. **使用反馈式教学**："我想确定我向你解释了你需要用什么办法才可以告诉我们你不能耐受你的管饲。告诉我两个可以让我们知道但你不能耐受的管饲的方法。"如果患者或居家照护者不能正确反馈，立即调整或重新制定指导计划以保证其正确掌握。	确定患者和居家照护者对指导内容的理解水平。
非预期结果	相关措施
1. 鼻饲管堵塞。	● 尝试用水冲洗导管。 ● 特殊产品可用于疏通导管，不要使用碳酸饮料和果汁。 ● 保持鼻饲并通知医师。 ● 将患者保持在半斜坡卧位。 ● 联系药剂师将药物改为液体形式，并在间断鼻饲和药物治疗的前后冲洗导管（Kozeniecki et al., 2015）。

973

步骤	要点说明
2. 患者出现大量腹泻（24 小时内出现 3 次以上的稀便）。	• 通知医师。 • 咨询营养师是否需要改变配方，以防止吸收不良。 • 查明和治疗潜在的医疗 / 外科问题和感染（Kozeniecki et al., 2015）。 • 每次排便后进行肛周皮肤护理。 • 确定腹泻的其他原因（例如艰难梭菌感染，管饲被污染，含山梨糖醇的药物）。
3. 患者出现恶心和呕吐。	• 遵医嘱使用止吐剂。 • 使用药物（由医师开具医嘱）来增加胃动力。 • 停止管饲，并通知医护人员。 • 确保导管是通畅的，吸出残余物。
4. 患者误吸入配方液（听诊有爆裂音或喘鸣，呼吸困难或发热）。	• 向医师报告病情变化。 • 把患者置于侧卧位。 • 经鼻或经口气管吸引。

记录与报告

• 在电子健康档案或纸质病历的护理记录中，记录鼻饲的类型和量、输注速度、输注方法、患者对管饲的反应（例如 GRV、痉挛、肠鸣音、导管的通畅性、置管部位皮肤状况等）。

• 在出入量表格中记录配方液的量和任何额外的进水量。

• 报告鼻饲的类型、鼻饲管的状态、患者的耐受程度和不良后果。

• 记录对患者和居家照护者学习的评估。

注意事项

健康教育

• 指导患者和居家照护者不要重新连接已经断开的管路，而是去寻求临床帮助。

• 教导患者和居家照护者，如果可以耐受，在喂食后保持直立 1 小时。

• 指导患者或居家照护者，患者可能会表达饱腹感、呃逆或腹泻的感觉。

• 教导患者或居家照护者如何确定鼻饲管的正确位置（见技能 32.2）。

儿科患者

• 有坏死性肠炎风险的早产儿经常接受最低限度的肠内营养以减轻胃肠道压力。在这种情况下，母乳是首选的"配方食品"。通常通过泵缓慢给予最低限度的肠内营养并补充静脉营养（Bankhead et al., 2009）。

老年患者

• 一些老年患者胃排空减少，因此配方在胃中的保留时间要比年轻患者长。对于认知功能受损的患者，GRV 检查对于降低肺部误吸风险尤其重要。

居家护理

• 见技能 32.1 的居家护理。

• 指导患者或居家照护者在家中进行鼻饲的技术，以及正确储存和冷藏用品的技术。

• 告知患者或居家照护者肠内营养期间可能出现的任何症状或不适。如果发生不适症状，应联系医务人员加强指导。

• 教导患者或居家照护者如何在胃造瘘管或空肠造瘘管周围进行皮肤护理，以及置管部位出现感染时的症状和体征（见操作指南 32.1）。

操作指南 32.1　胃造瘘管或空肠造瘘管的护理

对于不能耐受鼻肠管喂养或需要长期肠内

营养的患者，鼻饲管可直接通过腹壁进入胃肠道。胃（胃造瘘管）和空肠（空肠造瘘管）是长期鼻管饲最常见的部位。长期的鼻饲养管需要内镜、放射线或外科手术放置。不同置管方法可能需要在置管后进行特定的护理干预；但是这些导管却可以像其他饲养管一样使用。只要患者胃排空正常，通过胃造瘘管给药相对安全。胃造瘘管通常称为 G 管；但它们通常也被称为经皮内镜胃造瘘（percutaneous endoscopic gastrostomy，PEG）管，该术语用于描述在内镜下放置的导管。胃造瘘管的型号范围从 16 Fr 到 28 Fr，并通过腹部左上象限的切口置入，有一个内部保护栓或气囊以及一个外部保护栓或圆盘将导管固定在位（见图 32.3）。

当反流和误吸的风险特别高时，例如在严重胃排空延迟或胰腺炎等限制使用胃进食的情况下，提示可以使用空肠造瘘管。它们可以在手术过程中直接放入小肠或在透视下穿过胃进入空肠。有些这种经胃途径插入的空肠管是双通道装置，它在胃和小肠部分都有开口。据称，这些组合管允许胃排空障碍或上消化道癌患者同时进行胃减压和肠道喂养。明确标记组合管的每个腔以区分胃和空肠端口（见图 32.4）。

有时可以将空肠造瘘管穿过现有的 PEG 管放置。经皮内镜下空肠造瘘（percutaneous

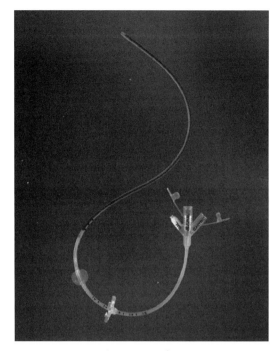

图 32.4　双腔"组合管"允许空肠喂养和胃减压（图片经 Kimberly-Clark 保健所许可使用并保留所有权利）

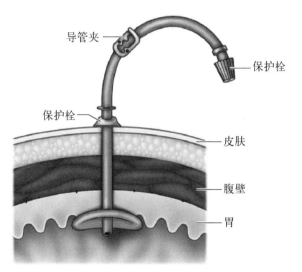

导管夹

保护栓

保护栓

皮肤

腹壁

胃

图 32.3　将 PEG 管放入胃中

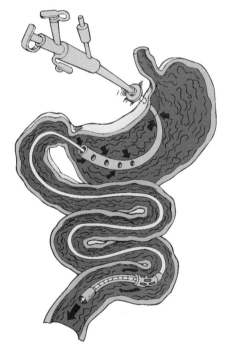

图 32.5　内镜下插入空肠造瘘管

endoscopic jejunostomy，PEJ）管穿过 PEG 管进入空肠（见图 32.5）。PEJ 管占据 PEG 管的内腔，这种"管穿管"的设计不允许在小肠喂养期间进行胃引流。在组合管和 PEJ 管同时存在的情况下，必须知道用于配方液输注的预定部位是胃还是空肠，以确保安全有效的营养护理。

授权与合作

不能委托护理辅助人员进行 PEG 或 PEJ 管的护理。护士指导护理辅助人员完成以下工作：

● 患者有任何置管部位不适的主诉时通知护士。

● 置管部位敷料上有任何渗出时通知护士。

用物准备

● 患者床边备生理盐水，标有日期和签名的容器

● 10 cm × 10 cm 的纱布

● 用于引流的纱布敷料

● 胶带

● 清洁手套

操作步骤

1. 确定造口位置是敞开的或者有敷料包扎。核对医嘱或核实机构政策。

2. 根据机构政策，用至少两种方式核对患者身份信息（例如姓名和出生日期，或姓名和病案号）。

3. 执行手卫生并使用清洁手套。

4. 撤除旧的敷料。将里面有引流液的敷料折叠，从里往外脱下手套并用敷料包裹。丢弃在适当的容器中。

5. 评估造口部位是否有压痛、渗漏、肿胀、脱屑、感染、出血或导管深入，以及脱出胃内的移位的迹象（超过 0.625 cm 或 6 mm）。

6. 用温水加上温和的肥皂或生理盐水（根据机构政策）用 10 cm × 10 cm 纱布清洁造口部位周围的皮肤。如果有引流，使用清洁手套。用向外画圈的方式，从造口部位旁边的起始位置开始清洁。

7. 彻底清洁并晾干。

8. 如果造口部位脱皮可以在造口位置涂上薄薄的皮肤保护膜。

9. 如果需要使用敷料，在外部保护栓或圆盘上放置引流用纱布敷料。注意：不要在外部保护栓的下方放置敷料，以免引起胃组织糜烂或腹壁内压。

10. 用胶带固定敷料。

11. 在新的敷料上标识日期、时间和姓名首字母。

12. 脱下手套，正确处理用物。执行手卫生。

13. 定期评估造口状况（见机构政策）。

14. 在电子健康档案或表单的护理记录中，记录造口部位外观，引流情况和敷料应用。

15. 向医师报告任何造口部位的并发症。

▶ 临床案例分析

一名 72 岁的男性患者在脑出血后入住急性脑卒中病房。由于脑卒中，他左侧瘫痪，有时对口头命令无反应。他认识他的家人，有时还会说几句话。该患者已被要求禁止经口进食。营养支持小组建议他置入一个小口径的鼻胃管提供营养支持。医嘱已要求予营养液以 55 mL/h 的速度连续管饲。

1. 患者现在已准备好接受鼻胃管置入。将以下步骤按照正确的顺序排列。

A. 患者在置管通过鼻咽时吞下一口水

B. 执行手卫生

C. 将导管用胶带或夹子固定在衣服上以防止牵拉

D. 将导管固定在鼻子上

E. 测量以确定要插入的导管的长度

F. 应用脉搏血氧仪测量生命体征

G. 拍摄 X 线片以确定合适的置管位置

2. 患者第一次喂养前，护士抽出的 GRV 为 150mL。正确的护理措施是什么？（选择所有符合条件的选项）

A. 咨询营养师

B. 立即停止鼻饲

C. 遵医嘱继续鼻饲

D. 丢弃通过导管抽取的液体

E. 继续评估鼻饲耐受性

3. 患者接受了约 12 小时的肠内营养。4 小时前，GRV 为 200 mL。护士正在巡视，发现患

者恶心。患者床边的呕吐盆中大约有60 mL呕吐物。护士对患者的腹部进行评估,发现触摸软、膨隆、肠鸣音减弱。护士抽出300 mL具有营养液外观的胃内容物。护士如何使用SBAR沟通模式来传达这种情况?

▶复习题

1.以下哪一项是验证盲插鼻饲管位置最可靠的方法?

A.将通过导管抽取的液体行pH测试

B.通过导管注入空气时进行上腹部听诊

C.观察通过导管抽出的液体的颜色和外观

D.获取X线确认置管位置

2.一位护士正在准备为患者建立肠内营养。为了患者的安全,护士需要使用什么?

A.鲁尔锁注射器

B.常规的导管式接头注射器

C.ENFit连接器

3.护士可以将哪些责任委派给护理辅助人员?(选择所有符合条件的选项)

A.检查呼吸状况,或患者对呼吸不畅、咳嗽或窒息的主诉

B.验证置管位置

C.执行口腔护理

D.检查置管部位周围的皮肤是否过敏或脱皮

第33章

肠 外 营 养

▶ **技能和步骤**

  技能 33.1　经中心静脉肠外营养

  技能 33.2　经外周静脉肠外营养：脂肪乳剂

▶ **学习目标**

  学习本章节后，护士能够具备如下能力：
  - 描述肠外营养的目的和组成部分。
  - 确定需要肠外营养的患者。
  - 讨论与肠外营养相关的风险。
  - 列出接受肠外营养的患者的监测项目。
  - 确定预防肠外营养并发症的措施。
  - 在照顾接受肠外营养的患者时，应给予适当的护理并采取安全预防措施。

▶ **目的**

  肠外营养（parenteral nutrition，PN）是一种特殊的营养支持形式，通过输液泵静脉给予有明显胃肠道功能障碍的患者营养支持。另外，如果预计胃肠功能障碍是长期的（数月至数年）（见注释 33.1），则 PN 可以在家中输注以满足患者长期营养需求。

注释 33.1　肠外营养指征

无功能胃肠道
- 小肠切除
- 小肠手术或消化道出血

- 麻痹性肠梗阻
- 肠梗阻
- 腹部、头部或颈部外伤
- 严重吸收不良
- 不耐受肠内营养的缓慢速度
- 化疗、放疗、骨髓移植
- 胃肠道功能丧失超过 7 天的严重分解代谢的患者

无功能胃肠道
- 肠外瘘
- 炎症性肠病
- 严重腹泻
- 中度至重度胰腺炎

术前肠外营养
- 术前肠道休息
- 术前严重营养不良

▶ **护理标准**

- 美国肠外和肠内营养学会，2012 年——肠外营养核心课程
- 美国静脉输液协会，2016——输液护理

▶ **实践准则**

- 只要在外周肠外营养（peripheral parenteral nutrition，PPN）配方中最终葡萄糖浓度达到 5%～10%，氨基酸含量为 3%，就可用于轻度或中度营养不良的患者长达数周（Alexander et al.，2014；Phillips，2014）。
- 对于短期胃肠功能障碍患者，目标是提供

营养需求,同时最大限度地减少 PN 相关并发症,直到患者能够完全恢复口服饮食或通过肠内营养满足其需要（McClave，2012；Worthington 和 Gilbert，2012）。

- 用于 PN 治疗的导管类型取决于患者因素和 PN 治疗的预期时间。导管的位置是根据导管远末端的位置来确定的。注入大直径中心静脉时,浓缩的 PN 溶液迅速被稀释（见图 33.1）。

- 在家中自行使用 PN 溶液的患者需要一个中心导管,该导管可以是一个植入皮下的输液港、一个外周插入的中心导管或一个隧道式中央通路装置（见图 33.2,见第 29 章）。

- 需要 PN 输注的患者通常是因为患有与胃肠功能丧失（例如梗阻,腹泻,肠瘘）和器官功能障碍相关的内科或外科疾病,因此电解质监测至关重要。与 PN 输注相关的典型实验室检查包括电解质、血清蛋白、全血计数、甘油三酯水平和肝功能测试的基线评估（见注释 33.2）。

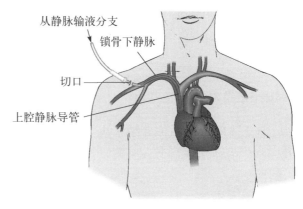

图 33.1　将中心静脉导管置入锁骨下静脉,静脉输液。

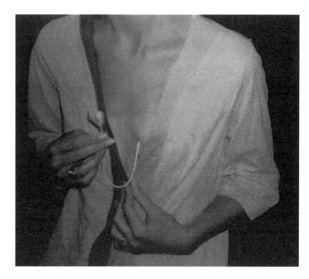

图 33.2　用于家庭中心肠外营养的隧道式导管
（引自 Morgan SL，Weinsier RL：Fundamentals of clinical nutrition-tion，ed 2，St Louis，1998，Mosby）

注释 33.2　肠外营养患者的典型监测项目和实验室检查监控

- 每 8 小时一次摄入液体量,尿量和胃肠道输出量
- 每 4 小时一次生命体征
- 体重至少每周 3 次

初始和重复（每周）
- 钠（Na）、钾（K）、氯（Cl）、二氧化碳（CO_2）、葡萄糖、钙（Ca）、磷酸盐（PO_4）、镁（Mg）、甘油三酯,转氨酶,肝功能
- 血红蛋白,血细胞比容,白细胞计数（WBC）,红细胞（RBC）,淋巴细胞计数的全血计数（CBC）
- 血清蛋白,通常包括白蛋白,转铁蛋白,C- 反应蛋白和（或）前白蛋白

每日直至稳定
- 每天一次电解质直至稳定,然后每周一次
- 每 6 小时一次葡萄糖直至在正常范围内 48 小时,然后每天一次
- 准备周期性家庭肠外营养的葡萄糖；PN 开始后 2 小时监测,PN 结束后 2 小时监测。根据医嘱调整胰岛素

每月或每 6 个月
- 微量元素,如锌、铜、锰、硒（取决于胃肠 / 吸收不良等潜在疾病）,以及由于国家短缺和长期家庭 PN 导致的微量元素供应不足或限量供应
- 为长期家庭 PN 的患者选择维生素

- PN 溶液以氨基酸、葡萄糖和脂质,作为能量来源,并添加了电解质、矿物质、微量元素、维生素和水。在 PN 溶液中加入脂肪乳剂产生了一种制剂,被称为三合一或全营养混合物。

- 由于高血糖与感染率增加有关,在 PN 输注期间血糖监测很重要。

- 当目标是为患者进行周期性家庭 PN 输注时,应在输注开始后 2 小时（峰值水平）和结束后 2 小时（谷底水平）测量血糖,以评估是否需要将常规人胰岛素添加至输液袋中。

- 由于 PN 配方通常是针对胃肠功能障碍和营养支持患者而提供的,因此监测患者病情进展情况的数据非常重要（见表 33.2）。当患者的胃肠功能发生变化时，应测量并记录摄入量和输出量，并提供关于 PN 配方中液体摄入量是否充足的信息。

▶ 以患者为中心的护理

将患者和居家照护者纳入决策，以维持患者控制、活动水平、个人决策以及与朋友和家人的社交。

护士与营养支持小组，医师合作管理 PN 并监测患者对 PN 治疗的反应。虽然不同机构的实践模式各不相同，但是营养师或药剂师通常会提供营养支持目标方面的建议和（或）与医师合作编写的 PN 医嘱。

PN 可能会引起少数民族成员或具有包括限制动物产品在内的家教信仰人士的关注。PN 的组分大部分是合成的，不含猪肉。脂质乳剂含有卵磷脂，这种产品可能会令素食主义患者反感。

▶ 循证护理实践

● 当重症患者不能耐受肠内营养时，PN 为营养支持提供了一种替代途径，与晚期相比，早期开始 PN 还能降低感染率（Malone，2014）。重症监护病房危重患者管理的重要循证实践指南包括以下内容（Malone，2014；Taylor et al.，2016）：

● 对于营养支持，肠内营养优于 PN（见第 32 章）。

● 如果患者在这次重症疾病之前很健康，没有蛋白质热量营养不良的情况，那么只有在住院的第 7 日后，并且无法进行肠内营养时才能使用 PN。

● 只有预计持续时间大于或等于 7 日时才应启动 PN。

● 对于使用 PN 稳定的患者，应该努力重新进行口服或肠内营养。

● 直至口服或肠内营养能够满足大于或等于 60% 的营养需求时，才应终止 PN。

▶ 安全指南

● 虽然 PN 的使用是一项重要的技术进步，可改善胃肠功能障碍患者的护理，但也有许多并发症与治疗有关。最常见的并发症是导管相关性血流感染，这是在住院患者和家庭 PN 患者中都存在的风险（见表 33.1）。对血管通路装置、敷料和部位进行适当护理以减少导管相关性血管感染，包括避免抽血和输液中断（INS，2016）（见第 29 章）。

● 经中心静脉肠外营养使用浓缩葡萄糖溶液不应注入外周静脉或中线导管，因为会增加静脉炎发生的风险。如果只有外周通路可用，则医嘱应明确指出给药途径是通过外周静脉通路。从而配药房将通过增加液体量，来配置低渗透压的 PPN（见表 33.2）。

● PPN 仅短期使用，或对非热量需求非常低时。由于外周的葡萄糖浓度限制以及无法给予大量液体以满足热量目标，所以 PPN 很难满足总营养需求。

● 许多医院使用 PICC，称为 PICC 导管（见图 33.3），这些导管由经过专门培训的护士或放射科医师放置。

● 中心静脉导管置入后，在通过 X 线或通过心电图检查技术（INS，2016）确认静脉导管尖端的位置前，不要开始 PN。

● 处理中心导管、敷料、管道和无针端帽 PN 端口时，需要使用适当的无菌技术（见技能 29.6）。

● 不含脂质的 PN 可以使用带有 0.20 μm 过滤器的管路输注，而含脂肪乳剂（三合一）可以使用更大的 1.2 μm 过滤器（INS，2016）输注。过滤器是必要的，因为它可以防止微粒物质或大滴脂质进入患者体内，这些物质可能会导致肺栓塞。

● 对严重营养不良的患者，在一个称为"再喂养综合征"的过程中，某些电解质（例如钾、镁和磷）可能随 PN 中提供的葡萄糖往细胞内转移，从而可能导致血清电解质水平降低，带来心律失常和肌无力的风险。在启动 PN 之前应该补充充足的电解质。在营养不良患者开始进食时，肺水肿和心力衰竭的风险增加，而再喂养综合征的风险更高。

- 由于带导管的患者存在血流感染的风险，因此定期监测体温非常重要。

表 33.1 肠外营养并发症

问题	原因	症状	紧急处理	预防
气胸	插管过程中导管尖端进入胸腔，导致肺部塌陷	突然胸痛，呼吸困难，呼吸音减弱，患侧正常胸部运动停止，心动过速	根据医嘱，专业人员可以移除中心导管。通过鼻导管给氧。在水封瓶引流或干式单向阀系统下插入胸管以排出空气	医务人员应接受适当的插入中心导管的培训。研究人员建议，在放置 CVC 时使用超声（Lamperti et al., 2012）。导管应妥善固定，以防止移位
空气栓塞	静脉管路断开，导管系统的一部分未夹紧就被打开或移除	突发性呼吸窘迫：血氧饱和度下降，呼吸困难，咳嗽，胸痛，血压下降	夹闭导管，将患者置于左前头低足高位，致电医师，根据需要使用氧气（INS, 2016）	确保所有导管连接牢固，不使用时夹紧导管。切勿在 CVC 上使用旋塞阀。指导患者在更换导管时行堵鼻鼓气法（INS, 2016）
局部感染（穿刺点或管路）	在局部准备和敷料护理过程中，清除皮肤菌群时使用的无菌技术较差	穿刺部位：穿刺部位皮肤 2 cm 内出现红斑，压痛，硬结或脓肿隧道：与上述症状相同，但距离穿刺部位超过 2 cm	致电医务人员。穿刺部位：应用热敷，日常护理，口服抗生素。感染：与医务人员合作拔除导管(INS, 2016) 隧道：拔除导管	使用无菌技术提供导管部位护理，目视检查部位（包括清洁部位），应用新的固定装置和无菌敷料（INS, 2016）。每 5 ～ 7 日更换透明敷料，每 48 小时更换一次敷料（INS, 2016）。如果敷料潮湿、松动，污染或需要检查局部时更换敷料（INS, 2016）。使用洗必泰湿巾清洁局部。对于成人，考虑使用氯己定浸渍敷料（INS, 2016）
导管相关性败血症或菌血症	导管底座污染，输注液体污染，细菌从远处通过血流传播	全身：将血培养和导管部分检出相同的微生物，且出现发热、寒战、不适、白细胞计数升高的患者隔离	全身性：对于单独包含葡萄糖和氨基酸，或作为 3 合 1 制剂添加了脂肪乳剂的 PN 输注时间不超过 24 小时（INS, 2016）。静脉注射抗生素，由专业人员取出导管	在导管插入和换药期间使用完整的无菌屏障预防措施。考虑使用抗生素浸渍过的导管（INS, 2016）。不可无必要地断开导管。每 24 小时更换静脉输液管和过滤器。在某些特定的情况下，必须每个新的 PN 容器更换一个新的输注装置（INS, 2016）
高血糖	采血可能误差，与床边血糖仪进行确认；患者摄入 PN 溶液中的胰岛素太少；接受类固醇；新发感染	过度口渴、排尿，血糖超过 160 mg/100 dL，神志混乱	致电医务人员；可能需要减慢输液速度（医嘱）	回顾用药史，通过中心静脉抽取血液来获得血糖（重复外周血液抽取或末梢血糖），从而调整 PN 输注速度，葡萄糖耐受不良或糖尿病，新感染，新药（如类固醇），保持原来的速度；不要增加 PN 以免造成低血糖。维持医护人员要求范围内的血糖。使用无菌技术和常规血糖监测

续表

问题	原因	症状	紧急处理	预防
低血糖	PN 突然中断，胰岛素过量	患者步伐不稳，头晕，紧张，焦虑，饥饿，血糖水平低于 80 mg/100 dL	致电医务人员；如果 PN 突然中断，可能需要以先前的 PN 速率重新启动 $D_{10}W$。如果患者有口服摄入，则给予果汁。进行血糖监测，在 15～30 分钟内重新测试	减少 PN,逐渐"缩减"直至停止使用；血糖监测用于确保足够的胰岛素

表 33.2　中心与外周肠外营养的比较

	中心肠外营养	外周肠外营养
渗透压	> 600 mOsm	< 600 mOsm
给药途径	中心静脉导管	小外周静脉
日常热量摄入	20～35 kcal/（kg·d）	5～10 kcal/（kg·d）
通常每日容量（mL）	1 000～2 000	2 000～3 000
脂肪乳液	微量热量来源	主要热量来源

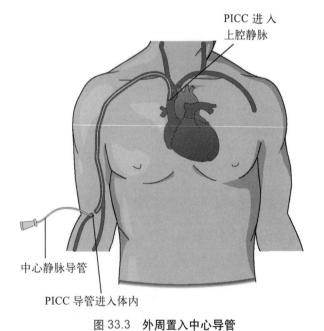

PICC 进入
上腔静脉

中心静脉导管

PICC 导管进入体内

图 33.3　外周置入中心导管

技能 33.1　经中心静脉肠外营养

经中心静脉肠外营养（central parenteral nutrition，CPN）需要严格的无菌技术和应用批判性思维。由于 CPN 液体的成分，患者可以快速经历代谢和体液平衡的变化。此外，接受 CPN 的患者的生命体征可能很差，特别是当他们的宿主防御、严重的潜在疾病和年龄发生改变时。你需要预测患者的病情变化，这可能是发生并发症的信号。同样的，你需要使用良好的判断来维持静脉系统，并确保其正常运作。

授权与合作

不能全部授权护理辅助人员对住院患者进行 CPN 治疗。护士指导护理辅助人员完成以下工作：

● 当输液泵报警，或患者呼吸短促、头痛、虚弱、感觉不稳，以及不适或输液部位出血时报告。

● 按指示进行末梢血糖监测，并向护士报告任何异常结果。

● 向护士报告超出正常范围的生命体征。

● 密切监测尿量，并根据机构政策对患者进行体重监测。

用物准备

● PN 溶液（静脉输液）

● 电子输液器，具有反自由流动控制和警报（INS，2016）

● 带鲁尔锁接头的静脉输液管

● 适当的静脉输液过滤器（1.2 μm 过滤器，用于三合一溶液或含有微粒保持和空气消除膜的脂类；0.20 μm 过滤器，用于不含脂质的溶液）（INS，2016）

● 5～10 mL 注射器用无菌生理盐水冲洗
● 床边血糖监测装备
● 胶带或导管标识
● 无菌拭子
● 清洁手套
● 听诊器
● 药物管理记录或电脑打印单

步骤	要点说明

护理评估

步骤	要点说明
1. 评估蛋白质/热量营养不良的指征和风险：相对基线或理想的体重减轻，肌肉萎缩/虚弱，水肿，嗜睡，依赖呼吸支持，慢性疾病，以及没有经口进食超过 7 日。与营养支持小组协商。	PN 的临床指征。这些基线细节提供了一个参考的基准，从中可以发现变化（Alexander et al.，2014）。
2. 执行手卫生。根据需要，使用清洁手套。检查中心静脉通路穿刺部位的情况，是否存在炎症、水肿和压痛。检查接入装置的导管是否通畅或弯曲。	减少感染的传播。识别早期感染、渗透或系统完整性中断的迹象。并发症的发生禁止输液，表明需要建立新的静脉输液部位。
3. 评估生命体征，听诊患者肺部，检查四肢水肿，测量体重。	为监测患者对输液和营养的反应提供基线。肺部的湿啰音是体液过量的早期迹象。
4. 评估患者血清白蛋白、总蛋白、转铁蛋白、前白蛋白和甘油三酯水平的医疗记录，并通过末梢检查血糖水平。脱下手套，执行手卫生。	为测量患者的营养状况提供基线。此外，营养基线确定患者的独特需求，而 PN 混合液则根据患者的具体需求个体化处理（Alexander et al.，2014）。减少微生物的传播。 血清葡萄糖决定了患者的基线和对 CPN 溶液中高水平葡萄糖的耐受性。
5. 咨询医疗保健提供者和营养师，计算患者的热量、蛋白质和液体需求。	为患者的营养支持提供多学科计划。
6. 确认营养、矿物质、维生素、微量元素、电解质、添加药物的医嘱和输注速度。检查添加药物的配伍禁忌。	通过实验室检查，CPN 可在医院里顺利地每天执行。但在家里可能执行的次数会少得多（例如，每周）。准备肠外溶液的药房会检查药物的配伍禁忌。
7. 评估患者和居家照护者对 PN 的知识，包括以前在家庭管理方面的经验。	确定所需的教学水平和范围。

护理诊断

● 体液不足	● 体液过多	● 营养失调：低于机体需要量
● 有感染的危险	● 有血糖水平不稳定的危险	● 缺乏 PN 目的和家庭管理的相关知识
根据患者的状况或需求，个体化处理其相关因素/危险因素。		

步骤	要点说明

护理计划

1. 完成下列步骤后所能达到的预期结果:	
● 患者每周的理想体重增长 0.5 ~ 1.5 kg。	体重是患者营养状况的指标,决定了液体的体积。体重增长大于 0.5 kg/d 表示液体过多。
● 遵医嘱,血糖水平维持在预期的葡萄糖范围内。	特定人群所需的葡萄糖水平因疾病程度而异,因此需要特定的医嘱(McClave et al., 2016)。
● 中心静脉通路装置是通畅的,输注部位无疼痛,肿胀,红肿或炎症。	确保 CPN 注入静脉,而不是进入周围组织,而且没有任何迹象显示有连接装置的感染。
● 患者无症状。	没有全身感染。
● 患者和居家照护者可以讨论护理 PN 的目的和步骤。	给予患者和居家照护者适当的指导,如有需要,准备居家护理。
2. 向患者解释 CPN 的目的。	促进理解并减少焦虑。
3. 如果 CPN 处于冷藏中,在输液前1小时从冰箱中取出。	确保溶液在室温下使用。

护理措施

1. 执行手卫生。	减少微生物的传播。
2. 根据医嘱,检查包装袋上的标签和患者姓名。同时检查任何添加剂并注明溶液有效期。	防止药物错误。这是第一次检查准确性。
3. 检查 2∶1 溶液的颗粒物质,检查 3∶1 溶液的分离脂肪层。	存在的颗粒物质或脂肪乳剂分离时说明溶液需要弃去。
4. 在离开药房前,第二次使用药物管理的六对制度检查静脉输液配方(见第 20 章)。根据电脑打印单检查 CPN 包装的标签。	这是第二次检查准确性。
5. 根据机构政策,使用至少两种方法核对患者身份信息(例如姓名和出生日期,或姓名和病案号)。将患者信息与患者的用药记录或医疗记录信息进行核对。	确认患者身份。符合联合委员会标准并保证患者安全(TJC, 2016)。
6. 采用 CPN 解决方案,提前解决患者的排空问题。将溶液和添加剂的名称与在床边的用药记录进行核对。	这是第三次检查准确性。
7. 使用清洁手套。为 CPN 溶液准备静脉输液通路:	保持溶液无菌。进入中心循环的空气可能导致空气栓塞,这是致命的静脉输液并发症。
a. 将适当的过滤器安装到静脉输液导管上。	
b. 输注 CPN 溶液的主导管,要确保没有气泡残留,用调节器关闭液体(见第 29 章)。一些输液泵和输液管需要在泵上进行启动,而不是通过重力启动。	
8. 用酒精棉签擦拭中心血管通路装置端口,使其干燥,然后将生理盐水溶液的注射器连接到无针头的端口上,抽取回血,最后根据机构政策用生理盐水冲管。	减少微生物的传播(INS, 2016;Alexander et al., 2014)。在输注 CPN 之前确定静脉输液设备的通畅性。
9. 移开注射器。将 CPN 输液导管的鲁尔锁末端连接到 CVAD 端口,用于 CPN 的多腔管道标签导管。	确保导管安全地连接至静脉输液管路上。多腔设备应使用专用线路。高危导管标记可防止与不合适的导管或管道连接(TJC, 2016)。

步骤	要点说明
10. 放置静脉导管。打开调节器。根据医嘱设定和调节流速（见插图）。	CPN 流速是为了满足患者的代谢和电解质需求。维持输注速度可以防止电解质失衡。
a. 连续输注（选择）：流速立即按预定速率设定，并在 24 小时内完成。	确保维持血糖水平以防止低血糖或高血糖（Alexander et al., 2014）。
b. 循环输注（选择）：流速为 40 ~ 60 mL/h，并逐渐增加，直至满足患者的营养需求。在输注完成之前，每小时的速度降低大约相同毫升，直至 CPN 完成。输液通常是在较短的时间范围内（12 ~ 18 小时）完成。	输液速度通常会加快或减慢，以防止低血糖或高血糖（Alexander et al., 2014）。
11. 通过替代静脉输液装置或多腔装置输注所有静脉输液药物或血液。在使用 CPN 时，不能通过相同管腔获得血液样本或中心静脉压力读数。	防止药物不相容和静脉输液设备堵塞（Alexander et al., 2014）。
12. 不要中断 CPN 的输注（例如淋浴、转运过程、输血），并确保速度不超过预定的速度。	防止导管相关性血流感染的发生（INS, 2016；Alexander et al., 2014）。
13. 仅含有葡萄糖和氨基酸的 CPN，或添加了脂肪乳剂成为 3∶1 配方的 CPN 应具有不超过 24 小时的输注时间。脂肪乳剂本身应该不超过 12 小时的输注时间。	防止细菌感染和乳化变质（INS, 2016；Alexander et al., 2014）。
14. 每 24 小时更换一次 CPN 的静脉输注装置，对疑似污染的装置应立即进行更换。丢弃使用过的用品，执行手卫生。	减少感染的传播。

护理评价

1. 根据机构政策和流程，监控和记录流速。如果输注不及时，不要试图加快输注速度。	过快或过慢的输注可能导致代谢紊乱，如高血糖和液体过多。
2. 每 8 小时监测液体摄入量、尿量和胃肠液体的输出量。	防止因太慢或过快的输液导致液体不平衡。
3. 每 4 小时测量生命体征。	监测液体过量的反应。
4. 获得初始体重，然后每周至少称重 3 次。	常规的体重测量能反映热量摄入或液体潴留所导致的体重增长／减轻。如果体重增加是目标，体重逐渐增加则表示患者对 PN 有足够的耐受性。
5. 评价液体潴留情况，触诊四肢的皮肤，听诊肺部。	体重增长超过 0.5 kg/d、水肿、肺部湿啰音，以及每 24 小时的摄入量大于输出量，表明液体潴留。
6. 每 6 小时或遵医嘱监测患者的血糖水平，每天或遵医嘱监测其他实验室指标。	维持正常的电解质水平、体液平衡、血清葡萄糖水平，血清蛋白的改善表明患者对 PN 有足够的耐受性。
7. 检查中心静脉穿刺部位有无肿胀、感染、渗出、发红、发热、压痛或水肿的症状或体征。	确定静脉输液通畅，且无感染、浸润或静脉炎。
8. 监测体温，白细胞计数和不适症状。	全身感染的迹象。
9. **使用反馈式教学**："我想确定我解释了你的中心肠外营养会发生什么并发症。当出现什么症状和体征时，你应该向护士或医师报告？"如果患者或居家照护者不能正确反馈，立即调整或重新制订指导计划以保证其正确掌握。	确定患者和居家照护者对指导内容的理解水平。

步骤	要点说明

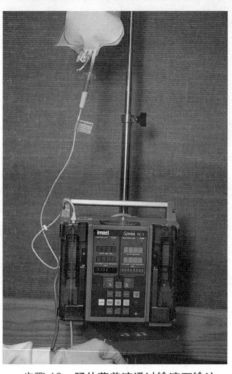

步骤 10 肠外营养液通过输液泵输注

非预期结果	相关措施
1. 中心静脉通路周围有红肿、肿胀和压痛，表明可能有穿刺部位感染。	● 通知医务人员。 ● 遵医嘱应用热敷，并进行相应部位的日常护理。 ● 必要时行全身抗生素治疗。
2. 患者出现发热、不适和寒战，表明全身感染。	● 检查穿刺部位有无感染迹象。 ● 通知医务人员，并咨询是否需要留取穿刺部位的渗出物或血液的培养。 ● 必要时行全身抗生素治疗。
3. 血糖水平大于150 mg/dL 或由医务人员设定的目标值。	● 通知医务人员。 ● 表明对 CPN 溶液中的葡萄糖负荷不耐受。 ● 可能发生了新的感染。 ● 确认未从 PN 输注端抽取血标本，采取适当的流程来中断 PN，并丢弃第一次抽血。 ● 可能需要在 CPN 中添加胰岛素，修改 CPN 配方，或扩大胰岛素覆盖范围。

记录与报告

● 在电子健康档案或纸质病历中，记录中心血管通路的情况、输液速度和类型、输液用导管腔、摄入量和输出量、血糖水平、生命体征和体重。

● 如果出现感染、堵塞、体液潴留或渗出的迹象，应通知医务人员。

● 记录对患者和居家照护者学习情况的评估。

注意事项

健康教育

- 指导患者和居家照护者了解CPN的目的和目标。让他们了解中心静脉导管的日常护理。
- 告知患者发生中心静脉导管感染的症状，并要向护士报告。

儿科患者

- 考虑到儿童在长期CPN中的生长需要，定期对其发展情况进行评估，以确定儿童的成长。实施干预措施，以确保达到预期的状态（Hockenberry和Wilson，2015）。

老年患者

- 一些老年患者由于心脏或肾脏功能受损，无法承受较高的容量负荷。

居家护理

- 需要长期CPN的患者可以从家庭营养治疗小组的转诊中获益。
- 患者应该进行家庭安全、身体、营养和心理需求评估（INS，2016）。
- 接受家庭CPN的患者可能会有一个PICC管路，也可能是隧道或植入导管（见图33.2），以减少感染的可能性。患者或居家照护者需要学习如何进行导管部位的护理、换药、连接和分离PN溶液的技术，以及输液泵的管理。
- 有些患者在晚上睡觉时接受CPN（定期CPN），以便白天可以外出。有些患者也可以接受口服饮食，尽管他们的胃肠道功能受损限制了营养吸收。鼓励患者适当地摄入食物/液体，但如果进食，要监测腹泻或出量的增加，以评估脱水情况。
- 教导患者和居家照护者监测患者的体温、体重、出入量和血清葡萄糖水平，并识别PN相关并发症的症状和体征。
- 指导患者和居家照护者在紧急或意外情况下应采取的行动，如打电话给医务人员或家庭静疗服务提供者，或去医院，视情况而定。
- 如果家庭CPN的患者在CPN中需要胰岛素，他们将需要一个家庭血糖监测装置和使用

说明。

- 家庭CPN的患者教学将在出院后由家庭静疗护士进行，也可以在医院启动并在家中继续进行。

技能 33.2　经外周静脉肠外营养：脂肪乳剂

经外周静脉肠外营养的应用需要较低的葡萄糖含量，并且仅在短期内使用，直到中心静脉通路建立，或者患者可以口服或肠内给药。高代谢性疾病或其他疾病患者的营养需要量增加，此外，液体限制的患者不适合接受治疗（Worthington和Gilbert，2012）。该疗法适用于短期使用，通常为2周或更短时间。PPN溶液使用较低浓度的葡萄糖和氨基酸以降低渗透压（见表33.2）并降低静脉炎的风险。添加脂肪乳剂提供热量来源，对渗透压的影响最小。脂肪乳剂必须通过静脉注射管作为原发性静脉输液或背负式重力输液。

该技能描述了PPN背负式重力输液的管理。每24小时更换一次用于脂肪乳剂的给药套装（包括背负式），一旦怀疑被污染应立即进行更换（Alexandra et al.，2014）。该输注装置必须具有鲁尔锁装置。PPN的适应证包括以下内容：

- 足够的外周静脉通路：尽管PPN渗透压较低，但它容易引起静脉炎并且通常需要频繁改变输注位置。中线导管可能是典型的短外周静脉导管的替代品。
- 能够耐受较大的液体量：由于PPN中葡萄糖的浓度较低，需要大量液体以达到足够的热量。一些肾功能或心脏功能受损的患者不适用。
- 能够耐受脂肪乳液：脂肪是热量最密集的营养物质。1 L不含脂肪的10%葡萄糖只提供340 kcal。250 mL 20%脂肪溶液提供500 kcal。

授权与合作

住院患者实施PPN的技能不能委托给护理辅助人员。护士指导护理辅助人员完成以下工作：

- 当患者有烧灼感、疼痛或外周静脉部位

发红的主诉时需要报告。

　●输液泵报警或静脉输液部位敷料潮湿时报告护士。

　●患者有呼吸短促和生命体征改变的主诉时报告护士。

　用物准备

　●PPN 溶液

　●在玻璃容器中或在肠外营养袋的独立腔室中的脂肪乳液

　●带有 1.2 μm 脂肪乳剂过滤器的 IV 管

　●床边葡萄糖监测仪

　●无菌拭子

　●电子输液器，具有反自由流动控制和警报（INS，2016）

　●清洁手套

　●用药记录或电脑打印单

　●听诊器

步骤	要点说明

护理评估

步骤	要点说明
1. 检查病历，评估患者甘油三酯的水平。根据医嘱获取 PPN 开始前和每周一次的血清甘油三酯水平。	确定患者代谢脂肪的能力。
2. 执行手卫生，并使用清洁手套。选择或建立适合的功能良好的静脉输液部位，以实施 PPN 和脂肪乳剂。评估其通畅性和功能（见第 29 章）。	PPN 可能会引起静脉炎，因此选择合适的静脉很重要。
3. 通过手指末梢测量血糖。	为确定葡萄糖输注耐受性提供基线。
4. 通过监测四肢水肿、肺部听诊或液体摄入量大于液体输出量来评估患者的液体状态。	与 PPN 一起给予的液体摄入可能导致老年患者或肾功能受损或心脏功能受损的患者出现体液过量。
5. 获取患者的体重和生命体征。脱下手套并执行手卫生。	提供基线信息以确定 PPN 溶液的有效性和耐受性。减少微生物的传播。
6. 检查医务人员的医嘱，了解脂肪乳剂的量，PPN 溶液和脂肪乳剂的使用时间。然后用用药记录检查标签上的溶液名称。	医务人员必须开具脂肪乳剂和 PPN 的医嘱。如果单独输注速度太快，脂肪乳剂可能会引起不良症状。输液时间通常至少 8 小时。脂肪乳剂输注应不超过 12 小时，且与原始容器分开输注。这是第一次检查准确性。
7. 阅读脂肪乳剂的标签。	脂质乳剂是白色且不透明的，因此一定要避免将肠内营养制剂与肠外脂肪混淆。
8. 评估患者和居家照护者对 PPN 的了解。	确定所需的教学水平和范围。

护理诊断

●容量负荷过重	●有血糖波动的危险
●有感染的危险	●营养失调：低于机体需要量
根据患者的状况或需求，个体化处理其相关因素 / 危险因素。	

步骤	要点说明

护理计划

1. 完成下列步骤后所能达到的预期结果：	
● 大多数患者甘油三酯水平低于 250 mg/dL。	表明有足够的脂肪清除率。
● 遵医嘱，血糖水平维持在预期的葡萄糖范围内。	特定人群所需的葡萄糖水平因疾病程度而异，因此需要特定的医嘱（McClave et al., 2016）。
● 静脉穿刺部位无静脉炎、疼痛、肿胀、发红和炎症。	确保 PPN 的正确使用和脂质监测。
● 患者无全身感染的症状（例如体温升高）。	温度表示可能有与 PN 有关的全身感染。
● 患者没有对脂肪过敏的迹象。	监测输液，观察输液过敏反应。
● 患者和居家照护者能够解释 PPN 的目的和并发症。	给予患者和居家照护者适当的指导。
2. 解释 PPN 和脂肪乳剂的用途。	促进理解并减少焦虑。
3. 将患者置于舒适的体位，以便进行静脉注射或输液。	当患者感觉舒适时，他们更容易接受操作。
4. 如果 PPN 溶液被冷藏，在输液前 1 小时从冰箱中取出。	在使用前应将溶液从冰箱中取出（Alexander et al., 2014）。

护理措施

1. 执行手卫生。	减少微生物的传播。
2. 将 PPN 袋以及脂肪乳瓶的标签与 MAR 或电脑打印单进行核对。检查正确的添加剂和溶液的有效期。还要检查患者的姓名。	防止出错。这是第二次检查准确性。
3. 检查脂质溶液是否有乳液分离成层、脂肪球或泡沫。	如果有这些情况禁止使用。
4. 根据机构政策，使用至少两种方式核对患者的身份信息（例如姓名和出生日期，或姓名和病案号）。将患者信息与患者的用药记录或医疗记录信息进行核对。	确认患者身份。符合联合委员会标准并保证患者安全（TJC，2016）。
5. 将溶液包装袋上的患者信息和患者的用药记录或医疗记录在床边进行核对。	确保患者接受正确的输注。这是第三次检查准确性。
6. 测量患者的生命体征。	提供基线评估。一旦输液开始就可能立即发生过敏反应。
7. 使用清洁手套。准备输注 PPN 溶液的静脉通路，排尽导管内多余的空气。夹闭调节器。一些输液泵和管路需要通过输液泵进行输注。添加无菌带帽针或无菌帽在导管的末端。按照相同的流程用单独的输液装置输注脂肪溶液。	排尽管路中的空气，防止空气进入血管系统。
8. 用消毒棉签擦拭外周静脉输液管的末端端口并使其干燥。将 PPN 导管末端的无针头连接器连接到患者功能良好的外周静脉输液管的末端端口。轻轻地将旧 PPN 导管从静脉输液部位断开，并插入新 PPN 输液管的适配器。打开新导管的调节器。让溶液运行以确保导管通畅，用输液泵调节静脉滴注速度。	防止现有静脉输液中断并确保导管通畅。输液泵将以规定的速度输注液体。
9. 用消毒棉签清洁无针外周导管的注射帽。	清除注射部位的表面微生物并防止微生物进入血液系统。

步骤	要点说明
10. 将脂肪乳液输注管与静脉置管连接。如果患者接受 PPN 和脂肪单独输注，则可以使用 Y 形连接器。粘贴导管标识。	脂肪乳剂不能通过 0.20 μm 的静脉输液过滤器输注。参见机构政策；如果使用较大的 1.2 μm 过滤器，则可以使用 Y 形连接器输注脂肪（INS，2016；Alexander et al.，2014）。标记高危导管可防止与不合适的导管或管道相连（TJC，2016）。
11. 完全打开脂肪乳液输注器上的调节器，并检查输液泵的流速。	初期缓慢输液可观察过敏反应。
12. 脂肪乳剂开始输注的 15 ～ 30 分钟内，成人 1 mL/min，儿童 0.1 mL/min，遵医嘱增加速度。	每天可输注脂肪 2.5 g/kg，但目前的做法通常是成人每天给予脂肪低于 1 g/kg。
13. 按医嘱的速度开始 PPN。20% 脂肪至少在 8 小时内输完。所有脂肪都可以作为单独的输液输注 12 小时。	PPN 输注速度不需要逐渐加快。较低浓度的葡萄糖使大多数患者能够毫无困难地接受全剂给药。
14. 脱下手套并处理，处理用物，执行手卫生。	减少微生物的传播。

护理评价

1. 必要时每小时或更频繁地进行流速监测。	输注太快或太慢可能导致代谢紊乱，如高血糖。
2. 前 30 分钟内每 10 分钟监测一次生命体征和患者的总体舒适度，然后每 4 小时测量一次生命体征。	监测患者有无脂肪过敏。
3. 每天监测患者的实验室检查指标（如甘油三酯、肝功能检查），并根据医嘱进行血糖监测。停止输注后 4 小时测量血脂。	提供客观数据来衡量对治疗的反应（例如肝脏代谢脂肪的能力）。输注后过早测量血脂会产生不正确的血液结果。
4. 每 4 小时监测一次体温，定期检查静脉穿刺部位是否有静脉炎或浸润征象。	确定发热的发生，这是对脂肪乳剂不耐受或败血症的一种并发症。确定 IV 系统的完整性。
5. 评估患者的体重、摄入量和输出量、四肢末端状况（水肿）和呼吸音。	体重增长，出入量不平衡，外周水肿和肺部爆裂音表明体液潴留。
6. **使用反馈式教学**："我想确定我向你解释了外周静脉营养。您能告诉我，您为什么要接受这种营养吗？" 如果患者或居家照护者不能正确反馈，立即调整或重新制订指导计划以保证其正确掌握。	确定患者和居家照护者对指导内容的理解水平。
非预期结果	相关措施
1. 对脂肪乳剂不耐受，表现为甘油三酯水平升高、体温升高 3 ～ 4°F、发冷、潮红、头痛、恶心和呕吐、出汗、肌肉疼痛、胸背部疼痛、呼吸困难、眼压升高、眩晕。	● 关闭 PPN 输液。 ● 通知医师。 ● 根据医嘱准备治疗过敏反应。 ● 在患者的病历中记录脂肪过敏。
2. 见技能 33.1 的非预期结果和相关措施。	

记录与报告

● 在电子健康档案或纸质病历的护理记录中，记录静脉输液部位的情况、溶液类型、输液速度和状态、输液导管腔、出入量、血糖水平、生命体征、体重和其他评估结果。

● 在电子健康档案或纸质病历的护理记录中，记录任何不良反应。

● 如果出现脂肪不耐受、感染、堵塞、体液潴留或外渗的迹象，通知医师。

● 记录对患者和居家照护者学习的评估。

注意事项

健康教育

● 除非患者需要长期营养支持，否则 PPN 治疗通常不会在家中进行。

儿科患者

● 见技能 33.1。

老年患者

● 一些老年患者外周静脉条件差或因为心脏或肾脏功能障碍导致液体耐受性较差，不能进行 PPN。

居家护理

● 见技能 33.1 的居家护理。

▶ **临床案例分析**

一名 43 岁的患者因为克罗恩病严重恶化而入院。他在最近 3 周内体重减轻了 4.5 kg，并且经常出现腹痛、痉挛和稀便。他无法忍受经口进食，容易恶心。他将接受 CPN 并让肠道休息。医护人员为其置入了一条中心导管行 3：1 肠外营养治疗。

1. 确定可快速变化的 4 个物理参数，并在开始 CPN 之前将其作为基线评估的一部分。

2. 在中心静脉导管置入后的第 3 日，患者出现发热和疲劳，宁愿躺在床上。发热可能表明什么，其来源可能是什么？

3. CPN 输注开始 2 日后，患者体重增长 2 kg。他评论道，"我的体重正在恢复。"你会如何回答？你的护理评估中应该包括什么？

4. 护士检查患者的生命体征：心率 100 次 / 分，呼吸 20 次 / 分，双侧啰音，血压 130/86 mmHg。患者否认用力呼吸急促。使用 SBAR 沟通模式，展示你如何与卫生保健团队一起与这个患者进行沟通。

▶ **复习题**

1. 患者正在从标准静脉溶液转变为外周肠外营养。护士应该给患者提供哪些理由来解释为什么需要使用大直径静脉进行输液？（选择所有符合条件的选项）

A. 液体的渗透性非常高

B. 液体不能通过较细的静脉输注

C. 由于液体的成分，周围静脉会受到非常大的刺激

D. 患者将长时间输注，这样他的双手就可以自由活动，不用置入静脉导管

E. 大静脉使溶液能够以 PPN 所需的更高速度进行输注

2. 以下哪些患者适合短期 PPN？（选择所有符合条件的选项）

A. 吻合口漏

B. 肠梗阻

C. 严重的黏膜炎

D. 手术前严重营养不良

E. 肺炎

第 12 单元

排　　泻

第 34 章

排 尿

▶ 学习目标

　　学习本章节后，护士能够具备如下能力：

　　● 讨论排尿困难或留置尿管拔除后促进正常排尿的护理干预措施。

　　● 讨论体液平衡与排尿之间的联系。

　　● 描述如何从以患者为中心的护理原则来护理排尿异常的患者。

　　● 描述当患者有排尿需求时为其提供安全的方法。

　　● 确定增加导管相关性尿路感染的风险因素。

　　● 执行以下技能：放置并移除小便器，插入导尿管，留置尿管的护理，测量残余尿与导管膀胱扫描，冲洗导管，移除留置尿管。导尿管、应用安全套导尿管、耻骨上经膀胱导尿管的护理。

▶ 目的

　　排尿为人体基本功能之一，会受到各类疾病和相关因素的影响。护士的职责之一是根据需要帮助患者如厕以排空膀胱，包括使用坐便器、尿壶或便盆。患者在急性期膀胱功能受到影响时，可能需要用导尿的方式以严密监测尿量或促进膀胱排空。有些患者需要长期留置导尿管，以保证膀胱有效排空，护士需采取措施以减少导管相关性感染的风险。当膀胱功能受损或需要泌尿引流管时，护士也应采取措施将感染风险最低化。

▶ 护理标准

　　● Meddings J，美国卫生保健研究与质量机构，2013——减少导尿管的使用

　　● 联合委员会，2016——患者安全目标 - 导尿管拔除与患者识别

▶ 实践准则

　　● 充足的口服补液对膀胱至关重要，特别是患者有留置导尿管时。某些有排尿障碍的患者会由于害怕出现小便失禁和（或）尿频而限制液体的摄入。说明液体摄入对保持泌尿系统健康的重要性。

　　● 了解患者的平均排尿量。正常成人的尿量为 2 200 ～ 2 700 mL/d。如果尿量低于 30 mL/h

且连续 2 小时，即需进一步评估。

- 了解脱水和液体过多的症状。
- 当液体平衡发生实际或预期的变化时，开始记录出入量。

表 34.1　体液不足与体液过多的症状

眼睛	体液不足：眶周凹陷，结膜干燥，泪液减少或缺乏
	体液过多：眶周水肿，视力模糊，视神经乳头水肿
口腔	体液不足：口腔黏腻，黏膜干燥；嘴唇干燥开裂；唾液减少，唾液黏度增加；舌体萎缩开裂
	体液过多：过度流涎
皮肤	体液不足：皮肤温度升高，干燥，失去弹性
	体液过多：肿胀，水肿
心血管系统	体液不足：脉率加快，脉搏微弱，低血压，脉搏减少/压力降低，毛细血管充盈度降低，血细胞比容增加，颈静脉塌陷
	体液过多：洪脉，因或不因直立位引起的血压异常，第三心音（S3），颈静脉怒张
胃肠道系统	体液不足：腹部凹陷
	体液过多/不足：呕吐，腹泻，腹部绞痛
肾脏系统	体液不足：少尿或无尿，尿比重增加（正常：1.010～1.030）
	体液过多：尿比重降低，多尿（肾功能正常）

- 评估患者近期的血清电解质数值。异常值反映了液体平衡的变化，会导致患者病情恶化。
- 定期称重以确定液体量。首先排空膀胱。称重时用同一个秤、在同一时间点并穿着类似的衣服，如果患者卧床，称重应包括床上用品和床的重量。

▶ 以患者为中心的护理

- 当帮助有排尿障碍的患者时，需要了解其价值观和喜好。
- 与患者沟通进行导尿等操作时的感受。尽量配合患者操作减少导尿过程中的刺激或损伤，维护患者尊严。
- 当制订护理计划时，护士须敏锐地察觉不

同的文化背景对患者排尿障碍带来的影响因素。

- 文化差异很常见。必须评估每个患者的文化背景进行个体化护理。许多文化都有与排泄、隐私和性别差异相关的特定信仰和习惯。比如：有些文化强调男尊女卑，禁止与不相关的异性接触，需提供同性服务；有些文化强调相互依存，需家属陪护，进行重要的决策；隐私在许多文化背景中都很重要，因此要注重保护患者的隐私。

▶ 循证护理实践

以循证为依据关于减少导管相关性尿路感染（catheter-associated urinary tract infection, CAUTI）的主要建议包括减少不适当的导管使用和减少尿管留置时间（Fekete et al., 2015；Lo et al., 2014；Meddings et al., 2013；TJC, 2016）。有循证基础的预防 CAUTI 的干预措施包括：

- 采用无菌技术进行无菌导尿管插入（Fekete et al., 2015；TJC, 2016）。
- 由专业护理人员进行导尿操作（Lo et al., 2014）。
- 尽可能使用最小号导管。
- 在允许的情况下尽快拔除尿管（Meddings et al., 2013）。
- 留置导尿管的固定，防止活动和牵拉导管。
- 保持尿管系统的密闭性。
- 通过导管、引流管和集尿袋保持尿道通畅。
- 将集尿袋始终保持在膀胱以下的水平。
- 当排空集尿袋时，使用专人专用的容器。避免集尿袋的出口碰到容器。
- 每日行会阴护理。
- 将质量改进监督计划落实到位，提示护理人员导管在位，包括导管的定期护理。

▶ 安全指南

- 定期评估和确定患者的功能状态，如安全站立的能力、转移至厕所或坐便器的能力、听从指引的能力和自我护理的能力，如安全使用

厕所、坐便器或尿壶。

● 评估患者的正常排尿模式。服用利尿剂的患者床边应配备坐便器或尿壶，及时给予患者符合需求的如厕辅助，以减少其在如厕时跌倒的概率。

● 评估排尿习惯时应考虑患者的年龄。如厕训练和遗尿是幼儿和学龄前儿童的常见问题。

● 由于多种健康问题和相关生理变化，体弱的老年人更容易发生尿失禁。

● 需要帮助排泄的患者应配备呼叫铃，并定期提醒和提供帮助，特别是在晨起、饭后和就寝前。

● 采用无菌技术插入导尿管以预防 CAUTI。

操作指南 34.1 协助使用小便器

小便器是一种容器，当患者如厕受限时，通过小便器收集和存留尿液。患者在行动不便时，因严重的呼吸困难、其他疾病过度疼痛导致不能步入厕所时可能需要一个小便器。在某些情况下，男性患者可在床边使用小便器。大多数小便器为男性使用，但也有女性专门设计的小便器（图 34.1）。女性小便器顶部开口较大，边缘较宽，有助于贴合会阴部。

授权与合作

协助患者使用小便器的技能可授权给护理辅助人员。护士指导护理辅助人员完成以下工作：

● 帮助有特殊需要或适应期的患者，例如协助患者握持小便器。

● 排尿后提供个人卫生用品。

● 有下列情况立即通知护士：尿液色、质、量和气味的变化、尿失禁的进展情况（非自觉性尿失禁）、患者主诉排尿困难（提示感染的可能性）、排尿频率和总量的变化。

用物准备

● 小便器
● 清洁手套
● 量筒（用于测量出入量）
● 标本采集器（见第 7 章）
● 洗漱盆、浴巾、毛巾和肥皂
● 卫生纸

操作步骤

1. 评估患者的正常排尿习惯，包括尿失禁症状。

2. 确认患者对放置和移除小便器的需要程度（或观察询问患者既往用法）。

3. 核对医嘱，确定是否要采集尿液样本。

4. 执行手卫生。

5. 向患者解释操作过程。

6. 关门或拉上床帘以保护患者隐私。

7. 通过视诊腹部下 1/3 或在耻骨联合上方触诊，评估膀胱充盈度。

8. 佩戴清洁手套。

9. 协助患者取舒适卧位：男性患者取侧卧位、仰卧位、升高床头取坐位或站立位；女性患者取仰卧位。必要时，将隔尿垫放在患者的臀部下，防止污染床单。

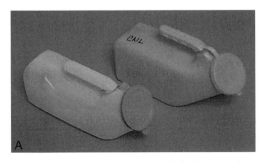
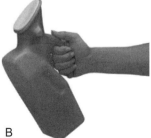

图 34.1 A.男用小便器 B.女用小便器（图 B 由 Briggs Medical Service Co 提供）

临床决策点：评估患者上下肢肌力和活动性，测量血压判断是否存在体位性低血压等相关症状，决定患者是否可以站立排尿，尤其是长期卧床的患者（见第5章）。

10. 条件允许的情况下，男性患者应该自主握持小便器并将阴茎置于小便器中。必要时，协助患者将阴茎完全放置在小便器中，并固定到位或协助患者握持小便。小便器的放置位置取决于尿量。

11. 可协助女性患者将小便器平稳放置在其会阴处，并保持其位置，具体位置取决于尿量。

12. 协助患者盖好被子并在床头放置呼叫铃。给予患者足够的隐私空间，取合适体位后。关门，脱下手套并洗手。

13. 患者排尿完毕后，佩戴手套，移除小便器。评估尿液的颜色、透明度、气味和量。协助患者清洗阴茎或会阴部。

14. 必要时，在电子健康档案或纸质病历的护理记录中记录尿液的色、质、量。

15. 倒掉小便。清洗后放置床旁备用。

16. 满足患者生活需要，根据需要执行手卫生。

17. 脱下手套并处理，执行手卫生。

技能 34.1 导尿术

导尿是将尿管通过尿道置入膀胱已导出尿液。这是一种侵入性操作，需要遵医嘱执行并严格无菌操作（Lo et al.，2014）。尿管留置可以是短期（2日或更少）或长期（超过2周）（Geng et al.，2012）。导尿管的适应证包括：监测患者尿量，排尿障碍，术后护理，或由于神经系统疾病导致膀胱不能充分排空。尿液在膀胱内过量积聚会增加尿路感染的风险，并导致尿液倒流至肾脏，引起肾脏感染或损害。尿失禁者可能需要留置导尿管，以避免尿液浸渍伤口影响愈合。间歇性导尿术被用于无法使用膀胱扫描仪测量残余量或处理慢性尿潴留的一种方法。

一次性导尿与留置导尿的步骤是相同的。不同之处在于，留置导尿管的球囊膨胀

后，使其位置固定并封闭排尿系统。导尿管由1～3个腔组成（见图34.2）。单腔导管（见图34.2A）用于间歇性导尿，一次性排空膀胱。双腔导尿管用于留置导尿，一个管腔引流尿液，另一个管腔用于导管充气固定（见图34.2B）。三腔导管用于连续膀胱灌注，或须注入药物等（见图34.2C）；一个管腔引流尿液，第二个管腔用于导管充气固定，第三个管腔将冲洗液输注入膀胱。

医护人员根据患者是否有乳胶过敏史、导管粘连史或感染易感性等因素选择合适导尿管。留置导尿管由乳胶或硅胶制成。某些导尿管含有减少尿道刺激和粘连的特殊涂层。镀银导管已被用作减少或预防导管相关性感染，但有效的数据都不一致。由于导尿管成本的增加，镀银导管的使用并不常见（Beattie 和 Taylor，2010；Muzzi-Bjornson 和 Macera，2011）。单次或间歇导尿管由橡胶（柔软易弯曲）或聚氯乙烯制成。自主导尿的患者有很多种导尿管可以选择：一些具有无需润滑的特殊涂层，另一些由润滑导管组成并连接引流装置。

Fr 用于标记导尿管内径的大小。14～16Fr导尿管适用于大多数需留置导尿管的成人患者，以尽量减少创伤和感染的风险。年龄较大的女性或年龄较大的前列腺肥大的男性患者可能需要更小的尺寸（12～14Fr）。coudé 导管可用于前列腺肥大和尿路梗阻的男性患者，其弯曲的尖端可绕过前方障碍物。导管直径越大，膀胱颈部和尿道的创伤风险也就越大（Geng et al.，2012）。然而，在泌尿外科手术后或存在大量血尿等特殊情况下，需使用20Fr或22Fr等大尺寸的导尿管。婴儿和儿童则使用较小的尺寸，例如婴儿用5～6Fr，儿童用8～10Fr。

留置导管球囊有多种大小，从3 mL（用于儿童）到30 mL（用于连续膀胱冲洗）。球囊的尺寸通常印在导管端口上（图34.3）。成人推荐使用的球囊大小是5 mL（填充10 mL）。长期使用较大的球囊（30 mL）会增加患者的不适、刺激和损伤，并且会增加导尿管脱落的风险；

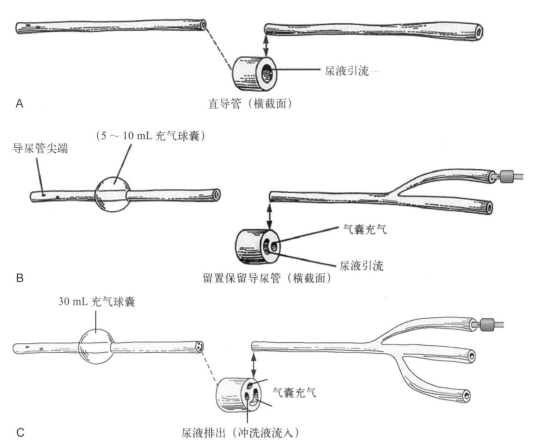

A　　　　　　　　　　　　直导管（横截面）

　　　　　　　尿液引流

（5～10 mL 充气球囊）

导尿管尖端

B　　　　　　　　　　留置保留导尿管（横截面）

　　　　　　　气囊充气

　　　　　　　尿液引流

30 mL 充气球囊

C　　　　　　　　　　尿液排出（冲洗液流入）

　　　　　　　气囊充气

图 34.2　A. 单腔或单次导尿管（横切面）B. 双腔或留置导尿管（横切面）C. 可连续闭合冲洗的三腔导尿管（横切面）

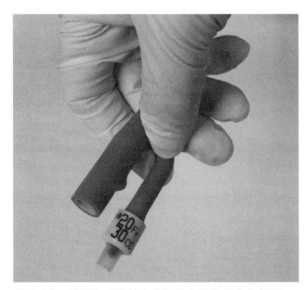

图 34.3　导管和球囊的大小标记在导尿管充气阀端口

膀胱积液低于导管引流腔的高度会导致膀胱不完全排空（Geng et al., 2012）。

　　对于需要长期导尿的患者（即尿潴留或严重疾病），导尿管的更换应该根据个人需求，而不是按照常规标准（Geng et al., 2012）。导尿管应在以下情况下更换：导尿管渗漏或堵塞及需留取无菌尿液标本以检测尿培养前（Geng et al., 2012）。由于其与尿路感染相关，应避免长期导尿。若患者可自主排尿，应尽早拔除导尿管（Lo et al., 2014）。

　　将留置导尿管连接至集尿袋上可连续收集尿液。集尿袋需悬挂在床架或椅子上，以保持低于膀胱的水平高度，便于尿液从膀胱中排出，但不至于落于地面。当患者走动时，将集尿袋放在其膀胱水平以下。腹腔引流袋除外，其设计的单向阀可防止尿液倒流进入膀胱。

步骤	要点说明

护理评估

1.根据机构政策，至少使用两种方式核对患者身份信息（例如姓名和出生日期，或姓名和病案号）。	确认患者身份。遵守联合委员会标准，提高患者安全。
2.回顾患者的电子健康档案或表单，包括医嘱和护士的记录。注意以前的导尿管插管情况，包括导尿管大小，患者的反应和置管的时间。	确定插入导尿管的目的（例如测量 PVR，准备手术，或标本采集）和导尿管插入的潜在困难。
3.回顾任何可能影响导管通过的病理情况（例如：男性前列腺肥大、尿道狭窄）。	尿道梗阻可能阻碍导尿管进入膀胱。
4.执行手卫生。询问患者过敏史。	减少微生物的传播。评估是否对消毒剂、胶带、乳胶和润滑剂过敏。
5.评估患者的体重、意识水平、发育水平、合作能力和移动能力。	确定导尿管插入的位置，明确患者需要辅助的程度，在操作中的合作程度，所需要明确解释的程度。
6.评估患者的性别和年龄。	确定导尿管大小。
7.评估患者的理解能力，先前的导尿经历，以及对操作的感觉。	表明患者需要指导和（或）被支持。
8.评估疼痛和膀胱充盈度。在耻骨联合上方触诊膀胱或用膀胱扫描仪（见操作指南 34.2）。	触诊充盈的膀胱会引起疼痛和（或）强烈的排尿感，显示膀胱充盈或过度充盈。
9.执行手卫生，佩戴清洁手套。检查会阴部，观察会阴解剖结构、红斑、引流物或分泌物、气味。脱下手套，执行手卫生。	评估女性会阴解剖结构可提高导管插入的准确性和速度。

护理诊断

● 急性疼痛	● 有感染的危险
● 焦虑	● 缺乏导尿管操作的相关知识
● 尿潴留	● 尿液排空受限
根据患者的状况或需求，个体化处理其相关因素／危险因素。	

护理计划

1.完成下列步骤后所能达到的预期结果：	
● 无法触及患者膀胱。 ● 患者主诉没有腹部不适或膀胱压力／充盈。 ● 患者的尿量在集尿袋中至少测量到 30 mL/h。 ● 患者能描述出操作的目的和预期目标。	膀胱完全排空。 导尿管和尿液通过导尿管的自由流动减轻了膀胱的膨胀和不适。 证实膀胱内导管在位、通畅，肾功能良好。 反映患者对治疗的理解程度。
2.向患者解释操作步骤。	促进合作。
3.必要时安排其他的人员帮助，床边备好用物。	有些患者不能独立地摆出体位。确保更有效地进行操作。

步骤	要点说明

护理措施

步骤	要点说明
1. 检查患者护理计划中对导尿管大小和类型的要求。如果是再次置管尽可能使用最小的导尿管。	确保患者使用正确的导尿管尺寸和类型。较大的导尿管直径会增加尿道损伤风险（Lo et al., 2014）。细的导尿管可进行尿道周围腺体的充分引流。
2. 执行手卫生。	减少微生物的传播
3. 关门或拉上床帘以保护患者隐私。	促进舒适和保护患者的隐私。
4. 把床升高至便于操作的高度。如果使用病床护栏，拉起对侧护栏，放低操作侧护栏。	运用节力原理。使用床栏可以提高患者的安全性。
5. 在患者身下放置隔尿垫。	防止弄脏床单。
6. 戴上清洁的手套。用香皂和清水清洁会阴区，冲洗和擦干（见第18章）。用手套检查患者并识别尿道口。脱下手套。执行手部卫生。	在开始无菌导管插入之前，要清除分泌物、尿液和粪便，这些物质可能会污染无菌区域，并增加导管相关性尿路感染的风险。
临床决策点：对于虚弱、肥胖或意识障碍的患者，及时寻求帮助，摆放正确体位。	
7. 安置体位 女性患者：协助患者取仰卧位，膝盖弯曲，让患者放松大腿外旋髋关节。 替补女性体位：取侧卧位，大腿、膝关节和髋关节弯曲。必要时用枕头支撑患者保持体位。 男性患者：协助患者取仰卧位，腿部伸展，大腿略外展。	暴露会阴，并使髋关节呈最大限度外旋。 如果患者髋关节不能外展可采取这种替代体位（例如，患者有关节炎或挛缩），则替补体位更舒适。 对患者有帮助的舒适姿势，有利于看清楚阴茎。避免不必要的身体部位暴露，保护患者的隐私。
8. 遮盖患者 女性患者：用浴毯遮盖。将毯子菱形折叠，盖在患者身上，一个角盖在患者身体的中间，两个角盖在大腿和腹部，最后一个角盖在会阴上（见插图）。 男性患者：用毛巾覆盖身体上部，用毯子或浴巾遮盖下肢，仅暴露外阴部（见插图）。	减少不必要的暴露，保护患者的隐私。

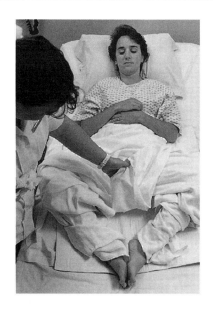
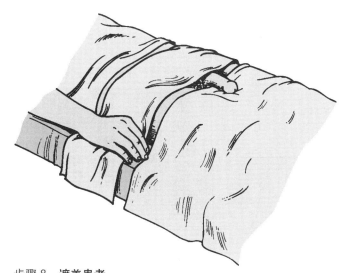

步骤 8 **遮盖患者**

步骤	要点说明
9. 移动光源以照亮生殖器，或有助手手持光源以照亮尿道口。	充分可见的尿道口有助于提升导尿管插入的速度和准确性。
10. 打开导尿包的外层包装，将内层套装盒放置在清洁手可达到的表面，如床旁桌，或者可能的话，放置在患者打开的两腿中间。	在导尿管插入期间提供充足的物品供应。
11. 用无菌技术打开包含导尿托盘的内部无菌包裹（见第10章）。每打开一层，都将无菌覆盖层折回去，最后的一层向患者开放。	无菌巾只放置在无菌区域。
a. 留置导尿开放系统：打开包内独立的集尿袋，检查是否关闭排水口，并将集尿袋和管子置于容易拿到的位置。打开无菌导管的外包装，保持内包装的无菌性（见第10章）。	开放的集尿袋系统有独立的无菌包装，用于无菌导管、集尿袋和导管，以及插入包。
b. 留置导尿封闭系统：所有物品均在无菌托盘中，并按使用顺序排列。	封闭的集尿袋系统有导管附在引流管和袋上。
c. 留置导尿：所有需要的用品都在无菌托盘中，其中含有可用于收集尿液的物品。	
12. 戴上无菌手套。	保持操作过程无菌。
13. 选择：如果治疗巾为在包装上第一个物品，可以不戴手套将无菌治疗巾拿起。只触摸治疗巾褶皱的边缘。然后戴上无菌手套。	
14. 覆盖会阴，戴手套，在无菌工作面操作。 a. 女性患者： （1）无菌巾折成方形，仅接触边缘（2.5 cm）。 （2）在未接触无菌面的前提下展开治疗巾。允许将治疗巾的边缘（2.5～5 cm）作为双手的袖口。 （3）把治疗巾亮面朝下放置在患者双腿之间的床面。要求患者抬起臀部，把治疗巾的边缘塞到患者臀部下。注意不要用消毒手套接触受污染的表面。如果手套被污染，脱下并更换新手套。 （4）从托盘上取出有孔的无菌纱布。展开治疗巾而不接触未消毒的表面。治疗巾的顶部边缘在双手上形成袖口。在会阴上应用治疗巾，使阴唇充分张开（见插图）。	无菌治疗巾提供了无菌区域，在导尿管插入过程中，在该区域操作。 当用戴上无菌手套制作袖口时，手套和工作空间的无菌性保持不变。 应用治疗巾保证工作区域无菌。

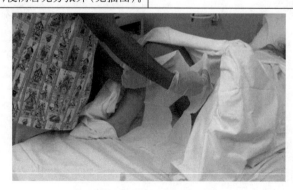

步骤 14a（4）　在女性的会阴上放置无菌的治疗巾（中间有开口）

步骤	要点说明
b. 男性患者： （1）可以使用方形治疗巾或洞巾。 （2）顺方形治疗巾边缘拾起并展开，注意不要接触未消毒的区域。将光面朝下，铺在阴茎下方后传递物品。注意无菌手套不可接触受污染的表面。 （3）将阴茎穿过洞巾孔（见插图）。	
15. 把弯盘移近患者。在无菌区域摆放剩余的用品，保持手套的无菌性。将无菌盘与无菌液（提前湿润的消毒棉签或棉球、镊子和消毒溶液）放在一起，润滑剂，导尿管和用于充气气球（仅用于留置导尿）的预充注射器放在无菌治疗巾上。	在留置导尿管过程中使用物品方便易取，并注意保持无菌技术。适当的位置取决于患者的尿道口大小和插管时的位置。
a. 如果导尿包中含有消毒棉球，打开无菌消毒液的包装将其倒在棉球上。有些导尿包里装的是预湿润的消毒棉签。打开包装末端以便操作（见插图和图34.4）。	使用无菌产品和消毒溶液可降低感染 CAUTI 的风险。
b. 如要获取标本，打开无菌标本容器（见第7章）。	如需要尿液标本，使用相应容器从导尿管处留取尿液。

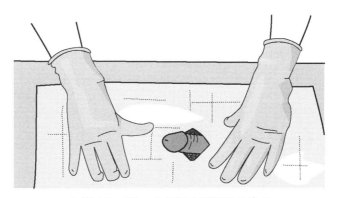

步骤 14b（3） 使用洞巾遮挡男性患者

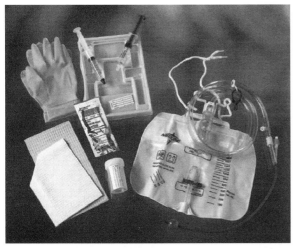

图34.4 留置导管套件包括引流装置、标本杯、无菌治疗巾、无菌手套、留置导尿管、消毒剂、无菌生理盐水、无菌棉球、镊子和润滑剂（图片经 Medline Industries 版权允许并保留所有权）

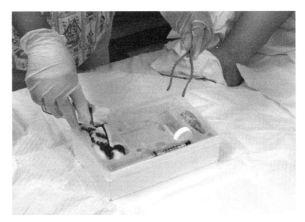

步骤 15a 无菌导尿包内含有消毒棉球

1003

步骤	要点说明
c. 留置导尿管时，打开导尿管的无菌包装，将导尿管留在无菌区域。如果导尿管是封闭系统套件的一部分，移除导尿包，并将导尿管和预先连接好的集尿袋共同放置于无菌治疗巾上。确保集尿袋排液口的夹子关闭。如果确有需要且尿道管是无菌弯盘的一部分，请将导尿管连接至集尿管上。	留置导尿管的导尿包有很多种。一些有预先连接的导尿管；另一些需要连接，但已是无菌弯盘的一部分；而另一些在弯盘里没有导尿管或引流系统。
d. 打开润滑剂包装，挤出至无菌区域。将导尿管前端泡浸入水溶凝胶以进行润滑，润滑长度：女性为 2.5 ～ 5 cm，男性为 12.5 ～ 17.5 cm（见插图）。	润滑导尿管可以减少尿路的创伤和导管插入时的不适。男性导尿管需要足够的润滑剂来润滑插入长度的导管。不建议将预先填充无菌水的注射器中的液体注入球囊口进行留置导尿管的球囊的预充试验。测试球囊可能会导致球囊被扭曲拉伸而破损，增加插入时患者的创伤风险。
16. 消毒尿道口 a. 女性患者： （1）用未执行操作的手（已被污染）将阴唇分开，完全暴露尿道口。 （2）在整个过程中保持非主操作手的位置。 （3）用主操作手握紧持物钳，夹起一个湿润的棉球或一次拿起一根棉签。从阴蒂向肛门方向消毒阴唇和尿道口。使用新的棉球或棉签依次擦拭刚消毒的部位。擦拭消毒大阴唇、小阴唇，再直接消毒尿道口中心（见插图）。	以便更清楚地看到尿道口。 消毒时阴唇闭合意味着该区域受到污染，需要再次消毒。 从污染最少的区域向污染最多的区域移动。遵循医学无菌原则（见第 9 章）。保证主操作手手套的无菌。

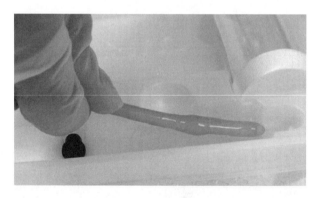

步骤 15d　润滑导尿管

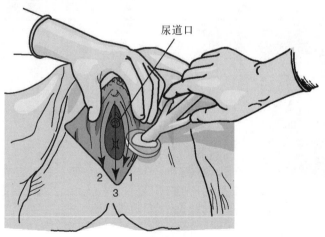

步骤 16a（3）　消毒女性尿道口

步骤	要点说明
b. 男性患者：	
（1）用非操作手（已被污染的手）翻起包皮，并轻轻握住龟头下方的阴茎体（如果没有割包皮的话），握住阴茎体并保持合适的角度。这只手依旧保持这个姿势以便之后的操作。	当提拿阴茎时，应避免背部压力，防止尿道受压。
（2）用未受污染的主操作手拿干净的棉签棒清洁会阴部，按顺时针方向从尿道口开始旋转环形的向外周擦拭。	在清洗过程中若未提拿住阴茎意味着这区域受到污染，需要再次消毒。环形旋转消毒模式遵循医疗无菌原则（见第9章）。
（3）用消毒棉球/棉棒依次重复消毒3次（见插图）。	
17. 从导管尖端拿起导管7.5～10 cm，并将导管松散地卷在手掌中。如果导尿管没有连接集尿袋，请确保接尿盘在位。一旦开始插入尿管，导管的末端（出液口）就可以放置在那里。	在插入过程中，握住导管尖端附近以便更容易地操作。掌心卷绕导尿管可防止其远端接触未消毒的区域。
18. 插入导尿管。向患者解释，当导尿管插入尿道时，可能会有灼伤、紧绷或压力的感觉。这种感觉是正常的而且很快就会消失。	有助于缓解患者焦虑。
a. 女性患者：	
（1）嘱患者放松，然后缓慢地经尿道口插入导尿管（见插图）。	放松可有助于显现尿道口并促进外尿道括约肌松弛，有助于导尿管的插入。
（2）总共插入尿管为5～7.5 cm，或直至尿液流出导管。当尿液出现时，尿管再插入2.5～5 cm。不要使用蛮力插入尿管。	有尿液流出表明尿管头在膀胱内或在尿道内侧。
（3）松开阴唇并用副操作手固定尿管。	防止导尿管从患者膀胱处意外脱管。

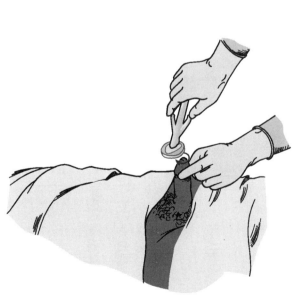

步骤 16b（3） **消毒男性尿道口**

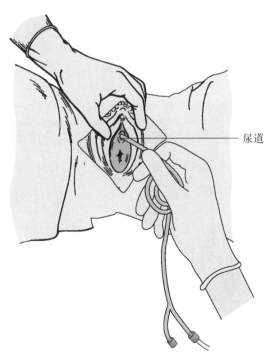

尿道

步骤 18a（1） **将导尿管插入女性尿道**

步骤	要点说明
b. 男性患者： （1）抬高阴茎，与患者的身体垂直（90°），并向上轻柔地牵拉阴茎（见插图）。	张开尿道口方便导尿管插入。
（2）嘱患者放松，就好像要解小便，然后经尿道口慢慢插入导管。	松弛尿道外括约肌有利于导尿管插入。
（3）插入尿管 17 ~ 22.5 cm 或直至尿液从尿管末端流出（出液口处）。	男性尿道长短不一。尿液流出表明导尿管尖端位于膀胱或尿道，但不一定代表是导尿管的气囊就在膀胱内。
（4）一次性导尿时停止插入。当有尿液从导尿管流出时，将导尿管再推进，至导尿管 Y 形分叉处（使注水软阀口暴露在外）（见插图）	将导尿管进一步向尿道推进，至引流端口的 Y 形分叉以及注水软阀口处在外，这样确保气囊不在尿道前列腺部。
（5）将阴茎朝下，用副操作手固定尿管。	防止导尿管意外从患者膀胱处滑脱。
19. 除非机构有相关的尿液最大排出量的规定，否则膀胱内尿液可以全部排空（见医院规定）。	没有明确的证据证明限制最大引流量的好坏。
20. 根据需要收集尿液标本（见第 7 章）。握住导尿管末端向标本容器中倒入 20 ~ 30 mL。	可获得用于培养分析的无菌标本。
a. 依照机构规定给标本贴标签并装袋。在患者面前贴标本标签。尽快送到检验科。	新鲜尿液标本可确保有更准确的检验结果。贴标签可以确保是正确患者的诊断结果。
21. 一次性导尿法：当没有尿液流出时，缓慢地拔出导尿管直至取出。	降低尿道创伤。
22. 依照生产商指定的液体量给留置导尿管的气囊注水。 a. 继续用副操作手固定尿管。 b. 用副操作手将预冲管连接至注水软阀口处。 c. 慢慢地注入全部溶液（见插图）。	留置导管的气囊不应注水过少。注水过少可导致气囊扭曲和潜在的膀胱损伤（Geng et al., 2012）。 在给气囊注水前要固定住导尿管，以防导尿管从尿道滑脱。 溶液需要全部打进气囊内。

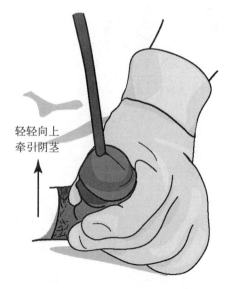

步骤 18b（1）　将导尿管插入男性尿道口内

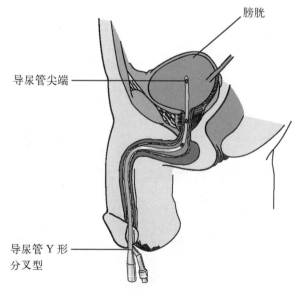

步骤 18b（4）　男性解剖学特征与正确的导尿管插入

步骤	要点说明

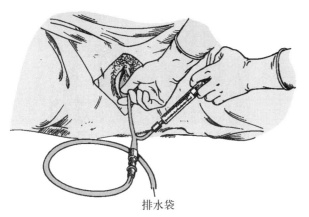

步骤 22c　充气球囊（留置导尿管）

排水袋

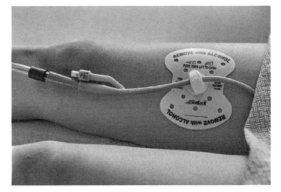

步骤 23a（1）　用粘连固定装置将留置导尿管固定在女性患者身上

临床决策点：如果患者反映给导管气囊注水时突然疼痛，或当气囊注水时感觉到阻力，停止注水，让液体从球囊流回注射器，将导尿管推进深处，并重新给气囊注水。气囊可能是在尿道里面被注水。如果疼痛持续，拔除导尿管并通知医师。	
d. 导尿管球囊注水后，松开拿导管的副操作手。轻轻牵拉导尿管，直至感觉到阻力为止。然后稍微往里推进导管。 e. 如果引流管还没有预先连接，就将其连接至尿管上。	将导尿管轻轻移回膀胱颈，避免了膀胱颈部的压力。
23. 固定留置导尿管用尿管弹性带或其他固定工具进行二次固定。保持足够的松弛度以允许腿部活动。在导尿管 Y 形分叉上方的导管进行二次固定。 a. 女性患者： （1）将导尿管固定在大腿内侧，给予足够的松弛以防止牵拉（见插图）。 b. 男性患者： （1）将导尿管固定在大腿上部或下腹部（阴茎指向胸部）。保持导尿管的松弛度，防止在导管上产生牵拉力（见插图）。 （2）如果包皮过长，将包皮外翻显露出龟头。	固定导尿管可减少尿道糜烂、尿路感染或意外拔管的风险（Geng et al., 2012；Gould et al., 2010）。导管分叉处测量装置的安装可以防止发生导尿管分叉处破裂。 固定好导尿管，减少对尿道的牵拉以及减少尿道损伤。 不外翻包皮会引起不适和严重的水肿。
24. 用集尿管上自带的夹子夹到床垫边缘。将集尿袋放置在床架上，位置低于膀胱。不要系在床栏上（见插图）。	集尿袋应放置在膀胱水平以下，确保尿液自由流入集尿袋中，从而降低患者尿路感染的风险。若集尿袋系在可移动物体上（如床的侧栏），由于人为牵拉或意外牵拉，会增加尿道损伤的风险。
25. 检查以确保没有尿路引流不畅。将多余的管子卷起，用夹子或其他固定装置固定在床单上。	尿路引流不畅会增加尿路感染的风险。
26. 根据需要提供护理。帮助患者调整舒适体位。	
27. 将用物放置在合适容器中。	
28. 测量尿量并记录。	为出量提供基线。
29. 脱下手套，洗手。	减少微生物传播。

步骤	要点说明

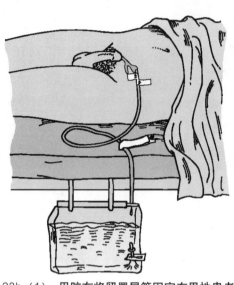

步骤 23b（1） 用胶布将留置尿管固定在男性患者身上

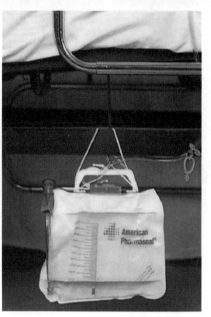

步骤 24 集尿袋低于膀胱水平

护理评价

1. 按照机构规定，通过触诊膀胱或使用膀胱扫描仪来检查其充盈程度（见操作指南 34.2）。	确定膀胱充盈感是否得到缓解。
2. 要求患者描述舒适程度。	确定患者的不适或膀胱充盈感是否得到缓解。
3. 留置导尿管：观察泌尿系统中尿液的性质和尿量。	确定尿液是否充分导出。
4. 留置导尿管：确定导尿管或管路连接处没有尿液泄漏。	防止对患者皮肤造成伤害并确保封闭的无菌环境。
5. **使用反馈式教学**："我想确保我清楚地解释了您的导尿管，以及您可以做些什么来确保尿液流出导尿管。告诉我你可以做些什么来保持尿液流动。"如果患者不能正确反馈，立即调整或重新制订指导计划以确保其正确掌握。	评价患者对教学内容的理解水平。
非预期结果	相关措施
1. 导尿管遗留在阴道内。	● 将导尿管留在阴道内。 ● 再次清洁尿道口。使用另一个导尿管套件，将无菌导尿管重新插入尿道口内（检查器械结构）。注意：如果手套受到污染，重新做一遍。 ● 成功插入第 2 根导尿管后，取出阴道内的导尿管。
2. 护士或患者在导尿过程中无菌状态被破坏。	● 如果手套被污染，必须重新操作。 ● 如果设备和（或）用品受到污染，请更换无菌物品或重新使用新的无菌套件。
3. 患者反应膀胱不适，导尿管内充足的尿流证明尿管是通畅的。	● 检查导尿管，确保没有牵引力。 ● 通知医师，患者可能存在膀胱痉挛或伴尿路感染症状。 ● 观察导出的尿液颜色、清晰度、气味和量。

记录与报告

• 在电子健康档案或纸质病历中，记录与报告导尿的原因，插入的导管的类型和大小，气囊的液体量，标本采集，尿液的特征和尿量，以及患者对手术的反应。

• 在出入流程表中记录尿液量。

• 报告持续的导管相关性疼痛、尿量不足，以及医护人员操作带来的不适。

• 记录对患者学习的评价。

注意事项

健康教育

• 对患者宣教日常的尿管护理，包括避免引流管中出现任何弯曲、保持引流袋固定在位、避免牵拉导尿管，以及日常卫生护理。

• 向患者解释充足的液体摄入有助于防止导管堵塞。

儿科患者

• 照顾婴儿时，向其父母解释操作流程。用患儿能理解的程度向患儿描述操作过程。（Hockenberry 和 Wilson，2015）。

• 导尿时儿童和青少年会有一些不适。操作时应尽可能温柔，尤其是年幼的孩子。大多数孩子喜欢在这个过程中让父母陪伴他们。询问青少年是否希望父母陪伴。

• 使用含 2% 利多卡因的足量导管润滑剂可以使婴儿和儿童的导尿术更容易（Hockenberry 和 Wilson，2015）。

• 教导幼儿吹气动作，可以在导管插入过程中帮助放松盆底肌肉（Hockenberry 和 Wilson，2015）。

老年患者

• 由于泌尿生殖器萎缩，年纪较大的女性尿道口可能很难辨认。

• 老年患者尿路感染的症状可能很难识别，只能通过精神状态的改变或发热来判别（Caterino et al.，2012）。

• 老年患者会有高发的尿路感染风险，这与高发的慢性疾病有关，如糖尿病和前列腺肥大等，以及尿失禁。

• 导尿管及其引流管和集尿袋会进一步限制老年患者的活动范围。

居家护理

• 在家中的患者可能会在白天使用腿部集尿袋，并在晚间更换成较大容量的尿袋。如果患者从大容量尿袋更换成腿部尿袋，在更换袋子之前，请指导他洗手并用酒精消毒连接端口。

• 教导患者和（或）护理人员如何正确固定引流袋；清空泌尿引流袋；并观察尿液的颜色，透明度，气味和尿量。

• 教导患者和（或）居家照护者关于尿路感染的迹象以及排除导尿管故障的技巧。

• 安排将导尿管供应品快递送至家中，始终确保家中至少有一套备用的导尿管、导尿包和集尿袋。

技能 34.2　导尿管的护理与拔除

提供定期的会阴清洁，预防导管相关性创伤，以及尽快拔除留置导管是降低导管相关性尿路感染风险的重要干预措施（Gould et al.，2010；Lo et al.，2014；Meddings et al.，2013）。长期留置导尿管是尿路感染的主要危险因素。当拔除导尿管时，重要的是要确保导管球囊内水完全排出，以减少对尿道的创伤。通常临床医师在拔除导尿管之前夹闭该管道，这种做可以使膀胱充盈并恢复膀胱张力。然而，证据尚不清楚，在拔除之前夹紧导尿管的做法是否会改善拔管后的膀胱功能（Geng et al.，2012；Gould et al.，2010）。

所有患者在拔除导尿管后至少应使用排尿记录或膀胱日记记录 24～48 小时。在日记中记录每次排尿的时间和尿量，包括尿失禁。使用膀胱扫描（见操作指南 34.2）或通过超声波测量残余尿来监测膀胱功能。腹部疼痛和胀气、未完全排空的感觉、尿失禁、尿液持续滴出以及排尿量很少可能表明膀胱排空不足，需要治疗干预。使用留置导尿管可增加尿路感染的风险。导尿管移除后 2 日或更长时间内可能出现感染症状。告知患者感染风险、预防措施（例如会阴卫生）以及需要向医护人员报告的症状和体征。

授权与合作

执行常规导管护理的操作可以委托给护理辅助人员。移除留置导尿管的操作也可以委托给护理辅助人员（见机构政策），但是，护士必须首先评估患者的病情并核对医嘱。护士指导护理辅助人员完成以下工作：

- 报告拔管前后尿液的特征（例如颜色、透明度、气味和尿量）。

- 报告患者会阴部的情况（例如颜色、皮疹、开放区域、气味、大便失禁引起的脏污、对尿道周围组织的创伤）。

- 如果允许移除导尿管，检查水球囊大小

以及所需的注射器的来抽空球囊中液体，如果球囊不能放水以及如果拔除导尿管后有出血，应及时报告。

- 报告拔除导尿管后第一次排尿的时间和尿量。

- 报告患者是否有发热、寒战、灼痛、侧腹疼痛、背痛和尿液中的血液等症状。

- 报告患者首次是否排尿困难、血尿、尿急、尿频、下腹痛、精神状态改变和嗜睡等。

用物准备

- 导尿管护理：清洁手套、防水垫、浴毯、肥皂、毛巾，毛巾和装满温水的盆、含 2% 氯己定的纱布。

- 拔除导尿管：不带针头的 10 mL 或更大的注射器（球囊尺寸信息直接印在球囊充气阀上，见图 34.3）、刻度量筒、床旁坐便器、尿帽、小便器或便盆、膀胱扫描仪。

步骤	要点说明

护理评估

步骤	要点说明
1. 根据机构政策，至少使用两种方式核对患者身份信息（例如姓名和出生日期，或姓名和医案号）。	确认患者身份。符合联合委员会标准并保证患者安全（TJC, 2016）。
2. 进行手部消毒。	减少微生物传播。
3. 评估导尿管护理的必要性： a. 观察尿量和尿液的特性。 b. 评估既往是否有大便失禁或现在存在大便失禁。 c. 观察分泌物、红肿、出血或尿道口周围组织创伤的存在（这可能推迟到导管护理）。 d. 评估患者的导管护理知识。	减少微生物传播。尿量的突然减少可能表明有尿管阻塞。黏稠、臭味的尿液则可能提示其他全身症状相关的尿路感染。 最常见尿道感染的细菌是大肠杆菌 A，它是一种肠道的主要菌种；因此大便失禁增加了尿路感染的风险（Gould et al., 2010；Lo et al., 2014）。 表明炎症过程，可能的感染，或通过尿道侵蚀导管。 确定与导尿管护理相关的患者教育需求。
4. 评估拔除导尿管的需要： a. 检查患者的病历，包括医嘱和护士的笔记。标注导尿管在位的时间。 b. 评估患者的知识和拔尿管的先前经历。 c. 评估尿液颜色、清晰度、气味和数量。注意任何尿道分泌物、生殖器区域的刺激或尿道口的创伤（这些在尿管拔除前都是会有影响的）。 d. 通过观察球囊充气阀确定导管充气气囊的大小。	导尿管放置超过几天会导致导尿管堵塞和尿路感染的风险更高。 判断患者是否需要指导和支持。 这些可能是炎症或尿路感染的指标和导尿管移除过程中的不适来源。 确定排空气囊所需的注射器的尺寸和排气后注射器中预期的液体量。

步骤	要点说明

护理诊断

● 排尿障碍	● 有感染的危险	● 导尿程序知识不足
根据患者的状况或需求，个体化处理其相关因素 / 危险因素。		

护理计划

1. 导尿管护理的预期结果： ● 生殖器区域没有分泌物、粪便和刺激物。 ● 患者感到舒适。	保持基本卫生，尤其是排便后，减少了尿路相关性感染的风险（Gould et al.，2010；Lo et al.，2014）。 做好清洁可减轻导尿管刺激引起的局部不适。
2. 拔除导尿管后的预期结果： ● 患者排尿至少 150 mL，拔出后 6～8 小时内开始排尿。 ● 患者诉说膀胱完全排空和不适的感觉。 ● 患者识别尿路感染的症状和体征。	表示没有尿潴留的膀胱自主功能的恢复。 提示患者学习。
3. 向患者解释程序。讨论尿路感染的症状和体征。如果适用，指导患者如何保持导尿管卫生。	减少焦虑，促进合作。自我护理支持患者的自主意识。

护理措施

1. 关闭房门和拉上床帘。	保护患者隐私。
2. 执行手卫生。	减少微生物的传播。
3. 把床升高至合适的工作高度。如果拉上对侧的床栏，则将近侧的床栏降低以便操作。	减少焦虑，促进合作。自我护理支持患者的自主意识。
4. 准备用于会阴护理和（或）拔除导管的设备。	提高操作步骤的效率。
5. 在臀部放置隔尿垫，并用浴巾覆盖，仅暴露生殖器区域和导尿管（见技能 34.1）。 a. 女性仰卧位。 b. 男性仰卧位。	仅暴露会阴部和导尿管，保护患者的隐私。
6. 使用干净手套。	减少微生物传播。
7. 拆除导尿管固定装置，同时保持与引流管的连接。	方便护士清洁导尿管周围，并有利于后期拔除导尿管。
8. 导尿管护理： a. 女性：使用负操作手轻轻分开阴唇，充分暴露尿道口和导尿管。在整个过程中保持手的位置。 b. 男性：如果没有包皮环切，使用非主导操作手翻开包皮，并在阴茎头下位置握住阴茎。在整个过程中保持手部位置。	提供尿道口完全可视化。阴唇的完全分开防止了清洗过程中的污染。 包皮的缩回外翻可以使得尿道口充分可视化。
临床决策点：在清洁过程中意外闭合阴唇或脱落阴茎，需要重复步骤。	
c. 用两个手指抓住并稳定导尿管。	防止导尿管不必要的牵引。拔除导尿管会使患者不适，并可能损伤尿道和膀胱。
d. 评估尿道口和周围组织的炎症、肿胀、分泌物或组织创伤，并询问患者是否存在灼烧或不适。	确定需要进行的护理的频率和类型。 提示尿道狭窄或导尿管侵蚀的可能性。
e. 使用温和的肥皂水清洁会阴（见第 18 章）。选择：使用 2% 的洗必泰纱布。	无菌溶液尚未被有效证明可减少尿路感染的风险（Gould et al.，2010）。洗必泰对会阴刺激的风险最小。

步骤	要点说明
f. 使用干净的毛巾，清洁导尿管。 （1）开始接近尿道口，清洁导尿管，沿其长度约 10 cm 的圆形运动，远离身体（见插图）。去除所有残留清洁剂。男性患者：护理后减少或复位包皮。	能减少外导尿管表面分泌物或引流。
g. 再次应用导尿管固定装置。允许导尿管松弛，这样运动就不会在其上产生张力。	固定留置导尿管可以降低尿道损伤、尿道糜烂、尿路感染或意外切除的风险。
9. 定期检查引流管和集尿袋。 a. 导尿管固定在大腿（女性）或腹部（男性）。 b. 管子盘绕并固定在床单上。 c. 导尿管没有扭曲成环状或位于膀胱的上方。 d. 导尿管没有扭结或夹紧。 e. 集尿袋位于膀胱下方，尿液自由流入袋内。 f. 尿液达到 1/2 时就倒空集尿袋。	保持膀胱畅通有尿液流出。 过满的集尿袋会产生张力并拉扯导管，导致尿道感染和（或）尿道损伤。
10. 导管移除： （在拔除导管前遵循步骤 8）。 a. 将注射器柱塞上下移动以松开，然后将其拉回至 0.5 mL。注射器进入充气阀（气囊端口）。允许气囊内液体通过重力排出注射器。注射器应填满。通过将去除量与膨胀所需的体积进行比较，确保去除全部流体。	部分充气气囊可在移除过程中损伤尿道壁。去除导管球囊内液体可以防止气囊内脊的形成。这些会在移除过程中引起不适或创伤。

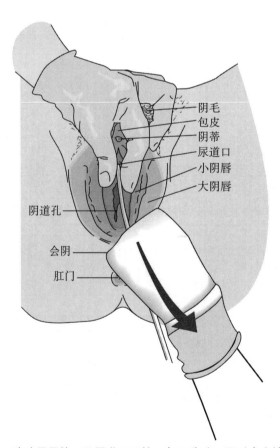

阴毛
包皮
阴蒂
尿道口
小阴唇
大阴唇
阴道孔
会阴
肛门

步骤 8f（1） 清洁导尿管，从尿道口开始，向下移动，同时安全地握住导尿管

步骤	要点说明
b. 将导尿管平稳缓慢拔出。检查导尿管是否完整。导尿管应易滑出，不要用力。如果出现任何阻力，重复步骤 10a，去除剩余的水。	不完整的导尿管意味着导尿管碎块可能仍在膀胱内。立即通知医护人员。
c. 将污染的导尿管包裹在隔尿垫中。从床上解开集尿袋和导尿管。	提高患者的舒适度和安全性。
d. 排泄、测量和记录集尿袋中的尿液（见第 6 章）。	
e. 鼓励患者维持或增加液体摄入（禁忌证除外）。	记录尿出量。
f. 启用排尿记录或膀胱日记。指导患者告诉你什么时候需要排空膀胱，所有的尿液都需要测量。确保患者了解如何使用收集尿器。	维持正常的尿液排出量。评价膀胱功能。
g. 解释许多患者经历轻度灼烧或不适，这种感觉很快就会消退。	尿道刺激引起灼烧感。
h. 告知患者，有任何尿路感染的征兆都要汇报。	
i. 确保厕所、马桶、便盆或小便器容易使用。如果患者在使用马桶，请将收集尿的容器放在马桶座上。把电话铃放在患者容易触到的地方。	减少在洗浴过程中跌倒的发生率。尿帽收集初尿。
11. 必要时重新安排患者。根据需要提供卫生。床位和栏杆的位置相对较低。	提高患者的舒适度和安全性。
12. 将所有受污染的物品放在适当的容器中，脱下手套，并执行手卫生。	减少微生物传播。

护理评价

1. 检查导尿管和生殖器区域是否有污渍、刺激和皮肤破裂。	确定区域是否正确清洁和（或）患者是否有任何刺激。
2. 观察时间并测量拔除导尿管后第一次排尿的量。	表示拔除导管后膀胱功能恢复。
3. 评估患者的尿路感染症状和体征。	任何有导管或导管已移除的患者近期有尿路感染的危险。
4. **使用反馈式教学**："我想确保我清楚地解释了尿路感染的征兆，以及您应该采取的一些预防感染的措施。用你自己的话说，告诉我你可以预防尿路感染的方法。"如果患者不能正确反馈，立即调整或重新制订计划以确保其正确掌握。	确定患者和居家照护者对指导内容的理解水平。

非预期结果	相关措施
1. 来自气囊的水不会返回至注射器中。	● 重新安置患者，确保导管不被挤压或扭结。 ● 轻轻地拉回注射器柱塞，尝试清空气囊。 ● 如果导管气囊没有放气，请勿切割气囊充气阀以排出水。向医师汇报。
2. 患者尿浊、尿臭、发热、寒战、排尿困难、腹痛、背痛、血尿、尿急、尿频、下腹痛、精神状态改变和嗜睡（Medline Plus, 2016）。	● 评估膀胱的膨胀和压痛。 ● 监测生命体征和尿量。 ● 向医疗提供者报告调查结果，症状和体征可能表明尿路感染。 ● 询问医务人员，以便取出导管。

步骤	要点说明
3. 拔除导尿管后患者不能排空，有未排空感，应力消失或排尿量增加，且频率增加。	<ul><li>评估膀胱膨胀情况。</li><li>帮助正常位置排尿并保护隐私。</li><li>进行膀胱超声或扫描（见操作指南34.2）以评估膀胱过量尿量。</li><li>如果患者在拔除导尿管6～8小时内无法排尿并且出现腹痛，请通知医护人员。</li></ul>

记录与报告

- 在电子健康档案或纸质病历中记录导管护理和尿液出现的时间，尿道口和导尿管的情况。

- 记录并报告导管移除的时间、从气囊中取出的水量、尿道口和导尿管的状况。记录第一次排尿的时间、容量和特征。

- 记录与导管护理、导管移除和液体摄入有关的健康教育内容。向医师汇报导尿管被移除后，出现血尿、发热、排尿困难、排尿无力或排尿困难，以及任何新的尿失禁。

- 对于继续留置导管的患者，向医师报告尿路感染的迹象。

注意事项

健康教育

- 除非禁忌，留置导管的患者每天应至少饮用2 200 mL的液体，以促进膀胱持续冲洗，并防止沉积物积聚在导尿管中。

- 指导患者在行走时将集尿袋保持在膀胱水平以下。

- 指导患者不要将导尿管与收集管和袋子断开。

儿科患者

- 拔除导管时，如果遇到阻力，不要用蛮力将导尿管从膀胱中拔出。当过多的管道插入膀胱时，管道易打结（Hockenberry和Wilson，2015）。

老年患者

- 老年患者可能表现出CAUTI的非典型症状和体征，例如谵妄引起的精神状态改变可能包括意识障碍，躁动和（或）嗜睡。

- 无症状菌尿症在老年人中比在年轻人中更常见。养老院的患者常常患有显著的认知缺陷，削弱了他们的沟通能力，以及造成了慢性泌尿生殖系统症状（例如尿失禁、尿急和尿频率），这使得症状性尿路感染的诊断尤其具有挑战性。此外，当感染时，养老院的患者更容易出现尿路感染的非特异性症状，如厌食，意识障碍和功能状态下降；可能没有发热或很少（Rowe和Manisha，2013）。

居家护理

- 评估患者和居家照护者参与常规导管护理的能力和动机。

操作指南34.2　膀胱扫描和留置导尿术测定残余尿液

膀胱扫描仪（图34.5）是一种创建膀胱超声图像的无创设备，用于测量膀胱中尿液的容量。该设备进行计算以报告准确的尿量，尤其是较少的量。使用膀胱扫描仪评估膀胱排空情况，例如在取出留置导尿管后，评估新发性尿失禁以及泌尿外科手术后。膀胱扫描的最常见用途是测量残余尿（postvoid residual，PVR）（即正常排尿后膀胱中尿液的容积）。为了获得最可靠的数值，在排尿5～15分钟内测量残余尿（Huether et al.，2017）。PVR少于50 mL是正常的。两次或多次PVR测量值超过100 mL需要进一步调查。如果没有膀胱扫描仪，通过在

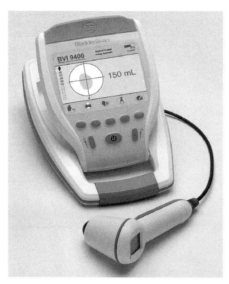

图 34.5　具有图像功能的膀胱扫描仪

直导管插入后测量从膀胱排空的尿液可以得到 PVR 值。

授权与合作

　　某种情况下通过膀胱扫描仪测量膀胱容量的技术可以授权给护理辅助人员。护士必须首先确定膀胱扫描测量的时间和频率，并解释所获得的测量结果。如果怀疑有尿潴留，护士还会在测量 PVR 和腹部膨隆前评估患者的排尿能力。护士指导护理辅助人员完成以下工作：

　　●遵循生产厂家的说明进行膀胱扫描。

　　●在帮助患者排空尿液后 5 ～ 15 分钟内测量 PVR 值。

　　●报告并记录膀胱扫描的残余尿量。

用物准备

　　●膀胱扫描仪（遵循制造商的使用说明）

　　●超声传导凝胶

　　●扫描头的清洁剂，例如酒精棉球

　　●将一次性使用导管的尿道导管插入导管，用于直肠 / 间歇导尿（见技能 34.1）

　　●纸巾或毛巾

操作步骤

　　1. 根据机构政策（TJC，2016），至少使用两个标识（例如姓名和出生日期，或姓名和医疗记录编号）来核对患者身份信息。

　　2. 评估入量和出量以确定排出尿量的趋势并检查护理计划以确定膀胱扫描测量的正确时机。

　　3. 进行手部消毒并使用无菌手套。

　　4. 关闭房门和拉上床帘，保护患者隐私。

　　5. 告知患者相关操作流程。如果测量是针对 PVR 的，则要求患者排空尿液并测量排尿量。测量应在 5 ～ 15 分钟内。

　　6. 用膀胱扫描仪测量 PVR。

　　a. 患者取仰卧位，头部轻度抬高。将床升高到适当的工作高度。如果一侧床栏抬起，则在较低的一侧床栏进行操作。

　　b. 暴露患者的小腹。

　　c. 按照产品说明书打开扫描仪。

　　d. 根据说明书设置性别名称。

　　e. 用酒精棉球擦拭扫描头并使其保持干燥。

　　f. 触诊患者的耻骨联合。在腹部正中线及耻骨联合上方 2.5 ～ 4 cm 处涂抹大量的超声凝胶（或如果可用膀胱扫描凝胶垫）。

　　g. 将凝胶涂抹在扫描头上，确保扫描头按照制造商的制订方针进行定向。

　　h. 施加轻微的压力，保持扫描头稳定，并稍微向下指向膀胱。按下扫描按钮（见插图）。

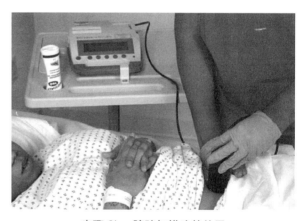

步骤 6h　膀胱扫描头的放置

　　7. 用纸巾或湿布将患者腹部超声凝胶清除。

　　8. 从扫描头上清除超声凝胶，并用酒精棉球或其他清洁剂清洁，然后风干。

　　9. 帮助患者取舒适的体位。降低床的高度并将相应一侧床扶手更换。

10. 脱下手套并且行手部清洁消毒。

11. 使用直 / 间歇导尿后测量 PVR（见技能 34.1）。将结果与先前扫描进行比较，尿量应该相对较少一些。

12. 参考医师的建议以确定多久评估一次剩余尿量。

13. 参考出入量记录以确定尿量趋势。

技能 34.3 封闭导尿管冲洗术

为保证留置导尿管的通畅性，有时需要用无菌溶液冲洗导尿管。然而，冲洗会造成尿路感染的风险，因此必须保持泌尿系统的封闭环境。在一些情况下，医疗人员将确定需要冲洗以保持导管通畅，例如在泌尿生殖器手术后存在血栓形成导管闭塞的高风险时。封闭的导尿管冲洗可以在不破坏导尿管和引流系统之间的无菌连接的情况下提供间歇或持续的导尿管冲洗（图 34.6）。持续膀胱冲洗是将无菌溶液连续注入膀胱中，通常使用带三腔导管的三通灌注封闭系统。持续膀胱冲洗经常在泌尿生殖器手术后使用，以保持膀胱畅通并且没有血块或沉淀物。

授权与合作

封闭导尿管冲洗的技能不能委托给护理辅助人员。护士指导护理辅助人员完成以下工作：

● 报告患者是否导尿管周围疼痛、不适或液体泄漏。

● 监控并记录入量和出量，若尿量减少立即报告。

● 报告尿色有无任何变化，尤其是出现血块。

用物准备

● 室温下的无菌冲洗溶液（按规定）

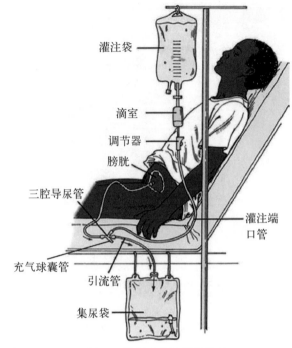

图 34.6 封闭式连续膀胱灌注

● 抗菌拭子

● 清洁手套

封闭式间歇冲洗

抗菌拭子

● 按照规定在室温下进行无菌溶液冲洗

● 无菌容器

● 将注射器接入系统：鲁尔锁注射器用于无针接入端口（按照制造商的说明操作）

● 螺丝钉和橡皮绳（用于灌洗液时暂时夹闭导管）

封闭式连续冲洗

● 抗菌拭子

● 按照规定在室温下进行无菌溶液冲洗

● 带有夹子的灌注管道可调节冲洗速度

● Y 型连接器（可选）将灌注管连接至双腔导管

● 静脉极（持续或间歇关闭）

步骤	要点说明

护理评估

1. 根据机构政策，至少使用两种方式核对患者身份信息（例如姓名和出生日期，或姓名和医案号）。	确认患者身份。符合联合委员会标准并保证患者安全（TJC，2016）。
2. 在病历中核对。 a. 冲洗方法（持续或间歇）、类型（无菌盐水或药液）和冲洗剂量。 b. 各类型尿管在位（见图34.2）。	需要医嘱才能开始治疗。用于冲洗的频率和容量可以遵循机构规定中的的顺序或标准制定。 单腔和双腔尿管与开放式灌肠一起使用。三腔导管用于间歇式和连续封闭式灌肠。
3. 执行手卫生。若出现膀胱膨隆和压痛可对膀胱进行触诊或使用膀胱平扫描仪（见操作指南34.2）。	减少细菌的传播。膀胱膨隆表明排尿不畅。
4. 评估患者的腹痛、痉挛、膀胱膨隆感，或尿管旁漏（渗漏）。	膀胱过度膨隆可能表明导尿管堵塞。提供基线来确定治疗是否有效。
5. 观察尿液的颜色、尿量、清澈程度，以及尿液中是否有黏液、凝块或沉积物存在。	若出现血或坏死组织则提示需要增加导尿管的冲洗频率。
6. 监测出入量。如果持续膀胱冲洗，则从膀胱排出的尿量应该超过膀胱的入量。	如果出量少于入量，应怀疑导尿管阻塞（即血栓、导管扭转），应停止冲洗并通知医师（Lewis et al., 2017）。
7. 评估患者对冲洗导尿管目的的了解程度。	确定所需的指导/支持程度。

护理诊断

● 急性疼痛	● 缺乏封闭式导尿管冲洗的相关知识	● 排尿障碍
● 有感染的危险		
根据患者的状况或需求，个体化处理其相关因素/危险因素。		

护理计划

1. 完成下列步骤后所能达到的预期成果： ● 持续膀胱冲洗：尿量大于冲洗量。 ● 患者告知膀胱疼痛或痉挛缓解。 ● 由于没有血块和沉积物，尿量减少（注意：在膀胱/尿道手术后常可见血尿，在2～3日内血尿颜色逐渐变淡）。 ● 无发热、下腹部疼痛、尿浊或伴有恶臭症状。 ● 患者可以解释步骤的目的和预期的内容。	表明排尿系统通畅，保证尿液和冲洗液排出。 提示膀胱排空。 表示导尿管发生血栓梗阻的风险降低。 提示未发生尿路感染。 表明患者已掌握相关知识。
2. 向患者解释步骤内容，减少患者焦虑感并提高患者配合度。	

护理措施

1. 执行手卫生。	减少微生物传播。
2. 关闭病房门和拉上床帘，保护患者隐私。	保证患者的舒适及隐私。

步骤	要点说明
3. 升高床头达到适合工作的高度。若一侧的床栏被抬起，则在较低一侧进行操作。	利用节力原则。体位有利于置管并尽可能地保护患者的隐私。
4. 患者取仰卧位并暴露导尿管连接处（导尿管和引流管）。	体位提供导尿管通路，并尽可能地保护患者的隐私。
5. 拆下导管尿固定装置。	便于接触导尿管部件。
6. 根据医嘱，准备冲洗溶液及其他用物，使用干净的手套。	提高操作效率。
7. 闭式连续冲洗： a. 关闭导尿管上的调节器，把无菌灌洗袋挂在静脉输液架上。遵循无菌技术把冲洗管路的穿刺针插入无菌灌洗袋，挤压墨菲氏滴管使冲洗溶液注入一半（见插图）。 b. 通过挤压将墨菲氏滴管注入一半。然后打开调节器，液体完全充满皮管，关闭调节器和皮管末端。 c. 使用无菌技术拔掉盖子，并将管道的前端牢固地连接至接口处以便将冲洗液注入双/三腔导管。 d. 调整冲洗管路上的调节器，开始向膀胱灌入冲洗溶液。如果设定容积率，则计算调节器上的滴速和调节速度。如果尿液是鲜红色或有血块，则增加冲洗速度直至引流液呈粉红色（依据定好的速度或医院规定）。 e. 观察液体进入集尿袋的流出情况。根据需要排空集尿袋。	防止空气进入皮条。空气会导致膀胱痉挛。该技术防止微生物的传播。 带液体的皮管防止空气进入膀胱。 减少微生物传播。 预期出现连续性引流。这样有助于防止膀胱活动性出血和冲洗膀胱血块的出现。 膀胱冲洗液不能充分从膀胱流出时，膀胱过度扩张可能会引起患者不适、膀胱扩张和可能的损伤。集尿袋将迅速装满，可能需每1～2小时清空。

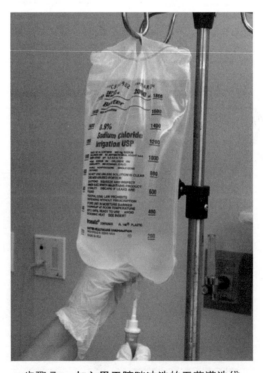

步骤 7a　加入用于膀胱冲洗的无菌灌洗袋

步骤	要点说明
8. 封闭式间歇冲洗：	
a. 将规定的无菌冲洗液倒入无菌容器中。	液体通过导尿管冲洗泌尿系统。冲洗完成后液体会排出来。
b. 使用无菌技术将规定量的冲洗液（通常为 30 ~ 50 mL）注入无菌注射器中。将无菌盖放在无针注射器针尖上。	确保冲洗液体无菌。
c. 用螺旋夹夹住软注射口下方的导尿管（或将导尿管折叠并用橡皮筋固定在患者身上）。	在注射点以下夹闭导尿管使冲洗溶液进入导尿管并流入膀胱。
d. 用消毒棉签螺旋式清洁尿管口部（标本口部）。	减少微生物传播。
e. 扭转针尖插入端口。	确保导尿管尖端插入尿管腔。
f. 用缓慢、均匀的压力注入液体。	液体缓慢滴注，可使膀胱黏膜损伤减至最小。
g. 拆下注射器和夹子（或橡皮筋），让冲洗液排入尿道引流袋中（注意：一些冲洗液可能需要在膀胱内滞留规定的时间，导尿管在被允许引流之前暂时夹闭）。	使冲洗液通过重力作用流出。冲洗液必须保留足够长的时间，以便被膀胱内壁吸收。夹紧的导尿管和集尿袋应由专人查看。
9. 用导尿管固定装置固定导尿管（见技能 34.1）。	预防导尿管牵拉引起尿道组织损伤。
10. 帮助患者取安全和舒适的体位。相应地降低病床和侧栏杆的高度。	提高患者的舒适度和安全性。
11. 将所有污染物放在适当的容器中，脱下手套，并执行手卫生。	减少微生物的传播。

护理评价

1. 将从集尿袋放入盆中的液体总量减去冲洗液的总量，计算出实际尿量。	准确计算尿量。
2. 记录出入量，以验证每小时输出至集尿袋与冲洗液进入膀胱的比例是否适当。由于尿液的生成，预期引流液量比冲洗量多。	确定冲洗液和尿量的关系。
3. 检查尿中的血块和沉淀物，确认导尿管是否打结或堵塞。	血凝块减少意味着导尿管通畅。引流系统通畅。
4. 评估患者的舒适度。	表明无膀胱扩张症状，导尿管通畅。
5. 监管感染的症状和体征。	留置导尿管的患者仍然有感染的危险。
6. **使用反馈式教学**："我想确保我清楚地解释了导尿管的冲洗。用你自己的话告诉我正在做冲洗的原因。"如果患者不能正确反馈，立即调整或者重新制订计划以确保其正确掌握。	评估患者对指导内容的理解水平。
非预期结果	相关措施
1. 冲洗溶液不流出（封闭式间歇冲洗）或不以规定的速度流出（持续膀胱冲洗）。	● 检查导尿管是否有堵塞、沉淀物和打结。 ● 当冲洗液不从膀胱中自由流动、患者主诉疼痛或膀胱扩张时，通知医师。
2. 引流量少于冲洗量。	● 检查导尿管是否有堵塞、沉淀物和打结。 ● 检查尿液中是否有血凝块和沉淀物。评估患者的疼痛和是否存在膀胱扩张。 ● 通知医师。

步骤	要点说明
3. 随着冲洗液注入，鲜血增多。	● 评估低血容量性休克（生命体征，皮肤颜色和水分，焦虑水平）。将冲洗速度加快，通知医师。
4. 患者因冲洗感到疼痛。	● 检查引流管是否有堵塞、沉淀物和打结。 ● 评估尿液中是否有血凝块和沉淀物。评估膀胱扩张。 ● 通知医师。

记录与报告

● 在电子健康档案和纸质病例中，记录冲洗方法、冲洗量和冲洗的类型、排出量、输出特性、尿量和患者对操作的耐受性。

● 向医师报告尿管阻塞、突发出血、感染，疼痛增加的情况。

● 在护理流程单上记录出入量。

● 记录对患者学习能力的评价。

注意事项

健康教育

● 指导患者和居家照护者每天观察尿液的颜色变化、黏液或血液、气味的情况。

● 告知患者在泌尿外科手术后出血是常见现象，在术后 48 小时内会出现鲜红的尿液，随后尿液由粉红色变为清澈。

● 指导患者保持足够的液体摄入量 2 L/d（除非有禁忌证）。

居家护理

● 患者和居家照护者可以通过适当的指导、返回示范和书面指导来进行导尿管冲洗。

● 教导患者和居家照护者观察尿液颜色、清晰度、气味和数量。

● 安排家庭运送和储存导管 / 冲洗用品。

● 教导患者和家庭照护者识别导管阻塞或尿路感染的征象。

技能 34.4　阴茎套导尿

阴茎套导尿管也称为安全套导尿管或阴茎套，是一种柔软、柔韧的避孕套状护套，适合

为阴茎提供安全和无创的方法来容纳尿液。大多数外部导管由软硅酮制成，减少摩擦。大多数阴茎套导尿管由硅胶材料制成，多数是透明的，这样可以清楚看到导管下的皮肤。乳胶导管仍然可用于一些患者。在应用这种类型的导管之前，一定要确认患者有无乳胶过敏。

阴茎套导尿管是由护套内壁的双层涂层、双面自粘条、涂抹在阴茎轴上的粘接剂刷以及罕见的外部带状物固定物组成。导尿管可以连接到小体积（腿）引流袋或大体积（床边）泌尿引流袋，两者都需要保持低于膀胱的水平。阴茎套导尿管适用于完全排空和自发性膀胱排空的失禁患者。

导尿管有多种样式和大小。为了选择一个患者适宜的型号，需参考产品说明书。安全套型外导尿管与留置导尿管相比，尿路感染的风险更小，因此对于男性尿失禁来说，这是一个很好的选择。其他外部应用的导尿管可用于不能安装避孕套型外部导尿管的男性。一种使用水胶体条附着于阴茎头类型的导尿管放置多天，可允许直导尿管插入术。另一种选择是一种可重复使用的避孕套类装置，它是由专门设计的内衣固定的。

授权与合作

护士在导管使用前评估患者阴茎轴的皮肤和测试乳胶过敏。使用安全套导尿管的技能可以委托给护理辅助人员，这取决于机构的政策。护士指导护理辅助人员完成以下工作：

● 按照制造商的说明使用安全套管和固定装置。

● 监测尿的摄入和排出量并记录是否适用。

● 出现阴茎龟头或阴茎轴发红、肿胀或皮肤刺激或破裂现象时，应立即报告。

用物准备

- 避孕套导尿管套件（适当大小的避孕套护套，内部粘接剂或带子，皮肤准备液）
- 带有引流管或腿袋和带子的集尿袋
- 水
- 肥皂
- 毛巾
- 浴毯
- 清洁手套
- 剪刀、护发器或纸巾

步骤	要点说明

护理评估

步骤	要点说明
1. 根据机构政策，至少使用两种方式核对患者身份信息（例如姓名和出生日期，或姓名和病案号）	确认患者身份。符合联合委员会标准，并保证患者安全（TJC，2016）。
2. 回顾病历，评估尿路结构、有效排空膀胱的能力和尿失禁程度。	失禁患者有皮肤损伤的风险，因此需使用避孕套导尿管。
3. 回顾病历中关于橡胶或乳胶过敏史。检查患者的过敏腕带。	避孕套是由乳胶制成的，对其过敏则会引起严重的皮肤反应。
4. 洗手，戴上干净的手套。评估阴茎皮疹、红斑和（或）开放性区域。脱下手套和洗手。	减少微生物传播。提供基线比较安全套导尿管应用后皮肤的变化。
临床决策点：只有当阴茎表面的皮肤完好无损时，才能使用安全套导尿管。	
5. 评估患者的心理状态，了解使用阴茎导尿管的目的以及应用器械的能力。评估中应包含居家照护者。	确定患者的学习需求，以及是否可以教授自我应用，或者是否需要将家庭成员包括在教学中。
6. 从护理计划中确认患者阴茎的大小和安全套导尿管的类型，或使用制造商测量说明测量阴茎松弛状态下的长度和直径（用手套测量）。	确定合适的导管大小。阴茎轴长度应至少为 2 cm，以确保成功应用。如果太小，阴茎套导尿管可能脱落并压迫尿道，阻碍尿液流出或造成局部组织创伤；如果导尿管太大，可能泄漏或脱落。

护理诊断

● 缺乏导尿管使用及护理的相关知识	● 有皮肤完整性受损的危险	● 全程尿失禁
● 压力性尿失禁（男性）		
根据患者的状况或需求，个性化处理其相关因素 / 危险因素。		

护理计划

步骤	要点说明
1. 完成下列步骤后所能达到的预期成果： ● 患者皮肤未被尿浸湿。 ● 龟头和阴茎轴皮肤未受到刺激或破裂。 ● 患者解释程序的目的和期望。	正确使用导尿管。 导管是安全的，而且不小。 有助于减少焦虑，促进合作。
2. 向患者解释程序。	减少焦虑，促进合作。

护理措施

步骤	要点说明
1. 根据机构政策，至少使用两种方法核对患者身份信息（例如姓名和出生日期，或姓名和病案号）。	确认患者身份。符合联合委员会标准并保证患者安全（TJC，2016）。
2. 执行手卫生。	减少微生物传播。

步骤	要点说明
3. 关闭房间门和拉上床帘。	提高患者的舒适度，保护患者隐私。
4. 将床升至适当的工作高度。降低工作侧的栏杆。	采用节力原则。
5. 准备尿道集尿袋和导尿管（大容量集尿袋或腿袋）。夹紧引流袋口。在应用后放置在阴茎套附近。	使用阴茎套导尿管后，可方便地进入引流设备。
6. 帮助患者仰卧或取坐姿。把浴巾铺在上半身。折叠床单，只暴露阴茎。	保护患者隐私，减少不必要的身体暴露。
7. 提供干净手套，进行会阴护理。导尿管套装在使用前应保持干燥。未切包皮的男性，在使用安全套导管前，应确保包皮已被替换到正常位置。不要涂护肤霜。	防止皮肤暴露于分泌物中。去除所有残留的黏合剂。可以最大限度地减少皮肤刺激，并促进新的外部导管的粘附。护肤霜防止护套附着在阴茎轴上。
8. 在应用避孕套前，根据需要剪去阴茎根部的毛发。一些制造商会提供毛发防护装置，在应用器械之前放置在阴茎上。拔管后保护毛发。保护毛发的另一种方法是在纸巾上撕下一个洞，把它放在阴茎上，然后在装置上取出。	毛发附着在避孕套上，在摘除阴茎套时会被拉住，或者在使用外导管时会被粘在粘着处。
9. 应用安全套导尿管。非主导手沿轴握住阴茎。用主导手在阴茎头上用圆锥头固定阴茎套，顺利地套在阴茎上。允许阴茎头末端和安全套导尿管末端之间有2.5～5 cm的空间（见插图）。	应用后外导管鞘有明显皱褶或，可能意味着患者需要更小的尺寸。
10. 如制造商指南所示，应用适当的测量装置。 a. 自粘安全套导尿管：使用后，在阴茎轴上轻轻按压10～15秒，以确保导管安全。	避孕套必须固定牢固，使患者舒适并且不易脱落，不会过紧而引起血流不畅。 轻轻按压可确保粘合剂与阴茎皮肤的粘附。
b. 外固定带型避孕套导尿管：螺旋包阴茎轴，提供弹性胶带。胶带不应重叠。且松紧适当（见插图）。	使用螺旋包扎技术，可以使提供的弹性粘接剂扩张，这样血液流向阴茎就不会受到影响。
临床决策点：请勿使用普通胶带固定避孕套导管。胶带收缩会减少流向组织的血流量。	

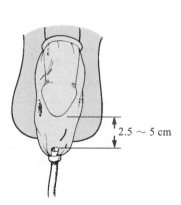

步骤9 避孕套导尿管

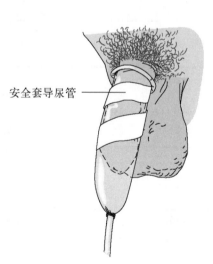

安全套导尿管

步骤10b 胶带螺旋包扎

步骤	要点说明
11. 请取下毛发保护装置，将引流管连接至避孕套导尿管的末端。确保安全套没有扭曲。如果使用大容量的集尿袋，在床上放置多余的导尿管，并固定在床单上。	确保尿液收集在集尿袋中并易于测量。让患者保持干燥。扭曲的避孕套会阻碍尿流，引起尿道口的皮肤刺激，胶带会损伤皮肤，导致导管脱落。
12. 帮助患者取安全舒适的体位。相应地降低床铺和放置侧栏杆。	促进患者安全和舒适。
13. 处理受污染的用品，摘下手套，并进执行手卫生。	减少微生物传播。
14. 除非使用延长磨损装置，否则每天按照步骤9至11拆卸和重新应用。取下避孕套，用温热的肥皂水冲洗阴茎，轻轻地将鞘和胶黏剂从阴茎轴上滚下。	防止创伤和阴茎鞘的刺激。

护理评价

1. 观察尿液引流。	扭曲的避孕套阻碍尿液排入集尿袋。
2. 使用安全套导管后15～30分钟内检查阴茎。评估肿胀和变色，并询问患者是否有任何不适。	确定安全套是否使用过紧，阻碍了阴茎的血液循环。
3. 在执行手卫生和再次使用避孕套时，至少需要每日检查阴茎轴的皮肤是否有皮肤损伤或刺激。	更换外置导尿管可减少感染的机会。
4. **使用反馈式教学**："我想要清楚地解释一下你的外用避孕套导尿管，以及你可以做些什么来防止它脱落。告诉我你怎样才能保持导尿管不滑下来。"如果不能正确地教导患者或居家照护者，立即调整，或重新制订计划，以保证其正确掌握。	评估患者和居家照护者对指导内容的理解水平。

非预期结果	相关措施
1. 阴茎周围皮肤红斑、溃烂或剥落。	● 检查是否存在对乳胶过敏或对皮肤准备剂及粘附装置过敏的情况。 ● 取下避孕套并通知医师。 ● 在阴茎和周围组织恢复正常状态之前不要重复应用。 ● 应用后确保避孕套不扭曲和确保尿液畅通。
2. 阴茎肿胀或变色。	● 拔除外部导管。 ● 通知医师。 ● 重新评估目前的避孕套尺寸。见制造商尺寸图。
3. 避孕套尿尿管滑脱。	● 确保导尿管妥善固定，要求患者明白不要拉拽导尿管。 ● 参考制造商的尺寸说明。重新评估避孕套导尿管大小。 ● 观察避孕套导尿管出口是否有扭结，尿液是否集中在避孕套顶端，尿中是否有阴茎浸渍，必要时可重复使用，避免导尿管阻塞。 ● 评估是否需要另一个品牌的外部导尿管。

记录与报告

- 在电子健康档案或纸质病历中记录避孕套的使用情况，阴茎、皮肤和阴囊状况，尿量，排尿模式。
- 报告阴茎红斑、皮疹和（或）皮肤破裂。
- 记录对患者和居家照护者学习能力的评价。

注意事项

健康教育

- 告知患者皮肤破裂或创伤的迹象。
- 告知患者保持避孕套和导管无扭结，并放置在膀胱的水平以下。
- 教会使用腿部集尿袋的患者定期评估腿部绷带是否紧实，必要时松开。

儿科患者

- 避孕套导尿管在儿童中是不常使用的。在青少年中使用时，要采取预防措施，尽量避免尴尬。

老年患者

- 在使用避孕套导尿管前仔细评估使用避孕套导尿管的神经疾病患者。患者可能无法感知来自避孕套装置的压力。定期评估阴茎皮肤，至少每天2次。
- 前列腺梗阻的患者不推荐使用避孕套导尿管。

居家护理

- 教会患者和居家照护者适当地评估，如有尿路感染的症状和体征，皮肤刺激的迹象，或不合适的导管鞘。
- 需要穿着宽松的衣服来容纳导尿管和引流装置。
- 确保患者和居家照护者理解应用避孕套导尿管的正确步骤。产品厂商经常提供患者相关的宣教材料。
- 教会患者或居家照护者在半满时将引流袋倒空，以避免导管上不必要的张力。

技能 34.5　耻骨上导尿管的护理

耻骨上导尿管是通过耻骨联合上方的腹壁将导尿管插入膀胱的方法（图34.7）。导尿管可以利用粘着的材料，或者用类似于留置导尿管的充满液体的球囊固定在膀胱中或缝合在皮肤上，良好固定。

在尿道阻塞时（例如，前列腺肥大、尿道狭窄、泌尿外科手术后）以及长期使用导尿管导致的发炎或不适，或者影响性功能的情况下可使用耻骨上导尿管。

授权与合作

对于新置入的耻骨上导管的护理技能不能委托给护理辅助人员；但是，已经置入的耻骨上导尿管的护理可以委托（参见机构政策）。护士指导护理辅助人员完成以下工作：

- 报告耻骨上置入导尿管患者的膀胱不适情况。
- 清空集尿袋并记录尿量，记录出入量。
- 报告尿量和性质的任何变化。
- 报告任何红肿、恶臭或导管插入部位周围漏尿的迹象。

用物准备

- 无菌手套
- 无菌生理盐水
- 无菌棉签
- 无菌外科引流纱布
- 无菌纱布
- 面巾、毛巾、肥皂和水
- 胶带
- 魔术贴管座或导尿管固定装置（备选）

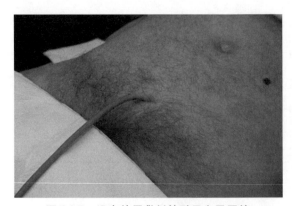

图34.7　没有使用敷料的耻骨上导尿管

步骤	要点说明

护理评估

步骤	要点说明
1. 根据机构政策，至少使用两种方式核对患者身份信息（例如姓名和出生日期，或姓名和病案号）。	确认患者身份。符合联合委员会的标准并保证患者安全（TJC，2016）。
2. 评估集尿袋内的尿量、清晰度、颜色、气味和沉淀物。	尿液异常表现提示可能出现并发症，如尿路感染、尿量减少和导尿管阻塞。
3. 执行手卫生，并使用干净的手套。观察切口敷料是否渗出完好。	减少感染。渗出显示感染潜在的并发症，如感染。敷料可能由于胶带的选择或引流而变得不闭塞。
4. 评估导尿管插入部位（可延伸至清洁部位），以了解炎症迹象（如疼痛、红斑、水肿和引流）和肉芽肿组织的生长。询问患者切口处是否有疼痛，使用 0 ~ 10 级的疼痛评分表来评估他的疼痛程度。脱下手套并执行手卫生。	刚开始插管时，轻微的炎症是正常的，因为这是伤口愈合过程中的一部分，但仍表现为感染征象。过度的肉芽组织可在插入部位发展为对导尿管的排斥反应。在某些情况下，可能需要干预（Geng et al., 2012）。减少微生物的传播。
5. 评估患者体温。	体温升高可能意味着尿路感染或皮肤部位感染。
6. 评估患者对导尿管使用目的及导尿管护理的知识掌握情况。	确定所需的指导 / 支持程度。
7. 检查过敏情况。	患者可能对胶带、乳胶或防腐溶液过敏。

护理诊断

● 剧烈疼痛	● 皮肤完整性受损	● 有感染的危险
● 缺乏导管护理的相关知识	● 排尿功能受损	
根据患者的状况或需求，个性化处理其相关因素 / 危险因素。		

护理计划

步骤	要点说明
1. 完成下列步骤后所能达到的预期结果： ● 患者未诉导尿管插入部位和膀胱上方疼痛或不适。 ● 尿量为每小时 30 mL。 ● 尿液清澈，无臭味，患者无发热。 ● 导管口无感染（如红疹、水肿、渗出、压痛）。 ● 患者和（或）居家照护者能够说出导尿管护理的目的和方法。	通畅的导尿管系统使膀胱保持空虚状态，患者感到舒适。 表明导尿管是通畅的。 提示患者无导尿管相关尿路感染。 表示没有感染且对皮肤无刺激。 评估学到的操作技能。
2. 向患者和（或）居家照护者解释流程。	减少焦虑并增进配合。在耻骨上导尿的患者会长期依赖居家照护者的护理。

护理措施

步骤	要点说明
1. 执行手卫生。	减少感染传播。
2. 关房门或者拉上床帘。	提升舒适度以及保护患者的隐私。
3. 升高床至适宜的操作高度。若侧栏被抬高，将操作一边的床栏放平以便操作。	充分利用节力原则。

步骤	要点说明
4. 准备物品，打开纱布包与打开干敷料的方式相同（见第41章）。	保持敷料无菌直至使用前。
5. 戴上无菌手套。松开胶布并除去已有的敷料，观察已有的引流液的色、质、量。脱下手套并执行手卫生。	为耻骨上伤口提供基线。减少从换药处病菌感染的传播。
6. 针对新的膀胱造瘘术，使用无菌技术消毒插入部位：此法不常用。可查看机构规定或依个人而定。 a. 使用无菌手套。 b. 在不产生张力情况下，消毒时用非主导手固定尿管。使用无菌纱布。 用生理盐水湿润纱布并从插管处的皮肤开始环形旋转式消毒，从插入口近段开始继续向外周5 cm清洁（见插图）。 c. 用无菌的、湿润过的纱布轻轻从导管根部，向插入部位的远端进行消毒。 d. 一旦插入部位皮肤变干后，用戴无菌手套的手在导管引流处敷上敷料（分叉纱布）（见插图）。固定胶布。	导管部位是通过手术形成的，因此它的护理方法依据机构规定，可与其他切口一样进行护理。 从污染最少的区域移到污染最严重的区域。导管牵拉（张力过大）可能会引起不适或引起膀胱壁损伤或导尿管滑脱。 清除寄居和粘连在引流管管壁上的微生物。 收集导尿管插入部位周围产生的引流（尿液）。
7. 消毒长期留置尿尿管/膀胱造瘘管： a. 戴无菌手套。 b. 在没有新张力的情况下，在消毒时用非主导手握住并保持导尿管直立。用肥皂水从导管插入口的近段开始消毒，顺时针方向清洗并向外周围扩散大约5 cm。 c. 清除寄居在引流管管壁中的微生物。 d. 或者在导管周围使用引流敷料（分叉纱布）和胶布固定。	 消毒并干燥耻骨上插入部位，要求用普通的消毒方法。如果无引流可以选择贴敷料。 用干净的面巾或纱布轻轻地从根部，然后向导管插入部位外周进行清洁。
8. 用胶布或Velcro多功能管道固定物将导管固定至侧腹部。	固定导尿管，减少缝线和（或）导尿管处张力过大。
9. 在床上盘绕多余的导尿管。集尿袋始终保持在膀胱以下。	保持尿液畅流，从而降低导尿管相关性感染的风险。
10. 在处置间处理所有受污染的用品，脱下手套，执行手卫生。	减少微生物的传播。

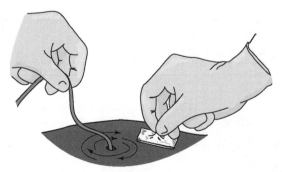

步骤6b 用顺时针旋转法清洁耻骨上导尿管周围皮肤

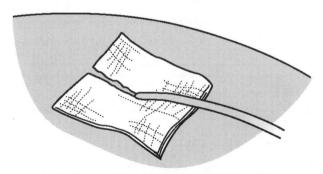

步骤6d 耻骨上导尿管的分叉型引流敷料

步骤	要点说明

护理评价

1. 用数字评分法，按要求评估患者耻骨上疼痛或不适的程度。	确定膀胱是否引流通畅以及患者有无被感染。
2. 监测感染的迹象（如发热、白细胞数增高），并观察尿液清晰度、沉淀物、异常颜色或气味。	耻骨上导尿管增加了患尿路感染的风险。
3. 观察导尿管插入部位有无红疹、水肿、渗出、压痛。至少每8小时检查一次。	插入部位感染的指标。
4. **使用反馈式教学**："我想确定我清楚地解释了对耻骨上导管的护理方法，告诉我你在家里护理它需要做的一些事情吧。"如果患者或居家照护者不能正确反馈，立即调整或重新制订指导计划，以保证其正确掌握。	确定患者和居家照护者对指导内容的理解水平。

非预期结果	相关措施
1. 患者出现尿路感染或导管部位感染的症状。	● 在24小时内将液体摄入量至少增加至2 200 mL（排除禁忌证）。 ● 监测生命体征、出入量，观察尿液的色、质、量，并进行评估。
2. 耻骨上导管移位。	● 通知医师。 ● 用无菌敷料换药。 ● 通知医护人员。若是新插的导尿管，需要立即重新插管。
3. 导尿管出口部位周围的皮肤变红或刺激和（或）开始扩大。	● 通知医师。 ● 及时更换敷料（若敷料是使用过的）以保持插管口干燥。 ● 咨询伤口护理的专科护士。

记录与报告

● 在电子健康档案和纸质病历中记录与报告尿液和敷料的变化、导尿管插入部位和患者舒适度的评估情况。

● 将患者的尿量记录到出入量护理单上。当患者有耻骨上导尿管和尿道导管时，分别记录每个导尿管的出量。

● 评价患者和居家照护者的学习能力。

● 向医师汇报有尿路感染或置管部位感染的各种迹象。

注意事项

健康教育

● 若无禁忌，可鼓励患者每天至少摄入

2 200 mL 的液体。

● 指导患者将集尿袋放置在低于膀胱水平的位置，并保持管道无扭曲打结。

居家护理

● 如果适用，则教会患者和（或）居家照护者如何使用无菌技术消毒和换药。

● 提醒患者和居家照护者，除非有特别的指示，否则避免在导管周围使用护肤粉或霜。

● 教会患者和居家照护者如何正确放置引流袋，排空尿袋，并观察尿液的色、质、量及气味。

● 可以安排导管供应商送货上门，家里始终确保至少有一套备用的导尿管和集尿袋。

● 指导患者和居家照护者观察任何有导尿管阻塞、尿路感染和伤口感染的迹象。

▶临床案例分析

你正在护理一位来自中东的 80 岁老妇人，她既往患有脑卒中、2 型糖尿病、尿潴留、尿失禁以及反复发作的尿路感染等。医疗服务人员嘱患者在排尿后通过一次性导尿尿或膀胱 B 超测残余尿量。如果患者的残余尿量超过 400 mL，医嘱给予留置导尿管。患者的丈夫不同意给她插导尿管。

1. 该患者相关的护理评估有哪些？

2. 为什么对该患者来说，测残余尿量如此重要？

3. 护士应该使用膀胱 B 超还是进行一次性导尿测量患者残余尿量？说明原因。

4. 测残余尿量时相关宣教有哪些？

5. 运用 SBAR 沟通模式阐述，针对这个患者的情况，你将如何与医疗团队进行沟通。

▶复习题

1. 将下列关于女性患者留置导尿的步骤进行正确排序。

A. 插入导尿管并向前推送

B. 润滑导尿管

C. 导尿管球囊充气

D. 使用消毒剂消毒尿道口

E. 使用无菌方形洞巾遮盖患者

F. 尿液流出，将导管再插入 2.5 ～ 5 cm

G. 准备无菌区域和无菌物品

H. 轻拉导尿管直至阻力出现

I. 连接引流试管

2. 护士准备拔出留置导尿管，需要实施哪些护理干预措施？（选择所有符合条件的选项）

A. 在充气口处连接一个 3 mL 的注射器

B. 允许充气球囊靠重力作用回流至注射器

C. 建立一个新的排尿记录或膀胱日记

D. 拔除尿管前先夹管

3. 护理一位刚刚留置耻骨上尿管的患者时，需要实施哪些护理干预措施？（选择所有符合条件的选项）

A. 使用无菌技术，环形消毒导尿管周围皮肤

B. 将导尿管沿插入方向擦拭，以清除尿管上的引流液

C. 观察插入位置有无红疹、水肿、渗出以及压痛

D. 使用胶布或者夹管装置将尿管固定在患者腹部

E. 消毒插入点和管道时保证导尿管有一个向上的张力

第 35 章

排便与胃管插管

▶ 技能和步骤

技能 35.1 　便盆的使用

技能 35.2 　粪便嵌塞：按步骤解除

技能 35.3 　灌肠

操作指南 35.1 　粪便失禁管理装置的使用

技能 35.4 　鼻胃管胃减压术的插管、维护和拔管

▶ 学习目标

学习本章节后，护士能够具备如下能力：

●阐述促进和阻碍正常排便的相关因素。

●详述缓解便秘或粪块嵌塞的方法。

●阐述灌肠时应遵循的注意事项。

●阐述在鼻胃管置管过程中促进患者舒适度的方法。

●实施以下技能：协助患者使用便盆，按步骤解除粪块嵌塞，灌肠，插入和拔除鼻胃管。

▶ 目的

规律排便对维系正常的身体功能至关重要。排便的改变往往预示着胃肠道或其他身体系统问题的早期症状或体征（Costilla 和 Foxx-Orenstein，2014）。患者的整体生活方式、饮食、用药、身体功能状态和慢性疾病都会影响肠道功能。若要解决患者的排便问题，需了解其促进、阻碍或改变正常排便的相关因素。

患者有时可能需要他人协助来满足排便需求（例如使用便盆）。如果便秘，则可能需要使用灌肠或手助排便。如果存在严重的腹泻，则需要使用粪便失禁管理装置（fecal management system，FMS），可以保护患者的肛周皮肤，并收纳污便（Sammon et al.，2015）。如果患者行腹部手术或胃肠蠕动改变时，需要插入鼻胃管进行胃肠减压（Tho et al.，2011）。

▶ 护理标准

●急诊护士协会，2015——临床实践指南，胃管定位验证

●联合委员会，2016——患者识别

●美国伤口、造口失禁护理学会，2016——预防和管理压疮（压力性损伤）指南

●美国国家压疮咨询小组，2016——术语从压疮改为压力性损伤

●美国国家压疮咨询小组，2014——压力溃疡的防治：临床实践指南

▶ 实践准则

●慢性便秘是临床上常见的一种功能性胃肠道疾病（见注释 35.1）。约 30% 的人在一生中会遇到便秘问题，其中最受影响的为老年人（DeGiorgio et al.，2015）。

●阿片类药物引起的便秘在姑息治疗人群中经常发生。阿片类药物刺激 μ- 阿片受体，从

而镇痛。然而，这些受体的激活会减弱胃排空；增加幽门、肛门和胆管括约肌张力；减少胆道分泌物；增加肠道的水分吸收。所有此类因素都会延长肠道转运时间，进而引起便秘的发生（Prichard 和 Bharucha，2015）。

- 便秘也是急性脑卒中的并发症之一；并且由于运动和（或）感觉障碍，需要为此类患者制订肠道再训练计划以重塑肠道健康（Prichard 和 Bharucha，2015）。

- 严重腹泻患者通常需要一套粪便失禁管理装置来保护肛周皮肤，以免形成破溃、压力性损伤和排便抑制（Knowles et al.，2014；WOCN，2016）。

- 术后肠梗阻和严重的腹胀，伴或不伴有恶心和（或）呕吐，是恢复正常肠道功能失败的症状，会导致患者的不适，延长康复和住院时间。当发生术后肠梗阻时，通常需要插入鼻胃管（Sanfilippo 和 Spoletini，2015）。

注释 35.1　便秘的常见原因

- 肠易激综合征：便秘型。
- 慢性疾病：例如帕金森病、糖尿病、结缔组织疾病、自身免疫性疾病、甲状腺功能减退、妊娠、抑郁症、饮食失调等（Costilla 和 Foxx-Orenstein，2014）。
- 动物脂肪（例如肉类、乳制品、鸡蛋）含量较高的低纤维饮食，精制糖（高糖甜品）和液体摄入量不足，会减缓肠蠕动（Ball et al.，2015；Touhy 和 Jett，2014）。
- 药物：降压药、抗惊厥药、抗抑郁药、抗酸剂、铁剂、阿片类药物（Costilla 和 Foxx-Orenstein，2014；Prichard 和 Bharucha，2015）。
- 滥用泻药（Burchum 和 Rosenthal，2016）。
- 老年人：肠蠕动减缓，腹肌衰弱，肠黏液分泌减少，低纤维饮食的习惯（Ball et al.，2015；Touhy 和 Jett，2014）。
- 神经冲动到结肠神经的神经系统被阻断（例如脊髓损伤、肿瘤）（Lewis et al.，2017）。
- 抗胆碱能药物、抗痉挛药、抗惊厥药、抗抑郁药、抗组胺药、降压药、抗帕金森病药物、胆汁酸隔离剂、利尿剂、抗酸剂、铁剂、钙剂等药物的应用减慢结肠运动（Burchum 和 Rosenthal，2016；Carrington et al.，2012）。

▶ **以患者为中心的护理**

尊重患者的隐私，提供必要的舒适环境与卫生措施，并在执行患者所需要的技能时照顾其情感需求。

在照护来自其他文化族群的排便困难的患者时，应修改护理干预措施，以满足其排便需求。提供具有文化敏感度的卫生需求，例如，执行手卫生的卫生因素，宗教仪式中的仪式因素，以及特定日常生活中的象征性因素等（WHO，2009）。

确认患者正常排便的模式，并让患者在康护环境下适应这一模式。确定患者正常排便的时间和所需的帮助。

考虑年龄增长过程中生长变化影响肠道功能的相关因素。例如，年长者渐显迟钝、肌张力下降、饮食习惯改变，则便秘风险相应提高（Huether 和 McCance，2017）。

▶ **循证护理实践**

持续探索、研究、验证鼻胃管放置正确的方法。这是预防管道错位并发症的关键。插管后立即行放射线检查是检验置管位置的金标准，同时可使置管位置清晰、可测量。而抽吸胃内容物和测定 pH ≤ 5 也被用于后续验证（ENA，2015；Tho et al.，2011）。

一项关于胃 pH 电极导管（RightSpot）测试的研究表明，胃内 pH 值的测定具有敏感性和特异性（Lambert et al.，2013）。研究结果发现，通常用于鼻饲管判定的阈值为 4.5（Lambert et al.，2013）。但是，实时评估 pH 值可为医护人员判定鼻胃管的定位和（或）移位提供证明（Lambert et al.，2013）。

对胃肠道内壁黏膜施压可能导致其缺血和医疗设备相关性压力性损伤（medical device-related pressure injury，MDRPIs）（NPUAP，2012；Pittman et al.，2015）。由此产生的压力性损伤一般符合该设备的纹路或形状（NPUAP，2012）。

鼻胃管和鼻肠管可引起组织坏死、皮肤

破溃和插管侧鼻腔的压力。减除鼻腔压力的鼻胃管固定方法有助于降低 MDRPI 的风险（NPUAP，2012；Pittman et al.，2015）。

留置 FMS 可以有效地保护肛周皮肤免受粪便酶刺激和随之而来的损伤。然而，留置体内的球囊装置也有可能继发直肠黏膜的坏死和撕裂。

● 减少因排便和胃肠减压导致的 MDRPI 的方法包括：

● 对受压于医疗设备的鼻腔及二次固定处的皮肤进行常规和持续的评估，并且给予简单的皮肤护理措施，例如某种降低 MDRPI 风险的贴敷方法（NPUAP，2016b；Pittman et al.，2015；WOCN，2016）。

● 经常取下胶布或固定装置，检查皮肤并给予皮肤护理（Pittman et al.，2015）。

● 在医疗设备下垫衬轻薄泡沫敷料或透气敷料（NPUAP，2016b）。

● 将鼻胃管引流管固定于合理位置，避免引流管自身重量对鼻腔造成二次压迫（NPUAP，2012）。

● 确保不能移动的患者未受压于引流管上。

● 对于应用 FMS 的患者，定期评估肛门和肛周区域有无红肿、水泡、水肿或皮肤完整性受损的情况（Whiteley 和 Sinclair，2014）。

▶ 安全指南

● 当患者使用便盆时，为其提供舒适护理。鼓励患者在能力允许的情况下使用卫浴系统。

● 及时应铃，防止患者独自下床。这是患者跌倒常见的相关因素之一。

● 有神经感觉和（或）运动障碍的患者容易出现便秘。为其制订个性化的肠道功能训练时间表，并在此期间提供如厕帮助（Lim 和 Childs，2013）。

● 设计和遵循个体化肠道管理方案，以降低患者在疾病过程、药物和（或）缺乏活动后继发便秘和腹泻的风险（Knowles et al.，2014）。

● 手助排便会刺激迷走神经，导致心率下降。所以在手助排便前，须测量患者基础生命体征，操作时监测心率（Ball et al.，2015；Solomons 和 Woodward，2013）。

● 根据机构政策，检验鼻胃管放置的位置是否正确，可用插管后的放射线检查及后续的 pH 值验证（pH ≤ 5）等方法（Tho et al.，2011）。

● 当留置鼻胃管的患者诉恶心或呕吐时，须评估管道的位置和通畅程度。必要时重新放置和冲洗管腔（Tho et al.，2011）。

● 处理粪便必须采取标准的预防措施。

技能 35.1　便盆的使用

卧床患者必须使用便盆进行排便。可供使用的便盆有两种类型（见图 35.1）。一种为普通型便盆，为最常用的便盆类型，由光滑的弧形上端和锥形下端组成。普通型便盆的上端（弧形宽面）与患者骶尾部相贴合，下端（锥形端）与患者大腿下方相贴合、朝向床尾处。另一种为骨折专用型便盆，专为身体或腿部骨折或被限制抬臀的患者（例如，全髋关节置换术后）设计，便于在患者身下滑动。该便盆上端较浅且边缘宽平，可贴合患者骶尾部，下端较深、朝向床尾处。

授权与合作

提供便盆的技能可授权给护理辅助人员。护士指导护理辅助人员完成以下工作：

● 协助活动受限或有伤口引流、静脉导管、牵引等治疗设备的患者摆放合理的体位。

● 必要时为使用便盆的患者提供会阴护理和手卫生。

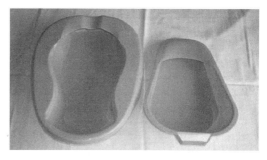

图 35.1　**便盆型号**：左为普通型便盆，右为骨折专用型便盆

用物准备

- 清洁手套
- 便盆（普通型便盆或骨折专用型便盆）（见图35.1）
- 便盆盖
- 厕纸
- 标本容器（必要时），包装袋上清楚注明日期、患者姓名和身份识别码
- 洗漱盆、浴巾、毛巾和肥皂
- 防水、吸水垫（必要时）
- 清洁垫单（必要时）
- 听诊器

步骤	要点说明

护理评估

1. 评估患者的排便习惯：常规排便模式、粪便特征、某些食物／液体和饮食习惯对排便的影响，应激和活动水平对常规排便模式的影响，当前用药和正常液体摄入量。	解决患者的排便问题取决于是否全面了解排便常规和导致其改变的相关因素。最强烈的肠蠕动一般发生在当天第1餐后的1小时内。以此可预计提供便盆的时间。
2. 执行手卫生。听诊腹部肠鸣音，并触诊下腹部膨胀处。	正常肠鸣音的发生率不规则，4～5次／分。结肠内的粪块常被误诊为腹部包块，在盲肠和升结肠、降结肠或乙状结肠中可感触到松软、圆润的包块（Ball et al., 2015）。
3. 评估患者的活动能力，包括坐起、抬臀或翻身的能力。	确定患者是否可以自行摆放便盆或需要协助。选择使用普通型便盆或骨折专用型便盆。老年患者、肥胖患者、做过髋关节或膝盖手术或脊柱损伤以及体虚的患者往往需要两名或两名以上的护士协助上／下便盆。
4. 评估患者舒适度。询问是否存在直肠或腹部疼痛、痔疮、或肛周皮肤刺激。	疼痛会限制患者改变体位的能力。肠道或腹部疼痛会降低患者排便时的耐受力。
5. 佩戴清洁手套。检查肛周和会阴部皮肤状况。脱下手套并执行手卫生。	反复腹泻会引起会阴和肛周皮肤的刺激和破溃（Sammon et al., 2015）。
6. 确定是否留取粪便标本。	在患者使用便盆前准备好标本容器。

护理诊断

● 急性疼痛	● 躯体移动障碍	● 自理能力缺陷
● 大便失禁	● 感知性便秘	● 有废用综合征的危险
● 慢性疼痛	● 有便秘的危险	
● 腹泻	● 慢性功能性便秘	
根据患者的状况或需求，个体化处理其相关因素／危险因素。		

护理计划

1. 完成下列步骤后所能达到的预期结果：	
● 肛周皮肤清洁、完整。	排便后卫生清洁，保持肛周皮肤无粪便等排泄物。
● 消除患者的疼痛或不适感。	将便盆置于患者感觉舒适处。
2. 向患者解释操作流程，包括自助技巧（例如，如何用吊架，如何移动臀部）。	促进患者独立性，减少其焦虑，并在使用过程中提供协助。
3. 必要时请求其他护理人员的协助。	充足的人力资源可以将护理人员和患者的肌肉劳损降至最低，同时减轻患者的不适感。

步骤	要点说明

护理措施

步骤	要点说明
1. 执行手卫生。	减少微生物传播。
临床决策点：若患者行全髋关节置换术后，应用骨折专用型便盆。翻身时必须将外展枕头放置在两腿之间，以防止新关节脱位。	
2. 关门或拉床帘。	减少患者尴尬，促进排便。保护患者隐私。
3. 拉高对侧床栏。	防坠床。患者也可借助床栏移至便盆上。
4. 根据护士的身高水平调节床高。	合理使用身体力学，将护理人员和患者的肌肉劳损降至最低。
5. 将患者置于仰卧位。	该体位便于使用便盆。
临床决策点：观察是否有引流管、敷料、静脉输液和牵引。这些设备会影响患者配合护理人员放置便盆，此时可能需要更多的人员协助。	
6. 将便盆置于患者臀下。	
a. 佩戴清洁手套。将患者床头升高呈 30º～60º。	在患者抬臀过程中，可同时支持上半身，防止背部过伸。坐姿亦可促进排便。
b. 在保护患者隐私的前提下，掀开盖被。	防止患者尴尬，维护其自尊（Touhy 和 Jett，2014）。
c. 协助患者屈膝、抬臀。	若腿部、上半身和手臂支撑得当，患者无需费力。
d. 护理人员用靠近患者头侧的手，掌心向上置于患者骶尾部，协助其抬起。指导患者屈膝、抬臀。当患者抬臀时，用另一只手将便盆置于患者臀下（见插图）。确保便盆的开口端朝向床尾。不要将便盆强行塞入臀下。（可选项：让患者利用架空吊架协助抬臀）	把便盆置于臀下，收纳粪便。便盆放置不正确会引起患者的不适感和排泄物的溢出。若腿部、上半身和手臂支撑得当，患者无需费力。强行塞入便盆，会增加患者皮肤完整性受损的危险。
e. 可选项：若使用骨折专用型便盆，患者抬臀时，将盆插入臀部下方（见插图）。确保便盆较深的下端开口朝向床尾。	患者较少移动，无需抬高臀部。

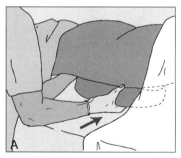

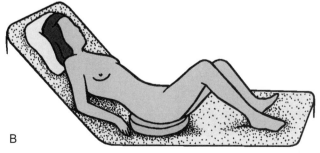

步骤 6d　A. 将便盆置于患者臀部下方 B. 协助自主活动的患者移至便盆适当位置

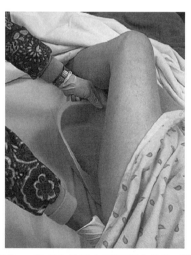

步骤 6e　患者在骨折专用型便盆就位时抬臀

步骤	要点说明
7. 为不能自主活动或活动受限的患者提供便盆。	
a. 佩戴清洁手套。放平或稍微升起床头。	适用于某些无法抬臀、或强制平直、或病情不允许抬高臀部至便盆上的患者。
b. 根据需要掀开盖被，搬动患者时尽量减少暴露。	防止患者尴尬，维护其自尊。
c. 协助患者侧卧，背对护理人员。将便盆贴紧患者臀部，向床垫方向下压。确保便盆的开口端朝向床尾(见插图)。	便盆放置不正确会引起患者的不适和排泄物的溢出。
临床决策点：若患者行全髋关节置换术后，应用骨折专用型便盆。翻身时必须将外展枕头放置在两腿之间。	
d. 一只手扶住便盆，另一只手放在患者髋关节处。指导患者跟随便盆翻转、平躺至床上。勿将便盆硬塞入患者臀下。	使用最节力的方法将患者置于便盆上。注意避免强行塞入便盆，否则会增加患者皮肤完整性受损的危险。
e. 将患者头部抬高 30° 左右或舒适角度(禁忌证除外)。	除非因病情需要平卧外，患者可维持坐位。
f. 协助患者屈膝(禁忌证除外)。	减轻背部压力。
8. 保持患者的舒适、隐私和安全。防寒保暖。将小枕头或毛巾卷放在腰部曲线下。离开房间，但勿远离。	增加舒适度。疼痛会减弱或消除便意，导致排便问题。
9. 将呼叫铃和厕纸放在患者触手可及处。	防止患者因取物移至床边，从而提高安全性。
10. 确保床处于最低位，并拉高侧床栏。	提高患者的安全性，便于患者根据需要调整便盆位置。
11. 脱下手套，执行手卫生。	减少微生物传播。
12. 可让患者独处，但要监测病情变化，及时应对。	消除患者顾虑。及时取出便盆，预防压力性损伤。

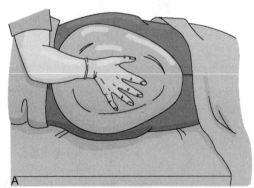
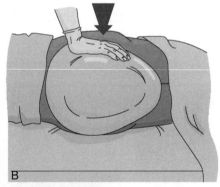
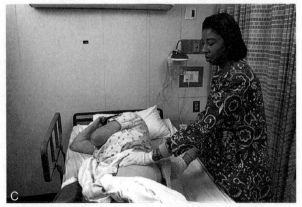

步骤 7c　A. 协助患者侧卧，将便盆贴紧臀部　B. 朝患者方向按压便盆　C. 护士将便盆放在适当位置（图 A 和图 B 来自 Sorrentino SA：Mosby's textbook for nursing assistants，ed 7，St Louis，2009，Mosby）

步骤	要点说明
13. 执行手卫生，佩戴清洁手套。	减少微生物传播。
14. 撤去便盆。	
a. 将患者的床旁椅放至床边。	将便盆协同内容物取出后放置于床旁椅上，防止盆内排泄物溢出污染床面。
b. 保护隐私，确认患者是否能自行清洁会阴部。如需护理人员清洁会阴部，需佩戴清洁手套，并使用多层厕纸或一次性清洗布。女性患者需延耻骨向肛周方向清洁。	尊重患者隐私。从清洁区域向污染区域清洁会阴部。
c. 若无需采样或记录出入量，可将厕纸丢弃至便盆内。脱下手套，执行手卫生。	厕纸会污染标本，影响采样和检验的精确性。
d. 可自主活动的患者：佩戴清洁手套。协助患者屈膝，将重心放于下肢、脚和上半身；从便盆上抬起臀部。同时，用靠近便盆的手（患者远侧端）扶住便盆，防止排泄物溢出，另一只手（患者近侧端）放在骶尾部，协助其抬高。撤去便盆，放至床旁椅上并遮盖。	切勿强行拖拉臀下的便盆，以免牵拉皮肤、造成组织损伤。
e. 不可自主活动的患者：佩戴清洁手套。降低床头。帮助患者向对侧翻身离开便盆。患者翻身时，扶稳便盆，避免污物溢出。将便盆放至床旁椅上并遮盖。	减少微生物和异味的传播。
15. 协助患者执行手卫生。更换污染的床单元，脱下手套，给予患者舒适卧位。	床单元清洁、平整，可降低卧床患者皮肤完整性受损的概率。
16. 把床放至最低位。确保呼叫铃、电话、饮用水和所需的个人物品（如书籍）放在患者触手可及处。	提高患者舒适度，降低患者在取放这些物品时发生的安全风险。
17. 可选项：执行粪便标本留取流程（见技能7.2）。佩戴清洁手套，倾倒便盆至厕所或处置间专用容器中。用公厕内的淋喷头彻底清洗便盆。必要时消毒，储存备用。脱下手套。	如果便盆污染至无法清洁干净，更换新盆。
18. 执行手卫生。	减少微生物传播。

护理评价

1. 评价粪便特征。如颜色、气味、质地、频次、总量、形状（见图35.2）和成分。如果患者在便盆内排尿，则评估尿液的特征。	有助于识别病情变化和诊断。
2. 评价患者使用便盆的能力。	持续评估患者的自理能力。
3. 撤去便盆时，检查患者肛周皮肤。	粪液易使患者皮肤完整性受损（Sammon et al., 2015）。
4. **使用反馈式教学**："因为您的腿不能移动，我想确保您会运用吊架起身，这样便于您更为舒适的上下便盆。让我看看您是如何把手臂放在吊架上的。"如果患者或居家照护者不能正确反馈，立即调整或重新制定指导计划，以保证其正确掌握。	确定患者和居家照护者对指导内容的理解水平。

步骤	要点说明
非预期结果	相关措施
1. 患者无法成功使用便盆。	● 若患者活动能力允许，可使用床旁坐便器。
2. 若大便失禁，避免为卧床患者使用成人纸尿裤。	● 制订定期提供便盆的时间表。成人纸尿裤会掩盖如厕需求，并很可能导致皮肤破溃，称为失禁性皮炎（Sammon et al.，2015）。 ● 工作人员需及时协助患者如厕，并制订如厕时间表。
3. 患者肛周皮肤发生刺激或破溃。	● 用防潮屏障（皮肤保护膜）进行肛周皮肤护理。 ● 每次排便或体位改变后需重新评估肛周皮肤情况。

记录与报告

● 将患者所需协助的类型、能否能耐受上下便盆，粪便的特征、总量及尿量，记录在电子健康档案或纸质病历中。

● 评价患者和居家照护者对护理人员指导内容的理解水平。

● 如果采集粪便或尿液样本需完成化验室申请，并送至化验室。记录送检样本类型。

注意事项

儿科患者

● 儿童便秘是因环境变化造成的，如住院和拒绝使用便盆等。在住院期间，受过如厕训练的孩子经常会出现行为倒退现象（Hockenberry 和 Wilson，2015）。

● 反复憋便会导致直肠拉伸或扩张，进而降低排便感（Hockenberry 和 Wilson，2015）。

老年患者

● 老年人会丧失一定的括约肌控制能力，在要求使用便盆时往往需要快速应对（Ball et al.，2015）。

● 因为直肠感觉受损，所以便秘发生率较高，导致老年人丧失排便需求的意识。

● 随着年龄的增长，肠道运输的时间延长，导致了排便间隔的常规延长。

技能 35.2 粪便嵌塞：按步骤解除

粪便嵌塞是指干结的粪块堵塞不能排出，可发生在任何年龄阶段。而没有行为能力和精神失常的人以及社会福利机构的老年人处于高风险，急性脑卒中和脊髓损伤的患者也有较大的粪便嵌塞风险（Lim 和 Childs，2013；Solomons 和 Woodward，2013）。

功能性便秘的定义包括存在下列两个或两个以上因素并持续至少 3 个月：①至少每 4 次排便中有 1 次排便费力；②至少每 4 次排便中有 1 次排便为块状和（或）硬便（或两者兼备）（见图 35.2）；③至少每 4 次排便中有 1 次有肛门直肠阻塞感；④不用缓泻药几乎没有松软大便；⑤排便每周少于 3 次（Costilla 和 Foxx-Orenstein，2014；Wald，2015）。

粪便嵌塞的症状包括便秘、直肠不适感、厌食、恶心、呕吐、腹痛、腹胀、腹泻（自粪块周围渗漏）以及尿频（Ness，2013）。预防是控制粪便嵌塞的关键。随着新的肠道管理技术应用，如灌肠等，再也不需要手助排便了（Ness，2013）。然而，一旦发生嵌塞，手助排便是唯一的选择。

授权与合作

解除粪便嵌塞的技能不能授权给护理辅助人员。护士指导护理辅助人员完成以下工作：

● 操作时，帮助护士为患者安置体位，并监测心率。

1 型	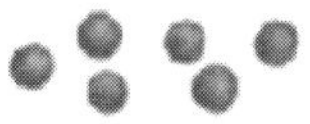	坚果状分散的硬块（难以排出）
2 型	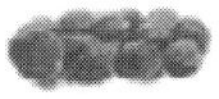	腊肠状表面凹凸的硬块
3 型	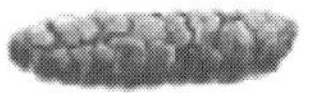	腊肠状表面布满裂缝
4 型	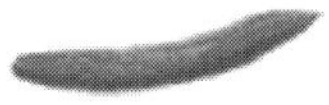	腊肠状或蛇形，质软平滑
5 型		边缘平滑的软块（易于排出）
6 型	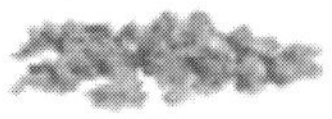	松软不成形，糊状便
7 型	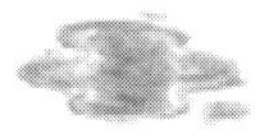	水样，无固态物（完全液体）

图 35.2　Bristol 大便分类图（引自 O'Donnell LJ，Virjee J，Heaton KW：Detection of pseudodiarrhoea by simple clinical assessment of intestinal transit rate，Br Med J 300：439，©1990. Reprinted with permission of the BMJ Publishing Group.）

- 观察粪便的颜色、质地、有无直肠出血或血性黏液，并立即汇报护士。
- 患者排便后提供会阴护理。

用物准备

- 清洁手套
- 水溶性局部麻醉润滑剂（注：有些机构要求使用无麻醉的水溶性润滑剂）
- 防水、吸水垫
- 便盆
- 便盆盖（可选）
- 浴毯
- 洗漱盆、浴巾、毛巾和肥皂
- 心电监护仪
- 听诊器

步骤	要点说明

护理评估

1. 根据机构政策，至少使用两种方式核对患者身份信息（例如，姓名和出生日期，或者姓名和病案号）。	确认患者身份。符合联合委员会标准并保证患者安全（TJC，2016）。
2. 询问患者近期常规的排便模式，包括排便的频次和特征；使用泻药、灌肠剂和其他药物的情况；活动量；是否有便意但无法自解；有无排便不尽感；以及有无腹胀、痉挛和过度排气等情况。	收集信息是为确定致病因素和制订预防措施提供依据。大量粪块会导致直肠扩张，增加直肠排便感（DeGiorgio et al.，2015）。
3. 检查患者腹胀程度。	结合视诊、听诊和触诊对腹胀或不对称区域进行检查。胀气会导致便秘。
4. 听诊腹部四个象限的肠鸣音。	部分胃肠道梗阻可能导致肠鸣音减退（Ball et al.，2015）。

步骤	要点说明
5. 触诊患者有无腹胀、腹痛或包块。	症状与肠道内粪便堆积有关。严重便秘时可触及包块。
6. 使用（0～10级）的疼痛量表测量患者目前的生命体征和舒适度。	参考基础值。手助排便易刺激迷走神经的骶支，导致反射性心率减慢（Ball et al., 2015）。
临床决策点：由于手助排便可能会刺激迷走神经骶支，而有心律失常史或心脏病史的患者会增加心率失常的风险。在操作前和操作过程中要监测患者的心率。通常有心脏病史的患者禁行此项操作；如有疑问，与医护人员核实。	
7. 如果患者有脊髓损伤，询问既往有无常规手助排便；如果这是患者常规的肠道护理的之一，不必中断（Ness, 2013）。	脊髓损伤平面和损伤程度会影响便秘证型。颈椎损伤会增加便秘的发生率。手助排便是维护此类患者肠道健康的常规干预，不应中断（Solomons 和 Woodward, 2013）。
8. 执行手卫生，佩戴清洁手套。观察粪便的性质（见图35.2），有无粪液渗漏，或持续排出少量硬便。观察肛周有无刺激或痔疮的迹象。脱手套并执行手卫生。	粪液渗漏是结肠深部嵌塞的症状。患者有可能排出小块硬粪便或从粪块周围渗出的粪液（Wald, 2015）。排泄物渗漏会刺激皮肤，增加压力性损伤的风险（Sammon et al., 2015）。
9. 确定患者是否正在接受抗凝治疗或有直肠手术史。	可能为操作禁忌证。直肠操作会导致出血，而抗凝剂会延长出血时间（Burchum 和 Rosenthal, 2016）。
10. 核对为患者手助排便和使用麻醉润滑剂的医嘱。	因为此项操作可能引起对迷走神经的过度刺激，所以要遵医嘱执行该操作。

护理诊断

● 剧烈疼痛	● 慢性功能性便秘	● 腹泻
根据患者的状况或需求，个体化处理其相关因素 / 危险因素。		

护理计划

1. 完成下列步骤后所能达到的预期结果：	
● 成功取出嵌塞粪便。	表明直肠粪便清除。
● 患者无腹痛或直肠不适感。	粪便嵌塞会直接引起直肠疼痛，伴随的腹胀会间接引起腹部不适感（Ness, 2013）。
● 生命体征维持在基础范围内。	表明未引起迷走神经刺激。
2. 向患者解释操作流程。	减少患者焦虑，鼓励其参与协助治疗。
3. 执行手卫生。床旁备齐用物。	便于操作过程中拿取物品。

护理措施

1. 必要时，协助患者改变体位。将床升至适宜的操作高度。	保证患者安全，合理使用身体力学。
2. 拉上床帘或关门。	保护患者隐私，避免不必要的身体暴露。
3. 站在患者右侧，放下床栏。抬高对侧床栏，协助患者取左侧卧位、屈膝、背对护士。	保证患者安全。侧卧位可促进直肠括约肌松弛，便于伸入直肠。
4. 用浴毯覆盖患者的躯干和下肢，在患者臀部下方放置防水垫。	保护患者隐私，避免不必要的身体暴露。

步骤	要点说明
5. 执行手卫生，佩戴清洁手套，将便盆放至患者旁边。	防止微生物传播。
6. 使用麻醉润滑剂润滑，准备执行操作的示指和中指手套。	减轻患者不适感，便于手指顺利插入肛门和直肠。
7. 指导患者在操作过程中进行缓慢的深呼吸。缓慢、轻柔地插入戴手套的示指，感受到手指周围的肛门括约肌放松，再插入中指。	缓慢的深呼吸有助于患者放松。示指缓慢插入有助于放松肛门括约肌。
8. 手指沿着直肠壁向脐部方向缓慢推进。	指尖朝向直肠壁，沿着朝向结肠的生理方向，接近直肠深部嵌塞的粪便（Ness, 2013）。
9. 手指呈剪刀状运动分裂粪块，并轻轻移动手指使粪块松散。示指与中指插入硬块中。	松解粪块便于小粪块移出，减少患者的不适感。
10. 将粪块移向直肠末端。取出小粪块，弃入便盆。	避免手指暴力插入直肠，以减少肠道黏膜损伤。
11. 观察患者反应、定时测量心率，查看有无疲劳迹象。	迷走神经刺激会减缓心率并引起心律失常。此项操作常常使患者疲惫不堪。
临床决策点：若患者出现心率下降、心律失常、呼吸困难、心悸等症状，立即停止操作。	
12. 间断性让患者休息，直至清除直肠粪便。	休息能提高患者对操作的耐受性，让心律恢复正常。
13. 解除粪块嵌塞后，进行会阴护理（见操作指南18.1）。	提高患者的清洁舒适度。
14. 取出便盆，检查粪便的颜色、性质。处理粪便。	减少微生物传播。
15. 必要时，协助患者如厕或清洁归置便盆（操作后可按步骤灌肠或导泻）。	解除粪块嵌塞可刺激排便反射。
16. 将手套外翻后脱下，丢弃至指定容器内。执行手卫生。	减少微生物传播。

护理评价

1. 佩戴清洁手套，做直肠检查：检查是否残余大便，观察肛门和肛周区域是否有刺激或皮肤破溃。脱下手套并处理；执行手卫生。	判断直肠内粪便是否排尽。判断粪便性质，尤其是腹泻会对肛周组织产生刺激（Sammon et al., 2015）。
2. 再次评估生命体征，与基础值对比，对心动过缓的患者继续监测1小时。	判断迷走神经刺激的程度。
3. 听诊肠鸣音。	判断肠蠕动情况。
4. 触诊腹部，评估是否柔软、有无触痛。	不适感得到缓解。
5. **使用反馈式教学**："我想确定你接受了我们建议，饮食中增加了高纤维食品和液体以促进排便。请具体告诉我你的饮食中需要增加哪些食物。"如果患者或居家照护者不能正确反馈，立即调整或重新制订指导计划，以保证其正确掌握。	确定患者和居家照护者对指导内容的理解水平。
非预期结果	相关措施
1. 直肠出血，判定直肠黏膜损伤。	● 评估肛门和肛周区域的出血情况。 ● 若出血量过多，立即停止操作，并通知医护人员。
2. 患者出现迷走神经刺激导致的心动过缓（心率低于60次/分）、血压下降、意识丧失。	● 立即停止操作，测量生命体征。 ● 通知医护人员，陪伴患者。

步骤	要点说明
3. 操作后仍有粪便渗漏。	● 评估患者是否仍有嵌塞。 ● 可能需要使用肛栓剂或灌肠剂。 ● 增加患者的液体摄入量和膳食纤维量。

记录与报告

● 将患者对操作的耐受性、取便量、粪便性质、生命体征及不良反应记录在电子健康档案或纸质病历中。

● 通过反馈式教学记录患者和居家照护者的对高纤维食品的种类等相关指导内容的理解程度，以减少便秘的发生。

● 任何生命体征的变化和不良反应都需向医护人员报告。

注意事项

儿科患者

● 儿科患者禁用人工取便，因为这样做会增加肛裂和疼痛的风险，从而使患者排斥排便（Hockenberry 和 Wilson，2015）。

● 随着高纤维饮食结构的调整，增加液体摄入量和（或）可吸收的碳水化合物（例如，李子、梨和苹果汁中的山梨醇等），可以帮助缓解儿童便秘（Nurko 和 Zimmerman，2014）。

老年患者

● 许多老年患者容易出现心律失常及其他与迷走神经刺激有关的问题，密切监测心率和心律（Ball et al.，2015）。

● 对于老年患者，制订足够的膳食纤维（每天 6 ～ 10 g）可以增加粪便的体积、重量和形状，以改善排便（DeGiorgio et al.，2015）。

● 老年慢性便秘患者的通便治疗的应用，必须结合患者的心脏和肾脏疾病、药物相互作用和副作用进行调整。

技能 35.3　灌肠

灌肠是将溶液灌注入直肠和乙状结肠，通过刺激肠蠕动来促进排便。通常灌肠用于治疗便秘或者某些诊断流程 / 腹部手术前的肠道清洁。灌肠溶液的容量和类型可以扩充直肠壁，引起排便反射。表 35.1 概述了常见的灌肠溶液类型。

表 35.1　灌肠剂类型

灌肠类型	说明与影响
清水（低渗）灌肠	不要重复给药，因为后续会发展成水中毒或水循环超负荷
生理盐水	最安全的灌肠液。婴儿和儿童易发生液体失衡，仅能使用此类型灌肠液
高渗溶液（例如，商业备制的快速灌肠剂）	应用于不能耐受大量液体灌肠的患者
Harris 冲洗灌肠	回流灌肠，有助于排出肠道气体。取少量灌肠液（100 ～ 200 mL）灌注入患者的直肠和结肠。降低灌肠容器，使等量溶液回流。反复给药和返流，可减少胀气，促进恢复肠蠕动
肥皂液灌肠	纯皂液添加至清水或生理盐水中，或只使用纯皂液。纯皂液与溶液的推荐比例为 5 mL 纯皂液加入到 1 000 mL 清水或生理盐水中。加水后，再将皂液加入灌肠袋以免产生过量的泡沫
油剂保留灌肠	为油基溶液。小剂量油剂即可被结肠吸收，软化粪便，促进排出
驱风剂	缓解腹部胀气。例如：MGW 溶液，内含 30 mL 镁，60 mL 甘油和 90 mL 水

清洁灌肠是通过注入大量的溶液、刺激肠

蠕动而促进结肠粪便完全排出。油剂保留灌肠是通过润滑直肠和结肠，让粪便吸收后变得更软、更易排出。

药物灌肠含有药理学治疗机制。有些处方是为了降低危险的高血钾水平（例如，聚磺苯乙烯钠散灌肠）或在肠道手术前减少结肠细菌（例如，新霉素灌肠）。

授权与合作

灌肠的技能可以授权给护理辅助人员。注：如果医嘱药物灌肠，必须由护士执行。护士指导护理辅助人员完成以下工作：

- 以适当的方式给活动受限或有引流管、静脉导管、牵引等治疗设备的患者摆放合理体位。
- 有下列情况立即通知护士：患者存在压力敏感、腹部绞痛或直肠出血等，尤其是腹痛。
- 有下列情况立即通知护士：患者出现便血或直肠附近部位出血、生命体征发生变化。

用物准备

- 清洁手套
- 水溶性润滑剂
- 防水垫、吸水垫
- 厕纸
- 便盆、床边坐便器，或靠近厕所
- 浴毯
- 洗漱盆、浴巾、毛巾和肥皂
- 听诊器

灌肠袋给药

- 夹闭式灌肠袋（见图35.3）

- 静脉输液架
- 合适的肛管（成人：22～30Fr；儿童：12～18Fr）
- 适量的温热（微热）溶液（成人：750～1 000 mL；青少年：500～700 mL）。对于儿科患者来说，灌肠液的量取决于患儿的体重，通常是5～10 mL/kg（Nurko 和 Zimmerman，2014）。

快速灌肠剂

- 带润滑直肠嘴的快速灌肠容器（见图35.4）

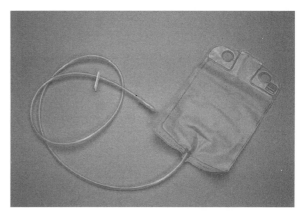

图 35.3　夹闭式灌肠袋

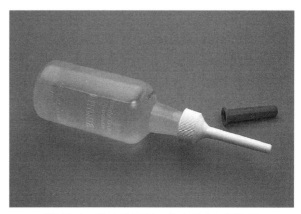

图 35.4　快速灌肠剂，含直肠嘴和保护帽

步骤	要点说明
护理评估	
1. 根据机构政策，至少使用两种方式核对患者身份信息（例如，姓名和出生日期，或者姓名和病案号）。	确认患者身份。符合联合委员会标准并保证患者安全（TJC，2016）。
2. 核对灌肠医嘱并向患者阐明操作目的。	住院患者需遵医嘱实施灌肠并注明灌肠类型。

步骤	要点说明
3. 评估最近一次的排便，常规排便模式与近期排便模式的对比，有无痔疮、腹痛或腹部痉挛。	确定灌肠的目的和灌肠液类型。同时确立肠道功能的基准。痔疮可能会覆盖肛门，并在操作过程中引起不适或出血。
4. 评估患者的活动能力和翻身能力。	确定是否需要协助患者摆放体位。
5. 检查有无腹胀并听诊肠鸣音。	确立灌肠效果的基准。
6. 评估患者是否对快速灌肠剂中的活性成分过敏。	降低过敏反应风险。
7. 确定患者对灌肠目的的理解程度。	制定相应的指导。
临床决策点："清洁灌肠"的医嘱意味着需要反复灌肠，直至患者排出液澄清无物。排出液也可能是有色的，并且含有些许细小粪渣。通常患者只需接受连续 3 次灌肠，以避免水电解质平衡失调。必须观察排出液的成分（见机构政策）。	

护理诊断

● 急性疼痛	● 有便秘的危险
● 慢性功能性便秘	● 便秘
根据患者的状况或需求，个体化处理其相关因素／危险因素。	

护理计划

1. 完成下列步骤后所能达到的预期结果：	
● 排空粪便。	灌肠液清除直肠和结肠下部的粪便。
● 灌肠排出液澄清。	表明结肠内所有固态粪便均已排出。
● 腹部平软，无腹胀、腹痛。	气体和粪便均已排出。
2. 执行手卫生。床旁备齐物品。	便于操作过程中拿取。

护理措施

1. 如果是药物灌肠，不可授权于护理辅助人员（见机构政策）。核对用药记录和书面医嘱的一致性与完整性。核对患者姓名、灌肠类型和给药时间。核对用药记录与灌肠液标签。	书面医嘱是最可靠的证据，也是患者唯一能接受的法律依据。确保患者灌肠的准确性。
2. 拉上床帘或关门。	保护患者的隐私。
3. 将便盆或床边坐便器放在触手可及处。若患者至厕所排便，确保设施完好、空置，并将患者的防滑拖鞋和浴袍放在触手可及处。	如果患者无法下床，可使用便盆。防滑拖鞋有助于防止急忙上厕所的患者摔倒。浴袍可维护患者仪表。
4. 执行手卫生。	减少微生物传播。
5. 站在患者右侧，拉起对侧床栏，将病床升至便于操作的高度，协助患者左侧卧位（Sims'卧位,半俯卧位），右腿向上弯曲。鼓励患者在操作完成前尽量保持该体位。儿童取俯卧位。	使灌肠液在重力作用下沿乙状结肠和直肠的生理曲线流入，从而促进灌肠液的保留。

步骤	要点说明
临床决策点：括约肌控制不良的患者，需在臀下放置便盆。患者坐在马桶上实施灌肠是不安全的，因为肛管可能会擦伤弯曲的直肠壁。	
6. 佩戴清洁手套，将防水垫吸收面向上置于患者臀下。覆盖浴毯，充分显露肛门。	防止污染床单元。浴毯可保暖，减少身体暴露，让患者感觉更放松和舒适。
7. 分开臀部，检查肛周有无异常，包括痔疮、肛裂和直肠脱垂。	评估结果将影响护士插入灌肠剂顶端的方法。直肠脱垂禁忌灌肠。
8. 实施灌肠。 a. 实施一次性快速灌肠剂灌肠。 （1）取掉灌肠剂顶部的塑料保护帽。管嘴末端可能已经润滑。根据需要可使用额外的水溶性润滑剂。	 润滑利于管嘴平滑地插入，而不会刺激直肠或造成创伤。如果存在痔疮，额外的润滑剂会更舒畅。
（2）轻轻分开臀部，暴露肛门。指导患者经口缓慢呼气放松。	呼气促使直肠外括约肌松弛。
（3）排尽容器内空气。	空气进入结肠会加重腹胀和不适。
（4）将管嘴轻轻插入肛门，并使管道朝向脐部方向（见插图）。 成人：7.5～10 cm 青少年：7.5～10 cm 儿童：5～7.5 cm 婴儿：2.5～3.75 cm	轻柔地插入防止损伤直肠黏膜。
（5）将塑料瓶从底向上翻转，直到所有溶液进入直肠和结肠。指导患者保留溶液直至产生强烈的排便感，通常为2～5分钟。	防止空气注入结肠，并确保所有溶液进入直肠。高渗溶液只需少量就能刺激排便。
临床决策点：灌肠过程中如果患者感觉疼痛或感觉到阻力，立即停止并与医师商讨。不要强行插入。	

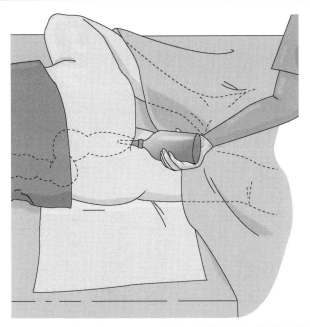

步骤 8a（4） **患者取左侧卧位（Sims'卧位，半俯卧位），将灌肠剂嘴插入直肠**

（引自 Sorrentino SA：Mosby's textbook for nursing assistants，7，St Louis，2009，Mosby.）

步骤	要点说明
b. 实施灌肠袋灌肠。	
（1）加温处方溶液或清水，量于灌肠袋内。含盐剂先在温水盆中溶解再加入灌肠袋。倒少量溶液在手腕内侧测试温度。	水温过高会烫伤黏膜，过低会导致腹部绞痛且难以保留。
（2）如果医嘱肥皂水灌肠，加水后灌入肥皂液。	防止袋内存留气泡。
（3）提升容器高度，打开开关，冲管。	排出管道内气体。
（4）重新夹管。	防止灌肠液耗损。
（5）用具有润滑作用的凝胶润滑肛管末端 6～8 cm。	确保肛管顺利插入而避免刺激或损伤黏膜。
（6）轻轻分开臀部，暴露肛门。指导患者经口缓慢呼气放松。然后用肛管末端轻触患者肛周皮肤。	呼气和接触肛周皮肤可促使肛门括约肌松弛。
（7）将肛管前段朝患者脐部方向轻轻插入。插入长度详见步骤 8a（4）。	谨慎插入防止管道不慎戳到直肠黏膜造成创伤。插入过深会导致肠穿孔。

临床决策点：如果插管不畅，不要强行插入。考虑先注入少量液体，然后尝试重新缓慢插管。注入溶液可使括约肌松弛，起到润滑的作用。实施灌肠前应尽量排出粪块（见技能 35.2）。

步骤	要点说明
（8）保持管道在直肠内，直至溶液灌注完成。	防止由于肠道收缩导致肛管脱出。
（9）调节容器与患者臀部同高，打开调节开关，让溶液缓慢流入。	快速灌注会导致肛管脱出。
（10）缓慢地提升灌肠容器至适宜高度，高于肛门：高位灌肠 30～45 cm，常规灌肠 30cm，低位灌肠 7.5 cm。灌注时间取决于溶液量（例如，1 L/10min）。一旦确立了溶液缓慢注入的速度，即可用输液架固定灌肠袋。	确保溶液持续、缓慢地灌注。容器过高会导致滴注过快和潜在的结肠扩张的痛苦。高压会导致婴儿肠道破裂。

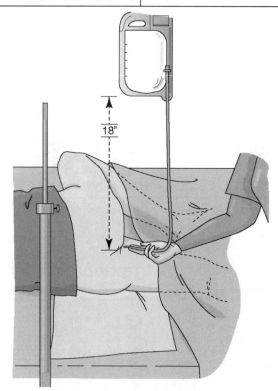

步骤 8b（10）　借助输液架，灌肠袋高于肛门约 45 cm

（引自 Sorrentino SA：Mosby's textbook for nursing assistants，ed 7，St Louis，2009，Mosby.）

步骤	要点说明

临床决策点:间歇性灌注可预防痉挛,并提高患者保留溶液的能力。如果患者主诉痉挛,或者肛门周围有液体流出, 应降低容器高度或夹管。	
(11) 灌入所有溶液后夹管。告知患者操作已经完成, 将拔管。	防止空气进入直肠。患者可能会误将拔管感知为肛门 失控。
9. 在肛门周围放置多层厕纸,缓慢拔出肛管。	保障患者清洁舒适度。
10. 向患者解释些许腹胀和腹痛是正常的。让患者尽可 能长时间地保留溶液,直至产生强烈的排便感。这一 过程通常需要几分钟,需在患者床边观察。如果可能 的话,让患者静卧于床上。(对于婴儿或幼儿患者, 可以轻轻地捏住臀部两边几分钟。)	溶液会使肠道充盈,溶液保留时间长短因灌肠类型和患 者控制直肠括约肌收缩能力不同而异。保留时间越长, 促进肠蠕动和排便感的效果越好。
11. 将灌肠容器或一次性灌肠袋丢弃在指定的容器内。 脱下手套并执行手卫生。	减少微生物传播和生长。
12. 协助患者去厕所或于坐便器上排便。如果使用便盆, 佩戴清洁手套,并协助患者尽可能摆放正常排便体位, 促进排便(见技能 35.1)。	正常排便体位可促进排便。
13. 观察粪便和排出液的性质(叮嘱患者不要在医护人 员检查之前冲厕所)。	确定灌肠是否有效。
14. 根据需要协助患者用温水和肥皂清洗肛门区域(进 行会阴护理需佩戴手套)。	粪便内容物会刺激皮肤。局部卫生可提升患者的舒适度。
15. 脱下并弃去手套,执行手卫生。	减少微生物传播。

护理评价

1. 检查粪便的颜色、质地、量,气味和排出液。	确定粪便是否被排出或灌肠液是否被保留。注意有无血 液或黏液等异常现象。
2. 评估有无腹胀。	确认是否解除腹胀。
3. **使用反馈式教学**:"我想确保您理解了自己在床上使 用快速灌肠剂灌肠的体位。您跟我描述一下您将使 用哪种体位。"如果患者或居家照护者不能正确反 馈,立即调整或重新制订指导计划,以保证其正确 掌握。	确定患者和居家照护者对指导内容的理解水平。
非预期结果	相关措施
1. 严重的腹部痉挛、出血或突发疼痛加剧,暂停或减慢 溶液滴注速度也无法缓解。	● 停止灌肠。 ● 通知医护人员。 ● 观察生命体征。
2. 患者难以保留灌肠液。	● 如果发生在操作过程中,调慢滴注速度。

记录与报告

● 将灌肠种类、量、实施时间、灌肠后排出物的特点以及患者对灌肠的耐受度，记录在电子健康档案或纸质病历中。

● 通过反馈式教学将患者和居家照护者对自我使用快速灌肠剂的理解程度记录在电子健康档案或纸质病历中。

● 患者排便失败或任何不良反应都需向医护人员报告。

注意事项

儿科患者

● 口服缓泻剂是儿童便秘的首选治疗方案（Nurko 和 Zimmerman，2014）。

● 通常不会应用快速高渗灌肠剂于儿童和婴儿，因为高渗溶液会导致快速的液体失衡。

老年患者

● 针对老年患者，灌肠医嘱为"清洁灌肠"时需谨慎。一些老年患者会不耐受，有时可能会造成水电解质失衡，并出现生命体征波动（Touhy 和 Jett，2014）。

● 一些老年患者可能难以保留灌肠液。护士可轻轻地捏住臀部两边，以帮助保留灌肠液（DeGiorgio et al.，2015）。

居家护理

● 评估患者和居家照护者实施灌肠的能力和目的，并根据需要提供指导。

操作指南 35.1 粪便失禁管理装置的使用

粪便失禁管理装置可保护会阴免受粪便酶的影响，同时避免粪便污染伤口（Cooper，2013；Whiteley 和 Sinclair，2014）。此外，FMS 也可应用于严重的大便失禁患者，如艰难梭状芽孢杆菌性腹泻患者。FMS 是将低压气囊硅胶导管固定在直肠内，通过一根活动的软管连接至密闭容器。该装置设有灌洗端口以保持导管通畅，促进排便。使用此留置装置的风险包括直肠坏死、直肠张力丧失、压力性损伤或瘘管形成（Sammon et al.，2015；Whiteley 和 Sinclair，2014）。建议医患共同探讨决定，某些情况不宜使用 FMS（见注释 35.2）。

注释 35.2　使用粪便失禁管理装置的禁忌证

● 疑似或确诊肛门病变
● 儿科患者
● 现存肛门括约肌功能不全
● 肛肠闭锁或狭窄
● 肛肠外科手术
● 近 12 个月内有结直肠手术史
● 重度痔疮
● 直肠肿瘤
● 粪块嵌塞
● 硅胶过敏
● 直肠炎性反应：克罗恩病、放射性直肠炎
● 抗凝治疗的患者

引自 whiteley, I, Sinclair G：Fecal management systems for disabling incon- tinence or wounds：literature review, Br J Nurs 23（16）：881，2014.

授权与合作

应用局部（外部）粪便失禁管理装置的技能不可以授权给护理辅助人员，护理辅助人员可以协助护士在装置应用期间摆放患者体位。护士指导护理辅助人员完成以下工作：

● 有下列情况需向护士汇报：在日常护理中发现装置周围渗漏或皮肤外观改变等情况。

● 有下列情况立即通知护士：患者存在直肠疼痛、压痛或直肠出血等情况的加剧。

用物准备

● FMS，也称为粪便密封装置（见图 35.5）
● 清洁手套
● 护理垫
● 浴盆

操作步骤

1. 根据机构政策，至少使用两种方式核对患者身份信息（例如，姓名和出生日期，或者姓名和病案号）。

2. 检查病历是否有使用 FMS 的禁忌证（见注释 35.2）。

3. 评估最近24～48小时腹泻的频次和计量。

4. 评估患者有无硅胶过敏（Whiteley 和 Sinclair，2014）。

5. 执行手卫生，佩戴清洁手套。进行会阴护理，观察患者肛门区域有无肿胀、痔疮、红肿、刺激或渗液。这些问题可能会影响装置的放置，或可能需要对肛周皮肤进行其他干预措施。

6. 更换手套并进行直肠指诊，确保没有粪便嵌塞。脱下并弃去手套。

7. 执行手卫生，佩戴清洁手套。

8. 应用 FMS。

a. 准备装置：将引流袋通过引流管连接至导管。

b. 通常用配套的 60 mL 注射器测试气囊。

c. 用 60 mL 注射器抽取 45 mL 清水，并连接到有彩色编码的充气阀，此时不要充气。

d. 患者取左侧膝胸位。这种体位有助于最大限度地放松括约肌。

e. 在患者的髋部放置护理垫。

f. 遵循厂商的说明折叠、润滑气囊。注意折叠气囊的长度约为示指长。

g. 对肛门括约肌进行大面积润滑。

h. 轻轻分开患者臀部（护理辅助人员可以协助执行），整个操作过程要暴露肛周区域。确保肛周区域清洁干燥。必要时，再次进行会阴护理。

i. 用示指作为指引将折叠的气囊插入，一旦气囊进入直肠穹窿，它就会打开至原来的形状。

（1）缓慢推注注射器，将 45 mL 水注入气囊使其膨胀。以指示球囊为指标：如果球囊指示过度充气或充气不足，则从气囊中抽出所有

液体，将其重新放置在直肠穹窿中，然后再充气。

（2）自充气阀取下注射器，轻拉导管，确保气囊抵靠直肠底部。

j. 注意指示线相对于患者肛门的位置。指示线位置的变化表明可能需要重新定位气囊。脱下手套并执行手卫生。

9. 根据需要冲洗管道：用注射器抽取 45 mL 清水，连接至灌洗端口。观察流量；若发生渗漏，可能需要重新放置气囊（参见产品说明书）。

临床决策点：如果导管被粪便堵塞，需冲洗导管。将装满冲洗液的注射器连接到灌洗端口并灌注。确保灌洗端口与导管保持平行以防止扭结。

10. 如果需要粪便取样，请使用样本端口（见图 35.5）。佩戴清洁手套，打开样本端口，倾斜或挤压导管收集样本，或插入一个光滑的尖头试管吸取粪便样本。完成后关闭样本端口。脱下手套并执行手卫生。

11. 必要时更换引流袋。执行手卫生，并佩戴清洁手套。

a. 将引流袋与引流管分离。

b. 必要时将管帽套至引流袋端口。

c. 连接新引流袋至引流管。

d. 根据机构政策，处理粪便。脱下手套并执行手卫生。

12. 拔除 FMS：执行手卫生，并佩戴清洁手套。

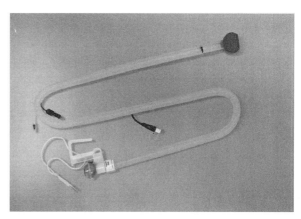

图 35.5 **粪便失禁管理装置**
（经 Copyright © 2016 C.R. Bard，Inc. 授权使用）

a. 将注射器连接至充气阀，缓慢抽出所有注入的水。

b. 一旦球囊回缩，抓住导管近患者端，将导管缓慢拔出肛门。

c. 根据机构政策，处理 FMS。脱下手套并执行手卫生。

13. 协助患者取舒适体位，并根据需要实施清洁护理。

14. 监护患者的腹泻情况，并记录每班次的出入量。

15. 将装置应用和皮肤外观情况记录在电子健康档案或纸质病历中。

技能 35.4 鼻胃管胃减压术的插管、维护和拔管

在某些大手术后或胃肠道受影响的某些情况下，正常的胃肠道蠕动会暂时性改变。由于胃肠道蠕动的减弱或消失，患者进食或饮水都会引起腹胀。将鼻胃管临时插入胃内，可使胃部减压，保持胃排空，直至正常蠕动功能恢复。

鼻胃管是通过患者的鼻咽插入胃内的一种中空的、可弯曲的管子。它可以排出胃内分泌物，也可以向胃内注入液体。有时鼻胃管用于肠内喂养，但首选较软的小口径喂养管（见第 32 章）。Levin 管和 Salem sump 管是胃减压最常用的两种鼻胃管。Levin 管是一种单腔管，在靠近顶端处有孔（见图 35.6）。可以把它连接至引流袋或间歇吸引装置来排出胃内分泌物。

Salem sump 管是胃减压的首选。该管有两个管道：一个用作排出胃内容物；另一个用作排气孔，防止管道末端吸附胃黏膜。蓝色"辫子"状的是连接第二个腔的排气孔（图 35.7）。当 Salem sump 管的主管与吸引装置连接时，排气孔打开，使分泌物不断排出。切勿将排气孔夹断，或与吸引装置连接，或用于冲洗。

鼻胃管的插入过程会有不适感，当通过敏感的鼻黏膜时，患者会有烧灼感。置管后，需保持患者舒适，并观察鼻部周围皮肤、黏膜情况，

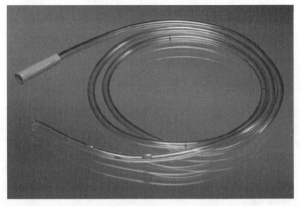

图 35.6 Levin 管（由 Bard Medical, Covington, GA. 提供）

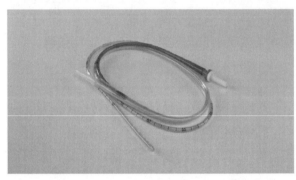

图 35.7 Salem sump 管（由 Covidien, Mansfield, MA. 提供）

因为管道对黏膜有持续的刺激作用，并有可能引起医疗器械相关性压力性损伤。预防 MDRPI 至关重要。需要定期评估鼻部及黏膜有无炎症、水泡和破溃的情况（Pittman et al., 2015）。

授权与合作

鼻胃管的插入和维护的实施方法不可以授权于护理辅助人员。护士指导护理辅助人员完成以下工作：

● 测量及记录鼻胃管的引流情况。

● 提供口腔和鼻腔卫生措施。

● 执行合适的的舒适护理，如摆放体位或在病情允许的情况下提供冰块。

● 在日常护理期间，将管道固定在患者的衣服上，防止意外脱管。

● 有下列情况立即通知护士：任何与皮肤红肿或鼻部感染有关的迹象。

用物准备

- 14Fr 或 16Fr 鼻胃管（内腔小的导管不适用于成人的胃肠减压，无法将稠厚的胃内容物吸出）（可选项：特定患者可选用双重用途管道，既可用于胃肠减压，也可用于肠内营养）
- 水溶性润滑剂
- pH 检查试纸（测量胃抽出物的酸碱度），测量值范围为 1.0 ～ 11.0 或更大
- 压舌板
- 手电筒
- 呕吐盆
- 灯泡式或导管式接头注射器
- 2.5 cm 宽的低敏性胶带或者商用固定装置
- 安全别针和橡皮筋
- 夹子，引流袋，或有压力表的壁式吸引装置
- 毛巾
- 备好水的吸管杯
- 面巾纸
- 生理盐水
- 安息香酊（可选项）
- 吸引装置
- 听诊器
- 清洁手套

步骤	要点说明

护理评估

步骤	要点说明
1. 根据机构政策，至少使用两种方式核对患者身份信息（例如，姓名和出生日期，或者姓名和病案号）。	确保认患者身份。符合联合委员会标准并保证患者安全（TJC, 2016）。
2. 执行手卫生（如果有接触体液的风险，请使用清洁手套）。检查患者的鼻部、鼻腔和口腔状况。	在插管前，确定鼻腔皮肤或黏膜是否完整、有无发炎。以确定置管后特殊护理措施的必要性。
3. 询问患者是否有鼻部手术史、鼻塞或过敏史，注意是否存在鼻中隔偏曲。	提示护士存在潜在的插管障碍。将管道插入未受影响的鼻腔。如果近期有鼻部手术史，禁止执行此操作。
4. 听诊肠鸣音。触诊患者有无腹胀、腹痛或腹部僵硬。若佩戴手套，脱下并弃去，执行手卫生。	在肠鸣音减弱或消失的情况下，听诊腹部每个象限至少 1 分钟（Ball et al., 2015）。对任何腹胀、胃肠道梗阻和一般胃肠道功能进行基础值记录，与后期插管情况进行对比。
5. 评估患者的意识状态和听从指令的能力。	确定患者在操作过程中的协作能力。
临床决策点：如果患者处于昏迷、无判断力或者不能服从操作指令等状态时，则需要另一名工作人员配合插管。	
6. 确认患者既往有无置入过鼻胃管，于哪一侧鼻孔置入。	患者既往经验可与操作前宣教互补，同时为鼻胃管置入位置做好准备。
7. 核对医嘱，确认插入鼻胃管类型，以及是否将管道连接在吸引器或引流袋上。	需要遵医嘱执行该操作。减压是否充分取决于鼻胃管的吸力。

护理诊断

● 急性疼痛	● 胃肠功能紊乱	● 有皮肤完整性受损的危险
● 缺乏胃肠减压的相关知识	● 口腔黏膜受损	
根据患者的状况或需求，个体化处理其相关因素/危险因素。		

护理计划

1. 完成下列步骤后所能达到的预期结果：	

步骤	要点说明
● 腹部柔软，无触痛，无腹胀。	确认鼻胃管位置准确，保持通畅，引流胃内容物，缓解胃胀。
● 鼻部和鼻黏膜保持完整、清洁、无破溃。	确保鼻胃管不产生刺激或导致压力性损伤。
● 维持或改善患者的舒适度。	正确插入鼻胃管可减轻腹部不适感。
2. 告知患者，操作过程中可能会引起恶心感，管道通过鼻咽部时会有灼热感。与患者统一手势信号。	提高患者的配合能力和预判护士行动的能力。如果患者不能忍受操作，会使用手势提醒护士。
3. 执行手卫生。床旁备齐物品。	便于操作过程中拿取。

护理措施

1. 如无禁忌证，患者取坐位。若为昏迷患者，将床头抬至可耐受的半坐卧位，头向前倾，下颌抵向胸部。	促进患者在操作过程中的吞咽能力。合理应用身体力学可以避免对工作人员或患者造成损伤。
2. 将浴巾放在患者的胸前；给患者面巾纸，必要时可擤鼻涕。将呕吐盆放在手边。	防止弄脏患者的衣服。经鼻腔插管可能引起破溃和咳嗽，增加流涎。
3. 拉上床帘或关门。	保护患者隐私。
4. 用肥皂、水或酒精棉签清洁鼻梁。待干。	去除鼻部油脂，便于固定材料完全粘着。
5. 右利手操作者站在患者右侧，反之站在左侧。放下侧床栏。	便于操作鼻胃管。
6. 阻塞一侧鼻孔，指导患者放松，正常呼吸。阻塞另一侧鼻孔，重复此动作。选择气流较大的鼻孔。	通气性更强的鼻孔更利于管道顺利插入。
7. 测量患者鼻尖到耳垂再到胸骨剑突的长度（见插图）。	长度约为鼻子到胃的距离。鼻尖—耳垂—剑突法是临床常用的方法。
8. 在管道上用一小块胶带标记位置，然后插入。	标记要插入的管道的长度。
9. 准备好管道固定材料。撕下 7.5 ～ 10 cm 长的低敏性胶带、透明敷料或其他固定材料，见步骤 24a（2）。	固定材料可将管道悬空固定在鼻部，从而减少对鼻部的压力，防止医疗器械相关性压力性损伤（Pittman et al., 2015）。
10. 执行手卫生，佩戴清洁手套。	减少微生物的传播。
11. 应用脉搏血氧 / 呼气末二氧化碳监测仪，并测量生命体征。在插管过程中监测血氧 / 呼气末二氧化碳值并记录。	客观评估插管前后的呼吸状况。

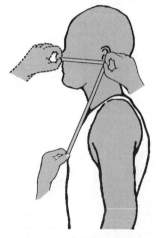

步骤 7　确定插管长度

步骤	要点说明
12. 可选项：将有亲水物质的管道浸入装有室温水的玻璃杯中，或用水溶性润滑剂润滑管道末端 7.5～10 cm（详见产品说明书）。	水能激活润滑剂，减少管道与鼻黏膜之间的摩擦，便于插入。水溶性润滑剂比脂溶性润滑剂可吸收的毒性小。
13. 如果清醒患者能拿住水杯并具有吞咽能力，递给其一杯水。向患者解释插管步骤。	吞咽有助于管道通过。解释工作可以减轻患者的焦虑，增加其配合度。
14. 解释下一个步骤。轻柔地将管道插入鼻孔至咽喉（后鼻咽部）。朝后下方指向耳朵方向继续插入。	生理轮廓有利于管道进入胃肠道，降低窒息的风险。
15. 管道通过鼻咽部后，让患者放松并将头贴向胸部。	关闭声门，降低管道进入气管的风险。
16. 鼓励患者小口吞服水或冰块。在患者吞咽时送管，将管道 180º 旋转插入。	吞咽有助于管道通过口咽。送管时有拖拽感，表明管道正沿着所需的路径前进。
17. 强调操作过程中口呼吸的重要性。	便于管道的进入，并减轻操作过程中患者的焦虑和恐惧。
18. 咳嗽时不要送管，可能会插进呼吸道。监测血氧饱和度、二氧化碳波形图。	当管道意外进入气道时，血氧饱和度或呼气末二氧化碳（二氧化碳波形图）会发生变化。
19. 患者每次吞咽时送管，直至插入所需长度。	减少患者不适感或创伤。
临床决策点：不要强行插管，如果患者开始咳嗽、血氧饱和度下降或二氧化碳增加，则退管至后鼻咽部，直至恢复正常呼吸。	
20. 使用手电筒和压舌板确认管道未卷曲在后咽部。	管道可能会卷曲、打折或进入气管。
21. 用一小块胶带将管道暂时固定在鼻子上。	固定管道可防止其移位进而导致窒息。便于确认管道位置。
22. 确认管道位置。见机构政策，选择推荐的检查管道位置的方法。	
a. 执行床旁 X 线片检查医嘱，并告知放射科检查胸腹部。	放射线检查是确定管道初始位置的金标准（Tho et al., 2011）。必须在服用任何药物或液体之前进行（ENA, 2015）。
b. 在等待 X 线检查之前，可按以下步骤执行：将无菌注射器连接至管道末端，轻轻抽吸胃内容物，观察色、质、量（见插图）。	观察胃内容物有助于确定管道初始位置。胃内容物通常是绿色的，但有时是白色、褐色、血色或棕色。其他常见的抽吸物颜色包括黄色或胆汁着色（十二指肠处）或可能出现唾液（食管）（Walthen 和 Peyton, 2014）。

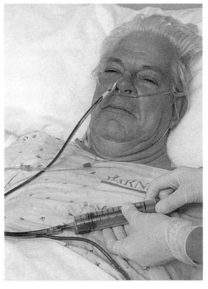

步骤 22b　抽吸胃内容物

步骤	要点说明
c. 用 pH 试纸测量抽吸物的 pH 值，与标准比色卡对比。确保试纸的 pH 值在 1.0～11.0（见插图）。	有证据表明 pH 值检测可作为管道位置的指标（Walthen 和 Peyton，2014；Tho et al., 2011）。 pH 值在 1.0～4.0 为管道在胃内的适宜指标（Walthen 和 Peyton，2014）。
23. 固定管道,避免对鼻腔施压。选择下列固定方法之一。 a. 使用胶带。 （1）将安息香酊或其他皮肤黏合剂涂抹在患者鼻梁上，使其变得"有黏性"。 （2）在胶带 1/3 和 2/3 的长度上撕开平行的小裂口，但不要撕断胶带（见插图）。将中间部分向内折叠，形成一个黏合的条带。 （3）在胶带上记录日期和时间，并将胶带的顶端固定在患者鼻梁上。 （4）将胶带的底端包裹在鼻腔出口的管道上（见插图）。	适当地固定和标记管道有助于防止管道移位和压力性损伤的形成。 确保胶带更好的固定，保护皮肤。 这种胶带可以固定管道以减轻对软腭和鼻腔的摩擦。

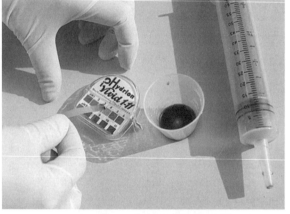

步骤 22c　胃液 pH 值测定

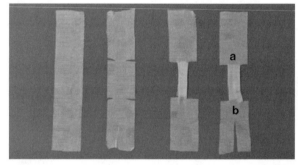

步骤 23a（2）　胶带制作方法 A. 准备一块胶带 B. 在胶带的两边撕开两条裂口 C. 向内折叠中间部分。在胶带底端撕开一个新的裂口。顶端 a 部分粘贴在患者鼻梁上；底端 b 部分包裹住管道

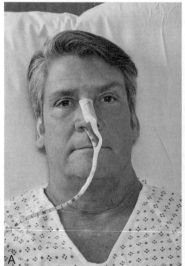

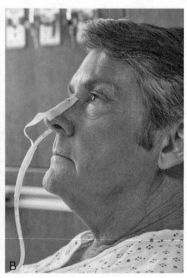

步骤 23a（4）　A. 使用胶带固定鼻胃管 B. 胶带和管道未对鼻腔形成压力

步骤	要点说明
b. 使用异形黏合敷料固定管道（见产品说明书）。 （1）将敷料宽边固定在鼻梁上（见插图）。 （2）将管道固定连接器滑至鼻孔处（见插图）。	固定管道，减少鼻腔摩擦。
24. 用胶带将鼻胃管的末端固定在患者的衣服上（见插图）。勿用安全别针固定。	固定管道，防止牵拉。
25. 如无禁忌证，将床头升高呈 30º（最好是 45º）（Metheny 和 Franz，2013）。	降低胃内容物误吸的风险。
临床决策点：如果插入的是 Salem sump 管，保持管道的蓝色"辫子"高于胃肠水平。防止虹吸运动堵塞管道。	
26. 根据需要协助放射科行胸腹部 X 线检查。	X 线检查是鼻胃管位置检验的金标准（Stewart，2014；Tho et al.，2011）。
27. 脱下手套，执行手卫生，协助患者取舒适体位。	减少微生物的传播。
28. 确定置管位置后，测量管道的外露长度，标记管道的出口处，以提示管道是否移位。将这些信息记录在电子健康档案或纸质病历中。	该标记可提醒护士和其他医护人员确认管道位置，注意是否移位。
临床决策点：胃部外科手术患者严禁重新放置鼻胃管，以避免缝合线断裂。	
29. 遵医嘱连接鼻胃管至引流装置。	引流装置通常设置为低压间歇性吸引，以减少鼻胃管对胃部的刺激。
临床决策点：如果管腔狭窄、分泌物稠厚，则鼻胃管不会达到预期引流效果。可冲洗管道（见步骤30）。如分泌物稠厚，无法冲洗管腔，请与医师协商使用更大的吸引力。	
30. 鼻胃管冲洗： a. 执行手卫生，佩戴清洁手套。	减少微生物的传播。
b. 通过分离鼻胃管、连接冲洗注射器和抽吸胃内容物确认胃管位置（见步骤22b）。暂时夹闭鼻胃管或重新连接至引流管，移除注射器。	防止冲洗液误吸。
c. 排空注射器，抽取 30 mL 生理盐水。	使用生理盐水可以减少胃液中电解质的流失。
d. 断开鼻胃管与引流管的连接，并将引流管的末端放置在毛巾上。	避免污染患者衣服和床单。
e. 将冲洗注射器的乳头与鼻胃管连接。打开夹子。保持注射器乳头向下，缓慢均匀地注入生理盐水。不要强行注入。	这样放置注射器可以防止空气进入管道，导致腹胀。高压注入溶液会引起胃创伤。
临床决策点：若使用 Salem sump 管，不要从蓝色"辫子"状的排气孔注入生理盐水。	

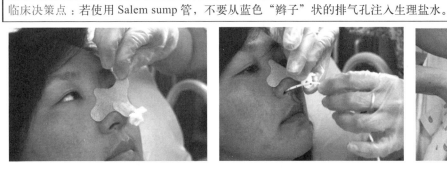

步骤 23b（1）　**将敷料固定在鼻梁上**　步骤 23b（2）　**沿鼻胃管滑动连接器**　步骤 24　**将鼻胃管固定在患者衣服上**

步骤	要点说明
f. 如果出现阻力，检查管道是否扭结。让患者取左侧卧位。若反复出现阻力，应向医护人员汇报。	管道末端可能抵在胃壁。让患者更换左侧卧位，可能会将管道从胃壁移开。分泌物的积累会引起腹胀。
g. 注射生理盐水后，立即用注射器缓慢抽吸液体。如果抽吸量大于注入量，将差值记录为输出量。如抽吸量少于注入量，将差值记录为摄入量。	冲洗管道应保持空腹状态。测量管道冲洗量并记录为摄入量。
h. 使用无菌注射器将 10 mL 空气注入蓝色"辫子"状排气孔内。	确认排气孔通畅。
i. 将鼻胃管重新连接吸引装置。（如果未引出溶液，则重复冲洗。）	重新连接吸引装置；可重复冲洗调整管道位置，直至鼻胃管引流正常。
31. 拔除鼻胃管：	
a. 核对拔除鼻胃管的医嘱。	所有操作必须遵循医嘱。
b. 听诊腹部确认存在肠鸣音。	验证肠蠕动恢复。
c. 向患者解释操作程序，告知患者拔除鼻胃管没有插入时痛苦。	减少焦虑，增加配合度，有助于管道顺利拔除。
d. 执行手卫生，佩戴清洁手套。	减少微生物的传播。
e. 关闭吸引装置，从引流袋或引流装置处断开与鼻胃管的连接。用冲洗注射器将 20 mL 空气注入鼻胃管管腔内。去除患者鼻梁和衣服上的胶带或固定装置。	拔除前去除连接管道。排空管腔内的胃液，防止污染衣物及被褥。
f. 给患者面巾纸，将干净毛巾盖在胸前。指导患者在拔管时屏住呼吸。	有些患者会在拔管后流鼻涕。毛巾可防止衣服弄脏。在拔管过程中会出现暂时性气道阻塞。
g. 指导患者屏住呼吸，将鼻胃管夹紧或者打结，然后平稳地拔出，放入另一只手持的盆中。	夹紧管道可防止管内容物排入口咽部。减少对黏膜的创伤，最大程度地降低患者的不适感。毛巾盖住鼻胃管可以减少视觉不适。屏气可以防止患者吸气。
h. 检查管道完整性。	
i. 测量引流量，注意内容物特征。将管道和引流装置丢弃在指定容器内。	正确测量液体的输出量。减少微生物的传播。
j. 清洁鼻腔，进行口腔护理。	促进舒适。
k. 如无禁忌证，协助患者取舒适体位，解释进食流质饮食的步骤。告知患者如有恶心感，通知护理人员。	有时患者 24 小时内严禁经口摄取任何食物。如果允许流质摄入，应从每小时摄取少量冰块开始，根据患者耐受度逐渐增加。
32. 完成所有程序，清洁设备，归位。将污染的床单等床的放在杂物间或指定的容器中。	妥善处理用物，防止微生物的传播，确保正确的更换流程。
33. 脱下手套，并执行手卫生。	减少微生物的传播。

护理评价

1. 观察鼻胃管的引流量和性质，询问患者是否有恶心感。	判断胃肠减压的有效性。
2. 听诊肠鸣音，听诊时夹闭吸引装置。	吸引装置的声音有时会混淆肠鸣音。
3. 定期触诊患者的腹部。注意腹胀、腹痛、压力敏感度的情况。	确认腹部减压成功，胃肠蠕动恢复。

步骤	要点说明
4. 检查鼻腔和鼻部的情况。	评价皮肤表面和黏膜刺激情况。
5. 观察管道位置。	防止压力作用于鼻腔结构。
6. 向患者解释如果感到咽喉痛或咽部异物感是正常的。	管道刺激作用。
7. **使用反馈式教学**："我必须确保你了解为什么需要鼻胃管，以及告知我你是否有恶心感的重要性。请告诉我为什么你需要告知我你是否存在恶心感？"如果患者或居家照护者不能正确反馈，立即调整或重新制订指导计划，以保证其正确掌握。	确定患者和居家照护者对指导内容的理解水平。

非预期结果	相关措施
1. 患者诉恶心、腹胀、腹痛。	● 评估管道通畅度。鼻胃管可能阻塞或不在胃内。 ● 冲洗管道。 ● 确认装置根据医嘱处于吸引状态。 ● 若无缓解，通知医师。
2. 患者鼻腔周围皮肤发生刺激症状或破溃。	● 提供皮肤护理。 ● 使用用于减少 MDRPI 的胶带固定方法（见胶带固定步骤 23a 和 23b）。 ● 考虑重新置管，更换鼻腔。
3. 患者出现误吸的症状和体征：发热、呼吸急促或肺充血。	● 进行完整的呼吸评估。 ● 通知医师医护人员。 ● 遵医嘱进行胸部 X 线检查。

记录与报告

● 记录插入胃管的长度、型号、类型及插入鼻孔侧。同时将患者插入过程中的耐受程度，确认鼻胃管的位置，管道顶端的定位，胃内容物的特性、pH 值，X 线检查结果，管道是否夹闭或连接至引流袋或吸引装置，以及引流量。记录电子健康档案或纸质病历中。

● 通过反馈式教学将患者和居家照护者对需要向护士反馈的情况和对鼻胃管的用途的理解程度记录在电子健康档案或纸质病历中。

● 在出入量记录表上记录生理盐水冲洗量与胃管引流量的差值。每班次记录鼻胃管排出的胃内容物的总量和特征。

● 记录管道的完整性、患者对操作过程的耐受程度、引流的最终总量和特征。

注意事项

老年患者

● 检查是否有活动性义齿并取出，确保患者在插入管道过程中的安全和舒适。

● 若存在口腔和鼻腔黏膜干燥，插入时应充分润滑管道。

▶临床案例分析

患者，男，66 岁。有严重的骨关节炎的病史，2 日前住院进行全膝关节置换术。现右腿可负重。最后一次排便是在手术前一日，现已 3 日未排便。术后，静脉注射阿片类止痛药，并于昨晚开始口服止痛药。现患者腹部紧张，轻度腹胀，腹部四个象限都有活跃的肠鸣音。尝试用力排便后，排出小块质硬的褐色粪块。已向医师汇报，遵医嘱执行快速灌肠剂灌肠。

1. 已经向患者解释了灌肠流程，并备齐物品。提供便盆或坐便器，以便患者灌肠后排出粪便。现状选择便盆的类型或使用马桶，提出选择依据。

2. 快速灌肠剂的预期效果是什么？你会给护理辅助人员什么指导？

3. 2 日后，患者的症状与接受灌肠前相同。他还未解大便，同时有粪液从肛门渗出。应用 SBAR 沟通模式阐述你如何与医护团队探讨这个患者的病情？

▶复习题

1. 护士正在照料一个需要使用便盆的患者。护士应采取以下哪些舒适措施来保持患者适当的体位和总体舒适度？（选择所有符合条件的选项）

A. 保持床头平直

B. 将厕纸放置手边

C. 在患者使用便盆时，待在患者身边

D. 在腰背部弯曲处放置一个小枕头

E. 将床头升高至 45° 角

2. 护士要执行以下几项措施，哪些可以授权给护理辅助人员？(选择所有符合条件的选项)

A. 清水灌肠

B. 去除粪块嵌塞

C. 便盆的应用

D. 鼻胃管插管

E. 为鼻胃管置管患者提供口腔护理

3. 你的患者要插入鼻胃管，请将下列步骤按正确的顺序排列。

A. 测量患者鼻尖到耳垂再到胸骨剑突的长度，即为插入管道的长度

B. 查对鼻胃管的医嘱

C. 用胶带将管道固定在鼻部

D. 执行手卫生，佩戴清洁手套

E. 使用至少两种识别方式核对患者身份

F. 将管道插入鼻孔至后咽部

G. 指导患者在推进管道时向前低头并吞咽

第 36 章

造 口 护 理

▶ 技能和步骤

技能 36.1　结肠或回肠造口术

技能 36.2　泌尿造口术

技能 36.3　尿路改道处导尿术

▶ 学习目标

学习本章节后，护士能够具备如下能力：

● 识别肠造口和尿路改道的类型。

● 根据造口的类型解释排泄物浓稠度的差异。

● 掌握造口袋护理。

● 描述造口周围的皮肤完整性护理方法。

● 掌握尿路改道处导尿术。

▶ 目的

因某些疾病或症状的需求，通过外科手术在腹壁上形成开口，以便排出尿液或粪便，称为造口。需正确放置造口袋，收纳排泄物，并保护造口周围皮肤，使患者免受异味或渗漏的困扰。

▶ 护理标准

● 国际造口护理指南，国际伤口造口治疗师协会，2014——文化影响

● 造口管理：基础课程，伤口造口失禁护理协会，2016——造口护理管理原则

● 美国医院评审联合委员会，2016

▶ 实践准则

● 造口术，如结肠造口术或回肠造口术，是在手术过程中，在身体器官上进行人工开口。例如，大肠或结肠的开口被称为结肠造口术（图36.1），通常造口开在降结肠，产生的粪便与正常通过直肠的粪便相似。

● 在横结肠或升结肠中的造口称为回肠造口术，其排泄物是包含某些消化酶的水样粪便（图36.2）。

● 肠造口的流出物特性（称为排泄物）受到患者的药物、水合状态以及饮食的影响。合理饮食和输液治疗是管理造口排泄物的重要疗法。

● 若需摘除膀胱，则将回肠或小肠的一段插入输尿管，形成回肠膀胱术或尿道造口术（图36.3），尿液通过造口排出。

● 结肠造口术、回肠造口术和回肠膀胱术后的患者无法控制排便时间和频率，必须放置造口袋容纳排泄物。

● 有一些外科手术可以制造出自体内的排泄物储存袋，这样就不需要佩戴体外造口袋了。回肠膀胱术是利用回肠的一段重建储尿袋，然后连接到肛门括约肌上方的肛管（图36.4A～B）。可控性膀胱术（图36.5）是一个通过回肠重建储尿袋的手术。腹壁上有一个小的开孔，可以通过开孔将导管插入尿道。上述手术不像膀胱造口术那么常见。

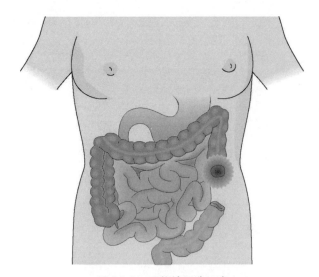

图 36.1 乙状结肠造口术

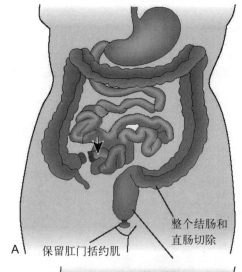

A 保留肛门括约肌 整个结肠和直肠切除

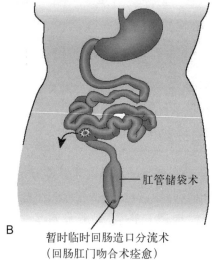

肛管储袋术

B 暂时临时回肠造口分流术
（回肠肛门吻合术痊愈）

图 36.4 回肠造口术
A. 直肠结肠切除术（保留括约肌）B. 第一阶段

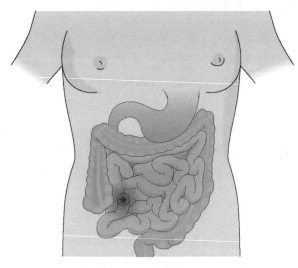

图 36.2 回肠造口术

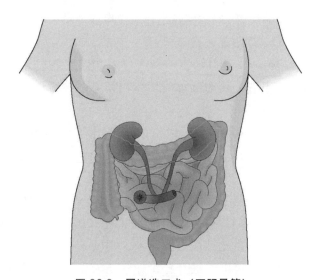

图 36.3 尿道造口术（回肠导管）

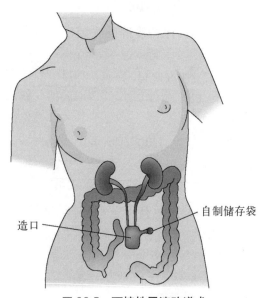

造口 自制储存袋

图 36.5 可控性尿流改道术

▶ 以患者为中心的护理

● 对新建造口的患者要进行造口护理的指导，以提高其自我管理的能力。如果患者在手术前没有进行过自我管理的相关指导，需要由被指导过的居家照护者提供相关护理。

● 任何造口术后都需要一个造口袋装置，它是一个安全的、密封的、可以防止排泄物泄漏并保护造口周围皮肤的装置，对帮助患者术后恢复至正常活动并接受术后排便状态改变至关重要（Salvadena，2013）。

● 可靠和有效的造口袋装置是促进患者接受适应造口术的重要因素之一（Carmel et al.，2016）。

● 除了疾病和手术预后的压力，造口术患者还面临身体形象的改变、对社会排斥的恐惧、对性功能和亲密关系的关注，以及对个人护理的需要（Carmel et al.，2016）。

● 相较于思想开放的患者，一些具有种族背景和宗教习俗的患者在监测造口时，可能会感到尴尬和被侵犯了隐私（WCET，2014）。术前与患者讨论他们的偏好。

● 护士需要考虑照顾一个有造口的人对居家照护者生活质量的影响。

● 在造口术护理过程中，注意沟通方式，应注意避免出现让患者认为不尊重或厌恶的内容。做好操作准备，保持冷静的头脑，应用专业的技术，必要时寻求帮助。不要因造口袋中排泄物的气味、外观或造口的外观而表现出不舒服，护理人员的负面反应只会加强患者无法接受身体机能改变的感受。

● 当患者来到医院做造口术的时候，鼓励他们尽快掌握自我护理的能力。即使患者的日常护理与医院的常规护理不同，也要尊重患者，并提供教育材料以支持患者适应新的造口术。

▶ 循证护理实践

准确的造口测量和造口护士的护理标准是有循证指南的。

● 在做造口术前，医师或造口护士应标记该患者造口的部位。评估患者躺着、坐着和站立时的腹部情况，寻求最佳的造口位置，易于患者观察造口情况，并为患者提供可靠密封的造口袋（Salvadena et al.，2015a，b）。

● 国际造口指南建议在腹部标记时应避开腹部瘢痕、折痕、皮褶或腰带线（WCET，2014）。研究表明，术前造口位置标记对于提高患者术后生活质量，促进其独立性和降低术后并发症发生率至关重要（Person et al.，2012）。

● 有造口专科护士的支持和照顾，患者能更好地适应造口术，并提高和健康相关的生活质量（Coca et al.，2015；Riemenschneider，2015）。

在可能的情况下，将新建造口术的患者转介给进行过专门培训且被认证的伤口造口失禁护理师（certificated wound ostomy continence nurse，CWOCN）。

▶ 安全指南

● 当造口袋内排泄物达到 1/3 ～ 1/2 时给予更换，以避免渗漏，引起皮肤的化学或酶损伤。

● 了解一个健康的造口和周围皮肤的迹象：

颜色/湿度：造口应为红色或粉红色并且是潮湿的。若造口为灰色、紫色、黑色或非常干燥，应及时向护士或健康护理提供者报告。

大小：术后 4 ～ 6 周，吻合口可能缩小。测量每个造口袋，调整底盘的开口尺寸。

造口周围皮肤：去除黏合剂后，正常情况下会有一些发红。出现水疱、皮疹或皮肤擦伤是不正常的。

● 在造口护理时佩戴手套，以减少微生物的接触和传播。

技能 36.1　结肠或回肠造口术

在行造口术后，造口开始发挥作用时，需在新的造口上放置一个造口袋来容纳排泄物，造口袋可使患者保持干净和造口周围干燥，保护造口周围皮肤免受排泄物的影响，并隔开异味。使用剪裁合适的、透明的造口系统会很好地覆盖造口周围皮肤而不会压缩造口,而且可以看到造口情况。

识别肉芽造口（图36.6）与齐平或回缩造口之间的差异（图36.7）。在围手术期造口可能会水肿,腹部可能会膨胀。 这些症状在手术后4～6周会消失,但在围手术期就需要通过修正造口系统来适应身体轮廓上造口大小的变化（Carmel et al., 2016）。

造口装置有很多种类。所有的种类都包括一层皮肤保护层（称为造口底盘）,还有一个造口袋。整体式造口装置（图36.8）将两部分集成在一起。两件式装置（图36.9）具有单独的造口底盘和造口袋。平齐或回缩的造口可能需要凸面底盘（图36.10）才能成功放置造口袋。 这种类型的造口底盘会在造口周围的皮肤上造成轻度压力,使造口突出底盘的开口。你可以将造口袋贴在凸起的底盘圆环（一个塑料环）上。当使用凸面底盘时,要选用同一厂家并与底盘相匹配的造口袋,以避免底盘和造口袋之间泄漏。有一种造口底盘为预开孔底盘,而另一种可裁剪底盘需要根据造口的尺寸进行相应的裁剪。重要的是了解如何将这些不同的造口装置应用于患者（Carmel et al., 2016）。那些制造造口术用品的公司的网站都有对患者和健康护理提供者的指导,这有助于理解如何使用造口装置。

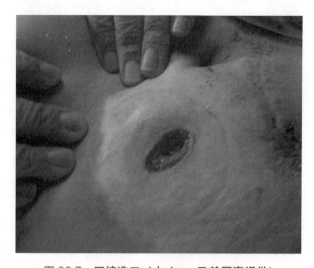

图36.7 回缩造口（由Jane及其同事提供）

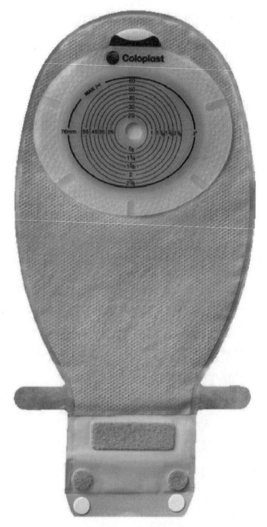

图36.8 一件式造口装置是一个带尼龙扣的造口袋（由Coloplast, Minneapolis, MN. 提供）

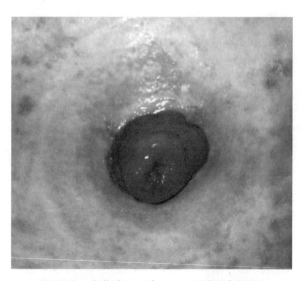

图36.6 肉芽造口（由Jane及其同事提供）

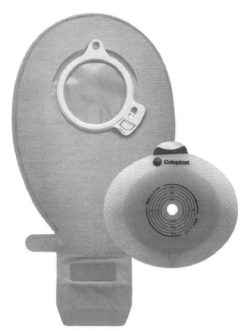

图 36.9 两件式造口装置，包括一个造口底盘和一个造口袋（由 Coloplast，Minneapolis，MN. 提供）

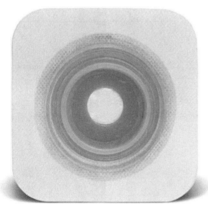

图 36.10 凸面底盘（经 Convatec. Inc. 授权使用并保留所有权）

授权与合作

不应将一个新的造口 / 直肠造口的护理授权给护理辅助人员。在一些机构可以将一些比较稳定的造口（术后 4～6 周或更长时间）护理授权给护理辅助人员。护士指导护理辅助人员完成以下工作：

- 预期的造口引流量，颜色和黏稠度。
- 预期的造口外观。
- 完成程序所需的特殊设备。
- 向护士汇报患者造口以及造口周围皮肤完整性的改变。

用物准备

- 造口底盘 / 造口袋，清洁且可排空的一件式或两件式，预开孔或可裁剪底盘
- 造口袋密封装置，必要时备小夹子
- 测量用物
- 黏合剂清除剂（备选）
- 清洁手套
- 毛巾
- 纸巾或一次性防水垫
- 装有温水的脸盆
- 剪刀
- 如果用于处理造口袋的防水袋在清空造口袋时有任何飞溅的危险，则可选择防护衣或护目镜

步骤	要点说明
护理评估	
1. 根据机构政策，使用至少两种方式核对患者身份信息（例如，姓名和出生日期，或者姓名和病案号）。	确认患者身份。符合联合委员会标准并保证患者安全（TJC，2016）。
2. 执行手卫生，并佩戴清洁手套。	减少微生物的传播。
3. 观察现有的造口底盘和密封袋是否存在渗漏和放置时间。应每 3～7 日更换一次造口袋，而不是每天更换（Carmel et al.，2016）。如果使用不透明造口袋，请将其取出以充分观察造口情况。将造口袋丢弃在适当的容器中。	评估造口装置的有效性并尽早发现潜在的问题。为了减少皮肤刺激，避免出于不必要的原因更换造口装置。当造口袋渗漏时，排泄物对皮肤的损伤比早期去除造口底盘对皮肤的损伤更严重。

步骤	要点说明
临床决策点：反复渗漏表明需要不同类型的造口袋或添加产品，如造口黏合剂。如果造口袋渗漏需及时更换。用胶带或黏合的方法会使皮肤受到化学物质或酶刺激。	
4. 观察造口袋内排泄物的量，如果超过 1/3 ～ 1/2 则将其清空，打开造口袋将其排入容器内并测量排出量。注意排泄物的质量，并记录患者出入量。	造口袋的重量可能会破坏在皮肤上的黏合剂。造口术后监测患者的液体平衡和肠功能。正常结肠排泄物是软的或成形的大便，而正常回肠排泄物是液体。
5. 观察造口的类型、位置、颜色、有无肿胀、缝线、创伤以及造口周围皮肤的愈合和刺激情况。	根据造口的特性选择合适的造口装置。凸面底盘通常适用于齐平或回缩的造口。
6. 观察造口的位置与腹部轮廓、瘢痕或切口之间的关系。脱下手套并处理，执行手卫生。	评价当前使用的造口装置的有效性，是否需要更换。患者腹部轮廓、瘢痕或切口会影响造口装置的类型和对皮肤表面的粘附程度。减少微生物传播。
7. 评价患者对造口的态度、认识、相关知识和接纳的程度、自我照护的意愿，确定患者出院后的照护者。	判断患者学习的意愿，从而方便制订教学计划和时间安排，以配合家庭照护者的有效性。

护理诊断

● 自我形象的改变	● 皮肤完整性受损	● 有皮肤完整性受损的危险
● 缺乏造口术的相关知识	● 有获取疾病相关知识的需要	
根据患者的状况或需求，个体化处理相关因素 / 危险因素。		

护理计划

1. 患者造口术后的预期结果： ● 造口红润；外周皮肤完整，无刺激；缝合处愈合完好。 ● 造口排出适量的液体或软便，胃肠道气体排在袋内时可见造口袋膨胀。（如果造口袋含有气体过滤器，可能无法观察到胃肠排气。） ● 患者或居家照护者学会观察造口并执行相关的护理步骤。 ● 患者询问有关造口护理的问题，并试图帮助更换造口袋。	患者造口术后的正常表现，即愈合。 正常的造口周围是密封的，造口袋内有排气表明术后肠蠕动恢复。 表明患者接受身体形象的改变和对自我照顾的意愿。 表明患者愿意学习并开始自我照护。
2. 向患者解释造口术的相关内容，鼓励患者与医护人员交流，向医护人员询问。	减少患者的焦虑，增强患者的参与度。
3. 准备用物，关闭房门，拉上床帘。	优化时间利用率，保护患者隐私。

护理措施

1. 患者取半仰卧或仰卧位（在评估和安装造口袋时采取相同体位）。（注：一些造口患者更喜欢站立位。）如果可能的话，为患者提供镜子，方便观察。	当患者半卧位时，皮肤皱褶较少，更换造口装置时更加方便。
2. 执行手卫生，并更换清洁手套。	减少微生物的传播。
3. 在患者的下腹部盖毛巾，身下放置防水垫。	保护床单元，维护患者的尊严。

步骤	要点说明
4. 如果在评估过程中未完成,请轻推造口袋和皮肤使皮肤与底盘分离,然后将造口底盘和造口袋移除。使用清除剂清除皮肤上的黏合剂。排空造口袋将其放入适当的容器中,需要时测量排出物的量。注意:在第一次更换造口袋时可能没有排泄物。	减少皮肤损伤。错误地去除造口袋和底盘会引起口周皮肤刺激或破溃。
5. 用温毛巾轻轻清洁造口周围的皮肤,但不要用力摩擦。如果触摸到造口边缘时,轻微出血是正常的,皮肤干燥时要动作轻柔。在更换造口袋时,如果有排泄物流出,请用毛巾及时清除。	肥皂残留不仅刺激皮肤,而且会导致造口袋不易粘合在皮肤上。特别是在进食后,回肠会不断产生排泄物。
6. 测量造口大小(见插图)。手术后4～6周,造口尺寸会有变化。	选择合适的造口袋,能保护造口周围皮肤。
7. 将造口测量的尺寸与底盘或保护层相比较(见插图)。	准备修剪造口袋底盘。
8. 修剪造口袋底盘开口(见插图)。如果使用可塑底盘,用手指来塑造形状以适应造口。	根据造口大小提供合适的造口袋。
9. 移除粘贴面上的保护层(见插图)。	为皮肤保护膜的使用做好准备。

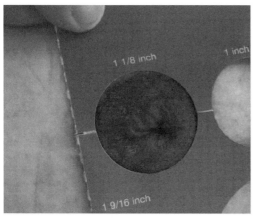

步骤 6　测量造口(由 Coloplast, Minneapolis, MN. 提供)

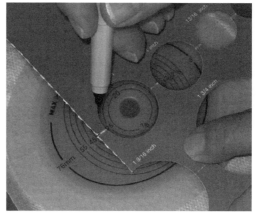

步骤 7　测量底盘

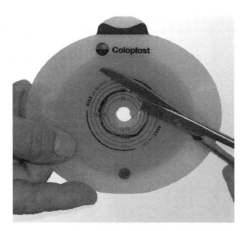

步骤 8　修剪底盘

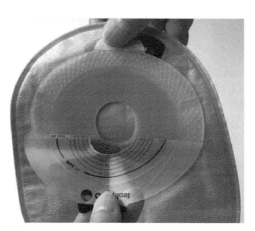

步骤 9　撕掉保护层

步骤	要点说明

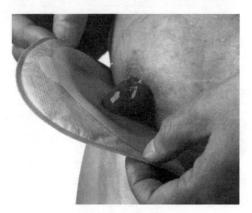

步骤 10　放置造口袋

10. 放置造口袋（见插图）。紧压造口周围和边缘以外的位置。患者可将手放在造口袋上，用热量使造口袋和底盘密封。	因为造口袋黏合剂对热量和压力比较敏感，体温可使造口袋更安全地黏着。
11. 用夹子关闭造口袋末端或整体密封。减少皮肤皱褶，并帮助患者采取舒适体位。	确保造口袋安全容纳排泄物。
12. 脱下并处理手套和其他一次性用品。执行手卫生。	减少微生物的传播。

护理评价

1. 观察造口袋和造口底盘的吻合性。	确定是否有渗漏。
2. 更换造口袋时观察造口、造口处周围皮肤、腹部轮廓、缝合线处及排气等情况。	确定造口及周围皮肤的状况和伤口愈合的情况。
3. 换袋过程中注意观察造口袋是否有胀气。	确定肠蠕动是否恢复。
4. 观察患者和居家照护者的意愿，并询问造口护理的相关问题。	确定理解造口护理和造口袋应用的程度，并制订后期的健康教育计划，让患者能接受身体形象的改变。
5. **使用反馈式教学**："我想确定你是否理解更换造口袋的相关的内容。告诉我可以采取哪些措施来防止你的皮肤变得干燥，你清空造口袋的频率是多久。"如果患者或居家照护者不能正确反馈，请立即调整或重新制定指导计划以保证其正确掌握。	确定患者和家庭照护者对指导内容的理解水平。

非预期结果	相关措施
1. 造口周围的皮肤发炎，起泡或出血或出现皮疹，可能是由于粪便内容物破坏了密封袋，引起刺激性皮炎，或通过黏合剂去除导致皮肤剥落、真菌感染或其他皮疹。	● 更小心地去除造口袋。 ● 更加频繁地更换造口袋，或使用不同类型的造口系统。 ● 咨询造口专科护士。 ● 避免使用丙酮基产品。
2. 坏死的造口表现为紫色或黑色的，黏膜干燥，轻轻清洗时没有出血，或有组织脱落。	● 向医护人员汇报。 ● 记录造瘘口外观。
3. 患者拒绝查看造口或参与护理。	● 转介给造口护理师。 ● 允许患者表达情感。 ● 鼓励家庭支持。

记录与报告

- 在电子健康档案或纸质病历中记录造口袋和皮肤保护膜的适用类型、操作时间、排泄物的颜色、质量，造口的位置、大小、外观，造口周围的皮肤情况。

- 记录患者和居家照护者的参与程度、健康教育落实以及反馈情况。

- 下列任何一种情况都要向护士或医师汇报：造口外观的异常，缝合线的情况、造口处皮肤、排泄物的特点等。

注意事项

健康教育

- 即使患者表现出不感兴趣，也要指导其何时更换造口袋。无需强求患者看造口处，给其时间调适。

- 通过居家照护者的参与，促使患者做好学习准备。

- 患者对造口的适应能力和接受度因人而异。根据患者的情况进行个性化护理（Riemenschneider, 2015）。

- 给患者提供简单明了的教材，说明更换造口袋的步骤。教材可以选用视频资料，每个步骤可以带有插图。对于不会说英语的患者，请提供专业的口译员。

- 给患者提供一份清单，包括设备名称、供应商的地址和电话号码。

儿科患者

- 选择专门为新生儿、婴儿和儿童设计的儿童造口袋。儿童造口袋较小，而且在造口底盘上有更多的皮肤敏感型黏合剂。

- 因为大多数新生儿造口手术都是在紧急情况下执行，所以通常术前没有时间选择造口位置。

- 通常是由于新生儿坏死性小肠结肠炎，先天性巨结肠或先天性疾病而进行手术（Bookout et al., 2011）。

- 造口多为暂时性的，当新生儿病情允许时，可以进行外科修复术使造瘘口闭合。

- 儿童和青少年可能因癌症、炎性肠病和创伤等情况而进行造口手术。

- 矫正性肠道手术后，新生儿的腹部可能有多个造口。

- 选择可裁剪式造口袋，适用于多个造口开口的造口袋底盘，并贴合新生儿腹部（Bookout et al., 2011）。

- 因为婴儿在吸吮时会吞咽空气，所以正常情况下会出现排气。确保造口袋在喂食后能允许大量的排气，或经常准备释放肠胃气（Bookout et al., 2011）。

- 早产儿的皮肤没有发育完全，比足月婴儿的皮肤更具吸收性。早产儿应使用其专用的皮肤黏合剂和黏合剂去除剂（Bookout et al., 2011）。

- 造口会随着婴儿成长而改变大小，经常测量造口，并适当调整造口袋和造口袋底盘的大小。早产儿的造口袋底盘必须有足够的可塑性来覆盖早产儿圆润的腹部。

- 需要行造口术的青少年可通过术前与其他有造口术的青少年交流而从中获益（Bookout et al., 2011）。

老年患者

- 评估一个老年患者的认知状态，能否理解造口术的自我护理指导。在允许的情况下，可将居家照护者列入护理计划中。

- 为手指灵活性受限或视力受限的老年患者调整护理方法。如果患者无法裁剪造口底盘的尺寸，请考虑使用由造口护理产品供应商提供的预制式造口袋底盘或使用预制式造口袋装置。

- 如果不纳入保险，对于固定收入的患者来说，造口护理的费用和报销也是一个问题。

居家护理

- 评估家庭盥洗设施和患者是否有能力将造口袋排空入厕。

- 患者可能携造口袋淋浴。患者可以将造口袋取下，自行或要求护理人员清洁造口周围皮肤。

- 患者应避免超高温或超低温储存造口袋。温度会影响造口袋底盘和黏合剂性能。

技能 36.2　泌尿造口术

由于尿液会从失禁的尿路中持续流出，尿路成形比排便改道更有挑战性。尿道支架在术后即刻从造口处伸出（图 36.11）。外科医师在输尿管与导管相连的部位放置支架以防止输尿管狭窄，支架在住院期间或术后第一次随诊时拔除。

造口处保持红润。造口须使用肠道的一部分，通常使用回肠。正常的造口突出于皮肤。回肠膀胱造口术通常位于患者腹部的右下象限。当患者卧床时，造口袋可以连接到床边的引流袋，以减少需要经常排空的次数。当患者出院回家后，可以在晚上使用床旁引流袋，以避免夜间起床排空造口袋。每一种类型的造口袋都有与床旁引流袋连接的接头（图 36.12）。引流袋放置位置不正确、尿液过多或没有抗反流功能，都会导致患者尿液反流，增加泌尿系统感染的风险。当预期尿量较多时，可以通过将造口袋连接到直排引流袋来降低反流的风险。患者必须了解在造口和皮肤护理过程中及时排空引流袋和使用清洁技术的重要性。

授权与合作

尿失禁尿路改道术不能授权给护理辅助人

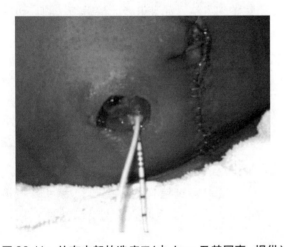

图 36.11　放有支架的造瘘口（由 Jane 及其同事．提供）

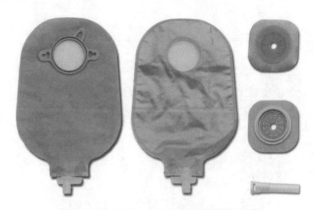

图 36.12　可连接床旁引流袋的造口袋

员。在某些护理机构中，可将成型的尿路改道患者（术后 4～6 周或更长时间）授权给护理辅助人员。护士指导护理辅助人员完成以下工作：

● 观察造口外观是否达到预期。

● 排出量和性状与预期有变化时，进行报告。

● 当患者的造口外观未达到预期和周围皮肤有破损时及时报告。

● 准备特定患者需要完成操作的特殊装备。

用物准备

● 造口袋（包括抗反流阀和造口袋底盘：清洁的、可排泄的一件式或两件式，剪至合适大小的或预制大小的）

● 连接床旁引流袋的相应接头

● 测量用物

● 床边引流袋

● 清洁手套

● 毛巾

● 纸巾或一次性防水垫

● 一盆温水

● 剪刀

● 除胶剂

● 卷成棉条状的吸水纱布条

● 处置造口袋的防水袋

● 供患者观察造口的镜子

● 避免飞溅液体危险的防护衣和护目镜

步骤	**要点说明**

护理评估

1. 根据机构政策，使用至少两种方式核对患者身份信息（例如，姓名和出生日期，或者姓名和病案号）。	确认患者身份。符合患者委员会标准并保证患者安全（TJC，2016）。
2. 执行手卫生，并佩戴清洁手套。	减少微生物的传播。
3. 观察现有的造口袋底盘和造口袋是否存在渗漏和放置时间问题。造口袋应每3～7日更换一次，而不是每天更换（Carmel et al., 2016）。如果尿液在底盘处渗漏，请更换造口袋。	评估造口装置的有效性，并及时发现潜在的问题。尽量减少造口装置对皮肤的刺激，避免不必要地更换造口装置。反复渗漏可能提示需要更换造口袋型号来提高装置的密封性。
4. 观察造口袋或床旁引流袋内尿液的特征。当尿液超过 1/3 ～ 1/2 时，打开阀门将尿液排放到可测量的容器中。	术后可能会出现血液或大量的黏液，但在术后1～2周内即可恢复。造口袋的重量会破坏其密闭性。回肠导管中的尿液由于流经肠段而含有黏液。
5. 观察造口的颜色、有无肿胀、缝合线、创伤和周围的皮肤愈合等情况。评估造口的类型。脱下并处理手套。	根据造口的特性选择合适的造口袋。凸面底盘常常用于齐平或回缩造口。
6. 评价患者对造口的态度、认识、相关知识和接纳的程度、自我照护的意愿。确定患者出院后需要的照护者。	制订教学计划和安排时间，以保证居家照护者的有效性。

护理诊断

● 自我形象的改变	● 皮肤完整性受损	● 有皮肤完整性受损的危险
● 缺乏造口护理的相关知识	● 有获取造口护理知识的需求	
根据患者的状况或需要，个体化处理其相关因素 / 危险因素。		

护理计划

1. 完成下列步骤后所能达到的预期结果：	
● 造口红润、支架在位，周围皮肤完好无刺激，缝合线完好无损。	造口术后尿液分流正常的现象。
● 尿液从导管或造口袋排出顺畅。	这些是造口术后的正常的现象。
● 尿液呈黄色，有黏液但没有臭味。在手术后，尿液可能是粉红色的或者含有少量的血凝块。	当尿液流经肠段时，含有黏液是正常的。
● 尿量在正常范围内（≥ 30 mL/h）。	正常排出量表明输尿管通畅无阻塞。
● 患者和居家照护者学会观察造口并执行相关的护理步骤。	表明患者接受身体形象的改变和对自我照顾的意愿。
● 患者询问有关造口袋护理流程，并帮助更换造口袋。	表明患者愿意学习并开始自我照护。
2. 向患者解释流程，鼓励他要相互交流和提出问题。	减轻患者的焦虑，提升配合度。
3. 准备用物和拉上床帘或关门。	合理安排时间，保护患者隐私。

步骤	要点说明

护理措施

步骤	要点说明
1. 患者取半卧位或仰卧位。如有可能，为患者提供镜子观察造口情况。	当患者半卧位时，皮肤褶皱较少，便于安装造口装置。
2. 执行手卫生，并佩戴清洁手套。	减少微生物的传播。
3 在患者下腹部放置浴巾或一次性防水垫。	保护床单元，维护患者尊严。
4. 如果在评估过程中未排泄，请轻推皮肤使之与底盘分离，然后将造口底盘和造口袋移除。如果有支架，则将造口袋从支架周围轻轻拉下，放在浴巾上。排空造口袋，并计量。将造口袋置于适当容器内。	减少皮肤损伤和支架脱出的风险。防止尿液渗入皮肤。尿量可以提供有关肾脏状况的信息，以及容量是否在正常范围内（≥30 mL/h）。
5. 在造口开口处放置纱布。在测量和更换造口袋过程中，始终保持纱布覆盖在开口处。	在造口开口处使用纱布卷，可防止在换袋过程中尿液浸湿造口周围的皮肤。
6. 将纱布卷塞在造口处，用温水毛巾轻轻地清洁造口处的皮肤，不要用力摩擦。如果触摸到造口，有轻微出血是正常的。轻拍皮肤使水分自然晾干。	避免使用肥皂。肥皂残留会刺激皮肤。使得造口袋不易黏合在潮湿皮肤上。
7. 测量造口（见插图，技能36.1，步骤6）。预期在术后第4～6周，造口的大小会发生变化。	应用合适的造口袋，可以保护造口周围皮肤。
8. 将测得的尺寸与造口袋背面或造口袋底盘比较（见插图，技能36.1，步骤7）。	为修剪造口袋底盘做准备。
9. 修剪造口袋开口（见插图，技能36.1，步骤8）。如果使用可塑底盘，用手指来塑造形状以适应造口。	根据造口大小提供合适的造口袋。
10. 移除粘贴面上的保护层（见插图，技能36.1，步骤9）。	准备贴造口袋。
11. 放置造口袋（见插图，技能36.1，步骤10）。用力按住造口周围和边缘以外的地方，患者可将手放在造口袋上1～2分钟，用热量使造口袋和底盘密封。	因为造口袋黏合剂对热量和压力比较敏感，体温可使造口袋更安全的黏着。
12. 使用带有转接头的造口袋连接至床旁引流袋上时，引流袋应低于造口水平。	保证患者休息，而不需经常清空造口袋。引流袋能收集和测量尿液，防止尿液反流至造口。
13. 拉开床帘，协助患者取舒适体位，脱下并处理手套和其他一次性用品；执行手卫生。	减少微生物传播。

护理评价

步骤	要点说明
1. 更换造口袋的过程中，观察造口、周围皮肤和缝线处情况。	确定造口、周围皮肤和伤口愈合的情况。
2. 评价排出尿液的特性和量。	确定造口和（或）支架作用显著，尿液性状显示尿液浓度和肾功能的改变。
3. 观察患者和居家照护者对于查看造口和询问护理问题的意愿。	确定了解造口护理和造口袋应用的程度。

步骤	要点说明
4. **使用反馈式教学**："我想确保你了解你身体的变化和造口袋的作用。我想确保你了解更换造口袋包括哪些内容让我们复习一下讨论过的内容，告诉我你多久应该清空一次造口袋，你应该多久更换一次。"如果患者或居家照护者不能正确反馈，立即调整或者重新制订指导计划保证其正确掌握。	确定患者和居家照护者对指导内容的理解水平。
非预期结果	相关措施
1. 造口周围的皮肤出现刺激征、水泡或出血，也可能由于皮肤长期暴露在尿液中被浸渍出现湿疹。	● 检查造口大小和造口带底盘的开口。 ● 如有必要，调整造口袋底盘开口的大小。 ● 移除造口袋时要更加谨慎。 ● 咨询造口专科护士。
2. 无尿或尿液少于 30 mL/h，尿液有刺激性的气味。	● 病情允许的情况下增加液体摄入量。 ● 通知医师。 ● 遵医嘱留取尿标本进行尿培养和药物敏感实验。
3. 患者和居家照护者无法观察造口，无法提问，或参与造口护理。	● 咨询造口专科护士。 ● 允许患者表达情感。 ● 鼓励家庭支持。

记录与报告

● 将造口袋的类型、更换时间、造口 / 导管情况、周围皮肤情况，以及尿液的特征，记录在电子健康档案或纸质病历中。

● 记录出入量。

● 记录患者和居家照护者对造口的反应和参与水平。

● 记录对患者和居家照护者学习的评价。

● 当造口或周围皮肤有异常情况或者没有尿液排出时都要报告给主管护士或医师。

注意事项

健康教育

● 遵循技能 36.1 中的注意事项。

● 告知患者每天喝 2 夸脱（1 夸脱 =1.365 升）液体的意义和重要性，防止尿路感染（Carmel et al.，2016）。向患者解释尿液中有黏液是正常的，但如果有出血，特别是尿液浑浊、寒战、高热（38.3℃或更高）、背部（肋部）疼痛，要及时汇报医师。

儿科患者

● 在新生儿中，肠造口比尿路改道更为常见。

● 选择专门为新生儿、婴儿和儿童设计的儿童造口袋。儿童造口袋较小，而且在造口底盘上有更多的皮肤敏感型黏合剂。

老年患者

● 遵循技能 36.1 中的老年患者的注意事项。

● 老年患者口渴感减弱，通常不能摄入足够的液体。向其解释液体摄入对促进肾功能健康和降低尿路感染风险的重要性。

居家护理

● 遵循技能 36.1 中的居家护理注意事项。

● 指导患者在夜间可以将造口袋连接至直排引流袋上。确保患者了解连接造口袋至床旁引流袋需要转接头（见图 36.12）。

技能 36.3 尿路改道处导尿术

尿路改道处导尿术是获得精确而敏感的尿液标本以筛查患者泌尿系感染的唯一方法。当需要从尿路改道处获得尿液标本时，最好的方法是将无菌导管插入造口。在造口袋里获得的尿液样本并不能提供准确的数据，因为尿液可能被污染而滋生微生物。尿路改道处导尿术是相对安全、便捷的操作。因为导尿时采用的是严格的无菌技术，如果患者使用两件式造口装置，可以在置导尿管后更换新造口袋，而不会影响造口袋底盘。如果患者使用一件式造口装置，则必须取下造口袋来获得尿液标本，并在导尿术后更换一个新的造口装置。为了避免对组织造成损伤，需要了解如何为患者创建造口和植入导尿管（见图36.3）。

授权与合作

导尿的技术不能授权给护理辅助人员。护士指导护理辅助人员完成以下工作：

- 如果患者主诉造口口缘或腰部疼痛（肾脏感染的表现），请告知护士。

- 患者尿液的色、质、量变化或尿液含有血，请告知护士。

用物准备

- 导尿用品（包含在预包装导尿包中或可能需要单独准备的物品）：
- 14 ～ 16Fr 无菌导尿管
- 水溶性润滑剂
- 消毒棉签（例如，聚乙烯吡咯酮碘或氯己定）
- 无菌手套
- 无菌标本容器
- 引流纱条
- 护理垫
- 毛巾
- 需要时备尿袋
- 清洁手套

步骤	要点说明

护理评估

1. 根据机构政策，使用至少两种方式核对患者身份信息（例如，姓名和出生日期，或者姓名和病案号）。	确认患者身份，符合联合委员会标准并保证患者安全（TJC，2016）。
2. 观察尿路感染的症状和体征：体温升高、寒战、尿液恶臭、白细胞升高（白细胞计数）。	确定需要执行导尿术获得无菌尿液标本。尿路改道会有尿液反流增加肾脏感染的风险。
3. 核对导尿医嘱。	侵入性操作需要医嘱。
4. 评价患者对手术必要性和操作方法的理解程度。	确定患者是否愿意合作，减少患者的焦虑。

护理诊断

● 导尿相关知识不足	● 有感染的危险	● 有泌尿道损伤的危险
根据患者的状况或需要，个体化处理相关因素 / 危险因素。		

护理计划

1. 完成下列步骤后所能达到的预期结果： ● 尿液标本在操作过程中不受细菌污染。 ● 患者能描述感染的危险因素和预防感染的措施。	正确地留取尿液标本。实验室结果是准确的。 反映患者的掌握程度。
2. 准备用物和拉上床帘或关门。	合理安排时间，保护患者隐私。
3. 向患者解释操作的过程及感觉。如果可能的话，使用一件式造口袋的患者在更换过程中留取尿液标本。	减轻患者焦虑并提升配合度。清洁造口和周围的皮肤可能会有清凉的感觉。插入导管时有些患者会有轻微的压力感。频繁更换造口袋可能会导致皮肤损伤。

步骤	要点说明

护理措施

1. 若病情允许，患者取坐位，用毛巾覆盖下腹部。	重力可以帮助尿液的引流。维护患者的尊严。毛巾可擦拭尿液。
2. 执行手卫生，并佩戴清洁手套。	减少微生物的传播。
3. 去除造口袋。如果患者使用两件式的造口装置，应除去造口袋，但保留造口袋底盘。	允许使用造口通路。
4. 脱下手套，进行手卫生。	避免污染。
5. 根据说明打开无菌导尿包或所需器械，并使用无菌技术将其置于无菌区域内（见第9章）。如果不使用导尿管包，需将纱布放在无菌区域，并将少量润滑剂挤在纱布上。应用无菌手套。	准备无菌工作区域。
6. 如果需要，在准备导尿时，让患者在造口处备引流纱布条。	防止尿液渗漏在周围皮肤、床单和衣服上。
7. 使用消毒棉签，从中心向外螺旋擦拭造口表面，消毒2次。让氯己定消毒剂自然待干或用干燥的无菌纱布或棉球擦去多余的消毒剂。	去除表面的细菌。氯己定消毒剂必须待干以达到抗菌效果。
临床决策点：如果患者有支架，用消毒棉签清洁支架末端并将支架放于无菌杯内。让尿液滴入杯中，直至获得足够的样本量。然后进行步骤13。	
8. 取下无菌标本容器的盖子。	用无菌容器收集少量尿液。
9. 用水溶性润滑剂润滑导管尖端，保持导管无菌。	促进导尿管通过造口。
10. 用优势手轻轻将导管尖端插入造口，不要强行插管，根据需要重定插入方向。将导管远端放置到标本容器中。让患者咳嗽，按摩造口附近处的腹部或翻身。	精心护理以避免损伤导管。运动和咳嗽可以促进尿液从导管流出。
11. 保持容器低于造口水平。如果需要，等待几分钟以获得足够的尿液。	细菌培养和药敏试验只需要3～5 mL的尿液标本（查看单位规定）。
12. 慢慢地拔出导管，将吸水垫盖在造口上。	保持皮肤干燥。
13. 将容器盖上盖子。	防止意外渗漏。
14. 如果患者使用两件式造口装置，则更换新造口袋（见技能36.2）。	需要造口袋容纳尿液。
15. 正确处理使用过的造口袋和用物。	避免室内异味。
16. 脱下手套，执行手卫生。在患者面前贴标签，放置到生物危险品袋内，并立即送往实验室。	确保将实验室结果正确分配给患者。标签可确保实验室对样本的接受和处理。长时间置于室温下的尿液会对实验室结果产生不利影响。

护理评价

1. 将尿液培养结果和药物敏感度与预期结果进行比较。如果患者有回肠管，发现有黏液是正常的。	确定是否有感染的存在。如果标本有可能被污染，就需要重新取标本。

步骤	要点说明
2. **使用反馈式教学**："我想确定你理解我们需要收集尿液的原因。用你自己的话来告诉我为什么我们要从你的造口中取尿液标本。当你有尿路造口感染的征兆是什么？"如果患者或居家照护者不能正确反馈，立即调整或者重新制订指导计划以保证其正确掌握。	确定患者和居家照护者对教学主题的理解程度。

非预期结果	相关措施
1. 无法获得尿液标本。	● 重新置管。 ● 如果仍然没有尿液，推注液体后再试。 ● 如果第二次尝试还是无法获得尿液标本，请告知医师。
2. 造口或周围皮肤出现并发症。	● 通知护士和（或）医师。 ● 咨询造口专科护士造口装置或造口袋底盘的使用情况。

记录与报告

● 将收集样本的时间、患者对操作的耐受度、尿液的特性、皮肤和造口的情况，记录在电子健康档案或纸质病历中。

● 记录对患者和居家照护者学习的评价。

● 向主管护士或医师报告化验结果。

注意事项

健康教育

● 说明尿路感染的常见症状：腰痛、深黄色尿液或血尿、恶臭尿、发热（38.3℃或更高），对患者和居家照护者的疑问进行解释。

● 鼓励患者在感染症状出现时通知医护人员。

● 强调液体摄入量的重要性（2 L/d）。

▶ 临床案例分析

你负责去照顾一位28岁的时装设计师，她有10年的溃疡性结肠炎病史，出血、疼痛和腹泻频繁发作。去年她的医师试图用药物来控制症状，但效果不明显。她现已入院将行结肠切除伴回肠袋肛门吻合术及J袋成形术（见图36.4）。她将进行临时回肠造口术，已经为造口部位标记和术前教育咨询了造口专科护士。

1. 为什么咨询是必要的？

2. 当患者术后返回，护士查体发现腹部膨隆且坚挺，这是术后预期会发生的。她的腹部有几个腹腔镜插孔，已用订书钉缝合但没有敷料。通过这个造口袋可以看到一个红色圆形突出腹壁的造口。造口袋内无排出物。通过使用SBAR，显示护士如何将其评估结果与其他医护人员进行交流的。

3. 在术后第一天，患者问她的造口袋应该多长时间排空一次，多长时间需要更换一次。你应该告诉她什么？

▶ 复习题

1. 护士将导尿管插入患者的尿道，但只有几滴尿液排出。护士应该采取哪些行动来获得足够的样本？（选择所有符合条件的选项）

A. 拔出导尿管，从造口袋中取尿液标本

B. 轻轻地将导尿管插入造口

C. 按摩患者的腹部

D. 让患者翻身

E. 尝试使用更大号的导尿管

2. 最近一位回肠造口术后患者的造口周围皮肤出现了发炎和渗液。在这种情况下，哪些行为是最合适的？（选择所有符合条件的选项）

A. 用酒精清洗该区域并保持干燥

B. 咨询造口专科护士

C. 与患者一起回顾更换造口袋的流程

D.让患者继续他平时的皮肤护理方案，轻轻地用水清洁，并将造口袋放在感染、渗液的皮肤上

E.建议患者再次测量造口，并重新裁剪造口袋底盘，因为手术后造口可能改变了大小

3.更换造口袋的正确步骤

A.夹闭造口袋末端

B.测量造口大小

C.裁剪造口袋底盘

D.把造口袋安装至造口上

E.去除旧的造口袋

F.将测量尺寸与造口袋底盘背面比较

G.观察造口和周围皮肤情况

H.保持造口周围皮肤清洁和干燥

第 13 单元

外科手术患者的护理

第 37 章

围手术期护理

▶ 学习目标

学习本章节后，护士能够具备如下能力：

● 阐述如何落实以患者为中心的围手术期护理。

● 叙述手术患者术前准备的必要性。

● 识别影响患者手术预后的相关危险因素。

● 讨论可能影响围手术期护理措施落实的文化差异。

● 阐述结构化术前宣教的优点。

● 解释术后训练的基本原理。

● 成功指导患者进行术后训练。

● 讨论术后早期和康复期护理评估的差异。

● 落实手术患者术后评估。

▶ 目的

外科患者的护理技术不断进步。手术侵入性越小，患者在院时间越短。 在术前阶段，护理侧重于生理、心理、社会文化和精神方面的

准备，同时还需验证现有信息，强化患者教育，为患者做好术前护理和其他重要的手术前准备（ASPAN，2015）。在术后阶段，当患者从手术室返回时，护士首先应完成对患者生理和精神状态的全面评估，并持续观察病情，做好恢复期健康指导。

▶ 护理标准

● 围手术期护理协会（，2012，2015——围手术期护理实践标准；多专业团队合作，沟通和交班报告；患者教育

● 美国麻醉护理协会，2015——多专业团队合作，沟通和交接报告

● 联合委员会，2016——预防术后感染，围手术期患者安全用药管理，患者身份识别制度

▶ 实践准则

● 术前合理安排各种诊断性检测，确保外科医师及麻醉医师获得所需的信息，以便确定患者在手术期间及术后的相关风险。

● 美国麻醉护理协会（ASPAN，2015；Schick 和 Windle，2016）确定手术 / 诊疗患者护理级别，包括诊疗前，术后麻醉 I 期，术后麻醉 II 期，延伸护理。当患者情况稳定时，在术后病情许可下，护士应尽快恢复患者良好的功能水平。

● 患者康复速度取决于护士预见潜在并发症的有效程度，采取的支持、预防性措施，以及在康复过程中患者和家属的积极参与。

● 患者围手术期健康教育可改善手术预后。手术服务的转变，对于在更短的时间内满足患者的教育需求而言，具有特殊的挑战性。

● 由于大多数患者在门诊手术，所以他们必须获得足够的信息，以确保他们或居家照护者能够做好术后居家护理。

● 美国麻醉护理协会（ASPAN，2015）推荐采用系统分析方法来追查差错及非安全行为，以构建可靠及安全的职业道德氛围。此外，该协会鼓励以非惩罚性的方式审查错误/非安全行为。

▶ 以患者为中心的护理

● 鼓励并协助患者及其重要家庭成员共同参与患者的护理，以实现更安全、更体现以患者为中心的护理（Spruce，2015）。

● 在给手术患者社会文化性照顾时，护士首先应评估家庭，以明确该纳入哪些家属进行相关护理，并明确患者的法定代表人以负责相关决定和是否同意进行手术。

● 为了更好地理解患者的文化和需求，护士可能需要向患者、家属或宗教领袖了解非常具体的信息。

● 进行术前宣教时，应包括居家照护者。

● 术前应重视满足患者的宗教和文化需求，调整的护理措施，应尽可能适应其习惯和信仰。识别可能影响患者或居家照护者对手术反应的文化、宗教信仰与习俗，如饮食、疼痛、输血、身体部位的相关处置（头发）。

● 手术前后，应评估患者对止痛药物的反应。许多患者认为疼痛药物导致成瘾，并倾向于不用药物忍受疼痛。崇尚自我克制的风俗文化将会影响患者表达疼痛。

● 某些宗教/文化要求患者穿戴饰品如珠宝、勋章或内衣，为了满足其需求并提供以患者为中心的护理，护士可允许患者仅在术前佩戴这些奖章、内衣等。如果这些物品被拿走，护士应确保手术后及时返还。

▶ 循证护理实践

近期的循证研究（Magill et al.，2014）表明，美国急诊医疗机构中住院患者中院内感染的发生率为4%，这项联合183家医院的研究中约648 000名患者发生了院内感染。最常见的感染为手术部位感染（21.8%）、肺炎（21.8%）、胃肠道感染（17.1%）和器械相关性感染（25.6%）。

循证指南中（CDC，2015；Diaz和Newman，2015；Magill et al.，2014）降低手术部位感染措施如下：

● 遵守疾病控制和预防中心指南，做好手卫生及仪器设备的清洁与消毒。

● 除非会影响手术，否则不要去除毛发，并尽可能使用电推刀。

● 手术前及时给予合适的抗生素。

● 术后维持血糖正常水平，尤其是心脏手术的患者。

● 维持正常体温（体核温度：36～38℃）。

● 术前接受 β 受体阻滞剂治疗的患者需在整个围手术期继续其治疗方案。

● 做好各种置入装置的置入及维护工作（例如，弗利导管、静脉管道等）。

● 仅在必要时插入并留置导尿管。

抗生素使用有严格的使用指南（Diaz和Newman，2015），预防性应用抗生素的治疗目的是选择覆盖范围最广最有效的抗生素，尽可能在最能有效预防感染且风险最小时给药。

● 总体而言，建议预防性抗生素给药应尽可能接近切皮时间（60分钟内），不要超过术后24小时。

● 由于输注时间较长，可在切皮2小时前给予万古霉素和氟喹诺酮类药物（即环丙沙星、左氧氟沙星）。切口缝合后使用抗生素不会降低感染率，且继续使用抗生素时，感染更可能是由耐药菌引起的（CDC，2015）。

● 大多数情况下，手术结束后24小时内应停止使用预防性抗生素。

▶ 安全指南

• 了解既往手术的类型和性质、解剖和生理变化影响患者手术的风险。

• 明确增加患者手术期间风险的因素和条件。术前准备和术后护理取决于对这些危险因素的了解程度。

• 了解即将进行手术的原理和范围。不同类型的手术过程都需要不同类型的护理，并且可正确预测潜在并发症。

• 确保患者签署知情同意书。尽管护士只需确定患者是否签名而非知晓相关手术内容，但如果患者或其家属未完全了解手术过程，护士则有义务为其说明。法律规定保护患者的知情同意、自主权和隐私。手术医师应向患者提供有关手术种类和时间的信息，替代疗法，以及不做手术的常见风险、优点和后果。参考医疗机构的相关知情同意规定（表 37.1）。

表 37.1　知情同意书基本信息

基本信息	举例
诊疗 / 手术名称	全麻下经腹子宫切除术
诊疗 / 手术描述	麻醉状态下，在耻骨联合上方通过腹壁切口切除子宫
诊疗 / 手术者	Richard Jones 医师主刀，William Smith 医师协助
诊疗 / 手术的潜在风险及不良反应	手术出血与感染，全身麻醉药物过度镇静和过敏反应，意外损害膀胱、肠道、神经的风险
诊疗 / 手术大致时长	手术大约 1 小时，麻醉苏醒室 1 ～ 2 小时
术后康复时间	外科病房 3 ～ 4 日，恢复正常工作 5 ～ 6 周
替代疗法	经阴道去除子宫法，放射疗法
拒绝接受治疗的后果	持续疼痛和阴道出血，进行性贫血可能，绝经后肌瘤情况好转

• 完成术前查检单，包括世界卫生组织发起的手术安全查检单（WHO，2008）。

• 根据患者的围手术期需求进行镇痛治疗，疼痛会减缓手术患者的恢复。

• 在术前和术后镇静剂给药后，限制患者的活动，以尽量减少患者跌倒的风险。

技能 37.1　术前评估

术前对患者的生理和心理状况进行全面评估，以便护士在手术中及手术后识别患者风险并按计划进行护理。评估记录基线数据，便于后期比较以确定指导效果及围手术期是否出现并发症。许多医疗机构设有专门部门进行术前筛查和检测。实验室检查，心电图，胸部 X 线片和其他检查通常在术前 1 ～ 2 周内完成。围手术期医务人员进行全面评估并审核筛查结果，以确定可能需进一步评估和治疗的潜在异常情况。

术前 1 ～ 2 小时护士再次评估患者以确保病情无异常，制订护理计划使护士留有足够时间处理意外情况。评估前与患者建立信任关系。评估时患者经常记起并告知之前未向医师陈述的内容。为鼓励患者进行有效沟通，应提供私密的免打扰的环境。使用术前查检表，应从决定手术开始，收集相关数据并进行评估，患者转送至手术室前及时确认。通常由手术医师、麻醉医师或护士完成一项评估，患者签署知情同意书。提供当前的检查结果并告知过程中任何其他的特殊注意事项，如血制品或特殊仪器应处于备用状态。

授权与合作

术前评估不应直接由护理辅助人员完成，应由护士指导护理辅助人员完成以下工作：测量生命体征、体重及身高。

用物准备

• 听诊器

• 血压计

- 脉氧仪
- 体温计
- 秒表
- 身高体重测量仪

- 实验室检查、心电图、胸部 X 线片或其他诊断设备
- 操作核查单
- 术前评估单

步骤	要点说明

护理评估

步骤	要点说明
1. 根据机构政策，使用至少两种方式核对患者身份信息（例如，姓名和出生日期，或者姓名和病案号）。	确认患者身份。符合联合委员会标准并保证患者安全（TJC，2016）。
2. 执行手卫生，做好评估前用物及环境准备。	减少交叉感染，提高评估效率。
3. 判断患者是否患有沟通障碍（例如视觉、听觉损害），是否具备一定的阅读和理解能力，是否心智健全。例如，向患者发放宣教手册并让其解释部分内容，必要时请专业人员协助。	缺乏有效沟通可使患者无法全面理解或考虑其诊断、治疗方案或其他替代疗法。依赖患者家庭成员帮助解释，无法保证内容的准确性。
4. 评估患者对手术及麻醉的理解程度，请患者进行讲述而不是用"是与否"回答问题（例如"请您用自己的话说明手术的过程"），询问患者或其居家照护者对于手术及护理的期望，可包含顾虑、风俗文化或宗教信仰的需求。	患者可能会存在概念不清或知识缺乏的情况。了解其顾虑、风俗文化及宗教信仰，以便护士预测患者及其居家照护者优先照护需求，并调整护理计划给予合适的指导与支持。
5. 询问患者是否有预立医疗指示（见第 17 章）。	预立医疗指示是指为了保护患者权利，以防患者丧失沟通能力而事先确定的治疗意愿。
6. 收集病史并确定手术危险因素。	预测相关并发症，制定干预措施以降低风险。
临床决策点：如果患者正在行急诊手术，应重点评估患者主要被影响的身体系统。	
a. 需要手术。	评估术后需求及潜在并发症。
b. 慢性疾病及相关危险因素（例如高血压 - 出血或卒中，术后呼吸抑制或骤停，哮喘 - 通气失调，食管裂孔疝 - 误吸，糖尿病 - 伤口愈合不良，耐甲氧西林金黄色葡萄球菌感染 - 伤口愈合障碍和败血症）。	某些慢性疾病可增加手术或麻醉并发症发生的风险。
c. 确定患者是否存在阻塞性睡眠呼吸暂停，许多医疗机构使用 STOP-BANG 量表。 STOP ● 您是否大声打鼾（声音高于谈话声或大到隔着房门都能听到）？ ● 您是否经常白天感到疲劳、乏力或困倦？ ● 有没有人发现您在睡觉时有呼吸暂停？ ● 你是否有或正在治疗高血压？ BANG ● 体重指数大于 35 kg/m^2 ● 年龄超过 50 周岁 ● 颈围尺寸大于 40 cm ● 性别：男性 *以上答案为"是"者为危险因素。	对于手术患者，STOP-BANG 量表得分 5 ～ 8 分提示中、重度阻塞性睡眠呼吸暂停，STOP-BANG 用于手术患者，评分有助于帮助卫生保健团队识别未诊断的 OSA，实施围手术期预防措施，分诊需要诊断和治疗的患者（Chung et al.，2016）。 OSA 患者需采取特殊麻醉，此类患者尤其是未经治疗的患者通常对镇定剂敏感，即使最小的镇静剂量也会导致气道阻塞和通气骤停，因此术后需要密切监测（Ogan 和 Plevak，n.d.）。

步骤	要点说明
d. 末次月经时间（女性患者生育期）。	麻醉剂或其他药物可对胎儿造成伤害。
e. 住院史。	判断患者是否熟悉住院流程。
f. 用药史，包括处方药、非处方药、草药和最后用药的时间。	除非特别提醒，否则患者通常不会主动报告非处方药或草药用药史。以上药物可在手术过程中与麻醉剂或其他药物相互反应。指导患者常规服用血压调节、心脏病及癫痫药物。根据医嘱调整口服降糖药或胰岛素的剂量。
g. 手术及麻醉史，确定患者既往有无不良反应。	此类信息有助于预防此次手术中再次发生不良反应。
h. 与手术或麻醉并发症相关的家族史。	麻醉反应相关性家族史可提示某些家族病，例如危及生命的恶性高热。
i. 药物、食物及胶带过敏史，包括询问是否对天然橡胶或乳胶过敏，询问患者是否有皮肤接触过敏史。	对药物或乳胶过敏可能会危及生命，为预防易敏者乳胶过敏需要采取特别的预防措施。通常乳胶过敏的患者被安排为当日第一台手术，另外，许多患者不明白橡胶等同于乳胶，在询问时同时运用这两个词有助于获得准确的信息。
j. 身体障碍（例如瘫痪，肢体运动范围缩小）。	身体障碍可能会导致活动受限、体位摆放问题以及压力性损伤。应及时告知手术室护士相关信息，这些患者可能需要给予特殊体位或防护装置。
k. 假体和植入物（例如，可植入给药泵、义齿、助听器、起搏器、内置除颤器、人工髋关节）。	手术过程中使用的电子设备可使这些设备受损或发生故障。应将相关信息通知护士。
l. 吸烟、酗酒或吸毒史。	术前饮酒与术后发病率、感染、伤口并发症、肺部并发症、住院时间延长以及入住重症监护室的风险增加有关（Eliasen et al., 2013）。术前使用违禁药物可导致肺部并发症、镇痛不良和戒断症状。吸烟可导致心肺并发症。
m. 职业。	评估因手术对患者恢复工作的影响。
7. 测量患者的体重、身高与生命体征（见第5章和第6章）。	身高、体重常被用来计算给药剂量，生命体征的记录为术后比较提供基线数据。
临床决策点：许多OSA患者有病态肥胖，可增加在诱导麻醉时吸入酸性胃液的风险。因此，许多患者需用药物来抑制胃酸产生，中和胃酸或刺激胃排空。应根据医嘱使用抑酸药物。	
8. 评估患者的呼吸状态，包括肺部听诊、附加音、呼吸的特点及频率、氧饱和度、平躺时的呼吸能力、家庭氧疗或持续气道正压给氧、胸部X线片。	呼吸功能不良可影响患者对全麻药物的反应。使用CPAP提示患者有患OSA可能，可增加手术后风险。
9. 听诊心脏并评估患者循环状态，包括心尖搏动、心电图报告及四肢脉搏（见第6章）。	筛查可能为手术禁忌的心脏异常情况。循环问题可影响患者手术体位。
10. 评估患者术后血栓形成的风险（例如老年人、活动受限者，有个人或家族凝血病史，服用避孕药、激素）；询问患者有无腿部疼痛，观察小腿肿胀，皮温和发红程度；观察小腿的对称性；触诊足部脉搏。	全麻后循环减慢，促使血凝块形成。手术过程中的固定可促使静脉血流淤滞。手术操作和体位可导致腿部静脉意外损伤。

步骤	要点说明
临床决策点：当深静脉血栓形成时，不一定伴有霍曼斯征（Schick 和 Windle，2016）。如果怀疑有血栓形成，应通知外科医师，避免患肢活动及操作，一般还应延期手术。对于有血栓形成风险的患者，可以选用抗栓袜或静脉压力泵（见图 37.1）（见第 12 章）。	

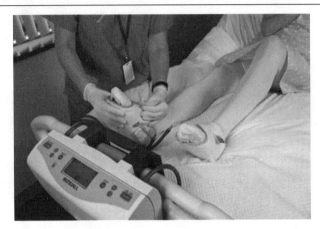

图 37.1　床边静脉压力泵（Tyco Healthcare Group LP. 提供）

步骤	要点说明
11. 完成术前胃肠功能评估，确定患者禁食禁饮时间（见第 6 章）。	患者在全麻状态下，食管括约肌松弛可引起胃内容物反流。
12. 完成术前神经系统评估；确定患者的神经系统状态，包括意识水平，认知功能和感觉功能，并记录神经功能障碍（见第 6 章）。	患者神经系统状态影响他们对宣教的关注度，为术后评价提供重要的基线数据。
13. 评估患者的肌肉骨骼系统，包括关节活动范围（见第 6 章）。	如果活动度受限，则需要特别小心，以预防手术体位相关性损伤。
14. 检查患者皮肤，检查皮肤有无完整性受损并判断脱水程度（见第 6 章）。尤其注意患者受压部位皮肤。	如果皮肤较薄、破损或擦伤，手术时需要另加垫巾。脱水可能会影响皮肤的完整性。
15. 评估患者情感状态，包括焦虑程度、合作能力及家庭支持。评估配偶及家庭成员是否存在虐待倾向。	如果患者焦虑或恐惧程度较高，可向社工、教牧关怀者或高级实践护士咨询有益信息。
16. 查阅实验室检查结果，包括全血细胞计数、电解质、尿常规和其他实验室指标。	实验室检查结果为机体的主要系统的评估提供参考。

护理诊断

● 缺乏术前护理计划的相关知识	● 有感染的危险
● 有皮肤完整性受损的危险	● 有围手术期体位性损伤的危险
根据患者的状况或需求，个体化处理其相关因素 / 危险因素。	

护理计划

完成下列步骤后所能达到的预期结果：	
● 患者提供制订护理计划所需的相应术前信息。	判断患者对围手术期护理计划的了解程度。
● 患者保持警惕并对评估问题做出适当的反应。	明确患者是否做好学习的准备。
● 在手术室术前准备期间患者没有受伤。	根据护理评估做好预防措施以防止体位或皮肤损害。

步骤	要点说明

护理措施

1. 术前与诊疗团队沟通可能引起术中潜在并发症的危险因素。	活动度或感觉受限可影响患者术中体位。睡眠呼吸暂停综合征或其他心肺异常将影响术中麻醉方式。
临床决策点：尽管外科医师和麻醉医师会单独进行评估，但护士的评估可能会发现未被识别的危险因素。	
2. 根据患者的认知状态、生活经历和择期手术的性质，向患者及居家照护者做好术前指导。	评估结果影响术前指导方法和讨论内容。

护理评价

1. 确定患者信息是否完善以制定护理计划，与居家照护者确定不明内容。	提供术前评估基线数据。
2. 评价患者的合作能力（例如眼神交流，合理回答）。	判断患者在评估中的参与能力。
3. **使用反馈式教学**："我想知道您是否已经了解手术和麻醉相关内容，请告诉我您的手术时间和手术原因。"如果患者或居家照护者不能正确反馈，立即调整或者重新制订指导计划，以保证其正确掌握。	确定患者和居家照护者对指导内容的理解水平。
非预期结果	**相关措施**
1. 患者不清楚自己要做什么手术。	● 通知外科医师。
2. 患者报告对乳胶过敏。	● 清除患者房间所有含乳胶的物品。
	● 在病房门或担架上贴注乳胶过敏警示标牌。
	● 通知手术医师、麻醉医师和手术室护士。

记录与报告

● 在电子健康档案或纸质病历的术前部分，或该机构指定的其他表单上详细记录术前检查结果。

● 报告异常实验室指标或与手术和麻醉相关的异常值。

● 记录对患者和居家照护者关于健康教育知晓的评价。

注意事项

儿科患者

● 进行术前评估，术前准备时应考虑患儿的发育水平（例如运用故事、影片，图书，旅行、玩具或游戏）。

老年患者

● 因年龄而产生的变化可能会使短期记忆减退，可能需要额外的评估与健康教育。

● 老年患者可能会有关节活动范围受限，如果患者受限严重，应通知手术室护士以调整手术体位。

技能 37.2 术前宣教

随着住院时间缩短和门诊手术量的增长，需要为患者提供更多的相关准备和支持工作。患者的宣教不能只局限于提供信息，因为患者和家属必须充分准备好以承担更多的术前和术后责任。术前健康教育包括帮助患者理解手术和做好心理准备。有效的健康教育需侧重于患者的个体需要，以使患者具有足够的知识来满足他们的需求、期望或喜好。

过去患者会在最为焦虑的手术前一日或晚上接受术前宣教，现在为了降低医疗成本，大多数患者在手术当日早晨就诊于医院或门诊中心。术前准备产生的焦虑与压力会使得术前的宣教无效（Stannard 和 Krenzischek，2012）。对于一些特定的手术，许多医疗保健机构会为患者和家属提供门诊教育。例如，全膝关节置换的患者与需要接受同一手术的其他患者一起参加术前准备课程。有效的术前宣教可提高患者的满意度，促进心理健康，并可减少由于住院时间延长而引发的并发症（Lewis et al.，2017）。根据术前评估制订宣教计划，尽可能保护患者隐私，为患者选择最佳的宣教方式。录像带和书面材料均有帮助。尽可能让居家照护者负责患者术后的护理，后期居家照护者可作为教练帮助患者进行术后训练。预先向患者演示术后技能有助于他们更好地理解训练和设备。

患者及家属常常因手术感到焦虑而影响学习。语句清晰、声音缓慢可减轻患者焦虑并更好理解宣教内容。为了保证患者对健康教育的理解，可能需要更多的时间进行宣教和强化。术后极度焦虑会导致消极的心理和生理反应。术前告知预期的围手术期的感觉可降低手术引起的痛苦，通过术前宣教和设定预期值（疼痛等级，一般手术时间），患者及护士可对术后康复阶段的成功作出显著的贡献。

授权与合作

术前宣教技术不能交由护理辅助人员完成，护理辅助人员可加强和协助患者进行术后训练。护士指导护理辅助人员完成以下工作：

- 所有患者特殊的预防措施或安全问题（例如防跌倒、活动限制、预防出血、体重问题、饮食问题）。

- 通知护士任何已确定的问题（例如，患者不能正确进行功能训练）。

用物准备

- 担架或床
- 枕头
- 诱导性肺量器
- 术前教育流程表
- 正压呼气装置
- 听诊器

步骤	要点说明

护理评估

步骤	要点说明
1. 根据机构政策，使用至少两种方式核对患者身份信息（例如，姓名和出生日期，或者姓名病案号）。	确认患者身份。符合联合委员会标准并保证患者安全（TJC，2016a）。
2. 询问患者手术及麻醉史。	可提供个体化宣教，解决患者具体问题。
3. 判断患者及居家照护者是否理解手术内容。	决定是否需要纠正误解。
4. 明确患者认知水平、语言及文化需求，对不会讲英语的患者可请专业口译员协助。	这些因素会改变患者理解手术意义的能力，并且如果存在模糊信息或误解，会影响患者术后的愈合过程。
5. 评估患者术后呼吸系统并发症的风险（见技能37.1）。查看记录患者身高和年龄的护理记录。	全身麻醉患者容易出现呼吸问题（见第23章和第25章）。潜在的呼吸问题或患者术后无法进行呼吸锻炼会增加患者肺部并发症的风险。身高和年龄用于设置诱导性肺量器参数。
6 评估患者关于手术的焦虑。	指导护士给予更多的精神支持并提示患者做好学习准备。
7. 评估居家照护者学习及支持手术患者的意愿。	术后居家照护者在场可促进患者康复。此外，照护者可通过指导患者术后训练来观察有无任何术后问题。
8. 评估患者医嘱。	术前及术后医嘱常需依照患者训练方式进行调整。

步骤	要点说明

护理诊断

● 焦虑	● 缺乏术后训练的相关知识
根据患者的状况或需求，个体化处理其相关因素 / 危险因素。	

护理计划

完成下列步骤后所能达到的预期结果：	
● 患者能够眼神接触并合理问答问题。	判断患者准备好学习。
● 患者能正确进行夹板治疗、转身和坐下、呼吸训练和腿部练习。	患者做好参加术后康复训练的准备。
● 家属等候患者时知道候诊室的地点及等候的时间。	术前明确预期可降低家庭焦虑。
● 居家照护者的言语关怀能帮助患者在家中做好术前准备。	居家照护者能在家中协助患者做好必要的术前准备。
● 居家照护者为患者提供术前情感支持。	患者及其家属得到情感支持。

护理措施

1. 执行手卫生。告知患者及居家照护者手术日期、时间、地点，预期手术时长，复苏室停留时间，以及等待区。	减少交叉感染，准确的信息有助于减轻手术相关压力。
2. 回答患者及居家照护者的疑问。	回答患者及居家照护者的问题可减轻其焦虑并表现出对他们的关心。
3. 根据需要指导患者进行术前肠道及皮肤准备。核对医嘱和医院政策，了解术前淋浴次数和用药（常用 2% 葡萄糖酸氯己定）。每次术前淋浴后，指导患者彻底清洗皮肤，并用洁净的干毛巾擦干。患者应穿着整洁。	合适的皮肤准备是预防手术部位感染的关键。清洗皮肤可去除可能引起皮肤刺激的残留抗菌剂。毛巾使用后，其含有可在潮湿环境中生长的微生物。每次淋浴后使用清洁毛巾并穿上干净衣物，可降低清洁皮肤再次感染微生物的风险（AORN，2015；Graling 和 Vasaly，2013）。
4. 术前指导患者饮食和液体的限制范围和目的（例如术前至少 2 小时禁水；至少 6 小时禁清淡饮食，例如烤面包和水；术前 8 小时禁食肉类或油炸食品，除非外科医师或麻醉医师另有规定）（ASA，2011）。	全麻期间肌肉松弛，胃内容物易反流至食管引起误吸。麻醉剂影响患者的呕吐能力。
5. 描述围手术期常规流程，例如手术时间、手术部位、静脉输液、导尿术、灌肠、剪发或剃发、实验室检查、转运至手术室。	使患者参与并了解常规操作，减轻焦虑。
6. 告知术前用药的预期效果。	告知患者预期信息可减轻焦虑。
7. 回顾术前需要停止的常规用药。	术前停用某些药物以降低手术风险。例如，抗凝剂因会增加出血风险，通常在手术前几日停用。胰岛素剂量通常是由于术前食物摄入量减少而调整。
8. 描述围手术期的感觉（例如，血压袖带过紧、心电图导联、室内温度低和心电监护仪的滴滴声）。	术前患者对麻醉的误解与担忧程度较高。
9. 描述控制术后疼痛方法。许多患者有患者自控镇痛泵（见第 16 章）。	患者害怕术后疼痛，解释疼痛管理技术可以减轻这种恐惧。让他们知道哪些疼痛是可承受的，哪些疼痛是无法避免但可控的。

步骤	要点说明
10. 描述患者术后的情况（例如，患者醒来时的位置、常见的生命体征、导管、引流管、管路、序贯压迫装置的交替压力、术后运动）。	具体描述患者术后的情况，使其有心理准备。
11. 指导翻身法 a. 指导患者翻身和坐立（尤其是胸腹部手术）： （1）右侧翻身：如果手术允许，患者取仰卧位并移动至床边（本例中为左侧）。指导患者屈膝，脚跟踩住床垫，抬起并移动臀部（见插图）。床两侧护栏应拉起。	促进循环和通气。 体位改变是从床的一侧开始转向另一侧，所以患者不会滚下床。抬高臀部可避免与床单产生剪切力。如果患者的床单位具有辅助转向功能，可以用它来协助患者改变体位。
（2）患者使用右手或右手用枕头在切口区域上方进行固定；保持右腿伸直并向上弯曲左膝盖（见插图）；用左手抓住右侧床栏，拉着移向右侧，后向右侧转动。左侧翻身所用方法相反。	保护切口并减少翻身不适。
（3）患者清醒时指导患者每两小时翻身一次。通常术后需要协助翻身。	降低血管、肺和压力性损伤并发症发生的风险。
临床决策点：有些患者术后严格限制屈曲双腿，例如背部手术或血管修复术患者，有些患者需限制翻身或需要协助摆放体位（见第11章）。	
（4）患者坐在床右侧，升高床头，让其转向右侧。后平躺于右侧，患者用左臂推动床垫，并在护士的协助下将脚跨过床边。患者坐在床左侧，过程则相反。	取坐位可使膈肌降低促进肺扩张。
临床决策点：提醒患者应经常寻求帮助，尤其是第一次坐起时，以降低跌倒的风险。	
12. 指导有效咳嗽与深呼吸： a. 协助患者高坐卧姿，屈膝，或让其直坐于床或椅子上。 b. 指导患者将手掌交叉放置于肋骨下缘或上腹部（见插图）。 c. 让患者经鼻进行缓慢深吸气，向患者解释吸气时膈肌会向下移动。必要时进行演示。	患者可因虚弱或疼痛而无法或不愿做深呼吸，从而导致肺底分泌物聚集。分泌物的增多会增加肺不张和肺炎的风险。 坐姿有利于膈肌扩张。 可让患者在深呼吸时感受腹部起伏。 协助患者以免过度通气或喘息，缓慢深呼吸可保证充分的肺扩张。

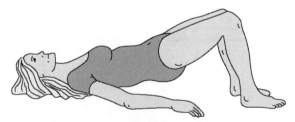

步骤 11a（1） **臀部抬高以移至床边步骤**

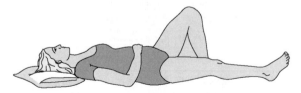

步骤 11a（2） **右侧翻身时腿部姿势**

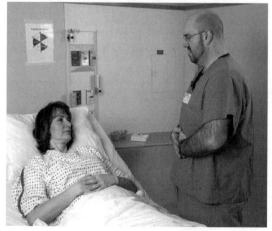

步骤 12b **深呼吸训练——吸气时双手在上腹部的放置**

步骤	要点说明
d. 患者吸气时避免使用胸部和肩部肌肉。	以免增加不必要的能量消耗且不利于全肺扩张。
e. 嘱患者进行缓慢深吸气；屏气 3 秒；缩唇缓慢呼气，气量以能吹灭一根蜡烛为宜。	呼气受阻有助于防止肺泡萎陷。
f. 重复呼吸运动 3～5 次。	反复练习以加强学习。
g. 嘱患者进行 2 次缓慢深呼吸，经鼻吸气，缩唇呼出。	深呼吸可充分扩张肺部，使空气移向黏液后侧，以促进咳嗽。
h. 患者进行第 3 次深吸气，屏气 3 秒，进行 2～3 次连续有力的咳嗽，咳嗽时勿吸气。	深呼吸会使呼吸道分泌物上移，刺激咳嗽反射，而不需要患者自己费力（Lewis et al., 2017）。
i. 提醒患者不要只是清嗓子。	清嗓子不会从呼吸道深层清除黏液。
j. 嘱患者多次练习。指导其每 2 小时进行翻身、咳嗽和深呼吸。嘱居家照护教练耐心指导其训练。	确保掌握此项技术。频繁的肺部训练和运动会降低术后肺炎发生的风险（Lewis et al., 2017）。
13. 诱导性肺量器的使用（见技能 23.3）：	提供呼吸运动的直观指导。鼓励患者深呼吸以使肺底分泌物松动。
a. 协助患者在椅子上取坐位或升高床头呈 45° 取半坐位。	使膈肌下降促进肺扩张。
b. 设置或指导患者在诱导性肺量器上手动设置每次呼吸时的容量水平（目标潮气量）。	确定必须的容量水平目标以使肺部充分扩张。设置者根据患者的身高和体重确定目标值。
c. 指导患者如何放置吹嘴，用嘴唇将其全部包住（见插图），让患者进行演示直至姿势正确。	验证患者对指导的理解，评估运动技能并鼓励患者提问。
d. 指导患者用力呼气后放置吹嘴，用嘴唇完全包住，然后缓慢吸气，保持流量持续至达到目标容量（见插图）。	促进肺部完全扩张并减少肺不张的发生。
e. 一旦达到最大吸入量，让患者屏气 2～3 秒后缓慢呼出。	促进肺泡扩张。
f. 指导患者每 10 次肺量器测量后正常呼吸一会儿，清醒时每小时重复一次。	避免过度通气及疲劳。

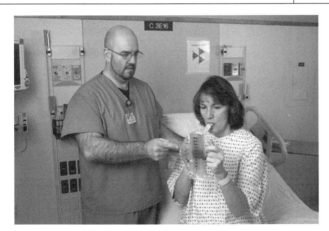

步骤 13c　患者演示使用诱导性肺量器

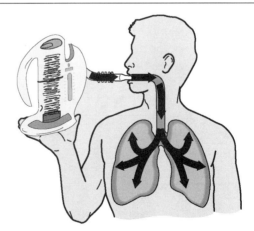

步骤 13d　诱导性肺量器的使用图解

步骤	要点说明
14. 呼气正压通气治疗和"吸气式"咳嗽： a. 设置呼气正压装置参数。 b. 指导患者在床上取半坐卧位或端坐位或在床旁椅上取坐位，并将鼻夹夹在鼻子上（见插图）。 c. 嘱患者用嘴唇包住吹嘴。指导其充分呼吸，呼气时间是吸气时间的 2～3 倍，重复 10～20 次。 d. 拿走装置并嘱患者进行缓慢深吸气，屏气 3 秒。 e. 指导患者进行短促而有力的"咳嗽"，清醒时每 2 小时重复此项训练。	参数设置越高越费力。 最大限度促进肺扩张和黏液咳出。 确保患者经口呼吸。确保其正确使用设备。 咳嗽前促进肺扩张。 "咳嗽"或强制呼气技术是通过增加分泌物的排出来保护支气管。
15. 控制咳嗽法： a. 向患者解释保持直立位的重要性。 b. 演示如何咳嗽，嘱患者进行 2 次缓慢深呼吸，经鼻吸气，缩唇呼出。 c. 第 3 次深吸气并屏气 3 秒，嘱患者进行 2～3 次连续充分地咳嗽，咳嗽间勿吸气（见插图）（告知患者呼出肺内全部气体）。 d. 注意患者不只是清嗓子而是要深咳。 e. 如果手术切口在胸部或腹部，指导患者将双手或枕头放在切口上方，双手放在枕头上，以固定切口（见插图）。在呼吸和咳嗽训练期间，可轻按切口区域以便固定和支撑。 f. 嘱患者继续进行咳嗽训练，固定切口（见插图），嘱其清醒时每 2 小时进行 2～3 次咳嗽。 g. 指导患者观察痰液的黏稠度、气味、量和颜色变化，有变化时及时告知护士。	深呼吸能使肺部充分扩张使空气从黏膜后方进去，有助于有效咳嗽。 这一体位有助于膈肌偏移，促进胸廓及腹部扩张。 与一次用力咳嗽相比，连续性咳嗽去除痰液更高效彻底。 清嗓子并不能去除呼吸道深部的黏液，完整有力的咳嗽效果最佳。 清嗓子并不能去除呼吸道深部的黏液。 手术切口穿过肌肉、组织和神经末梢。深呼吸和咳嗽训练可额外增加缝合处的压力和不适。用手或枕头夹板式固定切口可减少切口牵拉和疼痛。 固定切口深咳可有效咳出痰液，并将不适感降至最低。 痰液的黏稠度、气味、量和颜色改变提示存在肺部并发症，例如肺炎。

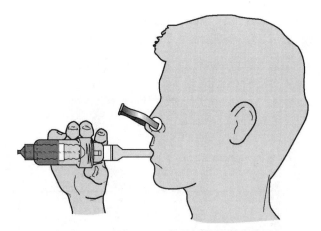

步骤 14b　呼气正压通气装置的使用示意图

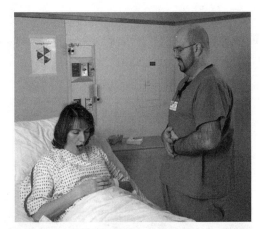

步骤 15c　控制咳嗽训练时双手在上腹部摆放的放置

步骤	要点说明

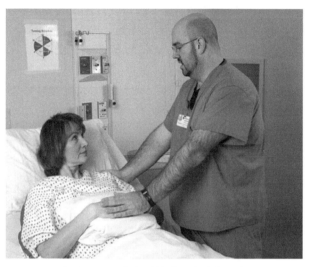

步骤 15e　患者用枕头固定腹部步骤

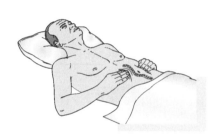 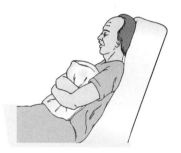 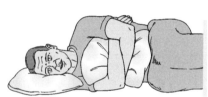

步骤 15f　固定切口的技巧

16. 腿部练习：	腿部练习可促进下肢静脉回流，并减少静脉血栓等循环系统并发症的发生。
a. 指导并鼓励患者清醒时每 1 ～ 2 小时进行一次腿部练习：包含踝关节旋转，背屈和跖屈，腿部伸展和屈曲，以及直腿抬高。	
b. 患者取仰卧位。	
c. 指导患者将两脚脚踝旋转一圈，并用大脚趾画出 5 次虚拟圈（见插图）。	促进关节活动。
d. 指导患者交替背屈和跖屈并感受小腿肌肉收紧和放松。重复 5 次（见插图）。	有助于维持关节活动度并促进静脉回流，防止血栓形成。

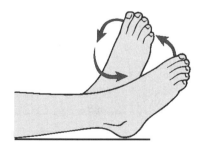 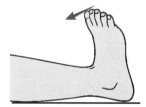 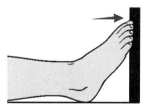

步骤 16c　足部循环运动（引自 Lewis S et al:Medical-surgical nursing: assessment and management of clinical problems, ed 9, St Louis, 2014, Mosby.）

步骤 16d　交替进行足部背屈和趾屈（引自 Lewis Lewis S et al: Medical-surgical nursing: assessment and management of clinical problems, ed 9, St Louis, 2014, Mosby.）

1089

步骤	要点说明
e. 通过收紧大腿及使膝盖向下靠近床垫并放松，以锻炼股四头肌。重复 5 次（见插图）。	股四头肌锻炼可收缩大腿肌肉，保持膝盖活动度及促进静脉回流至心脏。
f. 指导患者从床面交替向上直抬腿。腿保持直立。重复 5 次（见插图）。	收缩并放松股四头肌，促进静脉回流（Lewis et al., 2017）。
17. 嘱患者术前清醒时至少每 2 小时进行一次腿部练习，指导患者翻身或腿部训练时配合膈式呼吸或诱导式肺量器。	腿部训练刺激血液循环，防止静脉淤滞，可预防深静脉血栓形成。
18. 确定患者对手术结果的期望是符合现实的。按需调整患者的期望水平。	可避免术后焦虑或愤怒。
19. 加强治疗应对方案。以上措施无效则鼓励使用替代疗法。	治疗应对策略可促进术后的依从性和康复。

护理评价

1. 观察患者演示固定、翻身及坐立、深呼吸、使用诱导式肺量器、呼气正压通气治疗及腿部练习的情况。	验证患者进行术后训练及使用仪器的能力。
2. 让家属说出候诊室位置，并确认是否正确。	使家属知晓可以了解患者情况的地点。
3. 询问居家照护者是否可以在家做好患者术前的准备工作。	确定患者术后出院可以得到家庭照护。
4. 观察居家照护者对患者的情感支持程度。	明确患者术前的情感支持情况。
5. **使用反馈式教学**："我已经告知您想知道的术前准备的信息。请告诉我您术前不能服用哪些药物？"如果患者或照护者不能正确反馈，立即调整或者重新制订指导计划，以保证其正确掌握。	确定患者和居家照护者对指导内容的理解水平。

非预期结果	相关措施
1. 患者不能正确知晓手术过程、地点、日期与时间。	● 为患者及居家照护者提供正确的口头和书面信息。
2. 患者不能正确进行术后训练。	● 阐述和示范正确的训练技巧。 ● 因术后训练与患者康复有关，阐述其重要性。 ● 嘱患者再次进行演示。

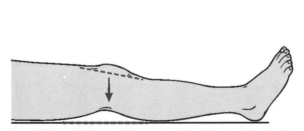

步骤 16e　股四头肌（大腿）放置方法（引自 Lewis S et al: Medical-surgical nursing: assessment and management of clinical problems, ed 9, St Louis, 2014, Mosby.）

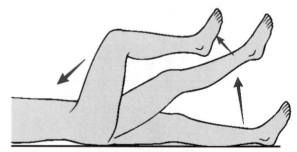

步骤 16f　臀部与膝盖运动（引自 Lewis S et al: Medical-surgical nursing: assessment and management of clinical problems, ed 9, St Louis, 2014, Mosby.）

记录与报告

● 护士在电子健康档案或纸质病历上详细记录术前对患者及居家照护者的宣教及效果。

注意事项

健康教育

● 护士有责任确保患者的健康宣教资料清晰、简明、通俗易懂，以患者为中心，并根据患者的需求和能力进行。此外，护士必须评价健康教育的效果（注释37.1）（Schick和Windle，2016）。

注释37.1 联合委员会患者和家庭教育标准

健康教育应符合患者的需求。学习需求的评估应包含文化和宗教信仰、情感障碍、学习意愿、生理或认知限制以及沟通障碍。根据患者年龄和住院时间，医院会评估并提供患者的宣教需求。患者的健康教育包括：

● 护理、治疗和服务计划（例如术后监护）。
● 基本的健康操作和安全（例如只能在帮助下起床）。
● 安全有效地使用药物（如仅允许患者本人使用患者自控镇痛）。

● 营养干预、改善饮食或口腔健康（例如术后的饮食进展）。
● 安全有效地使用医院提供的医疗设备或用品（例如诱导性肺活量计）。
● 疼痛-了解疼痛、疼痛风险、有效疼痛管理的重要性、疼痛评估过程和疼痛管理方法（例如报告疼痛、药物使用频率、非药物性疼痛缓解技术）。
● 提供康复或复原的技术，帮助患者尽可能独立进行各项活动（例如早期下床活动）。

改编自 The Joint Commission (TJC): Accreditation manual for hospitals, Chicago, 2011, The Commission; and Schick L, Windle P: PeriAnesthesia nursing core curriculum: preprocedure, phase I and phase II PACU nursing, ed 3, St Louis, 2016, Saunders.

儿科患者

● 运用符合患儿年龄的方式进行沟通，使用患儿熟悉的语言进行简单阐述。
● 使用图片、模型、仪器、游戏而不是语言进行教学，可以促进学龄前及学龄儿童的学习。

老年患者

● 随年龄增长而发生的生理变化可能需要患者在术前住院，接受更多的诊断检查并稳定病情（表37.2）。

表37.2 老年患者手术风险的生理因素

改变	手术风险	护理要点
心血管系统 心肌和瓣膜退行性改变 动脉壁僵硬，调节心脏的交感神经和副交感神经分布减少 小动脉间钙和胆固醇沉积增加，动脉壁增厚	心脏储备量减少 诱发患者术后出血与收缩压和舒张压升高 诱发患者下肢血栓形成	评估基线生命体征 保持充分体液平衡以减少心脏的负担。确保适当的血压满足循环需求 教会患者腿部训练和正确翻身的技巧；应用双侧抗栓袜，持续压迫装置（见第12章）
皮肤系统 皮下组织减少，皮肤脆弱性增加	易造成压力性损伤和皮肤撕裂	每4小时评估一次皮肤，手术期间在所有骨隆突处垫中单。翻身或重新安置体位（见第39章）
肺 胸腔僵硬和扩大 膈肌移动减小 肺组织轻度扩张，肺泡增大	肺活量降低 正常呼吸后肺部剩余容量或残气量增加，每次吸气时进入肺部气体量减少 血氧饱和度下降	指导患者正确咳嗽和深呼吸训练及使用诱发性肺量器 鼓励深呼吸 使用诱发性肺量器来加强呼气 评估血氧饱和度

续表

改变	手术风险	护理要点
肾脏 肾血流量减少 肾小球滤过率和排尿次数减少 膀胱容量减少	血液不足使肾循环减少 清除药物和有毒物质的能力下降 排尿频率增加，排尿后大量尿液潴留在膀胱中直至膀胱充盈，才会有尿意	监测尿量和实验室数据（例如血尿素氮、血肌酐） 评估药物不良反应 当膀胱充盈时，指导患者立即通知护士 旁边备好呼叫铃及便盆
神经系统 感觉丧失，包括触觉下降，疼痛耐受性增加 反应时间缩短	患者对术后并发症的早期警示体征的反应能力下降 患者麻醉后易意识模糊	检查骨隆突处受压迹象 向患者介绍周围环境，观察疼痛的非语言症状，维持环境安全，做好跌倒预防
代谢 基础代谢率下降 红细胞计数减少，血红蛋白水平下降 体内钾和水的含量发生变化	耗氧量及营养需求减少 携足够的氧气至组织的能力下降 发生水、电解质代谢失衡的危险更高	饮食恢复时，确保充足的营养摄入 输入必要的血制品，评估氧合、疲劳和感染的情况 监测电解质水平

- 年龄相关的中枢神经系统变化可使短期记忆下降。老年人需要更多的时间强化学习和理解信息（Spry 和 Goodman，2013）。接触新材料的方式越多，学会的可能性就越大。

- 应用言语说明、视听资料、小册子和示范加强教学。提供书面和口头指导时，应考虑视力和听力缺陷（Spry 和 Goodman，2013）。

居家护理

- 医院或诊所入院前及出院后应指导患者复习有效咳嗽、深呼吸、腹部固定、放松训练、腿部训练及步行活动。

技能 37.3　术前准备

术前准备包含了有助于减少患者焦虑、确保患者安全及减少围手术期并发症发生的活动和操作。所需的术前准备工作取决于手术类型（例如，肠道手术的患者应低渣流质饮食、灌肠、导泻及口服抗生素）。鼓励患者戒烟，给予尼古丁替代品，因为尼古丁可延缓伤口愈合，

增加感染风险，同时增加静脉血栓栓塞的风险（Rothrock，2015）。对于血红蛋白水平较低和（或）电解质水平异常或凝血功能障碍的患者通常术前需要住院治疗。

由于很多患者手术当日入院，术前准备通常由患者或主要照护者负责，因此，门诊护士或手术室护士对其进行充分指导是非常重要的。患者健康教育应包括食物和液体限制、术晨可使用的药物以及手术前晚手术部位的准备（见技能 37.2）。如果患者错误地遗漏了某项操作，需采取的措施也很重要。书面说明是术前指导十分有用的方式，因为患者和（或）居家照护者有任何不清楚或遗忘时可为其提供参考，准备的时候视频和宣传手册也是有用的。

纳入国家患者安全目标的修订后的联合委员会标准（2016）发布了"防止手术错误的部位、错误的操作、错误的患者"的统一协议。该协议作为一项附加的安全措施，以确保在安排手术时，入院或进入医院时确认正确的患者、操作和手术部位，并且每次都能将照护患者的

责任转交给另外一名患者照护者。最后的确认检查包括手术开始前整个手术团队能及时到位。如果手术涉及方向性（右侧与左侧）、多个部位（例如手指、脚趾、损伤处）或多个水平位（例如脊柱），最终确认应包括手术者在手术野做标记。患者手术前的手术标记应清晰可见。当患者清醒或有意识时，让患者参与手术过程。手术前使用"time-out"进行核对。整个手术团队应积极沟通，确认正确的患者身份、手术方向和部位、手术方案认同、正确的患者体位、具备正确的植入物和任何特殊的设备或要求。记录最终核对过程。

授权与合作

协调患者手术准备的技能不能交由护理辅助人员完成。但护理辅助人员可以为患者进行灌肠或冲洗，为病情稳定的患者测量生命体征，使用抗栓袜，并协助患者脱去衣物、首饰和假体。护士指导护理辅助人员完成以下工作：

- 患者手术准备阶段实施基本的感染控制措施和相应的预防措施。
- 如果患者有静脉置管或其他侵入性装置，观察和采取预防措施。

用物准备

注意：用物因手术要求而异。

- 测量生命体征用物：听诊器，血压袖带，温度计，脉氧仪
- 氧气用物
- 遵医嘱准备吸痰用物
- 病员服
- 静脉输液液体和输液装置（见第29章）
- 清洁皮肤的溶液
- 弹力（抗栓）袜（见第12章）
- 间歇性压缩设备
- 静脉踏脚泵
- 导尿包（见第34章）
- 术前查检单
- 药物（如镇静剂）
- 清洁手套

步骤	要点说明

护理评估

1. 根据机构政策，使用至少两种方式核对患者身份信息（例如，姓名和出生日期，或者姓名和病案号）。	确认患者身份。符合联合委员会标准并保证患者安全（TJC，2016）。
2. 完成术前评估（见技能37.1）。	为手术团队提供评估的基线评估数据。
3. 评估并记录患者的心率、血压、呼吸频率、血氧饱和度和体温。	提供患者术前状态的基线数据。
4. 如果患者当日入院或是门诊患者，遵医嘱确认入院准备已经完成。特殊准备包括禁食状态、药物使用、皮肤准备和肠道准备（如果需要）。	术前准备未完成可导致围手术期或术后并发症，可致手术延期或取消。
5. 询问患者是否有预设医疗指示，如果有，记录在医疗记录中。	当需要生命支持时传达患者想表达的意愿。

护理诊断

● 急性疼痛	● 低效型呼吸形态
● 焦虑	● 组织灌注无效
● 缺乏手术相关知识	● 有误吸的危险

步骤	要点说明
● 恐惧	● 有手术康复延迟的危险
● 口腔黏膜受损	● 有皮肤完整性受损的危险
● 躯体活动障碍	● 有感染的危险
● 清理呼吸道无效	● 有围手术期体位性受损的危险
根据患者的状况或需求，个体化处理其相关因素 / 危险因素。	

护理计划

1. 完成下列步骤后所能达到的预期结果：	
● 患者能说出正在进行的手术名称以及手术的风险和好处。	确定签署知情同意时患者的准备情况。
● 患者表示焦虑减少。	焦虑减少有助于提高患者参与度。

护理措施

1. 执行手卫生。协助患者穿上病员服，摘除个人物品。术前患者常常感到焦虑。在进行任何操作前，触摸患者前通过解释相关用物和操作的预期感觉（例如，冷、紧）来减轻焦虑。	减少感染的传播。让患者熟悉周围环境并理解术前操作。
2. 指导患者卸妆、去除指甲油、摘除发夹和首饰。	在保持体位和插管过程中，身体任何部位的发饰和珠宝都可能会掉落并造成伤害。戒指会降低手指血液的循环。化妆、指甲油和假指甲有碍评估皮肤和氧合状态。另外，丙烯酸指甲油含有致病菌（Rothrock，2015）。
3. 确保锁好钱财和贵重物品或交给居家照护者。	术后患者可能不会返回同一地点。防止贵重物品误放或丢失。
4. 确保患者已遵从外科医师或麻醉医师的医嘱进行了相应的液体和食物限制（见技能37.2）。	不同的医疗机构和医师对液体和食物的限制程度及类型不同。全麻下胃括约肌松弛，胃内容物可反流至食管和气管中。
5. 确认过敏史，并确认过敏（敏感标识带）或其他安全臂带已佩戴。	警示外科医师和卫生保健团队潜在的过敏症，以及跌倒的风险。
6. 确认患者是否遵从停用或服用药物的指导。	忘记用药或药物剂量不准确会引发并发症。
7. 如果有医嘱，确认患者或居家照护者是否已在家完成肠道准备（例如，缓泻药、泻药、灌肠剂）。	执行手术需要的相应的肠道排空。
临床决策点：在某些情况下，遵医嘱使用额外的灌肠剂和（或）泻药。肠道手术必须排空肠道，并且可降低术后肠梗阻的风险。当手术部位靠近直肠时，应使用灌肠剂。	
8. 确认记录单中患者病史和体格检查结果的记录。	确保已有相关实验室和诊断测试结果，且所有术前准备工作都已完成（Nagelhout 和 Plaus，2014）。
9. 确认患者已签署手术同意书、麻醉同意书和输血同意书。手术名称、外科医师的名字、日期、手术同意的被授权人姓名、签署同意书的手术医师（或被授权人）的签名、实施麻醉的麻醉医师和目击者(通常是护士)，以及手术患者的签名都应确认。	确保患者同意进行手术。在大多数情况下，外科医师负责患者签署同意书。护士确认同意书是完整的并与患者的理解是一致的（见机构政策）。

步骤	要点说明
10. 确保已完成必要的实验室检查，例如心电图和胸部X线，其结果记录在纸质病历中。	诊断测试结果可能会提示医疗问题并为术后提供比较的数据。
11. 如果手术医师有医嘱，确认血型和交叉配血试验已完成，并根据需要输血。	多数情况下，没有血液供应，手术就不能开始。
12. 指导患者排尿。	预防手术过程中膀胱膨胀或破裂的风险。
13. 根据科室操作标准或医师医嘱，建立静脉通路（见第29章）。	静脉通路是在手术室时提供液体和药物的通路。
14. 遵医嘱应用术前药物（例如术前使用抗生素、预防性药物）。	因各种原因准备术前药物，并遵医嘱使用以达到最佳效果。
15. 使用弹力袜（见第12章）。	制动期间使用弹力袜可促进血液循环，降低血栓风险。
16. 遵医嘱使用间歇性压缩设备。注：间歇性压缩设备是否与弹力袜配合使用。应确认医嘱。	间歇性压缩设备使血液从浅静脉流入深静脉，减少静脉血流淤滞。
临床决策点：如果患者未正确使用间歇性压缩设备或没有持续佩戴（除了沐浴、皮肤评估和移动时），则装置不能有效预防深静脉血栓的形成。当患者出现活动性深静脉血栓时，因存在肺栓塞的风险，不应佩戴间歇性压缩设备。	
17. 执行手卫生。提供干净的手套。遵医嘱清洁并准备手术部位。	使用抗菌肥皂可减少皮肤上的菌群。
18. 执行手卫生。遵医嘱插入导尿管（见第34章）。注意：有时在手术室插入导尿管。	降低膀胱压力并监测手术期间患者的出量。
19. 只要可能，允许患者术前佩戴眼镜或助听器，以便患者签署同意书并阅读材料。术前取下隐形眼镜、眼镜、假发和义齿（请参阅术前应完成的清单，在进手术室前应取走所有物品）。	这些有助于患者在术前保持清晰的视力和最佳的听觉，从而促进患者的合作。
20. 给患者戴好帽子。	手术过程中，帽子可包住头发将手术室污染降至最低。塑料或反光帽可减少热量消耗。
21. 安置患者在床上休息并将呼叫铃放在其可接触的地方，并告知患者不要在没有帮助的情况下起床。在进手术室前允许家属在旁边陪护。保持环境安静轻松。	当患者处于镇静状态或无人陪护时，行走会增加受伤概率。
22. 转移患者至手术室时协助患者至担架上。	某些门诊手术患者可以步行至手术室。

护理评价

1. 患者能够描述手术过程及其好处和风险。	确认患者签署知情同意所需的知识水平。
2. 患者能够复述术前指导。	证明患者理解术前指导。
3. 观察患者焦虑的症状和体征，询问患者及家属的感受。	心率加快、血压升高、瞳孔散大、口干、汗液增多、肌肉强直或颤抖都是对压力和焦虑的反应。询问患者的感受，鼓励患者表达担忧，进一步明确原因。
4. **使用反馈式教学**："我想确定您已准备好进行手术了。请告诉我您一到复苏室后希望发生什么。"如果患者或照护者不能正确反馈，立即调整或者重新制订指导计划，以保证其正确掌握。	确定患者和居家照护者对指导内容的理解水平。

步骤	要点说明
非预期结果	相关措施
1.患者无法签署同意书且家属不在旁边。	● 紧急情况下获得直系亲属的电话同意，必须两人见证口头同意（见机构政策）。 ● 记录获得和见证口头同意情况的说明和事实。 ● 口头同意者尽早签署书面同意书。电报或传真签署也可能视为口头同意（见机构政策）。
2.患者没有保持禁食状态，这可能会导致误吸，并提示他或她不了解或忘记宣教。	● 通知外科医师和麻醉医师，手术可能延期或取消。
3.没有签署和看到知情同意书。手术医师和麻醉医师没有提供相应信息和（或）确保同意书已签署。	● 患者尚未做好手术准备。在使用术前药物或任何改变中枢神经系统的药物前患者必须签署同意书。通知医师、外科医师、麻醉医师。

记录与报告

● 在护理记录单或纸质病历的术前查检单中记录术前身体准备。

● 在护理记录单或图表中记录患者钱财/物品的处置情况（即根据机构政策上锁或交给其家人）。

● 报告尚未签署和见证的知情同意书或患者未能保持禁食状态和行为。

● 记录对患者和居家照护者学习情况的评价。

注意事项

儿科患者

● 尽可能多地向患儿展示与手术相关的选择。

● 尽量不将父母与子女分开。当父母不能在场时，留给患儿最喜欢的物品很重要。

老年患者

● 由于认知、感觉或身体障碍，可能需要更长的时间完成术前穿衣和身体准备。

技能 37.4　麻醉苏醒

术后护理的第一阶段是快速恢复期。这个阶段从患者离开手术室到在麻醉复苏室中稳定的时间，符合出室要求后再转移至相应科室。

评估麻醉后反应最关键的时刻是最初的 1～2 小时，包括评估清理呼吸道效果、有无心血管并发症、体温控制情况和神经系统功能（表 37.3）。患者的状况可能会迅速改变；评估必须及时、全面、准确。您需要了解特殊类型麻醉相关的常见并发症和问题（表 37.4）。快速判断最有效的干预措施至关重要。当达到特定的标准要求时，患者通常已做好回到普通病房的准备。Aldrete 评分是几种评分系统之一（表 37.5）。它包括活动度、呼吸、循环、意识和血氧饱和度的评估参数。8 分及以下的分数表示需要额外的监测。10 分表示患者完全康复。

门诊手术的恢复需要相同的评估。然而因为手术涉及较少且持续时间较短，全身麻醉的深度可能较浅。一些患者仅有静脉输注清醒镇静剂，并且需要加强监测的时间更少。一旦患者病情稳定和反应相对灵敏，请向患者及居家照护者提供居家护理指导，包括当面示范和书面说明。

表 37.3　麻醉后监测及并发症管理

状态	相关措施
气道	
机械性梗阻：意识水平下降和肌松剂减少导致肌肉松弛、舌后坠阻塞气道	充分打开颈部，向前拉下颌骨，使用鼻腔或口腔气道，鼓励深呼吸
黏稠分泌物滞留：麻醉刺激，抗胆碱能药物，吸烟史	吸痰，鼓励咳嗽
喉痉挛：分泌物过多或气道刺激引起的喘鸣	鼓励休息和经口呼吸。如果非常严重，可能需要正压通气给氧治疗、小剂量肌松剂（麻醉医师开具医嘱）和气管插管
喉部水肿：过敏反应，气管管路刺激，体液过多	给予湿化氧、抗组胺剂、类固醇、镇静剂，某些情况下重新插管
支气管痉挛：哮喘史，麻醉刺激（呼气喘鸣）	遵医嘱使用支气管扩张剂
误吸：因低血压、胃分泌物积聚和胃排空延迟导致的呕吐、疼痛、恐惧、体位改变	侧卧位，气道吸引，遵医嘱使用止吐药
呼吸：通气不足／低氧血症	
中枢神经系统抑制：麻醉、镇痛药，肌肉松弛剂（呼吸频率变浅）	鼓励咳嗽和深呼吸，使用呼吸机，给予麻醉拮抗剂和肌肉松弛拮抗剂
机械性受限：肥胖、疼痛、塑型或敷料过紧、腹胀	重新摆放体位，给予镇痛药，松开塑型或敷料，减少胃扩张（例如，插鼻胃管、鼻胃吸引）
循环	
血容量不足：失血，脱水	给予静脉输液或血液替代疗法
低血压：麻醉／药物影响、血管舒张（可能由于脊椎麻醉）、麻醉剂	抬高双腿；给氧，静脉输液或血液替代疗法；给予升压药；监测出入量、刺激、血红蛋白和血细胞比容
心力衰竭：心脏病史，循环负荷过重，补液过多／过快	给予洋地黄和利尿剂，监测心电图
心律失常：低氧血症，心肌梗死，体温过低，钾、钙、镁含量失衡	给予静脉补液，监测心电图和尿量，识别和治疗病因
高血压：疼痛，膀胱膨胀，高血压史，血管加压药	与术前基线数据比较，识别并明确病因
腔室综合征：水肿引起的压力产生足够的压迫阻碍动脉和静脉循环，导致局部缺血、永久性麻木、功能丧失；前臂和小腿是最为常见的部位	根据腔室压力诊断疾病，抬高肢体但不高于心脏水平；去除或松开绷带或塑型以减轻压迫；如果不治疗可能需要截肢。不要使用冰块

表 37.4　重点评估麻醉类型相关的患者问题

麻醉类型	重点评估
全身麻醉	低血压，心率或心律的变化，体温降低，呼吸抑制，以颤抖、寒战、意识模糊或幻觉的形式出现的谵妄
脊椎麻醉	头痛，低血压，心输出量减少，发绀，呼吸困难
局部麻醉	皮疹，面部、嘴唇、口腔或喉咙水肿的过敏反应，躁动，心动过缓，低血压，注射部位的缺血性坏死
清醒镇静	呼吸抑制，心动过缓，低血压，恶心和呕吐
硬膜外麻醉	发绀，呼吸困难，心率减慢，心率不规则，皮肤颜色苍白，恶心和呕吐

数据来源于 Lilley LL, Collins SR, Snyder JS: Pharmacology and the nursing process, ed 7, St Louis, 2014, Mosby; and Rothrock JC: Alexander's care of the patient in surgery, ed 15, St Louis, 2015, Mosby.

表 37.5 麻醉后 Aldrete 得分

		得分
活动度（命令下自主移动）	自主或遵医嘱活动 4 个肢体	2
	自主或遵医嘱活动 2 个肢体	1
	不能活动肢体	0
呼吸	能够自行深呼吸和咳嗽	2
	呼吸困难、呼吸较浅或呼吸受限	1
	窒息	0
循环	血压比麻醉前高 20 mmHg	2
	血压比麻醉前高 20 ~ 50 mmHg	1
	血压比麻醉前高 50 mmHg 以上	0
意识	完全清醒	2
	呼叫名字时可被唤醒	1
	无反应	0
面色	正常	2
	苍白、暗淡、斑点、黄疸或其他变化	1
	发绀	0

引自 American Society of PeriAnesthesia Nurses (ASPAN): 2015-2017 peri-anesthesia nursing standards, practice recommendations and interpretive statements, Cherry Hill, NJ, 2015, ASPAN; Phillips NM, et al: Post-anaesthetic discharge scoring criteria: key findings from a systematic review, Int Evid Based Healthc 11(4):275, 2013.

授权与合作

快速麻醉恢复的技能不能交由护理辅助人员完成，护理辅助人员可实施基本的舒适和卫生措施，护士指导护理辅助人员完成以下工作：

• 解释提供舒适措施的相关限制（例如更换体位、翻身、应用保温毯）。

• 提供所需用物的指导。

• 注意：护理辅助人员可在门诊手术复苏室中做更多的工作，例如提供口服液体。

用物准备

• 身体评估用物

• 各种类型和尺寸的人工气道

• 持续和间歇吸引

• 氧气设备，如面罩、氧气调节器和管道以及正压供给设备

• 脉氧仪

• 呼气末二氧化碳潮气量监测器

• 血压监测设备

• 可调节照明

• 心电监护仪

• 动脉血气监测仪

• 膀胱扫描仪

• 床边便携式超声波脉搏测量仪

• 温度调节设备，包括温度计、保温毯和降温毯

• 静脉输液用物（遵医嘱）（见第 29 章）

• 带除颤仪的成人和小儿急救车

• 备用物品（例如面巾纸，敷料，便盆，接尿器，呕吐盆）

• 个人保护设备

• 无乳胶的用品和设备

步骤	要点说明

护理评估

1. 根据机构政策，使用至少两种方式核对患者身份信息（例如，姓名和出生日期，或者姓名和病案号）。	确认患者身份。符合联合委员会标准并保证患者安全（TJC，2016）。
2. 接收巡回护士和麻醉医师提供的手术记录单，包括手术过程、生命体征范围、有无并发症、预计失血量、其他液体损失、液体替代情况、麻醉类型、用药、气道类型及大小、手术伤口的范围、手术期间体位移动的限制，以及任何术前疾病和（或）护理诊断。	确定患者的一般状况有利于参与患者在麻醉恢复室需要的评估类型，了解特殊设备需求、潜在治疗措施和护理干预措施。
3. 患者到达麻醉恢复室后，核对手术医师的医嘱。	关注重点干预措施有利于安排护理措施。
4. 根据手术和麻醉类型限制活动。	必要评估的影响类型，观察的并发症类型以及所需的特定护理干预措施。
5. 执行手卫生。全面评估患者，包括生命体征、脉氧饱和度；疼痛和包含呼吸、心脏、神经、胃肠道、泌尿生殖、代谢和体液状态在内的身体系统评估。评估患者的手术部位和引流情况、皮肤完整性、安全性和焦虑水平。	减少感染的传播。为术后评估提供基线水平。确定首要的护理措施。
6. 在稳定初期,监测生命体征和脉搏血氧饱和度（ASPAN，2015）。	监测患者的稳定性。
7. 第一阶段护理水平的结束基于特定的标准，而不是时间限制。标准应包括气道通畅性、血氧饱和度、血液动力学稳定性、体温调节、神经系统稳定性、出入量、管道通畅性、敷料情况、疼痛和舒适管理以及用到的麻醉后评分系统的评估。每个机构政策的评估频率不同。	出院指导是与麻醉科协商制订的。

临床决策点：让患者侧卧（如果可能），观察受压皮肤和血液积聚情况，否则不能观察到血浆的引流情况。

护理诊断

● 急性意识障碍	● 语言沟通障碍
● 急性疼痛	● 清理呼吸道无效
● 体液不足	● 低效型呼吸形态
● 体液过多	● 防护无效
● 气体交换受损	● 体温调节无效
● 躯体活动障碍	● 组织灌注无效
● 皮肤完整性受损	● 有误吸的危险
● 自主呼吸受损	● 有尿潴留的危险
● 吞咽受损	
根据患者的状况或需求，个体化处理其相关因素 / 危险因素。	

步骤	要点说明

护理计划

1. 完成下列步骤后所能达到的预期结果：	
● 患者的呼吸道保持通畅；呼吸较深、有规律，转运过程中在正常范围内。血氧饱和度维持在95%以上。	除预期的麻醉或镇痛影响外，没有发生肺部变化。
● 转运过程中患者的血压、脉搏和体温保持在先前基线或正常预期范围内。	除麻醉或镇痛影响外，未出现心血管、肺部或体温调节变化。
● 从复苏室转出后，敷料清洁、干燥、完整。	没有出血或感染迹象，伤口情况稳定。
● 从复苏室转出后，出入量在预期范围内。	保持足够的排尿量。维持充分液体补充（静脉注射/口服）。
● 患者从快速麻醉复苏室转出（通常为1～2小时）后，主诉给予镇痛或其他止痛措施后不适感减轻。	有效的疼痛缓解措施可减轻疼痛。
● 患者的术后评估在预期正常参数范围内。	患者病情稳定，为术后恢复的下一阶段做好准备。
2. 执行手卫生，并为持续监测及护理措施准备用物。	减少感染传播。

护理措施

1. 当收到转入信息、患者在担架（床上）进入麻醉复苏室时，立即将氧气管连接至调节器，给予静脉输液并核对滴速。遵医嘱连接所有持续或间断吸引的重力引流导管，连接心电监护仪。确保留置导管和引流袋处于引流位置且通畅。	优先处理维持供氧和循环。吸氧可提高肺泡含氧量。静脉输液可维持循环量并提供紧急药物给药途径。引流管必须保持通畅并在适当的位置以利于液体的引流。
2. 每隔5～15分钟继续评估所有生命体征，直至患者稳定或有临床指征需要更频繁地监测（ASPAN，2015）（见医疗机构方案）。将结果与患者基线数据进行比较。根据患者的舒适需要提供温暖的毯子。	生命体征可提示手术或麻醉术后并发症的发生（例如呼吸抑制、低热、高热、脉搏不规则或低血压）。急性失血可能导致低血容量性休克，伴有血压下降、心率呼吸加快、皮肤苍白和烦躁。全身麻醉可能影响体温调节中枢，基础代谢率降低引起体温过低。恶性高热是罕见的遗传性状况，常在麻醉后发生，属于紧急医疗（Rothrock 2015；Schick和Windle，2016）。
临床决策点：如果患者在常规镇静下进行了短期手术，请查看机构政策中的镇静剂恢复指南。监测常规镇静/镇痛患者的围麻醉期，注册护士应专门负责持续患者监测（AORN，2015；ASPAN，2015）。监测氧合直至患者不再有低氧血症的风险。定期监测肺通气和循环直至患者适合出院（ASPAN，2015）。	
3. 全身麻醉后保持气道开放：	确保充分的氧合。
a. 将患者侧卧，头部朝下，颈部略微伸展（见插图），切勿将手放在胸部（减少胸部扩张）。	颈部伸展可防止咽部气道阻塞。头向下可使舌头向前；黏液或呕吐物会经口流出，防止误吸。
临床决策点：陪护镇静患者直至呼吸正常。使用人工气道的患者可能会作呕、呕吐、躁动或呼吸停止。密切监测有阻塞性睡眠呼吸暂停病史的患者。	

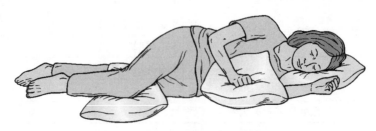

步骤 3a　全麻恢复期间患者的体位

| 步骤 | 要点说明 |

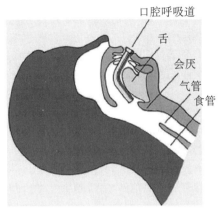

口腔呼吸道
舌
会厌
气管
食管

步骤 3e　移除前口咽通气管位置

步骤	要点说明
b. 将折叠的小毛巾或枕头放在患者头部下方。如果患者被限制取仰卧位，升高床头呈 10°～15°，使颈部伸展，头部转向侧面。如果患者开始恶心，准备好呕吐盆。	协助患者保持头部伸展。如果患者呕吐，防止误吸。
临床决策点：如果患者无法伸展颈部，可能的话，转向一侧；可经常吸引口咽部（见第 25 章）。	
c. 患者清醒时，鼓励患者每 15 分钟咳嗽和深呼吸。 d. 当人工气道和口腔分泌物增多，应吸引。 e. 一旦呕吐物反流，嘱患者吐出口咽通气管（见插图）。不要用胶带粘口咽通气管。	促进肺扩张和黏液分泌物排出。 清除气道分泌物。
f. 脊椎麻醉的患者避免快速的体位变换，这可能引起血压的变化。良好的身体对称是必要的。维持内循环灌注。鼓励饮水（例如门诊手术患者可以饮水）。	避免快速运动，以免因脑脊液流失而引起脊髓性头痛。静脉输液或口服补液可帮助人体补充脑脊液。
临床决策点：由于现在使用药物的半衰期较短，因此许多患者在离开手术室之前已拔出口咽通气管。复苏室护士必须评估呼吸做功是否足够；否则可能需要更换气道，甚至使用呼吸机。	
4. 用正常语气呼叫患者姓名。如果没有回应，尝试触碰或轻轻移动患者身体来唤醒患者。向患者解释手术已经结束，现在复苏室。	判断患者的意识水平和执行要求的能力。
5. 通过检查甲床、黏膜和皮肤的颜色来评估循环灌注。触摸皮肤温度，测试毛细血管充盈试验（见第 6 章）。	皮肤、甲床和黏膜呈粉红色或正常颜色、较短时间（3 秒或更少）的毛细血管填充表明循环灌注充足。肢体温暖表示血液循环充足。
6. 检查甲床和皮肤的颜色。触摸皮肤温度。	周围组织灌注指标。
7. 仔细评估反映全麻后潜在的心血管和肺部并发症的行为或临床改变（见表 37.3），监测实验室结果。	术后镇静患者常缺氧。
8. 全麻后的患者：患者清醒后，向患者介绍自己及周围环境。	
9. 监测脊髓或硬膜外麻醉后的感觉、循环、肺部和神经反应： a. 监测低血压，心动过缓、恶心、呕吐。 b. 保持充足的静脉补液。	反映脊柱功能恢复情况。 交感神经系统阻塞导致主要血管的血管舒张和全身性低血压。 通过补液和临时扩张血管维持血压。

步骤	要点说明
c. 患者仰卧或头稍抬高，保持体位。 d. 持续观察复苏室患者直至患者恢复肢体运动。 e. 评估呼吸状态、脊柱感觉水平以及下肢移动性。静脉镇静后会出现困倦。麻醉程度取决于感觉改变的位置。嘱患者闭眼并使用乙醇擦拭皮肤来测试感觉，让患者主诉温暖还是寒冷。如果患者采用脊椎麻醉，提醒他或她肢体感觉和运动的丧失是正常的，并会在几个小时内恢复正常。	尽量减少因注射部位脊髓渗漏引起的脊髓麻醉后头痛的风险，同时抬高上身可增加压力。脊髓麻醉后头痛比硬膜外麻醉后头痛更常见（Lewis et al.，2017）。 患者担心功能永久性丧失。 脊髓阻滞一般在20分钟内发生。但是如果麻醉水平高于第六胸椎，呼吸肌就会受到影响。如果严重影响呼吸肌，患者通常会感到呼吸不畅，甚至可能需要机械通气。
10. 监测出入量： a. 观察敷料和引流管中是否有鲜红色血液。检查手术切口是否肿胀或变色。注意手术敷料的状况，包括量、颜色、气味，以及是否与引流管一致。用黑色笔画圈标记敷料。标注做标记的时间，每隔10～15分钟检查，记录任何变化和生命体征。 b. 遵医嘱加强压力敷料或更换简易敷料（见第41章）。如果切口暴露或覆盖透明敷料，则继续监测切口状况、周围组织以及引流的量和颜色。 c. 通知外科医师异常的血液引流，并按照指示加压敷料。直接给压。 还要看看患者下方是否出现引流痕迹。监测是否出现血压下降和脉搏增加。 d. 检查引流管和收集装置的情况与内容物。注意引流的特征和容量。 e. 观察留置导尿管（如果有）的尿量、颜色和外观。 f. 如果有鼻胃管，评估引流情况。如果无引流，检查置管位置并在必要时用生理盐水冲洗（见第35章）。 g. 监测和维持静脉输液速度。观察输液部位是否有渗液迹象（见第29章）。	明确体液流失的程度和下面伤口的状况。伤口的大小、位置和深度影响引流量。 压力敷料有助于止血（终止出血）和吸收引流液，故不应被移除。术后立即更换敷料可破坏伤口边缘并加重引流。通常由外科医师在手术后24小时第一次更换敷料。轻度手术伤口可能只是皮肤闭合，不用敷料或者伤口覆盖透明敷料，以观察切口和周围组织的情况（Rothrock，2015）。 引流持续增加或性质改变可能提示出血，应立即通知外科医师（Lewis et al.，2017；Schick和Windle，2016），手术伤口出血很可能在术后几个小时内出现，说明手术过程中止血效果不佳。随着敷料变得饱和，血液经常在患者一侧渗出并积聚在身体下面。 明确引流管是否通畅和伤口引流的程度。 尿量少于30 mL/h提示肾灌注减少或肾功能改变。 保持胃管通畅以保证胃减压。预期的引流颜色可以是黑色或浅色、黄色或绿色，100～200 mL/h。术后可能会有血液引流。 提供充足的水合作用和循环功能。
11. 促进舒适： a. 将湿润的毛巾放在嘴唇上，用湿润的棉签或软牙刷擦拭口腔黏膜或者将凡士林涂在嘴唇上提供口腔护理。 b. 应用保温毯或积极复温疗法促进温暖和减少颤抖。 c. 协助改变体位并给予枕头支撑。	口腔因禁食状态和术前应用抗胆碱能药（例如阿托品）而干燥。 全身麻醉会损害体温调节，手术室温度较低，体腔暴露会导致体内热量损失。颤抖增加耗氧量，诱使患者出现心律失常和高血压，损害血小板功能，改变药物代谢，妨碍伤口愈合，并由于不良结果的累加而增加住院费用（ASPAN，2015）。 改善通气和循环。

步骤	要点说明
12. 在转入手术室或出院前，当患者清醒时应持续监测疼痛，包括性质、严重程度和部位（见第16章）。不是所有术后疼痛都是切口疼痛。	疼痛通常与外科手术（例如心肌梗死或肺栓塞导致的胸痛或体位创伤导致的肌肉疼痛）无直接相关性。腹腔镜术后经常出现牵涉痛（肩部疼痛）。系统评估疼痛有助于患者达到功能状态。
a. 在患者生命体征稳定时，遵医嘱给予止痛药。	促进患者舒适。
13. 向患者解释病情，并告知其转入普通病房或出院的计划。	减少干扰恢复进程的焦虑。
14. 当患者病情稳定时，联系麻醉医师批准转入普通病房或出院回家。	外科医师负责安排转科或出院。
15. 从门诊手术病房出院回家前，提供口头和书面说明（注释37.2）。	患者和居家照护者需意识到潜在的并发症和随访护理。
临床决策点：如果患者出院回家，应确保有人开车送其回家并观察是否出现并发症的症状和体征。让患者和司机报告症状和体征以及紧急护理需求。	

护理评价

1. 将生命体征评估测量结果与患者的基线和预期正常水平比较。	在整个恢复期间评估患者的呼吸、心血管和体温调节状态。
2. 检查手术伤口和敷料的引流。务必评估患者身体下方的引流情况。	提供衡量伤口愈合进展的数据。
3. 监测出入量。尿量应至少为 30 ~ 50 mL/h。	提示体液不平衡。
4. 听诊肠鸣音，询问患者是否已排气。	可评估肠蠕动恢复情况和饮食耐受性。
5. 采取止痛措施（如更换体位和使用镇痛药），评估患者疼痛感知。	确定已达到的舒适程度和止痛措施的有效性。
6. 根据患者特有的手术类型（例如，开颅手术—神经系统评估；颈部手术—气道情况；血管手术—循环和出血；整形外科手术—神经血管状态和固定或体位），完成相应的系统—特定身体评估。	可监测恢复进程。
7. **使用反馈式教学**："我想确定您已了解回家后的预期症状。如果发生感染，请告诉我预期的症状和体征有哪些？"如果患者或居家照护者不能正确反馈，立即调整或者重新制订指导计划，以保证其正确掌握。	确定患者和居家照护者对指导内容的理解水平。

非预期结果	相关措施
1. 患者出现呼吸抑制（脉搏血氧饱和度＜低于95%，呼吸频率低于10次/分或较浅）。	● 立即向外科医师报告。 ● 遵医嘱经鼻给氧。慢性阻塞性肺疾病患者氧流量应不超过 2 L/min。 ● 鼓励患者每 5 ~ 15 分钟深呼吸。 ● 更换体位以促进胸部扩张（侧卧位或半坐卧位）。 ● 给予处方药（例如肾上腺素、肌肉松弛剂、麻醉拮抗剂）。

步骤	要点说明
2. 患者出现与体内或切口出血相关的血容量不足。	● 尽量抬高患者的双腿以维持与躯干形成斜面。不要将头抬得过低，可造成呼吸费力并可能降低脑灌注。 ● 立即向外科医师报告患者病情。 ● 遵医嘱予面罩给氧，6～10 L/min。 ● 加快静脉输液速度或遵医嘱予血制品。 ● 每5～15分钟监测一次血压和脉搏。 ● 遵医嘱以下情况使用加压敷料： ① 腹部敷料：用一些较厚的纱布加压覆盖出血部位，胶带的宽度超过敷料宽度7～10 cm并施压，两侧压力均匀覆盖出血点。粘贴整个敷料时保持压力，以在出血点给予最大的压力。 ② 四肢敷料：用纱布包裹，将纱布压在出血部位上。不要缠绕整个肢体。 ③ 颈部敷料：用一些较厚的纱布覆盖，胶带的宽度超过敷料宽度7～10 cm。加压，但不要封堵颈动脉或气道。每5～15分钟评估一次，判断颈动脉和气道是否阻塞。 ④ 患者仍然保持禁食，因为常需返回手术室来控制出血。
3. 患者主诉切口非常疼痛。	● 给予止痛药，疼痛严重前重新评估并给予止痛药。 ● 疼痛有时会使血压降低，止痛药可使生命体征恢复正常。认真监测生命体征。 ● 自控镇痛者，请确保其正确使用设备。提醒居家照护者不要操作自控镇痛设备。 ● 整形外科手术：肢体间隔综合征的早期症状是镇痛剂未能缓解疼痛。其他症状包括麻木、刺痛、苍白、冰凉和外周血管搏动消失。需通知外科医师。不要抬高四肢超过心脏水平，因为会增加静脉压力。不能使用冰块因会引起血管收缩（Lewis et al., 2017）。

注释 37.2　麻醉后和门诊手术出院标准

麻醉后出院标准
● 意识清醒（或呈基线状态）
● 生命体征稳定
● 没有过量的出血或引流
● 没有呼吸窘迫
● 血氧饱和度高于90%
● 疼痛已控制
● 报告已获得

门诊手术出院标准
● 满足所有复苏室出院标准
● 近30分钟内没有应用静脉麻醉
● 轻微的恶心、呕吐
● 疼痛已控制

● 已排泄（如果适合手术程序／遵医嘱）
● 如果年龄合适且没有禁忌证，可步行
● 有负责任的成人在场能够陪伴患者
● 已进行出院指导且患者理解

记录与报告

● 护士在护理记录单或纸质病历中记录患者到达复苏室的时间，包括生命体征和其他身体参数、意识水平和疼痛严重程度。还包括敷料和管道状况、引流液特征以及所有护理措施。

● 在相应的的流程表上记录生命体征和出入量。

● 向外科医师报告异常评估结果及并发症体征。

● 记录对患者和居家照护者学习情况的评价。

注意事项

健康教育

● 如果患者应用脊椎或硬膜外麻醉，请提醒家人或其他重要人员，几个小时内的肢体运动丧失是正常的。

● 加强术前咳嗽、深呼吸、腿部练习、步行和疼痛控制相关信息的指导。

● 对门诊手术患者耐心宣教。

● 外科医师的办公室和手术中心电话号码（24 小时电话）。

● 随访日期、时间。

● 核查处方药。

● 特定手术相关指南。

● 敷料和伤口护理。

● 疼痛控制。

● 活动限制。

● 麻醉作用相关指南。

● 饮食限制。

● 并发症症状和体征。

儿科患者

● 婴儿和儿童的体温控制机制发育不成熟，应优先考虑术后保温。

● 婴儿和儿童通常比成人基础代谢率高，生理补偿差异较成人高，需要更多氧气、体液和热量。

● 由于水电解质紊乱及误吸风险的增加，幼儿更易出现呕吐。儿童因意外伤害行手术时，常因未能充分禁食禁饮，容易出现呕吐。

老年患者

● 老年患者对手术的耐受程度取决于生理变化的程度，如年龄的增长、现有慢性病以及手术持续的时间。

● 与老年患者沟通时，应注意他们可能存在的听觉、视觉或认知障碍。

居家护理

● 指导门诊手术患者和主要照护者术后锻炼、居家调理或活动受限的知识。

● 如果患者出院后需更换敷料，通常建议选择在卧室或浴室进行。

● 评估是否需要转诊家庭医疗保健。

技能 37.5　提供术后早期与康复期恢复

恢复的第二阶段是术后恢复期。ASPAN 将第二个护理阶段定义为护士专注居家护理准备或延伸护理环境。这段时间从患者由复苏室转出到出院。门诊手术患者在家中接受康复治疗。经历手术的患者都有类似的术后需求。然而护理因患者手术的性质、病史、并发症的发生以及康复速度而个性化，不是所有手术患者都以相同的速度康复。康复期间护士开始做出院准备，并积极邀请患者、家属和其他重要人员参与。护士应促进患者的独立性,指导患者和(或)居家照护者手术相关的限制与禁忌，并提供改善患者健康状态的信息。

授权与合作

术后早期和康复期恢复阶段的技能不能交由护理辅助人员完成，护理辅助人员可测量生命体征（患者病情稳定时），提供鼻导管或吸氧面罩（不调节氧流量），提供卫生或改变体位以促进舒适,护士指导护理辅助人员完成以下工作:

● 解释测量生命体征的频率。

● 查看具体的安全问题以及需观察和报告给护士的问题。

● 解释可影响基本卫生和舒适措施的预防措施。

用物准备

● 术后床（用于日间手术恢复的躺椅）

● 听诊器、血压计、温度计

● 所需的静脉输液架和输液泵

● 呕吐盆

- 浴巾和毛巾
- 防水垫
- 口腔清洁用物
- 枕头
- 面巾纸
- 氧气设备和袋式阀面罩、供成人和儿童使用的配有除颤器的应急车
- 吸引设备（用于吸引气道）
- 穿衣用物

- 间歇吸引（连接鼻胃管或伤口引流管）
- 整形器械（如果需要）
- 清洁手套
- 按需准备的个人防护设备
- 恶性高治疗热车（Rothrock，2015；Schick 和 Windle，2016）
- 无乳胶用品和设备
- 转运设备，包括轮椅和推车

步骤	要点说明

护理评估

步骤	要点说明
1. 接到复苏室护士电话，总结患者的当前状况。	可根据患者的特殊需求，准备病房必要的用物和设备。
2. 根据机构政策，使用至少两种方式核对患者身份信息（例如，姓名和出生日期，或者姓名和病案号）。	确认患者身份。符合联合委员会标准并保证患者安全（TJC，2016）
3. 患者到达护理单元时，向随行护士收集更多的详细的情况。	详细的报告有助于护士制订合适的评估和护理措施的计划。数据提供了监测患者病情变化的基线。
4. 核查能获取患者手术类型信息的表格；并发症；输注药物；术前医疗风险；基线生命体征，包括复苏室的生命体征；以及患者术前给予/未给予的常用药物。	手术性质、术中并发症和存在的医疗风险决定需观察的并发症。生命体征提供了监测术后病情变化的方法。患者常规药物列表可能需要报告给外科医师，以确定术前未给予的药物的时间和剂量的顺序。
5. 核对术后医嘱。	为护理类型提供更多的指导。
6. 评估患者和家属对手术恢复的认知和期望。	患者可更好的参与照护。

护理诊断

● 急性意识障碍	● 语言沟通障碍
● 急性疼痛	● 清理呼吸道无效
● 体液不足	● 低效型呼吸形态
● 缺乏术后护理的相关知识	● 防护无效
● 体液过多	● 组织灌注无效
● 气体交换受损	● 营养失调：低于机体需要量
● 身体活动受限	● 有误吸的危险
● 皮肤完整性受损	● 有尿潴留的危险
根据患者的状况或需求，个体化处理其相关因素/危险因素。	

步骤	要点说明

护理计划

1. 完成下列步骤后所能达到的预期结果：	
● 听诊患者双侧呼吸音清晰。	除麻醉或镇痛作用引起的预期改变外，肺部没有发生其他改变。
● 患者生命体征维持在与术前基线一致的正常范围内。	除麻醉或镇痛作用引起的改变外，没有发生其他心血管、肺部或体温调节变化。
● 切口边缘接近良好，没有引流液。	提示伤口愈合，没有出血或感染。
● 根据出入量记录，确认体液平衡。	保持足够的排尿量。维持充足的体液补充（静脉注射和口服）。
● 根据疼痛等级量表（0～10级）的范围内，患者出院后进行中等活动时描述的疼痛小于4。	有效的疼痛缓解措施可改变患者对疼痛的接受或感知水平。
● 肠道手术或全麻术后48～72小时，出现正常肠鸣音。	指示胃肠道功能恢复。
● 患者及居家照护者描述需要报告的提示并发症发生的体征，家中的饮食调整和活动限制。确定随访计划及演示切口护理方法。	使患者参与护理计划并尽量减少焦虑。随着不断康复，患者可就如何恢复能做出更多选择。居家照护者可以担任教练或提供直接帮助，并协助患者回忆之前的指导。
2. 执行手卫生并在床边准备用物。	减少感染的传播。提高护理操作的效率。
3. 如果患者用担架转运，准备升高（与担架齐平）床单元进行转移，将床单叠放在一侧，并有足够的空间使担架能轻易放在床边（见第11章）。	用物的准备有利于安全和顺利转运。

护理措施

1. 术后护理的早期恢复	
a. 协助运输人员使用滑板将患者从担架移动至床上（见第11章）。根据机构政策，使用至少两种方式核对患者身份信息（例如，姓名和出生日期，或者姓名和病案号）。	确认患者身份。符合联合委员会标准并保证患者安全（TJC，2016）。
b. 连接现有的氧气管道以及静脉输液液体，确认输液泵的静脉滴速,检查引流管（例如导尿管或伤口引流管）。	保持静脉输液通畅和引流管路的完整。
c. 保持呼吸道通畅。如果患者仍嗜睡或昏睡，保持头部伸展并协助侧卧（见第25章）。	减少误吸和舌后坠阻塞气道的可能。
d. 进行初步意识水平和生命体征的评估，并将结果与复苏室的生命体征和患者的基线数据比较。遵医嘱继续监测。	转移期间患者病情可能会改变。患者移动和疼痛程度影响生命体征的稳定。生命体征的改变可能会引起术后并发症的发生。
e. 鼓励咳嗽、深呼吸，使用诱发性肺量计和呼气正压通气装置（见技能37.2）预防肺不张。	麻醉、药物和插管刺激气道易导致分泌物和肺不张。有效咳嗽和使用设备可扩张胸部，使肺部充气、分泌物松动。
f. 评估胃肠道功能以判断肠鸣音是否恢复。	指示胃肠道功能的恢复。
g. 如果鼻胃管存在，检查位置并冲洗（见第35章）。正确连接引流装置。将其他引流管连接至相应的吸引收集装置。防止管道张力过大。	转运和移动可能会移动管道，从而影响引流。
h. 评估患者的手术敷料外观、现状和引流性质。除非外科医师禁忌，用笔勾画引流边缘并在1小时内重新评估更换。如果没有敷料，检查伤口情况（见第40章）。	术后早期阶段伤口可能会迅速出血。伤口和敷料的观察有助于评估伤口愈合情况。
临床决策点：如果不能更换敷料，在引流部位标记并标注时间、日期和首字母。记录维护频率。切勿使用毡制粗头笔来标记敷料，因为墨水可能渗入纱布，污染切口部位。	

步骤	要点说明
i. 触诊腹部检查膀胱是否扩张或在可以的情况下进行膀胱超声检查。如果有导尿管，检查其位置，确保顺利排尿并妥善维护。患者可能会持续膀胱灌洗或有耻骨上导管（见第34章）。	麻醉常引起尿潴留。尿潴留会增加尿路感染的风险。
j. 如果没有导尿，向患者解释术后8小时内应排尿。如果可以站立，男性患者可能会顺利排尿。	麻醉药和镇痛药可抑制膀胱充盈感。
k. 测量所有液体摄入量和输出量（包括手术期间的估计失血量）。	患者可能对低于脊髓或硬膜外麻醉水平的部位仍然没有感觉。
l. 向患者及其重要人员解释用物和密切观察的目的。	体液和电解质平衡的改变是大手术的潜在并发症。 不熟悉的场景（例如用物、患者的外表）经常引起患者焦虑。
m. 协助患者取舒适体位，保持正确的身体对称。避免牵拉手术伤口部位。	减少缝合线的张力。协助患者放松并提升舒适度。
n. 将呼叫灯放在患者可触及处并拉起床栏（两个中的一个或四个中的三个）。指导患者需下床时寻求帮助。	随着麻醉效果的不断减弱将促进患者安全。拉起所有床栏可能被认为是身体限制。
o. 选择相应年龄的疼痛等级评分评估患者的疼痛程度。评估上次给予止痛剂的时间。患者自控镇痛可用于控制疼痛（见第16章）。遵医嘱在开始的24～48小时内全天或按需给药。向患者解释如何控制疼痛的计划，核对医嘱的内容和频次。	确定不适的程度。充分的疼痛控制有利于患者参与后期的呼吸训练、咳嗽和行走活动。
2. 术后持续护理 a. 遵医嘱至少每4小时评估一次生命体征。	前48小时内温度超过38℃可能提示肺不张、正常炎症反应或脱水。第3日及之后体温超过37.8℃常提示伤口感染、肺炎或静脉炎（Lewis et al., 2017）。血压或脉搏的改变与心血管并发症有关（见表37.3）。
b. 密切监测伤口愈合的情况并遵医嘱更换敷料。	伤口感染常发生于术后第3～6日。伤口裂开常发生于术后第3～11日（见第40章）。
c. 观察引流情况（见图A）并维护伤口引流装置，例如Jackson-Pratt、Hemovac或Penrose引流。Jackson-Pratt和Hemovac引流系统必须在半满或充满空气时排空（压缩以排空气）（见图B）。	伤口引流装置促进伤口从内到外的愈合并减轻缝合压力。压缩有弹性的密闭容器、堵塞引流器的出流口可产生负压吸引。

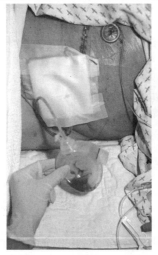 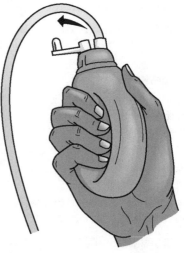

步骤 2c　A. 观察装置内引流颜色　B. Jackson-Pratt 引流系统

步骤	要点说明
d. 根据需要至少每 2 小时进行一次口腔护理。如果允许，可提供冰块。	药物如术前给予的抗胆碱药会使口腔干燥。口腔护理和冰块有利于促进患者舒适。
e. 鼓励患者翻身、咳嗽、深呼吸，至少每 2 小时使用一次诱发性肺量计和呼气正压通气装置（见技能 37.2）。	保证充足的通气并尽量减少通气不足和肺不张。对有吸烟、肺炎或慢性阻塞性肺病史的患者或限制卧床休息的患者尤其必要。
f. 监测连续压缩装置的功能。遵医嘱下肢使用弹力袜（见第 12 章）。向患者解释压缩装置会间歇性地膨胀和放气。	弹力袜可增加静脉回流（Elisha et al., 2015）。解释有助于减少焦虑并促进合作。
g. 遵医嘱鼓励步行和活动（见第 12 章）。活动前后评估生命体征以评估耐受性。鼓励患者在手术当晚从坐椅站起或次日晨在房间或走廊里走动。	行走是预防术后并发症最重要的护理干预措施。移动促进循环、肺扩张和肠蠕动。体位性低血压多由突然的体位变化引起的。
h. 如果没有恶心、呕吐，在耐受的情况下可以从流质饮食过渡至正常饮食。	恶心和呕吐与麻醉和手术有关。静脉输液通常在耐受口服时停用。一些患者必须是禁食数日直至通气或听到肠鸣音。
i. 让患者和居家照护者参与决策，回答他们关心的问题。	提升患者的控制感和独立感，增强自尊心。
j. 为需要适应身体外观或功能改变的患者提供表达感受的机会。	根治性手术、截肢或不能手术的癌症常会导致焦虑和抑郁。应能预料到身体器官缺失后常见的痛苦反应。
3. 康复期 a. 评估患者居家环境的安全性、清洁度和社区资源的可用性，并为患者提供帮助。（注意：在很多情况下，这是由专业管理者而不是护士完成的，使用这些信息修改提供的健康教育。）	提供患者居家护理需要的信息。明确患者和照护者的知识水平以及额外的出院指导需求。有助于促进顺利出院和患者的独立性和护理参与度。
b. 向患者和居家照护者进行居家护理活动的指导（例如更换敷料、药物管理、训练、静脉输液）。	让患者在家中实现自我护理。
c. 让患者和居家照护者知晓康复进展情况。解释预计出院的时间。解答个别患者的问题或疑虑。	减少患者焦虑并帮助患者了解如何参与出院计划。

护理评价

1. 听诊双侧呼吸音。	确定呼吸道状态。
2. 监测生命体征趋势。	为衡量术后进展状态提供数据。
3. 评价出入量记录。评估患者术后首次排尿的时间。	提示开始排尿。
4. 听诊肠鸣音。	评价是否恢复肠蠕动和饮食耐受。
5. 中度活动后让患者用 0 ～ 10 级描述疼痛。	确认达到的舒适程度和疼痛缓解措施的效果。
6. 检查切口（伤口边缘接近，没有引流）。	为衡量伤口愈合的进展提供数据。
7. 让患者或居家照护者描述切口护理、饮食调整或活动限制、药物治疗时间表和后续随访计划。	确定是否需要进一步的健康教育。
8. **使用反馈式教学**："我想知道您是否已了解术后活动水平。请解释在家中的第一个星期您将如何提高您的活动水平。"如果患者或居家照护者不能正确反馈，立即调整或重新制订指导计划，以保证其正确掌握。	确定患者和居家照护者对指导内容的理解水平。

步骤	要点说明
非预期结果	相关措施
1. 生命体征高于或低于患者的基线或预期范围。最初这可能与麻醉影响、疼痛、低血容量性休克、气道阻塞、水和电解质失衡或低体温有关。	● 确定影响因素。 ● 通知外科医师。
2. 患者主诉切口非常疼痛。	● 报告外科医师；讨论选择替代镇痛药。 ● 尝试非药物性止痛措施（见第16章）。

记录与报告

● 护士在电子健康档案或纸质病历中记录患者到达护理单元的时间，包括生命体征、评估结果和所有护理措施。

● 根据患者病情每4小时甚至更频繁地记录这些因素。

● 在相应的记录单上记录患者生命体征和出入量。

● 向外科医师报告异常评估结果及手术并发症征象。

● 记录对患者和居家照护者关于健康教育情况学习的评价。

注意事项

健康教育

● 指导患者和主要照护者识别感染、呼吸、循环、胃肠道疾病和伤口破裂的症状和体征，并采取相应的措施。

● 为患者和居家照护者提供重要的电话号码，以便在紧急情况下和出院随访使用。

● 指导患者正确的伤口护理、饮食指导和活动限制。

儿科患者

● 评估患儿对手术的看法，强化积极的体验并澄清错误的想法。绘画和讲故事是让患儿分享自己想法和感受的有效方法（Hockenberry和Wilson，2015）。

● 使用适当的疼痛评估工具来确定患儿的疼痛程度。

老年患者

● 老年患者的术后恢复阶段通常相对更长。仔细评估术后并发症的发展情况。

● 评估术后谵妄、精神状态变化及伴随的潜在原因。

● 老年患者相信作为预期的手术影响，疼痛应该是可以忍受的，所以他们可能不会要求使用止痛药（Lewis et al.，2017）。

居家护理

● 指导患者和居家照护者有关术后训练、居家调理、活动受限、伤口敷料护理、用药护理以及营养需求的知识。

● 如果患者出院后需更换敷料，卧室或浴室通常是理想的地点。让患者及居家照护者演示更换敷料的操作过程。

● 如果患者和居家照护者对达到所需的预期护理水平有困难，转移患者至居家照护机构。

● 在门诊手术中心进行手术的患者必须在家人或朋友陪同下出院（见注释37.2）。

▶ 临床案例分析

你负责照顾一名52岁的非洲裔美国女性患者，身高1.52 m，体重113.6 kg（250磅）。患者已婚，有3个成年子女，职业是律师。患者经历了子宫肌瘤切除术和膀胱颈悬吊术，刚从麻醉复苏室转出。患者病史包括30年每日2包的吸烟史和2型糖尿病，并已服用避孕药20年。患者腹部敷料上有少量渗血，经鼻导管吸氧2 L/min，带有导尿管和一个耻骨上导管，引流出淡粉色的尿液。患者第 5 日静脉输液 1/2 张的生理盐水，速率为 125 mL/h，使用装有吗啡的患者自控镇痛装置。患者在接受手术前 45 分钟背负式静脉输注头孢唑啉，并在 8 小时后第 2 次使用。

1. 该患者有哪些潜在的术后并发症，护理措施是什么？说明理由。

2. 术后宣教应该包括哪些，哪些人应被纳入为宣教对象？

3. 术后第 2 日患者出现焦虑，脉氧饱和度为 82%。评估时，她的左肺呼吸音较右侧减弱。患者主诉左腿疼痛肿胀。使用 SBAR 交接模式，请您演示如何与卫生保健团队就这个患者进行沟通。

▶ 复习题

1. 预防手术部位感染需要手术团队和患者采取多种措施。选择减少手术部位感染的措施。（选择所有符合条件的选项）

A. 患者尽快出院

B. 尽可能在接近手术部位切开的时间预防性使用抗生素

C. 在手术开始之前用剃刀刮掉多余的毛发

D. 控制伴或不伴有糖尿病患者的的高血糖

E. 术前实施灌肠后协助患者淋浴或洗澡

2. 有很多措施可预防术后静脉血栓的形成。手术开始前哪种干预措施最合适？（选择所有符合条件的选项）

A. 检查 Homans 征

B. 确保双侧下肢连续压缩装置开启并正常工作

C. 指导患者有效咳嗽和深呼吸的技巧

D. 指导患者如何在术后走动

E. 指导患者如何做腿部训练

3. 注册护士可交由护理辅助人员完成哪些任务？（选择所有符合条件的选项）

A. 对患者进行术后护理

B. 抵达复苏室时的初步评估

C. 排空导尿管

D. 照顾需要监测病情的患者并提供舒适措施

E. 评估静脉输液部位

第 38 章

术 中 护 理

▶ 技能和步骤

技能 38.1　外科手消毒

技能 38.2　穿无菌手术衣和无触及戴手套

▶ 学习目标

学习本章节后，护士能够具备如下能力：

- 阐述无菌观念的意义。
- 阐述手术室注册护士岗位职责。
- 明确手术室无菌技术原则。
- 正确执行外科手消毒。
- 阐述如何正确穿无菌手术衣。
- 执行无触及戴手套法。

▶ 目的

手术室护士可以协助患者度过术前、术中阶段，进入术后阶段。围手术期护士运用判断力、批判性思维和人际沟通技巧，结合护理程序确保手术患者获得最佳护理（AORN，2015）。

▶ 护理标准

- 围手术期护士协会，2015——围手术期实践指南：注册巡回护士职责
- 联合委员会，2016——2016 患者安全目标：预防手术差错；预防术后感染
- 世界卫生组织，2009；联合委员会，2016——手术核查单 /Time-out

▶ 实践准则

- 多学科手术团队包括外科医师（临床博士学位或骨科博士学位）、助理医师、注册护士第一助理（注释 38.1），注册麻醉护士、麻醉医师（临床博士学位或骨科博士学位）、巡回护士、洗手护士 / 技术员 [注册护士、执业护士（注释 38.2）、注册手术助理]。

注释 38.1　注册护士第一助理岗位职责

注册护士第一助理（registered nurse first assistant, RNFA）是传统围手术期护士角色的扩展，其工作职责与围手术期护士的工作内容有交叉重叠。其明确职责是协助以下工作，包括：

- 与其他手术小组成员共同参与 "Time-out"（为确保正确的患者，正确的手术，正确的部位和左右侧，正确的患者体位以及正确的植入物 / 设备，而采取相应安全保障措施）（TJC，2016）。
- 协助手术部位暴露（协助回纳组织和吸引手术区域）。
- 协助止血（控制出血）。
- 处理和（或）切割组织。
- 使用手术器械 / 医疗器械和缝合。
- 关闭切口。
- 在手术中应用人体解剖学和生理学方面的知识；识别组织和器官的结构，功能和位置；妥善处理组织以避免损伤。
- 与其他医务人员共同做好患者手术前后管理。

引自 Association of periOperative Registered Nurses (AORN): AORN standards and recommended practices for perioperative nursing—position statement: AORN official statement on RN first assistants, Denver, 2015, The Association.

注释38.2 洗手护士职责

- 帮助巡回护士准备手术室并打开手术物品。
- 执行外科手消毒并穿上手术衣和戴无菌手套。
- 应用效能完好的手术所需物品和设备,准备无菌区域。
- 与其他手术小组成员共同参与"Time-out"(为确保正确的患者、正确的手术、正确的部位和左右侧、正确的患者体位以及正确的植入物/设备,而采取相应的安全保障措施)(TJC,2016)。
- 在切皮前,关闭切口时和手术结束时,与巡回护士共同清点纱布、棉垫、利器和器械。
- 当从原始容器或包装中取出液体或药物时,在无菌区域用无菌记号笔做好相应标记。
- 外科医师及助手进入手术室时,协助其穿好手术衣和戴好无菌手套。
- 协助外科医师给患者铺巾。
- 保持无菌区域整齐有序,监控手术进程和有无违反无菌原则。
- 传递无菌器械和用品给手术医师及助手。
- 根据机构政策处理手术标本。
- 持续监控无菌区域中所有纱布和利器的位置。

- 术中阶段是指从患者进入手术室开始,到患者到达麻醉复苏室的时间。

- 注册巡回护士(注释38.3)运用护理程序并与多学科团队密切合作,监护患者度过术中阶段(Rothrock,2015)。巡回护士是手术团队的"非无菌"成员,负责维护患者安全并提供连续的优质护理。包括督促上台人员的工作,给注册护士和护理辅助人员合理分配任务。巡回护士还需协助 RNFA、洗手护士/技术员和外科医师。

注释38.3 巡回护士职责

- 运用护理程序,落实护理计划。
- 在手术开始前整理并准备手术间,检查设备性能完好。
- 为手术准备物资,并为洗手护士/技术人员打开无菌物品。
- 在切皮前、关闭切口时和手术结束时与洗手护士共同清点纱布、利器和器械。
- 当从原容器或包装中取出液体或药物时,在无菌区域用无菌记号笔做好相应标记。
- 适时运送患者。
- 进行术前评估,包括:
  ① 自我介绍并核对患者。

  ② 查阅病历并核对手术和同意书。
  ③ 确认义齿和假肢已取出。
  ④ 确认患者的过敏史、禁食状态、实验室检查结果、心电图、X线检查结果、皮肤状况、循环和肺部状况。
- 将患者转送至手术台,并根据医师需要及手术类型安置体位,全程落实安全措施(例如安全约束,手臂固定,受压部位衬垫)。
- 与其他手术小组成员共同参与"Time-out"(为确保正确的患者、正确的手术、正确的部位和左右侧、正确的患者体位以及正确的植入物/设备而采取相应安全保障措施)(TJC,2016)。
- 如需使用电刀,则应给患者粘贴导电垫;做好皮肤准备;备好心电图电极片。
- 遵医嘱使用抗栓袜和深静脉血栓预防装置。
- 向患者简要介绍巡回护士和洗手护士/技术员的工作职责。
- 协助手术团队系好手术衣和准备设备。
- 在诱导和拔管期间协助麻醉人员。
- 持续监测术中有无违反无菌原则并预测团队的需求,为洗手护士/技术人员打开新添加的无菌用品。
- 根据机构政策处理手术标本。
- 记录围手术期护理情况。
- 在手术过程中与家属和麻醉苏醒室的工作人员保持联系。

- 围手术期护士具有无菌意识至关重要,应严格区分无菌区域以及非无菌物品或污染物品。其无菌意识应建立在掌握无菌技术原则基础上,并有慎独精神;在识别、执行无菌技术及纠正失误中具有良好沟通能力;以及不受个人情绪影响的工作态度。

- 当患者进入手术室且手术团队穿好手术衣并戴好无菌手套时,应完成手术安全核查单或世界卫生组织核查表(WHO,2009)(图38.1)。世界卫生组织的核查表确定了手术的三个阶段,每个阶段对应正常工作流程中的特定时期:麻醉诱导前("启动"),切开皮肤前("暂停操作核对")和患者离开手术室之前("结束")。在每个阶段,清单负责人必须确认手术团队完成了清单上所有事项,方可进入下一阶段。

- 手术核查表核对患者身份,确认过敏史,检查手术部位是否标记并核实是否正确,询问患者是否有任何疑问（TJC，2016；WHO，2009）。

● 在任何侵入性操作或切皮前先执行"Time-out"（TJC，2016）。"Time-out"在每个医疗机构均统一标准，由指定的团队成员发起，从开始至结束中的手术 / 操作团队成员共同参与。"Time-out"是指手术团队至少需确认无误

是正确的患者及正确的手术。"Time-out"完成并记录后方可开始手术（TJC，2016）。

▶ 以患者为中心的护理

● 患者可能对预后不确定，并对疼痛、面容受损和康复时间存在疑虑。护士应提供相关

手术安全核查单		世界卫生组织　患者安全
麻醉诱导前 （至少有一名护士和麻醉医师）	**切皮前** （护士、麻醉医师和手术医师）	**患者离室前** （护士、麻醉医师和手术医师）
已确认患者身份、手术部位、手术名称及手术知情同意书？ □是	□确认团队所有成员自我介绍姓名及职责	护士口头确认： □手术名称 □器械、纱布及缝针清点 □标本标识（大声读出标本标识，包括患者姓名） □是否提出存在设备问题
手术部位已标记？ □是 □未执行	□确认患者姓名、手术名称及切皮部位	
麻醉仪器准备及药物已检查？ □是	预防性抗生素已在 60 分钟内给予： □是 □未执行	手术医师、麻醉医师和护士： □与患者管理及康复有关的关键问题
患者脉氧饱和度仪已监测且性能完好？ □是	风险预警 手术医师： □存在的风险或非常规步骤是什么？ □手术预计时长？ □预计失血量？	
患者是否有： 已知过敏史？ □否 □是	麻醉医师： □针对患者的关注点？	
气道障碍或呼吸功能风险？ □否 □是，已做好仪器 / 预防准备 失血超过 500 mL（儿童 7 mL/ kg）的风险？ □否 □是，已建立 2 条静脉通路 / 中心静脉通路及输液计划	护理团队： □确认无菌状态（包括指示试纸结果） □存在设备问题或其他风险 必需的影像资料准备： □是 □未执行	

本检查表覆盖欠全面，可根据实际情况进行增加或修订。　修订于 1/2009　　©WHO, 2009

图 38.1　世界卫生组织手术安全核查表（授权使用，世界卫生组织）

信息并鼓励患者提出疑问。

- 当护士监护术中患者时，应具备护理外科患者的专业知识与经验。

- 患者需求因术前健康状况、外科手术类型以及文化和宗教信仰而异。护士应了解可影响患者对宣教、输血及手术反应的文化和宗教因素。

- 相关信息应反馈给多专业团队，以确保全面的手术护理。

▶ 循证护理实践

减少手套破损可降低手术部位感染风险，同时可保护医务工作者避免暴露于血源性病原体（AORN，2015）。以下为基于循证研究的戴手套指南：

- 双层手套优于单层手套。

- 双层手套与单层手套相比，内层破损明显减少（AORN，2015；Childs，2013；Korniewicz和El-Masri，2012）。

- 此外，戴双层手套并执行穿孔警示流程（在深色手套外加戴一副浅色手套）可帮助医务工作者更好地发现手套问题（Diaz，2015）。

目前循证研究表明，围手术期低温与发病率和死亡率升高有关。尤其是体温过低会增加患者手术部位感染、心律失常、药物代谢改变以及手术出血的风险。低体温风险因素包括高龄、低体重、代谢紊乱、手术环境寒冷和（或）输注冷液体以及打开体腔手术（ASPAN，2014；AORN，2015；Schick和Windle，2016）。

- 预防体温过低的有效干预措施包括充气加温法。有效措施为术前开始有效升温并在整个手术期间进行监测。同样有效的是：结合术前升温、使用加温液体及充气加温法的综合措施（Moola和Lockwood，2011）。

手术室工作人员应遵守所在医疗机构的感染控制规定。基于循证研究的感染控制措施包括：

- 手卫生执行时机：手术室工作人员进入医疗保健机构时、在接触患者前后、戴手套和其他个人防护装备前后、进食前后、离开医疗保健机构之前以及有可见污迹时（AORN，2015）。

- 刷手使用的含乙醇产品，应得到医疗机构感染管理质量委员会的批准，并应具有持久和累积效应。护士应知晓并遵循产品说明，例如储存、分装、操作技术和所需量（AORN，2015）。

- 使用经认证的无刷、乙醇类手术刷手产品（添加润肤剂），可以减少对使用者皮肤的伤害，增加手卫生的依从性，简化应用技术并减少资源浪费（例如水、刷子和包装）（Rothrock，2015）。

- 指甲的长度不应超过 2.5 cm，指甲油不应碎裂。避免使用指甲强化材料（人造指甲、丙烯酸树脂、指套和凝胶）（AORN，2015）。

▶ 安全指南

- Landers（2015）建议采取措施以减少术中错误：使用"Time-out"，避免分心，非惩罚性不良事件上报以及增加员工比例及教育。

- 无菌区内使用的必须均为无菌物品。

- 在手术人员穿着之前，手术衣应为无菌状态。一旦就位，手术衣前胸部和肩膀、肘部以上 5 cm 处应保持无菌。

- 手术人员应将手放在腰部以上和颈部以下的位置，避免污染。

- 穿手术衣时，请勿将双手交叉放在腋窝区域。一旦穿上手术衣，这个区域就视为非无菌。当汗液渗透无菌屏障时，可导致屏障失效或污染。

- 铺好的无菌台仅在桌面水平为无菌。桌面下方巾面为非无菌。

- 在无菌区域内或周围走动的人员必须保持该区域无菌。执行手卫生人员从无菌区域移动至其他无菌区域，仅允许手术衣和手套接触无菌区域。非执行手卫生人员应始终保持距离无菌区域至少 30 cm，并且只能接触非无菌区。

- 将所有无菌用品和设备分类摆放在铺巾

后患者周围。

- 非无菌的人应避免跨越无菌区。

- 执行手卫生人员应靠近无菌区域。采用面对面或背对背更换位置。

技能 38.1　外科手消毒

在手术室环境中，通过有效的外科刷手或搓揉手消毒（AORN，2015）来实现外科手消毒是关键。为了降低患者术后感染的风险，使用手消毒制剂进行手消毒是手术室人员术前刷手一个必要组成部分。虽然皮肤不能无菌，但通过化学、物理和机械方法可极大减少微生物的数量。

通过使用抗菌剂和无菌刷或海绵，手术刷手可以清除指甲、双手和前臂上的碎屑和暂居菌，将常驻菌数量降至最低，并抑制微生物的快速 / 反弹生长（AORN，2015）。有证据表明，有水或无水状态下使用经认可的刷手产品，完成无刷刷手技术，可替代使用具有同等功效的刷子的传统手卫生方法（AORN，2015）。两种手消毒方法目前均应用于手术室。

在所有手术前应使用经认证的手消毒制剂进行 3 ~ 5 分钟的手部和臂部刷洗。所有医务人员使用标准化的解剖部位定时刷洗法或分步执行手卫生法进行外科刷手（AORN，2015）（见机构政策）。一些认定为清洁操作的检查（例如喉镜检查和直肠镜检查）需执行手卫生，但不一定需要进行外科手消毒。

授权与合作

外科手消毒技术可授权给外科技术员或注册执业护士，执业护士应常规督查医务人员外科手消毒的依从性。

用物准备

- 配有水和执行手卫生液的深水槽，并用脚或膝盖控制开关
- 经机构批准的手消毒制剂（脚控式开关）
- 带塑料指甲锉的外科擦洗刷
- 无纺布口罩、帽子或头巾，手术鞋套
- 防护眼镜 / 面罩
- 无菌巾
- 无菌手术衣包

步骤	要点说明

护理评估

步骤	要点说明
1. 确定手卫生的类型和执行手卫生的时间（见机构政策）。	关于手术刷手的理想时间，各指南可有差异。
2. 取下手镯、戒指和手表。	首饰易滋生细菌并影响其清除效果。禁止戴戒指，证据表明戒指下的皮肤存有更多病原体（AORN，2015）。
3. 在进入手术区域前，应检查指甲，需剪短（6 mm）、清洁、健康，如果有指甲油的碎屑应将其去除，严禁涂指甲油、佩戴人造指甲或装饰物。	过长的指甲、开裂或陈旧性指甲油会携带更多的细菌（AORN，2015）。过长的指甲可能会刺破手套，造成污染。人造指甲可携带革兰阴性菌和真菌（AORN，2015）。
4. 检查角质层、手和前臂的状况是否有擦伤、割伤或开放性伤口。	割伤、擦伤、渗出性病变、新纹身或者手指倒刺渗出的血清，易致病原体繁殖。有以上情况者在治愈前不应接触患者（AORN，2015）。

护理诊断

● 有感染的危险
根据患者的状况或需求，个体化处理其相关因素 / 危险因素。

步骤	要点说明

护理计划

完成下列步骤后所能达到的预期结果：	
● 患者无手术部位感染征象。	即病原微生物未传播至患者和无菌区域。

护理措施

1. 使用手术鞋套、帽子或头巾、口罩和防护眼镜。	防护眼镜可防止无菌区域的血液或体液飞溅，这些可增加感染风险（例如 HIV 和 HBV）。
临床决策点：激光手术应使用专用防护眼罩，以预防激光所致的眼睛损伤。	
2. 在工作开始时执行手卫生。 a. 开水（用脚或膝盖控制开关），调节适宜温度。 b. 彻底淋湿双手。按照厂家的说明使用洗手液。 c. 揉搓起泡，搓擦双手各面，包括手背、指尖、指间和手掌，至少 15 秒。 d. 充分冲洗双手。用一次性毛巾彻底擦干并丢弃。	预防刷手后手部污染。 在工作开始时短时间的预清洗 / 冲洗至少 15 秒，可去除大量的碎屑和表层微生物（AORN，2015）。 冲洗可去除所有肥皂泡沫和剩余的碎屑。
3. 外科手擦洗（用海绵）： a. 用脚或膝盖控制开关取水。清洗指甲内的污垢（见插图）。流水冲洗双手和前臂。 b. 根据厂家说明使用手消毒制剂。该制剂应与柔软、抗磨损海绵配合使用，刷洗双手和前臂。 c. 刷洗 3～5 分钟（根据厂家说明）。将每个手指、双手和胳膊分为四面（见插图）。有效清洗四面，保持手部抬高、肘部向下。重复另一只手、手指和手臂。 d. 避免溅湿洗手服。海绵弃入合适的容器。 e. 冲洗双手和手臂，用流动水从指尖向肘部持续冲洗，双手高于肘部并远离手术区域（见插图）。 f. 用脚或膝盖控制关水，回手术室，双手高于肘部并远离洗手服。	去除含微生物的污垢和有机物。 确保清除双手和手臂所有表皮常驻菌（AORN，2015）。 执行手卫生的时间因产品不同而异。 全面刷洗双手和手臂表面，以确保去除常驻菌（AORN，2015）。保持双手抬高和肘部向下以防止微生物回流至手上。 双手是上肢最洁净的部分。

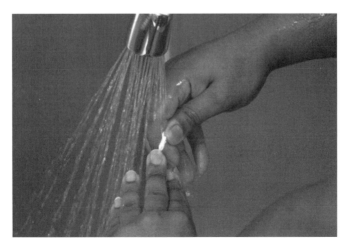

步骤 3a 清洗指甲内的污垢

步骤	要点说明

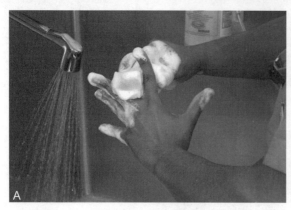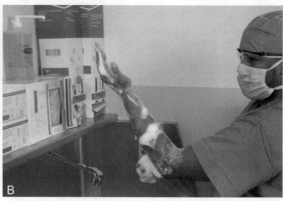

步骤3c　A.执行手卫生指侧面　B.刷洗前臂

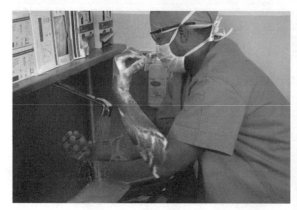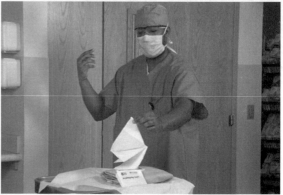

步骤3e　冲洗手臂　　　　　　　　步骤3g　抓取无菌巾

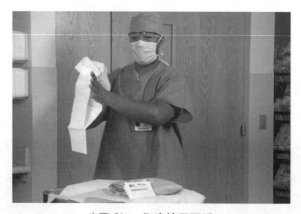

步骤3h　彻底擦干双手

g. 靠近无菌区并取出无菌巾，注意避免滴入水滴（见插图）。	水会污染无菌区。
h. 保持手和手臂处于腰部以上并上举，小心抓取无菌巾的一端，以旋转的方式沿手指擦至肘部，彻底擦干（见插图）。	避免无菌毛巾接触未消毒的洗手服及污染手部。擦干皮肤，从最洁净（手）到基本洁净（肘部）。
i. 用毛巾的另一端擦干另一只手。	避免微生物从肘部转移至另一只手。
j. 将毛巾放入布类回收筐或巡回护士手中。	

步骤	要点说明
4. 用含乙醇手消毒制剂进行无海绵外科刷手： a. 预执行手卫生（步骤 2），用脚或膝盖控制开关。清洁双手指甲内的污渍，并在流动水下冲洗双手和前臂。用纸巾彻底擦干手，关水。 b. 根据厂家说明取用足量手消毒制剂（见插图）。根据厂家说明的用法、用量和时间，在双手和前臂使用手消毒制剂。 c. 根据厂家说明，必要时重复。 d. 彻底搓擦直至完全干燥（见插图）。至手术室戴手套。	有效减少双手和手臂表面微生物（AORN，2015）。

护理评价

观察患者术后手术部位感染征象（通常在术后 2 ～ 3 日发生）。	感染征象包括红、肿、热、痛，脓性分泌物。
非预期结果	相关措施
手术部位出现红、肿、热、痛，脓性分泌物，常提示切口感染。	● 护理措施因患者情况而异（例如，切口护理、抗感染治疗）。

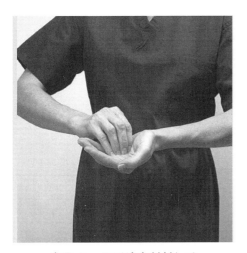

步骤 4b　**取手消毒制剂入手**
（3M 医疗提供）

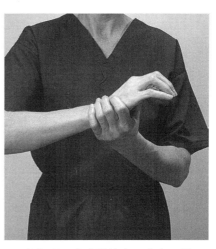

步骤 4d　**彻底搓擦直至完全干燥**
（3M 医疗提供）

记录与报告

● 手术消毒无需记录。术后记录手术部位及切口情况，可为观察切口情况提供必要信息。

技能 38.2　穿无菌手术衣和无触及戴手套

外科手消毒后，立即穿无菌手术衣再戴无菌手套。进入无菌区前，手术团队成员均需完成以上准备。穿戴好后，手术衣从前胸至腰部水平位视为无菌，肘部上方 5 cm 至手指尖视为无菌。手术衣背面视为非无菌。手术服应遮挡里面所有衣着。所有防水、抗针刺、抗拉伸、耐磨损的手术衣均可有效屏蔽无菌区与非无菌区之间的微生物、微粒和液体（AORN，2015）。

进入无菌区域时，应执行无触及戴手套法。如术中手套被污染，巡回护士戴清洁防护手套，抓住手套外侧并将其翻转脱下，保持手术衣松紧袖口在位。团队其他无菌人员协助重新戴手套。当只有一只手套被污染时，可以使用开放式方法。在某些情况下，洗手护士会戴两副无菌手套。如果洗手护士／技术人员的手套均被污染，则先脱下手术衣，再脱手套，然后护士重新穿无菌手术衣并执行无触及戴手套法。

给外科技师或注册执业护士，执业护士应常规督查工作人员穿无菌手术衣和无触及戴手套的依从性。

授权与合作

穿无菌手术衣和无触及戴手套技术可授权

用物准备

- 尺寸合适的无菌手套（如果敏感或有过敏史，则准备无乳胶手套）
- 无菌手术衣包
- 可用来打开手术衣包的清洁、平坦、干燥桌面（桌子或手术器械托盘架）
- 无纺布口罩、帽子或头巾，手术鞋套
- 防护眼镜／面罩

步骤	要点说明

护理评估

1. 选择尺寸合适和种类的无菌手套。如果患者和手术团队成员对乳胶敏感，使用无乳胶手套。	尺寸合适便于取用器械或物品。 避免乳胶过敏反应。
临床决策点：了解机构政策，必要时根据要求戴双层手套以降低术中手套穿孔的风险（AORN，2015；Korniewicz 和 El-Masri，2012）。	
2. 选择尺寸和种类适宜的手术衣。	尺寸不合会限制肢体活动。

护理诊断

● 有感染的危险
根据患者的状况或需求，个体化处理其相关因素／危险因素。

护理计划

完成下列步骤后所能达到的预期结果：	
● 患者未发生手术部位感染。	护士遵循无菌技术，未污染手术衣和手套。

护理措施

| 1. 穿无菌手术衣：
a. 在清洁、平坦、干燥的桌面上打开无菌手术衣包及手套包。由洗手护士（刷手前）或巡回护士负责，该桌面应与手术用无菌台分开。
b. 执行外科手消毒（见操作指南 38.1）。彻底擦干手部。
c. 从无菌包中取出手术衣（内侧朝外折叠），抓住领子内侧。
d. 垂直取出叠好的手术衣并后退，远离桌子。
e. 找到领口，双手抓住前面领口正下方的内面。 | 为戴手套提供无菌区域。

双手并非完全无菌。手术衣的内表面会接触皮肤表面，应视为污染。
防止衣服接触未消毒的物体。
清洁的双手可触摸衣服内面，避免污染外面。 |

步骤	要点说明
f. 保持手术衣离身体约一臂距离；内面对着身体并展开。避免触及衣服外面或触及地面。 g. 双手与肩膀齐平，同时将双臂插入袖内（见插图）。手不超出袖口。巡回护士从手术衣内面手臂部位将其拉过肩，穿好手术衣，袖子覆盖双手。 h. 巡回护士在颈部和腰部系带（见插图）。如为包背式手术衣，在洗手护士或技术员协助戴上手套后方可触及前襟（请参阅步骤3b）。	手术衣外面保持无菌。 仔细穿戴以避免污染。手术衣覆盖双手，为无触及戴手套做好准备。 确保手术衣未污染。
2. 执行无触及戴手套法： a. 用手术衣的袖口袖子包住双手，打开无菌手套内层包装（见插图）。 b. 用非惯用手持手套反折部位。 c. 惯用手及其前臂前伸，隔着衣袖掌心向上，将手套掌心与其掌心相对，指尖部与臂弯相对放置。 d. 放有手套的手隔着衣袖将手套口抓住，非惯用手隔着衣袖抓住翻折边将手套翻于袖口上（见插图）。	无菌手术衣袖口可接触无菌手套表面。 手术衣可接触无菌手套。 将手套放置于包在袖口内的手上，保持手套无菌。 手套罩于手术衣上，以便手指插入。

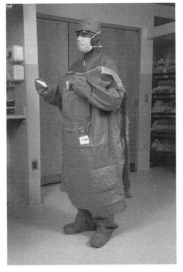

步骤 1g　双臂插入袖中

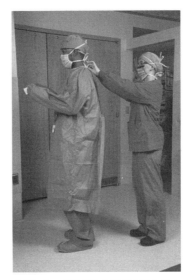

步骤 1h　巡回护士协助系手术衣

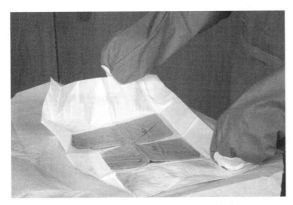

步骤 2a　洗手护士打开无菌手套包

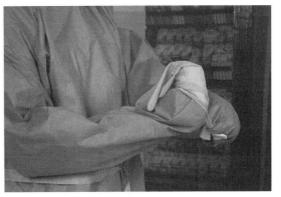

步骤 2d　戴手套于衣袖内的手上

步骤	要点说明
e. 非惯用手隔着衣袖抓住手套和下面的手术衣袖。小心地将手指伸入手套，确保手套袖口覆盖手术衣袖口。 f. 同法给非惯用手戴手套（见图A）。保持手置于袖中。确保手指完全伸入两只手套（见图B）。	手套保持无菌。
3. 穿包背式手术衣： a. 戴好手套的手抓取前襟／纸质标签并打开。 b. 将无菌纸标签递给手术人员或非无菌成员（例如巡回护士）（见插图）。右手持手术衣系带。 当洗手护士／技术员转身时，巡回护士立于原位不动。 c. 保持安全边距，向左转半圈，用展开的手术衣包住背部。仅限从团队成员处取回无菌系带，并系好。	手术衣前面为无菌。 纸质标签用以提醒非无菌人员，在洗手护士／技术员转身时，不要触及无菌系带。 用手术衣包裹全身。 非无菌成员取下纸质标签并丢弃。

护理评价

观察患者术后手术部位感染征象（通常在术后2～3日发生）。	感染征象包括红、肿、热、痛，脓性分泌物。
非预期结果	相关措施
手术部位出现红、肿、热、痛，脓性分泌物，常提示切口感染。	● 护理措施因患者情况而异（例如，切口护理、抗感染治疗）

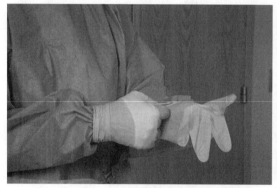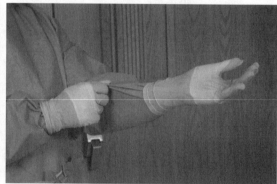

步骤 2f　A. 戴另一只手套　B. 手指插入手套

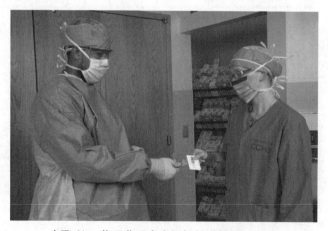

步骤 3b　将无菌手术衣纸标签递给巡回人员

记录与报告

穿无菌手术衣和戴无菌手套无需记录。术后记录手术部位及切口情况，可为观察切口情况提供必要信息。

▶临床案例分析

你是普外科手术室的巡回护士，第一台手术定于 7 点 30 分，患者是一名 82 岁的女性，将仍肠粘连剖腹探查手术。你已检查并准备好手术室内备物及设备。洗手护士在外科手消毒时，麻醉医师和外科医师已准备就绪。患者送达时，你进行自我介绍并查看核查表。核查表记录患者身高 1.55 m，体重 44 kg。当你询问并查看病史时，她予以核实，并告知曾患有甲状腺功能减退症。

1. 在考虑危险因素时，你主要关注哪些方面？

2. 低体温可导致哪些并发症？

3. 在术中灌注和输液方面，巡回护士应注意什么？

4. 当你仔细查看核查表时，发现"术中抗生素"：头孢唑林 1 g，切皮 60 分钟内静脉输液的医嘱尚未执行，且并未随患者交接至手术室。应用 SBAR 模式，写出你应向谁汇报。另外，就这个患者情况，请你演示如何与多学科团队进行沟通。

▶复习题

1. 你正在进行接班前手卫生。请将以下步骤按照正确的顺序排列。

A. 淋湿手后涂洗手液

B. 充分冲洗以清除洗手液

C. 用一次性毛巾擦干

D. 用脚或膝盖控制开水

E. 搓擦双手各部位至少 15 秒

2. 作为手术团队成员，一些人员至关重要。洗手护士的职责包括哪些内容？（选择所有符合条件的选项）

A. 进行围手术期评估

B. 审查医疗记录的准确性和完整性

C. 进行外科手消毒并穿手术衣，戴无菌手套

D. 参与"Time-out"

E. 在围手术期确保患者安全和护理的连续性

3. AORN（2015）推荐的降低手术人员与患者之间交叉感染的指南，具体包含哪些内容？（选择所有符合条件的选项）

A. 指甲不得超过 6 mm

B. 不用丙烯酸指套或凝胶

C. 不戴戒指或手镯

D. 应在执行手卫生前取下手表

E. 根据需要执行手卫生

第 14 单元

敷料及伤口护理

第 39 章

压力性损伤的预防和护理

▶ 技能和步骤

技能 39.1　风险评估、皮肤评估和预防策略

技能 39.2　压力性损伤的治疗

▶ 学习目标

学习本章节后，护士能够具备如下能力：

● 在评估时能够描述患者和压力性损伤的特点。

● 描述压力性损伤预防的指南。

● 在压力性损伤的评估中能够讨论到风险评估工具的使用。

● 识别压力性损伤形成的危险因素。

● 对于有压力性损伤风险或皮肤完整性受损的患者能够识别结果标准。

● 讨论在压力性损伤治疗中局部消毒剂的使用适应证。

● 处理压力性损伤时使用正确的局部消毒剂。

● 讨论患者和居家照护者关于压力性损伤的预防和治疗的教育需求。

▶ 目的

压力性损伤的预防对于患者护理安全非常重要。完整的皮肤评估能够发现患者发生压力

性损伤的风险。一旦发生压力性损伤，需要采取特别的治疗来促进愈合。压力性损伤是指皮肤和（或）皮下软组织的局部受损，通常发生在骨骼隆突处或使用医疗器械的部位。损伤通常发生在完整的皮肤或开放性的损伤处，并且存在剧烈疼痛。损伤是由于长时间和（或）高强度的压力联合剪切力所致。软组织对于压力和剪切力的耐受性由微环境、营养、灌注、慢性疾病和软组织的状况所决定。2016 年 4 月国家压疮咨询小组在压力性损伤的分级系统中已用术语"压力性损伤"替代了"压疮"。更新的分级系统定义和术语压力性损伤由共识会议提呈，400 余名专家通过交互性的讨论和投票议程，对于更新的定义和分级形成一致性共识。

术语的改变更加准确地描述了发生在完整和破损皮肤处的压力性损伤。在以前的分级系统中，1 期和深部组织损伤描述为受损的完整无破损的皮肤，而其他几期描述为开放性的损伤。这会引起混淆，因为每一分期的定义是参考了压疮的损伤（国家压疮咨询小组发表一个术语的改变，从压疮改为压力性损伤，并且更新了压力性损伤的分期）。由于过去以压疮为术语，本章将会有一些对于压疮的参考。

然而，当引用的文献出版后，此文将会使用更新的术语"压力性损伤"。

▶ 护理标准

● 美国国家压疮咨询小组、欧洲压疮咨询小组和泛太平洋压力性损伤联盟，2014——压疮的预防和治疗

● 联合委员会，2016——国家患者安全目标

● 美国伤口造口失禁护士学会，2016——压疮（损伤）预防和管理的指南

● 美国国家压疮咨询小组发表了术语的变化，将压疮更新为压力性损伤，并且更新了压力性损伤的分期

▶ 实践准则

● 压力性损伤发生于长期受压未得到释放，使局部血流受到影响的软组织；如果压力持续长时间存在，那么组织就会缺血坏死。当局部压力大于血管的压力时，就会引起血管塌陷、组织血供减少，随后引起坏死。压力性损伤最常见的位置是骨隆突出处，包括骶骨、尾骨（Pieper，2016）、坐骨结节、股骨大转子、足跟、肩胛骨、髂骨、脚踝侧面和内侧面。在坐位和侧卧位时骨骼隆突处容易产生压力（图 39.1）。

● 非骨骼隆突处的皮肤由于体位不当、医疗设备固定不当或未正确地使用，也可能发生压力性损伤。此类的皮肤损伤称为医疗器械相关性压力性损伤，是由用于诊断或治疗目的医疗设备所导致并且同设备的形状一致（WOCN，2016）。

● 医疗器械相关性压力性损伤会引起疼痛、功能丧失、住院天数增加和护理费用增加。及时的医疗器械相关性压力性损伤的风险评估能提供及时的预防和治疗（Pittman et al.，2015；Schallom et al.，2015）。

● 失禁或剪切力等因素能导致压力性损伤的形成。

粪便和尿失禁导致的长期潮湿能破坏皮肤

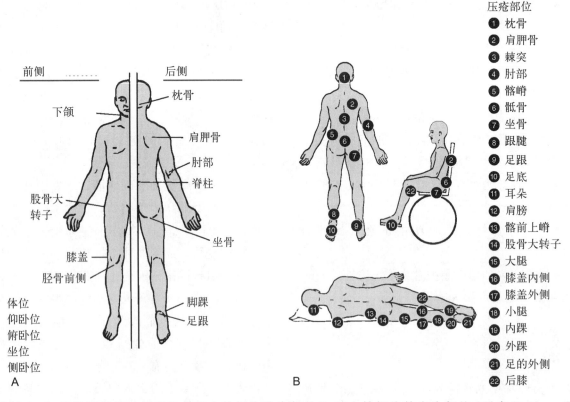

图 39.1　A. 骨隆突出处是最常见的压力性损伤发生部位 B. 压力性损伤的发生部位（引自 Trelease CC：Developing standards for wound care，Ostomy Wound Manage 26：50，1988.）

的保护屏障并使其长期潮湿，使得皮肤更容易破溃。剪切力能在 1 ～ 2 日内损伤皮肤：剪切力的定义为施加在水平面上的每个单位面积的力量，剪切张力的定义为导致组织变形的力量（NPUAP、EPUAP、PPPIA，2014）。

• 剪切力能导致皮肤撕裂伤（例如不正确地去除胶布导致的表皮层和真皮层分开）或者深部的损害（例如压力性损伤）。当皮下组织和真皮层产生剪切对抗力时，就形成了剪切张力，会引起血管变形（例如，当卧床患者往下滑的时候，可能就形成了深部组织损伤）（Doughty 和 Sparks-Defriese，2016）。

• 其他能导致压力性损伤形成的危险因素包括制动、感觉缺失、活动力降低和营养不良。

• 制动常限制了患者活动和改变体位的能力，因而增加了骨隆突出部位的压力。

• 感知力的缺失降低了个体对于身体某部位增加和延长压力的反应能力以及相应地改变体位的能力。

• 活动能力水平是指一个人正常的身体移动。一个卧床的人肯定要比能完全或部分活动的人更容易发生皮肤破溃。

• 研究说明，营养不良也能导致压力性损伤的发生（WOCN，2016）。

• 压力性损伤使患者的健康处于严重危险之中（注释 39.1）。如前所见的 2 ～ 4 期压力性损伤引起的皮肤破损，破坏了身体对抗感染的第一道防线。

• 案例数随着处于风险中和已形成压力性损伤患者的数量而变化，但是形成压力性损伤患者的数量是很庞大的。目前患者年龄偏大，病情更重，住院时间更短，出院回家后患者会以一种更加严重的疾病状态再次入住中期或长期护理单元（Pieper，2016）。这些变化导致形成压力性损伤患者数量的增加。因此提出积极的预防方法非常重要。作为一名护士，你必须发现引起压力性损伤的危险因素。一旦你发现这些危险因素，就要开始进行干预，以减少或去除各种因素的负面影响。

• 当一个压力性损伤发生时，找出导致皮肤破损的原因，积极地使影响因素最小化，并采用合适的伤口愈合方法（见第 40 章和第 41 章）。

注释 39.1　压力性损伤的分期

1 期

完整皮肤指压后不褪色的发红

完整的皮肤伴有局部区域的发红，且不褪色，在黑色皮肤上可能表现的不同。发红处指压后会变白或在触觉、温度或坚硬度上的变化可能先于视觉上的改变先出现。颜色的改变不包括紫色或褐红色的改变，因为这些颜色的说明有深部组织损伤。

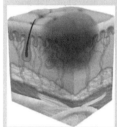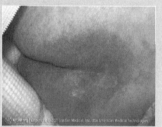

浅色素皮肤

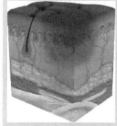

深色素皮肤

2 期

部分皮层缺失伴真皮层暴露

部分皮层缺失伴真皮层暴露。伤口床新鲜，呈粉红或红色，潮湿，有时表现为未破溃或破溃的充满血清的水疱。脂肪和深层组织不可见。肉芽组织、腐肉和黑痂也不存在。这些损伤通常是由对骨盆表面皮肤不利的微环境和剪切力，以及足跟的剪切力所导致。此期不应被描述为潮湿相关的皮肤损害，包括失禁相关性皮炎、擦伤性皮炎、医疗器械相关性压力性损伤或外伤的伤口（皮肤撕裂伤、烧伤和擦伤等）。

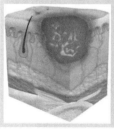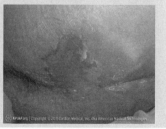

3 期
全层皮肤缺失

全层皮肤缺失，脂肪可见，肉芽组织和卷曲的伤口边缘可见。有时可见腐肉和焦痂。在不同的解剖位置组织损伤的深度不同，脂肪过多的位置会形成很深的伤口。潜行和隧道也可能形成。筋膜、肌肉、肌腱、韧带、软骨和或骨头未暴露。如果有腐肉或焦痂掩盖了缺失的组织，则称为不可分期压力性损伤。

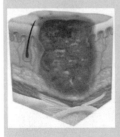
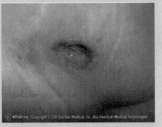

4 期
全层皮肤缺失伴组织缺失

全皮层缺失，伤口中有暴露或直接可触及到筋膜、肌肉、肌腱、韧带、软骨或骨头。可能见到腐肉和（或）焦痂。常可见到卷曲的伤口边缘、潜行和（或）隧道。伤口的深度随着解剖位置不同而有所变化，如果有腐肉或焦痂阻碍了组织深度的判断，则称为不可分期压力性损伤。

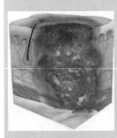
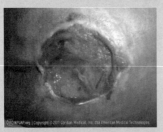

深部组织损伤
持续不褪的深红色、褐红色或紫色

完整或不完整皮肤伴有局部区域持续不褪的深红色、褐红色或紫色，或表皮层分离暴露出深色伤口床或充血的水疱。疼痛和温度的变化常发生在皮肤颜色改变之前。在深色素皮肤中颜色的变化可能不同。这种损伤是由于强烈的和（或）持续的压力和剪切力作用于骨骼肌界面。这种伤口很快进展并且能暴露出组织损伤的实际程度，或者也可能没有组织缺失。如果坏死组织、皮下组织、肉芽组织、筋膜、肌肉，或其他潜在结构可见，说明是全层压力性损伤（不可分期、3 或 4 期）。不要用深部组织损伤描述血管的、外伤的、神经性的或皮肤科的情况。

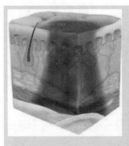
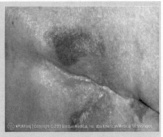

不可分期压力性损伤
不明确的全层皮肤和组织缺失

全层皮肤和组织缺失，组织损伤的程度不能明确，因为被腐肉或焦痂阻碍。如果腐肉或焦痂被去除，3 期或 4 期压力性损伤将能明确判断。位于足跟部或肢体缺血部位的稳定焦痂（例如干的、紧密的、完整无水疱或波动的）不应被软化或去除。

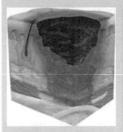
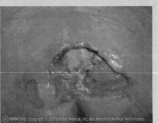

黑色焦痂

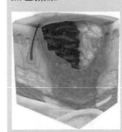

腐肉焦痂

经以下机构授权使用：美国国家压疮咨询小组，欧洲压疮咨询小组和泛太平洋压力性损伤联盟；压疮的预防和治疗：《快速参考指南》2016 年 7 月 22 日。

▶以患者为中心的护理

• 压力性损伤及相关治疗影响患者的情绪、精神、生理及社会交往。患者应该知道他们将接受的护理的数量和质量，包括更换敷料时的舒适水平和干预的次数。压力性损伤增加了患者的住院日数、再次住院率和健康护理费用（WOCN，2016）。考虑到会影响患者的生活质量，所以应提供患者文化背景上可以接受的关于伤口愈合的相关信息。

- 当计划护理患者时，应考虑到以下问题，如肤色、患者和家庭护理人员的教育，以及压力性损伤的社会影响。在深肤色患者中，依靠皮肤颜色进行评估和探测是一种挑战（Nix，2016）。比如，在深色皮肤患者如果不用触诊和正常皮肤进行对比，很难发现皮肤发红（注释39.2）。

- 当为压力性损伤患者提供护理时，应记住在某些文化中毛发是人体的重要部分，不应剃除。当必须要去除毛发以避免贴胶布引起的疼痛和创伤时，你可以请和患者有同样文化背景的家中长者协助。

- 当教育患者和居家照护者时，提供印刷材料时应考虑到他们的语言和阅读能力。使用图片决定其阅读能力是否足够看教育材料。

- 考虑压力性损伤会怎样影响患者的社会状况（如伤口是否将阻止患者参加社区活动）。压力性损伤能引起疼痛和失能，这又会影响到家庭动力。

注释39.2　以患者为中心的护理：深肤色患者压力性损伤的皮肤评估

对深肤色的患者进行压力性损伤的评估不能仅通过检查皮肤的颜色来判断，感觉、温度或组织致密度的变化都可能先于皮肤的变化而出现（WOCN，2016）。

1. 在自然光线下观察，但是要知道通过看是不能发现深色皮肤上的压力性损伤的。对深肤色患者的皮肤检查技术必须在以下几个方面同周围皮肤相对比，包括：温度、水肿和组织致密程度（WOCN，2016）。

2. 评估局部皮肤颜色的变化。以下情况可能出现：
- 当受压时颜色无改变。
- 受压点的颜色改变，与周围皮肤颜色不同。
- 如果患者以前发生过压力性损伤，那么受压部位的皮肤颜色可能比以前要浅。
- 局部皮肤可能发紫、蓝或暗紫色，而不是红色。紫色或褐红色可能说明有深部组织损伤（WOCN，2016）。

---

3. 完整的皮肤摸上去是温暖的。当组织颜色改变时，完整的皮肤触摸上去则发凉。注意：手套可能会降低对皮肤温度变化的敏感性。
- 同周围皮肤相比如果局部发热则说明有炎症。
- 局部发热的区域最终会变凉，这是组织失活的迹象。

4. 硬结直径超过15 mm可能会发生水肿，并且皮肤会发紧发亮。

5. 通过触诊受损区域和周围正常组织的致密程度能发现变化。

6. 压力性损伤发生前患者会主诉某一受压部位不适（例如，骨隆突出处、医疗器械使用的部位）。

改编自 Nix DP: Skin and wound inspection and assessment. In Bryant RA, Nix DP, editors: Acute and chronic wounds: current management concepts, ed 5, St Louis, 2016, Mosby; Wound Ostomy and Continence Nurses Society (WOCN): Guideline for prevention and management of pressure ulcers, WOCN clinical practice guideline series, Mt. Laurel, Nj, 2016, WOCN Society.

▶ 循证护理实践

- 为了发现压力性损伤易感人群并提供适当的干预和预防时，风险评估是临床实践非常重要的核心点（NPUAP，EPUAP，PPPIA，2014；WOCN，2016）。

- 确保在所有的护理环境中完整的皮肤评估是风险评估筛查政策的一部分（NPUAP，EPUAP，PPPIA，2014；WOCN，2016）。对于发现早期压疮迹象，持续的皮肤评估是必要的。

- 皮肤的完整性与以下步骤紧密相关：确定评估的关键区域、皮肤护理方法和改变体位。对于重症患者减少压力性损伤的发生频率和严重程度，以上减压策略是有效的。这些集中的步骤为健康护理者提供了为高危患者群体采用的特别预防和治疗方法（Coyer et al.，2015）。

- 使用风险评估得分进一步帮助发现高危患者，（例如不褪色的红斑、泌尿生殖系统异常和体温过高（Demarre et al.，2015）。

- 对有压力伤害风险的个人，在入院后8小时内（或在社区环境中首次访问时），尽快进行全面的皮肤评估，作为每个风险评估的一部分，应在临床环境和个人风险程度基础上，在个人出院之前进行（NPUAP，EPUAP，PPPIA，2014；WOCN，2016）。

• 作为压力性损伤预防的一部分，敷料的使用（如水胶体）可帮助高危患者减少医疗器械相关性压力性损伤的发生率（Clark et al.，2014）。

• 医疗器械在医院中广泛使用并能导致压力。医疗器械和皮肤之间会产生湿度和热度，改变了皮肤的微环境。及时和常规地对使用医疗器械下的皮肤进行评估有助于减少压力性损伤的风险，并能发现早期的皮肤破损，进行及时干预（Black et al.，2010；Pittman et al.，2015）。

▶ 安全指南

• 定期评估有压力性损伤发生风险的个体。选择并使用风险评估工具。评估表在成人中使用最为广泛，并且证明有效（WOCN，2016）。注意：缺乏证据证明风险评估表的使用会减少压力性损伤的发生率（WOCN，2016）。

对于所有具有 1 个或更多风险因素的患者，在其入住急性护理单元、护理之家、临终关怀机构，或延续性护理机构时均应进行压力性损伤的风险评估（NPUAP，EPUAP，PPPIA，2014；WOCN，2016）。评估表比护士独自的临床判断更有参考价值（Pancorbo-Hidalgo et al.，2006）。

• 根据患者病情的急性程度对皮肤进行定期评估和视查。在特别的临床环境中要意识到压疮会在何时发生（Stechmiller et al.，2008；WOCN，2016）。记录所有的受压点，记录结果。

• 将患者置于合适的体位，分散压力的量和持续时间以预防缺血性的组织损伤。压力性损伤的形成——特别是 3 期、4 期和不可分期阶段——在任何一个护理单元都是一个需要报告的严重事件。这些事件称为"零容忍"事件；如果一个患者在住院期间发生压力性损伤，那么健康和人力服务部、医疗护理和医疗帮助中心将不会担负由此产生的住院护理费用

（DHHS，2009）。

• 翻身和重新安置体位常可以分散浅表的毛细血管的压力，并使得组织能够得到血液的再供。当患者病情允许时，每隔 1～2 小时采用安全的固定方法去翻身和重新安置体位，适当的体位有助于减少压力性损伤的形成（见第 11 章）。

• 特殊的床、床垫可以重新分配整个身体表面的压力以预防施加在骨隆突出处的过多压力，通过均匀地分散患者身体表面的压力，皮肤层面的压力就变得更小了。尽早将高危患者放置于上述减压设备上。当患者处于坐位时，应考虑使用椅垫以分散压力。

• 尽快清除失禁患者的粪便或尿液。皮肤因尿失禁或粪便失禁引起的持续潮湿是皮肤破损的危险因素（Thayer et al.，2016）。使用隔离膏或保护膜等保护容易反复受到失禁浸渍的区域，粪便收集设备也可以使用（见第 35 章）。

• 使用适当的方法使摩擦力和剪切力最小化。当更换患者体位时可用提举床单的方法以减少皮肤和床单的摩擦。床头升高不超过 30°（有医疗禁忌证除外）以预防摩擦和剪切力（WOCN，2016）。

• 足够的营养有助于预防和治疗压力性损伤（WOCN，2016）。含有充足热量、维生素和矿物质的高蛋白饮食有助于保持正常的组织状态并促进愈合。有组织损伤的机体需要更多的热量去修复，营养缺乏可能导致愈合延迟。确保完整评估中要有营养状况检测（WOCN，2016）。

技能 39.1 风险评估、皮肤评估和预防策略

预防压力性损伤形成的目标是早期发现有风险的患者并执行预防策略。压力性损伤的预防和管理指南已从广泛的文献回顾中得到呈现（WOCN，2016）。专家组从已有的文献中又发现出最好的证据，总体的管理目标包括以下：

● 找出有压力性损伤发生风险的个体并启动早期预防计划。

● 执行适当的策略 / 计划：

①保持皮肤完好。

②预防并发症。

③尽快发现或管理并发症。

④让患者和居家照护者参与到自我管理中。

● 采用经济的策略 / 计划预防和治疗压力性损伤。

目前的推荐是当入住健康护理单元时或者是当患者病情发生变化时就要执行压力性损伤风险的评估并且定期进行评估（WOCN，2016）。比如，因为急诊手术需卧床的患者要比急诊入院的患者潜在风险更高。使用风险评估工具（例如 Braden 评分表或 Norton 评分表）

（WOCN，2016）。

Braden 评分表是预测压力性损伤的可靠临床评估工具。它有 6 个参数：感知能力（对压力引起的相关不适能给予相应的反映），潮湿程度（皮肤暴露在潮湿中的程度），活动能力（身体活动的程度），移动能力（改变和控制体位的能力），营养摄取能力（通常采用的进食模式），摩擦力和剪切力（Ayello 和 Braden，2002；Braden 和 Bergstrom，1989，1994）。根据特殊的患者人群高危评分临界值会有所变化（表 39.2）。1962 年形成的 Norton 评分表包括 5 个风险因素：身体情况、精神状况、活动能力、移动能力和失禁（Norton et al.，1975）。无论你用哪一种评分表，重要的是你要理解对患者评分的意义。

表 39.1 压力性损伤预测的 Braden 评分表

感知能力	1. 完全受限：由于意识水平下降、用镇静药后；或体表大部分感受痛觉的能力受限，导致对疼痛刺激无反应	2. 大部分受限：对疼痛有反应，但只能用呻吟、烦躁不安来表示，不能用语言表达不舒适；或感受痛觉的能力受损超过 1/2 体表面积	3. 轻度受限：对指令性语言有反应，但不能总是用语言表达不舒适，或有 1～2 个肢体感受疼痛或不舒适的能力受损	4. 无损害：对指令性语言有反应，无感觉受损
潮湿程度	1. 持续潮湿：每次移动或翻动患者时几乎总是看到皮肤被分泌物、尿液等浸湿	2. 常常潮湿：皮肤频繁受潮，床单至少每班更换一次	3. 偶尔潮湿：皮肤偶尔潮湿，要求额外更换床单大约每日一次	4. 罕见潮湿：皮肤通常是干的，床单按常规时间更换
活动能力	1. 卧床：被限制在床上	2. 坐椅子：步行活动严重受限或不能步行活动，不能耐受自身的体重或必须借助椅子或轮椅活动	3. 偶尔步行：白天偶尔步行但距离非常短，需借助辅助设施或独立行走，大部分时间在床上或椅子上	4. 经常步行：在白天清醒时可室外步行，每日至少 2 次，室内步行至少每 2 小时一次
活动能力	1. 完全受限：在没有人帮助的情况下完全不能改变体位或肢体位置	2. 非常受限：只能偶尔轻微改变身体或肢体位置，但是不能独立频繁地改变体位	3. 轻度受限：能独立改变躯体位置，偶尔需要帮助	4. 不受限：无需帮助即可小幅度频繁地更换身体位置

续表

营养状况	1. 非常差：从未完整吃完正餐，摄入量小于每餐的1/3，每天摄入蛋白质食物不超过2种（肉类或奶制品）；摄入液体量少，没有补充液体；禁食和（或）进行清流质饮食，或静脉输液超过5日	2. 可能不足：很少完整吃完一餐，一般每餐只进食提供的1/2；每天仅摄入3种蛋白质（肉类、奶制品），偶尔进行食物补充；流质饮食或管饲量未达到理想需要量	3. 充足：每餐能吃掉一半以上；每天摄入1份蛋白类食物（肉类、奶制品）；偶尔拒绝进食，但通常会额外补充；或者接受管饲／全肠外营养，可以满足大部分营养的需要	4. 丰富：每餐能基本吃完；从不拒绝就餐；往往摄入4份或以上的肉类和奶制品，偶尔在餐间进食；不需要额外补充营养
摩擦力与剪切力	问题：需要中等至最大限度的移动帮助，完全不向床单滑动，不可能经常在床上或椅子上滑动，最大限度地重新定位	潜在问题：微弱地移动或极少需要帮助。在移动过程中皮肤可能会摩擦到床单、椅子、约束装置或其他设备 能够在椅子上坐住或者大部分时候可以坐在床上但偶尔滑下	没有问题：可以独立地在床上和椅子上移动，在移动过程中有足够的肌肉力量完全坐起来 完全可以在床上或椅子上坐好	

改编自 Barbara Braden，PhD，RN，Creighton University School of Nursing，Omaha，NE.

表39.2　患者群体的压力性损伤风险评分表

患者群体	如果低于这些分数，发生压力性损伤的风险高
一般人群	≤ 16
ICU 患者	≤ 15
老年患者	≤ 18
黑种人和拉丁美洲患者	≤ 18

数据来源于 Ayello e：Predicting pressure ulcer risk, *Best Pract Nurs Care Older Adult* 5：1，2012；Bergstrom N，Braden Bj：Predictive validity of the Braden Scale among black and white subjects, *Nurs Res* 51（6）:398，2002；Braden Bj，Bergstrom N：Clinical utility of the Braden Scale for predicting pressure sore risk, *Decubitus* 2（3）：44，1989.

至少要每天检查一次患者的皮肤和骨隆突。去除医疗器械或固定这些器械（鞋子、袜子、抗血栓袜、足跟和肘部保护器）的胶布时要检查皮肤（Black et al.，2010）。检查所有骨隆突，包括头后侧、肩膀、肋缘、肘部、臀部、坐骨、骶骨、尾骨、膝盖、足踝和足跟（见图39.1）。用一只戴手套的手指触诊发红或变色的区域，如果发红（是由于毛细血管的扩张和阻塞导致）的区域会发白，那么这片区域是正常的。反之，如果触诊的区域不会褪色（不正常的反应性充血），那么就有可能发生皮肤破损。

授权与合作

压力性损伤风险评估的技能不能授权给护理辅助人员操作：

● 经常改变患者的体位以及适应该患者的特殊体位。

● 患者的皮肤发红或破损时应该上报。

● 报告医疗器械引起的破溃。

用物准备

● 风险评估表（使用机构认证的工具，见机构政策）

● 文件记录

● 减压装置、床和（或）椅垫

● 安置体位的辅助设备

● 清洁手套

步骤	要点说明

护理评估

步骤	要点说明
1. 根据机构政策，使用至少两种方式核对患者身份信息（如，姓名和出生日期，或姓名和病案号）。	确认患者身份，符合联合委员会的标准并保证患者安全（NJC，2016）。
2. 回顾医疗记录以评估患者压力性损伤形成的风险： a. 瘫痪或由于约束性设备使患者制动。 b. 使用医疗器械，如鼻胃管、氧气输入设备、人工气道、引流管或机械设备。 　如无医疗禁忌，应去除医疗器械并观察和触诊医疗器械使用下的皮肤和组织。 c. 感觉丧失（例如，半身瘫痪、脊髓损伤）。 d. 循环异常（例如，周围血管疾病、糖尿病和神经病变引起的血管改变）。 e. 发热增加组织的代谢需要。 f. 贫血。 g. 营养不良。 h. 粪便或尿失禁。 i. 重度镇静和麻醉。 j. 年龄。 k. 脱水。 l. 水肿。 m. 已存在的压力性损伤。 n. 既往发生的压力性损伤。	决定执行预防性护理并发现置患者于风险的特别的因素（NPUAP，EPUAP，PPPIA，2014）。 患者不能独立翻身和更换体位以缓解压迫。 医疗器械有潜在或存在可能给患者的鼻子或耳朵等组织产生压力，例如人工气道或引流管。 受压区域和医疗器械形状一致。 患者感觉不到压力所产生的不适，也不能独立地翻身。 减少皮肤各层组织的灌注。 伴随着出汗导致的皮肤潮湿。 血红蛋白水平降低导致血液的携氧能力和组织的氧含量下降。 缺乏营养导致体重减轻、肌肉萎缩和肌块缩小，营养缺乏导致愈合延迟。 皮肤暴露在潮湿含有细菌的环境中，过度潮湿会浸渍皮肤。 患者精神上不警觉和不能独立翻身或改变体位。镇静状态改变感知。 新生儿和幼儿是高危人群，头部是压力性损伤最常见部位，老年人的真皮层厚度缺失，影响分散压力的能力。 导致皮肤弹性和饱满度降低。 有限的可选择体位使受压局部组织危险性增加。 已愈合的压力性损伤部位的皮肤张力最多只能达到以前的80%，因而这些区域要比未受损的皮肤更加不能耐受压力。
3. 选择医疗机构批准的风险评估表，例如 Braden 评分表或 Norton 评分表。当患者入院或病情发生变化时，进行评估，并且重复地定期进行记录（WOCN，2016）。	有效和可靠的风险评估工具评价了患者形成压力性损伤的风险。发现可导致皮肤破损的风险因素可以使我们有目的地采取特殊的干预，从而减少皮肤破损的风险。
4. 计算得分（见表39.1、表39.2和表39.3）并根据患者的特别情况评价分数的意义。	所得分数取决于所使用的评分工具。计分包括发现导致压力性损伤的风险因素并将这些不足之处降至最低。

步骤	要点说明
5. 执行手卫生，评估患者受压部位皮肤的情况。当打开和（或）冲洗伤口时戴上手套。	
a. 检查皮肤变色（深色皮肤患者）和组织致密程度（坚硬或松软），和（或）触诊发现异常的感觉（Nix，2016）。	作用于骨隆突的身体重量使得下方的皮肤有破溃的风险。
b. 按压医疗器械下面的或周围的皮肤，释放手指检查是否会变白。	说明组织受压，充血是组织对缺血后的正常反应。
c. 视诊是否有苍白和斑点状阴影。	如果发红的区域按压后颜色变浅，说明是正常的反应性充血；组织无破损风险。
d. 视查是否有浅表皮肤层的缺失。	如果按压后组织颜色不褪，说明是不正常的反应性充血；可能存在缺血性损伤。
e. 检查皮肤温度、水肿和组织致密度，特别是深色皮肤的患者。	受压的组织有持续的缺氧是一种不正常的生理反应，代表有早期的压力性损伤形成；通常部分皮层损伤伤口是由于摩擦力和剪切力所致。 局部发热、水肿和发硬都说明有压力性损伤形成的警告迹象。因为在深色素皮肤中不总是能观察到皮肤颜色的变化，所此这些额外的表现应在评估中考虑到。
f. 检查伤口分泌物。	伤口分泌物会增加皮肤破损的风险，因为它对皮肤和其下组织有腐蚀作用。
6. 每一班次都评估使用医疗器械周围和下方的皮肤和组织，因为许多潜在的压力性损伤都是医疗器械所致（表39.4）。	引流设备的管道也会对相邻皮肤形成压力。高危患者在使用医疗器械的多个部位会形成压力性坏死，而不是在骨隆突。医疗器械（例如，氧气管和面罩、引流管等）周围的受压点会形成压力性损伤并且进展为全层皮肤缺失的压力性损伤。
a. 鼻孔：鼻胃管、氧气管。	鼻孔的压力是由胶带和其他固定鼻胃管的材料所引起。
b. 耳朵：氧气管、枕头。	患者的耳朵和鼻尖的压力是由氧气管所致。
c. 舌头和口唇：口咽通气道、气管插管。	来自人工气道和固定气道的材料所致。
d. 前额：脉搏血氧仪。	
e. 引流管或其他管道。	
f. 留置导尿管。	压在患者身体任何部位下方的导管都会在受压点产生压力。 对于女性患者，导尿管可压迫阴唇，特别是在有水肿的时候。对于男性患者，导尿管固定不当可在龟头和尿道产生压力（Black et al.，2015）。
g. 骨科的固定设备（例如石膏、颈托和夹板）。	使用的设备有可能对其下方和邻近皮肤和组织产生压力（Black et al.，2015）。
h. 弹力袜。	弹力袜有可能产生压力，特别是固定不良或向下滑脱时（Black et al.，2015）。
i. 制动设备或固定装置。	如果设备太紧或固定不良，或患者反抗拉紧时，在下方就会产生压力。

表 39.3　压力性损伤风险评估指南

护理级别	首次	再次评估
急症护理	入院 8 小时之内	定期评估（每 24 ~ 48 小时一次） 在患者病情出现重大变化时
重症护理	入院时	每 24 小时
长期护理	入院时	入院后的前 4 周每周评估一次 常规每季度评估 患者病情变化或恶化时
家庭护理	入院时	每次注册护士访问时

表 39.4　预防医疗和固定器械相关的压力性损伤的措施

设备	受压点	预防措施
鼻胃管	鼻梁上鼻孔处	使用减压技术固定，可分散鼻孔处管道的压力（见第 32 章和第 35 章）
气管内插管	嘴唇和舌头	每天去除固定装置并视查有无压力性损伤（Branson et al.，2014）。每一班次旋转管道，也可更加频繁
鼻气管插管	鼻部 / 鼻梁、鼻孔处	每天去除固定设备并视查有无压力性损伤
气管插管	颈部前面和造口处、颈后部	每天去除固定设备，增加造口处的护理。颈后部贴上敷料
氧气插管和管道	耳朵和鼻子	耳朵外侧贴敷料 定期去除管道以释放压力并视查有无压力性损伤（Schallom et al.，2015）
无创正压机械通气，双相气道正压通气	额头、鼻子、鼻梁	戴面罩之前在鼻梁处贴上敷料，如有可能，去除面罩几分钟
引流管	紧贴着引流管的部位，患者翻身时邻近部位	在引流管周围贴上敷料 每次患者改变体位时检查导管的放置是否正确，指导患者不要躺压在导管上（Pittman et al.，2015）
留置导尿管　大腿	女性：尿道、阴唇 男性：龟头	提供细致的会阴护理，安置并固定导管以减少压力
骨伤科设备	凡是设备能接触至患者的皮肤和组织的区域	在可能和无禁忌的时候，检查设备下方的皮肤和组织
颈托	颈部和头皮下的枕骨区域	尽快去除硬颈托并更换成软的（Black et al.，2015）。每天视查头皮
弹力袜	小腿 膝盖后方 足跟 脚趾	穿戴合适 为了减少对皮肤和下方组织的压力和损伤，每天去除 2 次，每次至少休息 1 小时（Black et al.，2015）
固定设备	手腕 踝关节	在患者皮肤和固定设备之间使用敷料（Black et al.，2015），在固定设备和患者的皮肤之间留有一定空间。在有助手协助的时候，一次去除一个设备检查皮肤

* 另外还需要定期地检查和清洁医疗器械设备下方和周围的皮肤

步骤	要点说明
7. 观察患者在卧床或坐位时是否有偏好的体位。	体位偏好会导致身体的重量加在某些骨隆突上。
8. 观察患者改变体位的能力并协助翻身。	当患者完全依赖于别人翻身时，潜在的摩擦力和剪切力就会增加。
9. 评估患者和居家照护者对于压力性损伤的理解，以及患者发生压力性损伤的风险。	准备压力性损伤风险的基础知识，并找出患者需要指导的部分。

护理诊断

● 缺乏压力性损伤预防的相关知识	● 身体移动能力受损	● 无效周围组织灌注
● 营养失调：低于机体需要量	● 皮肤完整性破坏	● 有皮肤完整性受损的危险
根据患者的状况或需求，个体化处理其相关因素 / 危险因素。		

护理计划

1. 完成下列步骤后所能达到的预期结果：	
● 识别风险因素。	为进一步的评估建立基础。
● 自首次皮肤评估后未发生变化。	预防指南可预防压力性损伤的发生或恶化。
● 皮肤完好，没有发红或破损的迹象。	预防措施减少风险因素，展示学习效果。
● 患者和居家照护者学习并知晓压力性损伤的风险因素。	
2. 向患者和居家照护者解释操作和目的。	释放焦虑并提供健康教育机会。

护理措施

1. 执行预防指南，参考美国伤口造口失禁学会压疮预防和管理指南 (2016)。	减少患者发生压力性损伤的风险。
2. 关闭房门或拉上床帘，并洗手。	保护患者隐私。
3. 如果患者有开放性的引流伤口，需要戴上清洁的手套。	采用标准预防措施，预防意外体液暴露。
4. 首次评估后，至少每天一次检查患者的皮肤。 a. 观察患者的皮肤，特别要注意骨隆突出处是否有褪色。如果没有褪色，怀疑组织损伤，需在 1 小时之内再次检查。有一部分变色可能从粉红色变为深红色。	对于基础的风险评估和选择减少风险的措施来说，常规的皮肤检查是基本的 (WOCN, 2016)。当浅肤色皮肤受压时出现持续发红说明有组织损伤。如果发红的区域可褪色（变浅），说明皮肤没有破溃的风险。
临床决策点：不要按摩发红的区域，因为可能导致进一步的组织损伤。发红的区域说明血管有损伤，而按摩可能进一步损害这些血管 (Bryant 和 Nix, 2016)。	
b. 如果患者是深肤色，观察皮肤的颜色是否不同于他的正常肤色。	深色素的皮肤可能不会褪色。颜色的改变可能发生在受压点，不同于患者的正常皮肤。

步骤	要点说明
5. 每一班次检查所有的治疗和辅助设备（导尿管、喂养管、石膏、腕带）的潜在压力点（见表39.4）。黑色皮肤可能不会褪色。颜色的改变可能发生在受压点，此处的颜色不同于患者平常的皮肤颜色（NPUAP, EPUAP, PPPIA, 2014）（见注释39.2）。来自这些设备的压力增加了骨隆突和其他区域的风险。 a. 核对设备正确尺寸、位置并固定好。 c. 考虑使用保护性的敷料保护有风险的皮肤。	来自设备的压力增加了骨隆突和其他部位的压力。 医疗器械不正确的尺寸和位置能对下方皮肤产生过多的压力和摩擦（Makic, 2015）。 这些敷料吸收身体的水分并减少其下方皮肤的压力。
临床决策点：检查骨科器械周围和下方的皮肤（例如，颈托、腕带或石膏）。关注那些器械可能摩擦产生擦伤和发热的皮肤区域是否出现擦伤或发热（Pittman et al., 2015; Schallom et al., 2015）。	
6. 脱下扔掉并处理已使用过的手套，执行手卫生。	减少细菌的传播。
7. 回顾患者的压力性损伤风险评估表。	风险评分有助于发现干预措施以减少或去除风险因素。
8. 如果不能移动，制动或感觉缺失是患者的风险因素，应考虑到以下的干预措施： a. 定期更换体位并经常评估患者皮肤情况，有助于早期发现压力性损伤的迹象。如果皮肤出现变化，再次评价计划。 b. 当患者侧卧在床时，使用30°侧卧位（见插图）。避免90°侧卧位。 c. 当有需要时，使用枕头桥接（见插图）。	不能移动和制动降低了患者的能力和独立翻身的愿望。差的感知降低了患者感知压力和不适的能力。 减少压力的持续时间和强度。一些患者可能需要更频繁地翻身（NPUAP, EPUAP, PPPIA, 2014; WOCN, 2016）。 减少了股骨大转子和支撑面的直接接触。 在骨隆突之间用枕头隔开，以避免直接接触。

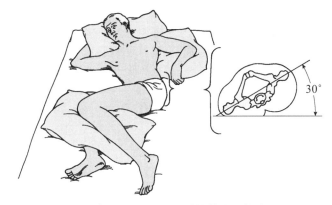

步骤 8b　30°侧卧位并放置枕头

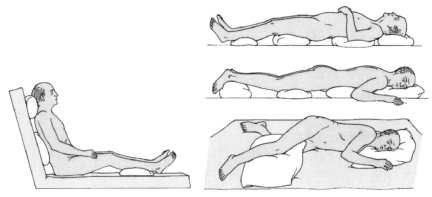

步骤 8c　枕头桥接

步骤	要点说明
d. 将卧床受压的患者放置于能分散压力的表面。 e. 将坐轮椅的患者置放于能分散压力的装置上，至少每小时抬臀以减少压力（WOCN，2016）。	减少施加在组织上的压力。 减少施加在骶骨和坐骨区域的压力。
9. 如果发现摩擦力和剪切力是风险因素，考虑以下干预措施： a. 使用患者安全转运指南来重新安置体位（见第11章）。例如，使用滑板将患者从床上移动至担架上。 b. 确保足跟悬空，与床面留有空隙，可用一个枕头枕在小腿下方抬高足跟，或用一个足跟支持设备；膝盖应弯曲5°～10°（WCON，2016；Baath et al.，2016）。 c. 保持床头升高不超过30°，或者在满足患者病情要求的情况下所达到的最低的角度（在患者有呼吸危险的情况下，则不要降低角度）（WOCN，2016）。	摩擦力和剪切力会损伤下方皮肤。 适当地更换患者体位能预防从床单上拖拉患者所产生的剪切力。滑板提供了平滑的表面以减少摩擦力。转运设备的使用能适当地将患者的皮肤抬离床面。 将足跟抬离床面完全减掉了足跟的压力并且分散了小腿的重量，也不会在跟腱上施压（Baath et al.，2016）。 减少患者滑向床尾产生剪切力损伤的可能。
10. 如果患者在潮湿度这一项上评分过低，考虑以下的干预措施： a. 戴上干净的手套。在每一次发生失禁后尽快清洁擦干皮肤（WOCN，2016）。每一次失禁后在会阴部和周围皮肤涂上隔离霜。 b. 如果皮肤已腐蚀，在每次失禁后都使用保护性的隔离膏。 c. 如果潮湿来自伤口渗液，考虑增加敷料更换次数，使用保护膜保护皮肤，或者能收集渗液的器材。	体液持续暴露在患者皮肤上增加了皮肤破溃和压力性损伤的风险。 在潮湿的表面上摩擦力和剪切力都增加。 保护皮肤，防止尿或粪便失禁的刺激。 在皮肤和尿粪之间形成保护屏障，促进愈合。 防止皮肤频繁地暴露在伤口渗液中。
11. 如果摩擦力和剪切力是风险因素并且患者是坐轮椅的： a. 倾斜患者的坐椅面预防向前滑，并支持手臂、腿和脚以保持适当的姿势（NPUAP et al.，2014）。 b. 在未减压的情况下，限制患者坐在椅子上的时间（NPUAP et al.，2014）。 c. 对于能够自己改变体位的患者，在坐着的时候，鼓励他们每15分钟释放一次压力，可使力在椅子上向上撑起，向前或向两侧倾斜（WOCN，2016）。	如果是长时间坐位，仅通过从躺至坐的位置改变来释放压力是不够的。对于处于坐位的患者，当需要改变体位的最大的时间间隔是未知的（WOCN，2016）。
12. 指导患者和居家照护者关于压力性损伤的风险和预防（WOCN，2016）。	帮助其坚持干预以减少压力性损伤的风险。
13. 去除手套并弃放在合适的容器中，执行手卫生。	减少微生物的传播。

护理评价

1. 观察患者处于组织损伤风险的皮肤，注意颜色、外观或质地。	能评价预防措施的成功。
2. 通过疼痛评分表观察患者对于体验改变的耐受程度。	改变体位有时会影响到患者的睡眠和休息模式。
3. 对比随后的皮肤评估得分和皮肤评估。	提供持续的患者风险水平的比较以促进护理计划的合适性。

步骤	要点说明
4.**使用反馈式教学**："我需要你理解为什么我们会持续评估您的皮肤，用你自己的语言告诉我们为什么会定期检查你的皮肤？"如果患者或居家照护者不能正确反馈，立即调整或者重新制定指导计划以保证其正确掌握。	决定患者和居家照护者对于教学主题的理解水平。

非预期结果	相关措施
1.皮肤变成斑点状，发红，发紫或蓝灰色。	● 有需要时可引荐患者给造口伤口失禁护士、营养师、临床护理专家、执业护士和（或）物理治疗师，再次评价体位改变和创面情况。
2.受压下的区域形成持续的变色，硬结或温度改变。	● 有需要时可引荐患者给造口伤口失禁护士、营养师、临床护理专家。 ● 修改患者体位改变和翻身计划。

记录与报告

● 在护理记录单或电子病历中记录皮肤改变、患者的风险评分和皮肤评估。描述体位改变和翻身间隔时间，分散压力的设备和其他的干预措施。记录患者对于这些干预的反应。

● 记录对患者和居家照护者的相关评价，评价他们对于经常进行皮肤和压力性损伤评估的理解。

● 高危患者报告给医师寻求会诊。

注意事项

健康教育

● 帮助患者和居家照护者理解在预防和治疗压力性损伤中要考虑到多种因素。

● 说明并演示体位的选择以实现压力的分散。

● 说明使用减压设备的目的和保养维护。

● 当指导患者改变体位减压时，建议使用电视节目，给予间隔播放或设定一个闹钟进行提醒。

儿科患者

● 使用尿不湿的婴儿和儿童皮肤有破损的风险。

老年患者

● 再次评价坐位和坐姿，因为体重和肌张力会随着年龄增长而改变。

● 在老年人中，真皮层变薄，尤其是腿上和手臂上的皮肤特别薄。皮下组织减少，导致骨隆突处的衬垫保护更少，表皮更新的速度减慢，导致愈合延迟（Wysocki，2016）。

居家护理

● 如果患者需要帮助翻身时，找出社区的资源，例如邻居和亲戚以给予协助。

● 如果患者有以下危险因素：坐轮椅或卧床、失禁、贫血、骨折和（或）皮肤有引流管，那么就需要居家照护者密切观察以预防压力性损伤的发生。

● 提醒患者和家庭护理者当患者坐在椅子上时也需要更换体位。每15分钟改变一次体位，可进行较小的体位变换（例如移动或改变腿的位置）也能分散骨隆突的压力（WOCN，2016）。

技能 39.2　压力性损伤的治疗

管理压力性损伤患者的原则包括对患者系统上的支持，皮肤破溃的原因的减少和消除，以及提供一个有利于愈合的环境。一旦发现压力性损伤的原因，采取方法去控制和去除它。

例如，如果这个损伤是由于未减压所致，那么选择合适的减压面、设立一个翻身计划、重新放置医疗用的管道或者选择一个合适的椅垫。下一步评估患者的伤口愈合能力：心肺功能、营养状况，以及影响伤口愈合的情况，例如糖尿病、使用激素和免疫抑制（Doughty 和 Sparks-Defriese，2016）。

伤口评估工具（例如 Bates-Jensen 伤口评估工具和压疮愈合评分）能帮助决定不同个体的压力性损伤治疗目标。

最好的伤口愈合环境是湿润、无坏死和感染的环境。进行伤口治疗前彻底评估伤口和周围皮肤情况。对于压力性损伤，无特别的研究表明一种清洁剂好于另一种。在多数情况下，水或生理盐水做为清洁伤口是足够的（WOCN，2016）。过氧化氢曾被广泛使用，但是现在已知它会引起组织伤害。当伤口被碎片、坏死组织或大量的分泌物污染时，在健康组织上应使用无毒性的清洁剂。如果伤口的组织失活了，可咨询患者的医师，可考虑清创，也就是去除失活的组织。清创可以通过使用敷料来实现，也可以使用酶学清创、外科方法，或者激光技术。清创方法的选择要根据患者的总体情况、伤口情况和失活组织的类型来决定（WOCN，2016）。

根据伤口床的特征来选择敷料。随着压力性损伤表现的不同，需要使用不同的敷料，经常进行伤口评估是重要的。一种伤口敷料的选择取决于伤口基底的组织类型、伤口渗液的量、是否有感染、伤口的位置和大小、使用的方便程度、是否经济实惠和患者的舒适度等。伤口敷料的类型包括：透明薄膜类、水凝胶、泡沫、藻酸钙、纱布和抗菌敷料（见第 41 章）。

在某些案例中会运用先进的伤口护理和治疗的方法，包括生长因子、电刺激和负压伤口治疗。生长因子在伤口渗液中自然产生；它们调控细胞生殖和分裂，在 3 期和 4 期压力性损伤中有延迟愈合时会考虑到使用（NPUAP、

EPUAP、PPIAA，2014）。电刺激诱导间歇性肌肉收缩，并通过增加肌肉块、血流量和氧气来减少脊髓受损患者发生压力性损伤的风险（NPUAP、EPUAP、PPIAA，2014）。负压伤口治疗是通过吸引施加负压在伤口床上，以促进伤口愈合和收集渗液（Netsch，2016）（见第 40 章）。

授权与合作

治疗压力性损伤和更换敷料的技能不能授权于护理辅助人员来执行。护士指导护理辅助人员完成以下工作：

● 及时报告给护士患者的疼痛、发热和伤口引流液的情况。

● 及时报告给护士患者皮肤完整性的情况。

● 报告目前敷料可能受到污染的情况，例如患者失禁和敷料脱落。

用物准备

● 保护性设备：清洁的手套、护目镜、遮挡罩衣（如果飞溅的液体有危险）

● 无菌手套（可选择的情况下）

● 塑料袋或装敷料的容器

● 测量设备

● 无菌棉球棒（检查各医疗机构对于无菌棉球棒使用的规定）

● 局部清洁剂（根据医嘱）

● 清洁剂（根据医嘱）

● 无菌溶液容器

● 基于患者伤口情况下可选择的各种敷料（表 39.5）

● 低敏胶带（需要的情况下）

● 书面记录

● 评估伤口愈合表

● 洗涤盆

表 39.5　用于压力性损伤的各类敷料

压力性损伤分期	压力性损伤情况	敷料	评论 *	预期改变	辅助方法
1	完好	无 透明膜敷料 水胶体	视觉评估不受限 预防剪切力，如果有过度潮湿不要使用 影响视觉评估	无表皮缺失的情况下 7 ~ 14 日愈合	翻身计划 提供充足的水分 营养支持，使用压力分散床或椅垫
2	清洁	复合透明膜 水胶体 水凝胶	控制剪切力 当密封的敷料破损时应更换；最多使用 7 日，提供湿性愈合环境	通过上皮再生长来愈合	观察以前的分期 管理失禁
3	清洁	水胶体 泡沫敷料覆盖的水凝胶 藻酸钙 纱布 生长因子	当密封的敷料破损时应更换；最多使用 7 日 覆盖保护伤口并吸收水分 当有大量伤口渗液时使用，覆盖 2 级敷料 使用生理盐水或其他处方溶液，拧干过多的液体并折叠，同伤口更好地接触 根据商家的说明同纱布一起使用	通过肉芽生长，瘢痕形成和上皮再生进行愈合	可能需要外科会诊帮助愈合。见 1期、2 期和 3 期
4	清洁	泡沫敷料覆盖的水凝胶 藻酸钙 纱布	见 3 期：清洁 有大量渗液时使用，必须覆盖 2 级敷料 见 3 期：清洁	通过肉芽生长，瘢痕形成和上皮再生进行愈合	可能需要外科会诊帮助愈合。见 1期、2 期和 3 期
不可分期	伤口被焦痂覆盖	有黏度的透明膜 纱布加上处方溶液 酶制剂 无敷料	促进焦痂的软化 输送溶液并吸收伤口渗液 分解焦痂，促进清创 少见，如果焦痂是完整的干痂，无需用敷料，将焦痂视为生理学上的保护屏障	随着愈合进展，焦痂边缘会抬起来 焦痂会逐渐松软	见以前的分期 可能需要外科会诊以帮助清创 可能会促进缓慢的清创

* 当使用密闭性敷料时，伤口应该不处于临床感染阶段

步骤	要点说明

护理评估

步骤	要点说明
1. 根据机构政策，使用至少两种方式核对患者身份信息（例如，姓名和出生日期，或姓名和病案号）。	确认患者身份，符合联合委员会标准并保证患者安全（TJC, 2016）。
2. 用 0 ～ 10 数字评分法评估患者的舒适度。如果患者处于疼痛之中，确定是否需要和使用必要的止痛药物。	更换敷料不应对患者产生创伤，在伤口护理之前、之后和护理时应评估其疼痛程度（Hopf et al., 2016）。
3. 知晓患者是否对局部消毒剂过敏。	局部消毒剂可能含有一些引起局部皮肤反应的成分。
4. 回顾患者局部制剂和敷料的医嘱。	确保给予合适的药物和治疗。
临床决策点：决定该处方是否同既定的伤口护理指南相一致，对患者的结果是否一致。如果处方同指南不一致，或者对于患者来说结果有变化，那么要同健康护理小组再次重审这个处方。	
5. 关门或拉上床帘。	保护患者隐私。
6. 安置患者于合适体位，以便于去除敷料；放置医用垃圾袋以便于处置敷料。	提供一个可以更换敷料的区域。合理弃用使用过的敷料以方便污染废物的处理。
7. 清洁手部并戴上清洁手套。去除并弃用旧的敷料。	减少微生物的传播并防止职业暴露。
8. 使用伤口参数评估患者的伤口，根据每个机构的要求持续评估伤口。注意：评估可以在伤口护理程序中操作。	决定伤口护理的有效性并指引护理计划（WOCN, 2016）。
a. 伤口位置：描述伤口位于身体的哪个位置。	
b. 伤口的分期：描述组织破坏的程度（见注释39.1）。	分期是基于组织缺损的深度来评估压力性损伤的一种方式。如果伤口基底失活，那么压力性损伤的伤口可记录为不可分期（NPUAP, EPUAP, PPPIA, 2014）。
c. 伤口的大小：使用每个机构的测量工具来测伤口长度、宽度和深度。使用一次性测量尺测长度和宽度。使用棉签测量深度（见插图）。	随着伤口愈合，损伤的大小会变化；因此伤口最长和最宽的区域会随着时间发生变化。使用同样的测量工具测量伤口能提供一致的测量结果（Nix, 2016）。
d. 潜行、窦道或隧道的存在：使用无菌棉签去探测深度，如果需要的则戴上手套的手指去检查伤口的边缘。	伤口的深度决定了组织缺失量。
e. 伤口床的情况：描述伤口床中组织的类型和百分比。	伤口中每种组织类型的大约百分比提供了伤口愈合进程和敷料选择等重要的信息。伤口中黑色组织占比高则需要清创，黄色组织或腐肉组织说明有感染或细菌定植存在，肉芽组织说明伤口正在愈合中。

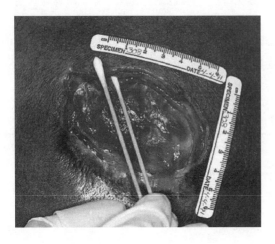

步骤 8c　测量伤口长度、宽度、深度和皮肤的潜行

步骤	要点说明
f. 渗液量：描述量、类型，气味和颜色。	渗液的量和类型可能说明敷料变化的类型和频率（Bates-Jensen，2016）。
g. 伤口周围皮肤的情况：检查皮肤是否有破溃、干燥、红疹、肿胀、发红或发热。基于患者皮肤的颜色调整评估方法（见注释39.2）。	在损伤的伤口边缘发现皮肤损害说明有进行性组织损害。伤口周围皮肤浸渍说明需要更换敷料的种类。
h. 伤口边缘：检查伤口边缘组织情况。	提供关于上皮化、慢性和病因等信息。
9. 评估伤口周围皮肤，检查是否有浸渍、发红和剥脱。	皮肤的情况决定是否需要保护剂。
10. 脱下手套并丢弃在合适的容器中。执行手卫生。	减少微生物的传播。 当评估其他受压部位时，重复的手部清洁是需要的。不同的伤口受不同的微生物所污染。
11. 评估影响伤口愈合的因素：灌注差、免疫抑制或有前期感染。	影响治疗和伤口愈合的因素。
12. 评估患者的营养状况（见第31章）。如果有以下情况说明严重的临床营养不良存在：①血清蛋白水平小于 3.5 g/dL；②淋巴细胞数小于 1 800/mm³；③体重减轻超过 15%（见插图）（WOCN，2016）。	营养不良的患者伤口愈合会延迟。

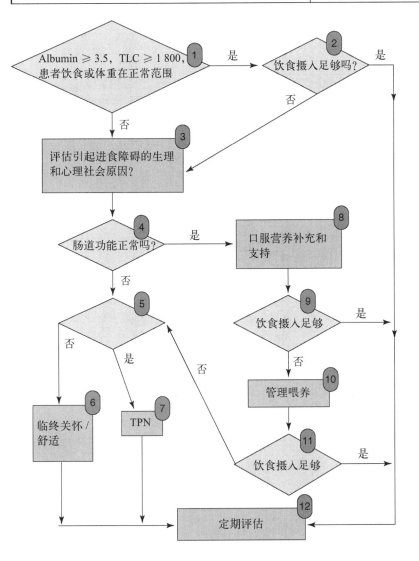

步骤 12　营养评估和支持(nutritional assessment and support, TLC)；全部淋巴细胞数量 (total lymphocyte count, TLC)；全肠外营养 (total parenteral nutrition, TPN)（引自 Bergstrom N et al：Treatment of pressure injuries，AHCPR Pub No. 95-0652，Rockville，MD，1994，Agency for Health Care Policy and Research，Public Health Service，US Department of Health and Human Services.)

步骤	要点说明
临床决策点：当怀疑营养不良时，考虑请营养师会诊，调整患者的饮食以促进伤口愈合。	
13. 评估患者和居家照护者对于压力性损伤的预防、治疗和导致复发原因的理解（WOCN，2016）。	患者和居家照护者需要同医师合作，以预防进一步的皮肤破溃。

护理诊断

● 缺乏压力治疗计划的相关知识	● 身体活动能力受损	● 组织灌注无效
● 营养失调：低于机体需要量	● 皮肤完整性受损	● 疼痛（急性、慢性）
根据患者的状况或需求，个体化处理其相关因素 / 危险因素。		

护理计划

步骤	要点说明
1. 完成下列步骤所能达到的预期结果： ● 损伤处引流物减少。 ● 伤口基底部出现肉芽组织。 ● 营养摄入满足热量和营养需求。 ● 患者总体皮肤保持完好，无进一步破损。 ● 患者和居家照护者能够描述伤口愈合和恶化的迹象。	反映了炎症反应减少并且伤口在往愈合发展。 伤口向愈合发展的证据。 伤口周围皮肤健康完好。无额外的损伤存在，敷料控制伤口引流物适当。 营养治疗提供了足够的蛋白质以支持伤口愈合。
2. 向患者和家庭护理者说明步骤。	说明参与了学习。有准备地说明和解释可以缓解焦虑，纠正了一些关于压力性损伤和治疗的误解，并为患者和家庭护理教育提供机会。
3. 准备以下设备和物品： a. 清洗盆、温水、设备和物品。 b. 盛放在无菌容器中的生理盐水或其他伤口清洁剂。 c. 有处方的局部制剂： （1）酶学清创剂（根据特别的说明指导来决定应用的频次）。 （2）局部抗生素。 d. 根据压力性损伤的特点、伤口管理原则和患者的护理环境来选择合适的敷料。敷料选择包括（见表39.5）（见第41章）： （1）纱布——可作为湿性敷料，或使用酶制剂和局部用药时作为干燥敷料覆盖，或作为伤口液体输送的介质（见第41章）。 （2）半透膜敷料——应用在非常浅表或无渗液的伤口上，或是易产生摩擦力的皮肤上。 （3）水胶体敷料。	在应用局部清洁剂和新敷料之前，清洁创面。 酶制剂清除坏死组织，清洁创面，不能应用在健康的组织上。 局部抗生素减少了伤口的生物负载，如果提供了 2 ~ 4 周的最好护理仍然无愈合迹象，应考虑使用（WOCN，2016）。 在保持周围皮肤干燥的前提下，敷料应保持伤口环境湿润（Rolstad et al.，2016）。 纱布输入水分至伤口中，同时也有吸收性。 保持湿性愈合环境并提供完好的皮肤保护。 在保护伤口基底部的同时，保持湿性环境促进伤口愈合。

步骤	要点说明
(4) 水凝胶——片状或管状。	保持湿性环境，以促进伤口愈合。
(5) 藻酸钙。	可大量吸收伤口渗液。
(6) 泡沫敷料。	保护和预防伤口脱水，而且能吸收中至大量的伤口渗液。减少伤口中细菌负荷。
(7) 含银敷料 / 含银水凝胶。	填充浅表伤口，补充水分并吸收过多渗液。
(8) 伤口填充敷料。	
e. 使用低敏胶带或有黏度的敷料片。	用于固定不黏的敷料，预防皮肤刺激和撕裂。
临床决策点：仅使用无毒制剂清洁压力性损伤。	

护理措施

步骤	要点说明
1. 评估床旁物品准备。关门或拉上床帘。	安排操作程序和保护患者隐私。
2. 执行手卫生并戴上清洁手套。打开无菌包和局部溶液盛放器（见第10章）。当清洁伤口时，如果有液体飞溅潜在污染时应保持敷料无菌。戴护目镜、口罩和防潮隔离服。	减少微生物的传播。
3. 去除床单并放置好病员服，暴露伤口和周围皮肤。其余的身体部分覆盖好。	防止不必要的身体部位的暴露。
4. 用生理盐水或处方伤口清洁剂彻底清洁伤口（见第40章），从污染最少的部位向最严重的部位清洁。对于深部损伤，将生理盐水吸入注射器内冲洗。脱下并弃用手套。执行手卫生，戴上清洁或无菌手套(参考各机构规定)。	清洁伤口，去除伤口渗液和（或）者残留敷料，并减少创面的细菌。
5. 用棉签或纱布将局部制剂使用到伤口上。	使用无菌技术清洁 / 测量伤口及应用敷料。
6. 遵医嘱使用棉签或纱布在伤口上局部涂抹药剂。 a. 酶制剂	根据厂家使用说明，按照方法和使用频率上药。知道何种溶液会使酶失活并避免用于清洁伤口。
(1) 运用小剂量的酶制剂至伤口上，直接使用于损伤处坏死区域。不要将酶制剂敷至周围皮肤上。	薄层比厚层更能有效地作用。过多的剂量会刺激周围皮肤（Rolstad et al., 2016）。适当地分散开能确保有效作用。
(2) 将湿纱布直接放置于伤口上，用胶带固定。当使用酶制剂时，对于不不同类型的敷料，根据厂家特别的推荐方法使用在损伤处，并用胶带固定好。	保护好伤口并防止在翻身和更换体位时油膏脱落。
b. 抗生素：例如杆菌肽、甲硝唑、磺胺嘧啶银。	减少细菌生长。
7. 应用处方敷料： a. 水凝胶：	水凝胶主要作用是伤口湿化并给伤口补充水分（Rolstad et al., 2016）。
(1) 用胶状水凝胶涂厚厚的一层覆盖损伤面，或剪成片状填于伤口基底。	提供湿性的愈合环境，促进伤口愈合。
(2) 应用二级敷料，例如干纱布；胶带固定。	使水凝胶贴于创面，因为胶状的水凝胶（置于管中）或片状的不能粘在伤口上，需要二级敷料加以固定。
(3) 如果使用浸渍的纱布，松松地填于伤口中；覆盖外层纱布并用胶带固定。	填塞疏松的敷料能将胶质送至伤口基底部，并将伤口残渣吸收至纱布中。

步骤	要点说明
b.藻酸钙： （1）用无菌棉签或戴上手套的手指轻轻填塞于伤口中。 （2）使用二级敷料并用胶带固定。	藻酸钙能吸收血清液或渗液，形成不黏的亲水凝胶，同伤口形状一致（Rolstad et al., 2016）。使用在有大量渗液的伤口。
c.透明薄膜敷料：水胶体和泡沫敷料（见第41章）。	敷料膨胀后尺寸会增大，填塞过紧会影响组织血运。
临床决策点：透明薄膜应用于非感染浅表的压力性损伤伤口的自溶性清创。水胶体保护皮肤防止摩擦力。一些品牌有定制好的形状，适用于特别的解剖位置，例如足跟、肘部和骶骨。	
8.协助患者取舒适的体位以减压。	预防压力性损伤。
9.脱下并丢弃手套。使用过的物品弃之于合适的容器中，执行手卫生。	减少微生物传播。

护理评价

1.观察周围皮肤有无炎症、水肿和过敏等损伤。	以决定伤口愈合的进程。
2.检查敷料和暴露的伤口，观察渗液、气味和组织坏死。监测患者是否出现感染的迹象和临床表现：发热和升高的白细胞计数。	损伤可能发展成感染。
3.对测量数据进行对比，使用以下的评估工具（例如PUSH Tool 或 BWAT Assessment）测量伤口的愈合。	连续性测量评估伤口愈合，提供标准的数据收集方法，以显示伤口进展或缺乏进展。
4.**使用反馈式教学**："我想确定你是否理解为什么会不断地检查你的压力性损伤。为什么每次给你更换敷料时会测量你的伤口、观察组织和周围皮肤？"如果患者或居家照护者不能正确反馈，立即调整或者重新制订指导计划以保证其正确掌握。	确定患者和居家照护者对于教学主题的理解水平。

非预期结果	相关措施
1.伤口周围皮肤会被浸润。	● 减少周围皮肤接触外用药剂和水分。 ● 选择具有增加吸湿能力的敷料。
2.坏死组织的排出增加和（或）发展越严重，损伤越深。	● 回顾当前的伤口护理管理。 ● 咨询多学科团队，了解伤口护理的变化。 ● 伤口分泌物培养（见第7章）。
3.压力损伤超出阈值。	● 监测伤口愈合不良的全身症状和体征，例如异常实验室结果（白细胞计数、血红蛋白/血细胞比容、血清白蛋白、血清前白蛋白、总蛋白水平），体重减轻和尿失衡。 ● 评估和修改当前的转归时间表。 ● 考虑进一步的压力再分配设备。

记录与报告

- 记录压力性损伤中伤口组织的类型，周围皮肤情况，引流液或渗液的特征，局部消毒剂的类型，使用的敷料，在护理记录单中记录患者的反应。
- 记录患者和居家照护者对于经常观察和测量伤口的理解的评价。

注意事项

健康教育

- 讨论治疗并确定在家庭护理中提供帮助的人。
- 讨论伤口愈合的进程和预期的外观。例如，讨论患者对于压力性损伤伤口外观的感知。有时候患者的焦痂看起来像是结痂，患者需要知道不同点。结痂是由于渗液引起的；而焦痂是坏死组织，患者不能自己去除的。
- 同患者和居家照护者讨论关于压力性损伤伤口的大小。有些伤口，特别是清创以后的，可能看起来更大，患者可能会焦虑。
- 同患者和居家照护者讨论关于治疗的一些期望。有些人认为工作人员不断地给患者翻身和变化体位有些残忍。
- 回顾预防指南以防止进一步破损。
- 讨论提供良好营养的一些选择。

老年患者

- 伤口愈合速度比成人要慢（Doughty 和 Sparks-Defriese，2016）。
- 老年人上皮组织中的朗格汉斯细胞正常地减少引起 T 细胞功能和免疫力的降低。
- 因为老化的皮肤炎症反应慢而弱，所以对老年患者皮肤受到刺激后的反应要更加细致地监测。

居家护理

- 当选择敷料时要考虑到居家照护者的时间。在家庭护理环境中，有时候会选用更好的敷料以减少敷料更换的频率。
- 将敷料储放在清洁的区域，各种材料都要备好，讨论家庭护士的需要。
- 讨论家庭减压床垫或设备的需要，找出合适的设备以满足家庭护理的需要。
- 医疗护理规定限制了用于压力性损伤治疗的某些减压设备类型的报销费用。

长期照护

- 康复科常使用各种减压垫和床。
- 一些患者可能出院后转入长期护理机构，那里对压力性损伤可以提供特别的伤口护理。

▶ 临床案例分析

一位 72 岁的美籍非洲妇女经历了左侧全髋关节置换术。她的重要病史包括风湿性关节炎和冠状动脉疾病。今天是术后第一日，目前卧床休息，使用固定器（一个楔形泡沫用于固定大腿和髋部）。她的皮肤非常潮湿，需要擦澡和夜间更换床单。她的体重有 90.9 kg，身高大约 165 cm。她的数字疼痛评分是 5 分。一位物理治疗师在她术后第一天来看她，并帮助她术后第一次下床。当治疗师不在时，患者就处于卧床状态。每天用 Braden 评分表进行的皮肤评估已完成，得分如下：感觉（4），潮湿度（2），活动能力（2），移动能力（2），营养状况（3），摩擦力和剪切力（1）。每天的皮肤评估发现了一个直径为 2.5 cm 的圆形的右足跟损伤；伤口基底是红色，部分皮层损伤；和一个 2 cm 位于骶尾部的发红发热的压之不褪色的区域，该部位未破溃。

1. Braden 评分表用于发现置患者于皮肤破损的危险因素；其下的各个量表维度提示了各种危险，包括：活动能力，移动能力和摩擦力/剪切力。你将会采取哪些干预以减少这些危险因素呢？

2. 检查皮肤时，发现在患者的右足跟处有一部分皮层缺损的伤口，发红发热，在骶骨区域有一不褪色红斑。你怎么对这两处损伤进行分期，局部最适当的治疗是什么？

3. 24 小时后进行下一次皮肤评估时，骶骨区域已经开放破溃，有一红色潮湿、疼痛的伤口基底。使用 Braden 评分表的各个维度，说明你将怎样同患者的护理小组进行沟通。

▶ 复习题

1. 一名患者已经完全不能移动，在活动力、移动力、摩擦力 / 剪切力等维度的评分中都低。在骶尾部有一红色未破损温暖的区域。对于该患者哪些干预最合适 ?(选择所有符合条件的选项)

A. 隔离潮湿的油膏每天至少使用 3 次

B. 同临床伤口护理专家讨论最适合的减压床面以分散压力

C. 根据患者的病情制订并执行翻身计划

D. 使用敷料保护骶尾部并促进愈合

E. 使用安全的患者装卸装置以帮助经常更换体位

F. 在每一次更换体位时按摩发红的部位

2. 重症监护室一名患者有经口腔气管内插管行通气，静脉导管在位，一处腹部切口干燥完好，有枕头置于双小腿下方。患者体重是 145.45 kg，难以翻身。哪些部位是压力性损伤的高发部位 ? (选择所有符合条件的选项)

A. 足跟

B. 身体后方骨隆突出处

C. 鼻子

D. 嘴

E. 静脉穿刺部位

3. 评估压力性损伤和更换敷料的正确步骤应是什么顺序 ?

A. 去除旧敷料，评估分泌物的量、颜色和特征

B. 测量伤口的维度（长度、宽度和深度）

C. 评估伤口周围皮肤

D. 询问患者以前更换敷料时的疼痛水平，必要时开处方止痛药

E. 用处方溶液清洁伤口基底和周围皮肤

F. 将敷料带至患者床旁

G. 描述伤口的基底部和分期

H. 更换敷料

第 40 章

伤口护理和冲洗

▶ 学习目标

学习本章节后，护士能够具备如下能力：

● 讨论身体在伤口愈合过程的各个阶段的反应。

● 区分一期和二期伤口愈合。

● 解释促进或减缓正常伤口愈合的因素。

● 实施伤口评估。

● 实施伤口冲洗。

● 拆除缝线。

● 示范伤口引流系统的护理。

● 示范负压伤口治疗相关的护理。

▶ 目的

伤口护理对于促进伤口愈合是必要的。完整的皮肤是人体抵御感染性微生物入侵的第一道防线。皮肤作为疼痛、触觉和温度的感觉器官，以其他方式保护身体；它的 pH 值呈酸性，通常被称为酸性外膜。它在体温调节、新陈代谢、免疫和液体平衡调节等方面也起着重要作用（Bryantand Nix, 2016a）。

▶ 护理标准

● 美国国家压疮咨询小组、欧洲压疮咨询小组和泛太平洋压力性损伤联盟，2014——压力性溃疡的防治

● 美国国家压疮咨询小组，2016——美国国家压疮咨询小组公布了一项术语更改声明：将"压力性溃疡"更改为"压力性损伤"，并且更新了压力性损伤的分期系统

● 联合委员会——国家患者安全目标

● 伤口造口失禁护理协会指南，2016——压力性溃疡（损伤）的预防和管理

▶ 实践准则

● 皮肤是最大的外部器官。它有两层：表皮和真皮（图 40.1）。表皮有五层。

① 角质层，表皮的最外层，由死亡的扁平角化细胞组成。角质层可以防止底层细胞脱水，也是某些化学品进入皮肤的物理屏障。

② 表皮以下层次分别是是透明层、颗粒层和棘层。

③ 生发层，最里面的一层，有时也被称为基底层。生发层的重要特征是表皮突起，或呈"峰谷"式，向下进入真皮层。这些为皮肤的结构

提供了弹性和完整性。黑色素细胞也在该层中。

● 将表皮与真皮分开的区域称为真皮表皮连接处或基膜区域。

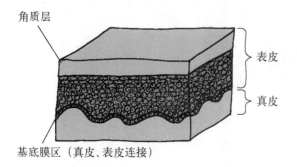

角质层

表皮

真皮

基底膜区（真皮、表皮连接）

图 40.1　皮肤分层及皮下组织图

● 表皮下面是真皮。胶原蛋白（一种坚韧的纤维蛋白层）、血管和神经构成真皮层。胶原蛋白约占真皮的 70%，在伤口愈合中是极为重要的。真皮可以恢复皮肤的物理特性和结构完整性。表皮和真皮层的修复对伤口愈合都很重要。局部或全身感染、血液循环受损和组织破裂的风险直接影响到皮肤层伤口愈合能力（Doughty 和 Sparks-Defriese，2016）。

● 应定期对伤口进行评估，以确定伤口是否正在趋于愈合。如果评估发现伤口没有如预期的进程发展，那么就可以改变护理计划，从而促进伤口的愈合（见操作指南 40.1）。

● 完整的伤口评估包括确定伤口愈合的类型（例如，一期、二期、三期愈合）和伤口基底部的组织类型，用这些参数进行适宜的伤口干预措施。

● 愈合过程经历了一系列的活动，通常被描述为阶段。在全层创伤中，止血、炎症、增生和重塑是其主要阶段（注释 40.1）。

● 增生期成纤维细胞出现在损伤部位。这些成纤维细胞促进了胶原蛋白的合成，在第 5～9 日，达到愈合高峰，形成愈合（图 40.2）（Doughty 和 Sparks-Defriese，2016）。

● 伤口愈合包括一期愈合、二期愈合和三期愈合（图 40.3）。

①当一个清洁的外科切口的边缘保持贴合时，视为一期愈合。伤口愈合迅速，组织损失

或缺失极少，皮肤细胞迅速再生，毛细血管壁在缝合线下方伸展，形成平滑的表面（Doughty 和 Sparks-Defriese，2016）。

②伤口是开放的，并通过瘢痕愈合，视为二期愈合（Beitz，2016）。有组织丢失和开放的伤口边缘。肉芽组织逐渐填充在缺损区（图 40.4）。这一过程出现在典型的严重撕裂或伴有皮肤损失的大型手术治疗。

③在二期愈合中，边缘之间有一个缺口，结缔组织增生，滋养新生毛细血管。这种形式的愈合由瘢痕组织的形成来闭合伤口。这个过程愈合缓慢使患者感染的风险更大，因为在愈合过程的后期没有表皮保护层。

④三期愈合有时被称为延迟性的一期愈合或闭合。它发生时，外科伤口不是立即闭合，而是开放 3～5 日，以促使水肿或感染减轻。然后缝合伤口（Doughty 和 Sparks-Defriese，2016）。

● 通过二期愈合仔细观察伤口愈合的组织类型和比例，伤口的严重程度和持续时间，伤口愈合进展的程度以及当前干预措施的有效性（Nix，2016）。新生组织通常呈肉粉色，外观湿润（表 40.1），这种组织称为肉芽组织，表示伤口正趋向愈合。黑色、棕色或黄褐色伤口组织脱落或焦痂，应该给予清除，否则将会延迟伤口的愈合。

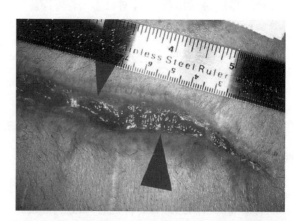

图 40.2　发生上皮化的外科切口：上皮愈合高峰期明显（引自 Bryant RA, Nix DP, editors: Acute and chronic wounds: current management concepts, ed 3, St Louis, 2007, Mosby.）

表 40.1　伤口颜色 / 组织

黑色 / 棕色伤口 / 焦痂
黑色或棕色组织代表全层组织被破坏，呈焦痂状。坏死组织或干燥组织常为黑色，例如肌腱。它也与继发于周围血管疾病的坏疽性病变有关。如果伤口被焦痂覆盖，为实行清创术，应用锐器清创快速去除组织，用化学制剂或湿敷料软化组织。 清创术的方法取决于患者的整体状况
黄色伤口 / 腐肉
黄色组织代表坏死组织，并且在某些情况下存在感染。腐烂组织表现为黄色的奶油色或灰色腐肉，通常伴有脓液。对于低感染风险的患者，使用保湿敷料可增强黄色 / 腐肉组织的清创。保湿敷料可能包括湿敷料、水胶体、水凝胶或藻酸盐。如果伤口被感染，则使用局部抗菌剂
红色伤口 / 肉芽
红色组织代表肉芽组织的存在。 红色是伤口中新血管数量增加的结果，认为是健康的。红色肉芽伤口处理的目标是选择一种能够保持伤口环境清洁湿润的敷料，并最大限度地减少对愈合组织的损伤

注释 40.1　创面愈合阶段（全层创面）

止血阶段
血管收缩，凝血因子激活凝血途径止血。血凝块的形成会封闭被破坏的血管，从而控制失血，并充当暂时的细菌屏障。血小板释放生长因子，吸引细胞开始修复。

炎症阶段
血管扩张，使血浆和血细胞漏入伤口，即水肿、红斑和渗出。粒细胞（白细胞）到达伤口开始伤口清理。巨噬细胞作为白细胞的一种，出现并开始调节伤口的修复。炎症期的结果是在无复杂伤口的患者中形成干净的创面。

增生阶段
上皮化（新表皮的构建）开始。同时形成新的肉芽组织。新的毛细血管（血管生成）生成，恢复了氧气和营养的输送。胶原蛋白合成，并开始促进有张力强度和结构完整性的伤口愈合。开放性伤口出现收缩，伤口显著缩小。

成熟（重塑）阶段
瘢痕会愈合得很好，胶原蛋白被重塑得更强，并为伤口提供张力，没有并发症的伤口形成愈合良好的瘢痕。

数据来源于 Doughty DB, Sparks-Defriese B: Wound healing physiology. In Bryant RA, Nix DP, editors: Acute and chronic wounds: current management concepts, ed 5, St Louis, 2016, Mosby.

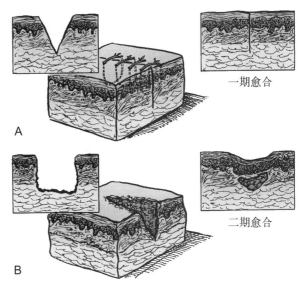

图 40.3　1 期愈合的伤口，比如手术切口
A. 伤口愈合边缘用缝合线、皮肤吻合器或胶带拉一起，并通过结缔组织发生愈合
B. 二期愈合的伤口愈合。伤口边缘不齐，通过肉芽组织形成和伤口边缘收缩发生愈合
（引自 Bryant RA, Nix DP, editors: Acute and ch ronic wounds: current management concepts, ed.）

● 损伤的位置、严重程度和所涉及的组织层都会影响伤口愈合过程（Doughty 和 Sparks-Defriese, 2016）。此外，还有潜在的阻止细胞和组织再生、恢复至正常结构或恢复正常功能的因素（注释 40.2）。

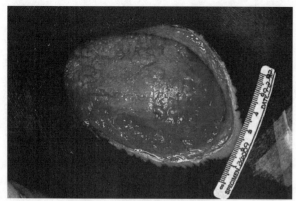

图40.4 开放性伤口的肉芽组织

注释40.2 影响伤口愈合的因素

- 低血容量、低血压、血管收缩、水肿和缺氧对伤口愈合有负面影响，因为充足的灌注和氧合是新血管形成、胶原蛋白合成和张力发展所必须的。
- 充足的营养状况是胶原合成、张力和免疫功能的关键。
- 伤口感染延长了炎症反应，微生物占据了伤口修复时所需的营养和氧气。
- 糖尿病患者可能由于异常和长期的炎症、胶原蛋白的合成减少，以及上皮迁移受损而导致伤口愈合受损。高血糖与中性粒细胞功能受损和迁移受损有关。
- 皮质类固醇治疗或使用其他免疫抑制剂，例如化疗会增加患者的易感染性。
- 高龄可能会导致具有关键修复作用的细胞增殖减少。

引自 Doughty DB, Sparks-Defriese B: Wound healing physiology. In Bryant RA, Nix DP, editors: Acute and chronic wounds: current management concepts, ed 5, St Louis, 2016, Mosby.

---

①局部表浅伤口（仅限于表皮的组织丢失和可能存在的真皮部分丧失）通过再生过程愈合。

②全层伤口（完全失去皮肤层和一些较深的组织）通过瘢痕形成愈合。

③负压创面治疗技术是一种伤口护理疗法，其使用负压对伤口进行抽吸以促进愈合和收缩伤口（Netsch, 2016）。负压创面治疗技术通过以下方法促进伤口愈合：消除慢性伤口渗出液；维持创面湿润；减轻水肿，从而改善灌注；宏观变形（伤口一侧的牵引力）促进伤口收缩；微观变形以及机械拉伸创面上的细胞，从而改变细胞的形状，激活细胞内化过程以促进伤口愈合（Netsch et al., 2016）。

▶ 以患者为中心的护理

- 在护理其他文化背景的急性或慢性创伤患者时，应了解他们的文化信念和行为以及这些行为是否会影响伤口护理。例如，处理含有动物衍生产品的材料，例如胶原蛋白和蜂蜜，可能与患者的宗教思想相冲突（Boyer, 2013）。

- 一般来说，使用与患者性别一致的照顾者，让居家照护者和专业翻译帮助解决翻译和照顾的问题，可以减轻患者的一些焦虑。

- 在某些文化中，血液和分泌物被认为是肮脏的；因此建议及时更换被污染的床单和病服。而有些文化认为血是生命的力量，因此你应该将血性分泌物和引流液解释清楚。

- 在一些文化中，患者的宗教禁止食用猪制品，并且在伤口护理中不能使用这些类型的产品（Boyer，2013）。

- 在解释护理方案时，一定要注意居家照护者。在集体主义文化中，床边要有家庭成员。重要的是要意识到，在一些文化中他们对于身体部位暴露在异性面前会感觉不舒服（Padela和del Pozo, 2011）。

- 提醒患者，需要避免传统的家庭治疗和方式，因为他们可能会增加开放性伤口感染的风险。

▶ 循证护理实践

- 坏死组织会延迟伤口愈合，并导致伤口感染。清除伤口上的坏死组织，是局部治疗的基本目标，也是最佳伤口管理的关键组成部分（ramundo，2016）。

- 清创方法包括酶法、器械法、自动溶解法和锐器法。清创的类型取决于伤口的情况、伤口的治疗目标，以及患者的总体情况（NPUAP, EPUAP, PPPIA, 2014；WOCN, 2016）。

- 酶清创术是将胶原酶局部应用在坏死组织上。胶原酶通过溶解坏死组织中的胶原蛋白来消化坏死组织（NPUAP, EPUAP, PPPIA, 2014）。当胶原酶在伤口上使用时，坏死组织被胶原酶覆盖，并且可以使用保湿敷料来软化组织（Ramundo，2016）。

● 缝合材料的类型不会增加手术部位感染或术后伤口并发症的风险，只要一期愈合接近创口边缘，切口血供充足即可（Hemming et al.,2013）。

▶ 安全指南

● 在卫生保健人员下达移除敷料的医嘱之前，不要取出最初的外科敷料进行直接的伤口检查。

● 如有可能，在换药前30分钟镇痛。

● 因先前的损伤或溃疡而愈合的皮肤比从未受过伤的皮肤要脆弱。

● 了解患者的年龄。随着血管老化，胶原组织的柔韧性降低，瘢痕组织变紧。因为老年人的皮肤表皮连接变得平坦，他们的皮肤更容易因撕胶带的机械创伤而撕裂。

● 了解患者的营养状况。组织修复和抗感染能力与充足的营养状况直接相关，包括蛋白质、碳水化合物、脂类、维生素和矿物质。患者营养不良会增加伤口感染以及与伤口感染相关的脓毒症的风险（Stotts，2016a）。

● 了解肥胖的风险。血管化生不足会降低愈合所需的营养素和细胞元素的输送。 患者伤口感染和裂开的风险更大（Beitz, 2014）。

● 当有引流液产生时，立即使用环形消毒法紧邻引流管开始清洁引流管部位（图40.5）。用新棉签立即擦拭引流管周边，并向外围扩大擦拭面积。

● 找出氧合减少的因素，如血红蛋白水平降低，吸烟，以及潜在的心肺状况。组织水平的充分氧合对于白细胞的细胞活性和吞噬功能、成纤维细胞增殖和胶原合成以及再上皮化（Douty 和 Sparks-Defriese，2016）是必不可少的。当红细胞压积低于33%和血红蛋白值低于10g/100mL 时，会对组织修复产生不良影响。吸烟者血红蛋白水平和组织中氧的释放减少。

● 了解处方药物的种类。类固醇减少炎症反应，减缓胶原合成。可的松抑制了成纤维细胞活性和毛细血管生长。化学疗法抑制了骨髓中白细胞产生并损害了免疫功能。

● 确认是否存在慢性疾病或慢性创伤，例如糖尿病或辐射。糖尿病导致组织灌注减少，组织中氧不能释放。

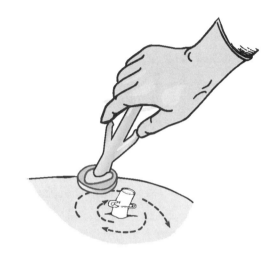

图 40.5　清理引流管部

操作指南 40.1　伤口评估

伤口评估为规划和评估伤口护理提供了基线。正常的伤口愈合是以一种循序渐进的过程进行的，评估伤口状况可以持续地评估伤口愈合情况，并帮助确定伤口的治疗方法。伤口评估的频率取决于患者的整体状况、医疗保健设置的政策、使用的敷料类型以及患者的总体目标（Nix，2016）。急性伤口护理措施通常需要每天进行伤口评估或每次换药。长期护理措施可能需要对慢性伤口进行初次入院创伤评估和每周评估。查阅机构政策，确定伤口评估的频率和具体的伤口评估工具。

常规的伤口评估提供了有关伤口状况有价值的信息。例如，伤口愈合是按照预期进行的，还是延迟了？是否有新的引流？坏死组织的伤口可能会增大。清除坏死组织预期可能导致伤口的扩大。引流量和浓度的增加以及新气味的出现可能表明伤口感染，而伤口培养往往是支持适当抗生素使用的必要条件。

在伤口评估中包括下列参数：

- 位置：注意伤口的解剖位置。
- 伤口类型：若有可能，请注意伤口的病因（即手术、压力、创伤）。
- 组织受累程度：全层创面累及真皮和表皮。部分浅层伤口只涉及表皮层。如果是压力损伤，请使用美国国家压疮咨询小组的分期系统（NPUAP, 2016; 见第39章）。
- 创面组织的类型和比例：描述组织的类型（即肉芽、腐肉、焦痂）和大致数量。
- 伤口大小：按照机构政策测量伤口尺寸，包括宽度、长度和深度。
- 伤口渗出物：描述渗出量、颜色和黏稠度。血浆样引流像血浆一样清晰，血红或鲜红色引流物表明有新鲜的出血，血性浆液引流呈粉红色，脓性引流呈厚黄色、淡绿色或白色。
- 存在异味：请注意存在或不存在气味，这可能表明有感染。
- 周围区域：评估皮肤的颜色、温度和完整性。
- 疼痛：使用有效的疼痛评估量表来评估疼痛。

授权与合作

伤口评估的技能不能委托给护理辅助人员。护士有责任评估和记录伤口的特点。护士指导护理辅助人员完成以下工作：

- 报告出现在床单上的伤口引流物或被引流液渗透的敷料情况，护士做进一步评估。
- 报告伤口部位有气味。
- 报告任何已不再附着的敷料。

用物准备

- 防护设备：如果有喷溅危险，请使用清洁手套、防护服和护目镜
- 评估工具：测量指南
- 棉签
- 根据医嘱准备换药敷料
- 一次性防水生物危害品袋

操作步骤

1. 根据机构政策，使用至少两种方式确认患者身份信息（例如，姓名和出生日期或姓名和病历号）。

2. 检查最后一次伤口评估的病历，作为这次伤口评估的比较。回顾记录以确定伤口的病因。

3. 确定机构批准的伤口评估工具，并检查评估频率。检查最后一次伤口评估，作为此次评估的比较。

4. 用疼痛评估表（0～10级）评估患者舒适度或疼痛程度，并确定焦虑症状。如有疼痛迹象，请提供止痛药。

5. 执行手卫生。关闭房间的门或拉上床帘，安置患者体位。

   a. 位置舒适，房间光线充足便于观察伤口。

   b. 仅暴露伤口部位。

6. 向患者解释伤口评估程序。

7. 打开防水医疗垃圾袋，并放置在床附近。

8. 使用干净的手套并移除受污染的敷料。

9. 检查敷料的引流物质性质（颜色、黏稠度），是否有气味，以及引流量。将敷料放入医疗垃圾袋。脱下手套。

10. 手卫生消毒，使用清洁手套。

11. 检查伤口并确定伤口愈合的类型（例如，一期或二期愈合）。

12. 使用机构认可的评估工具评估如下：

    a. 一期伤口愈合（外科切口）

    （1）评估伤口在身体上的解剖位置。

    （2）注意是否切口伤口边缘接近或闭合在一起。伤口边缘不应有缝隙。

    （3）观察是否有引流物。闭合切口不应有任何引流物。

    （4）寻找感染的证据（存在红斑、气味或伤口引流物）。

    （5）沿切口轻轻触诊，感受伤口愈合处的隆起（见图40.2）。隆起处将表示为新组织的积聚，表现为皮下硬实，在伤口形成后5～9日内在伤口的每一侧延伸至约1cm。这

是一个所期望的积极迹象（Doughty 和 Sparks-Defriese，2016）。

b. 二期的伤口愈合（例如压力性损伤或受污染的外科或创伤性伤口）：

（1）评估伤口的解剖位置。

（2）评估伤口尺寸：测量伤口的大小（包括长度、宽度和深度）。测量长度，把尺子放在最大长度处的伤口上（或 从头端至足部方向，即冠状面）。测量从一边到另一边的宽度（Nix，2016）（见插图）。测量深度的方法是在最深的区域插入棉签，并在插入的棉签上做标记。将测量物和棉签等丢弃至医疗垃圾袋内。

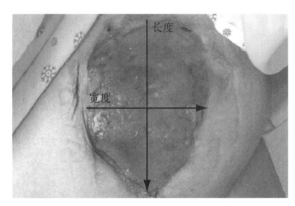

步骤 12b（2）　测量伤口的长度和宽度

（3）评估：使用棉签轻轻探测伤口边缘。测量深度，并以时钟表面为基准测量位置。12点钟的位置（伤口顶部）是患者的头部，6 点钟的位置将是伤口的底部，朝向患者的脚。记录该区域从边沿延伸的厘米数（例如，在完整的皮肤下面）。

（4）评估组织缺损程度：如果伤口是压力性损伤，确定创面上最深层的新生组织层，并确定分期。如果坏死组织不能显示伤口的底部，则无法确定其分期。如果伤口不是压力性损伤，确定是否有部分厚度损失（表皮和部分真皮）或全层皮肤损失（两者都失去）。 如果是压力性损伤，使用美国国家压力性损伤咨询小组的分期系统。

（5）观察组织类型，包括肉芽形成率、腐肉组织和坏死组织。

（6）注意渗出物的发生：数量、颜色、黏稠度和气味。用部分饱和敷料（完全或部分饱和或按量表示）表示渗出量（例如很少、中等、很多）。

（7）如果伤口边缘是圆形的创面，这可能表明伤口愈合延迟。描述伤口边缘（如果存在）上皮化形成，这表明伤口正趋向愈合。

临床决策点：将伤口评估和先前的评估进行比较，并确定愈合的进展。伤口愈合不足往往与感染有关。如果没有愈合,甚至进一步恶化,考虑进行创伤护理咨询。应通知医护人员和伤口造口术、失禁专科护士或伤口护理小组。

13. 检查伤口周围的皮肤，包括颜色、质地和温度；并描述皮肤的完整性（例如开放的浸渍区域、水泡）。伤口周围的评估为伤口治疗的有效性和可能的伤口扩大提供了线索（Nix，2016）。

14. 每次应用敷料应在新的敷料上注明放置时间、日期和签名。

15. 在敷料使用后,用疼痛等级量表（0 ~ 10 级），重新评估患者的疼痛和舒适度，包括伤口处的疼痛。

16. 根据护理常规丢弃医疗垃圾袋、污染的用物和手套。执行手卫生。

17. 记录伤口评估结果，并与以前的伤口评估结果进行比较，以监测伤口愈合情况。

技能 40.1　伤口冲洗

伤口冲洗可清理开放的手术或慢性伤口，例如压力性损伤。通常，开放伤口的冲洗需要使用清洁的手套。查看医嘱，确定是否需要无菌溶液。新的创伤可能需要无菌溶液冲洗（GrayBill et al，2016）。用注射器、注射器和导管、脉冲冲洗装置或手持式淋浴器将清洁液直接导入伤口。适当的伤口清理液不会损害组织，并且使用足够的力量时可以搅动和冲洗创面以及含有细菌的坏死组织。当使用注射器时，针尖保持在伤口上方 2.5 cm 处。如果患者的伤口较深，且开口较窄，则将软导管连接至注射器，以使液体进入伤口。脉冲灌洗提供动能、机械能和吸力（大气下压力的一种形式）。

当使用脉冲灌洗时，生理盐水可通过机械装置在 4 ~ 15 psi（加压灌溉）输送。吸力（大气压下）可用于吸入伤口碎片和清除微生物。通过加压喷雾利用机械能也有助于清除伤口碎屑。能走动的患者通常可以使用手持式淋浴器进行伤口清洁，保持淋浴喷雾离伤口约 30 cm。

表 40.2 伤口清洗注意事项

	机械力	
	高压	低压
伤口基本特征	有坏死组织（焦痂、纤维糜烂）、碎屑或者颗粒物质 严重的细菌感染 中度 / 大量渗出液	肉芽组织或新的上皮细胞 无 / 较少浆液或浆液渗出
临床结果	松开，软化，并从伤口中清除坏死组织 从纤维组织 / 肉芽组织中分离出焦痂	防止新生伤口组织损伤 清除伤口护理产品残留物
方法	生理盐水 溶液的体积取决于伤口的大小	生理盐水 溶液的体积取决于伤口的大小
用药	35 mL 注射器 /19 号血管钳	直接从瓶子里倒盐水 球形注射器 活塞注射器

表 40.3 常见伤口敷料种类

种类	描述 / 功能	说明	副作用	举例
水凝胶	由水或甘油组成 为创面提供水分 自溶清创	部分或全层伤口 干燥至轻度渗出 坏死性伤口	无说明： Ⅲ度烧伤 严重渗出伤	Skintegrity Elasto Gel Vigilon
藻酸盐	高吸收性的保持性凝胶或纤维胶凝敷料	中度至重度伤口渗出 全层伤口	如果伤口渗出量最小，凝胶干燥，可能会导致伤口干燥	Restore Calcicare SeaSorb Algisite M
泡沫材料	吸收 有黏合剂和非黏合剂形式	中等至重度渗出液的吸收	可增进伤口脱水	Biatain Hydrocell PolyM
纱布	有纺布或无纺布，棉或合成纤维，无菌和有菌	保护外科伤口 湿—干敷料 包装材料	可能黏附于健康组织，并在摘除时造成损伤	Curity Gauze Sponges KERLIX Super Sponge KLING gauze rolls Nu GAuZE packing strips
胶体	含有凝胶形成剂的胶黏敷料，可以塑造人体轮廓 通过形成凝胶状物质来维持潮湿的环境	自溶性清创术 吸收微量至中度渗出物	一些产品在去除伤口时留下残留物 可能发生伤口周围浸渍	DuoDERM Exuderm Replicare

授权与合作

伤口冲洗的操作不能委托给护理辅助人员，除非它是一个确定的慢性伤口。护士有责任对伤口特征进行评估和记录。护士指导护理辅助人员完成以下工作：

● 当伤口暴露时通知护士，以便于完成评估。

● 向护士报告患者的疼痛、有无出血、引流液。

用物准备

● 冲洗 / 清洗液（量为伤口预计体积的 1.5 ～ 2 倍）

● 灌洗输送系统（遵医嘱），视所需压力的大小而定

● 19 mm 血管钳，35 mL 注射器，以适当的压力清洗，减少组织损伤的风险（Bryant 和 Nix，2016b）

● 防护设备：如果存在飞溅 / 喷射风险，需要清洁手套、工作服和护目镜

● 根据需要使用防水垫

● 敷料用品（表 40.3 和表 41.1）

● 一次性医疗垃圾袋

● 额外的毛巾和垫子（用来保护床单元）

● 伤口评估用品（见操作指南 40.1）

步骤	要点说明

护理评估

步骤	要点说明
1. 根据机构政策，至少使用两种方式确认患者身份信息（例如，姓名和出生日期，或姓名和病案号）。	确认患者身份。符合联合委员会标准并保证患者安全（TJC，2016）。
2. 核对医嘱，确认伤口冲洗和冲洗溶液的类型。	开放性伤口冲洗需要医嘱，包括使用的溶液类型。
3. 把疼痛程度分为 0 ～ 10 级，评估患者的舒适度。	提供基线来确定患者的耐受度。
4. 检查与患者开放性伤口有关的症状和体征的医疗记录。 a. 皮肤完整性受损程度，包括伤口大小。 b. 核实目前的引流管数目。 c. 引流液，包括量、颜色、黏稠度和气味。 d. 伤口组织颜色。 e. 培养报告。	提供持续的数据以显示伤口状态的变化（Nix，2016）。 引流位置应有利于安全地去除敷料，并决定是否需要使用特殊敷料。 持续数据，引流应减少愈合伤口。引流量增加，往往与感染有关（Doughty 和 Sparks-Defriese，2016）。 颜色代表坏死和新的瘢痕组织之间的平衡。根据伤口颜色选择适当的伤口护理产品，有利于去除坏死组织，促进新生组织的生长（Nix，2016）。 感染的伤口被细菌定植。培养报告确定了细菌的类型和适当的治疗。持续的伤口培养能够记录感染恢复的进程（Stotts，2016b）。
5. 评估患者对抗生素、溶液、药物、胶带或敷料的过敏史。	已知的过敏症状表明，在用大量溶液冲洗伤口或选择不同的胶带或敷料之前，应用样品对特定伤口作皮肤测试。
6. 评估患者和居家照护者对冲洗需要和伤口感染征兆的理解。	确定所需教学的范围。

护理诊断

● 急性剧痛	● 皮肤完整性受损	● 有感染的危险
● 缺乏与冲洗目的相关知识	● 组织完整性受损	● 有受伤的危险
根据患者的状况或需求，个体化处理其相关因素 / 危险因素。		

护理计划

1. 完成下列步骤后所能达到的预期结果： ● 伤口冲洗后，对照 0 ～ 10 级的疼痛分级表，评估患者的疼痛等级。 ● 伤口开始有愈合的迹象，伤口没有过多的引流、渗出和炎症。 ● 保持皮肤完整，周围组织无红肿、水肿或炎症。 ● 患者能够描述伤口愈合和感染的迹象。	冲洗前用药，冲洗时动作轻柔，使用清洁敷料，冲洗后重新安置患者体位，确保患者舒适。 在没有残留 / 残存组织和有保护涂层的情况下，愈合取得进展。 伤口冲洗没有造成进一步的皮肤和组织损伤。 学习展示。
2. 执行手卫生。在开始伤口冲洗前至少 30 分钟使用止痛剂。	促进患者对于疼痛的控制，允许患者移动并且安置体位以促进伤口冲洗（Krasner, 2016）。
3. 向患者和居家照护者解释操作流程。描述冲洗过程中的愈合和感染迹象。	促进合作，减少焦虑。
4. 采集适当的伤口冲洗和敷料用品。	确保有组织的程序。
5. 关闭房门或拉上床帘，进行手卫生，安置患者体位。 a. 舒适地体位以允许冲洗溶液在伤口上的重力流动并进入收集容器（见插图）。 b. 安置患者，伤口垂直于集液盆。冲洗液保持恒温。 c. 将垫子或额外毛巾放在床上的将进行冲洗的区域下。	保护隐私，一定频率的手卫生消毒可以减少微生物。 引导伤口从顶部到底部，从清洁到污染区域引流伤口防止进一步的感染。在计划阶段予患者安置体位，记住后期需要的床边物品。 室温溶液增加了舒适度，减少组织中的血管收缩反应。 保护被褥不会变湿。

护理措施

1. 执行手卫生。	在清洗伤口时，在取下污染敷料之前及之后，应执行手卫生及适当的感染控制程序，以减低机构获得性感染的风险（Jaszarowski 和 Murphree, 2016）。
2. 将防水医疗垃圾袋折成卷边并放置在床边。	卷边有助于保持大开口，从而允许放置受污染的敷料而不接触袋本身。
3. 使用防护服、面罩、护目镜，使用干净的手套并去除旧的敷料。	减少微生物传播。保护护士免受血液和体液的喷溅。
4. 将旧敷料和手套扔至生物危害袋中。执行手卫生消毒。	减少微生物传播。

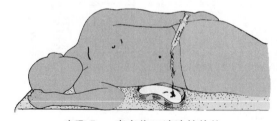

步骤 5a　患者伤口清洗的体位

步骤	要点说明
5. 使用干净或消毒手套（见机构政策）进行伤口评估和检查近期开放性伤口评估（见操作指南40.1）。	提供持续的伤口愈合数据。当需要无菌手套时，应使用无菌预防措施。
6. 仅暴露伤口附近的区域。	保护隐私，防止患者受凉。
7. 开放性伤口清洗： a. 将冲洗液注入35 mL注射器中。 b. 附上19号血管导管。 c. 保持注射器顶端2.5 cm以上的伤口上端区域清洁。 d. 使用持续压力，冲洗伤口；重复步骤7a至7c，直至排入盆内的液体变清为止。	使用机械力冲洗伤口，这有助于分离和去除坏死的碎屑和表面细菌（Jaszarowski和Murphree, 2016）。冲洗伤口有助于清除碎屑并促进伤口二期愈合。 导管腔提供理想的压力清洗和清除碎屑（Ramundo, 2016）。机械清创可以包括冲洗，可以通过使用35mL注射器和19号血管导管，灌水压力在4～15 psi（WOCN, 2016）。 防止注射器污染。小心放置注射器可防止流动溶液的不安全压力。 冲洗伤口有助于清除碎屑，清澈的溶液表示清除了所有碎屑。
8. 用很小的开口冲洗深伤口： a. 将软导管连接至灌洗注射器。 b. 将导管尖端轻轻插入开口约1.3 cm。 c. 用缓慢持续的压力冲洗伤口。 d. 在保持导管就位的同时，将导管夹在下面，避免无菌液体注射器的污染。 e. 拆下注射器并重新灌装。重新连接导管，重复使用，直至排入盆内的溶液是清亮的。	导管将冲洗液直接流入伤口里。当开口很小时，预计伤口需要较长时间才能排空。 防止针尖接触伤口脆弱的内壁。 利用溶液缓慢流动所产生的机械力冲洗伤口表面的颗粒物质，促进伤口的愈合（Ramundo, 2016）。 避免无菌溶液的污染。
临床决策点：脉冲高压冲洗是坏死性伤口的首选冲洗方法。压力应按医嘱顺序设置，通常在4～15 psi，不应在皮肤上、暴露的血管、肌肉、肌腱或骨头上使用。如果患者有凝血障碍或服用抗凝血药物，请小心使用（Ramundo, 2016）。	
9. 手持式淋浴器清洁伤口： a. 患者舒适地坐在淋浴椅上或条件允许时站立，将喷射模式调至轻柔状态，确保水是温热的。 b. 淋浴器离伤口30 cm，淋浴5～10分钟。	对于能够得到帮助或独立淋浴的患者很有用。可在家里完成。 确保伤口彻底清洁。
10. 如有需要，用非抑菌生理盐水清洗后获得培养物（见第7章）。	按照《国家协调机构（2016年）关于使用抗菌剂的建议》培养（组织活检或拭子培养）。最常见的伤口培养包括拭子技术、抽吸伤口液或组织活检（Stotts, 2016b）。
临床决策点：如果伤口周围有炎症、化脓性气味或引流物、新的引流物或患者发热，对伤口分泌物采取标本并进行培养。	
11. 用纱布擦干伤口边缘，淋浴后擦干患者身体。	防止周围组织被过多水分浸蚀。减少细菌滋生，保持伤口的防护屏障和治疗环境。
12. 脱下并丢弃手套执行手卫生。戴清洁或无菌手套（见医嘱）。伤口覆盖适当的敷料并贴上标签，记录时间、日期、护士的姓名。	防止微生物的转移，维持保护屏障和伤口愈合环境。

步骤	要点说明
13. 摘下面具、护目镜，脱下防护服。	减少微生物传播。
14. 处理污染的物品；脱下并处理手套，执行手卫生。	
15. 帮助患者安置舒适体位。	

护理评价

1. 根据疼痛量表（0～10级）评估患者的疼痛等级和舒适度水平。	伤口冲洗不应增加患者的疼痛。
2. 监测伤口创面的组织类型。	识别伤口愈合进展并确定伤口清洗和所需敷料的类型。
3. 定期检查敷料（见机构政策）。	根据患者对伤口冲洗的反应修改护理计划。
4. 评估伤口周围皮肤的完整性。	确定是否有伤口的延伸或是否有感染的迹象（伤口周围皮肤发红、发热）。
5. 观察是否有残留的灌洗液。	保留的冲洗液会引起细菌生长和继发的感染。
6. **使用反馈式教学**："我想确定我清楚解释了为什么要冲洗伤口。现在请你告诉我为什么冲洗伤口很重要。"如果患者或居家照护者不能正确反馈，护理人员需立即修正相关指导或改进教育计划。	判断患者和居家照护者对相关指导的理解程度。

非预期结果	相关措施
1. 出血或浆液性引流液。	● 下一次冲洗时用较小压力冲洗伤口。 ● 通知医护人员备血。
2. 疼痛或不适增加。	● 伤口冲洗时压力降低。 ● 在伤口护理前评估患者是否需要额外的镇痛。 ● 通知医护人员。
3. 缝合线裂开。	● 重新评估用于下一次伤口冲洗的压力量。

记录与报告

● 记录冲洗前后的伤口评估，去除敷料时引流物的数量、颜色和气味，所用溶液的数量和类型，使用的冲洗设备，患者对操作的耐受性；在电子健康档案或纸质病历中的护理记录单上涂上冲洗后的敷料类型。

● 记录通过反馈式教学评估的患者及家庭照护者对伤口冲洗原因的理解程度。

● 立即向医护人员报告任何新出血、疼痛加剧、残留冲洗液或休克迹象。

注意事项

健康教育

● 指导患者和家属进行伤口护理的操作，观察他们做反馈示范，并提供书面说明。

● 解释特殊用品的需求，例如冲洗溶液和敷料，在进行护理时需要保持无菌状态。

● 教导患者和家属关于愈合伤口、伤口愈合不当和伤口感染的迹象。

儿科患者

● 一些儿科患者的家属非常害怕。他们可能会口头和身体上试图阻止护士清洁伤口。让患儿积极配合操作或通过带有伤口的玩具进行游戏疗法来锻炼其对伤口冲洗的感受，有助于患儿配合治疗。

● 新生儿皮肤发育尚不完全，容易受到压力和伤口护理产品的损伤。检查伤口护理产品是否被批准用于该人群。请记住，新生儿的皮肤容易吸收伤口护理产品。

老年患者

● 对一些老年患者来说，伤口冲洗是一种有创且让他感到恐惧和痛苦的操作。冲洗伤口前评估患者的配合度。进行伤口冲洗时注意患者的认知水平。

居家护理

● 评估患者的家庭环境，以确定是否有足够的资源进行伤口护理；特别是检查是否有照明、流动水和用品的储存。

● 结合患者的整体康复目标制订伤口护理计划。在亚急性护理环境中，伤口护理的目的是使患者回归到家庭中。

● 在慢性伤口愈合过程中不能适当愈合，也不能及时愈合时，为患者和照护者提供支持。

● 一些患者需要在门诊接受伤口护理管理。确保患者知道地址，知道在哪里停车，在哪里获得敷料。

● 用于居家伤口冲洗的解决方案包括饮用水、凉开水、生理盐水，向每位患者和居家照护者讲解如何制作生理盐水，用 8 茶匙盐加在 1 加仑蒸馏水中制成生理盐水冷藏 1 个月，使用前应使盐水达到室温。

技能 40.2　拆除缝线

机构政策决定了是否只有医疗提供者和护士可以拆除缝线和缝钉。医疗提供者必须确定并命令一次性拆除所有缝线或缝钉，或者移除其他缝线或缝钉作为第一阶段，其余的在第二阶段移除。

如果愈合好，缝线和缝钉通常是在术后第 7 ～ 14 日移除（Whitney，2016）。通常保留缝线 14 ～ 21 日。及时移除缝线和缝钉是很重要的。

它们必须保持足够长的时间，以确保伤口愈合，以支持内部组织和器官。超过 14 日的缝线一般会留下缝痕（Whitney，2016）。

缝线是用来将身体组织缝合在一起的线或其他材料。

它们有不同的尺寸，分为吸收性或非吸收性的。它们被放置在深部伤口的组织层内，并作为伤口闭合的最终手段。缝合技术的选择取决于伤口类型和解剖位置、皮肤厚度、张力程度和所需的美容效果（图 40.6）（Whitney，2016）。患者的伤口愈合史、伤口部位、所涉及的组织以及缝合的目的决定了选择的缝合材料。例如，反复腹部手术的患者可能需要更加坚韧的缝线缝合以促进伤口闭合。

由不锈钢制成的缝钉使用迅速，并提供足够强度。但切口的位置有时限制了它们的使用，因为皮肤和位于皮下组织（包括骨和血管结构）之间必须有足够的距离。它们用于腹部切口的皮肤闭合和骨科手术，切口的外观不是关键。移除时需要一个无菌的拆钉器，并无菌操作。

如果在移除过程中有任何缝线离断的迹象，则保留剩下的缝线，做好记录并向医疗提供者报告。

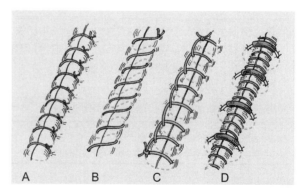

图 40.6　缝合类型 A. 间断缝合 B 和 C. 连续缝合 D. 减张缝合

在某些情况下，在几日至 1 周后可将缝线移除。在缝线 / 缝钉被移除后，护士在切口涂上无菌敷贴以提供保护。随着时间的推移（5 ～ 7 日），这些敷贴会松开，当一半的敷贴不再附着在皮肤上时，敷贴可以将其移除。

授权与合作

不能委托护理辅助人员进行缝钉和（或）缝线移除的操作。护士指导护理辅助人员完成以下工作：

- 向护士报告引流、出血、切口部位肿胀或患者体温升高的情况。
- 向护士报告患者疼痛的反应。
- 在缝合后提供特殊的卫生措施。

用物准备

- 一次性防水医疗垃圾袋
- 无菌缝线摘除装置（钳和剪刀）或无菌拆钉器
- 无菌消毒拭子
- 纱布垫
- 立体贴条或蝶形胶条
- 清洁手套（可选无菌手套）

步骤	要点说明

护理评估

步骤	要点说明
1. 根据机构政策，至少使用两种方式核对患者身份信息（例如，姓名和出生日期，或姓名和病案号）。	确认患者身份。符合联合委员会标准并保证患者安全（TJC, 2016）。
2. 请查阅患者的病历，以获取下列资料： a. 检查医嘱单。 b. 检查与缝线或缝钉去除有关的具体位置。 c. 确定有可能导致伤口愈合受损的既往史：老年、心血管疾病、糖尿病、免疫抑制、辐射、肥胖、吸烟、营养不良和感染。	需要医嘱才能移除缝线。 具体指示要移除哪些缝线（例如，其他缝线）。 先前存在的健康障碍会影响愈合的速度，有时还会导致伤口裂开。
3. 评估过敏史患者。	确定患者对抗菌剂或乳胶是否敏感。
4. 把疼痛程度分为 0～10 级，评估患者的舒适度。	提供患者舒适水平的基线以确定对疗法的反应。伤口充分愈合，可支持内部结构，而不需要缝线或缝钉（Whitney, 2016）。
5. 执行手卫生消毒。检查切口是否愈合，脊线和皮肤缝线的完整性，使伤口边缘均匀闭合，颜色正常，无引流和炎症。必要时使用干净的手套触诊伤口，下一步评估时脱下并丢弃手套。	
6. 评估患者或居家照护者对伤口护理观察知识。	确定所需的教学范围。
临床决策点：如果伤口边缘分离或有感染迹象出现，伤口就不能正常愈合。通知医疗提供者，因为可能需要保留缝线／缝钉和（或）启动其他伤口护理。	

护理诊断

● 急性疼痛	● 皮肤完整性受损	● 有感染的危险
● 缺乏伤口护理的相关知识	● 有皮肤完整性受损的危险	
根据患者的状况或需求，个体化处理其相关因素／危险因素。		

步骤	要点说明

护理计划

1. 完成下列步骤后所能达到的预期结果： ● 移除所有缝线或缝钉。 ● 缝线完好无损。 ● 患者在取下缝线或缝针后，评价患者的疼痛等级（0～10级）。 ● 患者或家庭照护者能够描述缝合后的伤口护理。	从保留的缝线上除去感染或刺激的来源。 伤口正在愈合，不需要保护性敷料。 有些患者在缝线或缝钉拆除前需要止痛药物。 学习展示。
2. 向患者解释如何去除缝合钉，并且告知移除缝合线通常不会引起痛苦，但患者可能会感到皮肤被扯拉。	获得患者配合，减少焦虑。
3. 在操作前至少30分钟使用规定的止痛剂。	提高患者的舒适度，帮助尽量减少在拆除缝合线或缝合钉期间的移动。

护理措施

1. 拉上床帘或关房门。	保护患者隐私。
临床决策点：对于高度焦虑或有大规模伤口的患者，需要在拆除缝线或缝钉前30分钟使用止痛剂。	
2. 在暴露缝线/钉的同时，使患者处于舒适的体位。确保光线直接照明在缝线/钉上。	在移除过程中有助于观察和正确放置镊子或提取器，最终减少软组织损伤。
3. 执行手卫生。	减少微生物传播。
4. 将带扎口的防水处置袋放置在容易触及的地方。	便于处理污染的敷料并防止物品跨越无菌工作区域。
5. 准备拆除缝线/缝钉所需的材料： a. 打开无菌缝合包，去除包装或拆钉器包装。 b. 打开无菌消毒拭子并放置在试剂盒内表面。 c. 戴手套（如果有规定，则用无菌手套）。	确保有组织的操作。
6. 戴清洁手套。小心去除敷料，将敷料和手套丢弃在准备好的垃圾袋中。	减少感染的传播。
7. 检查切口和缝线（见插图）。	判断伤口是否完全愈合。
8. 手卫生消毒。按照机构的要求，使用清洁或无菌手套。	减少感染的传播。
9. 清洁缝线/钉，并用消毒拭子擦拭愈合切口。从切口旁边的两侧开始，然后用新的消毒拭子擦拭缝线/缝钉。	从切口和缝线/缝钉上去除表面细菌。

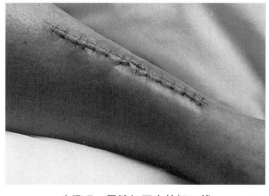

步骤7 用缝钉固定的切口线

步骤	要点说明
10. 拆除缝钉： a. 将拆钉器的下端放在第一皮钉下方。当压紧手柄时，提取器的上端压下钉的中心，导致钉的两端向上弯曲并同时离开其在真皮层中的插入部位（见插图）。 b. 小心使用拆钉器。 c. 一看到钉的两端，就把它从皮肤表面移开（见插图），将缝钉放至垃圾袋里。 d. 释放提取器的手柄，让钉子落入垃圾袋。 e. 重复步骤 a～d，直至所有的缝钉被移除。	避免缝钉的过度压力，并确保每一根钉的顺利拆除。 避免缝钉压力和患者不适。 防止用尖锐的尖端刮擦柔软的皮肤表面，以获得舒适感并控制感染。 避免用旧缝钉污染无菌处。
11. 拆除间断缝线： a. 把纱布放在离缝线几厘米的地方。惯用手拿剪刀，非惯用手拿镊子。	纱布用作存放去除后的缝线。剪刀和镊子可以有效地拆除缝线。
临床决策点：剪刀和镊子的放置位置是非常重要的。抬起缝线时，应避免挤压伤口周围的皮肤。同样避免在剪断缝线时意外割伤伤口周围的皮肤。	
b. 用镊子夹住缝结，轻轻拉起，同时在缝线附近皮肤上滑动剪刀尖（见插图）。 c. 尽可能在靠近皮肤的末端处剪断缝线。	松开缝线。

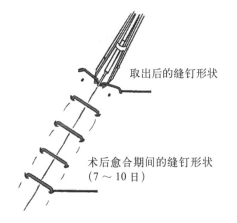

步骤 10a 将拆钉器放置于缝钉下

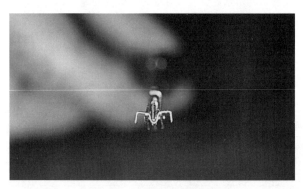

步骤 10c 用拆钉器除去缝钉

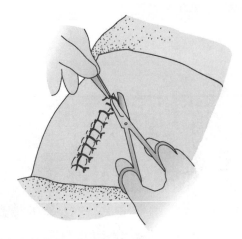

步骤 11b 去除间断缝线时，尽可能靠近皮肤，远离线结处

步骤	要点说明

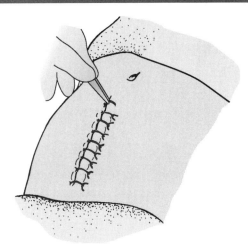

步骤 11d　护士拆除缝线，千万不要将污染的缝线穿过组织

步骤	要点说明
临床决策点：永远不要剪断缝合的两端，否则没有办法移除位于表皮下面的缝合部分。	
d. 用镊子握住打结的一端，并在一个连续的平滑动作中，从另一侧拉出缝线（见插图）。将缝线放在纱布上。	平滑地移除缝线，而不增加缝合的张力。
临床决策点：不要将任何缝线的暴露部分拉到表皮以下的组织中。任何缝线的暴露部分都被认为是受污染的。	
e. 重复步骤 a～d，直至拆除所有其他缝线。 f. 观察伤口愈合水平。根据对拆除缝线后伤口反应的观察和医嘱，确定此时是否将移除剩余的缝线。如果是，重复步骤 a～d，直至拆除所有缝线。 g. 如有任何疑问，停止拆除并通知医护人员。	确定伤口愈合的状态，是否伤口在所缝线被移除后保持关闭。
12. 去除连续和毯式缝线： a. 在离缝线几厘米处放置无菌纱布。用惯用手握住剪刀，用非惯用手握住镊子。 b. 剪去靠近皮肤表面的末远端的第一根缝线。 c. 在同一侧剪第二根缝线。 d. 镊子夹住打结端，连续平滑地轻轻拉动，从下面的皮肤上移除缝线。将缝线放在纱布上。 e. 按顺序重复步骤 a～d，直至拆除整行缝线为止。	纱布用于取存放缝线。剪刀和镊子可以有效地切除缝线。 松开缝线。 从结中释放中断的缝线。 平滑地移除缝线，而不增加缝合线的张力。防止受污染部分的缝线穿过组织。
13. 检查切口，以确保所有缝线被拆除，并找出任何有问题的区域。用消毒拭子轻轻擦拭缝线，去除碎屑，清洁切口。	减少切口线进一步分离的风险。
14. 如果任何间隔大于两针或两针宽度明显要重新连接，则应用免缝胶带。 a. 裁剪免缝胶带，两端各超过切口 4～5 cm。 b. 撕开免缝胶带背后的贴纸，并贴在切口上（见插图）。 c. 根据医护人员的演示，指导患者淋浴，而不是（让患者）泡在浴缸里。	通过在伤口上分解张力来支撑伤口，消除缝合技术上的瘢痕。 免缝胶带不用移除，是可以逐渐脱落的。

1167

步骤	要点说明

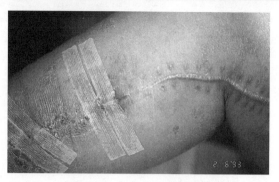

步骤 14b　切口上的免缝胶带

步骤	要点说明
15. 脱下并丢弃手套。进行手卫生消毒并更换新的手套。如果衣服不会与缝线接触，可穿轻薄的衣服，也可将伤口暴露在外。指导患者可在家中自行使用敷料。	一期愈合可以不使用敷料。
16. 丢弃所有受污染的材料，脱下并处置手套。	减少感染的传播。
17. 在指定的锐器盒中处理锐器（一次性短钉拆除器和剪刀），并执行手卫生。	减少感染的传播。提供一个安全的环境，因为仪器既尖锐又受了污染。

护理评价

步骤	要点说明
1. 检查缝线或缝钉的位置；检查软组织的状况，包括皮肤。寻找残留的缝线。	确保感染源被清除。
2. 确认患者是否有伤口疼痛。	确定舒适度并可说明是否有缝合材料残留在皮肤中。
3. **使用反馈式教学**："我想确定我已经充分解释了今天伤口感染的迹象了。现在请你告诉我伤口感染的迹象以及当发生这种情况时，你需要告诉你的医疗提供者什么。"如果患者或居家照护者不能正确反馈，护理人员需立即修正相关指导或改进教育计划。	判断患者和居家照护者对相关指导的理解程度。

非预期结果	相关措施
1. 存在缝线滞留。	● 通知医护人员。 ● 指导患者在出院后出现缝合线感染迹象时应通知医护人员。
2. 患者经历伤口分离或引流后再愈合的问题。	● 保留剩余的缝线和缝针。 ● 将免缝胶带横贴在需缝合处。 ● 通知医护工作者。

记录与报告

● 记录缝合线或吻合器被移除的时间和缝线或缝钉的数目；记录切口/伤口的清洁程度、伤口的外观、伤口愈合的程度，以及敷料的类型；护士在护理流程单上，或者电子健康档案纸质病历的护理记录中，记录患者对缝线或缝钉拆除的反应。

● 记录通过反馈式教学后，患者和居家照护者对于拆除缝线原因的理解程度。

● 如果出现伤口分离、裂开、出血或脓性分泌物，请立即向医护人员报告。

注意事项

健康教育

● 教导患者观察伤口边缘的分离迹象，然后才拆除余下的缝线或缝钉，并检查伤口是否继续愈合。

● 加强有关恢复淋浴和淋浴活动的指导，防止排便时腹部紧张，并提供充足的营养和活动。

● 教导患者避免提取重物或弯腰等增加切口张力的动作。腹部手术或腹部有伤口的患者几周内需要避免提取重物。

● 告知患者在拆除缝线后，伤口有时会有少量渗出。

儿科患者

● 防止婴儿在拆线过程中移动。

● 适用于完整皮肤的局部麻醉剂（例如利多卡因、依莱拉）可以提供短期（20分钟）麻醉（Krasner, 2016）。

老年患者

● 一些老年患者可能无法理解拆除缝线/缝钉的流程，需要根据他们的精神状态，重新确认。

● 拆除缝线/缝钉后，老年患者的皮肤通常有较高的开裂风险。

技能 40.3 伤口引流管理

如果引流积聚在创面上，伤口愈合就会延迟。当外科医师插入一个封闭的或开放的引流装置时，即使引流量很小，引流也是很方便的。引流管直接通过缝线附近的一个小口插入。

开放的引流系统（图 40.7）指将引流物从伤口中拉出到皮肤表面。用一枚无菌的安全别针插在皮肤外面的引流管，可防止管子进入伤口。例如 Jackson-Pratt（JP）引流系统（图 40.8），或 Hemovac 引流系统，封闭引流系统依靠真空的存在将积聚的引流从创面周围排入收集装置。JP 引流系统可排放收集 100 ～

200 mL/24 h 的液体。Hemovac 或 ConstaVac 引流系统用于大量引流（500 mL/24 h）。收集装置连接至带有多个穿孔的透明塑料引流管。引流收集在一个封闭的储液器或吸气囊中。封闭的系统收集液体，但只有在管道已经通畅且存在真空时才能运行。如果引流装置已经半满，清空储液器并测量引流液量。测量后，重新建立负压，确保所有引流管道都在位。

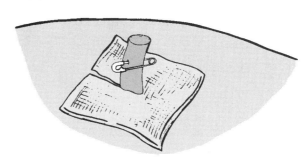

图 40.7 配有引流纱布的烟卷式引流

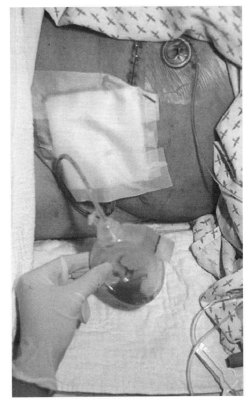

图 40.8 Jackson-Pratt（JP）引流系统

授权与合作

对伤口引流，引流物和引流系统和维护的评估不能授权给护理辅助人员。不过，可以授权护理辅助人员清空密闭的引流容器或引流袋，测量引流量，汇报患者的摄入量和排出量并记录。护士指导护理辅助人员完成以下工作：

- 讨论引流管排空频率的任何增加，而不是每次交接班才清空一次。
- 向护士报告任何有关引流的量、颜色或气味的变化。
- 检查患者的摄入和排出过程。

用物准备

- 分度测量筒或试样容器
- 消毒灭菌巾
- 纱布海绵体，包括引流处使用的分体式纱布海绵
- 根据需要备用无菌纱布敷料
- 清洁手套
- 安全别针
- 防护设备：护目镜、口罩和防护衣（如果有从引流处喷洒出的危险时使用）
- 一次性手术单或隔栏
- 可选：生理盐水清洗插入部位

步骤	要点说明

护理评估

步骤	要点说明
1. 根据机构政策，至少使用两种方式核对患者身份信息（例如，姓名和出生日期，或姓名和病案号）。	确认患者身份。符合联合委员会的标准并保证患者安全（TJC，2016）。
2. 检查术后患者的病历，以确定引流物和引流系统的存在、位置和目的。	引流管通常通过小切口放置在伤口附近。
3. 执行手卫生。如果有接触引流液的危险，请使用干净的手套。评定患者敷料上的引流管在位。确定伤口处引流管的数量以及哪一根管做引流。给每个引流管贴上一个数字或者标签。	当患者有多根引流管时，为每个引流管制定统一的标记。
4. 检查系统以确定一根直管或连接Y形管的双管是否在位。	允许护士制订皮肤护理计划和确定无菌敷料所需的数量。
5. 检查引流系统以确保引流正常。完整的引流系统检查包括引流物插入位置，是否通过引流管向储液装置方向引流，引流管是否通畅，是否密封连接，以及引流系统是否存在泄露或扭结。脱下和处理手套。执行手卫生。	正常运行的引流系统保持吸力，直至容器已集满或不再产生或蓄积引流液。引流管上张力扩张会增加皮肤及皮下肌肉损伤。
6. 通过检查医护人员的要求，确定引流管是否需要自吸、壁吸或无吸引。	有些引流管，如Hemovac可用于自吸或壁吸式。
临床决策点：将胶带和别针固定在引流管上，并将胶带和别针固定在患者衣服上，这样吸引装置低于伤口的水平位置，并且不会拉向插入部位。	
7. 识别患者的引流容器类型。	确定排空引流管的频率。
8. 评估患者对引流系统用途的理解水平及避免意外拔除的预防措施。	确定所需的教学内容。

步骤	要点说明

护理诊断

● 缺乏对伤口引流功能的相关知识	● 有皮肤完整性受损的危险
● 有感染的危险	● 有受伤的危险
根据患者的状况或需求，个体化处理其相关因素 / 危险因素。	

护理计划

1. 完成下列步骤后所能达到的预期结果：	
● 伤口继续愈合。	患者舒适，伤口引流被收集。
● 重建真空。	抽吸系统完好无损。
● 引流管在位。	液体从引流管处流出。
● 患者可以描述避免引流管移位的预防措施。	展示学习效果。
2. 向患者介绍流程。	促进患者的合作以及减少焦虑。

护理措施

1. 关上房门或拉上床帘。	保护患者隐私。
2. 清洁洗手并戴上干净手套。	减少微生物的传播。
3. 将打开的标本容器或量杯放在护士和患者之间的床上。	方便测量和丢弃伤口处的引流装置。
4. 清空引流液或负压吸引液： a. 打开塞子，清空引流袋时应保证无菌。 （1）沿插头方向倾斜抽吸容器。 （2）慢慢挤压两平面，向测量容器一侧倾斜。 b. 将分泌物引流入测量容器中（见插图）。 c. 用手握住无盖的消毒棉片。将吸力装置放置在平面上，出口朝上；继续向下按压，直到底部和顶部接触为止（见插图）。	避免病原体进入。 真空状态会被破坏，储气罐会把空气吸进来，直至腔内完全膨胀。 将液体排入管口。 预防污染的引流液外溅。挤压清空引流管的收集袋。 计算液体输出量（见第 6 章）。 清洗塞子来减少引流管的微生物的传播。

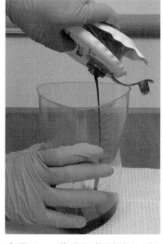

步骤 4b　将分泌物引流入测量容器

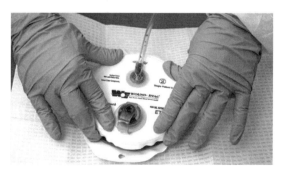

步骤 4c　挤压引流袋产生吸力

步骤	要点说明
d. 用一只手握住表面并使用消毒棉片，迅速清洁伤口，用另一只手插上插头，并立即更换插头；将抽吸装置固定在患者床上。	
e. 检查真空度重组装置、引流管通畅情况和吸引管有无压力。	
5. 带壁抽吸的真空吸引器： a. 关闭吸引器。 b. 断开吸引管连接处。 c. 如步骤 4 中所描述的清空引流装置。 d. 使用消毒棉片清洗开放端和吸管末端。重新连接吸引管至端口。 e. 如果医护人员没有指定吸力值域，则按规定设置吸力值域或将其设置在较低的位置。	排空引流液并重建对伤口床的吸力。 清洗塞子可减少微生物的传播。 重建伤口处吸力。
6. 清空吸引端的引流液： a. 打开椭圆形引流球囊的顶部接口（见插图）。 b. 将球囊向出口方向倾斜，并打开引流。排放并朝开口方向将引流液排空到测量容器中（见插图）。清洗排空口的末端，用消毒棉片擦拭塞子。 c. 挤压引流容器上方的圆形小球。在挤压小球时，立即重置 / 放回塞子。	破坏真空装置以引流。 减少微生物的传播。 重建真空环流。
7. 在患者病服上用别针固定引流系统。确保从储存罐到伤口处引流管不易被牵拉。	将引流管固定在病号服上，可防止用力或拉向吸引管和引流管插入部位。
8. 注意测量容器引流：测量溶液体积，在清洗柜中冲洗并丢弃。	内容物计为液体输出。
9. 丢弃污染过的用品并脱下手套。执行手卫生。	减少微生物的传播。

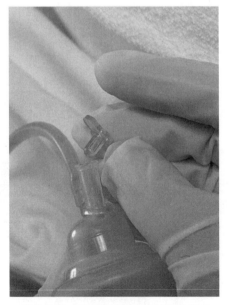

步骤 6a　打开椭圆形引流球囊的接口

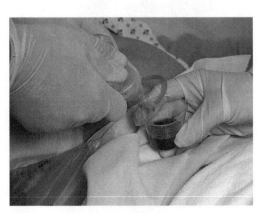

步骤 6b　清空从设备端到测量储存端的引流液

步骤	要点说明

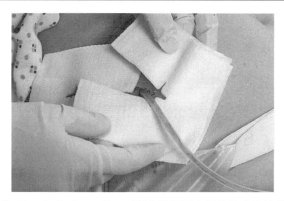

步骤 10   在 Jackson-Pratt 引流管周围应用分体式海绵敷料

步骤	要点说明
10. 戴上干净的手套。如果有指明或有医嘱，则在引流管周围进行敷料更换以及查看伤口处皮肤（见第 41 章）。分体式海绵敷料常用于引流管周围（见插图）并用胶布固定。	预防细菌进入手术切口。
11. 丢弃已污染的物品并脱下手套。执行手卫生。	减少微生物的传播。

护理评价

1. 观察吸引装置的引流情况。	指明现有真空、管道通畅和吸引装置引流功能的情况。
2. 检查引流管处以及收集皮下积液，避免引起皮下血肿。	引流液不应处于缝线下。这可能表明引流吸力装置功能有限。
3. 每 8 ～ 12 小时在出入量表上记录一次，并根据需要记总量。	评定伤口愈合的状况。依照诊断收集在伤口处突发的脓液或有刺鼻气味的标本，将发现报告给医护人员并记录。
4. **使用反馈式教学**："我已经清楚地解释了不能牵拉你的引流管的重要性了。告诉我如果你不小心把引流管拔出来后会发生什么。"如果患者或居家照护者不能正确反馈，护理人员需立即修正相关指导或改进教育计划。	评定患者和居家照护者对教学主题的理解程度。

临床决策点：检查血凝块或细胞碎屑。血凝块或大量收集的细胞碎屑可能会堵住引流液的排出。引流管的 Y 形管处特别容易堵塞。

非预期结果	相关措施
1. 引流管不收集引流。	● 告知医护人员现有的感染症状：脓性引流液，气味，发红的部位，增加的白细胞数以及体温波动情况。 ● 换药时使用无菌技术。 ● 确定出血量，如有大出血告知医护人员。 ● 评估患者的引流管的松紧度。 ● 固定管道以防止拉伤和引起的疼痛。
2. 患者有疼痛反应。	● 评估患者的疼痛程度。 ● 给患者发药。

步骤	要点说明
3. 在引流收集装置里面 / 周围有出血。	● 固定引流管，减少牵拉以及减少在切口处拖拽。 ● 如果有伤口感染迹象，告知医护人员。 ● 评估引流管处是否有血凝块。 ● 评估引流系统是否有气体泄漏或管道有打结。
4. 管道处有感染。	● 告知医护人员。

记录与报告

● 在护理流程单上，或者电子健康档案和纸质病历的护理记录中，记录排空的引流抽吸装置，在抽吸装置中重建真空，引流管的数量、引流液的颜色和气味，引流部位的敷料更换，以及引流管插入部位的外观。

● 在出入量记录单上记录引流量。

● 记录对患者和居家照护者对反馈式教学的理解程度。

● 立即向医护人员汇报引流量的突然变化，无论是引流少还是没有引流。同时也要向医护人员汇报刺鼻气味或新的脓液排出、剧痛，以及导管移位。

注意事项

健康教育

● 指导患者术后引流术、伤口愈合和引流量的预期进展，以及随着排泄量的减少预估拔除引流管的时间。

● 居家照护者如何清空引流液和记录引流量，如果患者携带引流装置回家，请患者或居家照护者记录引流量，在下一次就诊时提供给医护人员。

儿科患者

● 让父母参与预防患儿拔除引流管。

老年患者

● 需留意的是，有大量引流液排出的老年患者需要额外补液，因为他们更有可能脱水。

● 采取措施，防止精神障碍者拔出引流管。

居家护理

● 提供引流护理方面的书面指南。包括测量和记录引流量的重要性。患者应告知医护人员每日的引流量。

技能 40.4 负压伤口治疗

负压伤口治疗（negative-pressure wound therapy，NPWT）是通过抽吸伤口、施加负压来促进愈合和收集伤口液（Netsch et al., 2016）。负压对伤口表面的主要影响〔（图 40.9 和图 40.10），Netsch，2016）〕如下：

● 清除伤口渗出液。

● 保持伤口表面湿润。

● 增加灌注减轻水肿。

● 宏观变形（牵拉伤口两侧），促进伤口收缩。

● 微观变形和机械拉伸创面上的细胞，改变细胞形态，激活腔内突起促进愈合。

NPWT 的适应证包括慢性、急性、创伤性、亚急性和开裂性伤口；浅表烧伤；损伤（例如糖尿病和压力源性）；肿胀和移植的组织一旦坏死就会被切除；以及选择性高风险的术后切口（例如，整形术、胸骨切口）。NPWT 也用于有瘘道、空洞的或窦道的伤口，只要伤口填充物能填满死腔而且易于被找到（netsch et al., 2016）。研究还表明，使用伤口冲洗剂可促进一些慢性伤口的愈合（matiasek et al., 2014）。NPWT 疗法的禁忌证包括：有结痂的坏死组织；未治疗的骨髓炎；非肠道和隐形的瘘管；恶性肿瘤；裸露的血管；裸露的神经，吻合部位或器官组织。其他需要考虑的安全预防措施包括：患者有出血或大出血的高风险；服用抗凝药物的患者；以及需要做磁共振成像、高压舱治疗，

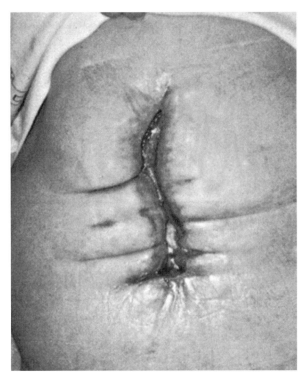

图 40.9　负压伤口治疗前的伤口开裂情况

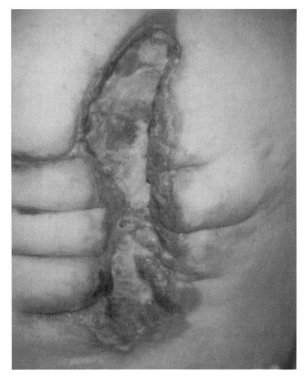

图 40.10　负压伤口治疗后的伤口开裂情况

或使用除颤仪的患者（netsch et al.，2016）。

NPWT 系统有很多种，其中一些是使用纱布或泡沫敷料的，有些是为急症治疗或门诊服务而设计的。NPWT 可以间歇地或连续地进行。研究和复审相关证据表明，间歇性和持续性治疗使用 125 mmHg 压力时可改善微血管血流和肉芽组织形成（WOCN，2016）。然而，对于严重疼痛的患者，在不影响疗效的情况下，可以使用较低的压力（75 ～ 80 mmHg），以减轻疼痛和不适（NAPUAP-EPUAP，2009；netsch et al.，2016）。

授权与合作

NPWT 的技能不能直接授权给护理辅助人员。护士指导护理辅助人员完成以下工作：

- 在为患者翻身或侧翻时要小心，以避免引流管移位。
- 敷料变形或缺失，需向护士汇报。
- 向护士报告患者体温或舒适度的任何变化。
- 汇报胶布边缘周围的伤口液体漏出情况。

用物准备

- NPWT 装置（需要医护人员的医嘱）（这项技能的真空辅助闭合机组用于说明；其他几个系统是可用的，和它们的应用程序可能有所不同。见制造商说明）
- NPWT 敷料（纱布或泡沫敷料，见制造商推荐；透明敷料，胶布）
  - 吸引装置
  - 连接 NPWT 机组与 NPWT 敷料的连接管
  - 三副清洁和无菌手套
  - 无菌剪刀
  - 一次性医疗垃圾袋
  - 备皮 / 皮肤屏障保护剂 / 水胶体敷料 / 皮肤屏障
  - 潮湿的浴巾
  - 床套
  - 防护物品：隔离衣、面罩、护目镜（当伤口处有液体四溅时使用）

步骤	要点说明

护理评估

1. 根据机构政策，使用至少两种方式核对患者身份信息（例如，姓名和出生日期，或者姓名和病案号）。	确认患者身份。符合联合委员会标准并保证患者安全（TJC, 2016）。
2. 核实医护人员的医嘱，包括换药频率、负压值、泡沫敷料或纱布的使用类型以及压力模式（间歇性或连续性）。	确定换药频率、负压设定和特别说明，医护人员的医嘱也是必须的。
3. 查阅与患者伤口症状和体征有关的医疗记录。	提供标准对比，将你的发现与以前的敷料更换评估进行比较，以及反映伤口愈合的进展。
4. 根据疼痛量表（0～10级）评估患者的舒适度。	作为衡量换药治疗效果的基线。
5. 执行手卫生，使用清洁手套。评估伤口的位置、外观和伤口大小（见操作指南40.1）。脱下手套并处理掉。执行手卫生。	提供有关伤口愈合状况、存在的并发症以及所需的物品类型和帮助的信息。
6. 评估患者和居家照护者对换药目的的了解，以及他们是否会参与换药。	确定患者的学习需求。如需在家里换药，为患者和居家照护者要做好准备。

护理诊断

● 急性疼痛	● 缺乏换药的相关知识	● 皮肤完整性受损
● 慢性疼痛	● 有感染的危险	
根据患者的状况或需求，个体化处理相关因素/危险因素。		

护理计划

1. 完成下列步骤后所能达到的预期结果： ● 患者的伤口有愈合的迹象：伤口开始缩小，引流减少，发红或肿胀都有减少。 ● 患者称在换药期间和换药后根据疼痛量表（0～10级）评估患者的舒适度。 ● 敷料保持完好的气密密封状态以及指定的负压。 ● 患者或居家照护者展示正确的换药方法。	敷料在促进伤口愈合和预防感染方面是有效的。 镇痛药和舒适措施可有效地缓解疼痛。 敷料被正确使用，并保持有效负压。 表明患者和居家照护者已经开始学习。
2. 向患者和家庭照顾者解释相应步骤。	减轻焦虑，并促进对愈合过程的理解。
3. 换药前30分钟按医嘱服用止痛药。	患者处于舒适状态时不太可能会突然移动，并造成伤口或敷料污染。

护理措施

1. 关闭房门或拉上床帘。	为患者提供隐私保护。减少生物体的传播。
2. 将患者取舒适体位，只暴露伤口部位。指示患者不要接触伤口或无菌用品。	促进患者配合并顺利完成此项流程。预防无菌用品的污染。
3. 将一次性防水生物防护袋顶端翻边，并放置在指定工作区域内。	翻边能够预防意外污染袋外顶部。

步骤	要点说明
4. 执行手卫生，并使用清洁手套。如存在喷溅危险，请使用防护服、护目镜和面罩。	减少从脏敷料上带传染性的微生物传染至护士手上。
5. 按照制造商的指示拆卸和更换，因为每个 NPWT 单元装置随方法略有不同。按下治疗开关按钮关闭 NPWT 单元。 a. 保持管道接头与 NPWT 装置相连，提高管道连接头；断开管道另一端，并将液体排入引流收集器。 b. 在降低之前，夹紧罐管上的夹子，以及在连接点处断开罐和伤口引流管的连接。	停止治疗，并允许引流管内的液体适当排出。 预防管道内的任何引流回流至伤口处。 取管时，防止引流液从现有管道中引流出。
6. 轻轻拉伸透明膜并慢慢地从皮肤上拿掉。	预防伤口组织受伤。
7. 一次取下一层旧敷料并放入袋内丢弃。观察敷料的引流情况。注意避免用力在现有的引流液的伤口上。	保护伤口周围皮肤不受透明黏合剂的破坏。 确定更换所需敷料的类型和数量。预防意外清除引流液。
8. 为伤口评估。观察创面的表面积和组织类型、颜色、气味和引流情况。按医嘱要求测量伤口的长度、宽度和深度。	测量伤口大小是评估伤口愈合进展和证明为社保报销使用 NPWT 所必需的（Netsch et al., 2016）。 鉴定伤口状况以及更换敷料的需要。
临床决策点：护士或医师清理伤口时，应先清除痂皮，去除坏死组织（Netsch et al., 2016）。	
9. 取出并丢弃防水袋内的手套。避免患者看到旧敷料，因为看到伤口引流可能令人焦虑。执行手卫生。	减少微生物的传播。减少患者在手术过程中的焦虑。
10. 清洁伤口： a. 根据机构政策和伤口状况，使用无菌手套或干净手套。 b. 如有医嘱，用生理盐水或其他溶液冲洗伤口的（见技能 40.1），用纱布轻轻擦拭伤口周围使其完全干燥。	清洁伤口周围是密封的必要条件。
临床决策点：医护人员可能定期要求伤口组织培养。然而，当引流看起来是脓性的或伴有恶臭的，或如果有改变的数量或颜色，则需要伤口组织培养。这可能提示需要停止 NPWT 治疗（Martindell, 2012）。	
11. 将皮肤保护剂、屏障膜、固体的皮肤隔离片或水胶体敷料涂在伤口周围。	保持 NPWT 伤口治疗所需的密封效果（Netsch et al., 2016）。保护伤口周围皮肤免受潮湿引起的皮肤损伤（Martindell, 2012）。
12. 用皮肤隔离产品（例如，粘贴、条状）填充任何不平整的皮肤表面（例如皱纹、瘢痕、皮肤褶皱）。	进一步保持密封（Netsch et al., 2016）。
13. 脱下并丢弃手套。清洁洗手。	防止微生物的传播。
14. 根据伤口类型，使用无菌手套或新的干净手套（见机构政策）。	护理新生的无菌伤口需要戴无菌手套。 慢性伤口的护理需要戴清洁手套（WOCN, 2016）。
15. 使用 NPWT： a. 准备 NPWT 填充敷料。咨询伤口护理专家，找出适合患者的一款。 （1）测量伤口大小并选择合适的敷料。	填充敷料取决于使用的 NPWT，可包括泡沫或纱布敷料，或不含抗菌剂（例如银）的敷料。敷料的类型可以根据腔道、管道或潜行窦道进行调整（Netsch et al., 2016）。 测量伤口尺寸。 黑色聚氨酯泡沫塑料具有较大孔隙，而且能刺激肉芽组织和伤口收缩。白色软泡沫密度较大，孔隙较小，用于限制肉芽组织生长（Netsch et al., 2016; Martindell, 2012）。

步骤	要点说明

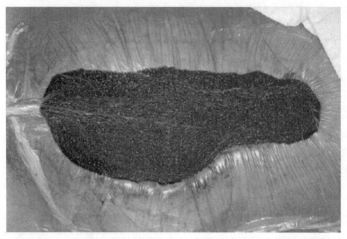

步骤 15d（2） 泡沫伤口填充剂；在现有伤口上贴上透明敷料

步骤	要点说明
（2）用无菌剪刀将填充敷料泡沫按照伤口大小裁剪，确保与伤口的大小和形状，包括管道和破坏的区域相匹配。	大小合适的泡沫敷料可以使整个伤口保持负压（Netsch et al., 2016）。
临床决策点：在某些情况下使用抗菌产品，例如银浸纱布或局部抗生素，有助于减少伤口的生物负荷。	
b.按照制造商指示将敷料放在伤口上。确保填充敷料与整个伤口底部、边缘、管道和破坏区域接触。清点填充敷料数量并记录至患者病历中。 c.按制造商指示放置吸引装置。 d.将 NPWT 透明敷料用在泡沫敷料上。	对整个伤口保持负压。泡沫敷料的边缘必须与患者的皮肤直接接触。 敷料计数为护士提供了取数敷料数量与填充敷料相同。
（1）裁剪敷料使伤口和敷料贴合，这样它将延伸至伤口周围皮肤的 2.5～5 cm 处。	为伤口准备大小合适的敷料。
（2）应用透明敷料，保持无褶皱（见插图）。	确保伤口被适当覆盖，并能达到负压密封（注释40.3）。敷料应无间隙式密封，以确保吸力被激活时密封良好。
（3）将引流管固定在透明敷料上，对准引流孔以确保密封。不要施压。	过度的身体压力可能会压迫泡沫敷料并阻碍伤口愈合。它还在伤口周围产生剪切力（Kinetic Concepts International, 2013）。
（4）距敷料数厘米处固定管道，避开压力点。	引流管压在骨性突出物下会引起患者与医疗器械相关性压力性损伤（Netsch et al., 2016; Pittman et al., 2015）。
16.伤口被完全覆盖后，将敷料连接至引流瓶和 NPWT 装置的集管上，并设置在需要的吸力值水平上。 a.从无菌包装盒中取出滤筒推动装置直至听到喀喀声。注意：如果金属罐没有正确地接合，警报会发出声音。 b.将换药处管与集液器管连接。确保两个管道夹子都是打开的。 c.放置在水平面或悬挂在床尾上。如果床倾斜超过45°，将启动报警和治疗失效。 d.按下电源按钮（通常是一个绿色照明按钮）并按要求设定压力值。	间歇或持续负压可在 80～125 mmHg 下进行（Netsch et al., 2016; WOCN, 2016）。

步骤	要点说明
17. 检查 NPWT 系统。 a. 核实系统是开启的。对每种类型的 NPWT 系统来说是不同的。例如，在一些系统的屏幕上会显示"治疗开始"。检查相关要求和流程以获取更详细信息。 b. 验证所有夹具是否打开，所有管道均在位。 c. 检测系统以确保密封完好，治疗有效。 d. 如果有漏气，使用透明敷料条来修补伤口边缘的区域。	当密封紧密时就有负压（Netsch, 2016）。
18. 新换药处记录换药人名字缩写、日期和时间。	为下一次换药提供参考。
19. 帮助患者至舒适的位置。患者可以移动使用 NPWT。	提高患者的舒适度和放松程度。
20. 脱下手套，处理医疗垃圾。执行手卫生。	预防微生物的传播。

护理评价

1. 持续检查伤口情况；注意引流和气味。	确定伤口愈合的状态。
2. 要求患者使用疼痛量表（0 ~ 10 级）对疼痛进行评分。	确定术后患者的舒适程度。
3. 验证敷料密封的气密性和正确设定负压值。	确定所施加的有效负压。
4. 定期测量从伤口引出到收集罐内的引流量。	监测液体平衡和伤口引流。
5. **使用反馈式教学**："我清楚地解释了你的伤口在出院前应该是什么样子的，而它正在愈合以及感染迹象。告诉我你的伤口在开始愈合时会是什么样子。"如果患者或居家照护者不能正确反馈，护理人员需立即修正相关指导或改进教育计划。	评价患者和居家照护者对教学主题的理解程度。

非预期结果	相关措施
1. 伤口出现发炎较敏感，引流增多，有异味。	● 通知相关医护人员。 ● 获取伤口组织培养。 ● 增加换药次数。
2. 患者主诉疼痛增加。	● 患者可能需要更多的镇痛药。 ● 注入生理盐水来湿润泡沫和其他填充敷料，使之从肉芽组织松散开。 ● 如果使用黑色泡沫敷料，换成聚乙烯醇的白色软泡沫敷料。
3. 负压密封破损。	● 降低压力设定。 ● 将间歇性循环模式调成连续循环模式。
4. 伤口处大出血。	● 改变 NPWT 系统的类型。 ● 采取预防措施（见注释 40.3）。 ● 立即停止 NPWT 并通知医护人员。
5. 患者或居家照护者无法实施换药。	● 提供额外的教学和支持。 ● 获取家庭护理机构的服务。

注释40.3　保持负压伤口治疗法的密闭

为了避免泄露（负压），伤口和敷料在开始治疗后必须保持密封。而存在的密封区域包括关节周围的伤口；靠近皮肤折痕和褶皱部位；以及邻近湿气点，例如出汗、伤口引流、尿液或粪便。以下几点可能有助于保持密封：

- 将伤口周围的毛发剃除（见机构政策）。
- 用皮肤屏障产品（例如膏体或条状）填充不平整的皮肤表面。
- 确保创伤周围皮肤表面干燥。
- 剪开透明薄膜，扩大 2.5 ～ 5 cm 至伤口周长以外。
- 创伤周围区域使用皮肤密封剂、固体皮肤屏障、水胶体或透明敷料。
- 切割或裁剪透明敷料以适应伤口。
- 使用透明膜时避免起皱。
- 用听诊器找出任何漏气处，用密封敷料（例如透明敷料）修复。如果有较大范围的漏气，只需多用 1 ～ 2 层。多层敷料可减少水分蒸气传播及引起伤口浸渍。
- 避免使用脱粘剂，因为它会留下阻碍胶膜粘合的残留物。

记录与报告

- 在护理流程单，或电子健康档案和纸质病历的护理记录中，记录伤口的外观、引流的特征、NPWT 的位置（敷料的类型、压力模式和设置状态），以及患者对不同敷料的反应。
- 评估患者和居家照护者对本治疗法的理解水平并记录归档。
- 及时向医护人员汇报有快速、鲜红的出血、有伤口愈合不良、外置术后伤或裂开的迹象，以及有潜在的伤口感染。

注意事项

健康教育

- NPWT 治疗法的成功取决于患者和居家照护者的积极配合。当患者无法有意识地合作（如痴呆）时，NPWT 很难实施（Netsch et al., 2016）。
- 患者和居家照护者需要学习如何适当地使用镇痛药。如果换药是疼痛的，患者很难忍受和依从 NPWT（Netsch et al., 2016）。

- 教育患者和居家照护者学习识别加重感染的先兆和症状，并立即向医疗提供者报告。
- 解释预期的伤口外观和使用的敷料。指导患者和护理人员识别泡沫敷料。
- 教导患者和居家照护者应注意保持负压密封。
- 解释换药的频率。通常不需要每天更换。

儿科患者

- NPWT 疗法不适用于新生儿脆弱的皮肤。
- 患儿的父母需要积极参与 NPWT 治疗。

老年患者

- 使用护肤品来保护伤口周围的组织。透明敷料可能会刺激脆弱的皮肤。皮肤保护剂是一种可以减少组织损伤风险的方法。
- 治疗可能需要从较低的负压（例如 −75mmHg）开始，慢慢地增高至所需的负压。

居家护理

- 患者和居家照护者可以从家庭护理机构的探访中受益，以监测初始治疗。
- 向居家照护者提供有关妥善处理受污染产品的信息。

▶ 临床案例分析

患者结肠穿孔憩室切除术后 6 日，由于腹部中线切口引流过多，患者再次入院；入院时住院医师取出了伤口处一半的缝钉，经过二次治疗后，伤口处需每隔 12 小时使用一次湿盐水纱布敷料。入院时该患者做了一次 CT，发现液体积聚，在放射下进行引流，引流液保留并附着在一个球型尾注射器上。

1. 腹部伤口的愈合属于哪种类型，并详细说明愈合要点。

2. 为医疗护理人员列出两种可能适用于每天两次冲洗伤口的方法。

3. 患者在伤口开放的情况下出院，被指导每天两次冲洗伤口，并使用湿润至干燥的伤口敷料。现 1 周后患者来复诊。患者主诉伤口周围压痛增加，伴有淡黄色引流液。护士检查了患者的生命体征，并注意到体温为38.7℃。在红色伤口边缘发现了黄色并伴有恶臭的脓性引流液。用SBAR记录以上信息，将这些发现汇报给医疗团队。

▶ 复习题

1. 患者最近做了结肠切除，腹部伤口二期愈合中。她已经是术后第4日了，每天换2次湿盐水纱布。因为患者腹部伤口敷料下的引流液过多，你被护理辅助人员叫到病房查看。在此基础上，您会进行下列哪些评估？（选择所有符合条件的选项）

　A. 让护理辅助人员去检查生命体征并记录

　B. 增强敷料，打电话给外科医师进行会诊

　C. 卸下敷料，评估有多少敷料被浸透；并观察引流液的色质量以及任何气味

　D. 建议患者活动以帮助伤口排出更多的液体

　E. 指导护理辅助人员 根据需要更换敷料

　F. 观察创面周围发红或灼热，伤口处异常的引流液和颜色

2. 患者腹部有处较大伤口，切口处已清洁，需要除去一半的缝钉。将治疗前的准备工作和实际操作步骤进行一个正确的顺序排列。

　A. 评估愈合的隆起处和缝线处的皮肤完整性

　B. 向患者说明您将如何移除缝钉

　C. 将起钉器的上端放置在缝钉下面，以便于拆卸

　D. 评估患者的疼痛

　E. 当压下拔出器手柄时，抬起缝合钉

　F. 在移除缝钉前从切口的两侧开始清洁切口

3. 护士注意到患者在术后6小时以引流出约60 mL亮红色的引流物。在这个患者的护理中应该包括哪两项护理措施？

　A. 24小时内排空引流管

　B. 晃动引流球囊使引流变稀

　C. 打电话给外科部门汇报发生的情况

　D. 将引流固定在伤口上方

　E. 立即排空引流管，并在2小时内再次检查容量

第41章

敷料、绷带和绑缚带

▶ 技能和步骤

技能 41.1　敷料的使用（干性和干湿敷料）

技能 41.2　压力敷料的使用

技能 41.3　透明敷料的使用

技能 41.4　水胶体、水凝胶、泡沫或藻酸
　　　　　盐敷料的使用

操作指南 41.1　纱布和弹力绷带的使用

操作指南 41.2　腹部绑缚带的使用

▶ 学习目标

学习本章节后，护士能够具备如下能力：

● 准确评估伤口。

● 了解敷料、绷带和腹部绑缚带的用途和
技术。

● 了解如何根据伤口特点选择正确的敷料。

● 正确使用干性、干湿、压力、透明以及
合成敷料。

● 正确地应用腹部绑缚带。

▶ 目的

正确使用敷料、绷带和绑缚带支撑皮下组
织，促进伤口愈合。掌握并合理使用伤口换药
技术是基本的护理实践。敷料类型的选择要根
据伤口的具体特点；期望的预期结果；对于慢
性伤口，要考虑到居家照护者在家中进行换药
的实用性和可行性。

▶ 护理标准

● 疾病控制和预防中心，1999——外科手
术部位预防感染指南

● 美国国家压疮咨询小组和欧洲压疮咨询
小组，2014——新的 2014 预防和治疗压疮：临
床实践指南

● 联合委员会，2016——国际患者安全目标

▶ 实践准则

● 急性伤口的愈合经过一个可预期的过程：
止血，炎症，增殖（修复），成熟（重塑）阶段。
慢性伤口无法完全愈合，通常停留在修复阶段
（Ermer-Seltun 和 Rolstad，2016）。

● "TIME 原则"解决了阻碍伤口愈合的问
题，并确定了关键的临床评估内容和治疗方案
的选择（Chamanga et al., 2015; Ermer-Seltun 和
Rolstad, 2016; Mudge, 2015）：

① 伤口组织的管理：清除伤口床坏死、不
健康的组织。此外，伤口组织的管理也减少了
阻碍伤口愈合的细菌。伤口清创减少了细菌，
从而减少伤口感染的风险。伤口组织的管理也
控制了影响伤口愈合的肉芽增生和增生性瘢痕
的形成。

② 伤口炎症 / 感染：受坏死组织、大量细
菌和白细胞受损的影响。目的是及时发现和治
疗伤口感染和炎症。

③伤口保湿：当伤口表面太潮湿或太干燥时，修复过程就会延缓。其目的是保持伤口表面湿润，而不是潮湿的状态。

④伤口边缘：影响伤口生长的完整性。闭合或受损的伤口边缘阻碍表皮重修和伤口修复。我们的目标是要形成增生的伤口边缘。

- 生理性创伤环境的关键原则是充足的水分、温度控制、pH 值和细菌的负载量。

- 有效换药可以控制伤口湿润度与渗出，清除坏死组织，保护伤口。减少感染扩散。

- 一期愈合伤口，组织切割整齐，边缘重新对齐（例如手术切口）。

- 二期愈合伤口，皮肤是开放的，愈合从伤口基底部肉芽组织开始伴随侧面上皮形成。

- 选择有针对性的敷料以促进伤口愈合（见注释 41.1）。

▶ 以患者为中心的护理

- 有多种敷料和产品可用于急慢性伤口的管理，选择合适敷料以达到患者个性化的护理效果（见表 41.1）。

- 伤口护理管理优先考虑患者的舒适感：选择有助于减轻疼痛的敷料。例如，保湿敷料

有一定的功能可以减少伤口疼痛（Hopf et al., 2016; Krasner, 2016）。

注释 41.1　敷料的特点与效果

特点
- 无创伤性，能吸收渗液；使创面湿润，周围组织干燥完整。
- 适用于感染创面。
- 除去敷料时可不伴创伤、疼痛或在伤口上留下敷料碎片。
- 与身体部位贴合，便于活动。
- 维持稳定的生理创伤环境。
- 对于依从性高的患者/居家照护者易于使用和清除。
- 性价比高。

效果
- 减少渗出物的体积和坏死组织的数量。
- 解决或预防伤口周围红肿。
- 伤口变小或窦道变短。
- 换药时疼痛程度减轻。

数据来源于 Bryant RA, Nix DP: Principles of wound healing and topical manage-ment. In Bryant RA, Nix DP: Acute and chronic wounds: current management concepts, ed 5, St Louis, 2016, Mosby; Doughty DB, McNichol LL, editors: Wound Ostomy and Continence Nurses Society Core Curriculum: wound management, Philadelphia, 2016, Wolters Kluwer.

表 41.1　伤口护理产品的比较

产品分类	适应证	禁忌证	优点	缺点	更换频率（根据每家制造商的建议）
纱布敷料					
棉质或人工合成材料有纺布或无纺布材质	保护手术切口，机械清创术（由湿到干）其他伤口产品的次级敷料包扎伤口	肉芽组织伤口的初步处理	可制成多种尺寸和形状 可以无菌处理，也可以是非无菌的	水分蒸发快，敷料会变干 棉绒纤维可能留在伤口，增加感染的风险 需要频繁更换	根据需要通常每天更换 2～3 次

续表

产品分类	适应证	禁忌证	优点	缺点	更换频率（根据每家制造商的建议）
透明膜敷料					
黏性薄膜敷料 具有防水性能，隔离液体和细菌 允许氧气和水蒸气的交换，具有通透性	浅表创面 使渗出性创面保持干燥 促进伤口自溶清创 1级或2级压力性损伤 作为其他产品，例如：海藻酸钠和泡沫的次级敷料 周长为2.5 cm的伤口周围皮肤适用	不建议用于急性感染伤口 三度烧伤创面	易于使用和取出，不会对基底组织造成损害 可以看到伤口情况 形成第二层皮肤 防摩擦、防水，为伤口创造湿性环境以软化薄痂 阻止外部液体和形成细菌的防护屏障	可能引起皮肤浸渍 潮湿部位无法粘贴 如果摘除不当，可能会导致皮肤剥离	每隔3～4天更换1次或视需要更换 如果用于促进自溶清创，每24小时更换一次 当渗出物从伤口边缘延伸至伤口周围的皮肤时需更换
水胶体敷料					
含有黏胶剂的黏性敷料 与身体轮廓贴合 半密闭的敷料	部分或全层创面 浅层轻度至中度渗出创面 清洁度2级和未感染的浅表 2～4级压力性损伤 可以和可吸收粉末或海藻酸钠结合使用	三度烧伤，严重感染伤口 动脉或糖尿病溃疡（谨慎使用） 干痂伤口 糖尿病或动脉疾病患者中谨慎使用	可制成多种尺寸 促进坏死组织清创术后的自溶 减少疼痛、防水、防细菌 热绝缘体易于使用和去除	如果敷料留置时间过长，有可能发生伤口周围浸渍 敷料下的液体（凝胶物质）常被误诊为脓液/感染 脆弱的皮肤对黏胶剂可能较敏感	每2～5天更换一次（Cowan，2016）
水凝胶敷料					
甘油或水为基质的敷料 用于保持伤口清洁、湿润 可吸收少量的渗出	浅层或深部的部分或全层伤口 用于干燥至轻微渗出的伤口，不论是否有干净的颗粒状创面基底 浅层或深部伤口 破坏性伤口 坏死性伤口	三度烧伤 渗出性创面	没有黏性 清凉舒缓 能减轻疼痛 促进自溶 与伤口贴合	潜在的伤口周围湿疹或念珠菌病	如果不使用胶布或伤口填充物，需每天更换 则每周更换的次数可达3次

续表

产品分类	适应证	禁忌证	优点	缺点	更换频率（根据每家制造商的建议）
藻酸盐敷料					
高吸水性的无纺布材料，在伤口引流时形成凝胶 纤维制品来自褐藻	中度至重度的渗出性伤口 浅层或深度伤口 全层无深度伤口 腿部溃疡 供体部位 创伤性伤口	三度烧伤 干燥坏死伤口 结痂伤口 会与水凝胶结合	没有黏性，非密闭性 有止血功能 可以填充至潜行窦道部位 促进自溶清创 伤口渗出的高吸收性	比纱布或纱布条贵 对于大的伤口不实用 胶状物质可能被误认为脓性分泌物	每天更换或根据需要更换，通常每24～48小时更换一次
泡沫敷料					
用于保护伤口和维持湿润愈合环境的吸收性非黏性聚氨酯或薄膜层	中度至重度渗出性伤口 浅层或深部的部分或全层创面 3～4级压力性损伤	干燥结痂的缺血性创面 三度烧伤 干燥结痂的缺血性创面	高吸收性，并能维持伤口的湿润环境 常用作次级敷料与薄膜和吸收性粉剂一起使用 大多不粘附于伤口床	没有黏性，需要次级敷料固定 如果敷料留置太久，可能会发生伤口周围的湿疹	每24小时更换一次，或按需更换

改编自 Bryant RA, Nix DP: Principles of wound healing and topical management. In Bryant RA, Nix DP: Acute and chronic wounds: current management concepts, ed 5, St Louis, 2016, Mosby.

- 在换药前30分钟给患者适当的镇痛剂，以便在操作时使舒适度最大化。

- 在换药前即使患者没有要求，也要向患者推荐药物和非药物的止痛措施。这些措施包括减少感觉刺激，但不限于此。在换药过程中，鼓励患者参与换药，并允许患者在感到疼痛时叫停（Hopf et al., 2016）。

- 在换药过程中给居家照护者在现场的机会，让他们看到实际的换药过程，并给予患者安慰和情感支持（Bishop et al., 2013）。

- 将患者的文化背景视为评估与疼痛相关的重要因素。

- 如果患者的疼痛是由于伤口边缘的皮肤被侵蚀或剥脱所致，请使用皮肤密封胶或保护膜。单用敷料并不能提供皮肤保护（Bryant 和 Best, 2016）。

- 如果患者有慢性伤口，评估患者或居家照护者关于正确处理伤口的知识。患者可能对一天中更换敷料的时间有偏好，例如在特定活动的前后。

- 如果患者居家时继续使用相同类型的敷料，请确保向其居家照顾者培训合理更换和处理医疗废物的技术。

- 患者可能对伤口、外伤、失血的属性以及污染敷料、织品（例如床单）的处理有不同的理解。为了提供以患者为中心的护理，评估和了解血液和伤口的不同含义以及它们如何影响患者及其家属是非常重要的。

- 换药需要尊重患者的隐私。然而，有时患者可能有特定的文化需要，例如对同性护理人员的需要。

► 循证护理实践

- 慢性伤口的护理是一项挑战。这些伤口常有细菌和腐坏组织。组织，炎症／感染，水分和伤口边缘（TIME）框架提供了一个有条理的伤口愈合方法（Chamanga et al., 2015；Mudge, 2015）。

- 局部使用抗生素清洗伤口，减少了慢性伤口的细菌，促进了伤口愈合（Chamanga et al., 2015）。

- 综合评估伤口不仅有助于预测压力性损伤的风险，而且还能及时识别难以愈合的伤口（Mudge, 2015）。

- 聚氨酯薄膜敷料能有效减少术后伤口的感染，减少术后并发症（Arroyo et al., 2015）。

- 包边硅胶骶骨敷料在患者和床之间提供一个可以促进吸收、减小摩擦力和剪切力以及避免潮湿的屏障（Brindle 和 Wegelin, 2012）。

- 每 3 天在骶骨处应用硅酮泡沫敷料，可以通过减少重症监护病房患者骶骨区的剪切力、摩擦力和潮湿度，降低患者的压力性损伤的发生率（Walsh el al., 2012）。

► 安全指南

- 了解伤口类型。与血管功能不全、糖尿病、压力、外伤和手术有关的伤口类型都是完全不同的，必须有个性化的治疗方案。如果你不了解伤口发生的原因而对某些类型的伤口使用禁止使用的治疗方法时可能会产生严重的不良反应（Bryant 和 Nix, 2016）。

- 确定合适的伤口清洗剂。没有一种理想的适合任何情况的伤口清洗剂，因此，要确定伤口清洗剂的类型和使用频率（CDC, 1999）。

- 了解伤口预期的渗出或引流量及其性质（见注释 41.2）。引流量大的伤口通常需要更加频繁地换药或使用吸收力强的敷料。

- 确定伤口内是否有引流装置，以防取出旧敷料时意外脱落（见技能 40.3）。

- 确保伤口引流装置不会对周围皮肤造成压力，以免引起医疗器械相关性压力性损伤（Pittman et al., 2015）。

- 伤口破坏了皮肤的完整性，这增加了患者感染的风险。在换药前和换药后注意手卫生，这有助于减少术后手术部位感染的风险（CDC, 1999）。

注释 41.2　伤口渗出的类型

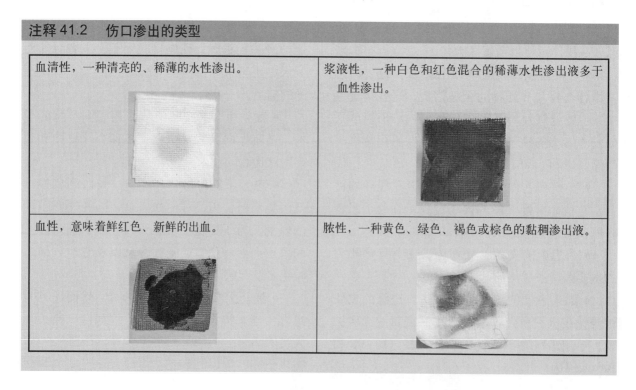

血清性，一种清亮的、稀薄的水性渗出。	浆液性，一种白色和红色混合的稀薄水性渗出液多于血性渗出。
血性，意味着鲜红色、新鲜的出血。	脓性，一种黄色、绿色、褐色或棕色的黏稠渗出液。

● 更换敷料时选择合适的手套类型。

● 在居家情况下，评估患者和居家照护者对感染控制方法的了解，并根据需要对患者进行教育。

技能 41.1 敷料的使用（干性和干湿敷料）

干性纱布敷料用于几乎没有渗出的伤口愈合（见图 41.1）。干性敷料可保护伤口免受伤害，减少不适感，加快愈合速度。干性纱布敷料不会与伤口组织粘连，并且对伤口刺激很小（Bryant 和 Nix,, 2016）。这些敷料通常用于擦伤和术后没有渗出的切口（见表 41.1）。Telfa 纱布敷料的一侧表面光滑、没有黏性，不会粘附在伤口上。渗出液通过没有黏性的表面渗透至外层纱布敷料。

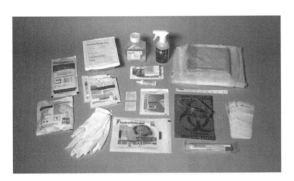

图 41.1 配备个人防护设备和伤口清洁剂的换药包

干性敷料有水分蒸发快的缺点，这可能导致敷料干燥。因此，通常需要频繁的更换敷料，与半密闭敷料相比，增加了伤口感染的概率（Bryant 和 Nix, 2016）。可以将干纱布浸泡在各种具有保湿功效的物质中，例如氧化锌、碘化物、凡士林、结晶氯化钠等。浸渍的纱布可以使伤口保持湿润，吸收渗出物或提供抗菌药物。

干性敷料不适用于清创的伤口。将纱布敷在伤口表面进行引流，去除纱布时会扯下健康组织。如果在去除伤口的旧纱布敷料之前，先用无菌生理盐水或无菌水润湿敷料，可以减少创面的损伤和疼痛。

干湿敷料(也叫潮湿—干燥或者湿润-干燥)是使用适宜溶液润湿的纱布。湿—干敷料具有接触伤口表面的潮湿接触敷料层。润湿的纱布增加了敷料吸收伤口渗出和碎片的能力。当其他形式的保湿敷料不可用时，湿纱布对于伤口的机械清创是有效的，并且可以促进伤口愈合（Bryant 和 Nix, 2016）。

近年来，在伤口护理方面出现了一些用于坏死性伤口的新型清创产品。将自溶性清创产品应用于伤口使得酶自行消化坏死组织。直接应用于伤口床的酶促清创剂通过消化坏死组织中的胶原蛋白起作用（NPUAP-EPUAP，2014; Ramundo，2016）。自溶和酶促产品通常与湿纱布结合使用，也可以作为预包扎敷料，不需要任何额外的纱布。

有些伤口需要充填以促进愈合。充填伤口的目的是填补死腔，避免伤口过早闭合而形成脓肿（Bryant 和 Nix, 2016）。浸润的纱布是在伤口周围有组织破坏（即伤口周围完整皮肤下的组织破坏）或伤口潜行（从伤口的任何部位延伸到皮下组织或肌肉的通道）时使用的。条状纱布是用来填充潜行窦道中的狭窄区域，因此在换药过程中，全部敷料可以轻易被去除。湿纱布用来充填渗出性伤口。注释 41.3 总结了正确包、充填伤口的原则。

注释 41.3 伤口充填原则

● 根据伤口特征确定合适的充填材料。
● 确保充填材料可以安全地充填伤口。
● 用非细胞毒性溶液（例生理盐水）来润湿充填材料。不要使用细胞毒性溶液（例如聚维酮碘）来充填伤口。
● 如果使用编织纱布，在充填伤口前应先将其松开。
● 松散地充填伤口。
● 在将充填材料放入伤口时不要拉扯充填材料或触碰周围的伤口组织。
● 用充填材料填充所有伤口的死区。
● 充填伤口时要达到伤口表面，但不要高于其表面。

开放性伤口在每次换药时需要清洗，以去除表面细菌和碎屑（Ramundo，2016）。通常生理盐水是首选溶液，市面上现成的伤口清洁剂也适用。如果伤口很深，请使用冲洗导管和（或）注射器清洗（见第40章）。

授权与合作

如果是慢性伤口，可以指导护理辅助人员干性和干湿敷料使用的技能（根据机构政策和护士执业法）。护士负责伤口评估、急性伤口的护理、需要执行无菌技术的伤口护理以及伤口愈合的评估。护士指导护理辅助人员完成以下工作：

- 任何特殊情况的敷料更换，例如需要使用特殊的绷带或包扎技术，要确保敷料固定牢靠。
- 及时向护士报告疼痛、发热、出血或伤口渗出情况。

用物准备

- 清洁手套
- 无菌手套（可选）
- 无菌敷料套装（剪刀、钳）（可选，根据机构政策）

- 无菌盖布（可选）
- 无菌敷料：细网纱布，10 cm×10 cm纱布，腹部（ABD）垫。
- 无菌盆（可选）
- 防腐剂软膏（遵医嘱）
- 伤口清洁剂（遵医嘱）
- 无菌生理盐水或处方溶液
- 无菌凝胶
- 绷带，蒙哥马利结或视需要准备多爱肤（DuoDERM）人工皮肤敷料（如有必要，包括脱敏胶带）
- 皮肤屏障（如使用蒙哥马利结可选用）
- 防水防护垫
- 生物危害品垃圾袋
- 胶布（带）清除剂（可选）
- 测量装置（可选）：棉签，测量尺，照相机
- 个人防护设备：防护服、护目镜、面具（视需要而定）
- 根据需要额外照明（例如手电筒、治疗灯）

步骤	要点说明

护理评估

步骤	要点说明
1. 根据机构政策，至少使用两种方式核对患者身份信息（例如，姓名和出生日期或姓名和病案号）。	确认患者身份。符合联合委员会的标准并保证患者安全（TJC，2016）。
2. 评估患者过敏史，特别是对抗菌剂、胶带或乳胶是否过敏；确认换药的特殊医嘱。	降低局部或全身性过敏反应的风险。
3. 使用0～10疼痛等级评分来评定患者疼痛程度（0～10级），并评估疼痛性质，必要时换药前30分钟给予止痛剂。	有大量神经暴露的浅表伤口可能会有剧烈疼痛，而更深的真皮层损伤疼痛相对较轻（Krasner，2016）。感觉舒适的患者不太可能突然移动导致创伤或污染。
4. 评估伤口大小、部位和状态。回顾之前护士在电子健康档案或低质病历中的记录。	作为衡量换药治疗效果的基线。
5. 评估患者和居家照护者对换药目的的了解程度。	有助于选择合适的敷料类型和所需用品，以及了解在换药过程中是否需要帮助。确定所需支持和解释的级别。
6. 评估患者或家庭照顾者对参与伤口换药的需求、准备程度和意愿。	确定患者健康教育内容的范围，如果必须在家换药，要为患者或居家照顾者做好准备。
7. 核对医嘱所开具的敷料类型。	表明所需的敷料类型。

步骤	要点说明
8. 明确有伤口愈合问题风险的患者，包括老龄、早产儿、肥胖、糖尿病、循环障碍、营养缺乏、免疫抑制、放射治疗、压力过大和使用类固醇。	老龄、慢性疾病、营养不良、影响伤口愈合的药物以及癌症治疗所引起的生理变化有可能影响伤口愈合（Douty 和 Sparks-defriese, 2016）。

护理诊断

● 急性疼痛	● 慢性疼痛
● 对干性或由干湿燥敷料的需求了解不足	● 皮肤完整性受损
● 有感染的危险	● 有照护者角色压力的危险
根据患者的状况或需求，个体化处理其相关因素 / 危险因素。	

护理计划

1. 换药后的预期结果：	
● 患者伤口显示出面积变小、引流减少、红肿或肿胀消退的愈合迹象。	提示伤口愈合有效。
● 患者反映换药后疼痛程度与之前评估相比有所减轻。	提示患者镇痛有效。
● 敷料维持干净、干燥和完整。	
● 患者或家庭照护者能够解释换药的目的和敷料使用的方法。	提示正确使用和固定敷料。 提示患者理解并已学习。
2. 向患者解释换药过程。	减轻患者焦虑。

护理措施

1. 关上房门或拉上床帘。执行手卫生。	保护患者隐私。
2. 协助患者取舒适体位并遮盖，仅暴露伤口部位。指导患者不要接触伤口或消毒用品。	遮盖使得伤口最小限度的暴露。 当患者的手触碰到敷料时，敷料会受到污染。
3. 将一次性生物危害品垃圾袋放在工作区域内。 执行手卫生并使用干净的手套。 如果存在飞溅风险，则使用防护服、护目镜和面罩。	确保污染敷料正确处理。 使用个人防护设备可减少微生物的传播。
4. 轻轻取下胶带、绷带或其他连结物：用一只手固定敷料，另一只手将胶带平行于皮肤、朝向敷料。如果敷料覆盖至毛发区域，请沿着毛发生长的方向撕下。得到患者许可后可以修剪或剃刮相关部位毛发（见机构政策）。清除皮肤上的所有黏胶剂。	往敷料方向拉胶带可以减轻缝线或伤口边缘的压力、刺激和不适。
5. 戴手套或用一次性镊子去除外层敷料，观察敷料外观和渗出情况。先小心去除外层次级敷料，然后再去除和伤口床直接接触的内层敷料。如果有潜行窦道，应缓慢而小心地移除敷料（见插图），并避免对引流装置产生张力。避免让患者看到污染的伤口创面。	内层敷料的目的是去除坏死组织和渗出物。渗出物可能使患者感到不安。避免意外拔除引流管。
a. 如果底层干湿敷料粘在伤口上，轻轻松解敷料并提醒患者会有不适感。	使用干湿敷料应进行伤口清创（伤口愈合和管理组，2011）。

步骤	要点说明
b. 如果干的敷料紧贴伤口无法被揭除，用生理盐水润湿后再揭除。	在去除敷料的过程中，防止伤口表面和伤口周围皮肤的损伤。
6. 检查伤口和伤口周围的外观、颜色、大小（长度、宽度和深度）、渗出、水肿、引流管的位置和通畅情况、粗略估计伤口边缘是否粘连在一起（伤口粘连）、肉芽组织或气味（见第40章）。测量伤口的大小（见第40章）。轻轻触诊伤口边缘观察是否溃烂或患者疼痛是否加剧。	评估伤口表面和伤口周围的皮肤状况，指示伤口愈合情况。
7. 有渗出物的敷料需要折叠至手套内，并将手套由内向外脱去。在脱去手套时将小敷料包裹在手套内面。处理手套及污染伤口需根据机构政策。用无菌纱布轻轻覆盖伤口，并执行手卫生。	包裹污染敷料，防止护士的手接触渗出物，减少交叉污染。
8. 向患者描述伤口外观和任何伤口愈合的指标。	患者可能会担心伤口状况。这样做有助于让患者知道伤口表现与预想的一样，愈合过程正在进行。
9. 在床头柜上用无菌敷料盘或独立包装的消毒用品建立一个无菌区域。	保持无菌敷料内外的无菌状态。更换无菌敷料前准备好所有用品，以防换药过程中断。
10. 清洁伤口（见第40章）： a. 执行手卫生，戴清洁手套。用生理盐水浸润的纱布、棉球、无菌棉签或用伤口清洁剂擦洗或喷洒伤口表面（按医护人员规章制度）。 b. 由污染最小的区域向污染最大的区域清洁（见第40章）（见插图）。 c. 清洁周围所有的渗出（如果有），在引流管周围旋转擦洗，从靠近引流管的部位逐渐向外围绕引流管擦洗（见插图）（见第40章）。	
11. 用干燥的无菌纱布擦拭伤口，方法与步骤10相同。	擦干伤口可以减少因水分滋生的微生物。

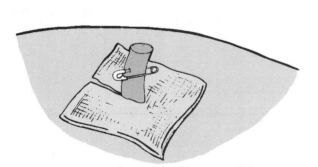

步骤5　用剪开的纱布遮盖引流管周围

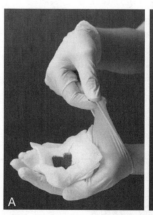 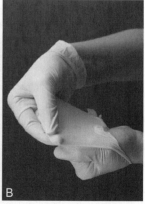

步骤7　A和B通过将污染的敷料放置在戴手套的手上，然后脱去手套的时候将其包裹在手套里面进行污染敷料的处理

| 步骤 | 要点说明 |

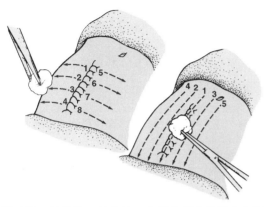

步骤 10b 清洗伤口的方法，由污染最少的地方向污染最多的地方清洁

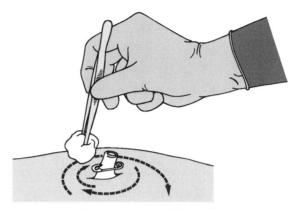

步骤 10c 在引流管周围清洗

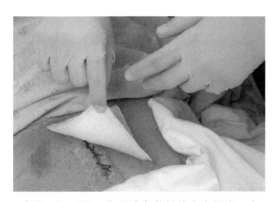

步骤 13a（2） 将干纱布敷料放在常规伤口上

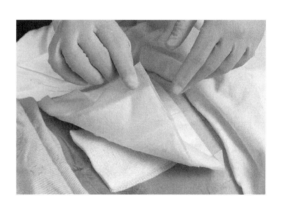

步骤 13a（5） 在纱布敷料上放置 ABD 护垫

步骤	要点说明
12. 采取相同的技术用无菌棉签或纱布涂抹抗菌软膏（遵医嘱）。脱下手套，执行手卫生。	有助于减少微生物的生长。
13. 敷料更换（见机构政策）： a. 干燥无菌敷料： （1）使用清洁手套（见机构政策）。 （2）使用松散的编织纱布作为接触层（见插图）。 （3）如果有渗出，在渗出周围覆盖提前剪好的 10 cm×10 cm 纱布。 （4）根据需要，再覆盖一层纱布。 （5）适用较厚的棉垫（例如，外科垫、腹部垫）（见插图）。 b. 干湿敷料： （1）使用无菌手套（见机构政策）。 （2）将 10 cm×10 cm 的细孔纱布浸入规定的无菌液容器中，拧出多余溶液。	 伤口状况需要戴上无菌手套。 促进渗出的有效吸收。 固定引流管并促进渗出液的吸收。 确保合理覆盖和最佳吸收效果。 这种敷料用于术后伤口引流过多的情况。 减少感染的传播。 潮湿的布吸收渗出，并可在干燥后去除坏死组织。
临床决策点：如果使用"填充条"，可以使用无菌剪刀将用来填充伤口的敷料裁剪成一定数量。不要让填充条接触到瓶边。将填充条放置在规定的无菌溶液容器中。拧出多余溶液。	

步骤	要点说明
（3）将一层湿润的细纱布、大孔纱布作为单独一层直接置于伤口表面。如伤口较深，请用戴有无菌手套的手或持物钳轻轻将纱布填塞入伤口内，直至伤口表面全部被湿纱布填满，包括窦道、隧道和破损处的死腔（见图A）。确保纱布不要触碰到伤口周围的皮肤（见图B）。	内层纱布吸收渗出、粘附坏死组织后，应是湿润但不潮湿的。在充填伤口时，纱布应与伤口的底部和侧面贴合（Rolstad et al., 2011）。伤口充填疏松以促进渗出被外层敷料吸收。敷料里的水分常常会浸渍伤口周围皮肤。
临床决策点：一定要数清楚伤口里纱布的数量，特别是很深的伤口。这样可以确保之前换药使用的纱布能够全部从伤口里取出。
临床决策点：伤口填塞不要太紧或太松（Bryant 和 Nix, 2016）。 填塞时需要填满伤口但不要超过伤口最高点。
（4）在湿纱布上覆盖 10 cm × 10 cm 的无菌干纱布。 （5）覆盖 ABD 棉垫、外科手术垫或纱布。	干纱布吸收伤口的水分。 保护伤口免受微生物入侵。
14. 固定敷料： a. 胶带：在敷料上方使用 2.5 ～ 5 cm 的胶带。必要时使用脱敏胶带。 b. 蒙哥马利结（见插图）。 （1）确保皮肤干净。建议使用皮肤保护膜（见第 39 章）。 （2）暴露胶带末端的黏合面。 （3）将结扣置于敷料的对边，盖在皮肤或皮肤保护膜上。 （4）通过打结来固定敷料，使其足够舒适同时对皮肤不产生压力。	固定伤口敷料，确保敷料在位、稳定。 避免皮肤刺激。这种结扣允许反复更换敷料而不用移除胶带。 皮肤保护膜（水胶体敷料）可避免完整的皮肤受到胶带的张力和牵拉。

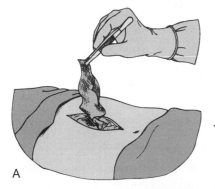
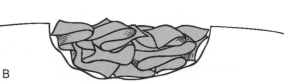

步骤 13b（3）　A. 用细网纱布填充伤口　B. 深部伤口横断面用纱布卷松散地填充

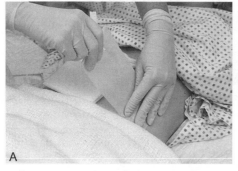
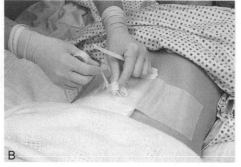

步骤 14b　A. 蒙哥马利结，每个结扣都放在纱布的一侧　B. 系紧结扣围住敷料

步骤	要点说明

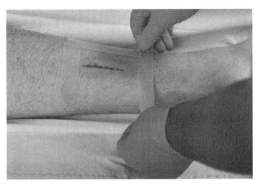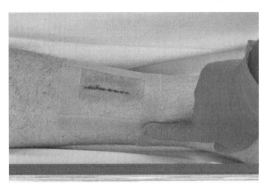

步骤 14c（3）　用四条胶条将伤口周围的"窗"框上

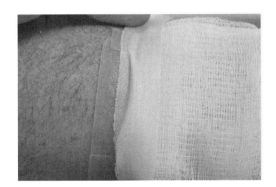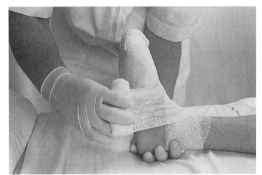

步骤 14c（4）　换药：将胶带端固定在胶条上	步骤 14d　卷筒纱布贴合足部或手部的轮廓

c. 保护窗： （1）将水胶体辅料裁剪成 1 cm 的长条。 （2）使用皮肤保护膜，擦拭将粘贴胶带的皮肤区域。 （3）用四条胶带在伤口周围涂上一扇"窗户"，每边一条，一条在伤口的顶部，另一条在敷料的底部（见插图）。 （4）使用敷料：将胶带一端固定在胶条上（见插图）。	对于小伤口，防护窗优于蒙哥马利结。将敷料贴成窗户形状可减少皮肤炎症发生。
d. 为包扎更严实，可用纱布（见插图）或弹性网固定。	卷筒纱布顺应足部或手部的轮廓。
15. 处理所有的敷料。脱下防护服，摘下护目镜，将手套从内往外脱下，按照机构政策处理。	减少微生物传播。清洁的环境可以提高患者舒适度。
16. 在敷料上贴上标签注明执行护士的姓名和换药的时间。	提供下一次换药的时间。
17. 帮助患者取舒适体位。	提高患者的舒适度。
18. 执行手卫生。	减少微生物传播。

护理评价

1. 观察伤口外观愈合情况：测量伤口大小，观察伤口的数量、颜色、渗出情况和伤口周围红斑或肿胀的类型。	确定伤口的愈合速度。
2. 使用数字疼痛表 0 ～ 10 级来评价患者的疼痛程度。	疼痛增加通常是伤口出现并发症的征兆，例如感染或敷料牵扯组织而导致。

步骤	要点说明
3. 至少在每次交接班时检查敷料情况。	确定伤口渗出的状况。
4. **使用反馈式教学**："我想确定我解释了为什么和多久你需要在医院和家里继续换药。告诉我为什么换药很重要，你要多久换一次？"如果患者或照护者不能正确反馈，立即调整或重新制订指导计划，以保证其正确掌握。	判断患者和居家庭照护者对相关指导的理解程度。

非预期结果	相关措施
1. 伤口出现发炎和软化、渗出明显和（或）有气味。	<ul><li>监测患者是否有感染的迹象（例如发热、白细胞计数增加）。</li><li>通知医护人员。</li><li>根据医嘱进行伤口分泌物的培养。</li><li>如果有黄色、褐色或褐色坏死组织，通知医护人员，明确是否需要清创（见表41.2）。</li></ul>
2. 换药时伤口出血。	<ul><li>观察出血的颜色和量。如果出血过多，可能需要立即换药。</li><li>检查敷料与患者伤口直接接触的区域，以防止出血。</li><li>根据需要测量生命体征。</li><li>通知医护人员。</li></ul>
3. 患者感觉敷料下有异物。	<ul><li>观察伤口是否有渗出增多或是伤口开裂（部分或是全部分离伤口层）或行切除术（彻底从伤口层分离，伤口可见内脏）。</li><li>如果发生伤口开裂或内脏脱出，请保护伤口。盖上无菌湿敷料。</li><li>指导患者静躺。</li><li>陪伴在患者身边并监测生命体征。</li><li>通知医护人员。</li></ul>

表 41.2　与伤口清创术有关的问题

问题	护理活动
采用的方法可能会刺激创面周围健康的皮肤	保护健康的皮肤，例如保持皮肤坚硬，或涂抹氧化锌等局部用药。如果使用氧化锌，应该用矿物油去除。避免擦洗皮肤，因为擦洗会对上皮层造成伤害
伤口变得过于干燥	可以尝试持续使用湿敷（根据医嘱）。除去细网纱，用柔软的纱布蘸上规定的溶液轻轻地包裹伤口
伤口深，怀疑敷料在腔中滞留	用指定的解决方案大量冲洗伤口以松解并除去敷料。使用连续的"带状"敷料或纱布条来填塞深部伤口
伤口渗出对健康皮肤造成损害	用皮肤保护膜保护健康组织，例如水胶体。闭塞引流装置有利于大量引流的伤口
患者皮肤受到胶带刺激	在胶带下使用水胶体，根据需要使用蒙哥马利结，具有多向拉伸的织物胶带；用绑腹带固定敷料或在四肢上缠绕纱布

记录与报告

- 在护理流程单或护理记录中记录伤口外观、大小，引流物性质和量，坏死组织部位，敷料类型，患者对换药的反应和整个过程的舒适度。

- 记录患者和居家照护者通过反馈教育的理解程度，以便实现有效换药。

- 报告任何意外出现的伤口渗出，引流管的突然移位，新鲜出血、伤口开裂或内脏脱出的情况。

注意事项

健康教育

- 向患者解释预期的伤口愈合情况和伤口护理不当可能导致的风险。向患者和居家照顾者提供一份书面的护理记录单。

- 在护理完伤口后，允许患者或照顾者在没有监督的情况下进行换药。

儿科患者

- 一些患儿害怕换药。获得患儿配合和（或）让其他人在换药过程中确保患儿不要移动（Hockenberry 和 Wilson，2015）。

- 年龄较大的患儿在换药时尽可能转移患儿注意力，如听音乐或看视频有助于减轻换药过程中的无聊或压力（Hockenberry 和 Wilson，2015）。

老年患者

- 胶带经常会刺激老年患者皮肤，并导致皮肤撕裂。使用纸带、脱敏胶带、包裹、网套，以防止胶带接触患者皮肤。

- 创建一个水胶体敷料防护窗。将水胶体敷料剪裁成 1 cm 条状物。使用一个皮肤保护膜，擦拭将粘贴胶条的皮肤，将胶条粘在伤口的 2～4 面，把伤口框起来。把胶带贴在胶条上。

- 皮肤和组织的正常老化和炎症反应可能延缓伤口愈合（Wysocki，2016）。

居家护理

- 当患者在家中采用相同类型的敷料换药时，一定要对他的居家照护者进行有关医疗废弃物处理技术的健康教育。

- 根据家庭资源、居家照护者的能力以及在家庭环境中换药所需要的时间选择特定敷料。更贵的敷料可以减少换药的频率。

- 伤口护理报销需要提供以下文件：签字后的医嘱，治疗计划，护理记录单。

技能 41.2　压力敷料的使用

压力敷料的使用是一种临时的治疗方法，用来控制突发性、意外出血。在手术中或手术后可能会出现出血（例如，心脏导管插入术、动脉插管、气管活检）或与意外创伤有关的危及生命的事件（例如，刺伤、自杀未遂）。在采取明确的止血措施前，压力敷料对于阻止血液流动和促进血液凝固起着至关重要的作用。

考虑到急性出血的急迫性，多认为无菌技术相对于止血是次要的。在紧急情况下通常暂时应用压力敷料；一旦出血被控制，就可以清洗伤口、进行换药。

授权与合作

在紧急情况下弹力绷带的使用不能授权于护理辅助人员。如果操作过程需要 1 人以上，护理辅助人员可以进行辅助。护士指导护理辅助人员完成以下工作：

- 按指示协助护士。

- 在护理操作过程中观察压力敷料，确保其在位，并确保伤口无明显出血。

- 在换药后观察患者的出血情况。

用物准备

- 必要的敷料：细网纱布、腹部垫、止血敷料、纱布带

- 胶带，必要时使用脱敏胶带

- 胶布（带）清除剂（可选）

- 干净手套

- 根据需要，配备个人防护设备（例如防护服、护目镜、面罩）

- 生命体征监测设备

步骤	要点说明

护理评估

步骤	要点说明
1. 根据机构政策，至少使用两种方式核对患者身份信息（例如，姓名和出生日期或姓名和病案号）。	确认患者身份。符合联合委员会标准并保证患者安全（TJC, 2016）。
2. 预测有意外出血风险的患者，包括创伤性损伤、动脉穿刺、供体移植部位、术后切口、清创术后伤口和有出血史的手术患者。	熟悉与意外出血相关的情况可以迅速应对出血。
2. 评估出血发生的部位。	有助于确定所需耗材的类型和数量。
3. 评估患者是否对抗生素、胶带或乳胶过敏。如果患者有过敏反应，也有过敏史，则可以使用非乳胶或非致敏用品。	防止发生局部或全身过敏反应。
4. 迅速评估患者的焦虑水平。	确定在护理过程中是否需要进行健康宣教和正面情绪的强化。
5. 评估出血发生前患者的基础生命体征。	如能获得相关基础生命体征的数据，则能反映患者的循环功能。

护理诊断

● 有皮肤完整性受损的危险	● 有体液失衡的危险
根据患者的状况或需求，个体化处理其相关因素 / 危险因素。	

护理计划

步骤	要点说明
1. 完成下列步骤后所能达到的预期结果： ● 患者出血停止，无血肿形成的迹象。 ● 患者血压和心率稳定。 ● 受伤部位可触及末梢循环搏动。	止血成功。 失血量最小化，血流动力学稳定。

护理措施

步骤	要点说明
第一阶段：立即行动——第一名护士 1. 确定出血部位。需要把患者转到大 ABD 垫子上进行观察。注意：腹股沟部位的伤口也会导致大量失血，虽然这种情况不常见。	迅速识别延长应对止血的时间。只有在失血时间和严重程度允许的情况下，才考虑无菌和隐私问题。
2. 立即手动按压出血部位。	持续按压止血直至止血用物准备好。
3. 寻求帮助。	敷料必须迅速固定。情况可能会危及生命。
第二阶段：使用压力敷料——第二名护士 4. 迅速识别出血源。 ● 动脉出血是鲜红的，呈波浪状涌出，与患者心率有关；如果血管很深，血流量则稳定。 ● 静脉出血是暗红色的，血流缓慢。 ● 毛细血管出血是暗红色血性渗出，可自我封闭止血。	确定使用方法和使用物品。

步骤	要点说明

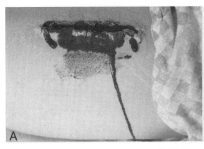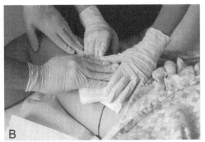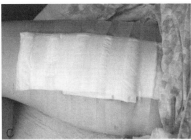

步骤 7a　A.流血的伤口　B.护士使用压力敷料　C.换药

步骤	要点说明
5. 如果情况允许，抬高受影响部位（例如四肢）。	有助于减缓出血。
6. 第一名护士继续施加直接压力，同时第二名护士在手容易拿到的地方打开敷料。第二名护士迅速剪下3～5条胶带，放在手可以拿到的地方，不要清洗伤口。	可以暂时控制出血。 快速准备可以固定的压力敷料。
7. 共同协调行动： a. 用多种不同厚度的纱布迅速覆盖和按压出血部位。第一名护士拿开手的同时其他护士继续施加足够的压力以控制出血（见插图）。 b. 粘胶带超过敷料宽度7～10 cm，手指两侧压力均匀，尽可能靠近中心出血源。将胶带一头在远端固定，拉过敷料，固定胶带另一端，并保持稳定的压力。 c. 暂时移开手指并用第三条胶带快速覆盖中心区域。 d. 继续用胶带加固，每条胶带都交叉重叠，重心在中心点上继续施加压力。 e. 使用卷筒纱布行加压包扎法：在按压纱布的手指两侧施加两个圆形圈。在出血部位按压。移开手指的同时在中心点使用滚筒纱布。继续使用8字缠绕法。用两个圆圈和一条粘接剂固定末端（见操作指南41.1）。	纱布具有吸收性。不同厚度的纱布提供了施加于出血部位的局部压力。 胶带施加向下压力，促进止血。为了确保血液流向远端组织和防止止血带效应，胶带不能在整个肢体周围持续使用。 给出血点施加压力。 防止胶带松动。 纱布带起到绷带的作用，对四肢施加更均匀的压力。
临床决策点：对着心脏方向从远端到近端开始绑缚压力绷带。如果持续出血，请与医护人员联系。	

护理评价

1. 观察敷料以控制出血。	有效地使用压力绷带能够控制出血并且不阻塞远端循环。
2. 评估血液循环是否恢复（末梢动脉压、皮肤情况）。	确定肢体末梢的血流灌注水平。
3. 估计失血量（例如，使用的敷料数量、称重被渗透的敷料）。	帮助确定血液和液体的替换需求。
4. 监测生命体征。	确认患者对失血和低血容量性休克的早期反应。

步骤	要点说明
非预期结果	相关措施
1. 持续出血。体液和电解质失衡，组织缺氧，谵妄，低容量休克，心搏骤停。	● 通知医护人员。 ● 加强或调整压力敷料的按压力度。 ● 遵医嘱开始静脉注射治疗。 ● 将患者置于头低脚高仰卧体位，提供保暖罩。 ● 每 5 ~ 15 分钟监测一次生命体征（心尖搏动、远端脉搏和血压）。检查压力敷料末端，以确保血液循环畅通。
2. 压力敷料太紧，血液循环不畅。	根据需要调整敷料。

记录与报告

● 立即向医护人员报告出血控制情况、出血时间、出血性质和量、护理措施（包括施加压力绷带的有效性）、近端和远端脉搏、血压、精神状态、躁动的症状。需要医护人员及时对患者进行处理。

● 护士在护理记录单或流程单中记录评估内容、压力敷料的使用情况和患者反应。

注意事项

　　健康教育

● 向患者和居家照护者解释需要监测生命体征。

● 告知患者需要保持安静和维持体位，以减少出血。

　　儿科患者

● 如果家长和照护者能够保持冷静，患儿才可能会安静下来并且会更加配合。

　　老年患者

● 由于衰老的正常变化，老年患者的血管和组织发生变化的风险增加。经常评估压力绷带远端的皮肤和脉搏情况。

　　居家护理

　　如果患者有出血的风险，请按如下指示：

● 居家照护者或患者应学会如何用干净毛巾或亚麻布施加压力。

● 立即启动紧急系统。

● 特别注意事项：如果有穿透物（例如刀、玩具、建筑材料）的刺伤，请指示居家照护者不要取出物体。拔除会导致失血加速并且可能损坏基底层结构。

● 如何摆放患者体位以促进患肢部位血液循环及减少出血（例如肢体末端）。

技能 41.3　透明敷料的使用

透明敷料是一种透明的、贴合的、不吸收的聚氨酯薄膜，液体和细菌无法透过（Bryant 和 Nix，2016）。一旦使用，伤口表面就会形成湿润的渗出液，防止组织脱水，并通过加速上皮细胞生长，可以迅速、有效地促进伤口愈合。

该敷料适用于皮肤完整性易受损区域（例如摩擦力大的区域）、无渗液或渗液的浅表伤口、组织自溶已停止的安全的结痂伤口（NPUAP-EPUAP，2014）。

临床医师通常选择使用透明敷料作为静脉导管穿刺点的敷料。合成透明膜敷料作为临时的第二层皮肤，黏附于未受损的皮肤锁住渗出液，使伤口的污染降至最低，并允许伤口"呼吸"。

用物准备

● 无菌手套（可选）

● 换药包（可选）

● 无菌盐水或其他清洁剂（按要求）

- 清洁手套
- 棉签
- 医疗垃圾处置袋
- 透明敷料（大小视需要而定）

- 10 cm × 10 cm 无菌纱布垫
- 皮肤准备材料（可选）
- 个人防护设备（视需要而定）

步骤	要点说明

护理评估

1. 根据机构政策，至少使用两种方式核对患者身份信息（例如，姓名和出生日期或姓名和病案号）。	确认患者身份。符合联合委员会标准并保证患者安全（TJC，2016）。
2. 评估伤口部位、外观和大小（见第40章）。确定所需透明敷料的尺寸。回顾以往护士在护理记录单或病历中的记录。	确定换药所需的敷料类型。这些敷料是应用在干净的、清理过的、没有明显出血的伤口。
3. 核对医嘱处方，确定敷料更换频率和类型。	医护人员开具医嘱明确换药频率和特别指示。预防局部或全身过敏反应。
4. 评估患者是否有过敏史，特别对杀菌剂、胶带或乳胶。	
5. 要求患者使用疼痛等级表（0～10级）来评定疼痛程度，并评估疼痛性质。换药前30分钟按医嘱使用止痛剂。	感觉舒适的患者在换药时很少会因为突然移动而导致伤口或敷料污染。疼痛程度作为评估患者对换药反应的基线。
6. 评估患者对换药目的的了解情况。	确定患者的学习需求。
7. 评估患者伤口难愈的风险（例如老龄、营养不良）。	老龄、慢性疾病、营养不良、药物和癌症治疗都有可能影响伤口愈合（Doughty 和 Sparks-DeFriese，2016）

护理诊断

● 急性疼痛	● 皮肤完整性受损	● 有感染的危险
根据患者的状况或需求，个体化处理其相关因素 / 危险因素。		

护理计划

1. 完成下列步骤后所能达到的预期结果： ● 伤口适当愈合。 ● 换药过程中患者的不舒适感最小化。	敷料能够有效预防感染，促进愈合。 恰当的控制疼痛。
2. 向患者解释操作过程。	缓解焦虑，加强患者对伤口愈合过程的理解。
3. 协助患者取舒适体位，并允许其进入换药室。	便于敷料使用。

护理措施

1. 关门或拉上床帘，在不需要暴露的身体部位上盖上床单或防护服。	保护患者隐私并减少微生物转移。
2. 除伤口部位外，尽量减少暴露。指导患者不要接触伤口或无菌用品。	当患者的手碰触时，敷料会被污染。

步骤	要点说明
3. 将医疗垃圾袋放置在工作区域内。	确保污染敷料正确处理。
4. 执行手卫生，使用清洁手套。应用个人防护设备（例如，防护服、面罩、护目镜等）。	减少感染物从污染敷料传播至护士的手上。
5. 去除旧敷料时，应伤口平行，而不是用力拉扯。	拉伸敷料，轻轻地揭除密封敷料（Bryant 和 Nix，2016）。减少敷料去除后的皮肤擦伤、撕裂或刺激。
6. 脱去手套将手套内面包裹在里面，将其和污染敷料都放入防水袋内处理，并执行手卫生。	减少微生物的传播。
7. 准备敷料用物，新伤口使用无菌敷料（根据机构政策）。	减少无菌技术中断的风险。
8. 在 10 cm×10 cm 无菌纱布垫上注入生理盐水或处方溶液。	保持无菌换药。
9. 使用清洁或无菌手套（根据机构政策）。	允许处理敷料。
10. 用在无菌生理盐水中浸湿或用清洁剂喷洒的 10 cm× 10 cm 无菌纱布垫清洁伤口和周围的区域（见技能41.1）。	减少细菌进入伤口。
11. 轻拍伤口周围的皮肤：用干燥的 10 cm×10 cm 无菌纱布彻底擦干局部皮肤。	透明敷料在潮湿的表面没有黏附性（Bryant 和 Nix，2016）。
12. 检查伤口组织的类型、颜色、气味和引流情况，如指标可测则进行测量（见第40章）。	为监测伤口愈合情况提供参考基线。
临床决策点：如果患者皮肤薄或脆弱，换药前在伤口周围使用皮肤保护膜，以避免患者皮肤受到进一步伤害（Bryant 和 Best，2016）。	
13. 脱下手套并执行手卫生。	减少微生物传播。
临床决策点：如果伤口渗出量大，则选择另一种可以吸收渗出的敷料。	
14. 使用干净手套，并根据产品说明书使用透明敷料。在使用过程中不要拉伸薄膜，避免起皱。 a. 去除纸背，注意不要让黏合区域互相接触。 b. 将透明敷料平顺地放置在伤口上，不要拉伸（见插图）。 c. 用手指抚平并粘贴敷料。 d. 在敷料外部贴上写有日期、护士姓名和换药时间的标签（见插图）。	皱褶为渗出液提供了通道。 确保伤口被覆盖。防止敷料拉得太紧使皮肤剪切力大。拉伸也能造成伤口不密封。 提供用于确定下一次换药时间的记录。

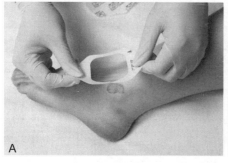 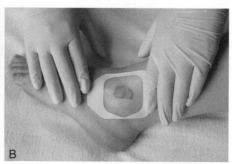

步骤 14b　A. 将透明敷料贴敷在脚踝的伤口上　B. 把透明敷料放平，不需要拉伸

步骤	要点说明

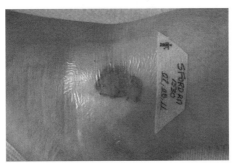

步骤 14d　在透明敷料外部贴上正确的标签

步骤	要点说明
15. 正确丢弃污染的敷料。脱下手套并丢弃在准备好的袋子中，执行手卫生。	减少微生物传播。
16. 帮助患者保持舒适体位。	提高患者舒适度，使患者放松。

护理评价

1. 观察伤口外观和引流量，测量伤口大小。	透明敷料可以方便观察伤口和伤口愈合的情况。
2. 观察周围的皮肤状况。	明确周围皮肤的任何损伤。
3. 使用疼痛等级表（0～10级），表对患者疼痛程度进行评分。	明确换药过程中患者疼痛程度的变化。
4. **使用反馈式教学**："我想让你知道如何应用这种透明的敷料，因为你将在家里使用它。让我看看你将如何使用这种敷料。"如果患者或照护者不能正确反馈，立即调整或者重新制订指导计划以保证其正确掌握。	确定患者和居家照护者对教学主题的理解程度。

非预期结果	相关措施
1. 伤口感染、触痛，白色浑浊的液体增多并且周围组织发红，渗出物增多并且颜色改变，坏死，发出气味。	● 根据机构政策去除敷料并进行伤口渗出液的培养。 ● 可能需要不同种类的敷料。 ● 通知医护人员。
2. 敷料移位。	● 评估敷料的大小，以确保伤口有足够的边缘（2.5～3.75 cm）。 ● 评估伤口渗出是否增多。 ● 在重新换药前，彻底擦干患者皮肤。
3. 在移动敷料的过程中，患者外层皮肤被撕裂。	● 胶布在患者皮肤上可能粘贴太牢固。 ● 考虑其他非胶背透明敷料。

记录与报告

● 在护理记录单或病历中记录伤口的外观、渗出液的状况性质和量，以及是否有异味。

● 记录患者和居家照护者通过反馈式教学对换药操作的理解程度，以便有效地使用敷料。

● 向医护人员报告任何感染的迹象。

注意事项

健康教育

● 向患者解释更换敷料时需要松解敷料边缘。

● 向患者和居家护照顾者解释，在敷料下聚集的伤口渗出液不是"脓"，而是体液与敷料正常相互作用产生的。

儿科患者

● 黏合衬垫可能会导致早产儿未成熟皮肤的撕裂（Hockenberry 和 Wilson, 2015）。

● 如果患儿被告知敷料贴敷时间越长越容易清除，会更容易接受敷料贴敷的过程（Hockenberry 和 Wilson, 2015）。

老年患者

● 对老年患者的皮肤来说，粘胶布的黏性可能太强了。不要使用胶膜敷料，这种敷料对表皮的黏着力大于对真皮的黏着力。

居家护理

● 在医护人员允许的情况下，可在淋浴时清洁伤口。

● 透明敷料种类繁多。可与患者一起探讨并推荐患者容易接受且易于使用的敷料类型。

技能 41.4　水胶体、水凝胶、泡沫或藻酸盐敷料的使用

水胶体敷料是一种橡胶、胶黏剂和胶凝剂的合成品。这类敷料吸收渗出液和水合物，并且进行伤口清创。水胶体敷料接触伤口渗液产生一种凝胶，这种凝胶产生湿润环境促进伤口自溶性清创和酶学清创。从统计学上看，与传统纱布相比，水胶体敷料能够促进伤口更好的愈合（Baranoski 和 Ayello, 2012; Bryant 和 Nix, 2016）。水胶体敷料的缓冲效果减轻了伤口的疼痛并保护伤口和伤口周围的皮肤。这种敷料贴合不同的身体轮廓，当关节上的敷料（如膝盖或臀部）随着运动而弯曲时，可防止伤口周围形成水泡（Siddique et al., 2011）。水胶体敷料以颗粒、糊状或晶片的形式呈现。

水凝胶敷料是被设计用于水合伤口的甘油或水基敷料，因而可以促进湿润伤口愈合和自溶（Bryant 和 Nix, 2016）。它们具有一定的吸收性。这些敷料与水胶体相似，呈片状、无定形凝胶和浸渍纱布的形式。凝胶敷料是非黏附性的，除去时疼痛较轻。

聚氨酯泡沫敷料是泡沫聚合物材质，其含有能够将伤口渗出物从伤口床（Bryant 和 Nix, 2016）吸收的微孔。有潜行窦道时泡沫敷料是不合适的，因为它会膨胀而扩大潜行窦道。泡沫敷料保护伤口表面，同时保持潮湿、绝缘的环境。不同品牌的泡沫敷料的应用方向各不相同。

授权与合作

应用水胶体、水凝胶、泡沫或海藻酸盐敷料的技能不能授权给护理辅助人员。护士指导护理辅助人员完成以下工作：

● 在换药期间帮助患者摆放体位。

● 立即向护士报告患者任何疼痛、发热、出血、伤口渗出或敷料滑脱的情况。

用物准备

● 无菌手套（可选）

● 清洁手套

换药材料（可选）

● 无菌剪刀（可选）

● 无菌手术洞巾（可选）

● 必需的内层敷料：纱布、水溶胶、水凝胶、泡沫或海藻酸钠

● 次级敷料选择

● 10 cm×10 cm 无菌纱布

● 无菌盐水或其他清洁剂（按顺序排列）

● 皮肤保护膜

● 胶带（脱敏纸胶带或黏合剂），视需要而定

● 测量指南（卷尺，描图纸，照相机视需要而定）

● 胶布（带）清除剂

● 医疗垃圾处置袋

● 清创凝胶（遵医嘱）

● 10 cm×10 cm 无菌纱布垫

● 如有感染征兆使用冲洗溶液（见技能 41.1）

● 个人防护设备（例如防护服、护目镜和面具）（视需要而定）

步骤	要点说明

护理评估

1. 根据机构政策，至少使用两种方式核对患者身份信息（例如，姓名和出生日期，姓名和病历号）。	确认患者身份。符合联合委员会标准并保证患者安全（TJC, 2016）。
2. 评估是否有过敏反应，特别是消毒剂、胶带或乳胶。	防止局部或全身过敏反应。
3. 检查伤口的位置、大小和状况。	确定必需品和是否需要帮助。
4. 要求患者用疼痛等级表（0～10级）来评估疼痛，并评估疼痛性质。换药前30分钟按医嘱使用止痛剂。	患者在换药前可能需要止痛药。允许手术期间药物达到峰值效应。
5. 核对医嘱，确定换药的频率和类型。不要在非渗出性伤口上使用海藻酸盐或吸收性敷料。	指示要使用的敷料或申请的类型。
6. 回顾以前护士在护理记录单或病历中的记录。请注意，可能需要使用特定形状或大小的敷料，以适应复杂的身体部分（例如骶骨、脚跟或肘部）。	特定形状有助于适合患者的选择敷料和更好地提高患者换药依从性。
7. 评估患者对换药目的的了解程度，并确定是否需要在包扎伤口时，允许居家照护者旁观学习。	确定患者和居家照护者的学习需求。

护理诊断

● 慢性疼痛	● 缺乏水溶胶、水凝胶、泡沫或海藻酸盐敷料应用的相关知识
● 皮肤完整性受损	● 有感染的危险
根据患者的状况或需求，个体化处理其相关因素 / 危险因素。	

护理计划

1. 完成下列步骤后所能达到的预期结果： ● 患者伤口显示愈合的指征，例如：它在尺寸 / 深度上变小，引流变少，红肿或肿胀减小。 ● 在换药期间和之后患者疼痛反应程度低于先前评估的水平（0～10级）。 ● 敷料保持干净、干燥和完整。 ● 患者或居家照护者能够正确解释操作程序。	换药能有效促进愈合。 在去除敷料和再次换药的过程中疼痛得到控制。 正确地使用敷料。 提示已进行学习。
2. 向患者或居家照护者解释操作程序。	缓解患者焦虑，加强其对愈合过程的理解。
3. 患者置取合适体位，便于靠近换药部位。	便于换药。

护理措施

1. 关闭房门或拉上窗帘。	保护患者隐私。
2. 暴露伤口部位和遮盖患者。指导患者不要接触伤口或无菌用品。	覆盖提供接触伤口的同时尽量减少暴露。当患者的手碰触到敷料时，敷料会受到污染。
3. 将医疗垃圾处置袋放在工作区域内。折叠袋子的顶部形成翻边。	确保方便处理污染敷料。护士不应跨越无菌区域。

1203

步骤	要点说明
4. 执行手卫生,并使用干净的手套。如果有飞溅的危险,请根据需要使用适当的个人防护设备。	减少传染性微生物的传播。
5. 用非优势手轻轻去除胶带、绷带或现有敷料的绑结。牵引带平行于皮肤并朝着敷料。如果敷料覆盖毛发区域,顺着毛发的方向去除胶带。在使用新的敷料之前,先征得患者许可剪去毛发或剃须(根据机构政策)。去除皮肤上的任何黏合剂。	向敷料方向拉胶带可以减轻伤口边缘的压力,减少刺激和不适。
6. 用戴手套的手或钳子,一次只取一层旧的敷料。注意渗出液的量及性质(见插图),注意避免引流管固定过紧。	
临床决策点:检查使用特定品牌敷料的去除方式。有些品牌需要将旧的敷料浸泡、冲洗或湿润后以去除。如有必要,可使用胶布清除剂去除敷料,但避免胶布清除剂与伤口接触。	
7. 折叠含有渗出物的敷料,脱下手套。使用小面积敷料时可将手套内部朝外翻以包裹敷料(见技能41.1)。根据机构政策处理手套和污染的敷料。用10 cm×10 cm的纱布垫轻轻覆盖伤口。执行手卫生。	含有污染的敷料;防止护士手接触渗出液,减少交叉污染。
临床决策点:水胶体敷料与伤口渗出液相互作用,形成一种淡白色—黄色的软凝胶,有时很难去除,并且可能有一种微弱的气味。残留的凝胶物质伴随吸收性敷料出现在伤口床上,这是正常情况,不要与脓或脓性渗出、伤口感染或伤口恶化混为一谈。	
8. 准备无菌区域,将无菌敷料包或独立包装的无菌物品放于床旁桌(见第10章)。将指定的溶液倒入无菌碗中。	形成无菌工作区域。
9. 去除覆盖在伤口上的纱布。	
10. 清洁伤口: a. 执行手卫生。使用清洁手套,也可选无菌手套(根据机构政策)。每次清洗使用盐水湿润10 cm×10 cm纱布、棉球或无菌棉签(按医护人员的要求)。选择:用伤口清洁剂喷洒伤口表面(见第40章)。 b. 从污染最少的地方到污染最多的地方。 c. 清洁周围所有的渗出,从引流管附近开始进行一圈圈冲洗,并从引流管插入位置向外移动。	减少细菌进入伤口。清洁冲洗能有效去除伤口床残留的敷料凝胶,不损伤新形成脆弱的肉芽组织。 按这个方式进行清洁,可防止微生物进入无污染区域。

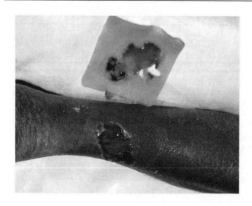

步骤6　去除静脉损伤使用的水胶体敷料。敷料和伤口出现脓性渗出物。这是预期的在敷料下自溶,并不是感染的证据

(引自 Bryant R, Nix D: Acute and chronic wounds: current management concepts, ed 5, St Louis, 2016, Mosby.)

步骤	要点说明
11. 用无菌干纱布擦拭干燥的伤口床和伤口周围的皮肤。	敷料不会粘在潮湿的表面上。伤口周围浸渍可以扩大伤口，阻碍愈合。
12. 检查伤口的外观和状况（见第 40 章）。测量伤口大小和深度。	
13. 脱下手套，执行手卫生。	减少微生物的传播。
14. 使用敷料（见厂商说明书）。 a. 水胶体敷料： （1）选择合适尺寸的圆片，允许敷料延伸至完整的伤口周围皮肤至少 2.5 cm（Bryant 和 Nix，2016）（见插图）。不要拉伸敷料，避免褶皱和鼓起。 （2）对于深层伤口，在使用圆片之前使用水溶胶颗粒、浸渍的纱布或膏剂。 （3）将背部的贴纸从黏合处取下，敷料贴合伤口。不要拉伸，避免褶皱或凸起。贴敷好后，固定敷料 30 ～ 60 秒。 （4）如果从较大的敷料一块敷料上剪切下来，边缘使用脱敏胶带，以避免滚动或黏附在衣服上。	确保敷料的正确使用。不同品牌的敷料需要不同的使用技术。 水胶体的设计可以防止剪切力和摩擦力造成的边缘松动，不需要在敷料边缘粘贴胶带（Bryant 和 Nix，2016）。 作为充填材料，确保与伤口所有表面接触。 在体温下将敷料塑形（Bryant 和 Nix，2016）。
临床决策点：敷料边缘可以裁剪以使围绕伤口进行塑形。考虑使用特定形状，以更好地贴合身体某些部位，如脚跟、肘部和骶骨。	

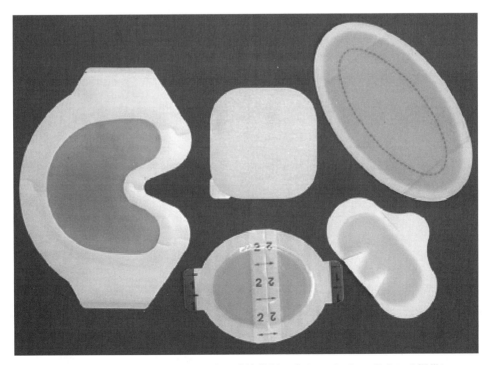

步骤 14a（1）　各种大小和形状的水胶体敷料（由 Bonnie Sue Rolstad 提供）

步骤	要点说明
b. 水凝胶敷料： （1）使用皮肤清洗剂擦拭周围可能会接触黏合剂或凝胶的部位。	保护伤口周围的皮肤。由于凝胶的含水量高，所以必须小心使用护肤品来保护伤口周围的皮肤（Bryant 和 Nix, 2016）。
（2）将凝胶或用凝胶浸渍的纱布直接放在伤口上，均匀地铺在伤口床上（见插图）。用凝胶充填伤口腔至 1/3 ～ 1/2，或松散地放置纱布，包括任何破损或瘘道区域。盖上保湿敷料或水胶体圆片。选择：由水组成的水凝胶片只要裁剪成伤口的大小。	水凝胶水化和促进伤口自溶清创。部分充填伤口腔可以随着分泌物的吸收而扩张（Bryant 和 Nix, 2016）。 保护伤口周围皮肤避免受到浸渍。 保护伤口周围的皮肤免受烫伤或粘胶的刺激。
（3）切开含有甘油的水凝胶片，使其覆盖面超过完整创面皮肤 2.5 cm。如有需要，用次级保湿敷料覆盖。	确保适当吸收，防止伤口渗出到伤口和床外（Bryant 和 Nix, 2016）。

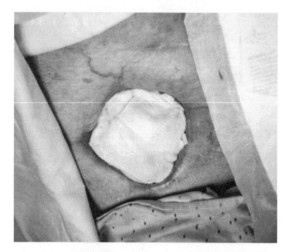

步骤 14b（2）　水凝胶浸渍的纱布，用于维持深腹部伤口的伤口床的湿润和填补坏死腔（引自 Bryant R, Nix D: Acute and chronic wounds: current management concepts, ed 5, St Louis, 2016, Mosby.）

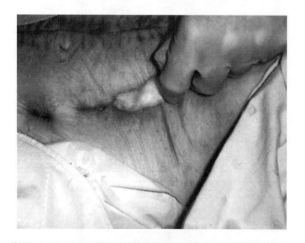

步骤 14d（1）　藻酸盐敷料用于充填全层腹部伤口的死腔和吸收渗出物
（引自 Bryant R, Nix D: Acute and chronic wounds: current management concepts, ed 5, St Louis, 2016, Mosby.）

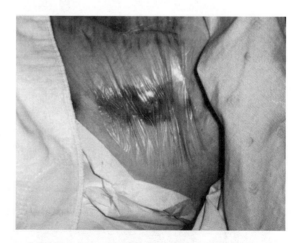

步骤 14c（2）　藻酸盐敷料用二次透明敷料固定
（引自 Bryant R, Nix D: Acute and chronic wounds: current management concepts, ed 5, St Louis, 2016, Mosby.）

步骤	要点说明
（4）如果次级敷料不具有自粘性，请用脱敏胶带固定敷料。	一些泡沫必须用次级敷料覆盖（Bryantand Nix, 2016）。
c. 藻酸盐敷料： （1）按照伤口的大小裁剪成薄片或条状，松散地将敷料填入伤口处（见插图），填充率为伤口的 $1/2 \sim 2/3$。 （2）应用次级敷料，如透明膜（见插图）（见技能 41.3）、泡沫贴或水胶体敷料。	高吸收性产品随着浆液或渗出液的吸收而膨胀（Bryant 和 Nix, 2016）。 次级敷料可以防止床单和衣服被渗出液污染。
15. 在标签上写上执行护士的名字和换药日期。	提供下一次换药时间。
16. 正确丢弃污染敷料。摘下包有污染敷料的手套扔在准备好的袋子里。执行手卫生。	
17. 帮助患者恢复舒适体位。	提高患者舒适度和放松感。

护理评价

1. 检查伤口外观：测量伤口大小，观察引流液的量、性质和颜色，观察伤口周围水肿或红斑的情况。触诊伤口周围柔软度。	确定伤口愈合的状况。
2. 评价患者的舒适度。	记录患者换药后的舒适度。
3. 至少每班或按需检查敷料情况。	确定伤口敷料的完整性。
4. **使用反馈式教学**："我想确认我解释的为什么对于你的伤口我需要使用泡沫敷料。告诉我为什么你的伤口使用泡沫敷料是最好的选择。"如果患者或居家照护者不能正确地进行反馈，立即修改指导建议，或者重新制订指导计划。	确定患者和居家照护者对教学内容的理解水平。

非预期结果	相关措施
1. 伤口坏死组织增多并且面积更大。	● 在少数情况下，有些伤口若使用水胶体敷料会引起不透气不耐受。这类患者应停止使用。通知医护人员。 ● 评估伤口护理方案的合理性。 ● 评估其他影响伤口愈合的因素。
2. 敷料移位。	● 再次换药前，评估边缘适当（$2.5 \sim 3.75$ cm）或干燥皮肤使用的敷料尺寸。 ● 考虑为难度大的身体部位定制敷料形状，用胶带作为水胶体敷料的边框。 ● 敷料可用纱布卷、胶带、透明敷料或敷料片固定。
3. 伤口周围皮肤被浸渍。	● 评估敷料的保湿性能或操作技术。可能需要一种新型的敷料。

记录与报告

● 在患者的电子健康档案或纸质病历中记录伤口的外观、颜色、大小、引流液性质和量、对换药的反应、伤口周围皮肤状况、舒适度等。

● 如果是慢性伤口，则记录伤口表面积或体积。

● 根据反馈式教学记录患者和居家照护者对适宜伤口敷料的了解。

● 立即向医护人员报告感染、坏死或伤口状况恶化的迹象。

注意事项

健康教育

• 解释使用特殊敷料伤口的预期外观、伤口床上液体或凝胶的积聚情况以及使用特定敷料可能产生的气味。

• 由于不同品牌应用技术有所不同，告知患者和居家照护者不要随意购买非护士指导的其他敷料品牌。如果必须使用不同品牌，患者和护理者应该在使用和更换技术中，核实护士是否有任何附加说明或指导。

儿科患者

• 儿科患者方面的考虑请参见技能41.1、41.2和41.3。

老年患者

• 老年患者方面的考虑请参见技能41.1、41.2和41.3。

• 避免过早和频繁地更换水胶体敷料，以减少周围皮肤完整性的损伤。

操作指南 41.1 纱布和弹力绷带的使用

纱布和弹力绷带固定或包裹身体难以覆盖的区域，例如四肢和截肢残肢。绷带是次级敷料，为内层敷料或夹板提供保护、压迫、固定。绷带有多种类型和用途。它们有各种宽度和材料，包括纱布、针织带、弹性针织带和平纹细布。纱布宽而轻便且价格低廉，易于在身体轮廓周围塑形，并允许空气流通，防止皮肤被浸渍。弹力绷带对身体部位施加压力。 对下肢的弹性压迫通过促进血液从外周回流至中央循环来防止水肿。

使用绷带时，根据要包扎的身体部位的大小和形状，选择绷带包扎方式（见表41.3）和宽度。例如，7.5 cm 宽的绷带通常用于成人腿部。

表 41.3 绷带包扎类型

类型	说明	使用的意义
循环包扎	绷带完全重叠	在第一圈和最后一圈固定绷带，覆盖小的部位（例如手指、脚趾）
螺旋包扎	沿着包扎部位每上升一圈绷带与前一圈绷带重叠 2/3	覆盖圆柱形的身体部位，如手腕或上臂
螺旋反转	要求每次转到一半时扭转绷带	覆盖锥形身体部位，例如前臂、大腿或小腿；适合使用非弹力绷带，如纱布或法兰绒
循环转弯	绷带首先围绕身体部位的近端以两圈旋转固定，半圈从绷带边垂直向上，然后绷带一直覆盖至身体部位远端，每一圈都折叠回来	覆盖身体不平整部位，例如头部或残端

授权与合作

应用弹性绷带压迫的技能不得授权于护理辅助人员。护士在使用弹力绷带前对伤口或敷料情况进行评估。使用弹力绷带固定无菌敷料的技术可以委托给护理辅助人员（根据机构政策）。护士指导护理辅助人员完成以下工作：

- 改变绷带的应用，如用特殊的胶带。

- 回顾观察的内容并向护士汇报（例如，患者在涂药后疼痛、麻木或刺痛感，或患者皮肤颜色或温度的变化）。

用物准备

- 合理宽度和数量的纱布或弹力绷带
- 夹子或胶布
- 如伤口有渗出，准备好清洁手套
- 可选：枕头

操作步骤

1. 根据机构政策，至少使用两种方式核对患者身份信息（例如，姓名和出生日期，或姓名和病案号）。

2. 检查患者病历，了解使用纱布或弹力绷带的具体医嘱。注意：所覆盖的区域，所需绷带的类型，换药频率，以前治疗过程中的反应。

3. 根据疼痛量表（0 ~ 10 级）评估患者舒适度。在换药前按规定服用止痛药。

4. 通过触诊观察皮肤温度、脉搏、水肿情况和皮肤感觉状况（远至要包扎的区域，充分观察循环的状况。观察包裹身体部位的皮肤颜色和运动情况）。注意：与身体的另一侧相比，血液循环受损可能导致疼痛、肢体发凉、皮肤发紫或苍白、脉搏减弱或消失、水肿或局部淤血，以及身体部分麻木和（或）刺痛。

5. 执行手卫生，并使用清洁手套（如果有渗出或皮肤破损）。检查需包扎的皮肤，如磨损、变色或摩擦以确保皮肤的完整性。注意骨隆突部分的皮肤。

6. 检查任何伤口的外观、大小、渗出情况和渗出液的量、性质和颜色，并确保伤口上有合适的敷料。如果没有，请重新换药（根据机构政策检查使用手套的类型）。脱下手套并执行手卫生。

7. 绷带型号的评估：

a. 固定敷料的纱布或弹力绷带：评估要覆盖区域的大小。每一层连续的纱布 / 弹力绷带应重叠前一层。上肢使用宽度较小的，下肢使用宽度较大的。

b. 弹力绷带提供简单的压迫：评估患者起床前后或卧床至少 15 分钟后下肢的周长。确定绷带覆盖和重叠的宽度，以不厚重为宜。

8. 如果要继续在家里包扎需确定患者和居家照护者目前的知识水平和使用绷带的能力。

9. 关上房间的门或拉上床帘，将患者舒适地放置在正确的卧位上。

10. 执行手卫生，如果有引流管道，请戴上清洁手套。

12. 用纱布或弹力绷带固定敷料：

a. 在应用弹性绷带先将肢体抬高 15 分钟促进静脉回流。

b. 确保伤口的敷料已妥善固定。

c. 在身体远端开始使用弹性绷带。用一只手握住绷带，另一只手轻轻握住绷带头端。

d. 在使用过程中施加均匀的张力，并以两次圆形旋转开始固定绷带。继续保持均匀的张力，并在包扎绷带时将绷带转至惯用手（见插图）。

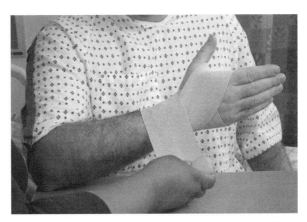

步骤 11d　惯用手握住弹力绷带，并使用圆形旋转

e. 从远端点向近端边界缠绕适当圈数的绷带（见插图），以覆盖各种形状的身体部位（见表 41.3）。缠绕绷带，每层覆盖上一层绷带宽度的 1/2 ～ 2/3。

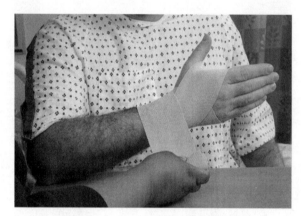

步骤 11e　从远端到近端缠绕绷带

f. 再次检查绷带的张力，确保绷带紧贴但不紧绷，并保证内层敷料或夹板位置准确。绷带绷紧可能会导致循环受损而产生麻木和刺痛感以及围神经受压和（或）压力。

g. 松开弹性绷带时，稍微拉伸绷带。向患者解释，均匀的压力会改善血液循环，减轻肿胀，固定身体部位，并提供压力。

h. 用两个圈型结束包扎；用胶带或夹子把纱布或弹性绷带固定在绷带的外层，而不是皮肤上（见插图）。

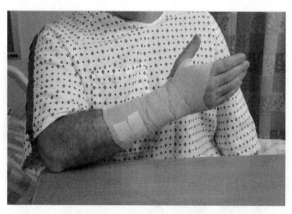

步骤 11h　用胶带或闭合装置固定

临床决策点：应保持脚趾或指尖在可视状态，以便后续循环评估，脚趾或手指有伤口的情况除外。

12. 在残肢使用弹性绷带（见插图）：

a. 用枕头抬高残肢，或者在别人的帮助下支撑。

b. 将绷带绕在残肢近端或患者腰部（取决于残肢大小），以确保绷带固定。

c. 用垂直于其边缘的绷带做半旋转。

d. 将绷带身体带至残肢远端。

e. 继续在残肢上折叠绷带，从远端到近端包扎。

f. 用金属夹子、尼龙搭扣（如果提供）或胶带固定。

13. 如戴手套需脱下并进执行手卫生。

14. 评估绷带的松紧度、有无褶皱、有无松脱，如有引流管，观察引流液的色、质、量。

15. 当绷带包扎完成时评估远端循环，包扎后 8 小时内至少评估 2 次，至少每次交班时评估。

a. 观察皮肤颜色，以防止苍白或发紫。

b. 触诊皮肤温度。

c. 触诊远端脉搏并比较双侧。

d. 要求患者对任何疼痛进行 0 ～ 10 级的评估，并描述任何麻木、刺痛或其他不适，以评估神经和血管的变化。

16. 观察肢体的移动度。

17. **使用反馈式教学**："我想确定我是否清楚地解释了如何将弹性绷带应用于你扭伤的脚踝。告诉我你会如何把这个弹性绷带包扎在你的脚踝上。"如果患者或居家照护者不能正确地反馈教育内容，立即调整或者重新制订一个新的教育计划。

18. 在护理记录单或病历上记录患者舒适度、循环状况、绷带类型、肿胀情况，以基线为标准的运动范围和包扎后的运动范围。

19. 向医护人员报告任何神经或循环系统的情况。

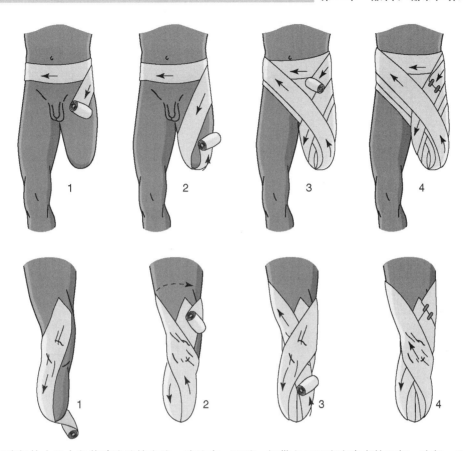

步骤 12 正确包扎大腿中段截肢残端的方法。请注意，顶端，绷带必须固定在患者的腰部。底部，正确包扎中小腿截肢残端。注意绷带不必固定在腰部

（引自 Monahan F et al: Phipps' medical-surgical nursing: health and illness perspectives, ed 8, St Louis, 2006, Mosby.）

操作指南 41.2 腹部绑缚带的使用

绑缚带是由大块材料制成的绷带，专门设计用于特定的身体部位。大多数绑缚带是由弹力带或棉布制成的。最常见的类型是腹部绑缚带。在目前的实践中乳房绑缚带不常用，因为在某些手术之后乳房支撑首选运动胸罩。

腹部绑缚带支撑大的腹部切口，当患者移动或咳嗽时，腹部切口易受张力或压力的影响（图 41.2）。绑缚带也有利于减轻术后患者的疼痛。此外，腹部绑缚带提供了一种非侵入性的干预措施，可促进活动的恢复，控制疼痛并改善腹部大手术后的患者体验（Gallagher，2016）。绑缚带支撑下层肌肉和大切口，减轻肌肉压力，这有助于患者更自由地移动，减轻不适。

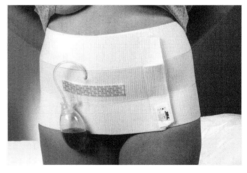

图 41.2 腹部绑缚带与尼龙搭扣
（由 Courtesy Dale Medical Products, Plainsville, MA. 提供）

授权与合作

使用绑缚带的操作可以授权给护理辅助人员。护士在使用绑缚带之前评估切口状况、皮肤和患者的呼吸能力。护士指导护理辅助人员完成以下工作：

● 如何调整护理技能，如特殊包装或固定绑缚带的方式。

- 报告患者对疼痛、麻木、刺痛的主诉或使用腹部绑缚带后呼吸情况，或患者皮肤颜色或温度的任何变化。

用物准备

- 如有伤口渗出，使用清洁手套
- 需要时用纱布绷带
- 正确类型和尺寸的绑缚带
- 绑缚带封口

操作步骤

1. 根据机构政策，至少使用两种方式核对患者身份信息（例如，姓名和出生日期，或姓名和病案号）。

2. 检查医疗记录以确定绑缚带医嘱（根据机构政策）。

3. 观察需要胸部或腹部支持的患者，观察患者的深呼吸能力、有效咳嗽能力、独立转身或移动的能力。

4. 检查皮肤实际或潜在的完整性变化。观察刺激、磨损和皮肤表面相互摩擦的情况。

5. 检查手术敷料是否完好，是否有渗出和切口覆盖。在使用绑缚带之前更换污染的敷料（使用无菌手套）。

6. 使用疼痛程度量表（0 ～ 10 级）评估患者的舒适度。换药前 30 分钟使用处方镇痛药。

7. 收集关于患者的尺寸和合适的绑缚带数据以便增加患者的舒适度（见厂商指南）。

8. 确定患者对绑缚带用途的认识。

9. 关上房门或拉上床帘。

10. 执行手卫生，并使用清洁手套（如果可能接触有渗出的伤口）。

11. 应用腹部绑缚带：

a. 患者取仰卧位，头部略高，膝盖微微弯曲。

b. 帮助患者侧卧，离开你的身体侧向侧面抬起，同时牢牢用双手覆盖支撑腹部切口。将绑缚带的远侧朝着绑缚带的中线翻折。

c. 将绑缚带平放在床上，正面朝上。将绑缚带的远侧朝着绑缚带的中线翻折，使得患者

可以用最小的力量翻身。

d. 将折好的绑缚带末端放在患者身下。

e. 指导或帮助患者翻滚折叠绑缚带。对于超重患者，可以考虑找同事帮忙。

f. 在床的远侧平滑地展开和伸展末端。然后在床近侧伸展末端。

g. 指导患者回到仰卧位。

h. 调整绑缚带使患者仰卧在绑缚带上，使用耻骨联合和肋缘作为下部和上部标志。

i. 如果患者很瘦，用纱布绷带垫在髂嵴处。

j. 将绑缚带黏合起来。 将绑缚带的一端拉过患者腹部中心。在保持绑缚带末端张力的同时，将绑缚带用尼龙搭扣或金属固定件进行固定。提供持续伤口支撑和舒适感。用尼龙搭扣或金属固定件进行固定。

临床决策点：绑缚带固定在位后，评估患者深呼吸和有效咳嗽的能力。正确使用时，腹部绑缚带在中线腹部切口上不应对肺功能有任何影响。

12. 评估患者的舒适度，并根据需要调整绑缚带。

13. 脱下手套并执行手卫生。

14. 要求患者根据疼痛量表对疼痛进行评估。

15. 至少每隔 8 小时取下绑缚带和敷料，以评估皮肤和伤口情况。

16. 每 4 小时评估一次患者的通气能力，包括深呼吸和咳嗽，以确定是否存在通气受损和潜在的肺部并发症。

17. 在护理记录单或纸质病历中的护理记录中记录皮肤、循环、内层敷料的完整性和患者的舒适度。同时记录绑缚带的类型。

18. 将并发症（例如疼痛、皮肤刺激、通气受损）报告给责任护士。

19. 通气量减少应立即向医护人员报告（例如脉搏血氧测定、肺功能测试）。

▶ 临床案例分析

一位 75 岁的男性接受剖腹胃癌全胃切除术后第 2 天发热，体温 38.5℃。中线切口有脓性

渗出物且周围有红斑。医护人员在床旁通过移除 10 个缝钉打开一个约 5 cm 的切口。

1. 根据伤口类型和伤口引流量，哪种敷料是合适的？

2. 在术后第 3 天对患者进行评估时，注意到大量鲜红色的血从伤口底部流出。你会怎么做，你会选择哪种敷料？

3. 使用 SBAR 沟通模式，你会如何与医疗团队就该患者的情况进行沟通。

▶复习题

1. 在以下敷料中，最适用于渗出液最少的浅伤口？（选择所有符合条件的选项）

　　A. 湿干纱布敷料

　　B. 海藻酸盐敷料

　　C. 水凝胶敷料

　　D. 透明膜敷料

　　E. 水胶体敷料

2. 将下述的伤口引流液与合适的定义搭配：

浆　　液　a. 黄、绿或棕色引流液

血清液　b. 新鲜出血

血　　液　c. 苍白的、红色的，更多的水性渗出

血　　浆　d. 透明的、水状的血浆

3. 在为腹部开放性伤口的患者更换敷料时，下列哪些操作是必要的？（选择所有符合条件的选项）

　　A. 评估伤口的大小、位置和状况

　　B. 向患者解释操作流程

　　C. 回顾所有血液检查结果

　　D. 要求评估患者疼痛程度

　　E. 评估患者过敏情况

第42章

冷热疗法

▶ 技能和步骤

技能 42.1　湿热疗法的应用

技能 42.2　水热疗法及干热疗法的应用

技能 42.3　冷疗法的应用

技能 42.4　使用变温毯患者的护理

▶ 学习目标

学习本章节后，护士能够具备如下能力：

● 明确冷热疗法在患者中的应用效果。

● 辨别患者使用冷热疗法后产生的疗效或损伤类型。

● 明确使用冷热疗法患者存在的风险。

● 解读通用指南以保护应用冷热疗法的患者。

● 正确使用冷热疗法。

▶ 目的

局部适当应用冷热疗法能够为患者提供舒适、缓解疼痛、减少肌肉痉挛、提高活动度以及促进愈合。为了安全地使用冷热疗法，必须了解应用冷热疗法的生理反应和潜在风险。冷热疗法的选择取决于欲达到的局部反应效果，例如减少局部炎症、促进伤口愈合或控制体温。

▶ 护理标准

● 美国物理治疗协会，2016——实践范围

● 国家质量论坛，2016——患者安全

● 联合委员会，2016——国家患者安全目标

▶ 实践准则

● 冷热会引起全身和局部反应（见表 42.1）。体温受外环境和内部因素的影响。当皮肤暴露在温暖或炎热的温度下时，机体会通过血管扩张和出汗促进热量蒸发。当汗水自皮肤蒸发时，体温下降。当皮肤暴露在凉爽或寒冷的温度下时，全身反应包括血管收缩和汗毛站立来保暖。机体在应对较冷的温度时会颤抖，通过骨骼肌收缩产生热量。

表 42.1　冷热疗法的病理生理作用

	冷	热
疼痛	↓	↓
痉挛	↓	↓
新陈代谢	↓	↑
血流量	↓	↑
炎症	↓	↑
水肿	↓	↑
延展性	↓	↑

数据来源于 da Costa Santos VN et al：Effect of cryotherapy on the ankle tem-perature in athletes：ice pack and cold water immersion，Fisioter Mov 28：1，2015；Garner A，Fendius A：Temperature physiology，assessment and control，Br J Neurosci Nurs 6（8）：397，2011.

● 身体对局部温度极端值产生传递感觉的反应非常迅速。最终过热会引起烧灼感，而过冷会产生麻木感，之后会出现疼痛感。

● 应用冷热疗法的医嘱是十分有必要的，它应该包括治疗的持续时间和可以控制的使用温度。

● 冷刺激能够收缩邻近组织的血管，减缓血流进入受损组织。冷疗法的应用减少了受损组织中炎症介质的释放，从而阻碍血管中蛋白质的释放及减轻水肿（da Costa Santos et al. 2015）。

● 低温和高温设备被选择性地用于特定的临床条件。它们的目的是通过设备与患者之间的冷热传递来提高、降低或维持体温。

▶ 以患者为中心的护理

对患者解释冷热疗法的意义及重要性时，宜根据其不同的文化背景进行个体化解释（Giger，2017）。因此，评估患者和家属冷热疗法的文化个体性应用是至关重要的。

● 评估冷热疗法在居家护理中的应用程度。

● 强调治疗的目的，确定患者的需求及问题。

● 在冷热疗法的使用过程中，患者四肢可能会暴露，可以通过毯子、隐私床帘和房门来保持舒适和隐私，因为一些患者拒绝通过暴露肢体来降低体温。

● 患者如果出现降低温度或冰袋与患者或家人的信仰和行为相矛盾的类似情况，应利用文化中介（例如家庭成员和宗教领袖）来增加对关键疗法的接受程度，如果与患者语言不通，请使用专业的翻译。

▶ 循证护理实践

冰敷或冷冻治疗是治疗急性肌肉骨骼损伤最广泛的治疗方法之一。有研究称，患者颈部在冰敷后疼痛减轻。冷疗法能通过降低皮肤温度减少疼痛刺激的传导（da Costa Santos et al.，2015；Maxwell 和 Sterling，2013）。

● 在软组织损伤初期，使用冰敷疗法控制疼痛十分有效。最佳冰敷时间为 10 分钟，但可根据个人需要和情况进行调整（Chu et al.，2013）。

● 局部低温疗法及充分保持口腔卫生可缩短化疗所致口腔黏膜炎的病程（Kadakia et al.，2014）。

● 冷疗能降低神经传导速度，减少水肿的形成和积聚，降低损伤组织的血流量。因此，这些生理作用能有效减轻炎症、疼痛和急性肿胀，并且能控制软组织损伤的出血和水肿（Ewell et al.，2014）。

● 热疗有助于维持或改善软组织损伤急性期的关节活动范围（Nakano et al.，2012）。

● 对于肌肉骨骼损伤的成人和儿童患者，冷热结合疗法能够有效减轻炎症和水肿，改善关节功能（Brooks et al.，2015）。

▶ 安全指南

● 了解患者因热或冷而受伤的风险。某些患者比其他患者更容易受伤（见表 42.2）。

● 破损的皮肤层比完整的皮肤对温度的变化更敏感。因此，在使用热或冷疗法时要保护受损皮肤。

● 禁止使用微波加热的毛巾或医疗产品热疗。

● 知晓所用疗法的实时温度。许多设备，例如加热垫或水流垫（如，Auqa-K 垫）具有用于调节温度的恒温器。要经常检查和皮肤直接接触的湿敷装置与湿敷物的温度。

● 在冷热疗法中，皮肤烫伤、损伤是严重的不良事件，而且是可以预防的（NQF，2016），一旦发生，将会对患者造成功能上的影响，此外，由于这些事件是可以预防的，这些损伤导致的医疗费用有可能得不到机构的补偿。

● 个体化护理对于满足患者需求和喜好至关重要。谨记在应用冷热疗法时，保护患者的安全、舒适和隐私。

● 在应用前应评估患者的年龄、皮肤和循环、生命体征、温度，评估感知能力和沟通能力。

● 冷热疗法。指定患者在应用冷热疗法的

过程中有很大的风险，例如：儿童、老人，或有麻痹、感觉障碍及周围血管疾病的患者。

- 当使用冷热疗法时，可根据患者的预期效果选择干法或湿法。温度从外源（例如加热垫）传至患者皮肤表面。导热性能差的绝热体能够保护皮肤和组织。不过干法和湿法具有不同的优势（表42.3）。

- 因为四肢或会阴部位脂肪和底层组织较少，所以比其他部位对温度更敏感。当治疗敏感皮肤时应调整热和冷的强度。

- 在热敷或冷敷时要经常检查患者。皮肤的状况能够提示组织损伤是否正在发生。在使用过程中应观察皮肤过度发红、灼伤或水泡的迹象。

- 不允许患者私自调整温度。

- 让患者取合适体位以自行远离温度源，这降低了因温度暴露而受伤的风险。住院患者应该有一个在可触范围内的呼叫器。

- 感觉不到温度变化或不能自主远离温度源的患者需要床旁陪护。

- 如果患者有糖尿病或周围血管疾病，在使用冷热疗法时要提高警惕。此外，这些患者在治疗过程中需要更频繁的皮肤评估。

- 注意热敷对患者生命体征的影响，特别是坐浴会导致局部血管扩张。血管过度扩张会导致低血压引发的头晕，增加患者跌倒的风险。

表42.2　冷热疗法应用的特点

	适应证	禁忌证	不良反应
冷疗应用	在直接创伤后立即应用，如扭伤、拉伤、骨折、肌肉痉挛、浅表撕裂后或穿刺后、轻微烧伤后、慢性疼痛、关节炎或关节创伤、延迟性肌肉疼痛、炎症	循环功能不全、冷过敏、糖尿病	心血管效应（心动过缓）、雷诺现象、寒冷性荨麻疹、神经和组织损伤、伤口愈合缓慢、冻伤
热疗应用	局部发炎或水肿、新的外科伤口、感染性伤口、关节炎、退行性关节病、局部关节疼痛、肌肉劳损、腰痛、痛经、痔疮、肛周和阴道炎症、局部脓肿	妊娠、椎板切除部位、脊髓、恶性肿瘤、血管功能不全、眼睛、睾丸、心脏	烫伤、感染、疼痛加剧、发炎

表42.3　热敷：湿热与干热对比

种类	优点	缺点
湿热敷	缓解皮肤干燥，软化伤口渗出液，与治疗部位贴合良好	皮肤长期浸泡在液质下。
	深入组织层	由于水分蒸发，冷却速度很快
	减少汗出及失水	由于潮湿导热，所以对皮肤造成更大的烧伤风险
干热敷	不易烧伤皮肤	出汗增加液体流失
	不会引起皮肤长时间浸泡（潮湿）	不能深入组织层
	不受蒸发的影响，保持温度更久	加速皮肤干燥

技能 42.1　湿热疗法的应用

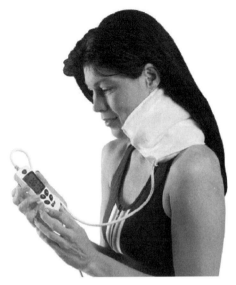

图 42.1　湿热包（图片经 Theratherm, Chattanooga, a DJO Company. 许可使用并保留所有权）

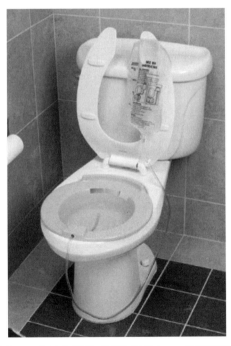

图 42.2　一次性坐浴盆（图片经 Briggs 公司许可使用）

如果在坐浴 10 ～ 15 分钟后患者皮肤出现过度发红或水泡，需要频繁检查水温以防烫伤。为提高湿热的治疗效果应保持溶液温度不变。当在浸泡盆或浴缸中加入加热的溶液时，移开患者的身体部位，待溶液混合重新测温之后再次浸泡。

授权与合作

尽管在大部分情况下由护士进行无菌操作，但湿热疗法可授权护理辅助人员完成。而评估患者的状态、治疗区域皮肤及组织情况，评价患者反应以及向患者解释操作的目的是不能委托给护理辅助人员的。如果有风险及可预期的并发症，则这项操作也不能授权给护理辅助人员，护士指导护理辅助人员完成以下工作：

● 合适的操作温度。

● 若发生皮肤变化，立即报告护士（例如烫伤、起泡及过度发红）。

● 若患者出现具体症状和生命体征的变化，立即向护士报告（例如疼痛、头晕、脉搏增快或减慢、血压下降）。

● 具体的设置及操作时间以机构规定及制造商说明为依据。

● 当治疗完成时报告，这样可以对患者进行及时评价。

用物准备

全湿热应用

● 处方

● 干浴巾，浴毯

● 经加热的处方溶液（例如生理盐水）或经化学处理的压缩包或商用热包

● 医疗垃圾袋

● 清洁手套

● 敷料

● 清洁盆

● 防水垫

● 布带

● 清洁纱布或毛巾

● 湿热应用物品的选择取决于患者的要求：

①无菌敷料：无菌盆、无菌纱布、无菌手套

②湿热垫

③一次性坐浴：规定处方溶液和浸泡后局部用药

步骤	要点说明

护理评估

步骤	要点说明
1. 根据机构政策，至少使用两种方式核对患者身份信息（例如，姓名和出生日期或名和病案号）。	确认患者身份。符合联合委员会标准并保证患者安全（TJC，2016）。
2. 遵守医务人员医嘱确定湿热应用的类型、部位、持续时间、需要的温度以及关于温度的规范。	通过检查治疗的具体部位以及热疗的类型和持续时间，确保操作安全。
3. 执行手卫生消毒评估治疗部位周围的皮肤。通过测量轻触、针刺和温度感觉来评估神经血管对温度和疼痛的敏感性（见第6章）。	某些条件改变了温度和疼痛的感觉冲动的传导，使患者容易因热疗而受伤。冷热感觉减退的患者治疗期间需密切监测。
临床决策要点：糖尿病、血管疾病、瘫痪、周围神经病变、某些心血管药物和类风湿性关节炎的患者热损伤的风险更大。	
4. 查阅患者病历，以确定湿热应用的禁忌证：心功能不稳定、活动性出血、硝酸甘油或其他治疗性药物贴片、急性炎症反应、最近（<72小时）肌肉骨骼损伤、皮肤状况（例如湿疹）。	患有某些心血管疾病的患者，如心脏病、高血压和使用血管活性药物可能导致突然的血压变化及因血管扩张而引起的血流变化。热会导致血管扩张，这会加重活动性出血，增加出血或使血流至损伤的肌肉骨骼肌附近的软组织。
5. 在治疗伤口时，使用干净的手套，并评估伤口的大小、颜色、引流量、疼痛（使用疼痛量表，见第16章）和气味 [这可能会推迟至移开敷料后（见"护理措施"步骤5c）开始实施热疗]。脱下并丢弃手套（如果使用过）。	提供反应热敷后伤口变化的依据。
6. 评估患者的血压及脉搏。	为患者的舒适水平提供评估参考。
7. 如果用于治疗肌肉扭伤，评估患者患处的活动度。	明确治疗反应。
8. 评估患者的活动能力：自行进行浸泡治疗的能力、自行沐浴并可自行从浴液中坐起。	明确通过治疗是否能提高治疗部位的活动度。
9. 评估患者的意识和反应水平（例如意识障碍、定向障碍、痴呆）。	意识水平改变的患者无法感受或提出不适感减轻。
10. 评估患者和居家照护者对操作及相关安全因素的理解程度。	明确患者对健康教育的需求。

护理诊断

● 急性疼痛	● 缺乏热疗的相关知识
● 皮肤完整性受损	● 活动能力下降
● 慢性疼痛	● 有受伤的危险
● 外周末梢循环无效	
根据患者的状况或需求，个体化处理其相关因素 / 危险因素。	

步骤	要点说明

护理计划

1.完成下列步骤后所能达到的预期结果：	
● 热疗后干预的部位是粉色的，触之温暖。	血管扩张增加治疗部位的血流量。
● 多次使用后，伤口有愈合的迹象（例如：新鲜的肉芽组织，水肿、炎症减轻、分泌物减少）。	湿热增加血流量，增强白细胞渗滤，并能够清除细胞中产生的废物（da costa Santos et al., 2015）。
● 患者无烧灼感。	说明温度适宜。
临床决策点：请注意，在某些情况下，热疗会使疼痛信号被覆盖，并降低大脑皮层的疼痛感知（Garner 和 Fendius, 2011）。	
● 患者反映治疗部位的活动度增加和疼痛的减轻。	热量可以减轻水肿／炎症，放松僵硬和紧张的肌肉，配合物理治疗和（或）运动可以改善其功能和活动能力（Bleakley 和 Costello, 2013）。
● 患者的血压和脉搏在正常范围内。	无全身血管改变，治疗的目的是使局部血管发生改变。
● 患者能够安全地进行自我治疗。	衡量学习水平，居家护理的必要条件，供应设施宜齐全。
2.评估及准备用物。	防止不必要的延误。
3.向患者解释程序和目的，描述患者的感觉，例如温暖和潮湿，向患者讲解预防措施以防止烫伤。	最大限度地减少患者的焦虑以促进配合。

护理措施

1.关门或拉上床帘，在不需要暴露的身体部位盖上床单或长袍。	保护患者隐私并减少微生物转移。
2.洗手，戴上手套。	减少微生物传播：
3.患者躺在床上，调整至合适位，充分暴露患处，据患者需要提供浴巾或毛巾。	处于不舒适体位会使活动受限，肌肉受压，进行遮盖，防寒保暖。
4.在患者身下放置防水垫（坐浴或使用商用热疗包者除外）。	保护床单不受水分及污渍的污染，减少微生物传播。
5.使用潮湿的无菌敷料。 a.将装有药容液的封闭溶器浸泡在温水盆中，加热至所需温度。 b.需要时准备水热垫，温度据制造商的规定设置。 c.感染伤口有明显发红，其周围皮肤颜色较浅，去除伤口敷料，检查伤口及周围皮肤状况，感染伤口明显发红，其周围皮肤颜色较浅，操作后将手套及污染敷料弃至医疗垃圾袋。	确保温度适宜，避免烫伤。 使用适当的温度避免烫伤。 减少微生物传播，提供测量伤口愈合的标准。
临床决策点：如果伤口周围的皮肤发炎或发红、有活动性出血或渗出，湿热疗法可能不适用。此时应与医护人员核实。	

步骤	要点说明
d. 洗手。 e. 用物准备 （1）将温水倒入容器内（如需无菌，用无菌技术将无菌纱布放入温热无菌液中浸泡）。 （2）打开纱布。若使用无菌敷料，通过无菌技术打开无菌用品（见第 10 章）。 （3）将纱布浸入容器内溶液中：使用正确的无菌技术。 （4）如果使用敷料包，请按照制造商的说明加温。	减少微生物传播 使用正确的无菌技术，确保纱布与敷料的清洁或无菌。开放性伤口需使用无菌敷料。
临床决策点：为了避免对患者造成伤害，护士可以在自己的前臂上滴一滴溶液来测试溶液的温度（不得污染溶液）。以感到温暖但不烫伤为宜。	
f. 如果更换敷料则使用无菌手套，其余情况使用清洁手套。	可直接触碰无菌敷料和开放性伤口。
g. 拿起一层浸湿的纱布，拧干，轻轻覆盖伤口，避免接触周围皮肤。 注意：商业敷料包或热敷包仅在清洁伤口中使用。	热疗过度会增加烧伤和感染的风险。皮肤对温度的骤然变化非常敏感。
h. 几秒后，提起纱布边缘来评估伤口的颜色。	皮肤不断加重的发红意味着发生了烫伤。烫伤和热疗造成的伤害是可以预防的（NQF，2016）。
i. 如果患者可耐受加压，将纱布紧紧地包裹住伤口。确保所有的伤口表面都被加压热敷到。	加压包扎可防止环境气流迅速冷却。
j. 用干燥的无菌敷料和浴巾覆盖潮湿敷料。必要时使用别针或系带固定。脱下手套并处理，洗手。	干燥无菌敷料能够阻止潮湿敷料造成的毛细血管扩张而导致的病原微生物向伤口转移，毛巾的加压隔离可以减少热量的散失。
k. 注意：当使用纱布敷料、湿热疗法、商业热包或覆盖防水加热垫时（见技能 42.2），确保用物处在有效期内。	保持恒温加压。
l. 湿敷时间宜短于 20 分钟（根据医嘱或各机构政策），如果不使用水热垫或商用热敷包，使用无菌技术每隔 5～10 分钟更换一次敷料或者根据治疗的持续时间决定。	保持恒定的温度，以获得最佳的治疗效果。湿热促进热力渗透至皮下组织，有助于减少皮肤的热损伤（Igaki et al.，2014）。而时间的限制可以防止过度暴露和底层皮肤的受损。
m. 治疗结束后，洗手，戴清洁手套。取出垫子、毛巾和敷料。评估伤口及皮肤的状况，根据需要更换干性无菌敷料（使用无菌手套）。	皮肤持续暴露于潮湿环境会软化。应预防伤口感染。
n. 协助患者取舒适体位。	保证患者舒适。
o. 对设备及污染的敷料进行终末处理，洗手。	减少微生物的传播。
6. 使用坐浴或温水浴将皮肤或伤口完全浸泡。	
a. 去除覆盖伤口的敷料，处理手套和敷料，洗手。	减少微生物传播。
b. 检查伤口及周围皮肤状况。特别注意缝线的情况。	确定熏洗是否有效。

步骤	要点说明
c. 当有渗出液或引流液时，戴上清洁手套用干净的布料、肥皂和水清洁开放性口周围的完整皮肤，处理开放性伤口需要使用无菌手套和纱布（按照规范）。处理手套，洗手。	清洁伤口表面微生物以避免浴液使感染播散。
d. 在浴室中将温暖的浴液倒入浴缸或坐浴盆，并检查温度（按照规定）。注意：若使用生理盐水袋，则按机构规定保暖。	确保适宜温疗，避免烫伤。
e. 协助患者到浴室将身体部分浸入坐浴、浴缸或盆中。必要时使用浴巾或毛巾遮盖患者。	预防跌倒，注意保暖以减少热量的损失从而保持恒定温度。
f. 评估患者心率。确保患者不会感到头晕眼花，将呼叫器放于患者伸手可及的范围内。	评估患者在治疗过程中是否出现血管扩张的反应。
g. 15～20分钟后，将患者从浸泡或沐浴中移出，彻底擦干身体部位（戴清洁手套）。	避免寒冷，提高患者的舒适度。
h. 倾倒浴液，按规范清洁后放置，处理污染的毛巾及手套，洗手。	防止感染。

护理评价

1. 检查身体部位及伤口治疗愈合的情况：观察皮肤的颜色，温度，水肿以及触摸感知的情况。	评估治疗的有效性和潜在受伤风险。
2. 询问患者治疗后有无烫伤的感觉，让患者使用疼痛量表（评0～10级）来评估舒适度。	确定患者是否暴露在过高温度下，是否导致烫伤；评估患者对治疗的主观反应。
3. 测量血压和脉搏，并与治疗前进行比较。	确定是否发生了全身的血管扩张反应。
4. 评估治疗部位的身体活动度。	确定水肿或肌肉痉挛是否得到缓解。
5. **使用反馈式教学**："我所演示的关于在家里怎样湿热敷你学会了吗？现在向我展示一下。"如果患者或照护者不能正确反馈，立即调整或重新制订指导计划以保证其正确掌握。	确定患者及居家照护者者对指导内容的理解水平。
非预期结果	相关措施
1. 在治疗过程中或治疗后30分钟后，患者皮肤变红、对触摸变得敏感，或者患者主诉有烧灼感。	● 立即停止湿敷。 ● 确认温度是否适宜或检查设备是否正常运行。 ● 如果发生烫伤，及时记录通知医师与上级（按照规定）。
2. 患者主诉烧灼感以及不适感增强。	● 降低外敷温度。 ● 评估皮肤破溃情况。 ● 通知医师。

记录与报告

- 记录进程、治疗的类型、部位和持续时间，浴液的温度，治疗前后治疗部位、伤口及皮肤的情况，完善电子病历及患者对治疗的反应。
- 记录术前和术后的生命体征。
- 记录对患者及居家照护者学习的评价。
- 向医师报告皮肤或伤口状况的任何异常变化。

注意事项

健康教育

- 如果患者在出院后需要继续应用热疗，那么患者或居家照护者在出院前需给予示范反馈。
- 指导患者如何轻轻包扎伤口以避免不适。
- 对于感知能力减弱的患者来说，居家照护者和患者需要学习和仔细评估热疗温度是否过高。

儿科患者

- 婴儿和儿童的皮肤较薄且脆弱，因此很容易受损。在此类人群中使用热疗要特别小心（Hockenberry 和 Wilson，2015）。为保证安全，治疗期间需全程陪同。
- 将游戏与患儿的治疗相结合可提高治疗效果，可以在盆里放置可以与患儿互动的物品、在温水浴时放置清洁的玩具船或其他类似的清洁玩具。所有治疗必须在成人监督下完成。

老年患者

- 生理性衰老会导致患者皮肤变薄和脆性增加。如果一个老年患者长期接受类固醇治疗或存在营养不良，皮肤将会变得更加脆弱。较薄的皮肤及与日俱增的脆性增加了皮肤受损的风险。皮肤的弹性减弱会更容易撕裂。由于慢性疾病，老年患者可能会存在局部皮肤区域循环障碍或者痛觉、温度觉感觉受损。
- 缺乏皮下组织和脂肪的老年患者已经失去了这些组织的隔热功能，并且热调节能力可能改变，他们在应用热疗时受伤风险会增加（Touhy 和 Jett，2014）。

居家护理

- 在必要时，评估居家照护者帮助患者使用湿热的能力、对治疗过程与目的的理解以及遵守规定的意愿。在治疗过程中不要离开患者。
- 评估实际环境，以确定患者有足够的能力使用设施。患者可能需要辅助设备才能进出浴缸或坐浴架来进行坐浴。
- 干热装置直接应用于皮肤表面。因此，需要采取额外的预防措施以防止烧伤和皮肤及组织损伤（Igaki et.al.，2014）。家庭护理中常用传统干热加热垫，但医疗保健场所却不使用。棉布或法兰绒布外必须盖上加热垫，该垫有一个温度调节单元，有高温、中温、低温的等级设置。由于加热垫上的温度设置很容易调整，所以应指导患者调节至适应温度以后不要把温度调高。

技能 42.2　水热疗法及干热疗法的应用

流水垫，如水热垫、电加热垫和商用加热包（图 42.3）是常见的干热疗法形式。一种新产品，空气活化的可穿戴热膜，能够在恒温 40℃ 的情况下持续穿戴 8 ～ 10 小时。用于医疗保健的水热垫（水流动垫）由防水橡胶或塑料垫制成，它是由两个软管连接至带有加热元件的电气控制单元和马达。蒸馏水通过衬垫中的空通道循环到控制单元，水在那里被加热（或冷却）。

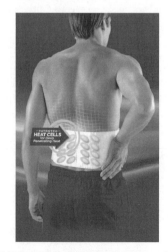

图 42.3　干热包（图片经许可使用 ThermaWrap，Pfizer Consumer Healthcare 并保留所有权）

授权与合作

湿热和干热的技术可以由护理辅助人员操作（见机构政策）。护士必须评估和评价治疗部位的皮肤和组织的状况，并解释治疗目的。如果存在风险或可能出现并发症，则不能将此治疗委托给护理辅助人员。护士指导护理辅助人员完成以下工作：

● 根据医嘱或机构政策进行具体的定位和时间要求，以保持治疗到位。

● 在使用过程中要及时观察并报告：如皮肤过度发红和疼痛。

● 在治疗完成后向护士报告，以便及时地评估患者的反应。

用物准备

● 水热垫或商用热疗包
● 蒸馏水（用于水热垫）
● 浴巾或枕套
● 胶带、系带或绷带

步骤	要点说明

护理评估

1. 根据机构政策，至少使用两种方式核对患者身份信息（例如，姓名和出生日期或姓名和病案号）。	确认患者身份。符合联合委员会标准并保证患者的安全（TJC, 2016）。
2. 参照医护人员关于应用部位和治疗时间的要求。机构政策通常设定水热垫的推荐温度。	按照要求执行是为了确保患者安全。装置预设温度可降低皮肤及组织损伤的风险。
3. 洗手，评估治疗部位皮肤及底层组织的状况，并可以使用护垫保护皮肤的完整性，评估肤色、温度、触觉敏感性、水泡及是否干燥过度（见第6章）。	确定使用热疗后皮肤状况的变化。
4. 要求患者根据疼痛等级表（0～10级）评估舒适度。如果患者正在治疗肌肉扭伤，评估关节活动度。	以确定是否达到缓解疼痛或改善关节活动度。
5. 评估患者的意识和反应水平。	意识水平下降的患者无法感知或反映感觉的减少和不适感。
6. 检查电器插头和电线是否有明显的磨损或开裂。	防止意外电击造成的伤害。
7. 确定患者或居家庭照护者关于程序的知识，包括使用步骤和安全预防措施。	暖气垫经常在家里使用。评估以决定其健康教育的需要程度。

护理诊断

● 急性疼痛	● 身体活动度受损
● 皮肤完整性受损	● 慢性疼痛
● 有受伤的危险	● 缺乏相关的热疗知识
根据患者的状况或需求，个体化处理其相关因素 / 危险因素。	

护理计划

1. 完成下列步骤后所能达到的预期结果：	
● 应用后皮肤呈粉色，触之温暖。	热暴露引起的血管扩张增加患处的血流量。

步骤	要点说明
● 患者主诉炎性组织及拉伤肌肉处疼痛缓解。	温度感受器及温度敏感性高的神经末梢被皮肤温度的变化所激活。
● 患者关节活动度增加。	表面受热通过增加结缔组织延展性增加关节活动度来减少疼痛和组织黏度（Bleakley 和 Costello，2013）。
● 患者能够正确使用垫子。	通过文本学习。
2. 评估及准备用物。	用物准备能够防止操作中不必要的时间浪费。
3. 解释程序和特别注意事项。	提高患者坚持治疗的可能性。

护理措施

1. 如果在私人房间，请关上门和（或）拉上床帘。	保护患者隐私。
2. 洗手，使用干净的手套，将患者暴露在治疗的区域。	减少感染，患者在治疗过程中必须能够保持一定的体位几分钟以确保污染敷料易于处理。
3. 应用热疗。 a. 水疗加热垫： （1）用单层浴巾覆盖或包裹治疗区域或用枕套包裹垫盖。	防止受热的表面直接接触患者的皮肤，增加患者皮肤受伤的风险。
临床决策点：不要用插针固定垫子，因为这可能会导致设备泄漏。	
（2）将垫子放在治疗区域，并根据需要用胶带、系带或纱布固定。	垫子可传递干燥、温暖的热力于受伤的组织，使用时不应滑到身体的其他部位。
（3）开启水热机，检查温度装置。注意：仪器温度通常由机构生物工程部设置（见插图）。	防止患者暴露在过高温度下。
b. 使用商用热疗包：打开大袋中的小袋（遵循制造商指南）。	激活包装内的化学物质，使表面变暖。
临床决策点：千万不要让患者直接躺在加热设备上。这个方式会阻碍热量的消散，增加烧伤的风险。	
4. 脱下手套并处置，洗手。	减少微生物传播。

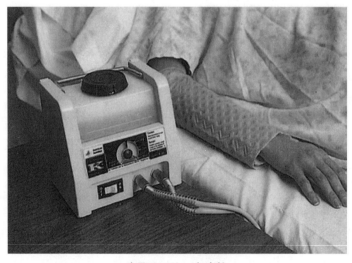

步骤 3a(2) **水疗垫**

步骤	要点说明
5. 每 5 分钟监测一次皮肤状况并耐心询问患者对灼烧的感觉。	确定热暴露是否导致烧伤、起泡或损害底层皮肤。热疗可以减轻疼痛和痉挛，增加血流及软组织的顺应性（Brooks et al.2015）。
6. 在 20 分钟内（或按照医护人员规定的时间）洗手，应用清洁手套，移除垫子并储存。	促进环境放松，减少微生物传播。
7. 帮助患者取舒适体位，处理污染的床单和手套，洗手。	评价皮肤对热疗的反应。

护理评价

1. 检查皮肤的完整性、颜色、温度、干燥、有无水泡。治疗后 30 分钟再次评估。	评估皮肤对热疗的反应。
2. 评价患者的关节活动度。要求患者根据疼痛量表（0～10 级）对疼痛进行评估。	热疗能减轻水肿，减轻肌肉僵硬和痉挛引起的疼痛（Bleakley 和 Costello, 2013；Nakano et al., 2012）。
临床决策点：禁止鼓励患者积极锻炼肌肉来评价治疗效果。积极的运动会增加肌肉的紧张度。	
3. **使用反馈式教学**："我已经演示了如何在家安全的使用热垫，请您向我解释为什么需要在热垫与皮肤之间隔一层布。"如果患者或照护者不能正确反馈，立即调整或重新制订指导计划以保证其正确掌握。	确定患者与居家照护者对指导内容的理解水平。

非预期结果	相关措施
1. 见技能 42.1，非预期结果。	● 间断使用水热垫或热包。 ● 观察局部肿胀情况。
2. 身体部位移动时仍然疼痛。	● 报告医师。
3. 患者或居家庭照护者错误地使用热疗，或不能解释预防措施。	● 在必要时帮助患者及居家照护者，考虑可能的家庭健康指导（如果患者符合条件）。

记录与报告

● 用电子健康档案或纸质病历中记录患者皮肤的外观和状况，受影响部位的活动度，应用类型，治疗的温度和持续时间以及患者对过程的反应。

● 记录评价患者及居家照护者对相关知识的掌握程度。

● 如有疼痛增加、关节活动度减少、烫伤、水泡或其他皮肤受损的发生，及时报告医师。

注意事项

健康教育

● 强调在操作中的安全预防措施，减少在操作过程中的风险。

● 指导患者和居家照护者不要选用最高的温度设置，并经常检查暴露在加热设备下的皮肤是否发红或起泡。

儿科患者

● 婴儿和儿童的皮肤较薄、脆弱，因此很容易受损。在这个群体中实施热疗要特别小心（Hockenberry 和 Wilson，2015）。为保证治疗的安全与有效，在操作过程中，宜全程陪护。

老年患者

● 老年患者由于对热觉不敏感而更容易被烫伤。因此，在所有治疗过程中要经常检查。

● 老年患者皮肤薄，易被烫伤。

居家护理

● 评估患者和主要照护者的理解力、能力和按操作流程实施的程度。

● 评估家庭设备（例如，电气插座和设备的状况），是否符合治疗的实施要求。

● 不鼓励使用加热垫。但是，如果患者资源有限，选择在家里使用加热垫，宜进行全面的安全指导。

技能 42.3　冷疗法的应用

各种冷疗方式，例如冰袋、湿冷敷、化学冷敷包、机电或压缩装置，或身体部分的冷浸泡都是有效的。冷疗法用于治疗局部炎症反应导致的水肿、出血、肌肉痉挛或疼痛（见表 42.1）。冷疗后关节活动度改善与应激、减轻疼痛、抑制肌肉痉挛、减少肌肉紧张有关（Petrofsky et al.，2013）。

冷疗可抑制软组织和肌肉骨骼系统损伤引起的炎症（APTA，2016）。PRICE 原则的总体目标是限制损伤部位的肿胀，促进伤口愈合。

P——保护免受进一步的损伤（protect from further injury）

R——限制 / 休息活动（restrict/rest activity）

I ——应用冷疗（apply ice）

C——应用加压（apply compression）

E——抬高损伤区（elevate injured area）

● 冷敷引起的血管收缩减少了流向受伤部位的血流量，从而减少液体积聚，减缓与创伤相关的出血和血肿的形成。低温同时抑制肌肉痉挛并产生局部麻醉反应（Petrofsky et al.，2013）。

● 如果使用得当，冷敷会大大减轻疼痛；因此，移动性得到改善。冷疗有很好的镇痛效果，能控制炎症反应，减少神经对痛觉的传导（da Costa Santos et al.，2015）。

● 冷敷通常包括商用冷敷或纱布、敷料或毛巾，通过将其浸在冰水或冰镇的溶液中，使敷料达到预期的温度。可选用无菌或清洁敷料，清洁敷料最常用。任何开放的伤口都需要无菌操作，纱布的尺寸或厚度有很多，如何使用取决于受伤部位。例如，对眼睛进行冷敷时需要较厚的纱布，以适应较小的区域，保持较低的温度。而薄纱布对于面部等较大区域更加有效。

● 冰袋和冷袋有不同的尺寸来适应不同的身体部位（图 42.4）。当商业冰袋或冰包不可用时，可使用塑料袋或手套装一半的碎冰。挤压排出空气，因为空气会妨碍冷传导。在使用前，将所有物品用毛巾或布包起来。

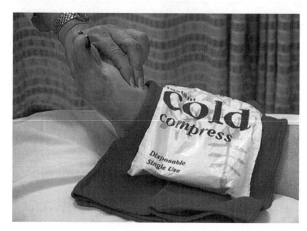

图 42.4　商用冰袋

● 电控制的连续冷流治疗装置同时提供风温和压力（图 42.5）（例如，Cryo/Cuff），加压联合冷疗可以在为软组织提供支持的同时减少血液流动和水肿。该冷却垫具有提供恒定的冷却温度的优点，在治疗过程中抬高肢体可进一步加强静脉回流。使用这些设备进行治疗的患者同时还要接受 PRICE 损伤管理方法，它包括五个部分：保护、休息、冷疗、加压和抬高（APTA，2016）。

授权与合作

特殊情况下（见机构政策）可以将冷疗法的应用技能教授给护理辅助人员，护士应评估患者，解释治疗目的。如果有风险或并发症，则不得授权。护士指导护理辅助人员完成以下工作：

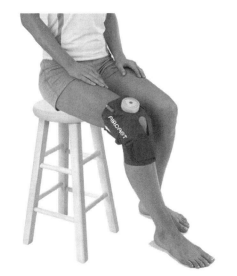

图 42.5　冷冻／袖带包括集成冷却器（图片经 DJO Globa 许可使用）

- 使用过程中确保设备在适当的位置，并遵照医嘱决定时间的长短。
- 当皮肤出现过度的发红、疼痛增加或感知觉减少时及时告知护士。
- 治疗结束后告知护士，以便评估患者的反应。

用物准备

所需敷料、袋子及包
- 清洁手套（接触体液或血液时）
- 布袋、系带或弹力绷带
- 软布盖：毛巾、枕套或长筒袜

冷敷
- 可吸收的纱布（清洁或无菌）折叠至所需尺寸
- 流水
- 规定温度的溶液

冰袋或凝胶袋
- 冰袋
- 冰块和水
- 可重复使用的商用凝胶包（冷冻袋）
- 一次性商用化学品冷包装

电控冷却装置
- 冷却水垫或冷却垫和电泵
- 纱布卷或弹力绷带
- 浴巾或毯子及防水垫

步骤	要点说明

护理评估

步骤	要点说明
1. 根据机构政策，至少使用两种方式核对患者身份信息（例如，姓名和出生日期或姓名和病案号）。	确认患者身份。符合联合委员会标准并保证患者的安全性（TJC，2016）。
2. 参考医师关于应用类型、部位和持续时间的医嘱。提前设置冷却垫的温度。	所有冷疗方法的实施都需要卫生保健提供者的医嘱。
3. 洗手，检查治疗部位的状况。轻轻触诊水肿区域（如果有接触体液的危险，请使用清洁的手套）。	为确定受伤组织的变化提供参考标准。减少微生物传播。
临床决策点：使受伤部位保持对齐并制动。活动会对拉伤、扭伤或骨折造成进一步的伤害。	
4. 检查神经、血管及周围皮肤的完整性、颜色、温度和触觉敏感性循环（脉搏的存在）（见第 6 章）。	判断患者是否对过冷温度不敏感，这将增加受伤的风险。
5. 评估受伤发生的时间。	伤后应尽快进行冷疗，以减轻肿胀、炎症、组织出血和疼痛（Brooks et al., 2015；Maughan, 2016；Maxwell 和 Sterling, 2013）。
6. 如有可能，要求患者描述疼痛的程度，（0～10 级，或其他疼痛等级的情况下）进行评分。如果涉及肌肉扭伤，评估受影响部位的关节活动度。	为确定治疗后疼痛和关节活动度缓解提供参考。

步骤	要点说明
7. 询问冷疗禁忌证的病史：周围血管疾病（例如雷诺病、Buerger 病）、糖尿病性神经病变、类风湿关节炎、冻伤。	这些情况会增加冷疗时皮肤和组织损伤的风险。
8. 评估患者的意识和反应水平。	意识水平下降的患者无法感知和反映感觉的减弱或不适感。
9. 评估患者或居家照护者对操作的理解和（或）知识掌握。	冷疗经常应用在家庭中，确定所需指导的程度。

护理诊断

● 急性疼痛	● 缺乏冷疗的相关知识
● 外周组织灌注无效 / 不足	● 慢性疼痛
● 有受伤的危险	● 活动能力减弱
根据患者的状况或需求，个体化处理其相关因素 / 危险因素。	

护理计划

1. 完成下列步骤后所能达到的预期效果：	
● 治疗部位轻微的苍白、触之有冷感。	由血管收缩导致。
● 受伤部位的组织水肿和（或）出血减少。	寒冷通过减少血管及水肿组织中的蛋白质外渗来减少流向受部位的血流量（Brooks et al., 2015）。
● 患者疼痛评分降低。	寒冷可以减轻局部肿胀，减轻炎症反应，减少神经传导和随后的疼痛，形成局部镇痛效应。
● 患者自主活动能力增加。	寒冷可减轻肿胀。
● 患者及居家照护者能正确的说明如何使用冷疗并提供演示。	提供学习文件。
2. 用物准备。	备齐用物，防止不必要的时间浪费。
3. 解释操作及预防措施。	提高患者坚持治疗的可能性。

护理措施

1. 关门和拉上床帘，洗手，戴清洁手套。	保护患者隐私，减少微生物传播。
2. 小心安置患者，保持适当的体位，仅暴露要治疗的区域；将浴巾披在患者身上。	避免身体部位进一步受伤。保护避免不必要身体部位的暴露，保证患者的舒适和保护隐私。
3. 将毛巾或吸收垫放置在治疗区域的下面。	防止床单被污染。
4. 应用冷敷： a. 在盆中放置冰块和水，并用手臂内侧测试温度。 b. 将纱布浸入盛满冷溶液的盆中，挤出多余的水分。 c. 将纱布轻柔地覆盖在患处进行冷敷。 d. 及时移除、浸湿纱布来维持需要的温度。	过低的温度会造成组织损伤。 滴水的纱布会使患者感到不适。 保证冷疗直接作用在受伤部位。

步骤	要点说明
5. 使用冰袋： a. 在袋中装满水，盖好盖子，倒置检查。 b. 倒掉水，装小冰块至2/3。 c. 通过挤压冰袋两侧排出空气并夹紧袋口，擦干冰袋。 d. 根据制造商的指示，挤压或揉捏冰袋。 e. 用单层毛巾或浴巾、枕套或长筒袜进行包裹，应用于受伤部位时，根据需要用胶带安全固定。	确保不漏水。 冰袋不全部装满时更易与身体贴合。 多余的空气会影响冷传导，不易保持冰袋与受伤部位贴合。 释放酒精溶液来降低温度。 保护患者，避免皮肤与冰袋直接接触。
6. 应用商业凝胶： a. 从冰箱中取出凝胶。 b. 用毛巾、枕套或长筒袜包裹，将之直接敷在伤口上。 c. 根据需要用纱布、布带或系带进行固定。	保护患者的组织，皮肤直接与凝胶接触促进冷凝。
临床决策点：不可继续将冰袋置于发红或紫的部位，持续使用冰袋会加重缺血。	
7. 应用电控冷却装置： a. 按照制造商的指示准备设备。非自动设备需要手动注满冰水，自动装置内为循环冷却水。 b. 确保所有连接在位，如果温度可调，则设置温度（见机构规定）。 c. 用单层毛巾或枕套包裹垫子。 d. 将冷却垫包裹在治疗部位。 e. 打开设备并检查正确的温度（注意：在机构内，温度通常是预先设定的）。 f. 用弹力绷带、纱布卷或系带固定。	 确保安全使用温度。 防止因冷疗而产生的不良反应，如烫伤或冻伤。 确保冷疗温度在适当范围。 确保治疗效果。预先设定的温度可以降低皮肤和组织损伤的风险。 确保冷疗正确作用在治疗部位。
8. 脱下手套并正确处理，洗手。	减少微生物传播。
9. 在治疗过程中，每5分钟检查皮肤的状况。 a. 如果区域水肿，感知觉可能会下降；在冷疗时要格外小心，应更频繁地评估。 b. 麻木和刺痛是冷疗的常见感觉，只有在严重并伴有其他症状时才会出现不良反应。当患者反映有烫伤感或皮肤出现麻木时应停止治疗。	确定是否对冷疗有不良反应（例如斑块、发红、烫伤、水泡、麻木）。 冷疗时，皮肤会先感到冷，然后才能起到止痛效果。随着冷冻治疗的继续，患者会依次感觉到烧灼感、皮肤疼痛、麻木。
10. 20分钟后（或按医护人员的要求），洗手，戴上清洁手套，移除绷带或垫子，轻轻地擦干水分。	干燥可防止皮肤潮湿。
临床决策点：身体脂肪较少的部位（例如膝盖、踝关节和肘部）不能忍受寒冷，脂肪区（例如大腿和臀部）也不能忍受寒冷。骨骼部位的冷敷时间缩短至较低范围。	
11. 帮助患者取舒适体位。	提供舒适放松的环境。
12. 处置用物。空盆若使用过即擦干备用。处理污染的布及手套，洗手。	减少微生物传播。

步骤	要点说明
护理评价	

步骤	要点说明
1. 检查治疗区域的完整性、颜色、温度和对触摸的敏感性。治疗后 30 分钟重新评估。	确定对冷疗的反应。
2. 轻轻触诊治疗区域水肿、瘀伤和出血的情况（如果有接触体液的危险，请使用手套）。	确定水肿的程度。
3. 询问患者的疼痛评分。	确定疼痛是否得到缓解。
4. 测量治疗部位关节活动度。	确定水肿或肌肉痉挛是否得到缓解。
5. **使用反馈式教学**："我教过您如何在脚踝上外敷冰袋，您可以向我演示一下吗？"如果患者或照护者不能正确反馈，立即调整或重新制订指导计划以保证其正确掌握。	确定患者和居家照护者对指导内容的理解程度。

非预期结果	相关措施
1. 皮肤因暴露在寒冷中而出现花斑、发红或发紫。	● 停止治疗。 ● 报告医护人员。
2. 患者主诉烧灼痛和麻木。	● 停止治疗。 ● 报告医护人员。
3. 患者或居家照护者无法描述或演示操作。	● 提供进一步的指导和（或）示范。

记录与报告

● 在电子健康档案或纸质病历的护理记录中，记录皮肤和受影响的身体部位的外观和状况，程序包括应用操作的类型、部位和持续时间。

● 评价患者及其居家照护者的掌握程度。

● 向医护人员报告任何烫伤、麻木的感觉或不可退的皮肤颜色的改变。

注意事项

健康教育

● 这种治疗适用的损伤通常发生在急救护理环境之外。积极参加运动的患者应该知晓采取何种措施，以尽量减小损害。

老年患者

● 因为对体温变化的反应迟缓，老年人更容易发生组织损伤；因此，在治疗过程中需要频繁地进行皮肤评估（Touhy 和 Jett，2014）。

儿科患者

● 儿童躯干与身体其他部位相比，新陈代谢率更高，面积也更大，使儿童更容易患体温过低（Hockenberry 和 Wilson，2015）。

● 婴儿的体温控制机制不稳定，因此四肢斑点很常见，并不总是表明存在不良反应（Hockenberry 和 Wilson，2015）。

● 冷浴还可以减少一些皮肤损伤引起的瘙痒。使用与温水浸泡相同的预防措施和方法。

技能 42.4　使用变温毯患者的护理

变温毯通过毯子与患者之间传导热或冷来提高、降低或维持体温（图 42.6）。手动操作时，不管患者的体温如何，毯子都保持一定的温度。由于使用传统的温度计来评估患者的体温，毯子的温度需要手动调节而达到不同的温度设置。当在自动设置下操作时，该仪器用热敏电阻探头（直肠、皮肤或食管）持续监测患者的体温。

患者可因感染性疾病、麻醉副作用和严重脑损伤而长期发热（Bohman 和 Levine，2014）。最近的研究表明，诱导低温可以预防或调节神经外科手术、创伤性脑损伤和急性脑卒中后的神经功能（Bohman 和 Levine，2014；Rittenberger 和 Calla-way，2016）。轻度低体温（32～34℃）在缺血后的前几小时内，持续72小时或直到稳定，有助于防止永久性损伤。

在严重创伤或心脏手术等大手术后，体温调节是必不可少的。体温过低会导致血管收缩、寒战、增加耗氧量、改变冠状动脉血流量、心律失常、酸碱失衡和凝血功能受损（Block et al.，2012；Kaplow，2013）。纠正体温过低和逐步提高体温的治疗干预措施是改善患者预后的关键，它包括三个部分：酸碱失衡、体温失调和凝血障碍。这三个组成部分相互补充，如果不加以纠正，就会导致死亡。（Block et al.，2012）。

授权与合作

应用变温毯可以授权给护理辅助人员（见机构政策）。护士负责评估治疗情况以及相关的患者教育。如果患者病情不稳定，且有并发症的风险，这种技能是不能授权的。护士指导护理辅助人员完成以下工作：

● 在整个治疗过程中保持适当的操作温度，并按照医护人员的命令停止操作。

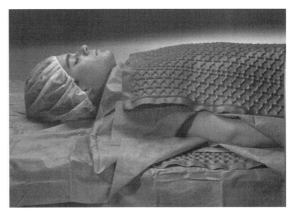

图 42.6　在床上施加附加的顶片之前，在纸张上应用低温冷却毯（由 CincinnatiSubZero Maxi-Therm Hyper-Hypothermia Blanket. 提供）

● 当治疗完成时及时报告，这样就可以对患者的反应进行及时评估。
● 告知护士患者任何非预期的结果（例如，寒战或皮肤发红）。

用物准备

● 带控制板及直肠探头的变温毯
● 床单或薄浴毯
● 如有需要，可将蒸馏水倒入仪器
● 清洁手套

步骤	要点说明

护理评估

步骤	要点说明
1.根据机构政策,至少使用两种试核对患者身份信息(例如，姓名和出生日期或姓名和病案号)。	确认患者身份。符合联合委员会标准并保证患者安全(TJC, 2016)。
2.请参阅医护人员的医嘱，并检查患者目前的体温是否需要使用变温毯。	实施治疗需要医护人员的医嘱。
3.执行手卫生。获取生命体征并评估神经状态、精神状态和外周循环。	建立基线数据，以便在治疗期间进行比较。
4.确定其他不那么密集的措施使患者的体温不能恢复正常。	使用变温毯并非没有风险，只有在其他措施无效时才应使用。
临床决策点：解热疗法可与冷却毯结合使用。超过 41℃对神经系统患者、儿童和老年人都有不利影响（Cannon，2013）。	

步骤	要点说明
5. 评估患者的胸部和四肢皮肤，密切注意骨突处，如手和脚。	这些区域更容易暴露在毯子上，皮肤和组织损伤的风险更大。基线数据能够快速确定皮肤受伤或发生压力性损伤是否由治疗导致。

护理诊断

● 体温过高	● 皮肤完整性受损
● 有受伤的危险	● 体温过低
● 外周组织灌注无效	
根据患者的状况或需求，个体化处理其相关因素 / 危险因素。	

护理计划

1. 完成下列步骤后所能达到的预期结果：	
● 体温在正常范围内。	表明治疗是有效的。
● 使用变温毯时没有发生寒战。	寒战会增加新陈代谢率和热量，但也会增加氧气消耗。此外，寒战还导致血管收缩，损伤肢体远端部位的皮肤（Garner 和 Fendius，2011；Rittenberger 和 Callaway，2016）。
● 皮肤完整，没有受伤或烧伤的迹象。	患者皮肤的远端区域最容易受到变温毯的损伤。
2. 向患者或居家照护者解释操作及预防措施。	增加协作，减少焦虑。
3. 根据机构政策及制造商说明书准备变温毯，制造商说明书通常贴在机器上。	表明治疗不会造成任何副作用。

护理措施

1. 洗手并戴上干净的手套，保证患者体位舒适。	减少微生物传播。
2. 打开毯子，观察指示灯是否工作。预冷或预热变温毯，将垫片温度设置为理想水平。	确认毯温设置正确，以帮助降低或升高患者的体温。准备治疗用的毯子。
3. 验证垫片温度是否被设置在限定的安全范围内。	安全范围可防止过度冷却或升温。变温毯在到达设定体温时自动关闭。避免变温毯与患者皮肤接触。
4. 用薄纸、布片或浴毯覆盖变温毯。	床单或毛毯上覆盖塑料，可在患者和电器之间形成绝热层。热或冷疗法造成的伤害是可以预防的（NQF，2016）。薄片可以保护患者的皮肤，避免直接接触变温毯，从而减少皮肤受损的风险。
5. 按制造商指示放置变温毯。 a. 用纱布包住患者的手脚。 b. 用毛巾包裹阴囊。	 减少身体远端部位热损伤的风险。 保护敏感组织避免直接接受冷疗。
6. 润滑直肠体温探头并插入患者直肠。	当使用变温毯时，须持续监测患者的体核（直肠）温度。
7. 定期为患者变换体位，以防止压力性损伤、身体呈直线姿势受损的发生（见第 11 章）。保持床单元干燥。	患者由于毯子和体温变化所产生的皮肤水分增加了压力性损伤的风险。

步骤	要点说明
8. 在离开房间之前，请再次仔细检查毯子控制面板上的液体温度计。	确保毯子的温度维持在需要的水平。
9. 脱下手套，洗手。	减少微生物传播。

护理评价

1. 第 1 小时每 15 分钟监测一次患者体温和生命体征，治疗后每 30 分钟监测一次。	在最初和持续治疗期间，持续评估患者对治疗的反应。
2. 第一步：对患者体温调节反应进行初步评估，每隔 30 分钟评估一次自动温度控制，每隔 4 小时测量患者直肠温度。	当患者体温恢复到预期的水平时，确保移除变温毯以降低低于正常体温的风险。确保直肠探头和自动集成电路温控装置的准确性。
3. 观察皮肤是否有烫伤的迹象、颜色的变化，以及其他损伤的迹象。	降温和升温毯都有可能导致皮肤损伤。
4. 观察患者是否有寒战的迹象。	早期寒战的迹象可能会伤害患者，包括心电图改变、面部肌肉抽搐或过度通气。
5. 确定患者的舒适度。	治疗有可能引起不适。及时评估可降低严重损伤的风险。
6. **使用反馈式教学**："我确定我已经向您解释了为什么变温毯的使用对您的护理很重要，那么请告诉我为什么我们需要使用变温毯呢？"如果患者或居家照护者不能正确反馈，立即调整或重新制定指导计划以保证其正确掌握。	确定患者或居家照护者对指导内容的理解水平。

非预期结果	相关措施
1. 患者体核温度迅速下降或上升，这说明设定温度过高 / 低，可能会对患者造成伤害。	● 每 15 分钟调整变温毯温度不超过 0.6℃以避免并发症。
2. 患者体核温度保持不变。	● 除被变温毯覆盖的部位外，患者可能还需要对腋窝、腹股沟和颈等部位进行低温或高温治疗。与医护人员一起讨论使用退热药。
3. 患者发生颤抖。颤抖增加新陈代谢率和热量产生，导致患者体核温度上升，并增加氧气消耗。	● 调整温度至更舒适的范围，并评估寒战是否减轻。 ● 如果寒战持续，停止治疗并通知医师。

记录与报告

● 在电子健康档案或纸质病历的护理记录中，记录基线数据：生命体征、神经和精神状态、外周循环状态以及开始治疗时的皮肤完整性记录所使用的热疗—低温治疗单元的类型，控制设置（手动或自动和温度设置），日期、时间、持续时间，以及患者的治疗耐受性。

● 温度图重复测量生命体征以记录患者对治疗的反应。

● 记录对居家照护者学习的评估。

● 向医护人员报告任何非预期结果。可能需要进一步治疗。

注意事项

健康教育

● 指导患者及家属不要让患者离开变温毯。

儿科患者

● 婴儿的体温控制机制不稳定，因此四肢斑点很常见，并不总是表明有不良反应（Hockenberry 和 Wilson，2015）。

老年患者

● 一些老年患者由于丧失对寒冷的知觉，皮肤损伤的风险更高，因此在治疗过程中要经常检查患者。

▶ 临床案例分析

一位 58 岁的糖尿病男性患者左膝关节置换术后第 1 天。既往患有 1 型糖尿病史，使用胰岛素控制血糖，外科医师下医嘱在左膝上放置一个电子控制的冷冻袖带 2 ～ 3 小时，然后放松压力 1 ～ 2 小时。这名患者每 4 小时接受口服止痛药治疗。

1. 对此患者进行冷疗，将下列的步骤正确排序。解释你的选择。

A. 参阅医疗服务提供者关于治疗部位和持续时间的医嘱

B. 向患者解释操作和特别注意事项以避免皮肤损伤

C. 评估受伤或治疗身体部位的状况

D. 评估当前疼痛程度

2. 因为患有糖尿病和外周循环障碍，此患者冷疗的主要风险是什么？你将如何评估这种风险？

3. 经过 24 小时的间歇性冷敷治疗后，患者主诉有烧灼感，你观察到袖口压迫下的皮肤有一个 2 cm 的发红区域和一个水泡。左腿温暖，颜色正常，压迫袖口远端的脉搏存在，患者否认切口疼痛，切口干净完整。使用 SBAR，你如何与健康护理团队讨论此患者的状况。

▶ 复习题

1. 下列哪类患者使用热疗有受伤的风险？（选择所有符合条件的选项）

A. 急性踝关节扭伤患者

B. 肥胖患者

C. 因焦虑而接受治疗的患者

D. 周围血管疾病患者

E. 有皮肤损害的患者

F. 感知改变的患者

2. 护士正准备在患者的肩膀上应用电子冷却装置。将以下步骤正确排序。

A. 把冷却垫放在枕套里或者用毛巾包起来

B. 评估患者的疼痛程度

C. 使用弹性绷带或卷筒固定装置

D. 打开设备并检查正确的温度

E. 将器械应用于患者的肩部

3. 一名患者被放在低温毯上，开始寒战，体温继续升高。这两件事都是这个患者需被关注的问题。指出下列哪一种身体反应与体温升高有关。

A. 增加患者耗氧量

B. 导致血管收缩

C. 代谢需求增加

D. 热量损失增加

E. 体温升高

第15单元

居家护理

第 43 章

居家护理安全

▶ 技能和步骤

技能 43.1　居家环境评估与安全
技能 43.2　为认知缺陷的患者调整居家环境
技能 43.3　药物与医疗器械安全

▶ 学习目标

学习本章节后，护士能够具备如下能力：

● 识别患者家中潜在的安全隐患及可能的安全事故。

● 增强患者居家自我照护。

● 描述居家环境中影响患者安全的危险因素。

● 进行居家安全危险评估。

● 确定改善居家环境促进患者安全的干预措施。

● 为存在感觉、认知、心理改变的患者制订安全隐患干预措施。

● 推荐确保患者居家药物安全的管理策略。

● 进行老年跌倒风险评估。

▶ 目的

患者居家环境安全包括判断及预防受伤（Berland et al.，2012）。疾病控制和预防中心（2014a）将健康之家描述为一个为维护健康需选址、设计、建造、翻新和维护的场所。伤害和暴力将会影响个人的安全感，并会影响个体、

家庭和社区的安全。2020 年《健康人类》将伤害和暴力预防纳入为主题之一，其目标是防止意外伤害（USDHHS，2014）。患者出院后便开始居家安全照护，居家护理护士和多学科团队与患者合作评估居家环境的隐患，其目标是采用适当的干预措施以防止意外伤害。

▶ 护理标准

● 疾病控制和预防中心，2014——用药安全项目

● 国家消防协会，2013——居家安全

● 护理质量及安全教育，2014——预授权KSAS

● 美国健康与公众服务部：健康人类 2020，2014——伤害和暴力预防

▶ 实践准则

● 因存在多学科团队的合作关系，"患者"这一词汇也适用于居家照护情境。

● 居家安全照护包含患者、居家照护者及多学科家庭照护提供者之间的沟通。

● 家庭安全照护的最终目标是创造一个患者和居家照护者可以安全有效地提供自我照顾的环境。

● 包括医疗保险在内的保险覆盖范围对于居家照护非常有限，因此，在患者家中的这段时间应做好精心的策划并使其得到充分利用。

- 生活在社会经济条件较差地区的患者可因暴力或恶劣的生活条件而使其受伤害的概率增加。

- 预防跌倒是老年人尤其是社区照护的重点。应了解患者病史以评估其家庭和社区环境的危险因素，分析跌倒原因并制订相应的干预措施。

▶ 以患者为中心的护理

- 应尊重患者的家，因为在居家照护护理中，医务人员是以客人身份进行照护的。花时间听取患者的健康顾虑，并根据你所掌握的患者信息来了解哪些干预措施能够被患者及居家照护者接受。

- 沟通在居家照护中至关重要，是你与患者之间的一个连续的过程。第一次会面时介绍你自己，向患者说明你希望他如何称呼你，并询问患者你应该如何配合他。如果存在语言障碍，请专业口译员协助。

- 与患者合作共同评估居家环境，询问他们是否愿意带你参观他们的家并解释这样做的目的，不要只关注哪些是不合理的（未修理的障碍物或特殊设计），向患者解释安全的重要性并说明为什么房屋设计的改变会使其更安全。

- 评估与文化相关的健康信念，这些信念可能会影响客户选择居家护理服务的意愿，例如，一些客户可能更喜欢在没有外人的情况下照顾家中的老年患者（Crist 和 Speaks，2011）。

- 当评估居家照护者的照护能力时，应意识到家庭成员可以通过不同方式评估照护者的角色，进行居家安全评估前，需获得患者或居家照护者的同意。

- 评估并支持非正式人员和居家照护者，他们的存在与否可能决定了患者是留在家中还是急诊住院（Buch 和 Nies，2014）。

▶ 循证护理实践

居家护理安全涉及物理环境安全及照护的核心，即患者和居家照护者。Lang 等（2014）进行了一项质性研究，从患者、居家照护者及照护提供者的角度测评居家护理安全的认知。采用半结构化访谈和 2 个焦点小组的形式进行多中心收集数据。通过不同的方式对安全进行了探索，包括功能、情绪、身体和社会安全，采用多种方法进行照护，调查结果强调了全部参与者与安全问题有关的六种模式：

- 患者待在家中希望保持一定程度的独立性、控制性和正常性。

- 担心支付便携式氧气设备的能力。

- 随着患者的病情恶化，居家照护者的负担和责任日益加重。

- 家庭清洁和维护周围环境的能力。

- 居家照护者健康状况恶化以及对患者的影响。

- 安全照护的障碍，包括身体结构、接触和缺乏合格的居家护士。

随着阿尔茨海默病患者数量的增加，Bekhet（2013）研究了居家照护者的积极认知和个体的智慧。积极认知是在面对具有挑战性的情况下积极思考的能力（例如，照顾患有阿尔茨海默病的患者）。个体的智慧与韧性联系在一起。这项研究调查了 80 名居家照护者，研究结果鼓励开展措施以帮助护士和居家照护者面对压力和制订健康应对策略：

- 患有阿尔茨海默病的患者的居家照护者可能会从积极认知干预措施中受益，例如帮助居家照护者使用积极自我对话，积极重构情境，分解问题以使其更易于管理，及使用放松技巧（Bekhet，2013）。

- 鼓励居家照护者练习这些技巧，以使他们融入被照护者的生活。

▶ 安全指南

● 安全事故预防始于及时和适当的上门维修（例如，更换松散的地板砖、固定楼梯间的栏杆）。当患者没有维护安全居家环境的资源时，护士的职责是帮助其获得社区中相应的资源或服务。

● 护士在改善和维护患者安全方面发挥着重要作用，在社区中，护士通过与患者、居家照护者和医护人员的合作，寻找满足患者安全需求的最佳方法。

● 最终目标是创造一个患者和家庭可以安全有效地提供自我照顾的环境。

● 当帮助患者改变居家环境时，尽可能保留其独立性和提供自我照护的能力。

● 了解患者或居家照护者是否对安全有担忧或疑问，以及他们对改善安全的建议（Mullin, 2010）。

● 在对居家环境进行调整前，应考虑患者的体力、现存功能以及可供改变的资源。

技能 43.1　居家环境评估与安全

居家环境应该是个人感觉健康、舒适和安全的场所。无论房屋大小如何，人们希望能在家中自由活动，并对日常生活流程具备控制感并保持个人空间和隐私感。作为居家护理护士，可以通过开展安全评估来帮助患者保持独立性并降低居家环境中的风险。

需要居家护理服务的患者常经历身体改变，因此需改变其居家环境（例如，逐渐老化的身体改变）。例如，如果患者的平衡感差但上臂力量不错，则可能需要进行生活环境的修改（例如在楼梯的两侧和浴室区安装扶手），以便他可以安全地在家中行走或移动、上下楼梯、进出浴缸或使用淋浴。指导患者安全使用辅助设备

（例如助行器或拐杖）可帮助其增加活动能力并保持独立（图 43.1）。

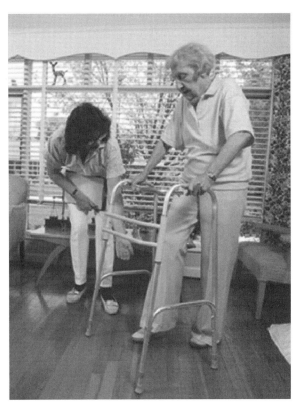

图 43.1　使用助行器协助患者移动

尊重个人空间的理念。未获得患者的同意前过多的改变会导致更多问题。肯定患者在家中的空间安排，不要在未经许可的情况下移动设施或建议修改。向患者说明为什么这些变化是有益的或必要的。了解患者最常使用的房间，有助于进行调整以创建安全的环境。

授权与合作

首次居家安全评估技术不应交由护理辅助人员完成，护士指导护理辅助人员完成以下工作：

● 通知护士使居家环境更安全的建议。

用物准备

● 居家安全检查表

步骤	要点说明

护理评估

步骤	要点说明
1. 检查导致患者在家中发生安全事故的危险因素：	
a. 已知视觉障碍。	视觉功能的降低会改变患者的平衡感、深度感或适应黑暗或明亮光线的能力（Touhy 和 Jett，2014）。
b. 听觉障碍。	阻碍了患者清晰地听到周围环境的声音（例如家庭成员的呼喊声），阻碍了清楚地感知家中安装的警报器（例如烟雾警报）。妨碍患者交流沟通（Touhy 和 Jett，2014）。
c. 神经肌肉改变（例如下肢无力、步态不稳、平衡障碍、踝关节背屈不良）。	这些因素使患者易摔倒。习惯性摔倒常与患者从椅子上起立困难有关（Touhy 和 Jett，2014）。
d. 精力减弱或疲劳。	易使患者摔倒。
e. 尿失禁或夜尿。	经常去卫生间易导致有其他缺陷的患者意外地绊倒或跌落在障碍物上。阿尔茨海默病并不会导致尿失禁，但会影响患者找到卫生间和排便的感知能力。
f. 脑卒中、帕金森综合征、谵妄、惊厥、阿尔茨海默病、晕厥的病史。	这些病史为跌倒提供了多种原因，包括步态和协调障碍、视觉改变、认知减退、疼痛、肌肉无力和多重用药（Hill 和 Fauerbach，2014）。步态障碍患者容易绊倒和跌倒（Hill 和 Fauerbach，2014）。年龄相关的神经系统变化包括引起反应减慢（Meiner，2015）。
g. 心肺疾病：体位性低血压、心律失常、心悸、呼吸困难或呼吸短促。	眩晕、疲劳和头晕容易引起跌倒（Touhy 和 Jett，2014），导致患者站不稳并加重呼吸困难。
h. 用药史，包括多重药物和镇静剂、抗高血压药、抗抑郁药和利尿剂。	多种药物的使用与跌倒有关。改变感觉中枢的药物会影响平衡感和判断力（Muir et al.，2010）。
i. 跌倒史——获得跌倒史的详细描述。	增加未来跌倒的风险。有助于明确可致跌倒的情形（Hill 和 Fauerbach，2014）。
2. 明确患者是否曾经在家中跌倒或受伤，评估要具体，使用"SPLATT 测试"进行评估（Meiner，2015）： ● 跌倒时症状（symptoms at time of fall） ● 跌倒史（previous fall） ● 跌倒地点（location of fall） ● 跌倒时活动度（activity at time of fall） ● 跌倒时间（time of fall） ● 跌倒后创伤（trauma after fall）	主要症状有助于确定跌倒原因。与跌倒有关的发作、地点和活动度提供了跌倒原因及如何预防跌倒。SPLATT 测试使患者用自己的话解释症状，理解跌倒时情况很重要（Meiner，2015）。
3. 有近乎跌倒或实际跌倒的患者使其保持记录跌倒日记的习惯（注释 43.1）。	跌倒日记中的记录对于明确跌倒的前因和后果十分必要（Meiner，2015）。
4. 对患者基本的活动度进行计时站立行走（timed get-up-and-go，TGUG）测验（见技能 14.1）。	简单的筛查测验有助于监测平衡或步态困难、诊断和治疗潜在原因；例如康复治疗师的步态和渐进平衡训练（Touhy 和 Jett，2014）。TGUG 的计时表现与跌倒史有关，但其对未来跌倒的预测能力仍然有限（Beauchet et al.，2011）。

步骤	要点说明
5. 明确患者是否担心跌倒，潜在提示包括患者在行走时的不安（观察面部表情）；行走时出汗或发抖；行走时需抓住人或物体；不愿改变姿势或行走；站立时摇晃，跌倒后活动减少。	老年患者对跌倒的恐惧各不相同，由于害怕跌倒，一些患者可能会限制日常生活活动或日常生活工具的使用（Hill 和 Fauerbach，2014）。
临床决策点：除了患者，应该将居家照护者也作为评估对象，因其可能会见证跌倒趋势或类型。	
6. 与患者和居家照护者合作进行居家安全评估：	全面检查家中可能造成危险情况的区域。
a. 前门或后门入口：（1）走廊到前后门是否地面平坦，无孔洞或裂缝？	入口是患者走路必须通过的，患者可能看不到路面不平或孔洞，易引起绊倒或跌倒。
（2）包括走廊在内的家庭入口是否光线充足？	照明不足不利于患者看清路面的变化。
（3）患者使用的室外台阶上是否安装防滑条/安全踏板或颜色鲜明的喷漆？患者最容易看见哪些颜色？这些颜色是否使用？	防滑表面可减少楼梯上的滑倒，台阶上的颜色可使患者看到边缘，以适应任何深度感的降低。
（4）门垫是否有已修理好的防滑底和锥形边缘？	边缘凸起会增加绊倒危险，患者走在无防滑门垫上时易失去平衡。
（5）门是否维修良好，容易打开和关上？患者是否可以轻松开关所有的门？	如果患者握力不足很难开关门。开门时可能需要侧倾并导致跌倒。
（6）通往入口的楼梯两侧是否有稳固的扶手？	扶手在上下楼梯时给患者提供更多的支撑。
（7）台阶的表面是否平坦？	不平整的表面容易绊倒患者。
（8）门口和楼梯是否有杂物？	减少绊倒/跌倒的风险。
b. 厨房：	厨房是家中最危险的房间之一。发生火灾会造成严重危害。
（1）患者在烹调时穿短袖或贴身衣物吗？	在火炉边工作时短袖或贴身衣袖不易造成火灾意外。
（2）患者通常在厨房做饭吗？	用火不注意易发生危险。
（3）患者是否有大声的定时器来指示食物何时煮熟？	防止食物燃烧和火灾风险。
（4）患者是否保持炉顶、烤箱清洁、无油脂？	油脂高度易燃。
（5）炉子控制盘容易看到和使用吗？	患者可能不小心使用比烹饪安全所需的更大的火焰。
（6）带电的、易于使用的灭火器是否就在附近？	灭火器应随时准备使用。
临床决策点：演示使用灭火器的步骤。	
（7）电话机或其附近是否贴有警察、消防和中毒控制的紧急号码？	如果发生火灾，紧急电话号码和灭火器可确保快速应答。
（8）厨房橱柜和架子上的厨房用品是否不用爬凳子或椅子就能拿到？	爬上凳子或椅子会带来跌倒风险。
（9）水槽、灶台和操作区域是否有充足的照明？	照明不好使人难以看到控制旋钮或刻度盘，使用锋利的刀具或用时照明不足。
（10）厨房是否使用防滑地毯或地垫？	不防滑的地毯和地垫很容易滑倒。

注释 43.1　跌倒/近乎跌倒日记

- 找一个笔记本，在页面最长边缘创建以下标题："日期""跌倒时间""跌倒时活动度""跌倒症状""受伤程度"。
- 跌倒后尽快请患者及居家照护者完成每项标题的记录信息。
- 在跌倒日记底部罗列紧急联络电话，以便患者跌倒后严重受伤而致电。
- 指导患者在预约就诊时携带跌倒日记，或在下一次家访时与居家护理护士讲述跌倒经历。

改编自 Meiner SE: Gerontologic nursing, ed 5, St Louis, 2015, Mosby.

步骤	要点说明
（11）评估食品安全：冰箱中的的易腐食品和非易腐食品是否安全？食物是否正确储存？是否过期？有证据表明食物已变质吗？患者是否知道如何安全准备和储存食物？	适当的食品储存和准备可以预防食源性疾病。食品安全的一个基本原则是将食物烹饪至适当的温度。正确的食物烹饪是食物被加热足够长的时间并且温度高至足以杀死引起食源性疾病的有害细菌（Foodsafety.gov，2015）。食用已经变质或已过期的食物可能会使食用者患上食源性疾病（例如食物中毒）。
c.浴室：	
（1）患者可以不锁浴室两边的门吗？	功能良好的门锁可防止人被困在浴室里。
（2）浴缸或淋浴是否配有防滑垫、条或防滑地砖？	浴室是危险的。湿的地板、浴缸或地砖可能非常滑，带来跌倒风险。
（3）浴室地面是否有防滑地砖或具有防滑背衬的地毯？	滑地砖易造成跌倒（Touhy 和 Jett，2014）。
（4）洗澡时，患者是否避免使用湿滑的沐浴液？	沐浴液的使用会使浴缸表面变得光滑，并增加跌倒风险。
（5）浴缸或淋浴是否配备至少一个抓手或扶手以便患者使用？	当进出浴缸或淋浴前后，抓手可提供额外的力量支持。正确放置抓手于患者能安全触及的地方有助于患者维持稳定步态并减少跌倒机会。
（6）患者是否注意不要将毛巾放在扶手上？	一些患者需要力量支持时意外抓到毛巾而不是扶手，毛巾可从扶手上滑落。
（7）淋浴是否配有稳固的凳子或椅子和手持花洒？洗澡是否容易进入（步入式或步入浴缸区域）？	淋浴凳可让患者坐着淋浴。
（8）冷热水标记是否清晰，热水器是否是 48.8℃ 及以下的水温？	热水可能会导致意外烫伤。
d.卧室：	
（1）卧室和（或）浴室是否安置夜灯？	老年人夜视力有所改变。
（2）卧室门外是否就有正常工作的烟雾探测器？	卧室外的警报铃可较早唤醒人员逃离火灾现场。
（3）患者是否不用摸黑下床就能开灯？床边是否有手电筒？手电筒可以放在助行器和拐杖上（Touhy 和 Jett，2014）。	如果没有适当的照明、适应光线变化和拿到需要物的能力就下床，患者有可能跌倒。
（4）从卧室到浴室，家具是否放置得当以形成清晰的通道？	被堵住的通路会造成障碍而引起绊倒或跌倒。
（5）有紧急号码的电话机是否在床边易接触的地方？	如果患者在床上出现身体症状，他们需要不下床就能拿到电话机。
（6）是否配有其他报警系统？只需一按就能寻求帮助？为认知障碍或无法步行的患者提供护理听力设备？	放置在易接触位置的报警系统可以在患者立即需要帮助时向居家照护者发出警报。床旁电话机、无线电话机、对讲机或救生物品可以放置在易接触的地方（Touhy 和 Jett，2014）。
e.客厅 / 家庭房：	
（1）家具和地毯下的电线或延长线是否移除？是否避开通行路线？	患者很容易被电线绊倒或跌倒。隐藏的线路可引起绊倒和火灾。
（2）患者能否不必走进黑暗的房间就能开灯？	昏暗的房间可迷失方向，妨碍患者看到不平坦的表面。
（3）走廊和走道上的物体和杂物是否移除？	走道上的物体和杂物能绊倒患者，导致跌倒。
（4）宽松区域的毯子是否牢固地贴在地板上，而不是放在地毯上？（为了保证安全，请考虑移除此毯。）	松散的地毯边缘很容易让患者绊倒（Touhy 和 Jett，2014）。

步骤	要点说明
（5）每个房间是否安置好了家具，让患者可以方便走动？	家具阻碍患者走进房间。
（6）所有家具是否稳固并没有锋利的边缘？	患者站立时经常扶靠家具边缘支撑。
f. 住宅周围：	
（1）所有居住区和楼梯是否光照充足？	充足的照明可帮助人们看到路面的任何障碍或不平整。
（2）整个房屋的地板或地毯是否修好？	磨损的地毯或不规则表面可能会绊倒患者并导致跌倒发生。
（3）所有的门槛是否都与地面平齐或高度不超过 1.27 cm？	不平衡的门槛易引起绊倒。
（4）楼梯顶部和底部是否都配有灯的开关？	避免个人在黑暗中走楼梯。
（5）照明是否会在楼梯或地板表面产生眩光或阴影？	老年人对眩光敏感，因为他们的视通路开始扭曲。
（6）从楼梯的顶部至底部的扶手是否连续安装？	上下楼梯时，扶手提供身体支撑。
（7）扶手是否牢固地连接在墙上？	应至少在走廊或楼梯间的一侧安装扶手（Touhy 和 Jett，2014）。
（8）阶梯覆盖物是否状况良好？	松散的覆盖物可能会引起绊倒。
g. 一般用火安全：	
（1）患者是否有配备新电池且运行良好的烟雾探测器？	烟雾报警器位置正确、运行良好，每年更换两次电池可以及时发出火灾警报。

临床决策点：检查烟雾报警器上次更换电池的时间，电池应每 6 个月更换一次。指导患者在夏令时调整家里的时钟，同时更换电池。

步骤	要点说明
（2）发生火灾时，患者是否有多个紧急出口计划？	紧急出口计划有助于人们预测发生火灾时的逃生路线。出口不应该有难以打开的锁或任何物理障碍。
（3）发生紧急情况时家庭有确定的见面地点（如屋前的邮箱处）吗？	应用常见的紧急见面地点是确定所有家庭成员安全逃出房屋的有效方法。
（4）客户是否使用便携式取暖器？它们与易燃物品至少保持 1 m 的距离吗？	取暖器、火炉和烟囱增加火灾风险。
（5）炉区是否没有易燃物？	取暖设备是 2007 年至 2011 年引起家庭火灾死亡事故的第二大常见原因（NFPA，2013）。
（6）每年有具有资质的专业人员检查火炉和烟囱吗？	烟囱内杂酚油的积聚可能会引起火灾。炉内电机过热可能会被烧坏并可能引起火灾。
（7）吸烟患者在床上吸烟吗？	2007 年至 2011 年，吸烟是造成家庭火灾死亡的第五大原因（NFPA，2013）。床上吸烟增加了患者在点燃香烟时入睡的风险。
h. 一般用电安全	
（1）电线是否处于良好状态（即没有磨损、拼接或断裂）？	损坏的电线可能会短路而引起失火。
（2）电线是否远离水？	使用任何沾水的家用电器或设备都有造成电击的危险。
（3）患者是否使用内置断路器或保险丝的延长线/插座？	防止电路过载引起火灾。
（4）所有的墙壁插座和开关是否都有盖板？	防止身体接触电线。
（5）每个灯具是否都使用正确瓦数的灯泡？	使用超瓦数的灯泡会引发火灾。
（6）家里的主电子保险丝盒是否易于使用且有清晰的标签？	紧急情况下，保险丝盒应易于找到以切断相应电路。
i. 预防一氧化碳	
（1）是否定期检查炉烟道的通畅性？	阻塞的烟道是引起一氧化碳中毒的常见原因。
（2）家里是否有可正常使用的一氧化碳探测器？	

步骤	要点说明
7. 评估患者的财务状况，确定用于持续支出的月收入。	明确潜在的家庭维修需要。反映出对低成本社区服务支持的需求。
8. 评估患者和居家照护者愿意改变的意愿。患者是否已接受了引发受伤风险的限制？确定功能独立对于患者的重要性。	一些患者认为提高居家安全会被干扰，如果表明对居家环境的必要修改会保持其独立性，那么患者会更愿意参加。

护理诊断

● 焦虑	● 缺乏安全风险的相关知识	● 持家能力障碍
● 记忆力受损	● 躯体活动障碍	● 维护健康无效
● 有跌倒的危险	● 有食源性疾病的危险	● 有受伤的危险
根据患者的状况或需求，个体化处理其相关因素 / 危险因素。		

护理计划

1. 完成下列步骤后所能达到的预期结果：	
● 患者和（或）居家照护者能阐述家中可引起事故发生的潜在的环境危险因素。	论证患者和居家照护者对最受关注的安全风险的认知。
● 患者和（或）居家照护者能够采取行动纠正环境危险，让家中更安全。	患者看到改变生活环境的好处。
● 患者没有受伤。	减少或消除环境障碍能够降低伤害。
2. 优先考虑对患者和居家照护者安全构成最大威胁的环境障碍。	患者自身的身体和（或）认知缺陷使得某些环境风险更大。按照优先次序帮助患者做出最佳选择。
3. 如果主要的家庭维修是必要的且被患者和家属所接受，建议联系可靠的承包商。	确保维修安全正确。

护理措施

1. 一般居家安全：	
a. 在患者阅读、烹饪、使用工具或进行兴趣工作的地方提供直射光。照射到物体或表面的强光效果最佳。	老年人的视力障碍通常包括白内障、黄斑变性、青光眼或糖尿病视网膜病变（Touhy 和 Jett，2014）。
临床决策点：避免使用荧光灯，因其会造成过多的炫光。	
b. 考虑缎面和非彩色饰面的墙壁、橱柜和厨房台面。在其他生活区域配备纯色的窗帘或可调节的遮光物。	减少老年人眩光。
c. 将彩色胶带或涂料涂在炉子、烤箱、烘干机、烤面包机和其他电器上。	视力下降的患者可能会将设备调整至错误的位置，从而造成火灾或燃烧的潜在风险。
d. 考虑在厨房橱柜中安装转盘或滑轮抽屉。在下方橱柜中安装 C 形环手柄。	更容易拿取食物和厨房用品。
e. 安装自动开门器、水平门把手和挂钩锁链。	设备可能更易于抓取和使用。遥控门锁可提供更多的安全（Touhy 和 Jett，2014）。

步骤	要点说明
2. 预防跌倒的步骤：	
a. 混凝土楼梯的边缘喷明亮的黄色、橙色或白色的漆。	患者可以更清楚地看到楼梯的边缘。
b. 统一安装厚度为 22.5 cm 的梯级和 22.5 cm 的立板（楼梯的垂直面）。	如果楼梯尺寸统一，患者不必不断调整视野或步幅。
c. 重新布置家具以扩大走廊和主要房间的空间。	行走时通道通畅。
d. 减少生活区域内的杂物（例如脚凳、花盆、延长线、儿童玩具、成堆的报纸或杂志）。	杂乱环境导致夜间移动行走特别危险。
e. 确保所有地毯、垫子和瓷砖的稳固，在小地毯和门垫下放置防滑垫。移除非必需(干燥)区域的毯子／垫子。	降低患者在地毯上滑倒的概率（Touhy 和 Jett，2014）。
f. 使用地板垫或特殊瓷砖以减少跌倒的冲击力。	患者摔倒时有垫子。
g. 如果无禁忌，使用低层床、沙发床或地板上的床垫。	缩短人与地面的距离。
h. 安装足够的电源插座使电源和电子设备（例如电视机、录像机）插入附近插座，确定电线固定在底板上。	避免在通道上安装延长线。
i. 将防滑条安装在浴缸和（或）淋浴间的表面上。确保地板清洁干燥。	减少在浴缸／淋浴间表面滑倒的可能。
j. 在浴缸、卫生间和（或）淋浴间的螺栓上安装扶手（见插图）。如果可选择，让患者选择垂直或水平放置。确保扶手与墙壁颜色不同且容易看到。	浴室使用扶手提供了稳定性（Touhy 和 Jett，2014）。抓住安装在正确位置且患者能安全够到的扶手有助于稳定姿势和步态，并减少跌倒的可能（Meiner，2015）。
k. 沿楼梯的一侧安装扶手(见插图)。确保楼梯光照良好，楼梯顶部和底部都有开关。	理想的楼梯间两侧的扶手为患者提供最大的稳定性。如果入口空间不够，至少应在一侧安装，以防失衡引起摔倒（Touhy 和 Jett，2014）。老年人较难看到楼梯的边缘。
l. 室外走道安装适当的宽谱光源照明。	提供充分照明。
m. 确保在患者床边易获得照亮的手机。	避免患者经常在黑夜中下床。
n. 在走道和车道安装运动传感器的外部照明。	降低因环境黑暗引起患者跌倒的风险。
o. 让患者使用衬垫或可缓冲骨骼突出部位的衣服，特别是高风险的骨骼突出部位（例如臀部）。可选择特别设计的臀部保护装置。	有助于减缓身体跌倒的冲撞力。

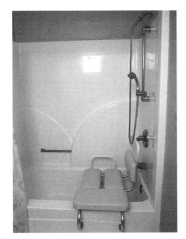

步骤 2j　淋浴间内置抓手和安全座椅

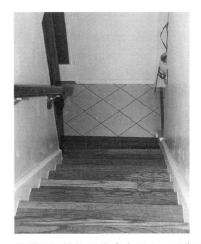

步骤 2k　楼梯两侧的扶手为患有视力、平衡感及合作障碍的患者提供安全保障

步骤	要点说明
3.预防感染传播： a.指导患者及居家照护者清洁的技巧以防止感染传播。 b.指导患者不要共用餐具。 c.指导患者每天清洁厨房用具和厨台。 d.指导患者安全地准备与储存食物，遵循食品安全的指导原则，例如： ● 1.8～5.4 kg的火鸡可安全地在冰箱里化冻1～3天或在冷水中解冻6～12小时；以73.8℃（165℉）的温度烹饪家禽肉类。 ● 培根可以在冰箱保存7天，冰柜保存1个月；汉堡和其他碎肉可以在冰箱里保存1～2天，冰柜里保存3～4个月。	确保家中实施更多持续的控制感染的措施。 一些感染经唾液传播。 定期清洁可防止污染和感染传播的风险。 确保食品安全解冻和烹饪（Foodsafety.gov，2015）。 安全储存时间内的食品储存在冰箱和冰柜中有助于预防食源性疾病（Foodsafety.gov，2015）。
4.用火安全： a.每间卧室附近、厨房和地下室安装烟雾探测器。确保家中的每一层均安装探测器，警报应离得足够近以警醒熟睡中的患者及家人。 b.让患者自行选择容易手持和操作的灭火器（见插图）。让患者阅读说明书并演示如何正确使用。 c.清空炉火周围区域任何易燃物品。 d.指导患者确保便携式取暖器已紧急关闭，设备外壳和电源线完好无损（Meiner，2015）。 e.指导患者在适当的季节预约火炉维护和烟囱清洁。 f.让患者检查所有灯具的灯泡功率。 g.设立烹饪流程，烹饪时患者应待在厨房里，确保烹饪范围清洁，隔热垫和毛巾等物品应远离炉灶。 h.如果患者吸烟，检查保持烟灰缸清洁和倒空的需要。如果患者有视力障碍，在烟灰缸底部放置少量的水或沙子非常有用。 i.强烈劝阻患者睡着或在床上或椅子上以及在服药后吸烟，这可能会降低警觉，指导患者和（或）居家照护者一感觉困倦就放下香烟。 j.指导患者装电源板或过载保护以插入多个电器/设备。	火灾最常开始于靠近火炉、烘干机或有电线的地下室、厨房或者布满线路的生活区域。 一些老年人或残障患者难以使用某些灭火器上的手持装置。 降低火灾风险。 取暖器可因意外推翻而引起火灾，更新型机型的安全机制将立即关闭该设备（Meiner，2015）。 火炉维护可防止短路和火灾。烟囱内壁积聚杂酚会引发火灾。 确保使用正确瓦数，超过建议的瓦数会引发火灾。 无人看管时，在炉灶上烹饪的食物可能会沸腾或开始燃烧。 视力下降的患者可能无法分辨香烟、雪茄或火柴是否熄灭。 烧伤和火灾的危险因素。疲倦时，患者的反应时间可能变长。 避免可能引起火灾的用电短路风险。

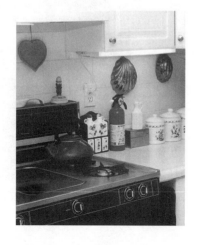

步骤4b　厨房配置的灭火器

步骤	要点说明

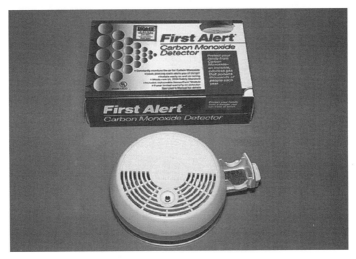

步骤 6c 一氧化碳探测仪

5. 燃烧安全： a. 热水器调节至 49℃ 或更低。 b. 指导患者首先打开冷水。 c. 在灯上安装触摸板。 d. 在水龙头上使用色码指示；红色表示热水，蓝色表示冷水（如果患者难以区分以上颜色，请选择其他容易区分的两种颜色）。	防止烫伤（Meiner，2015）。 避免直接接触热水中。 可直接开灯而不用接触热灯泡。 防止打开错误的水龙头而意外灼伤。
6. 一氧化碳安全： a. 每年使用火炉前检查排气情况。 b. 提醒患者不要在家中使用燃气灶或烧烤架进行加热。 c. 家中应安装电池供电的一氧化碳检测器，在秋季和春季更换时钟时检查或更换电池（见插图）。	排气不当可阻止一氧化碳排出，这种有毒气体可改变血红蛋白，阻止氧合血红蛋白形成，从而减少组织供氧。 两者均是一氧化碳的来源（Meiner，2015）。 当一氧化碳含量达到危险水平时，检测器报警。电池运行不受停电的影响（Meiner，2015）。
7. 枪支安全： a. 告知患者家中留枪的危险性。 b. 如家中有枪，指导患者将安装扳机锁的空枪锁于柜中。指导其将弹药与枪支分开存放于安全区域。将钥匙放在儿童无法拿到的地方。	保留枪支的家族自杀风险增加（Edelman et al，2014）。 遵循枪支安全守则可降低与使用枪支相关的伤害或死亡风险（Hockenberry 和 Wilson，2015）。

护理评价

1. 让患者及居家照护者识别居家安全评估中暴露的安全风险。	论证患者对危险的认知及改变的相对重要性。
2. 在随访或致电家中时和患者讨论制订修改的计划，并观察患者已实施的修改。	评估患者识别潜在有害风险和遵循建议改变的程度。
3. 随访或致电家中时询问患者在家中是否跌倒或受到其他伤害。	根据患者既往受伤史，提示危险是否已被消除。
4. 在后续的随访中，再次评估痴呆的进展。	评估患者及医护人员新的潜在风险。

步骤	要点说明
5. **使用反馈式教学**："我已经解释了为什么你需要在家中进行修改，告诉我这样做的重要性。"如果患者或照护者不能正确反馈，立即调整或者重新制订指导计划，以保证其正确掌握。	确定患者和居家照护者对指导内容的理解水平。
非预期结果	**相关措施**
1. 患者及居家照护者不认同居家安全评估中确认的风险。	● 明确患者不愿做出改变的原因。考虑资源有限、不信任做出改变的需要、担心失去自主权或者其他原因。 ● 评估对患者安全和福利的影响。
2. 患者未能根据先前同意的计划做出更改。	● 确定未能进行更改的原因。 ● 确定高危险的优先级。 ● 建议进行单一更改并判断患者的反应。
3. 患者在家中跌倒或烧伤。	● 评估受伤时环境中的影响因素和情况。 ● 根据评估结果进行修改。

记录与报告

● 保留患者居家护理记录中的居家安全评估副本。

● 在电子健康档案或纸质病历中记录提供的健康教育、患者和居家照护者的回应以及环境改变情况。

注意事项

健康教育

● 根据患者的活动限制水平（见第11章），指导居家照护者学习如何安全地协助患者行走以及从床转移至椅子或从轮椅转移至椅子。

● 指导患者及居家照护者在患者摔倒时应如何处理，包括获得急救帮助以及如何防止进一步受伤。

● 在适当情况下，指导居家照护者和患者如何使用紧急辅助设备（例如在脖子上佩戴设备和连接到患者电话机的专用监视器）。如果手机不能使用，患者通过按设备上的按钮来寻求帮助。介绍居家照护者至当地的卫生保健机构和老龄部门选择用品。

● 向居家照护者强调尽可能保持患者自主性的重要性。

儿科患者

● 提醒父母在厨房做饭时，当婴幼儿接近时切勿倾倒热液体。

● 当患儿开始用手或膝盖向上活动的时候（4～7个月），拿走婴儿床或游戏围栏上所有悬挂的婴儿玩具（Hockenberry 和 Wilson，2015）。

● 安装适合身心发展水平的安全措施（例如柜门锁和大门）。

● 没有成人帮助时不要让患儿使用水槽或浴缸；当患儿在浴缸里时，周围应有人陪同。

老年患者

● 使用"原居安老"的相关资源和设计来满足老年人或残疾人的需求，而不必完全重新设计住宅。相关资源包括社区和政府机构，各种法案如当地理事会对老年人的和美国退休人员协会。相关资源的选择使用还应根据老年人的意愿进行，帮助他们继续生活在家里并关注生活质量。例如在浴室安装扶手、在水槽下方安装可移动的橱柜，这样坐轮椅的人可以使用该空间，并将灯的开关和电源插座安装在可轻松够到的高度。

● 将一个床边坐便器（拆下便盆）放在传统的马桶座上。马桶的高度通常比厕所高，也可移至床边以便夜间使用。

技能 43.2 为认知缺陷的患者调整居家环境

需要帮助有认知缺陷的患者及其居家照护者进行居家环境调整，以保持患者在家中安全活动的能力。安全的一个重要方面是一个人能进行常规的日常生活和使用日常生活工具。这需要患者做出居家管理活动的正确决定。日常生活的活动包括患者洗澡、着装、如厕、转移和进食的能力。日常生活的辅助活动包括使用电话机、准备膳食、旅行、做家务、服药和购物的能力。当认知受限时，一个人的生活独立性会受损。居家照护者通常不能理解患者认知的改变，因此需要帮助他们明确患者是否能安全地待在家里。

痴呆和抑郁症是影响患者在家中认知状况的两种常见疾病。抑郁症通常是由于社会孤立产生的（例如一位老年人通常在家而且拜访者很少）。在接受居家健康照护的老年人中严重抑郁症非常普遍，该类患者往往同时患有多种疾病、存在功能障碍和疼痛水平比较高（Pickett et al.，2012）。抑郁症患者不太可能遵循治疗方案并且不关心他们自己（例如饮食不佳、活动或锻炼不足）。与其他接受居家健康照护的患者相比，抑郁症患者住院、跌倒受伤风险更高，健康照护的成本也更高（Pickett et al.，2012）。

痴呆是智力功能的慢性广泛损害，可导致执行基本的日常生活能力和使用工具的能力下降。它的特点是逐渐性、进行性、不可逆的脑功能障碍。阿尔茨海默病是痴呆最常见的形式；截至 2015 年，有 530 万美国人患有阿尔茨海默病（Alzheimer's Association，2015a）。随着疾病的进展，老年人会变得更加依赖居家照护者以寻求帮助。

阿尔茨海默病导致记忆、思维或行为问题；对于某些患有阿尔茨海默病的个人而言，存在出走的风险（Alzheimer's Association，2015a）。出走是指在没有明确的去处或目的情况下行走。出走的患者可能会在家中四处走动，反复尝试独立进行活动或试图离开居住地，需居家照护者采取措施阻止。居家照护者需要学习如何使家居安全以避免出走和防止患者在无人陪护下离家出走。

授权与合作

为患有认知缺陷的患者改进居家环境的技能不能由护理辅助人员完成。护士负责评估患者的认知功能。护士指导护理辅助人员完成以下工作：

- 当患者的情绪、记忆、维护家庭或自我照顾的能力发生变化时，通知护士。

用物准备

- 简易精神状态检查量表
- 简易老年抑郁量表
- 贝克抑郁量表
- 日历
- 制作清单的纸张
- 药物管理器（可选）
- 公告板或海报板（可选）
- 移动探测器（可选）

步骤	要点说明

护理评估

1. 多次短期评估患者，如果患者有感官障碍，应准备好调整居家环境的相关评估。	尊重患者的人格尊严。提高收集相关数据的可能性。
2. 确保与患者及其家人见面的房间光线充足，外部噪音或干扰最小。仔细聆听并以正常的语调和声音讲清楚。	为患者认知和精神状态的的评估提供最佳环境，确保评估有效。

步骤	要点说明
3. 请患者描述自己的健康水平，并让他描述如何影响执行日常生活和使用工具的能力。询问居家照护者（如果有）确认这些描述。筛选有风险的行为（例如药物依从性差、擅自使用炉灶）。	提问要求患者围绕一个话题，有助于评估患者的注意力和专注力，还需确定患者是否完全理解其身体和认知能力。
临床决策点：注意与患者和居家照护者之间的沟通。不要让患者认为你不听他的意见。其他人在患者的同意下补充答案，但患者仍然是面谈的重点。	
4. 询问患者如何担负家庭管理责任："告诉我您每月支付哪些账单，你能告诉我每项账单的用途吗？"询问日常生活的能力："您能告诉我您一天都做些什么吗？什么时间起床、吃饭、穿衣？告诉我您每天早晨是如何穿衣或洗澡的？"。	有助于患者和家人认知的比较。互动有助于衡量短期记忆、判断力和解决问题的能力。
5. 评估患者用药依从性。核对正在服用的药物的数量和类型、患者对处方药（或选择的非处方药）的用药目的、服用时间和剂量的理解。在一周内进行药片计数（居家照护者可能需要帮助）。还要评估患者保存药物的位置。尤其注意止痛药、抗惊厥药、抗高血压药（特别是 β-肾上腺素阻滞剂）、利尿剂、地高辛、阿司匹林和抗凝剂。如果需要，让患者或照护者随时更新可带至急诊室的药物清单，查看使用的药物和（或）列表。	抑郁症和痴呆可导致服药依从性差。老年人经常遭受多重药物间的相互作用（即同时服用多种处方药）。某些药物和（或）药物组合会使患者因身体或认知改变而增加受伤的风险。 患者相关因素如疾病相关知识、健康素养和认知功能；药物相关因素如不良反应和多重用药；其他因素，包括患者—照护者的关系，都是影响药物依从性的原因（Walid et al., 2011）。保存药物清单可让医护人员轻松获取用药史。
6. 确定患者是否有居家照护者帮助其完成自我照护或居家管理任务。照护者提供什么程度的支持水平？照护者提供什么频次的帮助？患者是否在照护者的支持中感到满意？照护者获得了什么程度的满意？照护者是否可能临时照护和（或）得到临时照护的好处？	居家照护者与患者之间的关系有助于确定提供照护支持的难度。居家照护者往往是有压力的，特别是照护者有其他责任，如抚养子女、工作或读书。确定患者资源的可用性和各种支持力量。
7. 在讨论过程中，观察患者的着装、非言语表达、外表和清洁度。	抑郁症和痴呆等疾病可导致患者难以有效管理其仪表。
临床决策点：不要将行为改变和因资源缺乏不能维持卫生相混淆。也要注意虐待或忽视患者的迹象和表现（见第6章）。向相关社会服务机构举报可疑的虐待。	
8. 直接观察居家环境。	与认知功能障碍相关的行为改变常见于生活物品摆放混乱（例如放置在厨房柜内而不是冰箱内的橙汁盒）。
9. 如果怀疑认知或精神状态改变： a. 痴呆患者完成简易精神状态检查（例如，福尔斯坦检查）。	测试定向力、注意力及计算能力、回忆、语言和智力。最高分为30分，如果患者得分不超过21分，常表明存在一定的认知障碍，需进一步评估（Meiner, 2015）。
b. 抑郁症患者完成简易老年抑郁量表（注意：也可用其他抑郁量表如贝克抑郁量表）。	推荐使用简易老年抑郁量表，因为它只需要5分钟评估，并且已经在老年人中进行了测试、验证并广泛用于抑郁评估（Harvath 和 McKenzie, 2012）。

步骤	要点说明
10. 如果您怀疑患者有出走的风险或已经出走时，请留意以下行为（居家照护者也可提供相关信息）： ● 重复尾随或寻找照护者的去向 ● 多次到达一个目的地 ● 不能确定地标或在熟悉的环境中迷路 ● 进入未经授权的或私人的地方 ● 寻找"失踪"的人员或地点 ● 没有终点或目的地行走 ● 随意或持续移动、行走或踱步 ● 走路时不易重新定位	警示家人和照护者注意潜在的安全风险。当出走超过安全环境时，患者的伤亡风险增加。
11. 评估居家照护者正在使用哪些环境策略来处理出走（例如，门上的门锁和警报，视觉提示，如 STOP 标志，持续监督以及佩戴身份环带）。	有助于明确需要干预的程度。评估家庭如何处理出走，是否需要更多的外部支持。
12. 评估居家照护者关于压力的症状及体征。	有助于明确居家照护者是否感到负担沉重或不堪重负，甚至需要帮助。

护理诊断

● 急性意识障碍	● 照护者角色紧张	● 持家能力障碍
● 记忆力受损	● 维护健康无效	● 无效性角色行为
● 有受伤的危险	● 自理缺陷（进食、如厕、沐浴／卫生，穿衣／修饰）	● 漫游状态
根据患者的状况或需求，个体化处理其相关因素／危险因素。		

护理计划

1. 完成下列步骤后所能达到的预期结果： ● 患者可以在现存的限制内完成居家管理职责。 ● 患者收到基于疾病诊断的相应的药物组合。 ● 患者可以进行自我照护活动或获得适当的帮助。 ● 居家照护者阐述尽量减少出走的步骤。 ● 患者出走的次数减少。 ● 居家照护者知晓可获得帮助的社区资源。	进行修订以帮助患者运用现存的认知功能。 辅助器具的使用有助于患者遵医嘱服药。 干预措施可以保护患者的自主权并最大限度地发挥他的功能。 教学可帮助居家照护者做好出走管理策略。 出走的管理策略是有效的。 提供的服务可包括临时看护、成人日托和支援团。
2. 如果患者不能进行自我护理或精细运动技能，请酌情为照护者介绍专业疗法、管家服务或临时看护。	职业治疗师提供辅助器具并推荐自我照护的调整。管家服务提供膳食准备和家庭清洁的额外资源。临时看护让居家照护者暂时休息，使其无需一直照护。
3. 在改变患者的生活环境时应考虑其认知障碍水平。有些患者可能只需要较小的改动，而其他患者则更依赖居家照护者的帮助。	保留患者的独立性和自主性是护理的终极目标。
4. 确定实施疗法的最佳时间，以获得预期结果。	一些患者可能在上午更加警惕且反应灵敏，一些患者则可能在下午。

步骤	要点说明

护理措施

1. 如果患者难以记住何时执行任务（例如支付账单、预约），可在显眼的位置（例如公告牌、冰箱前）列清单或贴便条。	清单和计划单帮助患者应对记忆丧失，并安全地完成活动。
2. 如果患者难以记住何时服用药物，帮助列清单或提醒单，可准备一周量的药物容器，或推荐带有闹铃或短信提醒的腕表提示进行药物管理。	没有提高服药依从性的金标准。如果患者或居家照护者有动力和（或）希望遵循这些规定，则提醒系统会有很大帮助。提醒效果的证据水平较低（AHRQ，2012）。
3. 如果患者难以完成例如写账单支票或从商店将商品带入家中等任务，请减少完成任务所需的步骤。整合步骤或简化任务。	避免患者在完成任务或者因忘记步骤而未完成任务时感到沮丧。
4. 确定一日中最佳的评估药物反应的时间。	患者可能在上午或下午反应更灵敏。
5. 协助患者和居家照护者确定日常活动的时间表，例如进食、洗澡、日常锻炼、家庭清洁和小憩。在显眼的地方贴大日历以记录约会或特殊安排的事件。	安排的一致性会带给患者安全感并有助于形成日常活动，日常活动对提供安全很重要，但如有需要，患者可以做出改变（Touhy 和 Jett，2014）。
6. 指导居家照护者关注患者的各种生活能力而不是不便之处。运用能力来调整方案以执行日常活动（例如，如果患者使用右手能力有限，则可以最大限度地尝试使用左手）。	维护患者的自主性和自我价值感。
7. 让居家照护者帮助安排活动以便患者完成任务（例如，在烹饪前切碎蔬菜、在卧室的桌子上放置脸盆以便用海绵擦浴、将白天要穿的衣服放在床上、在台子上打开食品以便存储，按顺时针方向在盘子上放置食物，例如 9 片蔬菜、3 份沙拉、6 块肉）。	即使身体和认知上都不能完成所有的步骤，但能帮助患者掌握各种技能。

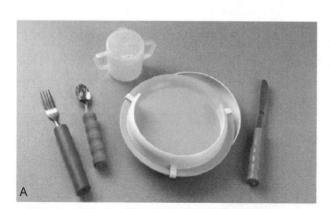

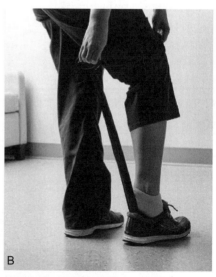

步骤 4　A. 辅助进餐用具　B. 协助穿鞋的用具
（图片使用经 ArcMate 制造公司授权，保留所有权）

步骤	要点说明
8. 与患者、居家照护者、药剂师和医护人员讨论安排多种药物的服用顺序： a. 在睡前服用可能引起意识模糊的药物。	药物有时会引起生理变化，带来受伤的风险。 减少在清醒期间因意识模糊而导致的定向障碍和跌倒的风险。
临床决策点：如果患者患有夜尿症则不推荐睡前服用可引起意识模糊的药物，因为患者跌倒的风险增加。	
b. 分开服用抗高血压药物和抗心律失常药物以减少副作用。 c. 尽可能减少服用止痛药物的数量。 d. 日间服用利尿剂，而不是夜间。 e. 与医师讨论同时服用药物的可能性。 f. 讨论使用药物放置器和分配器（见插图）。	这些药物易引起血压变化和头晕，从而增加跌倒的风险。 这类药物会产生镇静作用，增加跌倒的风险。 在白天患者清醒时产生利尿作用。 如果安全和合适，同时服用药物将解决患者需记住多次给药时间的问题。 在一周分装药盒放置药物有助于避免患者和照护者发生加倍服用或漏服药物的错误。
9. 指导居家照护者如何使用简单直接的沟通方式： a. 坐或站在患者正前方。 b. 讲话时脸朝向有听力障碍的患者，不要捂着嘴也不要大声讲话。 c. 运用冷静和放松的方式。 d. 使用眼神接触与触摸。 e. 用简单的词汇和短句慢慢说。 f. 使用非语言手势来补充语言信息。	通过治疗性的沟通技巧进行护理和支持的传递。 促进患者接收语言和非语言信息。 患者能够看见讲话者的嘴唇，防止声音失真。 加强信息传递。 增强对信息的理解。 提供清晰的信息。
10. 在家中的房间内放置时钟、日历和个人纪念品（例如，图片、剪贴簿）。增加触觉板或三维艺术以改善环境。	维持熟悉的环境可最大限度地发挥认知功能。
11. 居家照护者经常告知患者他是谁，他将完成哪些活动。	这种策略对患有进行性阿尔茨海默病的患者有帮助。后期的行为症状包括妄想、烦躁和幻觉（Alzheimer's Association, 2015a）。
12. 确保患者在白天有规律的小憩或休息时间。	疲劳增加了精神状态的变化。为患者提供执行计划的活动的能量。
13. 居家照护者鼓励和支持家人和朋友的频繁探访。指导居家照护者如何使用幽默及回忆喜欢的故事来促进社交互动。	参与社交活动可以避免无聊和不安。
14. 提供安全的地方供人散步（例如，大房屋或栅栏院子）。	降低受伤和离开住所的风险（Touhy 和 Jett, 2014）。
15. 建议出走患者的家庭安装门锁或电子防护装置。	减少患者在无监督的情况下离家的机会。

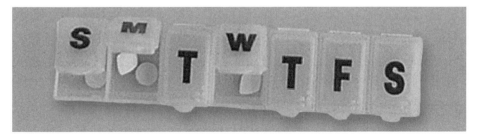

步骤 8f　一周分装药盒

步骤	要点说明
16. 营造适合患者活动的清静安全的环境。	防止跌倒并最小化行为症状。
17. 观察患者的个人舒适度（例如饥饿、口渴、便秘、膀胱充盈和舒适的温度）（Alzheimer's Association，2015a）。	减少出走的刺激因素。
18. 列出患者可能出走的地点（例如老家或工作地点）清单。	患者可能会去寻找熟悉的地方。
19. 考虑让患者佩戴 GPS 设备以协助定位。在近出口处安装移动探测器，居家照护者携带便携式警报器。	警示居家照护者患者试图离开住处（Alzheimer's Association，2015a）。
20. 考虑是否需要全天照护。	

护理评价

1. 随访期间让患者回顾在当日上午和前一日完成的居家管理活动。	确定患者回忆事件的能力，并评估患者是否已完成计划的活动。
2. 与患者和居家照护者一起核对服用药物的时间表。	评估对方案的理解。
3. 检查让患者/居家照护者维持一周的药片数。	跟踪剂量确认患者是否遵循方案。
4. 请居家照护者阐述提高患者完成居家管理和自我护理活动成功率的方法。	衡量学习能力。
5. 让居家照护者展示日常活动时间表并检查具体的应用方法。观察环境是否有指引现实的提示。	判断居家照护者是否能成功应用信息和改变环境。
6. 让居家照护者阐述减少患者出走方法。	衡量学习能力。
7. 让居家照护者报告出走事件的数量。	确定出走次数是否减少。
8. **使用反馈式教学**："我已经解释了你如何帮助你丈夫减少出走。请告诉我相关方法。"如果患者或照护者不能正确反馈，立即调整或者重新制订指导计划以保证其正确掌握。	确定居家照护者对指导内容的理解水平。
非预期结果	相关措施
1. 患者无法按计划进行日常生活或使用常见工具。	● 有时需要进一步修改计划。 ● 重新评估任务未完成时发生的情况。 ● 让居家照护者提供建议。
2. 患者经历多种用药的药物相互作用。	● 请医护人员评估患者的用药方案。 ● 推荐咨询药房。
3. 居家照护者无法阐述/实施改善患者定向和完成活动能力的技能。	● 需要重新进行指导和讨论。 ● 在照护者学习如何照护其他人之前，有时需要先对居家照护者进行指导。
4. 居家照护者无法描述/实施减少出走的策略。	● 考虑居家照护者无法提供必要的照护，需要分析其他方案。 ● 需要进行重新指导和讨论。 ● 居家照护者可能没有改进环境的资源。
5. 患者出走次数增加。	● 重新考虑使用的策略。 ● 重新评估出走发生的因素。
6. 患者漏服或用药剂量错误。	● 查看药物清单和管理方法（例如一周分装药盒）。 ● 重新考虑给药剂量和顺序。 ● 评估患者的不良反应（Meiner，2015）。

记录与报告

- 在电子健康档案或纸质病历上记录对患者认知和精神状态的评估、推荐的干预措施及患者及居家照护者的反馈。

- 如果因患者的认知和精神状态下降而引起行为变化，及时报告医护人员。

注意事项

健康教育

- 指导居家照护者关注痴呆和抑郁症的症状和体征。如果患者的功能持续下降，照护者可选择学习更多的日常生活支持技能（例如如何帮助其做好卫生、穿衣、转移和翻身、如厕）。

儿科患者

- 患有认知功能障碍的儿童在游戏和其他活动中往往不能意识到存在的危险。家长的监督至关重要。

老年患者

- 早期诊断痴呆的病因对于患者和照护者来说是最好的，可迅速开展治疗，患者也可尽可能参与治疗决策中，并且照护者可理解患者的行为（Alzheimer's Association，2015a）。

- 居家照护者需要有间断休息的机会，这将使他们在计划的时间内脱离照护者角色（Mueth，2015）。

- 考虑患者可能不能够或愿意照顾他们的居家照护者。如果可能的话，合约照护者需提供额外帮助；这也可能影响患者留在自己家中的能力，而且不能得到协助或熟练的照护。

- 如果出走持续存在，让居家照护者向当地警察提供患者最近的照片。建议成为国家MedicAlert＋阿尔茨海默病协会安全返回计划的注册患者，该计划为家庭和照护者提供24小时应急和出走回应服务以及支持服务（Alzheimer's Association，2015b）。也可以搜索当他非正式照护者（例如邻居和精神社区成员）的资源，以确保家中和外出患者的安全。

技能 43.3　药物与医疗器械安全

第一次访问患者的家时，查看并列出患者的所有药物和药瓶。记录药物名称、剂量、频次和途径及将清单与以前的医嘱（例如由初级医护人员或其他医师开具的已知药物以及出院指导）进行比较是很重要的。这个过程被称为药物的重新整合；目的是确保患者的药物治疗方案中没有错误或遗漏，同时还要评估是否需要改变药物（IHI，2015）。

家中的患者经常控制药物的管理和使用医疗设备，例如注射器、血糖仪、敷料甚至静脉用药装置。这包括药物和医疗器械的管理、储存和处置。患者正确管理药物、正确使用设备、清洁设备并正确处理废物很重要。感染控制只是患者和（或）居家照护者为保障居家环境需要学习的一个安全原则。确保患者知道有关医疗废物处理的规定，并遵循当地和联邦法律的程序（例如，在污染的敷料放入常规垃圾箱之前先将其放在安全牢固的塑料袋中，并使用带有紧密盖子的垃圾箱以避免吸引动物）。

在居家环境中，护士的责任之一是帮助患有感觉、活动或认知障碍的患者。需要特别关注患有急性感觉或神经损伤的患者；患有慢性疾病（如糖尿病或关节炎）的患者；老年患者，他们经常因身体上的局限性而很难操作医疗设备和配药。例如，患有关节炎的患者常因手部虚弱和关节受压产生疼痛而无法打开药物容器。

授权与合作

评估和监测药物和医疗器械的技能不能交由护理辅助人员完成。护士指导护理辅助人员完成以下工作：

- 提出建议以进一步确保患者采取基本感染控制措施的安全性。

- 就如何正确处置家中的锐器、针头和污染的耗材提出建议。

用物准备

- 彩色记号笔
- 标签

- 防刺伤锐器盒或带盖的 2 L 硬塑料瓶
- 导管、口罩或黏性胶带
- 辅助装置（例如有放大镜的注射器）
- 药物收纳盒

步骤	要点说明

护理评估

步骤	要点说明
1. 评估患者的感觉、肌肉骨骼和神经功能（见第 6 章），特别是手部力量、阅读容器上标签的能力、阅读注射器剂量的能力、准备注射药物的能力。	评估影响患者准备和使用药物和医疗器械的不足之处。
2. 如果居家照护者提供日常帮助，询问其是否有任何照护患者方面的顾虑。	评估居家照护者的健康状况。帮助医护人员判断是否需要帮助并提供避免受伤的知识（Clark，2015）。
3. 评估患者的药物治疗方案和患者使用各种药物的时长。请患者讲述每种药物每日用的剂量。必要时询问居家照护者。	确定药物治疗方案的复杂性以及患者或居家照护者对方案的熟悉程度。
4. 评估患者和居家照护者的健康素养水平（例如，让他们大声读出药物标签）。	有助于确保患者和居家照护者能够阅读和理解患者正在服用的药物。有助于防止用药错误。
临床决策点：确保药物标签不会让患者感到困惑。例如，"11"一词被写为"1 次"。患者可能会混淆药物说明，会把每日 1 次服药当作每日 11 次。	
5. 让患者指出家中药物储存位置。检查每个药物容器。	确定药物容器的储存位置和标签。
6. 评估存放药物区域的温度。	不应将药物存放在极热的环境中。胰岛素不应存放在极热或极冷的环境中（ADA，2014）。
7. 评估患者的药物使用日程表。让患者阐述时间表，以及遵循时间表服药是否有任何问题。	有助于反映患者对药物的依从性或误解。
8. 如果患者自行进行注射，询问其存放医疗用品的位置以及用什么来处理用过的注射器和针头。	确定用物的无菌状态以及处置方法是否会给患者及其家人带来针刺伤的风险。
9. 如果患者使用血糖仪，询问血糖仪、采血针和血糖试纸的储存位置。同时询问患者如何处理采血针。	有助于检查设备的清洁度、采血针的无菌性和血糖试纸的储存位置。锐器应该放在防刺穿的容器中。

护理诊断

● 照护者角色紧张	● 缺乏药物安全的相关知识	● 维护健康无效
● 不依从行为	● 有感染的危险	● 有受伤的危险
根据患者的状况或需求，个体化处理其相关因素 / 危险因素。			

护理计划

步骤	要点说明
1. 完成下列步骤后所能达到的预期结果： ● 患者和居家照护者讨论药物安全的原则。 ● 患者和居家照护者独立准备药物。 ● 患者和居家照护者识别正确存放药物、医疗设备和用品的情况。 ● 患者和居家照护者正确处理已使用的医疗设备和用品。	患者健康教育包括安全用药管理的知识和技术。 做出的调整适合弥补患者和（或）居家照护者在应用和操作设备方面的不足。 健康教育应侧重感染控制措施。 提供并使用适当的处置容器和方法。

步骤	要点说明

护理措施

步骤	要点说明
1. 教导患者和居家照护者遵守以下原则，以确保药物安全使用：	
a. 不要服用为家庭另一成员开具的药物（CDC，2014b）。	药物必须保证有效，有相应的药理学作用以获得相应的治疗效果。
b. 不要服用容器中超过一年或过期的药物。	过期的药物可能具有毒性或药性丧失。
c. 不要将不同的药物放在同一个容器中。	防止药物意外"混淆"及用药错误。
d. 不要将药物放在与最初的药瓶不同的容器中。	防止药物意外"混淆"，防止失效期不清。
e. 处方药应用尽，不要保留以备未来之需。	防止药量不足或药量不合适。
f. 在给药/服药前后执行手卫生。	污染的双手是感染传播的来源。
2. 推荐的准备药物的方法：	
a. 对于握力减弱或手和手指疼痛的患者，让当地药剂师将药物放置在螺旋式容器中。	儿童防护药瓶的瓶盖难以打开，特别是手和手指抓握力减弱时。
临床决策点：如果患者的小孩容易接触到药物存放地点或储药包，应确保药物放置在安全区域。	
b. 对于视觉改变的患者，请在所有药物容器上张贴更大的药物标签。	确保患者能够清楚地读取药物名称和使用剂量。
c. 对于全盲的患者，在药物容器上设置盲文标签。	经盲文培训的患者可以轻松读取带有药名、作用和处方编号的盲文标签。
d. 对于服用多种药物的患者，询问他们是否希望尝试使用彩色编码系统。患者需同一时间使用的药物用相同的颜色标记。用彩色记号笔标记瓶盖的顶部。	这种方式有助于患者在正确的时间服用正确的药物和剂量。最好在患者能够进行自我管理时使用。
e. 为患有视觉变化的患者提供特别设计的带有大数字的注射器或有放大镜的注射器（见插图）。	确保注射器的药物剂量准确。
f. 为使用注射器有困难的患者提供配备弹簧的针头辅助插入。	在不使用活塞的情况下进行安全注射。
临床决策点：指导居家照护者如何处理针刺伤。用肥皂和流动水彻底清洗伤口并待干。如果患者患有免疫缺陷综合征、肝炎或其他传染病，照护者应进行相应的实验室检查。	
g. 指导居家照护者如何正确的抽吸药物。必要时，居家照护者在护理者不在时准备额外的载药注射器以备患者使用。	确保居家照护者知道正确的准备方法和患者能进行注射。观察患者和（或）居家照护者抽吸并分配药物的方法以确定是否需要更多指导。

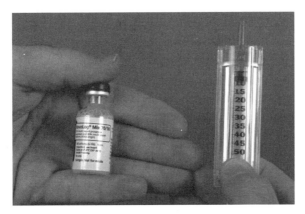

步骤 2e　有放大镜的注射器

步骤	要点说明
3. 推荐药物和用物的存放方法： a. 将药物存放在安全、干燥的地方，最好放在厨房里。 b. 将液体药物和胃肠外药物，特别是胰岛素存放在阴凉处。	卫生间潮湿可能导致药物分解。 防止药物分解。
临床决策点：虽然药品制造商建议将胰岛素存放在冰箱中，但注射冷胰岛素有时会更加疼痛，为避免这种情况发生，在室温下存放正使用的胰岛素瓶。室温下存放的胰岛素可持续使用约 1 个月。然而，如果患者一次购买多瓶胰岛素以节省资金，请记住将额外的胰岛素存放在冰箱中（American Diabetes Association，2014）。如果胰岛素存放在冰箱中，确保药物放在箱子或容器内，并远离食物。	
c. 将医疗用品（如注射器、敷料和血糖仪）存放在密封的容器（如塑料存储箱）中，并放置在卧室衣橱等清凉处。 d. 指导患者和居家照护者每次注射时使用新针头。	确保耗材不受潮或被其他物质污染。 多次使用同一针头会增加患者感染的风险。
4. 检查患者和居家照护者处置药物、"锐器"和一次性医疗用品的方法是否正确： a. 遵守 ISMP（2014）的指南，妥善处理未使用的药物或过期药物： （1）不要冲洗未使用的药物。然而，尽管按照经验不要冲洗，但食品和药品管理局已经明确说明某些药物具有滥用的可能，应该被冲洗。阅读药物说明并咨询药剂师。 （2）扔掉未使用的药物时，通过粉碎固体药物或将它们溶解在水中（也适用于液体药物）来保护儿童和宠物，并与猫咪垃圾、咖啡渣或木屑混合（例如，任何可吸收溶解的药物的材料并且尽量减少被宠物或儿童食用的可能性）；放入密封的塑料袋中，然后扔进垃圾桶。 （3）清除并销毁所有药物容器上的个人身份信息（处方标签）。 （4）检查已批准的州和当地回收项目或区域危险废物处理设施。 b. 从医疗用品商店或静脉输液设备供应商处购买锐器盒。（若资金有限，请患者使用汽水瓶大小的小口塑料瓶）。所有针头和采血针放置于锐器盒中。 c. 注意不要将锐器盒放太满以致针头都突出在开口处。当盒内容物达 3/4 的时候丢弃，用管道胶带或黏性胶带固定其顶部。 d. 将锐器盒存放在儿童够不到的地方。 e. 将污染的敷料、用过的血糖试纸和静脉注射输液管丢入独立的的密封塑料垃圾袋中。废弃物放入第二层塑料袋（两个）并妥善处置。 f. 咨询当地的公共卫生部门或社区当局正确处理废物的相关规定，包括某些药物。	正确的操作对防止患者受伤很重要。 近期环境影响研究报告指出，药物冲入厕所会对环境产生不良影响（ISMP，2014）。 确保家中没有人使用非本人的处方药或无效的药物。 确保安全处置，防止外人获取药物。 在某些州，您可以将未使用的药物带至社区药房（ISMP，2014）。 锐器盒可防止接触污染的针头。小口容器使人很难轻松取回用过的针头或利器。 防止针刺伤。 防止儿童受伤。 防止家中其他物品的污染。最大限度地减少照护者接触感染性废物的机会。 大多数社区都有严格的废物和药物处置准则。

步骤	要点说明

护理评价

1. 让患者和（或）居家照护者讲述用药步骤，以确保药物安全使用。	演示学习过程。
2. 观察患者和（或）照护者药物剂量的准备和管理。	评估准备用药和操作必要设备的能力。
3. 观察家中放置药物和用物的环境。	评估患者和（或）居家照护者对建议的采纳情况。
4. 让患者描述如何处理锐器或医疗用物。	演示学习过程。
5. 定期（例如，每周2次，共2周）检查药物数量（药丸存放在容器中）。	有助于验证患者在一段时间内服用药物的数量是否正确。
6. **使用反馈式教学**："我已经解释了正确处理锐器的重要性。告诉我如何正确处理您的采血针，以及为什么这很重要。"如果患者或照护者不能正确反馈，立即调整或者重新制订指导计划以保证其正确掌握。	确定患者和居家照护者对健康教育主题的理解程度。

非预期结果	相关措施
1. 患者和（或）居家照护者不能回想起安全使用药物的原则。	● 需要时重新指导，或者患者和照护者需要对预防用药的益处提出更多问题。 ● 提供简单、通俗的语言和（或）书面说明。
2. 患者和（或）居家照护者有困难或无法进行用药准备和自我管理。	● 为安装设备提供进一步的帮助。 ● 提供援助。 ● 重新指导药物准备的步骤。
3. 药物和医疗器械未存放在安全或合适的地方。	● 评估患者存放药物和医疗器械，是否考虑方便而不是安全或资源有限。 ● 重新指导和讨论是必要的。
4. 锐器和一次性医疗器具处理不当。	● 提供重新指导。 ● 安排提供合适的容器。
5. 检查药物数量时发现剩余药物数量不符。	● 与患者和居家照护者一起检查每日处方药。 ● 重新评估药物使用情况。 ● 通知医护人员。

记录与报告

● 在电子健康档案或纸质病历上，记录对患者及居家照护者反馈演示的指导及建议。

● 向医护人员报告任何不安全的情况。

注意事项

健康教育

● 指导患者注意亚麻织品的使用，患者或居家照护者应避免抖动污染的亚麻织品并尽可能减少碰触（CDC，2011）。

● 如果亚麻织品被微生物污染，则应使用肥皂/清洁剂和热水清洗。商用洗衣机可能达到160°F的温度；家中使用适合低温的洗衣液进行正常周期的洗涤足以清洁亚麻织品（CDC，2011）。

儿科患者

● 将清洁产品和其他药物放在儿童接触不到的地方（Hockenberry 和 Wilson，2015）。

● 所有药物和清洁产品都应该有儿童安全盖（Hockenberry 和 Wilson，2015）。

● 如果指导自我管理技能，应包括成人的监督和参与。切勿将药物称为糖果。

▶临床案例分析

一位 79 岁的女性和她 84 岁的姐姐一起居住在一座拥有 50 多年历史的错层式四居室中。患者有转移性骨癌史，近期被诊断为心力衰竭。除服用多种口服药物外，每周还需进行静脉注射化疗药以控制癌症的发展。没有近于 2 小时车程的家人住在她附近，而她的姐姐患有晚期青光眼及听力下降。

两位老人拒绝离开她们的家，即使她的 3 个子女督促他们搬到离他其中一个近的地方。患者和姐姐均不再开车。患者无法完成保障居家生活的最低水平并已经开始出现抑郁症的迹象；而当护士与她的姐姐谈话时，护士注意到姐姐无法承受患者的护理量。由于患者不能移动，所以无法去楼上有淋浴的浴室，她依靠姐姐来帮忙照顾自己及日常房屋维护。

1. 给出 3 个例子，说明护士应如何调整居家环境，以便让患者和她的姐姐更安全。

2. 护士需携带哪些用物进行首次家庭评估？

3. 患者现在住在养老院的私人房间中；你去养老院拜访她，并计划与此处健康照顾团队见面并进行报告。她的姐姐在 1 个月前去世，子女们说服她搬到养老院，相信她在这样的环境中会更安全。她的公寓位于养老院的 2 楼，餐饮 / 社交区位于 1 楼。当你探望她时，她对她为什么住在疗养院感到困惑，并问她什么时候可以"回家"。使用 SBAR 模式，演示你如何就这个患者与这边的健康照顾团队进行沟通。

▶复习题

1. 发现一个穿着脏睡衣的女人在漫无目的地行走但并没受伤。居家护理护士将会评估哪些方面以确定患者的身体和精神状态？（选择

所有符合条件的选项）

A. 她现在服用的药物，她的监护人

B. 过去几个月内是否有认知功能的下降

C. 她或其他人是否支付她的账单

D. 出走史

E. 家人是否有最近的照片

F. 她的医护人员最后一次见到她的时间

2. 一位患有糖尿病的老年人询问居家护理护士如何存放糖尿病用品。当患者能够陈述以下哪些内容时，护士确定指导是成功的。（选择所有符合条件的选项）

A. "胰岛素对我的孙子无害，所以当他们探望我时不需要把胰岛素上锁"

B. "我需要将胰岛素小瓶放入厨房冷冻箱，使用前 2 小时需要拿出"

C. "我把我现在不用的额外的胰岛素瓶子和鸡蛋一起放在冰箱的盒子里，这样它们就不会碎"

D. "当我不使用血糖仪和胰岛素注射器时，我可以将其存放在密封袋中"

E. "当我女儿来看望时，我会请她帮我准备额外的载药注射器"

3. 护士正在探望一位髋关节置换术后在家康复的老年患者。以下哪些情况会使护士考虑到患者有跌倒的风险？（选择所有符合条件的选项）

A. 通往楼上的楼梯的一侧安装了扶手

B. 户外台阶都是同一种颜色，与步行道融为一体

C. 厨房和浴室放置了防滑垫

D. 患者每 8 小时服用一次吗啡片

E. 患者在过去 6 个月中有跌倒史

第44章

居家护理健康教育

▶ **学习目标**

学习本章节后，护士能够具备如下能力：

● 确定患者居家学习和自我照护能力的影响因素。

● 与患者和居家照护者讨论居家护理健康教育的合作性质。

● 评估干扰或阻碍患者执行居家技能的安全因素。

● 讨论患者和（或）居家照护者促进和保持健康技能的情况和条件。

● 运用循证健康教育策略设置居家环境。

● 实施和评估循证健康教育策略，以促进患者居家自我照护的能力。

▶ **目的**

许多患者选择在家恢复或治疗疾病。在这种情况下，患者承担了更多的自我护理，并得到居家护理护士的支持。居家护理护士通过与患者和居家照护者合作，提供健康教育和资源，以满足患者的健康需求、偏好和价值观，并结合他们的优势、技能和能力（Nies 和 McEwen，2015）。

▶ **护理标准**

● 美国护理学会，2014——居家护理服务的范围和标准

● 联合委员会，2016——国家患者安全目标：居家认证项目

▶ **实践准则**

● 居家护理护士全面评估影响患者自我护理能力和意愿的因素。确定患者想知晓的内容，学习的方法以及激励他们学习新的内容的因素（ANA，2014）。

● 患者健康教育是护理实践的重要组成部分。信息内容需切题，最新，表达清晰（Jett，2014）。

● 居家护理护士创造性地调整健康教育策略，以满足每位患者个性化的生理、心理和文化需求（Marrelli，2014）。

- 为了与居家照护者合作顺利，居家护理护士会通过公开和诚恳的沟通方式建立相互信任和尊重的关系（Nies 和 McEwen，2015）。

- 居家护理时应考虑患者背景的多元化。尊重每个人的文化背景和信仰。

- 为患者和医护人员提供的健康教育资源可作为居家健康质量改进活动的一部分。最佳实践干预项目使用各种媒体资源，如 YouTube，播客和工具包来改善护理措施和结果（HHQI，2015）。

▶ 以患者为中心的护理

- 患者和居家照护者参与照护（Rosa et al.，2014）。

- 患者需掌握如何管理自己的健康和疾病，正确安全地服用出院药物，并在家中进行相关护理。在居家护理护士的帮助下，患者和居家照护者对健康实践做出明智决定（Parker et al.，2014）。

- 反馈式教学是确认患者健康教育是否被理解的一种方式。当患者向护士解释或演示操作时，便可确认患者已理解（Tamura-Lis，2013）。

- 尊重的沟通强调运用适当的礼仪及可接受的肢体语言。例如，交谈时直接的眼神接触在某些文化中可能被认为是粗鲁的（Jett，2014）。

- 语言指导时用纸质材料加以辅助，健康教育内容尽可能首选符合阅患者读水平的语言或其他视听材料（Eadie，2014）。

▶ 循证护理实践

患者出院后面临更复杂的医疗保健需求。因此，居家护理护士须与医护人员进行协调，指导和帮助患者使其感到安全。

- 当患者从急性期护理转向居家护理时，对居家医疗护理结果的回顾发现，医护人员之间的协调十分重要。通过过渡期优质高效的护理协作，可以改善患者的健康状况（Parker et al.，

2014）。护士具备加强护理合作和改善居家护理及其他非紧急情况中的患者结局的知识和技能（Camicia et al.，2014）。

- 一项质量改进项目调查了患者对出院指导和准备的看法。研究结果表明，多学科健康教育和患者参与提高了患者满意度，及出院准备和对出院指导有效性的看法（Knier et al.，2015）。

- 最新研究比较了不同的教学模式改善慢性病的健康结局。研究表明，互联网健康教育计划可提高患者对糖尿病等慢性病的参与和管理（Pereira et al.，2015）。

- 一项研究调查了居家护理患者的不良事件和非计划住院率。服用多种处方药的患者发生不良事件的风险增加；因此建议每次就诊时检查患者的药物清单，并就潜在的药物副作用进行健康宣教（Mager，2014）。

国家卫生研究院（2015）从健康素养研究中提出了最佳实践策略。以下是关于健康素养和提供者沟通的相关证据。

- 难以理解健康信息的患者可能会因为不理解而感到受冷落。

- 无论受教育程度如何，每个人都可能误解健康教育和患者指导材料。

- 患者可能会因为怕尴尬而不愿意向医护人员询问或澄清相关问题。

▶ 安全指南

- 评估居家患者是否能够安全地实施技能。如果他（她）无法独立执行某项技能，请保证居家照护者可以安全地提供。

- 评估并确定患者是否配备居家医疗设备，了解如何正确使用以实现安全和成功地进行自我管理。

- 对患者的自我管理产生积极或消极的影响的家庭其他人员进行教育干预。

- 为患者和（或）居家照护者提供展示技能的机会。

- 评估环境并指导患者正确处置护理医疗

产品。例如，在患者使用针头和其他尖锐物品后，将其放入锐器盒中。锐器盒应放在儿童和宠物无法接近的地方。

● 现今居家护理护士面临的另一个挑战是健康素养。健康素养是指获取需要的健康信息并理解它的能力（Eadie，2014）。

● 据估计，超过35%的美国成人的健康素养偏低（CHCS，2015）。低健康素养的人通常不太可能进行慢性病自我管理并使用更多资源。

● 提高健康素养，在与患者交谈时使用简单明了的语言并提供书面说明（USDHHS，2015）。

技能 44.1　患者测量体温健康教育

体温升高可能是严重健康问题的早期预警症状。体温易受影响的患者（例如免疫抑制患者）或其居家照护者需知道如何正确测量体温，使患者可尽早就医。因患儿可快速发展为高热，家长需要知道如何测量患儿的体温，因老年人的体温调节机制受损，老年人或其居家照护者需要了解测量体温技能。患者在家发热时，指导患者和居家照护者测量体温和降温技能。

体温计有多种类型，包括一次性温度计、电子温度计、非接触式温度计、颞部温度计和鼓膜式温度计。环境保护局（EPA，2014）建议使用无水银温度计，大多数州禁止销售水银温度计。

如果水银温度计摔坏或处理不当，水银会蒸发至空气中，给家庭和社区带来重大健康风险（环保局，2014年）。向患者讲解水银引起的家庭环境危害，并鼓励他们购买无水银温度计。

根据患者正常时的灵活性、视力和经济情况，帮助患者选择最合适的家用温度计。例如，患有青光眼或视网膜病视力障碍的患者能更容易地阅读带有大型数字显示器的温度计。是否需要测量口腔、直肠或腋窝温度的应取决于患者的年龄和健康状况（见第5章）。

授权与合作

指导患者测量体温的技能不能交由护理辅助人员完成，护士指导护理辅助人员完成以下工作：

● 如果患者和居家照护者对体温测量的结果有疑惑，应告知护士。

用物准备

● 温度计

● 一次性探头盖（如果需要）

● 水溶性润滑剂（用于直肠测量）

● 如果要进行频繁测量，请使用纸和铅笔或钢笔或电脑

● 一次性清洁手套（用于居家照护者进行直肠测温）

步骤	要点说明

护理评估

1. 第一次随访时至少采用两种方式核对患者身份信息。面部识别可用作两种随访方式之一。	确认患者身份（TJC，2016）。
2. 评估患者或居家照护者使用和阅读温度计的能力。必要时请患者戴上眼镜。	患者因为身体受限，拿取和阅读温度计示数不方便，因此通常需要指导照护者而不是患者。
3. 评估患者对正常体温范围，发热和体温过低的症状以及患者体温变化风险的相关知识。	明确患者识别体温变化并采用预防性措施的能力。
4. 评估患者在不同情况下使用相应类型温度计的能力（见第5章）。	确定年龄或医疗条件对体温计选择的影响的相关知识。

步骤	要点说明
5. 评估患者的学习准备和集中能力，考虑是否存在疼痛、恶心或疲劳以及患者对健康教育的兴趣。	重病、虚弱或意识模糊会影响患者参与健康教育计划的能力。提示需要依靠居家照护者进行短期或长期的学习和实施（如果有的话）。
6. 评估患者或居家照护者以往的测量温度和维护温度计的知识和经验。如果患者和照护者表明能够测量体温，请他（她）进行演示。	允许评估患者或居家照护者的知识、并评估安全预防措施应用、无菌技术和插入期间的评估。

护理诊断

● 缺乏体温测量的相关知识	● 有体温失调的危险
● 体温调节无效	● 有感染的危险
根据患者的状况或需求，个体化处理其相关因素 / 危险因素。	

护理计划

1. 完成下列步骤后所能达到的预期结果： ● 患者和居家照护者能够正确测量体温。 ● 患者和居家照护者正确演示如何清洁和存储温度计。 ● 患者和居家照护者能够说出正常体温范围以及影响体温的因素，发热和体温过低的体征和症状以及温度异常时采取的护理措施。	表示已经学会该技能。 防止微生物传播并保持温度计的完整性。 已经实现认知学习。
2. 患者或居家照护者选择家中最适合测量体温的地点。	考虑患者的偏好，满足患者需求（Ashton 和 Oermann，2014）。
3. 患者或居家照护者选择家中最适合测量体温以及进行健康教育的地点： a. 选择装修良好的有舒适座位的房间。 b. 确保离患者很近，并能清楚地看到护士。 c. 控制噪声和干扰源。	提高患者或居家照护者注意健康教育的可能性。 房间环境应将现有的感官改变最小化。不受干扰的舒适环境，可提升患者的注意力。
4. 与患者或居家照护者讨论和强调体温正常范围，根据年龄和身体状况需要指导照护者在测量期间陪伴患者。	通过操作进行学习，积极地参与比被动地模仿更有效（Peter et al.，2015）。

护理措施

1. 演示温度计准备、插入和读数的步骤。为患者或居家照护者说明每个步骤的理由。 a. 指导患者在吸烟或饮水进食 20 ～ 30 分钟后测量口腔温度，在热水澡或剧烈运动后至少等待 1 小时。解释除口腔外其他可测量温度的区域。 b. 执行手卫生。指导居家照护者戴上干净的一次性手套。 c. 指导患者或居家照护者测量体温时选择正确的体位（见第 5 章）。	观察和评价演示是体现以患者为中心思想的基础（McBride 和 Andrews，2013）。它是通过患者的表现和遵循指导 / 介绍的能力来衡量的。 饮用冷热水或食物后至少等待 15 分钟可提高温度读数的准确性（AAP，2015）。 患者和居家照护者需了解预防感染的技能。 提高读数的准确性。

步骤	要点说明
d. 演示测量体温的技术，让患者或照护者按照指导执行每一步骤。不要催促他（她）。	允许纠正出现的技术错误并讨论错误的潜在后果。
e. 说明使用温度计的特殊预防措施：口腔温度计必须放在舌下，直肠温度计必须用水溶性润滑剂进行润滑，测量直肠温度仅使用直肠温度计，禁止用力将直肠温度计插入直肠。	确保读数准确并避免对患者造成伤害。
f. 讨论使用每种类型的温度计所需的时间范围（基于温度计类型）以及如何读取读数。	确保读数准确。
g. 指导正确的方法移除、清洁和存放温度计（如适用）方法，并选择合适的存放位置。	防止感染传播。温度计储存得当，以免在不使用时破裂或不准确。
2. 讨论发热的常见症状：体温较高、口舌干燥、皮肤潮红、四肢温暖、颤抖、寒战、全身乏力和不安。	患者和居家照护者需识别自我或家庭成员发热以及进行早期发现和干预。
3. 探讨体温过低的常见体征和症状：皮肤发凉、浑身颤抖、记忆力减退、判断力下降。家中供热不足的人、老年人或不了解寒冷环境潜在危险的人是高危人群。	患者和居家照护者需识别自我或家庭成员体温过低以及进行早期发现和干预（Sund-Levander 和 Grodzinsky，2013）。
临床决策点：在寒战减弱后指导患者读取温度计以获得准确的温度。	
4. 探讨体温过高时通知医疗保健提供者的重要性。讨论可以在家中安全使用的降温的常用疗法，包括何时使用退热药物、暴露皮肤、降低室温、增加空气流通，对皮肤（例如前额）使用凉爽、潮湿的敷布，多喝水（Hockenberry 和 Wilson，2015）。	治疗发热可提高患者的舒适度。降低体温可以降低儿童热性惊厥的风险（Hockenberry 和 Wilson，2015）。
5. 为患者提供一套适应其健康素养水平的书面指南。	患者更喜欢清晰简明的书面材料，项目列表首选文本模块（NIH，2015）。
6. 如果需要频繁测量体温，请给患者和照护者纸质或电子日志记录时间和温度。指导患者使用体温记录向医疗提供者报告温度。	保持规范的体温记录有助于患者向医疗提供者验证和报告温度波动。

护理评价

1. 让患者和居家照护者独立演示测量体温技术，包括体位和 3 次读取温度计计数的能力。	当有信心和正确执行测量技能时，表明技能已掌握（Buscombe，2013）。
2. 要求患者和居家照护者确定正常体温范围以及吸烟、饮水或进食对口腔体温计读数的影响，讨论安全测量体温的意义。	衡量认知学习的能力并确认对健康教育的理解。
3. 让患者或照护者描述发热和体温过低的常见症状和体征以及控制方法。	测量认知学习的能力。
4. 观察患者和居家照护者清洁和储存体温计的方法。	正确的清洁可防止细菌生长，正确的的存放可保持温度计的准确性。
5. 以日志形式观察患者记录的体温和时间。定期检查患者的日志以确保正确记录温度。	医疗提供者根据患者提供的信息对服务进行更改。为确保更改得当，患者需要记录准确的信息。

步骤	要点说明
6. **使用反馈式教学**："我想确定我已经解释了监控体温的重要性。请用自己的话来解释为什么自己测量体温很重要。"如果患者或照护者不能正确反馈，立即调整或者重新制订指导计划以保证其正确掌握。	确定患者和居家照护者对指导内容的理解水平。
非预期结果	**相关措施**
1. 患者或居家照护者无法正确测量温度、清洗和存放体温计，或者口头描述与发热和测量体温有关的知识。	●让患者或居家照护者描述测量体温遇到的困难。 ●使用不同的指导策略。 ●让患者在下次预定的居家护理随访期间向居家护理提供者重复示范。
2. 患者报告打破水银玻璃温度计。	●指导患者安全处置温度计的步骤（注释44.1）。

注释44.1 汞泄露时应采取的步骤

● 如果可能，关闭房间以隔离房屋的其余房间，打开窗户或风扇，增加受影响房间的通风。

● 戴上橡胶、丁腈或乳胶手套。不要触摸汞料。不要让儿童帮助清理。驱赶该场所的所有宠物。

● 收捡玻璃碎片，将它们放入折叠的纸巾中，然后将玻璃和纸巾放入塑料拉链锁袋中。

● 用橡皮刮板或纸板收集汞珠。使用吸管收集或聚集可见的汞珠。慢慢地小心地将汞珠压在潮湿的纸巾上。将纸巾放入拉链锁袋中并固定。将小刷子蘸取剃须膏并"点"在泄露区域或在区域中按压胶带以拾取较小的汞珠。

● 将汞、蘸取汞的材料和碎玻璃放入塑料拉链锁袋中。三重包装受污染的物品（共3个密封袋）。

● 将手套、汞珠和所有其他废物放入垃圾袋。保护并贴上标签。

● 请当地卫生部门明确安全处置汞珠的位置。

● 清理后至少24小时内打开窗户并保持通风良好。

● 在清理泄漏的水银时，指导患者不要使用吸尘器、扫帚或家用清洁剂。同时告知患者不要将汞珠排放至排水沟或将污染的衣物放入洗衣机。

数据来源于EPA: Mercury releases and spills, 2014, http://www.epa.gov/mercury/spills/index.htm#thermometer. Accessed April 13, 2016.

记录与报告

● 记录所指导的信息以及居家护理记录中的患者和居家照护者的重复示范情况。

● 记录居家护理记录系统中的体温（例如记录）。

● 向医护人员报告体温过高和体温过低。

注意事项

健康教育

● 指导患者或居家照护者当患者有直肠疾病如肿瘤或严重痔疮时、患者血小板数减少或患者难以取体位正确放置温度计时，不要用力将温度计插入直肠，或在直肠手术后使用直肠温度计。

● 在病情禁用（例如胃溃疡、出血倾向、过敏反应、药物相互作用、肝或肾功能不全）的患者中使用阿司匹林或其他处方药或解热药物时要格外小心。鼓励患者在使用退热药之前联系医疗提供者。

● 由于神经毒性反应，指导患者不要使用异丙醇喷剂降温（Hockenberry 和 Wilson，2015）。

● 如果需要，请留下电话号码和联系居家护理护士的说明。

儿科患者

● 儿童的成长和发育将决定测量部位和体温计类型（见第5章）。

- 有不同类型的温度计可供儿童使用（例如，颞动脉温度计、鼓室温度计）。不同温度计的可靠程度各不相同，确保家长知道如何正确使用温度计并判断发热的体征和症状（Hockenberry 和 Wilson，2015）。

- 即使患儿近期体温正常，指导父母也要在感觉到体温高的时候测量体温（Hockenberry 和 Wilson，2015）。

- 避免 19 岁以下患者服用阿司匹林以预防瑞氏综合征。

老年患者

- 老年的正常体温通常低于 36.1℃，因此成人的正常体温有时反映老年人已发热（Sund-Levander 和 Grodzinsky，2013）。

- 老年人对温度变化更为敏感，往往表现出伴随体温变化的谵妄或痴呆症状。

- 身体乏力、虚弱的患者经常发生体内温度调节变化或脱水现象。测量体温对防止严重的体温过低或体温过高非常重要。

- 考虑老年人常见的与年龄有关的感官变化，并采取直接的健康教育策略来弥补变化（例如，用放大镜读取温度计示数）。

技能 44.2　患者测量血压和脉搏健康教育

患有各种疾病（例如心脏、肾脏或血管疾病）的患者容易出现血压和脉搏的大幅度变化。知道如何评估他们自己的血压和脉搏对这类人有益处，因为他们能够在读数变化时尽早就医。另外，锻炼的健康人群可以了解他们的身体对锻炼做出的反应，并根据在锻炼前、中和后的脉搏和血压的情况来确定适当的锻炼计划。

有关家庭监测血压的研究表明了在急诊和医疗机构之外定期监测血压的重要性，医护人员可以适当地治疗高血压患者（Crabtree 和 Stuart-Shor，2014）。如果在门诊期间治疗以单一血压读数为根据，那么医疗提供者无法判断患者健康状况的准确情况。为了收集居住在家中的患者的重要信息，请指导他们定期测量血压和脉搏，并识别超出个人正常值的读数。向患者介绍影响血压读数准确性的因素，例如袖带的放置、管道的移动、测量时讲话以及肢体或身体的位置和移动。

无液血压计可用于在家中测量血压（见第 5 章）。无液压力计安全、轻便、小巧、便携。在家中，许多患者选择使用商用电子血压计。这种设备可以测量脉率，并且无需使用听诊器即可测量血压。这种血压计可将袖带包裹在手臂、手腕或指尖上。给患者显示电子读数。电子血压计通常更容易使用，但与手动血压计测量相比，它们的准确性仍然是争论的焦点。然而，为了获得更多的血压读数，仍建议对血压进行家庭监测（Kantarci，2013）。患者需记录所有血压读数，并将医疗提供者测量的血压读数与电子血压计进行比较，以评估读数的准确性。

影响测量血压准确性的其他因素是袖带的大小和位置（Fallon，2015）。让患者学会直接在皮肤上放置袖带。袖带太小会造成血压偏高，而袖带太大会低估血压（Fallon，2015）。并非所有家用电子血压计都配有可互换的袖带尺寸，这可能会使家庭血压监测复杂化。协助患者和居家照护者明确电子血压计的袖带尺寸、校准和准确性，然后确定购买哪种类型的血压计。

授权与合作

指导患者测量血压和脉搏的技能不能授权给护理辅助人员。护士指导护理辅助人员完成以下工作：

- 向护士报告患者对血压和测量方法的疑问（例如，疑似直立性低血压发作）。

用物准备

测量血压

- 带布袋和袖带的血压计或电子血压计读数装置（图 44.1）：袖带应完全包裹住手臂而不重叠，袖口应该牢固并且贴合（注释 44.2）

● 如果使用血压计，准备听诊器（双头教学听诊器是最理想的）

测量脉搏

● 腕表或带秒针的钟表

测量血压和脉搏

● 记录

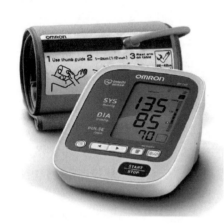

图 44.1 **家用血压计**（由 Omron Healthcare，Bannockburn，IL. 提供）

注释 44.2 选择袖带尺寸的指南
成人尺寸
● "青年人"尺寸：10 cm × 24 cm
● "成人"尺寸：13 cm × 30 cm
● "中年人"尺寸：16 cm × 38 cm
● "老年人"尺寸：20 cm × 42 cm
儿童尺寸
● 新生儿和早产儿使用"新生儿"尺寸：4 cm × 8 cm
● 婴儿使用"婴儿"尺寸：6 cm × 12 cm
● 大龄儿童使用"儿童"尺寸：8 cm × 18 cm
● 上臂较粗儿童，可以使用标准成人袖带、大号成人袖带或者大腿袖带
儿童尺寸数据来源于 Hockenberry MJ, Wilson D: Wong's nursing care of infants and children, ed 10, St Louis, 2015, Mosby.

步骤	要点说明

护理评估

步骤	要点说明
1. 第一次随访时至少采用两种方式核对患者身份信息。面部识别可用作两种随访方式之一。	确认患者身份（TJC，2016）。
2. 评估患者和居家照护者的精神运动功能：视觉（能看见拨号和钟表）和听觉（听到 Korotkoff 声音）敏锐度，使用血压计的能力以及触诊脉搏的能力。	视力或听力问题需要调整适应其功能的用物（例如，大型印刷体）（Heiss，2013）。其他缺陷需要照护者实施操作。
3. 评估患者或居家照护者对患者正常血压和脉搏范围的了解程度以及高、低血压时的症状（咨询医疗提供者正常血压需求）。	确定患者或居家照护者是否知道何时实施预防健康的措施及识别血压和脉搏改变的能力。
4. 评估患者或居家照护者血压和脉搏测量的知识，影响变化的具体医疗问题，以及意识到变化对患者健康的重要性。	确定患者或居家照护者对血压与脉搏变化与健康状况之间潜在关系的理解程度。
5. 评估患者或居家照护者之前测量血压和脉搏的知识和经验。如果他（她）表示具备测量血压或脉搏的能力，让患者或照护者进行演示。	护士可评估患者或居家照护者的知识和技能表现。
6. 评估患者的学习准备和集中能力，考虑是否存在疼痛、恶心或疲劳以及患者对教学的兴趣。	重病、虚弱或意识模糊会影响患者参与教学计划的能力。表明需依赖居家照护者进行短期或长期的学习和实施（如果有的话）。
7. 评估家庭环境是否适合测量血压和脉搏（例如，在安静房间坐在舒适的地方）以及家用血压计的质量。	确保更准确的测量（Jung et al.，2015）。

步骤	要点说明

护理诊断

● 缺乏测量脉搏或血压的相关知识	● 维护健康无效
根据患者的状况或需求，个体化处理其相关因素 / 危险因素。	

护理计划

1. 完成下列步骤后所能达到的预期结果： ● 患者或居家照护者能够准确测量血压和脉搏。 ● 患者的血压和脉搏是在其年龄或病情的预期范围内。 ● 患者或居家照护者解释测量血压和脉搏的重要性，引起变化的常见原因，最佳测量时间以及何时与医疗者评价治疗方案的变化。	需要学习。 心血管状态稳定在由其医疗保健提供者为患者确定的水平。 评估认知水平。
2. 鼓励患者或居家照护者根据长期监测计划的日常时间表进行测量。	日常活动以及许多外在和内在因素影响测量值波动。常规时间表可用于日常比较。
3. 在评估前指导服务对象 30 分钟内避免运动、喝咖啡和吸烟，以避免测量不准。	这些因素可导致血压升高和脉搏加快（AHA，2015）。
4. 让患者或居家照护者取舒适的体位进行测量，手臂支撑，双脚平放在地板上以及保持环境温暖安静。	在测量过程中保持患者的舒适度。收缩压和舒张压随双腿交叉位置升高（Frese et al.，2011）。

护理措施

1. 测量血压： a. 向患者解释重要性，测量前 5 分钟应后背有支撑且脚放于地板上保持静坐。如果患者不能取这个体位，选择患者可支撑的位置。	减少焦虑，因其可能导致血压读数偏高（Fallon，2015）。
b. 与患者或居家照护者讨论测量血压的最佳部位。自我测量通常选择肱动脉。如果患者不能维持这个位置，选择患者可维持的姿势。解释避免将袖带套在手臂上的情况： ● 静脉导管（无论是否正在输液） ● 动静脉分流 ● 乳房或腋窝手术 ● 创伤、炎症或疾病	患者在每次读数时必须保持相同的姿势。 测量的准确性易受到测量部位的影响。适当的部位选择提高了读取的准确性，并将创伤的可能性降至最低。患者每次读数时需保持相同的位置。来自膀胱充盈的压力可临时阻碍血流或已受损的四肢循环。
c. 演示测量血压的步骤（见第 5 章）： （1）使用血压计和听诊器： （a）示教触诊动脉，放置袖带，袖带缠绕，放置听诊器，袖带充放气，听取 Korotkoff 声音。 （b）描述读取血压期间的测量声音和与血压计观察的关系。提醒患者或居家照护者关于适合袖带充气的标准和时长。 （c）指导患者或居家照护者用乙醇或湿布常规清洁鼓膜和听诊器听筒。	精神运动技能的终极评估可通过患者的表现和遵循指示 / 指示的能力来衡量（Heiss，2013）。 患者或居家照护者做好测量血压的准备。 确保准确的读数。袖带长时间充气可阻碍循环。 听诊器经常被微生物污染。清洁听诊器可防止微生物的传播。

步骤	要点说明
临床决策点：如果患者或居家照护者需使用听诊器测量血压，在患者验证准确性后 1 ～ 2 分钟，使用双头教学听诊器来验证读数准确性或血压值。如果患者无法听到 Korotkoff 声音，请确保其正确使用袖带及选择正确尺寸的袖带，并确保正确使用设备（例如，袖带可能过快或过慢放气；袖带可能没有充气至足够高的收缩读数）。	
(2) 电子血压计的使用： (a) 指导正确放置袖带和血压计的正确充气。	正确使用电子血压计有助于确保血压准确的读数。
2. 测量脉搏： a. 与患者或居家照护者探讨评估脉搏的最佳部位：桡动脉和颈动脉。	桡动脉和颈动脉通常最容易触诊。
临床决策点：如果选择测量颈动脉，请小心谨慎地按摩颈部，尝试定位脉搏或试图同时定位两条动脉。刺激颈动脉窦导致刺激迷走神经从而减缓心率。此外，颈动脉同时闭塞会使脑血流减少，从而导致昏厥。	
b. 演示触诊脉搏的步骤（见第 5 章）：手腕或颈部动脉的位置，如何定位动脉，使用指尖进行触诊，压迫动脉，计数前触诊脉搏，计数脉搏，以及计算脉率（见插图）。 (1) 指导压力轻柔，不要在数脉部位过分用力。 (2) 用带有秒针的手表或钟表计数。 (3) 从秒针跳到 12 时开始计进，数 60 秒内脉搏跳动的次数。	对精神运动技能的终极评估是通过患者的表现和遵循指示 / 指示的能力来衡量的（Heiss，2013）。 压力过大可能会阻塞动脉。 确保计数脉搏正确。 连贯的计时减少了测量脉搏的时间周期或计时起点的混淆或遗漏。完整的 60 秒计数提高了测量的准确性。
3. 向患者或居家照护者解释正常血压和脉搏范围的期望值，监测目的以及测量时机（例如，在服用心脏或降压药物前后；运动前、中、后）。	患者需明确何时测量值不在所需范围以及何时需要进行测量。
4. 描述需要测量血压和（或）脉搏的症状。	了解需要进行医疗干预的健康状况变化。
临床决策点：当血压或脉搏出现异常值时（例如低血压或心动过缓），讨论通知医疗提供者并停止用药的重要性。如果变化发展，患者需了解采取的预防措施并遵循医护人员的指导。	
5. 让患者或照护者在你或家庭成员身上尝试技能操作流程。	你可以在技能出现错误时纠正。
6. 观察患者演示自己测量脉搏和血压的技能。测量血压时，不要在一侧肢体上多次反复测量。	在测量他人产生信心后，患者准备好测量自己。多次重复测量血压会限制肢体循环并改变测量值。
7. 即使血压和脉搏保持在正常范围内，指导患者或居家照护者进行监测。	持续监测可评估药物或其他治疗效果的重要信息。

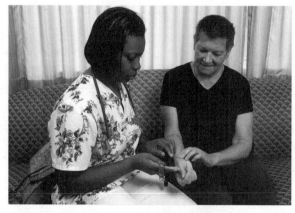

步骤 2b　护士观察患者数桡动脉脉搏

步骤	要点说明
8.尽可能为患者或居家照护者提供书面或带有图片的印刷说明或录像带/DVD 的演示程序。	印刷和视听教材有助于刺激患者的视觉和听觉,这可加强学习(Heiss,2013)。
9.让患者或居家照护者用记事本记录血压、脉搏和测量时间。此外,患者需记录服用影响血压或脉搏的药物。指导患者使用书面记录向医疗提供者报告。	有规律地记录血压、脉搏读数和药物,为患者提供帮助,并向医疗提供者提供准确的信息。
10.指导患者或居家照护者正确维护设备(例如,储存、清洁和电池护理)。	设备维护和储存不当会影响测量的准确性。

护理评价

1.观察患者或居家照护者至少在 3 个不同场合演示血压和(或)脉搏测量的技能,并验证患者是否将信息正确添加至记录。	通过示范进行心理运动学习的反馈是评估学习的最佳手段。
2.询问患者或居家照护者读数是否在预期范围内以及何时向医疗提供者报告异常读数。	确定患者掌握读数处于正常范围内的能力以及获取异常读数时应采取的措施。
3.要求患者或居家照护者描述测量血压和脉搏的原因以及相关药物(例如,抗高血压药、抗心律失常药)或治疗(例如饮食和运动)。	确定患者是否了解监测和相关治疗。
4.让患者或居家照护者展示正确的设备维护。	演示学习。
5.**使用反馈式教学**:"我想我已经解释了监测血压的重要性。请解释你的用药会如何影响血压读数。"如果患者或居家照护者不能正确反馈,立即调整或者重新制订指导计划,以保证其正确掌握。	确定患者和居家照护者对指导内容的理解水平。
非预期结果	相关措施
1.患者或居家照护者无法测量血压或脉搏(例如,无法操纵设备,无法看见设备或时钟上的数字,或无法听到血压声音)。	● 改变教学计划以适应患者的问题(例如,使用更容易操作、看到或听到的其他类型的设备)。 ● 强化教学信息并持续回馈示范,直至患者掌握技能。 ● 向不同的居家照护者教授技能。
2.患者或居家照护者难以解释测量或治疗目的。	● 核查并强化患者或照护者不理解的信息。

记录与报告

● 记录教学、患者和居家照护者的反馈,并在居家护理记录中进行示范。

● 在居家护理记录和家庭健康档案(如日志)中记录血压和脉搏。

● 报告血压和(或)脉搏读数的变化。

注意事项

健康教育

● 指导患者关于高血压,低血压或脉率变

化的风险(见第 5 章)。

● 确保患者理解医疗提供者对治疗方案的建议,包括任何药物治疗的潜在副作用和相互作用(例如,当血压高于正常范围或脉搏高于 100 次/分时,服用甲状腺药物的患者需禁止用药)。确认血压和脉搏的具体指导方案并向医护人员报告,在居家护理记录中记录信息,并为患者提供清晰的书面说明。

● 如果需要,请留下电话号码和有关如何联系居家护理护士的说明。

儿科患者

● 如果婴儿或儿童焦虑或不配合，读数（血压或脉搏）往往不准确。当袖带尺寸不合适时，血压也不准确。在测量患儿的血压或脉搏时，让患儿坐在家长的膝上并让其他人分散其注意力，有助于使患儿平静（Hockenberry 和 Wilson，2015）。

● 如果操作前允许接触和（或）玩弄设备，患儿更有可能合作。考虑先对父母或对患儿有意义的另一人执行该操作，这可以让患儿觉得操作是安全的。

● 2 岁以上的儿童使用测量桡动脉，股动脉或肱动脉是 2 岁以下儿童触诊脉搏的最佳部位（Hockenberry 和 Wilson，2015）。1 岁以下的幼儿，用听诊器听诊心尖。

老年患者

● 肌肉骨骼改变如关节炎或其他关节状况可能会减少患者取舒适肢体位置和（或）执行测量血压和脉搏所需的精细动作技能的能力（Jett，2014）。

● 老年人，特别是身体虚弱或失去上肢手臂的人，需要较小的血压袖带。

● 家庭血压监测不能取代医疗照护者的血压监测，但可以提供更多信息以确保获得最佳治疗。

技能 44.3　间歇性自我导尿健康教育

大多数人每日排尿和排空膀胱 4 ~ 5 次（SUNA，2010）。然而，有些患者无法排空膀胱。有时膀胱或肾脏感染及肾脏损伤是由于膀胱排空不完全造成的。清洁间歇性自我导尿术(clean intermittent self-catheterization，CISC) 是安全有效的清空膀胱的方法。患者使用清洁技术进行自我导尿，无需戴手套。使用 CISC 的患者会出现各种健康问题，因此会影响控制膀胱的神经肌肉（Wyndaele，2014）。目前的操作支持 CISC 在家中进行，以提供一种完全排空膀胱、预防尿路感染并防止膀胱和肾脏进一步损伤的

方法（Sheldon，2013）。液体摄入不足或过多、导管插入和维护不当以及创伤性导管置入术都可能导致尿路感染。指导正确的自我导尿技术对预防感染至关重要（Sheldon，2013）。

使用 CISC 可帮助患者相信他们能掌控更多的日常需求，从而提高他们的生活质量。它有助于一些患者控制排尿，保持积极的身体形象，并减少焦虑和尴尬。此外，CISC 允许患者表达他们的性欲并与重要的人保持令人满意的关系。然而，这项技能需要身体和手的灵敏度，患者必须坚持定期操作才能成功（Seth et al.，2014）。当患者无法独立完成 CISC 时，指导他的居家照护者如何操作该技能。对患有某些疾病的患者（如免疫抑制患者），推荐使用无菌或消毒技术进行自我导尿而不是 CISC（Newman 和 Willson，2011）。

授权与合作

指导间歇性自我导尿技能不能交由护理辅助人员完成。护士指导护理辅助人员完成如下工作：

● 如果患者无法完成，在纸质或电子记录上记录尿量。

● 向护士汇报尿液的颜色、气味、和（或）量的变化。

用物准备

● 肥皂、水和干净的毛巾

● 镜子（可选）

● 尿道导管（最小的能够轻松通过膀胱并完全排出尿液的尺寸）

● 如果导管未加涂层，则使用润滑剂（例如水溶性胶状物）

● 收集尿液的容器（例如尿壶）——患者不需要将尿液直接倒入厕所

● 温和的肥皂（例如 Ivory）

● 存放导管的物品或容器（例如棕色纸袋、清洁毛巾）

● 一次性清洁手套（供居家照护者使用）

● 记录本（可选）

步骤	要点说明

护理评估

步骤	要点说明
1. 第一次随访时至少采用两种方式核对患者身份信息。面部识别可用作随访的两种方式之一。	确认患者身份（TJC，2016）。
2. 检查患者的病历，包括 CISC 医嘱和护理记录单。收集排尿史、现存的疾病和手术史、患者每日液体摄入量、残余量和每日常规排尿的信息。	确定 CISC 的原因、插管频率以及患者对健康教育前期反应。
3. 评估患者操作 CISC 的能力，包括发育水平、意识水平、运动功能和社会心理状态。	患者必须能够看到尿道并根据需要移动用物。无法看到尿道的患者可以指导其触摸尿道口的正确位置（Sheldon，2013）。
4. 评估患者或居家照护者对 CISC 的认知，如果患者以前操作过 CISC 则观察其演示。	对患者或居家照护者进行有效的健康教育应建立在先前的知识基础上，观察是评估精神运动技能表现的有效方法（Heiss，2013）。

护理诊断

● 缺乏相关的自我导尿知识	● 反射性尿失禁
● 排尿障碍	● 尿潴留
● 排尿障碍增强的趋势	
根据患者的状况或需求，个体化处理其相关因素 / 危险因素。	

护理计划

步骤	要点说明
1. 完成下列步骤后所能达到的预期结果： ● 患者或居家照护者陈述提示需要执行 CISC 的症状和体征。	提示具有识别使用 CISC 的正确时机的能力。
● 患者或居家照护者能正确演示如何操作 CISC 及用物的清洁和存放。	技能的回馈演示表明学习水平（Heiss，2013）。
● 患者或居家照护者能口头陈述 CISC 并发症的症状和体征（例如尿路感染、尿道出血、尿道炎、尿道狭窄、假性尿道）以及何时与医护人员联系（Newman 和 Willson，2011）。 2. 选择患者或居家照护者最有可能操作 CISC 的家庭环境。 3. 帮助患者或居家照护者选择最易使用的、引起创伤最小和最舒适的导管。	尿路感染等泌尿系统并发症可发生于使用 CISC 的患者（Bolinger 和 Engberg，2013）。讲述并发症的症状和体征可帮助患者或医护人员尽早识别潜在问题并寻求恰当的护理。 尊重患者的需求、价值观和选择是实施以患者为中心的护理的关键（Heiss，2013）。 目前可提供各种一次性和可重复使用的导管。

护理措施

步骤	要点说明
1. 指导患者或居家照护者如何利用肥皂和水实施正确的手卫生。如果居家照护者正在进行操作，请让他（她）使用一次性清洁手套。	预防导致尿道狭窄的尿路感染和创伤的发生（Sheldon，2013）。防止感染传播。

步骤	要点说明
2. 执行手卫生。协助患者取舒适体位。部分男性患者喜欢站位，而其他人则喜欢取坐位。女性患者通常需尝试不同的体位来决定哪个最舒适（SUNA，2010）。患者应在照明充足的地方摆放体位。	减少感染的传播。患者需要充足的照明去看到尿道口和用物。
3. 指导患者或居家照护者如何清洗尿道口： a. 女性患者：让患者用一只手分开阴唇。另一只手用含有温肥皂水的毛巾清洗尿道口，然后用干净潮湿的毛巾来擦洗。指导患者从尿道口向直肠方向清洗。 b. 男性患者：如果患者没有割过包皮，指导其回纳包皮以暴露尿道口。指导患者用一只手握住阴茎并与身体垂直，另一只手用含有温肥皂水的毛巾清洗尿道口，然后用干净潮湿的毛巾进行擦洗。让患者从尿道口向外圆圈式擦洗。	阴唇回缩可清洁女性尿道口，降低感染风险（Wilson，2015）。减少直肠至尿道口的感染传播。 确保尿道口清洁并降低感染风险（SUNA，2010；Wilson，2015）。
4. 指导女性患者或居家照护者如何插入导管： a. 导管的选择取决于患者的偏好，包括一次性或重复使用的导管。 b. 使用镜子有助于患者定位尿道口。解释尿道口就在阴蒂以下阴道口之上。	一次性导管使用后直接丢弃。可重复使用的导管在使用之间进行清洗和存放（Newman 和 Willson，2011）。 镜子有助于女性患者看到解剖位置（Wilson，2015）。
临床决策点：如果女性患者想要学习坐位时如何找到尿道口，指导其触摸技术，即通过帮助她用手指找到她的尿道口（Wilson，2015）。指导她将一根手指放在阴蒂上，另一根手指放在阴道口上。然后帮助她这两个手指找到尿道口。另一种方法是通道技术。当女性的臀部向前弯曲时，阴唇会形成通向尿道开口的"通道"。指导患者轻轻地分开阴蒂附近的阴唇，同时将手指放在阴道口上，将导管向后插入尿道口。	
c. 如果选择无加涂层的导管，请让患者用水溶性润滑剂涂抹尖端时通过旋转尖端来润滑导管末端 2.5 ～ 5 cm。涂抹导管不需要使用单独的润滑剂。 d. 将导尿管的流出端连接尿液收集器或悬挂在抽水马桶上。缓慢轻柔地将导管尖端插入尿道 5 ～ 10 cm，直至引出尿液。	润滑剂减少了尿道创伤（SUNA，2010）。覆有涂料的导管使用亲水性的或其他不需要使用单独的润滑剂的涂层（Sheldon，2013）。 尿液排出表明导管尖端在膀胱中。
临床决策点：如果患者感到内括约肌受到阻力，教她施加强有力的、温和、稳定的压力，直至肌肉松弛可插入导管（SUNA，2010）。	
5. 指导男性患者或居家照护者如何插入导管： a. 导管的选择取决于患者的偏好，包括一次性或重复使用的导管。 b. 用水溶性润滑剂涂抹未加涂层的导管尖端，旋转尖端将润滑剂涂抹在导管末端 13 ～ 18 cm 的周围。涂抹导管不需要单独的润滑剂（Sheldon，2013）。 c. 将导尿管的流出端连接尿液收集器或悬挂在抽水马桶上。缓慢轻柔地将导管尖端插入尿道 15 ～ 20 cm，直至引出尿液。对于未割包皮的男性，插入导尿管前先回纳包皮。告知患者导尿管经常需要一直插入以便尿液流出。	患者的偏好对于 CISC 依从性很重要（Dean，2015）。一次性导管使用后直接丢弃。可重复使用的导管在使用之间进行清洗和存放（Newman 和 Willson，2011）。 润滑剂减少了未加涂层导管造成的尿道创伤。干涩的导尿管可能会导致尿道口的表皮脱落，以引起细菌感染（Newman 和 Willson，2011）。 男性尿道比女性尿道长。尿液流出表明导管尖端在膀胱中。

步骤	要点说明
临床决策点：当导管到达前列腺或膀胱颈部时，男性患者可能会遇到一些阻力。如果患者感到有阻力，不要将导管插入或拉出。指导其施加强有力的、温和、稳定的压力来使外括约肌松弛并引起肌肉放松（SUNA，2010）。	
6. 指导患者或居家照护者在尿液流入容器或马桶时保持导尿管在位。	操作中松开导尿管经常导致导尿管在膀胱完全排空之前意外脱出。
7. 当尿流停止时，指导患者缓慢轻柔地拔除导管。对于未割包皮的男性患者，将包皮回纳至龟头上。然后执行手卫生。	缓慢拔出导尿管可使尿液积聚在膀胱底部以利于排出（SUNA，2010）。
8 根据需要让患者在日志上记录尿量。	有些患者需要跟进他们的尿量。
9. 一次性导尿管在自主导尿完成后丢弃（Sheldon，2013）。指导患者使用后立即用温和的肥皂（例如Ivory）和水清洗可重复使用的导管。彻底冲洗导管，自然晾干后存放在清洁、干燥的毛巾或棕色纸袋中。	最大限度地减少尿路感染的发生。
10. 按照医护人员的指示，指导患者或居家照护者更换可重复使用的导尿管。	正确的用物处理和更换可防止 CISC 并发症的发生。

护理评价

1. 观察患者或居家照护者独立地操作 CISC 的技能。	通过演示心理运动技能进行反馈是评估技能学习的最佳手段。
2. 让患者识别执行 CISC 计划的时机，及在出现问题时采取的步骤。	评估患者认知学习和解决问题的能力。
3. 如有需要的话，检查患者的日志，查看患者记录的有关尿量的信息。	确认患者了解保存记录和跟进尿量的重要性。
4. **使用反馈式教学**："我想我已经清楚地解释了如何清洗和存放导尿管的步骤。 请解释如何清洗和存放可重复使用的导尿管。"如果患者或居家照护者不能正确反馈，立即调整或者重新制订指导计划，以保证其正确掌握。	确定患者和居家照护者对指导内容的理解水平。
非预期结果	相关措施
1. 患者不能轻松地将导尿管插入膀胱内。	● 指导患者不要用力插入导尿管。 ● 如果膀胱充盈且患者无法插入导管，告知患者前往最近的紧急护理中心或急诊部门。 ● 考虑开始咨询泌尿科医师。
2. 患者主诉他（她）出现尿路感染的症状（例如强烈的排尿冲动，侧腹或腹部疼痛、精神萎靡、发热、寒战）。	● 告知医护人员患者的症状及预期的抗生素治疗。

记录与报告

● 在居家护理记录中记录健康教育、患者和居家照护者的反馈及演示。

● 在居家护理记录及家庭健康档案（如日志）中记录尿量。

● 向医护人员报告尿路感染的症状和体征以及执行 CISC 的困难。

注意事项

健康教育

● 常规执行CISC的患者出现尿液分析异常是常见的。如果患者存在感染症状时，仅对尿路感染患者进行治疗（例如，背痛、骨盆触痛、精神萎靡、意识模糊、尿液异味、尿急）（Bolinger和Engberg，2013）。

● 根据需要留下电话号码和如何联系居家护理护士的方式。

儿科患者

● 鼓励有积极性的且生理和发育方面做好准备的患儿学习如何进行自我导尿。咨询小儿泌尿科医师，儿童需要特殊评估（Dean，2015）。

● 在指导患儿进行CISC时，使用适合其发育水平的健康教育策略。尿道改流需要特别的护理（见第34章）。

● 使用CISC的儿童和青少年的担忧包括尿液渗漏和潮湿。他（她）们也经常担心被小伙伴们知道。允许患儿表达他（她）们的担忧，并告知他（她）们遇到各种情况时该如何解决问题。

老年患者

● CISC对老年患者非常有效，因为它有助于恢复控制排尿能力，减少尿急和夜尿，并提高生活质量。

● 由于手的灵敏度有限，老年患者可能难以操作CISC。根据患者的需求和运动功能提供个性化照护。做好患者和居家照护者的指导工作（Ebersole et al.，2015）。

技能 44.4 家庭用氧设备的使用

医用氧气被食品和药品管理局归类为药物，因此医护人员需提供处方进行家庭用氧（DHSS，2015）。处方包括以下部分：药物/设备、剂量、给氧途径和持续时间。家庭用氧途径包括鼻导管、面罩，气管面罩或气管导管。设备选择需要尽可能地支持患者的独立性（Tiep et al.，

2015）。

引入氧气存储装置以减轻便携式氧气系统的重量，并可在不浪费氧气的情况下持续供氧以延长操作时间。有三种类型的氧气存储装置：

● 储存式鼻导管：在呼气时将氧气储存在小腔室中，以便在吸气早期后输送。

● 需求型脉动式氧气输送系统：在吸气开始时输送一阵氧气，少量氧气脉冲对患者吸氧非常有效。

● 经气管氧气插管：通过置于第二和第三气管环之间的导管直接输送氧气（美国胸科协会，2015）（表44.1）。

居家氧源包括液氧系统、罐装压缩氧气或氧气浓缩器（图44.2A）（Lewis et al.，2017）。一些氧气罐（例如压缩的）很大且不易挪动。重量超过4.54 kg的便携式氧气罐不宜携带并以2 L/min的速度输送氧气只能维持5个小时。移动式氧气罐重量小于4.54 kg，可携带（图44.2B），以2 L/min的速度输送氧气可维持至少4个小时。表44.2比较了不同类型的家庭供氧系统。

表 44.1　氧流量及氧气输送设备的正确使用

设备	氧流量（L/min）	氧浓度范围（%）	适用人群
鼻氧管	1～6	22～24	需要低浓度给氧的患者
简易面罩	6～12	35～50	需短期、中等氧浓度给氧的患者
储存式氧气导管	8	最高达30～50	需长期家庭氧疗的患者
部分和无重吸面罩	10～15	60～90	急性呼吸衰竭或紧急情况下的患者

数据来源于 Lewis S, et al: Medical-surgical nursing: assessment and management of clinical problems, ed 10, St Louis, 2017, Elsevier.

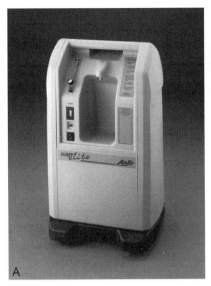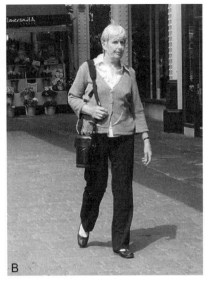

图 44.2　A. 家庭使用的便携式氧气浓缩设备　B. 足够小的可携带的移动式氧气罐

表 44.2　家庭供氧系统

	优点	缺点
压缩氧气		
氧气在压力下储存于备有流量调节器的罐子中	为了避免浪费，储氧装备可以连接一个氧气储存装置，装置仅在吸气时释放气体并在呼气时切断气体供给，不需要电源；可使用更小的氧气罐	大型氧气罐很重，只适合固定使用。患者必须知道如何读取调节器以及了解何时向医疗设备供应商致电更换氧气瓶
液态氧气		
氧气以非常冷的液体状态储存在类似保温瓶的容器中。当释放时，液体转化为气体并像压缩气体一样被吸入	储存方法比压缩气瓶占用的空间更小，它可以将液体转存至家中的小型便携式容器中	它比压缩气体更昂贵，并且不使用时容器也排气。可以在容器中内置氧气保存装置以保存氧气
氧气浓缩器		
可将氧气从空气中分离，浓缩并储存起来	它不需要重新补给，并且不像液氧那样昂贵。额外的管道能让患者几乎无困难地四处移动。小型便携式氧气系统已被开发，可提供更大的移动性	必须备有一个氧气瓶以防发生电力故障

　　压缩的氧气需要一个调节器和流量计。患者在家中接收到配送的几个大型氧气罐。氧气罐的大小和流量决定了压缩氧气罐持续使用的时间（表 44.3）。液体氧气系统占用较少的空间，因为氧气以液态储存。液氧储存在 −183℃ 或更低的温度下，需要在家中用一个小型可移动的罐子，在储存罐里充满氧气（图 44.3）。表 44.4 显示了液氧系统持续使用的时间取决于医嘱开具的流量。氧气浓缩器是从室内空气中提取氧气，并以医嘱的流量向患者供氧。氧气浓缩器提供的氧浓度低于流量计显示的浓度。因此，如果患者切换到压缩器，流量通常需要调整。使用压缩器的患者需要准备备用系统，例如便携式氧气罐，以防止发生电力故障。

表44.3　氧气罐使用时刻表 *

L/min	大型（H-K）氧气罐		小型（E）氧气罐	
	总重990 kg（2 200磅）	半重450 kg（1 000磅）	总重625 L	半重284 L
1	115 h	52 h	10 h	5 h
2	56 h	26 h	5 h	2 h
3	37 h	17 h	3 h	1 h
4	28 h	13 h	3 h	1 h
5	22 h	10 h	2 h	54 mins
6	18 h	8 h	< 2 h	47 mins

以下公式也可用于确定储气罐使用持续时间：

对于 E 型氧气罐

氧气罐计量压力（psi）：500 psi（安全系数）×0.3（E 型氧气筒系数）÷L / min = 分钟

用于 H 型氧气罐

氧气罐计量压力（psi）：500 psi（安全系数）×3.1（H 型氧气筒系数）÷L / min = 分钟

例如：如果 E 型氧气罐读数为 1500 psi 并且升流速为 4 L/min；剩余时间：（1500 − 500）×0.3÷4=1000×0.3÷4=300÷4=75 分钟（1小时 15 分钟）

注意：不要使氧气罐计量压力小于 500psi，否则患者可能会用尽氧气。

※ 所有的时间为大概时间

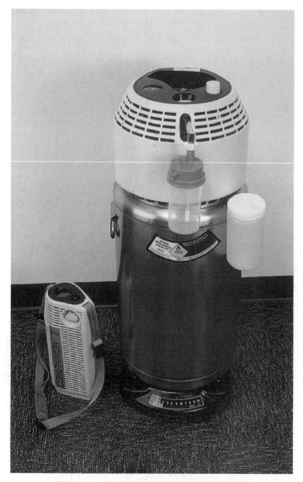

图44.3　氧气储存罐和移动式氧气罐

表44.4　液氧使用时刻表

L/min	固定式储存罐		便携式储存罐	
	41 L	31 L	1/2 L	1 L
0.25	1 400 h	1 060 h	28 h	44 h
0.50	1 125 h	850 h	18 h	27 h
1	560 h	425 h	9 h	15.5 h
1.5	375 h	283.5 h	6 h	11.5 h
2	281 h	213 h	4.5 h	8.5 h
3	187.5 h	142 h	3 h	6 h

联邦医疗保险将家庭氧气设备和用品归类为耐用医疗设备，接受联邦医疗保险的患者要求有医疗需求证明（DHSS，2015）。如果医护人员开具书面医嘱，则政府或私人保险通常会支付家中的氧气治疗费用。

患者和居家照护者需要大量的健康教育才能正确安全地使用氧疗。指导患者在附近配备通用灭火器并学习如何使用，要保留氧气供应商的电话。此外，还要提供给患者有关家庭用氧安全的指导（注释44.3）。在开始和管理正在使用的氧疗时，与患者、医护人员、居家照护者、耐用医疗设旋转供应商和付款人合作。

注释 44.3 家庭氧疗安全

用火安全

虽然氧气不易燃，但如果它接触到火焰就会燃烧；因此：

- 在通风良好的地方使用和存放氧气。
- 保持氧气瓶和氧气容器距离热源、明火或电气设备至少 1.5 m。
- 使用氧气时，请勿使用明火（例如火柴、壁炉、火炉、取暖器、蜡烛）。
- 不要在屋内吸烟。在房屋内外张贴"禁止吸烟"标识。
- 在家中安装烟雾探测器及灭火器。每月两次检测烟雾探测器。
- 帮助患者或居家照护者规划消防疏散路线。每个房间和见面场所的外面需有两条疏散路线。

氧气储存和处理

- 将氧气罐直立存放在推车或支架上，以防止翻倒或跌落，或在不使用时将氧气罐平放在地板上。
- 请勿将氧气罐放在汽车后备箱中。
- 在用车辆运输氧气时，确保氧气罐在乘客区域内固定良好，车窗打开 5 ~ 7.5 cm，以保证足够的通风。

浓缩器安全

- 浓缩器正确地插入接地的插座。
- 请勿与浓缩器混用延长线、电源板或多插座适配器。
- 确保电源或电路达到或超过集中器要求的安倍数。

液氧安全

- 因液氧会导致冻伤，避免与其直接接触。蒸气也非常冷，会损伤眼睛等敏感组织。
- 请勿触摸结霜或结冰的连接器。
- 保持移动式氧气瓶直立，不要将其放倒或侧放。

改编自 Lewis S, et al: Medical-surgical nursing: assessment and management of clinical problems, ed 10, St Louis, 2017, Elsevier; National Fire Protection Association, 2015, http://www.nfpa.org/safety-information/safety -tip-sheets. Accessed April 13, 2016.

授权与合作

- 指导患者使用居家氧气设备的技能不能交由护理辅助人员完成。

用物准备

- 鼻导管，氧气面罩（见第 23 章），氧气存储装置或其他医嘱指定的输送装置
- 氧气管
- 家用氧气输送系统（压缩氧气、氧气浓缩器或液氧）和所有所需的设备（因供应商和系统而异）
- 家中每个入口处张贴"禁止吸烟 / 氧气使用中"标识

步骤	要点说明

护理评估

步骤	要点说明
1. 住院或第一次随访时至少使用两种方式核对患者身份信息。面部识别可用作随访的两种方式之一。	确认患者的身份（TJC，2016）。
2. 当患者仍在医院时，确认患者或居家照护者正确使用和调节氧气设备的能力。在家庭环境中重新评估以正确使用设备。	身体或认知功能障碍提示需要指导照护者如何操作家用氧气设备。确定患者和居家照护者能够轻松完成技能的具体部分。家庭评估对患者和社区安全至关重要（Wiles，2015）。
3. 确定合适的社区设备和辅助设备的资源，包括维护和维修服务以及医疗设备供应商。	确保为家庭用氧系统的患者提供方便可用的帮助（Wiles，2015）。家庭氧疗风险评估是家庭氧疗的重中之重（TJC，2015）。
4. 确定停电时压缩机的相应备用系统（例如，通知当地紧急医疗服务中心）。有备用氧气罐供紧急使用。	许多市政当局要求拥有家用氧气设备的患者在设备置于家中前通知紧急医疗服务中心。停电时，紧急医疗服务中心将致电到家中，某些情况下家中的电源率先恢复供电。
5. 评估患者的学习能力和注意力，考虑是否存在疼痛、恶心或疲劳以及患者对健康教育的兴趣。	重病、虚弱或意识模糊会影响患者参与教学计划的能力。表明需要依靠居家照护者进行短期或长期的学习和实践（如果有的话）。

步骤	要点说明

护理诊断

● 焦虑	● 缺乏氧疗的相关知识	● 维护健康无效
根据患者的状况或需求，个体化处理其相关因素 / 危险因素。		

护理计划

1. 完成下列步骤后所能达到的预期结果：	
● 患者以医嘱规定的速度吸氧。	氧气系统设置正确。
● 患者或居家照护者口述家用氧气的目的和正确使用的方法。	提供可衡量的标准来确定其理解水平。
● 患者或居家照护者演示如何使用、调节和维护氧气系统。	表示已学会。
● 患者或居家照护者陈述需要致电耐用医疗设备供应商补充氧气和再次订购氧气输送用品的迹象。	患者需要在家中持续用氧。
● 患者或居家照护者口述使用氧气的安全指南（例如，在家门口放置"禁止吸烟 / 氧气使用中"标识；为继续吸烟的患者提供安全教育）（Wiles，2015）。	提供了解氧气使用的方法。
● 患者或居家照护者口述护理应急计划（Wiles，2015）。	确保持续、安全的家庭氧气供应。
2. 挑选家中最有可能使用氧气设备并有利于健康教育的环境：	在将要常规进行护理操作的同一环境中进行技能训练有助于理解和学习。
a. 选择一个光线充足、坐位舒适的房间。	
b. 确保患者离得很近，并能清楚地看到护士。	
c. 控制噪声和干扰源。	房间环境需要尽量减少现存的感官改变。舒适的环境使患者不受干扰，提高其注意力。

护理措施

1. 操作氧气设备前，指导患者或居家照护者如何执行手卫生。	减少微生物的传播。
2. 将氧气输送系统放置在通风良好的无杂物的环境中，远离墙壁、窗帘、帷幔、床上用品和可燃材料，并且距离热源至少 2.4 m。	保持系统平衡并防止受伤。
临床决策点：不要将氧气输送系统放置在橱柜中。	
3. 演示准备和维持氧疗的步骤：	演示是教学精神运动技能的可靠技术，并能使患者提出问题。
a. 压缩氧气系统：	
（1）用扳手逆时针旋转气缸阀 2 ～ 3 圈。	打开氧气。
（2）通过压力表上的读数来检查气瓶。	确认患者使用的氧气供应充足。
（3）在氧气罐或其他安全的地方存放扳手。	将扳手存放在安全的地方，确保在需要时随时可用。
b. 氧气浓缩器系统：	
（1）将浓缩器插入正确的插座。	浓缩器安全供电。
（2）打开电源开关。	启动浓缩器电机。
（3）警报器会鸣响几秒钟。	达到浓缩器内的所需压力时警报关闭。

步骤	要点说明
c. 液氧系统： （1）通过按下右下角的按钮和读取固定式储氧罐或移动式储氧罐上的刻度盘的数字来检查液体系统。 （2）空罐时，与 D 耐用医疗设备供应商合作为再次加满移动式储氧罐提供指导。	确认患者使用的氧气供应充足。 确保氧疗持续不中断。
临床决策点：移动式储氧罐只有在用尽时才应补充。液氧储存在 −183℃ 或更低温度的储氧器内，且移动罐内的温度较高。如果来自储氧器的冷氧与移动罐中较热的氧气混合，则移动罐会发生故障。请将 D 耐用医疗设备供应商联系电话放在明显的位置，以便了解有关设备的问题。	
（3）补充液氧罐： （a）用清洁、干燥的无线布擦拭两个罐装连接器。 （b）关闭移动式储氧罐的流量选择器。 （c）连接移动罐至固定储氧罐上，将移动罐中的内螺纹接合器连接至固定储氧器的外螺纹接头（见插图）。 （d）打开移动式储氧罐（例如杠杆、按钮、钥匙）上的充气阀，并施加稳固的的压力至固定式储氧器的顶部（见插图）。装满时待在设备旁边。你会听到巨大的嘶嘶声。储氧罐应该在 2 分钟左右充满。 （e）当嘶嘶声音发生变化并有蒸汽开始从固定式储氧器形成时，将移动罐从固定储氧器上断开。	清除系统中的灰尘和湿气。 确保储氧器和移动罐之间的连接。 防止填充过程中氧气泄漏。如果在填充过程中有氧气泄漏，移动罐和储槽之间的连接可能会结冰，移动罐和储氧罐也会粘在一起。 充入过满会导致移动罐内压力过高而出现故障。
临床决策点：如果移动罐不容易分离，则来自储氧罐和移动罐的阀门会冻结在一起。等待阀门回温脱离（5 ～ 10 分钟）。不要接触任何有霜花的区域，因为皮肤接触会导致冻伤。	
（f）用清洁、干燥的无线布擦拭两个罐装连接器。	填充过程中经常形成冰。擦去氧气系统中的水分。
4. 将氧气输送装置（例如鼻插管）连接到氧气输送系统（见第 23 章）（见插图）。	将氧气来源连接至传输装置。
5. 将氧流量（L/min）调整为医嘱速度。	确保输送的是遵医嘱的氧气剂量。
6. 让患者和居家照护者正确使用氧气输送装置（例如鼻导管）（见第 23 章）。确保患者有两套氧气输送装置和导管。	为患者输送氧气。当清洁设备或设备发生故障时使用另外的设备。

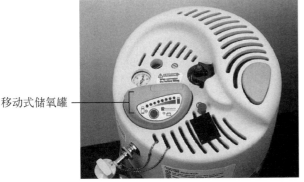

移动式储氧罐 ———

步骤 3c（3）（c） 固定式储氧器的顶视图

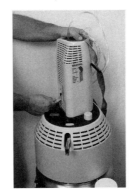

步骤 3c（3）（d） 当在移动罐顶部施加强有力的压力时，打开移动罐的充气阀

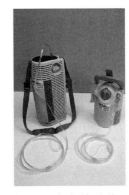

步骤 4 氧气输送装置（鼻导管）和管道连接至移动式氧气罐

步骤	要点说明
7. 指导患者或居家照护者不要调节氧流量。	吸入过多氧气有时是有害的（例如 COPD 患者）。
8. 让患者或居家照护者在指导下执行每一步。提供书面材料进行强化和回顾。	纠正任何技术上的错误并讨论可能的结果。
9. 指导患者或居家照护者如果发生低氧血症的症状或体征时及时告知医护人员，包括忧虑、焦虑、注意力下降、意识水平下降、疲劳增加、头晕、行为改变、脉搏增快、呼吸频率加快、苍白、发绀或呼吸道感染（例如发热、痰液增多、痰液颜色变化、痰臭味）。	当患者在家中使用氧气时，有时会发生缺氧。缺氧的可能原因包括导管连接不良、使用长的氧气管或患者病情恶化伴有呼吸状态改变。 呼吸道感染会增加氧气需求，且经常影响氧气从肺部传递至血液，从而加重肺部疾病。
10. 讨论停电、自然灾害和急性呼吸窘迫的应急计划。让患者或居家照护者拨打急救电话并通知医护人员和居家护理机构。	确保应急正确，并防止患者病情恶化。
11. 指导患者和居家照护者进行安全的家庭用氧操作，包括在家中每个入口处放置"禁止吸烟 / 氧气使用中"的标识、不允许在室内吸烟、保持氧气罐远离明火 2.4 m 远并将氧气罐直立存放。	确保在家中用氧安全并防止对患者和家人造成伤害（Galligan et al.，2015）。

护理评价

1. 每次家访时监测氧气输送的速度。	确定患者或居家照护者是否按照医嘱规定的速度调节氧气。
2. 询问患者或居家照护者关于居家给氧是否舒适或存在问题。	确定患者或照护者处理相关家庭用氧使用压力的能力。也提示患者不正确用氧的风险。
3. 让患者或居家照护者陈述安全指南、紧急预防措施和应急计划。	确定患者或照护者在电力故障、设备故障或患者状况恶化时应该如何处理的认知。
4. **使用反馈式教学**："我想我已解释了氧气的重要性。请用你自己的语言告诉我为什么你需要用氧以及缺氧的症状和体征？"如果患者或居家照护者不能正确反馈，立即调整或者重新制订指导计划，以保证其正确掌握。	确定患者和居家照护者对指导内容的理解水平。

非预期结果	相关措施
1. 患者有缺氧相关症状和体征。	● 确定氧气输送装置和氧源是否正确输送氧气。 ● 确定是否正确设定了医嘱要求的氧流量。 ● 评估患者呼吸状况的改变，例如呼吸道堵塞、呼吸道感染或支气管痉挛。 ● 告知患者或居家照护者何时通知医护人员或因缺氧症状通知紧急，医疗服务中心。
2. 患者氧疗操作不安全，用氧周围有火焰或吸烟，或流速设置不正确。	● 加强患者健康教育并进行后续评估（注释 44.3）。 ● 将照护者纳入指导，并与患者共同建立解决问题的练习。
3. 患者无法填充移动式系统。	● 明确并指导可以帮助患者填充氧气罐的居家照护者。

记录与报告

● 记录指导计划、向患者提供的信息以及患者和居家照护者在居家护理记录中讨论信息的能力。

● 将患者或居家照护者的学习进展传达给参与患者护理的其他医护人员。

● 在居家护理记录单上记录氧气输送系统、相关用物和医嘱规定的氧流量。

● 向医护人员报告呼吸系统并发症/问题。

注意事项

健康教育

● 血氧饱和度下降和输送至脑部的氧气减少可能会损害患者记住先前所学知识的能力。提供频繁的指导课程和书面或图画说明，以加强教学计划中先前学到的知识。

● 向患者或照护者说明用氧是一种药物治疗（Hart，2015）。

● 向患者和居家照护者说明缺氧的症状。当患者在家中用氧时，有时会发生缺氧。缺氧的可能原因包括导管连接不良、使用长的氧气管或患者病情恶化、呼吸状态改变。

● 指导患者或居家照护者为了所有人的安全不要在家中吸烟。在所有外门和卧室门上张贴"氧气使用中"标识。

● 指导患者或居家照护者对所有氧气输送系统和用品进行相应的清洁、消毒和维护。根据制造商指南和耐用医疗设备供应商的说明验证指导。

● 指导患者或居家照护者将手或脸放在面罩或导管上感觉气流并检查面罩和导管以及查看面罩是否过紧，面罩过紧则经常在皮肤上留下印记。

● 根据需要留下电话号码和如何联系居家护理护士的说明。

儿科患者

● 将设备放在家里任何儿童都接触不到的地方。不要让儿童处理或操作家用氧气设备。

● 让儿童始终远离炉火和火焰，根据需要酌情宣教氧气接触明火的危险性（Wiles，2015）。

老年患者

● 老年人呼吸系统效率较低，气体交换面积较小；因此当他们经历缺氧的时候，发生脑缺氧和意识障碍的风险更大。他们可能无法识别呼吸问题或其输氧系统的问题，因此他们需要经常与指定的居家照护者联系。

技能 44.5　家庭气管切开和吸引的护理健康教育

除无法使用无菌或清洁技术这个重要的不同点外，家中进行气管切开和吸痰护理与在医院类似。家庭环境中的病菌比医院少，因此可以使用清洁技术。医院使用无菌技术是因为患者易患感染，且医院通常存在更多致命或致病的微生物。在家庭环境中大多数患者使用清洁技术。为每个患者判断选择正确的技术[例如，对于免疫功能低下、被感染（未大量繁殖）或居家照护者感染病毒、细菌或真菌微生物的患者使用无菌技术]。在不洁净环境中生活的患者也需要尽可能采用无菌技术进行吸痰以防止感染。所有居家照护者在使用清洁或无菌技术进行吸痰时都需要应用标准预防措施。

在家中进行气管切开护理开始于在医院接受指导和回馈演示。先指导气管切开护理等侵入性较小的技术，再指导诸如导管内部护理和吸痰等包含更多侵入性的技术通常会使患者或居家照护者能更好地学习。根据患者的表现持续扩展、实践和评估健康教育计划。患者及其照护者在出院前能经常进行吸痰练习以提高技能实践的信心是很重要的，否则在出院前必须安排24小时照护。

授权与合作

家庭气管切开和吸引的护理技能不能交由护理辅助人员完成，护士指导护理辅助人员完成以下工作：

- 报告患者意识水平、应激性、生命体征或脉氧饱和度下降的变化。
- 报告气道分泌物增加。

用物准备

- 带连接管的吸引器
- 清洁或无菌手套
- 3 个小盆
- 过氧化氢
- 生理盐水
- 相应尺寸的无菌吸引管，直径不大于气管切口管径的一半（例如，如果气管切口管径是 8 mm，使用 16Fr 或更小的吸引管）

- 气管切口护理包或清洁的 10 cm × 10 cm 纱布垫
- 小尼龙瓶刷或管道清洁器或一次性内套管
- 棉签
- 气管切开固定带：0.3 cm 斜纹胶带或 Velcro 型领带夹
- 镜子
- 湿毛巾或纸巾（可选）
- 干布、毛巾或纸巾（可选）
- 防护眼镜（可选）
- 垃圾袋（塑料、防漏首选）
- 一次性围裙（可选）
- 带氧供的袋式阀面罩（可选）

步骤	要点说明

护理评估

1. 第一次家庭随访时至少采用两种方式核对患者身份信息。面部识别可用作随访的两种方式之一。	确认患者身份（TJC，2016）。
2. 评估患者或居家照护者的视力和精细运动功能，以判断其执行气管切开护理和正确吸痰的能力。同时评估患者的意识水平，参与和解决问题的能力。	如果患者的身体和认知障碍有碍进行气管切开护理和吸痰的能力，指导居家照护者至关重要。紧急情况通常需要居家照护者或其他重要人员进行吸痰。
3. 评估患者或居家照护者对需要进行护理的适应证的认识： a. 气管切开护理，包括切口周围分泌物过多、气管内分泌物过多、气管切开的敷料／扎带污染或潮湿，以及气切管内气道变窄。 b. 吸痰，包括患者认为需要吸痰、出现咕噜咕噜声、吸气或呼气时喘鸣、烦躁、咳嗽无力、呼吸急促、发绀、意识水平急剧下降、心动过速或心动过缓，急性呼吸过浅或急性呼吸困难。	患者或照护者需准确掌握评估是否需要气管切开护理的知识。症状和体征与切开部位或气切管内分泌物有关。 认知有助于患者和居家照护者准确识别执行气切管吸痰的必要性。症状和体征是由于下气道阻塞和组织缺氧引起的。
4. 评估患者或居家照护者监测脉搏和呼吸的能力。	在家中进行适当的监测是必要的。
5. 评估患者的学习能力和注意力，考虑是否存在疼痛、恶心或疲劳以及患者对健康教育的兴趣。	重病、虚弱或意识障碍会影响患者参与健康教育计划的能力。提示需要在短期或长期的基础上依靠居家照护者进行学习和实践（如果有的话）。
6. 观察患者或居家照护者进行完整的气管切开管和吸痰护理。	确定患者或照护者可以轻松完成技能的哪些具体部分，哪些部分更加困难需要加强。

护理诊断

● 缺乏气管切开护理的相关知识	● 有居家照护者角色紧张的危险	● 低效型呼吸形态
● 有感染的危险	● 维护健康无效	
根据患者的状况或需求，个体化处理其相关因素／危险因素。		

步骤	要点说明

护理计划

步骤	要点说明
1.完成下列步骤后所能达到的预期结果：	
● 患者或居家照护者能识别需要气管切开和吸痰护理的症状和体征。	患者或照护者能够采取预防措施来维护呼吸道。
● 患者或居家照护者能够说出影响气管切开气道功能的因素。	气管切开经常有损正常的呼吸道清理、湿化和气体交换。
● 患者或居家照护者在可控环境下能够正确演示完整的气管切开和吸痰护理。	验证执行操作的能力。
● 患者或居家照护者能够识别切口炎症或呼吸道感染的迹象，以及何时通知医护人员。	衡量认知学习能力。
● 大气道中喘鸣音和咕噜声消失或减弱、脉搏和呼吸频率正常、呼吸深度增加、发绀消失、面色改善、呼吸困难症状减轻，说明上下呼吸道分泌物被清除。	患者或居家照护者的吸痰是有效的。
● 切口部位清洁、无感染和食管瘘。食管瘘的症状包括进食时频繁咳嗽、误吸和（或）发热。	气管切开护理是有效的。
● 导管内没有分泌物。	
2.选择家中患者或居家照护者最有可能执行气管切开护理的环境。	在将要常规进行护理操作的同一环境中进行技能训练有助于理解和学习。
a. 选择光线明亮且座位舒适的房间。	
b. 确保患者离得很近，并能清楚地看到护士。	
c. 控制噪声和干扰源。	房间环境需要尽量减少现存的感官改变。不受干扰的舒适环境能加强患者注意力。
3.与患者或居家照护者讨论并演示操作的合适体位（镜子前取高坐卧位）。	促进对舒适性和安全原则的理解，增加可视性。

护理措施

步骤	要点说明
1.吸痰：	
a. 核对医师开具的吸痰医嘱。确保患者和居家照护者理解吸痰医嘱。	侵入性操作需遵医嘱。 医嘱可能写为按需吸痰，确保患者和居家照护者理解其含义。
b. 指导患者和居家照护者执行手卫生和戴清洁手套。	减少微生物传播。
c. 进行开放式或封闭式吸痰时解释和逐步演示气管切开导管的吸痰准备和操作（见第25章）（见插图）。	示范是教导精神运动技能的可靠方法，可使患者或居家照护者在整个过程中提出问题。医院用于给患者吸痰的步骤也适用于家庭。

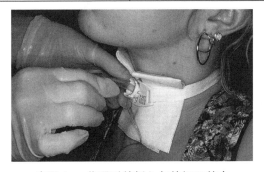

步骤 1c　将吸引管插入气管切开管内

1285

步骤	要点说明
临床决策点：一般情况下，不再推荐在吸痰前滴注生理盐水。使用生理盐水会对动脉和全身组织氧合产生不利影响（Ayhan et al., 2015）。	
d. 患者或居家照护者吸引气管切开部位后，指导其吸引鼻腔和口咽部并进行口腔护理。鼓励患者或居家照护者每日2次使用小型软牙刷刷牙，每2～4小时使用口腔保湿剂滋润嘴唇。	吸痰可以去除患者不能通过咳嗽清除的气管和下呼吸道的分泌物（Lamb, 2014）。牙菌斑含有微生物。
e. 吸痰结束时，让患者进行2～3次深呼吸；重新评估呼吸状态。	深呼吸可减少氧气流失和防止缺氧。患者的呼吸状态好转有助于提高后续吸痰效果。
f. 演示如何分离吸痰管，盘绕并将导管丢至相应的容器中。如果需要清洁和消毒气切管，先将其放在一边。让患者或居家照护者脱掉脏手套并丢于相应的容器中，执行手卫生。	减少微生物传播。
2. 气管切开护理：	
a. 让患者坐在带镜子的桌子旁。指导患者和居家照护者如何执行手卫生及戴干净的手套。指导气管切开护理的技巧，包括清洁切口和气切管、更换气管切开系带和敷料（见插图和第25章）。例外：用过氧化氢和小刷子清洁内套管（Cleveland Clinic, 2015）。	减少微生物传播。医院提供的气管切开护理的步骤也同样适用于家中。
临床决策点：气管切开护理期间，患者存在气切管脱出的危险。指导患者或居家照护者在新的气切管系带正确固定前，不要移除旧的系带。准备两个气切管，一个与患者尺寸相同，另一个尺寸较小，以便患者在气切管脱出后及时插入新的气切管。	
b. 让患者或居家照护者脱掉并丢弃手套。执行手卫生。	减少微生物传播。
c. 指导患者或居家照护者使用清洁手套。演示在温肥皂水中清洗可重复使用物品的技术。彻底冲洗并用两层干净的纸巾擦干。将用品储存在宽松密闭的透明塑料袋中，在袋子上做标记。	减少微生物的传播。必须保持空气循环，否则袋内潮湿会促进微生物滋长。
d. 让患者或居家照护者脱下手套并处理。执行手卫生。	减少微生物传播。

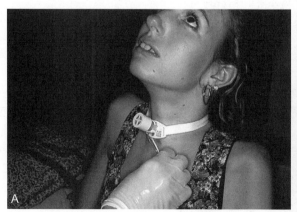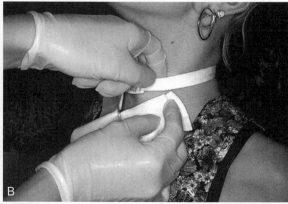

步骤2a　A. 清洁气管切口周围区域　B. 使用清洁的气管切开敷料

步骤	要点说明
3. 消毒用品： a. 指导消毒可重复使用的耗材的程序。至少每周进行一次。对耗材进行消毒，请使用以下方法之一： （1）方法1：将可重复使用的（可煮沸的）用品煮沸15分钟。冷却并晾干。 （2）方法2：取等量醋酸和水浸泡可重复使用的用品30分钟。取出，彻底冲洗并晾干。 （3）方法3：根据制造商的说明准备季铵氯化合物溶液，浸泡可重复使用的用品。冲洗并晾干。	去除微生物并降低感染风险。
4. 请患者或居家照护者在指导下执行每一步。	成人的积极参与可更好地学习精神运动技能，并且护士可纠正操作过程中发生的任何错误并探讨其含义。
5. 指导患者或居家照护者如下症状和体征： a. 气切口感染（发红、压痛、渗透液）。 b. 呼吸道感染（发热、痰液增多、痰液颜色变化、痰液恶臭、咳嗽加剧、寒战、盗汗）。 c. 食管瘘（气囊充气正常时空气从气切口、鼻子或口腔泄漏，气囊需充入更多空气，吸引时发生食物或液体误吸，嗳气过多，吞咽时咳嗽）。	患者或照护者必须能够尽早识别与长期气管切开相关的并发症，从而早期开始治疗以减少更多的不良预后。当出现并发症症状和体征时，强调通知医护人员的重要性。

护理评价

1. 观察患者或居家照护者演示气切管和吸痰护理技术。	通过独立演示精神运动技能进行反馈是评价学习的可靠方法。
2. 请患者或居家照护者描述需要进行气管切开和吸痰护理的症状和体征以及影响气管切开气道功能的因素。	患者及居家照护者展示应对呼吸道问题的学习和反应能力。
3. 让患者和居家照护者说明需要向医护人员报告的问题。	判断患者采取紧急护理措施的能力。
4. **使用反馈式教学**："我想我已经解释了如果你的气管切开出现问题或并发症，你会是什么感受，会看到什么。请告诉我需要进行气管切开吸痰的症状和体征。"如果患者或照护者不能正确反馈，立即调整或者重新制订指导计划以保证其正确掌握。	确定患者和居家照护者对指导内容的理解水平。
非预期结果	相关措施
1. 切口部位变红或变硬，伴或不伴有渗透液。	● 评价患者或居家照护者的技术。 ● 增加气管切开护理的频率。
2. 在切口周围或当患者或居家照护者进行气管切开吸引时存在大量有色分泌物。	● 患者使用无菌技术进行吸痰和气管切开护理。 ● 根据不同的病情，分泌物可能是粉红色、铁锈色或血色。记录颜色有助于医护人员诊断疾病。 ● 评价湿度是否充分（如果需要，可使用房间加湿器或气管切口套环加湿器）（见第25章）。 ● 通知医护人员。

步骤	要点说明
3. 吸引出血性分泌物。	● 评价吸引技术、吸引频率和吸引管大小。 ● 一般插入吸引管的深度比气切管长 6 mm。 ● 评估感染迹象。 ● 评估患者抗凝药物的使用。
4. 没有吸出分泌物。	● 评估患者的体液情况，是否需要增加湿度。 ● 确定是否使用了恰当尺寸的吸痰管。 ● 重新评估吸痰情况。
5. 切口位置出现皮肤破损。	● 评估受压或感染的部位。 ● 移除压力源。

记录与报告

● 在家庭健康记录中记录对患者的指导以及患者和居家照护者演示气管切开护理、吸痰和消毒技能的能力。

● 为患者或居家照护者建立居家护理记录系统，记录并跟进给予的气管切开护理。

注意事项

健康教育

● 人的鼻子和嘴唇通常可加温、过滤和湿化吸入的空气。气切管没有这些机制。需加湿以保持分泌物稀薄并避免痰栓。

● 提醒患者和居家照护者不要使用含乙醇的产品清洗用品，这可能会导致材料变硬和变脆。请勿将设备或用品放入洗碗机中。

● 根据需要留下联系居家护理护士的电话号码和说明。

儿科患者

● 一旦患儿在医院病情稳定，鼓励父母给予气管切开护理。父母练习操作的次数越多，他们在家照护患儿就越舒适。

● 气管切开的患儿需要与其他年龄接近的儿童进行社交和娱乐。鼓励居家照护者将患儿带出家门。然而，需要另一个成人与患儿同行，如果车内出现问题时可以帮忙（Hockenberry 和 Wilson，2015）。

● 为了防止缺氧，指导居家照护者吸痰不要超过 5 秒。在吸痰期间可使患儿休息至少 30 ～ 60 秒，并且吸痰不要超过 3 次（Hockenberry 和 Wilson，2015）。

● 指导居家照护者进行小儿心肺复苏，包括使用集式阀面罩或口腔 - 气管切开技术。他们还需要告知当地紧急医疗服务中心患儿的病情和气管切开的情况，并向紧急医疗服务中心提供家用设备清单（Hockenberry 和 Wilson，2015）。

● 鼓励居家照护者在和患儿的房间里放一个冷气加湿器，湿气有助于保持分泌物稀薄并减少痰栓的可能（Hockenberry 和 Wilson，2015）。

● 照护有气管切开的儿童往往会影响居家照护者的社交能力，并可能导致睡眠不足。制订一个包括临时护理的计划，可让照护者有时间来满足自己的需求（Hockenberry 和 Wilson，2015）。

● 指导居家照护者避免给患儿穿戴可能覆盖气管造口开口的衣服，如高领毛衣和紧身领的衣服。避免接触可能脱落细小的头发或皮屑的衣服、玩具和宠物，因其可进入气管切口并引起呼吸问题（Hockenberry 和 Wilson，2015）。

老年患者

● 老年人气道弹性下降，通过咳嗽清除气道分泌物更困难。因此，他们需要更多的吸引和气道护理，并增加了感染风险（Ebersole et al.，2015）。

● 评估有损在家管理人工气道能力的认知、移动或感觉障碍，如果患者无法独立管理气道，则进行指导。

● 伴随着呼吸能力下降患者会焦虑，并可能导致老年人变得过于紧张而无法独立进行吸引。

技能44.6　药物自我管理健康教育

大约有50%的处方药使用不当，有些患者不会选择服用处方药（CDC，2013）。护士获得资源并解决影响患者遵守药物治疗方案的问题（例如购买药物、运送药房、副作用等）。指导患者如何正确管理药物非常重要，但护士应首先确认并解决有关问题。

过去曾使用依从性来描述患者的行为在服用处方药或遵守治疗方案方面时是否与医疗提供者的建议相符（CDC，2013）。最近的文献肯定了"依从性"这一术语，因为其强调了患者在决策过程中的作用，同时考虑到了选择的自由（Iihara et al.，2014）。了解并支持患者如何服用药物的决定被确定为提高依从性的一种方法。使用积极倾听的指导方法，可以将患者的需求和顾虑考虑进患者的药物治疗方案之中。

某些影响药物依从性的障碍包括担心药物的不良反应、认为药物无效、服用药物不便，药物的成本、知识缺乏、忘记服药以及与医疗提供者的关系（Müller et al.，2015）。考虑到这些潜在的障碍，你可以提供信息和支持，以确保患者和居家照护者在是否服用药物时做出明智的决定。一旦患者掌握了药物管理技能，你需继续验证技能是否正确执行，并评估新问题和疑虑。

授权和合作

患者药物自我管理的技术不能授权给护理辅助人员，护士指导护理辅助人员完成以下工作：

● 沟通患者药物自我管理报告相关问题。

用物准备

● 药物
● 与药物一起服用的液体
● 用药记录或其他医疗提供者提供的现用药物的最新目录
● 药物日志
● 每日或每周用量的药盒
● 符合需要的测量工具（例如药杯、茶匙）
● 教学工具（例如图表、书面说明、药品容器的颜色代码）

步骤	要点说明

护理评估

步骤	要点说明
1. 第一次家庭随访时至少采用两种方式核对患者身份信息。面部识别可用作两种随访方式之一。	确认患者身份（TJC，2016）。
2. 评估患者认知、感觉及运动功能：意识水平、视力、听力、触摸、健康的读写能力，吞咽功能、移动度、活动耐力、社会支持、合作意愿。	认知、感觉及运动功能频发缺陷可影响患者正确服用或准备医嘱药物和参与指导的能力。
3. 评估患者或居家照护者获得所需药物资源的能力（例如，经济情况、社会支持、交通方式）。	资源的缺乏是负面影响患者对执行药物自我管理方案依从性最主要的因素（Müller et al.，2015）。
4. 评估患者的学习准备和集中能力，考虑是否存在疼痛、恶心或疲劳以及患者对健康教育的兴趣。	重病、虚弱或意识模糊会影响患者参与健康教育计划的能力。提示需要依靠居家照护者进行短期或长期的学习和实施（如果有的话）。
5. 评估患者和居家照护者有关药物治疗的知识：药物名称，如何管理、目的或行为、每日服用的剂量和时间，预期的副作用以及发生问题时应采取的措施。	患者需要能够了解并记住药物信息（Kornburger et al.，2013）。 居家照护者对药物治疗的自信心影响他们为患者管理药物的能力（Kornburger et al.，2013）。

步骤	要点说明
6.评估患者对药物治疗的信念。考虑以前的经验、种族的价值观、宗教信仰、个人的药物治疗经验，以及其他重要的药物价值观。	诸多因素影响患者遵循药物治疗的意愿。
7.评估患者的处方和非处方药物，包括中药应用：是否有多个医疗保健提供者处方药物？标签是否标记清晰？服药时间表是否令人困惑？不同的药物看起来相似吗？患者是否一起储存药物或从非原始容器中储存药物？近效期是最新的吗？	确定影响患者依从性的困惑来源。药物治疗的依从性(特别是在老年患者中）通常会因多药性而复杂化（多种慢性病常使用多种药物，有时由多个医疗保健提供者开处方药)。药物治疗方案复杂时，依从性更为复杂。
8.确保居家照护者知道患者的药物过敏史。	新药开出后，居家照护者常成为错误药物处方监督人员。
9.咨询医疗保健提供者以评估患者正在接受的药物，并尽可能简化治疗方案。	核对药物有助于降低多种药物相互作用的风险，并确保药物治疗的准确性。治疗方案简化提高了依从性，特别是与处方剂量的每日频率有关。

护理诊断

●焦虑	●维护健康无效
●缺乏自我给药的相关知识	●有知识强化的趋势
根据患者的状况或需求，个体化处理其相关因素/危险因素。	

护理计划

1.完成下列步骤后所能达到的预期结果：	
●患者或居家照护者能够说明每种药物的目的以及有何作用。如果已经停止用药，患者或居家照护者能够正确解释原因。	展示认知学习能力。
●患者或居家照护者明确常见的不良反应和缓解措施。	提高患者用药依从性。
●患者或居家照护者能够说明何时通知医疗保健提供者相关药物问题。	授权患者参与护理。
●患者或居家照护者阅读每个药品标签，并说明每次服用药物的时间。	防止用药管理错误。
●患者或居家照护者按照医嘱规定进行自我管理药物。	展示获得的技能。
2.为教学环节做好环境准备： a.选择光线充足的客房，并提供舒适的座位。 b.确保距离患者很近，并能清楚地看别护士。 c.控制噪声和干扰源。	提高患者和居家照护者参与教学的可能性。 房间环境需要尽量减少现有的感官改变。舒适的环境不受干扰，维持了患者的注意力。
3.准备健康教育材料： a.选择与患者的学习偏好相适应的健康教育计划（视觉，听觉，阅读或书写，动觉)： (1)书面资料以大号粗体字(以14号或更大字体)标识。 (2)DVD或互联网教学项目。 (3)用药安全指南的插图。 (4)搬运设备和用品。	以患者为中心的护理重点是与患者合作提供高质量、适当的和具有成本效益的医疗护理（Hyrkas 和 Wiggins，2014）。 在学习的背景下，使用个性化的符合患者学习风格的教学方法，将教学方式最大化纳入患者学习中（Inott 和 Kennedy，2011）。 根据视觉限制协助患者。

步骤	要点说明

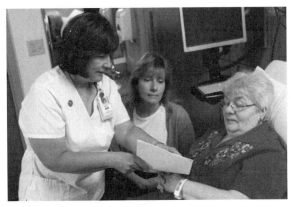

步骤5 患者和居家照护者参与药物自我管理健康教育项目

步骤	要点说明
4. 在健康教育期间协助患者戴眼镜或助听器。	使用眼镜或助听器可以增强患者的感官知觉，并增加参加教学和理解内容的可能性。
5. 安排健康教育时间以便居家照护者参与（见插图）。	照护者可成为患者的积极资源，常加强所提供的信息（Hyrkas 和 Wiggins，2014）。

护理措施

步骤	要点说明
1. 向患者和居家照护者说明在自我服用药物前执行手卫生的重要性。	减少微生物传播。
2. 清晰简洁地呈现信息：提高患者参与和理解的能力（Kornburger et al.，2013）。 a. 选择光线充足的房间。 b. 使用简短的句子，用压低的声音说话。 c. 用可理解的术语进行描述。	可以看清患者对健康教育的非语言反应。 听力损失或视觉问题的患者可以看到你的表情，阅读书面信息，并更清楚地听到你的声音。 增进对信息的理解。 防止混淆术语。当你在学习者层面呈现信息时，患者会更快地学习（Kornburger et al.，2013）。
3. 健康教育时经常暂停，以便患者或居家照护者可以提问并表达其对内容的理解。	提高学习者的参与。持续反馈可确保患者获取信息。
4. 指导患者或居家照护者遵循以下内容：使用常规药物和需要时用的药物的目的及其预期效果，药物如何起作用以及原因，剂量安排和原因，常见副作用，如何缓解副作用，如果忘记服药该如何处理，何时向医疗保健提供者打电话询问问题，谁打电话，用药安全指导指南，以及不服用药物的影响。	为患者或照护者提供在家如何安全服药的足够的信息。
5. 指导患者或居家照护者选择正确的药物输送途径，包括口服、皮下、肌内、吸入和局部用药。	患者需精通所有药物管理路线。如果药物管理不当，通常会出现不良反应。
6. 提供频繁、简短的教学课程。计划形成几个教学课程，尤其在患者需要服用多种药物时。	频繁的课程可提高患者对讨论信息的关注度和保留度。
7. 提供有关非处方药和草药补充剂的健康教育。	患者可能不了解非处方药和草药补充剂的效果（Werner，2014）。

步骤	要点说明

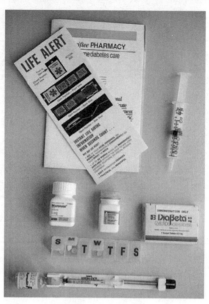

步骤8 患者药物自我管理的协助举例

步骤	要点说明
8. 为患者提供书面版的时刻表或个性化说明书供参阅。提供特殊图表、图案、学习资料、书面信息、药物每周分配者和互联网/内联网资源（见插图）。	清晰的书面信息，图表和其他资源（例如互联网/内联网）可有助于患者的学习，并加强对信息的理解（Kornburger et al.，2013）。
9. 在患者准备药物的实践过程中提供帮助（例如，"请准备好您用餐时服用的药物或您早上第一次服用的药物"）。	允许观察患者正确阅读标签的能力，是否根据医嘱规定的时间准备所有药物。
10. 根据需要，药房应在药瓶和药品健康教育手册上印上清晰的大字标签。	提高患者阅读和遵循方向的能力。
11. 如果手动灵活性有限，请让药房提供容器，以便患者可以独立打开。	大多数药店在"儿童安全"的容器中分发药片，手指/手的活动能力有限的患者通常难以操纵或打开。
临床决策点：如果家中有宠物、小孩或者有常来玩耍的小孩，协助患者为药物储存建立一个"安全地带"，以减少宠物和儿童意外伤害的危险。	
12. 药房应在需要配药时及时收到书面医嘱。如果患者不能安排车辆去药房，可安排药房运送药物给患者。	药物的可用性影响患者依从性。
13. 与患者或居家照护者讨论如何处置停用的药物或过期药物。	确保安全处置。

护理评价

1. 要求患者或居家照护者解释每种药物的信息：作用，用法，途径，用药时间安排和使用处方药或非处方药的最大频率，副作用和相互作用，应避免的食物、草药或非处方药。	患者和居家照护者需要能够理解并记住药物信息（Tamura-Lis，2013）。
2. 让患者或居家照护者描述何时致电给医疗提供者或咨询信息。	培养获取信息和解决问题的技巧有助于提高患者依从性并减少药物治疗方案中的潜在问题（Kornburger et al.，2013）。

步骤	要点说明
3. 让患者或居家照护者准备和管理所有处方药物剂量。	提示对药物剂量和时间表的理解程度。
4. **使用反馈式教学**："我想我已经解释了如何安全地处置您不服用的药物。请用您自己的话告诉我如何在家中正确处置药物。"如果患者或居家照护者不能正确反馈，立即调整或者重新制订指导计划，以保证其正确掌握。	确定患者和居家照护者对指导内容的理解水平。

非预期结果	相关措施
1. 患者或居家照护者在准备药物时出现错误，或无法回忆和（或）解释在健康教育部分中讨论的信息。	● 当信息被遗忘或不清楚时，提供额外的指导和（或）健康教育材料。 ● 确保书面说明能够符合患者理解水平。一些商业小册子包含的说明太复杂或包含难以理解的医学术语。 ● 考虑为有视力或阅读障碍的患者使用不同的图片、颜色编码、图表和录音指示。 ● 考虑使用每周用药准备盒。 ● 定期为患者或居家照护者准备和管理药物。
2. 因患者自我护理缺陷，药物自我管理计划无法实施。当患者认知变化发展时，这种情况非常普遍。	● 制订替代计划，通常依赖居家照护者进行家庭用药方案的安全管理。
3. 患者拒绝遵医嘱服用药物。	● 了解并确定患者不依从的原因，其中通常包括以下内容：成本、副作用、治疗方案的复杂性、吞咽不良或其他副作用以及文化偏好。 ● 见注释 44.4。

注释 44.4　提高药物治疗依从性的循证护理干预

● 将患者作为合作伙伴参与。鼓励他们发表意见，与大家分享决策。
● 鼓励患者服用药物。
● 使用药物提醒器、智能手机报警设备和药盒。
● 根据患者的感受给予同情。
● 通过提供有关诊断和治疗的信息，鼓励患者产生控制感。
● 承认居家照护者的需求并提供信息和支持。了解照护者可能有相互竞争的责任（例如，就业、其他受抚养人）。
● 患者的态度会影响其与医疗提供者合作的意愿和治疗依从性。

改编自 Kinney RL et al: The association between patient activation and medication adherence, hospitalization, and emergency room utilization in patients with chronic illnesses: a systematic review, Patient Educ Counsel 98(5):545, 2015; Mantri P: Patient adherence to medication, Pract Nurs 25(12):590, 2014; Shin, Habermann, and Pretzer-Aboff: Challenges and strate-gies of medication adherence in Parkinson's disease: a qualitative study, Geriatr Nurs 36(3):191, 2015.

记录与报告

● 在居家护理记录中记录患者和居家照护者提供的指导和学习结果。

● 为患者和居家照护者开发记录系统（患者日记），用于记录药物剂量计划依从性和自我监控的任何问题。

● 根据需要留下电话号码和有关如何联系居家护理护士的说明。

注意事项

健康教育

● 有关药物安全性的指导，请参阅第 43 章。

● 如果难以计划单独的教学课程，请在服药期间指导患者。

● 举例：学习辅助工具包括每周自制日历，其中包含在特定时间服用药物的塑料袋，用鸡蛋包装纸盒的不同颜色编码的部分准备当日的药物，钟面朝向无法阅读或看不清晰的患者，根据药物类型进行涂色编码（例如，蓝色放镇静剂，红色放止痛药）以及确定一周中几天和一天中几次用药。

儿科患者

● 指导成人确保将所有药物上锁并放在儿童接触不到的地方。

● 鼓励居家照护者不要告诉患儿药物治疗，因为这会增加儿童药物过量或滥用的风险。

● 成功的药物健康教育涉及患儿的父母或其他照护者以及患儿和兄弟姐妹。为了向儿童提供有效的药物健康教育，在规划健康教育课程时应考虑到患儿的发展和认知能力（Hockenberry 和 Wilson，2015）。

● 居家照护者需要监督年龄较大的儿童，因为他们已经开始为自己的治疗负责。

老年患者

● 随着人们年龄的增长（没有痴呆症），学习新信息的能力仍然存在；然而，老年患者通常需要更多时间来完成学习。提供充足的时间和数量的教学课程以保证顺利完成学习。针对老年人的有效教学策略包括记忆辅助，以大号字体书写的信息、居家照护者的参与、电话或面对面的后续教学以及计算机辅助教学指导（Ebersole et al.，2015）。

● 认知问题加上药物治疗方案的复杂性对老年患者安全自我服用药物的能力有负面影响。应尽可能降低有认知缺陷的患者的药物治疗方案的复杂性，以促进安全的药物自我管理实践。

● 老年患者经常需要多种途径服用药物（例如口服、吸入、注射）。很多时候身体的灵活性、视力、认知能力和记忆力方面的问题都会严重影响其对服药时间表的依从性。建立治疗性的护患关系，帮助患者克服这些依从性的障碍。

技能 44.7　居家鼻饲管管理

超过 130 万的美国人在家接受肠内营养（ASPEN，2015）。如果患者在学习如何进行居家肠内营养输注时能看到管饲装置和设备将会更有利于学习。尽可能提供亲身实践的机会并让患者参与居家肠内营养的决策制定。家庭环境中的肠内营养治疗通常在患者至少能消化输注营养的 70% 并且病情稳定未发生并发症、患者或居家照护者能够输注营养并有充足的时间在可控环境中学习相关技巧的情况下是有效的。

家庭环境中的操作请遵循第 32 章所述的准则和技能。大多数在家中接受肠内营养的患者都有胃造口和空肠切开管。本技能重点指导患者或居家照护者如何在家中输注营养。通常在家庭环境中护士负责重新置入胃造口喂养管，医护人员负责空肠造口管的重新置入。

授权与合作

指导患者和居家照护者如何管理家庭喂养管的技术不能交由护理辅助人员完成。护士指导护理辅助人员完成以下工作：

● 报告患者发生的任何喂养困难、咳嗽、恶心、呼吸窘迫、不适或呕吐。

用物准备

参阅技能 32.1 至 32.4 和操作指南 32.1 的用物清单。

● 在日志上记录患者每日体重、出入量、温度、喂养残留量

步骤	要点说明

护理评估

| 1. 在首次家庭访视期间至少使用两种方式核对患者身份信息。面部识别可作为随后家访中两种方法之一。 | 确认患者身份（TJC，2016）。 |

步骤	要点说明
2. 评估患者目前的健康状况和对肠内营养的耐受性（如果已准备输注）。	确定喂养计划是否需要进行更改。
3. 评估患者和居家照护者的身体（视觉、精细动作）功能。还要评估情感、经济和社区资源。	确定患者和居家照护者操作设备的能力。资源的利用提高了自我护理家庭的管理能力。
4. 评估家庭环境状况（卫生、设备存放、工作区、用物和电源）。	确定家庭环境对于肠内喂养是否安全，使发生感染和并发症的风险最小。
5. 评估患者和居家照护者对肠内营养的目的和积极的预期结果的理解程度。	理解治疗的基本原理对加强护理参与及合作至关重要。
6. 评估患者和居家照护者对设备和用物的存放和管理以及在何处和如何得到用物的理解程度。	确保安全的家庭管理，减少并发症发生的风险。居家护理运输公司通常一次性提供一个月的供应物品。如果患者在车库里存放营养液，寒冷季节必须在使用前几小时放入室内，室温复温（Best，2012）。天气炎热时车库并不是一个好的存放地点，尽可能使用地下室。
7. 评估患者的学习准备和注意力集中能力（考虑是否存在疼痛、恶心或疲劳以及患者对宣教的兴趣），以及学习风格偏好。	严重疾病、虚弱或意识模糊影响患者参与教学计划的能力。表明需要依靠居家照护者短期或长期的学习和实践（如果有）。学习风格影响教学资源的选择。
8. 观察患者或居家照护者输注肠内营养的情况（已开医嘱）。	确定患者或照护者可以轻松完成技能的哪些部分，哪些技能更困难需要加强。

护理诊断

● 焦虑	● 自我护理喂养缺陷	● 健康维护失效
● 缺乏管饲喂养自我管理的相关知识	● 营养失调：低于机体需要量	● 有误吸的危险
根据患者的状况或需求，个体化处理其相关因素 / 危险因素。		

护理计划

1. 完成下列步骤后所能达到的预期结果： ● 患者或居家照护者口述肠内营养和提高营养健康的目的。 ● 患者或居家照护者演示合理使用设备和处理配方。 ● 患者或居家照护者演示准确输注肠内营养和用药。 ● 患者或居家照护者口述对症状、体征和喂养并发症管理的理解。	提供可衡量的标准，以确定认知理解的水平。 演示居家肠内营养管理所需的技能。 演示输注居家肠内营养和用药所需的技能。 确认患者或照护者知道如何处理发生的喂养问题。
2. 为教学课程准备环境： a. 选择光线充足，座位舒适的房间。 b. 确保患者靠近并能清楚地看到护士。 c. 控制噪声和干扰源。	提高患者和居家照护者对教学关注的可能性。 房间环境需要尽量减少现有的感官改变。舒适无干扰的环境，有助于患者注意力的集中。

步骤	要点说明

护理措施

步骤	要点说明
1. 让患者或居家照护者与护士一起执行手卫生，并解释该操作的重要性。	减少微生物传播。强调感染控制的重要性。
2. 与患者或居家照护者讨论肠内营养和提高营养健康的目的。	强调正规喂养的重要性。
3. 帮助患者或居家照护者确定喂养计划，以保证营养需求，符合患者或家庭的时间表，并遵从医护人员开具的医嘱。	促进肠内营养治疗的依从性。 以患者为中心的方法增加了患者自我管理喂养的信心（Best，2012）。
临床决策点：居家照护者需要与家庭健康或医护人员沟通为适应日常生活而发生变化的喂养时间表。	
4. 让患者或居家照护者与护士一起使用清洁手套。如果患者使用鼻肠管，演示如何确定喂养管的位置：抽吸胃液，检查胃液 pH 值和可接受的 pH 值范围（见技能 32.2）。	减少微生物传播。 经鼻放置的管道无意中会进入呼吸系统并迁移至食管或呼吸道。在这种情况下，定期监测 pH 值（Best，2013；Taylor et al.，2015）。低 pH 值的分泌物是胃内放置的明确指标。然而，高 pH 值不能区分分泌物从呼吸道还是肠道吸出。
临床决策点：指导患者或居家照护者如果对肠内喂养管的位置有任何疑问，应避免进行所有的喂养、冲洗或用药。	
5. 让患者或居家照护者演示经鼻置管的操作。	再次演示可确定是否需要进一步指导。
6. 当患者有胃造瘘或空肠造瘘管时，观察患者或居家照护者通过抽吸胃内容物检查胃内残余量（Best，2013；Stepter，2012）。如果胃内容量不超过 250 mL（见机构政策）（Metheny et al.，2011），则让患者将抽吸的胃内容物回输至胃内。	检查小口径鼻饲管的胃残留很容易导致导管堵塞或移位。胃残留量在 200 ～ 500 mL 应引起重视，并采取减少吸入风险的措施，例如间歇喂养改成连续喂养、评估减少阿片类镇痛药的可能性和使用提高胃动力的药物（如胃复安）。如果不存在其他不耐受的症状，少于 500 mL 的胃内残余量时无需停止喂养（McCarthy et al.，2015）。
7. 讨论使用无菌技术来设置和更换输注装置、混合配方（不添加配方到悬挂的营养袋中）、冷藏未使用的营养配方、限制用量的配方应一次性加至所需数量，可在 4 ～ 6 小时内注入（温暖环境下时间更短），并做好营养袋的维护。	医疗无菌技术最大限度地减少微生物污染的风险。冷藏和限制"悬挂"时间可减少微生物。每 24 小时更改喂养装置可减少微生物的生长。
8. 指导患者或居家照护者，患者在接受喂养、用药或管道冲洗时，患者需要坐在椅子上或至少升高床头呈 30°，最好 45°。	降低误吸的风险。咳嗽增加、呼吸困难或痰液增多提示发生了误吸（Metheny 和 Frantz，2013）。
9. 观察患者或居家照护者混合、输注和存放营养液方式。讨论喂养或用药后进行管道冲洗。	确定学习的能力和进一步指导的需要。定期冲洗管道可防止堵塞。
10. 观察患者或居家照护者更换喂养装置和清洁袋。让他们处理用物，脱下手套，并执行手卫生。	减少微生物的传播。
11. 观察患者或居家照护者输注药物和冲洗管道（见技能 21.2）。	确保正确给药。
临床决策点：检查用药不含有任何舌下、肠溶或缓释的药物。这些药物不能被粉碎输注。	

步骤	要点说明
12. 如果患者正在接受持续的喂养,讨论和观察营养泵的使用情况(见第32章)。	管饲营养泵的使用很复杂,需要加强指导。
13. 讨论如何固定带有腹管患者的喂养管以及清洁和保护置管部位皮肤的措施(见第32章)。	防止管道移动和皮肤破损。
14. 提供订购设备和用物的联系信息,或在设备出现故障时应联系谁。	确保居家照护者在紧急情况下及时反应。
15. 讨论发生误吸症状和体征时需要采取的紧急计划和行动,如升高床头、口腔吸引并呼叫医护人员。	确保对设备、用物、应急计划和合作管理的理解。
16. 讨论出现腹泻、便秘或体重减轻时与谁联系。	为患者或照护者提供支持。

护理评价

1. 让患者或居家照护者陈述居家肠内营养治疗的目的。	演示认知学习情况。
2. 观察患者或居家照护者执行无菌技术、检查管道位置、回抽残余量,输注药物和营养液,以及设备使用/清洁。	演示技能学习情况。
3. 询问患者或居家照护者,让其陈述预防并发症应采取的措施(例如,每次进食前检查管道位置,在进食、固定和冲洗管道时抬高患者头部)。	确保居家安全管理以及确定健康教育的范围。
4. 询问患者或居家照护者如何护理已经打开的配方的容器。	确保居家管理安全,防止食源性疾病的发生。
5. **使用反馈式教学**:"我想确定我解释了如何管理可能发生的管饲并发症。告诉我如何处理恶心、胃饱胀、腹胀、腹泻。"如果患者或居家照护者不能正确反馈,立即调整或者重新制订指导计划,以保证其正确掌握。	确定患者和居家照护者对指导内容的理解水平。
非预期结果	相关措施
1. 喂养管移位。	● 指导患者或居家照护者停止喂养,并通知居家护理护士。 ● 护士或医护人员将重新置入喂养管,并在开始任何形式的肠道喂养之前验证导管是否在位。
2. 发生误吸的症状和体征。	● 停止进食,升高床头。 ● 确认导管位置。 ● 通知医师。
3. 患者发生腹泻。	● 通知医师。 ● 与营养师和医护人员合作,考虑肠道喂养、可溶性纤维的强度、类型或速度的变化;核查药物;或使用止泻药物(Blumenstein et al., 2014)。
4. 管口周围的皮肤破损,或插入部位周围产生分泌物。	● 更频繁地清洁管口区域。 ● 遵医嘱管口周围涂抹抗生素软膏。 ● 联系医护人员。

记录与报告

- 记录给予患者和居家照护者的指导，以及他们对居家护理记录的反应。

- 记录具体的肠道喂养计划，包括居家管道的类型和大小、营养配方，以及在特定时间范围内应输注的剂量。

- 患者或居家照护者需要记录出入量、每日的体重、每次喂养前回抽的胃液量（如果接受持续喂养则为每4小时）、喂养的日期和时间、营养液的量和类型、添加剂以及喂养装置更换的日期和时间。

注意事项

健康教育

- 没有护士陪伴进行操作容易引起焦虑。如果需要的话，留下一个电话号码或如何联系居家护理护士的说明。

- 向患者和居家照护者说明各种肠道喂养的最长悬挂时间。在营养液打开后，室温保存不超过8～12小时。

- 如果患者有鼻肠管，鼓励经常进行口腔护理，以防止口腔黏膜干燥。

儿童患者

- 儿童有误吸、体液和电解质失衡的危险，因此教导父母要严密监测患儿情况（Hockenberry和Wilson，2015）。

- 长期接受居家肠内营养的患者经常存在发育和生长迟缓。其他常见问题包括睡眠障碍、管道堵塞、设备配送问题和设备故障。因此，需对这些患儿进行密切的随访和频繁的营养监测。

- 指导居家照护者在肠内喂养期间或之后1小时，对于不能坐起的患儿采用右侧卧位（Hockenberry和Wilson，2015）。

老年患者

- 评估感官功能、移动性或敏感性的变化和限制，这表明了是否需要指导居家照护者如何实施喂养。

- 患有老年痴呆症的患者接受肠内喂养时加以约束，风险更高（Bentur et al.，2015）。

技能44.8 居家胃肠外营养管理

居家胃肠外营养，适用于不能经口摄入足够营养及禁用肠内营养，如癌症、肾衰竭、运动神经元病症、心脏疾病、慢性呼吸或胃肠道疾病的患者（Wilson和Blackett，2012）。在家中进行胃肠外营养的护士常与注册营养师和其他医护人员合作，以确保患者获得足够的卡路里、蛋白质和液体。PN是通过长期中心静脉置管，如隧道式CVC(例如，Groshong或Hickman导管)，植入式输液港或经外周静脉置入中心静脉导管（见第29章）进行输注。与PN输注有关的潜在并发症，包括静脉相关的血栓和血流感染。

PN需单独配制，包括氨基酸、葡萄糖、脂肪乳、维生素、电解质、矿物质和微量元素的合剂。在家输注PN需要团队合作，并且需要患者和（或）居家照护者具有准备和输注的能力（Durfee et al.，2014）。

通常在家中输注PN约需12小时，因此许多患者选择在夜间输注。由于PN存在风险且居家管理非常复杂，因此患者第一次输注在急诊室进行。出院后，居家护理护士经常随访。居家护理护士需要仔细评估患者或居家照护者对居家输注PN需使用的技术的反应能力并提供情感支持。尽管在家输注PN提高了患者的自主权，但经常会干扰他们保持正常生活的能力。与患者或家庭照护者一起合作，强调PN的好处并对相关问题的处理提供帮助。

授权与合作

居家胃肠外营养管理的技能不能交由护理辅助人员完成。护士指导护理辅助人员完成如下工作：

- 报告手指血糖监测的结果。

- 报告护士超出正常范围的生命体征值。

- 报告患者呼吸短促、头痛、虚弱或不适的主诉。

- 如果导管敷料潮湿或正在出血，报告护士。

用物准备

- 静脉输注的 PN 液体
- 带有可选的过滤器的静脉输液管
- 配有警报和防止无压力输注的电子静脉
输液泵

- 居家血糖监测设备
- 酒精棉签
- 清洁手套
- 记录

步骤	要点说明

护理评估

步骤	要点说明
1. 第一次家庭随访时至少采用两种方式核对患者身份信息。面部识别可用作随访方式之一。	确认患者身份（TJC，2016）。
2. 通过使用营养筛查工具（见第 31 章）和体格检查，评估患者持续的营养状况和营养不良风险。识别营养不良的症状和体征（例如，体重减轻或体重低于理想水平；肌肉萎缩、消瘦或虚弱；嗜睡；超过 6 天无法进食），包括测量生命体征。	营养评估有助于确定患者的基线水平，以确定对肠外营养的反应。
3. 评估患者的体液和电解质水平、血清白蛋白、总蛋白、转铁蛋白、前白蛋白、甘油三酯和葡萄糖水平。	提供更多的基线评估数据（Durfee et al.，2014）。
4. 评估患者的静脉通路是否有肿胀、渗液、压痛和炎症迹象（见第 29 章）。如果患者有 PICC，测量上臂围；在进行测量的手臂上标记位置。	感染是患者建立静脉通路时常见的并发症。测量臂围有助于发现 PICC 的渗漏。随着时间的推移，手臂上的标记可确保连续的测量。
5. 确认医护人员的 PN 医嘱，包括氨基酸、葡萄糖、脂肪乳、维生素、矿物质、微量元素、电解质和滴速。	确保安全准确的 PN 输注。
6. 评估患者的学习准备、焦虑和注意力集中能力（考虑是否存在疼痛、恶心或疲劳及患者对健康教育的兴趣）以及学习风格的偏好。	重病、虚弱或意识模糊会影响患者参与教学计划的能力。表明需依赖居家照护者进行短期或长期的学习和实践（如果有的话）。学习风格影响教学资源的选择。
7. 评估患者或居家照护者先前居家管理 PN 的知识和经验。如果能够执行操作，让患者或居家照护者进行再次演示。	确定开始健康教育之前的理解水平。

护理诊断

● 成人成长失能	● 营养失调：低于机体需要量	● 焦虑
● 有营养强化的趋势	● 照护者角色紧张	● 有感染的危险
● 缺乏全胃肠外营养的相关知识	● 社交孤立	● 疲乏
根据患者的状况或需求，个体化处理其相关因素 / 危险因素。		

护理计划

1. 完成下列步骤后所能达到的预期结果： ● 患者或居家照护者能够正确输注 PN。 ● 患者或居家照护者可以正确护理 CVC。 ● 患者或居家照护者阐述如何正确保存喂养配方。 ● 患者或居家照护者陈述需向医护人员报告的变化症状和体征。 ● 患者或居家照护者可以正确测血糖。	提示技能学习有效。 预防感染并确保静脉通路的通畅。 知晓感染控制原则可以预防食源性疾病。 确保居家 PN 的安全输注。 需要对患者的肠外营养治疗的反应进行安全监测。

步骤	要点说明
2. 选择患者最有可能进行 PN 输注和健康教育课程的居家环境。 a. 选择光线充足且有舒适座位的房间。 b. 确保距离护士很近，并能清楚地看到护士。 c. 控制噪声和干扰源。	在相同的环境中进行常规的技能练习有助于理解和学习。 房间环境需要尽量减少现存的感官改变。舒适且不受干扰的环境有助于提高患者的注意力。

护理措施

步骤	要点说明
1. 提供每周 7 天、每天 24 小时可联系的人员或者机构的名字和电话号码，以防出现问题。	确保患者或居家照护者的困难和问题能得到解决和回答。
2. 解释 PN 的类型／名称、输液量和输注速度、预期结果和成分。说明 PN 需放在冰箱里。	患者或居家照护者确认正确输注 PN 以及了解预期的护理结果。 冰箱能保持 PN 的成分完整。
3. 让患者或居家照护者在护士的指导下执行以下每个步骤。不要催促患者。	纠正技能操作时出现的错误并讨论其含义。
4. 指导患者或居家照护者检查静脉输液袋标签，确保患者名字已贴在标签上，确保液体未过期，并检查输液袋是否有渗漏。	确保患者或居家照护者知道如何检查药房准备的液体以保证正确的患者接受正确的 PN。输液袋需完好以保持系统密闭，确保患者输注所有医嘱规定的营养物质。
5. 建议在计划的输液时间前 30～60 分钟将 PN 溶液从冰箱中取出。	冰冷的液体通常会导致不适，让液体复温可提高输液过程的舒适度。
6. 解释需要检查袋中液体颜色和沉淀物。	输液袋内颜色改变或出现沉淀物表明 PN 成分被破坏。
临床决策点：如果出现沉淀物，合剂组成成分分离或者颜色改变，说明液体应弃用。	
7. 让患者或居家照护者执行手卫生并戴上清洁手套。演示如何将静脉输液管连接至输液袋，如何将过滤器连接至静脉输液管（可选），如何准备静脉输液管，以及如何将静脉输液管连接至电子输液泵中（见第 29 章）。	减少感染的传播。为静脉输液准备 PN 液体。
8. 用乙醇擦拭 CVC 端口并演示如何冲洗 CVC 并将个静脉输液管连接至端口（见第 29 章）。尽可能使用无针系统。	需要保持 CVC 管路通畅，并且静脉输液管需连接至 CVC 以输注 PN。无针系统可防止发生针刺伤。
9. 解释如何选择合适的输液速度和输液泵程序（见技能 29.2）。提醒患者和居家照护者不要为了"追加"而调节速度。	确保以正确的速度输注 PN。
10. 让患者和居家照护者脱下手套并处理，执行手卫生。	防止微生物的传播。
11. 输液完成后，解释并演示如何断开输液管和冲洗 CVC（见第 29 章）。确保患者或居家照护者在断开管路前后执行手卫生。	输注后冲洗 CVC 可保持血管通路装置的通畅。认真执行手卫生可防止感染。
12. 阐述输液泵和用物正确的使用和存放方法。解释正确的管道更换时间（例如，全营养合剂 24 小时更换，三合一液体 72 小时更换）。	保持设备的完整性，适时的更换管道可防止感染。
13. 根据标准预防的原则，制订相应的用物处理的计划，包括针头、注射器和未使用的药物或液体。	实施标准预防有助于防止传染性疾病的传播和针刺伤。

步骤	要点说明
14. 演示 CVC 部位的正确护理；讨论如何更换敷料，更换敷料的频率和感染迹象（见技能 29.6）。	防止 CVC 置入部位的感染。
15. 指导患者和（或）居家照护者提示 PN 疗法的潜在并发症的症状和体征（例如 CVC 部位感染和静脉炎、再喂养综合征、高血糖、高钠血症、低磷血症、低钾血症、低镁血症）以及何时呼救。	提供 PN 并发症的相关知识可以早期发现和及时处理并发症。
16. 演示如何使用自我血糖监测仪。解释监测频率、血糖的正常值，以及数值超出预期范围（见第 7 章）该如何处理。	PN 会增加血糖水平，对患者的预后产生负面影响。高频率监测血糖有助于及早发现问题。当患者病情和对 PN 反应稳定时，可降低监测频率。
17. 提供日志给患者以记录 PN 的输注、体重、出入量以及血糖水平。	让医护人员和患者评价预后并发现营养治疗的副作用。
18. 协助患者制订关于重新排序用物、PN 液体和医嘱开具的添加剂的计划；紧急情况处理（例如如果电用完该如何处理）；和居家安全计划（例如，如何在不绊倒静脉输液管的情况下进入浴室）。	计划有助于 PN 连续、安全、有效地输注。

护理评价

1. 让患者和居家照护者独立演示开始、输注和停止输注 PN 以及护理 CVC。	通过再次演示精神运动技能进行反馈是评估技能掌握的最好办法。
2. 观察患者或居家照护者清洁和存放 PN、设备和用物。	正确的清洁和存放可防止细菌滋生。
3. 让患者或居家照护者阐述营养治疗的预期结果。	衡量患者认知学习并确认对信息的理解程度。
4. 让患者或居家照护者独立演示如何监测和记录血糖。	确保掌握有效评估患者状态所需的技能。
5. 查看患者或居家照护者在日志中记录的信息。定期检查患者或居家照护者的的日志，以确保正确记录信息。	医护人员根据患者提供的信息调整对患者的护理。为确保调整的合理性，患者需要准确记录信息。
6. **使用反馈式教学**："我想我已经解释了 PN 的感染和其他潜在并发症的常见症状和体征。请告诉我感染的症状和体征。"如果患者或居家照护者不能正确反馈，立即调整或者重新制订指导计划，以保证其正确掌握。	确认患者及居家照护者对指导内容的理解水平。

非预期结果	相关措施
1. 患者或居家照护者无法管理居家 PN 治疗或口述所教授的信息。	● 让患者或居家照护者描述技能操作时遇到的困难。 ● 使用不同的健康教育方法。 ● 进一步指导照护者，并评估是否需要增加随访的频率，以确保患者在家中安全输注 PN。
2. 患者或居家照护者报告 PN 或 CVC 并发症的症状和体征。	● 通知医护人员。 ● 如果症状和体征严重，请告诉患者或照护者拨打紧急医疗服务热线。

记录与报告

● 在居家护理日志中记录已指导的信息、患者和居家照护者的反应以及 PN 治疗结果（例如体重、电解质和血糖水平、体格检查结果）。

● 在居家护理日志中记录 CVC 部位的外观、输注、血糖监测结果，以及患者的体重。

注意事项

健康教育

● 在提供信息的同时评估患者的心理状态。许多患者在家中开始进行 PN 时生活质量会下降，这往往会增加焦虑并降低对信息的理解。

● 饮食经常是一个社交活动。当患者不进食时，他们往往觉得社交孤立。指导患者和居家照护者在 PN 治疗期间维持社交关系和加强社会支持的重要性。推荐患者支援团队和其他资源，如 Oley 基金会（Hockenberry 和 Wilson，2015）。

● 根据需要留下如何联系居家护理护士的电话号码和说明。

儿科患者

● 随着患儿的成长，CVC 移位的风险会增加，可通过 X 线检查确认静脉通路置入的位置。

● 指导居家照护者让患儿与其他患儿一起参加社会活动，以加强其发展（Hockenberry 和 Wilson，2015）。

老年患者

● 身体虚弱的老年患者存在电解质紊乱的高风险。经常评估和监测他们对 PN 的反应及其实验室检查结果。

● 仔细评估患者技能操作的能力。居家 PN 的管理非常复杂，需要手动灵活性、视力灵敏度以及高层次的评判性思维和决策技巧。把居家照护者纳入教学计划，以协助管理家庭 PN。

▶ 临床案例分析

你计划去访问一位 86 岁的退休工程师，他和 84 岁的妻子一起住在家里。该患者目前因急性支气管炎住院，并且新近被诊断患有慢性阻塞性肺病。回家后他将口服抗生素及接受氧气疗法。当你联系他的妻子进行初步的居家评估时，除了他的新诊断和氧气疗法，你发现她的成年儿子也住在家里，并且每天都抽一包香烟。这是你的第一次家访。

1. 患者出院前，为了帮助他安全管理他的新的居家氧疗，你想知道患者家里环境的哪些信息？

2. 在你与患者、及其妻子和儿子进行首次随访期间，你重新评估居家环境时发现，氧气瓶被存放在卧室衣橱中。你该怎么做？

3. 你安排后续的家庭随访时发现儿子在他父亲旁边抽烟。你将如何解决儿子的吸烟问题并强调保持无烟环境的重要性？

▶ 复习题

1. 正在指导患者进行自我药物管理。以下哪些选项是在健康教育课程之前需完成的评估？（选择所有符合条件的选项）

A. 定期服用药物的目的及其预期效果

B. 解释剂量服用时刻表和依据

C. 有关药物治疗的知识

D. 学习准备和专注能力

E. 患者对需要药物治疗的信任

2. 一名 94 岁的患者在治疗支气管炎后从医院出院回家。患者独自生活，他最近的家人居住在 160 km 外。哪些护理干预将提高他对用药方案的依从性？（选择所有符合条件的选项）

A. 在 1 天内教他需知道的一切，并在 2 周后再指导一遍

B. 让他参与决策他可以使用的，帮助他记住服用药物的方法

C. 提供用红笔、12号字体写的健康宣教

D. 在他的女儿和孙女拜访他时提供药物信息

E. 使用患者可以独立打开的药罐

3. 由于吞咽困难，一位老年人正在接受居家肠内营养。护士应指导居家照护者采取哪些肠内喂养的措施？（选择所有符合条件的选项）

A. 在开始肠内喂养之前，让居家照护者执行手卫生

B. 接受喂养时升高患者床头至少呈10°～20°

C. 确认管路位置

D. 安排喂养以维持营养需求

E. 使用反馈式教学来确认居家照护者对并发症的症状和体征的理解，例如肠管喂养时误吸

附录 A

NANDA 对护理诊断的定义：定义和分类 2015-2017，第 10 版。

活动无耐力 Activity intolerance：个体在生理或心理上都没有足够的能量来耐受或完成必须或希望进行的日常活动的状态。

急性意识障碍 Acute confusion：在短时间内突然出现的意识、注意力、认知和知觉的可逆性障碍。

急性疼痛 Acute pain：一种与实际或潜在组织损伤相关的不愉快的感觉和情感体验，或用这种损伤来描述（国际疼痛研究协会）；从轻度到重度的突然或缓慢发作，并有预期或可预测的结局。

焦虑 Anxiety：伴随自主反应的不舒服或恐惧的、不确定的、不安的感觉（来源通常是不特定的或不为个体所知）；一种因预料到危险而引起的忧虑。这是一个警示信号，警告即将到来的危险，并使个人能够采取措施应对威胁。

自主神经反射异常 Autonomic dysreflexia：在 T7 或以上脊髓损伤后，神经系统对有害刺激产生的危及生命的，不受抑制的交感神经反应。

自主沐浴缺陷 Bathing self-care deficit：为自己进行或完成洗浴活动的能力受损。

大便失禁 Bowel incontinence：指正常排便习惯的改变，其特征是大便的不自主排出。

照护者角色紧张 Caregiver role strain：难以完成家庭成员 / 重要的其他照护者角色。

慢性意识障碍 Chronic confusion：智力和人格的不可逆的、长期的和（或）进行性退化，其特征是对环境刺激的反应能力下降，智力思维过程能力下降，表现为记忆、方向和行为紊乱。

慢性功能性便秘 Chronic functional constipation：在过去 12 个月中至少有 3 个月存在大便排出困难。

长期的低自尊 Chronic low self-esteem：对自我或自我能力的长期负面自我评价 / 感受。

慢性疼痛综合征 Chronic pain syndrome：持续至少 3 个月的反复或持续性疼痛，严重影响日常功能或健康。

慢性疼痛 Chronic pain：不愉快的感觉和情感体验，与实际或潜在的组织损伤，或以这种损伤为术语进行描述（国际疼痛研究协会）；任何强度从轻到重的突然或缓慢发作，持续或反复发作，没有预期或可预测的结局，持续时间超过 3 个月。

慢性悲伤 Chronic sorrow：周期性的，反复的，潜在的进行性悲伤模式，常发生在慢性疾病患者及其父母和照护者，在疾病发展过程中出现的反应。

复杂性悲伤 Complicated grieving：在重要的他人死亡后发生的紊乱，伴随失去亲人的痛苦经历未能遵循期望和功能受损表现。

妥协的家庭应对方式 Compromised family coping：一个通常提供支持的主要人（家庭成员、重要的其他人或亲密的朋友）给予的安慰、援助和鼓励无效或不足。

便秘 Constipation：排便频率下降，伴有排便困难或不完全；粪便过度坚硬、干燥。

污染 Contamination：接触环境污染物的剂量足以造成不良健康影响。

死亡焦虑 Death anxiety：由于意识到存在

的真实或想象的威胁而产生的模糊的、不安的感觉。

决策冲突 Decisional conflict：当在相互竞争的行动中选择涉及风险，损失或对价值观和信仰的挑战时，对采取的行动路线的不确定性。

心输出量减少 Decreased cardiac output：心脏泵出的血液不足以满足身体的代谢需求。

颅内适应能力下降 Decreased intracranial adaptive capacity：通常补偿颅内容积增加的颅内液体动力学机制受到损害，导致在各种有毒和无害刺激下颅内压（ICP）反复不成比例地增加。

防御性应对 Defensive coping：基于自我保护模式反复投射错误的积极的自我评估，这种自我防护模式能够抵御潜在的自我威胁。

社区卫生缺乏 Deficient community health：存在一种或多种健康问题或影响身体健康的因素，或增加总体健康问题的风险。

娱乐活动缺乏 Deficient diversional activity：娱乐或休闲活动的刺激（或兴趣或参与）减少。

体液不足 Deficient fluid volume：血管内、间质和（或）细胞内液体减少。这指的是脱水，单是水的损失，不改变钠含量。

知识缺乏 Deficient knowledge：与某一特定主题相关的认知信息缺失或缺乏。

手术恢复延迟 Delayed surgical recovery：启动和执行维持生命、健康和幸福的活动所需的术后天数延长。

腹泻 Diarrhea：大便松散、不成形。

家庭应对无效 Disabled family coping：主要人（家庭成员、重要的人或亲密的朋友）的行为，无法使其家庭相关人员有效处理适应健康挑战的重要任务。

婴儿行为紊乱 Disorganized infant behavior：婴儿对环境的生理和神经行为反应紊乱。

自我形象紊乱 Disturbed body image：对自己身体及心理的认知混乱。

自我认知紊乱 Disturbed personal identity：无法保持完整的自我认知。

睡眠形态紊乱 Disturbed sleep pattern：外部因素对睡眠时间和质量的干扰。

自理能力缺陷 Dressing self-care deficit：为自己进行或完成穿衣活动的能力受损。

家庭作用改变 Dysfunctional family processes：家庭成员心理、精神和心理功能长期被剥夺，导致冲突、拒绝问题、抗拒改变、解决问题的能力低下，以及一系列自我延续的危机。

胃肠蠕动功能失调 Dysfunctional gastrointestinal motility：胃肠系统内的蠕动活动增加、减少、无效或缺乏。

呼吸机脱机困难 Dysfunctional ventilatory weaning response：无法降低至机械通气的支持水平，从而中断和延长脱机过程。

体液过多 Excess fluid volume：等渗液体潴留增加。

疲劳 Fatigue：一种压倒性的、持续的疲惫感，以及在正常水平上体力和脑力劳动的能力下降。

恐惧 Fear：对意识到的威胁的反应，下意识地认为是一种危险。

进食自理缺陷 Feeding self-care deficit：进行或完成自己进食活动的能力受损。

老年虚弱综合征 Frail elderly syndrome：机体稳态的逐渐失衡，影响老年人在一个或多个健康领域（身体、功能、心理或社会）中经历衰退并导致对健康的不利影响，特别是残疾的危险性增加。

功能性尿失禁 Functional urinary incontinence：能感觉到膀胱充盈但到达洗手间前尿液已不自主流出。

悲伤 Grieving：一个正常的复杂过程，包括情绪、身体、精神、社交及智力反应和行为，通过这种反应和行为，个人、家庭和社区将实际的、可预期或可感知的损失纳入其日常生活。

绝望 Hopelessness：主观状态下，个人看到有限的或没有其他选择，或无能为力。

体温过高 Hyperthermia：由于体温调节失败，核心体温超出正常范围。

体温过低 Hypothermia：由于体温调节失败，核心体温低于正常范围。

营养失调：低于机体需要量 Imbalanced nutrition：less than body requirements：营养摄入不足，无法满足新陈代谢的需要。

床上活动受限 Impaired bed mobility：在床上独立改变体位能力受限。

舒适性受损 Impaired comfort：在身体、心理精神、环境、文化和（或）社会方面，缺乏轻松、缓解和超越的感觉。

牙齿受损 Impaired dentition：牙齿发育／萌发模式中断或个别牙齿结构完整。

开放性决策受损 Impaired emancipated decision-making：不包括个人知识和（或）社会规范的考虑，或不发生在灵活环境中的医疗决策过程，导致决策不满。

气体交换受损 Impaired gas exchange：在肺泡－毛细管膜中氧化和（或）二氧化碳消除的过量或不足。

受损的家庭环境 Impaired home maintenance：无法独立维护一个安全的促进成长的环境。

记忆力受损 Impaired memory：无法记忆或回忆信息。

情绪调节障碍 Impaired mood regulation：一种以情绪或情感变化为特征的心理状态。由一系列从轻微到严重不等的情感、认知、身体和（或）生理表现组成。

口腔黏膜受损 Impaired oral mucous membrane：唇部、软组织、口腔和（或）口咽部损伤。

父母照护缺陷 Impaired parenting：主要的看护人无法创造、维持或重新获得一个促进儿童最佳成长和发展的环境。

机体活动能力受限 Impaired physical mobility：身体的一个或多个肢体的独立、有目的的身体活动能力受限。

宗教信仰的削弱 Impaired religiosity：对信仰的依赖和（或）参与特定传统仪式的能力受损。

防御能力受损 Impaired resilience：对不利情况或危机的反应模式能力降低。

坐位受限 Impaired sitting：对独立和有目的地达到和（或）保持由臀部和大腿支撑的休息体位能力受限，在这种情况下躯干是直立的。

皮肤完整性受损 Impaired skin integrity：真皮或表皮的改变。

社交障碍 Impaired social interaction：社交的数量不足或过多或无效。

自主通气受损 Impaired spontaneous ventilation：能量储备减少导致无法保持足以支持生命的独立呼吸。

站立受限 Impaired standing：独立、有目的地实现和（或）保持身体从双脚到头部的直立状态的能力受限。

吞咽功能受损 Impaired swallowing：口腔、咽、食管结构或功能缺损的吞咽机制功能异常。

组织完整性受损 Impaired tissue integrity：黏膜、角膜、皮肤系统、肌筋膜、肌肉、肌腱、骨、软骨、关节囊和（或）韧带的损伤。

移动能力受损 Impaired transfer ability：独立移动至附近物体表面能力受限。

排尿困难 Impaired urinary elimination：排尿功能障碍。

言语交际障碍 Impaired verbal communication：接收、处理、传输和（或）使用符号系统的能力减弱、延迟或丧失。

行走受限 Impaired walking：在环境中独立行走的能力受限。

轮椅移动受限 Impaired wheelchair mobility：在环境中独立使用轮椅移动能力受限。

无效型活动计划 Ineffective activity planning：在特定情境中无法按时完成准备的活动。

清理呼吸道无效 Ineffective airway clearance：无法清除呼吸道的分泌物或阻塞物，以保持呼吸道通畅。

母乳喂养无效 Ineffective breastfeeding：难以直接从乳房向婴儿或幼儿提供母乳，这可能会损害婴儿／儿童的营养状况。

低效性呼吸型态 Ineffective breathing pattern：

吸气和（或）呼气无法提供足够的通气量。

无效分娩过程 Ineffective childbearing process：不符合环境、规范和预期的妊娠和分娩过程以及新生儿护理。

社区应对无效 Ineffective community coping：一种适应和解决问题的社区活动模式，不能满足社区的需求或需要。

应对无效 Ineffective coping：无法形成对压力源的有效评估，行动反应的选择不足和（或）无法使用现有资源。

无效性否认 Ineffective denial：有意识或无意识地试图否定某一事件的知识或意义，以减少焦虑和恐惧，从而损害健康。

家庭健康管理无效 Ineffective family health management：对无法满足具体健康目标的疾病及其后遗症的治疗方案进行调整并将其纳入家庭过程的一种模式。

健康维护能力低下 Ineffective health maintenance：无法识别、管理和（或）寻求帮助来维持健康。

健康管理无效 Ineffective health managment：对无法满足具体健康目标的疾病及其后遗症的治疗方案进行调整并将其纳入日常生活的一种模式。

冲动控制无效 Ineffective impulse control：对内部或外部刺激进行快速、无计划的反应模式，而不考虑这些反应对冲动个体或其他人造成的负面影响。

无效性婴儿喂养形态 Ineffective infant feeding pattern：婴儿吸入或协调吮吸／吞咽反应的能力受损，导致无法满足代谢需要的口服营养。

外周组织灌注无效 Ineffective peripheral tissue perfusion：循环血量减少导致周围组织灌注不足，这可能损害健康。

保护失效 Ineffective protection：自身免于内部或外部威胁（如生病或受伤）的能力降低。

无效关系 Ineffective relationship：一种相互合作的模式不足以满足彼此的需要。

无效性角色行为 Ineffective role performance：一种行为和自我表达的模式，与环境背景、规范和期望不相符。

性生活型态无效 Ineffective sexuality pattern：表达对自己性行为的关注。

体温调节无效 Ineffective thermoregulation：体温过高或过低。

失眠 Insomnia：睡眠时间与质量被破坏，影响机体功能。

母乳不足 Insufficient breast milk：母乳产出过少。

母乳喂养中断 Interrupted breastfeeding：直接从乳房向婴儿或幼儿提供母乳的连续性中断，这可能会影响母乳喂养的成功和（或）婴幼儿的营养状况。

家庭运作过程改变 Interrupted family processes：家庭关系和（或）功能的改变。

情绪控制不稳定 Labile emotional control：无法控制的爆发夸张和不自觉的情绪表达。

分娩疼痛 Labor pain：感觉和情感体验，从愉快到不愉快，与分娩有关。

乳胶过敏反应 Latex allergy response：对天然乳胶制品的过敏反应。

道德困扰 Moral distress：对无法执行自己选择的伦理／道德决定／行动的反应。

恶心 Nausea：在喉咙和胃的后部有一种不愉快的感觉，可能导致呕吐。

新生儿黄疸 Neonatal jaundice：新生儿皮肤和黏膜在出生 24 小时后呈现橙黄色，这是由于血液循环中未结合的胆红素造成的。

不依从行为 Noncompliance：个人和（或）照护者未能符合个人（家庭或社区）和卫生保健专业人员商定的健康促进或治疗计划的行为。在有商定的促进健康或治疗计划的情况下，个人或照护者的行为完全或部分不符合要求，可能导致临床无效或部分有效的结果。

肥胖 Obesity：超重的状态，即个体累积了对于其年龄和性别异常或过多的脂肪。

溢出性尿失禁 Overflow urinary incontinence：膀胱过度充盈超过尿道压力导致尿液不

自主流出。

超重 Overweight：个体因年龄和性别而积累异常或过多脂肪的情况。

父母角色冲突 Parental role conflict：父母在面对危机时的角色混淆和冲突的经历。

感知性便秘 Perceived constipation：自我诊断便秘并结合滥用泻药、灌肠剂和（或）栓剂，以确保每日排便。

创伤后综合征 Post-trauma syndrome：对创伤性压倒性事件持续适应不良的反应。

无能为力 Powerlessness：生活经验缺乏对情况的控制，包括一个人的行动对结果完全没有影响。

强暴创伤综合征 Rape-trauma syndrome：对违背受害者的意愿、强迫、暴力、性侵犯持续不适应。

有母乳喂养改善的趋势 Readiness for enhanced breastfeeding：一种直接从乳房向婴儿或幼儿提供母乳的模式，这一模式可能会得到加强。

有生育进程改善的趋势 Readiness for enhanced childbearing process：一种准备和维持健康的妊娠、分娩过程和照护新生儿，以确保健康的模式，这是可以加强的。

有舒适增进的趋势 Readiness for enhanced comfort：在身体、精神、环境和（或）社会维度上的一种放松、解脱和超越的模式，可以加强。

有沟通增进的趋势 Readiness for enhanced communication：一种与他人交换信息和想法的模式，这是可以加强的。

有社区应对增强的趋势 Readiness for enhanced community coping：为满足社区的需求而进行的适应和解决问题的社区活动模式，这是可以加强的。

有应对增强的趋势 Readiness for enhanced coping：一种认知行为影响模式，可以用来管理与幸福有关的需求，这是可以加强的。

有决策能力增强的趋势 Readiness for enhanced decision-making：一种选择行为过程的

模式，以满足短期和长期的健康相关目标，这是可以加强的。

有独立决策能力增强的趋势 Readiness for enhanced emancipated decision-making：选择一个包含个人知识和（或）考虑社会规范的医疗决策的过程，这是可以加强的。

有家庭应对增强的趋势 Readiness for enhanced family coping：由主要的人（家庭成员、重要的人或亲密的朋友）来管理适应任务的模式，这是可以加强的。

有家庭运作过程改善的趋势 Readiness for enhanced family processes：一种家庭功能模式，以支持家庭成员的幸福，这是可以加强的。

有体液平衡改善的趋势 Readiness for enhanced fluid balance：液体体积与体液化学成分之间的平衡模式，可以加强。

有健康管理改善的趋势 Readiness for enhanced health management：一种对日常生活进行调节和整合的模式，用于治疗疾病及其后遗症，这是可以加强的。

有希望增强的趋势 Readiness for enhanced hope：一种期望和愿望的模式，即为自己的利益而调动能量，这是可以加强的。

有知识增进的趋势 Readiness for enhanced knowledge：一种与特定主题或收获相关的认知模式，可以加强。

有营养改善的趋势 Readiness for enhanced nutrition：一种营养摄入的模式，可以加强。

有婴儿行为调节改善的趋势 Readiness for enhanced organized infant behavior：一种调节功能的生理和行为系统的模式（即在婴儿中，自主、运动、状态组织、自我调节、注意力相互作用系统），可以加强。

有父母角色增强的趋势 Readiness for enhanced parenting：为儿童或其他依赖者提供环境的模式，以促进成长和发展，这是可以加强的。

有能力增强的趋势 Readiness for enhanced power：一种有意识参与改变健康状态的模式，可以加强。

有人际关系增强的趋势 Readiness for enhanced relationship：相互合作的模式，为彼此的需要提供帮助，这是可以加强的。

有宗教信仰增强的趋势 Readiness for enhanced religiosity：相互合作的模式，为彼此的需要提供帮助，这是可以加强的。

有恢复能力增强的趋势 Readiness for enhanced resilience：一种对不利情况或危机的积极反应的模式，可以加强。

有自理能力增强的趋势 Readiness for enhanced self-care：一种表现为自己做事情的模式，以满足与健康相关的目标，这是可以加强的。

有自我概念改善的趋势 Readiness for enhanced self-concept：一种关于自我的知觉或想法的模式，可以加强。

有睡眠改善的趋势 Readiness for enhanced sleep：一种自然的、周期性的相对意识的中止，以提供休息和维持一种理想的生活方式，这是可以加强的。

有精神健康增强的趋势 Readiness for enhanced spiritual well-being：通过与自我、他人、艺术、音乐、文学、自然和（或）比自己更大的力量的联系，体验和整合生活中的意义和目的的模式，这是可以加强的。

有排尿感增强的趋势 Readiness for enhanced urinary elimination：一种用于满足泌尿系统排出功能的模式，这是可以加强的。

反射性尿失禁 Reflex urinary incontinence：膀胱容积达到一定值时，在可预见的时间间隔内尿液不自主流出。

迁居应激综合征 Relocation stress sydrome：从一个环境转移至另一个环境后的生理和（或）社会心理障碍。

有活动无耐力的危险 Risk for activity intolerance：易受生理或心理能量不足的影响，无法忍耐或完成需要或期望的日常活动，这可能会危及健康。

有急性意识障碍的危险 Risk for acute confusion：容易受到意识、注意力、认知和知觉的

可逆干扰，这些干扰会在短时间内发展，这可能会损害健康。

有碘化剂不良反应的危险 Risk for adverse reaction to iodinated contrast media：与使用碘化造影剂有关的有害或不良的反应，可能在造影剂注射后 7 日内发生，这可能危及健康。

有过敏的危险 Risk for allergy response：容易受到夸大的免疫反应或对物质的反应，这可能会损害健康。

有误吸的危险 Risk for aspiration：胃肠分泌物、口咽分泌物、固体或液体容易反流进入气管支气管通道，这可能危害健康。

有自主性反射失调的危险 Risk for autonomic dysreflexia：在脊髓损伤或 T6 或以上（T7 和 T8）受伤的患者中，容易受到危及生命的、不受抑制的反应（脊髓损伤），这可能危害健康。

有出血的危险 Risk for bleeding：容易发生血容量减少，这可能会危害健康。

有照护者角色障碍的危险 Risk for caregiver role strain：容易在履行家庭 / 重要的其他照护者角色时遇到困难，这可能会危害健康。

有慢性功能性便秘的危险 Risk for chronic functional constipation：在过去的 12 个月里有近 3 个月出现了排便次数减少与排便困难，这可能会损害健康。

有长期自卑感的危险 Risk for chronic low self-esteem：容易受到长期的消极自我评价 / 对自我或自我能力的感觉，这可能会损害健康。

有复杂性悲伤的危险 Risk for complicated grieving：容易受到严重伤害后发生的一种疾病的伤害，在这种情况下，伴随丧亲之痛的痛苦经历不能遵循规范的期望，并表现为功能障碍，这可能会损害健康。

有危及尊严的危险 Risk for compromised human dignity：容易被感知失去尊重和荣誉，这可能会损害健康。

有便秘的危险 Risk for constipation：容易引起正常排便次数的减少，同时伴有排便困难或排便不完全，这可能危及健康。

有污染的危险 Risk for contamination：容易暴露于环境污染物中，这可能损害健康。

有角膜损伤的危险 Risk for corneal injury：角膜组织的浅层或深层易受感染或炎性损伤，这可能危及健康。

有心输出量减少的危险 Risk for decreased cardiac output：心脏泵血量不足以满足身体的代谢需求，这可能会危及健康。

有心脏组织灌注不足的危险 Risk for decreased cardiac tissue perfusion：心脏（冠状动脉）循环血液减少，这可能危及健康。

有体液不足的危险 Risk for deficient fluid volume：血管内、间质和（或）细胞内液体体积减少，这可能会损害健康。

有发育迟缓的危险 Risk for delayed development：在一个或多个社会或自我调节行为的领域，或在认知、语言、粗或精细运动技能方面，容易被延迟25%或更多，这可能会损害健康。

有术后康复迟缓的危险 Risk for delayed surgical recovery：容易延长术后开始和维持生命、健康和幸福活动所需的天数，这可能会损害健康。

有婴儿行为紊乱的危险 Risk for disorganized infant behavior：易受影响的生理和行为系统的整合和调节（如自主、运动、状态 - 组织、自我调节、和注意力 - 相互作用的系统），这可能会损害健康。

有生长比例失调的危险 Risk for disproportionate growth：在年龄增长超过97%或低于3%的情况下，容易受到影响，超过2%的通道，这可能会损害健康。

有母体与胎儿双方受干扰的危险 Risk for disturbed maternal–fetal dyad：合并症或妊娠相关疾病可能危害母体与胎儿，这可能危害健康。

有身份紊乱的危险 Risk for disturbed personal identity：易受无法保持综合和完整的自我认知的影响，这可能危害健康。

有失用综合征的危险 Risk for disuse syndrome：由于规定或不可避免的肌肉骨骼不活动导致身体系统退化，这可能危及健康。

有干眼症的危险 Risk for dry eye：由于滋润眼睛的眼泪数量或质量下降，造成眼角膜或结膜的不适或损伤，这可能损害健康。

有胃肠动力失调的危险 Risk for dysfunctional gastrointestinal motility：正常排便次数减少，伴有排便困难或排便不畅，这可能危及健康。

有电解质紊乱的危险 Risk for electrolyte imbalance：易受血清电解质水平变化的影响，这可能危及健康。

有跌倒的危险 Risk for falls：易受跌倒风险增加的影响造成机体损害，这可能危害健康。

有老年性衰弱的危险 Risk for frail elderly syndrome：容易受到不稳定平衡状态的影响，这种状态会影响老年人在一个或多个健康领域（身体、功能或社会）的恶化，并导致对不良健康影响的易感性，特别是残疾。

有体温过低的危险 Risk for hypothermia：体温调节的失败可能导致核心体温低于正常的昼夜范围，这可能会危及健康。

有体温失调的危险 Risk for imbalanced body temperature：机体体温无法维持在正常的参数范围内，这可能会损害健康。

有体液失衡的危险 Risk for imbalanced fluid volume：包括体液增多或体液不足，指血液内、间质和（或）细胞内液的减少、增多或相互间快速转移，这可能会损害健康。

有依附关系受损的危险 Risk for impaired attachment：容易受到父母 / 重要他人和孩子之间互动过程的干扰，从而促进保护和培养互惠关系的发展。

有心血管功能受损的危险 Risk for impaired cardiovascular function：容易受到内因或外因的伤害，损害一个或多个重要器官和循环系统本身。

有独立决策能力受损的危险 Risk for impaired emancipated decision-making：选择健康照护的决策能力易受损害，这些决策不包括个人知识和社会规范的认知，也不会发生因环境变化而影响决策满意度的改变。

有肝功能受损的危险 Risk for impaired liver function：易受肝功能下降的影响，这可能危害健康。

有口腔黏膜受损的危险 Risk for impaired oral mucous membrane：嘴唇、软组织、颊腔和（或）口咽易受损伤，这可能会危害健康。

有抚育功能障碍的危险 Risk for impaired parenting：初级看护人创造、维持或重获促进儿童最佳成长和发育的环境的能力受损，这可能会损害儿童的福祉。

有宗教信仰减弱的危险 Risk for impaired religiosity：对宗教信仰的依赖和（或）参与特定信仰传统的仪式能力受损，这可能损害健康。

有恢复能力受损的危险 Risk for impaired resilience：对不利情况或危机保持积极反应模式的能力下降，这可能会损害健康。

有皮肤完整性受损的危险 Risk for impaired skin integrity：易受发生表皮和（或）真皮的改变的影响，这可能危及健康。

有组织完整性受损的危险 Risk for impaired tissue integrity：易受损于黏膜、角膜、皮肤系统、肌筋膜、肌肉、肌腱、骨骼、软骨、关节囊和（或）韧带，这可能危害健康。

有活动规划无效的危险 Risk for ineffective activity planning：无法为一组固定的时间和特定条件下固定的行为做好准备，这可能会损害健康。

有脑组织灌注不足的危险 Risk for ineffective cerebral tissue perfusion：容易受到脑组织循环减少的影响，这可能危及健康。

有无效生育进程的危险 Risk for ineffective childbearing process：容易受到不符合环境背景、妊娠规范和期望、分娩过程和新生儿护理等因素的影响。

有胃肠低灌注的危险 Risk for ineffective gastrointestinal perfusion：易受胃肠循环的影响，这可能危及健康。

有周围组织低灌注的危险 Risk for ineffec-tive peripheral tissue perfusion：容易受到周围血液循环减少的影响，这可能会损害健康。

有无效关系的危险 Risk for ineffective rela-tionship：容易形成一种模式，这种模式不足以提供相互合作以满足彼此的需求。

有肾脏灌注不足的危险 Risk for ineffective renal perfusion：容易受到肾脏血液循环减少的影响，这可能会损害健康。

有感染的危险 Risk for infection：易受入侵和致病微生物增殖的影响，这可能危及健康。

有受伤的危险 Risk for injury：因为环境与个人的适应和防御资源相互作用，易受环境伤害，这可能会损害健康。

有乳胶过敏的危险 Risk for latex allergy re-sponse：易受天然乳胶产品过敏反应的影响，这可能损害健康。

有孤独的危险 Risk for loneliness：容易因渴望或需要与他人更多的接触得不到满足而感到沮丧，这可能会损害健康。

有新生儿黄疸的危险 Risk for neonatal jaun-dice：由于循环中的未结合胆红素，新生儿皮肤和黏膜在 24 小时后出现橙黄色，可能会危及健康。

有对他人施行暴力的危险 Risk for other-directed violence：容易受到个人行为的影响，对他人的生理、情感和（或）性造成伤害。

有超重的危险 Risk for overweight：易受年龄和性别的影响，异常过度堆积脂肪，这可能危及健康。

有围术期低体温的危险 Risk for periopera-tive hypothermia：核心体温在术后 1 小时至术后 24 小时内发生意外下降，低于 36℃，这可能会危害健康。

有围术期体位性损伤的危险 Risk for peri-operative positioning injury：由于在侵入性/外科手术过程中使用的姿势或设备，导致无意的解剖和身体变化，这可能会危害健康。

有外周神经血管功能障碍的危险 Risk for peripheral neurovascular dysfunction：容易受到

肢体的循环、感觉和运动的破坏，这可能会危及健康。

有中毒的危险 Risk for poisoning：容易意外接触或摄入足够剂量的药物或危险品，这可能会损害健康。

有创伤后综合征的危险 Risk for post-trauma syndrome：容易对创伤性的、压倒性的事件产生持续的不适应的反应，这可能会损害健康。

有无能为力感的危险 Risk for powerless-ness：很容易受到对某种情况缺乏控制的生活经验的困扰，包括认为自己的行为不会显著影响结果，这可能会危害健康。

有压力性溃疡的危险 Risk for pressure ul-cer：由于压力或与剪切力综合作用，通常骨骼突出部位皮肤和（或）下层组织易受局部损伤。

有迁居应激综合征的危险 Risk for reloca-tion stress syndrome：在从一个环境转移至另一个环境可能损害健康的环境中，容易受到生理和（或）社会心理障碍的影响。

有对自己施行暴力的危险 Risk for self-directed violence：容易受到个人行为的伤害，在这种行为中，一个人可以在身体上、情感上和（或）性上对自己造成伤害。

有自我伤害的危险 Risk for self-mutilation：容易受到故意的自我伤害行为的伤害，造成组织损伤，目的是造成非致命伤害，从而缓解紧张。

有休克的危险 Risk for shock：容易因血流不足降低组织灌注，可能导致危及生命的细胞功能障碍，这可能危及健康。

有情境性低自尊的危险 Risk for situational low self-esteem：在面对当前的情况时，容易产生对自我价值的负面看法，这可能会损害健康。

有精神困扰的危险 Risk for spiritual dis-tress：通过与自我、文学、自然和（或）超越自身力量的接触，体验和整合生活意义的能力易受损，这可能会损害健康。

有婴儿猝死综合征的危险 Risk for sudden infant death syndrome：易受未预料到的婴儿死亡的影响。

有窒息的危险 Risk for suffocation：容易受到吸入空气不足的影响，这可能危及健康。

有自杀的危险 Risk for suicide：容易受到来自自身的、危及生命的伤害。

有热损伤的危险 Risk for thermal injury：皮肤和黏膜易受极端高温的损伤，这可能损害健康。

有外伤的危险 Risk for trauma：容易受到意外组织损伤（如伤口、烧伤、骨折），这可能危及健康。

有血糖不稳定的危险 Risk for unstable blood glucose level：容易受到正常范围内血糖/糖水平变化的影响，这可能会损害健康。

有急性尿失禁的危险 Risk for urge urinary incontinence：在强烈的感觉或紧急情况下，容易发生意外的排尿，这可能会损害健康。

有尿路损伤的危险 Risk for urinary tract in-jury：使用尿管易造成尿路结构的损伤，这可能危及健康。

有血管损伤的危险 Risk for vascular trau-ma：输液溶液易损伤静脉和周围组织，这可能会损害健康。

易发生风险的健康行为 Risk-prone health behavior：改变生活方式/行为的能力，以改善健康状况。

久坐的生活方式 Sedentary lifestyle：报告一种以身体活动水平低为特征的生活习惯。

自我伤害 Self-mutilation：故意的自我伤害行为，造成组织损伤，目的是造成非致命伤害，以达到缓解紧张的目的。

自我忽视 Self-neglect：一种文化框架的行为，包括一个或多个自我保健活动，在这种行为中，没有一个社会公认的健康和幸福标准。

性功能障碍 Sexual dysfunction：在欲望、兴奋和（或）性高潮的性反应阶段，个体经历了性功能的变化，这被认为是不满意的，没有回报的，或者是不充分的。

情境性低自尊 Situational low self-esteem：在当前形势下，发展对自我价值的负面看法。

睡眠剥夺 Sleep deprivation：长时间不睡觉（持续的自然，周期性的相对意识的中止）。

社交孤立 Social isolation：个人经历并被其他人认为是一种消极或威胁状态的孤独。

精神困扰 Spiritual distress：与自我、他人、世界或上级的联系，在生活中体验生活意义的能力受损的状态。

压力负荷过重 Stress overload：需要采取行动的过多数量和类型的需求。

压力性尿失禁 Stress urinary incontinence：腹腔内压力增加导致尿液不自主流出。

如厕能力受损 Toileting self-care deficit：自我独立完成如厕的能力受损。

单侧感觉丧失 Unilateral neglect：身体和相应环境的感觉和运动反应、心理表征和空间注意力受损，表现为对一侧注意力不集中，对另一侧注意力过度。左侧忽视比右侧忽视更为严重和持久。

急性尿失禁 Urge urinary incontinence：在强烈的紧迫感无效之后不久发生的尿不自主地流出。

尿潴留 Urinary retention：膀胱不完全排空。

漫游状态 Wandering：使个人受到伤害的曲折、漫无目的或重复的运动；经常与边界、限制或障碍不一致。

附录 B

术语／组合形式：前缀和后缀

医学术语与外语相似。许多医学术语来源于拉丁语和希腊语。它们通常由两个或更多简单的单词或单词元素组成。词根或组合形式可以与前缀和后缀放在一起。

词根：一个词的基础

  例如：nephr/o/tic（肾退行性改变）

  词根：nephr-（肾）

元音连接：将组合形式连接至后缀或其他组合形式的元音

  例如：nephr/o/sis（肾脏疾病）

  元音连接：o

前缀：单词的开头

  例如：hyper/active（过度活跃）

  前缀：hyper-（过度）

后缀：单词的结尾

  例如：nephr/itis（肾性炎症）

  后缀：-itis（炎症）

组合形式：词根与连接元音的结合

  例如：hepato/megaly（肝的扩大）

  组合形式：hepato-（肝）

  下表提供了一些最常用的术语供您参考。

常见前缀

前缀	定义
a-	无，非
ab-	离开，除
abd-	腹部的
acu-	敏锐的；尖锐的

前缀	定义
ad-	朝
adip-	脂肪
ad lib-	没有限制的
aero-	气
al-	朝，向
ambi-	二，两侧，复
an-	非
ana-	向上
ante-	在……之前
anti-	与……相反
arteri-	动脉
arthro-	关节
auto-	自身
bi-	两个，双
brady-	缓慢
cata-	向下
chole-	胆
cili-	眼睑
circum-	围绕
co-	共同
cogni-	认知
colo-	结肠
con-	一起
contra-	反，与……相对
crani-	头颅
cut-	皮肤
cyt-	细胞
de-	向下、减少、降低，除去，否定，离开，
demi-	半
dent-	牙齿
derm-	皮肤
dia-	通过，经过
diplo-	双、二

前缀	定义	前缀	定义
dis-	否定，分开，相反	lapis-	石头
dors-	后，背部	lapra-	腰侧，腹部
dur-	坚硬	latero-	边
dy-	二	macro-	大的
dys-	不良，坏	mal-	坏的，不好的
ec-	外，在……之外	meato-	打开
ecto-	外部的	medi-	中介，中间
em-	内	melano-	黑
embol-	栓塞	mesa-	中间
encephalo-	脑	meso-	中间
endo-	内，在……内	meta-	变
entero-	肠	micro-	小
epi-	在……之上	mono-	一个
erythro-	红色	morpho-	形态、形状
eso-	内，向内	multi-	许多的
et-	和，与	neo-	新
eu-	正常的	nephro-	肾
ex-	外，远离	oculo-	眼睛
exo-	外面的	onco-	肿瘤
extra-	外面的	oro-	口
faci-	脸	osteo-	骨
fiss-	裂	pan-	全部
fore-	在……之前	para-	围绕
gastro-	胃	per-	通过
glosso-	舌，舌的	peri-	围绕
glyco-	糖	phago-	吞
haplo-	单个	poly-	多
heme-	基于铁的	post-	在……之后
hemi-	二分之一	pre-	在……之前
hepat-	肝	primi-	第一
hetero-	异的，其他的	pro-	在……之前
histo-	组织	pseudo-	假、伪
homo-	相同	quadri-	四、四倍
hydro-	水	re-	再，又
hyper-	超过	retro-	后，向后
hypo-	在……之下	rhabdo-	条纹状的
im-	非，无，不	rhodo-	红色
in-	非，无，不	scler-	硬化
infra-	在……之下	semi-	一半
inter-	在……之间	stetho-	胸
intra-	在内	sub-	在……下
isch-	缺乏	super-	在……上，超过
iso-	相同的，类似的	supra-	在……上，超过

前缀	定义
sym-	一起，同时
syn-	合成
tachy-	快速
tetra-	四，四个
therm-	热
trans-	经过
tri-	三个
ultra-	超过
uni-	单一
vas-	管
xantho-	黄色
xero-	干

常见后缀

后缀	定义
-ac	属于
-agra	严重的疼痛
-al	属于
-algia	疼痛
-apheresis	除去
-ar	属于
-ary	属于
-ase	酶
-bi	双
-blast	母细胞
-cele	突出、积水
-centesis	穿刺术
-clasis	破裂
-clysis	洗
-coccus	浆果状的
-crit	分离
-cyte	细胞
-desis	固定
-drome	跑道
-dynia	疼痛
-ectasis	扩张
-ectomy	切除术
-emesis	呕吐
-emia	血
-er	者
-gen	形成、产生、起源
-genesis	形成、产生、起源

后缀	定义
-genic	起源、形成
-grade	逐渐变化
-gram	记录
-graph	记录
-graphy	记录
-ia	状况
-iasis	致病条件
-iatry	治疗、用药
-ic/-ical	属于
-icle	小，微小
-ism	状况
-ist	者
-itis	炎症
-lith	石，结石
-logist	学者
-logy	学科
-lysis	溶解
-malacia	软化
-megaly	放大
-meter	测量工具
-metry	测量
-odynia	痛
-oid	形状
-ole	小，微小
-ology	学科
-oma	肿瘤
-opsy	检查
-or	器具，者
-orrhea	流出、分泌
-osis	病理状况
-ous	含……的，分泌……的
-para	生产，后代
-paresis	不全瘫
-pathy	病理状况
-penia	不足
-pexy	固定
-phagia	食
-phasia	语言
-philia	吸引力
-phobia	害怕
-physis	生长
-plasia	形成
-plasm	形成的东西

	定义	后缀	定义
-lasty	成形	-stasis	制止、停止
-plegia	麻痹	-stenosis	狭窄
-poiesis	产生	-stomy	开口，造口
-ptosis	下垂	-therapy	治疗
-ptysis	向下的位移，下降	-tic	属于
-rrhage	碰出，破裂	-tome	切开器具
-rrhaphy	缝合到位	-tomy	切开术
-rrhea	流量，排放	-toxic	毒
-rrhexis	爆裂，破裂	-tresia	打开
-scope	镜	-tripsy	压碎
-scopy	镜检查	-trophy	营养、滋养
-sepsis	感染	-ula	微小的
-sis	状况、条件	-ule	微小的
-spasm	痉挛	-y	过程
-stalsis	压缩		

参考文献

（见二维码）